中文翻译版

透析理论与实践
Principles and Practice of Dialysis

原书第4版

William L. Henrich　主编

钱家麒　主译

科学出版社

北京

图字:01-2011-3297 号

内 容 简 介

本书由美国著名肾脏病专家 William L. Henrich 主编,全书共 40 章,主要从透析技术的原理、组成及一些新的技术和发展,如血液透析膜和最佳透析方法的选择,以及透析临床实践中所遇到的问题及应采取的相应对策,如感染和治疗特定的肾脏病并发症等方面进行介绍,并在前三版的基础上对各章节进行重新设计,新章节涵盖 ICU 的透析、瓣膜性心脏病和先发性肾移植,以反映现代透析实践的不断变化与发展,书中加入典型插图、表格,以便于读者理解。

本书可供各级医院急诊科、重症监护及其他各科的临床医师参考阅读,亦可作为医学院校教师教学与本科生、研究生学习的参考用书。

图书在版编目(CIP)数据

透析理论与实践:原书第 4 版 / (美)威廉·L. 亨里奇(William L. Henrich)主编;钱家麒主译 . —北京:科学出版社,2018. 1
书名原文:Principles and Practice of Dialysis
ISBN 978-7-03-053111-7

Ⅰ. 透… Ⅱ. ①威… ②钱… Ⅲ. 血液透析 Ⅳ. R459. 5

中国版本图书馆 CIP 数据核字(2017)第 123006 号

责任编辑:马晓伟 杨小玲 / 责任校对:张小霞 李 影
责任印制:肖 兴 / 封面设计:陈 敬

William L. Henrich. Principles and Practice of Dialysis,4th ed
ISBN:978-0-7817-8163-3

Copyright ⓒ 2009 by Lippincott Williams & Wilkins,a Wolters Kluwer business. All rights reserved.
This is a Chinese translation published by arrangement with Lippincott Williams & Wilkins/ Wolters Kluwer Health,Inc.,USA.
本书限中华人民共和国境内(不包括香港、澳门特别行政区及台湾)销售。
本书封面贴有 Wolters Kluwer Health 激光防伪标签,无标签者不得销售。
本书中提到一些药物的适应证、不良反应和剂量,它们可能需要根据实际情况进行调整。读者须仔细阅读药品包装盒内的使用说明书,并遵照医嘱使用,本书的作者、译者、编辑、出版者和销售商对相应的后果不承担任何法律责任。

科学出版社 出版
北京东黄城根北街 16 号
邮政编码:100717
http://www.sciencep.com

北京通州皇家印刷厂 印刷
科学出版社发行 各地新华书店经销
*
2018 年 1 月第 一 版 开本:787×1092 1/16
2018 年 1 月第一次印刷 印张:54 1/4
字数:1 297 000
定价:248.00 元
(如有印装质量问题,我社负责调换)

《透析理论与实践》(原书第4版)
译 者 名 单

主　　译　钱家麒

译　　者　(按姓氏汉语拼音排序)

方　炜　　顾乐怡　　姜　娜

林爱武　　倪兆慧　　庞慧华

王　玲　　严玉澄　　俞赞喆

张敏芳　　张伟明　　朱铭力

学术秘书　张伟明

译 者 前 言

　　慢性肾脏病是全球关注的公共健康问题,我国慢性肾脏病发病率已超过10%,终末期肾脏病(ESRD)透析患者的发病率和患病率也在逐年增加。透析治疗是 ESRD 患者的主要肾脏替代治疗方法。近年来,我国透析治疗蓬勃发展,血液透析和腹膜透析已从省级医院普及到县市级医院,各地透析中心数量和规模正逐步增加和扩大,各种透析新技术亦在临床上得到应用,但各地临床透析技术发展尚不平衡,透析质量及透析从业人员水平亦存在差距。

　　由美国著名肾脏病专家 William L. Henrich 主编的 *Principles and Practice of Dialysis*(第 4 版)是一部内容系统、丰富,紧密联系临床实际,并反映近年透析理论与实践新进展的基于循证证据的经典透析专著,具有较强的科学性、实用性,是指导透析从业人员临床工作和临床研究的具有较高学术价值的专著,故我们特翻译此书。

　　参与本书翻译的译者均为上海交通大学医学院附属仁济医院肾脏科临床一线的医生,他们承担着繁重的临床医疗工作,在百忙之中以认真、严谨的态度完成了本书的翻译工作,在此谨向他们表示深深的感谢!

　　尽管我们努力提高本书的翻译质量,但译著仍不可避免地会存在一些不妥之处,尚祈读者批评指正。

上海交通大学医学院附属仁济医院肾脏科

钱家麒

2017 年 5 月 1 日

前　言

　　《透析理论与实践》第 4 版同前几版一样,寻求达到学术性、清晰性和实用性之间的平衡。本书由该领域公认的专家编写,为大家提供了透析领域最科学的、建立在临床证据基础上来指导临床的平台。我们感谢许多新作者对本书第 4 版所做出的贡献,并且对各个主题重新进行编撰,以反映当代透析实践的不断变化。

　　令人遗憾的是,目前资料表明,美国慢性肾脏疾病(CKD)和终末期肾脏病(ESRD)的负担越来越重,且仍然亟需更多更好的透析治疗方法。本书将继续为繁忙的从业人员和参加各级培训的学习人员提供有用的参考和指导,这是编写《透析理论与实践》一书的所有作者和工作人员的共同愿望。通过完成本书的编写,我们确信随着透析治疗方法的改善,所有肾脏疾病患者的生活质量也会得到改善。

目　　录

第一章　血液透析膜的选择

Leslie L. Ford，Richard A. Ward，Alfred K. Cheung

一、透析膜的分类

血液透析膜通常采用下列 3 种方式进行分类：①根据膜的化学组成分为纤维素膜或合成膜；②根据对小分子质量溶质的清除能力，分为高效透析膜或低效透析膜，小分子质量溶质以尿素（分子质量为 60 Da）为标志；③根据对中分子质量溶质的清除能力，分为高通量透析膜或低通量透析膜，中分子质量溶质以 β_2-微球蛋白（分子质量为 118 00 Da）为标志。美国食品药品管理局（FDA）根据透析膜对水的通透能力将其分为常规透析膜或高通透性透析膜。目前，由于超滤控制透析机已在美国和其他许多国家广泛使用，使得透析膜和水通透能力无关，因此，临床上不使用后一种分类方法。还有一些将透析膜分为生物相容性或生物不相容性透析膜。这种分类方法过于单一，因为生物相容性是相对的，并且有许多标准用于判断生物相容性。下面就基于化学组成的透析膜分类进行介绍，随后在"描述透析器性能的临床术语"部分再讲述基于性能的透析膜分类。

纤维素膜

纤维素是植物细胞壁基质的组成成分，是第一个用于制造血液透析膜的天然高分子物质。纤维素可在用铜氨处理时沉淀析出形成膜，或皂化熔纺乙酸纤维素而形成膜。前者这种工艺生产出铜仿膜（由 Membrana 公司制造），在开展长期血液透析治疗的前 30 年这种膜曾被广泛使用。纤维素膜是一种水凝胶，它的实用性较强是因为其可以做得很薄（干时厚度 6~15 μm），具有很强的机械强度，能较好地扩散转运小分子溶质。由于"生物相容性"一部分中所提出的原因，人们已经关注纤维素膜的生物不相容性及其所导致的临床不良预后。这种关注使得纤维素膜在血液透析中的应用逐渐减少，2006 年铜仿膜已在血液透析中停止使用。

纤维素膜的相对生物不相容性是因为在构成纤维素的纤维二糖单位上存在亲水性羟基。20 世纪 70 年代起，开始使用一些用其他基团取代这些羟基的膜。羟基的取代减弱了补体蛋白和中性粒细胞的激活，改善了膜的生物相容性（见下文"生物相容性"部分）。这些膜被称为改良的纤维素膜，它们不同于未取代羟基的纤维素膜，如铜仿膜。在这些取代羟基的基团中有乙酸（各制造商生产了双乙酸纤维素膜和三乙酸纤维素膜）、二乙氨基（DEAE）（血仿膜，Membrana 公司）、苯甲基（合成的改良纤维素，SMC，Membrana 公司）、聚乙二醇酸（AM-BIO，Asahi 公司）和维生素 E（Excebrane，Asahi 公司）。血仿膜的 DEAE 基团除了降低补体激活外，也使膜能够结合阴离子分子（如肝素和磷），可减少全身抗凝剂量，增加磷的清除。同时,Excebrane 膜上的维生素 E 可能有助于减少血液透析相关的氧化应激反应。

合成膜

20 世纪 70 年代开发了一些水通透性(或超滤系数)高的合成膜,主要应用于血液滤过[1]。与薄而对称的纤维素膜相比,这些合成膜比较厚(厚度为 35 μm 以上),具有横截面上均匀(如 AN96,Hospal 公司)和非对称(如聚砜膜)结构。一些合成膜的非对称结构是指这些膜在横截面观察时,其空心纤维壁具有两层结构。约 1 μm 的薄的内层与血液接触,在调节溶质清除上起主要作用;厚的外层为膜的支撑基质。基质的变化从相对均匀的海绵状结构到手指状结构[1]。一些早期合成膜(例如合成的聚砜膜),具有显著的疏水性,导致过度将血浆蛋白吸附到膜表面。为了避免这个问题,在疏水性的聚砜中加入了亲水性的聚乙烯吡咯烷酮(PVP)以减少膜的疏水性[2]。聚乙烯吡咯烷酮除了可影响合成膜孔径大小分布外,当使用次氯酸钠复用透析器时还易使膜改变(见后文"复用对透析器生物相容性的影响"部分),见第二章。

各种合成膜已在临床上应用于血液透析,包括聚砜、聚醚砜、聚芳醚砜、聚丙烯腈、聚碳酸酯、聚甲基丙烯酸甲酯及聚(乙烯-乙烯醇)。大部分合成膜实际上含有一种以上聚合物,而它们通常简称为一个单一的聚合物名称。例如,Polyflux 系列透析器透析膜由聚芳醚砜、聚酰胺和 PVP 混合组成;AN69 膜是丙烯腈和钠甲磺酸的共聚物。AN69 膜中含有的钠甲磺酸非常重要,因为它是一个很强的阴离子,因此是一种血浆接触蛋白的强烈催化剂(见后文"生物相容性"部分)。这也意味了聚丙烯腈膜不含有钠甲磺酸,可能与 AN69 膜的理化特性有很大的差别。因此,对各种合成膜之间做出明确的区分很重要,即使这些膜都含有合成聚合物,或它们简称为相同的聚合物名称。

必须强调的是,尽管文献中存在一些误解,透析膜不能只分成两类:①纤维素生物不相容性、低效能、低通量膜;②合成的生物相容性、高效能、高通量膜。这两种分类之间有大量重叠,这种分类是没意义和有误导性的。每种膜的特性必须分别说明。

二、膜的特性和溶质清除机制

血液透析溶质清除有 3 种不同机制:通过膜的扩散、通过膜的对流和吸附到膜的表面。在血液透析过程中,这 3 种不同机制对给定的溶质清除所起的作用依赖于膜的特性和溶质的特性。

溶质的扩散清除

溶质的扩散清除是由血浆液体与透析液之间溶质的浓度梯度所驱动。溶质通过溶剂扩散遵守 Fick 第一定律,其中涉及溶质的摩尔通量(J_A)、溶质在溶剂中的扩散系数(D_{AB}),以及溶质的浓度梯度(dC_A/dx):

$$J_A = -D_{AB} \frac{dC_A}{dx} \tag{1.1}$$

在没有对流的情况下,溶质扩散通过透析膜,利用 Fick 第一定律可得出:

$$J_{\text{Diff}} = \frac{\varepsilon D^{M} S}{\tau}\left(\frac{\Delta C}{t}\right) \qquad (1.2)$$

此处 J_{Diff} 是溶质通过膜的扩散通量，ε 是膜的孔隙率，D^{M} 是溶质在膜中的扩散率，S 是膜的筛系数，τ 为曲节因子，ΔC 是膜表面血液和透析液的浓度差，t 是膜的厚度[3]。在相同的浓度梯度（$\Delta C/t$）条件下，小分子质量溶质的扩散转运能力最大，这是因为 D^{M}（溶质的扩散率）随着分子质量的增加呈对数下降趋势[4]，而且小分子溶质能更好地接触膜孔。扩散转运也随着膜的厚度（t）的降低而增加。

溶质的对流清除

溶质的对流清除是水流通过膜的过程中，膜两侧静水压力差的结果，这个过程成称为超滤。水携带溶质通过膜的程度取决于溶质的大小和膜孔的大小。在没有扩散的情况下，对流通量（J_{Conv}）可以近似地采用表示液体流经一个圆柱形通道和膜的性能的 Hagen-Poiseuille 等式：

$$J_{\text{Conv}} = \frac{\varepsilon r^{2} S C_{B}}{8\eta\tau}\left(\frac{\Delta P}{t}\right) \qquad (1.3)$$

此处 r 是膜孔半径，C_{B} 是膜的血液侧表面溶质浓度，η 是膜孔中液体的黏度系数，ΔP 是膜的血液侧和透析液侧的静水压力差[3]。等式（1.3）也描述了当 $S=1$ 和 $C_{B}=1$ 的情况下，膜对水的通透能力。对于对流清除来说，溶质的筛系数（S）随着分子质量的增大而下降；然而，与溶质扩散率（D^{M}）相比，S 在同一分子质量范围内是逐渐下降的，如图 1.1 所示的纤维凝胶膜[4,5]。这种差别导致的结果是，对流治疗可提供获得优越的低分子质量蛋白质清除的基础，如血液滤过和血液透析滤过与以扩散治疗为基础的高通量血液透析相比，因此，随着溶质分子质量的增大，对流清除比扩散清除更重要[6,7]。

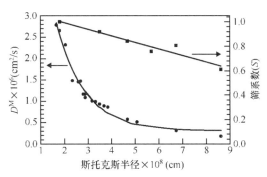

图 1.1　纤维素膜的扩散率（D^{M}）和筛系数（S）与分子质量的关系。膜的扩散率数据摘自 Farrell 和 Babb，筛系数数据摘自 Wendt 等（Farrell PC, Babb AL. Estimation of the permeability of cellulose membranes form solute dimensions and diffusivities. *J Biomed Mater Res*, 1973, 7: 275-300; Wendt RP, Klein E, Bresler EH, et al. Sieving properties of hemodialysis membranes. *J Memb Sci*, 1979, 5: 23-49.)

溶质的吸附清除

膜的吸附依赖于膜表面和被吸附溶质的物理化学特性。通常，蛋白质的吸附是有限的。吸附对小分子质量蛋白质的清除作用在不同的膜和蛋白质之间有很大的差异，即使是那些由相似聚合物合成但具有不同物理化学特性的膜[8]。然而，决定膜对蛋白质吸附的物理化学相互作用还不完全清楚,一般来说,疏水性强的膜比亲水性强的膜更能吸附蛋白质。例如,纤维素水凝胶膜比 AN69 膜吸附的蛋白质更少[9,10]。改变膜表面的特性可能会改变膜对蛋白质吸附的亲和力。例如,在 Polyflux 透析膜表面生成亲水性和疏水性的微小区域,可能阻碍吸附所需的稳定的疏水性蛋白-膜表面相互作用的形成[11,12]。吸附可以产生于膜孔的内表面,也可以产生于膜表面[13]。高通量膜具有大量大膜孔,较具有少量大膜孔的低通量膜可吸附更多的蛋白质。较大的蛋白质也可能因为空间位阻嵌入膜孔中,而不是吸附到膜孔表面。透析过程中透析膜对蛋白质的吸附可能会降低低分子质量蛋白质的扩散和对流转运[14,15],可能是通过形成蛋白层而有效减小了膜孔[15]。由于透析膜的吸附作用,在一些情况下从透析液中检测的蛋白质含量可能会大大低估血液中的蛋白质净清除。

溶质的整体清除

公式(1.2)和公式(1.3)描述了在理想状态下溶质和水通过膜的转运情况。在实践中,膜的扩散、对流和吸附作用是同时发生的,在一个透析器中透析膜的这些性能是不可能分开的。溶质的扩散转运不仅受到膜的特性的限制,还受到膜的血液侧和透析液侧形成的边界层的限制。因此,总的溶质扩散转运阻力(R_O)为血液侧边界层的阻力(R_B)、膜的阻力(R_M)和透析液侧边界层阻力(R_D)的总和。

$$R_O = R_B + R_M + R_D \qquad (1.4)$$

R_O 的倒数被称为总的溶质转运系数(K_O)。R_B 和 R_D 很大程度上依赖所使用的透析膜的水流条件。在血液侧,R_B 随着血流率和剪切速率的增加而降低。在透析液侧,R_D 也随着透析液流率的增加而降低,但另外还依赖于通过纤维束的透析液流量分布。透析液相的流量分布可能受透析器中纤维膜的填充密度,以及某些透析器纤维膜之间的间隔丝或波浪形纤维膜的影响[16]。

流经透析器血液相和透析液相的流量与从透析器入口到出口的压力差相关,这种压力差提供了液体流经透析器的驱动力。由于血液相和透析液相彼此呈逆流运行,这种压力变化导致沿空心纤维跨膜压的局部差异,这样就产生了在空心纤维近段(血液入口处)从血液侧到透析液侧的过滤,以及在空心纤维远段(血液出口处)从透析液侧到血液侧的过滤[17],这些过程分别被称为超滤和反超滤。在一个典型的 4 h 高通量透析治疗过程中,即使没有净超滤,超滤和反超滤液体总量估计在 6~8 L。这意味着高通量血液透析虽然是未控制的对流治疗,其仍可以看作血液透析滤过的一部分。Lornoy 等[18]的观察研究已证实内超滤有助于低分子质量蛋白质的清除,血液透析滤过与高通量透析相比,当超滤率小于 40 ml/min 时,β₂-微球蛋白的清除没有显著增加。一些生产厂家已制造了内径比较小的空心纤维以增加跨膜静水压梯度,从而最大限度地提高内超滤和反超滤,增加大分子质量溶质的对流清除[19]。

三、描述透析器性能的临床术语

清除率

在临床上,透析器的性能通常按照溶质清除率和超滤能力来描述。进入透析器而透析

液中不存在的溶质是最令人关注的。清除率(K)定义为单位时间内完全清除给定溶质的容量,通常以 ml/min 表示,或

$$K = \frac{Q_{Bi}C_{Bi} - Q_{Bo}C_{Bo}}{C_{Bi}} = \frac{Q_{Do}C_{Do}}{C_{Bi}} \qquad (1.5)$$

此处 Q_{Bi} 和 Q_{Bo} 为血液侧流入和流出透析器血流量,Q_{Do} 是透析液侧出口透析液流量,C_{Bi} 和 C_{Bo} 为血液侧流入和流出透析器血液中溶质浓度,C_{Do} 是流出透析液中溶质浓度。很显然从清除率的定义来看,由于清除率依赖血流量和透析液流量,因此其并不是描述透析器性能特征的一个合适的术语。而适当的血流量并不总是很明确也造成其不确定性。由于在没有蛋白质结合的情况下,溶质分布在血浆水或血液水中,因此,流过透析器的血浆水或血液水的流量对确定清除率是非常重要的。在确定透析处方时,血液水流量和全血流量之间的差别是有临床实际意义的。大部分生产厂家发布的透析器清除率是基于在透析器血液侧采用无细胞溶液的体外实验所获得的结果。因此,当引用的尿素清除率是流量为 300 ml/min 时,该流量则相当于 300 ml/min 血水流量,或血细胞比容为 38% 的全血流量约 350 ml/min,这是由于血浆和血细胞相都含有非水合蛋白质。这种差异可以解释当我们根据生产厂家发布的清除率数据确定透析处方时,患者获得的尿素清除率和尿素清除指数($Kt/V_{尿素}$)与处方的尿素清除率和 $Kt/V_{尿素}$ 之间的差异,或至少部分有差异[20]。所不同的是,血中分布的那些被有效限制在血浆中的溶质(如磷)更为人们所关注[21]。在这种情况下,300 ml/min 无细胞的溶液流量对应于约 535 ml/min 血细胞比容为 38% 的全血流量。

溶质转运系数

作为衡量透析器性能的替代清除率的指标是溶质转运系数(K_0)和膜表面积(A)。参数 K_0A 具有溶质特异性,通常不依赖于血流量和透析液流量。K_0A 涉及清除率、血流量和透析液流量(Q_B 和 Q_D):

$$K_0A = \frac{Q_B \times Q_D}{Q_D - Q_B} \times \ln\left[\frac{1 - K/Q_D}{1 - K/Q_B}\right] \qquad (1.6)$$

尽管 K_0A 不依赖于流量,但一些透析器的体外和临床研究显示其随着透析液流量增加而增加[22,23]。文献报道,根据不同的透析器,透析液流量由 500 ml/min 增加到 800 ml/min 时,体外实验的 K_0A 增加 3% 至 33%[22],临床试验的 K_0A 增加 5.7%[23]。这种 K_0A 的增加似乎足以增加患者获得的 $Kt/V_{尿素}$,超出了单独增加透析液流量[分别为(9.9±5.1)% 与(5.7±0.4)%]所预期的增加幅度[24]。K_0A 增加被认为是由于改善了透析液相的灌注导致膜的透析液侧边界层阻力降低的结果。

超滤系数

除了膜的溶质清除特性外,膜具有水的通透特性。透析器的这种属性通常表示为超滤系数 K_{UF}[ml/(h·mmHg)]。在采用超滤控制系统透析机之前,透析器的 K_{UF} 是一个重要的操作参数,应用 K_{UF} 计算预期液体清除量所需的跨膜压。无超滤控制功能的老式血液透析机为了尽可能地减少不经意的过度液体清除危险,因而限制 K_{UF} 不超过 8 ml/(h·mmHg)。具有超滤控制系统的新型血液透析机的问世解除了这种限制,目前,K_{UF} 值大于 40 ml/(h·mmHg)

的透析器已被普遍使用。一个常见的误解是透析器的 K_{UF} 决定了血液透析过程中液体净清除。事实上，K_{UF} 从来没有限制液体清除，透析过程中液体清除受到患者耐受性的限制。尽管如此，FDA 还是根据透析器的 K_{UF} 值将透析器分为常规透析器[$K_{UF} \leqslant 12$ ml/（h·mmHg）]和高通透性透析器[$K_{UF} > 12$ ml/（h·mmHg）][25]。

重复使用对透析器性能的影响

透析膜对蛋白质的吸附将有效减小膜的孔径，改变膜的溶质清除特性（见第二章）。这将导致复用透析器随着使用次数的增加，其清除性能进行性降低，除非在复用过程中将透析膜吸附的蛋白质清除。对于大分子质量溶质和疏水性膜而言，蛋白质吸附对溶质清除的影响非常突出。例如，文献报道对各种透析器和复用方式，透析器每复用 10 次，尿素清除率下降（1.9±0.3）%，而 β_2-微球蛋白清除率则下降到（67±3）%[26]。重要的是，尽管透析器总的纤维管腔容积仅略有下降，β_2-微球蛋白清除率发生改变，但仍符合透析器继续使用标准[27]。清除已吸附的蛋白质依赖于复用过程中所使用的清洁剂。通常情况下，复用方式中包含使用漂白粉（次氯酸钠）作为清洁剂比不使用漂白粉可以更好地清除已吸附的蛋白质，并且能更好地维持透析膜的性能[26]。然而，漂白降解透析膜结构中的聚乙烯吡咯烷酮（PVP）（见"合成膜"部分），反复接触漂白粉可导致膜中 PVP 进行性丢失。这种丢失将导致膜的中分子质量溶质清除率增加，如 β_2-微球蛋白[26]。由于增加 β_2-微球蛋白清除率被认为是有益的，因此使用漂白清洁使膜的通透性增加将足以使一定量的白蛋白丢失到透析液中。使用漂白粉且复用 20 次以上的聚砜膜透析器，导致在单次透析过程中丢失 10 g 以上血浆白蛋白[28]。目前，含有 PVP 膜的透析器的标签都会标明是否可以使用漂白粉复用。有报道加热和使用柠檬酸与使用漂白粉对复用透析膜具有相似的影响，但程度较轻[29]。

透析器按性能分类

美国 FDA 的透析器分类与当前临床实践相关性不大。美国国立卫生研究院（NIH）在血液透析（HEMO）研究中采用另外一种分类。这种分类将透析器分为低通量透析器和高通量透析器。小分子质量溶质可以自由地透过这两种类型透析膜，如尿素（分子质量为 60 Da）和肌酐（分子质量为 112 Da）。低通量透析器定义为在临床血液透析过程中这些透析器的 β_2-微球蛋白（分子质量为 11 800 Da）清除率<10 ml/min，高通量透析器定义为这些透析器的 β_2-微球蛋白清除率>20 ml/min，并且 $K_{UF} > 14$ ml/（h·mmHg）[30]。基于白蛋白丢失对患者是不利的，高通量透析膜基本上对白蛋白不通透。

其他两个用于透析器按性能分类的术语。术语"高效能"最初由 Keshaviah 提出，用于描述短时治疗的特点[31]。目前，高效能是指具有大的膜表面积的透析器，具有高血流量和高透析液流量时，能提供很高的尿素清除率。由于高效能透析器具有大的膜表面积，因此其 K_{UF} 值范围达 8~15 ml/（h·mmHg）。然而，低效能或高效能透析器的名称并没有提供透析器是低通量或高通量的有关信息。这些透析器分类小结见表 1.1。最近，已提出了一种新的透析膜分类法，旨在提供一些大分子质量溶质（如白蛋白）的通透性[32]。这些"蛋白质渗漏"膜还是试验性的，但是由于这些膜能透过某些微炎症细胞因子和免疫球蛋白轻链，它们已经用于败血症或多发性骨髓瘤相关的急性肾损伤的治疗[33-35]。

表 1.1 透析器按性能分类

| | K_{UF} [ml/(h·mmHg)] | 尿素 | | β₂-微球蛋白 |
		K_OA (ml/min)	清除率 (ml/min)	清除率 (ml/min)
常规透析器ª	≤12	<450	<220	<10
高通量透析器ᵇ	>14	变量	变量	>20
高效能透析器ᶜ	8~15	>700	>260	变量

a. 根据美国 FAD 定义[25]和 HEMO 研究[30]的定义。

b. 根据 HEMO 研究的定义[30]。

c. 根据 Keshaviah 等的高效能血液透析概念[31]。

注:使用血流量为 400 ml/min,透析液流量为 600 ml/min,血细胞比容为 38% 体内测定。

四、生物相容性

生物相容性定义

透析膜的生物相容性是指人体不会对透析膜产生反应。生物不相容性已被阐述是由以下机制所产生的:①蛋白质-膜相互作用;②细胞黏附和激活;③膜材料的浸出和脱落。另外,通过透析器的血流量所产生的剪应力可能激活血细胞,不过严格地讲这种机制不依赖膜材料。

蛋白质-膜相互作用

尽管肾脏专科医生并不经常考虑生物相容性的问题,但透析膜和凝血蛋白之间的相互作用也许是最常见的生物不相容性的例子。血浆纤维蛋白原结合到透析膜表面促进血小板的黏附和活化,加速血栓形成。血液透析期间可随时观察到血小板活化标志,例如血小板减少、血浆血小板因子 4 和 β-血栓球蛋白水平提高。另外,用于防止透析器血栓形成的抗凝剂产生出血倾向。血仿膜和聚乙烯涂层的 AN69 ST 膜有结合肝素能力,已用于需要较少全身肝素用量的患者[36,37]。另外,尚无信服的资料显示,一种类型的透析膜在减少临床透析过程中的血栓形成方面优于其他类型的透析膜。

Hageman 因子(Ⅻ因子)与膜表面负电荷结合启动内源性凝血,如在 AN69 膜表面与阴离子域相关的甲基丙烯磺酸钠结合。Hageman 因子结合后激肽原转化为缓激肽[38]。缓激肽一旦形成将被血浆激肽酶降解,这与血管紧张素转换酶相同。因此,当服用血管紧张素转换酶抑制剂的患者使用 AN69 膜透析时,在血透过程中由于膜的相互作用和激肽降解被药物损害而使激肽生成增加,导致患者血浆激肽水平显著提高。激肽蓄积结果可导致过敏反应。医生必须警惕这种药物和透析膜合并使用的潜在后果。为了降低过敏反应的可能性,目前已经对 AN69 膜做了改良,在其膜表面覆盖了聚乙烯(AN69 ST),以最大限度地减少缓激肽的形成[39]。

补体激活

血液透析过程中通常发生通过旁路途径激活血浆补体系统,并且常被作为评价透析膜生物不相容性的标准。作为一个激活的结果，$C3a$ 和 $C5a$ 分别由补体 $C3$ 和 $C5$ 产生。已知 $C3a$ 和 $C5a$ 均为过敏毒素，但能立刻被血清羧肽酶-N 分别转化为去饱和精氨酸衍生物 $C3a_{desArg}$ 和 $C5a_{desArg}$。通常使用 $C3a$ 免疫测定检测 $C3a$ 和 $C3a_{desArg}$。同样，采用 $C5a$ 免疫测定检测 $C5a$ 和 $C5a_{desArg}$。除了透析膜特性外，肝素[40]和其他一些血浆蛋白质[41]也能诱导透析过程中的补体激活。

$C3a_{desArg}$ 和 $C5a_{desArg}$ 并不引起痉挛，因此，很少引起透析时补体激活，也不能预测急性过敏反应，如支气管痉挛、高血压或低血压。那些易患过敏毒素诱导的透析反应的患者，血清中可能缺乏羧肽酶-N。理论上，由于这些过敏毒素不能转换成 $C3a_{desArg}$ 和 $C5a_{desArg}$，因此这些患者有高的血浆 $C3a$ 和 $C5a$ 水平。遗憾的是，临床上还不能检测血清羧肽酶-N，免疫检测还不能将 Sumably 过敏毒素从它们的去饱和精氨酸衍生物中鉴别出来。因此，透析时发生过敏反应的患者，或那些被怀疑容易发生这种过敏反应的患者，除非已明确有其他过敏反应原因，应避免使用这些具有高补体激活潜能的透析膜。

透析时补体激活通过对白细胞作用更容易产生亚急性或慢性后果。例如，$C5a_{desArg}$ 保留了其对中性粒细胞的趋化和脱颗粒的刺激活性。$C3a_{desArg}$ 和 $C5a_{desArg}$ 诱导单核细胞释放白细胞介素-1。推测透析时白细胞激活将导致透析后白细胞失活和反应低下，进而引起免疫损害。

不同的透析膜对补体激活程度的差异很大。血液透析过程中使用未替代的纤维素膜，血浆 $C3a_{desArg}$ 和 $C5a_{desArg}$ 水平将分别增加 $10\sim20$ 倍和 $3\sim5$ 倍。推测膜的高补体激活水平是由纤维素的纤维二糖单位上存在的羟基与 $C3$ 反应启动了补体旁路所致。大部分合成膜由于其表面不存在羟基，使用合成膜透析时相应的血浆 $C3a_{desArg}$ 和 $C5a_{desArg}$ 水平通常要降低几倍。乙酸纤维素膜和其他改良的纤维素膜显示中度补体激活[42-44]。$C3a_{desArg}$ 水平较低的透析膜与 $C3a_{desArg}$ 水平较高的透析膜相比，生物相容性更好。这种分类方法太简单化，因为它忽略了影响血浆 $C3a_{desArg}$ 水平的其他因素，例如 $C3a_{desArg}$ 在透析液中的转运清除和透析膜的吸附清除。其他补体激活产物，如 $iC3b$ 和膜攻击复合物（$C5b-9$），这些 $C3$ 激活产物也具有生物活性，但可能不能准确地反映血浆 $C3a_{desArg}$ 水平。

白细胞激活

血液透析患者的中性粒细胞、淋巴细胞、单核细胞及血小板功能缺陷已有很好的阐述。这些功能缺陷部分是由于尿毒症本身所致，但也与血液透析有关。这些功能缺陷的一般机制是：透析过程中补体活化产物、透析液污染或暴露于透析膜使细胞激活导致细胞损伤。导致组织损伤（尽管通常为亚临床的）的微炎症介质和促凝血介质由下列这些细胞产生和（或）释放，包括反应性氧化产物[45,46]、蛋白酶[45,47]和细胞因子[48]。中性粒细胞激活使得它们聚集和黏附到肺微血管，导致在血液透析开始的 $15\sim30$ min 内发生短暂的中性粒细胞减少和外周血细胞计数降到最低。透析过程中中性粒细胞减少的程度是一个常用的透析膜生物相容性标准。未改良的纤维素膜诱导严重的中性粒细胞减少，伴外周中性粒细胞计数下降约 75%，而合成膜仅趋向于诱导温和的中性粒细胞减少。

氧自由基的释放和脱粒的程度与中性粒细胞减少程度相关[45,47,49]，提示这种现象是由相同的刺激所引起，例如 $C5a_{desArg}$。不过也有例外，例如血液透析过程中，使用聚甲基丙烯酸甲酯膜与使用未改良的纤维素膜或其他透析膜相比,由血浆弹性蛋白酶水平决定的中性粒细胞蛋白颗粒的释放更多,尽管中性粒细胞只是轻度减少[47]。这种差异提示有其他中性粒细胞刺激因子参与。

众所周知,细菌产物(如内毒素)是强烈的单核细胞刺激剂。完整的内毒素分子质量太大不能透过透析膜孔;较小的内毒素片段、来自细胞壁的分子质量小于 5 Da 的胞壁肽和细菌 DNA 片段可以不受限制透过高通量透析膜,从而刺激单核细胞[50-52]。这些细菌产物统称为细胞因子诱导物质。激活的单核细胞释放细胞因子,例如白细胞介素-1β 和肿瘤坏死因子-α,这些因子的微炎症作用千变万化。扩散可能会发生细胞因子诱导物质通过透析膜转移到血液,对流结合反超滤也同样会发生细胞因子诱导物质通过透析膜转移到血液。因此,《欧洲血液透析最佳临床实践指南》主张使用超纯透析液以最大限度地减少潜在的细菌片段转移到血液[53]。有限的资料表明,使用超纯透析液与降低 C-反应蛋白、白细胞介素-6 和糖基化终末产物的血浆水平有关[54-58],同时可降低血浆 β_2-微球蛋白水平,减少淀粉样变性的发生[56,59-61],改善营养状况[55,61],提高对红细胞生成刺激剂的响应[54,56,58]。但支持这些益处的证据尚不明确。需要注意的是,高通量透析膜未必与细胞因子诱导物高转运有关,这是因为这些膜的疏水性增强了膜对这些物质的吸附,使这些物质被膜截留下来。

最能显示透析膜生物不相容性生理结果的方法之一是"假"透析,即志愿者使用各种类型透析膜而不使用透析液循环。这些实验明确显示暴露于未替代的纤维素膜将导致蛋白质分解成氨基酸而急性释放到循环血浆中[62]。

浸出和脱落

血液透析回路的浸出是指一些表面或回路中的可溶性物质进入血液或透析液相。这种现象的典型例子就是残留的环氧乙烷从空心纤维透析器两端用于分隔血液相和透析液相的封堵剂中浸出。文献报道,封堵剂充当了透析器制造过程中用于消毒的环氧乙烷的储藏库[63]。如果消毒后没有足够的时间使环氧乙烷消散,或者在血液透析治疗前透析器没有充分预冲洗,环氧乙烷进入血液中会导致透析过程中过敏反应。患者血浆中蛋白结合环氧乙烷抗体与过敏反应直接相关[64]。过去 10 多年来,透析器环氧乙烷消毒的使用已经减少,而改为采用其他替代的消毒方法,如蒸汽法和辐射法等。透析器复用过程中使用的消毒剂(如甲醛)清除不充分,也可以引起透析过程中过敏反应,在体内形成抗体后易并发慢性溶血。需要注意的是,环氧乙烷和甲醛进入到透析液相也有类似的后果,因为这些小分子溶质容易通过扩散转运透过透析膜。

脱落是指不溶性微粒从透析回路中进入血液相管腔内。脱落的例子是血路管的泵管部分由于机械搅动释放的硅胶粒子脱落[65]。例如,硅胶粒子沉积到内脏器官刺激炎症反应,表现为肝炎。改善血液透析设备和用品可以减少这些并发症,但肾脏科医生必须认识到这种生物不相容性现象。

复用对透析器生物相容性的影响

透析器复用过程中使用的各种消毒和清洁剂等化学制品对透析膜的生物相容性有显著的影响(见第二章)。这些影响对未改良的纤维素膜尤为显著,当血液暴露在首次使用的这些膜时,产生强力的补体和中性粒细胞激活。如果使用甲醛作为消毒剂复用透析器,推测由于首次使用过程中补体结合位点(纤维二糖的羟基)已被激活的 C3 片段(C3b)占领,将使补体和中性粒细胞激活明显减弱[66]。相反,当使用漂白粉复用透析器时,推测由于漂白粉可有效清除纤维素膜表面的 C3b,将恢复补体和中性粒细胞激活能力[67]。由于合成膜在首次使用过程中补体和中性粒细胞激活程度比较温和,复用技术通常对合成膜生物相容性产生的影响较小。

五、临床预后

小分子溶质的清除

目前,被广泛接受的血液透析溶质清除充分性标准是基于尿素清除。对血清尿素浓度的临床意义是有争议的。已经证明血尿素浓度超过 300 mg/dl 时,尿素的毒性作用表现为头痛、恶心和呕吐[68],而已有体外研究显示当血尿素浓度超过 100 mg/dl 时会发生血小板异常[69]。尿素也是蛋白质分解代谢的主要产物,尿素的产生反映蛋白质摄入、产酸作用和磷的负荷。美国全国合作透析研究(the national cooperative dialysis study,NCDS)是首个研究透析处方对血液透析患者临床预后作用的随机对照试验。NCDS 评估了 4 个不同透析处方的治疗组超过 12 个月的发病率:长时与短时透析[4.5~5.0 h 与(3.5±0.5) h],以及高与低平均时间血尿素浓度(100 mg/dl 与 50 mg/dl)。该研究的主要结果是,透析时间对发病率有轻微作用,而高平均时间血尿素浓度与住院率增加和因医疗原因导致的较高研究退出率相关[70]。NCDS 研究数据的分析促进了 $Kt/V_{尿素}$ 的发展(一种计算的透析尿素清除指数),这里 K 是透析器的尿素清除率,t 是透析过程的时间,V 是指患者的尿素容积分布。这一机制单独或与住院结合分析表明,$Kt/V_{尿素} \leqslant 0.8$ 的患者,从该研究退出的危险性最高,当 $Kt/V_{尿素} > 0.9$ 时这种危险急剧下降[71]。目前,$Kt/V_{尿素}$ 成为长期血液透析剂量和监测的标准(见第八章)。

自 NCDS 研究以来,许多观察性研究建议透析剂量高于 $Kt/V_{尿素}$ 为 0.9 可进一步降低死亡率[72-74]。基于这些资料,目前 K/DOQI 推荐低残肾功能每周透析 3 次的患者单室 $Kt/V_{尿素}$ 至少为 1.2,靶目标为 1.4[75]。患者进一步增加 $Kt/V_{尿素}$ 对生存率的益处是有争议的。HEMO 研究的目的之一就是要回答这个问题。

HEMO 研究将 1846 例每周行 3 次长期血液透析的患者随机分为标准剂量组($eKt/V_{尿素}$ 为 1.05 或 $spKt/V_{尿素}$ 为 1.25)或高剂量组($eKt/V_{尿素}$ 为 1.45 或 $spKt/V_{尿素}$ 为 1.65)。HEMO 研究的主要结果显示透析剂量对患者死亡率无显著影响[30]。然而,亚组分析却发现高剂量组尽管对男性无益,但趋向于对女性生存率有益[76]。除非有进一步证据,男性患者透析剂量达到 $spKt/V_{尿素}$ 为 1.25,女性患者考虑达到更高的 $Kt/V_{尿素}$(1.65)是合理的。

若要增加 $Kt/V_{尿素}$,必须增加透析器的清除率(K)和(或)透析治疗时间(t)。通过增加血液或透析液流量或使用高尿素溶质转运面积系数的透析器以增加清除率。为了通过增加血流量来增加清除率,透析器溶质转运面积系数必须比血流量有更大幅度的提高。由于血流量通常是临床上的限制因素,因此增加透析液流量对清除率影响比较小。为了最大限度地提高血流量对尿素的清除作用,透析液流量大约应该为血流量的 2 倍。清除率、K_0A 与血流量和透析液流量之间的关系见图 1.2。当有效血流量和 K_0A 大小相似时,增加有效血流量对清除率的影响相对不大。相反,当 K_0A 几倍于有效血流量时,增加有效血流量对清除率有明显的影响。

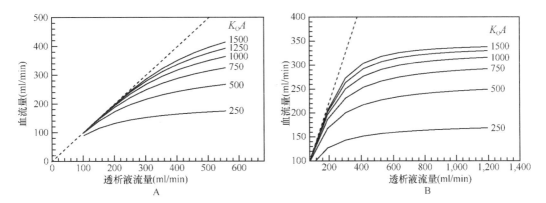

图 1.2　应用等式(1.6)得出的尿素清除率和 K_0A 与血流量和透析液流量之间的关系。A. 显示各种 K_0A 值在透析液流量为 600 ml/min 时,清除率与有效血流量的函数关系;B. 显示各种 K_0A 值在血流量为 350 ml/min 时,相当于血细胞比容为 38% 时全血流量 400 ml/min,清除率与透析液流量的函数关系

增加透析液流量对尿素清除率影响较小。有效血流量为 350 ml/min(相当于血细胞比容为 38% 时,总血流量约为 400 ml/min)时,无论 K_0A 大小,增加透析液流量超过600 ml/min 对清除率几乎无益处。尽管通过减小透析膜厚度增加 K_0 也能增加 K_0A,但一般通过增加透析膜表面积来增加 K_0A。在一些极端情况下,例如患者具有很大的体表面积,可以将两个透析器并联或串联使用。有 K_0A 为 1300 ml/min 的透析器,但目前强调较长透析治疗时间,使用两个透析器的这种需求非常罕见。

其他增加清除率的方法是增加透析治疗时间。在美国每周透析 3 次的透析持续时间是每次 2.5~4.5 h。透析时间可以延长至每次 6~8 h,但这种长时透析治疗可能会对透析室后勤管理产生问题,并且也不受患者欢迎。增加透析治疗时间已显示能提高对中分子质量溶质的清除,并且能允许更有效地清除体液,但对小分子质量溶质清除的增加则不明显。已有一些增加血液透析治疗时间对降低患者死亡率的研究,但还没有定论[72,77,78](见第十章)。

中分子溶质的清除

小分子溶质清除仅代表透析充分性的一个方面。中分子溶质的最初概念是基于 20 世纪 60 年代,提出比较低通量血液透析和腹膜透析增加对某些尿毒症毒素的清除作用。因此,将当年使用低通量透析膜清除很差而能被腹膜透析或人体肾脏较好清除的任何分子,作为潜在的中分子溶质。自 20 世纪 60 年代以来,尿毒症相关的毒素是由一些大分子质量溶质潴留所致的假设导致较大膜表面积透析器和更高通透性透析器的发展。最初,聚焦于清除假设的分子质量为 1000~5000 Da 的溶质,采用维生素 B_{12}(分子质量为 1355 Da)作为替代标记。随后,人们认识到许多潴留的大分子溶质也可能与尿毒症毒性有关[79]。

自 1991 年 USRDS 以维生素 B_{12} 作为替代标记的病例混合充分性研究(CMAS)资料的回顾性分析,结果提示长期血液透析增加溶质清除与改善临床预后相关[80]。即使患者保持

$Kt/V_{尿素}$恒定,维生素 B_{12} 清除每增加 10% ,可降低 5% 的死亡率。反之,若维生素 B_{12} 清除率保持恒定,患者 $Kt/V_{尿素}$ 每提高 0.1,可降低 7.5% 死亡危险。虽然该研究提示维生素 B_{12} 清除率作为预测患者生存的独立因素,但该研究为回顾性和观察性研究,并且没有对透析膜材料类型进行调整,影响了该研究最终结论的明确。

中分子概念的实际重要性在于它超越了以尿素为标志来指导透析处方的作用。因此,一个实用的中分子溶质的定义,就是不能按照尿素动力学的血液透析对这些溶质进行清除的动力学。由于现代低通量透析膜具有大的膜表面积和薄的膜厚度,允许大量清除维生素 B_{12},这种分子作为一种指导透析治疗的独立标志,与尿素没有足够的差别。相反,更大的分子,如 $β_2$-微球蛋白(分子质量为 118 00 Da)提供了这种差别。这个讨论已很清楚地显示,当我们评价透析膜对临床预后的影响时,必须明确规定高通量膜和低通量膜的定义。这在大型数据库回顾性分析研究时常常是困难的,因为人们通常使用的透析器参数是由厂家制定的,没有在透析器实际使用过程中进行转运特性的测定。

在一项观察性研究中,Woods 等主要回顾性分析了 715 例中国透析患者,这些患者只使用低通量膜($n=252$)或使用高通量膜至少 3 个月($n=463$)。两组随访 5 年以上。高通量膜组 5 年存活率明显优于低通量膜组患者(92% 和 69% ;$P=0.036$)[81]。

进一步支持中分子对死亡率作用的为来自德国的糖尿病与透析(4D)研究,该研究是一项随机试验,评估他汀类药物对糖尿病血液透析患者的作用。随后分析显示,在超过 4 年研究期间,进展到心血管终点或死亡的相对危险性,使用低通量纤维素膜透析器患者($P=0.002$)、使用低通量半合成膜透析器患者($P=0.0003$),或使用任何低通量透析膜患者($P=0.06$),与使用高通量合成膜透析器患者相比要高[82]。该研究还发现,与使用低通量半合成膜透析器相比,使用低通量纤维素膜透析器死亡相对危险性增加 85%,提示膜材料也可能影响死亡率。

HEMO 研究是已经发表的随机对照试验,研究了高通量透析和低通量透析患者之间长期发病率和死亡率的差别。在该研究中,低通量透析器和高通量透析器除了水通透性标准外,分别定义为 $β_2$-微球蛋白清除率<10 ml/min 和>20 ml/min。该研究结果的初步分析未能证实高通量透析对全因死亡率或发病事件的次要终点有显著影响,亚组分析显示使用高通量透析降低心脏死亡和第一次心脏住院或心脏死亡的复合危险[30]。而且,在血液透析超过 3.7 年的患者中,与使用低通量透析器相比,使用高通量透析器统计学上显著降低全因死亡率(RR=0.68,$P=0.001$)和心脏死亡(RR=0.63,$P=0.016$)[83]。后者观察的潜在含义是对那些透析治疗时间相对较短的患者和那些还有明显的残存肾功能的患者,高通量透析对中分子溶质的清除作用可能被掩盖。HEMO 研究进一步显示,透析前血清 $β_2$-微球蛋白水平与全因死亡相对危险和感染死亡相对危险性相关[84,85],提高血清 $β_2$-微球蛋白水平可以作为透析处方靶目标的可能性。

HEMO 研究已被批评纳入了长期透析患者和允许透析前复用,但纳入具有较好残存肾功能的新透析患者使争议减少,且能够发现高通量透析的好处[86]。在美国,HEMO 研究期间透析器复用稳定性增加,大多是由经济上的考虑所驱使。正如早先讨论的,根据透析器的类型和复用方法,透析器的复用可能影响中分子溶质的清除[26]。与 HEMO 研究相比,欧洲透析膜通透性与预后(MPO)研究只随机入组新透析患者,观察不复用透析器高通量透析的临床预后。初步结果显示高通量透析膜的使用在低白蛋白血症患者亚组及糖尿病患者亚组的生存优势[87]。总之,这些研究强烈提示中分子溶质的临床重要性和高通量透析膜的有益作用。

β₂-微球蛋白相关的淀粉样变性

β₂-微球蛋白除了是一个潜在的指导透析治疗的标志外,其亦牵涉到一种淀粉样变性的发病机制,被称为透析相关淀粉样变性(dialysis-related amyloidosis, DRA)[88-90]。DRA 主要的临床表现是腕管综合征、囊性骨病变和关节病[91]。尽管肾脏移植可能会阻止 DRA 的进展,但 DRA 还没有特别的治疗方法。目前 DRA 的治疗聚焦于通过维持血清 β₂-微球蛋白在较低水平(例如 15~20 mg/L)来预防 DRA,尽管该血清 β₂-微球蛋白水平已大大高于健康人群(1~2 mg/L)。这些血透患者较低的血清 β₂-微球蛋白水平可通过高通量透析膜增加 β₂-微球蛋白的清除[26],以及使用超纯透析液而实现,这与降低血清 β₂-微球蛋白浓度有关[57,59-61],可能是降低全身炎症反应的结果[54-58]。

根据透析器种类和透析器复用技术,临床高通量血液透析过程中 β₂-微球蛋白的清除率为 30~60 ml/min[8,26]。根据透析膜的表面积和筛系数及超滤量,对流治疗(例如血液滤过和血液透析滤过)可提供更高的 β₂-微球蛋白清除率[18]。扩散与对流组合的血液透析滤过治疗与单纯对流的血液滤过治疗相比,可以获得更适度的 β₂-微球蛋白清除率的增加。虽然这改善了血浆 β₂-微球蛋白清除率,但血液透析滤过的透前 β₂-微球蛋白水平可能不会大幅度下降[6]。这是由低的室间转运速率 80 ml/min 所致(缓慢的血浆再充盈)[6]。在一项研究中,透析后血浆 β₂-微球蛋白水平下降68%,在透析开始 90 min 后血浆 β₂-微球蛋白水平反弹了32%[92]。因此,进一步增加 β₂-微球蛋白清除需要延长透析治疗和(或)更频繁地透析治疗,例如每天夜间血液透析[93]。

(张伟明　译)

参 考 文 献

1. Lysaght M. Hemodialysis membranes in transition. *Contrib Nephrol* 1988;61:1–17.
2. Ward RA, Klein E, Harding GB, et al. Response of complement and neutrophils to hydrophilized synthetic membranes. *ASAIO Trans* 1988;34:334–337.
3. Strathmann H, Göhl H. Membranes for blood purification: state of the art and new developments. *Contrib Nephrol* 1990;78:119–141.
4. Farrell PC, Babb AL. Estimation of the permeability of cellulose membranes from solute dimensions and diffusivities. *J Biomed Mater Res* 1973;7:275–300.
5. Wendt RP, Klein E, Bresler EH, et al. Sieving properties of hemodialysis membranes. *J Memb Sci* 1979;5:23–49.
6. Ward RA, Schmidt B, Hullin J, et al. A comparison of on-line hemodiafiltration and high-flux hemodialysis: a prospective clinical study. *J Am Soc Nephrol* 2000;11:2344–2350.
7. Maduell F, Navarro V, Cruz MC, et al. Osteocalcin and myoglobin removal in on-line hemodiafiltration versus low- and high-flux hemodialysis. *Am J Kidney Dis* 2002;40:582–589.
8. Ouseph R, Hutchison CA, Ward RA. Differences in solute removal by two high-flux membranes of nominally similar synthetic polymers. *Nephrol Dial Transplant* 2008;23:1704–1712.
9. Moachon N, Boullanger C, Fraud S, et al. Influence of the charge of low molecular weight proteins on their efficacy of filtration and/or adsorption on dialysis membranes with different intrinsic properties. *Biomaterials* 2002;23:651–658.
10. Clark WR, Macias WL, Molitoris BA, et al. Plasma protein adsorption to highly permeable hemodialysis membranes. *Kidney Int* 1995;48:481–488.
11. Deppisch R, Göhl H, Smeby L. Microdomain structure of polymeric surfaces—potential for improving blood treatment procedures. *Nephrol Dial Transplant* 1998;13:1354–1359.
12. Ronco C, Crepaldi C, Brendolan A, et al. Evolution of synthetic membranes for blood purification: the case of the Polyflux family. *Nephrol Dial Transplant* 2003;18(Suppl 7):vii10–vii20.
13. Clark WR, Macias WL, Molitoris BA, et al. Membrane adsorption of β-2-microglobulin: equilibrium and kinetic characterization. *Kidney Int* 1994;46:1140–1146.
14. Röckel A, Hertel J, Fiegel P, et al. Permeability and secondary membrane formation of a high-flux polysulfone hemofilter. *Kidney Int* 1986;30:429–432.
15. Morti SM, Zydney AL. Protein-membrane interactions during hemodialysis. Effects on solute transport. *ASAIO J* 1998;44:319–326.
16. Ronco C, Brendolan A, Crepaldi C, et al. Blood and dialysate flow distributions in hollow-fiber hemodialyzers analyzed by computerized helical scanning technique. *J Am Soc Nephrol* 2002;13:S53–S61.
17. Ronco C, Brendolan A, Feriani M, et al. A new scintigraphic method top characterize ultrafiltration in hollow fiber dialyzers. *Kidney Int* 1992;41:1383–1393.
18. Lornoy W, Becaus I, Billiouw J-M, et al. Remarkable removal of β-2-microglobulin by on-line hemodiafiltration. *Am J Nephrol* 1998;18:105–108.
19. Ronco C, Brendolan A, Lupi A, et al. Effects of a reduced inner diameter of hollow fibers in hemodialyzers. *Kidney Int* 2000;58:809–817.
20. Saha LK, Van Stone JC. Differences between KT/V measured during dialysis and KT/V predicted from manufacturer clearance data. *Int J Artif Organs* 1992;15:465–469.

21. Gotch FA, Panlilio F, Sergeyeva O, et al. Effective diffusion volume flow rates (Q_e) for urea, creatinine, and inorganic phosphorus (Q_{eu}, Q_{ecr}, Q_{eiP}) during hemodialysis. *Semin Dial* 2003;16:474–476.

22. Leypoldt JK, Cheung AK, Agodoa LY, et al. Hemodialyzer mass transfer-area coefficients for urea increase at high dialysate flow rates. *Am J Kidney Dis* 1997;51:2013–2017.

23. Ouseph R, Ward RA. Increasing dialysate flow rate increases dialyzer urea mass transfer-area coefficients during clinical use. *Am J Kidney Dis* 2001;37:316–320.

24. Hauk M, Kuhlmann MK, Riegel W, et al. In vivo effect of dialysate flow rate on Kt/V in maintenance hemodialysis patients. *Am J Kidney Dis* 2000;35:105–111.

25. Food and Drug Administration. *Guidance for the content of premarket notifications for conventional and high permeability hemodialyzers.* Rockville: U.S. Department of Health and Human Services, Food and Drug Administration, Center for Devices and Radiological Health, 1998.

26. Cheung AK, Agodoa LY, Duagirdas JT, et al. Effects of hemodialyzer reuse on clearances of urea and β-2-microglobulin. *J Am Soc Nephrol* 1999;10:117–127.

27. Ouseph R, Smith BP, Ward RA. Maintaining blood compartment volume in dialyzers reprocessed with peracetic acid maintains Kt/V but not β-2-microglobulin removal. *Am J Kidney Dis* 1997;30:501–506.

28. Kaplan AA, Halley SE, Lapkin RA, et al. Dialysate protein losses with bleach reprocessed polysulfone dialyzers. *Kidney Int* 1995;47:573–578.

29. Tonelli M, Dymond C, Gourishankar S, et al. Extended use of polysulfone hemodialysis membranes using citric acid and heat. *ASAIO J* 2004;50:98–101.

30. Eknoyan G, Beck GJ, Cheung AK, et al. Effect of dialysis dose and membrane flux in maintenance hemodialysis. *N Engl J Med* 2002;347:2010–2019.

31. Keshaviah P, Luehmann D, Ilstrup K, et al. Technical requirements for rapid high-efficiency therapies. *Artif Organs* 1986;10:189–194.

32. Ward RA. Protein-leaking membranes for hemodialysis: a new class of membranes in search of an application? *J Am Soc Nephrol* 2005;16:2421–2430.

33. Lee WCR, Uchino S, Fealy N, et al. Super high flux hemodialysis at high dialysate flows: an ex vivo assessment. *Int J Artif Organs* 2004;27:24–28.

34. Morgera S, Slowinski T, Melzer C, et al. Renal replacement therapy with high-cutoff hemofilters: impact of convection and diffusion on cytokine clearances and protein status. *Am J Kidney Dis* 2004;43:444–453.

35. Hutchison CA, Cockwell P, Reid S, et al. Efficient removal of immunoglobulin free light chains by hemodialysis for multiple myeloma: in vitro and in vivo studies. *J Am Soc Nephrol* 2007;18:886–895.

36. Lim KB, Kim B, Lee YH, et al. Hemodialysis using heparin-bound Hemophan in patients at risk of bleeding. *Nephron Clin Pract* 2004;97:c5–c10.

37. Chanard J, Lavaud S, Maheut H, et al. The clinical evaluation of low-dose heparin in haemodialysis: a prospective study using the heparin-coated AN69 ST membrane. *Nephrol Dial Transplant* 2008;23:2003–2009.

38. Krieter DH, Grude M, Lemke H-D, et al. Anaphylactoid reactions during hemodialysis in sheep are ACE inhibitor dose-dependent and mediated by bradykinin. *Kidney Int* 1998;53:1026–1035.

39. Désormeaux A, Moreau ME, Lepage Y, et al. The effect of electronegativity and angiotensin-converting enzyme inhibition on the kinin-forming capacity of polyacrylonitrile dialysis membranes. *Biomaterials* 2008;29:1139–1146.

40. Maillet F, Kazatchkine MD, Glotz D, et al. Heparin prevents formation of the human C3 amplification convertase by inhibiting the binding site for B on C3b. *Mol Immunol* 1983;20:1401–1404.

41. Cheung AK, Parker CJ, Janatova J, et al. Modulation of complement activation on hemodialysis membranes by immobilized heparin. *J Am Soc Nephrol* 1992;2:1328–1337.

42. Chenoweth DE, Cheung AK, Henderson LW. Anaphylatoxin formation during hemodialysis: effects of different dialyzer membranes. *Kidney Int* 1983;24:764–769.

43. Ivanovich P, Chenoweth DE, Schmidt R, et al. Symptoms and activation of granulocytes and complement with two dialysis membranes. *Kidney Int* 1983;24:758–763.

44. Ward RA, Schaefer RM, Falkenhagen D, et al. Biocompatibility of a new high-permeability modified cellulose membrane for haemodialysis. *Nephrol Dial Transplant* 1993;8:47–53.

45. Ward RA, Schmidt B, Blumenstein M, et al. Evaluation of phagocytic cell function in an ex vivo model of hemodialysis. *Kidney Int* 1990;37:762–768.

46. Ward RA, McLeish KR. Hemodialysis with cellulose membranes primes the neutrophil oxidative burst. *Artif Organs* 1995;19:801–807.

47. Hörl WH, Schaefer RM, Heidland A. Effect of different dialyzers on proteinases and proteinase inhibitors during hemodialysis. *Am J Nephrol* 1985;5:320–326.

48. Pereira BJG, Dinarello CA. Role of cytokines in patients on dialysis. *Int J Artif Organs* 1995;18:293–304.

49. Ward RA, Buscaroli A, Schmidt B, et al. A comparison of dialysers with low-flux membranes: significant differences in spite of many similarities. *Nephrol Dial Transplant* 1997;12:965–972.

50. Bommer J, Becker KP, Urbaschek R. Potential transfer of endotoxin across high-flux polysulfone membranes. *J Am Soc Nephrol* 1996;7:883–888.

51. Lonnemann G, Behme TC, Lenzner B, et al. Permeability of dialyzer membranes to TNF alpha-inducing substances derived from water bacteria. *Kidney Int* 1992;42:61–68.

52. Schindler R, Beck W, Deppisch R, et al. Short bacterial DNA fragments: detection in dialysate and induction of cytokines. *J Am Soc Nephrol* 2004;15:3207–3214.

53. European Renal Association—European Dialysis and Transplant Association. European best practice guidelines for haemodialysis (Part I), Section IV: dialysis fluid quality. *Nephrol Dial Transplant* 2002;17(Suppl 7):45–62.

54. Sitter T, Bergner A, Schiffl H. Dialysate related cytokine induction and response to recombinant erythropoietin in haemodialysis patients. *Nephrol Dial Transplant* 2000;15:1207–1211.

55. Schiffl H, Lang SM, Stratakis D, et al. Effects of ultrapure dialysis fluid on nutritional status and inflammatory parameters. *Nephrol Dial Transplant* 2001;16:1863–1869.

56. Matsuhashi N, Yoshioka T. Endotoxin-free dialysate imporves response to erythropoietin in hemodialysis patients. *Nephron* 2002;92:601–604.

57. Furuya R, Kumagai H, Takahashi M, et al. Ultrapure dialysate reduces plasma levels of β-2-microglobulin and pentosidine in hemodialysis patients. *Blood Purif* 2005;23:311–316.

58. Go I, Takemoto Y, Tsuchida K, et al. The effect of ultrapure dialysate on improving renal anemia. *Osaka City Med J* 2007;53:17–23.

59. Baz M, Durand C, Ragon A, et al. Using ultrapure water in hemodialysis delays carpal tunnel syndrome. *Artif Organs* 1991;14:681–685.

60. Schiffl H, Fischer R, Lang SM, et al. Clinical manifestations of AB-amyloidosis: effects of biocompatibility and flux. *Nephrol Dial Transplant* 2000;15:840–845.

61. Ouseph R, Jones S, Dhananjaya N, et al. Use of ultrafiltered dialysate is associated with improvements in haemodialysis-associated morbidity in patients treated with reused dialyzers. *Nephrol Dial Transplant* 2007;22:2269–2275.

62. Gutierrez A, Alvestrand A, Wahren J, et al. Effect of in vivo contact between blood and dialysis membranes on protein catabolism in humans. *Kidney Int* 1990;38:487–494.

63. Ansorge W, Pelger M, Dietrich W, et al. Ethylene oxide in dialyzer rinsing fluid: effect of rinsing technique, dialyzer storage time, and potting compound. *Artif Organs* 1987;11:118–122.

64. Marshall CP, Pearson FC, Sagona MA, et al. Reactions during hemodialysis caused by allergy to ethylene oxide gas sterilization. *J Allergy Clin Immunol* 1985;75:563–567.

65. Leong AS, Disney AP, Grove DW. Spallation and migration of silicone from blood-pump tubing in patients on hemodialysis. *N Engl J Med* 1982;306:135–140.

66. Chenoweth DE, Cheung AK, Ward DM, et al. Anaphylatoxin formation during hemodialysis: comparison of new and reused dialyzers. *Kidney Int* 1983;24:770–774.

67. Cheung AK, Parker CJ, Janatova J. Analysis of the complement C3 fragments associated with hemodialysis membranes. *Kidney Int*

1989;35:576–588.

68. Johnson WJ, Hagge WW, Wagoner RD, et al. Effects of urea loading in patients with far-advanced renal failure. *Mayo Clin Proc* 1972; 47:21–29.

69. Eknoyan G, Wacksman SJ, Glueck HI, et al. Platelet function in renal failure. *N Engl J Med* 1969;280:677–681.

70. Lowrie EG, Laird NM, Parker TF, et al. Effect of the hemodialysis prescription of patient morbidity: report from the National Cooperative Dialysis Study. *N Engl J Med* 1981; 305:1176–1181.

71. Gotch FA, Sargent JA. A mechanistic analysis of the National Cooperative Dialysis Study (NCDS). *Kidney Int* 1985;28:526–534.

72. Lowrie EG, Li Z, Ofsthun N, et al. Measurement of dialyzer clearance, dialysis time, and body size: death risk relationships among patients. *Kidney Int* 2004;66:2077–2084.

73. Port FK, Ashby VB, Dhingra RK, et al. Dialysis dose and body mass index are strongly associated with survival in hemodialysis patients. *J Am Soc Nephrol* 2002;13:1061–1066.

74. Wolfe RA, Ashby VB, Daugirdas JT, et al. Body size, dose of hemodialysis, and mortality. *Am J Kidney Dis* 2000;35:80–88.

75. Hemodialysis Adequacy 2006 Work Group. Clinical practice guidelines for hemodialysis adequacy, update 2006. *Am J Kidney Dis* 2006;48(Suppl 1):S2–S90.

76. Depner T, Daugirdas J, Greene T, et al. Dialysis dose and the effect of gender and body size on outcome in the HEMO study. *Kidney Int* 2004;65:1386–1394.

77. Parker TF, Laird NM, Lowrie EG. Comparison of the study groups in the National Cooperative Dialysis Study and a description of morbidity, mortality and patient withdrawal. *Kidney Int* 1983;13(Suppl): S107–S112.

78. Saran R, Bragg-Gersham JL, Levin NW, et al. Longer treatment time and slower ultrafiltration in hemodialysis: associations with reduced mortality in the DOPPS. *Kidney Int* 2006;69:1222–1228.

79. Vanholder R, Glorieux G, De Smet R, et al. New insights in uremic toxins. *Kidney Int* 2003;63(Suppl 84):S6–S10.

80. Leypoldt JK, Cheung AK, Carroll CE, et al. Effect of dialysis membranes and middle molecule removal on chronic hemodialysis patient survival. *Am J Kidney Dis* 1999;33:349–355.

81. Woods HF, Nandakumar M. Improved outcome for hemodialysis patients treated with high-flux membranes. *Nephrol Dial Transplant* 2000;15(Suppl):S36–S42.

82. Krane V, Krieter D, Olschewski M, et al. Dialyzer membrane characteristics and outcome of patients with type 2 diabetes on maintenance hemodialysis. *Am J Kidney Dis* 2007;49:267–275.

83. Cheung AK, Levin NW, Greene T, et al. Effects of high-flux hemodialysis on clinical outcomes: results of the HEMO study. *J Am Soc Nephrol* 2003;14:3251–3263.

84. Cheung AK, Rocco MV, Yan G, et al. Serum β-2-microglobulin levels predict mortality in dialysis patients: results of the HEMO study. *J Am Soc Nephrol* 2006;17:546–555.

85. Cheung AK, Greene T, Leypoldt JK, et al. Association between serum β-2-microglobulin and infectious mortality in hemodialysis patients. *Clin J Am Soc Nephrol* 2008;3:69–77.

86. Rocco M, Cheung A, Greene T, et al. The HEMO study: applicability and generalizability. *Nephrol Dial Transplant* 2005;20:278–284.

87. Vanholder R, Van Laecke S, Verbeke F, et al. Uraemic toxins and cardiovascular disease: *in vitro* research versus clinical outcome studies. *NDT Plus* 2008;1:2–10.

88. Gejyo F, Odani S, Yamada T, et al. β-2-microglobulin: a new form of amyloid protein associated with chronic hemodialysis. *Kidney Int* 1986;30:385–390.

89. Winchester JF, Salsberg JA, Levin NW. β-2-microglobulin in ESRD: an in-depth review. *Adv Ren Replace Ther* 2003;10:279–309.

90. Dember LM, Jaber BL. Dialysis-related amyloidosis: late finding or hidden epidemic?. *Semin Dial* 2006;19:105–109.

91. Allard JC, Artze M, Porter G, et al. Fatal destructive cervical spondyloarthropathy in two patients on long-term hemodialysis. *Am J Kidney Dis* 1992;19:81–85.

92. Ward RA, Greene T, Hartmann B, et al. Resistance to intercompartmental mass transfer limits β-2-microglobulin removal by post-dilution hemodiafiltration. *Kidney Int* 2006;69:1431–1437.

93. Raj DS, Ouwendyk M, Francoeur R, et al. β-2-microglobulin kinetics in nocturnal hemodialysis. *Nephrol Dial Transplant* 2000;15: 58–64.

第二章 长期透析治疗中血液透析膜的复用

Paul D. Light

一、历史介绍

自从 1964 年运用手工制作 Kill 透析器开始血液透析以来,透析器的再处理和复用已用于实践[1,2]。透析器消毒用于同一患者再次治疗的情况发生于 20 世纪 70 年代中期,中空纤维透析器问世之后增多[3]。20 世纪 70 年代,价格高昂的合成膜的使用加速了复用的实行。受到临床和经济因素的刺激,复用稳定性增加,但又因关系到患者和工作人员的安全而遭到反对[4]。安全问题包括:不适当的消毒导致感染危险;膜的完整性改变导致无法达到有效透析;发热反应;长期接触杀菌剂。复用程序可使纤维素膜的生物相容性更佳,从而使临床获益,这包括减少首次使用综合征(first use syndrome,FUS)的发生和发热反应。纤维素膜和血液接触反应的过程可以发生补体的旁路途径激活。一些短期的研究显示经过重新处理的纤维素膜再次使用时可以改善生物相容性[5,6]。经过重新处理的透析膜减少了补体激活反应,这样可以改善透析相关的白细胞减少症,以及与呼吸困难和低氧血症有关的肺毛细血管白细胞隔离[7-11]。

实际上减少补体激活所带来的任何益处并不是复用的作用,因为那些替代纤维素膜和合成膜即使不经过再处理,本身对补体的激活也非常少[12]。这些生物相容性更强的膜经过复用可能进一步减少细胞因子的刺激而获得长期的好处,比如改善营养不良和减少对感染的易感性[13,14]。

早期的报道提示透析器的重复使用不仅可以减少 FUS 的发生,而且可以减少其他许多透析过程中的综合征[11,15-21]。FUS 是在透析器第一次使用时发生的一种 IgE 介导的过敏反应,但并没有清楚阐明 FUS 和补体激活之间的关系[10,22]。最早的一些报道提示 FUS 发生在再处理透析器较为频繁的透析中心[23]。随着合成膜的使用,发生 FUS 的情况大量减少[15,18,19,24]。环氧乙烷用于消毒,对其敏感是造成 FUS 的原因[25-30]。加强环氧乙烷的清除可以显著减少这些反应[31]。20 世纪 80 年代的研究并未显示复用可以减少透析中的相关综合征,尤其是低血压和低氧血症[11,32]。减少 FUS 的发生不再认为是复用带来的益处,除了对一些过敏体质的患者通过常规方法不能将环氧乙烷冲洗干净。

20 世纪 80 年代,一些单中心研究基于复用和不复用患者死亡率相似,提出复用是安全的[4,17,33-35]。在一些用漂白粉进行再处理的透析中心白细胞减少的发生率较高,协会再度提出关注复用的安全性[36]。为了响应协会的关注,1989~1990 年启动了一项对新透析患者的前瞻性队列研究。该研究在 1994 年报道了与复用患者死亡有关的不同相对危险因素[37]。研究证明在医院外的透析单位使用过氧乙酸/过氧化氢[过氧乙酸混合物(PAM)](Renalin)的死亡率增加 13%,使用戊二醛消毒的死亡率增加 17%。然而,在医院内的透析单位使用与上述相同的消毒剂,其死亡率相同。这些观察随后被运用于非新透析患者组并被研究证实[38,39];但在这段观察期间采用了不同类型的透析器。在观察阶段早期,透析器主要类型是低通量透析器,而在观察阶段的后期,高通量透析器使用增多。在随后不同时间的研究中发现,使用任何特殊类型透析器,消毒剂的死亡危险性降低。Collins 报道在研究中对所用各种透析膜、消毒剂和不同供应商之间,复用和一次性使用的在预后上无差异[40]。

这些研究存在许多方法上的限制,以致难以对机制做出推断[41],包括整个复用过程中使用的消毒剂识别情况;无法保证随机化;缺乏并发症的对照;透析中心对照受限[38,41-45]。美国医疗器械促进协会(AAMI)的指南中有已发现的与死亡率改善相关的原因[46]。

近期的观察性研究延续着这一争论。在费森尤斯公司连锁透析中心停止复用后,有研究发现从透析器复用转为一次性使用后对患者存活有利[47]。然而,另一项大样本全国性观察研究纳入 2000 年 1 月 1 日至 2001 年 12 月 31 日的新透析患者,结果显示透析器的复用与一次性使用相比,并未显示对生存影响的优劣[48]。

在该观察性研究期间,消毒和技术操作不断进步。化学消毒剂在整个复用历史阶段占主导地位;热消毒在 1991 年第一次报道,最近报道仅 5% 的单位使用这一技术[7,49]。直到20 世纪 80 年代后期,甲醛溶液一直是最常用的消毒剂[50],由于其毒性问题,聚丙烯酰胺(PAM)的使用才增多。到了 2002 年,仅 20% 的单位使用甲醛溶液,取而代之的是过氧乙酸,占 72%。少数单位使用戊二醛,但由于其毒性作用限制,仅有不到 4% 的单位使用[51]。

经济原因促使透析器开始复用,并且继续维持复用的增长。尽管已有高通量和生物相容性更好的透析器,但由于其高额的费用使得复用成为更经济的选择。最初的透析器再处理依靠手工操作。出于对患者安全的考虑,往往集中于给予适当浓度的消毒剂和如何使消毒液完全充满透析器。接触毒性化学物质对患者和工作人员来说是主要的危险。到 1982年,约 20% 的透析中心采用复用技术[50]。随着从适度的基本费用到固定组成比率报销的医保,复用迅速增长,到 2000 年复用患者和透析单位已超过 80%[49](表 2.1)。在 20 世纪 80 年代,透析器再处理自动复用系统的发展吸引了更多的复用。自动复用装置通过降低人为操作错误产生的危险来提高安全性,其更可靠,能预示及提供计算机的质量检测体系保障。1996 年的美国肾脏数据库(USRD)年报显示 60% 的复用单位专门配有自动复用技术。如果包括手工复用的单位,比例约达 75%[52]。现在仅 63% 的单位还在应用复用[51]。

表 2.1　美国 1976～2000 年血透中心复用情况

年份	透析中心数	复用透析器数(比例,%)	年份	透析中心数	复用透析器数(比例,%)
1976	750	135(18)	1990	1882	1310(70)
1980	956	179(19)	1991	2046	1453(71)
1982	1015	435(43)	1992	2170	1569(72)
1983	1120	579(52)	1993	2304	1688(73)
1984	1201	693(58)	1994	2449	1835(75)
1985	1250	764(61)	1995	2647	2048(77)
1986	1350	855(63)	1996	2808	2261(81)
1987	1486	948(64)	1997	3077	2523(82)
1988	1586	1058(67)	1999	3478	2788(80)
1989	1726	1172(68)	2000	3669	2935(80)

获允摘自:Tokars JI, Finelli L, Alter MJ, et al. National surveillance of dialysis-associated diseases in the United States, 2000. *Semin Dial*, 2002;15(3):165。

复用在世界上某些地区相当少见,在欧洲不到10%的透析患者使用复用的透析器[53],而欧洲患者的生存率明显高于美国患者,可能和有限复用有关[54]。在这些地区更高的医保报销比例支持了长期透析,使得死亡率持续改善[55]。日本的医保报销力度显著高于美国,而复用是被法律禁止的[37]。然而,在发展中国家,有限的资源和高通量透析器的高额费用则刺激复用。

美国NKF(肾脏病基金会)建议患者应该减少复用,大部分透析中心应该通过签署知情同意书让患者了解复用的利弊,并以文件备案[54]。在提供复用的单位中至少有8%的患者没有使用再处理的透析器。因为这些患者实际透析剂量低于医生制定的透析处方,很有可能是用低通量透析器治疗[56]。

那些批评复用的学者指出经过反复处理的透析器会丢失其透析效能,因而不能充分透析[57]。如果不考虑消毒剂或复用技术等因素,对于低通量和低尿素清除透析膜来说,可以预见小分子物质的清除率和超滤的损失[58]。小分子物质清除率可以通过增加血流量补偿,直到透析器血室容积(FBV)丧失超过15%,但中分子物质清除率随着膜面积减少而下降。通常来说,不论应用何种消毒剂,合成膜都可以保持小分子物质的清除率,但中分子物质的清除率却无法预测,其清除率改变依赖于膜面积和使用的复用程序。如果可以监测透析临床实践指南(DOQI)的充分性原则所推荐的透析量,复用所产生的膜面积减少的情况下,可以通过透析处方改变以持续得到足够的透析量[59]。

一些双盲、随机临床试验并未显示透析器复用可以增加发热反应的危险[10,16,20,60]。早期由于灭菌不充分导致与复用相关的感染与消毒剂量[61,62]、消毒时间或消毒剂的灭活有关[63-66]。一项在3个透析中心进行的关于发热反应的前瞻性研究中发现这些反应的发生受碳酸氢盐透析液的影响,提示与复用技术相比,污染的透析液与发热反应更加相关[67]。自从疾病预防控制中心(CDC)发布关于AMMI标准的复用技术指南以来,最近没有新的报道;发热反应和不常发生的水污染菌血症不再是CDC对透析单位调查的重点[51]。

已有报道应用高通量透析膜后,死亡率降低[38,39]。可能的解释集中在高通量透析器可以增加中分子和大分子物质的清除率,以及这些膜的生物相容性的改善,在一些观察性研究报道中这可以减少感染和心血管死亡[13]。然而,HEMO研究中未显示高通量与低通量相比,可以显著改善临床预后[70]。

20世纪80年代以后,对复用利弊的看法发生了改变。最早认为的复用可以减少首次使用综合征的发生[5,6,20,71]已经不足信。Held曾经报道[72]透析中心应用PAM结合人工复用技术死亡率较高。然而,随后的一项较大样本的研究,患者运用自动复用技术并未显示对生存不利[37]。最近仅有一篇[47]相左[48]的报道提示停止复用对生存有利。实际上在美国国立卫生研究院(NIH)资助的一项前瞻性HEMO研究[70]中并未证实在同低通量比较中,给予患者更昂贵的高通量透析器治疗可以减少并发症[38,69]。复用技术不再因医疗上的益处而被推荐。虽然过去10年复用在医疗上的益处已经消失,但由于经济上的原因,仍要求向终末期肾脏病患者提供可承受健康资助。

二、复用类型

自动复用系统为通过减少人为错误带来的危险提供了安全保障,保证注入透析器的消毒剂的浓度正确和与透析器充盈足够,同时还能证明透析器已被杀菌剂处理过。一些较新的复用机可以同时进行多个透析器的处理。虽然人工复用技术设备投资较少,但人工费用较高。

不管自动复用还是人工复用技术均采用相同的处理步骤。复用程序中主要的步骤是冲洗、清洁和评估透析器的性能;消毒;消毒剂的清除。自动系统提供高度可重复的清洁程序和许多质量控制检测,包括血室容积(FBV)测定、超滤系数、压力漏血检测和正确记录指定透析器检测结果。自动化设备可由计算机打印标签,正确标志指定的透析器。

几乎所有的复用技术均需要化学法消毒,仅有 4% 的单位采用热消毒处理。将加热作为处理透析器的消毒方法提供了潜在的好处,即可以消除员工和患者接触消毒剂的危险[7]。然而,这种方法前期要求的高温(100~105℃)对膜的结构可以产生显著热压力,以致减少复用次数,尤其是对聚砜膜透析器[7,73]。接着,在稍低的温度范围(95~100℃)热消毒联合低浓度消毒液,例如 0.7%~1.0% 的甲醛溶液消毒。在稍低的温度下运用联合消毒程序是可行的。最近 Levin 等[74]已证明使用聚砜膜在稍低的温度(95~100℃)下结合 1.5% 柠檬酸有极好的消毒效力,平均复用 13 次。这项技术结果其他透析膜证明高效,可以促使将来更多地运用这一方法,特别是可以在自备设施的家庭透析模式中应用。

多年以来,消毒剂应用的演变支持复用。刚开始,甲醛溶液是复用最常用的消毒剂[50]。到 20 世纪 90 年代,40% 的复用单位应用 PAM 或甲醛溶液,少于 10% 的单位将戊二醛作为消毒剂[50]。到 2000 年,59% 的单位应用 PAM,36% 应用甲醛溶液,各有约 4% 的单位应用热消毒或应用戊二醛消毒(表 2.2)[49]。

表 2.2　美国 1983~2000 年透析中心透析器重新处理的消毒方法

年份	透析中心使用消毒剂或热消毒的比例(%)			
	甲醛溶液	过氧乙酸	戊二醛	热
1983	94	5	<1	−
1984	86	12	3	−
1985	80	17	3	−
1986	69	28	3	−
1987	62	34	4	−
1988	54	40	6	−
1989	47	46	7	−
1990	43	49	8	−
1991	42	50	9	−
1992	40	52	8	<1
1993	40	51	8	1
1994	40	52	7	1
1995	38	54	7	1
1996	36	54	7	3
1997	34	56	7	3
1999	33	58	6	3
2000	31	59	5	4

获允摘自:Tokars JI, Finelli L, Alter MJ, et al. National surveillance of dialysis-associated disease in the United States, 2000. *Semin Dial*, 2002; 15(3):165。

三、复用次数

透析器能够重复处理的次数主要受限于膜完整性的改变、闭塞和(或)血栓形成引起的纤维束减少,以及一些可能降低溶质转运的因素[58,75]。虽然各单位最多的复用次数不一,疾控中心报道全美复用中位次数为 14 次[50]。由于复用次数的增加,治疗中透析器的费用下降,复用 30 次以上,费用下降明显。

四、血液和纤维素相互作用

过去报道的临床益处曾经是透析复用最主要的驱动因素。然而,所谓复用带来的临床益处已经改变。复用早期的证据支持复用减少首次使用综合征[5,6,20,71]是由血和纤维素膜之间反应减少介导的补体激活[5,75-77],这些临床益处意味着支持透析器重新处理。近年通过观察性研究[38,69,78]发现患者接受生物相容性更好的膜透析可以提高生存率。基于经济的需要,这些昂贵的透析膜倾向于透析器复用,到 2000 年,超过 80% 的复用单位应用这类合成膜透析器[47]。

有研究用首次使用综合征描述了某些患者使用新透析器时经历的一些临床症状,从轻度胸背痛到支气管痉挛和偶见过敏性休克[71]。Hakim 等研究显示这一综合征同补体大量激活有关,在有症状的患者中可出现过敏素、C3a 和 C5a 高峰。但未发现补体激活和首次使用综合征之间明确的相关性[10,73]。奇怪的是在一些实行复用的中心发生了较多的首次使用综合征[22]。近期比较有力的假设认为这一综合征是 IgE 介导的环氧乙烷过敏反应,这种消毒剂被许多制造商用于透析器的灌注以维持灭菌状态[25-27,80]。现在虽然一些生物相容透析器仍然应用环氧乙烷灌注包装[31],改善冲洗和去除环氧乙烷可以大大降低首次使用综合征的发病率,目前已非常低[50]。

Craddock 等[81]首次报道在透析早期纤维素膜与血液接触可激活补体形成"瀑布效应"。纤维素膜高度极化,有大量自由羟基可以激活补体的瀑布效应[82]。交替途径活化的结果导致全血补体活化减少和增加过敏性抗体、C3a 和 C5a 的浓度,在透析器再使用后,其浓度下降[5]。血管舒张、支气管痉挛和血管通透性增加是出现临床症状的部分原因[5,71]。

此外,其他途径包括激肽和白细胞介素系统被激活,缓激肽的浓度升高可能引起低血压[84]。经过一段时间后,在 C3a 和 C5a 的作用下,刺激单核细胞产生 IL-1[55,56]。Hakim 等报道补体和白细胞介素反复活化,可以引起中性粒细胞吞噬功能受损,从而导致尿毒症免疫缺陷状态(见第二十一章)。白细胞介素系统的慢性刺激被认为可引起与透析相关的淀粉样变或营养不良等血透长期并发症[78,87]。细胞因子,尤其是 IL-1 水平在透析患者中多变,其原因并不清楚。许多研究通过高浓度的 IL-1 受体拮抗剂证明了细胞因子慢性激活。生物相容性较好的透析膜可能改善透析患病率的发生,也就是说,有报道 β_2-微球蛋白产生引起透析介导的淀粉样变[78]、营养不良[87]和感染,生物相容性好的膜可以通过减少细胞因子活化来改善此类并发症[88]。

纤维素膜经过充分的重新处理可以减少补体活性。Chenoweth 等[5]的研究显示同未复用透析器相比,经过重新处理的透析器,C3a、C5a 及白细胞减少症明显减少(图 2.1 和图 2.2)。超微结构的研究显示用甲醛溶液再处理的膜表面覆盖一薄层蛋白。随后的研究显示再处理后 C3b 紧密结合在膜表面,使得透析器黏附的 C3a 无法进一步激活补体[5]。但是应用这类消毒剂能够影响再处理的纤维素膜透析器的生物相容性。次氯酸钠可以抵消用甲醛溶液再处理带来的好处,主要是通过清除其表面的这层蛋白保护膜;当应用这种消毒剂时,需用高浓度以延长时效。该观察结果引起了美国国会关于评估接受使用再处理透析器患者安全性的关注[36]。

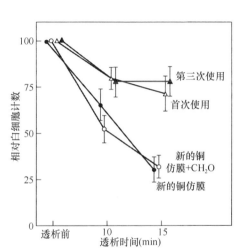

图 2.1　在不同类型铜仿膜透析器所见血透相关白细胞减少症。患者用新的(n = 11,●)、福马林(甲醛)固定新的(n = 8,○),或复用(首次复用 n = 11,△;第 3 次复用 n = 10,▲)透析器及他们在血透开始时测定的血相对白细胞计数。每个数据点代表每个患者测定 2 次,以 $\bar{x} \pm s$ 表示(获允摘自:Chenoweth DE, Cheung AK, Ward DM, et al. Anaphylatoxin formation during hemodialysis: comparision of new and reuse dialyzer. *Kidney Int*, 1983; 24: 772.)

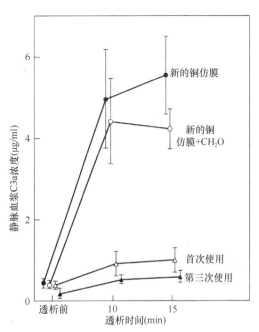

图 2.2　在血透开始时 C3a 抗原的产生。患者用新的透析器(n = 11,●)或者用福马林固定的新的铜仿膜(n = 8,○)在他们的静脉血浆显示高浓度 C3a 抗原。透析器复用 1 次(n = 11,△)或 3 次(n = 10,▲)后补体活化明显减少。每个数据点代表每个患者测定血浆标本 2 次,以 $\bar{x} \pm s$ 表示(获允摘自:Chenoweth DE, Cheung AK, Ward DM, et al. Anaphylatoxin formation during hemodialysis: comparision of new and reuse dialyzer. *Kidney Int*, 1983; 24: 772.)

粒细胞减少症通常出现于第一次使用纤维素膜,而补体活化程度降低可以显著改善这种情况[50]。补体活化结果是可以将补体侵袭的白细胞隔离于肺毛细血管床。限制补体黏附也可改善透析相关的低氧血症[89]。

较新的生物相容性更好的透析膜,特别是合成膜最明显的区别就是对于补体系统激活作用很小或无[12]。因此,复用这些膜以减少补体活化的目的并不合理。纤维素膜经过漂白粉再处理可以保持膜对补体活化能力。当甲醛溶液联合漂白粉应用，F80B 系透析器对 β_2-微球蛋白的清除率实际是增强的，而再处理后未经漂白粉处理则可以明显降低 β_2-微球蛋白的清除率[90]。USRDS 关于透析死亡率研究（DMMS）的结果显示合成膜应用漂白粉再处理后死亡率较低[39]。目前还不清楚通过持续吸附或改变膜的特性而获得更好的中分子清除这一情况是否得益于复用技术。这些数据强调了 HEMO 研究组推荐的重要性，那就是生物相容性较好的透析膜的中分子清除率必须在整个复用过程前后进行评估[69]。这对其他资料中关于中分子的清除是减少透析相关死亡的重要因素的观点给予了新的支持[39,90,91]。生物相容性好的透析膜也可以通过降低刺激 β_2-微球蛋白产生的细胞因子和补体的活化来改善透析患病率，即透析诱导的淀粉样变[76,78]。通过复用，生物相容透析膜再处理经济上可行[78,91,92]，HEMO 研究资料提示有希望改善死亡率，但这一临床益处至今还未见到[70]。

五、安全性

20 世纪 80 年代，由于纤维素膜血栓形成或血凝块，膜的有效面积减少，复用透析器可能影响履行透析处方。Gotch[57,58]广泛评价了低通量透析器，他证明了小分子溶质清除率的丢失能通过专有的中空纤维透析器血室区内所含开放中空纤维总容量变化来预测。如果血室容积（FBV）大于原容积的 80%，尿素清除率下降仅 10%，这种小分子溶质清除在某种程度可以通过在剩下的纤维束中增加血流量来补偿[57]。但是，由于血室容积随应用跨膜压改变，所以 FBV 测试不能有效应用于平板透析器。因此，只有中空纤维透析器可被用于复用。

如果重新处理的 FBV 小于基础容积的 80%，间接提示小分子溶质清除不充分，AAMI 标准[93]禁止再重复使用。在假设 FBV 和 Kt/V 之间存在先后关系的观点时要谨慎，因为透析器清除率变化可能不受血室容积影响[94]。至少有一项研究显示，仅 4 次复用之后观察到 Kt/V 意想不到地明显下降[94,95]。可能的解释包括透析过程中的血凝块导致 FBV 的丢失，这些血凝块在测试 FBV 前可以通过复用冲洗程序清除。FBV 的检测并不能预测超滤率和大分子清除率的降低，使用高通量透析器的患者生存率较高与这些物质清除的关系越来越密切[16,69,78]。

复用透析器可能减小超滤丢失对临床的影响，因为这种类型的透析膜需要与有精密超滤控制系统的透析机匹配。作为一种膜物质转运性能的间接指标，透析器的超滤系数（K_{UF}）在 PAM 复用后轻度下降，但是在使用甲醛溶液和漂白粉消毒后上升[60]。现在还不清楚超滤系数的改变是否由膜阻力或表面积的改变造成，但目前有超滤控制的透析机的超滤并不因这些变化而受限[96]。

给予漂白粉、甲醛溶液或 PAM 处理后的透析器，根据膜类型和所用消毒剂的不同，中分子物质清除率的改变可以导致不同的结果[69,97,98]。漂白粉和甲醛溶液处理的 F80B 透析器的 β_2-微球蛋白清除明显增加，而同样的透析器给予漂白粉和 PAM 再处理后发现仅轻度增加[90]。此外，DMMS 最终的结果显示合成膜尤其是高通量聚砜膜给予漂白粉消毒处理后，β_2-微球蛋白的清除增加；而以 PAM 作为消毒剂则出现相反的结果[39]。由于制造商对透析器有不同的设计，对于某一透析器运用特定的复用程序产生的效应并不能推广至来自不同制造商的相同类型膜透析器[90]。最初这些研究发现改善清除作用伴死亡明显降低与中分子毒素清除率有更强的相关性[69,78,90,91]。

有报道发现聚砜膜应用漂白粉联合甲醛溶液灭菌可以增加蛋白的丢失[99];当去除漂白粉后蛋白丢失减少[100]。还有报道聚砜膜反复给予漂白粉和甲醛溶液处理后有相当的较小分子蛋白丢失[101];还有观察发现过氧乙酸和热消毒并不引起明显的蛋白丢失[102]。白蛋白筛引起蛋白显著丢失可致蛋白营养不良和低蛋白血症,这是一种独立的死亡危险因素[14]。Leypoldt 等强调了小分子、中分子清除及消毒剂与透析器的结合所致白蛋白丢失等相关专业知识的重要性,以保证获得优化的透析治疗。

六、透析器复用的潜在长期危险

自从复用出现,越来越多的学者开始关心其潜在的长期危险。这些危险包括由于透析器功能差引起的无效透析、消毒不充分导致的感染,以及长期接触消毒剂带来的有害作用。

潜在的无效透析

基于透析器的连续再处理会进一步降低膜的表面积,应考虑复用可能危及有效透析[58,71]。小分子物质的清除率下降客观反映了低通量、低尿素清除透析器的残余血室容积降低[43,75]。但如果透析过程中由于纤维闭塞引起膜面积减少,在血室容积检测前通过预冲洗处理后滤器纤维闭塞解除,这种例外情况并不能反映上述两者的关系。Ouseph 等报道优化首剂肝素和维持肝素剂量以使透析中全血的凝血时间达到透析前的 150%,复用次数明显增加[16]。此外,在机器透析器复用中采取严谨的准备工作以防止纤维束空气阻塞,从而最大限度增加复用次数,同时保证可通过测定血室容积预测溶质的清除率。

一些研究显示不论是否采用复用技术,纤维素膜均可以预测尿素、肌酐或磷清除率的降低[58,60,71],但是要监测特定患者的透析量以确保达到充分透析[59]。通过检测血室容积预测小分子清除率可能并不可靠,而且也不能预测高性能膜的中分子清除率[103]。β_2-微球蛋白的清除率可能增加、下降或不变,这取决于透析器和所用消毒剂的结合[69,97,98]。因此,对于再处理的透析器小分子物质和可能的中分子物质清除率必须在当地临床条件下进行测定[39,69,91]。

七、感 染 的 危 险

由于透析器消毒不充分或不正确存放导致微生物感染,而热原反应的增多被认为是复用要面对的潜在危险。透析患者中几次感染暴发已很好地证明了这一点。非结核分枝杆菌(NTM)经常在自来水中被发现,同铜绿假单胞菌和其他革兰氏阴性细菌比较,它更易抵抗灭菌[62,104]。如果不采用如热消毒等辅助措施,消除 NTM 必须运用浓度至少为 4% 的甲醛溶液。1985 年由于某透析单位的员工不正确制备甲醛溶液导致发生了一次 NTM 暴发[63]。在以后的几年中,27 例受感染的患者中有 14 例死于各种并发症。在 1990 年,曾发生过一次革兰氏阴性菌感染暴发,首先从加利福尼亚的一些透析中心开始,之后在其他中心也陆续发生[64,65,105,106]。在这些人工再处理透析器中发现消毒剂 PAM 的浓度明显不同,这提示应用于再处理透析器的消毒剂浓度无效[105]。另一个中心的经历提示菌血症的暴发与透析器 O 环消毒不充分有关[107]。为了清除血凝块,透析器的顶端可以移除,但是再处理透析器之前,O 环并没有被放回。对于感染暴发,CDC 加强了对透析单位复用程序,特别是消毒剂浓度上的监察,修订了 AAMI 指南[108]。自从这些修订实施以来,因透析器复用技术不当导致的菌血症暴发已很少有报道[109]。

来自 CDC 和其他的一些早期报道发现热原反应增加的危险性与透析器再处理有关[110,111]。热原反应的临床表现为发热、寒战、肌痛、恶心和低血压。复用早期历史中,消毒剂所致透析膜完整性破坏被认为是这些反应发生的原因[112]。针对热原反应暴发的研究,CDC 在 1985 年至 1993 年进行了评估,发现每个案例中复用的水中微生物污染量均超过 AAMI 指南水平[110]。几项随机、双盲、对照研究并未显示热原反应增加与透析器复用有关[8,10,20,60]。

存在于透析液中的污染物反向滤过或在所有复用步骤中没有使用透析液标准用水等情况,使患者长期受到低浓度内毒素的刺激,尤其好发生于高通量透析器(见第十章)[67,113,114]。实际上终末期肾脏病(ESRD)患者中 C 反应蛋白升高是普遍存在的,部分解释是其来源于透析液水中的内毒素反向滤过,长期刺激单核细胞产生 IL-6 的结果[115,116]。一些研究证明运用超纯水或透析液递送滤器可以减少 IL-6 的产生[117]。1997 版 NKF(美国肾脏病基金会)关于复用的推荐采用 AMMI 标准设定的最低可接受的水中细菌数和内毒素水平分别为 200 CFU/ml 和 2 EU/ml[54]。

如果依照 CDC 和 AMMI 指南操作,没有证据显示透析器复用与患者之间或透析室人员病毒传播相关[93,118]。CDC 不主张乙肝表面抗原阳性的患者透析器复用,但没有反对丙肝阳性或 HIV 感染患者透析器复用。我们对 HIV 阳性患者不采用复用技术,以避免由于疏忽造成未感染患者接触误贴标签的透析器。

长期使用复用透析器的毒性

长期接触甲醛溶液与红细胞 N 样抗原的抗体形成有关[109,119-122]。抗 N 样抗体最早发现于第一次接触后 12～18 个月,一旦停止使用甲醛溶液则会消失。早期由于对甲醛溶液残余检测不敏感导致接触。虽然曾有较轻溶血报道,但临床溶血并不多见[21]。此外,早期有一些肾移植失败的病例报道[119,123]。这类并发症大部分是由于早期检测残余甲醛溶液不敏感造成的。透析器复用前必须进行各种残余消毒剂的检测。运用透析液进行不间断的透析器预冲洗来去除任何杀菌剂,因为消毒剂在漏往外壳和顶端的材料时,可能会形成消毒剂水槽样沉淀[122,124]。

一些使用血管紧张素转换酶抑制剂(ACEI)的患者有时会出现过敏样症状,这与使用 PAM 消毒的复用透析器有关[125-127]。一旦停止复用透析器,尽管 ACEI 仍在应用,但这种症状会消失[125]。虽然发生这种症状的原因并不清楚,一种假说是患者体内复用消毒液和 ACEI 之间的相互作用抑制了缓激肽的降解。如果环氧乙烷浸泡的透析器在预冲后没有及时使用,也会出现这种过敏症状[128]。

消毒液对工作人员存在潜在的危险。复用工作人员长期接触甲醛溶液,可进展为过敏反应[129-131]。接触戊二醛可产生慢性皮炎。消毒剂,尤其是甲醛溶液的溅溢,可刺激眼睛,鉴于甲醛溶液和漂白粉可产生氯气和甲酸,如果暴露过多会发生恶心、呕吐和气道刺激。PAM 和漂白粉反应可产生盐酸,皮肤接触 PAM 后可导致灼伤[132]。

八、死亡率

20 世纪 80 年代后期,一些单中心研究发现复用患者与未复用患者的死亡率相似[8,10,24,33,35,133]。在那个时期透析器主要运用纤维素膜。自动化复用系统应用高浓度漂白粉,伴白细胞显著减少;人工复用技术通常运用低浓度漂白粉,并不出现这些症状。此后,启动了基于人群基础的研究以进一步检验复用技术的安全性,包括病例重要性组合研究[36]和 USRDS 资助由 Held 等执行的研究[37]。

Case Mix Severity 研究评估了 1986~1987 年间 5281 例开始透析患者中的 3163 例。该初步研究未证明复用治疗的患者存在明显的死亡危险[36]。但是在运用 PAM 进行人工复用而不是自动复用的患者中死亡率有上升趋势[36]。后来,Held 等结合 1989~1990 年间 USRDS 和 CDC 的数据库,分析了这一时期用甲醛溶液进行低通量透析器复用的详细数据。该研究发现运用 PAM 消毒剂进行人工复用的患者死亡率有上升趋势。这个结论的核心内容同那些在医院透析室治疗的患者并未发生由 PAM 和戊二醛导致的明显毒性反应的结果不一致。该结论的缺陷是过于简单压缩包括复用程序中的所有因素,以及单一消毒剂的使用。

Feldman 等[38]进行了一项包含 66 097 例 ESRD 治疗患者的流行病学研究。两个队列患者的前瞻性研究:一组应用复用透析器,另一组不用复用透析器。这个研究与 Held 等的研究[37]不同,其包括了存活少于 90 天的患者,校正了一些与生存有关的并发症因素,并增加了许多与复用程序相关的因素(包括水质检测的频率和复用次数),但是未包括重要的透析治疗因素(如 Kt/V 或血细胞比容)。该层面的分析显示一些与源自意向性分析矛盾的结果。在独立的透析单位中,对于低通量透析器,使用 PAM 死亡率较未复用者增加 13%,使用戊二醛增加 10%;然而在医院透析室中,同未复用者比较,使用 PAM 者死亡率更低,而使用戊二醛者没有变化。应用高通量透析器的较小透析器的单位的分析结果与使用低通量透析器的单位比较发现存在矛盾:与使用未复用的低通量透析器的单位比较,应用 PAM 消毒的高通量透析器的单位死亡率稍低(RR = 0.79),但使用甲醛溶液时两者的死亡率相似。作者提醒不同生存特点的可能解释是因为未校正患者特异性的并发症,例如透析质量、营养状况和贫血[38]。

针对这些矛盾的结果,启动了两项由美国国立糖尿病、消化疾病、肾脏疾病研究所(NIDDK)资助的前瞻性、随机、对照研究,包括透析器复用(HEMO)[69]对血液透析患者发病率和死亡率影响因素的临床研究;另一项是 USRDS 指定研究,称作 DMMS[40]。

DMMS 的结果支持 Held 等[37]和 Feldman[38]等的发现,但死亡风险的趋势没有统计学意义,使用复用透析器的单位与不使复用透析器的单位相比死亡率相似。DMMS 研究中选择的 ESRD 患者人群是使用常规非高通量透析器治疗的已在透析的患者。分析中校正了患者的特征、透析单位类别、利润状况及单位人口统计学情况;但是这些来自美国 Medicare 和 Medicaid 医疗保险中心（CMS）的数据中患者伴随疾病的校正受到限制。该研究虽然支持 Held 等[37] 和 Feldman[38] 等的发现,但死亡风险的趋势没有统计学意义。大面积合成膜应用的增加与死亡率下降有关,这种情况可能掩盖了某些复用技术带来的较高风险。因此,作者仍然建议在使用 PAM 和戊二醛作为消毒剂时要监测死亡增加的风险[41]。

Collins 等[44] 再次研究了复用消毒剂与死亡率的关系,为了在复用和不复用的患者中减少可能存在的异质性,研究还包括了不同伴随疾病的患者和不同透析单位的操作技术。对比这些附加因素,分析结果证明仅那些在独立的盈利性透析单位中使用人工复用技术的患者具有较高的死亡危险。数据未对透析中心作用进行校正。然而,通过再分析伴随疾病因素[这些因素已知与死亡独立相关（如血细胞比容）],这一结果提示包括疾病严重程度、并发症、血细胞比容和推测的充分性等因素,同复用措施本身比较,可能对死亡的影响更大。在队列研究中缺乏与患者生存相关的因素的随机分组,可能使消毒剂的使用和所有这些研究中发现的与死亡率明显相关的结果受到影响[37,38,41,44]。

实际上,DMMS 研究中一个有意义发现:漂白粉复用过程中使用合成膜的患者的死亡率明显低于不用漂白粉的患者[39]。这一结论支持了超过小分子范围的物质的清除率在预示死亡率上可能较重要这一假说。HEMO 研究的结果证明透析器和复用试剂的不同组合对 β_2-微球蛋白的清除可产生不同的结果,甚至在相同的 Kt/V 情况下,β_2-微球蛋白清除率较高的患者死亡率较低[69]。基于以上结果[16,69,78],这种大小分子的清除率的影响已经越来越重要。由于缺乏随机对照试验,这些研究中发现的死亡危险不同的可能原因仍然是对其他有意义的生存相关因素的处理,而并非简单由应用消毒剂造成[37-41,44,69]。今后,选择复用透析器必须根据不同单位的复用操作条件（包括漂白粉的应用、透析器和消毒剂）,在可接受的白蛋白丢失范围内保持体内小分子和中分子物质的清除性能。

2004 年,Lowrie 等报道了从复用转为一次性使用有利患者的于存活[47]。停止复用的计划引入阶段,对 71 000 例费森尤斯的透析患者中约 1/4 从透析器复用转为一次性使用开始分析。假设停止复用后任何不良结果可能在转换后延迟出现,患者的生存分析为时间跨度,也就是从复用停止以后延长至出现不良反应的这一时段。分析结果指出从复用转为一次性使用的患者,透析死亡相对危险轻度但是有统计学意义地下降,随着滞后时间的延长其危险度进行性下降。

能准确确定每个患者的复用状况是该研究的优点之一。所有其他观察性研究中患者分成复用组或一次性使用组是根据其治疗的透析单位的复用状况。在患者层面分析中,透析单位的影响被掩盖了。由于所有参加试验的患者都使用同一制造商生产的聚砜膜,所以有关透析膜的类型对死亡率的作用被排除了。虽然在复用组（$n = 52\,985$）和一次性使用组（$n = 18\,137$）中比较分析了多变量,但主要缺陷是没有提供单次透析治疗的时间,以致未对这一决定患者生存的主要因素进行校正[47]。在一次性使用组,透析时间的增加可以解释观察到对该组患者生存的益处。此外,分析中未对复用的方法进行比较。透析时间和复用方法之间的相互作用可能会掩盖影响死亡的因素。然而,这项调查研究的设计是比较从复用转为一次性使用后的生存率,可能最接近随机化临床试验。

Fan 等报道了一项大样本的观察性研究,该研究包括了美国 2001 年 1 月至 12 月 31 日所有的新透析患者,使用来自 CMS 的 ESRD 医疗证据报告来确定伴发疾病。统计时将透析单位从复用改成一次性使用的实际转换日期纳入模型,反之亦然,但是患者的复用状况依赖于透析单位的复用情况分组。在与一次性使用的比较中,发现整个生存利弊与复用无关[48]。

最近的一些研究提示患者使用合成的、生物相容性好的膜时复用与不复用相比,并未清晰地显示出临床上的优劣。但是,依据 AAMI 指南[46],不能过分强调执行复用操作程序的重要性。尽管如此,HEMO 研究组[134]报道透析膜的类型和复用程序都影响氧化应激;这提示定期的生存监测仍然需要[48]。现在大部分透析中心由于经济因素偏爱复用[79];无论如何,复用给家庭透析人群带来明显的经济、时间、减少废物处理上的好处[135]。

九、再处理技术

透析复用再处理的主要步骤包括透析器识别、冲洗、清洁、透析器性能评估、消毒、灭菌、消毒剂的去除(表 2.3)。随着 20 世纪 80 年代采用自动化装置以来,人工方法和自动化技术都已应用于透析器的再处理。自动系统通过保证与适当浓度的消毒剂充分接触、透析器和消毒剂充分充盈,从而准确设定测试结果,减少人为错误的几率,使安全性得到改善。

表 2.3　透析复用主要的再处理步骤

1. 冲洗
2. 清洁
3. 透析器性能测试
4. 消毒
5. 消毒液的去除

十、透析器识别

透析器识别是再处理程序中最基本的步骤,可保证每位患者使用他们自己原来的透析器。通过其复用历史追踪透析器性能必须准确与已识别的透析器匹配,以保证当透析器存在不可接受的特征时会被废弃。从质量控制方面而言,复用次数、残余血室容积、各种测试的结果,以及再处理透析器的技术人员都是重要监测因素。一旦再处理,工作人员及患者都必须多方面核对,以保证一个复用透析器只能应用于同一个患者。

十一、冲洗

这一步及随后每一步的水质必须符合 AAMI 关于制备透析液的用水标准。残留血液必须冲洗出透析器,以维持纤维束的开放和减少有机物质积聚滋生细菌的可能。大部分血液在肝素化盐水的冲洗作用下返回患者体内。通过透析液反滤去除残血是在透析器仍然在透析机上时完成的。透析器应该尽可能给予压力冲洗包括血区和透析液区。如果顶端可拆卸的话,可清除血凝块,在清洁前一定要重新再次应用。如果压力冲洗必须推迟,透析器应该冷藏。冲洗的用水必须同样符合 AMMI 的制备透析液用水标准[93]。当人工复用时,水的纯度、压力、流速和水流类型(持续或脉冲)、应用反向超滤等情况必须详细说明以保证实际操作的一致性。

十二、清洁

冲洗后,再通过化学清洁剂去除透析器中任何残留的血液。将次氯酸钠稀释至 1% 或更低的浓度,以溶解堵塞纤维的血凝块和有机沉积物。3% 或更低浓度的过氧化氢和 PAM 也常应用。如果在清洁程序中联合应用化学制品,必须强制在应用下一种制品前,每种化学品均被完全清除,以免受杀菌剂的降解产物或产生的有毒气体的损伤。从透析液区到血室区以 15~20 psi(1 psi = 6894.8 Pa)反向超滤易于透析器的清洁。持续反向超滤直到从血液侧流出液变清为止。自动化系统可以确保接触时间和消毒剂浓度符合生产厂家的推荐。人工再处理程序必须定期核查这些参数,最好是每天检查。制造商推荐的测试方法为经过标准的冲洗时间之后,必须记录到消毒剂被去除。

十三、透析器性能测试

压力测试可确保膜的完整性、膜的清除率、超滤性能。再处理后的透析器必须经受得住压力负荷不至于破膜。血路完整性的测试通过经膜的跨膜压后,观察血液侧或透析液侧压力的下降。压力梯度(至少超过最高操作压的 20%)的产生可通过在膜的血液侧安置入压力空气或氮气或者在透析液侧形成负压。如果在跨膜压存在时跨膜压下降超过 10% ,该透析器应被抛弃。

十四、血室容积的测试

不管自动还是人工操作,在再处理开始和每次清洁之后都需要测定血室容积,其定义是用空气替换液体充满血室腔之后液体的量。当剩下的血室容积低于开始量的 80% ,AMMI 标准要求丢弃这个透析器。超滤系数(K_{UF})可以通过在给予一定的压力和温度的条件下水分跨膜的容积来测定。如果无法达到有容量控制机器功能设定的超滤目标,应该迅速重新评估再处理的方法。

十五、消毒和灭菌

高水平的消毒是通过血室区和透析液区注入的消毒剂来完成的。消毒剂必须在透析器内存留一定的时间,由所用的产品而定。大部分中心要求保留 24 h。PAM、甲醛溶液、戊二醛是最常用的消毒剂[49]。PAM 能够杀死细菌孢子,是一种合格的灭菌剂,但是由于不能采用负压,其必须完全充满整个透析器。如果在室温下单独使用甲醛溶液,CDC 推荐其最低浓度为 4%[68]。制备消毒溶液的用水必须遵循 AMMI 关于制备透析液用水的标准[93]。热消毒是另一种无毒性的替代方法,它带来的好处是可以防止患者和工作人员接触化学物品[7]。漂白粉联合热消毒程序可以损坏透析器壳子而减少复用次数[74]。热消毒联合柠檬酸可允许使用较低的温度(95~100℃)消毒和较多的复用次数[74]。该技术花费高,但值得进一步研究。

对于人工再处理技术,应用程序中的消毒剂不仅需要在储存液中运用文件记录证实标示所用物,而且透析器必须个别核对。透析器需要每天确认该批消毒液浓度是否适当,同时还需要抽查消毒剂及其浓度。消毒剂应充满以避免发热反应或感染暴发(在复用早期历史中由于消毒剂混合不完全造成)。透析器帽子和 O 环(若应用)必须同透析器一起或分开单独使用环氧乙烷气体或蒸汽消毒,因为如果在消毒程序中不包括这些会导致感染暴发[107]。

消毒剂去除:开始先冲洗血区,随后盐水冲洗透析液区,小心去除任何滞留空气以达到消毒剂全部去除。

十六、检查

使用前,一定要由透析技术人员检查血液环路残留消毒剂,再由另一名技术人员或患者,运用由制造商推荐的特别设计用于消毒剂的试剂盒复查。随后透析器进行最后的检查,观察是否纤维变色或透析器顶头部存在血凝块。任何步骤不达要求,透析器均应被丢弃。

十七、总结

透析治疗中透析器复用已有 30 余年历史;如果复用程序严格遵循 AAMI 标准[46,93]和肾脏疾病进展(KDP)的推荐[54],透析器再处理技术给患者生存带来的不利将是非常小的。

经济是驱动透析器复用的主要因素,这一因素可能持续依赖于透析器的相对成本和复用成本。运用热消毒联合柠檬酸方法,蛋白丢失较少,患者接触的有毒化学物也较少,此法将继续推广,尤其对于家庭透析。复用过程材料的选择(例如,次氯酸、透析器、膜的类型和消毒剂)必须基于保持体内小分子和中分子物质存在。

(朱铭力　译)

参 考 文 献

1. Pollard TI. A technique for storage and multiple re-use of the Kiil dialyzer and blood tubing. *ASAIO J* 1967;13:24–28.
2. Gotch F, Lipps B, Weaver J Jr, et al. Chronic hemodialysis with the hollow fiber artificial kidney (HFAK). *Trans Am Soc Artif Intern Organs* 1969;15:87–96.
3. Lazarus JM. Hollow fiber kidney reuse. *Dial Transplant* 1973;2:14–16.
4. Shusterman NH, Feldman HI, Wasserstein A, et al. Reprocessing of hemodialyzers: a critical appraisal. *Am J Kidney Dis* 1989;14:81–91.
5. Chenoweth DE, Cheung AK, Ward DM, et al. Anaphylatoxin formation during hemodialysis: comparison of new and re-used dialyzers. *Kidney Int* 1983;24:770–774.
6. Cheung AK, Parker CJ, Wilcox L, et al. Activation of the alternative pathway of complement by cellulosic hemodialysis membranes. *Kidney Int* 1989;36:257–265.
7. Schoenfeld P, McLaughlin MD, Mendelson M. Heat disinfection of polysulfone hemodialyzers. *Kidney Int* 1995;47:638–642.
8. Kant KS, Pollak VE, Cathey M, et al. Multiple use of dialyzers: safety and efficacy. *Kidney Int* 1981;19:728–738.
9. Stroncek DF, Keshaviah P, Craddock PR, et al. Effect of dialyzer reuse on complement activation and neutropenia in hemodialysis. *J Lab Clin Med* 1984;104:304–311.
10. Churchill DN, Taylor DW, Shimizu AG, et al. Dialyzer re-use—a multiple crossover study with random allocation to order of treatment. *Nephron* 1988;50:325–331.
11. Cheung AK, Dalpias D, Emmerson R, et al. A prospective study on intradialytic symptoms associated with reuse of hemodialyzers. *Am J Nephrol* 1991;11:397–401.
12. Cheung AK, Chenoweth DE, Otsuka D, et al. Compartmental distribution of complement activation products in artificial kidneys. *Kidney Int* 1986;30:74–80.
13. Bloembergen WE, Hakim RM, Stannard DC, et al. Relationship of

dialysis membrane and cause-specific mortality. *Am J Kidney Dis* 1999; 33:1–10.

14. Stenvinkel P, Heimburger O, Paultre F, et al. Strong association between malnutrition, inflammation, and atherosclerosis in chronic renal failure. *Kidney Int* 1999;55:1899–1911.

15. Dumler F, Zasuwa G, Levin NW. Effect of dialyzer reprocessing methods on complement activation and hemodialyzer-related symptoms. *Artif Organs* 1987;11:128–131.

16. Ouseph R, Smith BP, Ward RA. Maintaining blood compartment volume in dialyzers reprocessed with peracetic acid maintains Kt/V but not β-2-microglobulin removal. *Am J Kidney Dis* 1997;30:501–506.

17. Robson MD, Charoenpanich R, Kant KS, et al. Effect of first and subsequent use of hemodialyzers on patient well-being. Analysis of the incidence of symptoms and events and description of a syndrome associated with new dialyzer use. *Am J Nephrol* 1986;6:101–106.

18. Vanholder R, Ringoir S. Influence of reuse and of reuse sterilants on the first-use syndrome. *Artif Organs* 1987;11:137–139.

19. Charoenpanich R, Pollak VE, Kant KS, et al. Effect of first and subsequent use of hemodialyzers on patient well-being: the rise and fall of a syndrome associated with new dialyzer use. *Artif Organs* 1987; 11:123–127.

20. Bok DV, Pascual L, Herberger C, et al. Effect of multiple use of dialyzers on intradialytic symptoms. *Proc Clin Dial Transplant Forum* 1980; 10:92–99.

21. Lemke HD. Hypersensitivity reactions during haemodialysis: the choice of methods and assays. *Nephrol Dial Transplant* 1994; 9(Suppl 2):120–125.

22. Center for Infectious Diseases, Center for Disease Control Public Health Service Department of Health and Human Service. *National surveillance of dialysis-associated diseases in U.S. 1989*, 1992.

23. Kaufman AM, Frinak S, Godmere RO, et al. Clinical experience with heat sterilization for reprocessing dialyzers. *ASAIO J* 1992;38: M338–M340.

24. National Kidney Foundation. National Kidney Foundation report on dialyzer reuse. *Am J Kidney Dis* 1988;11:1–6.

25. Bommer J, Ritz E. Ethylene oxide (ETO) as a major cause of anaphylactoid reactions in dialysis (a review). *Artif Organs* 1987;11: 111–117.

26. Poothullil J, Shimizu A, Day RP, et al. Anaphylaxis from the product(s) of ethylene oxide gas. *Ann Intern Med* 1975;82:58–60.

27. Grammer LC, Paterson BF, Roxe D, et al. IgE against ethylene oxide-altered human serum albumin in patients with anaphylactic reactions to dialysis. *J Allergy Clin Immunol* 1985;76:511–514.

28. Foret M. Hypersensitivity reactions during hemodialysis in France. *Proc Eur Dial Transplant Assoc* 1985;22:181–191.

29. Nicholls AJ, Platts MM. Anaphylactoid reactions due to haemodialysis, haemofiltration, or membrane plasma separation. *Br Med J (Clin Res Ed)* 1982;285:1607–1609.

30. Popli S, Ing TS, Daugirdas JT, et al. Severe reactions to Cuprophan capillary dialyzers. *Artif Organs* 1982;6:312–315.

31. Pearson F, Bruszer G, Lee W, et al. Ethylene oxide sensitivity in hemodialysis patients. *Artif Organs* 1987;11:100–103.

32. Pereira BJ, Natov SN, Sundaram S, et al. Impact of single use versus reuse of cellulose dialyzers on clinical parameters and indices of biocompatibility. *J Am Soc Nephrol* 1996;7:861–870.

33. Pollak VE, Kant KS, Parnell SL, et al. Repeated use of dialyzers is safe: long-term observations on morbidity and mortality in patients with end-stage renal disease. *Nephron* 1986;42:217–223.

34. Jacobs C, Brunner FP, Chantler C, et al. Combined report on regular dialysis and transplantation in Europe, VII, 1976. *Proc Eur Dial Transplant Assoc* 1977;14:3–69.

35. Held PJ, Pauly MV, Diamond L. Survival analysis of patients undergoing dialysis. *JAMA* 1987;257:645–650.

36. U.S. Department of Health and Human Services. *Dialyzers. Food and drug administration talk paper*. Washington, DC, 10-13-1992: 792–846

37. Held PJ, Wolfe RA, Gaylin DS, et al. Analysis of the association of dialyzer reuse practices and patient outcomes. *Am J Kidney Dis* 1994; 23:692–708.

38. Feldman HI, Kinosian M, Bilker WB, et al. Effect of dialyzer reuse on survival of patients treated with hemodialysis. *JAMA* 1996;276: 620–625.

39. Port FK, Wolfe RA, Hulbert-Shearon TE, et al. Mortality risk by hemodialyzer reuse practice and dialyzer membrane characteristics: results from the USRDS dialysis morbidity and mortality study. *Am J Kidney Dis* 2001;37:276–286.

40. Collins AJ, Liu J, Ebben JP. Dialyser reuse-associated mortality and hospitalization risk in incident medicare haemodialysis patients, 1998–1999. *Nephrol Dial Transplant* 2004;19:1245–1251.

41. Ebben JP, Dalleska F, Ma JZ, et al. Impact of disease severity and hematocrit level on reuse-associated mortality. *Am J Kidney Dis* 2000;35:244–249.

42. Fink JC, Blahut SA, Briglia AE, et al. Effect of center- versus patient-specific factors on variations in dialysis adequacy. *J Am Soc Nephrol* 2001;12:164–169.

43. Agodoa LY, Wolfe RA, Port FK. Reuse of dialyzers and clinical outcomes: fact or fiction. *Am J Kidney Dis* 1998;32:S88–S92.

44. Collins AJ, Ma JZ, Constantini EG, et al. Dialysis unit and patient characteristics associated with reuse practices and mortality: 1989–1993. *J Am Soc Nephrol* 1998;9:2108–2117.

45. Kimmel PL, Mishkin GJ. Dialyzer reuse and the treatment of patients with end-stage renal disease by hemodialysis. *J Am Soc Nephrol* 1998;9:2153–2156.

46. Association for the Advancement of Medical Instrumentation. *Reuse of Hemodialyzers.* AAMI Recommended Practice ANSI/AAMI RD 47:2002 and RD 47:2002/A1:2003. Arlington, VA: Association for the Advancement of Medical Instrumentation, 2003.

47. Lowrie EG, Li Z, Ofsthun N, et al. Reprocessing dialysers for multiple uses: recent analysis of death risks for patients. *Nephrol Dial Transplant* 2004;19:2823–2830.

48. Fan Q, Liu J, Ebben JP, et al. Reuse-associated mortality in incident hemodialysis patients in the United States, 2000 to 2001. *Am J Kidney Dis* 2005;46:661–668.

49. Tokars JI, Frank M, Alter MJ, et al. National surveillance of dialysis-associated diseases in the United States, 2000. *Semin Dial* 2002;15: 162–171.

50. Tokars JI, Alter MJ, Favero MS, et al. National surveillance of dialysis associated diseases in the United States, 1992. *ASAIO J* 1994;40: 1020–1031.

51. Finelli L, Miller JT, Tokars JI, et al. National surveillance of dialysis-associated diseases in the United States, 2002. *Semin Dial* 2005;18: 52–61.

52. USRDS. The USRDS dialysis morbidity and mortality study (wave I). USRDS 1996 annual data report. *Am J Kidney Dis* 1996;28:S58–S78.

53. Fassbinder W, Brunner FP, Brynger H, et al. Combined report on regular dialysis and transplantation in Europe, XX, 1989. *Nephrol Dial Transplant* 1991;6(Suppl 1):5–35.

54. National Kidney Foundation. National Kidney Foundation report on dialyzer reuse. Task Force on Reuse of Dialyzers, Council on Dialysis. *Am J Kidney Dis* 1997;30:859–871.

55. Shaldon S. Adequacy of long-term hemodialysis. *Curr Opin Nephrol Hypertens* 1992;1:197–202.

56. Okechukwu CN, Orzol SM, Held PJ, et al. Characteristics and treatment of patients not reusing dialyzers in reuse units. *Am J Kidney Dis* 2000;36:991–999.

57. Gotch FA. Solute and water transport and sterilant removal in reused dialyzers. In Dean N, ed. *Guide to reprocessing of hemodialyzers.* Dordrecht, The Netherlands: Martinus Nijhoff, 1986:39–63.

58. Gotch FA. *The effects of dialyzer reprocessing techniques on dialyzer solute transport*, Vol. 3. AAMI standards and recommended practices: dialysis. Arlington, VA: AAMI, 1996.

59. National Kidney Foundation. *NKF-DOQI clinical practice guidelines for hemodialysis adequacy.* New York: National Kidney Foundation, 1997:24.

60. Fleming SJ, Foreman K, Shanley K, et al. Dialyser reprocessing with Renalin. *Am J Nephrol* 1991;11:27–31.

61. Favero MS. Dialysis-associated infections and their control. In Bennett JV, Brachmann PS, Sanford JP, eds. *Hospital Infections*. Boston: Little, Brown and Company, 1992:375–403.

62. Favero MS. Nontubercular mycobacterial infections in hemodialysis patients. *MMWR Morb Mortal Wkly Rep* 1983;32:244–245.

63. Carson LA, Bland LA, Cusick LB, et al. Prevalence of nontuberculous mycobacteria in water supplies of hemodialysis centers. *Appl Environ Microbiol* 1988;54:3122–3125.

64. Centers for Disease Control and Prevention. *Bacteremia associated with reuse of disposable hollow-fiber hemodialyzers. MMWR Morb Mortal Wkly Rep,* 1986;35:417–418.

65. Vanholder R, Vanhaecke E, Ringoir S. Pseudomonas septicemia due to deficient disinfectant mixing during reuse. *Int J Artif Organs* 1992;15:19–24.

66. Flaherty JP, Garcia-Houchins S, Chudy R, et al. An outbreak of gram-negative bacteremia traced to contaminated O-rings in reprocessed dialyzers. *Ann Intern Med* 1993;119:1072–1078.

67. Pegues DA, Oettinger CW, Bland LA, et al. A prospective study of pyrogenic reactions in hemodialysis patients using bicarbonate dialysis fluids filtered to remove bacteria and endotoxin. *J Am Soc Nephrol* 1992;3:1002–1007.

68. AAMI. *Standards and recommended practices: dialysis,* Vol. 3. Arlington, VA: Association for the Advancement of Medical Instrumentation. 1996.

69. Cheung AK, Agodoa LY, Daugirdas JT, et al. The Hemodialysis (HEMO) Study Group. Effects of hemodialyzer reuse on clearances of urea and β-2-microglobulin. *J Am Soc Nephrol* 1999;10:117–127.

70. Eknoyan G, Beck GJ, Cheung AK, et al. Effect of dialysis dose and membrane flux in maintenance hemodialysis. *N Engl J Med* 2002;347:2010–2019.

71. Daugirdas JT, Ing TS. First-use reactions during hemodialysis: a definition of subtypes. *Kidney Int Suppl* 1988;24:S37–S43.

72. National Institutes of Diabetes and Digestive and Kidney Diseases. *The USRDS case mix study, preliminary results on dialyzer reuse.* 10-8-1982.

73. Dolovich J, Marshall CP, Smith EK, et al. Allergy to ethylene oxide in chronic hemodialysis patients. *Artif Organs* 1984;8:334–337.

74. Levin NW, Parnell SL, Prince HN, et al. The use of heated citric acid for dialyzer reprocessing. *J Am Soc Nephrol* 1995;6:1578–1585.

75. Laude-Sharp M, Caroff M, Simard L, et al. Induction of IL-1 during hemodialysis: transmembrane passage of intact endotoxins (LPS). *Kidney Int* 1990;38:1089–1094.

76. Urena P, Herbelin A, Zingraff J, et al. Permeability of cellulosic and non-cellulosic membranes to endotoxin subunits and cytokine production during in-vitro haemodialysis. *Nephrol Dial Transplant* 1992;7:16–28.

77. Hakim RM, Lowrie EG. Effect of dialyzer reuse on leukopenia, hypoxemia and total hemolytic complement system. *Trans Am Soc Artif Intern Organs* 1980;26:159–164.

78. Koda Y, Nishi S, Miyazaki S, et al. Switch from conventional to high-flux membrane reduces the risk of carpal tunnel syndrome and mortality of hemodialysis patients. *Kidney Int* 1997;52:1096–1101.

79. Hakim RM, Breillatt J, Lazarus JM, et al. Complement activation and hypersensitivity reactions to dialysis membranes. *N Engl J Med* 1984;311:878–882.

80. Rockel A, Hertel J, Wahn U, et al. Ethylene oxide and hypersensitivity reactions in patients on hemodialysis. *Kidney Int Suppl* 1988;24:S62–S67.

81. Craddock PR, Fehr J, Brigham KL, et al. Complement and leukocyte-mediated pulmonary dysfunction in hemodialysis. *N Engl J Med* 1977;296:769–774.

82. Lysaght MJ. Evolution of hemodialysis membranes. *Contrib Nephrol* 1995;113:1–10.

83. Verresen L, Fink E, Lemke HD, et al. Bradykinin is a mediator of anaphylactoid reactions during hemodialysis with AN69 membranes. *Kidney Int* 1994;45:1497–1503.

84. Herbelin A, Nguyen AT, Zingraff J, et al. Influence of uremia and hemodialysis on circulating interleukin-1 and tumor necrosis factor alpha. *Kidney Int* 1990;37:116–125.

85. Hakim RM, Fearon DT, Lazarus JM. Biocompatibility of dialysis membranes: effects of chronic complement activation. *Kidney Int* 1984 26:194–200.

86. Vanholder R, Ringoir S, Dhondt A, et al. Phagocytosis in uremic and hemodialysis patients: a prospective and cross sectional study. *Kidney Int* 1991;39:320–327.

87. Parker TF III, Wingard RL, Husni L, et al. Effect of the membrane

88. Cheung AK. Biocompatibility of hemodialysis membranes. *J Am Soc Nephrol* 1990;1:150–161.

89. Davenport A, Williams AJ. The effect of dialyzer reuse on peak expiratory flow rate. *Respir Med* 1990;84:17–21.

90. Murthy BV, Sundaram S, Jaber BL, et al. Effect of formaldehyde/bleach reprocessing on in vivo performances of high-efficiency cellulose and high-flux polysulfone dialyzers. *J Am Soc Nephrol* 1998;9:464–472.

91. Leypoldt JK, Cheung AK, Carroll CE, et al. Effect of dialysis membranes and middle molecule removal on chronic hemodialysis patient survival. *Am J Kidney Dis* 1999;33:349–355.

92. Hakim RM, Wingard RL, Husni L, et al. The effect of membrane biocompatibility on plasma β-2-microglobulin levels in chronic hemodialysis patients. *J Am Soc Nephrol* 1996;7:472–478.

93. Keen M. Formaldehyde and glutaraldehyde. *AAMI standards and recommended practices: dialysis,* Vol. 36. Arlington, VA: Association for the Advancement of Medical Instrumentation, 1996;335–343.

94. Delmez JA, Weerts CA, Hasamear PD, et al. Severe dialyzer dysfunction undetectable by standard reprocessing validation tests. *Kidney Int* 1989;36:478–484.

95. Sherman RA, Cody RP, Rogers ME, et al. The effect of dialyzer reuse on dialysis delivery. *Am J Kidney Dis* 1994;24:924–926.

96. Krivitski NM, Kislukhin VV, Snyder JW, et al. In vivo measurement of hemodialyzer fiber bundle volume: theory and validation. *Kidney Int* 1998;54:1751–1758.

97. Petersen J, Moore RM Jr, Kaczmarek RG, et al. The effects of reprocessing cuprophane and polysulfone dialyzers on β-2-microglobulin removal from hemodialysis patients. *Am J Kidney Dis* 1991;17:174–178.

98. Westhuyzen J, Foreman K, Battistutta D, et al. Effect of dialyzer reprocessing with Renalin on serum β-2-microglobulin and complement activation in hemodialysis patients. *Am J Nephrol* 1992;12:29–36.

99. Kaplan AA, Halley SE, Lapkin RA, et al. Dialysate protein losses with bleach processed polysulphone dialyzers. *Kidney Int* 1995;47:573–578.

100. Ikizler TA, Flakoll PJ, Parker RA, et al. Amino acid and albumin losses during hemodialysis. *Kidney Int* 1994;46:830–837.

101. Kaysen GA, Rathore V, Shearer GC, et al. Mechanisms of hypoalbuminemia in hemodialysis patients. *Kidney Int* 1995;48:510–516.

102. Gotch FA. Effects of reuse with peracetic acid, heat, and bleach on polysulfone dialyzers. *J Am Soc Nephrol* 1995;415.

103. Vanholder RC, Sys E, DeCubber A, et al. Performance of cuprophane and polyacrylonitrile dialyzers during multiple use. *Kidney Int Suppl* 1988;24:S55–S56.

104. Bolan G, Reingold AL, Carson LA, et al. Infections with Mycobacterium chelonei in patients receiving dialysis and using processed hemodialyzers. *J Infect Dis* 1985;152:1013–1019.

105. Lowry PW, Beck-Sague CM, Bland LA, et al. Mycobacterium chelonae infection among patients receiving high-flux dialysis in a hemodialysis clinic in California. *J Infect Dis* 1990;161:85–90.

106. Beck-Sague CM, Jarvis WR, Bland LA, et al. Outbreak of gram-negative bacteremia and pyrogenic reactions in a hemodialysis center. *Am J Nephrol* 1990;10:397–403.

107. Bland LA, Arduino MJ, Aguero SM, et al. Recovery of bacteria from reprocessed high flux dialyzers after bacterial contamination of the header spaces and O-rings. *ASAIO Trans* 1989;35:314–316.

108. Gordon SM, Oettinger CW, Bland LA, et al. Pyrogenic reactions in patients receiving conventional, high-efficiency, or high-flux hemodialysis treatments with bicarbonate dialysate containing high concentrations of bacteria and endotoxin. *J Am Soc Nephrol* 1992;2:1436–1444.

109. Welbel SF, Schoendorf K, Bland LA, et al. An outbreak of gram-negative bloodstream infections in chronic hemodialysis patients. *Am J Nephrol* 1995;15:1–4.

110. Gordon SM, Tipple M, Bland LA, et al. Pyrogenic reactions associated with the reuse of disposable hollow-fiber hemodialyzers. *JAMA* 1988; 260:2077–2081.

111. Tokars JI, Alter MJ, Favero MS, et al. National surveillance of dialysis

associated diseases in the United States, 1993. *ASAIO J* 1996;42: 219–229.

112. Bland LA, Favero MS, Oxborrow GS, et al. Effect of chemical germicides on the integrity of hemodialyzer membranes. *ASAIO Trans* 1988;34:172–175.

113. Clark WR. Quantitative characterization of hemodialyzer solute and water transport. *Semin Dial* 2001;14:32–36.

114. Alter MJ, Favero MS, Miller JK, et al. Reuse of hemodialyzers. Results of nationwide surveillance for adverse effects. *JAMA* 1988;260: 2073–2076.

115. Panichi V, Tetta C, Rindi P, et al. Plasma C-reactive protein is linked to backfiltration associated interleukin-6 production. *ASAIO J* 1998;44:M415–M417.

116. Arici M, Walls J. End-stage renal disease, atherosclerosis, and cardiovascular mortality: is C-reactive protein the missing link? *Kidney Int* 2001;59:407–414.

117. Tielemans C, Husson C, Schurmans T, et al. Effects of ultrapure and non-sterile dialysate on the inflammatory response during *in vitro* hemodialysis. *Kidney Int* 1996;49:236–243.

118. Center for Disease Control and Prevention. Recommendations for preventing transmission of infections among hemodialysis patients. 2001;50(RR-5).

119. Shaldon S. Dialysis associated autoantibodies. *Proc Eur Dial Transplant Assoc* 1976;13:339–347.

120. Lewis KJ, Dewar PJ, Ward MK, et al. Formation of anti-N-like antibodies in dialysis patients: effect of different methods of dialyzer rinsing to remove formaldehyde. *Clin Nephrol* 1981;15: 39–43.

121. Kaehny WD, Miller GE, White WL. Relationship between dialyzer reuse and the presence of anti-N-like antibodies in chronic hemodialysis patients. *Kidney Int* 1977;12:59–65.

122. Ng YY, Chow MP, Wu SC, et al. Anti-N-form antibody in hemodialysis patients. *Am J Nephrol* 1995;15:374–378.

123. Belzer FO. Red cell cold agglutinins as a cause of failure of renal allotransplantation. *Transplantation* 1971;11:422–424.

124. Stragier A, Wenderickx D, Jadoul M. Rinsing time and disinfectant release of reused dialyzers: comparison of formaldehyde, hypochlorite, warexin, and renalin. *Am J Kidney Dis* 1995;26:549–553.

125. Pegues DA, Beck-Sague CM, Woollen SW, et al. Anaphylactoid reactions associated with reuse of hollow-fiber hemodialyzers and ACE inhibitors. *Kidney Int* 1992;42:1232–1237.

126. Schmitter L. Anaphylactic reactions with the addition of hypochlorite to reuse in patients maintained on reprocessed polysulfone hemodialyzers and ACE inhibitors [Abstract]. *ASAIO Trans* 1993; 39:75.

127. Salem M, Ivanovich PT, Ing TS, et al. Adverse effects of dialyzers manifesting during the dialysis session. *Nephrol Dial Transplant* 1994;9(Suppl 2):127–137.

128. Hakim RM, Friedrich RA, Lowrie EG. Formaldehyde kinetics and bacteriology in dialyzers. *Kidney Int* 1985;28:936–943.

129. Bousquet J, Michel FB. Allergy to formaldehyde and ethylene-oxide. *Clin Rev Allergy* 1991;9:357–370.

130. Kramps JA, Peltenburg LT, Kerklaan PR, et al. Measurement of specific IgE antibodies in individuals exposed to formaldehyde. *Clin Exp Allergy* 1989;19:509–514.

131. Bousquet J, Maurice F, Rivory JP, et al. Allergy in long-term hemodialysis. II. Allergic and atopic patterns of a population of patients undergoing long-term hemodialysis. *J Allergy Clin Immunol* 1988;81:605–610.

132. Fischbach LJ. Renalin: qualification as a dialyzer sterilant. AAMI standards and recommended practices: dialysis, Vol. 3. Arlington, VA, 1996:195–199.

133. Kerr PG, Argiles A, Canaud B, et al. The effects of reprocessing high-flux polysulfone dialyzers with peroxyacetic acid on β-2-microglobulin removal in hemodiafiltration. *Am J Kidney Dis* 1992;19: 433–438.

134. Rao M, Guo D, Jaber BL, et al. Dialyzer membrane type and reuse practice influence polymorphonuclear leukocyte function in hemodialysis patients. *Kidney Int* 2004;65:682–691.

135. Twardowski ZJ. Dialyzer reuse-part II: advantages and disadvantages. *Semin Dial* 2006;19:217–226.

第三章 血液透析和腹膜透析透析液组成

Biff F. Palmer

终末期肾脏病(end-stage renal disease, ESRD)患者依赖透析维持液体和电解质平衡。血液透析和腹膜透析中,溶质在血液和透析液之间扩散,通过这个过程,血浆成分恢复至正常值。透析液的组成对于能否完成这个目标至关重要。本章将回顾近年来透析液如何提高患者耐受性的相关研究进展。随着终末期肾脏病患者年龄的增长和并发症的增加,透析液成分的个体化越来越重要。

一、血液透析中透析液组成

在大多数门诊,患者接受血透治疗时所使用的透析液,是在一个大容器中制备,并通过中央分配系统分送,这样所有患者得到的是成分相同的透析液。虽然大多数患者对这种方式可以耐受,但仍有很多患者会出现血流动力学不稳定或透析失衡症状。改善患者对透析的临床耐受性的一种方法就是按每个患者的个体特征调整其使用的透析液成分。

透析液钠

随着透析的发展,人们一直试图通过调整透析液钠浓度来改善患者对透析过程的耐受性。透析早期,水分的清除依靠渗透性超滤。透析液中加入高浓度葡萄糖造成渗透驱动力来清除水分,使用盘管型透析器时,无法抵挡高跨膜静水压。为了防止水分从血浆中进入透析液造成高钠血症,透析液中的钠浓度有意设定得较低,通常在 $125 \sim 130$ mEq/L。随着更有弹性的透析膜的产生,可以抵抗高跨膜压,静水压超滤取代了渗透超滤。最初,仍然使用钠浓度较低的透析液以防止长期容量超负荷,比如高血压和心力衰竭。随着透析治疗时间的缩短,容量去除变得更快,透析中症状性低血压成为一个常见的并发症,造成透析时患者无力。显然血清钠浓度的改变,尤其是血清渗透压的改变,引起血流动力学的不稳定。之后的研究证实将透析液钠浓度提高到 $139 \sim 144$ mEq/L 可以改善血流动力学的稳定性和对这个过程总的耐受性。

超滤的血流动力学变化与溶质扩散清除比较,首次提出稳定的血浆渗透压对于维持血流动力学稳定的重要性。单纯超滤(通过对透析器产生跨膜压来清除等渗液体)主要因心搏量减少而降低心排血量,但伴随外周血管阻力增加,从而维持动脉压。相反,扩散透析引起动脉压下降而外周血管阻力保持不变。常规透析(超滤+透析)比单纯超滤容量清除更少,但会发生低血压。在这两种过程中关于血浆渗透压的主要和特征性的差异是,超滤时血浆渗透压保持恒定,而透析过程中由于血浆尿素的迅速下降,血浆渗透压降低。

规律性血透过程中血浆渗透压下降易造成水分从细胞外转移入细胞内,加剧了透析时的容量-缺失效应。动物研究中,常规血透和序贯超滤透析中,超滤量(少于细胞外液体量的减少)与转入细胞内的液体量一致[3]。另外,序贯超滤血透中这种移动只发生在扩散期。随着高清除率透析器的诞生和更有效的透析技术的产生,溶质的清除速度更快,这种血浆渗透压的下降更为明显。

透析液使用低浓度钠进一步增加了液体在细胞内的移动,由于血浆渗透压更低,继而钠离子从血浆中转移进入透析液。过去的研究中,采用的方法是尽量减少血浆渗透压的下降,比如注入高张的甘露醇,透析液中加入高浓度的右旋糖或葡萄糖,或透析液中加入甘油,结果发现其血流动力学稳定性与单纯超滤相当[4,5]。在透析时减少体液渗透压的改变程度,最主要或最接近生理的方法是增加透析液的钠浓度。事实上,现在很多研究者证实,透析液钠浓度增加到至少 135 mEq/L,可以提高透析中血流动力学耐受性。

增加透析液钠浓度从而提高血流动力学稳定性的作用机制见图 3.1。如前所述,透析液钠浓度高可有效维持血浆渗透压相对稳定,这样可以尽可能减少血透时细胞内液体的移动。因此,Van Stone 等为了研究人体内液体腔对高钠透析液或低钠透析液的反应,对一组清除了 2 kg 容量的血透患者进行了测量[6]。使用低钠透析液(比血清钠浓度低 7%)时,细胞外液显著降低,血浆容量减少 21% 而细胞内液增加。使用高钠透析液(比血清钠浓度高 7%)时,结果细胞内液、细胞外液和血浆容量成比例下降仅 13%。使用高钠透析液来调动细胞内的液体,防止血浆渗透压下降,能更好地维持血浆容量。近年来大量利用生物电阻抗测量方法进行人体内液体腔研究的结果证实了这些发现[7]。由于透析液-血浆钠梯度增加,细胞内液体腔明显缩小。液体向细胞外转移增加了间质静水压,因此在容量清除过程中血管再充盈的能力增加,从而降低了低血压和抽搐的频率。

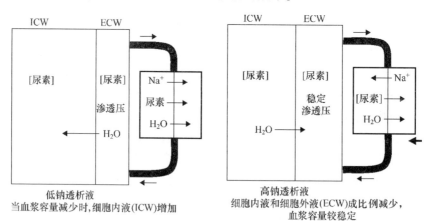

图 3.1　使用低钠透析液更易发生透析中低血压。透析开始时,细胞外尿素浓度下降,由于细胞内尿素浓度较高产生渗透的推动力,液体移动进入细胞。使用低钠透析液更加重了这种细胞外液渗透压浓度的下降和液体进入细胞内。结果,血浆容量下降,发生低血压的危险增加。高钠透析液有助于减少细胞外低渗透压的发生,使血管内腔更好再充盈。使血浆容量较好地保持,低血压发生危险降低

高钠透析液也可以对容量减少时维持外周血管阻力的补偿机制产生更有益的影响。容量减少时,血浆渗透压降低与外周血管收缩力受损相关,其机制可能是由于低渗透压对传入传感的抑制效应所致。由于很多长期透析患者存在自主神经系统功能的基线异常,这种效

应有加剧血流动力学不稳定的倾向。另外,细胞水肿引起的中枢神经系统异常,更易造成低渗透压透析时自主神经功能的进一步损伤。低钠透析液也会增加前列腺素 E_2 水平。这种前列腺素具有静脉扩张特性,能引起静脉汇集,导致血流动力学不稳定[8]。

使用高钠透析液首先需要注意的是,可能会引起口渴和透析间期体重增加及血压控制不佳。相关研究证实了高钠透析液中度增加透析间期体重。随着透析时超滤耐受性提高能很容易清除这些过多的体重[1]。

近来,有学者关注透析过程中采用不同的透析液钠浓度,这样可以尽量减少高钠透析液可能造成的并发症,同时保留其对血流动力学的益处。开始时使用高钠浓度透析液,然后逐步递减至等渗或低渗透析液结束透析。使用这种方法,透析开始时钠迅速扩散进入血液,防止因尿素和其他低分子溶质流出造成血浆渗透压急剧下降。接下来的透析过程中,随着尿素清除,血浆渗透压不会陡然下降,较低的透析液钠浓度减少了高渗、过度口渴、液体增加及透析间期高血压的发生。

一些研究比较了透析过程中使用不同透析液钠浓度与固定透析液钠浓度对血流动力学和症状的不同作用。Dumler 等[9]在透析开始 3 h 超滤时使用钠浓度为 150 mEq/L 的透析液,最后 1 h 透析液钠浓度降至 130 mEq/L。对照组透析液钠浓度固定在 140 mEq/L。使用高/低钠浓度进行血透的患者收缩压下降较少,症状性低血压发生较少。

其他研究者根据使用不同钠梯度方案改变透析液钠浓度,透析过程中透析液钠设定为从高浓度降至低浓度。Raja 等[10]和 Daugirdas 等[11]并未发现获益。Acchiardo 等[12]发现低血压事件减少,Sadowski 等[13]在年轻患者中得到了相似的结果。与指数型钠模式程序相比,线型和阶梯型程序有利于降低透析中头痛的危险。线型程序是唯一能减少透析中抽搐的程序;而使用阶梯程序时,透析后低血压的发生危险能得到最大程度的降低。

固定透析液钠浓度与可调透析液钠浓度方案比较,未能证明透析时症状性低血压发生率或透析间期体重增加程度的差别。Levin 等[14]针对一组经常在透析中发生头痛、抽筋和眩晕等症状的患者进行了研究。在一项交叉研究中,这些患者分别进入透析液钠浓度固定组,超滤速率也固定,或进入梯度方案组,采用个体化的初始钠浓度和坡度降低,个别校准以减少口渴的发生。使用患者-特异钠梯度方案,所有患者的头痛症状改善,70%的患者眩晕症状改善。大部分患者表示口渴症状增加,但透析间期体重增加、透析前/透析后平均动脉压没有差异。Sang 等[15]对一组普通透析人群进行了研究,比较线型或阶梯型透析液钠梯度(155～140 mEq/L)方案与固定钠浓度(140 mEq/L)方案。这项研究中,可调钠模式明显减少抽筋及症状性低血压。然而,与这些获益伴随而来的是口渴、乏力、透析间期体重增加及透前血压升高。作者的结论是,使用钠浓度模式中只有22%的患者显著获益。最后,Movilli 等[16]发现与常规透析相比,使用由高到低(160～133 mEq/L)变化的透析液钠浓度,能改善血容量的维持,而两组血压变化相似。

总之,现有的数据提示,对大多数长期透析患者来说,与透析液钠浓度固定在 140～145 mEq/L 相比,透析过程中使用可调透析液钠浓度获益很少。可调钠模式的获益无法得到明确的证实,可能是因为事实上很多对比研究中,时间平均的钠浓度相似。例如,透析液钠浓度从 150 mEq/L 线性下降至 140 mEq/L 与透析过程中透析液钠浓度为 145 mEq/L 相比,两者透析后血清钠浓度几乎相同。另外,最理想的时间-平均钠浓度,是否给予可调钠模式或固定钠浓度模式,可能因患者而异,也可因同一个患者在不同治疗时间而异[17]。研究证明其他情况都稳定的透析患者,可能每个月透析前钠浓度都存在很大差异[18]。

然而,对某些患者可调钠模式可能是有益的(表 3.1)。患者开始透析时存在严重的氮质血症,需要谨慎透析,在数天内缓慢降低尿素浓度,以预防发生透析失衡综合征。对于这样的患者使用高/低透析液钠浓度模式,可以减少液体转移进入细胞内,减少神经系统并发症的发生倾向。可调钠模式也可以对透析中经常发生的低血压、抽搐、恶心、呕吐、乏力或头痛的患者产生益处。这些患者使用可调钠浓度模式可以制订个体化方案,减少口渴、体重增加和高血压。联合使用透析液可调钠模式和可调超滤速度模式尤其对有症状的患者有益[19]。使用这种联合模式可能对 ICU 中急性肾衰竭患者维持血流动力学稳定有特别的益处[20]。

表 3.1 使用可调钠模式(高/低钠浓度方案)的指征和反指征

指征
  透析中低血压
  抽搐
  严重的氮质血症者开始血透
  血流动力学不稳定的患者(如 ICU 中)
反指征
  透析中发生高血压
  高钠透析液造成透析间期体重明显增加
  高钠血症

使用钠梯度方案时,很重要的一点是,监测患者体内总钠的逐渐增加。有些患者使用高/低钠浓度方案时,会导致透析间期大幅度的体重增加或透析间期高血压(见表 3.1)。这样的不良反应更易发生在时间-平均钠浓度超过患者透析前血清钠浓度的情况[21]。在这个设置中,透析结束前使用低透析液钠浓度无法保证负钠平衡。对于高血压患者,调整方案以期达到负钠平衡以达到对血压的长期控制。Flanigan 等[22]最近进行了这方面的研究,比较固定透析液钠浓度 140 mEq/L 与梯度钠浓度方案,钠浓度从 150 mEq/L 指数级下降至 135 mEq/L,透析的最后半小时维持在 135 mEq/L。透析最后半小时停止超滤。使用可调钠浓度方案的患者,降压药物的服用减少 50%,并且透析前血压和透析间期体重增加没有显著变化。虽然没有特别测量,最后使用低钠浓度的阶段引起体内总的可交换钠降低,因此改善了钠敏感患者血压控制。最近,一项单中心的研究也提到单纯将透析液钠浓度从原来的 141 mmol/L 降至 138 mmol/L 对血压的好处[23]。如同 Flanigan 等的研究,这种效应不伴透析间期体重增加,也不依赖容量的效应。

近来尝试使用可调钠血透,使透析液钠浓度更具有患者特异性。这项技术是基于一个数学模型,每次透析前根据患者的基线情况,建立一个患者特异的透析液可调钠浓度剖面方案。早期的经验提示与固定透析液钠浓度相比,尽管总的钠清除量相同,这种方法可以改善心血管血流动力学[24]。

透析患者中,透析间期钠和水分的负荷每个患者都不同,每次治疗也不同。当总超滤量等于透析间期体重增加时,可以获得液体平衡。现在的研究着眼于,如何将透析液钠浓度调整后能更准确地与透析中钠清除和透析间期钠摄入匹配。如能达到零钠平衡,将提高透析间期血压控制能力和减少透析过程中低血压的发生危险。

多年来,透析中准确调整液体平衡的能力有了极大的提高(虽然制定干体重和达到干体重仍存在很多问题)。同样,准确维持钠平衡需要透析液钠浓度个体化,从期在每次透析结束时血浆钠浓度能达到恒定。如果随着时间变化,透析结束时体重和血浆钠浓度能维持恒定(假设钠分布容积无变化),那么可以假设患者达到钠平衡。正如现在使用的,不管是固定的透析液钠浓度还是可调透析液钠浓度,从达到钠平衡的目的无须选择。这个方法存在总钠量过多的危险,随着时间推移会导致容量过多的临床症状,例如高血压或充血性心力衰竭。

为正确计算透析液钠浓度需要维持钠平衡,治疗开始时测定患者的血浆液体钠浓度。因为透析液电导度与钠含量呈线性相关,测量电导度可用来代替钠浓度。近来,Locatelli 等描述使用生物反馈系统能获得自动确定血浆液体和透析液的电导度,从而可以避免抽血。有了这些测量,以及透析时间、体重下降的设定值、透析结束时希望达到的血浆液体电导度,自动调整透析液电导度以达到处方要求的最终血浆液体电导度。应用这种电导度动力模型,在各种血液透析滤过中,可以达到水钠平衡接近零,同时改善心血管稳定性[25],该技术可以重复测量血浆液体和透析液电导度,从而可以在整个透析过程中调节透析液钠[27,28]。

随着透析液钠浓度个体化能力的提高,我们可以想象这样的情况,患者开始透析时最初使用透析液钠浓度设计以达到负钠平衡。一旦患者血压正常或使用最小量的降压药时,透析液钠浓度持续调整可确保钠平衡的维持,达到合适的总钠量与确定正确的干体重同样重要。

透析液钾

在大多数门诊长期透析中心,几乎没有个体化的透析液钾浓度。大多数患者使用中心配制的含钾透析液,使用浓度固定在 1 或 2 mEq/L。使用固定的透析液钾浓度,很难预测透析过程中实际清除的钾含量。一般情况下,即使使用无钾透析液,钾的清除也不会超过 80~100 mEq。另外,即使透前血钾水平相似,并且使用相同透析处方,不同患者之间钾的清除量也会有很大差别。这种差别可以解释为钾从细胞内向细胞外转移,最后进入透析液的过程受到患者自身因素的影响。

透析液钾浓度低于血浆钾浓度,产生浓度梯度,从而通过透析清除过多的钾。清除速度主要取决于浓度梯度。透析过程中,开始血浆钾浓度迅速下降,但随着血浆钾浓度的下降,钾清除效率下降。因为钾可以自由地通过透析膜,钾从细胞内向细胞外转移成为限制钾清除的因素。钾在细胞内外分布的影响因素,包括酸碱度、渗透压、葡萄糖和胰岛素浓度、儿茶酚胺活性(表 3.2)。

钾在细胞内外的移动受到透析过程中酸碱平衡变化的影响[29]。细胞外碱中毒造成钾

表 3.2　血透中影响钾清除的因素

钾转移入细胞,造成透析中钾清除减少
外源性胰岛素
含糖透析液与无糖透析液
β-受体激动剂
透析过程中代谢性酸中毒的纠正
钾转移到细胞外或钾摄取障碍,造成透析中钾清除增加
β-受体阻滞剂
α-肾上腺素能受体激动剂
高渗

转移入细胞内,而酸中毒造成钾从细胞内流出到细胞外。一般典型的透析过程中,细胞外空间碱基净增长,促进细胞摄取钾,从而减少了透析中钾的清除。钾转移入细胞的程度直接受到透析液中碳酸氢盐浓度的影响。然而,常规透析中血 pH 的变化不是很重要,对清除钾的效果影响不大。相比之下,酸血症患者随着碳酸氢盐的升高,钾转移进入细胞造成钾清除减少。Weigand 等[31]提到甚至在透析液钾浓度高于最初血清钾浓度的情况下,有 5 例患者血

透中血清钾浓度仍然下降了。钾浓度下降与 pH 的明显升高相关。其中 1 例患者因钾浓度下降过大出现四肢瘫痪和呼吸衰竭。使用乙酸盐还是碳酸氢盐作为透析液的缓冲碱对钾的清除没有差别。

相反，碱基的净增加会影响钾浓度。Redaelli 等[32]发现与钾浓度为 2 mEq/L 的透析液相比，使用无钾透析液透析时碳酸氢盐的摄取更少。假定透析液钾越低，血浆–透析液钾浓度梯度越大，从细胞内转移到细胞外的氢离子越少。结果，浓度梯度引起的碳酸氢盐从透析液向细胞外的扩散减少。这种效应的临床意义很小。

胰岛素能刺激细胞摄取钾，从而影响血透中钾的清除量。通过比较含糖透析液和无糖透析液对钾的清除，证实了胰岛素的这种作用[33]。与含糖透析液相比，使用无糖透析液时可以清除更多钾。使用无糖透析液可以降低胰岛素水平，使钾从细胞内转移到细胞外增加，继而可以通过透析清除。

血浆渗透压可以影响钾在细胞内外的分布。有时在血透中会输入高张盐水或甘露醇治疗低血压。这些药物会提高血浆渗透压，促进钾从细胞内转移到细胞外，增加透析中钾的清除。尚未研究明确这种作用是否会带来临床益处。

激活 β-肾上腺素能受体被认为可以增加钾转移入细胞，降低细胞外钾浓度。有报道显示，吸入 β-受体激动剂紧急处理高钾血症是有效的。因此，血透前使用这类药物可能会减少血透过程中钾的清除总量。Allon 等[34]发现透析前 30 min 使用沙丁胺醇喷雾剂与停止使用该喷雾剂相比，会显著减少透析过程中钾清除的累积量。

透析过程中血清钾的变化对血流动力学有重大影响。血透过程中血清钾浓度的降低可以增加系统性血管阻力。文献显示低钾血症增加骨骼肌、皮肤的阻力及冠状动脉血管阻力可能是通过血管平滑肌细胞的肌纤维膜上的 Na^+-K^+ 泵来发挥作用的。另外，血清钾浓度的降低可以增加血管对内源性血管加压素的敏感性。

尽管低钾血症有增加系统性血管阻力的倾向，Pogglitsch 等[35]发现如果透析结束前 30 min 补充钾，可以降低低血压的发生率。对这个看似矛盾的发现，一种解释是基于低钾血症和自主神经系统的相互作用。例如，在醛固酮增多症的患者中发现，低钾血症与家族性自主神经功能异常相关[36]。合理的推测是终末期肾衰竭患者本来就存在自主神经功能不全倾向，血浆钾的下降可能会带来协同作用造成交感神经功能反应受损[37]。

Henrich 等的研究支持这种解释，研究发现与血清钾浓度保持稳定的患者相比，低钾血症患者透析时会伴随血浆儿茶酚胺浓度下降。此外，尽管血压下降程度相似，正常血钾组患者透析后心率明显增加，而低血钾组无明显变化。还需要进一步研究来观察透析中血清钾浓度的波动对自主神经系统的影响。

透析中血清钾浓度的变化也可以通过对心肌灌注的作用而影响全身性血流动力学。透析与心肌收缩力增加相关，因为血清离子钙浓度增加，而离子钙的增加与心室收缩力提高关系最为密切，但同时钾浓度下降造成的调节作用也很重要。Haddy 等[39]证实，如同时有血浆钾浓度的降低，则血清钙浓度升高带来的收缩作用可以得到增强。Wizemann 等[40]发现在一系列等容量透析治疗措施下，心肌收缩功能的提高与血钙升高伴血钾降低相关。当血钾浓度升高，高血钙无法发挥明显的收缩作用。

继发于低钾血症的外周血管阻力升高可能会对透析效果产生不利影响。这种影响是由于富含尿素组织如骨骼肌的血流减少，并且增加全身的再循环。Dolson 等的研究证实了这种可能性,他们发现在 14 例 ESRD 患者中,透析液钾浓度 1.0 mmol/L 与透析液钾浓度3.0 mmol/L 相比,尿素清除率和 Kt/V 都有下降。相反,Zehnder 等[42]发现透析液钾浓度对透析充分性没有影响。虽然还需要更多的相关研究,看来透析液钾浓度低对透析充分性下降的影响很小。另外,增加透析液钾浓度来提高透析液充分性会增加透析间期高血钾的风险。

固定透析液钾浓度时,大多数患者对透析耐受良好,不会因低血钾或高血钾而发生其他并发症。尽管如此,仍有些临床情况需要使用个体化的透析液钾浓度。患有基础心脏疾病,特别是接受地高辛治疗的患者,标准血透治疗结束前出现的低钾血症易诱发心律失常。透析治疗刚开始时,血浆钾浓度可能是正常的,但迅速下降,也会有心律失常的风险。文献显示,甚至无显性心脏疾病的患者,血透治疗刚开始时血钾浓度骤然下降,会对 QTc(易发生室性心律失常的一个指标)产生不良影响[43]。

对于有心律失常危险的患者增加透析液钾浓度,也并非没有风险。一项对 80 000 例维持性血透患者的分析研究发现,透前血钾浓度在 4.6～5.3 mEq/L,生存率最高,而血钾 <4.0 mEq/L或≥5.6 mEq/L,则死亡率增加。使用高浓度的透析液钾,在透前血钾≥5.0 mEq/L 的患者中死亡率增加[44]。

考虑到这些问题,Redaelli 等进行了研究,使用可调透析液钾浓度模型尽可能减少透析开始时血钾浓度的骤然下降,观察其效果(图3.2)。频繁发生透析中室性早搏的患者使用固定的透析液钾浓度(2.5 mEq/L)或透析液钾浓度指数级下降(从 3.9～2.5 mEq/L),在这样的透析过程中,血液和透析液之间始终维持 1.5 mEq/L 的浓度梯度。固定透析液钾浓度组,血液和透析液之间钾浓度梯度在透析过程中从 3.0 降至 1.4 mEq/L。透析液钾浓度可调组,室性早搏减少,特别是在透析开始的 1 h 内。两组患者总的血钾浓度下降无差别。

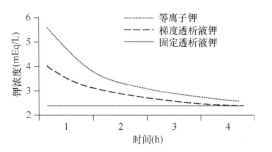

图 3.2　比较固定透析液钾浓度与斜行降低透析液钾浓度情况下,血浆-透析液钾浓度梯度随时间变化的假设曲线。血浆钾浓度在透析过程刚开始时下降最快,尤其是使用固定透析液钾浓度的情况下。血浆钾浓度的迅速下降是由于透析刚开始时血浆与透析液之间大的浓度梯度所致。可以在透析过程中使用斜行降低透析液钾浓度来减少血浆钾浓度的迅速下降,继而维持恒定的血浆-透析液钾浓度梯度

研究证实,除了能减少心律失常外,维持血液-透析液钾浓度梯度恒定还有助于减少透析过程中高血压的恶化。低血钾可能通过血管平滑肌肌纤维膜的 Na^+-K^+ 泵的作用,增加骨骼肌、皮肤和冠状动脉血管床的阻力。另外,血钾下降可能会提高血管系统对内源性加压激素的敏感度[46]。对于长期透析患者,透析液钾浓度为 1.0 mEq/L 与透析液钾为 3.0 mEq/L相比,透析后高血压反弹更多[47]。虽然没有相关研究,透析过程中逐渐降低透析液钾浓度,以防止透析开始时血钾浓度迅速下降,可能有助于减少部分患者透析治疗结束时的高血压。

总的来说,由于钾离子从细胞内到细胞外的转移运动,标准的透析过程中每次最多只能清除 70～90 mEq 的钾。因此,不能过高估计透析治疗严重高血钾能力。总的清除量将会有相当大的差别,并且受到酸碱平衡变化、渗透压改变、血糖和胰岛素浓度变化、儿茶酚胺活性的影响。透析结束后血钾可能会立即升高,清除多余钾最有效的方法是间隔数小时进行

2~3 h 透析。测量血透中钾流量对血流动力影响的研究还很少。更重要的是,故意改变透析液钾浓度来影响血流动力稳定性存在风险。使用低钾透析液可能会引起心律失常,尤其是本来就有冠状动脉疾病或服用地高辛的患者。相反,使用高钾透析液可能易造成患者出现透析前高血钾。对于透析中心律失常高风险的患者,透析过程中使用透析液钾浓度降低模式来维持恒定的血液–透析液钾浓度梯度将会有益(见图 3.2)。

透析液缓冲碱

乙酸盐缓冲液

早期使用碳酸氢盐作为透析液的碱基需要一个很繁琐的系统,其中 CO_2 不断从透析液中排出,以降低 pH 防止钙和镁盐的沉积。因此,20 世纪 60 年代早期,乙酸盐成为透析液标准的缓冲碱用于纠正尿毒症酸中毒,并且可以补偿血透过程中碳酸氢盐扩散丢失。以后数年中,逐渐有透析时常规使用乙酸盐与心血管不稳定及低血压相关的报道。研究发现尤其在重症患者接受急诊血透,特别是使用大面积透析器的情况下,使用乙酸盐透析会引起血管不稳定性。由于观察到这些问题,含碳酸氢盐的透析液重新开始用作主要的透析液缓冲碱,尤其是生物技术上的进展,使用碳酸氢盐透析液更便宜及方便。因为乙酸盐仍然是一些中心的主要透析液缓冲碱,以下比较了乙酸盐与碳酸氢盐透析液的临床作用。

使用乙酸盐的常规透析中,大量乙酸盐和碳酸氢盐通过透析器流出,总的净碱获得很少。因为乙酸盐透析液缺乏碳酸氢盐,实际上碳酸氢盐从血液扩散进入透析液。另外,潜在的碳酸氢盐以有机阴离子的形式从血液中丢失,如枸橼酸盐、乳酸盐、丙酮酸盐、β-羟丁酸和乙酰乙酸盐,因为这些阴离子通过透析器扩散进入透析液[48]。经过透析,血液 pH 并未下降,因为 CO_2 也从血液中扩散出来。尽管大量潜在的和实际的碳酸氢盐从体内流出,但由于更多的乙酸盐从透析液扩散进入血液,最终碱离子是增加的。正常情况下,乙酸盐在肌肉内代谢成为乙酰辅酶 A 羧化酶(CoA)。然后乙酰辅酶 A 羧化酶通过三羧酸循环代谢为 CO_2 和水,每个乙酸盐分子代谢形成一个碳酸氢盐分子。乙酸盐代谢成为 CO_2,透析中总的能量消耗可达 40%[49]。另外,含乙酸盐的透析液与血浆酮体浓度的显著升高相关。乙酸盐透析时出现的酮体生成增加及额外的热量负荷,似乎与透析过程中葡萄糖利用障碍或血浆胰岛素变化无关。

与对照组相比,长期血透患者乙酸盐代谢速度减慢[50]。乙酸盐代谢为碳酸氢盐的速度减慢可能会造成乙酸盐蓄积。使用大面积透析器造成乙酸盐转移进入血液的速度大于原代谢速度,从而使这种蓄积更为明显。由此造成血液中乙酸盐浓度增加,与恶心、呕吐、乏力,以及更为重要的血流动力学不稳定相关。

有一些机制解释了乙酸盐透析液可能易引起血管不稳定的原因(表 3.3)。乙酸盐可能转化为腺苷,腺苷具有血管扩张特性,可直接降低外周血管阻力。另外,乙酸可以增加静脉容量,减少心脏灌注[50]。乙酸盐的血管扩张作用通过 IL-1 释放进一步增强,IL-1 有血管扩张特性,标准乙酸盐透析时,其活性比正常情况增加 8~12 倍[51]。

除了直接扩张血管的特性,乙酸盐的不完全氧化作用可能会引起酸-碱平衡的变化,对血流动力学产生不良影响。乙酸盐代谢为碳酸氢盐的量少于碳酸氢盐通过透析器扩散丢失的量,造成血清碳酸氢盐浓度下降。血清碳酸氢盐浓度下降会引起轻度代谢性酸中毒,需要 2~3 h 透析来纠正。碳酸氢盐从透析器丢失,会加重乙酸盐对血管的直接影响,造成血管情况不稳定。

**表 3.3　乙酸盐缓冲碱引起血流动力学
不稳定的机制**

直接降低外周血管阻力(约 10% 的患者)
刺激血管扩张化合物的释放,IL-1 的释放
碳酸氢盐从透析器丢失引起代谢性酸中毒
动脉低氧并增加氧耗
乙酸盐可能对心肌产生影响

使用乙酸盐透析液会发生动脉低氧血症,也可导致血管不稳定性。乙酸盐透析液中,可溶性二氧化碳从血液中扩散到透析液,从而造成可溶性二氧化碳丢失。为了维持正常的血液二氧化碳浓度,出现肺通气减少,引起低氧血症。另外,乙酸盐的代谢导致氧耗增加,进一步加重氧化作用的减少。对于易感患者,乙酸盐会对心肌氧平衡产生不良作用,诱发心内膜下缺血[52]。

尽管有些研究发现,乙酸盐与上述症状的频发相关,但这些症状和体征与血乙酸盐浓度无明显相关。为了调和这一差异,Vinay 等[53]对透析患者进行了大样本研究,结论是只有约 10% 的透析患者会发生真正的乙酸盐不耐受。不耐受的患者不能很好地代谢乙酸盐,且多为女性。因为,肌肉是乙酸盐代谢的主要部位,女性患者往往肌肉量减少,可能会减少乙酸盐的代谢。同样,营养不良患者和老年患者可能更易发生乙酸盐不耐受。

采用乙酸盐的常规透析过程中,低容量引起的血管收缩反应被透析过程中乙酸盐扩散引起的血管扩张倾向所掩盖。但是还不清楚常规透析过程中血管收缩能力障碍是与乙酸盐相关还是与血渗透压下降相关。一些研究发现,使用高钠透析液通常能改善乙酸盐透析时血管不稳定。另外,使用碳酸氢盐作为透析液的碱基代替乙酸盐被认为可以显著改善透析中的症状。然而难以证明,碳酸氢盐透析液是否能进一步独立改善血流动力学和血透症状耐受性,特别是使用较高渗透压的透析液。Wehle 等发现如果透析液钠浓度增至 145 mEq/L,用碳酸氢盐代替乙酸盐透析液不能得到更多的益处[54]。Henrich 等在一项乙酸盐和碳酸氢盐的比较研究中使用的透析液钠浓度为 140 mEq/L,证明两组患者血流动力学反应惊人地相似[55]。Velez 等[56]发现如果使用钠浓度为 141 mEq/L 的高浓度透析液,碳酸氢盐透析和乙酸盐透析相比在心输出量、平均血压或透析结束后站立引起的体位反应中均无明显差别。但如果使用透析液钠浓度为 130 mEq/L,碳酸氢盐透析液在透析结束后站立时血压稳定性更好。

乙酸盐透析液和碳酸氢盐透析液对心室功能总的影响存在争论。在犬的试验中,单次注入乙酸钠结果造成心肌收缩力和血压的显著下降[57]。然而,如果持续输入则未观察到心肌功能受抑制。Aizawa 等[58]采用心音描记法比较了乙酸盐和碳酸氢盐透析对心功能的影响。乙酸盐透析对左心室功能的抑制作用比碳酸氢盐透析更明显。

另外一些报道称,乙酸钠能增加心室功能,对上述乙酸盐的负性肌力作用提出了质疑。Nitenberg 等[59]对 7 例患者使用血管造影技术研究其左心室功能,这些患者血浆乙酸盐浓度与乙酸钠透析时相似。输入乙酸钠以后,证实心脏指数增加、射血分数增加及非心率改变所造成的环状心肌纤维缩短最大速度(velocity of circumferential fiber, VCF)增加、前负荷或后负荷的增加。Mansell 等[60]发现常规透析中发展为高乙酸血症的患者仍能保持心输出量增加。Schick 等[61]进行了一项双盲、交叉研究,共 9 例患者,证实乙酸盐和碳酸氢盐透析后左心室平均 VCF 得到相同程度的改善。Ruder 等[62]对 36 例患者进行了双盲、交叉研究,比较乙酸盐与碳酸氢盐透析对基础左心室功能的影响。VCF 受抑制的患者在这两种透析中心室功能都有好转,而碳酸氢盐血透后 VCF 明显高于乙酸盐。VCF 正常的患者中只有碳酸氢盐透析能明显提高心室功能。相反,Leunissen 等[63,64]发现在左心室功能正常的患者中,乙酸盐和碳酸氢盐透析后 VCF 都有提高。在左心室功能受损的患者中,只有碳酸氢盐透析后患者 VCF 明显升高。

不同研究中,透析液成分对心脏功能产生的影响不同,可能部分是由于无法区分容量去除产生的作用。对此,Nixon 等研究[65]证实乙酸盐透析不管是否有容量去除都能增加心脏收缩力。Mehta 等[66]进行了不清除水分的等容量透析,发现乙酸盐透析与碳酸氢盐透析对平均 VCF 的改善程度一致。Anderson 等[67]利用二维心超检查研究左心室功能,研究对象为 5 例处于 3 种不同充盈量的患者,检测这些患者等容量透析前后左心室功能。利用 VCF 评估心功能,在增加或降低心脏前负荷的情况下,乙酸盐透析与碳酸氢盐透析相比心脏功能改善相似。

总的来说,多年来使用乙酸盐作为主要透析液缓冲碱的经验并未提示,需要担心乙酸盐会引起长期的不良后果。对大多数稳定的长期透析患者,使用含乙酸盐或含碳酸氢盐的透析液都能改善心脏功能。透析液钠浓度高于 140 mEq/L 时,与乙酸盐透析液相比,碳酸氢盐透析液对血流动力学没有明显益处。相反,如果是透析液钠浓度低于 135 mEq/L 低钠透析时,且是真正对乙酸盐不耐受者,采用碳酸氢盐透析液与乙酸盐透析液相比可以更好地提供血流动力学稳定性。另外,与乙酸盐透析液相比,含碳酸氢盐的透析液能更好地改善血小板功能,对易发生心律失常的患者影响更小。不论哪种情况,需要指出,由于高效,尤其是高通量透析的广泛应用,含乙酸盐的透析液会成为过去式。这些透析方式增加清除率,会引起乙酸盐流入速率超过最大代谢速率,从而导致酸碱失衡。

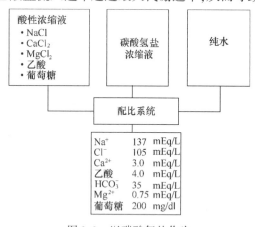

图 3.3 以碳酸氢盐作为
缓冲碱来源的透析液回路组成

碳酸氢盐缓冲碱

碳酸氢盐是目前透析液中使用的主要缓冲盐。生产碳酸氢盐透析液需要特殊设计的系统将碳酸氢盐浓缩液和酸性浓缩液与纯净水混合在一起。酸性浓缩液含少量乳酸或醋酸及钙和镁。从碳酸氢盐浓缩液中剔除这些阳性离子以防高浓度碳酸氢盐引起碳酸镁和碳酸钙沉积。在混合过程中,酸性浓缩液中的酸和相当量的碳酸氢盐反应生成碳酸和二氧化碳。二氧化碳的生成使最终得到的溶液 pH 降至 7.0~7.4。考虑到最终混合液中仍含有这些离子,需要更偏酸性的 pH,并降低钙和镁浓度。透析液中碳酸氢盐的最终浓度通常固定在 33~38 mol/L(图 3.3)。

使用碳酸氢盐透析液存在一些潜在并发症[68]。液态的碳酸氢盐浓缩液可能造成最终透析液的微生物污染,主要因为碳酸氢盐浓缩液是极佳的细菌生长培养基。这些并发症可能通过缩短储藏时间和生成过程中滤过浓缩液而最小化。使用碳酸氢盐罐可以进一步减少这种并发症。该装置可以让水经过含碳酸氢盐粉的罐,在线生成碳酸氢盐浓缩液。在与乙酸盐浓缩液混合前,即时产生浓缩液和进行配比。采用高浓度碳酸氢盐进行碳酸氢盐透析时,可能会发生低氧血症。该并发症是继发于 pH 升高和血清碳酸氢盐浓度升高引起的呼吸抑制所致。另外,透析液中高浓度碳酸氢盐可引起急性代谢性碱中毒造成精神错乱、嗜睡、乏力和抽搐。

确定血透患者对碳酸氢盐需要量的因素包括透析间期酸性物质的产生量、有机阴离子在血透过程中的清除及体内缓冲碱的缺乏。这些因素很可能因患者而异。个体化的透析液碳酸氢盐浓度越来越受关注。透析液碳酸氢盐的理想浓度是:低至足以防止明显透析后碱中毒,高至足以能防止透析前酸中毒。

采用个体化碳酸氢盐浓度能使大部分患者透析前维持总 CO_2 浓度大于 23 mmol/L。Oettinger 等[69]发现采用碳酸氢盐浓度为 42 mmol/L 的透析液(75% 的患者超过这个水平),如此高浓度的碳酸氢盐透析液未造成进展性的碱中毒,甚至透前总 CO_2 浓度正常的患者,在研究开始时使用 36 mmol/L 碳酸氢盐透析液时亦如此。另外,高碳酸氢盐透析液未引起缺氧或高碳酸血症或改变透前钙、离子钙或磷。

采用高碳酸氢盐的透析液可以改善营养情况、骨代谢和血流动力学稳定性。Graham 等[70]检查了一组长期透析患者的蛋白质转换,这些患者使用的透析液碳酸氢盐浓度从 35 mmol/L 增加为 40 mmol/L;有 2 例患者因透析前 tCO_2(总 CO_2)浓度未超过 23 mmol/L 接受了口服碳酸氢盐治疗。使用高碳酸氢盐透析液时,平均 tCO_2 浓度从 18.5 mmol/L 提高到 24.8 mmol/L。通过亮氨酸动力研究提示,酸中毒的纠正与蛋白质降解显著减少有关。在一项类似设计的研究中,研究者们发现患者使用碳酸氢盐浓度为 35 或 40 mmol/L 的透析液时,甲状旁腺对钙的敏感度增加[71]。针对血流动力学的研究发现,与透析液碳酸氢盐浓度为 26 mmol/L 相比,碳酸氢盐浓度增加至 32 mmol/L,症状性和非症状性低血压的发生率减低[72]。

其他对改善长期透析患者酸中毒有效的措施为,酸性浓缩液中用枸橼酸代替乙酸。最近的研究中,对 22 例患者采用了枸橼酸,透析前碳酸氢盐浓度低于 23 mEq/L 的患者从 14 例减少为 7 例[73]。采用枸橼酸透析液可能增加患者的透析剂量,合理的假设为这是由于枸橼酸的局部抗凝作用,改善了透析膜通透性。透析膜通透性的改善,使得碳酸氢盐从透析液向血液的扩散通量增加或最可能的解释是枸橼酸盐在肝脏和肌肉代谢为碳酸氢盐,可能改善碳酸氢盐浓度。

大多数透析中心碳酸氢盐浓度设定为 35 mmol/L,并很少调整。越来越多的证据提示,长期酸中毒的纠正可带来临床益处,越来越多的观点认为应调整碳酸氢盐浓度以达到透析前 tCO_2 浓度大于 23 mmol/L。一些患者需要口服碳酸氢盐以达到上述目标。酸性浓缩液中用枸橼酸代替乙酸的方法值得进一步研究。

透析液镁

透析液中常用镁浓度为 0.5~1.0 mEq/L,极少调整。为了减少含钙的磷结合剂和维生素 D 相关的高钙血症发生,有观点建议使用含镁的化合物作为一种磷结合剂。口服镁剂需要使用低镁透析液,这样可以防止高镁血症。根据使用镁盐不同,该治疗方法可不同[74]。

口服 $Mg(OH)_2$ 和无镁透析液对磷几乎没有影响,而平均血清镁浓度为 4.3 mg/dl。另外,腹泻是常见的不良反应。还有很多报道称口服 $MgCO_3$ 可得到好的结果。O'Donovan 等[75]报道,口服 $MgCO_3$ 和无镁透析液,血磷控制更佳。在这个治疗方案中,腹泻是轻微的、一过性的,并且血镁浓度没有改变。最近,Kelber 等[76]检查了无镁透析液在高效透析模式中应用的可行性。尽管应用口服 $MgCO_3$，患者会发生严重的肌肉抽筋，一旦将镁加回到透析液中，症状立即缓解。这证明测得的镁清除量超过估计的透析前细胞外液镁池的量。相反，透析液镁浓度为 0.6 mg/dl，联合口服 $MgCO_3$ 治疗时，患者可以很好地耐受。

一项前瞻性、随机、交叉对照研究，检测了第二个方案的可行性[77]。患者口服 $MgCO_3$ 和半量的碳酸钙及透析液镁浓度为 0.6 mg/dl，接着使用常规剂量碳酸钙和透析液镁浓度为 1.8 mg/dl。研究的两个阶段，血清磷、钙或镁浓度没有差别。另外，$MgCO_3$-低碳酸钙方案，可以大剂量静脉使用钙三醇而未出现高钙血症。结论：对于钙三醇和碳酸钙治疗会发生高血钙的患者，口服 $MgCO_3$ 作为磷结合剂并联合低镁透析液是有效的治疗措施。

透析液钙

根据患者的需要，透析液钙浓度变化很大（表 3.4），最常用的浓度是 1.25、1.5 和 1.75 mmol/L（相应分别为 2.5、3.0、3.5 mEq/L 和 5.0、6.0、7.0 mg/dl）。早期，常用的终末透析液钙浓度更高（标准为 3.5 mEq/L），这样可以提供钙向患者体内的净流入。钙代替铝作为磷结合剂，大剂量静脉 1,25(OH)$_2$ 的广泛使用常常导致高钙血症，造成透析液钙浓度的进行性降低。例如，Slatopolsky 等[78]研究了 21 例患者，透析液钙浓度 2.5 mEq/L，口服碳酸钙（平均用量为每日 10.5 g），能控制血清磷而且未发生高血钙。更早的研究中，透析液钙浓度为 3.5 mEq/L，大剂量碳酸钙对于控制血磷也是有效的，但有些出现了高钙血症[79]。其他研究也证实了联合应用大剂量含钙磷结合剂和低钙透析液的好处。

表 3.4 个体化透析液成分的注意事项（优缺点）

透析液成分	优点	缺点
Na^+		
增加	血流动力学更稳定，肌肉抽筋少	引起口渴，加重透析间期体重增加，慢性高血压
减少（极少使用）	透析间期体重增加少	透析时低血压和抽筋更常见
Ca^{2+}		
增加	抑制 PTH，促进血流动力学稳定性	使用维生素 D 和含钙磷结合剂时致高钙血症
减少	允许使用更多的维生素 D 和含钙磷结合剂	易造成负钙平衡，刺激 PTH，轻度降低血流动力学稳定性
K^+		
增加	服用地高辛时或有冠心病的患者心律不齐减少，高血压反弹减少	因高钾血症使用受限
减少（理想的是透析液钾浓度斜行降低，防止透析开始时血钾迅速下降）	即使饮食中钾摄入多也会发生高钾血症，改善心肌收缩性	增加心律不齐，可能加重自主神经功能不全
HCO_3^-		
增加	纠正慢性酸中毒，有益于营养和骨代谢	透析后代谢性碱中毒
减少	代谢性碱中毒少	易出现慢性酸中毒
Mg^{2+}		
增加	心律不齐少，对血流动力学有益	高镁血症
减少	允许使用含镁磷结合剂	低镁血症
PO_4^{3-}（极少加入透析液）	治疗或预防营养不良、慢性疾病状态、用药过量、每日透析患者的低磷血症	高磷血症

尽管研究者们对应用低钙透析液充满热情，近期一些研究强调，这种方法需要密切监测，确保患者不会发生负钙平衡或加重继发性甲状旁腺功能亢进（以下简称"甲旁亢"）。Argiles 等[81]发现与使用透析液钙浓度为 3.0 mEq/L 的对照组患者相比，透析液钙浓度为 2.5 mEq/L 时，血清免疫反应性甲状旁腺激素（iPTH）水平显著升高。尽管低钙透析组口服碳酸钙为对照组的 2.4 倍，iPTH 仍然明显升高。虽然，口服钙摄入不足以防止 iPTH 的刺激，随后使用 1,25(OH)$_2$D 能有效纠正 iPTH 的升高。

Fernandez 等发表了相似的研究结果[82]，研究中患者透析时先使用钙浓度为 3.5 mEq/L 的透析液，然后使用钙浓度为 2.5 mEq/L 的透析液。使用低钙透析液时，血清 iPTH 和碱性磷酸酶都有显著升高。尽管患者口服碳酸钙 3~6 g/d，仍然发生了这样的改变。清除研究证实，低钙透析液会造成负钙平衡，结果加重了甲状旁腺功能亢进。此外，在这项研究中，PTH 使钙自骨骼中转移出来，以维持正常钙浓度。Argile 等[83]已证明，测量血清和透析后废液中的总钙和离子钙，透析液钙浓度为 2.5 mEq/L 会引起负钙平衡，并加重继发性甲状旁腺功能亢，因此现在大部分长期透析患者使用的透析液钙浓度至少为 3.0 mEq/L。

低钙透析液具有刺激 PTH 释放的作用，可以用于低转运性骨病的患者。动力缺失性骨病在维持性血透患者中越来越常见。对于临床上诊断为动力缺失性骨病的患者，研究发现，与透析液钙浓度为 1.75 mEq/L 相比，透析液钙浓度为 1.25 mEq/L 时，可以大幅度提高血清 PTH 和碱性磷酸酶[85]。研究者的结论为：低钙透析液可以作为这种类型的代谢性骨病患者的治疗手段之一。长期的研究并结合骨组织学检查，以证明这种治疗是否有效将非常受关注[86]。

另一个选择透析液钙浓度的因素，是透析过程中对血流动力学稳定性的影响。Maynard 等[87]对 12 例患者进行了前瞻性交叉研究，发现高钙透析液（3.75 mEq/L）与低钙透析液（2.75 mEq/L）相比，引起收缩压和平均动脉压的下降更少。Sherman 等[88]进行了一项前瞻性双盲研究，共 20 例血透患者，透析液钙浓度分别为 2.5 mEq/L 和 3.5 mEq/L，使用低钙透析液时，平均动脉压会轻微降低，差异有统计学意义。这种效应对于充血性心衰的患者可能有重大影响。有一项研究发现，对于射血分数低于 40% 的患者，透析液钙浓度为 3.5 mEq/L 比透析液钙浓度为 2.5 mEq/L 有明显的血流动力学上的优点[89]。

对于易发生透析中低血压且有高钙血症风险的患者，可以使用透析液钙变化曲线提高血流动力学稳定性，也能尽可能减少高钙血症的发生[90]。一项研究中，患者在 4 h 透析中，前 2 h 透析液钙浓度设定为较低的 1.25 mmol/L，后 2 h 增加至 1.75 mmol/L[91]。使用不同的透析液钙浓度与将透析液钙浓度固定在 1.25 或 1.5 mmol/L 相比，血流动力学稳定性更好。这种血流动力学上的优点伴有心排血量的增加。研究的最后 3 周，这 3 组患者之间透析前离子钙浓度无差别。

血钙浓度的变化可能会影响血压，这是由于全身血管阻力或心输出量改变引起的，或两者皆有。Fellner 等[92]的研究拟明确钙引起的改变对系统动脉压影响的生理机制，研究了透析液钙浓度改变引起血流动力学变化对动脉压的影响。研究共纳入 8 例患者，每周 3 次透析分别使用 1.0 mEq/L、3.5 mEq/L 或 5.0 mEq/L 透析液钙浓度。与之前的研究一致，血钙浓度的改变直接影响了血压。另外，高钙透析液增加左心室搏出量和心排血量，而总血管阻力不变。结论：改变血钙浓度会影响血压，主要是通过改变左心室排血量而非外周血管张力。

　　除了改变离子钙浓度以外,血透还导致很多因素的变化,肯定是引起心室功能改变的原因。Henrich 等[93]进行了一系列透析演示来阐明常规透析中可被透析的毒素、离子钙和酸血症对左心功能的影响。每次演示中的透析液经调整以达到 3 种作用:①等容量透析,离子钙和碳酸氢盐都可以增加(这个过程检测尿毒症毒素的清除效果);②等容量透析,离子钙增加而碳酸氢盐保持恒定;③等容量透析,碳酸氢盐增加而离子钙保持恒定。只有血浆-离子钙浓度增加的透析方法,心超检查显示左心室舒张末期容量和左心室收缩末期容量降低,射血分数和 VCF 增加。这项研究提示,增加离子钙浓度是提高心肌收缩力的主要因素。Lang 等最近也报道了相似的发现[94]。使用只有钙浓度不同的透析液,心肌收缩力与血浆-离子钙浓度直接相关。血透中增加离子钙浓来提高心室功能的机制还不知道。

　　尽管高钙透析液对血流动力学有好处,仍有观点担心长期使用可能因促进血管钙化而对心血管系统产生不良影响。高钙透析液与促进主动脉钙化及增加血管僵硬相关[95,96]。

　　总的来说,透析液钙浓度与代谢性骨病、血流动力学稳定性及对血管钙化的长期效应相关。最近 NKF-KDOQI 指南建议透析液钙浓度设定为 1.25 mmol/L 有助于兼顾骨骼健康和降低心血管风险[97]。但是,与其他透析液成分一样,透析液钙浓度应当个体化以适应每个患者。对于易发生透析中低血压的患者高钙透析液可能会有好处。反之,使用钙浓度较低的透析液可以允许增加 1,25(OH)₂D 的剂量以降低血液循环中 PTH 的水平而不需担心引起高钙血症。这个问题可能很重要,因为近期的报道提示维生素 D 能提高透析患者的生存率[98]。还需要进一步的研究来明确,联合使用透析液钙浓度、维生素 D 剂量、钙总量和含钙磷结合剂的量及拟钙受体激动剂西纳卡塞的最佳方案。

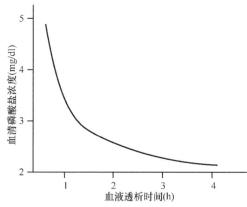

图 3.4　典型的 4 h 透析过程中血浆无机磷酸盐浓度变化。透析刚开始时磷的清除率最高,然后进行性下降至一个恒定的低水平直至透析结束。这种下降是由于血浆浓度的降低和磷自细胞内流出和(或)骨骼储存中移出缓慢

透析液磷

　　对于轻中度高磷血症患者,在血透中估计平均每周能清除磷 250~350 mg/d[99]。因为如每餐能提供充足的蛋白质,则每天大约摄入磷 900 mg,这样只靠透析无法充分地清除磷。并且,控制高磷血症需要联合饮食限制、口服磷结合剂和透析。

　　透析对磷的清除能力有限,主要是和磷在体内的动力学分布相关,无法充分地自透析器清除。在典型的透析过程中,开始时磷的清除率最高,接着进行性下降至一个恒定的低水平直至透析结束(图 3.4)。这种下降是由于血浆磷浓度的降低及磷自细胞内缓慢流出和(或)骨骼储存中转运出来缓慢。虽然,透析膜与磷的血浆清除率不同,因为磷向细胞外缓慢转移,这里的磷才是可以通过透析清除的,这是限制磷清除的重要因素[100]。

　　只有很少的情况需要考虑增加透析液磷。长期透析患者伴有营养不良和其他慢性疾病

状态,偶尔会出现低磷血症。对于这些患者,增加透析液中的磷可能是治疗低磷血症的有效方法,不需要肠外营养。在 2 个分开的透析液成分系统中,如果将磷加入含钙的酸性浓缩液中,可能会造成钙磷沉积,因此磷必须加入到碳酸氢盐成分的系统中。Kaye 等[101] 报道,3 例低磷血症的透析患者,增加透析液磷含量,并使用单个透析液成分系统,磷加入不含钙的碳酸氢盐浓缩液中。为了防止低钙血症,从静脉壶注入 10% $CaCl_2$ 溶液。最终发现 4 h 透析结束时,磷浓度 1~2 mmol/L 即可有效纠正低磷血症。

另一种需要增加透析液磷的情况是治疗药物过量的透析。患者肾功能正常,血清磷正常,使用无磷透析液通常会造成低磷血症。在大多数情况下,低磷血症是短期的,并且几乎没有临床上的影响。但是,一些中毒情况会增加低磷血症的并发症风险,因此有依据增加透析液磷。

最后,对于延长的每日夜间血透患者需要注意低磷血症[102]。对于这种治疗,增加透析液磷被证明对维持血磷浓度正常是有效的。

二、腹膜透析液组成

与血液透析策略相似,腹膜透析的透析液组成是为了建立腹膜与血液的最佳浓度梯度,以达到内源性代谢废物的最大清除,维持酸碱、电解质接近平衡,以及维持细胞外液容量恒定。与血透相同,腹透透析液组成应该根据超滤和清除率的需要个体化。

渗透剂

加入溶质使透析液相对血液为高渗液体,产生渗透梯度,从而可以将水分净转移入腹腔。高渗的程度、液体在腹腔中的留存时间、腹膜的水通透性决定了液体的清除量。临床上,超滤量为腹腔灌注量与流出液量的差。

市场上可售的腹透液中,增加超滤量最常用的渗透剂是葡萄糖。葡萄糖浓度从 1.36%(1.5% 右旋糖)至 3.86%(4.25% 右旋糖)。超滤率和渗透压达到平衡的时间与所用的腹透液中葡萄糖浓度相关。2 L 腹透液,循环时间达 6 h,含 1.5% 葡萄糖的腹透液可产生 100~200 ml 的净超滤。含 4.25% 葡萄糖的腹透液在相同条件下产生的净超滤可达 800 ml。使用 4.25% 的腹透液,增加交换频次,超滤量可增至 1 L/h。随着时间推移,水分转运进入腹腔和腹透液糖被吸收,透析液的渗透压下降。应用 1.5% 的腹透液,4 h 留腹,透析液的渗透压基本上等于血浆渗透压,透析液糖浓度下降至最初的一半。

目前已经认识到,利用葡萄糖作为渗透剂存在一些缺陷。葡萄糖的吸收使持续性腹透患者获得明显高的热量摄入。这种长时间的碳水化合物负荷,被认为与进行性肥胖、高三酰甘油血症,以及食欲下降、蛋白质摄入减少引起的营养不良相关。另外,越来越多的文献提示目前使用的腹透液高糖和高渗,随着腹透时间延长,会对腹膜功能产生不良影响,是造成技术失败的重要原因。

由于小分子溶质通透性增加造成的超滤失败,是腹透患者改为血透的最常见原因。这种渗透性的提高可以追溯到腹膜上血管数的增加,有效增加了腹膜血管表面积[103]。高糖浓度与这种血管新生相关,其作用机制很多,包括血管内皮生长因子的激活、糖基化终末产物和糖降解产物的毒性作用等[104]。

含糖腹透液的生物不相容性促使人们寻找其他渗透剂来替代。实验研究和一些临床研究使用一些其他物质如果糖、山梨醇、木糖醇、右旋糖酐和明胶。由于这样或那样的原因,这些物质被证明作为渗透剂不安全或无效。也有使用甘油作为渗透剂,尤其是用于糖尿病患者。这种物质不依赖胰岛素进行代谢,对于糖尿病患者可能更易控制血糖[105]。

最有前途的一种新型腹透液渗透剂是葡萄糖聚合物[106]。这些成分可以作为一种等渗溶液输入,其通过胶体渗透压产生超滤液。这个过程是基于水分从毛细血管中转运而大分子溶质不能通透。含 icodextran 的透析液是一种多聚葡萄糖,目前在多个国家有供。7.5% icodextran 腹透液,6 h 留腹产生的超滤量大于 1.5% 右旋糖透析液产生的超滤量,尽管其渗透浓度低(285 与 347 mOsm/kg)。延长留腹时间至 8~12 h,icodextran 透析液产生的超滤量与 4.25% 右旋糖透析液(486 mOsm/kg)相同或更多[136]。延长留腹时间仍能维持胶体渗透压的能力,使这种腹透液成为持续性腹膜透析患者过夜留腹,以及自动化腹膜透析患者白天留腹的理想透析液。

超滤衰竭的患者以往只能改行血透,已有研究提示这些患者使用 icodextran 透析液可以使患者继续维持腹透的时间延长数月[107]。另外,icodextran 透析液与葡萄糖透析液相比,患者体重较少增加、血脂控制改善、高胰岛素血症减少。icodextran 有望成为大多数腹透患者长时间留腹的渗透剂[108,109]。

因为腹透患者蛋白质-能量营养不良的发病率很高,这是由于每天蛋白质和氨基酸从透析液中流失,也有研究测试了使用氨基酸代替葡萄糖作为渗透剂的可行性。使用氨基酸透析液应增加氨基酸摄入,减少患者氨基酸的净丢失,可能为患者提供额外的营养。不同溶液中,根据所用氨基酸的浓度和留腹时间的长短,总的氨基酸吸收量在 60%~90%[91]。一袋 2 L 的 1.0% 的氨基酸透析液至少能提供 14 g 氨基酸。重要的是,这些溶液对腹膜转运特性无明显影响,并且是和葡萄糖一样有效的渗透剂。

最初使用氨基酸透析液的研究,在改善营养指标方面并没有给人留下深刻印象,并且使用这些溶液可显著增加血尿素氮浓度,发生代谢性酸中毒。近期更多的研究表明使用氨基酸透析液,能为慢性肾衰竭患者提供优化的必需氨基酸和非必需氨基酸之间最适的平衡[110,111]。Kopple 等[110]研究了 1.1% 氨基酸透析液(nutrineal;baxter healthcare)的有效性,研究对象是一组临床上营养不良的患者。患者饮食摄入恒定,调整每日氨基酸透析液交换次数使得每日进食蛋白加上透析液氨基酸摄入达到 1.1~1.3 g/(kg · d)。患者需要每日进行 1~2 次氨基酸透析液交换才能达到这个目标值。研究提示氨基酸透析液能获得显著的正氮平衡。另外,通过同位素标记的 N-甘氨酸研究证实了净蛋白质合成。患者能很好地耐受氨基酸透析液,然而有些患者发生了轻度代谢性酸中毒。

在 15 例稳定的持续性非卧床腹膜透析(CAPD)患者中,使用了相同的透析液,该研究中入选的患者不需要伴有营养不良[111]。这项研究中,午餐时间进行一次 2 L 的 1.1% 的氨基酸透析液交换,保证同时有充足的碳水化合物摄入。之前肠外营养的使用经验提示,氨基酸的最佳应用方法是联合摄入非蛋白质和氨基酸。3 个月的研究期后,不管入选时是否伴有营养不良,血白蛋白水平显著升高。使用这种氨基酸透析液虽然患者血尿素浓度增加了 20%,但未造成酸中毒。其他研究也证实,这种 1.1% 氨基酸的腹透液对改善患者的营养状况,尤其是营养不良,是有效的[112,113]。

　　总之,葡萄糖仍然被用作腹膜透析液的标准渗透剂。为了尝试使用更具有生理性的透析液,正在观察研究一些新型渗透剂。icodextran 将会被更多地应用于腹透患者,尤其是作为长时间留腹时的渗透剂。对于超滤衰竭患者,在不得不改行血透前,使用 icodextran 可以延长继续腹透的时间。氨基酸透析液还被证实可用于营养不良的患者。为了控制氮质血症和酸中毒的发生,这种透析液应限制在每日交换 1 次(表 3.5)。

表 3.5　新型透析液的优点和缺点

透析液	优点	缺点
icodextran	CAPD 过夜留腹、APD 长时间留腹及腹膜炎时能保证超滤,避免葡萄糖吸收、等渗	皮肤反应(不足 10%),麦芽糖蓄积
氨基酸	改善营养不良	氮质血症和代谢性酸中毒
碳酸氢盐和碳酸氢盐/乳酸盐缓冲碱	pH 中性改善生物相容性,减少葡萄糖降解产物	需要 2 腔袋将 Ca^{2+}、Mg^{2+} 与碳酸氢盐分开
葡萄糖分装在低 pH 液体中消毒	提高生物相容性,减少葡萄糖降解产物	需要 2 腔袋

　　注:CAPD,持续性非卧位腹膜透析;APD,自动化腹膜透析。

透析液缓冲剂

　　大多数商业化腹透液中使用的缓冲剂是乳酸盐。肝功能正常的患者,乳酸盐能迅速转化为碳酸氢盐,1 mmol/L 乳酸盐被吸收可产生 1 mmol/L 碳酸氢盐。甚至是最大量的腹透,也不会发生循环乳酸盐的蓄积。乳酸盐被迅速代谢为碳酸氢盐,维持较高的透析液-血液乳酸盐浓度梯度对持续吸收是必需的。这种吸收在含高浓度葡萄糖的透析液中略有减少。在这些情况下超滤增加可能会稀释腹腔中乳酸盐的浓度,降低扩散所需的浓度梯度。乳酸盐通常以相同浓度的右旋异构体和左旋异构体混合成消旋形式提供。有些证据提示,自然异构体(L-乳酸盐)比 D-异构体(D-乳酸盐)吸收得更快。

　　市售的腹透液 pH 被制成酸性的,其中加入盐酸以防止葡萄糖在灭菌过程中变成焦糖。一旦注入腹腔,透析液的 pH 会升高至大于 7.0。目前使用的透析液的酸性本质和缓冲剂成分进一步加重了腹透液的生物不相容性。

　　为了改善这个问题,使用碳酸氢盐或碳酸氢盐/乳酸盐混合液作为缓冲剂的 pH 中性透析液被引入临床应用中。但直到最近碳酸氢盐一直未能被用作腹透液的缓冲剂,因为钙和镁在碱性环境下会和碳酸氢盐反应发生沉积。腹透液中无法去除钙和镁,会造成长期腹透患者这些二价阳离子缺乏。使用 2 腔腹透液袋基本可以克服这些缺陷。一个腔中含有葡萄糖和电解质,包括镁和钙。另一个腔内含有碳酸氢盐或碳酸氢盐/乳酸盐混合物。这样设置的好处是,与一个腔的腹透液袋相比,葡萄糖可以在一个更低 pH 的环境中灭菌,这样可以大幅度减少葡萄糖代谢产物。注入腹腔时将 2 个腔的成分混合能有效提高 pH 至中性。这样,最终得到的透析液是中性 pH、葡萄糖降解产物浓度低且含碳酸氢盐的。

　　在一项纳入 106 例患者的临床研究中,通过检测腹膜完整性指标和炎症指标比较[116] pH 中性的碳酸氢盐/乳酸盐腹透液与传统的酸性乳酸盐缓冲剂透析液。6 个月后,中性 pH 透析液治疗的患者透析液肿瘤抗原 125 浓度(腹膜细胞数的有效标志物)显著升高,并且腹透液透明质酸(腹腔炎症指标)明显减少。中性 pH 透析液组腹透液注入时腹腔疼痛少,对腹膜转运特性无不良影响。而且与传统腹透液相比,使用 pH 中性的透析液能长期改善腹膜巨噬细胞功能[117]。除了提高生物相容性之外,新型 pH 的透析液还能更好地保护残肾功能、降低腹膜炎发生率,非随机研究提示,这些透析液与传统透析液相比患者的生存率更高[118-122]。还需要更严格的研究来证实这些透析液能改善患者的预后[123]。

总的来说,已经有很多研究提高腹透液的生物相容性。实验研究和临床研究都证实这些透析液能更好地保护腹膜功能。因为没有哪一种透析液是理想的,将来应根据患者的情况联合使用这些透析液以满足患者的需求。我们可以想象,一名 CAPD 患者可以每天使用 1 次氨基酸透析液、2 次碳酸氢盐/葡萄糖透析液和过夜使用 1 次 icodextran 透析液[124]。今后研究需要证明各种组合方式的有效性。

透析液钠

腹透超滤中钠浓度通常低于细胞外液中的浓度,这样易于清除水分且易发生高钠血症。市售的腹透液钠浓度是 132 mEq/L 以代偿这一脱水倾向。增加交换频次和增加透析液葡萄糖浓度时这种效应最显著。使用高张溶液和多次循环会造成明显的脱水和高钠血症。口渴会刺激水分摄入和体重增加,导致恶性循环。

使用低钠透析液会引起钠的净清除,使得钠摄入不足的患者易发生低血压。对于偶尔不能增加饮食钠摄入的患者,可以增加透析液钠浓度来减少钠的清除,这样可以维持细胞外液容量。

透析液钾

腹透对钾的清除速率与尿素清除速率相似。每天注入 10 L 腹透液的 CAPD 患者,每天有 35~46 mEq 的钾被清除,而其每天钾摄入往往大于这个量,但这些患者中明显的高钾血症并不常见。这可能是,通过肠道和一些残肾分泌钾来维持钾平衡。因此,腹透液中常规是不加钾的。

即使在严重高钾血症的情况下,腹透中钾最多能清除 10 mEq/h。需要注意,聚磺苯乙烯钠灌肠清除率远远超过这个速率,可以达到 30 mEq/h。进行频繁交换的患者,会发生低钾血症。在这些情况下,可以在透析液中加入钾使最终浓度达到 2~3 mEq/L。这对使用地高辛的患者尤其重要,因为发生低钾血症会诱发心律失常。

透析液镁

最初,标准腹透液中含镁 1.5 mEq/L。后来发现高镁透析液会导致高镁血症发生,故镁浓度降至 0.5 mEq/L。如在血透部分讨论过的,透析液镁浓度低可以允许使用镁盐作为不含钙的磷结合剂。

透析液钙

如前所述,进行性慢性肾衰竭患者易发生低钙血症。为了防止负钙平衡,并抑制循环 PTH,市售腹透液逐渐发展为钙浓度 3.5 mEq/L(1.75 mmol/L)[125]。这个浓度与大部分患者血钙浓度相同或略高一些。结果,大部分患者使用传统腹透液时,得到净钙吸收[156]。当超滤量大,比如使用4.25%葡萄糖透析液,交换次数多,钙的转运得到保持,钙平衡为负的。

由于含钙磷结合剂使用的增加,高钙血症成为使用3.5 mEq/L钙浓度透析液时常见的并发症。该并发症在腹透患者中特别常见,因为与血透患者相比,腹透患者中动力缺失性骨病的发生率更高[126]。事实上,使用3.5 mEq/L钙浓度的透析液持续的正钙平衡被认为是导致这个并发症的原因。低转运性骨代谢状态,这种疾病的典型状态是实际的钙缺失,造成高钙血症。结果,越来越受关注的处理方法与血透相似,即降低透析液钙含量。这个方法可以允许含钙磷结合剂用量增加,以及能更自由地使用$1,25(OH)_2D$有效降低循环PTH水平,这样可以尽可能减少高钙血症。

最近对1.0 mmol/L低钙透析液组和1.62 mmol/L钙透析液对照组,共51例活检证实为动力缺失性骨病的患者进行研究。这是一项随机研究,研究时间为16个月,使用低钙透析液组,高钙血症发生率明显下降,PTH水平升高。重要是,低钙透析液组骨形成率增高至正常水平而对照组没有明显改变[127]。

总之,腹透液钙浓度在1.25或1.75 mmol/L均有广泛的应用,可根据个体患者决定使用哪一种浓度。大部分患者使用1.75 mmol/L钙浓度的透析液。另一方面,对含钙磷结合剂和钙三醇用量增加的患者,低钙透析液是一个有意义的治疗方法,可减少高钙血症的发生。低钙透析液对逆转动力缺失性骨病可能是有好处的。使用低钙透析液时,密切监测患者,确保继发性甲旁亢不会加重。尤其是服用含钙磷结合剂时顺应性不佳的患者。长期使用低钙透析液还需要监测骨骼矿化。

(庞慧华　译)

参 考 文 献

1. Henrich WL, et al. The chronic efficacy and safety of high sodium dialysate: double-blind, crossover study. *Am J Kidney Dis* 1982;2:349–353.

2. Bihaphala S, et al. Comparison of high and low-sodium bicarbonate and acetate dialysis in stable chronic hemodialysis patients. *Clin Nephrol* 1985;23:179–183.

3. Keshaviah P, Shapiro FL. A critical examination of dialysis-induced hypotension. *Am J Kidney Dis* 1982;2:290–301.

4. Raja RM, Kramer MS, Rosenbaum JL. Use of mannitol in hemodialysis. *Dial Transplant* 1976;5:32.

5. Van Stone JC, Carey J, Meyer R, et al. Hemodialysis with glycerol containing dialysate. *Trans Am Soc Artif Intern Organs* 1979;25:354–356.

6. Van Stone JC, Bauer J, Carey J. The effect of dialysate sodium concentration on body fluid distribution during hemodialysis. *Trans Am Soc Artif Intern Organs* 980;26:383–386.

7. Sarkar S, et al. Fluid dynamics during hemodialysis in relationship to sodium gradient between dialysate and plasma. *ASAIO J* 2007;53:339–342.

8. Schultze G, Maiga M, Neumayer HH, et al. Prostaglandin E2 promotes hypotension on low-sodium hemodialysis. *Nephron* 1984;37:250–256.

9. Dumler F, et al. Sequential high/low sodium hemodialysis: an alternative to ultrafiltration. *Trans Am Soc Artif Intern Organs* 1979;25:351–353.

10. Raja R, et al. Sequential changes in dialysate sodium (DNa) during hemodialysis. *Trans Am Soc Artif Intern Organs* 1983;24:649–651.

11. Daugirdas JT, et al. A double-blind evaluation of sodium gradient hemodialysis. *Am J Nephrol* 1985;5:163–168.

12. Acchiardo SR, et al. Is Na modeling necessary in high flux dialysis. *Trans Am Soc Artif Intern Organs* 1991;37:M135–M137.

13. Sadowski RH, et al. Sodium modelling ameliorates intradialytic and interdialytic symptoms in young hemodialysis patients. *J Am Soc Nephrol* 1993;4:1192–1198.

14. Levin A, et al. The benefits and side effects of ramped hypertonic sodium dialysis. *J Am Soc Nephrol* 1996;7:242–246.

15. Sang GLS, et al. Sodium ramping in hemodialysis: a study of beneficial and adverse effects. *Am J Kidney Dis* 1997;29:669–677.

16. Movilli E, et al. Blood volume changes during three different profiles of dialysate sodium variation with similar intradialytic sodium balances in chronic hemodialyzed patients. *Am J Kidney Dis* 1997;30:58–63.

17. Sherman RA. Intradialytic hypotension: an overview of recent, unresolved and overlooked issues. *Semin Dial* 2002;15:141–143.

18. Flanigan MJ. Role of sodium in hemodialysis. *Kidney Int* 2000;76(Suppl 76):S72–S78.

19. Zhou YL, et al. Impact of sodium and ultrafiltration profiling on haemodialysis-related hypotension. *Nephrol Dial Transplant* 2006;21:3231–3237.

20. Paganini EP, et al. The effect of sodium and ultrafiltration modelling on plasma volume changes and haemodynamic stability in intensive care patients receiving haemodialysis for acute renal failure: a prospective, stratified, randomized, cross-over study. *Nephrol Dial Transplant* 1996;11:32–37.

21. Song J, et al. Time-averaged concentration of dialysate sodium relates with sodium load and interdialytic weight gain during sodium-profiling hemodialysis. *Am J Kidney Dis* 2002;40:291–301.

22. Flanigan MJ, et al. Dialysate sodium delivery can alter chronic blood pressure management. *Am J Kidney Dis* 1997;29:383–391.

23. Thein H, et al. Associations of a facility level decrease in dialysate sodium concentration with blood pressure and interdialytic weight gain. *Nephrol Dial Transplant* 2007;22:2630–2639.

24. Coli L, et al. A simple model applied to selection of the sodium profile during profiled hemodialysis. *Nephrol Dial Transplant* 1998;13: 404–416.

25. Locatelli F, et al. Effect of on-line conductivity plasma ultrafiltrate kinetic modeling on cardiovascular stability of hemodialysis patients. *Kidney Int* 1998;53:1052–1060.

26. Locatelli F, et al. On-line monitoring and convective treatment modalities: short-term advantages. *Nephrol Dial Transplant* 1999;14: (Suppl 3):92–97.

27. Locatelli F, et al. Optimal composition of the dialysate, with emphasis on its influence on blood pressure. *Nephrol Dial Transplant* 2004;19:785–796.

28. Locatelli F, et al. Haemodialysis with on-line monitoring equipment: tools or toys? *Nephrol Dial Transplant* 2005;20:22–33.

29. Ketchersid TL, et al. Dialysate potassium. *Semin Dial* 1991;4:46–51.

30. Heguilén R, et al. The faster potassium-lowering effect of high dialysate bicarbonate concentrations in chronic haemodialysis patients. *Nephrol Dial Transplant* 2005;20:591–597.

31. Weigand C, et al. Life threatening hypokalemia during hemodialysis. *Trans Am Soc Artif Intern Organs* 1975;25:416.

32. Redaelli B, et al. Potassium removal as a factor limiting the correction of acidosis during dialysis. *Proc EDTA* 1982;19:366.

33. Sherman RA, et al. Variability in potassium removal by hemodialysis. *Am J Nephrol* 1986;6:284.

34. Allon M, et al. Effect of albuterol treatment on subsequent dialytic potassium removal. *Am J Kidney Dis* 1995;26:607–613.

35. Pogglitsch H, et al. The cause of inadequate haemodynamic reactions during ultradiffusion. *Proc Eur Dial Transplant Assoc* 1978;8: 245–252.

36. Biglieri EG, et al. Abnormalities of renal function and circulatory reflexes in primary aldosteronism. *Circulation* 1966;33:78–86.

37. Henrich WL. Hemodynamic instability during hemodialysis. *Kidney Int* 1986;30:605–612.

38. Henrich WL, et al. Competitive effects of hypokalemia and volume depletion on plasma renin activity, aldosterone and catecholamine concentrations in hemodialysis patients. *Kidney Int* 1977;12:279–284.

39. Haddy FJ, et al. Effects of generalized changes in plasma electrolyte concentration and osmolarity on blood pressure in the anesthetized dog. *Circ Res* 1969;24:I59–I74.

40. Wizemann V, et al. Acute effects of dialysis on myocardial contractility: influence of cardiac status and calcium/potassium ratio. *Contrib Nephrol* 1986;52:60–68.

41. Dolson GM, et al. Low dialysate [K+] decreases efficiency of hemodialysis and increases urea rebound. *J Am Soc Nephrol* 1998;9: 2124–2128.

42. Zehnder C, et al. Low-potassium and glucose-free dialysis maintains but enhances potassium removal. *Nephrol Dial Transplant* 2001;16:78–84.

43. Lorincz I, et al. QT dispersion in patients with end-stage renal failure and during hemodialysis. *J Am Soc Nephrol* 1999;10:1297–1302.

44. Kovesdy C, et al. Serum and dialysate potassium concentrations and survival in hemodialysis patients. *Clin J Am Soc Nephrol* 2007;2:999–1007.

45. Redaelli B, et al. Effect of a new model of hemodialysis potassium removal on the control of ventricular arrhythmias. *Kidney Int* 1996;50: 609–617.

46. Linas SL. The role of potassium in the pathogenesis and treatment of hypertension. *Kidney Int* 1991;39:771–786.

47. Dolson G, et al. Acute decreases in serum potassium augment blood pressure. *Am J Kidney Dis* 1995;26:321–326.

48. Gennari FJ. Acid-base balance in dialysis patients. *Kidney Int* 1985; 28:678–688.

49. Skutches CL, et al. Contributions of dialysate acetate to energy metabolism. *Kidney Int* 1983;23:57.

50. Daugirdas JT. Dialysis hypotension: a hemodynamic analysis. *Kidney Int* 1991;39:233–246.

51. Lonnemann G, et al. Plasma interleukin-1 activity in humans undergoing hemodialysis with regenerated cellulosic membranes. *Lymphokine Res* 1987;6:63–70.

52. Wolff J, et al. Effects of acetate and bicarbonate dialysis on cardiac performance, transmural myocardial perfusion and acid-base balance.

Int J Artif Organs 1986;9:105–110.

53. Vinay P, et al. Acetate metabolism and bicarbonate generation during hemodialysis: 10 years of observation. *Kidney Int* 1987;31:1194–1204.

54. Wehle B, et al. The influence of dialysis fluid composition on the blood pressure response during dialysis. *Clin Nephrol* 1978;10:62–66.

55. Henrich WL, et al. High sodium bicarbonate and acetate hemodialysis double-blind crossover comparison of hemodynamic and ventilatory effects. *Kidney Int* 1983;24:240–245.

56. Velez RL, et al. Acetate and bicarbonate hemodialysis in patients with and without autonomic dysfunction. *Kidney Int* 1984;26:59–65.

57. Kirkdendol PL, et al. A comparison of the cardiovascular effects of sodium acetate, sodium bicarbonate and other potential sources of fixed base in hemodialysate solutions. *Trans Am Soc Artif Intern Organs* 1977;23:399–405.

58. Aizawa Y, et al. Depressant action of acetate upon the human cardiovascular system. *Clin Nephrol* 1977;8:477–480.

59. Nitenberg A, et al. Analysis of increased myocardial contractility during sodium acetate infusion in humans. *Kidney Int* 1984;26:744–751.

60. Mansell MA, et al. The effect of hyperacetatemia on cardiac output during regular hemodialysis. *Clin Nephrol* 1982;18:130–134.

61. Schick EC, et al. Comparison of the hemodynamic response to hemodialysis with acetate or bicarbonate. *Trans Am Soc Artif Intern Organs* 1983;24:25–28.

62. Ruder MA, et al. Comparative effects of acetate and bicarbonate hemodialysis on left ventricular function. *Kidney Int* 1984;27: 768–773.

63. Leunissen KML, et al. Influence of left ventricular function on changes in plasma volume during acetate and bicarbonate dialysis. *Nephrol Dial Transplant* 1987;2:99–103.

64. Leunissen KML, et al. Acetate or bicarbonate for haemodialysis. *Nephrol Dial Transplant* 1988;3:1–7.

65. Nixon JV, et al. Effect of hemodialysis on left ventricular function. *J Clin Invest* 1983;71:377–384.

66. Mehta BR, et al. Effects of acetate and bicarbonate hemodialysis on cardiac function in chronic dialysis patients. *Kidney Int* 1983;24: 782–787.

67. Anderson LE, et al. Comparative effects of bicarbonate and acetate dialysis on left ventricular function. *Clin Res* 1984;32:874A.

68. Van Stone JC. Bicarbonate dialysate: still more to learn. *Semin Dial* 1994;7:168–169.

69. Oettinger CW, et al. Normalization of uremic acidosis in hemodialysis patients with a high bicarbonate dialysate. *J Am Soc Nephrol* 1993;3: 1804–1807.

70. Graham KA, et al. Correction of acidosis in hemodialysis decreases whole-body protein degradation. *J Am Soc Nephrol* 1997;8:632–637.

71. Graham KA, et al. Correction of acidosis in hemodialysis patients increases the sensitivity of the parathyroid glands to calcium. *J Am Soc Nephrol* 1997;8:627–631.

72. Gabutti L, et al. Unexpected haemodynamic instability associated with standard bicarbonate haemodialysis. *Nephrol Dial Transplant* 2003;18:2369–2376.

73. Ahmad S, et al. Dialysate made from chemicals using citric acid increases dialysis dose. *Am J Kidney Dis* 2000;35:493–499.

74. Speigel D, et al. The role of magnesium binders in chronic kidney disease. *Semin Dial* 2007;20:333–336.

75. O'Donovan R, et al. Substitution of aluminum salts by magnesium salts in control of dialysis hyperphosphataemia. *Lancet* 1986;1:880–882.

76. Kelber J, et al. Acute effects of different concentration of dialysate magnesium during high-efficiency dialysis. *Am J Kidney Dis* 1994;24: 453–460.

77. Delmez JA, et al. Magnesium carbonate as a phosphorus binder: a prospective, controlled, crossover study. *Kidney Int* 1996;49: 163–167.

78. Slatopolsky E, et al. Long-term effects of calcium carbonate and 2.5 mEq/L calcium dialysate on mineral metabolism. *Kidney Int* 1989;36:897.

79. Slatopolsky E, et al. Calcium carbonate as a phosphate binder in patients with chronic renal failure undergoing dialysis. *N Engl J Med* 1986;315:157.

80. Teruel J, et al. Satisfactory control of secondary hyperparathyroidism with low-calcium dialysate in patients not receiving vitamin D. *Miner Electrolyte Metab* 1997;23:19–24.

81. Argiles A, et al. Calcium kinetics and the long-term effects of lowering dialysate calcium concentration. *Kidney Int* 1993;43:630–640.

82. Fernandez E, et al. Low-calcium dialysate stimulates parathormone secretion and its long-term use worsens secondary hyperparathyroidism. *J Am Soc Nephrol* 1995;6:132–135.

83. Argiles A, et al. Calcium balance and intact PTH variations during haemodiafiltration. *Nephrol Dial Transplant* 1995;10:2083–2089.

84. Argiles A, et al. Low-calcium dialysate worsens secondary hyperparathyroidism. *J Am Soc Nephrol* 1996;7:635–636.

85. Spasovski G, et al. Improvement of bone and mineral parameters related to adynamic bone disease by diminishing dialysate calcium. *Bone* 2007;41:698–703.

86. Toussaint N, et al. A review of dialysate calcium concentration in hemodialysis. *Hemodial Int* 2006;10:326–337.

87. Maynard JC, et al. Blood pressure response to changes in serum ionized calcium during hemodialysis. *Ann Intern Med* 1986;104:358–361.

88. Sherman RA, et al. The effect of dialysate calcium levels on blood pressure during hemodialysis. *Am J Kidney Dis* 1986;8:244–247.

89. van der Sande FM, et al. Effect of dialysate calcium concentrations on intradialytic blood pressure course in cardiac-compromised patients. *Am J Kidney Dis* 1998;32:125–131.

90. Kyriazis J, et al. Dialysate calcium profiling during hemodialysis: use and clinical implications. *Kidney Int* 2002;61:276–287.

91. Faller B. Amino-acid based dialysis solutions. *Kidney Int* 1996;50: S81–S85.

92. Fellner SK, et al. Physiological mechanisms for calcium-induced changes in systemic arterial pressure in stable dialysis patients. *Hypertension* 1989;13:213–218.

93. Henrich WL, et al. Increased ionized calcium and left ventricular contractility during hemodialysis. *N Engl J Med* 1984;310:19–23.

94. Lang RB, et al. Left ventricular contractility varies directly with blood ionized calcium. *Ann Intern Med* 1988;108:524–529.

95. Yamada K, et al. Risk factors of the progression of abdominal aortic calcification in patients on chronic haemodialysis. *Nephrol Dial Transplant* 2007;22:2032–2037.

96. Kyriazis J, et al. Arterial stiffness alterations during hemodialysis: the role of dialysate calcium. *Nephron Clin Pract* 2007;106:c34–c42.

97. Monge M, et al. Reappraisal of 2003 NKF-K/DOQI guidelines for management of hyperparathyroidism in chronic kidney disease patients. *Nat Clin Pract Nephrol* 2006;2:326–336.

98. Cheng S, et al. Vitamin D and outcomes in chronic kidney disease. *Curr Opin Nephrol Hypertens* 2007;16:77–82.

99. DeSoi CA, et al. Does the dialysis prescription influence phosphate removal? *Semin Dial* 1995;8:201–203.

100. Sam R, et al. Composition and clinical use of hemodialysates. *Hemodial Int* 2006;10:15–28.

101. Kaye M, et al. Correction of hypophosphatemia in patients on hemodialysis using a calcium-free dialysate with added phosphate. *Clin Nephrol* 1991;35:130–133.

102. Pierratos A, et al. Nocturnal hemodialysis: three-year experience. *J Am Soc Nephrol* 1998;9:859–868.

103. Mateijsen MA, et al. Vascular and interstitial changes in the peritoneum of CAPD patients with peritoneal sclerosis. *Perit Dial Int* 1999;19:517–525.

104. Davies SJ. Peritoneal glucose exposure and changes in membrane solute transport with time on peritoneal dialysis. *J Am Soc Nephrol* 2001;12:1046–1051.

105. Matthys E, et al. Extended use of glycerol containing dialysate in diabetic CAPD patients. *Perit Dial Bull* 1987;7:10.

106. Vanholder R, et al. Osmotic agents in peritoneal dialysis. *Kidney Int* 1996;50:S86–S91.

107. Krediet R, et al. Use of icodextran in high transport ultrafiltration failure. *Kidney Int* 2002;62:(Suppl 81):S53–S61.

108. Plum J, et al. Efficacy and safety of a 7.5% icodextran peritoneal dialysis solution in patients treated with automated peritoneal dialysis. *Am J Kidney Dis* 2002;39:862–871.

109. Davies S, et al. Longitudinal membrane function in functionally anuric patients treated with APD: data from EAPOS on the effects of glucose and icodextrin prescription. *Kidney Int* 2005;67:1609–1615.

110. Kopple J, et al. Treatment of malnourished CAPD patients with an amino acid based dialysate. *Kidney Int* 1995;47:1148–1157.

111. Faller B, et al. Clinical evaluation of an optimized amino-acid solution for peritoneal dialysis. *Nephrol Dial Transplant* 1995;10:1432–1437.

112. Park M, et al. New insight of amino acid-based dialysis solutions. *Kidney Int* 2006;70:S110–S114.

113. Tjiong H, et al. Peritoneal dialysis with solutions containing amino acids plus glucose promotes protein synthesis during oral feeding. *Clin J Am Soc Nephrol* 20 7;2:74–80.

114. Rubin J, et al. Stereospecific lactate absorption during peritoneal dialysis. *Nephron* 1982;31:224.

115. Coles G. Towards a more physiologic solution for peritoneal dialysis. *Semin Dial* 1995;8:333–335.

116. Jones S, et al. Bicarbonate/lactate-based peritoneal dialysis solution increases cancer antigen 125 and decreases hyaluronic acid levels. *Kidney Int* 2001;59:1529–1538.

117. Jones S, et al. Continuous dialysis with bicarbonate/lactate-buffered peritoneal dialysis fluids results in a long-term improvement in *ex vivo* peritoneal macrophage function. *J Am Soc Nephrol* 2002;13:(Suppl 1):S97–S103.

118. Montenegro J, et al. Use of pure bicarbonate-buffered peritoneal dialysis fluid reduces the incidence of CAPD peritonitis. *Nephrol Dial Transplant* 2007;22:1703–1708.

119. Ahmad S, et al. Impact of new dialysis solutions on peritonitis rates. *Kidney Int* 2006;70:S63–S66.

120. Williams J, et al. The Euro-Balance Trial: the effect of a new biocompatible peritoneal dialysis fluid (balance) on the peritoneal membrane. *Kidney Int* 2004;66:408–418.

121. Lee H, et al. Superior patient survival for continuous ambulatory peritoneal dialysis patients treated with a peritoneal dialysis fluid with neutral pH and low glucose degradation product concentration (balance). *Perit Dial Int* 2005;25:248–255.

122. Lee H, et al. Changing prescribing practice in CAPD patients in Korea: increased utilization of low GDP solutions improves patient outcome. *Nephrol Dial Transplant* 2006;21:2893–2899.

123. Bargman J. New technologies in peritoneal dialysis. *Clin J Am Soc Nephrol* 2007;2:576–580.

124. Gokal R. Peritoneal dialysis in the 21st century: an analysis of current problems and future developments. *J Am Soc Nephrol* 2002;13(Suppl 1):S104–S116.

125. McIntyre C. Update on peritoneal dialysis solutions. *Kidney Int* 2007;71:486–490.

126. Sherrard D, et al. The spectrum of bone disease in end-stage renal failure—an evolving disorder. *Kidney Int* 1993;43:436–442.

127. Haris A, et al. A reversal of adynamic bone disease by lowering of dialysate calcium. *Kidney Int* 2006;70:931–937.

第四章　血液透析的血管通路

Christie A. Green, Steve J. Schwab

一般来说,血液透析在 3 种情况下起生命支持作用:急性肾衰竭、中毒和终末期肾脏病(ESRD)。任何一种情况下成功血液透析都需要进入大血管通路支持体外快速血流。急性肾衰竭和中毒时,通过双腔透析导管经皮插入股静脉、颈内静脉(IJ)或其他大中心静脉,可以更方便地建立即刻和临时的血液透析通路。

然而,在 ESRD/慢性肾脏病(CKD)状态下建立和维持血管通路却极具挑战。充分的透析治疗需要稳定、长期的循环通路。在有并发症的情况下,血管通路会造成相当的患病率和死亡率。可以肯定的是,ESRD 时最佳的长期循环通路是建立自体(非人工合成)动静脉(AV)瘘。人工合成的 AV 瘘不太满意,不过仍可满足血液透析需要。

读者在阅读本章时应注意,在出现血液透析需求前做好充分准备,建立良好的自体 AV 瘘常常是肾脏科医生能做到的,并且是确保患者拥有长期的、无并发症的循环血管通路简单的、最重要的步骤。

一、紧急血管通路

Scribner 外瘘

20 世纪 60 年代,Scribner 和 Quinton 对 AV 外瘘进行报道[1],推动了急慢性血液透析临床应用的发展。带有 Teflon 尖头的硅胶管在腕部插入桡动脉和头静脉,或在踝部插入胫后动脉和大隐静脉。在插入位点(insertion site)的远端动脉和静脉结扎在一起。血液透析过程中,硅胶管直接与血管相连。Scribner 外瘘不使用时,硅胶管接上 Teflon 连接器。

Scribner 外瘘逐渐被弃用有许多原因,如必须要用手术插入、血栓发生率高、可能发生管路意外脱落,以及动静脉的连接可能造成潜在的永久血管通路部位的丧失。20 世纪 90 年代早期,连续性动静脉血液滤过(CAVH)在重症监护室(ICU)透析治疗中备受欢迎,因此这种分流器被召回。从 CAVH 到诸如连续性静脉血液滤过(CVVH)的静脉泵驱动疗法的转变,再一次把 Scribner 外瘘逐出历史舞台。目前,Scribner 外瘘在急慢性血液透析治疗中已很少使用。

双腔临时(急性)血液透析导管

双腔中心静脉导管是急性透析治疗中首选的血管通路。运用 Seldinger 技术,中心静脉导管在床边即可插入,并能支持超过 300 ml/min 的体外血流量。动静脉口的分开(arterial and venous port)可以减少血液再循环(图 4.1)。中心静脉导管可用于传统血液透析及CVVH。

导管材料

聚氨基甲酸乙酯、聚乙烯、聚四氟乙烯（PTFE）是导管优先选用的聚合物材料。它们在室温下质地坚硬，适用于床边插管，而体温下它们质地变软，降低了插管时间延长情况下静脉穿孔的风险[2]。据报道，聚氨基甲酸乙酯是3种材料中最灵活、最少形成血栓的材料[2]。

尽管硅胶是最柔软最不易生成血栓的材料，但其过于柔软，因此外面有鞘保护，经皮插管时需要剥离[3]。另一种插入硅胶导管的方法是颈内、颈外静脉切开术。

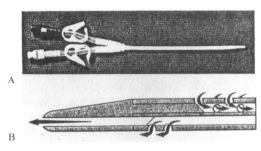

图4.1　A. 急性血液透析导管；B. 动静脉管腔分开的设计减少了血液再循环（获允摘自：Schwab SJ. Hemodialysis vascular access. In: Jacobson HR, et al., eds. *The Principles and Practice of Nephrology*. Philadelphia: BC Decker, 1991: 766-722.）

紧急插管位置

双腔血液透析导管可经股静脉、颈内静脉、锁骨下静脉插入。由于导管置入锁骨下静脉可致锁骨下静脉狭窄，锁骨下静脉导管不应用于最终需要造瘘的长期血液透析患者。

股静脉

股静脉直接插管于腹股沟韧带之下。股静脉插管技术要求相对较低，对医师经验要求不高，插管时间比其他中心静脉少。对于患有肺水肿的患者，股静脉插管技术因其可应用于半卧位患者而显得弥足珍贵。

相比于颈内静脉和锁骨下静脉插管，股静脉插管导致致命并发症的发生率低。股静脉插管的并发症包括髂静脉血栓形成、AV瘘、静脉穿孔引起的腹膜后出血、股动脉意外穿孔引起的大出血。置入股静脉导管的患者必须住院卧床休息。为降低感染风险，股静脉导管留置时间不应超过5~7天。股静脉透析管的长度很关键。Kelber等[4]证明，使用15 cm导管时会有明显的尿素再循环发生，而使用24 cm导管时则不会。15 cm导管内血流量增加，再循环增多，而透析效率不提高。推荐股静脉导管长度至少19 cm，这样导管尖就能抵达下腔静脉。

锁骨下静脉

锁骨下静脉插管方法是将导引针在锁骨中点下方插入并朝着胸骨上切迹方向推进。导引针穿过锁骨下方时必须保持与矢状面平行。锁骨下静脉导管是舒适和安全的，可在体内留置数周而患者无需留院。

锁骨下静脉插管需要更多技巧，并可能导致比股静脉插管严重的并发症。锁骨下静脉插管可致锁骨下静脉狭窄，造成同侧手臂无法建立内瘘。如上文所述，锁骨下静脉插管不应用于准备长期血液透析的患者。新指南不鼓励这项技术，不论其预计使用期限如何。

颈内静脉

前路路径中,导引针与矢状面呈 20°角刺入皮肤,在锁骨上两指宽、胸骨和胸锁乳突肌锁骨头之间穿过。导引针朝向同侧乳头。2006 年更新的 NKF-KDOQI 中对血管通路的临床实践指南[5]建议,由于感染率高,无隧道的颈内导管的使用时间应限制在小于 1 周。Weijmer 等[6]比较了无隧道导管(股、锁骨下、颈内)和带隧道导管的感染率。14 天内 27%的无隧道颈内导管出现出口位置感染或导管相关的菌血症(CRB)。使用无隧道颈内导管应控制在 1 周内,这比之前指南建议的拔管时间早。根据我们的经验,颈内静脉导管较锁骨下导管舒适度差(尽管有了带袢的延长导管)、安全度低。然而,因其气胸和中心静脉狭窄的发生率比锁骨下静脉插管低,笔者更倾向于颈内静脉插管。

中心静脉插管的并发症

插管并发症

表 4.1　紧急血液透析插管并发症

房性和室性心律不齐
动脉穿破
血胸
气胸
空气栓塞
中心静脉及心室穿破
心脏压塞

经验丰富的操作者发生插管并发症的可能性较小[7]。锁骨下静脉和颈内静脉发生严重的插管并发症的概率比股静脉高。表 4.1 列举了常见插管并发症。

导丝或导管所致的心内刺激可导致房性心律不齐,不过通常临床意义不大[8]。约 20%的患者会发生室性心律不齐,但很少需要治疗[9]。

不慎造成动脉穿破是常见的插管并发症。手法压迫可预防股动脉、颈动脉穿破所致的严重血肿(即使是出血素质的患者)[10]。尽管锁骨下静脉插管时严重出血并发症低于 1%[11,12],我们还是建议不要对患有凝血疾病或严重血小板减少症的患者尝试锁骨下静脉插管,因为这些情况下很难对锁骨下动脉实施直接手法压迫。

锁骨下静脉插管的气胸发生率为 1%～5%[7,11,12],颈内静脉插管的气胸发生率达 1%[7,12]。为减少致命气胸的发生,必须遵守两条规则:

(1)只有一侧健肺时,术者绝不要对同侧锁骨下静脉尝试插管。

(2)即使锁骨下、颈内插管失败,仍可能发生气胸。在尝试对侧锁骨下插管前需拍胸片。

上腔静脉或心腔穿孔可能导致血胸、纵隔出血、心脏压塞甚至死亡[12]。这些并发症很少发生,但锁骨下静脉插管比颈内静脉插管更易引起这些并发症,也许是因为锁骨下插管路径较为曲折。为减少插管穿孔的发生,术者在没有"J"形端导引丝保护下绝不要向前推进导管[13]。插管后必须拍摄胸片,以确定导管在中心静脉内并排除气胸可能。如果导管尖在右心房,应向后拉导管以防右心房穿孔。留置导管时间延长可能造成上腔静脉腐蚀和穿孔;用中心静脉透析导管的血液透析患者出现低血压应考虑有心脏压塞的可能。

中心静脉插管很少发生气体栓塞[12],但要小心防止气体意外由导引针、扩张管、导管进入。

臂丛[14]、气管[15]、喉返神经损伤[16]是颈内静脉插管罕见的并发症。

插管后、使用颈内或锁骨下导管前必须摄片,以定位及排除气胸可能。

超声引导下插管能减少并发症的发生,有条件的话应该使用[17,18]。插管前以超声确定目标静脉通畅,以避免对已有血栓形成的静脉进行无效插管尝试,而且导引针可在超声直视下插入。使用超声设备可减少成功插管前导引针尝试穿刺的次数[19]。最近的指南强烈鼓励这项技术。

感 染

导管相关感染最常因金黄色葡萄球菌和表皮葡萄球菌引起,造成很高的致病率甚至死亡率。感染机制是患者皮肤上的细菌经插管位点沿导管外壁下行,更常见的是血液透析过程中管腔污染[20]。偶尔,感染由注入受感染的溶液引起[20]。

随着留置导管时间的延长,感染风险增加[6,20]。有报道称,无隧道导管的 CRB 发生率为每千导管天 3.8~12.8 次事件[6,21,22]。最近一项研究确定了临时血液透析导管的菌血症风险。Weijmer 等[6]评估了 272 件插管、37 件带克夫(cuff)的隧道导管和 235 件无隧道临时导管。随着时间推移,不良结果的风险直线上升。隧道导管感染率(每千导管天 2.9 次)显著低于无隧道导管(每千导管天 12.8 次)。无隧道导管每千天总体感染率比颈内位置隧道导管高出 5 倍,比无隧道股导管高出近 7 倍。即使未出现全身症状,只要存在出口处感染的证据,就应拔管。出口处感染预示着菌血症,可能是因为缺少克夫无法阻止细菌沿管腔或管外壁移行的缘故。

表 4.2 列举了其他一些防范措施。插管时 2% 洗必泰(氯己定)的消毒效果优于聚维酮碘或异丙醇[23,24]。建议导管插入或导引丝交换时注意应用严格无菌操作(表 4.3)[25]。血液透析导管不应用于输血或采血。导管置入后及每次血液透析治疗结束后,应用氯己定或聚维酮碘消毒皮肤[26]。其次,抗菌软膏,如莫匹罗星、多黏菌素,可涂抹于导管出口处[27-29]。最后,血液透析治疗后不要用不透气的敷料而使用干纱布或半透气的透明敷料[30,31]。

表 4.2 急性血液透析导管感染的预防
插管时用 2% 的氯己定消毒皮肤
良好的插管技巧
每次血液透析治疗时用氯己定或聚维酮碘消毒皮肤
每次更换纱布时用聚维酮碘软膏或莫匹罗星软膏涂抹导管出口处
干纱布覆盖
连接及断开管道时护士和患者都戴口罩或消毒面罩
限定插管时间

表 4.3 导管插入或调换时严格无菌操作
大的无菌单
无菌服
无菌手套
手术帽
面罩
更换新导管时换新的无菌手套

急慢性血液透析单位中[33]很少严格遵循疾病预防和控制中心(CDC)对手卫生的指南[32]。通路处理过程中的无菌技术包括医务人员和患者戴消毒口罩,坚持手卫生指南,以降低导管相关感染的风险[25]。

近期一项研究调查了抗生素管腔内封管疗法对非隧道导管 CRB 的预防作用。Kim

等[34]使用由头孢菌素(10 mg/ml)、庆大霉素(5 mg/ml)、肝素(10 000 U/ml)混合而成的抗生素-抗凝液封管作为实验组,对照组使用标准肝素封管。实验中所有导管在超声引导下被置入右侧颈内静脉。实验组每千导管天的 CRB 发生率为 0.44 次事件,而对照组为 3.12 次事件($P = 0.031$)。分析随访至患者入选研究的第 59 天所经历的无菌天数,发现两组在前 21 天未发现差别。由于现行指南建议所有无隧道导管在 1 周后应更换为隧道导管,因此尚不清楚抗生素封管疗法是否可以降低临时导管相关的并发症发生率。

置入中心静脉导管的血液透析患者如果发热应被视为 CRB,除非有强力的不支持证据。出现寒战强烈提示菌血症。应进行血培养、拔除导管并使用抗生素。患者退烧后即可置入新管。抗生素持续使用 2~3 周。当有转移性感染(如椎体骨髓炎或心内膜炎)时需要更长疗程的抗生素治疗。金黄色葡萄球菌菌血症的处理方法随后在导管相关菌血症的篇章中将详细讨论。

导管血栓形成

导管内血栓阻碍体外血液流动。治疗包括在受影响的管腔内滴注重组阿替普酶(重组人组织血浆酶原激活剂)(或相似制剂)30~120 min[35]。如需要可重复该步骤。若导管持续阻塞,可使用"J"形端导引丝进行导管更换。

管外或管壁血栓并不常见,却是更为严重的并发症[36]。出现手臂水肿是锁骨下静脉阻塞的信号,此时应立即拔管。可使用全身抗凝剂,但仍可能出现永久性阻塞。侧支通道建立后症状会有所缓和,但该手臂将永远失去建立永久性血管通路的机会。

中心静脉狭窄

锁骨下透析导管置入后可能发生锁骨下静脉狭窄[37-39]。颈内导管置入后中心静脉狭窄发生较少[40,41]。手臂水肿是锁骨下静脉狭窄的表现,但可能只在建立同侧 AV 瘘后发生。目前尚不知,内瘘是暴露了未发现的血管狭窄问题,还是导致后者发生的成因。然而应该注意的是,无插管史的情况下也出现过中心静脉狭窄。同侧内瘘形成后数月,中心静脉狭窄的临床表现也可逐渐明显[42]。因此,同侧内瘘的建立可能启动或加速了中心静脉狭窄的发展。无论狭窄形成的机制如何,我们建议将要建瘘的患者不实行锁骨下静脉插管。中心静脉狭窄的治疗会在以下章节中讨论。

临时导管使用时间

临时导管的血流量低于永久血液通路的血流量。使用临时导管感染率成倍增加。其他风险(包括不慎拔管、出血、气体栓塞和患者不适)都会随着临时导管的使用而增加[5,11]。除非有证据表明患者有活动性感染而无法置入永久导管,否则患者不应以临时导管进行长期的门诊血液透析[5]。若通路预期使用时间超过 1 周,应考虑将所有临时导管改换成永久通路[43]。

二、永久性血管通路

血管通路依旧是长期血液透析的致命伤。血管通路与并发症并存的状态使患者及社会付出了昂贵的代价;血管通路失败是 ESRD/CKD 患者住院的最常见原因。自体 AV 瘘是最能提供长期而无并发症的血管通路。出现血液透析需求前数月就应当开始为自体 AV 瘘的置入做精心准备,其重要性怎么强调也不为过。

永久性血管通路的种类

表4.4 列出了永久性血管通路的种类。

表 4.4　永久性血管通路的种类

通路类型	通畅率	优点	缺点
自体动静脉瘘	第 1 年 60%~70% 第 2~4 年 50%~65%	低血栓形成和感染率 可能多年不发生并发症(可能需要较少干预来维持通畅)	可能需要 6 个月或更久时间成熟 24%~27% 会有成熟失败
PTFE 移植血管	第 1 年 62%~83% 第 2 年 50%~77%	仅需 3 周即可成熟	血栓形成和感染率高于自体瘘管(需要许多干预来维持通畅)
带克夫的隧道导管	第 1 年 30%~74%	可立即使用 无动脉窃血的风险 置管、拔管率低 血液透析时无需扎针穿刺	长期低血流量可能导致透析不充分 导管相关菌血症发生率高和转移性感染发生率高
皮下开口的导管	在 6 个月时存活率高达 90%[38]	生存期可能比带克夫的隧道导管长、感染率低 发生菌血症时可能无需拔管	比带克夫的隧道导管更难拔除

注:PTFE,聚四氟乙烯。

自体动静脉瘘

1961 年 Brescia 等[44]首先描述了自体动静脉瘘,至今仍是永久血管通路最好的方式。这些内瘘通常用头静脉和桡动脉侧或端侧静动脉吻合术建于手腕。也可在肘部建立肱动脉-头静脉瘘、转置的肱动脉-贵要静脉瘘。尽管 24%~27% 的自体 AV 瘘在术后几周内有血栓形成,或不能形成足够口径可插入留置针[45,46],但大多数动静脉瘘在 2~6 个月内可以成熟。一旦成熟,自体瘘长期通畅而很少发生感染。有很多作者发现自体 AV 瘘可提供足够的血管通路长达 20 年。

然而,大多数血液透析中心总有一小部分患者会出现功能性内瘘。在头静脉行静脉切开术或静脉内插管可妨碍内瘘的成功建立。而且老年和糖尿病患者占长期血液透析治疗患者的比例越来越大,使得自体瘘的建立常因老年和糖尿病患者血管解剖结构的原因而失败。

人工动静脉移植血管

人工合成移植血管瘘由 PTFE 制成。PTFE 移植血管一般置入于前臂,或成袢式(肱动脉至贵要静脉)或呈一直线(桡动脉远端至贵要静脉)。3~4 周内,纤维组织使移植血管在皮下隧道固定并有助于在扎针穿刺部位止血。尽管 PTFE 经得起多次血栓切除术和修整术,但 PTFE 移植血管仍比自体 AV 瘘更易形成血栓、引起感染。到第 3 年时,大多数移植血管会因血栓或感染而丢失,偶尔因多次穿刺而损毁。

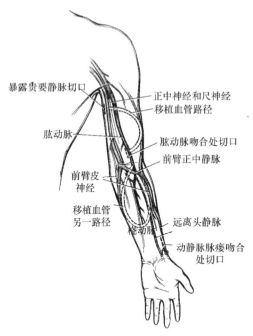

图 4.2　祥式前臂移植血管和上臂移植血管(获允摘自:Stickel DL. Renal dialysis access procedures//Sabiston DC. *Atlas of General Surgery*. Philadelphia: WB Saunders, 1994:90-98.)

好在可以多点置入 PTFE 移植血管。如果丢失了前臂移植血管,新的 PTFE 移植血管可放置在上臂、胸壁(腋动脉至腋静脉,腋动脉至颈静脉)或大腿(股动脉至股静脉)。图 4.2 描述了祥式前臂移植血管和上臂移植血管。

带克夫的隧道导管

许多生产厂商生产的带有毡克夫的双腔隧道导管(由多种品牌的塑料合成物制成)可以在超声和荧光镜引导下经皮下隧道插入到一侧颈内静脉(图 4.3)、颈外静脉、锁骨下静脉,甚至股静脉。右侧颈内静脉是较好的插管位置。与左侧颈内静脉路径相比,右侧颈内静脉通往上腔静脉的路径更直,并发症更少[40,41,47],导管功能更佳,中心静脉狭窄和血栓形成的风险更小[47,48]。导管尖应放置在上腔静脉和右心房的交界处或右心房内,以确保高速血流量。考虑到锁骨下静脉狭窄的风险,锁骨下静脉插管只能在无法实行颈静脉插管的情况下进行。带克夫的导管插入后可立即使用。

带克夫的双腔导管最不适合建立永久血管通路。导管内血栓形成及导管外壁纤维蛋白鞘的形成常常限制体外血流。在美国,高效血液透析要求输送血流速率至少达到 300 ml/min 以满足 $Kt/V = 1.2$ 的目标[49]。导管输送的实际血流率经测算常低于该目标。Moss 等[48]发现隧道导管作为长期血管通路时,只提供平均243 ml/min 的血流速率。Suhocki 等[50]证明,导管血栓形成后即使立即行溶栓治疗及机械去除纤维蛋白鞘,也只有73%的导管能持续提供 400 ml/min 的体外血速率。更重要的是,导管相关感染时有发生,并可导致转移性感染甚至死亡(下文叙述)。带克夫的双腔硅胶管应限用于内瘘或人造瘘尚未成熟的患者、所有内瘘位置(fistula sites)被耗尽的

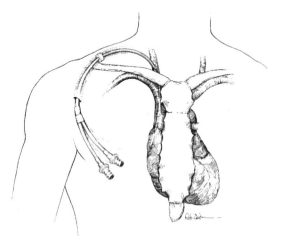

图 4.3　带克夫的双腔硅胶导管经皮下隧道插入右侧颈内静脉(获允摘自:Shcwab SJ, et al. Prospective evaluation of a Dacron 克夫 ed hemodialysis catheter for prolonged use. *Am J Kidney Dis*, 1998, 11:116-169.)

患者,以及不能耐受瘘管建立所引起的心输出量增加的患者。

皮下开口的导管

最近有研究阐述了皮下开口(ports)导管的使用。该装置由置于锁骨下的皮下开口(port)和留置在右颈内静脉的导管连接而成。Vasca 公司的 LifeSite 血液透析血管通路系统有两个端口,分别连接一根内置的导管[51]。每个端口经皮与透析针连通。LifeSite 装置较带克夫有隧道的血透导管有更高血流速率,应用时以 70% 异丙醇消毒后可以获得更低的感染率,装置使用年限也更长久[52]。临床研究结果支持在长期血液透析中使用。该装置同有隧道的导管一样对患者起到桥接设备的作用[53-56]。鉴于生产商已将其撤出市场,这些装置的远景很难预料。

建立永久性血管通路的准备工作

精心准备对成功建立 AV 通路十分重要。不断有研究显示,较之其他通路形式,自体内瘘通路,有长达 4 年或 5 年以上的通畅率,而且只需很少干预[57-59]。流行病学研究显示,更多地使用自体动静脉瘘可以降低患病率、死亡率[60-62]。根据美国肾脏数据系统(OSRDS)[63],通路功能丧失是 CKD 5 期患者最常见的住院原因。与自体动静脉瘘相比,医务人员需要使用更多操作步骤来维持移植血管的通畅,以至于相关护理费用也随之增加[64]。自体动静脉瘘作为透析的永久性血管通路有其明显的优越性,因此产生了一些国家质量改进项目,如 Fistula First (http://www.fistulafirst.org),目的是为了最大可能建立自体动静脉瘘。医疗保险和医疗补助服务中心(CMS)设立了 2009 年前自体动静脉瘘普及率达 65% 的目标[65]。尽早向肾脏科转诊患者以评估、准备通路,对增加自体动静脉瘘的建立非常重要。更好地保护中心静脉、上肢静脉、动脉系统可为自体动静脉瘘的建立保存血管。术前由经验丰富的医生对患者进行体检,结合上肢血管定位可增加放置有功能自体动静脉瘘的数目[66-69]。

非优势臂腕部的桡动脉-头静脉自体 AV 瘘是长期血液透析患者优选的血管通路形式,初级治疗医生必须告知血液透析患者,其长期血液透析和患病很大程度上取决于其血管通路是否功能良好[70]。医生必须告诉患者保护非优势臂的脉管系统;患者不应允许进行桡动脉置管或头静脉置管。如若可以,非优势手臂应避免任何静脉穿刺。

有锁骨下静脉插管史、目前或曾经经静脉安装过起搏器、预期可能会在同侧进行通路建立的患者术前应进行影像检查以排除中心静脉狭窄或阻塞;若出现不可治愈的中心静脉损伤则无法在同侧置管。曾有上肢中心静脉置管(PICC)和中心静脉插管[71]的患者上肢血栓形成的风险可能增加(11%~85%)[72-74],并导致上肢自体动静脉瘘建立部位的丧失。有严重充血性心力衰竭史、外周血管疾病史或血管手术史的患者可能限制手术的选择。

对患者上肢动静脉系统的检查十分重要。动脉系统的评估包括双侧血压测量、周围血管搏动的性状及桡尺动脉血流的 Allen 试验。如果动脉血流不足,则不能在该肢做 AV 通路。对静脉系统的评估包括双侧手臂大小的顺应性、侧支静脉或手臂水肿的检查,以及仔细检查患者手臂、颈部、胸壁以发现中心静脉插管或手术的痕迹[75]。

所有患者在建立 AV 通路前都应行术前血管成像和上肢动静脉血管评估。术前血管定位(vascular mapping)首选多普勒超声检查[65-68]。动脉系统的血管定位包括脉搏检查、脉压测量、掌弓通畅性、多普勒超声下动脉直径测量、动脉钙化判定。静脉系统的血管成像包括多普勒超声下静脉直径测量、与近端中心静脉的静脉连续性检查、有无静脉阻塞[69]。静脉造影术或磁共振血流成像术(MRA)可被用于检测可疑中心静脉狭窄[76]。

血管直径是否有助于提高 AV 通路成熟的成功率尚存在争议。研究通常认为，多普勒超声下动脉直径至少 2.0 mm、静脉直径至少 2.5 mm 是瘘管成熟的条件。然而，也有更小直径的血管成功建立瘘管的案例。医生手术经验和个体血管特征，如血管术后扩张的能力，可影响瘘管的成熟[69,77]。

在预计需要开始血液透析前 6~8 个月应建立桡动脉-头静脉瘘管。如果该瘘管成熟迟缓，结扎主要静脉的侧支可加速瘘管的成熟。如果不能建立桡动脉-头静脉瘘管，可以在肘部建立肱动脉-头静脉瘘管作为第二选择[78]。

对于不能用自体血管建立桡动脉-头静脉或肱动脉-头静脉瘘管的患者，应在其非优势臂建立移植血管或转置的肱动脉-贵要静脉自体动静脉瘘。首选肱动脉-贵要静脉自体动静脉瘘，但其相比于其他内瘘有几个不利因素[79-81]。转置操作可能导致手臂严重肿胀和疼痛，也与窃血综合征发生率高相关，而且技术操作难度也更高，尤其是对于肥胖的患者难度更高。选择移植血管还是转置的肱动脉-贵要静脉瘘应取决于患者的血管解剖情况及血管外科医生的建议。移植血管应置于前臂(首选从肱动脉到贵要静脉的成环移植血管)或上臂(肱动脉到近端贵要静脉)。虽然上臂移植血管血流速率高且通畅时间长，但是前臂移植血管可以在近端肢体保存潜在的通路建立位置。同样，该选择应取决于患者的血管解剖情况及血管外科医生的建议。建立转置的肱动脉-贵要静脉瘘的步骤如下：沿贵要静脉从前臂到腋窝做一切口，分离太小的不能使用的静脉，将静脉向腋窝游离并在此与肱动脉行吻合术。一种"计划桥梁"的前臂移植血管也是另一种选择。在这种情况下，移植血管被用以促进静脉系统成熟，因其增加局部血流并对内瘘起"桥梁"作用。一些情况下，前臂移植血管建立失败可以改为建立更近端的自体内瘘[82]。如果两侧手臂血管通路都丢失了，PTFE 移植血管可被置于胸壁或大腿。

自体内瘘或移植血管尚未成熟的患者，以及不能建立这两种瘘管的患者应限制使用带克夫的双腔导管和连接皮下开口的导管。

血管通路的通畅性

决定血管通路充分性和通畅性的因素是通路的血流量。低血流量限制了血液透析的递送导致透析不充分，而透析不充分可增加患者的患病率和死亡率[83]。另外同样重要的是，低通路血流量还可致通路血栓形成和通路丢失。

血管通路血流量取决于其类型、位置、通路使用的时间。自体 AV 瘘在初期血流速率仅 200~300 ml/min[84]，当静脉引流系统扩张后可以增加到 800 ml/min 以上[85]。人工移植血管的血流速率初期较高[86,87]，但因静脉流出系统中持续的内膜和纤维肌性增生，时间久了血流量可能下降。研究者证实，血流量低于 600 ml/min 的移植血管比血流量高于 600 ml/min 的移植血管更易发生凝结[88-90]。建于更近端动脉的移植血管血流率更高[84,87]，通畅率也更高。

累计通畅率是根据在一定时间内通路通畅的百分比计算的，不论有无修整或血栓切除的需要。据报道，自体 AV 瘘的累计通畅率在第 1 年达 60%~70%，第 2 年到第 4 年为

50%~65%[45,91]。PTFE 移植血管的累计通畅率第 1 年 62%~83%，第 2 年 50%~77%[45,46,89]。超过 3 年移植血管通畅率≤50%。自体 AV 瘘的累计通畅率较低是由于早期瘘管失功;这些瘘管中近 1/4 无法成熟。纠正早期失功后,其累计通畅率至少与 PTFE 移植血管的累计通畅率一样高[45,46,89]。此外,自体内瘘比移植血管在维持通畅方面所需要的干预更少。

在那些等待内瘘成熟的患者中,带克夫的留置导管和连接导管的皮下 ports 可被用作永久血管通路或临时血管通路。当带克夫的留置导管作为永久血管通路,导管生存率在第 1 年达 30%~74%[48,50,92-94]。导管内凝血和导管外纤维蛋白鞘的形成很常见,分别可以用溶栓疗法和纤维蛋白鞘破坏法治疗[95](见下文)。感染是导管丢失的主要原因。当被用作临时血管通路时,几乎所有带克夫的留置导管均功能理想,直到导管拔除[50]。关于连接导管的皮下 ports 的长期研究仍是空白。

永久性血管通路的并发症

动静脉通路血栓形成

血栓形成是瘘管丢失的主要原因。瘘管建立后 1 个月内的血栓形成可能是因为瘘管建立的技术问题或瘘管成熟前的插管引起的。第 1 个月后,血栓形成率为 0.5~0.8 例患者·年/次[96]。移植血管比内瘘更易形成血栓。

近 90% 的移植血管血栓形成与静脉流出道狭窄有关[45,97-99]。该损害的特点是内膜和纤维肌性增生[45,100]。绝大多数静脉狭窄发生在静脉和移植血管吻合端或其 2~3 cm 内[101]。剩余发生在更近端的静脉、中心静脉或移植血管本身。绝大多数通路在任意时间都有至少 2 处狭窄[102]。现在知道,动脉性疾病比过去认为的更常见。Asif 等在一多中心试验中发现,转诊到干预中心的静脉狭窄或血栓形成的患者中 1/3 存在流入动脉狭窄[103]。锁骨下静脉狭窄与锁骨下静脉插管史和经静脉起搏器置入有关[37,42,104]。有报道称,伪膜增生[100]和穿刺部位成纤维细胞增生[105]导致了移植血管内狭窄。

有一小部分移植血管血栓形成患者没有可辨认的解剖损害。低血压、血管内容量不足、睡眠时移植血管受压可减少移植血管的血流,并导致移植血管血栓形成。患者或血液透析医务人员在透析后止血时过分压迫移植血管也可致移植血管血栓形成;完备而精确的治疗记录可帮助确认那些由于受压过度而造成血栓形成的患者,从而对患者进行再培训。瘘管血栓形成的防治将在本章后面讨论。

带克夫的隧道留置导管血栓形成

带克夫的血液透析导管常发生功能不良。Suhocki 等在一项研究中描述了在 121 根导管中发生了 163 次连续的导管功能不良[50]。其中 121 例进行了管腔内尿激酶滴注,重建了高于 300 ml/min 的体外循环血流率,这些被推测为导管内凝血引起,剩余的 42 例进行了导管内注射造影剂和数字剪影血管成像术。这 42 例中有 38 例被检测出导管尖端有纤维蛋白鞘形成,另外 2 例由于导管尖端位置不正,2 例由于插管时的技术问题。38 例中有 36 例成功从导管上剥除了纤维蛋白鞘。

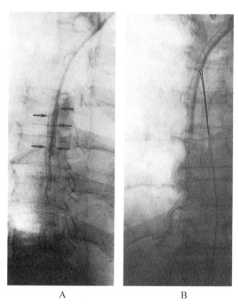

图 4.4　A. 造影剂注入带克夫导管管腔显示纤维蛋白鞘；B. 抓捕器环绕鹅颈带克夫导管（获允摘自：Suhocki PV, et al. Silastic cuffed catheters for hemodialysis vascular access：thrombolytic and mechanical correction of malfunction. *Am J Kidney Dis*, 1996, 28：379-386.）

在血液透析室,治疗带克夫的导管功能不良的第一步是管腔内溶栓滴注。然而尿激酶不再生产。在撰写本章的同时,滴注阿替普酶（重组人组织血浆酶原激活剂）是首要的步骤[106]。如果这些操作不能恢复导管功能,则需应用造影剂和血管造影来检测纤维蛋白鞘的形成或导管移位。纤维蛋白鞘可以选择以下操作:纤维蛋白鞘剥离、导管导丝引导下的球囊血管成形术将其损毁,或溶栓剂输注[50,107,108]。纤维蛋白鞘剥除后,一个鹅颈抓捕器由一侧股总静脉鞘伸入右心房。抓捕器环绕导管,回撤时剥除纤维蛋白鞘（图4.4）[108]。导管导引丝与气囊交换鞘损坏是这种情况下最常用的疗法。

永久性通路感染

血管通路感染是严重的并发症,有些情况下还可能致命。

内瘘和合成移植血管感染

自体内瘘感染不常发生,它们通常位置局限,可被抗生素治愈[45]。但由于是血管内感染,建议采取亚急性细菌性心内膜炎的治疗——6周抗生素疗法[109]。

合成移植血管感染并不罕见,其是瘘管丢失的第二大常见因素[45,110,111]。革兰氏阳性球菌——金黄色葡萄球菌,以及较少见的表皮葡萄球菌和链球菌种是许多病例的元凶。血液透析患者菌血症中革兰氏阴性菌约占15%[112-115]。

某些移植血管感染的危险因素超出了肾脏科医生的控制。静脉内吸毒[45]、移植血管上方存在皮肤炎症、个人卫生状况差[115]的患者易发生移植血管感染。股部的移植血管感染率高[116,117],很可能是因为移植血管位置靠近会阴部。尽管如此还是要采取预防措施。我们坚信每次血液透析治疗前患者应该用肥皂和清水清洗移植血管表层的皮肤。该操作可减少移植血管打针期间细菌不可逆地进入血流的可能性。监控移植血管的打针并记录感染可确定血液透析医护人员打针技术的不足。

发热、畏寒、寒战是患菌血症的血液透析患者的典型表现。移植血管感染常没有体检证据。使用移植血管的血液透析患者如果发热,应考虑移植血管相关的菌血症,除非病史、体格检查和最初的研究显示出强有力的反对证据,否则应该进行血培养。起始的抗生素治疗应对革兰氏阳性菌（包括肠球菌）和革兰氏阴性菌有效。用负荷剂量的万古霉素和氨基糖苷类抗生素。合适的覆盖革兰氏阴性菌的抗生素也可以选择一种三代头孢菌素,如头孢他啶,在透析结束后立即使用。由于耐甲氧西林金葡菌（MRSA）和凝固酶阴性的葡萄球菌是常见的菌种,因此β-内酰胺类抗生素不应作为经验用药。如果血培养发现某单一菌种则可简化抗生素方案。如果分离出对 β-内酰胺类抗生素敏感的葡萄球菌,那么应该将万古霉素换成β-内酰胺类抗生素,除非患者对 β-内酰胺过敏。

患革兰氏阳性菌菌血症的患者,在接受抗生素治疗后立即退烧且其移植血管并未出现脓包、脓肿者,单独静脉用抗生素即可治愈。然而,即使体征不明显也可出现广泛的移植血管感染。如果发热或菌血症持续,应考虑切除移植血管。葡萄球菌菌血症易发生转移性感染、心内膜炎、骨髓炎、化脓性肺栓塞、脓胸、脓毒性关节炎,也有脑脊膜炎的报道。有持续性发热或菌血症时应寻找转移性感染的证据。对感染金黄色葡萄球菌的血液透析患者,检查还应包括经食管的超声心动图以排除感染性心内膜炎,如果发热和菌血症迅速缓解,也无转移性感染的证据,那么 3 周疗程的抗生素应该足够了,否则需要 6 周或更久的抗生素治疗。不论治疗时间长短,疗程结束后应做血培养以确定感染根除。革兰氏阴性菌感染相对不容易发生转移性感染,2~3 周疗程的抗生素治疗应该足以应付。

如果移植血管上长脓包或脓肿,必须让血管外科医生评估情况。单纯切除及引流,或部分移植血管切除联合血管旁路移植可以治疗移植血管局部感染。广泛感染时必须切除整个移植血管。1 个月内置入的移植血管,即使局部感染也必须完整切除;因为该移植血管与周围组织没有完全融合,感染不太可能局限于此[118]。最后,必须注意:移植血管上方的溃烂皮肤流血可能是移植血管感染的初期征兆。出现“预兆流血”时必须让血管外科医生评估病情。

带克夫有隧道的留置导管感染

要特别留意带克夫的导管发生感染。每次血液透析治疗时都应检查出口处。有研究评估了预防出口处菌落是否可防止感染。Johnson 等[29]证明以 2% 莫匹罗星软膏涂于留置导管出口处可以大幅度降低葡萄球菌出口处感染和菌血症的概率。以莫匹罗星软膏预防治疗的隐患是出现葡萄球菌株耐药性[119,120]。Lok 等[27]证明了在留置导管出口处使用 Polysporin 油膏可减少导管相关感染和死亡率。一份初步研究显示,将抗菌蜂蜜(药蜜))涂抹于导管出口处降低导管相关感染中的作用与莫匹罗星同样有效[121]。导管出口处用干纱布或半渗透性透明辅料覆盖[30,31]。应避免使用封闭性敷料;封闭性敷料会阻挡一切引流,在出口处形成潮湿环境。出口处感染(红斑、结痂、引流不足),如果没有全身感染症状,血培养也没有细菌生长,通常可通过出口处的局部护理联合局部使用或口服抗生素来治疗,而不需要更换导管[122]。隧道流液时应使用肠外抗生素疗法;如果治疗无效或血培养阳性[123],应立即拔除导管。根据我们的经验,隧道流液出现大量流脓时必须拔除导管,否则不能治愈。

近年来,人们认识了很多带克夫导管相关的菌血症。CRB 很常见。导管的存在对血液透析患者来说是菌血症的主要危险因素[124]。与使用内瘘或移植血管的血液透析患者相比,依赖导管的血液透析患者感染致死亡的相关风险增加2~3 倍[125,126]。据报道,在大规模病例研究中 CRB 的发病率从 2.5~5.5 次/(1000 患者·日)到 0.9~2.0 次/(患者·年)[127]。发病率差异之大反映出操作方式的不同。认真执行详细的导管操作步骤可以使菌血症发病率低至 1 次/(1000 患者·日)[128]。感染是透析患者拔管、发病的最常见原因[50,127,128]。菌血症可导致致命的并发症,包括败血症性休克、心内膜炎、化脓性关节炎、骨髓炎、硬膜外脓肿。

当带导管的血液透析患者出现发热、畏寒的症状,应怀疑是否存在菌血症。判断导管是否为菌血症的源头很重要。进行外周血和导管配对的定量血培养是 CRB 诊断最准确的方法[129]，这对门诊患者来说不是常规检查，因为血液透析患者外周静脉穿刺较困难。如果没有同步的导管血培养和外周静脉血培养，CRB 的临床诊断需要排除其他途径的感染[127]。

带克夫隧道的留置导管相关菌血症的治疗

怀疑 CRB 时，应立即进行经验性抗生素治疗，不应等到血培养阳性才开始[127]。革兰氏阳性菌种，包括许多耐甲氧西林的菌种，可以在大多数导管相关菌血症中被分离出来。然而，也有相当比例的菌血症中分离出革兰氏阴性菌种[127]。因此，治疗可疑 CRB 的理想的经验性抗生素包括万古霉素和一种广谱抗革兰氏阴性菌的抗生素，如氨基糖苷类或三代头孢菌素。收到血培养和药敏报告后应调整抗生素治疗方案。若患者出现临床败血症症状或存在转移性并发症，如心内膜炎、骨髓炎、硬膜外脓肿和化脓性关节炎，患者应住院治疗。

一宗大样本试验报告显示单独使用全身抗生素疗法治疗 CRB 仅 25% 有效，且停药后反复出现感染[130]。研究显示，在没有隧道累及的稳定患者中，在抗生素治疗下，用导管引导钢丝更换无克夫的导管可以挽救 80%~88% 的插管位置，而无明显的副作用[131-133]。肠外抗生素疗法加上拔除导管、细菌培养转阴后再置入新管，也可以获得相近的治愈率。目前推荐，一旦菌血症确诊，导管交换应越早进行越好，无需等到培养结果阴性[123]。

除全身抗生素治疗联合导丝引导下导管更换外，CRB 的其他治疗方法还有全身治疗期间导管联合抗生素封管疗法[134-136]。使用抗生素封管疗法被认为是直接针对细菌生物膜的治疗，该生物膜在插管后立即形成于导管的内外管面。人们认为，该生物膜在细菌耐药和顽固性感染中起重要作用[137]。系统抗生素不能很好地突破生物膜，而生物膜内的蛋白可以使微生物黏附，特别是金黄色葡萄球菌。向导管管腔内滴注比血液中抗生素浓度高得多的抗生素抗凝溶液（抗生素"封管"）可在保存导管的同时成功除去感染[135,136]。如果患者治疗后仍持续发热超过 48 h 或完整疗程后细菌培养阳性，则导管必须重置。3 周肠外抗生素治疗和抗生素封管治疗对某些没有并发症的 CRB 是合适的（见下文）。抗生素治疗结束后 1 周必须记录阴性的监控培养结果，以确保治疗成功[127]。

一些抗生素方案曾被研究过以明确应如何应用抗生素封管治疗。万可霉素和庆大霉素、万可霉素和头孢他啶的组合曾被使用，在细菌培养和药敏结果出来后换用单一药物治疗。如果药敏结果允许，使用 β-内酰胺类抗生素是合适的。抗生素封管疗法对根除革兰氏阴性杆菌或金黄色葡萄球菌感染最为有效[136,138-140]。据报道，全身治疗合并封管治疗对革兰氏阴性杆菌 CRB 的治愈率可以达 87%~100%，对表皮葡萄球菌 CRB 的治愈率达 75%~84%。该治疗方案对金黄色葡萄球菌则没有那么有效。4 项最新的研究显示，金黄色葡萄球菌感染治愈率仅 40%~55%[136,138-140]。该数据提示常规抗生素封管治疗与全身抗生素治疗联合应用可治疗革兰氏阴性杆菌和表皮葡萄球菌引起的导管相关感染，但用于金黄色葡萄球菌感染的治疗失败率高，所以不建议使用[127,140]。Allon 等同时记录到约 15% 的患者在全身抗生素联合抗生素封管治疗后可以出现念珠菌性菌血症。真菌性菌血症主要出现于肠球菌性菌血症之后。真菌性菌血症的治疗方法为更换导管，合并 2 周的抗真菌药物治疗。一项跟踪调查将肠球菌性菌血症排除在抗生素封管治疗的使用范围之外，其真菌性血症发生率降低至约 2%[136]。笔者推荐治疗 CRB 应采用更换导管合并全身抗生素治疗，而非导管封管合并全身抗生素治疗。

如果患者治疗后持续发热超过48 h,或完成疗程后监控细菌培养仍为阳性,则无法避免重置导管。抗生素治疗结束后1周监控细菌培养的阴性结果必须记录在案[127]。尚无研究表明保留导管同时予以全身抗生素合并抗生素封管治疗可以使转移性感染率升高[127]。Allon 等认为,转移性感染更常发生在持续发热48 h的患者身上[140]。

带克夫隧道的留置导管的感染预防

对 CRB 处理策略有过评估。使用镀银的带隧道的透析导管后菌血症的发病率与无治疗作用的导管没有差异[141]。也有实验研究了常规抗生素溶液管腔内滴注单独或与抗凝或细胞溶素溶液联合使用的治疗效果。当使用血液透析间歇期抗生素封管时,庆大霉素-柠檬酸盐溶液和甲双二嗪溶液显示对降低菌血症发生具有显著疗效[142-144]。这些措施并未普及,不过在未来有望降低感染率。几项研究显示,应用最佳操作技术和医务人员培训可以改善 CRB 的预后,包括降低抗生素治疗失败率和导管感染率[128,145,146]。Sedalacek 等在一项对 872 例患者长达 476 患者-导管-年的回顾性研究中发现,采用 325 mg 剂量的阿司匹林治疗与减少金黄色葡萄球菌引起的 CRB 有关[147]。并未发现其他抗血小板药物或较低剂量的阿司匹林有此效果,该剂量的阿司匹林疗法对非金黄色葡萄球菌的其他病原体也无效[147]。

耐药性出现

自 1996 年起,世界范围内确定了 5 种万古霉素的最低抑菌浓度(MIC)为 8~16 mg/L 的万古霉素中介的金黄色葡萄球菌(VISA)菌株。2002~2005 年,美国报道了万古霉素最低抑菌浓度≥32 mg/L 的耐万古霉素金黄色葡萄球菌(VRSA)菌株[148]。据报道,对该菌种的新型抗生素治疗包括头孢吡普、奎奴普丁/达福普丁、利奈唑胺、达托霉素。一种较老的药,复方新诺明,似乎也对一些细菌有效[149]。已有利奈唑胺、达托霉素耐药情况的记录[150]。预防耐药细菌传播在限制该类感染的问题上头等重要。

其他动静脉通路并发症

与静脉通路相关的心衰

如果瘘管血流超过心输出量的 20%,有心室功能不全的患者可能出现高输出量性充血性心衰[151]。通过结扎或植入一段逐渐变细的人工血管(a tapered synthetic segment)以降低瘘管血流可减少症状[152-154]。对难治的病例可关闭瘘管(fistula takedown)。根据笔者的经验,这虽然可行但非常少见。

手部缺血

内瘘手术后手部缺血可能是因为动脉供血不足或静脉高压。动脉供血不足是因为动脉血流通过低阻力瘘管直接分流及由于血管窃血,血流从掌弓经桡动脉倒流入瘘管[155]。手部缺血症状通常在瘘管手术后几周可以减轻,但仍需紧密观察。如果症状严重(发冷或失去运动功能),可通过结扎或植入一段逐渐变细的移植血管来减少瘘管血流[152-154]。如果症状持续或威胁到手部的存活,应立即关闭瘘管。

静脉高压可能发生在桡动脉和头静脉的侧-侧吻合术后。如果近端静脉狭窄或阻塞，血流可从瘘管和动脉化的远端静脉系统倒流；手部静脉系统的压力会达到动脉压的水平[155,156]。治疗包括连接远端静脉和治疗静脉狭窄。

动脉瘤和假性动脉瘤

真性动脉瘤在自体内瘘中很常见，一般不会造成问题。只有当动脉瘤长在动脉吻合处或迅速增大并有分离和破裂的危险时才需要外科手术介入[157]。

移植血管的假性动脉瘤对移植血管材料有很大威胁，还可能导致针穿刺部位无法缝合。假性动脉瘤可能迅速膨胀或威胁到其表层皮肤的存活。这些情况下应进行外科干预以预防出血。外科治疗包括切除受累的移植血管片段和植入一段连接移植血管。

维持动静脉通路通畅的策略

预期识别静脉狭窄

静脉狭窄一旦形成，通路内压力增加而通路血流减少。最终通路可能失功；约90%的通路血栓形成与静脉狭窄有关[45,97-99]。2006年更新的NKF-KDOQI血液透析通路指南推荐应对血流动力学上显示明显狭窄的血液透析通路进行预先监测和监控[158]。许多技术可被用于通路狭窄的预先监测（表4.5）。目前并无结论性证据证明监控血管通路可延长通路寿命，但有大量证据支持。绝大多数通路随着时间的延长会发生通路狭窄；如果有计划协调性地进行监测和调整，透析不充分和血栓事件的发生率会降低[159]。每个血液透析室应该成立血液透析管理团队，其职责包括判定通路功能不全的危险、追踪通路并发症发生率和制定延长通路寿命的策略[160]。一些监测和监控通路的方法包括：序贯性通路血流、序贯性动态或静态压力、再循环测量和体格检查。在不同情况下，对移植血管和瘘管最合适的监控技术是不同的。

表4.5 预期识别静脉狭窄的方法

体格检查和临床评估（穿刺的难易度、血液透析后出血时间的延长）

透析静脉压

动态透析静脉压

静态透析静脉压

通路再循环

尿素再循环

通路再循环的直接测量（血液温度监测方法、盐水稀释法、超声稀释法）

通路血流量

多普勒超声成像法

磁共振

超声稀释法

电导稀释法

热稀释法

通路监控项目的目标是发现无症状的，但血流动力学显示有显著狭窄的血液透析通路。发现狭窄并转诊给予适当的介入治疗是保护各次透析充分性和预防血栓形成的关键。血流动力学显示显著狭窄的定义是血管直径减少超过正常的50%以上，并且显示有血流动力学上或临床上的异常，如再循环值异常、静脉压升高、血流减少、肢端肿胀、不能解释的Kt/V降低，或者由于负性动脉泵前压增加而无法达到处方血流量[159]。

临床监测和体格检查

对于瘘管和移植血管，全面监测包括每月由有资质的医生进行体格检查1次[161]。应检查通路有无肿胀，进行脉搏触诊，判断移植血管或瘘管静脉全长有无震颤[162]。手臂上举时没有至少一部分瘘管塌陷者可能存在流出道狭窄。此外,下游狭窄可造成瘘管静脉整体扩张。视诊可发现新动脉瘤的发生或原动脉瘤性状改变。在移植血管动脉段、中部和静脉段可触及震颤预示流速超过 450 ml/min[163]。Agarwal 等证明,在腋窝触及震颤时,移植血管内流速至少达 500 ml/min[164]。通路系统上方和引流静脉上方应该在收缩期和舒张期可以听到持续的低调的杂音。单独收缩期杂音或高调的杂音提示存在狭窄[163]。临床监测通路功能有重要作用。穿刺针拔除后出血时间延长是通路功能不全的晚期信号。手臂水肿是锁骨下静脉狭窄常见的表现。穿刺针难以穿入可能提示了移植血管内狭窄[105]。难以解释的实际获得的透析剂量减少通常是静脉狭窄非常晚期的标志。如果泵前动脉压需低于 -250 mmHg 才能获得目标血流量,则应怀疑动脉流入道狭窄[155]。

通路血流

　　血管通路通畅的主要决定因素是通路血流,通路血流的连续测量是监测血管通路的首选方法。多普勒超声、磁共振和超声稀释法是被广为研究的技术[165]。然而,这些技术所需的专业设备尚未广泛普及。每种用于测量通路血流的技术都有各自的局限性。数据的连续测量和系统趋势分析对检测狭窄和适时通知患者采取干预措施十分关键。

　　通路血流的直接测量可以通过多普勒超声或磁共振影像检查完成。多普勒血流测定可预测通路的通畅性。Shackleton 等[88]报道,移植血管中多普勒血流低于 450 ml/min 对诊断 2~6 周内血栓形成的敏感度达到 83%,特异度达到 75%。Rittgers 等[87]报道认为平均血流 307 ml/min 的移植血管在 2 周内会发生凝血,平均血流在 849 ml/min 的移植血管则可以保持通畅。但是多普勒血流测定存在花费问题和观察者间变异性的问题,因此不能广泛使用。此外,因为穿刺针可引起测量不准确,因此多普勒血流测定不能在血液透析治疗期间使用。磁共振检查可以提供精确的通路血流测量,但价格高昂[166]。

　　测量通路血流的间接技术包括超声稀释法、电导稀释法或热稀释法。详尽的超声稀释技术[167,168]超出了本章的叙述范围。简单地说,逆转血液透析的血流方向。血泵速度设定在 300 ml/min,关闭超滤,从静脉口推注等渗盐水。由于超声在血液中的速度主要由血液蛋白浓度决定,等渗盐水会稀释血液蛋白并根据注射的盐水浓度改变超声的速度。动脉管路上的超声影像血流探测器通过渡越时间法测量血管中的血流,同时通过测量超声影像束的速度监测血液生理盐水的浓度。该测量方式能计算出通路的血流量。这一技术可以在血液透析治疗时进行,可以获得精确的测定结果。

　　近期一项研究显示,超声稀释技术可用于监测通路血流量[169]。在该研究中通路血流测量每月进行 1 次。如果通路血流流速低于 600 ml/min,或降低 20% 且低于 1000 ml/min,则要进行瘘管造影。结果在所有同意进行瘘管造影检查的患者中都发现存在明显的通路狭窄。经皮管腔穿刺造影(PTA)使 80% 的患者通路血流量增加了 20%。这项研究中患者的血栓形成率低于历史对照。研究期间有 10 例出现了血栓形成,其中 8 例患者没有按期做瘘管造影检查或 PTA 失败后拒绝外科手术修正。

　　使用任何间接血流测量方法都可能发生以下常见错误。血流测量前透析机的血泵必须精确校准,但这一点通常被繁忙的医务工作者忽略。通路再循环必须和心肺再循环分开计算(见下文),而高效透析无法做到这点[170]。通路血流量还受到全身和通路阻力之比的影响。在血液透析过程中全身阻力会下降,由于超滤/低血压会导致心输出量或者血压下降[171]。为了减少这些错误,应建立如下规范:每月校准血泵,测量血液透析过程中前90 min的血流量,并采用单次治疗中2次测量值的平均值。除离子透析率测量技术外,所有的血流量测定方法都需要中断或调整血液透析治疗以获取数据[158]。应每月采集数据以备评估。比起单个读数,患者通路数值趋势的系统分析对检测通路功能不全更有价值[170]。

通路内透析压

测量动态静脉压是预先识别静脉狭窄最经济的方法。然而动态静脉透析压受静脉狭窄以外多种因素的影响,因此是检测静脉狭窄最不可靠的方法。由于穿刺针粗细及体外血流量会影响动态静脉透析压,因此这些影响因素必须保持恒定。推荐动态静脉透析压测量应该在一个透析过程开始时采用15号穿刺针(15-gauge needles)测量,且血流应在50~225 ml/min的范围内,因为血流更高时,对血流的抵抗多来自穿刺针而非血液透析通路[172]。而且不同的血液透析机器有不同压力监测仪和不同类型、不同长度的导管。因此每个血液透析室必须建立自己的阈值压力。动态静脉透析压力阈跨度为125~150 mmHg[173]。不同阈值造成各个血液透析室使用该技术的能力大相径庭。动态静脉透析压的测量比通路血流测量的灵敏性和特异性差,且操作者极易出错。一些血液透析室的确不能采用这一技术。

出现静脉狭窄时静态静脉透析压易升高。Besarab 等通过在静脉穿刺针和静脉血路间插入 stopcock-transducer 系统来测量静态静脉透析压。他们每3~4个月测量1次静态静脉透析压。如果静态静脉透析压/收缩压等于0.4时,就进行瘘管造影检查;如果出现管腔狭窄超过50%以上,则需行血管成形术。这项规定形成后,Besarab 所在医疗机构的血管成形术增加了13倍,血栓形成率减少70%,通路再置率减少了79%。以这种方法测量静态静脉透析压需要特殊仪器。简化的技术可能可以使这种方法大为普及。静态通路内压力监测规定在最新的 NKF-KDOQI 临床操作指南血管通路部分有详细讲述[175]。

通路狭窄并不全都发生在静脉流出道,很多情况下,多重狭窄并存于同一通路。通路压力受通路类型和狭窄位置的影响。举个例子,如果狭窄出现在穿刺针之间通路内压力可维持在正常范围内,出现流入道狭窄时压力可降低。原始 AV 瘘的静脉流出道可能是多重平行静脉,通路内压力比就低于移植移植血管的压力比。这些因素都决定了通路内压力的单一测量或通路内压力与系统压力比值较连续测量不可靠。采用通路内压力时,追踪持续随时间改变的压力是监控通路功能不全最有效的方法[176,177]。NKF-KDOQI 2006 年临床操作指南指出,通路内压力与系统压力比值可提示医生进行干预[175]。压力每月至少应监测2次。

已经产生了一项计算机计算公式,该公式利用经验公式来计算相当于通路内压力的值,数据来源于一次血液透析治疗(session)血液透析机储存的动态静脉压力值[178]。在单次治疗中,血液透析机同时记录下许多动态静脉压力值和一个平均动脉压力值。由此计算出通路内压力(从动态静脉压力读数中计算得出)与全身压力的平均等比。通过每次治疗的平均值可描述出趋势。当比值呈上升趋势且超过0.55,通路就有凝血的危险[178]。该技术已投入商业应用,并可提供月度报告和趋势分析。测量在每次血液透析治疗期间完成。

尿素再循环

血液透析通路再循环是指经静脉针回流的透析过的血液从动脉针重回体外循环。透析过的血液重回体外回路减少了跨透析膜的溶质浓度梯度,因此降低了透析的效率。严重的透析再循环可以引起低通路血流和通路血栓形成。通路再循环发生在流速降低至350~500 ml/min时。在这一血流范围内,瘘管可保持通畅,但移植血管却面临血栓形成的危险。因此,再循环并未推荐作为检测移植血管狭窄的常规监控方法[179]。

再循环通常由静脉狭窄引起通路血流量降低或穿刺针连接相反(reversed needles)(详细描述见第五章)引起。当通路血流量低于血泵要求值时,透析过的血液为了满足血泵的要求会再进入体外循环(图4.5)。再循环偶尔也会因为动脉狭窄引起。

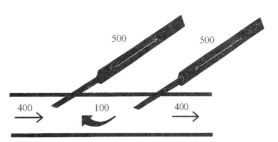

图4.5　由于体外血流量超过通路血流量,通路再循环达20%(获允摘自:Depner TA. Techniques for prospective identification of venous stenosis. *Adv Ren Replace Ther*, 1994;1:119-130.)

根据以下公式计算通路再循环:

再循环百分率=(全身 BUN-动脉血流 BUN)/(全身 BUN-静脉血流 BUN)×100

理想情况下,全身血尿素(BUN)浓度等于入瘘管的血液 BUN 浓度。可见,当动脉血中的尿素浓度低于全身血尿素浓度时就发生了通路再循环,即透析过的血液回流入动脉。

判断通路再循环的失误主要来源于对全身尿素浓度的误判。全身尿素浓度应该与流入通路的血液尿素浓度相等。习惯上,全身血液从对侧手臂(“三针法”)外周静脉取样。这一方法被发现有缺陷,因为它带来 2 种效应:动静脉失衡和静静脉失衡。

第一种使三针取样法产生缺陷的原因是动静脉失衡(或心肺再循环)[180-183]。透析过的血液(含有低浓度尿素)回到中心静脉,稀释了从系统循环返回的血液(含有高浓度尿素),因此降低了中心静脉血液中的尿素浓度(图4.6)。离开左心室及进入血液透析通路的血液中的尿素浓度会低于外周静脉血的尿素浓度。将外周静脉 BUN 值代入再循环公式会高估通路再循环。动静脉失衡的程度随着透析器抽出的尿素值的升高、体外血流量的增加、心输出量的降低而增加。随着体外血流量的增加或心输出量的降低,通过透析器的心输出量也增加,加剧了外周静脉血被透析过的血液稀释。

第二种解释外周静脉血液和进入通路的血液尿素浓度不同的原因是静静脉失衡[180-182,184]。血液透析过程中血液透析通路对侧的手臂灌注低;该肢的尿素清除比充盈良好的身体其他部位差。所以通路对侧手臂静脉中的尿素浓度高于中心静脉的血液和进入通路的血液。这种差异随着时间的延长而增大。同样,将外周静脉 BUN 浓度代入再循环公式会得到偏高的通路再循环结果。

幸运的是,三针法有替代方法。Sherman[181]发明了表4.6所述的方法。在该两针法中,将体外血流量降至 120 ml/min 维持 10 s,以清除动脉中的再循环血液。血泵关闭后从动脉端采取全身血液样本。该技术减少但不消除动静脉失衡的效应;以该方法获取的全身血液会与进入血液透析通路的血液更接近。

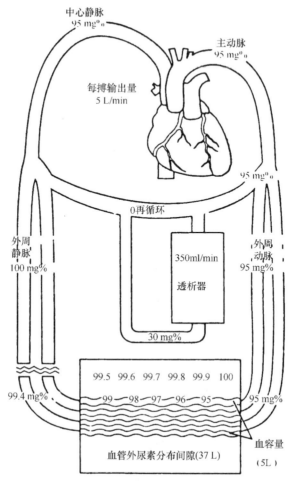

图 4.6 动静脉再循环。透析过的血液绕过全身循环,稀释来自体内的血液,降低中心静脉血中的尿素浓度。由于离开左心室及进入通路的血液尿素浓度低于外周静脉血的尿素浓度,在再循环公式中应用外用静脉血尿素氮的值会高估通路再循环。这种情况下,通路再循环虽然不存在,但使用外周静脉方法的尿素再循环百分比为(100-95)/(100-30)×100% 或 7%(获允摘自:Sherman RA. Recirculation revisited. *Semin Dial*,1991;4:221-223)

表 4.6 尿素再循环的测量方法

血液透析开始后 30 min 关闭超滤
从动脉(A)血液管路和静脉(V)血液管路中取样
立即将体外血流量降低至 120 ml/min
降低血流量后将血泵关闭 10 s
立即在抽血口上方夹紧动脉管路
从动脉管路抽取全身血(S)标本
抽取 3 个标本测定血尿素(BUN)
再循环百分比=(S-A)/(S-V)×100

获允摘自:National Kidney Foundation. *NKF-K/DOQI Clinical Practice Guidelines for Vascular Access*. New York:National Kidney Foundation,2001:48。

目前尚不清楚应该立即进行瘘管造影的尿素再循环阈值,因为通路再循环只有在通路血流量低于血泵要求的体外循环血流量时才会出现[185],所以任何程度的通路再循环都是不正常的。血液温度监控法和盐水稀释法的确证明了再循环不存在于功能良好的瘘管[186,187]。这些技术可以直接测量通路再循环而无需测量尿素;完全消除了动静脉、静静脉失衡效应。

然而,尿素再循环阈值是由三针法(外周静脉)计算得出的,而这种方法高估了通路再循环[188,189]。当使用推荐的两针法时,如果尿素再循环值高于 10% 应做进一步检查[179]。当值高于 20% 时,需要进行瘘管造影检查,在此之前应考虑穿刺针接反的可能性[179]。血液温度监控法和盐水稀释法能更精确地测量再循环,相比以尿素为基础的再循环测量方法,更优先考虑。如果以这些技术测量的再循环超过 5%,应进行瘘管造影检查[179]。

瘘管和移植血管的监测监控

在绝大多数研究中,超声稀释法是间接测量通路血流的参考技术[190]。包括热稀释法和超声稀释法在内的一些技术在测量血流上与多普勒超声成像技术不相上下[191-194]。

对通路狭窄的体格检查精确度高但敏感度差[195]。多普勒超声成像技术和超声稀释法对血栓形成的预测作用相同[159,196]。通常单一监测结果不能决定采取某一治疗,应仔细分析患者通路的趋势,以评判是否存在血流动力学上明显的狭窄而需要静脉造影[190]。

静脉狭窄的治疗

PTA 对治疗自体内瘘和移植血管的静脉狭窄都很有效。预先检测静脉狭窄极为重要;在血栓形成前,行狭窄通路血管修复术的静脉通路通畅率远高于在血栓形成时行通路血管修复术[99,197-199]。血管修复术耐受性好、无需住院,术后可立即行血液透析。静脉狭窄也可通过手术修正。这项操作却常常需要患者住院,而且因其在手臂向上延长瘘管,损耗了一段静脉,使得潜在的血管通路位置受到损失。比较 PTA 和手术修正效果的研究结论不一致[200,201],因而无法权衡优劣来进行推荐。

PTA 治疗静脉-移植血管吻合口损伤(图 4.7)、近端静脉损伤、中心静脉损伤(图 4.8)、移植血管内损伤都很有效。而且 PTA 可纠正多处静脉狭窄、长的(6~40 cm)静脉狭窄和完全静脉阻塞[98]。82%~94% 的病例初次治疗可以获得技术成功。在一项大样本、精心设计的研究中,成功治疗定义为维持移植血管通畅,而且不需要重复治疗;6 个月的成功率(无辅助通畅率)为 61%,1 年的成功率为 38%[105]。重复治疗的成功率与初次治疗并无差异。其他研究者的研究结果也相似[98,101,200,202-207]。相反,一些小样本、随机试验的结果对 PTA 作为治疗方案的持久性提出过质疑[208,209]。

经皮植入能自我延伸的血管内支架已被用于与 PTA 一起治疗静脉狭窄。一项随机试验比较了 PTA 和 PTA 联合血管内支架治疗静脉-移植血管吻合口损伤的疗效,结果试验证明植入血管内支架并无优势[210]。早期数据提示,治疗弹性狭窄时应慎用支架[211]。曾发现植入血管内支架有延缓弹性狭窄复发的作用——这种狭窄随着气囊的充盈而压缩、气囊漏气而膨胀。弹性损伤是大约 20% 中心损伤的原因。早期试验中并未发现简易不锈钢支架有改善通畅性的作用。而近期研究使用的涤纶涂层镍合金支架有望有所突破。自我涂层支架,比如那些用于冠脉的支架,在静脉狭窄中尚未进行过实验。理论上它们应该有更佳的表现,因为支架展开后可抑制增生。

瘘管血栓形成的治疗

血栓一旦形成,可采用外科血栓切除术、药物机械溶栓术或机械溶栓术。无论采用何种方法,都需要修复静脉狭窄以维持通路通畅。Palder 等[45]证明,外科血栓切除术联合静脉狭窄旁路术(图 4.9)产生的通畅性的效果明显优于单纯血栓切除术或血管补片成形术。近来有报道称外科血栓切除术联合 PTA 与外科血栓切除术联合外科修整术的效果相同[212]。尽管外科血栓切除术、药物机械溶栓术或机械溶栓术是治疗有血栓形成的移植血管的好方法,但是在大多数血液透析中心,这些方法对形成血栓的自体内瘘治疗无效。不过还是可以尝试的。

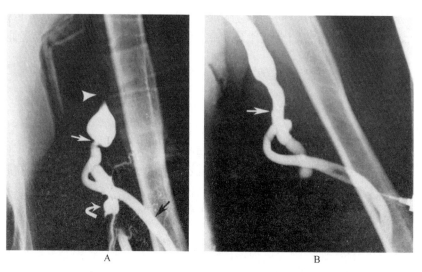

图 4.7　经皮腔内穿刺血管造影术前(A)和术后(B)的静脉–移植血管吻合术处狭窄
(获允摘自:Schwab SJ, et al. Transluminal angioplasty of venous stenoses in polytetrafluor
oethylene vascular access grafts. *Kidney Int*, 1987;32:395-398.)

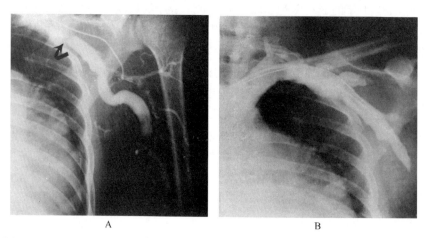

图 4.8　经皮腔内穿刺血管造影术前(A)和术后(B)的锁骨下静脉狭窄(获允摘自:
Schwab SJ, et al. Hemodialysis-associated subclavian vein stenosis. *Kidney Int*, 1988;33:
1156-1159.)

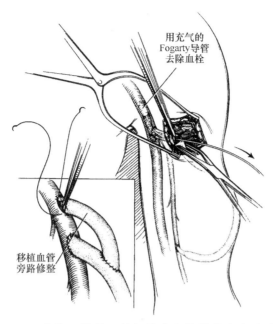

图 4.9　聚四氟乙烯（PTFE）移植血管的血栓切除术和静脉狭窄旁路建立（获允摘自：Stickel DL. Renal dialysis access procedures//Sabiston DC. *Atlas of General Surgery*. Philadelphia：WB Saunders，1994：90-98.）

　　药物机械溶栓术（脉冲–喷射溶栓术）[198,213]中，进行血管成形术以决定凝血的范围、暴露移植血管和引流静脉。两根有近距离侧洞的导管呈"十"字形插入移植血管中部（图 4.10）。一种溶栓剂被高压"喷"入凝血块，通过药理和机械方式达到溶栓的目的。随后应用一种血管成形术球囊撕裂残余的凝血块，并扩张静脉狭窄部位。

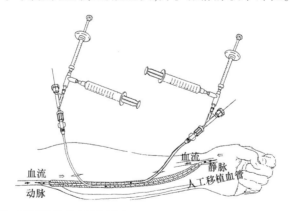

图 4.10　脉冲–喷雾溶栓术（获允摘自：AngioDynamics Inc.，Glens Falls，New York.）

　　机械溶栓术[198]与药物机械溶栓术类似，但不使用溶栓剂。通过一根脉冲–喷射导管注入生理盐水以撕裂凝血块。应用血管成形术球囊进一步撕裂残余的凝血块，并扩张静脉狭窄部位。应用栓塞切除导管去除动脉活塞，用生理盐水冲洗清除所有残留的血块。

这些技术可能持续 1~2 h,之后移植血管可立即应用于血液透析。对照研究证明这些技术均同样有效[214-216];两种技术在初期应用时成功率都很高,90 天无辅助通畅率达 30% ~ 48%[198,213-216]。外科血栓切除术和修整术可达到相似的通畅率[217,218],但外科治疗通常会出现延迟瘘管应用、需住院、通路向肢端上面延伸的问题。

几种方法各有优势。患者接受外科血栓切除术还是非手术技术治疗应根据医疗机构血管外科医生及血管造影医生的经验决定。

预防通路血栓形成的其他措施

有研究评估了预先使用抗凝剂对延长通路寿命的作用。有两项随机对照试验(一项使用低剂量华法林,另一项使用氯吡格雷加阿司匹林)都未能证明可以减少血栓形成事件的发生或延长移植血管的生存期。两种方法治疗的患者都出现了出血并发症增加[219,220]。一项前瞻性随机试验提示,新近植入 PTFE 移植血管的患者使用双嘧达莫后血栓形成率降低,而阿司匹林并无此效果[211]。但是对移植血管曾经有过血栓的患者双嘧达莫并无裨益。鱼油具有抑制环氧合酶或预防内膜增生的作用,可能对预防通路血栓形成有用。一项小样本随机研究发现,每日 4000 mg 鱼油可以增加新近植入的移植血管的通畅率[222]。血管紧张素转换酶(ACE)抑制剂也可能有效。动物模型显示,血管紧张素 II 可以诱导平滑肌增生,而 ACEI 则可以预防心肌内膜增生。一项对移植血管使用寿命的研究显示 ACEI 治疗与通路的生存率提高相关[223]。

三、总结

双腔中心静脉导管是紧急血液透析(acute hemodialysis)的首选血管通路。有经验的操作者在超声引导下进行插管很少会出现插管并发症。采取一些措施可能可以减少导管相关感染。导管血栓形成仍是目前棘手的问题,解决方法有管腔滴注溶解制剂或导丝引导下更换导管。由于锁骨下静脉插管可能导致锁骨下静脉狭窄的发生,应避免锁骨下静脉插管。

首次自体动静脉内瘘最不易出现远期并发症,因此仍是慢性血管通路的首选。在预计要进行血液透析前数月进行精心准备可增加首次动静脉内瘘形成的成功率并缩短插管透析时间。若自体内瘘不能形成,可用 PTFE 移植血管替代。不推荐使用带克夫的导管作为永久性血管通路。永久性血管通路一旦建立,如何维持其通畅成为肾脏科医生、血液透析医务人员、血管外科医生、血管造影医师持续面临的挑战。

血栓形成是血管通路丢失的最主要原因,而静脉狭窄是血管通路血栓形成的主因。预先检查并纠正静脉狭窄对延长通路通畅很重要。需要建立一支血管通路团队,运用多种监控方法对通路的血流进行常规监控,来保护通路功能。

(严玉澄　译)

参 考 文 献

1. Quinton W, et al. Cannulation of blood vessels for prolonged hemodialysis. *ASAIO Trans* 1960;6:104.
2. Gravenstein N, et al. In vitro evaluation of relative perforating potential of central venous catheters. *J Clin Monit* 1991;7:1–6.
3. Cohen AM, et al. Simplified technique for placement of long-term central venous silicone catheters. *Surg Gynecol Obstet* 1982;154:721–724.
4. Kelber J, et al. Factors affecting the delivery of high-efficiency dialysis using temporary vascular access. *Am J Kidney Dis* 1993;22:24–29.
5. National Kidney Foundation. *NKF-K/DOQI clinical practice guidelines for vascular access*. New York: National Kidney Foundation, 2006:197–200.
6. Weijmer MC, et al. Compared to tunneled cuffed hemodialysis catheters, temporary untunnelled catheters are associated with more complications already within two weeks of use. *Nephrol Dial Transplant* 2004;19:670–677.
7. Sznajder JI, et al. Central vein catheterization: failure and complication rates by three percutaneous approaches. *Arch Intern Med* 1986;146:259–261.
8. Stuart RK, et al. Incidence of arrhythmia with central venous catheter insertion and exchange. *JPEN J Parenter Enteral Nutr* 1990;14:152–155.
9. Brother TE, et al. Experience with subcutaneous infusion ports in three hundred patients. *Surg Gynecol Obstet* 1988;166:295–301.
10. Goldfarb G, et al. Percutaneous cannulation of the internal jugular vein in patients with coagulopathies: an experience based on 1,000 attempts. *Anesthesiology* 1982;56:321–323.
11. Vanholder R, et al. Morbidity and mortality of central venous catheter hemodialysis: a review of 10 years' experience. *Nephron* 1987;47:274–279.
12. Vanherweghem JL, et al. Complications related to subclavian catheters for hemodialysis. *Am J Nephrol* 1986;6:339–345.
13. Uldall PR. Temporary vascular access for hemodialysis. In: Nissenson AR, et al., eds. *Dialysis therapy*, 2nd ed. Philadelphia: Hanley and Belfus, 1993:5–10.
14. Briscoe CE, et al. Extensive neurological damage after cannulation of the internal jugular vein. *Br Med J* 1984;288:1195–1196.
15. Blitt CD, et al. An unusual complication of percutaneous internal jugular vein cannulation: puncture of an endotracheal cuff. *Anesthesiology* 1974;40:306–307.
16. Butsch JL, et al. Bilateral vocal cord paralysis: a complication of percutaneous cannulation of the internal jugular vein. *Arch Surg* 1976;111:828–829.
17. Jaques PF, et al. Ultrasound guidance for vascular access. Technical note. *J Vasc Interv Radiol* 1992;3:427–430.
18. Troianos CA, et al. Ultrasound-guided cannulation of the internal jugular vein. A prospective, randomized study. *Anesth Analg* 1991;72:823–826.
19. Hartle E, et al. Ultrasound guided cannulation of the femoral vein for acute hemodialysis access [abstract]. *J Am Soc Nephrol* 1993;4:352.
20. Cheesbrough JS, et al. A prospective study of the mechanisms of infection associated with hemodialysis catheters. *J Infect Dis* 1986;154:579–589.
21. Oliver MJ, et al. Risk of bacteremia from temporary hemodialysis catheters by site of insertion and duration of use: a prospective study. *Kidney Int* 2000;58:2543–2545.
22. Kairaitis LK, et al. Outcome and complications of temporary hemodialysis catheters. *Nephrol Dial Transplant* 1999;14:1710–1714.
23. Maki DG, et al. Prospective randomised trial of povidone-iodine, alcohol, and chlorhexidine for prevention of infection associated with central venous and arterial catheters. *Lancet* 1991;338:339–343.
24. Chaiyakunapruk N, et al. Chlorhexidine compared with povidone-iodine solution for vascular catheter-site care: a meta-analysis. *Ann Intern Med* 2002;136:792–801.
25. O'Grady NP, et al. Guidelines for the prevention of intravascular catheter-related infections. *Clin Infect Dis* 2002;35:1281–1307.
26. Levin A, et al. Prevention of hemodialysis subclavian vein catheter infection by topical povidone-iodine. *Kidney Int* 1991;40:934–938.
27. Lok CE, et al. Hemodialysis infection prevention with polysporin ointment. *J Am Soc Nephrol* 2003;13:169–179.
28. Sesso R, et al. Staphylococcus aureus prophylaxis in hemodialysis patients using central venous catheter: effect of mupirocin ointment. *J Am Soc Nephrol* 1998;9:1085–1092.
29. Johnson DW, et al. A randomized, controlled trial of topical exit site mupirocin application in patients with tunneled, cuffed hemodialysis catheters. *Nephrol Dial Transplant* 2002;17:1802–1807.
30. Make DG, et al. A prospective, randomized trial of gauze and two polyurethane dressings for site care of pulmonary artery catheters: Implications for catheter management. *Crit Care Med* 1994;22:1729–1737.
31. Conly JM, et al. A prospective, randomized study comparing transparent and dry gauze dressings for central venous catheters. *J Infect Dis* 1989;159:310–319.
32. Center for Disease Control and Prevention. Guidelines for hand hygiene in health-care settings. *MMWR Morb Mortal Wkly Rep* 2002;51(RR16):1–44.
33. Arenas MD, et al. A multicentric survey of the practice of hand hygiene in hemodialysis units: factors affecting compliance. *Nephrol Dial Transplant* 2005;20:1164–1171.
34. Kim SH, et al. Prevention of uncuffed hemodialysis catheter-related bacteremia using an antibiotic lock technique: a prospective, randomized clinical trial. *Kidney Int* 2006;69:161–164.
35. Zacharias JM, et al. Alteplase versus urokinase for occluded hemodialysis catheters. *Ann Pharmacother* 2003;37:27–33.
36. Brismar B, et al. Diagnosis of thrombosis by catheter phlebography after prolonged central venous catheterization. *Ann Surg* 1981;194:779–783.
37. Davis D, et al. Subclavian venous stenosis: a complication of subclavian dialysis. *JAMA* 1984;252:3404–3406.
38. Fant GF, et al. Late vascular complications of the subclavian dialysis catheter. *Am J Kidney Dis* 1986;3:225–228.
39. Barrett N, et al. Subclavian stenosis: a major complication of subclavian dialysis catheters. *Nephrol Dial Transplant* 1988;3:423–425.
40. Cimochowski GE, et al. Superiority of the internal jugular over the subclavian access for temporary dialysis. *Nephron* 1990;54:154–161.
41. Schillinger F, et al. Post catheterisation vein stenosis in haemodialysis: comparative angiographic study of 50 subclavian and 50 internal jugular accesses. *Nephrol Dial Transplant* 1991;6:722–724.
42. Schwab SJ, et al. Hemodialysis associated subclavian vein stenosis. *Kidney Int* 1988;33:1156–1159.
43. Falk A, et al. Conversion of temporary hemodialysis catheters to tunneled hemodialysis catheters. *Clin Nephrol* 2005;63:209–214.
44. Brescia MJ, et al. Chronic hemodialysis using venipuncture and a surgically created arteriovenous fistula. *N Engl J Med* 1966;275:1089–1092.
45. Palder SB, et al. Vascular access for hemodialysis: patency rates and results of revision. *Ann Surg* 1985;202:235–239.
46. Winsett OE, et al. Complications of vascular access for hemodialysis. *South Med J* 1985;78:513–517.
47. DeMeester J, et al. Factors affecting catheter and technique survival in permanent silicone single lumen dialysis catheters [abstract]. *J Am Soc Nephrol* 1992;3:361.
48. Moss AH, et al. Use of a silicone dual lumen catheter with a Dacron cuff as a long-term vascular access for hemodialysis patients. *Am J Kidney Dis* 1990;16:211–215.
49. National Kidney Foundation. *NKF-K/DOQI clinical practice guidelines for hemodialysis adequacy*. New York: National Kidney Foundation, 2006:28–32.
50. Suhocki PV, et al. Silastic cuffed catheters for hemodialysis vascular access: thrombolytic and mechanical correction of malfunction. *Am J Kidney Dis* 1996;28:379–386.
51. Beathard GA, et al. Initial clinical results with the LifeSite hemodialysis access system. *Kidney Int* 2000;58:2221–2227.
52. Schwab SJ, et al. Multicenter clinical trial results with the LifeSite hemodialysis access system. *Kidney Int* 2002;62:1026–1033.
53. Rayan SS, et al. The LifeSite Hemodialysis Access System in patients with limited access. *J Vasc Surg* 2003;38:714–718.
54. Nosher JL, et al. Radiologic placement of a low profile implantable

venous access port in a pediatric population. *Cardiovasc Intervent Radiol* 2001;24:395–399.

55. National Kidney Foundation. *NKF-K/DOQI clinical practice guidelines for hemodialysis adequacy.* New York: National Kidney Foundation, 2006:199.

56. Ross JR, et al. Successful treatment of a LifeSite Hemodialysis Access System pocket infection with large-volume kanamycin solution irrigation. *Adv Ren Replace Ther* 2003;10:248–253.

57. Pisoni RL, et al. Vascular access use in Europe and the United States: results from the DOPPS. *Kidney Int* 2002;61:305–316.

58. Mehta S. Statistical summary of clinical results of vascular access procedures for hemodialysis In Sommer BG, Henry ML, eds. *Vascular access for hemodialysis-II*, 2nd ed. Chicago, IL: Gore, 1991:145–157.

59. Kaufman JL. The decline of the autogenous hemodialysis access site. *Semin Dial* 1995;8:59–61.

60. Woods JD, et al. The impact of vascular access for hemodialysis on patient morbidity and mortality. *Nephrol Dial Transplant* 1997;12:657–659.

61. Xue JL, et al. The association of initial hemodialysis access type with mortality outcomes in elderly Medicare ESRD patients. *Am J Kidney Dis* 2003;42:1013–1019.

62. Polkinghorne KR, et al. Vascular access and all-cause mortality: a propensity score analysis. *J Am Soc Nephrol* 2004;15:477–486.

63. US Renal Data System (USRDS). *The cost effectiveness of alternative types of vascular access and the economic cost of ESRD.* Bethesda, MD: National Institutes of Health, National Institute of Diabetes and Digestive and Kidney Diseases, 1995:139–157.

64. Feldman HI, et al. Hemodialysis vascular access morbitiy. *J Am Soc Nephrol* 1996;7:523–535.

65. National Kidney Foundation. *NKF-K/DOQI clinical practice guidelines for hemodialysis adequacy.* New York: National Kidney Foundation, 2006:184–186.

66. Allon M, et al. Effects of preoperative sonographic mapping on vascular access outcomes in hemodialysis patients. *Kidney Int* 2001;60:2013–2020.

67. Ascher E, et al. Changes in the practice of angioaccess surgery: impact of dialysis outcome and quality initiative recommendations. *J Vasc Surg* 2000;31:84–92.

68. Gibson KD, et al. Assessment of a policy to reduce placement of prosthetic hemodialysis access. *Kidney Int* 2001;59:2335–2345.

69. Silva MB Jr, et al. A strategy for increasing use of autogenous hemodialysis access procedures: impact of preoperative noninvasive evaluation. *J Vasc Surg* 1998;27:302–308.

70. Stone WJ, et al. Therapeutic options in the management of end-stage renal disease. In: Jacobson HR, et al., eds. *The principles and practice of nephrology.* Philadelphia: BC Decker, 1991:736–739.

71. Gonsalves CF, et al. Incidence of central vein stenosis and occlusion following upper extremity PICC and port placement. *Cardiovasc Intervent Radiol* 2003;26:123–127.

72. Abdullah BJ, et al. Incidence of upper limb venous thrombosis associated with peripherally inserted central catheters (PICC). *Br J Radiol* 2005;78:596–600.

73. Allen AW, et al. Venous thrombosis associated with the placement of peripherally inserted central catheters. *J Vasc Interv Radiol* 2000;11:1309–1314.

74. Martin C, et al. Upper-extremity deep vein thrombosis after central venous catheterization via the axillary vein. *Crit Care Med* 1999;27:2626–2629.

75. National Kidney Foundation. *NKF-K/DOQI clinical practice guidelines for hemodialysis adequacy.* New York: National Kidney Foundation, 2006:188–191.

76. Smits JH, et al. Hemodialysis access imaging: comparison of flow-interrupted contrast-enhanced MR angiography and digital subtraction angiography. *Radiology* 2002;225:829–834.

77. Mendes RR, et al. Prediction of wrist arteriovenous fistula maturation with preoperative vein mapping with ultrasonography. *J Vasc Surg* 2002;36:460–463.

78. National Kidney Foundation. *NKF-K/DOQI Clinical practice guidelines for vascular access.* New York: National Kidney Foundation, 2006:192–195.

79. Hossny A. Brachiobasilic arteriovenous fistula: different surgical techniques and their effects on fistula patency and dialysis-related complications. *J Vasc Surg* 2003;37:821–826.

80. Segal JH, et al. Vascular access outcomes using the transposed basilica vein arteriovenous fistula. *Am J Kidney Dis* 2003;42:151–157.

81. Zeilinski CM, et al. Delayed superficialization of the brachiobasilic fistula: technique and initial experience. *Arch Surg* 2001;136:929–932.

82. National Kidney Foundation. *NKF-K/DOQI clinical practice guidelines for hemodialysis adequacy.* New York: National Kidney Foundation, 2006:193.

83. Hakim RM, et al. Effects of dose of dialysis on morbidity and mortality. *Am J Kidney Dis* 1994;23:661–669.

84. Anderson CB, et al. Blood flow measurements in arteriovenous dialysis fistulas. *Surgery* 1977;81:459–461.

85. Moran MR, et al. Flow of dialysis fistulas. *Nephron* 1985;40:63–66.

86. Burdick JF, et al. Experience with Dacron graft arteriovenous fistulas for dialysis access. *Ann Surg* 1978;187:262–266.

87. Rittgers SE, et al. Noninvasive blood flow measurement in expanded polytetrafluoroethylene grafts for hemodialysis access. *J Vasc Surg* 1986;3:635–642.

88. Shackleton CR, et al. Predicting failure in polytetrafluoroethylene vascular access grafts for hemodialysis: a pilot study. *Can J Surg* 1987;30:442–444.

89. Strauch BS, et al. Forecasting thrombosis of vascular access with Doppler color flow imaging. *Am J Kidney Dis* 1992;19:554–557.

90. Depner TA, et al. Longevity of peripheral A-V grafts and fistulae for hemodialysis is related to access blood flow [abstract]. *J Am Soc Nephrol* 1996;7:1405.

91. Kherlakian GM, et al. Comparison of autogenous fistula versus expanded polytetrafluoroethylene graft fistula for angioaccess in hemodialysis. *Am J Surg* 1986;152:238–243.

92. Shusterman NH, et al. Successful use of double-lumen, silicone rubber catheters for permanent hemodialysis access. *Kidney Int* 1989;35:837–890.

93. Gibson SP, et al. Five years experience with Quinton Permcath for vascular access. *Nephrol Dial Transplant* 1991;6:269–274.

94. Lund GB, et al. Outcome of tunneled hemodialysis catheters placed by radiologists. *Radiology* 1996;198:467–472.

95. Merpot M, et al. Fibrin sheath stripping versus catheter exchange for the treatment of failed tunneled hemodialysis catheters: randomized clinical trial. *J Vasc Interv Radiol* 2000;11:1115–1120.

96. Schwab SJ. Hemodialysis vascular access. In: Jacobson HR, et al. eds. *The principles and practice of nephrology.* Philadelphia: BC Decker, 1991:766–772.

97. Etheredge EE, et al. Salvage operations for malfunctioning polytetrafluoroethylene hemodialysis access grafts. *Surgery* 1983;94:464–470.

98. Beathard GA. Percutaneous angioplasty for the treatment of venous stenosis: a nephrologist's view. *Semin Dial* 1995;8:166–170.

99. Beathard GA. Percutaneous therapy of vascular access dysfunction: optimal management of access stenosis and thrombosis. *Semin Dial* 1994;7:165–167.

100. Bone GE, et al. Management of dialysis fistula thrombosis. *Am J Surg* 1979;138:901–906.

101. Schwab SJ, et al. Prevention of hemodialysis fistula thrombosis: early detection of venous stenoses. *Kidney Int* 1989;36:707–711.

102. Lilly RZ, et al. Predictors of arteriovenous graft patency after radiologic intervention in hemodialysis patients. *Am J Kidney Dis* 2001;37:945–953.

103. Asif A, et al. Inflow stenosis in arteriovenous fistulas and grafts: a multicenter, prospective study. *Kidney Int* 2005;67:1986–1992.

104. Beathard GA. Percutaneous transvenous angioplasty in the treatment of vascular access stenosis. *Kidney Int* 1992;42:1390–1397.

105. Carty GA, et al. Mid-graft stenosis in expanded polytetrafluoroethylene hemodialysis conduits. *Dial Transplant* 1990;19:486–489.

106. Ponec D, et al. Recombinant tissue plasminogen activator (alteplase) for restoration of flow in occluded central venous access devices—a double-blind placebo-controlled trial: the cardiovascular thrombolytic to open occluded lines (COOL) efficacy trial. *J Vasc Interv Radiol* 2001;12:951–955.

107. Crain MR, et al. Fibrin sleeve stripping for salvage of failing hemodialysis catheters. *Radiology* 1996;198:41–44.

108. Beathard GA. Dysfunction of new catheters by old fibrin sheaths.

Semin Dial 2004;17:243–244.

109. Stevenson KB. Manangement of hemodialysis access infection. In: Gray RJ, Sands JS, eds. *Dialysis access: a multidisciplinary approach.* Philadelphia, PA: Lippincott Williams & Wilkins, 2002:98–106.

110. Bhat DJ, et al. Management of sepsis involving expanded polytetrafluoroethylene grafts for hemodialysis access. *Surgery* 1980;87:445–450.

111. Munda R, et al. Polytetrafluoroethylene graft survival in hemodialysis. *JAMA* 1983;249:219–222.

112. Keane WF, et al. Incidence and type of infections occurring in 445 chronic hemodialysis patients. *ASAIO Trans* 1977;23:41–46.

113. Dobkin JF, et al. Septicemia in patients on chronic hemodialysis. *Ann Intern Med* 1987;88:28–33.

114. Higgins RM. Infections in a renal unit. *QJM* 1989;70:41–51.

115. Kaplowitz LG, et al. A prospective study of infections in hemodialysis patients: patient hygiene and other risk factors for infection. *Infect Control Hosp Epidemiol* 1988;9:534–541.

116. O'Brien TF. Infection in dialysis and transplant patients. In: Tilney NL, et al., eds. *Surgical care of the patient with renal failure.* Philadelphia: WB Saunders, 1982:67–97.

117. Morgan AP, et al. Femoral triangle sepsis in dialysis patients. *Ann Surg* 1980;191:460–464.

118. National Kidney Foundation. *NKF-K/DOQI clinical practice guidelines for vascular access.* New York: National Kidney Foundation, 2006:243–247.

119. Hill RL, et al. Nasal carriage of MRSA: the role of mupirocin and outlook for resistance. *Drugs Exp Clin Res* 1990;16:397–402.

120. Cookson BD, et al. Mupirocin resistance in staphylococci. *J Antimicrob Chemother* 1990;25:497–501.

121. Johnson DW, et al. Randomized controlled trial of topical exit-site application of honey (Medihoney) versus mupirocin for the prevention of catheter-associated infections in hemodialysis patients. *J Am Soc Nephrol* 2005;16:1456–1462.

122. Mermel LA, et al. Guidelines for the treatment of intravascular catheter-related infections. *Clin Infect Dis* 2001;32:1249–1272.

123. National Kidney Foundation. *NKF-K/DOQI clinical practice guidelines for vascular access.* New York: National Kidney Foundation, 2006.

124. Hoen B, et al. EPIBACDIAL: a multicenter prospective study of risk factors for bacteremia in chronic hemodialysis patients. *J Am Soc Nephrol* 1998;9:869–876.

125. Pastan S, et al. Vascular access and increased risk of death among hemodialysis patients. *Kidney Int* 2002;62:620–626.

126. Allon M, et al. Impact of dialysis dose and membrane on infection-related hospitalization and death: results of the HEMO study. *J Am Soc Nephrol* 2003;14:1863–1870.

127. Allon M, et al. Dialysis catheter-related bacteremia: treatment and prophylaxis. *Am J Kidney Dis* 2004;44:779–791.

128. Beathard GA, et al. Catheter management and protocol for catheter-related bacteremia prophylaxis. *Semin Dial* 2003;16:403–405.

129. Safdar N, et al. Meta-analysis: methods for diagnosing intravascular device-related bloodstream infection. *Ann Intern Med* 2005;142:451–466.

130. Marr KA, et al. Catheter-related bacteremia and outcome of attempted catheter salvage in patients undergoing hemodialysis. *Ann Intern Med* 1997;127:275–280.

131. Shaffer D. Catheter-related sepsis complicating long-term, tunneled central venous dialysis catheters: management by guidewire exchange. *Am J Kidney Dis* 1995;25:593–596.

132. Beathard GA. Management of bacteremia associated with tunneled-cuffed hemodialysis catheters. *J Am Soc Nephrol* 1999;10:1045–1049.

133. Saad TF, et al. Bacteremia associated with tunneled, cuffed hemodialysis catheters. *Am J Kidney Dis* 1999;34:114–124.

134. Allon M. Saving infected catheters: why and how. *Blood Purif* 2005; 23:23–28.

135. Krishnasami Z, et al. Management of hemodialysis catheter-related bacteremia with an adjunctive antibiotic lock solution. *Kidney Int* 2002;61:1136–1142.

136. Poole CV, et al. Treatment of catheter-related bacteremia with an adjunctive antibiotic lock solution. *Kidney Int* 2002;61:1136–1142.

137. Lewis K, et al. Riddle of biofilm resistance. *Antimicrob Agents Chemother* 2001;45:999–1007.

138. Vardhan A, et al. Treatment of hemodialysis catheter-related

infections. *Nephrol Dial Transplant* 2002;17:1149–1150.

139. Fernandez-Hidalgo N, et al. Antibiotic-lock therapy for long-term intravascular catheter-related bacteremia: results of an open, non-comparative study. *J Antimicrob Chemother* 2006;57:1172–1180.

140. Maya ID, et al. Treatment of dialysis catheter-related bacteremia with an antimicrobial lock: a quality improvement report. *Am J Kidney Dis* 2007;50:289–295.

141. Trerotola SO, et al. Tunneled hemodialysis catheters: use of a silver-coated catheter for prevention of infection-A randomized study. *Radiology* 1998;207:491–496.

142. Dogra GK, et al. Prevention of tunneled hemodialysis catheter-related infections using catheter-restricted filling with gentamicin and citrate: a randomized controlled study. *J Am Soc Nephrol* 2002;13:2133–2139.

143. Allon M, et al. Prophylaxis against catheter-related bacteremia with a novel antimicrobial lock solution. *Clin Infect Dis* 2003;36: 1539–1544.

144. Betjes MG, et al. Prevention of dialysis catheter-related sepsis with a citrate-taurolidine-containing lock solution. *Nephrol Dial Transplant* 2004;19:1546–1551.

145. Mokrzycki MH, et al. An interventional controlled trial comparing two management models for the treatment of tunneled cuffed catheter bacteremia: a collaborative team model versus usual physician-managed care. *Am J Kidney Dis* 2006;48:587–595.

146. Warren DK, et al. A multicenter intervention to prevent catheter-associated blood stream infections. *Infect Control Hosp Epidemiol* 2006;27:662–669.

147. Sedalacek M, et al. Aspirin treatment is associated with significantly decreased risk of Staphylococcal aureus bacteremia in hemodialysis patients with tunneled catheters. *Am J Kidney Dis* 2007;49:401–408.

148. Appelbaum PC. MRSA-the tip of the iceberg. *Clin Microbiol Infect* 2006;12:3–10.

149. McDonald LC, et al. Vancomycin intermediate and resistant staphylococcus aureus. What the nephrologist needs to know. *Nephrol News Issues* 2004;18:63–63.

150. Pai AB, et al. Optimizing antimicrobial therapy for gram-positive bloodstream infections in patients on hemodialysis. *Adv Chronic Kidney Dis* 2006;13:259–270.

151. Anderson CB, et al. Cardiac failure and upper extremity arteriovenous dialysis fistulas. *Arch Intern Med* 1976;136:292–297.

152. West JC, et al. Arterial insufficiency in hemodialysis access procedures: correction by "banding" technique. *Transplant Proc* 1991;23:1838–1840.

153. Rivers SP, et al. Correction of steal syndrome secondary to hemodialysis access fistulas: a simplified quantitative technique. *Surgery* 1992;112:593–597.

154. Kirkman RL. Technique for flow reduction in dialysis access fistulas. *Surg Gynecol Obstet* 1991;172:231–233.

155. Tawa NE, et al. Angioaccess in the renal failure patient. In: Maher JF, ed. *Replacement of renal function by dialysis*, 3rd ed. Boston: Kluwer Academic Publishers, 1989:218–228.

156. Bell PRF, et al. Vascular access for hemodialysis. In: Nissenson AR, et al., eds. *Clinical dialysis*, 2nd ed. Norwalk: Appleton & Lange, 1990: 26–44.

157. National Kidney Foundation. *NKF-K/DOQI clinical practice guidelines for vascular access.* New York: National Kidney Foundation, 2006:237–238.

158. National Kidney Foundation. *NKF-K/DOQI clinical practice guidelines for vascular access.* New York: National Kidney Foundation, 2006:210–213.

159. Lok CE, et al. Reducing vascular access morbidity: a comparative trial of two vascular access monitoring strategies. *Nephrol Dial Transplant* 2003;18:1174–1180.

160. Allon M, et al. A multidisciplinary approach to hemodialysis access: prospective evaluation. *Kidney Int* 1998;53:473–479.

161. Besarab A, et al. Detection of access strictures and outlet stenoses in vascular accesses. Which test is best? *ASAIO J* 1997;43:M543–M547.

162. Campos RP, et al. Stenosis in hemodialysis arteriovenous fistula: evaluation and treatment. *Hemodial Int* 2006;10:152–161.

163. Trerotola SO, et al. Screening for access graft malfunction: comparison of physical examination with US. *J Vasc Interv Radiol* 1996;7:15–20.

164. Agarwal R, et al. Buzz in the axilla: a new physical sign in hemodialysis forearm graft evaluation. *Am J Kidney Dis* 2001;38:853–857.

165. National Kidney Foundation. *NKF-K/DOQI clinical practice guidelines for vascular access.* New York: National Kidney Foundation, 2006:217–233.

166. Oudenhaven LFIJ, et al. Magnetic resonance, a new method for measuring blood flow in hemodialysis fistulae. *Kidney Int* 1994;45:884–889.

167. Krivitsky NM. Theory and validation of access flow measurement by dilution technique during hemodialysis. *Kidney Int* 1995;48: 244–250.

168. Depner TA, et al. Clinical measurement of blood flow in hemodialysis access fistulae and grafts by ultrasound dilution. *ASAIO J* 1995; 41:M745–M749.

169. Schwab SJ, et al. Hemodialysis arteriovenous access: detection of stenosis and response to treatment by vascular access blood flow. *Kidney Int* 2001;59:358–362.

170. Depner TA. Analysis of new methods for access monitoring. *Semin Dial* 1999;12:376–381.

171. Pandeya S, et al. The relationship between cardiac output and access flow during hemodialysis. *ASAIO J* 1999;45:135–138.

172. Kumar V, et al. Arteriovenous access for hemodialysis. In: Daugardis JT, Blake PG, Ing TS, eds. *Handbook of dialysis.* Philadelphia, Lippincott Williams & Wilkins, 2007:118–119.

173. National Kidney Foundation. *NKF-K/DOQI clinical practice guidelines for vascular access.* New York: National Kidney Foundation, 2006:218–220.

174. Besarab A, et al. Utility of intra-access pressure monitoring in detecting and correcting venous outlet stenoses prior to thrombosis. *Kidney Int* 1995;47:1364–1373.

175. National Kidney Foundation. *NKF-K/DOQI clinical practice guidelines for vascular access.* New York: National Kidney Foundation, 2006:212.

176. Spergel LM, et al. Static intra-access pressure ratio does not correlate with access blood flow. *Kidney Int* 2004;66:1512–1516.

177. Besarab A, et al. Pressure measurement in the surveillance of vascular accesses. In: Gray RJ, Sands JJ, eds. *Dialysis access: a multidisciplinary approach.* Philadelphia: Lippincott Williams & Wilkins, 2002:137–150.

178. Frinak S, et al. Dynamic venous access pressure ratio test for hemodialysis access monitoring. *Am J Kidney Dis* 2002;40:760–768.

179. National Kidney Foundation. *NKF-K/DOQI clinical practice guidelines for vascular access.* New York: National Kidney Foundation, 2006:221.

180. Sherman RA. The measurement of dialysis access recirculation. *Am J Kidney Dis* 1993;22:616–621.

181. Sherman RA. Recirculation revisited. *Semin Dial* 1991;4:221–223.

182. Depner TA, et al. High venous urea concentrations in the opposite arm: a consequence of hemodialysis-induced compartment disequilibrium. *ASAIO J* 1991;37:M141–M143.

183. Schneditz D, et al. Cardiopulmonary recirculation in dialysis—an under-recognized phenomenon. *ASAIO J* 1992;38:M194–M196.

184. Depner T, et al. Peripheral urea disequilibrium during hemodialysis is temperature-dependent [abstract]. *J Am Soc Nephrol* 1991;2: 321.

185. Besarab A, et al. The relationship of recirculation to access blood type. *Am J Kidney Dis* 1997;29:223–229.

186. Tattersall JE, et al. Haemodialysis recirculation detected by the three-sample method is an artefact. *Nephrol Dial Transplant* 1995;8:60–63.

187. Depner TA, et al. Hemodialysis access recirculation measured by ultra-sound dilution. *ASAIO J* 1995;41:M749–M753.

188. Windus DW, et al. Optimization of high-efficiency hemodialysis by detection and correction of fistula dysfunction. *Kidney Int* 1990;38:337–341.

189. Collins DM, et al. Fistula dysfunction: effect on rapid hemodialysis. *Kidney Int* 1992;41:1292–1296.

190. National Kidney Foundation. *NKF-K/DOQI clinical practice guidelines for vascular access.* New York: National Kidney Foundation, 2006:221–233.

191. Lopot F, et al. Comparison of different techniques of hemodialysis vascular access flow evaluation. *Int J Artif Organs* 2003;26:1056–1063.

192. Teruel JL, et al. Differences between blood flow as indicated by the hemodialysis blood roller pump and blood flow measured by an ultrasonic sensor. *Nephron* 2000;85:142–147.

193. Krivitski NM, et al. Access flow measurement as a predictor of hemodialysis graft thrombosis: making clinical decisions. *Semin Dial* 2001;14:181–185.

194. Sands J, et al. Hemodialysis access flow measurement. Comparison of ultrasound dilution and duplex ultrasonography. *ASAIO J* 1996;42:M899–M901.

195. Malik J, et al. Many clinically silent access stenoses can be identified by ultrasonography. *J Nephrol* 2002;15:661–665.

196. May RE, et al. Predictive measures of vascular access thrombosis: a prospective study. *Kidney Int* 1997;52:1656–1662.

197. Katz SG, et al. The percutaneous treatment of angioaccess graft complications. *Am J Surg* 1995;170:238–242.

198. Beathard GA. The treatment of vascular access graft dysfunction: a nephrologist's view and experience. *Adv Ren Replace Ther* 1994;1: 131–147.

199. Trerotola SO. Pulse-spray thrombolysis of hemodialysis grafts: not the final word. *AJR Am J Roentgenol* 1995;164:1501–1503.

200. Brooks JL, et al. Transluminal angioplasty versus surgical repair for stenosis of hemodialysis grafts: a randomized study. *Am J Surg* 1987;153:530–531.

201. Dapunt O, et al. Transluminal angioplasty versus conventional operation in the treatment of hemodialysis fistula stenosis: results from a 5-year study. *Br J Surg* 1987;74:1004–1005.

202. Kanterman RY, et al. Dialysis access grafts: anatomic location of venous stenosis and results of angioplasty. *Radiology* 1995;195:135–139.

203. Glanz S, et al. The role of percutaneous angioplasty in the management of chronic hemodialysis fistulas. *Ann Surg* 1987;206:777–781.

204. Glanz S, et al. Dialysis access fistulas: treatment of stenoses by transluminal angioplasty. *Radiology* 1984;152:637–642.

205. Mori Y, et al. Stenotic lesions in vascular access: treatment with transluminal angioplasty using high-pressure balloons. *Intern Med* 1994;33:284–287.

206. Gmelin E, et al. Insufficient hemodialysis access fistulas: late results of treatment with percutaneous balloon angioplasty. *Radiology* 1989;171:657–660.

207. Turmel-Rodrigues L, et al. Insufficient dialysis shunts: improved long-term patency rates with close hemodynamic monitoring, repeated percutaneous balloon angioplasty, and stent placement. *Radiology* 1993;187:273–278.

208. Ram SJ, et al. A randomized controlled trial of blood flow and stenosis surveillance of hemodialysis grafts. *Kidney Int* 2003;64:272–280.

209. Moist LM, et al. Regular monitoring of access flow compared with monitoring of venous pressure fails to improve graft survival. *J Am Soc Nephrol* 2003;14:2645–2653.

210. Beathard GA. Gianturco self-expanding stent in the treatment of stenosis in dialysis access grafts. *Kidney Int* 1993;43:872–877.

211. Kovalik EC, et al. Correction of central venous stenoses: use of angioplasty and vascular Wallstents. *Kidney Int* 1994;45:1171–1181.

212. Schwartz CI, et al. Thrombosed dialysis grafts: comparison of treatment with transluminal angioplasty and surgical revision. *Radiology* 1995;194:337–341.

213. Valji K, et al. Pharmacomechanical thrombolysis and angioplasty in the management of clotted hemodialysis grafts: early and late clinical results. *Radiology* 1991;178:243–247.

214. Beathard GA. Mechanical versus pharmacomechanical thrombolysis for the treatment of thrombosed dialysis access grafts. *Kidney Int* 1994;45:1401–1406.

215. Trerotola SO, et al. Thrombosed dialysis access grafts: percutaneous mechanical declotting without urokinase. *Radiology* 1995;191: 721–726.

216. Middlebrook MR, et al. Thrombosed hemodialysis grafts: percutaneous mechanical balloon declotting versus thrombolysis. *Radiology* 1995;196:73–77.

217. Summers S, et al. Urokinase therapy for thrombosed hemodialysis access grafts. *Surg Gynecol Obstet* 1993;176:534–538.

218. Beathard GA. Thrombolysis versus surgery for the treatment of thrombosed dialysis access grafts. *J Am Soc Nephrol* 1995;6:1619–1624.

219. Crowther MA, et al. Low-intensity warfarin is ineffective for prevention of PTFE graft failure in patients on hemodialysis: a randomized controlled trial. *J Am Soc Nephrol* 2002;13:2331–2337.

220. Kaufman JS, et al. Randomized controlled trial of clopidogrel plus aspirin to prevent hemodialysis access graft thrombosis. *J Am Soc Nephrol* 2003;14(9):2313–2321.

221. Sreedhara R, et al. Antiplatelet therapy in graft thrombosis: results of a prospective randomized double blind study. *Kidney Int* 1994;45:1477–1483.

222. Schmitz PG, et al. Prophylaxis of hemodialysis graft thrombosis with fish oil: double-blind, randomized, prospective trial. *J Am Soc Nephrol* 2002;13:184–190.

223. Gradzki R, et al. Use of ACE inhibitors is associated with prolonged survival of arteriovenous grafts. *Am J Kidney Dis* 2001;38: 1240–1244.

第五章　血液透析中的抗凝策略

William J. Dahms, Jr.

自 20 世纪 60 年代出现长期血液透析以后,抗凝就始终是治疗过程中的一个重要内容。通常来讲,在透析过程中既要实现体外循环的抗凝又要预防患者出血的风险,这一非常具有挑战性的任务是由应用普通肝素来完成的。然而,近年来连续性肾脏替代治疗在肾衰竭治疗中的快速应用扩大了透析人群的选择,而这些患者病情通常很重,许多患者都有肝素使用的禁忌证。本章将对透析过程中的一些抗凝方法进行综述,并对普通肝素和 LMWH(LMWH)的使用进行讨论,同时也会对一些肾脏科医师可选用的新的抗凝策略进行讨论。

一、透析患者的凝血

目前关于透析患者的抗凝还没有被广泛认可的标准。部分原因可能是由于终末期肾脏病(ESRD)患者的个体因素影响使内环境紊乱。尽管尿毒症会使患者有出血倾向,但是已证实一些患者也会表现出高凝状态。关于 ESRD 患者血栓形成易感性的一些证据包括血浆纤维蛋白原浓度[1-3]、凝血因子Ⅶ活性升高[2,4]及纤溶系统活性升高[1,3,5]等。与同龄对照组相比,肺栓塞在透析患者中更常见[6],已经证实这些人群中缺乏抗凝蛋白 C 及 S[3,7,8]。

除了患者的个体因素以外,透析过程本身也会导致血液形成非生理性的涡流,涡流具有高剪切力,可以激活血小板。血液接触到人工透析管表面也会导致血栓形成,尤其是在动脉和静脉气泡捕获器的位置,这个位置的血流较慢,有时甚至瞬时会静止[9]。

透析过程中选用的透析膜也会影响血栓形成。一些研究已经证实与其他由新材料制成的膜相比,如聚丙烯腈或者聚砜膜、再生纤维素膜(铜胺薄膜)更容易激活凝血过程。两项研究结果表明采用抗凝血酶复合物水平及血小板活化进行检测,聚砜膜对凝血过程的激活作用最小[10,14]。

动静脉通路也是血流紊乱、血小板激活及血栓形成的影响因素[7]。聚四氟乙烯导管通路血栓形成的风险要比自体动静脉瘘大[15],而且在一些情况下,如系统性红斑狼疮(SLE)等疾病促进通路内血栓形成[16]。

由于上述提到的临床各种因素的相互作用,血液透析过程中进行充分的抗凝是十分必要的。

二、普通肝素

普通肝素之所以可以抑制血液凝固,是因为肝素内含有带负电荷的黏多糖,而黏多糖对丝氨酸蛋白酶具有抑制作用[17]。由于透析时使用的肝素为多种成分的混合物,所以肝素制剂都要用国际单位进行标准化,参照美国药典标准。肝素能充分抗凝而不发生额外出血的治疗窗是很窄的,因此,最好能监测肝素抗凝效果。不幸的是,实际操作中无法测定血液肝素水平。以往,如活化凝血时间(ACT)及全血部分凝血酶时间(WBPTT)等指标被用来监测肝素的抗凝效果,这两个检测都需要全血,在数分钟内就可以得到结果,因此在临床使用时很方便。随着1988年临床实验室改善修正案(CLIA)实施以后,自动化凝血时间测定系统替代了人工测定的WBPTT成为美国血液透析过程中监测抗凝过程的手段[18]。该项法案规定任何人类标本的实验室检查都必须在经过质量认证的实验室中进行,这些质量认证包括在检测过程中有质量控制、熟练度测试及校正确认等。

这些过程通常开销较大,对于患者较多的血液透析中心来说很难将其作为日常使用来开展。事实上,美国许多透析中心都已经不再使用血液的凝血参数指标,而是致力于发展肝素剂量算法。其中一个策略就是在非线性混合人群动力学模型的基础上研究得来的,该模型旨在估计肝素负荷剂量及注入速度[19,20]。在这个等式中,肝素的负荷剂量算法如下:

$$负荷剂量(IU)=1600+10×(Wgt-76)-300×Fd-100×Fs$$

此处Wgt是指患者的体重(kg),Fd代表糖尿病的有(Fd=1)或无(Fd=0),Fs指的是患者是(Fs=1)否(Fs=0)抽烟。基于这个模型得出的推荐的肝素注入速度为1750 IU/h。使用这些参数来估计肝素负荷剂量和注入速度时,一项研究观察到透析器的重复使用率得到显著提高,而透析时的有效剂量并没有减少[18]。

Ward得到的数据表明非尿毒症血液透析患者对肝素的敏感度与体重有关[21]。根据测定的WBPTT,Low等认为20~25 IU/kg的初始肝素负荷剂量足以维持透析时充分抗凝[22]。最近,欧洲肾脏协会发布了血液透析患者的抗凝指南。他们推荐的肝素使用方法为先给予约50 IU/kg的负荷剂量,之后连续注入,速度为800~1500 IU/h[23]。这种先给予负荷剂量随后连续给药的方法有利于肾脏科医生定量滴定,在降低出血风险的同时使用尽可能少的药物防止血液凝固。在透析过程的最后30 min停止肝素的输入,使凝血时间缩短,防止拔针时出血。

另外一种抗凝方法为间歇性地给予肝素。在给予初始负荷剂量以后,透析过程中再小剂量追加肝素1次或数次。间歇给药比较简单,且不需要输注泵和注射器。但是与先负荷给药再连续给药的方法相比,这种方法会导致血液周期性的过度抗凝和抗凝不足[24]。此外,间歇给药比较耗时,需要一直关注透析患者确保及时注射肝素。图5.1说明了在给予初始负荷剂量后连续性给药和间歇性给药的抗凝特点。

肾脏科医生总是会遇到一些出血风险高的患者。这些患者包括最近做过手术或将要进行手术的患者、既往有胃肠道出血的患者、既往有出血性脑卒中及患有严重肝脏疾病者等。在这些病例中,已经证实

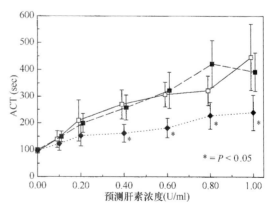

图5.1　血透过程中理想的抗凝分布图。实线代表了用一次负荷剂量,随后持续注入肝素所获得的凝血时间分布;虚线代表了用一次负荷剂量和在血透中间再推一次肝素获得的分布(获允摘自:Ward RA. Heparinization for routine hemodialysis. *Adv Ren Replace Ther*,1995;2:362-370.)

低剂量肝素的使用可以有效抗凝[25-27]。使用 10~25 IU/kg 的剂量就可以达到低剂量肝素化。肝素的维持可以通过 11~22 IU/(kg·h)速度连续灌注或者小剂量间歇给药。但是,采用低剂量肝素方法,同一患者及时给予相同剂量的肝素,其凝血时间延长的程度每天之间的差异也可达±50%[28]。考虑到这方面的原因,低剂量肝素只能在少数病例中使用,且应当知道,在某些情况下降低出血的风险可能会导致体外循环中凝血的发生机会增加。

除了药物本身相关的出血风险外,肝素治疗还有其他方面的不良反应,包括加重骨质疏松和血脂异常、过敏反应如皮肤瘙痒及血小板减少症等。由于抑制了醛固酮合成酶可能导致高钾血症[29],但是这种现象在 ESRD 患者中很少见。肝素诱导的血小板减少症(HIT)是一种非常少见但却有生命危险的免疫性疾病,患有该病的患者在透析时严禁使用肝素。

三、低分子质量肝素

LMWH 制剂是从肝素解聚后的成分中得来的。这些分子较小的糖链分子质量在 4~8 kDa,与普通肝素相比,其抑制因子Ⅹa 活性的能力为普通肝素的 3 倍之多,且与凝血酶亲和力较低,因此对凝血酶的抑制作用较小[9]。鉴于这些原因,监测 LMWH 作用需要检测抗因子Ⅹa 的活性,因为活化的部分凝血酶时间和活化凝血时间不可靠[30,31]。已经有大量在 ESRD 患者透析过程中使用 LMWH 制剂的研究。LMWH 的半衰期较长,使得药物可以在透析前给予单次剂量,通常是按体重给药[32-35]。然而,如果透析时间超过 4 h,可能需要通过静脉注射或者连续性滴注额外补充 LMWH[36,37]。表 5.1 显示了血液透析过程中 LMWH 的常用剂量。

表 5.1　血液透析时其他抗凝药物常用的剂量

药物	种类	剂量	参考文献
依诺肝素	LMWH	100 anti-Ⅹa-IU/kg 推注	35
达肝素	LMWH	70 anti-Ⅹa-IU/kg 推注	34
亭扎肝素	LMWH	2000~4500 anti-Ⅹa-IU,根据可见凝血块和透析后出血调整剂量	9,33
来匹卢定	DTI	0.1~0.15 mg/kg 透析前推注 1 次,CRRT 过程中以 0.005~0.01 mg/(kg·h)速度滴注	9,38
阿加曲班	DTI	250 μg/kg 透析前推注 1 次,随后或者在透析治疗中再推 1 次 250 μg/kg 或者以 2 μg/(kg·min)持续滴注;肝功能不全时需减量	39
达那肝素	类肝素	35 IU/kg 透析前推注	40,41

注:LMWH,低分子质量肝素;DTI,直接抑制凝血酶;IU,国际单位;CRRT,连续性肾脏替代治疗。

一些研究者提倡将 LMWH 作为 ESRD 患者抗凝的推荐药物[23]。单次推注给药与普通肝素相比有一个潜在的优势。事实上,在一项采用扫描电镜观察的研究中发现,透析过程中应用 LMWH 引起的膜相关性凝血情况比普通肝素少[42]。LMWH 可以降低输血的需要[43,44]及高钾血症的发生率[45]等也是其众多优势之一。

关于 LMWH 对透析患者脂质影响的文献报道还有争议。一些研究证明,透析患者抗凝药物由普通肝素调整为 LMWH 后,总胆固醇[46-51]和三酰甘油[46,49-51]水平得到改善。这些研究的研究对象包括糖尿病和非糖尿病患者,研究时间从 6 个月到 4 年不等。另外一项研究观察了 LMWH 对先前使用普通肝素的普通透析患者脂质特点的影响,结果发现 1 年后患者的总胆固醇、三酰甘油及载脂蛋白 B 水平都有所改善;在完成最初 12 个月的观察后,对患者进行随机分组,一些患者继续使用 LMWH,另外一些患者替换为普通肝素,结果 LMWH 组患者的脂质水平继续得到改善,而普通肝素组没有显示出进一步的改善[52]。

相反,一项多中心的临床试验研究了 153 例使用 LMWH 和 153 例使用普通肝素的患者,除了高密度脂蛋白(HDL)胆固醇水平在肝素组较高之外,未发现两组之间的脂质水平有显著性差异[53]。同一研究组的另外一项小型研究显示在使用 LMWH 6 个月后转换为普通肝素治疗的 24 例新透析患者脂质水平有所改善[54]。后两项研究表明使用 LMWH 会导致脂质水平改善的结论似乎还不太成熟。

妨碍透析过程中常规使用 LMWH 的一个因素是担心肾衰竭患者会有额外的出血风险。最近一项荟萃分析研究了 ESRD 患者中使用 LMWH 的安全性,结果表明 LMWH 与普通肝素在出血事件或者体外循环凝血等方面都没有显著统计学差异[55]。然而,另外还有一些研究值得关注。Brophy 等在一项前瞻性的体外试验中通过测定凝血酶生成时间证明了依诺肝素的抗凝作用在 ESRD 患者中有所增强[56]。这些数据表明即使抗因子 Xa 的活性在相似的水平,依诺肝素在 ESRD 患者中的作用仍然是不可预测的,还容易导致 ESRD 患者发生出血并发症。在 CKD 4 期或者 5 期使用固定剂量 LMWH 的患者中最近也报道了有其他的一些严重临床不良事件的发生,包括腹膜后出血、胃肠道出血、颅内出血及出血性心包积液等[57]。使用 LMWH 制剂的另一个担忧为使用鱼精蛋白只能部分逆转 LMWH。美国常用的 3 种主要的 LMWH 制剂(依诺肝素、达肝素、亭扎肝素)的包装说明书上声明肌酐清除率低于 30 ml/min 的患者慎用。这些事实,以及目前缺乏抗因子 Xa 的监测手段都提示:在慢性透析过程中使用 LMWH 所带来的安全问题可能要比其所带来的益处更多。

四、其他抗凝方法

肝素诱导的血小板减少症(HIT)是临床中最迫切需要寻找替代抗凝药物的疾病。HIT 是一种危及生命的疾病,其致病原因是体内血小板因子 4(PF4)和肝素复合体的抗体形成[58]。HIT 分为两种:Ⅰ型和Ⅱ型,其中Ⅱ型是临床中比较重要的类型。在Ⅱ型 HIT 中,应用肝素 5～10 天后血小板计数常常会从基线值降低 40%～50%。也可以见到动静脉循环血栓形成,其中 50% 的患者平均在 30 天之内会有血栓形成[59]。不论是普通肝素还是 LMWH 都可以导致 HIT,但是 LMWH 的致病可能性较低。

据报道,ESRD 人群中 HIT 的发病率在 0～12%[38,60]。如果怀疑有 HIT,考虑到 HIT 具有潜在的生命威胁及治疗上的花费等问题,需要进行抗体检测以明确诊断。HIT 的治疗包括绝对禁忌使用肝素(包括所有的肝素洗剂、软膏制剂及封管溶液等)。除了这些注意事项之外,HIT 患者推荐全身抗凝以预防血栓性并发症。

一些替代的抗凝策略可以用于类似 HIT 等的临床情况,也可以用于一些出血风险高的患者。以下将讨论这些抗凝策略。血液透析过程中这些药物常规所需的剂量见表 5-1。

直接凝血酶抑制剂

直接凝血酶抑制剂通过结合凝血酶上的活性位点,从而阻止可溶性纤维蛋白原转变为不溶性的纤维蛋白而预防血栓生成。FDA 批准的 3 种直接凝血酶抑制剂分别为重组水蛭素、阿加曲班、比伐卢定。

在 20 世纪 20 年代早期,从医用水蛭唾液中提取出的天然水蛭素实际上是第一个被用于透析过程中的抗凝药物,后来才被肝素取代[61]。水蛭素的主要排泄途径是通过肾脏清除。因此,水蛭素的半衰期在肾衰竭患者中显著延长。来匹卢定是一种重组的水蛭素,已经在肾衰竭患者中进行研究,包括采用连续性肾替代治疗(CRRT)的患者[62,63]。在无尿的患者中需要的水蛭素剂量比较少[63],然而仍需要对活化部分凝血酶时间(aPTT)进行严密监测。在 CRRT 患者中来匹卢定持续注射的剂量为 0.005~0.01 mg/(kg·h),而对常规透析患者,可在透析前给予 0.15 mg/kg 脉冲式注射[38]。为了使 aPTT 达到正常值的 1.5~2 倍且不超过 100 s 的水平,需要谨慎地调整药物剂量以降低出血的风险。应当谨记 aPTT 并不是随着来匹卢定血浆水平的升高而呈线性延长[64]。因此,aPTT 时间超出了目标范围可能预示着血浆来匹卢定的水平过高。由于来匹卢定没有特异性的解毒剂,因此这些情况都更加危险。接受来匹卢定治疗 5 天以上的患者中 40% 的人体内会形成抗水蛭素抗体,且抗体出现后会增强其抗凝效应,这是使用该药时需要考虑的另外一个因素。

阿加曲班是人工合成的 L-精氨酸的衍生物,在 20 世纪 80 年代中期开始用于血液透析过程中[66]。将该药用于肾衰竭患者的治疗主要是由于其是由肝脏代谢并通过肝脏排泄的。一项关于 47 例 HIT 患者的回顾性研究表明阿加曲班应用于慢性透析和 CRRT 等过程都是安全有效的[67]。在一项关于 ESRD 患者的前瞻性、随机、三组交叉研究中,阿加曲班被证实用于慢性透析过程是安全有效的[39]。在该实验中阿加曲班的 3 个剂量组在尿素清除率、血栓形成或者出血事件等方面均没有统计学差异。同时还发现透析膜对阿加曲班的清除也是不明显的。本实验中 250 μg/kg 的推注剂量加上透析过程中 250 μg/kg 重复注射 1 次可以获得充分的抗凝。另一种方法为首次推注 250 μg/kg 阿加曲班后给予 2 μg/(kg·min)。由于其他原因已经用阿加曲班滴注的住院患者可以安全地进行透析,而不需要中断治疗。由于阿加曲班是通过肝脏代谢的,因此在使用该药前必须进行肝功能的检测。如果存在肝功能不全,阿加曲班连续输注的剂量应减少至 0.5 μg/(kg·min),并且要严密监测 aPTT[38]。一般来说,aPTT 与血浆阿加曲班水平关系密切[68],治疗的目标应该为使 aPTT 达到正常值的 1.5~3 倍。关于抗阿加曲班抗体产生等方面的问题目前还没有报道。

比伐卢定是半人工合成的由 20 个氨基酸残基组成的水蛭素的衍生物。其主要清除方式为胞内水解,20% 通过尿液排泄[69]。与来匹卢定类似,比伐卢定的半衰期在肾功能损伤患者中也会延长。在肾功能正常的情况下,其清除半衰期为 25 min,在透析患者中会延长至 3.5 h[69]。尽管该药被认为是治疗 HIT 的替代药物,但是有关比伐卢定在透析患者中使用等方面的资料有限。

达那肝素

达那肝素的主要成分不是肝素,而是类肝素硫酸黏多糖。达那肝素发挥抗凝作用主要是通过抑制因子Xa。尽管目前美国市场上没有该药,但是在加拿大、欧洲及澳大利亚等地已经有大量采用达那肝素治疗 HIT 患者的案例。尽管达那肝素与肝素有 3.2% 的交叉反应,但是达那肝素仍被认为是治疗 HIT 患者安全的替代药物[70]。最近英国有一项 81 家透析中心的研究显示 HIT 阳性的 ESRD 患者中,36% 的患者都采用达那肝素治疗[71]。据报道,透析前给予 35 U/kg 单次剂量的达那肝素即可保证透析过程中没有凝血或者出血并发症的出现[40,41]。由于肾脏排泄是达那肝素的主要清除途径,应当在每次透析前监测抗 X a 因子水平,以达到 0.5 ~ 0.8 IU/ml 的目标水平。尽管可以调整药物的剂量,但仍需要注意这些患者出血并发症的风险。

局部枸橼酸抗凝

局部枸橼酸抗凝被证实是替代肝素抗凝的有效手段。枸橼酸三钠注入进入透析器内的血液中螯合钙离子后可以起到抗凝的作用。随着枸橼酸丢失入透析液中,以及静脉端钙离子的注入或者透析液中钙的反渗等综合作用后钙离子水平得到恢复,抗凝作用得到逆转。枸橼酸抗凝的方案很多[72-75]。最简单的方法为动脉端注入浓缩的枸橼酸三钠,并与含有正常水平钙离子和镁离子的透析液联合使用[73,75]。调整枸橼酸的输注速度以保证透析器入口处 ACT 延长 25% ~ 75%[73-75]。其他方法为采用不含钙离子和镁离子的透析液,在静脉端血管通路上重新补充钙离子[72,76]。最近发表的一项研究证实应用局部枸橼酸抗凝在出现需要终止透析的凝血方面要优于使用肝素包被的聚丙烯腈膜[77]。枸橼酸抗凝可能可以用于对肝素过敏的患者,但是低钙血症、高钠血症及代谢性碱中毒等问题使得这项技术相对于常规的肝素抗凝更加复杂[78,79]。透析液中碳酸氢盐的浓度应当减少至 25 ~ 30 mmol/L 以防止代谢性碱中毒,否则枸橼酸盐代谢后产生的碳酸氢盐再加上透析液中正常的碳酸氢盐浓度反流入血液就会导致代谢性碱中毒[80]。有报道,在极端的情况下如果未补充足够的离子钙以纠正离子钙水平就会导致电解质紊乱及心搏骤停[81],为了患者安全起见,在透析过程中有必要对离子钙的浓度进行监测。最近有一项大型的非对照研究报道了在 59 例 ESRD 门诊患者的 1009 次高通量血液透析中采用局部枸橼酸抗凝成功率高达 99.6%[82]。然而,出于对上述提到的安全问题的考虑,局部枸橼酸抗凝最好还是局限于出血风险高的住院患者中使用。局部枸橼酸抗凝本身对于 HIT 患者全身抗凝治疗来说是不够的。

口服抗凝

一般来说,口服抗凝对于 ESRD 患者不是一个很好的选择。新的数据表明华法林会促进血管钙化过程[83]。此外,没有研究表明血液透析过程中华法林的抗凝效果具有优越性。在对双腔、带克夫导管[84]及 PTFE 人造血管[85]等的观察研究中,小剂量的华法林在维持通路开放方面的作用并不优于安慰剂。正如预期的,服用华法林的患者出血等不良事件的发生率也比较高。另外一项小的随机化交叉设计研究比较了 LMWH 与 10 例不采用其他抗凝措施的 ESRD 患者,服用华法林抗凝(国际标准化比值 INR 2.0 ~ 3.0)的有效性,结果不采用其他抗凝措施的患者透析器内凝血的发生率远远高于采用 LMWH 抗凝的患者[86]。整体来讲,这些数据表明口服华法林应当局限于那些有确定高凝状态的 ESRD 患者,或者对于其他有持续抗凝强制性适应证的患者,如心房颤动或有机械性心脏瓣膜的患者。

无抗凝血液透析

在不进行抗凝的情况下也可以成功进行透析,这种治疗在有活动性出血倾向的患者(如颅内出血)中可能是必需的。在这些情况下,需要采用最不容易形成血栓的透析膜(如聚砜膜)。为了降低凝血风险,理想的治疗时间应限制在 2~3 h,血流速度至少要在 250 ml/min。从动脉端注入 25~150 ml 生理盐水冲洗体外循环的技术也有助于防止循环凝血[87,88]。

五、影响充分抗凝的因素

透析器内凝血及大出血在肝素处方十分稳定的 ESRD 患者身上也会发生。这种情况的发生常常是由于患者相关的因素或者治疗过程中的技术问题。

患者相关的因素

患者本身的一些并发症如感染、并发症或者潜在疾病的恶化[系统性红斑狼疮,慢性阻塞性肺疾病(COPD)、充血性心力衰竭(CHF)]等都可能导致患者凝血状态发生变化。并发症已经被证实会影响肝素清除率[89]。在合并感染或者疾病恶化时,应当保持警惕以确保维持正确的抗凝。这些情况发生时通常需要临时增加肝素的剂量以防止体外循环内凝血。

肝素在生理条件下可与一些药物相互作用[90],但是,除了硝酸甘油以外[91,92],很少有证据表明药物会影响肝素的抗凝效果。吸烟会增加肝素的清除率,在血液透析患者的人群药物代谢动力学模型中,吸烟史与肝素剂量呈显著的协相关[20]。

采用红细胞生成素治疗的患者需要更多的肝素以防止透析器内凝血[94,95]。这种现象是由于血细胞比容较高导致的还是尿毒症出血倾向一定程度逆转的结果尚不清楚。不管是哪种情况,接受促红细胞生成药物治疗的患者都需要更高剂量的抗凝药物以保证透析成功。

治疗过程中的技术问题

如表 5.2 总结的那样,在任何透析过程中都有许多因素可能会导致出错,从而导致透析器内凝血或者大出血。在将凝血和出血的原因归结为抗凝处方出错前应该先考虑一下这些环节是否有问题。

肝素给药时的错误比较常见。将负荷剂量的肝素注入通路针以后,需要给予足够的生理盐水冲洗以保证肝素完全进入循环内。在体外循环开始之前应等 3~5 min 使肝素扩散至血浆内。不按照这些步骤的话会导致凝血,因为在透析开始的前几分钟内进入透析器的血液是未肝素化的。一旦给药以后,负荷剂量就开始减少了。如果没有立即开始连续性输注,这种负荷剂量的减少会导致凝血时间逐渐平稳地缩短。

许多因素都会导致输注肝素的及时给药出现问题。肝素注射器到血管通路的管路在透析开始前都需要肝素预冲以防止透析的前30 min内生理盐水或空气的进入。此外,管路上的夹子均应该打开。一些肝素泵具有最大运转压力。一旦超过这个压力,泵入的量就不精确了。血泵后的压力不应超过400 mmHg,尤其是在血流速度快、血细胞比容高和通路针细的时候。

在预冲过程中需要注意是否有气泡从透析器中进入,并应避免滴注器内出现过多的湍流。血液和气体的交界面容易凝血,尤其是在出现湍流和形成空泡时[12,96-98]。

表5.2 治疗递送过程中出现的可能会导致抗凝不充分或者出现凝血或出血的问题

给予的肝素剂量错误
拟定的肝素剂量不正确
负荷剂量分布的时间不够
未给予处方持续肝素输注
血液循环相关的问题
透析器预冲不充分
动脉壶内过多的湍流
过多的再循环
针穿刺部位没有进行轮换

获允摘自:Ward RA. Heparinization for routine hemodialysis. *Adv Ren Replace Ther*,1995;2:362-370.

在有明显足够的凝血时间时,血管通路中的再循环可以导致透析器堵塞。当血液通过透析器时,超滤会导致血液浓缩,然后血细胞比容增高的血液回流到管路中。再循环导致一部分浓稠的血液回流至透析器中,在透析器中血液进一步浓缩。透析器中的血液以这种方式使得血细胞比容逐渐增加,超出了全身的血细胞比容水平。在某些特殊的情况下,比如,由于疏忽将动脉通路针放在了静脉针的下游,并且超滤率很高的情况下,透析器中的血液红细胞比容将会达到非常高的水平(超过60%),透析器内会发生凝血。

在透析结束后,通路针部位的出血时间延长通常是因为过度抗凝。虽然抗凝水平在出血时间延长中可能起到了一定的作用,但是静脉穿刺相关的技术问题也是经常碰到的另外一个因素。尤其是在使用人造血管而不交换穿刺针部位时,常常导致人造血管材料的损坏,使其难以止血,这种情况与肝素的使用水平无关。连续出现拔针后仍不断出血时,临床医生也应当考虑是否存在动静脉通路狭窄。

六、总结

抗凝仍是透析处方成功非常重要的部分。在没有获得药物代谢动力学模型时,采用合适的以体重为基础的负荷量和维持剂量的肝素治疗是取得这个目标的最好的方法。肾脏科医生的目标应该是采用尽可能少的肝素来预防体外循环的凝血,使出血的风险降至最低。考虑到患者之间的个体差异很大,需要个体化给予合适剂量的肝素并定期进行调整。在存在肝素使用禁忌证时,肾脏科医生有一些不同的治疗手段,包括直接使用凝血酶抑制剂及局部枸橼酸盐抗凝,但是在这些药物得到更加广泛的使用之前还需要进一步的研究。最后,如果透析抗凝过程中出现问题,患者相关的因素及抗凝过程中的技术问题都需要进行研究。

(严玉澄 译)

参 考 文 献

1. Nakamura Y, et al. Enhanced coagulation-fibrinolysis in patients on regular hemodialysis treatment. *Nephron* 1991;58:201–204.
2. Gris J-C, et al. Increased cardiovascular risk factors and features of endothelial activation and dysfunction in dialyzed uremic patients. *Kidney Int* 1994;46:807–813.
3. Vaziri ND, et al. Blood coagulation, fibrinolytic, and inhibitory proteins in end-stage renal disease: effect of hemodialysis. *Am J Kidney Dis* 1994;23:828–835.
4. Kario K, et al. Factor VII hyperactivity in chronic dialysis patients. *Thromb Res* 1992;67:105–113.
5. Mezzano D, et al. Hemostatic disorder of uremia: the platelet defect, main determinant of the prolonged bleeding time, is correlated with indices of activation of coagulation and fibrinolysis. *Thromb Haemost* 1996;76:312–321.
6. Tveit DP, et al. Chronic dialysis patients have high risk for pulmonary embolism. *Am J Kidney Dis* 2002;39:1011–1017.
7. Nampoory MR, et al. Hypercoagulability, a serious problem in patients with ESRD on maintenance hemodialysis, and its correction after kidney transplantation. *Am J Kidney Dis* 2003;42:797–805.
8. Kushiya F, et al. Atherosclerotic and hemostatic abnormalities in patients undergoing hemodialysis. *Clin Appl Thromb Hemost* 2003;9: 53–60.
9. Fischer KG. Essentials of anticoagulation in hemodialysis. *Hemodial Int* 2007;11:178–189.
10. Ishii Y, et al. Evaluation of blood coagulation-fibrinolysis system in patients receiving chronic hemodialysis. *Nephron* 1996;73:407–412.
11. Seyfert UT, et al. Comparison of blood biocompatibility during haemodialysis with cuprophane and polyacrylonitrile membranes. *Nephrol Dial Transplant* 1991;6:428–434.
12. Sperschneider H, et al. Impact of membrane choice and blood flow pattern on coagulation and heparin requirement-potential consequences on lipid concentrations. *Nephrol Dial Transplant* 1997;12: 2638–2646.
13. Wright MJ, et al. Low thrombogenicity of polyethylene glycol-grafted cellulose membranes does not influence heparin requirements in hemodialysis. *Am J Kidney Dis* 1999;34:36–42.
14. Mujais SK, et al. Synthetic modification of PAN membrane: biocompatibility and functional characterization. *Nephrol Dial Transplant* 1995;10(Suppl 3):46–51.
15. Culp K, et al. Vascular access thrombosis in new hemodialysis patients. *Am J Kidney Dis* 1995;26:341–346.
16. Shafi ST, Gupta M. Risk of vascular access thrombosis in patients with systemic lupus erythematosus on hemodialysis. *J Vasc Access* 2007;8(2): 103–108.
17. Rosenberg RD, et al. The heparin-antithrombin system: a natural anticoagulant mechanism. In: Colman RW, et al. eds. *Hemostasis and thrombosis: basic principles and clinical practice*, 3rd ed. Philadelphia: JB Lippincott, 1994:837–860.
18. Ouseph R, et al. Improved dialyzer reuse after use of a population pharmacodynamic model to determine heparin doses. *Am J Kidney Dis* 2000;35:89–94.
19. Jannett TC, et al. Adaptive control of anticoagulation during hemodialysis. *Kidney Int* 1994;45:912–915.
20. Smith BP, et al. Prediction of anticoagulation during hemodialysis by population kinetics and an artificial neural network. *Artif Organs* 1998;22:731–739.
21. Ward RA, et al. Precise heparinization for hemodialysis of nonuremic subjects. *ASAIO J* 1980;3:147–152.
22. Low CL, et al. Effect of a sliding scale protocol for heparin on the ability to maintain whole blood activated partial thromboplastin times within a desired range in hemodialysis patients. *Clin Nephrol* 1996;45:120–124.
23. European best practice guidelines for hemodialysis (part 1). *Nephrol Dial Transplant* 2002;17(Suppl 7):63–71.
24. Ward RA. Heparinization for routine hemodialysis. *Adv Ren Replace Ther* 1995;2:362–370.
25. Swartz RD, et al. Preventing hemorrhage in high-risk hemodialysis: regional versus low-dose heparin. *Kidney Int* 1979;16:513–518.
26. Swartz RD. Hemorrhage during high-risk hemodialysis using controlled heparinization. *Nephron* 1981;28:65–69.
27. Ward DM, et al. Extracorporeal management of acute renal failure patients at high-risk of bleeding. *Kidney Int* 1993;43(Suppl 41): S237–S244.
28. Ward RA. Effects of haemodialysis on coagulation and platelets: are we measuring membrane biocompatibility? *Nephrol Dial Transplant* 1995;10(Suppl 10):12–17.
29. Oster JR, et al. Heparin-induced aldosterone suppression and hyperkalemia. *Am J Med* 1995;98:575–586.
30. Greiber S, et al. Activated clotting time is not a sensitive parameter to monitor anticoagulation with low molecular weight heparin in haemodialysis. *Nephron* 1997;76:15–19.
31. Frank RD, et al. Factor Xa-activated whole blood clotting time (Xa-ACT) for bedside monitoring of dalteparin anticoagulation during hemodialysis. *Nephrol Dial Transplant* 2004;19:1552–1558.
32. Grau E, et al. Low molecular weight heparin (CY-216) versus unfractionated heparin in chronic hemodialysis. *Nephron* 1992;62:13–17.
33. Simpson HK, et al. Long-term use of the low molecular weight heparin tinzaparin in haemodialysis. *Haemostasis* 1996;26:90–97.
34. Sagedal S, et al. A single dose of dalteparin effectively prevents clotting during haemodialysis. *Nephrol Dial Transplant* 1999;14:1943–1947.
35. Saltissi D, et al. Comparison of low-molecular-weight heparin (enoxaparin sodium) and standard unfractionated heparin for haemodialysis anticoagulation. *Nephrol Dial Transplant* 1999;14:2698–2703.
36. Lai KN, et al. Use of single dose low-molecular-weight heparin in long hemodialysis. *Int J Artif Organs* 1998;21:196–200.
37. Van Hoof A, et al. Low-molecular-weight heparin dosage in haemodialysis. *Nephrol Dial Transplant* 1987;2:193–194.
38. Arepally GM, Ortel TL. Heparin-induced thrombocytopenia. *N Engl J Med* 2006;355:809–817.
39. Reddy BV, et al. Argatroban anticoagulation in patients with heparin-induced thrombocytopenia requiring renal replacement therapy. *Ann Pharmacother* 2005;39:1601–1605.
40. Henny CP, et al. The effectiveness of a low molecular weight heparinoid in chronic intermittent hemodialysis. *Thromb Haemost* 1985;54: 460–462.
41. Polkinghorne KR, et al. Pharmacokinetic studies of dalteparin (Fragmin), enoxaparin (Clexane), and danaparoid sodium (Orgaran) in stable chronic hemodialysis patients. *Am J Kidney Dis* 2002;40:990–995.
42. O'Shea SI, et al. Alternative methods of anticoagulation for dialysis-dependent patients with heparin-induced thrombocytopenia. *Semin Dial* 2003;16:61–67.
43. Murray PT, et al. A prospective comparison of three argatroban treatment regimens during hemodialysis in end-stage renal disease. *Kidney Int* 2004;66:2446–2453.
44. Hofbauer R, et al. Effect of anticoagulation on blood membrane interactions during hemodialysis. *Kidney Int* 1999;56:1578–1583.
45. Schrader J, et al. Comparison of low molecular weight heparin to standard heparin in hemodialysis/hemofiltration. *Kidney Int* 1988;33: 890–896.
46. Bambauer R, et al. Comparison of low molecular weight heparin and standard heparin in hemodialysis. *ASAIO Trans* 1990;36: M646–M649.
47. Hottelart C, et al. Heparin-induced hyperkalemia in chronic hemodialysis patients: comparison of low molecular weight and unfractionated heparin. *Artif Organs* 1998;22:614–617.
48. Deuber HJ, Schulz W. Reduced lipid concentrations during four years of dialysis with low molecular weight heparin. *Kidney Int* 1991;40: 496–500.
49. Akiba T, et al. Long-term use of low molecular weight heparin ameliorates hyperlipidemia in patients on hemodialysis. *ASAIO J* 1992;38: M326–M330.
50. Schmitt Y, Schneider H. Low-molecular-weight heparin (LMWH): influence on blood lipids in patients on chronic hemodialysis. *Nephrol Dial Transplant* 1993;8:438–442.
51. Vlassopoulos D, et al. Long-term effect of low molecular weight heparin on serum lipids in hypertriglyceridemic chronic hemodialysis patients. *J Nephrol* 1997;10:111–114.

52. Yang C, et al. Low molecular weight heparin reduces triglyceride, VLDL and cholesterol/HDL levels in hyperlipidemic diabetic patients on hemodialysis. *Am J Nephrol* 1998;18:384–390.

53. Leu JG, et al. Low molecular weight heparin in diabetic and nondiabetic hypercholesterolemic patients receiving long-term hemodialysis. *J Formos Med Assoc* 1998;97:49–54.

54. Elisaf MS, et al. Effects of conventional vs. low-molecular-weight heparin on lipid profile in hemodialysis patients. *Am J Nephrol* 1997;17:153–157.

55. Kronenberg F, et al. Influence of various heparin preparations on lipoproteins in hemodialysis patients: a multicentre study. *Thromb Haemost* 1995;74:1025–1028.

56. Kronenberg F, et al. Low molecular weight heparin does not necessarily reduce lipids and lipoproteins in hemodialysis patients. *Clin Nephrol* 1995;43:399–404.

57. Lim W, et al. Safety and efficacy of low molecular weight heparins for hemodialysis in patients with end-stage renal failure: a meta-analysis of randomized trials. *J Am Soc Nephrol* 2004;15:3192–3206.

58. Brophy DF, et al. Enhanced anticoagulant activity of enoxaparin in patients with ESRD as measured by thrombin generation time. *Am J Kidney Dis* 2004;44:270–277.

59. Farooq V, et al. Serious adverse incidents with the usage of low molecular weight heparins in patients with chronic kidney disease. *Am J Kidney Dis* 2004;43:531–537.

60. Warkentin TE, Kelton JG. A 14-year study of heparin-induced thrombocytopenia. *Am J Med* 1996;101:502–507.

61. Luzzatto G, et al. Platelet count, anti-heparin/platelet factor 4 antibodies and tissue factor pathway inhibitor plasma antigen level in chronic dialysis. *Thromb Res* 1998;89:115–122.

62. Fagette P. Hemodialysis 1912 – 1945: no medical technology before its time: part II. *ASAIO J* 1999;45:379–391.

63. Fischer KG. Hirudin in renal insufficiency. *Semin Thromb Hemost* 2002;28:467–482.

64. Fischer KG, et al. Recombinant hirudin (lepirudin) as anticoagulant in intensive care patients treated with continuous hemodialysis. *Kidney Int* 1999;56(Suppl 72):S46–S50.

65. Hafner G, et al. Methods for the monitoring of direct thrombin inhibitors. *Semin Thromb Hemost* 2002;28:425–430.

66. Eichler P, et al. Antihirudin antibodies in patients with heparin-induced thrombocytopenia treated with lepirudin: incidence, effects on aPTT, and clinical relevance. *Blood* 2000;96:2373–2378.

67. Matsuo T, et al. Effect of a new anticoagulant (MD 805) on platelet activation in the hemodialysis circuit. *Thromb Res* 1986;41:33–41.

68. Hursting MJ, et al. Novastan (brand of argatroban): a small-molecule, direct thrombin inhibitor. *Semin Thromb Hemost* 1997;23:503–516.

69. Nawarskas JJ, Anderson JR. Bivalirudin: a new approach to anticoagulation. *Heart Dis* 2001;3:131–137.

70. Magnani HN, Gallus A. Heparin-induced thrombocytopenia (HIT): a report of 1,478 clinical outcomes of patients treated with danaparoid (Orgaran) from 1982 to mid-2004. *Thromb Haemost* 2006;95:967–981.

71. Hutchison CA, Dasgupta I. National survey of heparin-induced thrombocytopenia in the haemodialysis population of the UK population. *Nephrol Dial Transplant* 2007;22:1680–1684.

72. Pinnick RV, et al. Regional citrate anticoagulation for hemodialysis in the patient at high risk for bleeding. *N Engl J Med* 1983;308:258–261.

73. Von Brecht JH, et al. Regional anticoagulation: hemodialysis with hypertonic trisodium citrate. *Am J Kidney Dis* 1986;8:196–201.

74. Flanigan MJ, et al. Regional hemodialysis anticoagulation: hypertonic tri-sodium citrate or anticoagulant citrate dextrose-A. *Am J Kidney Dis* 1996;27:519–524.

75. Evenepoel P, et al. Regional citrate anticoagulation for hemodialysis using a conventional calcium-containing dialysate. *Am J Kidney Dis* 2002;39:315–323.

76. Apsner R, et al. Simplified citrate anticoagulation for high-flux hemodialysis. *Am J Kidney Dis* 2001;38:979–987.

77. Evenepoel P, et al. Heparin-coated polyacrylonitrile membrane versus regional citrate anticoagulation: a prospective randomized study of 2 anticoagulation strategies in patients at risk of bleeding. *Am J Kidney Dis* 2007;49:642–649.

78. Kelleher SP, et al. Severe metabolic alkalosis complicating regional citrate hemodialysis. *Am J Kidney Dis* 1987;9:235–236.

79. Silverstein FJ, et al. Metabolic alkalosis induced by regional citrate hemodialysis. *ASAIO Trans* 1989;35:22–25.

80. Van der Meulen J, et al. Citrate anticoagulation and dialysate with reduced buffer content in chronic hemodialysis. *Clin Nephrol* 1992;37:36–41.

81. Charney DI, et al. Cardiac arrest after hypertonic citrate anticoagulation for chronic hemodialysis. *ASAIO Trans* 1990;36:M217–M219.

82. Apsner R, et al. Citrate for long-term hemodialysis: prospective study of 1,009 consecutive high-flux treatments in 59 patients. *Am J Kidney Dis* 2005;45:557–564.

83. Reynolds JL, et al. Human vascular smooth muscle cells undergo vesicle-mediated calcification in response to changes in extracellular calcium and phosphate concentrations: a potential mechanism for accelerated vascular calcification in ESRD. *J Am Soc Nephrol* 2004;15:2857–2867.

84. Mokrzycki MH, et al. A randomized trial of minidose warfarin for the prevention of late malfunction in tunneled, cuffed hemodialysis catheters. *Kidney Int* 2001;59:1935–1942.

85. Crowther MA, et al. Low-intensity warfarin is ineffective for the prevention of PTFE graft failure in patients on hemodialysis: a randomized controlled trial. *J Am Soc Nephrol* 2002;13:2331–2337.

86. Ziai F, et al. The effect of oral anticoagulation on clotting during hemodialysis. *Kidney Int* 2005;68:862–866.

87. Sanders PW, et al. Hemodialysis without anticoagulation. *Am J Kidney Dis* 1985;5:32–35.

88. Schwab SJ, et al. Hemodialysis without anticoagulation: one-year prospective trial in hospitalized patients at risk for bleeding. *Am J Med* 1987;83:405–410.

89. Hirsh J, et al. Heparin kinetics in venous thrombosis and pulmonary embolism. *Circulation* 1976;53:691–695.

90. Colburn WA. Pharmacologic implications of heparin interactions with other drugs. *Drug Metab Rev* 1976;5:281–293.

91. Pizzulli L, et al. Nitroglycerin inhibition of the heparin effect. *Dtsch Med Wochenschr* 1988;113:1837–1840.

92. Bode V, et al. Absence of drug interaction between heparin and nitroglycerin: randomized placebo-controlled crossover study. *Arch Intern Med* 1990;150:2117–2119.

93. Cipolle RJ, et al. Heparin kinetics: variables related to disposition and dosage. *Clin Pharmacol Ther* 1981;29:387–393.

94. Spinowitz BS, et al. Impact of epoetin beta on dialyzer clearance and heparin requirements. *Am J Kidney Dis* 1991;18:668–673.

95. Veys N, et al. Influence of erythropoietin on dialyzer reuse, heparin need, and urea kinetics in maintenance hemodialysis patients. *Am J Kidney Dis* 1994;23:52–59.

96. Ward RA, et al. Low-dose heparinization can be used with DEAE-cellulose hemodialysis membranes. *ASAIO Trans* 1990;36:M321–M324.

97. Osada H, et al. Microbubble elimination during priming improves biocompatibility of membrane oxygenators. *Am J Physiol* 1978;234:H646–H652.

98. Keller F, et al. Risk factors of system clotting in heparin-free haemodialysis. *Nephrol Dial Transplant* 1990;5:802–807.

第六章　血液透析的动力学模型

Thomas A. Depner

一、历史观点

血液透析在 19 世纪 40 年代首次成功应用于急性肾衰竭患者以维系其生命[1]。最初的失败尝试逐步使尿毒症从不治之症变为可治之症,患者的生命可以延长。20 世纪,这种不可思议的治疗方式成为一种有效的医疗手段,在 1960 年被首次用于 CKD 5 期患者(1960)。人们很快发现周期性透析可以不确定地维持生命,但对于早期刚应用此治疗方式的患者而言,设备因素和不良反应限制了治疗的频率和强度。另外,在早期发展期间,有限的膜渗透性加之患者无法耐受高血流量使得治疗时间常需要延长至 8~10 h。在维持性透析应用于更多的患者后,人们很快发现对于无尿患者,3 次/周透析可以恢复健康,而无论治疗时间长短,2 次/周的透析治疗均是不充分的。

在 20 世纪 70 年代后期,美国国家健康机构(NIH)主办的国家合作透析研究组(NCDS)认为,满足每次透析的小分子溶质最少清除量需要 3 次/周透析[3-5]。这意味着对过去依赖溶质水平的变化,并将焦点从对透析器表面积(SA)转向溶质清除[6]。随着渗透性和生物相容性更好的合成膜的出现,透析液由碳酸盐代替乳酸盐,平衡腔和绝缘监测器的应用使液体清除稳定,以及重组红细胞生成素对严重性贫血的控制使患者对透析的耐受性不断提高[7-9]。透析膜生物相容性和溶质通量的提高缩短了透析治疗时间,这是很多人特别是患者追求的目标[10,11]。之后,由 NIH 资助的 HEMO 研究发现以前公认的最低剂量标准也是 3 次/周透析患者的最佳剂量[12]。从这个研究中可以得出结论:基于小分子溶质动力学的最小剂量仍是需要的,但是进一步的增加透析剂量可能对已经适应这种透析需求的患者没有明显的医学益处反倒有害。

目前,全世界有超过 100 万人需要血液透析[13]。技术的革新是一种贡献,它提高了患者的耐受性,但在发病率高的美国,临床工作者和公众立法机构逐渐关注到与其他国家相比其不可接受的高死亡率。很多因素与死亡相关但透析剂量和充分性是重点需要关注的对象[14-17]。于是,通过溶质清除的估算来定量透析已经使透析团体从对科学领域的好奇转向接受,然后成为透析组织者的强制性要求。

本章回顾了尿素模型的已知内容,介绍了如何应用该模型且如何来解释患者特有的参数。本章使用的符号定义及其测量单位见表 6.1。

二、尿素——清除率和蛋白质分解代谢的标志物

表 6.2 列举了尿素作为透析有效性和充分性的特点。或许由于尿素的低毒性,它在肾衰竭患者血液和组织中的水平要高于其他有机溶质。蛋白质净分解率决定它的生成速率,这一速率保持稳定(零级动力学),并不受患者尿素水平的影响。很可能是尿素的分子质量

小和相对电中性使其易于扩散,可以迅速通过体外的透析膜。尿素易于通过体内各种膜包括红细胞膜,沿着易化转运的高保守通道[18-24]。由于具备这些特性,测定尿素在透析膜中的转运是小分子溶质清除的一个敏感指标,也是透析的一个根本目标。

尿素的生成与蛋白质分解密切相关,在稳定的患者中,其生成可反映蛋白质的摄入,这是一个与饮食管理有关的指标。数年前进行的两项独立的代谢性研究发现了尿素生成与蛋白质代谢之间相对精确的关系,这两项研究入选了少量的 CKD 5 期和 CKD 3 ~4 期患者。它们的研究结果相同(公式 6.1):

$$nPCR = 5420 \times G/V + 0.17 \tag{6.1}$$

式中,nPCR 表示净标准化蛋白质分解率 g/(kg·d)[26],G 表示尿素生成率(mg/min),V 表示尿素分布容积(ml)。蛋白质分解用每 kg 肌肉组织或标准化体重来表示。后者来自于 V,V 约是体重的 58%。

总体蛋白质分解会超过净 nPCR 的数倍[27]。蛋白质分解释放出游离氨基酸,大部分又重新合成新的蛋白质。蛋白质的重新合成占总体代谢率的大部分比例,它们的差别表示因

表 6.1　本章使用的符号

符号	单位	定义
avCo	mg/ml	平均透析前浓度
B	ml/min	透析间期(透析中)液体增加(丢失)
BUN	mg/ml,mg/dl	血尿素浓度
BW	任意单位	体重
C	mg/ml	浓度(如尿素)
CAPD		连续性非卧床腹膜透析
C_{Av}	mg/ml	平均浓度
Co	mg/ml	开始(透析前)浓度
C_1	mg/ml	近腔浓度
C_2	mg/ml	远腔浓度
C_D	mg/ml	透析液浓度
C_E	mg/ml	平衡后的透后浓度
C_i	mg/ml	透析器入口血浓度(或电导度)
C_O	mg/ml	透析器出口血浓度(或电导度)
C_S	mg/ml	全身血浓度
C_T	mg/ml	在 T 时间点的浓度
D	ml/min	透析率
E		自然对数基(2.718)

续表

符号	单位	定义
EKR	ml/min	间断性清除率的连续性等效
FCPR	比例	心肺再循环比例
G	mg/min	尿素生成率
K	ml/min	总尿素清除率
K	min	溶质清除(率)常数
K	min	KR 转换成 Kt/V 时添加的系数
KoA	ml/min	透析器物质转运面积系数
Kt/V	每次透析比例	尿素清除分数指数
Spkt/V, eKt/V, stdKt/V, nKt/V	不同的 Kt/V(见上下文)	
Kc	ml/min	腔室间物质转运面积系数
K_D	ml/min	透析器尿素清除率
K_R	ml/min	残肾(自体肾)尿素清除率
nPCR	g/(kg·d)	容积(V)标化的蛋白质分解代谢率
N		每周治疗次数
Q_{AC}	ml/min	血管通路血流速度
Q_B	ml/min	透析器血液量
Q_D	ml/min	透析液流量
Q_F	ml/min	透析中的超滤率
Q_S	ml/min	全身血流速度(Co 减去血管通路血流速)
R	每次透析分数	透析后 BUN/透析前 BUN
RG	mg	KR 和尿素生成的校正因子
T	min	时间
t_d	min	透析治疗时间
t_i	min	两次透析间隔时间
TAC	mg/ml, mg/dl	平均时间的 BUN
U_F	L/每次透析	超滤量
URR	每次透析比例	尿素下降率($C_1 C_2$)/C_1
Vo	ml, L	透析前尿素分布容积
V, V_D, V_T	ml, L	透析后尿素分布容积
ΔV	ml, L	透析过程中或透析间期的容积变化
V_1	ml, L	近侧腔(透析)容积
V_2	ml, L	远侧腔容积
W	kg	患者体重
ΔWt	每次透析比例	透析中体重减少分数

氨基酸分解为尿素的小部分氮的流失[28]。因此,nPCR 由尿素模型决定,是蛋白质净分解率的一种测定。在氮质平衡的稳定患者中蛋白质净分解率与蛋白质摄入相等。

　　反常的是,因尿素生成率低引起的低尿素水平患者预后更差[29]。尿素生成减少主要是由食欲减退引起营养摄入不足所致。食欲减退可由透析不充分或并发症如感染或心血管疾病引起,心血管疾病是透析患者的主要死亡原因[4,5,30,31]。这意味着患者的尿素水平难以解释。因透析引起的低水平是有益的,而因营养不良引起的低水平与高病死率相关。在对尿素毒性的直接测定中发现尿素是最好的低毒性毒素[32-34],它的水平可以反映其他易于通过透析器并且毒性更高的尿毒症相关的毒素[35]。另外,蛋白质的氨甲酰化对尿素的间接作用可能介导它的毒素[36-39]

表 6.2　尿素相关动力学模型的特性

肾衰竭患者积聚大量的有机溶质
分布容积等于全身水量
易于透析
分子质量为 60 Da
有极性,水溶性
不带电荷
来源
在肝脏中生成
蛋白质氨基酸分解代谢终产物
转运
体内外可被动扩散
体内促进扩散
相对无毒

。然而,蛋白质氨甲酰化在尿素浓度很高时需要一定时间才能进行,相反,通过降低尿素浓度来逆转也需要一定的时间,所以透析后的即刻的益处很难用这种理论解释。

　　从目前的观察和尿素模型在临床中的应用可以得出结论,尿素并非尿毒症的一个良好标志物但却是透析的一个好的标志物。若将合适的尿素动力学模型与透析前和透析后的多次尿素浓度测定结合,可提供关于患者透析充分性和营养状况的重要临床信息。

表 6.3　影响血透处方的各变量

患者因素
尿素分布容积,等于全身含水量(V)
蛋白质净分解率得出的尿素生成率(G 和 PCR)
残肾(自体肾)尿素清除率(K_R)
液体积聚(ΔV)
溶质区域性(K_C)
透析因素
透析器清除率部分
透析器和其尿素物质转运面积系数(KoA)模型
血流量(Q_B)
透析液流量(Q_D)
超滤率(Q_F)
治疗时间(t_d)
透析安排和频度(N)

三、决定透析需要的因素

　　表 6.3 列举了一些决定透析剂量的患者因素,包括患者的体格大小、残肾尿素清除率、透析中液体增量和较少发生的情况如怀孕[40,41]。假如透析是充分的,尿素生成的轻度增加不会影响透析的需要,相反应防止蛋白质营养不良(见"蛋白质分解代谢"部分)。尽管溶质腔室分布(见"多腔室动力学模型"部分)会影响透析剂量,但在接下来的部分会解释这种可预见的效应,不同的患者或是不同的时间这种效应是相对固定的,所以不需要定期校正。

蛋白质分解代谢

近几年认为使用尿素生成率校正透析剂量并不重要,因为患者平均接受的透析剂量较高[42]。高剂量意味着尿素浓度可以降至 NCDS 推荐的上限,因此尿素生成对其额外的校正就没有那么重要或必要。另外,越来越多的证据提示营养对患者预后影响较大,所以,以往对蛋白质饮食的限制已经转向鼓励更多的蛋白质和能量摄入[43-45]。美国多中心肾脏病饮食修正研究也发现蛋白质摄入的限制会对 CKD 3~4 期患者的生存不利。

一些研究者报道了 nPCR 和以 Kt/V 表示的透析剂量之间的关系,提出透析剂量增加可以改善患者的食欲[49-52]。这一结论存在错误,原因如下:首先,如果透析剂量不按照尿素模型严格控制,医生可能会简单地给予高蛋白饮食患者较多的透析量,从而产生了一种错误的因果关系,即医生根据患者的食欲做出了反应,而不是食欲因为医生对透析剂量的决定而发生了改变。第二,nPCR 和 Kt/V 均由同一个血尿素值计算得出(见下文);因此,这种偶联可能产生错误的数学关系,并取决于 BUN 测量值的误差[53,54]。第三,观察性研究中的极低剂量值会混淆 Kt/V 和 PCR 间的曲线关系。当它们的关系超过平台期时,这会错误地夸大 Kt/V 增加的效应[50,55]。

在解释 nPCR 时避免以上误差是很重要的。然而,由于尿毒症可引起食欲抑制而透析可以改善尿毒症,所以就会理所当然地认为透析可以提高存在明显尿毒症症状患者的食欲[56]。HEMO 研究显示对于 3 次/周的透析患者将其透析剂量增加至目前理想值以上,营养状况并未改善[57,58]。然而,无对照性研究提示将透析频率从 4 次/周增加至 6 次/周可能提高一些患者的食欲[59]。

自体残肾清除率

看似不高的残肾尿素清除水平(如 1 或 2 ml/min)可以极大地减少患者对透析的需求,但大部分肾脏病医生并未通过减少透析剂量来补偿残肾功能(K_R)。忽略这一行为的原因包括对患者来讲不方便并且要提供收集、测定和分析尿素以计算 K_R 的费用,并且这也会给患者带来心理上的不良反应,随着 K_R 的不断下降患者的透析治疗时间需要逐渐增加。然而,K_R 对无论是腹透还是血透患者的死亡都有重要影响[60-62]。所以,K_R 不仅影响所需的透析剂量还对预后有重要作用。因为透析可以改善患者的生活质量,并且肾替代治疗的主要目标也是提高患者生活质量,所以,对于有明显 K_R 的患者需要校正其透析剂量。最近的肾脏疾病预后生活质量指南(KDOQI)[42]公布了结合 K_R 来计算整体清除功能的方法,这在下面的章节中会简要介绍(见"如何将 K_R 加入 Kt/V")。

体格大小

体格大小是透析需求的一个明显校正因素,但作为体格指数的准确分母仍有争议[63-65]。许多在动物和健康人体中所进行的同位素研究显示尿素分布容积(V)与身体总水量相等,后者与瘦组织成比例关系[66-68]。如下文所述,V 是数学上的一个方便的分母,但其可能不是很适合,特别是由于数十年来一直使用身体表面积(SA)来校正肾脏的肌酐或菊粉清除率[69,70]。由于女性和体格小的患者的预后不同于体格大的患者[71-73],并且大多数代谢功能随着 SA 而非瘦体组织的变化而变化,所以一些研究者尝试在校正体重时转换 V 和 SA,使用 SA 的时间测定公式[74-76]。

体液中尿毒症毒素的浓度决定毒性并因此可以调整透析的需要[35],但它的生成和清除都是浓度依赖的一级动力学过程,并不依赖它的分布容积。对于一个清除率(K)恒定的患者而言,其毒素生成率(G)等于清除率,在稳定状态下分布容积(V)的变化对浓度没有影响($C=G/K$)。例如,在其他情况不变时,水肿引起 V 增加或肌肉消耗引起 V 下降都不影响稳定状态时的毒素浓度。水肿的液体不会是尿毒症毒素的来源,最近关于预后的分析提示肌肉也不可能是其来源[77,78]。相反,溶质的生成率可以调节毒素浓度,所以它是剂量校正的最合理变量。可惜的是,还未能找到最关键的毒素物质,所以,其生成率与体格大小的精确关系仍有待探讨[35]。

由于观察性研究已经证明 V 可以独立预测并与患者的生存正相关,所以使用 V 作为校正透析剂量的分母还存在质疑[79-82]。低体重的患者常 Kt/V 较高且死亡风险较大。CKD 5 期的非裔美国人的体重大且 Kt/V 和死亡风险较低[83,84]。V 的这种相反效应使得一些人提出废弃体重的校正而使用清除率与治疗时间的乘积(Kt)来代替 Kt/V 作为透析剂量的指标。然而,这样做会忽略低清除率的小体格患者,特别是儿童患者或更小的动物(如象与鼠的争论)。患者无论体重多少均需要相同的透析剂量仍存在争议并与大多数治疗标准矛盾[70]。体格大的患者往往溶质生成率较高,需要比体格小的患者更多的清除才能有相同的血浓度。小体格患者死亡风险高的其中一个解释是使用 V 来代替 SA,如前所述,这可能会过度校正体格大小,使得体格小的患者接受的透析剂量也较低。高死亡风险也可能是由于体格小的透析患者的营养不良发生比例较高。营养不良可独立提示患者的预后较差,一些并发症如炎症也可以独立影响患者的生存[85]。

表 6.3 也列举了将透析间期的液体增量作为透析处方的一部分。尽管每次治疗均需要清除液体,但液体的积聚实际上也减少了透析需要,一方面由于稀释效应,另一方面是在透析清除水分的同时也增加了溶质清除效率[86]。见后文的"透析间期液体增加作用和透析时超滤的后果"部分。

血细胞比容

除尿素外的许多溶质并不总分布于红细胞中,在血液经过透析器的 10~30 s,溶质从红细胞中转出有一定的延迟。红细胞数量占患者全血容积的 30%~40%,溶质在红细胞中的分布和转运对清除有明显影响。尿素在红细胞中的转运非常迅速,几乎可以瞬间平衡,所以红细胞对尿素的清除影响很小[18-24]。然而,在血液流经透析器时肌酐缓慢通过红细胞膜,磷基本无法通过细胞膜[87,88]。这部分解释了体内外清除率的差别,在研究和应用尿素之外的溶质动力学模型时需要记住这一点。

四、透析量的目标

如何测量透析量,多少足够

透析量需要使患者保持健康并相对无症状,这比使患者存活一年要求的透析量要高。NCDS 提出高尿素水平既不能使患者耐受,并且病死率与蛋白质分解紧密相关[4,89]。因为尿素水平与蛋白质净分解得出的尿素生成率直接相关,纳入其他因素是清除的关键(见下文)。随后对数据的机械性分析显示提供每次透析所需的最低尿素清除率-纳入患者体格大小(Kt/V)可以更好地保证预后[5]。接下来的 HEMO 研究发现进一步增加这个剂量参数并未使病死率得到提高,所以 3 次/周的透析最低剂量也是最佳剂量[42]。一些研究发现明显延长治疗时间(如使 t_d 加倍或 3 倍)可能独立提高预后,但这并未在随机临床研究中得到证实。

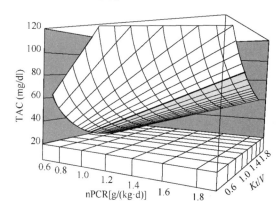

图 6.1 标准化蛋白质分解率(nPCR)、平均时间浓度和 Kt/V 之间的数学关系在三维空间构成的曲线平面。平面的对角线是 Kt/V 的等值线;Kt/V 等于 1.2 这条线表示目前接受的最少剂量标准,并且曲线下面积表示"安全"地带。数据来自单室模型;所有的测量均为线性

图 6.1 显示时间平均的 BUN、Kt/V 和 nPCR 间的关系。粗线下的"安全地带"代表每次透析单室 Kt/V 为 1.2 的等值线。曲线面积代表 3 次/周透析患者时间平均浓度(TAC)、nPCR 和 Kt/V 3 个变量间的数学关系。需要注意的是,这 3 个变量中只有 2 个需要在表面图中找到点,意味着这 3 个变量在数学上相互依赖,所以讨论其中一个比另一个更准确并不重要。还需注意的是,图中描述的具体 Kt/V 值是针对 3 次/周透析。对于 2 次/周或是其他的透析处方,Kt/V 的轴需要改变。

NCDS 提出为了达到患者的最佳预后,透析剂量(实现的 Kt/V)要恒定并且要相对独立于 BUN[4,5]。这些发现反映出血清尿素浓度不能作为透析充分性和尿毒症的指标[56]。对于长期应用双重标准解释尚不需要透析患者 BUN 的医生而言并不奇怪。BUN 是一个需要测定的重要指标,但当患者有症状并且 BUN 较低时,往往会被忽略[89]。一些患者在 BUN 低于 50 mg/dl 时死于尿毒症。很明显,除了尿素,其他透析毒素即使不是全部也是大部分尿毒症症状的原因,所以仅仅控制 BUN 并不能保证充分透析[32-35,90]。

Kt/V 的安全网保证了每个患者接受最低剂量的透析治疗,且相对不依赖 BUN 水平和蛋白质代谢。如果患者没有得到改善或因其他未知原因仍出现明显衰竭症状,肾脏科医生应该增加其透析剂量,除非可以肯定这一剂量已经超过目前认为的最低安全水平,并且患者的症状与尿毒症无关。这一推荐说明我们无法更为精确地定义尿毒症状态[56],被忽视的因素可能可以个体化调节患者的透析需要,并改变基于历史数据关于蛋白质代谢对尿毒症作用的关注[91-95]。

解释 Kt/V:局限性

Kt/V 表示单次血透中的尿素清除比例。这一比例可能高于 1,因为当血流从患者体内流入透析器时,在单次治疗中体内的水腔室可能被透析不止一次。模型 Kt/V 是患者接受透析数量或剂量的一种测定,它与预后有关,但 NCDS 和其他预后性研

究[4,5,29,96]证明这种相关并非线性。非线性的原因部分是由于溶质的清除和 Kt/V 是曲线关系(图6.2)。一旦达到了透析充分性的最低要求,进一步增加 Kt/V 并不能提高患者的预后[12]。Kt/V 并不能直接测定预后或剂量的有效性,但可以在未知关键毒素清除的情况下作为评估透析充分性的一种简单的方法。因为透析是一种自限性过程,所以随着透析量的线性增加,溶质的清除会指数性减少。换句话说,Kt/V 的加倍并不能使溶质的清除加倍,如果关键性溶质的水平已经达到低水平或平衡,很难进一步清除。在使用 Kt/V 表示剂量时应认识到这种间断性血透的自我限制或自我抵制的重要性。

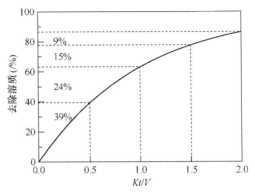

图 6.2 随着 Kt/V 的增加,清除率逐渐下降直到消失。对于某些溶质,进一步增加 Kt/V 将不会给患者带来益处

五、单室动力学模型

清除率——一种较好的测定透析的指标

清除的概念是直观的,但它的准确定义、来源和应用常被肾脏科医生甚至生理学者遗忘。如果把它作为一种不被其他变量(包括溶质浓度)影响的清除过程的检测则可以更好地被理解。溶质清除率本身也是一种对清除的测定,但对滤过和透析而言,该清除率与浓度呈线性关系或成比例。将清除过程表达为清除需要考虑清除率和浓度:

$$清除 = 清除率/浓度$$

当清除率与浓度呈线性关系时,该过程称为一级动力学,表示清除率与浓度的一次方成比例,而零级动力学过程的清除率是恒定的,不依赖于浓度,例如肝脏产生尿素。对于可以对流清除的双肾和透析,一级动力学公式(公式6.2)中,C 表示任意时间(t)的溶质浓度,k 表示清除常数,用每个单位时间表示。将公式6.2乘以溶质的分布容积(V),清除可表示为(公式6.3):

$$dC/dt = -kC \qquad (6.2)$$
$$(dCV/dt)/C = -kV \qquad (6.3)$$

dCV/dt 表示溶质清除率,kV 表示清除。由于清除率除以浓度表示血液流速,清除常被描述为血流速度等价的溶质完全清除。这个定义是直观的,但它绕过了之前的清除概念的步骤。清除是一级动力学如扩散和对流的较好表述。例如,尿液中钠的清除是非一级动力学过程,就不能用此计算。

由于尿素通过透析器是一个一级动力学过程,其清除率可利用公式6.2计算得出。结合时间可以得出一个描述药物单指数动力学清除的熟悉表达式(公式6.4)[97]:

$$C = C_0 e^{-kt} \qquad (6.4)$$

C_0 表示尿素的起始浓度,e 是自然对数的底数(2.178)。该清除率会随着时间下降,因为浓度随着时间下降;也就是说,这个过程最终会消失。然而,浓度的变化率(dC/C)$/dt$ 为常数

$(-k)$,所以可用两个时间点的浓度简单地表示(公式6.5):

$$k = [\ln(C_0/C)]/t \tag{6.5}$$

t 表示测量 C_0 和 C 的时间间隔,ln 表示自然对数。当清除率 (k) 乘以尿素分布容积 (V),结果就是清除 (K)(公式6.6):

$$K = kV \text{ 或者 } k = K/V \tag{6.6}$$

将公式6.6代入到公式6.5,会产生一个熟悉的等式(公式6.7):

$$Kt/V = \ln(C_0/C) \tag{6.7}$$

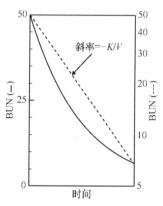

图6.3　在血透治疗时,BUN 浓度以对数形式下降(左轴)。log 斜率的下降(右轴)表示 $-Kt/V$(获允摘自:Depner TA. Quantification of dialysis. Urea modeling;the basics. *Semin Dial*,1991;4:179-184.)

这一公式说明在单次透析治疗中,可将透析前尿素浓度 (C_0) 与透析后浓度 (C) 的 log 比值作为透析量实现的指数,包括测定 Kt/V 这 3 个组成部分的必要性。图6.3左边显示了 BUN 的时间和浓度间的线性关系,右边用对数表示[98]。对数线的斜率表示 $-k$ 或 $-K/V$。需要注意的是该尿素动力学的简化图表分析给出了尿素的清除与体积的比值 (K/V)。为得出 K,需要独立计算出 V,反之亦然。还需注意的是 C_0 和 C 的绝对值并不重要;它们的相对值决定 Kt/V。例如,在透析过程中 BUN 从 150 mg/dl 下降至 75 mg/dl,这与它从 50 mg/dl 下降至 25 mg/dl 所得出的 Kt/V 是一样的。由于 Kt/V 是由患者测得的 BUN 计算得出,所以它是患者因素,不是机器参数;Kt/V 是反映透析的一种测定而非透析处方量的测定[99]。

每分钟生成尿素的毫克量是由两次透析中尿素每毫升毫克的浓度变化乘以尿素体积毫升再乘以分钟表示的时间间隔。由于标准化蛋白质分解率用患者体积校正(公式6.1),无残肾功能或体积无变化的净蛋白质分解率可由透析中 BUN 的变化得出(公式6.8)[99,100]:

$$nPCR = 5420[(C'_0 - C_T)/ti] + 0.17 \tag{6.8}$$

nPCR 表示标准化蛋白质分解率(每天每公斤体重每克),C'_0 表示第二个透析前 BUN 浓度(mg/ml),C_T 表示透析后 BUN 浓度(mg/ml),ti 表示透析间隔时间(min)。重要的是其包括公式6.4到6.8的简化有助于对基本关系的理解,但妨碍了它们的临床应用。其公式不能用于建立患者的尿素动力学模型,因为它们并未包括之前所述的一些重要的患者变量,其中包括残肾尿素清除和透析中及间期的体液量变化。这两个因素可以降低透析前 BUN 和减少透析中所需的 BUN 变化,并可使 nPCR 的计算变得复杂。第三个对 Kt/V 和 V 的影响小却很重要的参数就是透析中的尿素生成。在透析中对尿素浓度更为准确的数学表达包括这 3 个额外的因素(公式6.9):

$$d(VC)/dt = G - (K_D + K_R)C \tag{6.9}$$

V 表示尿素分布容积,G 表示尿素生成率(假设为恒定值),K_D 表示尿素的透析器清除,K_R 表示患者的残肾尿素清除。公式6.9的整合给出了在透析中和间期计算尿素浓度更好但更复杂的公式(公式6.10)[86,101]:

$$C = C_0 \left(\frac{V_0 + Bt}{V_0} \right)^{-\frac{K+B}{B}} + \left(\frac{B}{K+B} \right) \left(1 - \frac{V_0 + Bt}{V_0} \right)^{-\frac{K+B}{B}} \qquad (6.10)$$

V_0 表示透析前的尿素分布容积，K 表示透析中 $K_D + K_R$ 的总和，透析间期的 K 是 K_R，B 是透析间期或透析过程中的液体增量。公式 6.10 可以用来预测透析中或透析间期的尿素浓度，如图 6.4 所示。这是尿素单室动力学模型的一个基本公式，若反过来应用的话，K/V 和 G 可用重复计算过程得出 C 和 C_0 的值。Kt/V 主要来自单次透析中 BUN 的下降，nPCR 主要来自透析间期 BUN 的增加，如图 6.4 所示。为了计算 nPCR，可以使用以下方法来忽略第三个 BUN。

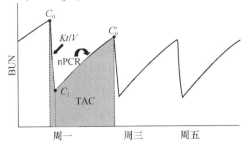

图 6.4 单室模型得出的每周血尿素氮（BUN）分布图像。在透析中，Kt/V 来自于单室模型中 BUN 的下降；nPCR 来自于透析间期的 BUN 增加；曲线下阴影面积表示平均时间 BUN。在液体量增加和（或）存在明显残肾功能时 C_T 到 C_0' 的增加是非线性的

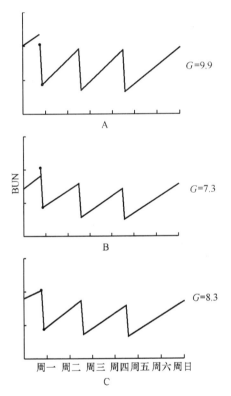

图 6.5 两点 BUN 法估算的 G 与实验-误差法得出的相似。A. G 过高预计 1 周后透前 BUN 也非常高。B. G 过低，计算机会用不同的 G 值重复测定 BUN/时间分布图像，直至 1 周后透前 BUN 与测定 BUN 相符合（如图 C）（获允摘自：Depner TA，Cheer AY. Modeling urea kinetics with two vs. three BUN measurements：a critical comparison. *ASAIO Trans*，1989；35；499-502.）

两点血尿素氮方法

当 nPCR 由透析后 BUN 和下次透析前 BUN 得出时，只有这两个值的差值进入计算公式（公式 6.8）；它们的绝对值可以忽略[98]。与之类似的是 Kt/V 也主要从透析前和透析后 BUN 的比值得出（公式 6.7）。如果透析前后 BUN 的绝对值也出现在公式里，第三个 BUN 测定可以消除[86,89,102]。这在不影响准确性的情况下简化了尿素模型。

图 6.5 显示了仅测定两点 BUN 来计算 G 的方法。这种方法需要患者在 1 周内氮质保持平衡，也就是说，至少 1 周内透析处方不变，每天的氮摄入不变。一般情况下，大多数人的蛋白质摄入每天都有变化。反常的是，两点 BUN 测定 nPCR 较三点 BUN 法测定更不易受饮食的影响，因为透析前 BUN 的绝对值（决定 nPCR 的主要部分）常由多次透析间隔测定[102]。通过改变其在第二次和第三次抽血间期的饮食，两点 BUN 法更不易受患者饮食改变的影响。然而，即使已经准确测定 nPCR，但它与 Kt/V 的变异至少为 2。

如何实施两点血尿素氮模型

单室多容积模型是用于定量血透最常用

的临床工具。这个模型预测中有两点,透析中单室分布和反弹的缺乏将会导致误差的产生(见本章"与单室模型比较"部分);因此,V 和 Kt/V 最终的计算与较为复杂的模型相匹配[103]。

在公式 6.10 中仍未知的两个变量是 G 和 V;K 可以测得并用来启动模型。如下文所述,K 值不一定要非常精确才能计算 Kt/V。为了启动这一模型,可任意选择 G 和 V 的值,透析前 BUN 取代公式 6.10 中的 C_0。然后校正 V,直到 C 的计算值与重复法计算的透析后浓度相匹配。随后透析后 BUN 替代公式 6.10 中的 C_0,对 G 校正直到 C 与透析前 BUN 匹配,使用图 6.5 描述的两点 BUN 模型。然后重复测定 G 和 V 的新值。V 和 G 的准确性将依赖所选 K 值的准确性,但 K/V 和 G/V 均可能会有一点受 K 或 V 值不准确的影响。nPCR 还可使用公式 6.1 从 G/V 计算,Kt/V 是透析模型中 K 和 t 的乘积再除以 V。透析间期的 K 只包括 K_R。需要在非对称性透析间期校正 B。任何透析处方均可使用,整个过程在现代的个人电脑中只需要不过 1 s。

处方剂量

透析器清除的决定因素包括血流速度、透析液流速及膜的性质,主要包括其 SA、通透性和几何特点。与清除概念类似,这些阻碍的因素可以不在透析器功能的表达中出现而使用透析器溶质转运系数来定义(公式 6.11)[104]:

$$K_oA = \frac{Q_B \cdot Q_D}{Q_B - Q_D} \ln\left[\frac{Q_D(Q_B - K_D)}{Q_B(Q_D - K_D)}\right] \qquad (6.11)$$

K_oA 表示溶质转运系数,Q_B 表示血流速度,Q_D 表示透析液流速,K_D 表示透析器清除,ln 表示自然对数。溶质转运系数有时可称为透析器的固有清除,也可以表述为对于某种透析器和溶质无限增加流速时可能达到的最大清除。对公式 6.11 的重整可以从机器设置的血流速度和透析液流速来计算,这两个流速是下文介绍的动力学模型中的重要变量:

$$K_D = Q_B\left[\frac{e^{K_oA\left(\frac{Q_D - Q_B}{Q_D Q_B}\right)} - 1}{e^{K_oA\left(\frac{Q_D - Q_B}{Q_D Q_B}\right)} - \frac{Q_B}{Q_D}}\right] \qquad (6.12)$$

表 6.3 中列举了透析中心控制剂量所需调控的透析变量,使用公式 6.12 来计算透析器的清除。尽管精确测定这些变量是有用的,但标准尿素动力学模型允许对患者透析剂量的回顾性估测,无需测定处方的透析器清除、流速甚至透析时间。通过对处方给予的透析量和实际完成的透析量间的比较形成一个质量控制的循环[105]。这两者的不同有助于检测机器的故障包括血泵的失校正或不工作、透析液泵不工作、复用设备的问题及血管通路的低血液量。

透析间期液体增加作用和透析时超滤的后果

如目前应用的那样,标准血透时的超滤可以少量增加尿素清除率或 Kt/V。然而,治疗间期的液体增加可以降低溶质浓度(图 6.6),可能减轻它们的毒性。治疗间期患者液体量的逐渐增多并且在透析中迅速减少对有效清除的影响超过其作用。超滤的作用可结合到正式的模型公式中(公式 6.10 中的"B"),可以清楚地看到在不同超滤水平中 URR 与 Kt/V 的比较。

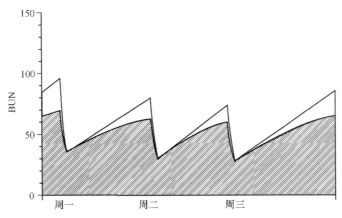

图 6.6　透析间期体重增加,每周稳定状态尿素浓度分布。上方图像表示患者
体重无增加,透析过程中无需超滤。图像下方表示同一患者净液体增加在 3 ml/min 时的作用,
BUN 表示血尿素

为了在血透过程中将超滤作用加入到处方给予的清除率中,另一个计算需要与 K_D 相加
(公式 6.13):

$$总的处方 K = K_D + Q_F(1 - K_D / Q_B) \tag{6.13}$$

K_D 表示无超滤时的透析器清除率,Q_B 表示透析器的血流速度。当提取率接近 1,意味着清除
率接近血流率,Q_F 的作用减少,最终消失,因为溶质通过透析器的清除不可能超过 100%。

基本的血液滤过治疗

用于血液透析的相同的中空纤维滤器可用于滤过血液,不需要透析液。然而,滤过的电
解质和液体需要被替代,这就需要大量无菌生理盐水的同时注入。为达到足够的溶质清除,
基本的血液滤过和血液透析滤过治疗需要使其滤过率远远超过标准透析。滤过也遵循一级
动力学的规则;因此,我们可以使用血透中的数学模型来预测血浓度并测定,如 Kt/V 表示的
透析剂量。该模型不需要假设尿素如何清除,仅是一级动力学过程。患者的血液如透析那
样在滤器和体内循环,同步的液体置换使得在治疗中溶质浓度下降更快,减少了随时间的影
响。该模型清除的主要决定因素是透析前后的 BUN 水平。一些学者将血液滤过作为未来
的趋势,因为它模仿了自体肾的作用,有清除更大分子而获得更高效率的潜力[106]。然而,
预后数据并未充分发现血液滤过相较血液透析的优势[107-109]。有趣的是,患者体内延迟的
扩散作为血透治疗有效性的一种限制同样也出现在血液滤过的有效性限制中[109]。因此,
无论体外清除过程是扩散还是对流,扩散均发挥重要作用。

如何将 K_R 加入 Kt/V

由于透析器尿素清除常是正常双肾尿素清除的一个数量级以上,相对小的固有肾清除
(K_R)对透析中总体尿素清除影响较小,其主要作用体现在治疗间期,可以减少 BUN 的增
加,如图 6.7 示[42]。另外,K_R 的连续性使它较不连续透析器的清除更为有效。所以将这两
个清除简单相加是不可行的。有两种需要正式尿素动力学模型的方法,可以用来生成一个
总的清除或总的 Kt/V 来合并这两个清除的效应。

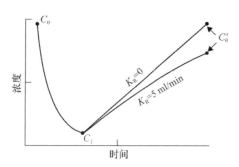

图 6.7 自体残肾清除率（K_R）的作用。有明显 K_R（下线）的患者与 K_R 为零（上线）的透析患者相比，其可透析溶质上升不如其陡峭

第一种较为古老的方法是基于时间平均的 BUN（TAC）或是透析前 BUN 的平均值（avC_0）[42,89]。之前描述的任一模型均可用透析前后 BUN 来计算 TAC 或 avC_0，K_R 包括在这一模型中。然后将 K_R 移出这个模型来计算实现的 K_D，这需要 G 和 V_D 相同的患者有相同的 TAC 或 avC_0。在缺乏 K_R 的情况下，需要增加 K_D 来维持相同的 TAC 或 avC_0。新的 Kt/V 值可表示这两种清除的总效应。

这个方法等价于增加 K_R 的水平来模仿间断性透析相对低效能的清除。第二种方法与之相反，是将透析器清除减小到与连续性清除等价，也可用"简化的方法"中的方法来估计 K_R 的效应。

六、多腔室动力学模型

随着血透强度的增加和治疗时间的缩短，溶质的浓度梯度会增加，这称为溶质不平衡。透析中的不平衡主要由于透析中的溶质浓度反弹[103,110]。即使是有高扩散能力的尿素，也容易测到其浓度反弹，这提示简单的单室模型有缺点。图 6.8 显示了高通量血液透析患者一系列的 BUN 测定。虚线表示单室模型的最佳拟合，未测定的数据点用空白表示，特别是在进入透析的早期和透析后即刻。这里描述了两种溶质不平衡：扩散依赖的不平衡和流速依赖的不平衡；均可以降低透析的有效性。

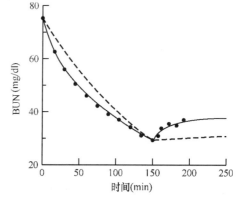

图 6.8 在一个患者高强度血透时及随后，双室模型（实线）可以准确预示测定的血尿素氮值（实点）。透析中单室可变容积模型（虚线）高估了透析时 BUN，无法预示透析后反弹（获允摘自：Depner TA. Refining the model of urea kinetics: compartment effects. *Semin Dial*, 1992; 5: 147-154.）

扩散依赖的不平衡

细胞膜对扩散的阻力是生理性的，并与血透尿素动力学模型有关，将体内水分腔室分为细胞内和细胞外时可用图 6.9 来表示[111]。

两室扩散尿素动力学模型

为了提高模型预测和实际数据的一致性，如图 6.9 所示增加了另外一个腔室[103,111]。透析腔室 V_1，从远端腔室 V_2 分离而来，扩散的阻力用该腔室间溶质转运系数 K_C 表示。K_C 是溶质特异性的通透性因子，与膜的 SA 正相关，与腔室间的扩散阻力负相关。增加第二个腔室需要改变公式 6.9（公式 6.14 和 6.15）：

$$d(V_1C_1)/dt = G - C_1(K_D + K_R) - K_C(C_1 - C_2) \tag{6.14}$$

$$d(V_2C_2)/dt = K_C(C_1 - C_2) \tag{6.15}$$

V_1 表示近端（透析）腔室容积，V_2 表示远端腔室容积，C_1 是尿素在 V_1 中的浓度，C_2 是 V_2 中的尿素浓度。一些假设常用来降低这个模型的复杂性。由于尿素由肝脏产生,然后扩散到血液,G 只能用于透析腔室。治疗间期盐和水的摄入可引起 V_1 增加,然后在透析中减少,但是 V_2 的体积假设一直恒定,类似于细胞内空间。

与公式 6.9 相反,公式 6.14 和 6.15 在 V_1 变化时不易解决。一些报道过的溶质中,大部分需要使用高速计算机来计算 4 个未知的变量:V_1、V_2、G 和 K[112-116]。当这个模型应用于临床时,测定值和预测值可以有较好的拟合,如图 6.8 所示。对于尿素,当细胞膜引起的主要扩散阻力用双室模型拟合时,V_2:V_1 常常接近 2,这进一步支持了模型的细胞内/细胞外基础。

流量依赖的不平衡

1990 年,在高通量治疗的血液腔室发现了另一种不平衡,其不能用传统的模型所解释[117]。当一系列血透患者被同时抽取双侧胳膊的血液时,双侧尿素浓度的平均差在 10 mg/dl,也可高达 20 mg/dl。在透析结束 20~30 min 后这种浓度梯度才会缓慢消失[117,118]。

为了解释观察中透析引起的血管内浓度梯度,有人提出了另一个血透尿素动力学,如图 6.10 所示[99]。当血液流经某一段循环被延迟(如通过寒冷环境的皮肤或暂时的低血压)时,尿素在受影响组织中的清除将延迟。这会引起高灌注腔室中尿素浓度的迅速下降(降低透析器效率),而高尿素浓度主要分布在外周低灌注的腔室。从最外周腔室来看,如图 6.10 所示血流经过身体的其他部分包括一系列的循环,每一个都可以成为透析血液再循环的通路。对透析早期反应的研究,包括透析中锻炼和超滤的反应,以及使用热力学和超声法测定的心肺再循环也肯定了血流依赖的溶质不平衡[119-123]。这种透析中的对流阻力也

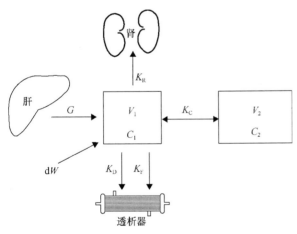

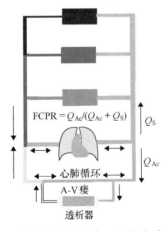

图 6.9　物质平衡的双室可变容积模型显示了溶质在双室的分布:V_1 和 V_2。在透析器清除的推动下,双室间溶质转移依赖扩散。腔室间的扩散率用 K_C 表示,一个物质转运面积系数。K_R 是残余自体肾的尿素清除率;K_D 是透析器清除率;Q_F 是透析时的超滤;dW 是透析间期的液体增量(摘自:Depner TA. Prescribing hemodialysis:a guide to urea modeling. Boston:Kluwer Academic Publisher,1991.)

图 6.10　流速相关的失衡。血腔室内的溶质不平衡可用该多重并联回路的模型来解释,每个都有不同的血流速/组织容积。离开心脏的血液以相同的溶质浓度分布于各个组织腔室。但从每个腔室流出的血液中溶质浓度却不相同。透析器静脉血经心肺(FCPR)旁路后再次进入透析器中的部分称为心肺再循环。Q_{AC} 是通路血流速度;Q_S 是全身血流速度

得到证实并逐渐被理解。扩散依赖的不平衡则高度依赖溶质和透析膜的性质,但血液依赖的不平衡不受分子质量或分子大小的影响。尚无研究证实这一理论。

心肺再循环

血流依赖性不平衡的一个特定亚型或许可以定量解释超过半数的血透引起对流不平衡的原因,这就是所谓的心肺再循环[119]。心肺再循环表示从透析器来的血液经过心肺迅速回到透析器的比例。这仅在透析中外周动静脉分流中可见(见图 6.10),因此,在使用中心静脉置管而不用外周血管通路中不存在这种现象。在第四章中有更详细的介绍,再循环部分可以简单地用通路流速与心输出量的比例计算(公式 6.16):

$$F_{\text{CPR}} = \frac{Q_{\text{Ac}}}{Q_{\text{Ac}} + Q_{\text{s}}} \quad (6.16)$$

F_{CPR} 表示再循环比例(通过心肺再循环至透析器的比例),Q_{AC} 表示通路血流速度,Q_{S} 表示全身血流速度(心脏输出量减去 Q_{AC})。图 6.8 显示了单室模型受心肺再循环的影响,将进入透析器的尿素浓度水平下降到回流入全身循环的浓度以下(公式 6.17)[119]:

$$\frac{C_{\text{i}}}{C_{\text{s}}} = \frac{Q_{\text{S}}}{Q_{\text{S}} + K_{\text{d}}} \quad (6.17)$$

C_{i} 表示进入透析器的血尿素浓度,C_{s} 表示全身循环回流的尿素浓度。减少的 C_{i} 可用公式 6.10 或公式 6.14 中的 C_1 替换。因为这个效应基于预估的心输出量和透析器清除,其强度可以预测,即使更简单的单室模型也需要对心肺再循环进行校正。

如何实施多室模型

在正式的双室模型中需要多于两个点的 BUN 测定。最佳时间点是在透析过程中、反弹期中途及结束时。公式 6.14 和公式 6.15 的许多溶质可以用公式 6.10 来替换。每隔一小段时间计算每个腔室的尿素浓度,然后与单室模型类似来校正 V_1、V_2、G 和 K_c,直到计算出符合测定数据的值。公式 6.14 中的 C_1 可用公式 6.17 中的心肺循环进行校正。需要使用高速计算机来进行这种模型的计算。

Schneditz 仅根据流速提出一个类似的模型(与分析溶质类似),这种单纯的对流模型建立于透析中局部组织灌流差异[124]。尽管 BUN 的下降方式有一点不同,但反弹与传统模型的预测没有区别。流速不平衡对浓度的作用,以及对其他物质的清除还未测定,所以还无法确定这两种不同模型的相对作用。

与单室模型比较

尽管单室变量-容积模型不能估计透析中和透析后的尿素浓度(图 6.8),但它可以预测 V,并因此可以合理、准确地计算 Kt/V[103,114]。

无法预测的原因抵消了公式中 V 分子、分母误差的方向。如果忽略 G 和超滤,透析中计算的 V 可以作为尿素清除量除以尿素浓度变化值(公式 6.18):

$$V = \frac{K_{\text{d}} \int_{t=0}^{t=T} C \text{d}t}{C_0 - C_{\text{E}}} \quad (6.18)$$

C_0 表示透析前 BUN 浓度，C_E 表示透析后平衡的 BUN 浓度。

在单次透析中清除的尿素量是 K_D 与时间 BUN 曲线下面积的乘积（公式 6.18 中的分子）。图 6.11 中阴影面积表示双室预测和单室预测尿素浓度间的误差。分母的误差在于透析后即刻 BUN（C_T）和平衡 BUN（C_E）的差别。对于 Kt/V 在 1.2 到 1.3 之间的 3~4 h 透析患者，误差大小相似且可以互相抵消[114,125]。单室模型可以很准确地预测 V，一定程度上依赖于透析的超滤率。然而，尿素生成（G）和蛋白质净分解（nPCR）在单室模型中稍偏高，因为它们没有补偿误差。

在常规临床应用中多室模型较为复杂并不推荐使用。当需要准确描述透析中和透析后 BUN，需要准确测定 G，以及研究除了尿素外其他溶质的动力学时才使用这一模型。

eKt/V 和治疗时间的作用

单室和多室模型都会过高估计患者接受的透析量。Kt/V 中的"K"是有效的尿素透析器清除（表 6.4）。治疗效果中更为重要的是患者的清除，常被称为全身清除，如表 6.4 中的定义。对于有明显尿素不平衡的患者，全身清除可以明显低于透析器清除，因为患者的尿素分布于腔室，只缓慢释放至透析器。全身 Kt/V 常被称为 eKt/V，可以在单室模型中将透析后的即刻 BUN 浓度替代透析后平衡 BUN 浓度计算得出[114]。双室模型可以用来计算有效透析器清除和患者的全身清除，因为这种模型包括透析后即刻和透析后平衡的 BUN 水平。

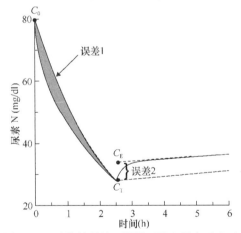

图 6.11　平衡的误差。阴影区的上界表示血透中单室模型预测的 BUN。阴影区下界是双室模型线（与图 6.8 比较）。C_E 表示推测的透后平衡 BUN。单室模型高估了透析时的 BUN，因此高估了尿素的清除，如阴影区（误差 1）及公式 6.18 的分子。它也低估了平衡 BUN（C_T），这会引起对公式 6.18 分母中浓度变化（误差 2）的假性高估

表 6.4　尿素清除率的定义

残肾清除率

患者自体肾脏的清除率，常可忽略不计或缺如

对透析中的总清除率作用小

对尿素动力学的作用主要在透析间期

透析器清除率

即时的：同时通过透析器的入口和出口测定 BUN 水平

模仿：综合透析前和透析后即刻的血标本

整个透析中的平均透析器清除率

不受尿素不平衡的影响

患者清除率

也称全身清除率

通过透析前和透析后平衡 BUN 得出

总低于透析器清除率：差别因存在尿素不平衡

包括残肾清除率的作用

间断清除率的连续性等效

从 G/TAC_0 或 G/avC_0

总是低于透析器清除率或患者清除率

可比较不同治疗方案，包括与连续性治疗的比较

因为尿素模型是用来测定患者的透析剂量以满足患者个体化的需要，所以那些反弹较大的患者可能透析不充分，因为单室模型未考虑到反弹。在 HEMO 研究之前和正在进行中的研究（见下文）发现反弹是可以预测的，这样的异常值并不真正存在[126,127]。根据在患者

中测定的透析后 60 min 的 BUN,可以使用一个简单的公式来估计 eKt/V,称为率等式,其可以预测反弹的强度和透析中的溶质清除率(公式 6.19 和 6.20)[126,128]:

$$eKt/V = spKt/V - 0.6K/V + 0.03 \qquad (6.19)$$

$$eKt/V = spKt/V(1 - 0.6/t_d) \qquad (6.20)$$

K/V 表示每小时的清除比例,t_d 用小时表示。公式 6.19 和 6.20 是等价的。尽管这些公式是由经验得来,但它们可以根据目前患者溶质梯度产生的反弹来预测。当使用溶质清除率(公式 6.19 中的 K/V)作为透析强度时,可见透析强度越大,这些梯度也会越大。假如给予

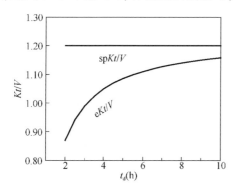

图 6.12 如果将 $spKt/V$ 设定为常数(上线),eKt/V 会随着治疗时间(t_d)缩短而降低(公式 6.20)。这显示随着 t_d 的缩短,透析有效性降低

相同的透析剂量,治疗时间缩短,透析的强度会增加。接下来根据治疗时间得出公式,图 6.12 显示尽管 $spKt/V$ 恒定,但缩短治疗时间可引起 eKt/V 的下降[129,130]。从中我们可以得出 eKt/V 较 $spKt/V$ 是测定患者清除更好的指标,缩短治疗时间也减少了患者的变化。

相反,增加治疗时间可以增强溶质的清除如图 6.12 所示,应用这一溶质动力学可能还有其他不明显的益处。溶质的血清浓度如磷和钾都明显与简单的一级动力学模型不同,需要使用更复杂的模型来预测它们[131,132]。无论预测还是测得的无机磷的清除率都明显受透析治疗时间和治疗安排的影响[132-135]。磷被认为是一种间接的尿毒症毒素,观察性的预后研究发现在透析频率固定的情况下明显延长 t_d 对预测有益处,但尚未得到对照性临床研究的证实[136]。

七、测量透析液的方法

通过收集透析液测定患者的溶质清除率和 eKt/V 与收集尿液测定自体肾清除率类似,只是后者在测定过程中血浓度会迅速下降[137-141]。如果在透析前可以收集到平衡透析液标本就可避免抽血,之前介绍的溶质清除率模型可以用来预测需要在透析中清除的溶质浓度。透析液收集法的另一个优势为不用测定一些参数,包括超滤、溶质不平衡及血液和血浆中的水量。透析液泵与血泵相比不易出现误差,可以在治疗中校准容量调控。透析液也可稳定用于大批量测定。这种方法的缺点在于收集大量透析液较为麻烦,因溶质浓度低检测不敏感,并且为了获得需要的数据要将两个大的数目相减,这样在计算尿素清除率时易于出现错误[142]。透析液的细菌污染也会引起尿素降解和透析液浓度的误差[143]。多次采样可以避免很多误差[140,141],但会使该方法变得更为繁琐。另外,可以将之前描述的率等式用于血液侧的测定,使 eKt/V 的值更准确,重复性更好[142]。

使用透析法计算尿素 eKt/V,需要 4 个关键的值:C_0、V、C_D 和 Q_D。透析前的 BUN(C_0)在透析液腔室和血液腔室平衡后采取透析液样本测定。这有个好处,即可以自动校正 Gibbs-Donnan 效应后得出真正的血中溶质水浓度。患者的尿素容积(V)需要测定透析后的平衡 BUN 浓度(C_E),但只需要一次准确的测定。一旦确定,V 就不必每个月都测定,除非患者的

体重或营养水平改变(公式 6.21):

$$V = \frac{Q_D C_D t - \Delta V C_0 - RG}{C_0 - C_E} \tag{6.21}$$

Q_D 表示全部透析液流速包括 Q_F,C_D 表示透析液中的尿素浓度,ΔV 表示透析中液体的丢失量,RG 是对 K_R 和尿素生成的校正。RG 是透析过程中尿素的生成量减去残肾的尿素清除量(公式 6.22):

$$RG = t(G - K_R C_{AV}) \tag{6.22}$$

RG 的作用很小,在大部分患者中可忽略。如果包括的话,C_{AV} 可以近似为平均 $\lg C = (C_0 - C_E)/\ln(C_0 - C_E)$。透析前的总体尿素量为 $C_0(V + \Delta V)$。清除的尿素量为 $Q_D C_D t$。

如果溶质的清除可以直接测定,单次透析的总效应可以用溶质清除指数(SRI)表示[144,145]。SRI 是溶质清除比例,为清除总量除以开始的总体量(公式 6.23):

$$SRI = Q_D C_D t / [C_0(V + \Delta V)] \tag{6.23}$$

尽管 SRI 是最初溶质的比例,这个比例可能会高于 1,因为在透析过程中不断有溶质产生。对于尿素,Kt/V 与 SRI 之间的直接数学关系可以用公式 6.7 证明(公式 6.24 和 6.25):

$$eKt/V = -\ln(1 - SRI) \tag{6.24}$$

$$SRI = (1 - e^{-eKt/V}) \tag{6.25}$$

公式 6.7 可以在此处应用且包括 G,Q_F 和双室校正的更复杂的公式替换,因为尿素清除量($Q_D C_D t$)可以直接测定;它包括超滤的作用且不需要校正 G 或考虑溶质不平衡。SRI 易于概念化,可被认为是一种评估小分子溶质清除较好的指数,可比 Kt/V 更好地测定透析。不过,对于 SRI 尚无频率标准。可使用公式 6.24 将 SRI 转换为 eKt/V,eK 表示全身清除。由于全身清除总是低于透析器清除,公式 6.24 中的 eKt/V 要低于单室或双室模型中估计的 Kt/V[146]。

透析液电导度法

将电极放置在透析器入口和出口线路中,通过对透析液电导度的测定可以监测实施的透析剂量[147-149]。这种廉价、无创的方法称为离子透析液法,可以在透析过程中实施实时自动监测。透析液电解质(大部分是钠及其阴离子)是小分子,随着清除大致可等价于通过透析膜的尿素。因此,透析液电导度的变化可用来反映尿素通过透析膜的扩散。为了在血液和透析液中产生明显的电梯度,可通过改变透析液/水的比例迅速增加透析液浓度。透析液入口与出口的电导度变化可以反映红细胞流入患者的运动(公式 6.26)[150]:

$$D = [Q_D + Q_F]\left[1 - \frac{(C_{o1} - C_{o2})}{(C_{i1} - C_{i2})}\right] \tag{6.26}$$

C_o 和 C_i 表示透析液入口与出口的电导度(mS/cm),D 表示透析率(ml/min),Q_D 表示透析液流速,Q_F 表示超滤率,下标 1 和 2 表示配置电导度前后的测定值。对电导度或离子透析液进行短暂的测定可用来使治疗平均化以提高测定的准确性。如果 V 是估测的并需要周期性更新,可以计算得出每个治疗真正实现的 spKt/V。离子透析液与标准血液和透析液侧清除率紧密相关,但它比血液尿素清除率低约 5%[149,151]。增加 Step-down 电导度可以消除这种差别[152]。电导度法有一些优势,包括在线、可以更频繁地测定递送剂量、成本低、无需有创性的抽血。

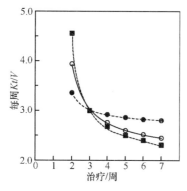

图 6.13　达到相同的平均时间浓度 (TAC)需要的 Kt/V 值。随着血透频率的增加，每次治疗的有效性增加。纵轴表示为保持平均血尿素（BUN）(TAC)不变所需的每周总剂量（Kt/V）。黑点表示单室模型的预测值，圆圈表示尿素的双室模型预测值（$Kc=500$ ml/min），黑方框表示理论分子 $Kc=200$ ml/min（获允摘自：Deper TA. Quantifying hemodialysis and peritoneal dialysis:examination of the peak concentration hypothesis. *Semin Dial*, 1994;7:315-317.）

八、透析安排:频率越高越有效

患者自身组织在间断性透析中相当于一道屏障,比之前的作用要明显。即使是尿素,这种易于扩散的溶质,在标准或高效透析中出现多种浓度梯度就是其存在清除阻力的证据。增加透析频率可以减少这种效应,有利于有效清除溶质。图6.13解释了这一现象,在维持相同TAC的情况下每周的 Kt/V 量可以减少。增加透析频率可以通过减少溶质浓度的波动及减少患者依赖的不平衡来增加透析的有效性[153-155]。透析技术的提高改进了透析器和透析膜但没有改善患者扩散的阻力。如果透析剂量保持不变,并且将3次/周透析标准要求的治疗频率减少,并发症将会增加。相反,1周透析频率增加至6~7次,并发症和死亡率在理论上应该会减少,因为患者的毒素水平进一步降低了[156]。

最近,患者和透析看护者表现出对增加透析频率的兴趣,包括在标准血流和透析液流速下进行的短时每日透析和使用低流速的长时夜间透析。据报道,这两种方法可以提高细胞外容量控制,以及血压、左心室重量、贫血和营养状态的改善[157,158]。每周进行6~7次的夜间透析可以降低蛋白结合、滞留性,以及大分子物质包括磷和 β_2-微球蛋白[155,159]。对它们的剂量进行定量仍存在问题,因为透析器的 spKt/V 不能反映患者清除率,将每天的 Kt/V 加和得出每周 Kt/V 并不能解释每日透析的高效性。一些方法可以对不同透析频率和强度的透析剂量进行定量。

连续的等效剂量

清除率是目前测定透析剂量和充分性最好的指标,间断性透析患者的连续等效清除率定义为每周的清除率除以平均溶质浓度(TAC)。对于1周氮平衡的患者而言,尿素清除率应该与尿素生成率(G)相等。G 和 TAC 都易由标准动力学模型测得,所以,等效肾清除率(EKR)很容易计算得出(公式6.27)[86,160]:

$$EKR = G/TAC \tag{6.27}$$

数学上,KDOQI 指南明确提出3次/周透析的最小 Kt/V 为1.2,每周的 EKR 约为3.0个体积。这个值与连续性腹透指南推荐的每周1.7个体积没有很好的可比性[42]。两种理由可解释这种差异,其中一个是另一个间断性血液透析连续性等效指数的基础,即所谓的标准 Kt/V 和标准化 Kt/V。

标准 Kt/V

标准 Kt/V(stdKt/V)将血清尿素的峰值浓度作为治疗目标,其建立在尿素峰值浓度要比低水平或平均水平对毒性更具有决定性的假设上[161]。该方法也需要计算 G 并应用透析前 BUN 的平均值,与 TAC 相反,作为稳定状态清除的分母(公式 6.27)。取代尿素平均峰值浓度作为从标准 Kt/V 产生的"标准清除"的分母(公式 6.28)[161]:

$$标准 K = G/\text{av}C_0 \tag{6.28}$$

因为 spKt/V 及其衍生出的 eKt/V 可以使用简单的公式(公式 6.19、公式 6.20 及后文中的"清晰的公式"),另一个简化的公式基于固定的容积模型和对称的 1 周而产生,可从 spKt/V 和 eKt/V 来计算 stdKt/V(公式 6.29)[130,161]:

$$\text{std}Kt/V = \dfrac{100\,80\dfrac{1-\mathrm{e}^{-eKt/V}}{t}}{\dfrac{1-\mathrm{e}^{-eKt/V}}{\text{sp}Kt/V}+\dfrac{100\,80}{Nt}-1} \tag{6.29}$$

N 表示治疗数量,每周是 10 080 min。

标准化 Kt/V

标准化 Kt/V 基于尿素既不是潴留毒素标志物,也不能较好地代表毒素清除的有效性[35,77,162,163]。其他一些在身体腔室中扩散较慢的毒素,其清除会对透析频率产生明显的依赖[153,163,164]。使用类似于尿素,但比尿素的 K_C 低的透析器清除来替代另一种溶质就产生了一种标准化清除,这种标准化清除是标准化 Kt/V(nKt/V)的来源(公式 6.30)[153,165,166]:

$$标准化 K = G/\text{TACX} \tag{6.30}$$

TACX 表示 K_c 比尿素低的另一种溶质的时间平均浓度。

标准化 Kt/V 的计算基于那些较尿素不平衡明显的小分子透析溶质。图 6.13 的底线显示了当透析频率为 1~7 次/周时,低 K_C(公式 6.14)的溶质为了维持恒定的 TAC 其清除率迅速下降[153]。在身体腔室中高浓度梯度的溶质较尿素易受频率的影响。如果将低 K_C 值代入双室模型,可以看到透析频率从 3 次/周增加至 6 次/周所带来的益处[166,167]。随着透析频率的增加,低 K_c 的溶质浓度比尿素下降更多。这种方法需要正式的双室、多容积数学模型,这在目前的临床透析中并不常用,但如果技术可以被简化,其还是提供了一种有用的方法。

标准和标准化清除均低于 EKR,当应用 KDOQI 指南推荐的 3 次/周透析的最小剂量 1.2 时,这两个变量在 CAPD 患者推荐的周透析最小剂量中一致性很好[168]。stdKt/V 和 nKt/V 的计算类似,都需要正规尿素模型中的 G。对于间断性血透患者,连续性等效清除率总是低于计算的透析器清除率(spKt/V)和模型中的患者清除率(eKt/V)。它们的不同反映了与连续性透析相比间断性透析的低效性。图 6.13 显示低频透析需要更高的每周清除率才能达到每日治疗的相同 TAC。

连续性等效透析的标准并不随着透析频率的改变而改变,所以对间断性血透的测定可以直接与 CAPD 和固有肾的功能相比。对于仍存在残肾功能的维持性血透患者,尿素清除率可能可以简单地相加,因为它们都是连续性清除。在开始透析前和使用任何透析模式或移植时,其应用都很有前景。

透析频率增加时血液一侧建模的局限性

当应用更高频率延长透析治疗时,以血液为基础的方法来量化透析剂量可能会失去一些强度,由于透析前后尿素浓度差的减小,在计算其比率时误差更大。随着透析频率增加接近连续性透析,血液一侧建模不再适用。测定高频血液透析患者的透析剂量时,需要测定跨透析器的清除率或使用透析液方法,这类似于测定连续性腹透。

九、透析量化的简单方法

由于时间、溶质清除和清除率是对数关系,可受多种因素影响,所以尿素动力学的数学表达式常较为复杂。使用正式模型将各种重要因素纳入需要计算机软件的帮助。为了纳入这些复杂的变量,提供快速床边估测的工具,人们提出了简化尿素模型的方法[94,128,169,170]。

清晰的公式

通过忽略一些次要变量,清晰的公式使我们不再需要逐步重复地对 Kt/V 和 nPCR 进行估测。公式 6.7 忽略了超滤,是尿素生成和透析不平衡的一个简化公式。来自 Daugirdas 的一个更为准确的经验公式如下[171]:

$$Kt/V = -\ln(R - 0.03) + (4 - 3.5R)U_F/W \tag{6.31}$$

其中 R 表示透析前后 BUN 的比值,U_F 表示每次透析的超滤量(L),W 表示患者体重(kg)。公式 6.31 分别在第一个和第二个列式中估计了尿素生成和透析中的超滤。该公式需要科学计算器或 log 表,但不再需要重复的编程。

蛋白质分解代谢率很难用这一公式计算,因为透析日程、残肾清除率和液体增加对其有一定的影响[172,173]。公式 6.8 忽略了液体增加和残肾清除率,但它需要测定第三个 BUN。为了包括后一变量,减少对两点 BUN 测定法的需要,给出了有或无残肾功能的情况下 3 次/周或 2 次/周血透的公式[174]。

对于 3 次/周透析:

周初,公式 6.32:

$$nPCR = \{C_0/[36.3 + 5.48Kt/V + (53.5/Kt/V)]\} + 0.168 \tag{6.32}$$

周中,公式 6.33:

$$nPCR = \{C_0/[25.8 + 1.15Kt/V + (56.4/Kt/V)]\} + 0.168 \tag{6.33}$$

周末,公式 6.34:

$$nPCR = \{C_0/[16.3 + 4.3Kt/V + (56.6/Kt/V)]\} + 0.168 \tag{6.34}$$

对于 2 次/周透析:

周初,公式 6.35:

$$nPCR = \{C_0/[48.0 + 5.14Kt/V + (79.0/Kt/V)]\} + 0.168 \tag{6.35}$$

周末,公式 6.36:

$$nPCR = \{C_0/[33.0 + 3.60Kt/V + (83.2/Kt/V)]\} + 0.168 \tag{6.36}$$

C_0 表示透析前 BUN。如果患者有明显的残肾功能($K_R > 1.0$ ml/min),在应用上述公式计算 nPCR 时需要先用下面的公式校正 C_0:

3 次/周透析,公式 6.37:

$$C_0 = C_0\{1 + [(0.70 + 3.08)/Kt/V]K_R/V\} \tag{6.37}$$

2 次/周透析,公式 6.38:

$$C_0 = C_0\{1 + [(1.15 + 4.56)/Kt/V]K_R/V\} \tag{6.38}$$

尿素下降率

URR 是尿素在单次透析中的 BUN 下降比例[94,169,175]，与 Kt/V 在数学上相关。分母是透析前 BUN，分子是透析前后 BUN 的差值。但是，URR 并不能解释透析中超滤或尿素生成的作用，这两个因素可引起尿素浓度变化不大的情况下尿素清除量的明显变化（图 6.14）。由于在仍有连续性肾功能或进行 CAPD 的患者中尿素生成与尿素清除相匹配，URR 是 0，不能用来测定净化功能。然而，因为其计算简单，URR 被广泛用于定量血透并评估其充分性。URR 作为测定透析的唯一指标，如果中心的标准设置适当（高），患者就不会出现透析不充分，并比那些不规律测定透析的患者管理得更好。然而，仍然需要投入许多时间和精力用于获得并分析模型需要的血标本从而计算 URR。

加入 K_R 的一种简单方法

第一种方法在"如何将 K_R 加入 Kt/V"部分已经描述，它需要多次附加迭代的尿素动力学模型从而达到等价 TAC 或 avC_0。因为将 K_R 加入到 K_D 前这种方法会高估 K_R，通过一个简单的公式可以估计这种高估值。高估值的大小用系数（κ）表达（公式 6.39）：

$$总的\ Kt/V = K_D t/V + \kappa K_R/V \tag{6.39}$$

系数 κ 也表示 K_R 起作用的时间，包括治疗间期的间隔。κ 的值也可以通过应用一个尿素动力学的正规模型和应用 G、V_D 和 Q_F 的平均值进行估算，因为该系数对这些参数不敏感。表 6.5 所示的 κ 值是从 1 周透析 2 次到 7 次的单室模型中得到的。

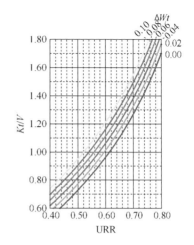

图 6.14　尿素下降率（URR）和正式的尿素动力学模型中得出的 Kt/V 之间的对数关系。透析中的液体清除可明显影响这种关系。ΔWt 表示透析时的体重变化，可以表达为透后体重的分数（获允摘自：Depner TA. Estimation of Kt/V from URR for varying levels of weight loss：a bedside graphic aid. *Semina Dial*，1993；6；242.）

表 6.5　依赖透析频率和血尿素氮目标的 κ 值

频率	未校正 t_i	BUN 目标	
		平均时间σ	透析前平均σ
2	5040	<u>6500</u>	<u>9500</u>
3	3360	<u>4000</u>	<u>5500</u>
4	2520	2850	3700
5	2016	2200	2700
6	1680	1780	2100
7	1440	1500	1700

σ. 有下划线的数据已经发表，其他的数据由尿素动力学模型得出。

获允摘自：Depner TA. Prescribing hemodialysis：a guide to urea modeling. Boston，MA：Kluwer Academic Publishers. 1991；Gotch FA. Kinetic modeling in hemodialysis//Nissenson AR，Fine RN，Gentile DE. Clinical dialysis. Norwalk：Appleton and Lange，1995：156-188。

简化方法与正式模型的比较

之前简化的公式和图表可作为不能立即使用计算机时的替代工具来进行快速估测。然而,对于临床的常规应用,这种正式尿素模型的用处很小。尿素模型中最耗时、耗资的就是收集血标本、分析标本并将数据导入计算机。一旦有了数据,计算机程序可以储存并评估,只需要 1 s 就可完成单次分析。这个数据可与之前的数据比较,永久的复本可以储存并用于交流。有时,用于简化公式的"快速"和"床边"之类的词可能产生误导,因为忽略了血标本采集的时间间隔和实验室对数据的回馈。尿素模型的一个主要目的是指导个体化治疗,忽略一些重要因素如透析中的容量变化,而使用所有患者的平均值可能达不到本来的目的。

十、实践指南和标准

血液透析研究

美国的 NCDS 是研究透析剂量的第一个随机性研究,但随着时间推移、患者和透析措施的变化,另一项 NIH 进行的 HEMO 临床研究被用来评估进一步增加透析剂量可能给患者带来的益处,如图 6.15[176]。这个研究中用来定量和控制透析剂量的方法是正式的尿素模型。用来解释尿素不平衡的 eKt/V 被认为是反映患者清除率以定量透析剂量的一个更为准确的方法。前文提到的简单的率公式可将 $spKt/V$ 转换为 eKt/V,不再需要第二次的透析后血标本。率公式在 HEMO 研究前已被证实,HEMO 的探索性研究发现率公式得出的 eKt/V 与收集透析液计算出的 eKt/V 相关性很好[127]。患者随机接受标准剂量透析(每次治疗 eKt/V 达到 1.05)或高剂量(每次治疗 eKt/V 达到 1.45)。研究者严格控制这两个随机处方,以至于在研究中途,接受标准透析剂量的患者中不到 4% 低于推荐的最低 1.2 的 $spKt/V$ 剂量。

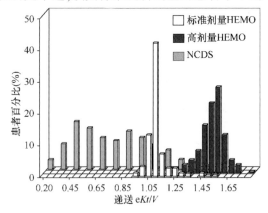

图 6.15　两个透析剂量的主要临床试验的患者分布,用 X 轴的 eKt/V 分数表示。在美国国家合作透析研究(NCDS)的最高递送剂量稍低于 HEMO 研究中患者递送到的最低剂量

这个研究得出结论,认为这两组患者的病死率并无明显差别。与对照组相比,接受高透析剂量的女性其死亡和住院的边界值的风险低,但男性高剂量组无此反应。HEMO 研究强有力地证明了 KDOQI 和其他标准制定组织推荐的 3 次/周血透的最低剂量也是最佳剂量[42,177]。尽管研究中并未发现 3 次/周透析高剂量的益处,但随后进行的通过增加透析频率来改善预后的非对照研究与此结果并不一致。在这个研究中尽管高剂量 Kt/V 比对照组剂量高 36%,但将标准和标准化 Kt/V 分开表达的话,只高出 17%。另一方面,实施者的 3 次/周透析看上去已经达到了一个限定值。极大地增加周有效 Kt/V 在理论上是可行的,如前所述,可以通过增加频率、应用连续性透析或明显延长治疗时间。如果治疗频率不够,透析器清除率的增加或治疗时间的短暂增加作用都不大。

目前最低透析剂量与自体肾清除率比较

最近 KDOQI 的共识[42]是 3 次/周透析每次的单室 Kt/V 至少为 1.2,这意味着超过 100% 的身体水分将在单次透析中清除。然而,这并不表示所有的毒素都可清除,因为血室不断地在患者和透析器中循环。尿素清除率的较好反映指标是 URR,如图 6.14 所示[178],URR 受透析间期液体增加和透析中液体丢失的影响,它对频繁和连续性透析没有作用。标准 Kt/V 是一种连续等效的尿素清除率,它基于腹透患者和血透患者预后的比较,很可能是反映透析有效性的指标。每周标准 Kt/V 假定的最低剂量为 2.0 容积,对于平均含有 30 L 水的患者其可以转化为 ml/min(公式 6.40):

$$2.0 \text{ 容积/周} \times 30\,000\text{ml/容积}/10\,080 \text{ min/周} = 6.0 \text{ ml/min} \tag{6.40}$$

目前的 KDOQI 标准也针对肾小球滤过率(GFR)低于 10 ml/min 或更高但已经出现尿毒症症状的初始透析患者给出了推荐[42]。它与接近 7~8 ml/min 的固有肾 K_R 相关,因为尿素在肾小管中可以部分重吸收。过渡到血透中,固有肾清除率一直发挥作用,可增加溶质的清除率并有助于保护患者的预后。然而,对于完全丢失 K_R 的初始血透患者,其最低透析剂量要低于 KDOQI 的阈值。所以,如果将透析器和固有肾清除率作比较,也需要考虑其他溶质,它们的毒性要高于尿素,并且不被重吸收,其透析器清除率可能明显低于尿素[162]。这可能可以用来解释无肾透析良好的患者的血清肌酐水平要比该患者刚开始透析还要高。这种矛盾的现象很难解释,特别是根据 HEMO 研究发现,增加透析剂量不能带来益处。部分解释可能在于间断透析剂量与有效连续性剂量间的非线性关系。另一个可能的解释是透析后毒素水平的明显下降,使透析前高浓度得以恢复,并且这种效应一直延续到下次透析。尽管现代透析显示出明显的活力和成功,但以上争论是探索更好透析的动力,值得进一步研究[179]。

与蛋白结合的溶质

结合于血清或组织大分子的溶质可以明显增加非结合分子的分布容积,常达到超过总体重的水平,只有游离部分可以扩散通过组织膜或透析器膜,这阻碍了它的透析有效性,因为高结合溶质完全无法有效清除[180]。但是已经在尿毒症患者血清中发现许多与蛋白结合的溶质,主要与白蛋白结合。白蛋白是一种转运蛋白,由于固有肾有能力有效清除结合溶质,所以白蛋白被认为是肾脏分泌系统的一部分[181-186]。与蛋白结合的溶质的动力学模型显示透析液流速和膜 SA 对其清除有重要作用,但血液滤过与血透相比无明显作用[187]。在血透的透析液和腹透液中添加吸附剂可能会促进其清除[188,189]。进一步的研究需要证实这些清除欠佳物质的毒性作用及提高其清除率的获益。

十一、尿素模型的缺陷

当尿素模型产生意想不到的结果,就要开始寻找问题所在了。表 6.6 列举了大部分常见的误差。频繁误差的来源和单室模型出现的数据离散值多是透析后 BUN。目前的共识是在透析后即刻抽取血标本(见"与单室模型比较"部分和图 6.11),并要警惕管路再循环对血尿素的稀释[190-192]。为防止管路再循环导致的误差,血标本应在将血泵减慢约 100 ml/min 10 s 后抽取。如果延长至 15 s,将会出现心肺再循环引起的大量反弹。需要注意动脉针末端与动脉管路采样口之间的距离。在减慢血流速度的时间间隔中两点间的容积至少已经替换 2 次。

另一个误差通常是公式 6.12 预测的透析器清除率的差异。这些误差来自于一个体外测定的 KoA 值的选择[72,195]。由于血中的各种膜和红细胞的溶质转运,血液清除率会明显低于体外用盐溶液测定透析器的清除率。通过体内测定跨透析器 BUN 来计算 KoA 可以消除这个误差,在使用公式 6.12 前,使用公式 6.11。体外透析液流速影响 KoA,但这种效应在体内较小[196,197]。KoA 的误差只影响处方剂量,对尿素模型决定的实际剂量影响较小或无。更多尿素模型陷阱的讨论可在文献中查阅[42,198]。

尽管之前谈到了数学的复杂性,但尿素模型还是相对简单的。例如,大部分常用来评估透析充分性的方法需要至少两点 BUN 的测定。结果,测定一些复杂功能如透析器清除率、KoA 或尿素分布容积产生的误差是可以缩小的。维持或提高透析充分的可靠性需要关注采样技术和实验室测定的准确性。另一方面,当使用尿素模型来评估设备功能,决定为何处方透析量与实际不符等时,就需要准确估计透析器清除率、尿素容积及所需的透析治疗时间。表 6.6 将尿素模型的陷阱分为两大类,包括因 BUN 测定引起的透析充分性评估,以及处方或 V 引起的设备功能评估。

表 6.6　尿素模型的缺陷

影响递送或透析充分性的误差
透析前 BUN:最可靠的两个测定
避免血泵启动后的任何延误(即使 30 s)
避免盐水或肝素的稀释
透析后 BUN:最易有误差
避免局部再循环(见第五章)
考虑心肺再循环和其他不平衡引起的尿素反弹
影响设备功能评估的误差
清除率误差:清除率常被高估
血流量误差
低泵前压[193]
流速测定差
较差的泵节段性堵塞
未对血清和全血中的水含量进行校正
复用或凝血引起的膜面积减少
制造商夸大体外试验清除率
再循环(参考上面)
计时错误:挂钟综合征[194]
容量错误:患者可能没有遵照人体测量公式
影响 nPCR 测量的误差
透析前后 BUN 测定的误差(见上文)
残肾清除率误差

十二、总结

令人高兴的是血液透析可以成功地逆转尿毒症引起的生命威胁,但尿毒症是由于固有肾清除不充分,所以透析治疗量应该量化以保持治疗的充分性。由于透析主要对小分子溶质的清除有作用,所以使用一个稳定的可透析并易于检测的物质如尿素作为标准是合理的。尿素的相对清除,用相对容量的清除来表示,是清除概念的本质。

严格对照性研究显示,间断治疗患者根据尿素动力学模型计算得出的清除率可以预测患者的预后,因此可以用来评估每次治疗的充分性。尿素动力学模型是基于间断性透析前后浓度模仿尿素通量的数学模型,可以用来计算透析中的尿素清除和治疗间期的尿素生成。已经确立的用于定量透析的临床技术可以用来衡量每个患者的处方。尿素模型的目标首先是在所有患者中维持一个统一的治疗标准,其次用来检测影响每个患者透析有效性的问题。音室或多室模型中的 Kt/V(以及衍生的 eKt/V、$stdKt/V$)参数及 nPCR 有助于使透析监护者关注于患者的处方,包括其透析安排、透析时间、透析器清除率及蛋白质饮食的校正。

目前,肾脏科医生已经有了透析测定的需要,因为尿素是透析充分性的一个可能有误的指标而不再只关注 BUN。使用体格大小和治疗时间校正的清除(Kt/V)的最佳剂量已经达成共识。一些方法用来测定 Kt/V,今后会出现新的方法来简化这种测定,包括溶质不平衡、残肾清除及再循环有助于增强尿素动力学模型的有效性和准确性,现在接受的标准已经成为常规透析治疗的风向标。

(严玉澄　译)

参 考 文 献

1. Kolff WJ, Berk HTJ, ter Welle M, et al. The artificial kidney, a dialyzer with a great area. *Acta Med Scand* 1944;117:121–128.
2. Scribner BH, Caner JEZ, Buri R, et al. The treatment of chronic uremia by means of intermittent dialysis: a preliminary report. *Trans Am Soc Artif Intern Organs* 1960;6:114–119.
3. Lowrie EG, Sargent JA. Clinical example of pharmacokinetic and metabolic modeling: quantitative and individualized prescription of dialysis therapy. *Kidney Int* 1980;18(Suppl 10):S11–S16.
4. Laird NM, Berkey CS, Lowrie EG. Modeling success or failure of dialysis therapy: the National Cooperative Dialysis Study. *Kidney Int* 1983;23(Suppl 13):101–106.
5. Gotch FA, Sargent JA. A mechanistic analysis of the National Cooperative Dialysis Study (NCDS). *Kidney Int* 1985;28(3):526–534.
6. Lowrie EG, Laird NM, Parker TF, et al. Effect of the hemodialysis prescription on patient morbidity: report from the National Cooperative Dialysis Study. *N Engl J Med* 1981;305:1176–1181.
7. Roy T, Ahrenholz P, Falkenhagen D, et al. Volumetrically controlled ultrafiltration. Current experiences and future prospects. *Int J Artif Organs* 1982;5(3):131–135.
8. Schmidt R, Herrera R, Holtz M, et al. Technic and indication for controlled ultrafiltration. *Z Gesamte Inn Med* 1980;35(16 Suppl 8).
9. Eschbach JW, Egrie JC, Downing MR, et al. Correction of the anemia of end-stage renal disease with recombinant human erythropoietin: results of a combined phase I and II clinical trial. *N Engl J Med* 1987;316: 73–78.
10. Hakim RM, Pontzer M, Tilton D, et al. Effects of acetate and bicarbonate dialysate in stable chronic dialysis patients. *Kidney Int* 1985;28: 535–540.
11. Keshaviah P, Collins A. Rapid high-efficiency bicarbonate hemodialysis. *ASAIO Trans* 1986;32(1):17–23.
12. Eknoyan G, Beck GJ, Cheung AK, et al. Effect of dialysis dose and membrane flux in maintenance hemodialysis. *N Engl J Med* 2002; 347(25):2010–2019.
13. Lysaght MJ. Maintenance dialysis population dynamics: current trends and long-term implications. *J Am Soc Nephrol* 2002; 13(Suppl 1):S37–S40.
14. Hull AR, Parker TF. Proceedings from the morbidity, mortality and prescription of dialysis symposium: introduction and summary. *Am J Kidney Dis* 1990;15:375–383.
15. Held PJ, Levin NW, Bovbjerg RR, et al. Mortality and duration of hemodialysis treatment. *J Am Med Assoc* 1991;265:871–875.
16. Hakim RM, Nissenson AR. Report of a workshop on technique and technology. *Am J Kidney Dis* 1993;21:109–110.
17. Kopple JD, Hakim RM, Held PJ, et al. The National Kidney Foundation. Recommendations for reducing the high morbidity and mortality of United States maintenance dialysis patients. *Am J Kidney Dis* 1994;24:968–973.
18. Macey RI, Farmer REL. Inhibition of water and solute permeability in human red cells. *Biochim Biophys Acta* 1970;211:104–106.
19. Hunter FL. Facilitated diffusion in human erythrocytes. *Biochim Biophys Acta* 1970;211:216–221.
20. Mayrand RR, Levitt DG. Urea and ethylene glycol facilitated transport system in the human red cell membrane. *J Gen Physiol* 1983;81: 221–237.
21. Yousef LW, Macey RI. A method to distinguish between pore and carrier kinetics applied to urea transport across the erythrocyte membrane. *Biochim Biophys Acta* 1989;984:281–288.
22. Sands JM, Timmer RT, Gunn RB. Urea transporters in kidney and erythrocytes. *Am J Physiol* 1997;273(3 Pt 2):F321–F339.
23. Shayakul C, Hediger MA. The SLC14 gene family of urea transporters. *Pflugers Arch* 2004;447(5):603–609.
24. Bagnasco SM. The erythrocyte urea transporter UT-B. *J Membr Biol* 2006;212(2):133–138.
25. Cottini EP, Gallina DK, Dominguez JM. Urea excretion in adult humans with varying degrees of kidney malfunction fed milk, egg, or an amino acid mixture: assessment of nitrogen balance. *J Nutr* 1973;103: 11–21.
26. Borah MF, Schoenfeld PY, Gotch FA, et al. Nitrogen balance during intermittent dialysis therapy of uremia. *Kidney Int* 1978;14:491–500.
27. Mitch WE. Nutritional therapy and the progression of renal insufficiency. In: Mitch WE, Klahr S, eds. *Nutrition and the kidney*. Boston: Little, Brown and Company, 1988:154–179.
28. Lim VS, Bier DM, Flanigan MJ, et al. The effect of hemodialysis on protein metabolism. A Leucine Kinetic Study. *J Clin Invest* 1993;91(6): 2429–2436.
29. Teraoka S, Toma H, Nihei H, et al. Current status of renal replacement therapy in Japan. *Am J Kidney Dis* 1995;25:151–164.
30. Anderstam B, Mamoun AH, Sodersten P, et al. Middle-sized molecule fractions isolated from uremic ultrafiltrate and normal urine inhibit ingestive behavior in the rat. *J Am Soc Nephrol* 1996;7:2453–2460.
31. Foley RN, Parfrey PS, Sarnak MJ. Clinical epidemiology of cardiovascular disease in chronic renal disease. *Am J Kidney Dis* 1998; 32(5 Suppl 3):S112–S119.
32. Merrill JP, Legrain M, Hoigne R. Observations on the role of urea in uremia. *Am J Med* 1953;14:519–520.
33. Johnson WJ, Hagge WW, Wagoner RD, et al. Effects of urea loading in patients with far-advanced renal failure. *Mayo Clin Proc* 1972; 47:21–29.
34. Bergstrom J, Furst P. Uraemic toxins. In: Drukker W, Parsons FM, Maher JF, eds. *Replacement of renal function by dialysis*. Boston: Martinus Nijhoff, 1983:354–390.
35. Cohen G, Glorieux G, Thornalley P, et al. Review on uraemic toxins III: recommendations for handling uraemic retention solutes *in vitro* towards a standardized approach for research on uraemia. *Nephrol-Dial Transplant* 2007;22:3381–3390.
36. Fluckiger R, Harmon W, Meier W, et al. Hemoglobin carbamylation in uremia. *N Engl J Med* 1981;304:823–827.
37. Smith WGJ, Holden M, Benton M, et al. Carbamylated haemoglobin in chronic renal failure. *Clin Chim Acta* 1988;178:297–304.
38. Kwan JT, Carr EC, Neal AD, et al. Carbamylated haemoglobin, urea kinetic modelling and adequacy of dialysis in haemodialysis patients. *Nephrol Dial Transplant* 1991;6:38–43.
39. Davenport A, Jones S, Goel S, et al. Carbamylated hemoglobin: a potential marker for the adequacy of hemodialysis therapy in end-stage renal failure. *Kidney Int* 1996;50:1344–1351.
40. Hou S. Pregnancy in women requiring dialysis for renal failure. *Am J Kidney Dis* 1987;9(4):368–373.
41. Gipson D, Katz LA, Stehman-Breen C. Principles of dialysis: special issues in women. *Semin Nephrol* 1999;19(2):140–147.
42. National Kidney Foundation. K/DOQI clinical practice guidelines and clinical practice recommendations for 2006 updates: hemodialysis adequacy, peritoneal dialysis adequacy, and vascular access. *Am J Kidney Dis* 2006;48(Suppl 1):S1–S22.
43. Hakim RM, Levin N. Malnutrition in hemodialysis patients. *Am J Kidney Dis* 1993;21:125–137.
44. Ikizler TA, Greene JH, Wingard RL, et al. Spontaneous dietary protein intake during progression of chronic renal failure. *J Am Soc Nephrol* 1995;6:1386–1391.
45. Bergstrom J. Why are dialysis patients malnourished? *Am J Kidney Dis* 1995;26:229–241.
46. Walser M. Does prolonged protein restriction preceding dialysis lead to protein malnutrition at the onset of dialysis? *Kidney Int* 1993; 44:1139–1144.
47. Modification of Diet in Renal Disease Study Group. Effects of dietary protein restriction on the progression of moderate renal disease in the Modification of Diet in Renal Disease Study. *J Am Soc Nephrol* 1996;7:2616–2626.
48. Levey AS, Greene T, Beck GJ, et al. Modification of Diet in Renal Disease Study Group. Dietary protein restriction and the progression of chronic renal disease: what have all of the results of the MDRD study shown?. *J Am Soc Nephrol* 1999;10(11):2426–2439.
49. Lindsay RM, Spanner E, Heidenheim RP, et al. Which comes first, Kt/V or PCR—chicken or egg? *Kidney Int Suppl* 1992;38:S32–S36.
50. Nolph KD. Small solute clearances and clinical outcomes in CAPD [Editorial; Comment]. *Perit Dial Int* 1992;12:343–345.
51. Ronco C, Bosch JP, Lew SQ, et al. Adequacy of continuous ambulatory peritoneal dialysis: comparison with other dialysis techniques. *Kidney*

Int Suppl 1994;48:18–24.

52. Hakim RM, Breyer J, Ismail N, et al. Effects of dose of dialysis on morbidity and mortality. *Am J Kidney Dis* 1994;23:661–669.

53. Uehlinger DE. Another look at the relationship between protein intake and dialysis dose. *J Am Soc Nephrol* 1996;7(1):166–168.

54. Greene T, Depner TA, Daugirdas JT. Mathematical coupling and the association between Kt/V and PCRn. *Semin Dial* 1999;12(Suppl 1): S20–S28.

55. Gotch FA, Levin NW, Port FK, et al. Clinical outcome relative to the dose of dialysis is not what you think: the fallacy of the mean. *Am J Kidney Dis* 1997;30(1):1–15.

56. Meyer TW, Hostetter TH. Uremia. *N Engl J Med* 2007;357(13): 1316–1325.

57. Dwyer JT, Larive B, Leung J, et al. Are nutritional status indicators associated with mortality in the Hemodialysis (HEMO) Study? *Kidney Int* 2005;68(4):1766–1776.

58. Burrowes JD, Larive B, Chertow GM, et al. Self-reported appetite, hospitalization and death in haemodialysis patients: findings from the Hemodialysis (HEMO) Study. *Nephrol Dial Transplant* 2005;20(12):2765–2774.

59. Schulman G. The dose of dialysis in hemodialysis patients: impact on nutrition. *Semin Dial* 2004;17(6):479–488.

60. Bargman JM, Thorpe KE, Churchill DN. Relative contribution of residual renal function and peritoneal clearance to adequacy of dialysis: a reanalysis of the CANUSA Study. *J Am Soc Nephrol* 2001;12(10): 2158–2162.

61. Termorshuizen F, Korevaar JC, Dekker FW, et al. The relative importance of residual renal function compared with peritoneal clearance for patient survival and quality of life: an analysis of the Netherlands Cooperative Study on the Adequacy of Dialysis (NECOSAD)-2. *Am J Kidney Dis* 2003;41(6):1293–1302.

62. Termorshuizen F, Dekker FW, van Manen JG, et al. Relative contribution of residual renal function and different measures of adequacy to survival in hemodialysis patients: an analysis of the Netherlands Cooperative Study on the Adequacy of Dialysis (NECOSAD)-2. *J Am Soc Nephrol* 2004;15(4):1061–1070.

63. Sherman RA. Quantitating peritoneal dialysis: the problem with V. *Semin Dial* 1996;9:381–383.

64. Chertow GM, Owen WF, Lazarus JM, et al. Exploring the reverse J-shaped curve between urea reduction ratio and mortality. *Kidney Int* 1999;56(5):1872–1878.

65. Tzamaloukas AH, Murata GH, Piraino B, et al. The relation between body size and normalized small solute clearances in continuous ambulatory peritoneal dialysis. *J Am Soc Nephrol* 1999;10(7): 1575–1581.

66. San Pietro A, Rittenberg D. A study of the rate of protein synthesis in humans. I. Measurement of the urea pool and urea space. *J Biol Chem* 1953;201:445–452.

67. Edelman IS, Leibman J. Anatomy of body water and electrolytes. *Am J Med* 1959;51:256–277.

68. Bowsher DJ, Avram MJ, Frederiksen MC, et al. Urea distribution kinetics analyzed by simultaneous injection of urea and inulin: demonstration that transcapillary exchange is rate limiting. *J Pharmacol Exp Ther* 1984;230(2):269–274.

69. Levey AS. Measurement of renal function in chronic renal disease [clinical conference]. *Kidney Int* 1990;38:167–184.

70. Singer MA. Of mice and men and elephants: metabolic rate sets glomerular filtration rate. *Am J Kidney Dis* 2001;37(1):164–178.

71. Lowrie EG, Li Z, Ofsthun N, et al. Body size, dialysis dose and death risk relationships among hemodialysis patients. *Kidney Int* 2002;62(5): 1891–1897.

72. Daugirdas JT, Greene T, Depner TA, et al. Anthropometrically estimated total body water volumes are larger than modeled urea volume in chronic hemodialysis patients: effects of age, race, and gender. *Kidney Int* 2003;64(3):1108–1119.

73. Depner T, Daugirdas J, Greene T, et al. Dialysis dose and the effect of gender and body size on outcome in the HEMO Study. *Kidney Int* 2004;65(4):1386–1394.

74. DuBois D, DuBois EF. A formula to estimate the approximate surface area if the height and weight be known. *Arch Intern Med* 1916;17:863.

75. Hume R, Weyers E. Relationship between total body water and surface area in normal and obese subjects. *J Clin Pathol* 1971;24:234–238.

76. Lowrie EG, Li Z, Ofsthun N, et al. The online measurement of hemodialysis dose (Kt): clinical outcome as a function of body surface area. *Kidney Int* 2005;68(3):1344–1354.

77. Depner TA. Uremic toxicity: urea and beyond. *Semin Dial* 2001;14(4): 246–251.

78. Levin N, Gotch F. An hypothesis to account for the inverse relationship of relative risk of mortality to urea distribution volume in dialysis patients [Abstract]. *J Am Soc Nephrol* 2002;13(9).

79. Lowrie EG, Chertow GM, Lew NL, et al. The urea [clearance x dialysis time] product (Kt) as an outcome-based measure of hemodialysis dose. *Kidney Int* 1999;56(2):729–737.

80. Kopple JD, Zhu X, Lew NL, et al. Body weight-for-height relationships predict mortality in maintenance hemodialysis patients. *Kidney Int* 1999;56(3):1136–1148.

81. Port FK, Ashby VB, Dhingra RK, et al. Dialysis dose and body mass index are strongly associated with survival in hemodialysis patients. *J Am Soc Nephrol* 2002;13(4):1061–1066.

82. Wolfe RA, Ashby VB, Daugirdas JT, et al. Body size, dose of hemodialysis, and mortality. *Am J Kidney Dis* 2000;35(1):80–88.

83. Owen WF Jr, Chertow GM, Lazarus JM, et al. Dose of hemodialysis and survival: differences by race and sex. *J Am Med Assoc* 1998;280(20): 1764–1768.

84. U.S. Renal Data System. *USRDS 2001 annual report*. Bethesda: National Institutes of Health, National Institute of Diabetes and Digestive and Kidney Diseases, 2002.

85. Kaysen GA, Stevenson FT, Depner TA. Determinants of albumin concentration in hemodialysis patients. *Am J Kidney Dis* 1997;29(5): 658–668.

86. Depner TA. *Prescribing hemodialysis: a guide to urea modeling*. Boston: Kluwer Academic Publishers.1991.

87. Descombes E, Perriard F, Fellay G. Diffusion kinetics of urea, creatinine and uric acid in blood during hemodialysis. Clinical implications. *Clin Nephrol* 1993;40(5):286–295.

88. Gotch FA, Panlilio F, Sergeyeva O, et al. Effective diffusion volume flow rates (Qe) for urea, creatinine, and inorganic phosphorous (Qeu, Qecr, QeiP) during hemodialysis. *Semin Dial* 2003;16(6):474–476.

89. Gotch FA. Kinetic modeling in hemodialysis. In: Nissenson AR, Fine RN, Gentile DE, eds. *Clinical dialysis*. Norwalk: Appleton and Lange, 1995:156–188.

90. Vanholder R, Schoots A, Cramers C. Hippuric acid as a marker. In: Ringoir S, Vanholder R, Massry S, eds. et al. *Uremic toxins*. New York: Plenum Publishing, 1987:59–67.

91. Schreiner GE, Maher JF. *Uremia: biochemistry, pathogenesis and treatment*. Charles C Thomas Publisher: Springfield, 1961.

92. Giovannetti S, Maggiore Q. A low nitrogen diet with proteins of high biological value for severe chronic uraemia. *Lancet* 1964;1: 1000–1001.

93. Giordano C, DePascale C, Esposito R, et al. Loss of large amounts of amino acids in hemodialysis. *Biochemie Applicata* 1968;15:373.

94. Lowrie EG, Teehan BP. Principles of prescribing dialysis therapy: implementing recommendations from the National Cooperative Dialysis Study. *Kidney Int* 1983;23(Suppl 13):S113–S122.

95. Richet G. Early history of uremia. *Kidney Int* 1988;33:1013–1015.

96. Owen WF Jr, Lew NL, Liu Y, et al. The urea reduction ratio and serum albumin concentration as predictors of mortality in patients undergoing hemodialysis. *N Engl J Med* 1993;329:1001–1006.

97. Gibaldi M, Perrier D. *Pharmacokinetics*. New York: Marcel Dekker Inc, 1982.

98. Depner TA. Hemodialysis urea modeling: the basics. *Semin Dial* 1991;4:179–184.

99. Depner TA. Standards for dialysis adequacy. *Semin Dial* 1991;4: 245–252.

100. Hakim RM, Depner TA, Parker TF. In depth review: adequacy of hemodialysis [See Comments]. *Am J Kidney Dis* 1992;20: 107–123.

101. Sargent JA, Lowrie EG. Which mathematical model to study uremic toxicity – National Cooperative Dialysis Study. *Clin Nephrol* 1982;17:303–314.

102. Depner TA, Cheer A. Modeling urea kinetics with two versus three BUN measurements. A critical comparison. *ASAIO J* 1989;35: 499–502.

103. Depner TA. *Multicompartment models. Prescribing hemodialysis: a*

guide to urea modeling. Boston: Kluwer Academic Publishers, 1991: 91–126.

104. Michaels AS. Operating parameters and performance criteria for hemodialyzers and other membrane-separation devices. *Trans Am Soc Artif Intern Organs* 1966;12:387–392.

105. Delmez JA, Windus DW. St. Louis Nephrology Study Group. Hemodialysis prescription and delivery in a metropolitan community. *Kidney Int* 1992;41:1023–1028.

106. Canaud B, Bragg-Gresham JL, Marshall MR, et al. Mortality risk for patients receiving hemodiafiltration versus hemodialysis: European results from the DOPPS. *Kidney Int* 2006;69(11): 2087–2093.

107. Rabindranath KS, Strippoli GF, Roderick P, et al. Comparison of hemodialysis, hemofiltration, and acetate-free biofiltration for ESRD: systematic review. *Am J Kidney Dis* 2005;45(3):437–447.

108. Rabindranath KS, Strippoli GF, Daly C, et al. Haemodiafiltration, haemofiltration and haemodialysis for end-stage kidney disease. *Cochrane Database Syst Rev* 2006;(4):CD006258.

109. Ward RA, Schmidt B, Hullin J, et al. A comparison of on-line hemodiafiltration and high-flux hemodialysis: a prospective clinical study. *J Am Soc Nephrol* 2000;11(12):2344–2350.

110. Pedrini LA, Zereik S, Rasmy S. Causes, kinetics and clinical implications of post-hemodialysis urea rebound. *Kidney Int* 1988;34:817–824.

111. Sargent JA, Gotch FA. Principles and biophysics of dialysis. In: Maher JF, ed. *Replacement of renal function by dialysis*. Dordrecht: Kluwer Academic Publishers, 1989:87–143.

112. Heineken FG, Evans MC, Keen ML, et al. Intercompartmental fluid shifts in hemodialysis patients. *Biotechnol Prog* 1987;3:69–73.

113. Evans JH, Smye SW, Brocklebank JT. Mathematical modelling of haemodialysis in children. *Pediatr Nephrol* 1992;6:349–353.

114. Depner TA. Refining the model of urea kinetics: compartment effects. *Semin Dial* 1992;5:147–154.

115. Grandi F, Avanzolini G, Cappello A. Analytic solution of the Variable-volume double-pool urea kinetics model applied to parameter estimation in hemodialysis. *Comput Biol Med* 1995;25:505–518.

116. Burgelman M, Vanholder R, Fostier H, et al. Estimation of parameters in a two-pool urea kinetic model for hemodialysis. *Med Eng Phys* 1997;19:69–76.

117. Depner TA, Rizwan S, Cheer AY, et al. High venous urea concentrations in the opposite arm. A consequence of hemodialysis-induced compartment disequilibrium. *ASAIO J* 1991;37:141–143.

118. Depner T, Rizwan S, Cheer A, et al. Peripheral urea disequilibrium during hemodialysis is temperature-dependent [Abstract]. *J Am Soc Nephrol* 1991;2:321.

119. Schneditz D, Kaufman AM, Polaschegg HD, et al. Cardiopulmonary recirculation during hemodialysis. *Kidney Int* 1992;42:1450–1456.

120. Kong CH, Tattersall JE, Greenwood RN, et al. The effect of exercise during haemodialysis on solute removal. *Nephrol Dial Transplant* 1999;14(12):2927–2931.

121. Depner TA, Krivitski NM, MacGibbon D. Hemodialysis access recirculation measured by ultrasound dilution. *ASAIO J* 1995;41: M749–M753.

122. Sombolos K, Natse T, Zoumbaridis N, et al. Urea concentration gradients during conventional hemodialysis. *Am J Kidney Dis* 1996;27: 673–679.

123. Schneditz D, Zaluska WT, Morris AT, et al. Effect of ultrafiltration on peripheral urea sequestration in haemodialysis patients. *Nephrol Dial Transplant* 2001;16(5):994–998.

124. Schneditz D, Daugirdas JT. Formal analytical solution to a regional blood flow and diffusion based urea kinetic model. *ASAIO J* 1994;40: M667–M673.

125. Daugirdas JT, Smye SW. Effect of a two compartment distribution on apparent urea distribution volume. *Kidney Int* 1997;51:1270–1273.

126. Daugirdas JT, Schneditz D. Overestimation of hemodialysis dose depends on dialysis efficiency by regional blood flow but not by conventional two pool urea kinetic analysis. *ASAIO J* 1995;41: M719–M724.

127. Daugirdas JT, Depner TA, Gotch FA, et al. Comparison of methods to predict equilibrated Kt/V in the HEMO Pilot Study. *Kidney Int* 1997;52(5):1395–1405.

128. Daugirdas JT. Simplified equations for monitoring Kt/V, PCRn, eKt/V, and ePCRn. *Adv Ren Replace Ther* 1995;2:295–304.

129. Tattersall JE, DeTakats D, Chamney P, et al. The post-hemodialysis rebound: predicting and quantifying its effect on Kt/V. *Kidney Int* 1996; 50:2094–2102.

130. Leypoldt JK, Jaber BL, Zimmerman DL. Predicting treatment dose for novel therapies using urea standard Kt/V. *Semin Dial* 2004;17(2): 142–145.

131. DeSoi CA, Umans JG. Phosphate kinetics during high-flux hemodialysis. *J Am Soc Nephrol* 1993;4:1214–1218.

132. Spalding EM, Chamney PW, Farrington K. Phosphate kinetics during hemodialysis: evidence for biphasic regulation. *Kidney Int* 2002;61(2): 655–667.

133. Kuhlmann MK. Management of hyperphosphatemia. *Hemodial Int* 2006;10(4):338–345.

134. Kooienga L. Phosphorus balance with daily dialysis. *Semin Dial* 2007;20(4):342–345.

135. Achinger SG, Ayus JC. The role of daily dialysis in the control of hyperphosphatemia. *Kidney Int Suppl* 2005;95:S28–S32.

136. Saran R, Bragg-Gresham JL, Levin NW, et al. Longer treatment time and slower ultrafiltration in hemodialysis: associations with reduced mortality in the DOPPS. *Kidney Int* 2006;69(7):1222–1228.

137. Malchesky PS, Ellis P, Nosse C, et al. Direct quantification of dialysis. *Dial Transplant* 1982;11:42–44.

138. Ellis P, Malchesky PS, Magnusson MO, et al. Comparison of two methods of kinetic modeling. *Trans Am Soc Artif Intern Organs* 1984;30: 60–64.

139. Garred LJ, Rittau M, McCready W, et al. Urea kinetic modelling by partial dialysate collection. *Int J Artif Organs* 1989;12:96–102.

140. Garred LJ. Dialysate-based kinetic modeling. *Adv Ren Replace Ther* 1995;2:305–318.

141. Depner TA, Keshaviah PR, Ebben JP, et al. Multicenter clinical validation of an on-line monitor of dialysis adequacy. *J Am Soc Nephrol* 1996;7:464–471.

142. Depner TA, Greene T, Gotch FA, et al. Hemodialysis Study Group. Imprecision of the hemodialysis dose when measured directly from urea removal. *Kidney Int* 1999;55(2):635–647.

143. Depner TA, Gulyassy PF. Albumin-phenytoin binding in uremia normalized by acidification and anion exchange [Abstracts VII]. *Int Soc Nephrol* 1978;14.

144. Keshaviah P, Star RA. A new approach to dialysis quantification: an adequacy index based on solute removal. *Semin Dial* 1994;7: 85–90.

145. Keshaviah P. The solute removal index—a unified basis for comparing disparate therapies [Editorial]. *Perit Dial Int* 1995;15: 101–104.

146. Flanigan MJ, Fangman J, Lim VS. Quantitating hemodialysis: a comparison of three kinetic models [See Comments]. *Am J Kidney Dis* 1991;17:295–302.

147. Petitclerc T, Goux N, Reynier AL, et al. A model for non-invasive estimation of in vivo dialyzer performances and patient's conductivity during hemodialysis. *Int J Artif Organs* 1993;16:585–591.

148. Polaschegg HD. On-line dialyser clearance using conductivity. *Pediatr Nephrol* 1995;9(Suppl):S9–11.

149. Mercadal L, Petitclerc T, Jaudon MC, et al. Is ionic dialysance a valid parameter for quantification of dialysis efficiency? *Artif Organs* 1998;22(12):1005–1009.

150. Petitclerc T, Bene B, Jacobs C, et al. Non-invasive monitoring of effective dialysis dose delivered to the haemodialysis patient. *Nephrol Dial Transplant* 1995;10:212–216.

151. Moret K, Beerenhout CH, van den Wall Bake AW, et al. Ionic dialysance and the assessment of Kt/V: the influence of different estimates of V on method agreement. *Nephrol Dial Transplant* 2007;22(8): 2276–2282.

152. Gotch FA, Panlilio FM, Buyaki RA, et al. Mechanisms determining the ratio of conductivity clearance to urea clearance. *Kidney Int Suppl* 2004;66(89):S3–S24.

153. Depner TA. Quantifying hemodialysis and peritoneal dialysis: examination of the peak concentration hypothesis. *Semin Dial* 1994;7(5): 315–317.

154. Suri R, Depner TA, Blake PG, et al. Adequacy of quotidian hemodialysis. *Am J Kidney Dis* 2003;42(Suppl 1):42–48.

155. Locatelli F, Buoncristiani U, Canaud B, et al. Dialysis dose and frequency. *Nephrol Dial Transplant* 2005;20(2):285–296.

156. Clark WR, Leypoldt JK, Henderson LW, et al. Quantifying the

effect of changes in the hemodialysis prescription on effective solute removal with a mathematical model. *J Am Soc Nephrol* 1999;10(3):601–609.

157. Culleton BF, Walsh M, Klarenbach SW, et al. Effect of frequent nocturnal hemodialysis versus conventional hemodialysis on left ventricular mass and quality of life: a randomized controlled trial. *JAMA* 2007;298(11):1291–1299.

158. Kliger AS. Frequent nocturnal hemodialysis—a step forward? *JAMA* 2007;298(11):1331–1333.

159. Mucsi I, Hercz G, Uldall R, et al. Control of serum phosphate without any phosphate binders in patients treated with nocturnal hemodialysis. *Kidney Int* 1998;53:1399–1404.

160. Casino FG, Lopez T. The equivalent renal urea clearance: a new parameter to assess dialysis dose. *Nephrol Dial Transplant* 1996;11(8):1574–1581.

161. Gotch FA. The current place of urea kinetic modelling with respect to different dialysis modalities. *Nephrol Dial Transplant* 1998;13(Suppl 6):10–14.

162. Eloot S, Torremans A, De SR, et al. Kinetic behavior of urea is different from that of other water-soluble compounds: the case of the guanidino compounds. *Kidney Int* 2005;67(4):1566–1575.

163. Eloot S, Torremans A, De SR, et al. Complex compartmental behavior of small water-soluble uremic retention solutes: evaluation by direct measurements in plasma and erythrocytes. *Am J Kidney Dis* 2007;50(2):279–288.

164. Ward RA, Greene T, Hartmann B, et al. Resistance to inter-compartmental mass transfer limits β2-microglobulin removal by post-dilution hemodiafiltration. *Kidney Int* 2006;69(8):1431–1437.

165. Depner TA. Benefits of more frequent dialysis: lower TAC at the same Kt/V. *Nephrol Dial Transplant* 1998;13:20–24.

166. Depner TA, Bhat A. Quantifying daily hemodialysis. *Semin Dial* 2004;17(2):79–84.

167. Depner T, Bhat A, Greene T. Solute seclusion: an alternative to the peak concentration hypothesis [Abstract]. *J Am Soc Nephrol* 2001;12:447A.

168. Depner TA. Why daily hemodialysis is better: solute kinetics. *Semin Dial* 1999;12(6):462–471.

169. Jindal KK, Manuel A, Goldstein MB. Percent reduction in blood urea concentration during hemodialysis (PRU): a simple and accurate method to estimate Kt/V urea. *Trans Am Soc Artif Intern Organs* 1987;33:286–288.

170. Daugirdas JT. The post: pre dialysis plasma urea nitrogen ratio to estimate Kt/V and nPCR: validation [See Comments]. *Int J Artif Organs* 1989;12:420–427.

171. Daugirdas JT. Second generation logarithmic estimates of single-pool variable volume Kt/V: an analysis of error. *J Am Soc Nephrol* 1993;4:1205–1213.

172. Depner TA, Daugirdas JT. Equations for normalized protein catabolic rate based on two-point modeling of hemodialysis urea kinetics. *J Am Soc Nephrol* 1996;7(5):780–785.

173. Garred LJ, Barichello DL, Canaud BC, et al. Simple equations for protein catabolic rate determination from predialysis and postdialysis BUN. *ASAIO J* 1995;41:889–895.

174. Depner TA. Quantifying hemodialysis. *Am J Nephrol* 1996;16(1):17–28.

175. Lowrie EG, Lew NL. The urea reduction ratio (URR): a simple method for evaluating hemodialysis treatment. *Contemp Dial Nephrol* 1991;12:11–20.

176. Eknoyan G, Levey AS, Beck GJ, et al. The hemodialysis (HEMO) study: rationale for selection of interventions. *Semin Dial* 1996;9(1):24–33.

177. European Best Practice Guidelines Expert Group on Hemodialysis ERA. Haemodialysis adequacy, Section II. *Nephrol Dial Transplant* 2002;17(Suppl 7):16-31–16.31.

178. Depner TA. Estimation of Kt/V from URR for varying levels of weight loss: a bedside graphic aid. *Semin Dial* 1993;6:242.

179. Suri RS, Garg AX, Chertow GM, et al. Frequent Hemodialysis Network (FHN) randomized trials: study design. *Kidney Int* 2007;71(4):349–359.

180. Depner T, Himmelfarb J. Uremic retention solutes: the free and the bound. *J Am Soc Nephrol* 2007;18:675–676.

181. Gulyassy PF, Bottini AT, Jarrard EA, et al. Isolation of inhibitors of ligand:albumin binding from uremic body fluids and normal urine. *Kidney Int* 1983;24(Suppl 16):S238–S242.

182. Tavares-Almeida I, Gulyassy PF, Depner TA, et al. Aromatic amino acid metabolites as potential protein binding inhibitors in human uremic plasma. *Biochem Pharmacol* 1985;34:2431–2438.

183. Gulyassy PF, Bottini AT, Stanfel LA, et al. Isolation and chemical identification of inhibitors of plasma ligand binding. *Kidney Int* 1986;30:391–398.

184. Depner TA. Suppression of tubular anion transport by an inhibitor of serum protein binding in uremia. *Kidney Int* 1981;20:511–518.

185. Bammens B, Evenepoel P, Verbeke K, et al. Removal of middle molecules and protein-bound solutes by peritoneal dialysis and relation with uremic symptoms. *Kidney Int* 2003;64(6):2238–2243.

186. Bammens B, Evenepoel P, Keuleers H, et al. Free serum concentrations of the protein-bound retention solute p-cresol predict mortality in hemodialysis patients. *Kidney Int* 2006;69(6):1081–1087.

187. Meyer TW, Leeper EC, Bartlett DW, et al. Increasing dialysate flow and dialyzer mass transfer area coefficient to increase the clearance of protein-bound solutes. *J Am Soc Nephrol* 2004;15(7):1927–1935.

188. Meyer TW, Peattie JW, Miller JD, et al. Increasing the clearance of protein-bound solutes by addition of a sorbent to the dialysate. *J Am Soc Nephrol* 2007;18(3):868–874.

189. Pham NM, Recht NS, Hostetter TH, et al. Removal of the protein-bound solutes indican and p-cresol sulfate by peritoneal dialysis. *Clin J Am Soc Nephrol* 2008;3:85–90.

190. Depner TA. Assessing adequacy of hemodialysis: urea modeling. *Kidney Int* 1994;45:1522–1535.

191. Sherman RA, Matera JJ, Novik L, et al. Recirculation reassessed: the impact of blood flow rate and the low-flow method reevaluated. *Am J Kidney Dis* 1994;23:846–848.

192. National Kidney Foundation. DOQI—Dialysis Outcomes Quality Initiative: clinical practice guidelines for hemodialysis adequacy. *Am J Kidney Dis* 1997;30(3):S22–S63.

193. Depner TA, Rizwan S, Stasi TA. Pressure effects on roller pump blood flow during hemodialysis. *ASAIO J* 1990;36:M456–M459.

194. Gotch FA, Keen ML. Care of the patient on hemodialysis. In: Cogan MG, Garovoy MR, eds. *Introduction to dialysis.* New York: Churchill Livingstone, 1985:73–143.

195. Depner TA, Greene T, Daugirdas JT, et al. Dialyzer performance in the HEMO Study: in vivo K0A and true blood flow determined from a model of cross-dialyzer urea extraction. *ASAIO J* 2004;50(1):85–93.

196. Leypoldt JK, Cheung AK, Agodoa LY, et al. Hemodialyzer mass transfer-area coefficients for urea increase at high dialysate flow rates. The Hemodialysis (HEMO) Study. *Kidney Int* 1997;51(6):2013–2017.

197. Leypoldt JK, Kamerath CD, Gilson JF, et al. Dialyzer clearances and mass transfer-area coefficients for small solutes at low dialysate flow rates. *ASAIO J* 2006;52(4):404–409.

198. Depner TA. Pitfalls in quantitating hemodialysis. *Semin Dial* 1993;6:127–133.

第七章 终末期肾脏病患者最佳透析方式的选择

Rocheelle Cunninghan

一、治疗选择概述

目前有 3 种方式可以治疗慢性肾衰竭。尽管这些治疗方式可以延长患者的生命,终末期肾脏病(ESRD)患者仍有较高的患病率和死亡率。理想的透析治疗选择应该是性价比高、患病率与死亡率低且具有高的生活质量。

从有效性角度来考虑,肾移植是 ESRD 患者的治疗选择方式。肾移植后第一年,其性价比最高,能够长期维持最高生活质量及带来最长的预期寿命[1]。到目前为止,活体肾移植是肾脏替代治疗最佳的治疗方式,单配体匹配肾移植的半衰期可长达 25 年[2]。最近由于活体捐赠数量增多,器官捐赠的数量增长了 7%[3],尽管捐赠数量上升,但仍不能满足等待肾移植的患者。美国在 2005 年进行了 17 000 余例肾移植手术,仍有 64 000 余例患者在等待移植。与此同时,有 106 000 例新发的晚期肾衰竭和 340 000 余例 ESRD 患者[4]。美国肾脏数据系统(USRDS)一项最新研究显示,到 2010 年,ESRD 患者数量将倍增至 650 000,其中有 520 000 例是透析患者[5]。肾移植技术的进步,以及新的更有效、口感更好的免疫抑制剂的问世仍然不足以治疗所有慢性肾衰竭患者。因此,透析仍是目前最常见的肾脏替代治疗方式。拟进行肾移植的慢性肾衰竭患者的移植前准备,详见第三十九章。

血液透析(HD)和腹膜透析(PD)适合大多数 ESRD 患者,但是在选择替代治疗时还有一些特定的条件需要被考虑在内。本章将会对慢性肾衰竭患者选择透析治疗时所需考虑的因素及各种治疗方式进行简要的概述。

二、透析方式分布

目前全世界最主要的肾脏替代治疗仍是 HD。但是在某些地区诸如墨西哥、香港和新西兰,PD 是主要的透析方式[6]。美国和其他国家最近出现了 PD 减少的趋势[7]。最近 10 年内美国选择 PD 的患者已从 1993 年的 14.7% 减少至 2005 年的约 7.6%[4,6]。加拿大的 PD 选择率较高(约为 18.5%),但在同一时期内也出现了降低[4,6,8]。似乎存在一个普遍现象:大多数肾脏科医生偏向 PD,而绝大多数 ESRD 患者却选择 HD,而且在两个不同的地区也存在这种差异[9]。出现这种现象的原因仍未知。

三、透析方式选择

在为每个患者选择透析治疗时应考虑如下因素:治疗的方式、经济能力、患者自身情况如动机和体力,以及肾脏科医生的从业经验等。表7.1详细罗列了选择透析方式时应考虑的因素。透析方式选择可参考图7.1。尽管PD或HD都有一些绝对禁忌证,但是在很大程度上透析方式的选择主要是由一些非医学因素决定的,这也就解释了各种透析方式的地域分布不同[7,10]。

表7.1 影响透析方式选择的因素

医生因素	资源可利用性/现有基础设施
医生的偏爱和经验	患者因素
医生的补偿	体力限制
资源可利用性	社会或生活条件
经济及补偿因素	地理位置
服务费用	透析前教育
公有与私人业主	社会或文化影响

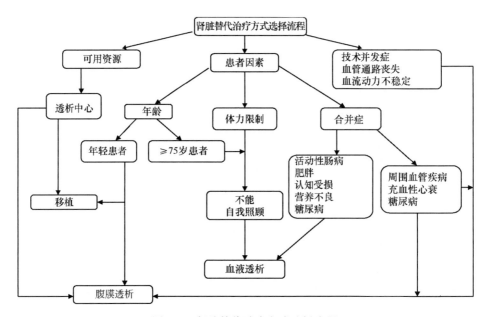

图7.1 肾脏替代治疗方式选择流程

决定采用何种透析方式主要由医生决定[11]。美国69%的肾脏科医生选择HD,31%选择PD,而在加拿大选择HD与PD的比例为63%与37%[12]。但事实与此不同,美国9.4%、加拿大23%的患者选择PD[6,8]。经济条件也是十分重要的考虑因素。例如,收入低的国家患者采用PD的比例较低[13]。美国PD和HD的收费是相同的,但是HD采用率是PD的5倍[11]。很显然,除了经济因素外,还有其他因素影响透析方式的选择。

针对不同透析方式,医生可使用的医疗设施也是一个很重要的问题。如果设施已预先准备好,那么要开始患者的治疗并不是一件难事。与有效的支持体系相关的就是支出与收益。HD 患者额外的支出要低于 PD 患者,特别是当 PD 设施有限或为相对小的 PD 项目时。就这一点考虑,为患者选择 HD 比选择 PD 可能会更符合成本效益。

患者自身的情况达到什么程度能够影响透析方式的选择尚不清楚,然而,一个非常重要的患者因素是其是否具有安全进行 PD 的能力。一些体力受限制的患者在家自行进行 PD 存在一定的困难。随着美国初始进行肾脏替代治疗的患者年龄的增长和并发症增多,这种情况下更容易首选 HD。因为许多高龄和病重患者不愿进行 PD,也致使美国最近 PD 使用率降低。职业、种族、家庭支持、自主性和社会文化因素等影响因素也对患者选用何种透析方式有影响。

透析方式的选择也受另一个重要因素的影响——地理因素。PD 采用率较高的地区往往人口密度较低且各 HD 中心也相距较远。这个发现可能解释了为何即使在一个国家内 PD 使用率也会出现不同。例如,美国中西部乡村地区 PD 使用率高达 18% ~ 20%,显著低于人口密度较高的美国东北部[15]。这之间的差异虽然依然存在,但是正逐渐减小[3]。

私人所有的透析中心数量增多、美国与加拿大透析设备的数量也随之增多,解释了为何选择 PD 作为肾脏替代治疗的患者减少。从透析成本上考虑,ESRD 是唯一被列入医疗保险计划的疾病。因为联邦政府的介入,已经尝试控制这些人群中健康保健的支出,效果最显著的是建立了门诊透析患者的人头费(综合率)和肾脏病学家指导透析的固定收费。通过医疗保险偿还机制和一部分的人头门诊费,加强了健康维护组织(HMOs)财政奖励的供应,并联合其他医疗保健提供者,使得透析治疗的产业合并。多中心透析公司建立的以盈利为目的的中心已经取代了非盈利和独资中心。到目前为止,所有盈利性中心中约 75% 已经形成一个连锁产业[3]。

这种增长对 PD 和 ESRD 患者的治疗质量都有影响。如果对成本进行限制,那么治疗的质量就会受到不利影响。Garg 等[16]最近的一项研究发现盈利性的透析中心的患者死亡率比非营利性中心的患者要高 20%。此外,肾脏移植等候名单中减少 26%。Deveraux 等通过回顾与荟萃分析指出,私营的盈利性透析中心出现死亡增长的危险[相对危险性(RR)为 1.08;可信区间(CI)为 1.04 ~ 1.13][17]。尽管这些发现存在争议,但其强调了限制成本对治疗质量所带来的实际影响。对于 PD 患者来说,当他们在家开始治疗时就已经节约了成本,因此研究也指出有效进行 PD 是 ESRD 患者成本效益高的透析方式之一[18,19]。

在选择透析方式时受到透析前宣教和早转诊的影响。尽管透析前宣教并未得到充分利用,但是肾脏病预后及生存质量倡议(K/DOQI)对慢性肾脏病(CKD)指南的完善可能会改善透析前宣教的作用。最近的一项研究发现,在透析前对患者进行宣教并让患者自行选择透析方式时,50% 的患者会选择 PD[20]。对于患者特别是那些已经行晚转诊或是顺应性差的患者来说,透析前宣教可能不会奏效,但当可进行透析前宣教时会提高 PD 的使用率[21-23]。

四、血液透析与腹膜透析哪个更好

PD 相较于 HD,尤其是在患者生存与技术方面,是否为一个有效、可行且长期的选择还值得讨论。经过时间考验 PD 被证实是一种有效的肾脏替代治疗方式。目前何种透析方式可以提供最好的患者预后仍存在争议。为了回答这个问题,必须要进行一项前瞻性的随机临床试验,建立这项研究的难点在于透析方式选择的过程和 HD 与 PD 患者间巨大的差异性,而这很大程度上影响了透析方式的选择。因此,开展的比较研究在某种程度上均存在不足。大多数比较研究要么是规模小、缺乏强有力的统计学差异,要么就是缺少所需的登记数据,如重要的患者信息。这可以解释为何许多研究的结果具有争议性。

至于哪一种透析方式较优,目前多认为是 HD 优于 PD。Bloembergen 等[24]在一项大型流行病学对比研究中发现 PD 患者比 HD 患者的死亡风险(全因死亡率)高 19%,死亡率最高的是女性患者和老年患者(年龄大于 55 岁)。Held 等[25]对患者发生 ESRD 时的并发症情况等特性进行校正后,也发现患有糖尿病的 PD 患者的校正后死亡风险也同样高于患有糖尿病的 HD 患者。

Nelson 等[18]的研究结果却与上述相反。他们利用密西根肾脏资料库中的数据发现在无糖尿病但患有高血压的 ESRD 患者中,PD 患者与 HD 患者的死亡风险无显著性差异,甚至在继发于肾小球肾炎或糖尿病的 ESRD 患者中进行 PD 者的死亡风险较低。20~52 岁的糖尿病 PD 患者的死亡率最低,但是在所有组中随着年龄的增长,死亡率有显著的升高[18]。Fenton 等[26]对加拿大的患者进行分析后发现,在开始透析的最初 2 年由于集中效应的关系,危险率还要低于 27%。

为了消除这种差异,Collins 等[19]最近对 1994 年至 1996 年间接受医学治疗的患者进行了评估分析。这项研究发现,除了年龄大于 55 岁的女性糖尿病患者组,在由感染所导致的死亡组中,PD 患者风险比 HD 患者高 21%,PD 患者在所有死亡患者中的风险度较低[19]。从上述研究中似乎可以发现在透析的最初 2 年,PD 有较高的生存优势,Danish 的研究[27]更进一步证实了在初始透析的 1~2 年 PD 较 HD 的优越性。但是,在透析 2 年后除糖尿病患者外的生存优势消失了[27]。最近研究结果显示 PD 有较好的生存优势可能是由于研究中存在一些混杂因素,如 PD 选择的患者年龄较轻、原先更为健康、PD 患者残肾功能较好使得透析剂量较大,或者最近技术的进步使得导管更好和转运系统更安全,从而使感染并发症发生率降低。

另一个很重要的问题是体重指数(body mass index,BMI)对 HD 及 PD 患者在死亡率方面的影响,尤其是为什么不同透析方式的肥胖患者的生存率会有差异?这个问题的答案也是存在争议性的,但是有一点很明确,不论何种透析方式,低 BMI(≤27.5) 与死亡风险增加无关,大多数研究中患者的透析充分性都较好[28]。这样看来,如果 HD 为肥胖患者带来了生存优势,那是因为肥胖患者在进行 PD 时透析不完全。体型的大小很显然是影响 PD 的一个限制性因素。然而在选择透析方式时,肥胖的 PD 患者能否达到透析充分性应该是最重要的考虑因素[28,29]。综上所述,最新的研究并不能说明何种透析方式最佳,我们应该将重点放在未来的研究上。长期随访及与治疗方式相互作用的危险因素分层的研究可能会帮助阐明这些具有争议的结果,并确定技术进步会为慢性肾衰竭透析患者带来更好的预后。

五、腹膜透析

概述与原理

PD 利用腹膜作为透析和超滤膜(详见第十四章与第十五章)。透析液注入腹膜间隙然后清除代谢废物、多余液体和电解质。血浆和透析液的浓度差驱使溶质的清除。作为一种常规透析,PD 清除诸如 β_2-微球蛋白等较大分子量的分子比清除分子量较小的尿素更为有效[30]。超滤作用是由透析液中的葡萄糖构成的一个相对高渗的环境引起的。

PD 的形式多种多样(详见第十四章)。持续性非卧床腹膜透析(CAPD)每日需进行 4~6 h 的腹膜液体交换。持续循环腹膜透析(CCPD)是一种自动化的 PD 形式,在夜间患者入睡时利用自动循环机进行交换。PD 治疗的每一种形式都各有利弊。CAPD 对于淋巴管重吸收缓慢且溶质清除率低的患者来说更为有效,而淋巴管重吸收较快且溶质清除率较高的患者更适合采用 CCPD,有些患者为了达到更有效的清除则需要结合这两种形式的透析方式[31]。

通路

慢性 PD 导管是一种可以附着于腹膜间隙的套管,与 HD 使用的急性非套管导管不同,PD 导管可以有效使用 2 年或以上。为促使伤口愈合,建议放置导管 2~3 周后使用,但若有特殊情况也可以较早开始使用。如果必须较早使用导管,建议在前 2~3 周保持少量的交换。

透析处方

相较于利用铜仿膜或乙酸纤维膜的 HD 来说,PD 对于小分子量溶质清除率较低而对于较大分子量溶质的清除率较高。一般来说,当 PD 加上患者残肾功能的肌酐清除率大于 60 L/周时才被认为透析充分。利用尿素作为标志物,Kt/V 大于 2.0 也代表 PD 充分。透析剂量对于 PD 患者有影响,但是透析剂量与营养状况均为患者主要的生存预测因素[32,33]。

对于每一位透析患者来说,溶质和液体的清除情况均不同且经常会发生改变。液体的清除率取决于透析液中葡萄糖浓度、葡萄糖渗入腹膜的速度和淋巴管重吸收速率。由于腹膜的转运性质和淋巴管重吸收速率不可改变,因此使用更高的葡萄糖浓度或具有较高反射系数的渗透性制剂(如艾考糊精)可以提高液体的清除,反射系数是一种测定渗透性制剂如何有效从透析液扩散至腹腔毛细血管内的方法。

另一方面,溶质通量与 PD 不一致。通常来说 PD 与 HD 相比,PD 的持续清除水平较低,而即时清除水平较高。影响液体清除的因素也同样影响溶质清除,因此,延长 PD 时间与交换频率可以增加腹膜溶质清除。腹膜平衡试验(PET)可以让临床医生测定和随访患者腹膜溶质转运特性,从而决定患者是否有快速、平均或是低溶质通量。一旦患者的转运特性决定后,患者就需遵循透析治疗方案。更多关于 PD 充分性的内容请见第十四章。

并发症

PD 的常见并发症主要包括与通路相关的并发症及操作相关并发症。其他并发症包括置管后大血管、肠道及膀胱穿孔。这些并发症会导致出血、脓毒血症，死亡罕见。PD 更为常见的并发症包括腹膜炎、出口处感染、导管周围渗漏、导管移位和网膜附着引发的流出衰竭、蛋白质丢失导致的营养不良和脂质代谢紊乱。尽管透析不充分不能列为一个必然的并发症，但它也是导致技术失败及腹膜改变的因素之一。

感染

导管及导管接口的改进使得腹膜炎的发生频率明显降低。革兰氏阳性菌特别是葡萄球菌仍是最为常见的病原体。尽管革兰氏阴性菌和真菌感染少见，但是这些菌引起的感染可能致命且通常为了使患者得到充分治疗需要拔管[34]。出口处及隧道感染不常见，局部或全身性使用抗生素可以有效治疗，只有极少情况下才拔管[35]。更多关于透析患者感染的内容见第三十八章。

导管周围渗漏

导管周围渗漏通常在置管后(1~2 周内)患者开始进行液体交换时发生。渗漏不仅表现为出口处明显渗漏，也表现为不对称的皮下肿胀及水肿、质量增加和排出量减少[36]。超声检查对其诊断有意义并能探查导管周围液体情况。水肿通常是感染的一个指标，利用腹膜细胞计数和培养技术可以排除感染但须谨慎排除。

引流失败

当引流量明显低于入量，以及导管周围渗漏未明确时会导致引流失败。引流失败随时可以发生并且可先于不规则的引流、透析液中的纤维蛋白增加及便秘发生[36]。治疗这一并发症需要评估导管是否有扭结(通过造影剂)，当确定存在导管扭结则需考虑是否要重置、移动甚至移除浅表套囊[36]。通便剂和盐水灌肠可以治疗约 50% 由引流障碍造成的便秘。使用肝素(加入至腹透液中，250~500 U/L)或血栓溶解剂对治疗纤维蛋白沉积及凝血有效。

蛋白质营养不良

PD 患者蛋白质丢失明显，透析液每天会带走 4~20 g 蛋白质，在发生腹膜炎时此情况会加重[37,38]，其中丢失的蛋白多为白蛋白和 IgG[38]。另一个重要因素是使用葡萄糖透析液(500~800 kcal/d)带来的热量摄入。在开始 PD 的第一年内使用含葡萄糖的透析液会致使患者的体重增加。在透析液中加入氨基酸是一种治疗蛋白质营养不良的方式，但此方式在营养不良的患者中疗效轻微(见第二十八章)[39,40]。

脂质异常

使用含葡萄糖的透析液引起的高糖吸收会产生脂质异常。尿毒症性脂质异常的机制尚未明确,但其与脂肪分解酶减少和脂蛋白组分改变引起的载脂蛋白 B(Apo B)分解代谢减少有关[39,40]。最为常见的脂质异常为低密度脂蛋白(LDL)升高、高密度脂蛋白(HDL)降低、Apo B 升高、Apo A- I 降低、三酰甘油升高及脂蛋白 a(Lp a)升高。与 HD 患者相比,PD 患者的 Apo B 和 LDL 水平明显高于 HD 患者,这标志着其更易患动脉粥样硬化[41]。LDL 过度生产,以及脂蛋白酯酶、肝脏脂酶的不足会引发 PD 患者高三酰甘油血症[41]。艾考糊精等右旋糖酐制剂能够减少葡萄糖诱发的脂质异常且对某些患者是可接受的[42]。

高胰岛素血症与高血糖

葡萄糖透析液的使用会导致高胰岛素血症和高血糖。胰岛素分泌增加、血浆胰岛素持续高水平会引起高胰岛素血症,是动脉硬化的独立危险因素[43]。此外,葡萄糖透析液会引发某些患者的高血糖及导致血糖调节能力的丢失,最终这些患者必须服用降糖药物。

疝形成

透析液灌注如腹腔后形成的腹内压力增加引发的疝形成是 PD 的一种机械性并发症。疝形成的危险因素:大剂量的透析液、牵拉或 Valsalva 动作,10% ~ 20% 的患者在进行 PD 时会发生疝[35,39,40]。常见的疝有腹股沟疝(直接或间接)、导管周围疝、腹疝、脐疝及股疝,超声和 CT 检查可以进一步诊断。修补疝需要进行外科手术。

透析不充分

未充分透析会造成残肾功能逐步丢失。反复发作的腹膜炎使得腹膜转运受损也是造成透析不充分的原因(具体内容详见第十五章)。除其他并发症外,这些是腹膜透析这一肾脏替代治疗方式失败的主要原因。

腹膜透析治疗的利与弊

便捷与低成本是 PD 最大的优点。PD 简单易学,但是在开始治疗前必须先进行几周的训练。另外,PD 可以允许较大量的液体清除,即使是患有严重心肌病的患者[44]。PD 最大的不足就是其所引起的上文提及的相关并发症与代谢异常,以及患者参与负担的增长,这对部分患者来说是不能接受的。

六、血液透析

概述与原理

HD 主要是利用透析的方法清除体内毒素和废物。溶质清除主要通过化学梯度扩散、静水压梯度造成超滤。HD 最初是在 19 世纪 40 年代治疗急性肾衰竭时使用,现在已是美国 ESRD 患者肾脏替代治疗中最常用的治疗形式。

表 7.2 血液透析血管通路比较

	优点	缺点
静脉导管	插入和使用容易、快速	插管中心静脉并发症；中心静脉狭窄感染；导管功能不良
AVF	长期使用功能最佳；感染和血栓风险最低	不能即刻手术；感染；血栓形成
AVG	长期使用功能好；感染和血栓风险较低	不能即刻手术；感染；血栓形成

注：AVF，自体动静脉内瘘；AVG，移植物内瘘。

通路

HD 患者血管通路的维持是 HD 这一肾脏替代治疗方式中最艰巨的一个难题[45]。血管通路的建立方法有中心静脉导管和动静脉内瘘吻合术。HD 血管通路常见的并发症为感染和阻塞（表 7.2比较了不同 HD 血管通路的优劣，具体内容详见第四章）。

静脉导管

经皮放置静脉导管可以通过或不通过皮下隧道。皮下导管的使用寿命较长。这种血管通路血堵塞和感染常见。颈内静脉导管放置是目前常用的血管通路，主要是因为锁骨下静脉导管较易发生中心静脉狭窄。由于建立了动静脉分流术或分流长期存在可能会导致锁骨下静脉狭窄发生。

动静脉分流(shunts)

动静脉分流术可分为在动脉和静脉之间建立内瘘（完全利用患者自身的动静脉自体吻合术）或是移植血管（需要插入合成材料，通常是 Gore-Tex）建立内瘘。动静脉吻合术通常放在上肢，但也可放在大腿。通常来说，AVF 相比移植血管耐用性较好且并发症较少（如感染和血栓形成）[46]。实行动静脉自体内瘘要求静脉有足够的内径。推荐在准备安置血管通路时，一般原则是禁止从非优势手臂抽血。糖尿病及周围血管疾病患者根据动脉粥样硬化及其程度可能难以获得足够的通路，结果更多放置移植血管。一般手术放置动静脉自体内瘘的患者少于 20%，然而 NKF-KDOQI 最新指南已促进了自体内瘘的使用改善[47]。

血管通路并发症

基本上所有类型透析通路的并发症均为感染和血栓形成。尽管无菌技术可以大大减少通路的感染，一旦发生全身性感染，欲治疗成功则必须撤除静脉导管和 Gore-Tex。此外，还包括动静脉吻合术存在狭窄（主要发生在移植血管吻合处）、假性动脉瘤形成和实施动静脉吻合术的手臂缺血等一些并发症。

透析处方

HD 处方已经有 20 年的历史，现在主要是基于尿素动力学，而且通常用于较短时间的治疗（详见第六章和第十章），这在某种程度上导致了许多患者透析不充分。为了确保透析的充分性，大多数中心使用了"最少时间"和 Kt/V[48]。尽管最新的证据已经显示长时间、高频次的 HD 会带来较好的临床预后[49,50]，但是可选的透析处方尚不清楚。优选的 HD 处方是基于透析时间和患者的意愿,如是否愿意延长透析时间。目前 KDOQI 推荐透析时间最少为 3~4 h,Kt/V 应大于 1.2。

并发症

仪器相关并发症

急性 HD 并发症包括机器故障导致透析液温度过高而产生的延迟性溶血、透析液浓度不均引发的急性高渗透压或低渗透压,以及空气探测器失功导致的空气栓塞和过度或不足的超滤,但随着血液透析机的发展,这些并发症都会被解决。操作失误和水处理不当也会造成其他的 HD 相关并发症。水处理不当引起的细菌污染会导致内毒素的释放[51-53]。

自从新的人造膜被普遍应用,透析膜相关的生物不相容性已经不再是一个难题。血液与人工透析接触引发的这种不适当的生物反应会导致血栓形成;白细胞、血小板和补体激活也同样能引发细胞因子和氧自由基的释放[54]。然而,当使用能够减少补体激活的人工膜后,透析器反应就显著降低了[54]。

水处理不当的另一个危险是铝中毒。受污染的水造成的铝中毒会引发慢性透析脑病、铝性骨营养不良和小红细胞性贫血[55,56]。铝性骨营养不良在过去是一项难题,但是充分的水处理和使用含或不含钙的磷结合剂替代含铝的磷结合剂后,这个难题就迎刃而解。

急性 HD 反应包括膜相关并发症如首次使用综合征、缓激肽相关性低血压、使用血管紧张素转换酶(ACE)抑制剂引发的支气管痉挛和全氟代烃引起的低氧。

透析中低血压

透析中低血压是慢性 HD 患者最常见的急性并发症。发生的原因可能有多种,包括过度或过快的超滤、血管收缩力下降、心脏疾病引起的心排血量减少等[58]。监测超滤的速度和碳酸氢盐、透析液浓度等与治疗有关的过程。

血液透析的利与弊

在透析中心进行 HD 的优点为开始透析更直接、更简单。尽管花费较高、过程复杂,在某些阶段 HD 完全可以替代正常肾功能。HD 需要足够的专业人员的监察,这对于许多缺乏具有资质的人员的中心来说困难较大。HD 最大的缺点也许是 HD 患者的就业不足和失业率高。一旦开始进行 HD,仅有少数患者仍在积极工作。尽管这个趋势近几年有所改变,HD 患者的失业率仍十分高。最近的一项研究指出,在 ESRD 患者中有 18.9% 的 18~54 岁的 HD 患者仍在工作,而决定工作率的是设备因素。设备因素多种多样,包括夜间透析、家庭 HD 和职业恢复服务,这些因素对于维持工作状态十分重要[59]。透析预后和实践模式研究小组[60]进行了一项针对 4123 例处于工作年龄的患者的国际研究,在该研究中发现进行 HD 的患者中美国、欧洲和日本的工作率分别为 21%、30% 和 55%,而 20%~35% 的 ESRD 患者在开始透析后仍在工作[61,62]。很显然有许多患者在开始透析前就已失业,因此应将提高患者就业的重点放在 ESRD 前宣教、透析轮班的可调性及康复治疗。

家庭血液透析

PD 和夜间血液透析(NHD)属于家庭透析。PD 的利与弊在前文已讨论。NHD 是一种频率更佳、长期 HD 预后更好的肾脏替代治疗方式[49,50](具体内容见第十章)。NHD 在患者入睡时进行,每周实施 6~7 次,每晚 8~10 h,血管通路为 AV 吻合术或内瘘。NHD 可能会发生断流、空气栓塞,因此要采取措施预防此危险的发生,并且要进行监测。

NHD 可以提高如左心室(LV)质量、血压控制等临床参数,并改善矿物质代谢使得磷结合剂用量减少[63]。另外有报道指出接受 NHD 及 PD 可以提高生活质量[63,64]。

尽管 NHD 需要较大的花费,但每进行一次治疗的花费与透析中心 HD 相比更低。NHD 的缺点在于其开始前的培训及长期治疗;因此在选择该透析方式时,患者动机是一项主要因素。导管相关并发症和睡眠困难也是其较为明显的缺点。

七、推荐

尽管 HD 患者的预后较好,但并不存在何种透析方式优于其他方式,也没有一项随机对照研究能够回答何种透析方式更优[65,66]。每一种透析方式都有其优缺点(见表 7.3)。有许多重要因素影响着透析方式的选择,如透析设备的公有还是私有、现有基础设施的可用性、透析方式所带来的盈利与回报。尽管这些因素很重要,但是它们也不能替代充分的肾脏替代治疗及宣教。透析人口的老龄化对目前透析方式的选择也有着重要的影响,与上文提及的其他因素(表 7.1)一起可以解释 PD 使用减少的原因。尽管大多数肾脏科医生为患者选择 HD,但是透析方式的选择应个体化。为 ESRD 患者选择合适的透析方式最重要的还是要进行透析前宣教和及时转诊,这将帮助 ESRD 患者选择最佳透析方式。

表 7.3　不同治疗方式比较

	花费	生活质量	可利用率	并发症
活体亲属肾移植	++	++++	+	++[a]
尸体肾移植	++	+++	++	+
腹膜透析	+	+++	+++	+++
血液血透	+++	++	++++	+++
家庭血透	+++	+++	+	++

a. 供者危险(+)最低;++++,危险最高。

(严玉澄　译)

参 考 文 献

1. Becker BN, et al. Using renal transplantation to evaluate a simple approach for predicting the impact of end-stage renal disease therapies on patient survival: observed/expected life span. *Am J Kidney Dis* 2000;35:653–659.
2. Washburn WK, et al. A single-center experience with six-antigen-matched kidney transplants. *Arch Surg* 1995;130:277–282.
3. U.S. Renal Data System. *USRDS 2001 annual data report*. Bethesda: The National Institutes of Health, National Institutes of Diabetes and Digestive and Kidney Diseases, 2001.
4. U.S. Renal Data System. *USRDS 2007 annual data report*. Bethesda

The National Institutes of Health, National Institutes of Diabetes and Digestive and Kidney Diseases, 2007.
5. Xue JL, et al. Forecast of the number of patients with end-stage renal disease in the United States to the year 2010. *J Am Soc Nephrol* 2001; 12:2753–2758.
6. Mendelssohn DC. Reflections on the optimal dialysis modality distribution: a North American perspective. *NNI* 2002;16(4):26–30.
7. Mendelssohn DC, et al. Dialysis modality distribution in the United States. *Am J Kidney Dis* 2001;37:1330–1331.
8. Canadian Organ Replacement Registry (CORR). *1997 annual report*.

Ontario: Canadian Institute for Health Information, 1997.

9. Mattern WD, et al. Selection of ESRD treatment: an international study. *Am J Kidney Dis* 1989;13:457–464.

10. Nissenson AR, et al. ESRD modality selection into the 21st century: the importance of non-medical factors. *ASAIO J* 1997;43:143–150.

11. Blake PG. Factors affecting international utilization of peritoneal dialysis: implications for increasing utilization in the United States. *Semin Dial* 1999;12:365–369.

12. Mendelssohn DC, et al. What do American nephrologists think about dialysis modality selection? *Am J Kidney Dis* 2001;37:22–29.

13. Nissenson AR, et al. Non-medical factors that impact on ESRD modality selection. *Kidney Int* 1993;43(Suppl 40):S120–S127.

14. Blake PG, et al. Changes in the demographics and prescription of peritoneal dialysis during the last decade. *Am J Kidney Dis* 1998;32(Suppl 4):S44–S51.

15. Pierratos A, et al. Nocturnal hemodialysis: three-year experience. *J Am Soc Nephrol* 1998;9:859–868.

16. Garg PP, et al. Effect of the ownership of dialysis facilities on the patient's survival and referral for transplantation. *N Engl J Med* 1999;341:1653–1660.

17. Devereaux PJ, et al. Comparison of mortality between private for-profit and private not-for-profit hemodialysis centers. *JAMA* 2002;288(19):2449–2457.

18. Nelson CB, et al. Comparison of continuous ambulatory peritoneal dialysis and hemodialysis: patient survival with evaluation of trends during the 1980s. *J Am Soc Nephrol* 1992;3:1147–1155.

19. Collins AJ, et al. Mortality risks of peritoneal dialysis and hemodialysis. *Am J Kidney Dis* 1999;34:1065–1074.

20. Prichard SS. Treatment modality selection in 150 consecutive patients starting ESRD therapy. *Perit Dial Int* 1996;16:69–72.

21. Obrador GT, et al. Early referral to the nephrologist and timely initiation of renal replacement therapy: a paradigm shift in the management of patients with chronic renal failure. *Am J Kidney Dis* 1998;31:398–417.

22. Lameire N, et al. The referral of patients with ESRD is a determinant in the choice of dialysis modality. *Perit Dial Int* 1997;17(Suppl 12):S161–S166.

23. Schmidt RJ, et al. Early referral and its impact on emergent first dialyses, health care costs, and outcome. *Am J Kidney Dis* 1998;32:278–283.

24. Bloembergen WE, et al. Comparison of mortality between patients treated with hemodialysis and peritoneal dialysis. *J Am Soc Nephrol* 1995;6:177–183.

25. Held PJ, et al. Continuous ambulatory peritoneal dialysis and hemodialysis: comparison of patients with adjustment for comorbid conditions. *Kidney Int* 1994;45:1163–1169.

26. Fenton SS, et al. Hemodialysis vs. peritoneal dialysis: a comparison of adjusted mortality rates. *Am J Kidney Dis* 1997;30:334–342.

27. Hiat JG, et al. Initial survival advantage of peritoneal dialysis relative to hemodialysis. *Nephrol Dial Transpl* 2002;17:112–117.

28. Abbott KC, et al. Body mass index, dialysis modality, and survival: analysis of the United States renal data system morbidity and mortality wave II study. *Kidney Int* 2004;65:597–605.

29. Shibagaki Y, et al. Feasibility of adequate solute clearance in obese patients on peritoneal dialysis: a cross-sectional study. *Am J Kidney Dis* 2002;40:1295–1300.

30. Kreidiet RT. The rise and fall of the Kt/V concept in CAPD. *Dial Transplant* 2002;17:970–972.

31. Diaz-Buxo JA. Enhancement of peritoneal dialysis: the PD Plus concept. *Am J Kidney Dis* 1996;27:92–98.

32. Churchill DN, et al. Adequacy of dialysis and nutrition in continuous peritoneal dialysis: association with clinical outcomes. *J Am Soc Nephrol* 1996;7:198–207.

33. Fung L, et al. Dialysis adequacy and nutrition determine prognosis in continuous ambulatory peritoneal dialysis patients. *J Am Soc Nephrol* 1996;7:737–744.

34. Tzamaloukas AH. Peritonitis in peritoneal dialysis patients: an overview. *Adv Ren Replace Ther* 1996;3:232–236.

35. Twardowski ZJ, et al. Peritoneal access: the past, present, and the future. *Contrib Nephrol* 2006;150:195–201.

36. Leblanc M, et al. Dialysate leaks in peritoneal dialysis. *Semin Dial* 2001;14(1):50–54.

37. Malhotra D, et al. Serum albumin in continuous peritoneal dialysis: its predictors and relationship to urea clearance. *Kidney Int* 1996;50:243–249.

38. Cueto-Manzano AM, et al. Quantification and characterization of protein loss in continuous ambulatory peritoneal dialysis. *Rev Invest Clin* 2000;52:611–617.

39. Attman PO, et al. Lipoprotein metabolism and renal failure. *Am J Kidney Dis* 1993;21:573–592.

40. McCormick BB, et al. Noninfectious complications of peritoneal dialysis: implications for patient and technique survival. *J Am Soc Nephrol* 2007;18:3023–3025.

41. Moberly JB, et al. Alterations in lipoprotein composition in peritoneal dialysis patients. *Perit Dial Int* 2002;22(2):220–228.

42. Bredie SJ, et al. Effects of peritoneal dialysis with an overnight icodextrin dwell on parameters of glucose and lipid metabolism. *Perit Dial Int* 2001;21:275–281.

43. Garcia-Lopez E, et al. Risk factors for cardiovascular disease in patients undergoing peritoneal dialysis. *Perit Dial Int* 2007;27(Suppl 2):S205–S209.

44. Cnossen N, et al. Peritoneal dialysis in patients with congestive heart failure. *Nephol Dial Transplant* 2006; 21(suppl 2):ii63–ii66.

45. Schwab SJ. Hemodialysis vascular access: the achilles' heel remains. *Kidney Int* 2007;72:665–666.

46. Palder SB, et al. Vascular access for hemodialysis: patency rates and results of revision. *Ann Surg* 1985;202:235–239.

47. Venkatesan J, et al. Dialysis considerations in the patient with chronic renal failure. In: Henrich WL, ed. *Principles and practices of dialysis*. Baltimore: Williams & Wilkins, 1994: 549–555.

48. Hornegerger JC. The hemodialysis prescription and cost effectiveness. Renal Physicians Association Working Committee on clinical guidelines. *J Am Soc Nephrol* 1993;4:1021–1027.

49. Charra B, et al. Importance of treatment time and blood pressure control in achieving long-term survival on dialysis. *Am J Nephrol* 1996;16:35–44.

50. Held PJ, et al. Mortality and duration of hemodialysis treatment. *JAMA* 1991;265:871–875.

51. Klein E. Effects of disinfectants in renal dialysis patients. *Environ Health Perspect* 1986;69:45–47.

52. Neilan BA, et al. Prevention of chloramines-induced hemolysis in dialyzed patients. *Clin Nephrol* 1978;10:105–108.

53. Said R, et al. Acute hemodialysis due to profound hypo-osmolality: a complication of hemodialysis. *J Dial* 1977;1:447–452.

54. Opatrny K, et al. Clinical importance of biocompatibility and its effect on hemodialysis treatment. *Nephrol Dial Transplant* 2003;18(Suppl 5) v41–v44.

55. Hodsman AB, et al. Bone aluminum and histomorphometric feature of renal osteodystrophy. *J Clin Endocrinol Metab* 1982;54:539–546.

56. Alfrey AC. Dialysis encephalopathy syndrome. *Ann Rev Med* 1978;29:93–98.

57. Molinaro G, et al. Kinin-dependent hypersensitivity reactions in hemodialysis: metabolic and genetic factors. *Kidney Int* 2006;70:1823–1831.

58. Henrich WL. Hemodynamic instability during hemodialysis. *Kidney Int* 1986;30:605–612.

59. Kutner N, et al. Dialysis facility characteristics and variation in employment rates: a national study. *Clin J Am Soc Nephrol* 2008;3(1):111–116.

60. Dickinson DM, et al. International variation in the employment status of hemodialysis patients: results from the DOPPS [abstract]. *J Am Soc Nephrol* 2000;11:229A.

61. Holley JL, et al. An analysis of factors affecting employment of chronic dialysis patients. *Am J Kidney Dis* 1994;23:681–685.

62. U.S. Renal **Data** System (USRDS). Patient characteristics at the start of ESRD: data from the HCFA medical evidence form. *Am J Kidney Dis* 1999;34(Suppl 2):S63–S73.

63. Cullenton BF, et al. Effect of frequent nocturnal hemodialysis v conventional hemodialysis on left ventricular mass and quality of life. *JAMA* 2007;298:1291–1299.

64. Rabindranath KS, et al. Automated vs continuous ambulatory peritoneal dialysis: a systematic review of randomized controlled trials. *Neph Dial Transpl* 2007;22:2991–2998.

65. Blake PG. Do mortality rates differ between hemodialysis and CAPD. A look at the Canadian vs. U.S. data. *Neph Dial Transpl* 1996;25:75–100.

66. Bloembergen WE, et al. A comparison of mortality between patients treated with hemodialysis and peritoneal dialysis. *J Am Soc Nephrol* 1995;6:177–183.

第八章 透析充分性及开始透析时间的选择

Andrew S. O'Connor, Jay B. Wish

　　长期肾脏替代治疗技术自 20 世纪 60 年代出现以来,肾脏科医生通过各种不同的方式不断探索合适的透析剂量。一篇综合文献显示在这一阶段出现了相当的演变,对什么参数决定透析充分性形成一致意见的趋势日渐显著。充分透析的概念已从最初维持生命最少的剂量发展到一个更完整的概念,最大程度改善患者的生存,同时平衡高效利用可用资源。因此,如今的透析充分性已经接近于"最优透析"这个概念。

　　根据美国 Medcare 和 Medcaid 医疗保险中心(centers for medcare and medcaid services, CMS)提供的数据[1],截至 2004 年底,美国已有 30 万血透患者,因此哪些参数构成终末期肾脏病(ESRD)患者适当的透析治疗问题已起着越来越重要的作用。虽然 ESRD 患者的死亡率仍然很高,2004 年血透患者未校正的死亡率为 220/1000 人,但在美国,由于人口的老龄化、糖尿病、高血压及许多其他因素发病率增高,同时期却有超过 10 万人进行肾脏替代治疗,许多作者注意到,尽管 ESRD 的发病率趋缓,但由于人口的扩张及老龄化、糖尿病、高血压等疾病患病率增加,估计美国到 2015 年将有超过 70 万的 ESRD 患者[2]。同时,由于这部分患者持续的高住院率和高合并症,Medicare 的支出每年预期增加逾 300 亿美元[3]。

　　尽管 ESRD 患者总的数量在增加,肾脏科医生数量的增加却较为缓慢[4]。例如,1995 年透析患者与肾脏科医生人数比例为 50∶1;到 1999 年,这个比例增加至 54.7∶1。根据现在的医生及透析患者增加的速度来看,到 2010 年,此比例将进一步增加至 80∶1[3]。肾脏科医生的缺乏、患者与医生人数失衡,以及经济原因对所能提供的透析治疗的限制,均要求我们必须明确透析治疗的组成,以使治疗合理化,同时建立适当的临床实践指南。

　　如前文所述,ESRD 患者数量在增加,同样,其每年透析治疗费用也以 8%~10% 的速度增加。例如,2005 年,仅 CMS 就花费高达 200 亿美元用于 ESRD 患者的治疗[5]。因此,医疗费用的支付者,包括 CMS 及一些私人保险,在与供应商如透析设备提供商签订透析机器的合同前,通常需要以治疗"性价比"的高低作为首要的标准。这也就不奇怪为何随着这些患者医疗费用的逐年增加,看护(care)质量及经济负担源头经常会受到审查。很明显提高质量的关键即为提高透析充分性。

　　20 世纪 70 年代早期,随着 Medicare 实施透析服务津贴,CMS 就系统收集了透析单位提供的透析监护的专门资料。为了能更好地收集和监测这些特殊患者的信息,建立了 18 个区域 ESRD 的网络。这些网络的目的之一即建立提供透析监护的全面监督系统。自 1991 年以来,ESRD 网络进入了"持续质量改善"(continuous quality improvement, CQI)项目。这项活动要让每个区域网络中的透析单位检查自己的透析治疗实践,明确要改善之处,建立消除阻碍质量改善的计划。这项 CQI 创议之一就是监测和改善血透治疗的充分性。

　　本章综述了一些关键性文献以试图进一步阐明透析充分性:怎样透析处方、如何提供、如何监测,以及如何与持续质量改进(CQI)结合,最终改善患者的预后。血透充分性的影响因素可能涉及许多方面,包括透析膜的特性、透析模式的选择、透析液的组成、透析时事件、血管通路功能及其他重要的方面,这些将在本书其他部分进行详细讨论。

在提供透析治疗 50 年之后的今天,我们对于血液透析充分性的理解仍然在变化。肾脏科医生、医疗费用支付者、肾脏病学杂志、全国性协作会议及其他提供研究资金的单位,例如美国国立卫生研究院(NIH)持续关注并资助这一项目。当临床试验和观察性研究结果为我们了解透析治疗目标提供了一个框架时,而正在进行的基础和临床研究及透析登记监测,无疑也推动了血透充分性处方、监测,以及新的测定方法临床实践指南的改进[6,7]。

一、历史展望

1974 年之前,肾脏科医生通过临床判断,通常更关注液体平衡,而不是代谢产物的清除来多次给出血透方案处方。后者的目的是减轻尿毒症症状和体征,但这总是主观的。尿毒症综合征的发病机制还不清楚,尽管透析确实能清除血液中有关代谢废物[8]。各种不同的毒素被提出(表 8.1)[9,10],其中一些与尿毒症综合征的特异性表现有关;然而这些物质在血液中的浓度与尿毒症症状的相关性尚未被很好地证明。直到现在,尿毒症综合征真正的本质仍未被完全了解。

表 8.1 尿毒症溶质的潜在毒性

尿素	中分子	酚酸	黄嘌呤
胍类化合物	氨	羟基苯酸	次黄嘌呤
甲基胍	生物碱	β-(m-羟基苯)-马尿酸	呋喃丙酸
胍	微量金属元素	马尿酸	胺
β-丙胍酸	尿酸	P-(OH)马尿酸	腐胺
琥珀肌酸	环磷酸腺苷	O-(OH)马尿酸	精胺
γ-胍丁酸	氨基酸	马尿酸	亚精胺
胍基牛磺酸	肌醇	苯甲酸	二甲氨
肌酐	甘露醇	多肽	多胺
肌酸	草酸	β2-微球蛋白	内啡肽
褐藻酸	葡萄糖醛酸酯	吲哚	假尿苷
高精氨酸	乙二醇	乙酸	钾
N-α-乙酰精氨酸	溶菌酶	硫酸	磷
茶酚	激素	5-羟色氨酸	钙
邻甲酚	甲状旁腺	丙烯酸	钠
对甲酚	利钠因子	5-羟色氨	水
苯甲醇	胰高血糖素	乙酰色氨酸	氯化物
苯酚	生长激素	色氨酸	
酪氨酸	胃泌素		

尿素是一种分子质量为 60 Da、广泛分布于机体水中的溶质,尽管尿素分子本身毒性并不是很强,但由于其分子大小、含量多、容易测定及可透析性,已被用作其他尿毒症毒素的代表。这也常常会引起肾脏科医生及其他非肾脏科医生的误解,认为血尿素氮(BUN)水平是尿毒症症状和体征的原因,并且当 BUN 大于 100 mg/dl 时必须透析。过去,血尿素的清除率构成了评估透析效率的基石,并由此来推测透析充分性。

尽管加强了透析治疗和“充分”清除了尿素,患者的预后仍较差,这一事实使得研究者用溶质动力学去推理分子质量较大(500~5000 Da)的中分子可能与尿毒症综合征相关[12]。20 世纪 60 到 70 年代,使用标准纤维素膜的较小膜孔能清除尿素,但是尿素清除率常不能正确预测患者的预后。尽管通过这些膜清除了尿素,许多患者仍有尿毒症症状,这可能是由于并未清除一些未明的毒性代谢产物[13,14]。而腹透患者虽然血尿素氮水平较高,根据推理透析较少,这可归因于腹膜的孔径较血透的纤维素膜孔大,可以清除一些较大的、尚不清楚的中分子毒素。这些观察演变至今被称为“中分子假说”[12]。

1974 年,在 NIH 的指导下,召开了一次共识会议,讨论尿毒症综合征的本质,以及寻找临床实用的衡量透析治疗的标志。在这次会议中对透析治疗的各个方面,包括尿毒症综合征的本质和发病机制、透析治疗的量化、营养状态、肾性骨营养不良,以及其他血透患者中常见的异常都作了审查。

当时,研究者们专注于评估是尿素清除率还是其他未识别的中分子毒素的清除率与血透患者的预后更加相关。为此,NIH 资助了一项通过不同的透析液流量和血流量影响目标血尿素氮浓度,以及通过不同的透析时间影响假定的中分子清除率的多中心、前瞻性、随机研究,这项标志性的研究被称为美国全国合作透析研究(NCDS)[15,16]。

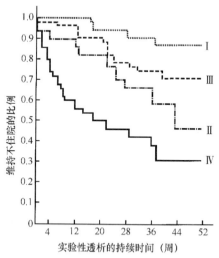

图 8.1 NCDS 研究中 4 组患者的不住院比例。高 BON 组(Ⅱ 及 Ⅳ 组)患者较低 BON 组(Ⅰ 及 Ⅲ组)患者不住院比例低;NCDS:全国合作透析研究

透析剂量[18]。

全国合作透析研究(NCDS)

该研究共纳入 160 例患者,所有患者被随机分为 4 组,通过平均时间周期[“time-averaged concentration(TAC) urea”]测定 BUN 水平,其中每组又分为低 BUN 水平组和高 BUN 水平组(平均 50 mg/dl 与 100 mg/dl),以及短透析时间组和长透析时间组[(3±0.5)h 与 (4.5~5.0)h])。患者经 6 个月随访后测定医学退出和住院率,随访 12 个月时测死亡率[15,16]。研究结果证明 BUN 高水平及透析时间短的患者预后差,住院率高达 70%(图 8.1)[17]。总体而言,NCDS 研究最初的数据分析显示血尿素氮是导致患病的主要因素。在这一结果发表之后的数年内,许多肾脏科医生在给予处方和透析治疗时都专注于血尿素氮水平的控制,而并不考虑

尽管 NCDS 在多个方面存在争议,但它是“HEMO 研究”前最大的探讨透析充分性的多

中心研究。直到研究结束几年后,NCDS 资料的后续分析发表,才终于认识到影响患者预后最重要的是量化和提供足够的透析剂量。NCDS 同样证实了小分子清除的重要性,这形成了现代透析充分性标准的基础。

NCDS 研究及之后的再分析对现代有关血液透析治疗的思考做出了巨大贡献,无论怎样强调都不过分。然而 NCDS 研究存在一些弱点,这阻碍了我们将结果广泛应用于临床实践,对部分研究结果的解释要谨慎,对其综述应有助于将这些研究结果应用于适合的方面。

NCDS 研究队列的年龄

NCDS 研究人群的年龄介于 18~70 岁,平均(51±12.9)岁[15,16]。自该研究以来透析患者的年龄在逐渐增加,1999 年,大于 65 岁的新患者约 50%[5]。老年患者 ESRD 的病因不同,有特异的和更多的合并症[20],并且无论透析处方如何,其死亡均较早[21]。平均年龄 59 岁的患者,年龄每增加 1 岁,死亡风险增加 3%[21]。并且,老年患者通常营养状况较差,社交康复机会较少,体力活动较少,其痴呆的概率更高,同时难以对自己的治疗进行干预,只有顺应处方治疗[22,23]。所有这些因素体现了"典型的"美国透析患者的人口统计学资料改变,这也限制了 NCDS 研究在老年透析患者中的应用。

合并症情况

NCDS 为了能对患者进行 1~3 年的随访,排除了患有严重的动脉粥样硬化性心血管疾病、肺部疾病、反复发生的感染、癌症,以及有其他明显合并症的患者[15,16]。然而,自 1976 年至今,ESRD 患者合并症比例显著增加。图 8.2 描述了自 1996 年至 2001 年间透析人群合并症的总体增加情况,显示这些组中患者实际合并症明显增加[24]。例如,1999 年开始透析的大部分患者多合并两种或更多合并症,其中最常见的为充血性心力衰竭和缺血性心脏病[1]。有意思的是,一项关于血透患者主要死亡原因的调查发现,心血管疾病是血透患者死亡的主要因素。从全球范围来讲,血透患者的年龄在增加,合并症的数目及严重程度也在增加[25]。因此,对于有多种合并症的患者来说,NCDS 研究结果的应用也存在问题。

糖尿病

NCDS 研究排除了糖尿病患者。而如今,美国 ESRD 患者中单个最主要的病因即糖尿病肾病,在新患者中大约占到 43%[1,26]。Collins 等[20] 报道了糖尿病对于生存率的影响,其中高剂量的透析可能对患者有益。由于糖尿病患者需要达到和妊娠的 ESRD 患者同样的透析剂量[18],因此,NCDS 资料在糖尿病患者中应用也有限。虽然早期透析在糖尿病患者中很普遍,但糖尿病患者的透析是否应该早开始也是争论的焦点。然而,Kazmi 最近的研究显示,根据患者残肾的 eGFR 水平,早期透析并不能提高糖尿病患者的生存率,并且在校正了大多数及高度复杂的合并症后结果还是如此。因此,虽然更大剂量的透析可能会为患者带来益处,但是较早开始透析是否能真正改善患者的预后还不明确。

透析时间

NCDS 研究中患者透析时间介于 2.5~5.5 h,平均 4.3 h[15,16]。其中无少于 2.5 h 透析时间的资料,少于 3 h 的也很少。NCDS 结果显示,对患者预后而言,透析时间的长短并不如 BUN 重要。由于这项结果的发表,透析膜制造商开始开发如何在较短的透析时间内获得较好的 BUN 清除率,因为透析时间的缩短意味着可以治疗更多的患者,从而最大程度增加设备和人员的效率[26,28]。

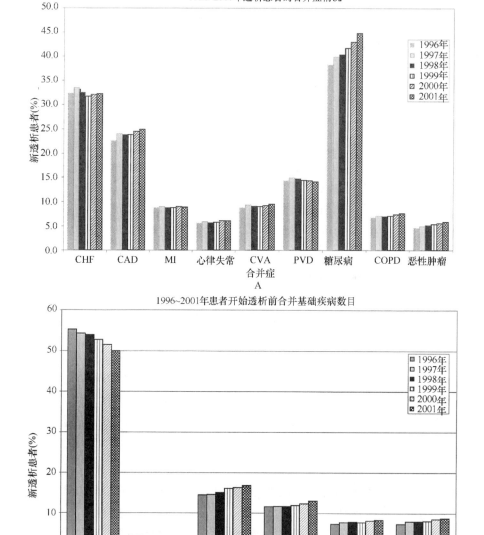

图 8.2　1996~2001 年新透析患者合并症分布情况

CHF,慢性充血性心力衰竭;CAD,冠心病;MI,心肌梗死;CVA,脑血管意外;PVD,外周血管疾病;COPD,慢性阻塞性肺疾病

[摘自:美国肾脏数据系统(USRDS)、美国终末期肾脏病图、2007 年年度数据报告、2007 年美国国立健康 NIDDK 卫生所]

可以预计到的是,随着总体扩散时间的缩短,类似尿素这种扩散度高的物质仍然能够得到很好的清除,而其他尿毒症废物的清除充分性下降,造成存活患者患病率增加。此后,研

究者们进一步提出了以透析时间的长短作为决定透析充分性独立因素的观点。研究已证明透析时间小于 3.5 h,患者的生存率下降[28,29]。NCDS 研究也显示透析时间与患者的患病率呈负相关,虽然其相关性不如高尿素氮水平那样强[17],并且 NCDS 研究也没有进一步阐明当使用高效或高通量的透析膜时,又该如何评价透析时间带来的独立效应,而最近的观察性研究结果显示透析时间是改善患者生存率的独立因素。近来的两项研究也同样显示透析时间和透析剂量与患者的生存率独立相关。其中,第一项研究显示[30],透析时间在 4.5~5 h,同时 Kt/V(一种衡量透析剂量的方法,具体见后文)为 1.3~1.4,患者总的生存率较好。由于透析剂量(Kt/V)与透析时间之间并无统计学相关性,因此,作者提出 Kt/V 应该大于 1.3,同时透析时间应该大于或等于 4.5 h,然而这是一项队列回顾性研究,其研究结论还存在局限性。而 Saran 等进一步通过大型、多中心队列的观察性研究,证明了标准剂量与较长时间的个性化透析之间的关联[31]。也许更重要的是这些分析结果清楚地证明了较高 Kt/V 和较长透析时间在数学上的相互关系,并进一步证明了超滤量>10 ml/(kg·h)不仅将增加透析过程中低血压的风险,更重要的是增加了患者的短期死亡率[31]。另一项超长治疗时间的研究报道了法国 Tassin 的 Rein 人工肾脏中心超过 10 年的经验,他们的患者具有极好的 10 年生存率,且贫血和高血压的发生率很低。该中心主要将此归因于延长每日透析治疗的技术[32,33]。这种透析方式即所谓的延长的血液透析(PHD),这种透析方法较美国现行的中心内、每周 3 次的治疗方式确有几方面已被证实的优势。然而,最近完成的 HEMO 研究(将在后面的章节中进一步讨论)的结果显示,单纯增加透析剂量并不能改善血透患者预后。来自 Tassin 的另一项研究报道作为日常治疗的改良,提出每周 3 次长时间的夜间透析,可能更易被多数患者接受,并可以达到一定的生存率[35]。因此,为了达到和 Tassin 患者相似的预后,我们或许应该对如何实施透析治疗,以及“中心内”透析以外的其他治疗环境是否可以改善患者预后进行重新思考。

透析膜

NCDS 研究均使用纤维素膜[15,16],而如今 80% 的透析器均被孔径更大、高通量、生物相容性更好的透析膜所替代(见第一章)。这进一步说明了将 NCDS 研究中关于透析处方的结论用于当今大量使用合成膜,例如聚砜膜、聚丙烯腈、聚甲聚甲基丙烯酸甲酯透析膜的透析治疗中是不适合的。这一点在此前的章节中也讨论过(第一章和第二章)。

透析剂量

NCDS 研究中第 I 组和第 III 组的平均 BUN 靶目标为 50 mg/dl,回顾性计算的透析剂量(Kt/V,在本章的后半部分进一步讨论)为 0.9~1.3。由于 NCDS 研究中未使用更高透析剂量的组别,因此很难评估这样的透析剂量是否足够,更不可能推测这样的透析剂量是否是最好。

最近的一项研究使用尿素下降率(URR)来定量透析剂量,研究结果显示 URR≥60% 的患者较 NCDS 研究中 URR≥50% 的患者死亡率低[21]。然而,另一项在糖尿病患者中的研究未能证明较高剂量死亡率的改善[36]。同样 HEMO 研究通过对具有代表性的每周行 3 次血透的患者进行分析,结果不能证明高透析剂量(spKt/V 达 1.71)和使用 NKF-KDOQI 指南推荐($spKt/V$ 达 1.32)相比有生存率的额外好处。特别是 HEMO 研究显示用标准剂量透析的患者总的死亡率为 17.1%。在高透析剂量组($spKt/V$ 达 1.71)死亡率为 16.2%,无显著性差异。复习后注意到标准透析剂量组,平均透析时间为(190±23)min,而高剂量透析组,平均透析时间在 219 min 左右,均能够达到很好的清除率[37]。这些发现可以使我们得出这样的结论:现代透析技术可以通过适度增加透析时间来达到小分子物质的清除率。

研究持续时间

NCDS 研究的随访时间约为 48 周,并且大部分数据均在第 26 周时进行分析[15,16]。对于纵向研究来说,这样的随访时间偏短,特别在 NCDS 研究终止后的第 1 年,患者的死亡率实际上有增加[29,38]。Eknoyan 在 HEMO 研究中指出在女性亚组患者中,高剂量的透析可降低死亡风险及住院率,但是这种优势几乎在 3 年时仍不显著。另一组在研究开始时已透析 >3.5 年患者的亚组分析结果显示,高通量透析能够降低死亡风险。然而,需要对这些亚组进行进一步的分析才能得出明确的结论[34,39]。HEMO 研究中的透析龄(即患者透析治疗的年数),以及 USRDS 分析,混合病例的充分性研究(case mix adequacy study)和第 1、3、4 阶段的透析合并症和死亡率研究(DMMS)[40]中随访时间的分析均提示在 3 年或者更长时间后,增加透析剂量对提高患者生存率的益处才可能显现。

其他问题

当今应用的血透技术(包括超滤控制系统、不同透析液钠程序,以及碳酸氢盐透析液)在 NCDS 时代尚未广泛应用。NCDS 研究预后评估的是患病率,而非现今更广泛使用的死亡率[17]。

二、营养状态及透析开始时间的选择

虽然此前人们错误地认为低 BUN 总是好的,但在 NCDS 研究中也显示代表饮食中蛋白摄取量的蛋白分解代谢率(PCR),是患者预后差的强和独立危险因素[16]。NCDS 研究方案中规定患者 PCR 为(1.1±0.3)g/(d·kg),但最终实际 PCR 为 0.6~1.5 g/(d·kg),如图 8.3 所示,在该 PCR 范围内,PCR 与失败概率(即患病,如住院率),呈强烈的负相关。并且这种负相关与失败概率的增加,与是否随机到低 BUN(50 mg/dl)水平组及长透析时间(4.5 h)组均无关。图 8.3 还显示,低蛋白摄入量[0.6 g/(d·kg)]的患者即使做 4.5 h 的透析治疗及低 TAC 尿素水平(40 mg/dl),失败概率仍至少为 35%。相反,高 PCR[1.2 g/(d·kg)]的患者即使有较高水平 TAC 尿素(60 mg/dl)及同样的透析时间,透析失败的概率仍低于 15%。

此后的研究已经证明了当将血清白蛋白水平作为一项衡量患者预后的指标时,营养状态是如何影响透析患者的生存率的。Lowrie 通过 NMC(现为 FMC)的数据库在 1990 年[41]及 1994 年[42](图 8.4)先后 2 次报道白蛋白降低与患者死亡率升高显著相关。Owen 在 1993 年[21]注意到了白蛋白-死亡率相关性,其他研究者也注意到了这一现象。

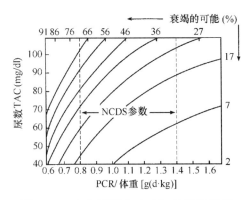

图 8.3　NCDS 研究中 4.5 h 透析组患者 TAC 尿素水平、PCR 和患者死亡风险的比较。TAC 为时间平均浓度;PCR 为蛋白质摄取率;NCDS 为国际合作透析研究

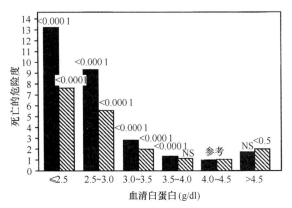

图 8.4　血清白蛋白水平相关的死亡风险谱。实心柱子代表了混合病例校正的风险率,交叉排线柱子代表了混合病例+实验室资料校正的风险率(经 Lowrie EG 允许摘自:Chronic dialysisi treatment: clinical outcome and related process of care. *Am J Kidney Dis*,1994; 24:255-266.)

　　最近,一些作者和研究者越来越关注整体营养状态对透析患者生存率的影响,以及透析充分性、营养状态与患者生存率之间的关系。特别是在 HEMO 研究的第二次分析中显示,不论透析充分性的靶值(或达到值)如何,营养状态差预示高死亡风险。

　　除了白蛋白水平,其他的生化指标包括 Scr、总胆固醇水平、人体测量学如 BMI,以及 Karnofsky 功能指数的降低,均与高死亡风险独立相关。大多数指标与预后非线性相关,指标在较低水平死亡风险增加更快,这提示血透患者进行性营养不良将造成短期死亡率增加[43]。与这些结论一致的报告还包括 Chertow 报道的低血清白蛋白水平不受透析剂量影响,与患者全因住院率和死亡率增加相关[44]。正如 KDOQI 指南推荐[45],这些发现进一步证实对所有透析患者需要纵向监测一系列指标来评估营养状态和透析治疗充分性。

　　Chertow 等[46]研究了营养-死亡关系的另一个方面,即根据尿素清除率测定的透析剂量与患者死亡率之间的复杂关系。正如本章后面将讨论的,NCDS 研究最重要的结论并非来自其本身,而是 Gotch 和 Sargent 多年后对于其数据的再分析[47]。他们建立并证实了通过动态而非静止地观察尿素清除情况来量化透析治疗的有效方法。然而,使用这种动态的方法,透析剂量与死亡率之间的复杂相关性仍然明显。随后,好几位作者分别报道了透析剂量,通过 URR 或 Kt/V(这两个术语将在下文中定义)来测量,其与死亡率之间呈"倒 J"形的关系。"倒 J"形关系的含义是:通过 URR 或 Kt/V 测量尿素清除率,极低和高的尿素清除值均将增加患者相对死亡率[48-50]。

　　这种复杂的透析剂量与生存率之间的关系使得一些研究者提出了尿素分布容积的概念,容积(V)可代表患者的营养状况,因此尿素分布容积本身可具有其自身的生存率特点[46,51-53]。最近的技术发展已经能够沿着一根相似的静脉持续并几乎立刻测量某点的离子水平或在线透析清除率,并计算"实时"Kt/V[54]。该方法的优点在于不需要血标本,能在每次透析治疗时应用,在治疗结束前可以实时预示获得的 Kt/V。然而,这项技术的缺点是为了计算 Kt/V,透析时间和 V 都必须准确测量。如果使用人体测量学公式来估算 V,那么得到的 V 和实际值会有较大的不同。由于这项技术的这些缺点,以及缺乏应用这项技术的预后资料,最近关于透析充分性的 KDOGI 指南还是推荐应用血液来监测透析剂量,直到这项较新的技术获得更多的经验[6]。

低蛋白饮食试图延迟肾脏疾病的进展及患者营养不良,以及随后导致的死亡后果之间的恰当界限,已经在临床实践中,尤其是在关于长期透析治疗开始时间选择上产生不同(见第二十八章)。虽然 MDRD 研究[55]已经提供对这一假说饮食中限制蛋白质来延缓肾脏疾病进展的某些支持,研究提出在 ESRD 前,严格控制饮食蛋白质可以降低发生 ESRD 后的死亡率。Kopple 等研究得出 0.8 g/(d·kg)的蛋白摄入至少在 2~3 年内是安全的,但是同时还推荐应定期监测营养状态的其他参数,例如血清转铁蛋白、体重、尿肌酐及热量的摄入。1994 年 NIH 的共识推荐 ESRD 前,患者蛋白摄入为 0.7~0.8 g/(d·kg),但要定期谨慎评估营养不良征象。一旦有营养不良的征兆,则蛋白摄入应增加为 1.0~1.2 g/(d·kg),同时增加热量的摄入。尽管如此,以共识为基础的 NKF-KDOQI 营养指南仍然推荐只要患者能够耐受,在 ESRD 前摄入明显低水平的 0.6 g/(d·kg)蛋白质[45]。值得注意的是,GFR 低于50 ml/min 的患者已记载有蛋白质和能量摄取减少及营养指数下降。当饮食不受控制,给予临床试验设定量范围外的蛋白限制可导致蛋白质、能量摄入不足。由于蛋白营养不良的副作用可持续数月甚至数年,甚至在目标蛋白摄入恢复后,因此,作者对已经处于 ESRD 或是估计 1~2 年内将会发展为 ESRD 的患者给予 1.0~1.2 g/(d·kg)的蛋白摄入。DeOrea[58]已提出当透析剂量足够时,营养成为影响死亡率的主要因素。同样 Lowrie 和 Lew[41]也已证明在血透患者中较高血清 Cr 水平与生存改善显著相关,高 Scr 水平反映了较高的肌肉量,它可能是营养状态的一项指标,可能与透析剂量无关。所有这些研究结果与 NCDS 结果一致,反映了透析患者强调营养上的变化[59-63]。

当 CKD 患者进展为 ESRD 时,上述争论进一步复杂化,因为要面对许多影响营养的因素,例如,由于尿毒症或透析不充分引起的厌食,1 周 3 次透析方案的不便,一些合并症例如糖尿病引起的胃瘫、激素因素、抑郁症及频繁住院等[64]。实际上,1/3 以上的透析患者诉食欲差或很差,自诉食欲少者伴饮食中能量和蛋白质量摄入少、营养状况较差,以及合并症较多和生活质量较低。

HEMO 研究的第二次分析结果提示患者自诉食欲少与住院增加独立相关,但是由于研究中有合并症,食欲与死亡率之间的关系是混杂的[65,66]。另外,在 ESRD 患者中,抑郁症是最常见的精神疾病,以往研究报道高达 25% 的透析患者 Beck 抑郁量表评分达到中度抑郁[67]。考虑到抑郁症的普遍性,以及抑郁症、治疗的不依从、营养不良及死亡率之间的相关性,很明显,在 ESRD 患者的看护问题上常常忽视心理健康问题的筛选或治疗不足。

与营养不良相反,血透肥胖患者的死亡风险较低[43,68],在美国 ESRD 患者中肥胖者较普通人群发生率高[69]。虽然一部分研究者认为高 BMI 患者(30 kg/m²)生存有利与肌肉有关而非由于脂肪量增多,然而,肥胖的保护作用似乎与脂肪相关,因为较高脂肪量(用红外电抗测定的体脂含量 24%)有相似的保护作用[68]。而且,不经意的脂肪量的丢失将引起患者死亡率增加[68]。尽管如此,与肥胖有限的"生存优势"相反,肥胖仍然与透析患者生活质量较差有关[68,70]。因此,观察性资料不足以证明透析患者增加脂肪量可改善预后。

开始长期透析治疗的适当时间与透析患者的营养指标密切相关且随着 GFR 下降,患者的自发性蛋白质摄入减少[71-73],这种关系已被许多观察性研究证实,并且由于有关饮食控制和尿毒症毒素对患者的长期影响,多项研究已开始对透析治疗的适当时间进行研究。最初,一些研究显示早期开始透析治疗能够延长患者的生存时间,增加潜在的康复可能及减少住院情况[74-76]。CANUSA 研究同样显示每周肌酐清除<38 L 及开始透析的患者,12 个月和 24 个月的生存率分别为 82% 和 74%,但每周肌酐清除>38 L 者 12 个月和 24 个月生存率分别为94.7% 和 90.8%[77]。另外,CANUSA 研究还显示腹透患者残余肾功能的保护可提高患者的生存率。来自密歇根大学的研究者近来分析根据国际队列数据,DOPPS 研究提出利尿剂的使用和残留肾功能都能降低全因死亡和心源性死亡率,并可能减少透析间体重的增加及透析时低血压的发生。有些学者认为残余肾功能之所以能够改善生存率,可能与分子质量比尿素更高的尿毒症毒素及其他“小分子的尿毒症毒素”的清除改善有关[78,79]。基于这些研究结果,NKF-KDOQI指南推荐当肾脏每周 $Kt/V<2.0$ L(肌酐清除率为 $9\sim14$ ml/$(min \cdot 1.73m^2)$)时就可开始透析,但是以下临床情况,可能不需要马上开始透析:①体重稳定或增加,而无水肿;②完全没有临床尿毒症症状或体征。

尽管存在早透析使患者预后改善的争论,然而有三项研究结果却对此提出了疑问。DOPPS 将美国大样本的透析患者与欧洲(法国、德国、英国、意大利、西班牙)及日本的透析患者作比较,结果发现,美国的队列患者虽然开始透析时间较早,实际生存率却较欧洲和日本低,甚至在考虑了混杂因素(例如,共存的合并症,以及用血清白蛋白水平衡量营养状态)后,这种死亡率增高仍然存在[80]。NECOSAD-2 期(the netherlands cooperative study on the adequacy of dialysis phase-2)是在荷兰进行的一项大的多中心研究,在这项前瞻性研究中,用肾脏疾病生活质量简表在第一年重复评估了透析治疗患者的健康相关生活质量(health-related quality of life,HRQOL)。237 例患者在开始透析前的 $0\sim4$ 周测定了残肾功能,结果按照 NKF-KDOQI 指南标准,38%的患者为晚开始透析。这组患者基线水平的 HRQOL 中身体功能、身体疼痛及活力都显著低于及时(timely)透析患者。然而在随访 12 个月后,组间差异消失[81]。第三项研究评估了提前期(lead-time)偏倚作用,认为早开始透析增加寿命是由于在疾病过程中感觉观察延长。为克服提前期偏差的可能作用,这些作者以这一队列患者残肾肌酐清除率 20 ml/min 为基线进行监测。早透析和晚透析根据肌酐清除率定义,截定点在 8 ml/min。这项研究结果清楚地显示了提前期偏倚是血透患者中的实际现象,而如果在患者开始透析前某一个相同的特定时间点开始监测,则对两组患者的 10 年生存率无差异[82]。这些研究强调长期透析治疗开始时间要个体化。共识意见大都是基于时间,一些即将进行的研究[例如早和晚开始透析(initiating dialysis early and late,IDEAL)]将会为我们提供轻微尿毒症症状监测项目,以及何时开始肾替代治疗的额外指导[83]。

尽管这些研究的确引起关注,但应记住,大约 60% 的患者是因某些尿毒症症状开始透析,虽然在性质上是很轻微的。我们必须记住,早转诊至肾脏科的患者生存率得到改善且医疗花费减少,在适当时间开始透析治疗应该是因为这些患者尚未因机体营养储备缺失患病,且仍然保持一定的生活质量。此前引用的 NECOSAO 研究就清楚地显示较晚透析的患者开始透析时的 HRQOL 显著较低,因此,应该加强对这些患者的监测,以防并发症的出现,并尽可能使患者平稳过渡到透析治疗。

自从 NKF-KDOQI 临床实践指南发表关于 CKD 评估、分期、分层的相关内容[84],并且将

CKD 5 期或透析定义为 GFR<15 ml/(min·1.73m²)以来,引起了某些混淆。某些读者将此分类解读为 NKF-KDOQI 推荐当 GFR<15 ml/min 时肾脏替代治疗开始。文件指出,GFR≥15 ml/(min·1.73m²)的患者,由于有尿毒症症状和体征可能需要透析或肾移植,相反,并非所有 GFR<15 ml/(min·1.73m²)的患者需要透析或移植。何时开始肾脏替代治疗应基于患者总的临床情况而非仅仅 GFR,但当 GFR<15 ml/(min·1.73m²)时,应当更多地进行随访,密切监测患者的尿毒症症状和体征,对选择血透的患者,在此肾功能水平上应完成建立血管通路。

对有明显残余肾功能[GFR>10 ml/(min·1.73m²)或每周 $Kt/V>1.0$]的患者,开始透析时的处方可以全量,也可以增量,目前还没有资料表明这两种方式哪一种预后更好。若选择增量的透析处方,则应该定期测定内源性肾功能,这可以通过收集透析间尿液测平均尿素清除率和肌酐清除率来估计 GFR 或基于透前 BUN 测定每周的 Kt/V。当本身的肾功能不可避免地下降时,需要增加透析剂量。由于与残余肾功能持续清除性质相比,血透治疗是间断性的治疗,因此并不能像腹透患者那样简单地将透析的 Kt/V 加上内源性的 Kt/V 而得出总的每周 Kt/V。因此,就需要一个"相当的"Kt/V 转换以计算每周行 3 次血透剂量是需要增加还是减少频度。必须强调在本文中 $Kt/V>1.2$ 的血透目标仅适用于每周 3 次治疗。短时每日透析及长时夜间透析方式的应用无疑将增加这些"相当的"Kt/V 计算方法的应用,且或许使它们变得更容易被应用。

三、透析的量化

NCDS 研究最重要的贡献在于提出了递送透析剂量能够也应该被量化的概念(见第六章),该研究将尿素作为大多数低分子量尿毒症毒素的标志物,通过维持一个适当的 TAC 尿素水平或通过每周中间的透析,预测患者维持蛋白质营养的透前 BUN 水平。值得注意的是,NCDS 研究形成了当代血液透析治疗测量和监测的基础,但是目前被接受的用于测量血透剂量的 Kt/V 既不是监测也不是一个特别的 Kt/V"靶目标"。而 NCDS 研究最深远的影响来自于研究结束后 5 年 Gotch 和 Sargent 对其数据的数学分析[47],肾脏科医生开始通过血透过程中尿素的动态模式改变,而不是每周中间单次或周平均血尿素浓度的静止模式来制定透析处方,通过 NCDS 分析患者实际所得到的血透剂量数据,即我们现在最熟悉的尿素动力学模型 Kt/V[47]。

K 是每分钟透析液中尿素清除率(ml/min)。

t 是透析治疗时间(min)。

V 代表尿素分布容积(大约等同于总体水)。

该表达试图将透析剂量表示为尿素清除率分数,类似于正常机体清除血液中给予的药物的机制。

与透析剂量对患者预后的作用相似,单次透析时间在 6 个月时对大分子毒素的清除有一定意义,12~24 个月后则可能更明显[26,64,85]。

血透剂量的测定

研究者们提出了许多测定患者透析剂量的方法,例如,平方米小时假说和透析指数等[86],但是这两个方法都没有考虑溶质(例如,尿素)的分布容积问题。1970年,Teschan提出了目标清除率为3000 ml/(wk·L)机体水[87],以每周3次的透析疗法为例,1000 ml/(透析·L)机体水的靶目标相当于透析指数1,以此作为参考点。当然,还有一些其他的测量方法,例如NCDS研究中的失败可能性[15,16]、URR[87],以及先前讨论的Kt/V[47],而后两者正是现在大多数中心选择的方法。如同前面所提到的,Kt/V、URR与血透患者死亡率之间的关系相当复杂。最近一些研究已证实其复杂性,提出了其他测量透析剂量的方法,例如,尿素乘积(Kt)和血透乘积(HDP),HDP定义为(每次透析小时数乘以每周透析次数)[50,85]。然而这些测定透析剂量的方法是否真能更好地预测患者的预后还需要证实。例如,近来,我们在能代表美国血透患者的一组新透析患者中进行队列研究,结果显示:URR、spKt/V、dpKt/V及Kt对患者预后的总体预测能力相当[58]。

尿素下降率

尿素下降率(URR)表示在单次透析中BUN大致的清除分数(见第六章)。分子是透前BUN和透后BUN水平的差值,分母是透前BUN:

$$URR=(透前BUN-透后BUN)/透前BUN$$

URR的优点是简单,并且其在大样本患者中已被广泛使用以评估透析充分性,包括Lowrie等[41,42,87]及Owen[21]报道的FMC数据,以及美国HCFA(health care financing administration)(现为CMS)ESRD核心指标项目(ESRD core indicators project)的报道[89-91]。

然而,URR也有几个很关键的缺点,最重要是使用了NCDS静态TAC尿素水平后,URR就无法用来评估患者的营养状态,而营养状态则与患者的预后独立相关,并且比透析剂量影响更大[21,36,64]。其次,尽管在研究的人群中URR与spKt/V相关性较好,但是在个体患者中这种相关性变异却很大,因为URR并没有考虑在血透过程中常见细胞外液量的减少及尿素产生的增加。虽然有这些缺点,当患者的预后与URR或Kt/V均相关时,两者的预测准确性相当。Kt/V无更好的相关性的原因可能是患者每次接受的血透剂量范围及两个参数之间的曲线关系较小。当肾替代治疗剂量增大,特别是每天透析时,URR则更接近于0,在接受连续透析及肾功能正常的患者中,URR同样为0。URR的其他缺点包括当URR低于目标值时,无法通过调整K或t来更改透析处方,最终达到一定的透析充分性;无法考虑残肾功能的影响;无法通过透析处方与患者实际得到的透析剂量作比较来更改处方等。

由于URR存在这些缺点,肾脏科医师协会(RPA)和NKF-KDOQI[6]都不推荐用URR来测量透析充分性,而推荐应用Kt/V。在美国大的透析连锁和ESRD核心指标项目(core indicator project)[现称作ESRD临床性能测定(clinical performance measures project,CPM项目]已改用Kt/V来测定和报道透析剂量。

Kt/V

Kt/V较URR能够更好地反映尿素清除情况,因此,被认为是评估透析充分性的首选方法;Kt/V还可以通过nPCR评估患者的营养情况,也适用于仍有部分残肾功能患者的透析充分性的评估。

正式的尿素动力学模型

正式的尿素动力学模型(UKM)是检测 Kt/V 最准确的方法,RPA 和 NKF-KDOQI 有关血液透析充分性的指南(见第六章)都倾向用它。然而,UKM 需要一台能够解不同方程式来运算如下变量的计算机:

V,尿素分布容积,大约相当于总体水。

K,通过推断能适用于一定血液和透析液范围的透析器 KoA。

G,通过 nPCR 运算得到尿素生成率。

一旦 K 和 V 确定,可以通过数学方法计算要达到目标 Kt/V 所需要的透析时间。例如,目标 Kt/V 为 1.4,UKM 中的 K 为 250 ml/min,V 为 40 L,则需要递送 Kt/V = 1.4 的透析时间应为(40/0.25)×1.4 = 224 min。

反复用 UKM 模型来确定 V 较 Hume、Weyers[92] 和 Watson[93] 等提出的公式更准确,因为后者来自健康个体,可能不适用于 ESRD 患者。Chertow 等[94,95] 进一步建立了 ESRD 患者的特异公式,通过监测生物电阻计算出总体水含量,虽然采用该方法决定 V,只需几个特异人体测量学数据,相当简便,然而其是否能够预测患者的预后仍不明确。

Daugirdas II

尽管 UKM 具有前文所述的优点,并且被 RPA 和 NKF-KDOQI 临床实践指南推荐,但如前所述该方法需用计算机,计算复杂,限制了其广泛应用。许多透析中心都选择由 Daugirdas 等提出的第二代 Kt/V 自然对数公式,其应用更简便,考虑了透析过程中超滤引起的尿素清除及透析治疗时尿素的生成,并且使用更简便,通常被称为 Daugirdas II:

$$Kt/V = -\ln(R - 0.008 * t) + (4 - 3.5 \times R) \times UF/W$$

ln 是自然对数;R 是透后 BUN/透前 BUN;t 是透析时间(h);UF 超滤量(L);W 是患者的透后体重(kg)。

Daugirdas II 公式计算结果已证明与来自单池可变容量范围的 UKM 基本相当[96-98],已经被 NKF-KDOQI 临床实践指南同意在不能或不愿意用 UKM 时选择用来评估透析充分性。

体表面积标准化的 Kt/V

Daugirdas 等[99] 已注意到估计 GFR 需要体表面积(BSA) ml/(min·1.73m²) 标度,与评估透析充分性需要尿素的分布容积(V)标度不同。由于男性 V/BSA 比率要高于女性,所以当 V 相同时,使用 BSA 而非 V 计算透析剂量,女性患者就会得到较高的 Kt。由于 V 要测体重,而 BSA 代表体重的 0.425,因此无论男女,身材较小的患者用 BSA 计算会得到偏高的 Kt。Kt/BSA 的概念已被提出,可更准确地评价 Kt/V,Daugirdas 等[99] 提出了另一种方法,测定 Kt/V,然后再以 BSA 标度通过 Watson 公式(Vant)(见正式尿素动力学模型部分)计算 V(男性大约为 35 L)来校正连续测定的 BSA。结果是"体表面积标化的"(SAN)$Kt/V = Kt/V$ 乘以 Vant/(3.271 * Vant²/³),女性再乘以 0.91。对于一个 Vant = 35 L 的女性而言,目标 Kt/V 将至少为 1.2/0.91 = 1.32。对于一个 Vant = 25 L 的男性而言,目标 Kt/V 将至少为 1.34。最终的效果是对身材较小的患者和不同身材的女性患者,增加其所需的最低透析剂量,而对身材较大的男性患者减少其所需的最低透析剂量。这种方法对患者预后的预测价值尚未在大样本中进行过。

透后血尿素氮标本

评估透析充分性涉及很多技术方面的问题,其中最主要的争议是抽取透后的血尿素氮样本的时间和方法。这个步骤尤为重要,因为"不一致"的样本采集会使最后计算出的透析充分性较实际值偏高。Rocco 等在 2000 ESRD CPM 项目中的一篇综述中提到,由于标本采集而致高估透析充分性发生的概率高达 31%。如此高的样本采集错误率提示需要通过ESRD 网络甚至在透析单位/供应商平面,进行持续质量改进教育[100]。

随着血透治疗结束,血尿素氮水平骤然升高的原因可以总结为以下三个因素:血管通路的再循环、心肺再循环及腔室不平衡(图 8.5)[101]。

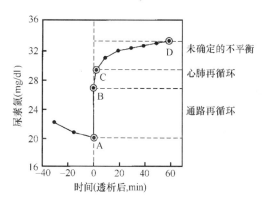

血管通路再循环

发生在血透治疗结束 10~20 s 内血尿素氮水平升高,首先是由于血管通路的再循环。当体外循环中的血流速率(blood flow rate,BFR)超过了动脉血流进入血管通路的速度,血流不可避免会逆流回体外动脉循环,此时就发生了血管通路的再循环。发生的原因通常是由于人工移植静脉吻合口或锁骨下静脉下游的静脉狭窄(见第五章)。

图 8.5 尿素水平反弹的特征,半数以上是由于血管通路的再循环(A、B),15% 是由于心肺再循环(B、C),剩下的是由于房室不平衡(获允摘自:Depner T. Assessing the adequacy of hemodialysis:urea modeling. *Kidney Int* ,1994,45:1522-1535.)

血管通路再循环对于透后血尿素氮水平的影响通常在血透治疗结束后 10~20 s 内消失。一项研究中,患者的外周血管通路功能良好,研究者有意不降低血泵速度就取样,结果 40% 高估透析充分性,由此证明了血管通路再循环及透后不适当地采集样本是过高评估透析充分性的重要原因[102]。然而,只要将血泵的转速降至 50~100 ml/min,动脉血进入移植血管或瘘管的速度必将快于体外循环中的血流量,此时就不可能发生血管通路的再循环了。因此,NKF-KDOQI 关于血透透析充分性的临床实践指南推荐将血泵速度调慢至 50~100 ml/min 至少 15 s 后,再从距离患者最近的动脉端采集血尿素氮标本[6]。

心肺再循环

血透治疗结束后血尿素氮水平迅速升高的第二个原因为心肺再循环,通常在 2~3 min内完成。心肺再循环发生的原因是小部分血液通过体外循环静脉支回到患者后,再通过心脏、肺,又回到体外循环中的动脉支中,而没有通过尿素含量较高的组织。

心肺再循环一般在血透结束后,尿素反弹的比例仅占 15%,当使用中心静脉导管做血管通路时不会发生。

腔室不平衡

造成血尿素反弹的第三个原因是腔室不平衡,其在血透治疗结束后至少 30 min 内始终存在。

最初,人们认为发生这种现象代表细胞内外尿素不平衡被解决:血透过程中细胞外的尿素被有效清除,由于细胞内外的浓度梯度,透析结束后细胞内的尿素进入细胞外液。

近来,认为血透治疗时腔室不平衡并非发生在细胞内外液之间,而是在高血流量的血管床(例如,肾脏、肺、脑及其他内脏),尿素生成相对较少,且其量介于低血流量的血管床(例如,肌肉、皮肤及骨骼等)之间。大多数尿素在低血流量的血管床生成,血透过程中更容易发生血管收缩[103]。一旦血透治疗结束,这些器官的血流增加,被"扣押"的尿素被"洗出",BUN 浓度反弹。

平衡的 Kt/V

不平衡及尿素反弹程度与血透治疗的效率(以 Kt/V 表示)成正比,换言之,透析治疗的效率越高(在更短的时间内达到目标 Kt/V),透析后立即测定的血尿素氮的水平就越低,根据 BUN 水平计算得到的 Kt/V 就会越高于平衡的 Kt/V(eKt/V)。

Daugirdas 和 Schneditz[104]建立了一种相对简单的计算 eKt/V 的公式,只需要透析后单池的 BUN 水平(在血透治疗结束时如前面所述抽血)及治疗时间:

$$eKt/V = (spKt/V - 0.6 * spKt/V)/小时 + 0.03$$

此处,$spKt/V$ 是通过 Daugirdas Ⅱ公式计算出的单室 Kt/V。

该公式根据透析后 30 min 实际测得的血 BUN 来预测 eKt/V,而无需收集透析后 30 min 的血来计算 eKt/V,优于采用在线透析液尿素监测模式[105,106]或根据 Smye 技术测量透析时 BUN[107]。Smye 技术是基于尿素反弹不平衡(平衡后 BUN 浓度超过单池透后 BUN 浓度)等于尿素反弹不平衡(在透析过程中测量的 BUN 水平低于根据透析器清除率及分布容积通过药代动力学预测得到的 BUN 浓度)。

遵循 NKF-KDOQI 实践指南推荐的透后采集血样本的方法,并且使用 UKM 或 Daugirdas Ⅱ公式计算得到的 $spKt/V$ 能够消除血管通路再循环的影响,但无法排除心肺再循环和腔室不平衡造成的影响。NKF-KDOQI 血液透析工作组推荐这一公式是基于心肺再循环对尿素反弹的影响较小,血透治疗结束后为采集透后血尿素氮标本而留住患者 30 min 是不现实的。

此外,与 NKF-KDOQI 工作组计算的 eKt/V 相比,更推荐 $spKt/V$,因为大多数医生对 $spKt/V$ 更熟悉,并且其为 RPA 关于血透充分性的临床实践指南中使用的模型[7],大多数讨论透析剂量与患者预后相关的文献也都采用 $spKt/V$。

四、血透剂量与患者预后

美国慢性血液透析患者已经超过 30 万[1],并且 2004 年 Medicare 用于 ESRD 治疗的总费用就高达 200 亿美元[1,5,105],这使得这种治疗的预后受到了很大的关注。血透患者的生存率相对于肺部肿瘤患者来说更高些,但低于结肠癌和前列腺肿瘤患者[42]。另外,美国血透患者的死亡率显著高于其他一些国家,尤其是欧洲国家和日本[108]。研究分析试图用患者情况不同,特别是年龄和合并症[20]、营养状态[21,41]、透析膜的重复应用方案[109]、登记时数据的不完整[110],以及透析不充分[20,111]等因素来解释。然而,即使在矫正了以上因素后,来自意大利伦巴第,以及与美国血透人群具有可比性的患者的生存率仍优于 USRDS 中的美国患者[112],因此作者只能推断这可能与透析质量不同有关。

大量研究表明透析剂量是患者预后的重要预测因子[17,19-21,113],并且,许多研究者也认为美国患者的透析剂量也应该增加[21,29,111]。美国透析患者的调整死亡率在过去 10 年内维持稳定,大约在 20%(1996 年为 22.3%)[1]。USRDS 原先的数据证明 Kt/V 每增加 0.1~1.2,患者死亡率将下降 7%;URR 每增加 0.05~0.65,死亡率下降 11%[1]。接近这个水平时死亡率的改善呈现出一个平台期。相似的,FMC 数据库显示 URR 高的患者死亡率低,但 URR>0.65 时,曲线趋于平坦[21],即使 USRDS 和 FMC 数据用合适的公式转换为 eKt/V 后,在 eKt/V 超过 1.05 后患者的死亡曲线也呈平坦化[114]。HEMO 试验令人信服地证明了 $spKt/V$ 超过 1.4 时,死亡率没有持续下降。而且,在这个大样本且设计良好的透析实践模式研究中,用"高通量"膜增加中分子清除率(用 β_2-微球蛋白的清除来测定)无生存优势[34,37]。

HCFA/CMS 的 ESRD 核心指标/CPM 项目(HCFA/CMS's ESRD core indicators/CPM projects)的建立旨在评估决定美国血透患者治疗质量的一些关键指标,例如透析充分性、贫血治疗措施、营养状态等[115]。自 1994 年以来每年从 18 个区域的 ESRD 网络(总共有 8000~9000 例在透析中心治疗的患者)中随机选择 400~500 名血透患者,对 4 项关键的治疗指标(透析充分性、血细胞比容、营养状态及血压控制等)的信息进行报道。1999 年,核心指标项目(core indicator project)与 ESRD CPM 项目合并,目前的 CPM 对血透患者的情况包括透析充分性、血管通路、贫血处理及血清白蛋白水平进行报道(见图 8.6)。2006 年关于透析充分性的报道显示 2005 年的最后一个季度,透析中心透析龄超过 6 个月的成年患者中有 94% $spKt/V\geqslant1.2$。对所有患者,不管其开始透析的时间有多长,在过去 3 年内这个比例大致为 91%(88%~93%),而且该数字维持稳定。CPM 项目还报道了目前使用动静脉瘘进行透析治疗的患者比例,值得注意的是,自从 2003 年"内瘘首选运动"的推进以来,血透新患者中 AVF 的比例显著增高,然而,长期的静脉插管比例仍然超过 20%。众所周知,中心静脉插管(CVC)的血流量差与更高的再循环率是难以达到透析充分性靶目标的主要障碍[115]。

肾脏科医师协会临床实践指南

由于在美国血透患者中低透析剂量的普及率高且患者的死亡率相对高,这促使了 1993 年肾脏科医师协会(RPA)临床实践血透充分性指南的发表[7]。RPA 指南是第一份关于 ESRD 患者治疗的临床实践指南,并且它的传播可能使 1993 年至 1996 年间 URR<0.65 的患者比例显著下降。

在充分考虑了血透处方对患者预期的生活质量(GALE)造成的影响后,RPA 指南推荐 Kt/V 至少应为 1.2。RPA 指南注意到,尽管 Kt/V>1.2 时,QALE 会增加,但此时也应当考虑达到较高的透析剂量需要的花费也增加。RPA 指南最终的推荐反映了关

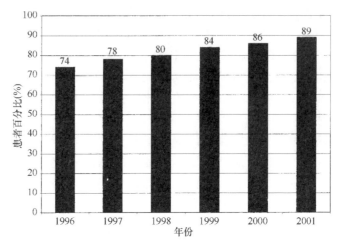

图 8.6　2005 年 10 月至 12 月间平均 $Kt/V>1.2$ 且用特定的透析通路、
在中心透析的成人血液透析患者(年龄>18 岁)中的新增患者和年末
患者百分比与前几年的研究数据比较

于高的 QALE 与花费之间平衡的考虑,对于使用 URR 而非 Kt/V 的中心而言,推荐最小的 URR 值为 0.65。

国际肾脏基金会的肾脏疾病预后质量临床实践指南

1997 年国际肾脏基金会(NKF)发表了第一份指导血透治疗充分性的透析预后质量临床实践指南(DOQI,之后更名为 KDOQI)[6],2001 年进行了修订,2006 年进行了再次修订,修订后的指南包括了对于 ESRD 前 CKD 患者的治疗推荐,加入了关于及时转诊和计划透析治疗的知识,从而有助于改善患者的预后[116,117]。NKF-KDOQI 指南的作者们回顾了 RPA 指南及其他的相关研究[19-21,49,118-120],提出当患者达到比 RPA 指南推荐的更高的透析剂量时可能会获益。然而,这些 RPA 研究以外的相关研究存在许多局限性,包括与历史的标准进行对比[19,118]、缺乏患者的随机性[20,49,120]、缺乏采集 BUN 标本时的标准化要求[20,120]、在分组分析时采用的 Kt/V 或 URR 分类范围较广[20,49],以及与美国患者相比,临床实践或患者表现有很大差别[19]。并且,一项来自 USRDS 数据库的回顾性分析研究显示 $spKt/V$ 在 1.2~1.4 与 1.0~1.2 时患者的生存率无差异[121]。所以 NKF-KDOQI 指南并没有提出在成年 ESRD 患者中应当改变 RPA 指南提出的最低透析剂量($spKt/V$ 为 1.2 或 URR 为 0.65),然而,NKF-KDOQI 指南也并未不鼓励透析治疗团队为其患者制定更高的透析剂量标准。

国际健康研究所的 HEMO 研究

美国以外的其他国家的血透患者报道的死亡率较低,法国 Tassin 每周行 24 h 透析,其患者的死亡率极低[19,33],这些事实引起了一些争论:

(1) 透析时间是影响透析充分性的独立因素吗(回到了中分子假说)?

(2) 经过较短的透析治疗时间达到的 Kt/V(效率更高)是否具有可比性? 这种 Kt/V 是

否与患者的不良预后有关？因为短时间的透析增加了尿素的不平衡,从而低估了真正获得的平衡剂量(可用双池 eKt/V 纠正)。或者不良预后是由于其他因素,例如心血管状态的不稳定或者细胞间分子的高速转运？

(3) 除了 RPA 及 NKF-KDOQI 指南推荐的以外,有没有性价比更高的方法以提高透析剂量？

为了回答这些问题,NIH 赞助完成了 HEMO 研究,这是一项多中心、前瞻性的随机研究,旨在评估透析剂量(如小分子物质的清除)及通量(如中分子清除率)[37]对于发病率和死亡率的影响。

HEMO 研究的范围与 NCDS 相仿,但涉及 21 世纪的一些新技术。如同 NCDS 研究,HEMO 研究采用了 2 * 2 矩阵设计,有 4 个亚组:

组 1:标准尿素清除(URR 大约为 0.67,$spKt/V$ 大约 1.25,eKt/V 大约 1.05)及"高效"的聚砜透析膜。

组 2:高尿素清除(URR 大约为 0.75,$spKt/V$ 大约 1.65,eKt/V 大约 1.45)及高效透析膜。

组 3:标准尿素清除及"高通量"的聚砜透析膜。

组 4:高尿素清除及高通量透析膜。

HEMO 研究主要研究终点仍是患者的死亡率,但也评估了一些重要、次要的研究终点,特别是因心脏原因的住院率及死亡率、感染相关的住院率及死亡率、白蛋白水平的下降及全因住院率等。这些主要和次要研究终点也是美国血透患者的主要合并症和死亡原因。

HEMO 研究结果证实了上述指南推荐的最小透析剂量是安全的,更高剂量的透析及使用高通量透析的患者在特定的合并症和死亡率方面无优势。因此,对于传统的每周行 3 次透析治疗的患者而言,与低通量标准透析剂量相比,使用高通量或高剂量透析治疗都未实质性改善患者的预后。然而,研究的某些次要结果支持这样的假设,即对于传统的每周行 3 次透析的患者,使用更积极的治疗可能会放大其微小的效应。特别是在包含了女性及透析龄超过 3.5 年的患者的亚组中,使用高通量透析膜(β_2-微球蛋白的清除率改善)患者的发病率、住院率及死亡率均呈现降低的趋势[37]。

基于 HEMO 研究出现的这些阴性结果,若要评估高剂量透析是否可能改善患者长期预后则需要使用更高的透析频率,以及每次更长的透析时间。眼下正在进行的两项研究,分别为每周行 6 次透析(1.5~3 小时/次)(短时日间透析)和每次行 6~8 h 透析(长时夜间透析模式),前者代表了一种增加小分子(通过尿素动力模型衡量)清除的方法,后者代表了一种同时增加小分子和大分子的清除方法。两项研究目前都正在 NIH 的资助下入选患者,预计将在 2010 年得出结论。确定这两种模式对患者预后的影响,并与每周 3 次的常规模式进行比较将会非常有趣,因为最终的结果可能将改变透析治疗基本框架和支付机制[122]。进一步研究将关注超高剂量及中分子清除大量增加对以下参数的影响:①营养状态的参数(例如磷);②与透析相关的医疗费用,红细胞生成素及活性维生素 D 类似物;③透析通路相关的治疗;④患者的负担;⑤HRQOL 评估。

五、充分透析的障碍

透析充分性的讨论不能忽略其他的参数,例如,营养状态[21,36,41,58,64]及患者健康功能状态的评估[123-126]已经显示与患者的预后有强烈的相关性。相应地对于血透患者的合适的治疗不能仅关注于任何单个的指标,如透析剂量。然而,临床医生除了透析剂量外,还可以对其他影响预后的因素进行更多直接的控制,因此,对于医生来说还有很多机会来进一步改善患者预后

达不到处方量

自 1993 年 RPA 指南推荐最低 URR 为 0.65 或 Kt/V 为 1.2 以来,可以看到在对 ESRD 患者进行充分透析方面有了改善[1]。然而尽管有持续的改善,仍有 7% 的患者在研究 3 个月后仍未达到最低的透析剂量标准,更麻烦的是,中心静脉插管(CVC)的使用率仍然很高,让人无法接受,在 CPM 项目的年末几乎有 20% 的患者使用 CVC 进行透析。事实上,65 岁以下的患者中 CVC 的使用率正在迅速增加,1998~2004 年增加了大约 50%,远远高于 CPM 要求的低于中心血透患者的 10% 的要求[115]。在使用 CVC 的患者中,总体的每次透析时间较使用自体动静脉内瘘的患者短(219 比 214 min),可能导致患者透析达不到处方剂量,这显然是一个重要的问题,据 Delmez 和 Windus[127]报道占不能完成透析患者的 55%,Sehgal[125]报道占所有患者的 14%。

正如可以预计到的那样,达不到透析处方量(Kt/V)更易在尿素容积(V)分布大的患者身上发生,这些患者由于体积较大,而透析变量(Kt)没有增加[128]。这在体重为最高四分位上的患者(>94 kg)中尤为明显,尽管这些患者透析时间更长(236 比 198 min),但与下四分之三位体重的患者相比,透析不充分(URR<65)的风险增加了 3.2 倍。

Leon 等在俄亥俄州东北部 22 个透析中心随机选择的一组规律透析患者中观察了其体重和完不成透析治疗处方剂量可能性之间的关系。使用 $Kt/V>1.3$ 作为"充分"透析的标准,他们发现 15% 的患者透析不充分。处方的 Kt(可由处方医生修正的透析治疗部分)与患者的体积(V)强烈相关。然而,V 每增加 10 L,Kt 只是增加 8.3,只有 V 增加 13 L 才能保持 Kt/V 在 1.3。由于处方透析剂量的下降,处方透析剂量低的患者在 V 小于 35 L 的患者中为 2%,而在 V 大于 50 L 的患者中其比例就升高到了 42%[129]。

为了阐明治疗时间的充分问题,Deoreo 在附属透析中心超过 600 例透析患者中进行了一项干体重与 spKt/V 的回归分析,结果发现两者之间呈强烈的负相关,这也提示了在体重大的患者中更容易达不到处方剂量,进一步回归分析后 Deoreo 得出:对用费森尤斯聚砜 F8 或 F80 透析膜、BFR 为 40 ml/min 的患者,为了 Kt/V 达到 1.2~1.3,平均每个患者需要达到每公斤干体重 2.7 min 的透析。因此,一个干体重为 100 kg 的患者需要进行 270 min 或 4.5 h 的透析。因此,根据这一计算,在 CPM 项目报告中,体重在上四分之一间距的患者透析时间平均为 236 min 与 20% 的患者未达到最低的透析充分性指标相关就不令人惊奇了[115]。

即使医生相应延长了治疗处方时间,可能还有中心或者患者成为实施的障碍。回顾

HEMO 研究的资料,估算出每公斤体重 2.7 min 透析正是为了达到研究中标准剂量组证明的 spKt/V[37]所需要的,换句话说,透析提供者应当用这种估算方法为新血透患者设定所需要的基线剂量。

其他可能与 V 高有关而造成透析不充分风险增高的人口统计学因素包括:男性(OR = 2.7,95% CI:2.4~3.1)[115,130]、年轻(18~44 岁的患者 OR = 1.5,95% CI:1.3~1.8)[115]。

在最近的 CPM 数据收集之前,有研究认为黑人种族也是预测透析不充分的一个指标,黑人透析不充分的比例为 1.5[115],然而,在最近 CPM 数据收集期间显示种族间的差距不大,特别是自 1999 年以来,美国白人和黑人之间,无论是新患者还是老患者中,治疗充分性大致是相等的。

不适当的血管通路

阻碍达到目标透析剂量的第二大障碍是不适当的血管通路,由于没有充足的血流和通路的再循环导致透析效率降低(见第四章)。Coyne 等[131]发现在 146 例 Kt/V 降低超过 3 个月的患者中,24% 是由于 BFR 下降,25% 是由于通路再循环。Sehgal 等[125]发现其研究中总共 722 例患者中有 11% 使用了 CVC,而 CVC 的使用将导致 Kt/V 平均降低 0.2,Erbeck 等[132]同样发现:使用临时导管与使用动静脉瘘或永久性导管相比,获得的透析剂量将下降8%,即使用临时性导管透析的患者透析时间需要延长 30 min 才能达到与用其他类型导管患者相同的透析剂量。尽管有这些推荐,然而据 ESRD CPM 报道,使用导管的患者很少增加治疗时间,相反,使用静脉导管的患者比使用 AVF 的患者平均每次透析时间缩短了 2 min。透析时间缩短,同时血管通路再循环可能性高,这就解释了为什么使用带克夫导管透析的患者中近 20% 始终未能达到最低的充分性目标[115]。

尽管在各种族患者中达到透析充分性的比例都在增加,但非裔美国血透患者中只有40% 的新患者在开始透析时即使用了永久性血管通路,并且在开始透析时使用 CVC 的患者中,只有 35% 在开始透析后的 90 天仍然在使用 CVC[133]。重要的是,对于成功从 CVC 转至永久性通路的患者,近 60% 的非裔美国患者更可能转换为动静脉移植物血管,而非动静脉内瘘。这些结果提示在开始透析前若未建立好动静脉通路,白人较黑人有更多的纠正可能性,这导致黑人比白人使用 CVC 及不理想的外周血管通路的可能性更高。

治疗时间缩短

Sehgal 等[125]报道 3% 的患者不能达到规定的治疗时间,Coyne 等[131]报道透析时间缩短占 Kt/V 降低原因的 18%。在 Sehgal 的研究中,患者透析时间缩短对 Kt/V 下降的影响因子为 0.1,较达不到处方的透析剂量(0.5)及使用导管透析(0.2)低。在 DMMS 第二轮研究中,USRDS 报道血透患者每月至少有 1 次透析时间缩短的比例大约占患者人群的 15%,至少有 2~3 次的占 6%,至少有 4~6 次的占 1.5%,至少有 7~13 次的占 0.9%[5]。在总的透析剂量中,脱落血透治疗无疑是一个显著的问题,但是这可能不能通过 Kt/V 或 URR 的下降反映出来,因为在遗漏的患者中无法获得血标本进行检测。Leggat 等在一项遗漏血透治疗和不能完成血液透析处方的研究中提出,每遗漏 1 次血液透析治疗,患者的死亡风险将增加10%。在这项研究中,作者同样发现 8.5% 的患者每月至少会遗漏 1 次血透治疗,20% 的患者存在透析时间缩短的问题[134]。

　　为了努力改善患者对透析充分性的认识,从而促进患者的参与,1995 年 HCFA(现 CMS)出版并且分发给血透患者名为"知晓你的数字"的小册子,其中"数字"指的便是 URR 和 Kt/V,鼓励患者了解数字意味着什么,每个月都能主动询问自己的"数字",并且主动为达到 URR>0.65 或 Kt/V>1.2 而努力。1997 年,人类卫生服务监察办公室(the office of the inspector general of the department of health and human services)发布了两项关于"知晓你的数字"作用的报告[135,136],尽管 HCFA 试图为血透患者广泛发布小册子,但是仍然有 2/3 受调查的患者没有拿到小册子,并且拿到小册子的大部分患者也不了解他们中心应用 URR 或 Kt/V 检测,并且不知道这些检测的目标值应该为多少。有趣的是,60% 的患者认为血钾是透析充分性的指标。然而不管怎么说,拿到小册子的患者中 84% 认为其中的内容易于理解,大于 2/3 的患者认为内容非常有帮助,透析中心报告 50% 的患者表达出对其透析充分性的兴趣,29% 愿意每月追踪他们的数字。

　　Sehgal 等[137]在美国俄亥俄州东北部城市两所独立的透析中心患者中的研究结果提示:尽管事实上 41% 的患者 Kt/V 小于 1.2,但只有 5% 觉得他们接受的透析剂量低于标准,作者得出结论:这些患者的评估是基于主观因素,而加强目标教育使患者熟悉与血透充分性和预后相关的客观问题还有很长的一段路要走。

　　Sehga 在另一项研究中[22]观察到,22% 的患者存在轻度的认知功能损害,由轻度认知状态测试(mini-mental state examination,MMSE,满分 30 分)检测的评分为 18~23 分,另外,8% 的患者存在严重的认知损害,MMSE 得分在 0~17 分。这强调了使患者的家属及家庭成员同时参与透析治疗,从而认识到增加顺应性、改善预后的重要性。

凝血

　　Sehgal 等[125]在一项测量充分性的研究中报道:血透治疗中发生凝血的概率为 1%,这将导致患者 Kt/V 下降 0.3。众所周知,一般不会延长治疗时间以补偿更换体外循环通路所造成的透析时间缩短,而且值得注意的是,凝血造成的透析膜面积减少将导致透析过程的总体有效性下降。克服透析不充分的最有效方法是适当的抗凝治疗,然而很明显由于部分患者存在出血风险而阻碍了这种方法。还需要进一步的研究来确定这部分患者的最佳抗凝方法。

重复利用

　　透析器的重复利用对于透析充分性的影响还不清楚,并且这个问题也变得越来越不重要,因为大的透析中心逐渐使用一次性透析器(见第二章),Sehgal 等[125]在他们的模型中评估了透析器重复利用的影响,并未发现重复利用是透析不充分的一个障碍。然而,由于尿素的清除是通过透析膜两边的弥散,并且依赖于一定的膜面积,而重复利用透析器将造成总体细胞容积(TCV)的下降,导致透析面积减小,当 TCV 下降接近推进医疗仪器进步协会(AAMI)在指南中提出在使用重复利用透析器时允许的最大值的 20% 时,似乎透析充分性的下降不可避免。

　　Fontoura 等发现[138]TCV 与 Kt/V 之间呈显著的线性回归关系(P<0.0003),然而当重复

利用透析器最高达 70 次时 Kt/V 仍然能够保持在一定水平，David-Neto 等[139] 发现 Kt/V 的下降与透析器重复利用次数之间的相关性高于与 TCV 的相关性，Sehgal 等也有同样的发现。由于测定透析充分性时患者透析器重复使用的次数是随机的，并且透析器的额外使用可导致患者获得的透析剂量较原来测得值轻度下降，因此，当测得的 spKt/V 或 URR 只略高于 RKA 或 NKF-KDOQI 指南所推荐的值时就需要格外谨慎，以保证每一次透析治疗（包括最后一次复用）都能够超过最低的目标值。

其他变量

表 8.2 及表 8.3 摘自 Parker[111] 等的研究，显示许多变量都将影响足够的透析剂量的提供。很明显不科学和正态分布的透析剂量会导致一部分患者获得低于处方的透析剂量[114]。因此，为了使 90% 的患者实际获得的 Kt/V 达到 1.2 或更高，NKF-KDOQI 指南推荐处方 Kt/V 为 1.3 或更高（URR≥0.7）[6]。

表 8.2　尿素下降率下降的原因	表 8.3　有效透析时间缩短的原因
患者相关的原因	**患者相关的原因**
有效透析时间的缩短（见表 8.3）	透析开始时间晚（患者迟到）
血流率（BFR）的下降	透析提早结束
通路凝血	获批准（如产生症状）
应用导管透析	不听劝告（如社会原因）
血管通路的流量不足	医学相关并发症（如高血压）
再循环	失访
应用导管透析	**医务人员相关的原因**
没有合适的通路来达到处方 BFR	透析开始时间晚（医务人员迟到）
通路的狭窄/凝血	患者下机时间判断错误
医务人员相关的原因	透析时间计算错误
透析有效时间的下降（见表 8.3）	上下机时间读取错误
BFR 的下降	临床工作的不足（如不登记时间）
低于处方量	为了方便过早终止治疗
插管困难	与计划冲突
透析液流量下降	急诊
低于处方量	错误地消耗持续治疗时间（如不能计算治疗中断时间，
不适当的设置	或重新扎针或意外的拔针时间）
透析器	用有问题的计时器错误地评估有效时间
"重复利用"质量控制不佳	**机械原因**
机械问题	透析器凝血
复用过程中透析器凝血	透析液渗漏
血泵校准错误	机器故障
透析液泵校准错误	
厂家对透析器的评估不正确	
血液透析管路的差异	

经调整摘自：Parker TF. Trends and concepts in the prescription and delivery of dialysis in the United States. *Semin Nephrol*, 1992;12(3):271。

六、总结

我们在评估透析充分性时似乎首先应该评估患者,理解各种影响患者整体生存率及生活质量的多种因素间的相互作用,这将会影响我们对一些重要问题的理解,同时必须评估营养状态、体力活动、合并症情况、容量和电解质平衡、社会和家庭生活状态,并寻找阻碍充分透析的特异性原因。我们必须以 $Kt/V \geqslant 1.3$(URR $\geqslant 70\%$)为目标,并使得患者每月测得的 Kt/V 均在 1.2 以上,并且其他相关的实验室指标也需达到目标范围。尽管 Coyne 等[131] 报道 $Kt/V 1/3$ 下降的患者并不能得到解释,也无法自主回到充分的水平,但他们中大部分都确实存在透析不充分,因此需要被研究和纠正。

人们越来越认识到肥胖患者可能达不到血液透析处方剂量,这促使人们意识到有必要将透析时间增加至 5 h 以上,使得透析中心重新设置透析位置及排班。在区域或全国范围内应当利用宣教资料和媒体来增加对患者的教育,使之在需要时可以在透析中心接受更长的透析时间,通过其他患者的宣教同样可以有效提高血透患者对治疗的认识和参与度,对患者家庭及其社会经济状态的了解也有助于改善患者的预后。

令人惊讶的是,在过去 30 年间,我们还没有发现除尿素之外引起尿毒症症状的其他毒素,尽管血尿素可以作为毒素的好的替代标志物,但是确定引起症状的毒素,并且将之有效清除仍然是一个巨大的挑战。美国与欧洲国家血透患者死亡率的持续差距提示我们需要持续研究给予患者肾替代治疗的最合适方法。

NIH 的 HEMO 研究帮助我们澄清了一些问题,同时也在 21 世纪为我们提供了能够最大程度改善患者预后的指南。然而我们还必须面对这样一个事实,即在 2006 ESRD CPM 项目中仍然有 7% 的患者没有达到目前 $Kt/V \geqslant 1.2$ 的目标,并且很大一部分的新血透患者为超重或肥胖患者,这部分患者中最高有 20% 未能达到充分性透析的目标。我们有质量改进工具以确定透析中心影响透析充分性的障碍是什么,并评估克服这些障碍的能力。

(严玉澄 译)

参 考 文 献

1. U.S. Renal Data System (USRDS). *Atlas of end-stage renal disease in the United States.* 2007 Annual Data Report. National Institutes of Health NIDDK, 2007.
2. Gilbertson DT, Liu J, Xue JL, et al. Projecting the number of patients with end-stage renal disease in the United States to the year 2015. *J Am Soc Nephrol* 2005;16:3736–3741.
3. Xue JL, Ma JZ, Louis TA, et al. Forecast of the number of patients with end-stage renal disease in the United States to the year 2010. *J Am Soc Nephrol* 2001;12:2753–2758.
4. Kletke PR, Marder WD. The supply of renal physicians: an analysis of data from the American Medical Association Physician Masterfile. *Am J Kidney Dis* 1991;18:384–391.
5. Collins AJ, Kasiske B, Herzog C, et al. Excerpts from the United States renal data system. 2006 Annual Data Report. *Am J Kidney Dis* 2007;49:A6–296.
6. Hemodialysis Adequacy 2006 Work Group. Clinical practice guidelines for hemodialysis adequacy, update 2006. *Am J Kidney Dis* 2006;48(Suppl 1):S2–S90.
7. Renal Physicians Association. *Clinical practice guideline on adequacy of hemodialysis. Clinical practice guideline 1,* 1st ed. Dubuque: Kendal Hunt Publishing, 1996.
8. Wolf AV, Remp DG, Kiley JE, et al. Artificial kidney function, kinetics of hemodialysis. *J Clin Invest* 1951;30:1062–1070.
9. Vanholder RC, Ringoir SM. Adequacy of dialysis: a critical analysis. *Kidney Int* 1992;42:540–558.
10. Vanholder R, De Smet R, Glorieux G, et al. Review on uremic toxins: classification, concentration, and interindividual variability. *Kidney Int* 2003;63:1934–1943.
11. Luke RG. Uremia and the BUN. *N Engl J Med* 1981;305:1213–1215.
12. Scribner BH, Farrell PC, Milutinovic J, et al. Evolution of the middle molecule hypothesis. In Villareal H, ed. *Proceeding of the fifth International congress of Nephrology,* 1st ed. Basel: Karger, 1974:190–199.
13. Ginn HE. Neurobehavioral dysfunction in uremia. *Kidney Int* 1975;8(Suppl 1):S217–S221.
14. Ginn HE, Teschan PE, Walker PJ, et al. Neurotoxicity in uremia. *Kidney Int* 1975;8:357–360.
15. Lowrie EG. History and organization of the National Cooperative Dialysis Study. *Kidney Int* 1983;13:S1–S7.
16. Lowrie EG, Laird NM, Henry RR. Protocol for the National Cooperative Dialysis Study. *Kidney Int Suppl* 1983;8(Suppl 1):S11–S18.
17. Lowrie EG, Laird NM, Parker TF, et al. Effect of the hemodialysis prescription of patient morbidity: report from the National Cooperative

Dialysis Study. *N Engl J Med* 1981;305:1176–1181.

18. Depner TA. Optimizing the treatment of the dialysis patient: a painful lesson. *Semin Nephrol* 1997;17:285–297.

19. Charra B, Calemard E, Ruffet M, et al. Survival as an index of adequacy of dialysis. *Kidney Int* 1992;41:1286–1291.

20. Collins AJ, Ma JZ, Umen A, et al. Urea index and other predictors of hemodialysis patient survival. *Am J Kidney Dis* 1994;23:272–282.

21. Owen WF Jr, Lew NL, Liu Y, et al. The urea reduction ratio and serum albumin concentration as predictors of mortality in patients undergoing hemodialysis. *N Engl J Med* 1993;329:1001–1006.

22. Sehgal AR, Grey SF, DeOreo PB, et al. Prevalence, recognition, and implications of mental impairment among hemodialysis patients. *Am J Kidney Dis* 1997;30:41–49.

23. Muto Y, Murase M. Metabolic encephalopathy in the aged. *Nippon Naika Gakkai Zasshi* 1990;79:468–474.

24. Keane WF, Collins AJ. Influence of co-morbidity on mortality and morbidity in patients treated with hemodialysis. *Am J Kidney Dis* 1994;24:1010–1018.

25. Krishnan M, Lok CE, Jassal SV. Epidemiology and demographic aspects of treated end-stage renal disease in the elderly. *Semin Dial* 2002;15:79–83.

26. Berger EE, Lowrie EG. Mortality and the length of dialysis. *JAMA* 1991;265:909–910.

27. Kazmi WH, Gilbertson DT, Obrador GT, et al. Effect of comorbidity on the increased mortality associated with early initiation of dialysis. *Am J Kidney Dis* 2005;46:887–896.

28. Bennett WM. Divided loyalties: relationships between nephrologists and industry. *Am J Kidney Dis* 2001;37:210–221.

29. Held PJ, Levin NW, Bovbjerg RR, et al. Mortality and duration of hemodialysis treatment. *JAMA* 1991;265:871–875.

30. Marshall MR, Byrne BG, Kerr PG, et al. Associations of hemodialysis dose and session length with mortality risk in Australian and New Zealand patients. *Kidney Int* 2006;69:1229–1236.

31. Saran R, Bragg-Gresham JL, Levin NW, et al. Longer treatment time and slower ultrafiltration in hemodialysis: associations with reduced mortality in the DOPPS. *Kidney Int* 2006;69:1222–1228.

32. Charra B, Calemard M, Laurent G. Importance of treatment time and blood pressure control in achieving long-term survival on dialysis. *Am J Nephrol* 1996;16:35–44.

33. Raj DS, Charra B, Pierratos A, et al. In search of ideal hemodialysis: is prolonged frequent dialysis the answer? *Am J Kidney Dis* 1999;34:597–610.

34. Mitka M. How to reduce mortality in hemodialysis patients still a puzzle. *JAMA* 2002;287:2643–2644.

35. Charra B. Is there a magic in long nocturnal dialysis? *Contrib Nephrol* 2005;149:100–106.

36. Ward RA, Brier ME, DeOreo PB, et al. Predictors of short-term mortality in dialysis patients [Abstract]. *J Am Soc Nephrol* 1995;6:567A.

37. Eknoyan G, Beck GJ, Cheung AK, et al. Effect of dialysis dose and membrane flux in maintenance hemodialysis. *N Engl J Med* 2002;347:2010–2019.

38. Hakim RM. Assessing the adequacy of dialysis. *Kidney Int* 1990;37:822–832.

39. Rocco MV, Cheung AK, Greene T, et al. The HEMO Study: applicability and generalizability. *Nephrol Dial Transplant* 2005;20:278–284.

40. Okechukwu CN, Lopes AA, Stack AG, et al. Impact of years of dialysis therapy on mortality risk and the characteristics of longer term dialysis survivors. *Am J Kidney Dis* 2002;39:533–538.

41. Lowrie EG, Lew NL. Death risk in hemodialysis patients: the predictive value of commonly measured variables and an evaluation of death rate differences between facilities. *Am J Kidney Dis* 1990;15:458–482.

42. Lowrie EG. Chronic dialysis treatment: clinical outcome and related processes of care. *Am J Kidney Dis* 1994;24:255–266.

43. Dwyer JT, Larive B, Leung J, et al. Are nutritional status indicators associated with mortality in the Hemodialysis (HEMO) Study? *Kidney Int* 2005;68:1766–1776.

44. Chertow GM, Goldstein-Fuchs DJ, Lazarus JM, et al. Prealbumin, mortality, and cause-specific hospitalization in hemodialysis patients. *Kidney Int* 2005;68:2794–2800.

45. National Kidney Foundation. K/DOQI, Clinical practice guidelines for nutrition in chronic renal failure. *Am J Kidney Dis* 2000;35:S1–140.

46. Chertow GM, Owen WF, Lazarus JM, et al. Exploring the reverse J-shaped curve between urea reduction ratio and mortality. *Kidney Int* 1999;56:1872–1878.

47. Gotch FA, Sargent JA. A mechanistic analysis of the National Cooperative Dialysis Study (NCDS). *Kidney Int* 1985;28:526–534.

48. Owen WF Jr, Chertow GM, Lazarus JM, et al. Dose of hemodialysis and survival: differences by race and sex. *JAMA* 1998;280:1764–1768.

49. Held PJ, Port FK, Wolfe RA, et al. The dose of hemodialysis and patient mortality. *Kidney Int* 1996;50:550–556.

50. Lowrie EG, Chertow GM, Lew NL, et al. The urea [clearance x dialysis time] product (Kt) as an outcome-based measure of hemodialysis dose. *Kidney Int* 1999;56:729–737.

51. Sternby J. Significance of distribution volume in dialysis quantification. *Semin Dial* 2001;14:278–283.

52. Owen WF Jr, Coladonato J, Szczech L, et al. Explaining counter-intuitive clinical outcomes predicted by Kt/V. *Semin Dial* 2001;14:268–270.

53. Sarkar SR, Kotanko P, Heymsfeld SB, et al. Quest for V: body composition could determine dialysis dose. *Semin Dial* 2007;20:379–382.

54. Lowrie EG, Li Z, Ofsthun NJ, et al. Evaluating a new method to judge dialysis treatment using online measurements of ionic clearance. *Kidney Int* 2006;70:211–217.

55. Klahr S, Levey AS, Beck GJ, et al. The effects of dietary protein restriction and blood-pressure control on the progression of chronic renal disease. Modification of Diet in Renal Disease Study Group. *N Engl J Med* 1994;330:877–884.

56. Kopple JD, Levey AS, Greene T, et al. Effect of dietary protein restriction on nutritional status in the Modification of Diet in Renal Disease Study. *Kidney Int* 1997;52:778–791.

57. Consensus Development Conference Panel. Morbidity and mortality of renal dialysis: an NIH consensus conference statement. *Ann Intern Med* 1994;121:62–70.

58. DeOreo PB. Analysis of time, nutrition and Kt/V as risk factors for mortality in dialysis paitients [Abstract]. *J Am Soc Nephrol* 1991;2:231.

59. Port FK, Ashby VB, Dhingra RK, et al. Dialysis dose and body mass index are strongly associated with survival in hemodialysis patients. *J Am Soc Nephrol* 2002;13:1061–1066.

60. Bergstrom J. Nutrition and mortality in hemodialysis. *J Am Soc Nephrol* 1995;6:1329–1341.

61. Leavey SF, Strawderman RL, Jones CA, et al. Simple nutritional indicators as independent predictors of mortality in hemodialysis patients. *Am J Kidney Dis* 1998;31:997–1006.

62. Wolfe RA, Ashby VB, Daugirdas JT, et al. Body size, dose of hemodialysis, and mortality. *Am J Kidney Dis* 2000;35:80–88.

63. Mitch WE. Malnutrition: a frequent misdiagnosis for hemodialysis patients. *J Clin Invest* 2002;110:437–439.

64. Hakim RM, Levin N. Malnutrition in hemodialysis patients. *Am J Kidney Dis* 1993;21:125–137.

65. Burrowes JD, Larive B, Chertow GM, et al. Self-reported appetite, hospitalization and death in haemodialysis patients: findings from the Hemodialysis (HEMO) Study. *Nephrol Dial Transplant* 2005;20:2765–2774.

66. Bossola M, Tazza L, Giungi S, et al. Anorexia in hemodialysis patients: an update. *Kidney Int* 2006;70:417–422.

67. Cohen SD, Norris L, Acquaviva K, et al. Screening, diagnosis, and treatment of depression in patients with end-stage renal disease. *Clin J Am Soc Nephrol* 2007;2:1332–1342.

68. Kalantar-Zadeh K, Kuwae N, Wu DY, et al. Associations of body fat and its changes over time with quality of life and prospective mortality in hemodialysis patients. *Am J Clin Nutr* 2006;83:202–210.

69. Kramer HJ, Saranathan A, Luke A, et al. Increasing body mass index and obesity in the incident ESRD population. *J Am Soc Nephrol* 2006;17:1453–1459.

70. Johansen KL, Kutner NG, Young B, et al. Association of body size with health status in patients beginning dialysis. *Am J Clin Nutr* 2006;83:543–549.

71. Kopple JD, Chumlea WC, Gassman JJ, et al. Relationship between GFR and nutritional status—results from the MDRD study [Abstract]. *J Am Soc Nephrol* 1994;5:325A.

72. Pollock CA, Ibels LS, Zhu FY, et al. Protein intake in renal disease. *J*

Am Soc Nephrol 1997;8:777–783.

73. Ikizler TA, Greene JH, Wingard RL, et al. Spontaneous dietary protein intake during progression of chronic renal failure. *J Am Soc Nephrol* 1995;6:1386–1391.

74. Bonomini V, Albertazzi A, Vangelista A, et al. Residual renal function and effective rehabilitation in chronic dialysis. *Nephron* 1976;16.89–102.

75. Bonomini V, Feletti C, Scolari MP, et al. Benefits of early initiation of dialysis. *Kidney Int Suppl* 1985;17:S57–S59.

76. Tattersall J, Greenwood R, Farrington K. Urea kinetics and when to commence dialysis. *Am J Nephrol* 1995;15:283–289.

77. Churchill DN, Thorpe KE, Vonesh EF, et al. Canada-USA (CANUSA) Peritoneal Dialysis Study Group. Lower probability of patient survival with continuous peritoneal dialysis in the United States compared with Canada. *J Am Soc Nephrol* 1997;8:965–971.

78. Fry AC, Singh DK, Chandna SM, et al. Relative importance of residual renal function and convection in determining β-2-microglobulin levels in high-flux haemodialysis and on-line haemodiafiltration. *Blood Purif* 2007;25:295–302.

79. Chandna SM, Farrington K. Residual renal function: considerations on its importance and preservation in dialysis patients. *Semin Dial* 2004;17:196–201.

80. Goodkin DA, Mapes DL, Held PJ. The dialysis outcomes and practice patterns study (DOPPS): how can we improve the care of hemodialysis patients? *Semin Dial* 2001;14:157–159.

81. Korevaar JC, Jansen MA, Dekker FW, et al. National Kidney Foundation-Dialysis Outcomes Quality Initiative. Evaluation of DOQI guidelines: early start of dialysis treatment is not associated with better health-related quality of life. *Am J Kidney Dis* 2002;39:108–115.

82. Traynor JP, Simpson K, Geddes CC, et al. Early initiation of dialysis fails to prolong survival in patients with end-stage renal failure. *J Am Soc Nephrol* 2002;13:2125–2132.

83. Cooper BA, Branley P, Bulfone L, et al. The Initiating Dialysis Early and Late (IDEAL) study: study rationale and design. *Perit Dial Int* 2004;24:176–181.

84. National Kidney Foundation. K/DOQI clinical practice guidelines for chronic kidney disease. Evaluation, classification, and stratification. *Am J Kidney Dis* 2002;39:S1–266

85. Scribner BH, Oreopoulos DG. The hemodialysis product (HDP): a better index of dialysis adequacy than Kt/V. *Dial Transplant* 2002;31:13–15.

86. Babb AL, Ahmad S, Bergstrom J, et al. The middle molecule hypothesis in perspective. *Am J Kidney Dis* 1981;1:46–50.

87. Lowrie EG, Lew NL. The urea reduction ration (URR): a simple method for evaluating hemodialysis treatments. *Contemp Dial Nephrol* 1991;12:11–20.

88. O'Connor AS, Leon JB, Sehgal AR. The relative predictive ability of four different measures of hemodialysis dose. *Am J Kidney Dis* 2002;40:1289–1294.

89. McClellan WM, Frederick PR, Helgerson SD, et al. A data-driven approach to improving the care of in-center hemodialysis patients. *Health Care Financ Rev* 1995;16:129–140.

90. Helgerson SD, McClellan WM, Frederick PR, et al. Improvement in adequacy of delivered dialysis for adult in-center hemodialysis patients in the United States, 1993 to 1995. *Am J Kidney Dis* 1997;29:851–861.

91. McClellan WM, Frankenfield DL, Frederick PR, et al. Can dialysis therapy be improved? A report from the ESRD Core Indicators Project. *Am J Kidney Dis* 1999;34:1075–1082.

92. Hume R, Weyers E. Relationship between total body water and surface area in normal and obese subjects. *J Clin Pathol* 1971;24:234–238.

93. Watson PE, Watson ID, Batt RD. Total body water volumes for adult males and females estimated from simple anthropometric measurements. *Am J Clin Nutr* 1980;33:27–39.

94. Chertow GM, Lazarus JM, Lew NL, et al. Bioimpedance norms for the hemodialysis population. *Kidney Int* 1997;52:1617–1621.

95. Chertow GM, Lazarus JM, Lew NL, et al. Development of a population-specific regression equation to estimate total body water in hemodialysis patients. *Kidney Int* 1997;51:1578–1582.

96. Daugirdas JT. Second generation logarithmic estimates of single-pool variable volume Kt/V: an analysis of error. *J Am Soc Nephrol* 1993;4:1205–1213.

97. Flanigan MJ, Fangman J, Lim VS. Quantitating hemodialysis: a comparison of three kinetic models. *Am J Kidney Dis* 1991;17:295–302.

98. Bankhead MM, Toto RD, Star RA. Accuracy of urea removal estimated by kinetic models. *Kidney Int* 1995;48:785–793.

99. Daugirdas J, Depner TA, Kuhlmann MK, et al. SAN (surface area normalized) values for single pool and standard Kt/V. *J Am Soc Nephrol* 2006;17:60A.

100. Rocco M, Frankenfield D, Bedinger M, et al. Comparison of predicted and calculated Kt/V values: results from the HCFA ESRD Clinical Performance Measures (HD-CPM) Project [Abstract]. *J Am Soc Nephrol* 2001;12:455A–456A.

101. Depner TA. Assessing adequacy of hemodialysis: urea modeling. *Kidney Int* 1994;45:1522–1535.

102. Daugirdas JT, Burke MS, Balter P, et al. Screening for extreme postdialysis urea rebound using the Smye method: patients with access recirculation identified when a slow flow method is not used to draw the postdialysis blood. *Am J Kidney Dis* 1996;28:727–731.

103. Alquist M, Thysell H, Ungerstedt U, et al. Development of a urea concentration gradient between muscle interstitium and plasma during hemodialysis. *Int J Artif Organs* 1999;22:811–815.

104. Daugirdas JT, Schneditz D. Overestimation of hemodialysis dose depends on dialysis efficiency by regional blood flow but not by conventional two pool urea kinetic analysis. *ASAIO J* 1995;41:M719–M724.

105. Daugirdas JT, Depner TA, Gotch FA, et al. Comparison of methods to predict equilibrated Kt/V in the HEMO Pilot Study. *Kidney Int* 1997;52:1395–1405.

106. Depner TA, Keshaviah PR, Ebben JP, et al. Multicenter clinical validation of an on-line monitor of dialysis adequacy. *J Am Soc Nephrol* 1996;7:464–471.

107. Smye SW, Dunderdale E, Brownridge G, et al. Estimation of treatment dose in high-efficiency haemodialysis. *Nephron* 1994;67:24–29.

108. Held PJ, Brunner F, Odaka M, et al. Five-year survival for end-stage renal disease patients in the United States, Europe, and Japan, 1982 to 1987. *Am J Kidney Dis* 1990;15:451–457.

109. Feldman HI, Bilker WB, Hackett M, et al. Association of dialyzer reuse and hospitalization rates among hemodialysis patients in the US. *Am J Nephrol* 1999;19:641–648.

110. Wolfe RA, Manger A, Held PJ, et al. Patient mix and mortality in chronic hemodialysis [Abstract]. *J Am Soc Nephrol* 1995;6:568.

111. Parker TF III. Technical advances in hemodialysis therapy. *Semin Dial* 2000;13:372–377.

112. Marcelli D, Stannard D, Conte F, et al. ESRD patient mortality with adjustment for comorbid conditions in Lombardy (Italy) versus the United States. *Kidney Int* 1996;50:1013–1018.

113. Sehgal AR, Leon JB, Siminoff LA, et al. Improving the quality of hemodialysis treatment: a community-based randomized controlled trial to overcome patient-specific barriers. *JAMA* 2002;287:1961–1967.

114. Gotch FA, Levin NW, Port FK, et al. Clinical outcome relative to the dose of dialysis is not what you think: the fallacy of the mean. *Am J Kidney Dis* 1997;30:1–15.

115. Department of Health and Human Services CfM&MSCfBC. Centers of Medicare & Medicaid Services. *2006 Annual report, end stage renal diseases clinical performance measures project*. Baltimore, MD, 2007.

116. Roderick P, Jones C, Tomson C, et al. Late referral for dialysis: improving the management of chronic renal disease. *QJM* 2002;95:363–370.

117. Jungers P, Massy ZA, Nguyen-Khoa T, et al. Longer duration of predialysis nephrological care is associated with improved long-term survival of dialysis patients. *Nephrol Dial Transplant* 2001;16:2357–2364.

118. Parker TF III, Husni L, Huang W, et al. Survival of hemodialysis patients in the United States is improved with a greater quantity of dialysis. *Am J Kidney Dis* 1994;23:670–680.

119. Hakim RM, Depner TA, Parker TF. Adequacy of hemodialysis. *Am J Kidney Dis* 1992;20:107–123.

120. Hakim RM, Breyer J, Ismail N, et al. Effects of dose of dialysis on morbidity and mortality. *Am J Kidney Dis* 1994;23:661–669.

121. Levin NW, Stannard DC, Gotch F, et al. Comparison of mortality

risk by Kt/V single pool versus double pool analysis in diabetic and non-diabetic hemodialysis patients [Abstract]. *J Am Soc Nephrol* 1995;6:606.

122. Rocco MV. More frequent hemodialysis: back to the future? *Adv Chronic Kidney Dis* 2007;14:E1–E9.

123. Kimmel PL, Peterson RA, Weihs K, et al. Compliance with dialysis prescription, social support, quality of life and decreased depression level are associated with enhanced survival in inner city hemodialysis patients [Abstract]. *J Am Soc Nephrol* 1996;7:1451.

124. Golper T. Patient education: can it maximize the success of therapy? *Nephrol Dial Transplant* 2001;16(Suppl 7):S20–S24.

125. Sehgal AR, Snow RJ, Singer ME, et al. Barriers to adequate delivery of hemodialysis. *Am J Kidney Dis* 1998;31:593–601.

126. Sherman RA, Cody RP, Matera JJ, et al. Deficiencies in delivered hemodialysis therapy due to missed and shortened treatments. *Am J Kidney Dis* 1994;24:921–923.

127. Delmez JA, Windus DW. The St. Louis Nephrology Study Group. Hemodialysis prescription and delivery in a metropolitan community. *Kidney Int* 1992;41:1023–1028.

128. Port FK, Wolfe RA. Optimizing the dialysis dose with consideration of patient size. *Blood Purif* 2000;18:295–297.

129. Leon JB, Sehgal AR. Identifying patients at risk for hemodialysis underprescription. *Am J Nephrol* 2001;21:200–207.

130. Kuhlmann MK. Inadequacy of dialysis is more frequent in male versus female patients [Abstract]. *J Am Soc Nephrol* 1996;7:1517.

131. Coyne DW, Delmez J, Spence G, et al. Impaired delivery of hemodialysis prescriptions: an analysis of causes and an approach to evaluation. *J Am Soc Nephrol* 1997;8:1315–1318.

132. Erbeck KM, Brier ME, DeOreo PB, et al. Effect of hemodialysis access on delivered dose of dialysis (Kt/V) [Abstract]. *J Am Soc Nephrol* 1996;6:487.

133. Wasse H, Speckman RA, Frankenfield DL, et al. Predictors of delayed transition from central venous catheter use to permanent vascular access among ESRD patients. *Am J Kidney Dis* 2007;49:276–283.

134. Leggat JE Jr, Orzol SM, Hulbert-Shearon TE, et al. Noncompliance in hemodialysis: predictors and survival analysis. *Am J Kidney Dis* 1998;32:139–145.

135. Adams M, Dorrill AR, Erickson K, et al. *Experience of dialysis facilities. (Know your number brochure). Report of the office of the Inspector General.* 1997;1–21.

136. Adams M, Dorrill AR, Erickson K, et al. *Perspectives of dialysis patients. (Know your number brochure). Report of the office of the Inspector General.* 1997;1–24.

137. Sehgal AR, O'Rourke SG, Snyder C. Patient assessments of adequacy of dialysis and protein nutrition. *Am J Kidney Dis* 1997;30:514–520.

138. Fontoura GR, Kuwer B, Betanha AM, et al. Multiprocessed dialyzers: correlations between Kt/V and fiber bundle volume [Abstract]. *J Am Soc Nephrol* 1997;8:280A–281A.

139. David-Neto E, Abdallah KA, Rodi AM, et al. The impact of biocompatible dialyser reuse on KtV [Abstract]. *J Am Soc Nephrol* 1997;8:280A–281A.

第九章　高通量与高效透析

Edith M Simmons, B. Blake Weathersby, Stephen D. Clyne,
Frederick V. Arndt, Thomas A. Golper

在美国,绝大多数血液透析治疗使用的是高效(high-efficiency,HE)及高通量(high-flux,HF)透析器。自20世纪80年代将之引入临床以来,它们正逐步成为标准化的治疗方式。技术上的优势决定了HE-HF透析器的使用更为安全且性价比更高。同时,HE-HF透析变得更为普遍。尽管老年人群存在更多并发症,但透析患者的总体生存率已有所提高。在特定患者中,HE-HF透析膜能够缩短治疗时间并保证小分子溶质的充分清除。此外,由于HF透析膜对于中分子溶质具有清除优势,从而能够为患者带来相应的益处:使我们在提高患者生存率、降低患病率、改善生活质量上的努力得以展开。

本章将就HE-HF透析治疗相关的技术设备、可能出现的并发症及当前临床应用进行介绍。同时,根据现有研究数据,对透析充分性及透析预后等问题进行讨论。

一、HE与HF透析的定义

HE与HF的定义主要形成于透析发展的历程及各种治疗对工程技术要求的演变。目前,在美国有超过80%的透析治疗能被归入HE及HF;但是,为了能够更好地理解两者的用途,还是有必要对它们分别进行定义[1]。表9.1对于常规(convention)透析膜、HE透析膜及HF透析膜的特点进行了比较。

表 9.1　常规、HE、HF 透析膜的比较

特性	传统	高效	高通量
尿素 KoA	<450 ml/min	>450 ml/min	>450 ml/min
尿素清除率	<200 ml/min	>200 ml/min	>200 ml/min
K_{UF}	<15 ml/(mmHg·h)	不定	>15 ml/(mmHg·h)
β_2-微球蛋白清除率	<10 ml/min	不定	>20 ml/min

注:KoA,物质转运面积系数;K_{UF},超滤系数。

透析治疗的主要操作参数包括血流量(Qb)、透析液流量(Qd)、治疗时间及透析器效率。透析器效率则以小分子溶质透过透析膜的速率为参考。这一参数以尿素的物质转运面积系数(KoA)表示。$KoA_{尿素}$是指在特定血流量及透析液流量下透析器理论上的最大尿素清除率。如果某个透析器的KoA已知,那么可以通过计算或相应的曲线图表获得其在任一血流量及透析液流量下的尿素清除率[2]。HE透析治疗主要通过增加透析膜表面积从而提高透析效率。一般而言,HE透析器的$KoA_{尿素}$大于450 ml/min,换算到体内尿素清除率则大于2000 ml/min,但这一数值并非完全恒定。早在20世纪80年代,乙酸盐被用作缓冲系统。

当时,使用 $KoA_{尿素}$ 大于 450 ml/min 的高效透析器与透析过程中不良症状及并发症的发生率相关,且透析器透析效率越高,发生率也越高。其原因在于高效透析器允许小分子溶质进行更为快速的扩散,并造成患者体内乙酸盐的积蓄而难以及时代谢[3]。体内过高的乙酸盐浓度能够导致低氧血症、心排血量下降及低血压[4]。这些并发症的存在促使临床选择碳酸氢盐作为透析液缓冲碱。

图 9.1 展示了 HE 透析膜的一个关键特性。在低效率透析器中,尿素清除率曲线在相对较低的血流时处于缓升段。相反,HE 透析器能够在更高的血流量时获得更大的尿素清除率,直至血流量超过 400 ml/min。因此,在使用 HE 透析膜进行治疗时,功能良好的血管通路是保证其优势得以发挥的必要条件。

所有 HF 透析膜均是以 $KoA_{尿素}$ 定义 HE 的。除此以外,由于具备更大的有效孔径及水分子通透性,HF 透析膜能够达到更高的超滤(ultrafiltration,UF)系数。该参数以每毫米汞柱(mmHg)跨膜压(transmembrane pressure,TMP)下,透析器每小时清除的水

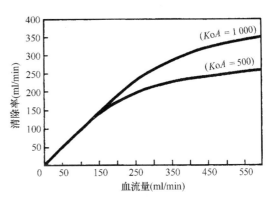

图 9.1　根据物质转运面积系数(KoA)及血流量(Qb)的透析器尿素清除率(获允摘自:Nissenson AR,et al. Clinical dialysis,3 rd ed. New York:McGraw-Hill, 1995:851.)

容量(ml)表示。一般将超滤系数大于 15 ml/(mmHg·h) TMP 的透析膜视为 HF 透析膜。这一数值同样具有历史意义,因为在使用超滤系数大于 15 的透析器时,需要借助精密的超滤系统以防止发生超滤误差。最近绝大多数透析机均配有这一系统真正控制 UF。另一种描述透析膜通量的方法就是其对中分子溶质的清除能力。β₂-微球蛋白是一种分子质量为 11.8 kDa 的蛋白质,常被作为中分子溶质的典型代表。这一蛋白的潴留能够导致透析相关淀粉样变(dialysis-related amyloidosis,DRA)的发生发展。

表 9.2 罗列了在美国透析中心使用率超过 80% 的一些透析器技术特点。

表 9.2　大多数美国透析中心应用的血液透析器

制造商/型号	KoA(ml/min)	K_{UF}[ml/(mmHg·h)]	表面积(m²)	膜材料类型
DiaVita Polyflux 17R	839	71	1.7	聚胺
DiaVita Polyflux 21R	1030	83	2.1	聚胺
DiaVita Polyflux 24R	1240	77	2.4	聚胺
DiaVita Polyflux 170H	1060	70	1.7	聚胺
Fresenius F80 A	945	65	1.8	聚砜
Fresenius F8	716	7	1.0	聚砜
Fresenius Optiflux F160	1063	45	1.0	聚砜
Fresenius 160	266	50	1.5	聚砜
Fresenius 180	274	60	1.8	聚砜

注:KoA,物质转运面积系数;K_{UF},超滤系数。型号中"R"指可复用滤器。所有 DiaVita 透析器均为聚胺膜(聚酰胺、聚芳醚砜、聚乙烯吡咯烷酮混合)。

二、HE 及 HF 透析治疗相关技术要求

在进行讨论前,本部分将就 HE-HF 透析技术要求做一概述。随着 HE-HF 透析治疗在美国逐步普及,相关技术要求已成为透析机及透析单位中的标准指标。然而,仍然存在不同类型的超滤控制系统及水处理系统,以及有关水质问题的争论。本章意在帮助临床医生在研究并挑选特定设备时能够向供应方提出实质有效的问题。

超滤控制系统

目前市场上大多数透析机均具有满足 HE-HF 透析治疗需求的相关特性。例如,对于超滤系数在 60 ml/(mmHg·h) 水平上的 HF 透析器,将有相当的 UF 产生,一旦跨膜压未能精确控制,极易造成继发低血压的发生。

与 HF 透析治疗相关的最为极端的例子来自于 1975~1984 年间间断性血液滤过治疗的临床应用[5]。期间,大表面积的聚酰胺膜被用于血液滤过治疗,而超滤系数则设定在 100~200 ml/(mmHg·h)。为了能够控制液体平衡,许多研究者使用先进的计算机超滤控制设备检测并匹配超滤量及液体回输量,以此维持患者血流动力学稳定。这一历史性的做法意义非凡,因为 HE 及 HF 透析治疗源自临床对于 HE 血液透析和血液滤过两者的结合,缩短了治疗时间[5]。由使用血液滤器治疗所促成的技术进步,被此后出现的 HE 透析器使用,并最终应用于 20 世纪 80 年代中叶开发的 HF 透析器上,需要更为精确的液体平衡。从这点出发,对维持液体平衡所使用的超滤控制系统进行讨论非常必要。因为,在使用 HF 透析器时,10 mmHg 的 TMP 误差能够导致 600 ml/h 的液体丢失,相当于 3 h 治疗过程中 1.8 L 的液体丢失。

在血液滤过治疗时期使用的早期超滤控制系统是目前临床所用系统的前驱。在 Gambro Healthcare 公司(科罗拉多州,雷克伍德)开发的最初微处理器血液滤过装置中,通过与秤量传感器连接高性能应变计,该控制器能够在一个用于收集超滤液和供给回输液的 35 L 容器中测出其重量变化。这是第一个真正意义上的容量测定超滤控制系统。但这类装置并不能直接应用于在线单向透析系统,因为这类透析系统在治疗过程中使用的液体量将近 100~120 L。

微处理器电子系统

通过对血液滤过设备使用的超滤控制进一步改进,出现了使用电磁流传感器测量透析液流入、流出的连续在线系统。这一系统由微处理器控制,且不存在机械式流量检测元件。这就是第一种微处理器电子超滤控制系统。

电子流量传感系统

第二种微处理器电子超滤控制系统通过技术改进,将一个无轴承转子安装在一个离心管路路径上。这一装置按圆形旋转一圈并借由一纤维-光学网络,根据光学特性感知并检测流量大小。与运用电磁原理不同,这类控制器结合了机械与电子传感技术。

容量控制系统

第三种超滤控制系统始于 20 世纪 80 年代早期。通过机械式系统控制血液滤过及血液透析滤过的极高的超滤系数(K_{UF})，前者 K_{UF} 在 100～200 ml/(mmHg·h)。所谓容量控制系统，是因为其基于闭合式的液内流、外流循环。通过一个活瓣系统，已知容量血液被隔离在一个闭合循环中。在此基础上，另一个超滤泵以恒定速率将液体从这一间隙中移除，并可计算超滤量。通过波纹位移泵在闭合环路系统中与透析液内、外流量匹配，而作为超滤控制泵在透析治疗时产生需要限制 UF 的适当 TMP。这一基于机械波纹管位移系统的超滤控制与 HE 及 HF 透析器相配。

系统的适当维护

在传感系统中，多种传感器排列能够使检测系统充分控制微处理器采集自各透析液传感器间的流量变化。而波纹管平衡系统的平行闭合环路，会在透析前进行压力泄漏检测以确保活瓣安置可靠。如果保养合适，这些系统就如前所述，能够在各种透析器不同 K_{UF} 范围内提供精确的超滤控制。然而，最为重要是使透析投送系统达到最佳工作状态所需要的维护。毫无疑问，如果没有充分的维护，任何系统均难以提供充分的液体平衡控制。基于我们的实际临床经验，这些控制系统对于超滤量的计量比透析中心使用的患者体重秤更为精确。

微生物污染

电磁系统及无轴承转子系统均可产生微生物污染，而生物膜则可扰乱流量传感通道。生物膜是碳酸氢盐透析液中生长细菌分泌的，其本身是一种聚多糖，能够帮助细菌黏附于透析液管路表面[6,7]，其会经常剥落出白色微粒样物质，在经过无轴承转子系统时使光学传感系统接受错误信号。在电磁系统中，管路表面覆盖的生物膜能够干扰磁场并造成实际流量测量误差。

常规的消毒程序，包括甲醛、过氧乙酸或热消毒均不足以将透析机内的生物膜剥除。这是因为生物膜的生化结构促使其对于中性及酸性溶质具有很强的抗性。而生物膜对于碱性溶质敏感性极高，最经典的物质是次氯酸钠（漂白粉）、氢氧化钠、碱性清洁剂。最为实用的溶剂则是 1:10 稀释的 5.25% 漂白粉，一般需要通过透析液流入口、流出口端感受器及透析液管路。其中，出口端感受器更为重要，因为患者透析过程中扩散的额外营养物质非常有利于细菌在流出口通道上生长。

对于机械式的容量控制系统，众多活瓣需要持续维护以保证闭合循环回路的完整性。为了保持透析液环路中的压力梯度，必须合理安置各类活瓣以便超滤控制提供充足的正压及 TMP。这些活瓣对于生物膜同样敏感。由于碳酸氢盐透析液的使用，透析环路中碳酸钙的结晶状沉淀对该系统影响更大。原因在于，结晶样沉淀能够干扰活瓣关闭，进而造成环路压力消失。应用 pH 传感器严密监测透析液中碳酸氢盐与氯化钙的比例能够有效避免沉淀的产生。酸与碳酸氢盐浓缩液的比例必须严格保持在限定范围以防透析液 pH 超过 7.4 而产生沉淀。除此以外，为了减少沉淀的产生，应在透析配比系统开启时先予以酸性浓缩液，即先进入酸性透析液成分浸润透析管路并帮助结晶样沉淀物溶解，再加入碳酸氢盐浓缩液。

为了剥除生物膜,预防其造成活瓣失灵。波形管瓣超滤控制系统需要和传感器系统相同的漂白粉处理程序。另一种可选方案是使用乙酸溶液溶解透析机内碳酸钙沉淀从而有效清洁活瓣。

碳酸氢盐透析液

在应用 HE-HF 透析的年代,碳酸氢盐透析液成为最主要的缓冲碱。在 20 世纪 80 年代中期,随着 HE-HF 透析器的引入,诸多研究报道了使用乙酸盐透析液进行透析时出现的血流动力学不稳定。可以确信,HE-HF 透析膜容许乙酸盐以更快的速率自透析液扩散至患者体内,造成机体不能及时代偿[8,9]。当体内乙酸盐处于高水平时,可造成肌力减退、外周血管扩张及低血压[10,11]。此外,乙酸盐透析液二氧化碳分压较低,从而导致体内二氧化碳净清除。由于呼吸驱动二氧化碳的丢失,患者继而出现通气不足及低氧血症,这是乙酸不耐受常见问题[12]。然而,“乙酸不耐受”的病理生理机制呈多因素性且仍不明确。尽管如此,血流动力学不稳定的现象在使用碳酸氢盐透析液进行的 HE-HF 透析治疗过程中并不频繁。目前,在美国各透析中心碳酸氢盐透析液的使用最为普遍。

而碳酸氢盐透析也有其自身相关并发症及技术难点。与乙酸盐透析液不同,碳酸氢盐透析液必须以两种浓缩液进行配制以防出现如钙盐或镁盐沉淀,而前者仅需单路浓缩液配制以防细菌滋生。碳酸氢盐透析液配制过程中,一种浓缩液的 pH 为中性,存在细菌滋生并污染透析液的可能。

被污染的透析液能够导致短期和长期并发症。其中,急性致热源反应(pyrogenic reaction,PR)是由细菌污染或内毒素暴露所导致的,每万次透析疗程可能发生 1 次。同时,每年约有 20% 的透析中心至少报道 1 次致热源反应[13]。较为不明显的透析液污染反应包括细胞因子释放造成的低血压、镇静、厌食等[14]。而对慢性并发症的了解和报道目前不多。透析液污染导致的慢性炎症能够参与 β_2-微球蛋白相关淀粉样变的病理进展、肌肉蛋白分解丢失及红细胞生成素抵抗性贫血,或是动脉硬化性心血管病[15-17]。

先前,HE,尤其是 HF 透析器被认为对于内毒素片段具有较高的通透性,并因此造成更多的致热源反应。许多研究者已证实,细菌产物能够扩散通过透析膜[18,19]。故其原因在于 HE-HF 透析过程中使用到的大表面积、大孔径、高流量透析液可能导致更多细菌产物经透析膜扩散入血液。然而,体外研究显示,低通量纤维素膜对于内毒素片段的通透性实际上大于 HF 合成膜。原因在于后者对致热源具有较高的吸附能力[20]。对于这一益处的理解能够抵消 HF 透析膜在体内使用过程中反超滤作用造成的内毒素转运。Schindler 等对其进行了总结,提出部分合成膜不同于纤维素膜,合成膜对于脂多糖不具备通透性,并通过清除透析器血液侧的活化补体因子减弱细胞因子的诱导[21]。但仍有意见认为,碳酸氢盐透析液与 HF 透析膜的使用存在发生致热源反应的较大风险[22]。研究显示,对于致热源反应发生的原因,透析器复用造成的水与血液成分直接接触比透析膜类型本身更为重要[18]。而 Gordon 等学者则提供了不同治疗模式,包括传统透析、HE 透析、HF 透析,其之间致热源反应发生率无显著差异的研究结果[23]。尽管存在争议,但毋庸置疑的是透析液污染可造成患者出现短期和长期的不良反应。同时,虽不能一概而论,但透析膜确实对细菌产物有一定的通透性。

水处理

每个透析单位都有其水处理方案。任何水处理方案首先必须建立在可接受的细菌和内毒素标准之上。医疗器械改进协会(the association for the advancement of medical instrumentation,AAMI)制定的细菌生长标准为水中不超过 200 菌落形成单位(colony forming unit,CFU)/ml,以及透析液中不超过 2000 CFU/ml。这一界值的建立来自对于致热源反应发生率的观察研究:透析液中若细菌水平大于 2000 CFU/ml,致热源反应的发生率将显著增加[24]。若超出这一界值进行治疗,透析膜能将致热源的生物效应放大 10 倍。AAMI 标准最后一次修改于 2001 年,同样对水和透析液中的内毒素单位(endotoxin unit,EU)进行了限制,要求不超过 2 EU/ml。然而,有人提倡使用更为清洁的超纯透析液以杜绝透析相关炎症反应,以及降低诸如营养不良、β_2-微球蛋白积聚、红细胞生成素抵抗及残肾功能丢失等长期不良反应的严重程度[25]。

欧洲药典将透析液中细菌及内毒素的上限分别设定在 100 FU/ml 及 0.250 EU/ml[26]。而对超纯透析液则提倡细菌上限 0.1 CUF/ml、内毒素上限 0.03 EU/ml[27]。但研究显示,许多透析单位甚至没能达到相对较松的 AAMI 标准。1994 年的一项血液透析中心水质研究显示,达到 AAMI 要求的月度水质细菌标准合格率仅 70%,致热源标准合格率仅 56%[28]。另一项 1992 年进行的水质质量研究则显示,在 AAMI 水质要求标准下,透析液平均细菌含量达到 19 000 CFU/ml,远远超过了 AAMI 标准[22]。

Schiffl 等则在一项前瞻性临床随机研究中,通过对 30 例使用超纯透析液治疗的新透析患者观察,发现其 C 反应蛋白及白细胞介素-6 水平显著降低[29]。除此以外,超纯组患者残肾功能半衰期达 33 个月,远超过标准透析液组的 16.5 个月。多元回归分析显示,透析液微生物质量是血液透析患者残肾功能丢失的独立影响因子[29]。

一个典型的水处理系统如图 9.2 所示。第一步是将源水泵入软化器并清除绝大多数的钙镁离子。而后通过一个碳滤器移除氯离子。水中沉淀物在经由一系列滤器清除后进入反渗透(reverse osmosis,RO)系统。在这个系统中,水被泵入并经过小孔径半透膜,清除绝大多数剩余的杂质。此后,通过紫外线控制微生物污染。混合床去离子系统常用于去除铝及其他金属元素。最后,处理完成的水被注入储存箱中,施压分配至每个透析站点及复用区域。

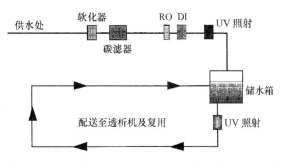

图 9.2 在大城市透析单位中区域性肾脏病方案(regional kidney disease program,RKDP)中典型的水处理和分配系统示意。DI 为去离子;RO 为反渗透;UV 为紫外线

分配系统的功能是将处理完成的水自储存箱转移至各透析机上。基于这点,分配系统的设计必须尽可能减少停滞区域以在最大程度上减少细菌定植于管路中。为了达到这个目的,储存位置与透析机的连接距离应尽可能缩短,减少管路直径以提高流速,保证分配系统内部水流连续滚动,避免无效腔及侧支循环[30]。

　　为了保证水质及系统效率,定期消毒水处理及分配系统非常重要。水质软化器、沉淀物滤器及碳滤器因容易滋生微生物并形成生物被膜,故需要定期使用漂白粉消毒。反渗透系统及去离子系统同样需要根据厂方说明书上的要求进行定期化学消毒。为防止生物被膜在分配系统中沉淀,需要定期使用漂白粉、氢氧化钠及过氧乙酸冲洗系统[30]。

　　最后,必须制定系统质量控制标准,以确保达到甚至超越水质标准要求[31]。每月至少对透析样本进行采集并检测细菌和内毒素1次,并针对水处理及分配系统中最有可能存在污染的关键区域进行水样采集。由于微生物对生长环境要求严苛,监测工作需要特殊培养技术的支持。

三、HE 及 HF 治疗的临床应用

　　HE 及 HF 治疗相比传统血液透析治疗具有较多优势,有助于患者预后的提高。这类治疗凭借较大的膜面积使小分子溶液获得高水平的 KoA,超越了传统透析器的能力。若以单室模型 Kt/V(single-pool Kt/V,SpKt/V)为参考,HE 及 HF 透析均能为尿素分布容积较大的大体型患者提供充分的透析治疗。而 HF 透析器由于孔径较大,故对中分子毒素存在清除能力。对患者而言,可能存在一些潜在的益处。例如,更好的清除与长期透析患者 DRA 进展相关的 $β_2$-微球蛋白。许多研究已经表明,在 HF 透析治疗的患者中血浆 $β_2$-微球蛋白水平显著下降。在 Locatelli 等开展的一项前瞻性、多中心研究中,380 例患者随机分入 4 种不同透析方式下治疗了 24 个月。结果显示,使用 HF 聚砜膜血透患者 $β_2$-微球蛋白较治疗前下降了 23%,血液透析滤过患者则下降了 16%[32]。与此相反,使用铜仿膜及低通量聚砜膜的患者,治疗后 $β_2$-微球蛋白未有明显下降[32]。这一结果支持了这样一个假设——基于膜通量产生的有效清除超过生物相容性提高后较低的生成率,对控制患者体内 $β_2$-微球蛋白水平,膜通量较生物相容性有较大影响。尽管透析前 $β_2$-微球蛋白水平与 DRA 发生发展的直接联系尚未确立。但 Kuchle 在对 20 例长期透析患者长达 8 年的随访观察中注意到,随机分入 HF 聚砜膜的患者相比使用低通量铜仿膜的患者,腕管综合征和(或)骨关节损害的发生率较低[33,34,36]。这些发现对临床影响较大,可以认为 HF 透析能够显著降低长期透析患者 DRA 的发病率。

　　除了对流清除,对于 $β_2$-微球蛋白及其他大分子溶质的清除能力还与 HF 透析膜表面的亲水性相关。具有亲水性的透析膜能够吸附一些被认为与尿毒症相关的毒素[37],同时促进活化补体及细胞因子的清除并有利于炎症反应的缓解。同时,尽管存在改良的 HF 纤维素透析膜如三乙酸纤维素膜,但大多数 HF 透析膜由合成膜制成。由于合成膜相比纤维素膜具有更好的生物相容性,当血液接触其表面时刺激炎症反应较小。净效应包括补体及细胞因子活化的减少、更少的粒细胞消耗及血小板消耗,以及氧自由基生成的减少[38]。膜生物相容性提高后的益处已被多项回顾性研究所支持。这些研究结果包括全因死亡率及冠脉疾病、感染相关死亡率的降低,蛋白分解代谢率的降低,营养状态的提高,以及诸如低血压等透析相关症状的减少[39-40]。然而,在这些研究中,使用生物相容性较好的透析膜,也是 HE 及 HF 透析膜。所以,很难区别各因素对于各种特定预后的实际贡献。

　　HF 透析膜还存在一些其他的潜在益处,其中包括减少红细胞生成素抵抗、延缓残肾功能丢失、改善脂质轮廓、特异性提高高密度脂蛋白(HDL)及降低三酰甘油水平,以及清除与

动脉粥样硬化、DRA 病理进展存在相关的晚期糖基化产物（advanced glycosylation end product, AGE）[44-49]。同时，HE 及 HF 透析治疗还能缩短治疗时间，而这一点直接促进了其推广运用。

四、短时血液透析治疗

过去 30 年，美国经历了全面缩短透析治疗时间的过程。20 世纪 60 年代，单次透析治疗时间为 7~10 h，到 20 世纪 80~90 年代已减至单次 2~3 h[50]。许多因素推动了血透治疗时间的缩短，包括患者对于减少单次透析时间的意愿、经济利益上的考虑、HE 透析治疗的使用，以及排满的透析治疗日程及国家合作透析研究（national cooperative dialysis study, NCDS）的结果。NCDS 的研究在高尿素氮患者及低尿素氮患者中同时使用了短时透析（2.5~3.5 h）及长时透析（4.5~5.5 h），平均实际治疗时间分别达到 3.2 h 及 4.5 h。结果，接受短时透析治疗的高尿素患者，其住院率远超其他组别，但差异无统计学意义（$P < 0.056$）。最终分析结果提示治疗时间仅稍重要[51]。尽管短时透析较其他组别在血清生化指标上未见显著差异，但患者存在较高的磷酸盐浓度及透析间期体重增长水平，血压控制也相对困难，透析过程中的低血压发生情况也更为频繁[52]。除此研究以外，一项透析预后与实践方式（dialysis outcomes and practice pattern, DOPP）研究的结果显示，在治疗时间达到 240 min 的基础上，每增加 30 min 可降低死亡相对风险值 7%。同时，若透析治疗时间少于 210 min，即使调整了 Kt/V，死亡风险仍高出 33%（$P = 0.004$）。在 20 世纪 80 年代中期，HE 透析治疗引入临床之前，早期使用标准模式进行的短时透析治疗导致 $Kt/V < 1$，而这个数值根据目前 NKF-KDOQI 的标准，属于不充分的透析治疗。1983 年的 NCDS 研究是最早开展的一项质量较高的血液透析剂量与患者预后相关性研究。1985 年，Gotch 与 Sargent 在对 NCDS 的数据进行机制再分析时注意到，当 $Kt/V < 0.8$ 时，患者住院及死亡可能性达 57%。而当 $Kt/V > 1.0$ 时，则降至 13%[55]。自那以后，许多观察性研究显示，当实际获得的 spKt/V 能够在 1.2 以上时，能够提高患者生存。目前，由 2006 年 NKF-KDOQI 指南推荐的最低透析剂量为 spKt/V 1.3[54,56-59]。HEMO 研究的结果则显示，透析剂量 spKt/V 从 1.2 增至 1.6，或使用 HF 透析膜，并不能改善患者预后[60]。

短时血液透析的必要条件

随着具备更高 $KoA_{尿素}$ 的 HE 透析膜出现，在特定患者中，通过 3 次/周、每次 3~4 h 的透析治疗有效清除小分子溶质成为可能。由于治疗剂量受到透析器清除能力及治疗时间的共同影响，为了使短时透析安全、有效，必须严格遵照指南中推荐的尿素清除要求。特别是当透析时间减少时，必须通过适当提高透析器小分子溶质的清除来抵消并维持 Kt 恒定，从而避免透析不充分的发生。为了达到这个目的，治疗时血流量必须维持在 350~450 ml/min 以优化透析器性能。而功能良好且再循环少的血管通路对于 HE 透析是先决条件。除此以外，当透析液流量从 500 ml/min 提高到 800 ml/min 时能提升清除效率达 10%[57]。

为了能使短时透析成功，另一个必要条件是要在避免心血管不稳定及患者不适的前提下清除透析间期体重增长（interdialytic weight gain, IDWG）。但治疗过程中的快速超滤率

（rapid ultrafiltration rate，UFR）可能造成低血压及血流动力学不稳定，特别是当 UFR 超过血管再充盈速率时。一项最近开展的 DOPP 研究重分析显示，当 UFR 大于 10 ml/（kg·h）时患者死亡率提高 9%。存在血流动力学并发症风险的患者多存在心脏疾病，如心肌缺血、心律失常、收缩或舒张性心功能不全等，以及自主神经功能不全、持续性过度 IDWG[53]。因此，当使用短时血液透析时，向患者进行透析间期体重增长控制要求的宣教非常必要。

关注短时血液透析

尽管透析膜技术及治疗系统的革新使短时透析成为可能，但关于治疗时间的争议仍然存在。一个围绕短时透析最基本的顾虑，即该治疗方式是否真能提供恒定高效的尿素清除率。由于实际获得的透析剂量被认为直接影响患者生存，故任何能够影响既定治疗实施效果的因素均很必要。当疗程缩短时，这一问题显得尤为突出。因为，容许出现错误的余地已不多。过去 10 年间基于长期门诊透析患者的大量研究报道已经揭示了当平均透析时间< 3.5 h，透析处方与实际测得的 Kt/V 之间存在实际差异[61-63]。

致使短时透析处方剂量达不到的原因多与患者本身有关，例如上机迟到或提前下机。常见的医务人员相关因素则包括低于处方要求的血流量透析，以及在估算治疗时间时未能考虑血流中段所导致的治疗暂停。另外一些致使处方剂量未能很好达到的因素可能与技术问题或是透析处方本身的不足有关。技术问题可能包括通路再循环、透析器凝血及透析后尿素氮反跳。其中，透析后尿素氮反跳主要发生于透析结束时尿素自外周腔室向中心循环的再分布，反跳的程度取决于透析的强度。对于较低尿素分布容积并接受较高透析效率的短时治疗患者，其反跳程度更大，并造成测得的 $spKt/V$ 显著高估了实际获得的尿素清除剂量[64]。因此，尽管给予一个充分的起始透析处方非常重要，但患者实际治疗后获得的剂量仍可能较少。仔细检测、人员培训及患者依从性的宣教对于充分透析意义重大。如果实际可行，治疗时间应适当延长以补足治疗暂停的时间。同时，当患者存在尿素反跳的潜在可能时，应考虑设定较高的目标 Kt/V 值或检测平衡状态下的 Kt/V。另一个有效的方法是持续透析治疗直至达到预定的血容量水平。这一方法将延长治疗时间以抵消血流中断造成的影响。此外，每月应至少行 1 次尿素动力学模型以评估患者实际获得的治疗剂量是否充分并维持[54]。

短时血液透析治疗的速率限制因素，多与患者的超滤耐受程度相关，尤其是在纠正 IDWG 同时，维持心血管稳定的能力。值得注意的是，在短时治疗下由于透析过程中发生不良症状所造成的容量清除不足可能造成频繁发生或持续高血压，并最终提高心血管相关死亡率。而这类死亡在透析人群的整体死亡率中约占 50%[50]。在美国，长期血透患者高血压发生率为 50%～80%。同时，现有报道显示，短时透析患者中抗高血压药物的使用及左心室肥厚的发生率也在提高[65-68]。因此，在选择哪些患者适合进行短时透析时必须提高警惕性。许多研究者表示，更倾向于在 IDWG 控制良好的患者中应用短时透析。举例说明，由 Dumler 等开展的一项前瞻性研究发现，当 IDWG 控制在 4 kg 以下时，接受透析时间<3 h 每次的患者相比透析时间 3～4 h 的传统患者，其透析前及透析后血压的对比未见差异[69]。同样，缩短治疗时间并不会提高透析间期并发症的发生，而恶心、呕吐、头痛及背部疼痛的发生频次也有所下降。然而，目前部分透析中心报道称整合非传统的长透析治疗时间能够使大

部分患者避免长期服用抗高血压药物[71-73]。Culleton 等则在一项随机对照研究（RCT）中发现了频繁夜间血透治疗在改善左心室重量、减少降压药物的使用、提高部分矿物代谢指标及改善部分生活质量参数上的证据[73]。

目前仍不确定，在一个给定的 Kt/V 值下，短时 HE-HF 血液透析能否提供与标准或较长治疗时间下同样的治疗。观察性研究的数据已提示，当治疗时间延长时（见下文），在任何一个 Kt/V 水平时，死亡相对风险（RR）较低。而且，在较高 Kt/V 水平时，与较低的 Kt/V 水平同样治疗时间相比有更多的益处（见下文）。这些发现意味着在降低死亡风险上，治疗时间与 Kt/V 存在协同关系[74]。

其中，中、大分子质量溶质的清除主要依赖于治疗时间的长短。即使目前使用 HF 透析器治疗，仍然是较长的治疗时间下物质的清除率更高。还有报道称，当患者使用较长透析治疗时间时，在不使用拮抗剂的情况下磷的控制得到了改善。同时，也能更好地控制贫血症状，与之伴随的是对红细胞生成素需求的减少[71,72,75,76]。

目前，短时透析治疗对于患者预后情况的研究结果存在争议。在 Lowrie 与 Lew 开展的一项涉及 12 000 例美国血透患者的回顾性研究分析中，与治疗时间超过 4 h 相比，治疗时间在 3 h 或更低水平时将出现死亡风险进行性升高[77]。同样，Held 等在全国随机采集了 600 例长期血透患者的标本，观察了每次透析时间<3.5 h 与>3.5 h 的患者之间相对死亡风险的差异，前者为 1.17，后者为 2.18[78]。然而，其中没有一项研究将 HE 透析进行了专门的结合或对透析剂量进行了对照。目前，来自澳大利亚、新西兰透析中心及移植登记中心的数据显示，透析时间超过 270 min 能够降低死亡相对风险值，而少于 210 min 则与较高的死亡风险可能相关[74]。

另一方面，有相当一部分的研究者报道，若能维持充分的尿素清除率，使用 HE 进行短时透析能够获得良好治疗效果。例如，Keshaviah 及 Collins 在其近 1 年的随访过程中将绝大部分入选的长期血透患者透析治疗时间降至 3 h 或更短，未发现患病率的增加[79]。

短时血液透析的吸引力来自其能够潜在降低劳动成本，同时方便患者与医务工作者。然而，为了保证其治疗充分性，与常规血液透析治疗同样的要求也适用于短时透析治疗：在不牺牲患者健康的前提下，保证有效的溶质清除率及容量控制。目前，许多评估缩短透析治疗时间对患者患病率及死亡率不良影响的研究受制于诸如治疗剂量给予不充分等混杂因素的影响；效率、通量、生物相容性等透析膜特性的不一致，以及缺乏长期随访。支持增加透析时间的数据正日益增多，提示这类治疗模式可能较常规模式有更显著的优势。

当下，诸多因素影响着临床医生：经济因素、人员紧张、患者教育程度及文化差异。目前仍然缺乏评估治疗时间与预后关系的随机对照研究；虽然，以数学公式评估透析充分性的方法存在先天缺陷，但临床仍然沿用至今。综合这些因素，目前尚无足够的证据支持临床在使用具备更高清除能力的透析器进行治疗的同时能够缩短治疗时间。

尽管如此，在个体化制定透析处方的前提下，短时间 HE-HF 透析治疗的患者在短时间内耐受性仍然较好，其中包括对患者心血管系统稳定、血压控制及 IDWG 控制上的考虑。随着 HEMO 研究的完成，更多关注较长治疗时间及长期预后的研究者可能无需就透析充分性、透析剂量、透析时间的适当测定进行深入的探讨。

五、HE 与 HF 透析患者的长期生存率

真正检验 HE 及 HF 透析治疗效果的研究应与常规透析治疗就患者的长期生存率进行比较。已有许多研究提示 HE-HF 血液透析对患者具有生存益处,尽管其中患者生存率提高的确切机制目前仍存争议[35,39,40,80,81]。在一项包含 253 例长期透析患者的回顾性交叉研究中,Hornberger 等发现与 146 例维持常规纤维素膜透析的患者相比,107例为 HF 聚砜生物相容透析膜治疗的患者年死亡率更低(7% 比 20%)。除此以外,在使用纤维素膜治疗的患者中,感染相关住院率要高 2 倍[39]。美国 USRDS 透析患病率及死亡率研究结果同样支持 HF 透析在降低患者死亡率上有益。这一研究在全美 1391个透析中心随机调查了 12 791 例患者。在所有透析膜中,接受 HF 合成膜治疗的患者死亡率最低。此外,在合成膜治疗的比较中,当矫正了 Kt/V 后,HF 透析膜治疗组的死亡率较低通量透析膜治疗组低 25%。提示中分子溶质的清除率可能是 HF 透析膜患者预后改善的关键因素[80]。2007 年 USRDS 年度数据报告仍显示,除透析龄最高的患者(5 年以上)外,透析患者校正后整体死亡率仍在改善。在透析患者死亡率得到改善的同时,Fresenius 或 DaVita 有近 80% 的患者使用 HE-HF 透析器。可以推断,这些透析器的使用在提高预后方面起重要作用。

大量回顾性观察研究已报道 HF 膜较低通量膜生存率的改善。HEMO 研究作为一项由 NIH-NIDDK(national institutes of health-national institute of diabetes and digestive kidney diseases)资助的前瞻性、随机、多中心研究,入选了全美超过 1800 例长期血透患者。其研究设计特别针对于分析较高的透析剂量及膜通量对于患病率及死亡率的影响。通量的提高是基于以 β_2-微球蛋白清除率为标准的四分法,同时限制透析器的复用。低通量透析器以 β_2-微球蛋白清除率少于 10 ml/min 界定(均数,3.4 ml/min),而 HF 透析器以 β_2-微球蛋白清除率大于 20 ml/min 界定(均数,33.6 ml/min)。尽管该研究在近 3 年的平均随访时间里未能观察到膜通量或透析剂量的全因死亡率存在组间显著差异。但在接受 HF 膜治疗的患者中,其心血管死亡率相比低通量膜治疗组显著降低。除此以外,亚组分析显示,对于入组时中位透析时间大于 3.7 年的患者,HF 低通量透析显著降低死亡相对风险[60]。HEMO 研究的设计并不仅限于对患病率及死亡率的观察,还用于回答两个问题:透析处方剂量是否应高于 spKt/V 为 1.3 时? 以及中、大分子溶质的清除是否应该纳入透析充分性的概念之中? 由于 HEMO 研究在设计上不存在透析剂量与膜通量的相互作用($P = 0.30$),Locatelli 认为随机分组下,高剂量和 HF 患者与标准剂量和低通量患者的相对风险值应当是两种主要作用的叠加(即 RR = 0.88)[82]。因此,高剂量(4% 的下降率)联合 HF(8% 的下降率)的额外效应使得死亡相对风险值下降 12%。尽管这未能在最终分析中达到统计学意义,但其对于临床的影响是确实的[82]。从中形成了一个共识,即 HF 透析膜能够通过改善中分子毒素清除,特别是那些与心血管疾病有关的毒素,从而提供相应的临床益处。欧洲开展的膜通透性预后研究(membrane permeability outcome,MPO)则着重于在透析人群中分析死亡率、患病率及营养状况等问题[36]。

在 USRDS 2001 年度数据报告中援引了 CDC 的全国监督数据。图 11.14 显示了报道的常规透析治疗数量显著下降及 HE-HF 治疗应用增多的透析中心数量[83]。确实,当整个中

心使用一种治疗方式时，中心本身的因素应纳入考量。同时，在进行预后分析时，应当进行相关因素的调整。而来自于倾向使用 HE-HF 透析的医生的观点可能使相关分析所呈现出的问题变得更为复杂。在 DOPP 研究中曾就不同透析技术相关生存率分析进行了国际间对比，展现了该研究潜在的洞察力。但该研究在进行涉及美国透析患者的分析时受到了人群差异的混杂影响。因此，当代研究设计在常规透析方式与 HE-HF 治疗之间进行预后比较难以进行。同时，HEMO 研究的阴性结果将影响这些研究的资助。

六、结论

在美国，HE-HF 透析已成为透析治疗的主要模式。HE-HF 透析对于技术上的要求促使了超滤控制及水处理系统的诸多进步。尽管缩短透析时间的早期尝试太过激进，理应废除，但 HE 透析治疗的应用使得特定患者能够在保持小分子溶质充分清除的前提下缩短治疗时间。一些证据显示 HF 透析器能够改善生存率，或许是由于更高的中分子清除率或是改善了生物相容性。随着技术进步，当前一些定义与术语可能需要修正，例如 HE-HF 透析现在准确地可考虑为"常规的"血液透析治疗方式。

（严玉澄　译）

参 考 文 献

1. U.S. Renal Data System. *USRDS 2001 annual data report: atlas of end-stage renal disease in the United States*. Bethesda: National Institutes of Health, National Institute of Diabetes and Digestive and Kidney Diseases, 2001.
2. Daugirdas JT, et al. *Handbook of dialysis*, 3rd ed. Philadelphia: Lippincott Williams & Wilkins, 2001:670–676.
3. Gonzalez FM, et al. On the effects of acetate during hemodialysis. *Trans Am Soc Artif Intern Organs* 1974;20A:169–174.
4. Novello AC, et al. Is bicarbonate dialysis better than acetate dialysis? *ASAIO J* 1983;6:103–107.
5. Keshaviah P, et al. Reduced treatment time: hemodialysis versus hemofiltration. *Trans Am Soc Artif Intern Organs* 1985;31:176–182.
6. Bland LA, et al. Potential bacteriologic and endotoxin hazards associated with liquid bicarbonate concentrate. *Trans Am Soc Artif Intern Organs* 1987;33:542–545.
7. Ebben JP, et al. Microbiologic contamination of liquid bicarbonate concentrate for hemodialysis. *Trans Am Soc Artif Intern Organs* 1987;33:269–273.
8. Viljoen M, et al. Danger of hemodialysis using acetate dialysate in combination with a large surface area dialyser. *S Afr Med J* 1979;56:170–172.
9. Kaiser BA, et al. Acid-base changes and acetate metabolism during routine and high-efficiency hemodialysis in children. *Kidney Int* 1981;19:70–79.
10. Ruder MA, et al. Comparative effects of acetate and bicarbonate hemodialysis on left ventricular function. *Kidney Int* 1985;27:768–773.
11. Vincent JL, et al. Acetate-induced myocardial depression during hemodialysis for acute renal failure. *Kidney Int* 1982;22:653–657.
12. Henrich WL, et al. High sodium bicarbonate and acetate hemodialysis: double-blind crossover comparison of hemodynamic and ventilatory effects. *Kidney Int* 1983;24:240–245.
13. Ismail N, et al. Water treatment for hemodialysis. *Am J Nephrol* 1996;16:60–72.
14. Brunet P, et al. Water quality and complications of hemodialysis. *Nephrol Dial Transplant* 2000;15:578–580.
15. Baz M, et al. Using ultrapure water in hemodialysis delays carpal tunnel syndrome. *Int J Artif Organs* 1991;14:681–685.
16. Bistrian BR, et al. Protein-energy malnutrition in dialysis patients. *Am J Kidney Dis* 1999;33:172–175.
17. Mattila KJ, et al. Role of infection as a risk factor for atherosclerosis, myocardial infarction, and stroke. *Clin Infect Dis* 1998;26:719–734.
18. Pereira BJ, et al. Diffusive and convective transfer of cytokine-inducing bacterial products across hemodialysis membranes. *Kidney Int* 1995;47:603–610.
19. Bommer J, et al. Potential transfer of endotoxin across high-flux polysulfone membranes. *J Am Soc Nephrol* 1996;7:883–888.
20. Lonnemann G, et al. Permeability of dialyzer membranes to TNF alpha-inducing substances derived from water bacteria. *Kidney Int* 1992;42:61–68.
21. Schindler R, et al. Reduced cytokine induction and removal of complement products with synthetic hemodialysis membranes. *Blood Purif* 2006;24(2):203–211.
22. Alter MJ, et al. National surveillance of dialysis-associated diseases in the United States, 1989. *ASAIO Trans* 1991;37:97–109.
23. Gordon SM, et al. Pyrogenic reactions in patients receiving conventional, high-efficiency, or high-flux hemodialysis treatments with bicarbonate dialysate containing high concentrations of bacteria and endotoxin. *J Am Soc Nephrol* 1992;2:1436–1444.
24. Favero MS, Petersen NJ, Boyer KM, et al. Microbial contamination of renal dialysis systems and associated health risks. *Trans Am Soc Artif Intern Organs* 1974;20:175–183.
25. Ward RA. Ultrapure dialysate. *Semin Dial* 2004;17:489–497.
26. *Eur Pharmacopoeia*. Water for dilution of hemodialysis solution. 3rd ed. European Directorate for the Quality of Medicines and Healthcare (EDQM) 1997:1545–1546.
27. Ward RA. Worldwide water standards for hemodialysis. *Hemodial Int* 2007;11:S18–S25.
28. Laurence RA, et al. Quality of hemodialysis water: a 7-year multicenter study. *Am J Kidney Dis* 1995;25:738–750.

29. Schiffl H, Lang S, Fischer R. Ultrapure dialysis fluid slows loss of residual renal function in new dialysis patients. *Nephrol Dial Transplant* 2002;17:1814–1818.

30. Canaud BJ, et al. Water treatment for contemporary hemodialysis. In: Jacobs C, et al. eds. *Replacement of renal function by dialysis*, 4th ed. Dordrecht, the Netherlands: Kluwer Academic, 1996:231–255.

31. Lonnemann G. The quality of dialysate: an integrated approach. *Kidney Int* 2000;76:S112–S119.

32. Locatelli F, et al. Effects of different membranes and dialysis technologies on patient treatment tolerance and nutritional parameters. The Italian Cooperative Dialysis Study Group. *Kidney Int* 1996;50: 1293–1302.

33. Kuchle C, et al. High-flux hemodialysis postpones clinical manifestation of dialysis-related amyloidosis. *Am J Nephrol* 1996;16: 484–488.

34. Kuchle C, et al. Biocompatibility, β_2-microglobulin, and dialysis-associated amyloidosis [abstract]. *Nephrology* 1997;3(Suppl 1):S404.

35. Koda Y, et al. Switch from conventional to high-flux membrane reduces the risk of carpal tunnel syndrome and mortality of hemodialysis patients. *Kidney Int* 1997;52:1096–1101.

36. Locatelli F, et al. The dialysis membrane permeability outcome (MPO) study. *Verbal Presentation at the ASN Meeting.* San Francisco, CA0. November 4, 2007.

37. Birk HW, et al. Protein adsorption by artificial membrane materials under filtration conditions. *Artif Organs* 1995;19:411–415.

38. Hakim RM. Clinical implications of hemodialysis biocompatibility. *Kidney Int* 1993;44:484–494.

39. Hornberger JC, et al. A multivariate analysis of mortality and hospital admissions with high-flux dialysis. *J Am Soc Nephrol* 1992;3: 1227–1237.

40. Hakim RM, et al. Effect of dialysis membrane on mortality of chronic hemodialysis patients. *Kidney Int* 1996;50:566–570.

41. Bloembergen WE, et al. Relationship of dialysis membrane and cause-specific mortality. *Am J Kidney Dis* 1999;33:1–10.

42. Gutierrez A, et al. Effect of in vivo contact between blood and dialysis membranes on protein catabolism in humans. *Kidney Int* 1990;38: 487–494.

43. Parker TF III, et al. Effect of membrane biocompatibility on nutritional parameters in chronic hemodialysis patients. *Kidney Int* 1996;49:551–556.

44. Kobayashi H, et al. Removal of high molecular substances with large pore size membrane (BK-F). *Kidney Dial* 1993;34(Suppl):154–157.

45. Locatelli F, Del VL, Andrulli S. The modality of dialysis treatment: does it influence response to erythropoietin treatment? *Nephrol Diall Transplant* 2001;16:1971–1974.

46. Seres DS, et al. Improvement of plasma lipoprotein profiles during high-flux dialysis. *J Am Soc Nephrol* 1993;3:1409–1415.

47. Blankestijn PJ, et al. High-flux dialysis membranes improve lipid profile in chronic hemodialysis patients. *J Am Soc Nephrol* 1995;5: 1703–1708.

48. Josephson MA, et al. Improved lipid profiles in patients undergoing high-flux hemodialysis. *Am J Kidney Dis* 1992;20:361–366.

49. Makita Z, et al. Efficiency of removal of circulating advanced glycosylation end-products and mode of treatment in patients with ESRD [abstract]. *Am Soc Nephrol* 1992;3:335.

50. United States Renal Data System. *USRDS 1998 annual data report*. Bethesda: U.S. Department of Health and Human Services. The National Institutes of Health, National Institute of Diabetes and Digestive and Kidney Diseases, 1998.

51. Lowrie EG, et al. Effect of the hemodialysis prescription on patient morbidity. Report from the National Cooperative Dialysis Study. *N Engl J Med* 1981;305:1176–1181.

52. Saran R, et al. Longer treatment time and slower ultrafiltration in hemodialysis: associations with reduced mortality in the DOPPS. *Kidney Int* 2006;69:1222–1228.

53. Collins A, et al. High-efficiency, high-flux therapies in clinical dialysis. In: Nissenson A, et al. eds. *Clinical dialysis*, 3rd ed. Norwalk: Appleton & Lange, 1995:848–863.

54. NKF-KDOQI clinical practice guidelines for hemodialysis adequacy. *Natl Kidney Found* 2006:28–32.

55. Gotch FA, et al. A mechanistic analysis of the National Cooperative Dialysis Study (NCDS). *Kidney Int* 1985;28:526–534.

56. Hakim RM, et al. Effects of dose of dialysis on morbidity and mortality. *Am J Kidney Dis* 1994;23:661–669.

57. Collins AJ, et al. Urea index and other predictors of hemodialysis patient survival. *Am J Kidney Dis* 1994;23:272–282.

58. Parker TF, et al. Survival of hemodialysis patients in the United States is improved with a greater quantity of dialysis. *Am J Kidney Dis* 1994; 23:670–680.

59. Held PJ, et al. The dose of hemodialysis and patient mortality. *Kidney Int* 1996;50:550–556.

60. Eknoyan G, et al. Effect of dialysis dose and membrane flux in maintenance hemodialysis. *N Engl J Med* 2002;347:2010–2019.

61. Delmez JA, et al. Hemodialysis prescription and delivery in a metropolitan community. *Kidney Int* 1992;41:1023–1028.

62. Held PJ, et al. USRDS: hemodialysis prescription and delivery in the U.S.— results from USRDS case mix study [abstract]. *J Am Soc Nephrol* 1991;2:328.

63. Coyne DW, et al. Impaired delivery of hemodialysis prescriptions: an analysis of causes and an approach to evaluation. *J Am Soc Nephrol* 1997;8:1315–1318.

64. Daugirdas JT, et al. Overestimation of hemodialysis dose depends on dialysis efficiency by regional blood flow but not by conventional two-pool urea kinetic analysis. *ASAIO J* 1995;41:M719– M724.

65. Salem MM. Hypertension in the hemodialysis population: a survey of 649 patients. *Am J Kidney Dis* 1995;26:461–468.

66. Mailloux LU, et al. Hypertension in the ESRD patient: pathophysiology, therapy, outcomes and future directions. *Am J Kidney Dis* 1998;32:705–719.

67. Mittal SK, et al. Prevalence of hypertension in a hemodialysis population. *Clin Nephrol* 1999;51:77–82.

68. Wizemann V, et al. Short-term dialysis—long-term complications: ten years' experience with short-duration renal replacement therapy. *Blood Purif* 1987;5:193–201.

69. Dumler F, et al. Clinical experience with short-time hemodialysis. *Am J Kidney Dis* 1992;19:49–56.

70. Velasquez MT, et al. Equal levels of blood pressure control in ESRD patients receiving high-efficiency hemodialysis and conventional hemodialysis. *Am J Kidney Dis* 1998;31:618–623.

71. Charra B, et al. Importance of treatment time and blood pressure control in achieving long-term survival on dialysis. *Am J Nephrol* 1996;16:35–44.

72. Pierratos A. Nocturnal home hemodialysis: an update on a 5-year experience. *Nephrol Dial Transplant* 1999;14:2835–2840.

73. Culleton T, et al. Effect of frequent nocturnal hemodialysis vs conventional hemodialysis on left ventricular mass and quality of life. *JAMA* 2007;298:1291–1299.

74. Saran R, et al. Longer treatment time and slower ultrafiltration in hemodialysis: associations with reduced mortality in the DOPPS. *Kidney Int* 2006;69:1222–1228.

75. Vos PF, et al. Clinical outcome of daily dialysis. *Am J Kidney Dis* 2001;37(Suppl 2):S99–S102.

76. Al-Hejaili F, et al. Nocturnal but not short hours quotidian hemodialysis requires an elevated dialysate calcium concentration. *J Am Soc Nephrol* 2003;14(9):2322–2328.

77. Lowrie EG, et al. Death risk in hemodialysis patients: the predictive value of commonly measured variables and an evaluation of death rate between facilities. *Am J Kidney Dis* 1990;15:458–482.

78. Held PJ, et al. Mortality and duration of hemodialysis treatment. *JAMA* 1991;265:871–875.

79. Keshaviah P, et al. Rapid high-efficiency bicarbonate hemodialysis. *ASAIO Trans* 1986;32:17–23.

80. Port FK, et al. Mortality risk by hemodialyzer reuse practice and dialyzer membrane characteristics: results from the USRDS dialysis morbidity and mortality study. *Am J Kidney Dis* 2001;37: 276–286.

81. Woods HF, et al. Improved outcomes for hemodialysis patients treated with high-flux membranes. *Nephrol Dial Transplant* 2000;15(Suppl 1): 36–42.

82. Locatelli F. Dose of dialysis, convection and hemodialysis patients outcome-what the HEMO study doesn't tell us: the European viewpoint. *Nephrol Dial Transplant* 2003;18:1061–1065.

83. U.S. Renal Data System. *USRDS 2001 annual data report: atlas of end-stage renal disease in the United States.* Bethesda: National Institutes of Health, National Institute of Diabetes and Digestive and Kidney Diseases, 2002.

第十章 长时和每日透析

Andreas Pierratos

尽管过去几十年透析技术取得了长足进步,但 ESRD 患者的结局却依然不容乐观[1]。而且,由于需透析治疗患者数量的不断增加,透析费用也因此持续增长。

为改变目前这种状况,已经开展了多种不同的透析研究,具体关注的方面有:

透析剂量:"美国全国合作透析研究(NCDS)"[2]为最初启动的研究,最近开展的有"血液透析研究(HEMO)"[3]。

透析技术:改善透析机、碳酸氢盐透析、高质量的透析膜、超净透析液等。

透析方案:频繁血液透析、长时血液透析及多种或两种方式的结合。主要方式包括短时每日血液透析、长时间歇血液透析和每日夜间血液透析。

血液净化方法:腹膜透析、对流技术(血液透析和血液滤过)及单用吸附器或血液透析结合吸附装置的组合。

治疗地点:医院、独立单位或者家中。

提供治疗的方法:全程护理、协助护理和自我护理。协助护理由护士、技术人员和家属等提供。

关注焦点:从关注透析治疗本身向关注并发症转移。

费用支付:可以考虑采取不同的保险方式报销费用,例如将透析费和辅助治疗费绑定,或者使用一种均摊费用支付系统。

本章将讨论替代透析方案,特别是长时或频繁血液透析方案,治疗地点和治疗费用问题也将在本章进行讨论。

一、历史回顾

在血液透析的早期,由于透析技术效率较低,必须要开展长时(8 h)透析[4-6]。后来发现 1~2 次/周以上透析治疗能有效改善患者的健康状况,随之采取了现在 3 次/周透析治疗的方案。透析效率的提高也缩短了每次透析的过程。

法国的一些透析中心坚持长时(8 h/次)3 次/周透析治疗 30 年以上,发现对患者的预后有明显的影响,同时还发现长时透析的获益独立于透析剂量[7],但这一观点并没有得到NCDS 的认可[8]。Shaldon 报道了长时过夜血液透析(夜间透析)及居家 3 次/周的透析方式[9]。由于长时间歇血透的费用较每日透析低,近年来一些居家或透析中心对长时间歇透析方案日益关注[10]。

居家血液透析由于费用低廉,早年的透析常采取此方式。20 世纪 60 年代后期,美国西雅图地区大于 70%的透析是居家完成的[4]。后来由于公共基金可以支付透析费用、患者居住地附近建立了便利的透析中心、持续性非卧床腹膜透析(CAPD)的开展、重症需透析患者无法接受培训等原因,居家透析逐渐萎缩。由于经济、地域及文化因素的影响,地区间透析方式分布差异很大。例如,在目前居家透析逐渐减少时,新西兰和澳大利亚的居家透析仍然很普遍[11]。而且,研究显示长时及频繁血液透析预后较好,而CAPD技术失败率高,所以患者对居家透析又开始重燃信心。

每日血液透析最早在20世纪60年代由Depalma报道,之后报道不断[12,13]。尽管患者满意度较高、血压控制较好、贫血得到改善,但常由于费用的限制使这种治疗方案无法长期实施。过去的30年间,意大利的Buoncristiani及其他研究者报道了短时每日血液透析应用的良性结果[14-16],并且出现了革新的夜间血液透析[17],再加上工业化的推动,每日血液透析重新得到关注。

Shaldon采用了居家的3次/周的夜间透析方案[9],Uldalln等在1994年报道了长时和频繁血透结合的方式[18]。而夜间血液透析的治疗方案也被很多国家透析中心所采纳[19-21]。

由于"血液透析(HEMO)研究"[3]和"墨西哥的PD死亡率和充分性(ADEMEX)"研究[22]的结果都显示,增加血透或腹透的透析剂量并不能改变患者预后,所以替代透析方案又重新受到关注。

关于居家和频繁透析方式历史发展的内容将在其他章节详细叙述[4,5]。

专有名词

名词"短时每日透析"用于表示短时间的透析形式。"每日夜间透析"用于表示较长时间的频繁血液透析。"每日夜间血液透析"或"夜间血液透析"用于表示频繁透析的较长间期方案。名词"间歇夜间血液透析"用于表示3次/周或隔天夜间透析方式。"夜间透析"只用于表示夜间治疗方式,并不表示透析频率,所以要注意概念的混淆。理想的命名方式需要统一[23]。名词"长时间歇血液透析"和"间歇夜间血液透析"在本章中将交替使用。

透析处方/技术

短时、每日透析的特点是透析进行1.5~2.5 h/d,每周6~7天。有人采用3 h的每日血液透析,可以更好地控制血磷[24]。采用高的血流量和透析液流量,以期达到最高的透析剂量。透析液的组成和传统透析液相似。可以在机构也可以居家进行。

"每日夜间血液透析"每周施行5~7次(典型为6次),一般在夜间睡眠中居家透析8 h/次。可以由患者自己也可以由助手操作。同样,间歇夜间血液透析3次/周,可以在机构(一般3次/周)也可以在家中(一般隔天夜间)进行。机构里进行的夜间血液透析一般由工作人员操作。长时血液透析的血流量很低(规定为200~300 ml/min,儿童可以低到100 ml/min),经典的透析液流量为300 ml/min。和传统的血液透析方式相比,每日夜间血液透析的透析液碳酸氢盐含量较低[经典:30 mEq(mmol)/L],钙含量较高[经典:3.0~3.5 mEq(1.5~1.75 mmol)/L](表10.1)。50%以上的每日透析患者和20%以下的间歇透析患者,其透析液中都含有磷酸钠,最终磷酸盐浓度为1~3 mg/dl(0.3~0.9 mmol/L)[10,25]。但在"骨饥饿综合征"时,可能需要更高的钙和磷酸盐浓度。

表 10.1 典型替代透析的起始透析处方

	短时每日	长时间歇	每日夜间
Q_b(ml/min)	350~400	200~300	200~300
Q_d(ml/min)	700~800	300	300
Na^+ mmol/L	140	140	140[a]
K^+ mmol/L	1~2	2	2
碳酸氢盐 mmol/L	40	35	30
Ca^{2+} mmol/L	2.5	3.0	3.5
磷酸钠-液体给药(ml/4L 瓶)	0	0[b]	40[c]
Mg^{2+}	0.5 mEq(0.25 mmol)/L	1 mEq(0.5 mmol)/L	1.5 mEq(0.75 mmol)/L

　　a. 如果加入大剂量磷酸钠(>80 ml 液体装)应考虑低钠透析液,用于解决体液增加和血压难控制问题;b. 最初如果血清磷浓度低于 4.5 mg/dl(1.5 mmol/L),可以不用或小剂量使用磷结合剂;c. 如果透析前血清磷水平较高[>6 mg/dl(2 mmol/L)],不要一开始就加用液体装的磷制剂,传统透析还要加用大剂量磷结合剂。所有患者均停用磷结合剂。

　　尽管在所有的血液透析机上都可以进行上述各种透析方式,但有一些制造商对机器进行了改进,使之更适合患者在家庭自己操作,现在已经制造出了新型的适合短时每日透析和长时透析的机器[26-31]。这些机型的优势在于:方便使用、方便携带、较少依赖水净化系统等。

　　无论采取何种血液透析治疗方式,抗凝治疗的方法都是相似的。达那肝素可用于肝素导致的血小板减少症。

　　家庭水处理是通过标准反渗系统完成的,其中包含碳槽或去离子柱。前者的费用较低,而后者运行比较安静,所以较适合夜间使用。有时在水净化系统之前还可加用一个水软化装置。虽然发表的文献中没有提到使用"超纯"透析液,但如果条件允许,建议尽量选择。

透析器复用/居家透析的远程监测

　　透析器复用在居家透析中常常使用,但随着透析器价格的下调,大部分患者已经不采取这种方式[32](见第二章)。一般每周换 1 次滤器,使用过的滤器被冲洗干净后置于冰箱保存,1 周后丢弃。有些中心还开展了远程夜间透析监测[33-35]。通过网络将家庭透析机和监测中心进行连接。中心可为更大地理范围内的患者提供远程服务,而且还节约了医疗费用。这种方式能帮助患者建立居家透析的信心,特别是对初学者;此远程监测系统可以通过电话提醒患者注意机器报警信息;也可提醒中心注意到那些顺应性差的患者。目前,实时远程监测不失为一种好的选择。非创伤性生命体征远程监测技术的进步及监测费用的降低,会使这一方式更具吸引力[35]。

透析通路

　　不论居家或透析中心,永久中心静脉导管、动-静脉瘘及移植血管等都可以用于长时和频繁血液透析。有人认为每日透析会过多使用瘘管或移植血管,从而导致更多的并发症,这种担心是没有根据的。相反,非随机的研究报道显示每日透析的并发症更少[36-38]。透析导管生存和感染率在夜间血液透析中都更优于传统透析[39,40]。安全问题在夜间无人看管透析中至关重要。强烈建议在透析过程中使用穿刺导管帽(Interlink,Tego)(图10.1)。此装置可以防止动脉端以外断开导致的空气栓塞和出血。称为"按钮洞"的技术用于瘘管置管,也很流行,但尚缺乏前瞻性研究的结果[41-43]。这种技术就是把透析针(通常是钝头、非切割的)置入同一个置管轨道内。用锋利的针头建立"按钮洞"以后可以使用1周的时间。优势是疼痛较少、对穿刺点熟悉、穿刺成功率高。在对"按钮洞"穿刺时,要特别注意无菌操作。现在已经发明了一种针对"按钮洞"穿刺后的局部使用的抗生素药膏。正确而安全的固定透析针对夜间透析很重要。长时透析适合使用单针系统,因为穿刺次数较少,发生意外断开时的危险性也较低。单针透析时的血流量虽小,但对长时血液透析并无限制。穿刺点上方安装的湿度传感器,可在透析过程中发生血液溢出时唤醒患者[33]。很多中心都使用了一种不太昂贵、非一次性的"遗尿报警"装置(图10.2),在透析机附近的地板上放置一些价廉的湿度传感器,可以在血液或透析液漏出时提醒患者[33]。

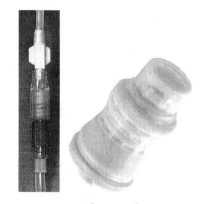

图10.1　Interlink®和Tego®的静脉导管帽

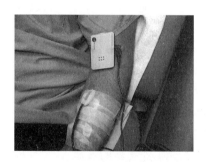

图10.2　"遗尿"潮湿报警装置

二、原理/血流动力学

见第十六章。

小分子物质的去除

透析剂量的确定、选择理想的透析方式及透析剂量的测量和临床结果的相关性等问题近年来一直争论不休。由于血清肌酐便于监测,所以透析剂量是否合适一般都是通过对血清肌酐的检测而得知。普遍采用NCDS推荐的$Kt/V_{尿素}$和尿素下降比例(URR)的方法计算[44]。如果要比较不同透析形式、不同透析计划结局的差异,或者这些不同方式对残肾功能的影响,是无法靠以上参数实现的。和血液透析相比,CAPD患者的临床结局更为满意,但这种方法获得的Kt/V和血液透析相比却很低(1周Kt/V分别为1.7~2.0和3.2),原因在于CAPD为持续性治疗[45]。持续(或频繁)透析可以获得稳定的血流动力学,所以心血管系统耐受性较好,生理参数的波动也比较小[46];持续透析对大分子物质的透析效果较好,因为大分子物质去除和透析时间有关;持续透析还可以降低有毒物质的峰浓度。研究者认为,持续透析的这些机制正是其优势所在。

透析充分性检测包含:等效肾脏尿素清除(EKR)[47]、正规化 Kt/V[48]和标准化 Kt/V(stdKt/V)。前两种测量基于平均尿素浓度[时间平均尿素浓度(TAC)]。最受欢迎的透析充分性测量是 stdKt/V,由 Gotch 提议[49,50]。不同透析方法如果每周 stdKt/V 相同,提示透析临床预后相似。其测量基于 1 周中间的透析前血清尿素(BUN)水平(在残肾功能或 CAPD 时为持续 BUN 水平)。stdKt/V 为 2.0 表示达到 KDOQI 的推荐水平。

还需要建立预测临床预后的有效 stdKt/V。stdKt/V 对高频率透析的评估有价值,但是延长透析时间对它的影响很小,因为长时间歇透析对透析前 BUN 的水平影响较小。所以,基于这一理念,认为长时间歇透析可能不如短时每日透析有效,但此观点并未获得证实,更有可能是不准确的。根据 KDOQI 提出的建议,3 次/周透析单池 Kt/V(spKt/V)要达到每次 1.2,如果每次 spKt/V 仅为 0.53,为维持相同的透析效率就必须每日进行血液透析。转换为每日透析方式后,维持相同的每周透析时间,其 stdKt/V 可以达到 2.5 ~ 3.0[51]。每日夜间血透的 spKt/V 较高,可以达到每次 1.8 ~ 2.5,如果 1 周做 6 次,其 stdKt/V 就可以达到 4~6。

中分子物质的去除

最近的研究证实,大分子质量溶质的去除和改善临床预后相关。通过延长透析时间、使用高通量滤器及利用对流的方式都可以加强中分子溶质的去除。调查美国肾脏数据系统,计算维生素 B_{12} 的清除效率,显示中分子物质的去除和患者生存率相关,其相关程度超过了小分子物质的清除率($Kt/V_{尿素}$)[53]。在 HEMO 研究中,被分到高通量滤器组的患者其心血管并发症低于低通量滤器组[54];患者死亡率和血清透析前 β_2-微球蛋白(代表中分子物质)水平相关[55]。最近两项来自澳大利亚/新西兰的研究发现,患者预后和透析时长、中分子物质清除力度正相关[56],"透析结局和实践研究(DOPPS)"也得到了相同的结果[57]。

中分子物质去除主要和延长透析时间相关,数学模型和临床研究都显示了相同的结果。从传统的透析方式转换为每日夜间透析方式后,每周 β_2-微球蛋白去除可以有 4 倍的提高,从 127 mg 上升到 585 mg。在 9 个月的时间里,血清透析前 β_2-微球蛋白的水平可从 27.2 mg/dl 降低到 13.7 mg/dl[59]。终末糖基化产物(AGE)水平在每日血液透析时下降,与蛋白结合 β_2-微球蛋白的溶质水平也会通过每日透析而降低[61]。stdKt/V 也可扩展到用于反映大分子溶质(β_2-微球蛋白)的清除状况[62]。通过这种方法,中分子物质在短时每日透析中清除率高于传统血液透析(表 10.2)。但尚未建立如何应用 stdKt/V 正确反映透析清除率的方法。

表 10.2　替代透析方式和传统透析方式的比较

	传统血液透析	短时每日透析 (相同每周透析时间)	间歇长时透析 (或夜间透析)	每日夜间透析
传统动力学的小分子物质的清除(eKt/V)	+	+	++	++++
使用 stdKt/V 测量的小分子物质清除	+	+++	++	++++
中分子物质清除	+	++	+++	++++
使用 stdKt/V 测量的中分子物质清除	+	+++	+++	++++
磷控制	±	+(>3 h++)	+++	++++
血压控制较好(不加用或很少加用降压药)	+	+++	+++	++++
LVH 逆转	−	+++	++?	+++
改善内皮功能	−	?	?	+++
交感神经系统活性下降	−	++	?	+++
心率变异度	−	?	?	++
运动耐力	−	?	?	++
生活质量	+	+++	+++	+++
认知功能	+	+++	?	+++
饮食开放	−	++	+++	++++
营养	+	++	++	++
贫血控制/ESA 用量	−	++	++?	++
睡眠呼吸暂停改善	−	?	?	+++
患者生存率	+	++(?)	+++	++(?)

注:BP,血压;LVH,左心室肥厚;HR,心率;ESA,红细胞生成刺激因子;−,无;±,可忽略;+,非常低;++,低;+++,中等;++++,高;+(+),可变动于+和++之间;?,无数据;++(?),数据较弱。

磷酸盐去除

高磷酸盐血症是肾性骨病及心血管疾病的高危因素,与患者死亡率也相关[63]。磷酸盐在各腔室间的移动较慢,所以磷酸盐的清除受到限制,透析后由于再结合还会导致低血清磷酸盐水平[64]。影响磷酸盐清除的关键因素是透析时间。因为在透析开始时血液、透析液磷酸盐梯度大,所以短时每日血液透析可以增强磷酸盐的清除。可以通过检测透析液磷酸浓度得到证实[24,65]。然而,2 h 短时每日透析只能中等程度降低血清磷酸盐水平,因为透析后胃纳改善,磷酸盐摄入因此增加。研究发现透析延长到 3 h 可以更显著地改善磷酸盐水平[24]。此研究还发现,磷酸盐水平的控制和左心室肥厚(LVH)的逆转相关[66]。每日夜间透析可以有效去除磷酸盐,这样就避免使用磷结合剂,可以开放饮食,为防止低磷酸盐血症还可以在透析液里加入磷酸盐(见表 10.1)[33,67]。间歇夜间血液透析对磷酸盐的去除也非常有效,但是部分患者还是需要服用磷结合剂,而另一部分患者需要补充磷酸盐[10]。这种透析方式透析前血磷水平可以很高,而透析后血磷水平却可能低于正常。长时间歇血液透析对磷酸盐去除效率高于短时每日透析(见表 10.2)。

长时透析的其他作用

从传统透析方式转换成短时每日透析后,同型半胱氨酸水平显著下降,如果转换成每日夜间透析其下降就更显著[68,69]。同型半胱氨酸水平在 ESRD 时升高,并且和心血管事件相关[70]。

从传统透析转为夜间透析后,蛋白结合及游离的肉毒碱水平均下降,其水平虽维持于正常低限,但游离/结合蛋白比值上升[71]。血清氨基酸谱也发生改变,但尚未达到正常状态[72]。维生素 D 水平上升,血清 $25(OH)D_3$ 和 $1,25(OH)_2D_3$ 水平也上升[73]。这可能和不限制饮食及患者生活质量改善有关,可能由于患者接受日晒的时间增多,所以 $25(OH)D_3$ 水平上升;而由于高磷酸盐血症而导致 $1,25(OH)_2D_3$ 水平上升。

选择患者/培训患者使用替代透析治疗

患者选择及方法使用受多种因素的影响,包括使用机器设备的便利性、经济状况、医疗指征/反指征、透析梯队偏见和患者/家庭选择。便利方式的选择还依赖于区域专业人员配备及经济因素。使用替代透析方式治疗的患者,其中部分经历了现用方法的"技术失败",此时替代透析方式是一种"急救"治疗[74],但大多数其他患者选择此治疗方式的目的是为了改善生活质量。通常选择这种"急救"治疗方式是因为血流动力学非常不稳定、心血管疾病、难治性高血压、透析相关综合征、腹腔积液、营养不良、生长发育不良或体格过大等。第二组为年轻患者,他们更倾向于居家透析。如果没有任何并发症,通常很难劝说患者从熟悉的透析方式转换为替代治疗方式,特别是原先采用居家透析形式者。对偶然性血液透析患者,选择居家透析更合适。有趣的是,问卷调查发现,即便可以报销费用,也只有 56% 的正在进行传统透析的患者愿意每天到透析机构进行治疗[75]。相反,已经开始进行每日透析的患者很少有人愿意转换为 3 次/周透析。居家透析患者的年龄比在透析中心治疗的患者要高 10 岁。

进行家庭透析的反指征为:当无合适助手时,患者缺乏学习居家透析技术的动力和能力。其他反指征还有:居住环境不理想、语言交流困难(包括主流语言的交流困难),因为当有紧急状况而无协助者时,需要和透析机构很好地交流。当发生显著血流动力学不稳定时,可以选择使用每日夜间血液透析。对肝素过敏也是一个居家夜间透析的反指征。当然,还可以选择用达那肝素等进行抗凝治疗。

对居家透析的培训一般需要 4~6 周,学习期间可以进行 3 次/周血液透析。自我护理透析也需要过渡期治疗,因为这种透析的学习期比较长,除了学习一些透析的基本方法外,还要学习抽血取样及离心后送实验室检查,以及学习血培养和静脉注射抗生素及铁剂等技术。由于居家透析血流动力学稳定,所以并不一定需要助手协助。一般只要每月化验 1 次,2~3 个月到诊所随访 1 次。

三、结局

健康经济学及生活质量

健康经济学

透析费用可从不同利益相关人员角度进行分析。利益相关人员包括社会、支付者、透析机构、透析梯队人员(健康服务提供者)、患者和患者家庭。费用/获益比影响利益相关人员对透析方式的选择。透析费用非常高,挑战了社会的支付意愿。

一些替代治疗方式对经费影响的关键因素如下：

（1）居家透析使国家医疗费用升高（每个患者1台机器），但节省了劳动力。

（2）每日透析医疗消耗品费用增加（每日方案）。

（3）在血透中心的短时血透降低了血透机的使用效率，因为频繁进行机器准备浪费了时间，并增加了费用[76]。

（4）长时透析可能提高透析质量，不过会增加透析的隐性费用，但总体来说仍然是"划算"的。

（5）患者预后的改善可节省开支，如缩短住院时间和减少住院次数，同时也减少了药物的使用。

（6）支付者的高支出还在于生存患者增加、患者生存时间延长。

（7）患者生活自理，社会、患者及患者家庭都会因此获益。

（8）替代透析治疗可以减少注射过程，从而使透析支付者受害（非捆绑支付）或者获益（捆绑支付）。

（9）透析费用增加、透析提供者负担加重，但降低住院率、使支付者获益。在均摊支付体系里，透析提供者是受益的。

（10）由于家庭透析而增加了家庭设施（水和电）的使用，由患者承担。

（11）家庭血液透析的运输费用减少，使患者或社会公共交通系统减负。

在很多国家，劳动力费用所占比例对透析方式选择的影响大于对其临床受益的影响。在一个劳动力费用高昂的国家，每日透析在经济上就无优势可言。具体见表10.3。

表 10.3　不同透析方式对不同利益相关人的费用影响a

	间歇每周3次 HD	长时间歇中心 HD	短时每日中心 HD（半时，频率加倍）	居家短时每日 HD	居家每日夜间 HD
房产（透析单位）	+++	+（使用现有设备）	+++	-	-
资本（排除房产）	++	±（使用现有机器）	++	++++	++++
消耗品	++	++	++++	++++	++++
劳动力	+++	++(++)b	++++	-	-
交通费用	++	++	++++	-	-
发达国家支付者视角（包括住院/药物治疗费用，但非全部生活费用）	++++	++(+)	+++	++	++
发展中国家支付者观点	++++	++c	+++(+)c	+++(+)	+++(+)
透析提供者观点（非捆绑式）（排除房产费用）	+++	+++(+)	++++	+++(+)	+++(+)
透析提供者观点（捆绑式）（排除房产费用）	+++	++(+)	+++(+)	+++	+++
透析提供者观点（全资）（排除房产费用）	++++(+)	+++	+++	+(+)	+(+)

注：-，无；±，可忽略；+，非常低；++，低；+++，中等；++++，高；+(+)，可变动于+和++之间。a. 无数据时，作者的假设；b. 和护士、技术人员与患者比例相关，尽管透析时间加倍，还需要减少50%；c. 和发达国家比较，劳动力费用低但是消耗品费用高。

一些已发表的研究对血液透析的费用问题进行分析。这些研究有回顾性[77]和前瞻性的[78-80]，尽管是对照的但都不是随机的。这些研究都显示，尽管每日透析(短时和夜间透析)的资本和耗材增加，但劳动力费用下降，并且由于是居家透析，所以费用下降部分超过了增长的部分。在中心进行的血液透析当然更加昂贵，但是也有回顾性研究发现，每日透析住院时间缩短，因而减少的费用超过了每日在中心透析增加的费用[77]，这只能适用于经常需要住院治疗的患者[74]。夜间间歇血液透析是一种最经济的替代治疗方式。尽管间歇夜间透析耗材的费用和传统透析相仿，但研究并没有计算劳动力的费用。长时血液透析可以通过降低"员工/患者"比例提高劳动力费用，但必须注意患者血流动力学的稳定性。

一些研究认为每日透析和低住院率相关，因此降低了住院费用，同时也减少了促红细胞生成素、心血管药物和磷结合剂的使用[79,81]。所有的研究都发现，中心传统血透的总费用高于每日透析费用，每年每个患者可以因此节约5000到10 000美元[77-81]。更重要的是，即便排除患者特殊治疗费用的下降(如住院费用的减少)，居家透析也比中心透析更经济。这些结果还需要在正确设计的研究中获得证实。

生活质量

一些研究观察了透析患者的生活质量，包含不依赖透析的数据、透析依赖的数据及应用积分。大多数研究都不是随机的。多数研究进行了改变患者透析方式的前后对照。也有一些研究与传统透析对照组进行了比较。

数项研究报道了患者生活质量的提高，如肾脏疾病生活质量(KDQOL)、SF-36、疾病影响属性(SIP)和贝克抑郁指数[74,77,82-86]。进步最大的部分包括能量代谢改善、体格功能提高、精神健康和抑郁减轻[87]。每日透析后患者的恢复时间也比较短[88]。

质量调整寿命年(QALY)的计算可用于短时每日透析和夜间透析的评估[85,89]。测量的参数有：支付意愿、时间交换、标准赌博技术及健康效用指数工具[79]。生活质量的提高在各种每日透析方式中都得到了证实。每日夜间透析在所有的研究中都证实是"主导"的经济透析方式，因为它不仅可以改善生活质量且费用最低[89,90]。从传统透析方式转换为中心间歇夜间透析方式并不会对生活质量造成负面影响[91]。很早就开始期待关于生活质量的随机对照研究[92,93]。第一项关于每日夜间透析的随机对照研究(RCT)最近发布了结果，发现每日夜间透析与传统透析方式比较，一些生活质量的参数有明显改善[94]。

认知功能

有证据证实患者转换成每日透析方式后，其认知功能有显著改善。经过6个月的治疗周期，认知综合征减少22%，注意力和工作记忆有32%的改善[95]。短时每日透析模式可以在改善认知功能的同时改善脑电图(EEG)结果[96]。

心血管功能

(1)血压、左心室指数和左心室功能早期研究均发现，各种替代透析方式同时可以改善血压和患者的健康状况[12,97]。这些替代方式包括短时每日透析[16,74,82,99]、长时间歇透析[100,101]及每日夜间透析[102,103]。抗高血压药物用量减少，甚至停药。通常透后体重(干体重)下降，血压随之得到控制，但在替代治疗方式时患者更容易耐受干体重的下降。间歇夜间透析时需要控制盐分的摄入,但每日夜间透析时通常不需要严格控盐[25]。

有报道,短时每日透析和每日夜间透析患者心肌肥大发生了逆转[99,102]。12 个月的短时每日透析,患者 LVH 下降 30%[105],3 年的每日夜间透析患者 LVH 可下降 22%[102]。短时每日透析通过降低细胞外液容量而达到此效果[99];但每日夜间透析降低 LVH 的机制与此不同[103],因为经生物电阻抗检测其细胞外液量并未发生变化[102]。在间歇长时血液透析时,尽管过去的研究未发现 LVH 的逆转[106],但近期研究得到了不同的结果[107,108]。每日透析和间歇透析对 LVH 的影响还需要更深入的研究,因为这是决定长期疗效的重要参数[109]。一项最近的 RCT 研究通过核磁共振检测确定,每日夜间透析可降低左心室质量[110]。

转换为每日夜间透析方式后,6 例患者的左心室射血分数从 28% 上升到 41%[111]。

从传统透析方式转换为夜间透析方式后,运动耐力(测量氧耗量)也提升了[112]。

(2)内皮细胞功能、自主神经系统在血压的改善和 LVH 的逆转方面的作用还有更深入的研究。越来越多的证据显示,每日夜间透析和血管扩张、交感张力下降及内皮功能改善相关。通过心脏超声技术,发现转换为每日夜间透析方式后 1 个月,外周血管阻力降低,血清去甲肾上腺素水平降低[113]。依赖内皮细胞(缺血后)和不依赖内皮细胞(对硝酸酯类反应)的血管扩张都得到了改善[113]。血液中的内皮祖细胞(EPC)数量增多,功能也得到改善[114]。在非 ESRD 患者中,EPC 的减少和功能下降都和心血管危险相关[116]。每日透析方式,可以使心率对血压改变的反应(也就是压力感受器功能)获得改善,动脉顺应性也得到了改善[117]。最后,增加了睡眠时心率变异度,降低了交感/副交感张力比[118]。心率变异度下降在 ESRD 患者中很常见,其在普通人群及 ESRD 患者中都与心血管并发症相关[119,120]。15 例行每日夜间透析的患者进行了肾脏移植手术,研究发现这 15 例患者移植后血压显著上升,而移植前行传统透析治疗的患者血压显著下降[121]。

总而言之,这些研究都发现转换为每日夜间透析治疗后,患者的交感张力下降、内皮细胞功能改善。随之导致血管扩张、血压下降、左心室质量减少。最近有研究还发现,短时每日透析可使交感活力下降,还可使脑钠肽水平降低[122,123]。每日夜间透析似乎对交感神经系统的影响最为显著。尚未见对间歇长时血液透析的类似研究报道。

(3)血管钙化:早期证据发现,从传统透析转换为夜间透析后 1 年,通过螺旋 CT 检测得到的冠状动脉钙化积分,并没有明显改善[124]。有报道间歇夜间透析可以减少血管钙化[125]。确定结论还需要进行更长时间的随访及对照研究。

总之,每日透析,特别是每日夜间透析对心血管的影响非常大。由于一些参数的改善,心血管相关的发病率和死亡率可获得改善,期望通过这些治疗方式可以真正改善患者的预后。这些结论还需要通过更准确设计的研究获得确认。

贫血控制/红细胞生成刺激因子(ESA)剂量

替代透析治疗的相关研究还发现可以提高血红蛋白水平,减少 ESA 的用量。每个患者的反应存在差异。有报道显示短时每日透析时红细胞生成素(EPO)的用量可以减少 45%,或者根本没有差异[74,82]。研究结果的差异可能和患者的选择、观察时间及缺铁的程度相关。Merit 夜间透析可以增加血红蛋白水平,降低 EPO 的用量。在一项研究中发现,25% 的患者可以停用 EPO[126],EPO 用量减少 30%。一些患者红细胞生成作用强化,需要控制铁摄入以防红细胞增多症(未发表观察结果)。夜间透析对 ESA 的反应较好与炎症因子水平降低相关[127],但目前尚没有关于替代治疗的炎症因子水平的数据。

营养

转换为短时每日透析后,大多数患者胃纳改善,健康状况好转。行夜间血液透析的患者不需要饮食控制,短时每日透析和间歇夜间透析患者的饮食也是开放的。一些研究报道,人血白蛋白、前白蛋白、胆固醇和体重均增加[68,101,128]。一项每日 3 h 血液透析的研究显示,患者的蛋白代谢率上升[24]。其他研究没有发现人血白蛋白水平的变化[74,82]。研究结果的差异可能和患者入选标准及随访时间长短有关。体重和白蛋白水平在长时间歇血透中比较稳定[129],但在 HEMO 研究入选的患者中这些参数均下降[130]。行每日夜间透析患者的血氨基酸构成改善了[72]。每日夜间透析患者,透析后人血白蛋白水平通常低于透析前,可能和休息体位时血管充盈增加有关[131]。

矿物质代谢

钙的平衡非常重要。传统透析时如果应用含钙的透析液,则呈钙的正平衡[132],这可能会导致血管转移性钙化。不使用含钙的磷结合剂时,钙平衡主要依赖钙的胃肠道摄入和透析相关的钙丢失。前者主要受到低乳制品饮食(低磷)和低血清维生素 D 水平影响,后者主要受透析液钙水平及血液透析时对流丢失的影响。负钙平衡可以导致甲状旁腺素(PTH)和碱性磷酸酶水平的升高及骨密度的下降[133]。由于透析时间延长、饮食钙含量及钙吸收等因素的影响,根据需要可选择高钙透析液或口服补充钙剂。假设消化道钙吸收不充分,每日夜间血液透析就需要用高钙透析液才能维持钙平衡。夜间血透析液钙浓度至少必须为 3 mEq(1.5 mmol)/L[134],未达到骨修复的效果、甲状旁腺手术后或者孕期可以提高到 4.5 mEq(2.25 mmol)/L[135]。高钙透析液可以为固定浓度[通常为 3.5 mEq/L]或根据患者的情况调整,比如根据透析前后血清钙和 PTH 水平进行调整。可以在"酸"或碳酸氢盐中加入氯化钙来增加钙浓度[7 ml 的粉剂可以增加 0.5 mEq(0.125 mmol)/L 的钙浓度]。钙和磷在酸性环境中不会沉淀,为了维持钙平衡,透析后钙水平应该维持在高钙范围。

在短时和夜间透析 PTH 水平较低[24,125,133]。PTH 水平可通过调节透析液钙浓度达到。PTH 水平和短时每日透析及夜间透析的关系尚未建立。KDOQI 也需要这些数据来建立相应的指南。骨来源碱性磷酸酶水平升高时,如增加透析液钙水平可能会导致 PTH 水平降低。如果 PTH 水平降低,降低透析液钙浓度会导致 PTH 的上升,从而可以防止低动力性骨病[125]。各种骨形态学的改变可以通过间歇性夜间透析方式获得解决。

3 种透析方式都可以增加磷的清除和改善高磷血症,短时每日透析需要延长透析时间至 3 h 以达到清除磷的作用[24]。随着每周透析时间延长,对磷结合剂的需要减少。约 25% 隔夜血透或 75% 每日夜间血透患者需要在透析液中补充磷(见表 10.1)。钙和磷酸钠的剂量需要根据血清钙和磷的水平进行调整。

磷水平的控制和 PTH 达标可以使 Ca×P 正常化(所有行每日夜间透析的患者)[125,133,136,137]。可以使一部分患者的转移性钙化获得缓解,并使另一部分患者外周血管钙化好转[139]。

睡眠

ESRD 患者中睡眠障碍发生率很高[140]。睡眠障碍表现为多种形式,如睡眠呼吸暂停、失眠、不安腿综合征、周期性肢体活动和日间嗜睡。睡眠呼吸暂停在慢性肾脏病、透析和移植后等多个阶段均会发生,主要表现为气道阻塞[141-144]。

传统透析和腹膜透析对此没有特别好处。有研究在 14 例患者转换为每日夜间透析前后进行睡眠研究。8 例患者原来有睡眠呼吸暂停,行每日夜间透析后有了明显改善[145],患者的夜间血氧饱和度有了明显提高。日间嗜睡和周期性肢体活动没有受到影响[146]。改善的机制尚不清楚,可能和夜间透析对 CO_2 的反应性提高有关[147]。其他的可能原因还有咽喉部塌陷性改善及咽喉部水肿的改善[148,149]。还没有关于短时每日透析对睡眠障碍影响的数据。

患者生存率

Tassin 等报道,和美国及欧洲数据库[7,150]相比,间歇长时血液透析近 5 年来使生存率提高了 85%。尽管一些研究的结果和患者的入选标准有关,但经过校正以后这种生存差异持续存在[101]。Tassin 等认为高生存率的原因是血和细胞外液的良好控制。透析时间对小分子毒素清除及预后的影响尚存在争议[8]。NCDS 没有发现透析时长和预后的相关性($P = 0.06$)[44],但是统计差异处于边缘,而且入选患者数量较少,所以研究结论的准确性值得怀疑[8]。最近,澳大利亚和新西兰的两项研究发现,透析时长和患者生存率相关,并且和透析剂量相关[56,57]。

USRDS 数据库显示,居家传统透析的生存率高于中心血液透析患者。但此项研究中,居家透析患者数量较少,虽然经过校正,但是仍然可能存在由于患者选择偏倚而造成的结果的偏差[151]。

短时每日透析的回顾性研究发现,患者的 5 年生存率达 80%[16]。每日夜间透析结果也显示了非常相似的高生存率[25]。尽管这些研究都有不足之处,但这些研究的 5 年生存率都可以达到 80% 左右,而 USRDS 数据库的生存率仅为 40% 左右[1]。关于患者生存率的信息还需要更多 RCT 研究或者大型的机构数据,比如新建立的国际每日血液透析登记系统[153]。

每日血液透析滤过

对流技术已经应用几十年之久,其在欧洲应用很广泛,而在北美地区几乎不被采纳[154,155]。对流的主要优势在于增强了大分子溶质的去除,临床预后,如改善了透析中和透析间期的耐受力,改善生活质量,改善血液控制,并且改善了患者生存率[154]。

尽管增强了中分子物质的清除,例如 β_2-微球蛋白,但 3 次/周的血液透析滤过并未对基础 β_2-微球蛋白水平有明显影响。已经开展的每日血液滤过和每日血液透析滤过,前者可居家进行而后者在中心实施[157],两者预后相仿,但短时每日血液透析滤过可以增加中分子物质的清除,原因在于其采用了对流技术,可以改善血压,还可以更好地控制高磷血症,同时改善患者的生活质量,心脏肥大也可以获得逆转[157]。透析前 β_2-微球蛋白水平也下降了。除了对 β_2-微球蛋白水平的影响,临床效应还要归因于高频技术,而不仅仅是对流技术。

儿童每日血液透析

每日夜间透析和每日血液透析滤过也可以用于儿童患者。有报道显示,其可以改善儿童的健康状况、营养状况、上学时间及生长发育[158-160]。

替代透析计划及方式选择的障碍

尽管文献显示替代透析方式优势明显,但其发展却很慢,可能存在数种原因:

(1)报销制度。尽管从支付者的角度来说,居家每日血液透析的费用低于在中心血液透析的费用,但这种节省对透析提供者来说没有任何好处,每日透析反而增加了其开支。在一些报销制度已经解决的区域(爱尔兰、加拿大的哥伦比亚地区和澳大利亚),居家血液透析的应用发展迅速。一旦报销问题解决,应该倾向于选择中心或居家的长时间歇透析方式。

(2)缺乏随机对照研究。对每日透析来说这些问题非常重要,因为不仅与科学问题有关,还和获得基金相关。当选择患者生存率作为研究终点时,需要的研究费用巨大,所以可以选择替代终点,如 LVH 的逆转和生活质量,这些已经被国立卫生院(NIH)的 Medicare 和 Medicaid 所采纳,目前研究正在进行中[92]。这一研究的结果将在 2009 年获得。最近已有第一个关于每日夜间透析的 RCT 研究发表[110]。

(3)缺乏培训和经验。大多数内科医生、护士和透析中心对每日居家透析不太熟悉,经验不足,且缺乏其他动力,形成惯性。

(4)血液透析机不适合居家透析。尽管有一些可供家庭使用的透析机,但是培训患者进行居家透析是其发展的重大阻碍。很多专家认为,用现有的透析技术,只有 15% ~ 20% 的患者有能力进行居家透析。

(5)缺乏透析工业化推动力。在目前的报销制度下,透析工业追求替代治疗方式的动力不足。只有制造了新型的透析设备,透析费用降低,费用能被目前报销制度覆盖,或者调整目前的报销结构,才有可能改变目前的状况。工业对推广替代透析方式至关重要。

如果没有足够的经济支持开展每日血液透析,也可以居家进行隔夜透析或 3 次/周血液透析。如果每日透析可以选择,短时还是夜间透析应该由患者及其内科适应证,以及当地专家共同决定。每日夜间透析方式最接近肾脏生理功能,能提供最佳的血流动力学稳定性、完美的磷控制,而且可改善睡眠呼吸暂停。这些优势必须与一些并发症进行权衡,如获得性免疫缺陷综合征(尚无证据)、过长时间暴露于透析膜及夜间安全问题。每日对流治疗也很有吸引力,但还需要在广泛推广以前积累更多的经验。

四、总结

目前的研究证实,替代透析方式及其技术优势较传统中心血液透析方式明显。直到最近才有一些相关的 RCT 研究报道[110,161,162]。每日血液透析短时和长时形式,均可以改善患者的生活质量、血压控制、睡眠质量和磷的清除,还有助于左心室肥厚的逆转。对贫血和营养也有良性作用,但可能并不持久。欢迎开展更多的研究来证实这些优势。总而言之,高频血液透析似乎可以改善数个重要的预后,并导致患者的生存率改善。将来需要良好设计的研究确证这些假说。NIH 和 CMS 赞助的关于频繁透析的研究将在 2009 年获得结果。长时间歇透析改善血压和血磷水平,但心血管获益还无文献明确报道。暂时来说,长时间歇透析可以降低费用、改善透析质量,为比较理想的居家透析方式。应该强烈支持开展居家每日透析。但是是否采纳这一方式,主要依赖于透析报销制度和报销结构。

(王　玲　译)

参 考 文 献

1. USRDS. *Morbidity and mortality*. USRDS 2007 September 1 [cited 2007 Sep 1]. Available from: URL: http://www.usrds.org/2006/pdf/06_morb_morte_06.pdf.
2. Gotch FA, Sargent JA. A mechanistic analysis of the National Cooperative Dialysis Study (NCDS). *Kidney Int* 1985;28(3):526–534.
3. Eknoyan G, Beck GJ, Cheung AK, et al. Effect of dialysis dose and membrane flux in maintenance hemodialysis. *N Engl J Med* 2002;347(25):2010–2019.
4. Blagg CR. The early history of dialysis for chronic renal failure in the United States: a view from Seattle. *Am J Kidney Dis* 2007;49(3):482–496.
5. Blagg CR. A brief history of home hemodialysis. *Adv Ren Replace Ther* 1996;3(2):99–105.
6. Blagg CR, Ing TS, Berry D, et al. The history and rationale of daily and nightly hemodialysis. *Contrib Nephrol* 2004;145:1–9.
7. Charra B, Calemard E, Ruffet M, et al. Survival as an index of adequacy of dialysis. *Kidney Int* 1992;41(5):1286–1291.
8. Chertow GM, Kurella M, Lowrie EG. The tortoise and hare on hemodialysis: does slow and steady win the race? *Kidney Int* 2006;70(1):24–25.
9. Shaldon S. Independence in maintenance haemodialysis. *Lancet* 1968;1(7541):520.
10. Mahadevan K, Pellicano R, Reid A, et al. Comparison of biochemical, haematological and volume parameters in two treatment schedules of nocturnal home haemodialysis. *Nephrology (Carlton)* 2006;11(5):413–418.
11. MacGregor MS, Agar JWM, Blagg CR. Home haemodialysis—international trends and variation. *Nephrol Dial Transplant* 2006;21(7):1934–1945.
12. DePalma JR, Pecker EA, Maxwell MH. A new automatic coil dialyser system for 'daily' dialysis. *Proc EDTA* 1969;6:26–34.
13. DePalma JR, Pecker EA, Maxwell MH. A new automatic coil dialyser system for 'daily' dialysis. *Semin Dial* 1999;12:410–414.
14. Buoncristiani U, Giombini L, Cozzari M, et al. Daily recycled bicarbonate dialysis with polyacrylonitrile. *Trans Am Soc Artif Intern Organs* 1983;29:669–672.
15. Buoncristiani U. Fifteen years of clinical experience with daily haemodialysis. *Nephrol Dial Transplant* 1998;13(Suppl 6):148–151.
16. Woods JD, Port FK, Orzol S, et al. Clinical and biochemical correlates of starting "daily" hemodialysis. *Kidney Int* 1999;55(6):2467–2476.
17. Pierratos A, Ouwendyk M, Francoeur R, et al. Nocturnal hemodialysis: three-year experience [see comments]. *J Am Soc Nephrol* 1998;9(5):859–868.
18. Uldall PR, Francoeur R, Ouwendyk M. Simplified nocturnal home hemodialysis (SNHHD). A new approach to renal replacement therapy. *J Am Soc Nephrol* 1994;5:428.
19. Kooistra MP. Frequent prolonged home haemodialysis: three old concepts, one modern solution. *Nephrol Dial Transplant* 2003;18(1):16–18.
20. Agar JWM, Somerville CA, Dwyer KM, et al. Nocturnal hemodialysis in Australia. *Hemodial Int* 2003;7(4):278–289.
21. Lockridge RSJ, Albert J, Andrerson H, et al. Nightly home hemodialysis: fifteen months of experience in Lynchburg, Virginia. *Home Hemodial Int* 1999;3:23–28.
22. Paniagua R, Amato D, Vonesh E, et al. Effects of increased peritoneal clearances on mortality rates in peritoneal dialysis: ADEMEX, a prospective, randomized, controlled trial. *J Am Soc Nephrol* 2002;13(5):1307–1320.
23. Agar JW, Macgregor MS, Blagg CR. Chronic maintenance hemodialysis: making sense of the terminology. *Hemodial Int* 2007;11(2):252–262.
24. Ayus JC, Achinger SG, Mizani MR, et al. Phosphorus balance and mineral metabolism with 3 hours daily hemodialysis. *Kidney Int* 2007;71(4):336–342.
25. Pierratos A. Daily nocturnal home hemodialysis. *Kidney Int* 2004;65(5):1975–1986.
26. Kjellstrand CM, Blagg CR, Bower J, et al. The AKSYS personal hemodialysis system. *Semin Dial* 2004;17(2):151–153.
27. Clark WR, Turk JE. The NxStage System One. *Semin Dial* 2004;17(2):167–170.
28. Schlaeper C, Diaz-Buxo JA. The Fresenius medical care home hemodialysis system. *Semin Dial* 2004;17(2):159–161.
29. Trewin E. Bellco Formula Domus home care system. *Semin Dial* 2004;17(2):156–158.
30. Kelly TD. Baxter Aurora dialysis system. *Semin Dial* 2004;17(2):154–155.
31. Ash SR. The Allient dialysis system. *Semin Dial* 2004;17(2):164–166.
32. Pierratos A, Francoeur R, Ouwendyk M. Delayed dialyzer reprocessing for home hemodialysis. *Home Hemodial Int* 2000;4:51–54.
33. Pierratos A. Nocturnal home haemodialysis: an update on a 5-year experience. *Nephrol Dial Transplant* 1999;14(12):2835–2840.
34. Hoy CD. Remote monitoring of daily nocturnal hemodialysis. *Hemodial Int* 2001;4:8–12.
35. Diaz-Buxo JA, Schlaeper C, VanValkenburgh D. Evolution of home hemodialysis monitoring systems. *Hemodial Int* 2003;7(4):353–355.
36. Quintaliani G, Buoncristiani U, Fagugli R, et al. Survival of vascular access during daily and three times a week hemodialysis. *Clin Nephrol* 2000;53(5):372–377.
37. Kjellstrand CM, Blagg CR, Twardowski ZJ, et al. Blood access and daily hemodialysis: clinical experience and review of the literature. *ASAIO J* 2003;49(6):645–649.
38. Piccoli GB, Bermond F, Mezza E, et al. Vascular access survival and morbidity on daily dialysis: a comparative analysis of home and limited care haemodialysis. *Nephrol Dial Transplant* 2004;19(8):2084–2094.
39. Perl J, Lok CE, Chan CT. Central venous catheter outcomes in nocturnal hemodialysis. *Kidney Int* 2006;70(7):1348–1354.
40. Pipkin M, Craft V, Spencer M, et al. Six years of experience with nightly home hemodialysis access. *Hemodial Int* 2004;8(4):349–353.
41. Twardowski Z, Kubara H. Different sites versus constant sites of needle insertion into arteriovenous fistulas for treatment by repeated dialysis. *Dial Transplant* 1979;8:978–980.
42. Marticorena RM, Hunter J, Macleod S, et al. The salvage of aneurysmal fistulae utilizing a modified buttonhole cannulation technique and multiple cannulators. *Hemodial Int* 2006;10(2):193–200.
43. Ball LK, Treat L, Riffle V, et al. A multi-center perspective of the buttonhole technique in the Pacific Northwest. *Nephrol Nurs J* 2007;34(2):234–241.
44. Lowrie EG, Laird NM, Parker TF, et al. Effect of the hemodialysis prescription of patient morbidity: report from the National Cooperative Dialysis Study. *N Engl J Med* 1981;305(20):1176–1181.
45. Fenton SS, Schaubel DE, Desmeules M, et al. Hemodialysis versus peritoneal dialysis: a comparison of adjusted mortality rates [see comments]. *Am J Kidney Dis* 1997;30(3):334–342.

46. Kjellstrand CM, Evans RL, Petersen RJ, et al. The "unphysiology" of dialysis: a major cause of dialysis side effects? *Hemodial Int* 2004; 8(1):24–29.

47. Casino FG, Marshall MR. Simple and accurate quantification of dialysis in acute renal failure patients during either urea non-steady state or treatment with irregular or continuous schedules. *Nephrol Dial Transplant* 2004;19(6):1454–1466.

48. Depner TA. Daily hemodialysis efficiency: an analysis of solute kinetics. *Adv Ren Replace Ther* 2001;8(4):227–235.

49. Gotch FA. The current place of urea kinetic modelling with respect to different dialysis modalities. *Nephrol Dial Transplant* 1998; 13(Suppl 6):10–14.

50. Gotch FA. Modeling the dose of home dialysis. *Home Hemodial Int* 1998;2:37–40.

51. Suri RS, Depner T, Lindsay RM. Dialysis prescription and dose monitoring in frequent hemodialysis. *Contrib Nephrol* 2004;145:75–88.

52. Suri R, Depner TA, Blake PG, et al. Adequacy of quotidian hemodialysis. *Am J Kidney Dis* 2003;42(Suppl 1):42–48.

53. Leypoldt JK, Cheung AK, Carroll CE, et al. Effect of dialysis membranes and middle molecule removal on chronic hemodialysis patient survival. *Am J Kidney Dis* 1999;33(2):349–355.

54. Cheung AK, Sarnak MJ, Yan G, et al. Cardiac diseases in maintenance hemodialysis patients: results of the HEMO Study. *Kidney Int* 2004; 65(6):2380–2389.

55. Cheung AK, Rocco MV, Yan G, et al. Serum β-2-microglobulin levels predict mortality in dialysis patients: results of the HEMO Study. *J Am Soc Nephrol* 2006;17(2):546–555.

56. Marshall MR, Byrne BG, Kerr PG, et al. Associations of hemodialysis dose and session length with mortality risk in Australian and New Zealand patients. *Kidney Int* 2006;69(7):1229–1236.

57. Saran R, Bragg-Gresham JL, Levin NW, et al. Longer treatment time and slower ultrafiltration in hemodialysis: associations with reduced mortality in the DOPPS. *Kidney Int* 2006;69(7):1222–1228.

58. Clark WR, Leypoldt JK, Henderson LW, et al. Quantifying the effect of changes in the hemodialysis prescription on effective solute removal with a mathematical model. *J Am Soc Nephrol* 1999;10(3):601–609.

59. Raj DSC, Ouwendyk M, Francoeur R, et al. β-2-microglobulin kinetics in nocturnal haemodialysis. *Nephrol Dial Transplant* 2000;15(1): 58–64.

60. Fagugli RM, Vanholder R, De Smet R, et al. Advanced glycation end products: specific fluorescence changes of pentosidine-like compounds during short daily hemodialysis. *Int J Artif Organs* 2001;24(5): 256–262.

61. Fagugli RM, De Smet R, Buoncristiani U, et al. Behavior of non protein bound and protein bound uremic solutes during daily hemodialysis. *Am J Kidney Dis* 2002;40(2):339–347.

62. Leypoldt JK, Jaber BL, Lysaght MJ, et al. Kinetics and dosing predictions for daily haemofiltration. *Nephrol Dial Transplant* 2003;18(4): 769–776.

63. Block GA, Klassen PS, Lazarus JM, et al. Mineral metabolism, mortality, and morbidity in maintenance hemodialysis. *J Am Soc Nephrol* 2004;15(8):2208–2218.

64. DeSoi CA, Umans JG. Phosphate kinetics during high-flux hemodialysis. *J Am Soc Nephrol* 1993;4(5):1214–1218.

65. Galland R, Traeger J, Delawari E, et al. Optimal control of phosphatemia by short daily hemodialysis. *Hemodial Int* 2003;7(1): 73–104.

66. Achinger SG, Ayus JC. Left ventricular hypertrophy: is hyperphosphatemia among dialysis patients a risk factor? *J Am Soc Nephrol* 2006;17(12 Suppl 3):S255–S261.

67. Mucsi I, Hercz G, Uldall R, et al. Control of serum phosphate without any phosphate binders in patients treated with nocturnal hemodialysis. *Kidney Int* 1998;53(5):1399–1404.

68. Spanner E, Suri R, Heidenheim AP, et al. The impact of quotidian hemodialysis on nutrition. *Am J Kidney Dis* 2003;42(Suppl 1): 30–35.

69. Friedman AN, Bostom AG, Levey AS, et al. Plasma total homocysteine levels among patients undergoing nocturnal versus standard hemodialysis. *J Am Soc Nephrol* 2002;13(1):265–268.

70. Stampfer MJ, Malinow MR, Willett WC, et al. A prospective study of plasma homocyst(e)ine and risk of myocardial infarction in US physicians. *JAMA* 1992;268(7):877–881.

71. Hothi DK, Geary DF, Fisher L, et al. Short-term effects of nocturnal haemodialysis on carnitine metabolism. *Nephrol Dial Transplant* 2006;21(9):2637–2641.

72. Raj DS, Ouwendyk M, Francoeur R, et al. Plasma amino acid profile on nocturnal hemodialysis. *Blood Purif* 2000;18(2):97–102.

73. Nessim SJ, Jassal SV, Fung SV, et al. Conversion from conventional to nocturnal hemodialysis improves vitamin D levels. *Kidney Int* 2007;71(11):1172–1176.

74. Ting GO, Kjellstrand C, Freitas T, et al. Long-term study of high-comorbidity ESRD patients converted from conventional to short daily hemodialysis. *Am J Kidney Dis* 2003;42(5):1020–1035.

75. Halpern SD, Berns JS, Israni AK. Willingness of patients to switch from conventional to daily hemodialysis: looking before we leap. *Am J Med* 2004;116(9):606–612.

76. Ting G, Carrie B, Freitas T, et al. Global ESRD costs associated with a short daily hemodialysis program in the United States. *Home Hemodial Int* 1999;3:41–44.

77. Mohr PE, Neumann PJ, Franco SJ, et al. The case for daily dialysis: its impact on costs and quality of life. *Am J Kidney Dis* 2001;37(4):777–789.

78. McFarlane PA, Pierratos A, Redelmeier DA. Cost savings of home nocturnal versus conventional in-center hemodialysis. *Kidney Int* 2002;62(6):2216–2222.

79. Kroeker A, Clark WF, Heidenheim AP, et al. An operating cost comparison between conventional and home quotidian hemodialysis. *Am J Kidney Dis* 2003;42(Suppl 1):49–55.

80. Agar JW, Knight RJ, Simmonds RE, et al. Nocturnal haemodialysis: an Australian cost comparison with conventional satellite haemodialysis. *Nephrology (Carlton)* 2005;10(6):557–570.

81. McFarlane PA. Reducing hemodialysis costs: conventional and quotidian home hemodialysis in Canada. *Semin Dial* 2004;17(2): 118–124.

82. Kooistra MP, Vos J, Koomans HA, et al. Daily home haemodialysis in The Netherlands: effects on metabolic control, haemodynamics, and quality of life. *Nephrol Dial Transplant* 1998;13(11):2853–2860.

83. McPhatter LL, Lockridge RSJ, Albert J, et al. Nightly home hemodialysis: improvement in nutrition and quality of life. *Adv Ren Replace Ther* 1999;6(4):358–365.

84. Brissenden JE, Pierratos A, Ouwendyk M, et al. Improvements in quality of life with nocturnal hemodialysis. *J Am Soc Nephrol* 1998;9:168A.

85. Heidenheim AP, Muirhead N, Moist L, et al. Patient quality of life on quotidian hemodialysis. *Am J Kidney Dis* 2003;42(Suppl 1):36–41.

86. Buoncristiani U, Cairo G, Giombini L, et al. Dramatic improvement of clinical-metabolic parameters and quality of life with daily dialysis. *Int J Artif Organs* 1989;12:133–136.

87. Levenspiel B. My experience with daily dialysis. *ASAIO J* 2001;47(5): 469.

88. Lindsay RM, Heidenheim PA, Nesrallah G, et al. Minutes to recovery after a hemodialysis session: a simple health-related quality of life question that is reliable, valid, and sensitive to change. *Clin J Am Soc Nephrol* 2006;1(5):952–959.

89. McFarlane PA, Bayoumi AM, Pierratos A, et al. The quality of life and cost utility of home nocturnal and conventional in-center hemodialysis. *Kidney Int* 2003;64(3):1004–1011.

90. McFarlane PA, Bayoumi AM, Pierratos A, et al. The impact of home nocturnal hemodialysis on end-stage renal disease therapies: a decision analysis. *Kidney Int* 2006;69(5):798–805.

91. Troidle L, Hotchkiss M, Finkelstein F. A thrice weekly in-center nocturnal hemodialysis program. *Adv Chronic Kidney Dis* 2007;14(3): 244–248.

92. Suri RS, Garg AX, Chertow GM, et al. Frequent Hemodialysis Network (FHN) randomized trials: study design. *Kidney Int* 2007;71(4):349–359.

93. Walsh M, Manns BJ, Klarenbach S, et al. The effects of nocturnal hemodialysis compared to conventional hemodialysis on change in left ventricular mass: rationale and study design of a randomized controlled pilot study. *BMC Nephrol* 2006;7(1):2.

94. Manns B, Klarenbach S, Walsh M, et al. The impact of nocturnal hemodialysis on quality of life: results of a randomized clinical trial. *Canadian Society of Nephrology (39th Annual Meeting).*

2007:53–53. Available from: URL: http://www.csnscn.ca/local/files/
CSN%20Annual%20Meeting%202007/2007%20CSN%20Program%
20Final%20Version%20May%2015.pdf

95. Jassal SV, Devins GM, Chan CT, et al. Improvements in cog-
nition in patients converting from thrice weekly hemodialysis
to nocturnal hemodialysis: a longitudinal pilot study. *Kidney Int*
2006;70(5):956–962.

96. Vos PF, Zilch O, Jennekens-Schinkel A, et al. Effect of short daily home
haemodialysis on quality of life, cognitive functioning and the elec-
troencephalogram. *Nephrol Dial Transplant* 2006;21(9):2529–2535.

97. Twardowski ZJ. Effect of long term increase in the frequency and/or
prolongation of dialysis duration on certain clinical manifestations
and results of laboratory investigations in patietns with chronic renal
failure. *Acta Med Pol* 1975;16:31–44.

98. Buoncristiani U, Quintaliani G, Cozzari M, et al. Daily dialysis: long-
term clinical metabolic results. *Kidney Int* 1988;24:S137–S140.

99. Fagugli RM, Reboldi G, Quintaliani G, et al. Short daily hemodialysis:
blood pressure control and left ventricular mass reduction in hyper-
tensive hemodialysis patients. *Am J Kidney Dis* 2001;38(2):371–376.

100. Charra B, Calemard M, Laurent G. Importance of treatment time and
blood pressure control in achieving long-term survival on dialysis.
Am J Nephrol 1996;16(1):35–44.

101. Laurent G, Charra B. The results of an 8 h thrice weekly haemodialysis
schedule. *Nephrol Dial Transplant* 1998;13(Suppl 6):125–131.

102. Chan CT, Floras JS, Miller JA, et al. Regression of left ventricular
hypertrophy after conversion to nocturnal hemodialysis. *Kidney Int*
2002;61(6):2235–2239.

103. Nesrallah G, Suri R, Moist L, et al. Volume control and blood pressure
management in patients undergoing quotidian hemodialysis. *Am J
Kidney Dis* 2003;42(Suppl 1):13–17.

104. Charra B, Chazot C. The neglect of sodium restriction in dialysis
patients: a short review. *Hemodial Int* 2003;7(4):342–347.

105. Ayus JC, Mizani MR, Achinger SG, et al. Effects of short daily
versus conventional hemodialysis on left ventricular hypertrophy and
inflammatory markers: a prospective, controlled study. *J Am Soc
Nephrol* 2005;16(9):2778–2788.

106. Covic A, Goldsmith DJ, Georgescu G, et al. Echocardiographic
findings in long-term, long-hour hemodialysis patients. *Clin Nephrol*
1996;45(2):104–110.

107. Weinreich T, De los RT, Gauly A, et al. Effects of an increase
in time versus frequency on cardiovascular parameters in chronic
hemodialysis patients. *Clin Nephrol* 2006;66(6):433–439.

108. Fagugli RM, Pasini P, Pasticci F, et al. Effects of short daily hemodialysis
and extended standard hemodialysis on blood pressure and cardiac
hypertrophy: a comparative study. *J Nephrol* 2006;19(1):77–83.

109. Suri RS, Garg AX. Randomized trials of frequent hemodialysis—
infinite possibilities. *Blood Purif* 2006;24(1):123–127.

110. Culleton BF, Walsh M, Klarenbach SW, et al. Effect of frequent noc-
turnal hemodialysis vs. conventional hemodialysis on left ventricular
mass and quality of life: a randomized controlled trial. *JAMA* 2007
Sep 19;298(11):1291–1299.

111. Chan C, Floras JS, Miller JA, et al. Improvement in ejection
fraction by nocturnal haemodialysis in end-stage renal failure patients
with coexisting heart failure. *Nephrol Dial Transplant* 2002;17(8):
1518–1521.

112. Chan CT, Notarius CF, Merlocco AC, et al. Improvement in
exercise duration and capacity after conversion to nocturnal
home haemodialysis. *Nephrol Dial Transplant* 2007;22(11):3285–
3291.

113. Chan CT, Harvey PJ, Picton P, et al. Short-term blood pressure,
noradrenergic, and vascular effects of nocturnal home hemodialysis.
Hypertension 2003;42(5):925–931.

114. Chan CT, Li SH, Verma S. Nocturnal hemodialysis is associated
with restoration of impaired endothelial progenitor cell biology in
end-stage renal disease. *Am J Physiol Renal Physiol* 2005;289(4):
F679–F684.

115. Hill JM, Zalos G, Halcox JPJ, et al. Circulating endothelial progenitor
cells, vascular function, and cardiovascular risk. *N Engl J Med* 2003;
348(7):593–600.

116. De Groot K, Bahlmann FH, Sowa J, et al. Uremia causes endothelial
progenitor cell deficiency. *Kidney Int* 2004;66(2):641–646.

117. Chan CT, Jain V, Picton P, et al. Nocturnal hemodialysis increases

118. Chan CT, Hanly P, Gabor J, et al. Impact of nocturnal hemodialysis
on the variability of heart rate and duration of hypoxemia during
sleep. *Kidney Int* 2004;65(2):661–665.

119. Tsuji H, Larson MG, Venditti FJ Jr, et al. Impact of reduced heart rate
variability on risk for cardiac events. The Framingham Heart Study.
Circulation 1996;94(11):2850–2855.

120. Fukuta H, Hayano J, Ishihara S, et al. Prognostic value of heart
rate variability in patients with end-stage renal disease on chronic
haemodialysis. *Nephrol Dial Transplant* 2003;18(2):318–325.

121. McCormick BB, Pierratos A, Fenton S, et al. Review of clinical out-
comes in nocturnal haemodialysis patients after renal transplantation.
Nephrol Dial Transplant 2004;19(3):714–719.

122. Zilch O, Vos PF, Oey PL, et al. Sympathetic hyperactivity in
haemodialysis patients is reduced by short daily haemodialysis.
J Hypertens 2007;25(6):1285–1289.

123. Odar-Cederlof I, Bjellerup P, Williams A, et al. Daily dialyses decrease
plasma levels of brain natriuretic peptide (BNP), a biomarker of left
ventricular dysfunction. *Hemodial Int* 2006;10(4):394–398.

124. Yuen D, Pierratos A, Richardson RM, et al. The natural history of
coronary calcification progression in a cohort of nocturnal haemodial-
ysis patients. *Nephrol Dial Transplant* 2006;21(5):1407–1412.

125. Van Eps CL, Jeffries JK, Anderson JA, et al. Mineral metabolism, bone
histomorphometry and vascular calcification in alternate night noc-
turnal haemodialysis. *Nephrology (Carlton)* 2007;12(3):224–233.

126. Schwartz DI, Pierratos A, Richardson RM, et al. Impact of nocturnal
home hemodialysis on anemia management in patients with end-stage
renal disease. *Clin Nephrol* 2005;63(3):202–208.

127. Yuen D, Richardson RM, Fenton SS, et al. Quotidian nocturnal
hemodialysis improves cytokine profile and enhances erythropoietin
responsiveness. *ASAIO J* 2005;51(3):236–241.

128. Galland R, Traeger J, Arkouche W, et al. Short daily hemodialysis
rapidly improves nutritional status in hemodialysis patients. *Kidney
Int* 2001;60(4):1555–1560.

129. Chazot C, Vo-VAN C, Blanc C, et al. Stability of nutritional parameters
during a 5-year follow-up in patients treated with sequential long-hour
hemodialysis. *Hemodial Int* 2006;10(4):389–393.

130. Rocco MV, Dwyer JT, Larive B, et al. The effect of dialysis dose and
membrane flux on nutritional parameters in hemodialysis patients:
results of the HEMO Study. *Kidney Int* 2004;65(6):2321–2334.

131. Agar JW, Pierratos A. Changes in hemoglobin and albumin
concentration during nocturnal home hemodialysis. *Hemodial Int*
2007;11(3):303–308.

132. Gotch F, Kotanko P, Handelman G, et al. A kinetic model of
calcium mass balance during dialysis therapy. *Blood Purif* 2007;25(1):
139–149.

133. Toussaint N, Boddington J, Simmonds R, et al. Calcium phosphate
metabolism and bone mineral density with nocturnal hemodialysis.
Hemodial Int 2006;10(3):280–286.

134. Al Hejaili F, Kortas C, Leitch R, et al. Nocturnal but not short
hours quotidian hemodialysis requires an elevated dialysate calcium
concentration. *J Am Soc Nephrol* 2003;14(9):2322–2328.

135. Gangji AS, Windrim R, Gandhi S, et al. Successful pregnancy with
nocturnal hemodialysis. *Am J Kidney Dis* 2004;44(5):912–916.

136. Lockridge RS, Spencer M, Craft V, et al. Nightly home hemodialysis
five and one-half years of experience in Lynchburg, Virginia. *Hemodial
Int* 2004;8(1):61–69.

137. Lindsay RM, Alhejaili F, Nesrallah G, et al. Calcium and phosphate
balance with quotidian hemodialysis. *Am J Kidney Dis* 2003;42(1)
S24–S29.

138. Kim SJ, Goldstein M, Szabo T, et al. Resolution of massive uremic
tumoral calcinosis with daily nocturnal home hemodialysis KIM2003
Am J Kidney Dis 2003;41(3):E12.

139. Chan CT, Mardirossian S, Faratro R, et al. Improvement in lower
extremity peripheral arterial disease by nocturnal hemodialysis. *Am
Kidney Dis* 2003;41(1):225–229.

140. Kimmel PL, Miller G, Mendelson WB. Sleep apnea syndrome in
chronic renal disease. *Am J Med* 1989;86(3):308–314.

141. Unruh ML, Sanders MH, Redline S, et al. Sleep apnea in patients on
conventional thrice-weekly hemodialysis: comparison with matched

controls from the sleep heart health study. *J Am Soc Nephrol* 2006;17(12):3503–3509.

142. Parker KP, Bliwise DL, Bailey JL, et al. Polysomnographic measures of nocturnal sleep in patients on chronic, intermittent daytime haemodialysis versus those with chronic kidney disease. *Nephrol Dial Transplant* 2005;20(7):1422–1428.

143. Holley JL, Nespor S, Rault R. A comparison of reported sleep disorders in patients on chronic hemodialysis and continuous peritoneal dialysis. *Am J Kidney Dis* 1992;19(2):156–161.

144. Beecroft JM, Zaltzman J, Prasad R, et al. Impact of kidney transplantation on sleep apnoea in patients with end-stage renal disease. *Nephrol Dial Transplant* 2007:309.

145. Hanly PJ, Pierratos A. Improvement of sleep apnea in patients with chronic renal failure who undergo nocturnal hemodialysis. *N Engl J Med* 2001;344(2):102–107.

146. Hanly PJ, Gabor JY, Chan C, et al. Daytime sleepiness in patients with CRF: impact of nocturnal hemodialysis. *Am J Kidney Dis* 2003;41(2):403–410.

147. Beecroft J, Duffin J, Pierratos A, et al. Enhanced chemo-responsiveness in patients with sleep apnoea and end-stage renal disease. *Eur Respir J* 2006;28(1):151–158.

148. Beecroft JM, Hoffstein V, Pierratos A, et al. Pharyngeal narrowing in end-stage renal disease: implications for obstructive sleep apnoea. *Eur Respir J* 2007;30(5):965–971.

149. Chiu KL, Ryan CM, Shiota S, et al. Fluid shift by lower body positive pressure increases pharyngeal resistance in healthy subjects. *Am J Respir Crit Care Med* 2006;174(12):1378–1383.

150. Charra B, Calemard E, Cuche M, et al. Control of hypertension and prolonged survival on maintenance hemodialysis. *Nephron* 1983; 33(2):96–99.

151. Woods JD, Port FK, Stannard D, et al. Comparison of mortality with home hemodialysis and center hemodialysis: a national study. *Kidney Int* 1996;49(5):1464–1470.

152. Kjellstrand CM, Buoncristiani U, Ting G, et al. Short daily haemodialysis: survival in 415 patients treated for 1006 patient-years. *Nephrol Dial Transplant* 2008;23(10):3283–3289.

153. Nesrallah GE, Suri RS, Carter ST, et al. The International Quotidian Dialysis Registry: annual Report 2007. *Hemodial Int* 2007;11(3): 271–277.

154. Canaud B, Bragg-Gresham JL, Marshall MR, et al. Mortality risk for patients receiving hemodiafiltration versus hemodialysis: European results from the DOPPS. *Kidney Int* 2006;69(11):2087–2093.

155. Friedman EA. Birth and agony of hemofiltration. *Am J Kidney Dis* 2005;45(3):603–606.

156. Jaber BL, Zimmerman DL, Teehan GS, et al. Daily hemofiltration for end-stage renal disease: a feasibility and efficacy trial. *Blood Purif* 2004;22(6):481–489.

157. Maduell F, Navarro V, Torregrosa E, et al. Change from three times a week on-line hemodiafiltration to short daily on-line hemodiafiltration. *Kidney Int* 2003;64(1):305–313.

158. Warady BA, Fischbach M, Geary D, et al. Frequent hemodialysis in children. *Adv Chronic Kidney Dis* 2007;14(3):297–303.

159. Geary DF, Piva E, Tyrrell J, et al. Home nocturnal hemodialysis in children. *J Pediatr* 2005;147(3):383–387.

160. Fischbach M, Terzic J, Laugel V, et al. Daily on-line haemodiafiltration: a pilot trial in children. *Nephrol Dial Transplant* 2004;19(9): 2360–2367.

161. Walsh M, Culleton B, Tonelli M, et al. A systematic review of the effect of nocturnal hemodialysis on blood pressure, left ventricular hypertrophy, anemia, mineral metabolism, and health-related quality of life. *Kidney Int* 2005;67(4):1500–1508.

162. Suri RS, Nesrallah GE, Mainra R, et al. Daily hemodialysis: a systematic review. *Clin J Am Soc Nephrol* 2006;1(1):33–42.

第十一章 透析患者的药物处方

Ali J. Olyaei，IhabWahba，William M. Bennett

急性和慢性肾脏疾病对大多数药物的药代动力学和药效学均有影响[1-3]。肾脏疾病及尿毒症对不同药物代谢的影响也各不相同。由于尿毒症会对人体脏器及系统的功能产生影响，所以，对肾脏病患者特别是行肾脏替代治疗（血液透析或腹膜透析）的患者，处方药物除需考虑到药物的吸收、分布、代谢和排泄性能的改变，还要考虑药物代谢活性或毒性产物对机体的影响。另外，多数肾脏病患者还同时伴有其他并发症，所以药物选择在这种情况下就更为复杂[4]。

医务工作者为慢性肾脏疾病患者开处方药物时必须熟悉药代动力学和药效学的基本原理。如果药物是通过肾脏排泄的，那么慢性肾脏疾病患者用药时就必须进行剂量的调整，目的是保证长期疗效的同时防止短期和长期不良反应。通常，在治疗危重病时，药物治疗窗较窄，故需严格控制剂量。对特殊药物，还需要进行药物浓度监测（TDM），以防药物在体内蓄积过量或浓度过低未达到治疗剂量。很多药物产生的活性代谢产物，也将通过肾脏排泄。这些药物及代谢产物的清除依赖正常的肾脏功能，如果不能通过肾脏正常代谢，将会引发一些相关的不良反应。

肾脏在细胞外液与细胞内液平衡的调节中发挥着重要的作用。肾功能不全时，许多药物的分布和代谢将产生显著改变。临床肾脏病治疗的进步，以及更多有效肾脏替代治疗方法的进展，使一大批患者需要调整药物治疗。一项研究指出，40%的慢性肾脏疾病患者存在药物剂量过量。另一项研究发现，慢性肾脏疾病患者的死亡率和药物过量呈正相关[5]。这些数据强调了对慢性肾脏疾病进行肾功能评估并据肾功能调整药物剂量的重要性[6]。

本章将讨论慢性肾脏疾病患者的用药，接受透析治疗的患者如何通过合理用药获得最大疗效，同时使毒性最低。

患者评估从完整的服药史和体格检查开始。记录详细的过去服药史、药物过敏史、药物不良反应及合用药物情况，对慢性肾脏疾病患者起始评估非常重要。慢性肾脏疾病患者，平均需要服用11种不同的药物，用于治疗心血管疾病、代谢性疾病、感染和其他合并疾病。另外，和肾功能正常的其他疾病患者相比，慢性肾脏疾病患者药物不良反应的发生率是普通患者的3倍[7-9]。所以，药物治疗要个体化且剂量宜小，以减少药物不良反应及药物间的相互作用。

药代动力学因肾衰竭而改变的原理

当肾功能受损后，一些药物代谢就发生了改变。影响因素包括：生物利用度、分布容积（Vd）、蛋白结合率和生物转化。药物在与受体结合及被机体排出之前，就已经分布于体内的多个脏器（图 11.1）。

生物利用度

药物的生物利用度是指服用一种药物后能到达血循环的比例(用百分比表示)。用药的方式和频率是决定药物生物利用度的主要因素。如果一种药物不能被完全吸收,而且在通过肝脏时能被首过清除,此种药物的生物利用度就较低。通过静脉用药的药物的生物利用度为 100%,因为药物可以完全到达血液循环。药物口服、皮下或肌内注射的生物利用度均不同。

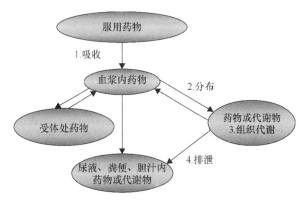

图 11.1　药物在和受体结合或被机体排出以前,可以通过人体多个脏器

例如,呋塞米静脉用药生物利用度为 100%,但口服只有 50%。右心功能衰竭或肝脏病患者,药物的吸收率可以下降到 10%。所以,当呋塞米由静脉用药转换为口服时,很多内科医生会将药物剂量增加 2~3 倍[10]。

药物的吸收决定生物利用度,肾功能不全也会对其产生影响。产生这种现象的原因很多。糖尿病导致神经病变及胃瘫痪,尿毒症可以导致呕吐。肝硬化、肾萎缩或充血性心力衰竭(CHF)可以导致胃肠道黏膜水肿,导致药物吸收减少。增加胃液 pH 的药物如磷结合剂或 H_2 受体阻滞剂等,会阻碍合用药物的吸收。一些药物合用(如铝制剂或含钙的磷结合剂)和抗生素或铁补充剂合用会形成不溶性复合物,既会导致药物吸收减少,还会减慢肠道蠕动能力。

分布容积

药物的分布容积(Vd)是由药物的体内总量除以血药浓度获得。Vd 并非指一个特殊的解剖学分隔,但对计算药物剂量有用。药物血浆浓度和 Vd 呈负相关[11,12]。

当一种药物到达血液循环,或者完全吸收后,就会分布在体内各个脏器。开始,药物主要分布在血流量大的脏器,如心脏、肝脏、肾脏和大脑。接下来,药物会分布到低排泄率的部位,如脂肪、骨和皮肤。药物在全身分布的速率及程度决定了达到治疗浓度的药物剂量,以及药物被代谢清除的速度。肾脏疾病影响药物的分布和蛋白结合。水肿和腹腔积液增加药物的分布容积,体液含量下降,药物分布容积减小。应该在用药前评估患者的液体状况,并根据体重调整用药剂量。大多数药物用药前,必须计算理想体重(IBW)。男性,IBW 为(50+2.3)kg/ft(超过 5ft 部分);女性,IBW 为(45.5+2.3)kg/ft(超过 5ft 部分)。

所以,细胞外液量改变会影响 Vd。体液浓缩会降低 Vd,而此时血浆药物浓度上升。亲水性药物如氨基糖苷类药物,或者低 Vd(低于 0.7 ml/kg)的药物这一特点就更为明显。由于水肿或腹腔积液导致细胞外液增加,Vd 随之增加,将导致低的血药浓度。

表 11.1　尿毒症患者蛋白结合能力降低的药物

头孢菌素	苯妥英
氯贝丁酯	扑米酮
地西泮	水杨酸盐
二氮嗪	磺胺类药物
呋塞米	茶碱
吗啡	丙戊酸
青霉素	华法林
苯巴比妥	

蛋白结合

　　血浆含有很多可以与药物结合的蛋白质。血浆蛋白结合能力随肾脏疾病而发生改变(表 11.1)。多数药物分子在血循环中以结合和游离两种形式存在。游离的药物是具有生物学活性的形式[13]。药物和血浆蛋白结合的部分被视为药物的储存形式。蛋白结合药物对疾病的影响比较复杂;而肾衰竭会降低药物的蛋白结合能力,增加游离药物浓度。因为循环中的有机废物会和蛋白结合,取代了药物和蛋白的结合,从而导致循环中游离的药物活性形式浓度提高。大多数药物测量方法反映的是结合和游离药物总的水平。但在某些情况下(如服用苯妥英的患者),因为某些药物的治疗窗较窄,监测游离的药物浓度非常重要。

生物转化

　　代谢或生物转化是指药物通过生物化学反应,从一种化学形式转化为另一种形式[10,14]的过程。大多数生物转化通过肝代谢通路发生,包括氧化、还原、甲基化或水解反应。最终转化为一种极化且亲水的代谢物,从而更易于从体内排泄出去。很多药物的代谢物也有药理活性,并且从肾脏排泄。肾脏疾病除了会影响肾脏代谢通路外,还会影响非肾脏代谢通路。临床证据显示,肾脏疾病患者的水解代谢速率较慢而氧化代谢加速。同时还会形成依赖肾脏排泄的药物毒性代谢产物(表 11.2)。

表 11.2　有活性或毒性代谢物并通过肾脏排泄的药物

醋丁洛尔	丙咪嗪
别嘌呤醇	哌替啶
头孢菌素	甲基多巴
氯磺丙脲	呋喃妥因
氯贝丁酯	泼尼松
柔红霉素	丙氧酚
地西泮	利福平
地高辛	硝普钠
阿霉素	琥珀胆碱
依那普利	磺胺类药物
氟西泮	

清 除

　　肾小球滤过率(GFR)和药物肾脏排泄密切相关,故常用于药物剂量的决策。如果肾脏对药物或活性代谢产物的清除比例超过 30%,就需要进行药物剂量调整。

　　为保持肾功能不全患者的代谢平衡,应尽量避免使用一些药物。有些药物(糖皮质激素和雄激素)通过增加肌酐或尿素产生而增加代谢负担,有些药物增加酸、碱、镁、钾和钠的代谢负荷,使其超过肾脏代谢能力。非甾体抗炎药会损害肾脏的排水功能。

　　一些药物还可能影响肾功能标志物检测的结果(表 11.3)。一些药物相互作用会影响检测的发色试剂,或者通过抑制肾小管肌酐排泄,而使血清肌酐(Scr)水平上升。同样,一些药物也会引起血尿素(BUN)水平上升,其是通过药物和试剂相互作用发生的。当 Scr 或 BUN 突然上升时,必须暂时停用一些混杂的药物。Cockcroft-Gault 公式广泛用于计算肌酐清除率及评估 GFR[15]。BUN 和 Scr 是反映肾功能改变的标志物。Cockcroft-Grault 公式包括如下变量:年龄(岁)、IBW(kg)、Scr(mg/dl)及计算的 Scr(ml/min):

表 11.3 影响肾功能检测的药物

	药物	影响检测的机制
血清肌酐水平升高	抗坏血酸	整体发色原升高
	左旋多巴	影响自动检测仪的检测方法
	甲基多巴	—
	阿司匹林	—
	西咪替丁	—
	甲基苄胺嘧啶	阻碍小管对肌酐的分泌
	头孢替坦	—
	头孢西丁	影响苦杏仁酸反应
血尿素氮水平升高	对乙酰氨基酚	—
	氨茶碱	—
	抗坏血酸	影响非酶检测方法
	水杨酸盐	—
	甲基多巴	—
	左旋多巴	影响磷钨酸检测方法
		影响自动检测仪的检测方法

$$^{*}Clcr = \frac{(140-年龄) \times IBW^{*}}{72 \times Scr}$$

* 女性患者结果乘以 0.85。

急性肾衰竭患者,肌酐清除率默认为小于 10 ml/min,而 Cockcroft-Gault 公式会过高估计 GFR。

另一种新型的 GFR 标志物——碘海醇,目前已经应用于研究和临床,它是一种可以更准确地测量肾功能,而不需要使用放射性核素标记的物质。另外,MDRD 研究最近报告了一种新型的估算肾功能的公式。此公式主要用于计算 GFR 而不是 Clcr,而且对肾功能的估算更为准确。此公式用肌酐值进行计算,而肌酐检测不易受到干扰,数据比较稳定准确。GFR 的计算需要其他一些变量,如人血蛋白浓度,但不需要依赖定时尿液收集。MDRD 公式[16]如下:

$$GFR = 170_{[ml]} \times [Scr]^{-0.999} \times [年龄]^{-0.176} \times [0.762 \, 女性] \times [1.180 \, 黑人] \times [BUN]^{-0.170}$$
$$\times [Albumin]^{-0.318}$$

准确应用 MDRD 公式要求测量的 Scr 准确。另外,此公式在很多其他患者群中并未得到验证,如 GFR 大于 60 ml/min 的患者、肾移植受者、其他人种和体重超重的患者。

药物负荷剂量

很多药物在肾功能不全时半衰期均显著延长。肾功能正常的患者,药物一般经过 3.3 个半衰期可以达到稳态血浓度。而肾衰竭的患者,如果不给予负荷剂量(LD),药物达到稳态血浓度或发挥治疗效力的时间就会显著延长。肾功能不全的患者也要和肾功能正常的患者一样,接受负荷量药物,这样才能快速达到治疗效果。肾衰竭患者使用地高辛,只能用 50% ~ 75% 的 LD,因为在肾功能不全时此药物的 Vd 显著降低。

以下公式可以用于计算 LD,其中 Vd 的单位是 L/kg,IBW 单位是 kg,Cp 为理想的血浆浓度,单位是 mg/L:

$$LD = Vd \times IBW \times [Cp]$$

维持剂量

调整维持剂量前,必须明确药物的排泄通路。只有药物通过肾脏排泄达 50% 以上、蛋白结合率低、分布容积小时,才需要调整剂量。肾功能不全患者药物剂量的调整可以通过三种办法:延长用药间期、减少药物用量或两者结合。可通过以下公式计算肾功能不全时的药物用药间期:

$$用药间期 = \frac{正常肌酐清除率 \times 正常用药间期}{患者肌酐清除率}$$

不改变药物的用药间期,计算药物剂量的公式如下:

$$用药剂量 = \frac{患者肌酐清除率 \times 正常用药剂量}{正常肌酐清除率}$$

延长用药间期可以获得相应的治疗峰浓度,但是可能每次用药间期的药物浓度过低。减小药物剂量可以获得较稳定的药物浓度,但是可能增加因血浆浓度过高而中毒的风险。

药物浓度监测

如果一种药物的治疗窗很窄,即便是调整用药间期及药物用量仍然可能导致药物过量而中毒。为避免肾功能不全患者药物中毒,对这种治疗剂量窄的药物需要进行血药浓度的监测。为正确调整药物用量,必须明确药物的确切剂量、用药途径、上次用药的时间及药物的确切半衰期。药物峰值浓度是指初次服用后快速达到的最高浓度,反映了药物的效能。下次用药前的药物浓度是指药物的最低血浆浓度,反映了药物的中毒浓度。药物浓度的监测费用昂贵,常常无法开展,而且浓度监测也不一定能降低药物中毒的发生率。例如,氨基糖苷类抗生素,主要集中在内耳组织和肾脏皮质,所以药物中毒并不和高血药浓度相关。即便药物处于正常的治疗剂量范围,对药物进行实时临床评估还是非常重要。当发生代谢性酸中毒或低钾血症时,地高辛中毒浓度可以低于药物的治疗水平。大多数药物检测试剂无法区分血浆游离及蛋白结合的药物。而肾衰竭时,常见非结合药物水平增高。表 11.4 总结了肾功能不全患者的推荐 TDM[3,4,17]。

透析治疗对药物清除的影响

间歇性血液透析的血流量和透析液流量都较高,依赖浓度阶差,可以使药物通过透析膜从高浓度的血液侧弥散到透析液侧[18]。小分子质量药物(小于 500 Da)易于通过透析膜,可以通过大多数透析被去除。应用高通量透析膜以后,大分子质量的药物也可以被有效去除。例如,万古霉素(分子质量大约 1400 Da)在高通量透析时能被有效去除,特别是进行持续肾脏替代治疗(CRRT)时[19]。分布容积小的药物(Vd 小于 0.7 ml/kg)比分布容积大的药物更易被清除。分布容积大的药物可以和脂肪组织结合,组织结合率就比较高。传统血液透析,药物的清除主要依靠浓度梯度,所以药物清除主要和血流量及透析液流量相关[20]。分子质量 20 000 Da 以下的药物都可以通过高通量透析器,所以大多数药物都可以通过透析被去除。因此,此时药物去除更多地依赖药物的分布容积和蛋白结合率。

表 11.4 肾功能不全患者药物检测的建议

药物名称	治疗范围	抽取血样时间	抽取血样频率
氨基糖苷类 (传统给药)			
庆大霉素,妥布霉素, 　阿米卡星	谷浓度:0.5~2 mg/L 峰浓度:5~8 mg/L 峰浓度:20~30 mg/L 谷浓度:<10 mg/L	谷浓度:用药前即刻 峰浓度:输液 30~45 min 后 30 min	第 3 个剂量后检测峰浓度和谷浓度 治疗小于 72 h,不需要监测每周 重复检测药物浓度或者肾功能 改变时检测药物浓度
氨基糖苷类 (24 h 给药)	0.5~3 mg/L	用药后 12 h 随机检测药物 浓度	初次用药时;每周检测 1 次药物 浓度或随肾功能改变检测
卡马西平	4~12 μg/ml	谷浓度:用药前即刻	初次用药后 2~4 天,或剂量改变 时检测
环孢霉素	150~400 ng/ml	谷浓度:用药前即刻	第 1 周每天检测,之后每周检测
地高辛	0.8~2.0 ng/ml	维持剂量后 12 h	正常肝肾功能者,初次用药后 5~ 7 天;尿毒症患者 15~20 天
利多卡因	1~5 μg/ml	静脉推注开始后 8 h 或剂量 改变时	
锂剂	急性:0.8~1.2 mmol/L 慢性:0.6~0.8 mmol/L	谷浓度:上次用药后 12 h,早晨 服药前	
苯己比妥	15~40 μg/ml	谷浓度:药时即刻	初次用药后 2 周或剂量改变时, 1~2 个月随访药物浓度
苯妥英	10~20 μg/ml	谷浓度:用药后即刻	初次剂量后 5~7 天或剂量改变时
游离苯妥英	1~2 μg/ml	谷浓度:下次用药前即刻或	
普鲁卡因胺	4~10 μg/ml	开始用药后 12~18 h,或 剂量改变时	
NAPA(N-乙酰普鲁 　卡因胺)普鲁卡因 　胺代谢物	谷浓度:4 μg/ml 峰浓度:8 μg/ml 10~30 μg/ml	和普鲁卡因酰胺检测同时	
奎尼丁	1~5 μg/ml	谷浓度:下次剂量前即刻	
西罗莫司	10~20 ng/dl	谷浓度:下次剂量前即刻	
他克莫司(FK-506)	10~15 μg/ml	谷浓度:下次剂量前即刻	第 1 周每天,以后每周
茶碱口服或氨茶碱静 　脉用药	40~100 μg/ml	谷浓度:下次剂量前即刻	
丙戊酸(双丙戊酸 　钠)	谷浓度:5~15 mg/L	谷浓度:下次剂量前即刻	第 1 次用药后 2~4 天或剂量改 变时
万古霉素	谷浓度:5~15 mg/L	谷浓度:下次剂量前即刻	第 3 次用药(开始用药后或用药调 整时);治疗小于 72 h 不需要浓 度监测;肾功能改变时重复
	峰浓度:25~40 mg/L	峰浓度:输液 60 min 结束后 间隔 60 min 抽取	

腹膜透析时,腹膜发挥了滤过膜的功能。和血液透析相比,腹膜透析的药物清除能力较低。腹膜透析的药物清除和弥散相关,主要依赖血液和透析液的浓度梯度。分子质量小、蛋白结合率低、分布容积小的药物便于被清除,这和低通量血液透析相似。一些分子质量大的药物可以通过分泌到腹膜淋巴液而被清除。腹膜透析时药物清除率的决定因素是透析液流量。增加腹膜交换有利于低分子质量药物的清除,而延长腹膜透析液的留腹时间有助于大分子质量药物的清除[20-22]。

CRRT 常用于不能耐受传统透析的危重症患者[23-25]。目前我们关于 CRRT 对各种药物清除作用的相关知识还知之甚少。CRRT 时,GFR 维持于 10 ~ 30 ml/min,大多数药物都可以被安全地去除。但是,由于 CRRT 的透析通量较高,一些药物的清除效率因此增高。和高通量透析相似,分子质量、血流量和透析液流量决定了 CRRT 时的药物清除率。但是,大多数药物分子质量低于 1500 Da,所以 CRRT 时分子质量对药物清除的影响较小。CRRT 和腹膜透析相似,药物分布容积和治疗时间是影响药物清除的决定因素[21]。

(王 玲 译)

参 考 文 献

1. Olyaei AJ, de Mattos AM, Bennett WM. Drug dosing in dialysis and renal failure. In: Nissenson AR & Fine RN, eds. *Clinical dialysis*. New York: Mcgraw-Hill, 2005:891–926.

2. Olyaei AJ, de Mattos AM, Bennett WM. Drug-drug interactions and most commonly used drugs in renal transplant recipients. In: Weir, M, eds. *Medical management of kidney transplantation*. Philadelphia: Lippincot, William & Wilkins, 2005:512–532.

3. Olyaei AJ, Bennett WM. IX Pharmacologic approach to renal insufficiency. In: Dale DC, Federman DD, eds. *10 Nephrology. ACP Medicine*. New York: WebMD Inc, 2007.

4. Olyaei AJ, Bennett WM. Drug dosing in dialysis and renal failure. In: Freehally MA, Floege J, Johnson RJ, eds. *Comprehensive clinical nephrology*. Philadelphia: Mosby, 2006:1165–1177.

5. Manley HJ, Bailie GR, Grabe DW. Comparing medication use in two hemodialysis units against national dialysis databases. *Am J Health Syst Pharm* 2000;57:902–906.

6. Mueller BA, Pasko DA, Sowinski KM. Higher renal replacement therapy dose delivery influences on drug therapy. *Artif Organs* 2003;27:808–814.

7. Jick H. Adverse drug effects in relation to renal function. *Am J Med* 1977;62:514–517.

8. Gray TK, Adams LL, Fallon HJ. Short-term intense surveillance of adverse drug reactions. *J Clin Pharmacol New Drugs* 1973;13:61–67.

9. Corsonello A, Pedone C, Corica F, et al. Concealed renal insufficiency and adverse drug reactions in elderly hospitalized patients. *Arch Intern Med* 2005;165:790–795.

10. Bohler J, Donauer J, Keller F. Pharmacokinetic principles during continuous renal replacement therapy: *Kidney Int* 1999;72:s24–s28.

11. Marshall MR. Current status of dosing and quantification of acute renal replacement therapy. Part 2: dosing paradigms and clinical implementation. *Nephrology (Carlton)* 2006;11:181–191.

12. Twardowski ZJ. Short, thrice-weekly hemodialysis is inadequate regardless of small molecule clearance. *Int J Artif Organs* 2004;27:452–466.

13. Boffito M, Back DJ, Blaschke TF, et al. Protein binding in antiretroviral therapies. *AIDS Res Hum Retroviruses* 2003;19:825–835.

14. Nolin TD, Frye RF, Matzke GR. Hepatic drug metabolism and transport in patients with kidney disease. *Am J Kidney Dis* 2003;42:906–925.

15. Cockcroft DW, Gault MH. Prediction of creatinine clearance from serum creatinine. *Nephron* 1976;16:31–41.

16. Levey AS, Bosch JP, Lewis JB, et al. A more accurate method to estimate glomerular filtration rate from serum creatinine: a new prediction equation. Modification of Diet in Renal Disease Study Group. *Ann Intern Med* 1999;130:461–470.

17. Olyaei AJ, de Mattos AM, Bennett WM. In: DeBroe ME, Porter GA, Bennett WM, et al. eds. *Drug dosage in renal failure in clinical nephrotixins: renal injury from drugs and chemicals*. 2nd ed. Dordrecht, The Netherlands: Kluwer Academic Publishers, 2003:667–679.

18. Van BW, Vanholder R, Lameire N. Dialysis strategies in critically ill acute renal failure patients. *Curr Opin Crit Care* 2003;9:491–495.

19. Kielstein JT, Czock D, Schopke T, et al. Pharmacokinetics and total elimination of meropenem and vancomycin in intensive care unit patients undergoing extended daily dialysis. *Crit Care Med* 2006;34:51–56.

20. Nolin TD, Frye RF. Stereoselective determination of the CYP2C19 probe drug mephenytoin in human urine by gas chromatography-mass spectrometry. *J Chromatogr B Analyt Technol Biomed Life Sci* 2003;783:265–271.

21. Kuang D, Verbine A, Ronco C. Pharmacokinetics and antimicrobial dosing adjustment in critically ill patients during continuous renal replacement therapy. *Clin Nephrol* 2007;67:267–284.

22. Schetz M. Drug dosing in continuous renal replacement therapy: general rules. *Curr Opin Crit Care* 2007;13:645–651.

23. Subach RA, Marx MA. Drug dosing in acute renal failure: the role of renal replacement therapy in altering drug pharmacokinetics. *Adv Ren Replace Ther* 1998;5:141–147.

24. Bohler J, Donauer J, Keller F. Pharmacokinetic principles during continuous renal replacement therapy: drugs and dosage. *Kidney Int Suppl* 1999;72:S24–S28.

25. Bugge JF. Pharmacokinetics and drug dosing adjustments during continuous venovenous hemofiltration or hemodiafiltration in critically ill patients. *Acta Anaesthesiol Scand* 2001;45:929–934.

附表 A 肾衰竭时的抗生素用量

药物	正常剂量	肾脏分泌百分比	肾衰竭时的剂量调整 GFR>50	肾衰竭时的剂量调整 GFR 10~50	肾衰竭时的剂量调整 GFR<10	评价	血液透析	持续性非卧床腹膜透析(CAPD)	持续静脉-静脉血液透析(CVVH)
氨基糖苷类抗生素									
链霉素	7.5 mg/kg q12h（抗结核 1.0 g q24h)	60%	q24h	q24~72h	q72~96h	肾毒性；高胆红素血症时耳毒性加重，检测血清有效浓度和中毒浓度；炎症时腹膜吸收增加；肥胖和腹腔积液时 Vd 增大	透析后常规剂量的 1/2	20~40 mg/(L·d)	同GFR 10~50 时用法，或据检测血液浓度
卡那霉素	7.5 mg/kg q8h	50%~90%	60%~90% 或 q8~12h 或 100% q12~24h	30%~70% q12~18h 或 100% q24~48h	20%~30% q24~48h 或 100% q48~72h	肾毒性；耳毒性；高胆红素血症时耳毒性增强；水肿，肥胖和腹腔积液时 Vd 增大；肌酐清除率<30~40 ml/min 时或急性肾衰竭时或肾功能不明时不要每天用药	透析后用全量的 1/2	15~20mg/(L·d)	同GFR 10~50 时用法，或据检测血液浓度
庆大霉素	1.7mg/kg q8h	95%	60%~90% q8~12h 或 100% q12~24h	30%~70% q12~18h 或 100% q24~48h	20%~30% q24~48h 或 100% q48~72h	和青霉素合用可以导致氨基糖苷类药物低于治疗水平；峰浓度 6~8，谷浓度<2	透析后用全量的 1/2	3~4 mg/(L·d)	同GFR 10~50 时用法，或据检测血液浓度
妥布霉素	1.7 mg/kg q8h	95%	60%~90% q8~12h 或 100% q12~24h	30%~70% q12~18h 或 100% q24~48h	20%~30% q24~48h 或 100% q48~72h	和青霉素合用可以导致氨基糖苷类药物低于治疗水平；峰浓度 6~8，谷浓度<2	透析后用全量的 1/2	3~4 mg/(L·d)	同GFR 10~50 时用法，或据检测血液浓度

药物	正常剂量	肾脏分泌百分比	肾衰竭时的剂量调整			评价	血液透析	持续性非卧床腹膜透析(CAPD)	持续静脉-静脉透析液透析(CVVH)
			GFR>50	GFR 10~50	GFR<10				
奈替米星	2 mg/kg q8h	95%	50%~90% q8~12h 或100% q12~24h	20%~60% q12~18h 或100% q24~48h	10%~60% q24~48h 或100% q48~72h	可能比其他同类药物毒性低;峰浓度6~8,谷浓度<2	透析后用全量的1/2	3~4 mg/(L·d)	同GFR 10~50时用法,或数据检测血浓度
阿米卡星			60%~90% q8~12h 或100% q12~24h	30%~70% q12~18h 或100% q24~48h	20%~30% q24~48h 或100% q48~72h	检测血药水平;峰浓度20~30,谷浓度<5	透析后用全量的1/2	15~20 mg/(L·d)	同GFR 10~50时用法,或数据检测血浓度
头孢菌素						凝血功能异常;暂时性升高BUN,皮疹或血清病样综合征			
口服头孢菌素									
头孢克洛	250~500 mg tid	70%	100%	100%	50%		透析后250 mg	250 mg q8~12 h	N/A
头孢氨苄	500 mg 至1 g bid	80%	100%	100%	50%		透析后0.5~1.0 g	0.5 g/d	N/A
头孢克肟	200~400 mg q12h	85%	100%	100%	50%		透析后300 mg	200 mg/d	N/A
头孢泊肟	200 mg q12h	30%	100%	100%	100%		透析后200 mg	同GFR<10的剂量	N/A
头孢布烯							透析后300 mg	同GFR<10的剂量	同GFR 10~50剂量
头孢呋辛酯	250~500 mg tid	90%	100%	100%	100%	合用H_2受体阻滞剂时阻碍吸收,进食有助于吸收	透析后给药	同GFR<10的剂量	N/A
头孢氨苄	250~500 mg tid	95%	100%	100%	100%	罕见过敏性同质性肾炎;腹膜给药吸收好;导致凝血酶原合成障碍而影响凝血功能	透析后给药	GFR<10的剂量	N/A

药物	正常剂量	肾脏分泌百分比	肾衰竭时的剂量调整			评价	血液透析	持续性非卧床腹膜透析(CAPD)	持续静脉-静脉血液透析(CVVH)
			GFR>50	GFR 10~50	GFR<10				
头孢拉定	250~500 mg tid	100%	100%	100%	50%	罕见过敏性间质性肾炎;腹腔给药吸收好;导致凝血酶原合成障碍而影响凝血功能	透析后给药	GFR<10剂量	N/A
静脉头孢菌素									
头孢孟多	1~2 g iv q6~8h	100%	q6h	q8h	q12h		透析后0.5~1.0 g	0.5~1.0 g q12h	同GFR 10~50 剂量
头孢唑林	1~2 g iv q8h	80%	q8h	q12h	q12~24h		透析后0.5~1.0g	0.5 g q12h	同GFR 10~50 的剂量
头孢吡肟	1~2 g iv q8h	85%	q8~12h	q12h	q24h		透析后1g	同GFR<10的剂量	没有推荐剂量
头孢美唑	1~2 g iv q8h	85%	q8h	q12h	q24h		透析后用药	同GFR<10的剂量	同GFR 10~50 的剂量
头孢哌酮	1~2 g iv q12h	20%	不需要根据肾功能调整剂量			胆红素取代药物和蛋白结合;黄疸时减少剂量50%;可以延长凝血酶原时间	透析后1g	无	无
头孢噻肟	1~2 g iv q6~8h	60%	q8h	q12h	q12~24h	ESRD时产生活性代谢物;同时合并肝和肾功能衰减时进一步减小剂量	透析后1 g	1 g/d	1 g q12h
头孢替坦	1~2 g iv q12h	75%	q12h	q12~24h	q24h		透析后1 g	1 g/d	750 mg q12h

续表

药物	正常剂量	肾脏分泌百分比	肾衰竭时的剂量调整 GFR>50	肾衰竭时的剂量调整 GFR 10~50	肾衰竭时的剂量调整 GFR<10	评价	血液透析	持续性非卧床腹膜透析（CAPD）	持续静脉-静脉血液透析（CVVH）
头孢西丁	1~2 g iv q6h	80%	q6h	q8~12h	q12h	通过影响试剂反应而造成假性血清肌酐升高	透析后1g	1 g/d	同 GFR 10~50 的剂量
头孢他啶	1~2g iv q8h	70%	q8h	q12h	q24h		透析后1g	0.5 g/d	同GFR10~50剂量
头孢曲松	1~2 g iv q24h	50%	不需要根据肾功能调整剂量				透析后用药	750 mg q12h	GFR 10~50 的剂量
头孢唑辛钠	0.75~1.5 g iv q8h	90%				罕见过敏性间质性肾炎；腹腔结合药吸收好，导致凝血酶原合成障碍而影响凝血功能	透析后用药	GFR<10 的剂量	1 g q12h

青霉素

口服青霉素

药物	正常剂量	肾脏分泌百分比	GFR>50	GFR 10~50	GFR<10	评价	血液透析	CAPD	CVVH
阿莫西林	500 mg tid	60%	100%	100%	50%~75%	出血异常，高敏，癫痫	透析后用药	25 mg q12h	N/A
氨苄西林	500 mg q6h	60%	100%	100%	50%~75%		透析后用药	25 mg q12h	GFR10~50 剂量
双氯西林	250~500 mg q6h	50%	100%	100%	50%~75%		无	无	N/A
盘尼西林 V	250~500 mg q6h	70%	100%	100%	50%~75%		透析后用药	25 mg q12h	N/A

静脉青霉素

药物	正常剂量	肾脏分泌百分比	GFR>50	GFR 10~50	GFR<10	评价	血液透析	CAPD	CVVH
氨苄西林	1~2 g iv q6h	60%	q6h	q8h	q12h		透析后用药	250 mg q12h	GFR 10~50 的剂量
萘夫西林	1~2 g q4h	35%	不需要根据肾功能调整剂量				无	无	GFR10~50的剂量
盘尼西林 G	2万~3万 U iv q4h	70%	q4~6h	q6h	q8h	癫痫；尿蛋白反应假阳性；ESRD 最高剂量，6万 U/d	透析后用药	GFR<10 的剂量	GFR10~50的剂量
哌拉西林	3~4 g iv q4~6h		不需要根据肾功能调整剂量			特别毒性反应：钠 1.9 mEq/g	透析后用药	GFR<10 的剂量	GFR 10~50 的剂量
替卡西林/克拉维酸	3.1 g iv q4~6h	85%	1~2 g q4h	1~2 g q8h	1~2 g q12h	特别毒性反应：钠 5.2 mEq/g	透析后3.0 g	GFR<10 的剂量	GFR 10~50 的剂量

药物	正常剂量	肾脏分泌百分比	肾衰竭时的剂量调整			评价	血液透析	持续性非卧床腹膜透析（CAPD）	持续静脉-静脉透析血液透析（CVVH）
			GFR>50	GFR 10~50	GFR<10				
哌拉西林/他唑巴坦	3.375 g iv q6~8h	75%~90%	q4~6h	q6~8h	q8h	特别毒性反应：钠 1.9 mEq/g	透析后用药	GFR<10 的剂量	GFR 10~50 的剂量
喹诺酮类						光过敏，食物，奶制品，鼻饲和氢氧化铝可阻碍喹诺酮类吸收			
西诺沙星	500 mg q12h	55%	100%	50%	避免		避免	避免	避免
氟罗沙星	400 mg q12h	70%	100%	50%~75%	50%		GFR<10 的剂量	400 mg/d	N/A
环丙沙星	200~400 mg iv q24h	60%	q12h	q12~24h	q24h	制酸药，硫糖铝和磷结合剂影响吸收；静脉剂量为口服的 1/3；降低苯妥英血药水平	250 mg q12h（200 mg 静脉）	250 mg q8h（200 mg 静脉）	200 mg iv q12h
洛美沙星	400 mg q24h	76%	100%	200~400mg q48h	50%	以下因素导致药物吸收障碍：镁，铝，白蛋白和铁荼碱代谢障碍；用于治疗 CAPD 的腹膜炎，口服剂量需高	GFR<10 的剂量	GFR<10 的剂量	N/A
左氧沙星	500 mg 每天	70%	q12h	250 mg q12h	250 mg q12h	氧氟沙星的左旋异构体：有相似的药代动力学和毒性	GFR<10 的剂量	GFR<10 的剂量	GFR 10~50 的剂量
莫西沙星	400 mg qd	20%	100%	避免	避免		无数据	无数据	无数据
萘啶酸	1.0 g q6h	高	100%	避免	避免	以下因素导致药物吸收障碍：镁，铝，白蛋白和铁荼碱代谢障碍；用于治疗 CAPD 的腹膜炎，口服剂量需高	避免	避免	N/A

药物	正常剂量	肾脏分泌百分比	肾衰竭时的剂量调整			评价	血液透析	持续性非卧床腹膜透析(CAPD)	持续静脉-静脉透析液透析(CVVH)
			GFR>50	GFR 10~50	GFR<10				
诺氟沙星	400 mg q12h	30%	q12h	q12~24h	q24h	见上	GFR<10剂量	GFR<10剂量	N/A
氧氟沙星	200~400 mg q12h	70%	q12h	q12~24h	q24h	见上	透析后100~200 mg	GFR<10剂量	300 mg/d
培氟沙星	400 mg q24h	11%	100%	100%	100%	腹膜两侧转运佳	无	无	GFR 10~50 剂量
司帕沙星	400 mg q24h	10%	100%	50%~75%	50% q48h		无	无	GFR 10~50 剂量
曲伐沙星	200~300 mg q12h	10%	不需要根据肾功能调整剂量				无	无	无
其他种类药物									
阿奇霉素	250~500 mg qd	6%	不需要根据肾功能调整剂量			和CsA/FK 无药物~药物交互作用	无	无	无
克拉霉素	500 mg bid	20%	不需要根据肾功能调整剂量				无	无	无
克林霉素	150~450 mg tid	10%	不需要根据肾功能调整剂量			增加 CsA/FK 血药水平	无	无	无
地红霉素	500 mg qd		不需要根据肾功能调整剂量			非酯水解后产生活性代谢产物 erythomycyl-amine	无	无	GFR10~50 剂量
红霉素	240~500 mg qid	15%	不需要根据肾功能调整剂量			增高 CsA/FK 血药水平,抑制患者慎用	无	无	无
亚胺培南西司他丁	240~500 mg q6h	50%	500 mg q8h	250~500 mg q8~12h	250 mg q12h	ESRD 易发癫痫;急性肾衰竭非肾清除低于慢性肾衰竭;和西司他丁合用可预防肾脏代谢物的肾毒性	透析后用药	GFR<10 剂量	GFR10~50 剂量
美洛培南	1 g iv q8h	65%	1 g iv q8h	0.5~1 g q12h	0.5~1 g q24h		透析后用药	GFR<10 剂量	GFR10~50 剂量

药物	正常剂量	肾脏分泌 百分比	肾衰竭时的剂量调整			评价	血液透析	持续性非卧床腹膜透析(CAPD)	持续静脉-静脉血液透析(CVVH)
			GFR>50	GFR 10~50	GFR<10				
甲硝唑	500 mg iv q6h	20%	不需要根据肾功能调整剂量			周围神经病变,肝功能检测值升高,饮用酒精饮料后双硫仑反应	透析后用药	GFR<10 剂量	GFR10~50 剂量
喷他脒	4 mg/(kg·d)	5%	q24h	q24h	q48h	吸入可能导致气道痉挛;静脉用药导致低血压,低血糖和肾毒性	无	无	无
甲氧苄啶/磺胺甲噁唑	800/160 mg bid	70%	q12h	q18h	q24h	升高血清肌酐;可导致高钾血症	透析后用药	q24h	q18h
万古霉素	1 g iv q12h	90%	q12h	q24~36h	q48~72h	肾毒性,耳毒性,延长肌松药的神经肌肉传导时间;峰浓度:30,谷浓度 5~10	500 mg q12~24h(高通量透析)	1.0 g q24~96h	500 mg q12h
万古霉素	125~250 mg qd	0	100%	100%	100%	口服万古霉素仅用于治疗梭状芽孢杆菌感染	100%	100%	100%

抗结核抗生素

药物	正常剂量	肾脏分泌 百分比	肾衰竭时的剂量调整			评价	血液透析	持续性非卧床腹膜透析(CAPD)	持续静脉-静脉血液透析(CVVH)
			GFR>50	GFR 10~50	GFR<10				
利福平	300~600 mg qd	20%	不需要根据肾功能调整剂量			降低CsA/FK水平;利很多药物有相互作用	无	GFR<10 剂量	GFR<10 剂量

抗真菌药物

药物	正常剂量	肾脏分泌 百分比	肾衰竭时的剂量调整			评价	血液透析	持续性非卧床腹膜透析(CAPD)	持续静脉-静脉血液透析(CVVH)
			GFR>50	GFR 10~50	GFR<10				
两性霉素 B	0.5~1.5 mg/(kg·d)	<1%	不需要根据肾功能调整剂量			肾毒性,输液相关反应,用药前输入 250 ml 生理盐水	q24h	q24h	q24~36h
Amphotec	4~6 mg/(kg·d)	<1%	不需要根据肾功能调整剂量						
Abelcet	5 mg/(kg·d)	<1%	不需要根据肾功能调整剂量						
两性霉素脂质体	3~5 mg/(kg·d)	<1%	不需要根据肾功能调整剂量						

药物	正常剂量	肾脏分泌百分比	肾衰竭时的剂量调整			评价	血液透析	持续性非卧床腹膜透析(CAPD)	持续静脉-静脉血液透析(CVVH)
			GFR>50	GFR 10~50	GFR<10				
唑类和其他抗真菌药物									
氟康唑	200~800 mg iv qd/bid	70%	100%	100%	50%	增加 CsA/FK 血药水平	透析后 200 mg	透析后 200 mg GFR<10 剂量	GFR10~50 剂量
氟胞嘧啶	37.5 mg/kg	90%	q12h	q16h	q24h	肝功能不全;氮质血症患者易发生骨髓移植	透析后用药	0.5~1.0 g/d	GFR10~50 剂量
灰黄霉素	125~250 mg q6h	1%	100%	100%	100%		无	无	无
伊曲康唑	200 mg q12h	35%	100%	100%	50%	口服吸收差	100 mg q12~24h	100 mg q12~24h	100 mg q12~24h
酮康唑	200~400 mg qd	15%	100%	100%	100%	肝损伤	无	无	无
咪康唑	1200~3600 mg/d	1%	100%	100%	100%		无	无	无
特比萘芬	250 mg qd	>1%	100%	100%	50%	可引起慢性心功能不全			
抗病毒药物									
阿昔洛韦	200~800 mg 5次/天	50%	100%	100%	50%	吸收差;ESRD 患者神经毒性;静脉注射过快会导致肾衰竭	透析后用药	GFR<10 剂量	3.5 mg/(kg·d)
金刚烷胺	100~200 mg q12h	90%	100%	50%	25%		无	无	GFR10~50 剂量
西多福韦	5 mg/kg 每周2次(诱导);5 mg/kg 2周1次	90%	无数据:慎用	无数据:慎用	无数据:慎用	蛋白尿,糖尿和肾功能不全;剂量影响肾毒性;肾毒性,合用丙磺舒导致肾清除下降	无数据	无数据	慎用
地拉韦啶	400 mg q8h	5%	无数据:100%	无数据:100%	无数据:100%		无数据	无数据	无数据:GFR10~50剂量
地达诺新	200 mg q12h(体重<60 kg时,125 mg)	40%~69%	q12h	q24h	50% q24h	胰腺炎	透析后用药	GFR<10 剂量	GFR<10 剂量

药物	正常剂量	肾脏分泌百分比	肾衰竭时的剂量调整			评价	血液透析	持续性非卧床腹膜透析(CAPD)	持续静脉-静脉血液透析(CVVH)
			GFR>50	GFR 10~50	GFR<10				
伐昔洛韦	250~500 mg 口服 bid~tid	60%	q8h	q12h	q24h	VZV:500 mg po tid,HSV:250 mg po bid;代谢成活性复合物——喷昔洛韦	透析后用药	无数据	无数据 GFR<10剂量
甲酸钠	40~80 mg iv q8h	85%	40~20 mg q8~24h 根据肌酐清除率调整			肾毒性,神经毒性,低血钾,低磷血症,低镁血症和低碳酸血症	透析后用药	GFR<10剂量	GFR10~50剂量
更昔洛韦 iv	5 mg/kg q12h	95%	q12h	q24h	2.5 mg/kg qd	粒细胞缺乏和血小板减少	透析后用药	GFR<10剂量	2.5 mg/kg q24h
更昔洛韦 po	1000 mg tid	95%	1000 mg tid	1000 mg bid	1000 mg qd	口服更昔洛韦仅用于CMV感染;通常为静脉用药治疗CMV感染	透析后用药	无数据;GFR<10剂量	N/A
茚地那韦	800 mg q8h	10%	无数据:100%	无数据:100%	无数据:100%	肾结石;肾脏结晶导致的急性肾衰竭,小管间质肾炎	无数据	无数据:GFR<10剂量	无数据
拉米夫定	150 mg bid	80%	q12h	q24h	50 mg q24h	用于B型肝炎	透析后用药	无数据:GFR<10剂量	无数据:GFR10~50剂量
奈非那韦	750 mg q8h	无数据	无数据	无数据	无数据		无数据	无数据	无数据
奈韦拉平	200 mg q24h×14d	<3%	无数据:100%	无数据:100%	无数据:100%	可能部分通过血液透析或腹膜透析清除	透析后用药	无数据:GFR<10剂量	无数据:GFR10~50剂量
利巴韦林	500~600 mg q12h	30%	100%	100%	50%	溶血性尿毒综合征	透析后用药	GFR<10剂量	GFR10~50剂量
利福布汀	300 mg q24h	5%~10%	100%	100%	100%		无数据	无数据	无数据:GFR10~50剂量
金刚烷胺	100 mg bid	25%	100%	100%	50%		透析后用药	GFR<10剂量	无数据:GFR10~50剂量
利托那韦	600 mg q12h	3.5%	无数据:100%	无数据:100%	无数据:100%	和很多药物交互作用	无数据	无数据:GFR<10剂量	无数据:GFR10~50剂量

药物	正常剂量	肾脏分泌百分比	肾衰竭时的剂量调整 GFR>50	GFR 10~50	GFR<10	评价	血液透析	持续性非卧床腹膜透析（CAPD）	持续静脉-静脉血液透析（CVVH）
沙奎那韦	600 mg q8h	<4%	无数据:100%	无数据:100%	无数据:100%		无数据	无数据:GFR<10剂量	无数据:GFR10~50剂量
司坦夫定	30~40 mg q12h	35%~40%	100%	50% q12~24h	50% q24h		透析后 GFR<10剂量	无数据	无数据:GFR10~50剂量
伐昔洛韦	500~1000 mg q8h	50%	100%	50%	25%	血栓性血小板减少性紫癜/溶血性尿毒症综合征	透析后用药	GFR<10剂量	无数据:GFR10~50剂量
阿糖腺苷	15 mg/kg 静脉输入 q24h	50%	100%	100%	75%		透析后静脉输入	GFR<10剂量	GFR10~50剂量
扎那米韦	2puffs bid×5d	1%	100%	100%	100%	吸入用药和系统性用药的生物利用度低	无数据	无数据	无数据
扎西他滨	0.75 mg q8h	75%	100%	q12h	q24h		无数据:透析后用药	无数据	无数据:GFR10~50剂量
齐多夫定	200 mg q8h 300 mg q12h	8%~25%	100%	100%	100 mg q8h	患者间差异很大;肾脏代谢排泄	GFR<10剂量	GFR<10剂量	10C mg q8h

注:GFR,肾小球滤过率;BUN,血尿素氮;CHF,充血性心力衰竭;ESRD,终末期肾脏病;VZV,水痘带状疱疹病毒;CMV,巨细胞病毒;N/A,无适用性。

附表 B 肾衰竭时的镇痛药剂量

药物	正常剂量	肾脏分泌百分比	肾衰竭时的剂量调整 GFR>50	GFR 10~50	GFR<10	评价	血液透析	持续性非卧床腹膜透析（CAPD）	持续静脉-静脉血液透析（CVVH）
麻醉剂和麻醉类似物									
阿芬太尼	麻醉诱导 8~40 mg/kg	肝脏	100%	100%	100%	滴定获得药物剂量	N/A	N/A	N/A
布托啡诺	2 mg q3~4	肝脏	100%	75%	50%		无数据	无数据	N/A
可待因	30~60 mg q4~6h	肝脏	100%	75%	50%		无数据	无数据	GFR10~50剂量

药物	正常剂量	肾脏分泌 百分比	肾衰竭时的剂量调整			评价	血液透析	持续性非卧床腹膜透析（CAPD）	持续静脉-静脉血液透析（CVVH）
			GFR>50	GFR 10~50	GFR<10				
芬太尼	麻醉诱导（个体化用药）	肝脏	100%	75%	50%	CRRT 滴定	N/A	N/A	N/A
哌替啶	50～100 mg q3~4h	肝脏	100%	75%	50%	非哌替啶，一种活性代谢产物，ESRD 时蓄积可能导致癫痫发作；ESRD 时蛋白结合低；酸性尿时 20%~25%稳定排泄	慎用	慎用	慎用
美沙酮	2.5~5 mg q6~8h	肝脏	100%	100%	50%~75%	50%~75%	无	无	N/A
吗啡	20~25 mg q4h	肝脏	100%	75%	50%	ESRD 时药物敏感性提高	无	无数据	GFR10~50 剂量
纳洛酮	2 mg iv	肝脏	100%	100%	100%		N/A	N/A	GFR10~50 剂量
喷他佐辛	50 mg q4h	肝脏	100%	75%	75%		无	无数据	GFR10~50 剂量
丙氧酚	65 mg q6~8h	肝脏	100%	100%	慎用	活性代谢产物非丙氧酚在 ESRD 时蓄积	慎用	慎用	N/A
芬太尼	麻醉诱导	肝脏	100%	100%	100%	CRRT 滴定	N/A	N/A	N/A
非麻醉剂									
对乙酰氨基酚	650 mg q4h	肝脏	q4h	q6h	q8h	过量可能发生肾毒性；非那西丁的代谢物为药物	无	无	GFR10~50 剂量
阿司匹林	650 mg q4h	肝脏（肾脏）	q4h	q4~6h	慎用	大剂量会有肾毒性；当肾血流量依赖前列腺素时会导致 GFR 下降；会加重尿毒症消化道和血液系统并发症；ESRD 时蛋白结合下降	透析后用药	无	GFR 10~50 剂量

注：GFR，肾小球滤过率；ESRD，终末期肾脏病；N/A，不适用；CRRT，持续肾脏替代治疗。

附表 C 肾衰竭时抗高血压和心血管药物剂量

药物	正常剂量	肾脏分泌百分比	肾衰竭时的剂量调整			评价	血液透析	持续性非卧床腹膜透析(CAPD)	持续静脉-静脉血液透析(CVVH)
			GFR>50	GFR 10~50	GFR<10				
ACEI									
贝那普利	10 mg qd 80 mg qd	20%	100%	75%	25%~50%	高血钾,急性肾衰竭,血管性水肿,皮疹,咳嗽,贫血和肝损	无	无	GFR 10~50 剂量
卡托普利	6.25~25 mg tid 100 mg tid	35%	100%	75%	50%	罕见蛋白尿,肾病综合征,味觉障碍,粒细胞缺乏;增高血清地高辛浓度	25%~30%	无	GFR 10~50 剂量
依那普利	5 mg qd 20 mg bid	45%	100%	75%	50%	肝脏合成活性代谢物 enalaprilat	20%~25%	无	GFR 10~50 剂量
福辛普利	10 mg qd 40 mg bid	20%	100%	100%	75%	活性代谢产物部分为Fosinoprilat在肝脏合成;肾衰竭时,和其他 ACEI 相比,不太容易蓄积	无	无	GFR 10~50 剂量
赖诺普利	2.5 mg qd 20 mg bid	80%	100%	50%~75%	25%~50%	药代动力学活性依那普利代谢物为赖氨酸类似物	20%	无	GFR 10~50 剂量
喷托普利	125 mg q24h	80%~90%	100%	50%~75%	50%		无数据	无数据	GFR 10~50 剂量
塔哚普利	2 mg q24h	<10%	100%	75%	50%	活性代谢产物是 perindo-prilat;肾脏是其代谢产物排泄的唯一通道	25%~50%	无数据	GFR 10~50 剂量
喹那普利	10 mg qd 20 mg qd	30%	100%	75%~100%	75%	活性代谢产物是 quinaprilat;其 96% 通过肾脏排泄	25%	无	GFR 10~50 剂量

药物	正常剂量	肾脏分泌百分比	肾衰竭时的剂量调整			评价	血液透析	持续性非卧床腹膜透析(CAPD)	持续静脉-静脉血液透析(CVVH)
			GFR>50	GFR 10~50	GFR<10				
雷米普利	1~2 mg qd 4 mg qd	33%	100%	50%~75%	25%~50%	代谢活性产物是ramiprilat;数据是关于ramiprilat的	20%	无	GFR 10~50 剂量
群多普利拉		33%	100%	50%~100%	50%		无	无	GFR 10~50 剂量
血管紧张素受体抑制剂						高血钾,血管性水肿(不如ACEI常见)			
坎地沙坦	16 mg qd 32 mg qd	33%	100%	100%	50%	消化道吸收的同时就激活坎地沙坦酯	无	无	无
依普罗沙坦	600 mg qd 400~800 mg qd	25%	100%	100%	100%	ESRD时药物代谢差异很大;尿毒症时蛋白结合降低	无	无	无
厄贝沙坦	150 mg qd 300 mg qd	20%	100%	100%	100%	—	无数据	无数据	GFR 10~50 剂量
氯沙坦	50 mg qd 100 mg qd	13%	100%	100%	100%	—	无数据	无数据	GFR 10~50 剂量
缬沙坦	80 mg qd 160 mg bid	7%	100%	100%	100%	—	无	无	无
替米沙坦	20~80 mg qd 160 mg bid	<5%	100%	100%	100%	—	无	无	无
β-受体阻滞剂						HDL减低,掩盖低血糖症状,气管痉挛,疲乏,失眠,抑郁及性功能不全			
醋丁洛尔	400 mg q24h 或 bid 600mg q24h 或 bid	55%	100%	50%	30%~50%	活性代谢产物半衰期延长	无	无	GFR 10~50 剂量
阿替洛尔	25 mg qd 100 mg qd	90%	100%	75%	50%	ESRD时药物蓄积	25~50 mg	无	GFR 10~50 剂量

药物	正常剂量	肾脏分泌 百分比	肾衰竭时的剂量调整			评价	血液透析	持续性非卧床腹膜透析（CAPD）	持续静脉-静脉透析血液（CVVH）
			GFR>50	GFR 10~50	GFR<10				
倍他洛尔	20 mg q24h 80%~90%	100%	100%	50%	50%	—	无	GFR 10~50 剂量	GFR 10~50 剂量
波吲洛尔	1 mg q24h 4 mg q24h	<10%	100%	100%	100%	—	无	无	GFR 10~50 剂量
卡地洛尔	0.5 mg q24h 10 mg q24h	<50%	100%	50%	25%	—	无数据	无	GFR 10~50 剂量
卡维地洛	3.15 mg tid 25 mg tid	2%	100%	100%	100%	剂量依赖的药效动力学；肾损害时报道卡维地洛的水平上升	无	无	GFR 10~50 剂量
塞利洛尔	200 mg q24h	10%	100%	100%	75%	—	无数据	无	GFR 10~50 剂量
地末洛尔	200 mg bid 400mg bid	<5%	100%	100%	100%	—	无	无	无数据
艾司洛尔(Ⅳiv)	50 μg/(kg·min) 300 μg/(kg·min)	10%	100%	100%	100%	肾衰竭时活性代谢产物滞留体内	无	无	无数据
拉贝洛尔	50 mg po bid 400mg bid	5%	100%	100%	100%	静脉用药：2min 20 mg 缓慢静注；每隔10 min 可以再用40~80 mg，直至300 mg 总量；或者2 mg/min 持续注射	无	无	GFR 10~50 剂量
美托洛尔	50 mg bid 100 mg bid	<5%	100%	100%	100%	—	无	无	无
纳多洛尔	80 mg qd 160 mg bid	90%	100%	50%	25%	起始剂量小并延长用药间期	40 mg	无	GFR 10~50 剂量
喷布洛尔	10 mg q24h 40 mg q24h	<10%	100%	100%	100%	—	无	无	GFR 10~50 剂量
吲哚洛尔	10 mg bid 40 mg bid	40%	100%	100%	100%	—	无	无	GFR 10~50 剂量

药物	正常剂量	肾脏分泌 百分比	肾衰竭时的剂量调整			评价	血液透析	持续性非卧床腹膜透析（CAPD）	持续静脉-静脉血液透析（CVVH）
			GFR>50	GFR 10~50	GFR<10				
普萘洛尔	40~160 mg tid 320 mg/d	<5%	100%	100%	100%	ESRD 时生物利用度提高；ESRD 时由于试剂干扰导致胆红素水平上升；报道 ESRD 时导致低血糖	无	无	GFR 10~50 剂量
索他洛尔	80 mg bid 160 mg bid	70%	100%	50%	25%~50%	肾衰竭性血液透析时要特别注意索他洛尔的应用；为减小应用索他洛尔导致的心律失常所带来的风险，初用或至少需要连续用 3 天以上者，必须在具备心肺复苏和持续心电监护的机构内进行	80 mg	无	GFR 10~50 剂量
噻吗洛尔	10 mg bid 20 mg bid	15%	100%	100%	100%	—	无	无	GFR 10~50 剂量
钙通道阻滞剂						二氢吡啶类：头痛，踝部水肿，牙龈增生和潮红。非二氢吡啶类：快速心律失常，便秘，牙龈增生和 AV 传导阻滞			
氨氯地平	2.5 mg qd 10 mg qd	10%	100%	100%	100%	可提高地高辛和环孢霉素水平	无	无	GFR 10~50 剂量
卡普地平	无数据	<1%	无数据	无数据	无数据	—	无数据	无数据	无数据

药物	正常剂量	肾脏分泌百分比	肾衰竭时的剂量调整			评价	血液透析	持续性非卧床腹膜透析(CAPD)	持续静脉-静脉血液透析(CVVH)
			GFR>50	GFR 10~50	GFR<10				
地尔硫䓬	30 mg tid 90 mg tid	10%	100%	100%	100%	急性肾功能不全时加重高血钾;可提高地高辛和环孢霉素水平	无	无	GFR 10~50 剂量
非洛地平	5 mg bid 20 mg qd	1%	100%	100%	100%	可提高地高辛水平	无	无	GFR 10~50 剂量
伊拉地平	5 mg bid 10 mg bid	<5%	100%	100%	100%	可提高地高辛水平	无	无	GFR 10~50 剂量
尼卡地平	20 mg tid 30 mg tid	<1%	100%	100%	100%	尿毒症抑制肝脏代谢;可提高地高辛水平	无	无	无
尼非地平 XL	30 mg qd 90 mg bid	10%	100%	100%	100%	避免短效尼非地平剂型	无	无	无
尼莫地平	30 mg q8h	10%	100%	100%	100%	可降低血压	无	无	GFR 10~50 剂量
尼素地平	20 mg qd 30 mg bid	10%	100%	100%	100%	可提高地高辛水平	无	无	GFR 10~50 剂量
维拉帕米	40 mg tid 240 mg/d	10%	100%	100%	100%	急性肾功能不全更易导致活性代谢产物蓄积;缓释剂型	无	无	GFR 10~50 剂量
利尿剂						低血钾/高血钾(保钾药物),高尿酸血症,高血糖,低镁血症,增加血清胆固醇水平			
乙酰唑胺	125 mg tid 500 mg tid	90%	100%	50%	慎用	可加重酸中毒;ESRD时不如其他利尿剂有效;透析患者可能发生神经系统不良反应	无数据	无数据	慎用
阿米诺利	5 mg qd 10 mg qd	50%	100%	100%	避免	GFR<30 ml/min时导致高血钾,特别是糖尿病高氯酸中毒时	N/A	N/A	N/A

药物	正常剂量	肾脏分泌百分比	肾衰竭时的剂量调整			评价	血液透析	持续性非卧床腹膜透析（CAPD）	持续静脉-静脉血液透析（CVVH）
			GFR>50	GFR 10~50	GFR<10				
布美他尼	1~2 mg qd 4 mg qd	35%	100%	100%	100%	ESRD 时和氨基糖苷类合用加重耳毒性；ESRD 时大剂量有效；肌痛，男性乳房发育	无	无	N/A
氯噻酮	25 mg q24h	50%	无数据	无数据	避免	GFR 低下时无效	N/A	N/A	N/A
依他尼酸	50 mg qd	20%	100%	100%	100%	ESRD 和氨基糖苷类合用加重耳毒性	无	无	N/A
呋塞米	40~80 mg qd 120 mg tid	70%	100%	100%	100%	ESRD 和氨基糖苷类合用加重耳毒性；ESRD 大剂量有效	无	无	N/A
吲达帕胺	2.5 mg q24h	<5%	100%	100%	避免		无	N/A	无
美托拉宗	2.5 mg qd, 10 mg bid	70%	100%	100%	100%	ESRD 大剂量有效；男性乳房发育，阳痿	无	无	无
吡咯他尼	6 mg q24h, 12 mg q24h	40%~60%	100%	100%	100%	ESRD 大剂量有效；耳毒性	无	无	N/A
螺内酯	100 mg qd 300 mg qd	25%	100%	100%	避免	活性代谢产物半衰期长；GFR<30 时高血钾常见；男性乳房发育，高氯酸中毒，试剂干扰增加血清浓度	N/A	N/A	避免
噻嗪类	25 mg bid, 50 mg bid	>95%	100%	100%	避免	GFR<30 时常无效；GFR 低时，合用袢利尿剂有效，高尿酸血症	N/A	N/A	N/A
托拉塞米	5 mg bid, 20 mg qd	25%	100%	100%	100%	ESRD 大剂量有效；耳毒性	无	无	N/A

续表

药物	正常剂量	肾脏分泌 百分比	肾衰竭时的剂量调整			评价	血液透析	持续性非卧床腹膜透析(CAPD)	持续静脉-静脉血液透析(CVVH)
			GFR>50	GFR 10~50	GFR<10				
氨苯蝶啶	25 mg bid, 50 mg bid	5%~10%	q12h	q12h	避免	GFR<30时高血钾常见;ESRD时活性代谢物半衰期长;叶酸拮抗剂;尿路结石;酸性尿结晶;可导致急性肾衰竭	避免	避免	避免
其他药物									
氨力农	5 mg/(kg·min·d) <10 mg/kg, 10 mg/(kg·min·d) <10 mg/kg	10%~40%	100%	100%	100%	血小板减少;ESRD时恶心、呕吐	无数据	无数据	GFR 10~50 剂量
可乐定	0.1bid/tid, 1.2 mg/d	45%	100%	100%	100%	性功能障碍,眩晕,门脉低压	无	无	GFR 10~50 剂量
地高辛	0.125 mg qod/qd, 0.25 mg qd	25%	100%	100%	100%	ESRD时负荷剂量减半;尿毒症时放射免疫测定可能过高估计血清水平;胺碘酮、螺内酯、奎尼丁和维拉帕米导致药物清除下降;低血钾和低血镁增强药物毒性;ESRD时Vd和全身清除率下降;ESRD时最佳检测时间是服用后12 h;ESRD时的毒性反应可用地高辛免疫抗体对抗	无	无	GFR 10~50 剂量

药物	正常剂量	肾脏分泌百分比	肾衰竭时的剂量调整			评价	血液透析	持续性非卧床腹膜透析（CAPD）	持续静脉-静脉血液透析（CVVH）
			GFR>50	GFR 10~50	GFR<10				
肼屈嗪	10 mg qid，100 mg qid	25%	100%	100%	100%	狼疮样反应	无	无	GFR 10~50 剂量
米多君	无数据	75%~80%	5~10 mg q8h	5~10mg q8h	无数据	升高血压	5 mg q8h	无数据	GFR 10~50 剂量
米诺地尔	2.5 mg bid，10 mg bid	20%	100%	100%	100%	心包渗出，液体潴留，多毛症，心动过速	无数据	无数据	GFR 10~50 剂量
硝普钠	1 μg/(kg·min) 10 μg/(kg·min)	<10%	100%	100%	100%	氰化物中毒	无数据	无数据	GFR 10~50 剂量
多巴酚丁胺	2.5 μg/(kg·min)，15 μg/(kg·/min)	10%	100%	100%	100%	—	无数据	无数据	GFR 10~50 剂量
米力农	0.375 μg/(kg·min)，0.75 μg/(kg·min)		100%	100%	100%	—	无数据	无数据	GFR 10~50 剂量

注：ACEI，血管紧张素转化酶抑制剂；HDL，高密度脂蛋白；AV，房室；ESRD，终末期肾脏病；GFR，肾小球滤过率。

附表 D 肾衰竭时内分泌和代谢药物剂量

药物	正常剂量	肾脏分泌百分比	肾衰竭时的剂量调整			评价	血液透析	持续性非卧床腹膜透析（CAPD）	持续静脉-静脉血液透析（CVVH）
			GFR>50	GFR 10~50	GFR<10				
降血糖药物						CRRT 时避免使用任何口服降糖药物			
阿卡波糖	25 mg tid，100 mg tid	35%	100%	50%	避免	异常疼痛，N/V，腹胀	无数据	无数据	避免
醋磺己脲	250 mg q24h，1500 mg q24h	无	避免	避免	避免	利尿效应；可逆性升高血清肌酐水平；健康人话性代谢半衰期为 5~8 h，然后自通过肾脏排泄；氮质血症患者延长低血糖	无数据	无数据	避免

药物	正常剂量	肾脏分泌百分比	肾衰竭时的剂量调整			评价	血液透析	持续性非卧床腹膜透析（CAPD）	持续静脉-静脉血液透析（CVVH）
			GFR>50	GFR 10~50	GFR<10				
氯磺丙脲	100 mg q24h, 500 mg q24h	47%	50%	避免	避免	水排泄受损；延长氮质血症患者低血糖时间	无数据	无数据	避免
甲磺冰片脲	12.5 mg,q24h, 100 mg q14h	无数据	无数据	无数据	无数据		无数据	无数据	避免
格列齐特	5 mg qd,20 mg bid	5%	100%	50%	50%		无数据	无数据	避免
格列吡嗪	2.5 mg qd,10 mg bid	50%	100%	50%	避免		无	无	避免
二甲双胍	500 mg bid, 2550 mg/d（bid 或 tid）	95%	100%	避免	避免	乳酸酸中毒	无数据	无数据	避免
瑞格列奈	0.5~1 mg,4 mg tid								
妥拉磺脲	100 mg q24h,250 mg q24h	7%	100%	100%	100%	利尿效应	无数据	无数据	避免
甲苯磺丁脲	1 mg q24h,2 g q24h	无	100%	100%	100%	可损失水排泄	无	无	避免
曲格列酮	200 mg qd, 600 mg qd	3%	100%	避免	避免	降低环孢霉素水平,肝损伤 据血糖水平调整剂量			
胃肠外制剂									
胰岛素	可变	无	100%	75%	50%	氮质血症时肾脏代谢胰岛素能力降低	无	无	GFR 10~50 剂量
赖辅膜胰岛素	可变	无数据	100%	75%	50%	CRRT 时避免使用所有口服降糖药物	无	无	无
降脂药物									
阿托伐他汀	10 mg/d,80 mg/d	<2%	100%	100%	100%	肝功能不全,合用 CsA/FKk 易并发肌痛和横纹肌溶解	无数据	无数据	无数据

药物	正常剂量	肾脏分泌 百分比	肾衰竭时的剂量调整			评价	血液透析	持续性非卧床腹膜 透析(CAPD)	持续静脉-静脉血 液透析(CVVH)
			GFR>50	GFR 10~50	GFR<10				
苯扎贝特	200 mg bid~qid 400 mg SR q24h	50%	50%~100%	25%~50%	避免	无数据	无数据	无数据	无数据
氯贝丁酯	4 g bid 1000 mg bid	40%~70%	q6~12h	q12~18h	避免	无数据	无数据	无数据	无数据
考来替泊	5 g bid 30g/d	无	100%	100%	100%	无数据	无数据	无数据	无数据
氟伐他汀	20 mg/d,80 mg/d	<1%	100%	100%	100%	无数据	无数据	无数据	无数据
吉非罗齐	600 mg bid, 600 mg bid	无	100%	100%	100%	无数据	无数据	无数据	无数据
洛伐他汀	5 mg/d,20 mg/d	无	100%	100%	100%	无数据	无数据	无数据	无数据
烟酸	1 g tid,2 g tid	无	100%	100%	100%	无数据	无数据	无数据	无数据
普伐他汀	10~40 mg/d, 80 mg/d	<10%	100%	100%	100%	无数据	无数据	无数据	无数据
普罗布考	500 mg bid	<2%	100%	100%	100%		无数据	无数据	无数据
瑞舒伐他汀	5~40 mg/d, 40 mg/d	10%	100%	100%	50%	5 mg qd;维持剂量不超 过10 mg qd	50%	50%	50%
辛伐他汀	5~20 mg/d, 20 mg/d	13%	100%	100%	100%	无数据	无数据	无数据	无数据
抗甲状腺药物									
甲巯咪唑	5~20 mg tid	7%	100%	100%	100%	无数据	无数据	无数据	GFR 10~50 剂量
丙硫氧嘧啶	100 mg tid	<10%	100%	100%	100%	无数据	无数据	无数据	GFR 10~50 剂量

注:GFR,肾小球滤过率;SR,缓释剂型;CRRT,持续肾脏替代治疗。

附表 E 肾衰竭消化道药物剂量

消化道用药	普通剂量 起始剂量	普通剂量 最大剂量	肾脏分泌 百分比	肾衰竭时的剂量调整 GFR>50	GFR 10~50	GFR<10	评价
西咪替丁	300 mg tid	800 mg bid	60%	100%	75%	25%	多种药物相互作用:β-受体阻滞剂,磺酰脲类,茶碱类,华法林等
法莫替丁	20 mg bid	40 mg bid	70%	100%	75%	25%	头痛,疲乏,血小板减少,脱发
兰索拉唑	15 mg qd	30 mg bid	无	100%	100%	100%	头痛,腹泻
尼扎替丁	150 mg bid	300 mg bid	20%	100%	75%	25%	头痛,疲乏,血小板减少,脱发
奥美拉唑	20 mg qd	40 mg bid	无	100%	100%	100%	头痛,腹泻
雷贝拉唑	20 mg qd	40 mg bid	无	100%	100%	100%	头痛,腹泻
泮托拉唑	40 mg qd	80 mg bid	无	100%	100%	100%	头痛,腹泻
雷尼替丁	150 mg bid	300 mg bid	无	100%	100%	100%	头痛,腹泻
西沙比利	10 mg tid	20 mg qid	5%	100%	100%	50%~75%	避免和抗霉生咪唑类药物,大环内酯类抗生素及 P450 3A~4 抑制剂合用
甲氧氯普胺	10 mg tid	30 mg tid	15%	100%	100%	50%~75%	增加环孢素/他克莫司水平;神经毒性
米索前列醇	100 μg bid	200 μg qid	无	100%	100%	100%	腹泻,恶心、呕吐堕胎药
硫糖铝	1 g qid	1 g qid	无	100%	100%	100%	便秘,减少 MMF 的吸收

注:GFR,肾小球滤过率;MMF,吗替麦考酚酯。

附表 F 肾衰竭时神经系统及抗惊厥药物剂量

药物	正常剂量	肾脏分泌 百分比	肾衰竭时的剂量调整 GFR>50	GFR10~50	GFR<10	评价	持续性非卧床腹膜透析(CAPD)	血液透析	持续静脉-静脉血液透析(CVVH)
卡马西平	2~8 mg/(kg·d);据不良反应调剂量,行 TDM	2%	100%	100%	100%	血浆浓度:4~12,液体潴留时剂量加倍	无	无	无
氯硝西泮	0.5 mg tid,2 mg tid	1%	100%	100%	100%	尽管肾功能不全时不需要调整剂量,但有关于此药在肾损伤时用药研究;建议基于药物已有知识,而不是临床研究数据	无数据	无	N/A

药物	正常剂量	肾脏分泌 百分比	肾衰竭时的剂量调整			评价	血液透析	持续性非卧床腹膜透析（CAPD）	持续静脉-静脉透析血液（CVVH）
			GFR>50	GFR 10~50	GFR<10				
乙琥胺	5 mg/（kg·d）；据不良反应调剂量,行 TDM	20%	100%	100%	100%	血浆浓度：40~100, 头痛	无	无数据	无数据
非尔氨酯	400 mg tid, 1200 mg tid	90%	100%	50%	25%	厌食,呕吐,失眠,恶心	透析后用药	GFR<10 剂量	GFR 10~50 剂量
加巴喷丁	150 mg tid, 900 mg tid	77%	100%	50%	25%	和其他药物相比,CNS 不良反应较低	300 mg 负荷量,透析后 200~300 mg	300 mg qd	GFR 10~50 剂量
拉莫三嗪	25~50 mg/d, 150 mg/d	1%	100%	100%	100%	自身诱导作用,和丙戊酸有重要药物相互作用	无数据	无数据	GFR 10~50 剂量
左乙拉西坦	500 mg bid, 1500 mg bid	66%	100%	50%	50%	血浆浓度:15~40,失眠	透析后 250~500 mg	GFR<10 剂量	GFR 10~50 剂量
奥卡西平	300 mg bid, 600 mg bid	1%	100%	100%	100%	和卡马西平相比,对 P450 影响较小	无数据	无数据	无数据
苯巴比妥	20 mg/（kg·d）；据不良反应调剂量,行 TDM	1%	100%	100%	100%		无	无	无
苯妥英	20 mg/（kg·d）；据不良反应调剂量,行 TDM	1%	据肾衰竭和低蛋白水平调节剂量			血浆浓度:10~20,眼球震颤,检测游离苯妥英水平	无	无	无
扑米酮	50 mg,100 mg	1%	100%	100%	100%	血浆浓度:5~20	1/3 剂量	无数据	无数据
丙戊酸钠	7.5~15 mg/（kg·d）；根据不良反应调节剂量,并行 TDM	1%	100%	100%	100%	血浆浓度:50~150,体重增加,肝炎,检测游离丙戊酸水平	无	无	无

药物	正常剂量	肾脏分泌百分比	肾衰竭时的剂量调整			评价	血液透析	持续性非卧床腹膜透析(CAPD)	持续静脉-静脉血液透析(CVVH)
			GFR>50	GFR 10~50	GFR<10				
噻加宾	4 mg qd 增加 4 mg/d,每周测滴度	2%	100%	100%	100%	每周可以增加 4~8 mg/d,观察是否达到临床症状,或总量达 32 mg/d;每日总量应分	无	无	GFR 10~50 剂量
托吡酯	50 mg/d,200 mg bid	70%	100%	50%	避免	为 2~4 次给予	无数据	无数据	GFR 10~50 剂量
三甲双酮	300 mg tid~qid,600 mg tid~qid	无	q8h	q8~12h	q12~24h	ESRD 活性代谢物半衰期延长;肾病综合征	无数据	无数据	GFR 10~50 剂量
氨己烯酸	1 g bid,2 g bid	70%	100%	50%	25%	药物集聚导致脑病	无数据	无数据	GFR 10~50 剂量
唑尼沙胺	100 mg qd,100~300 mg qd~bid	30%	100%	75%	50%	制造商不建议唑尼沙胺用于肾衰竭患者(eGFRiday<50 mL/min);因为关于此类药物经验甚少;初始剂量为 100 mg/d;2 周后,剂量可增加到 200 mg/d,用于至少 2 周;剂量可在 2 周时间增加到 200 mg/d;可以增加到 300~400 mg/d;对照研究建议,肾功能正常者,唑尼沙胺起效为 100~600 mg/d;肾功能不全者剂量需根据清除率调整	GFR<10 剂量	GFR<10 剂量	GFR 10~50 剂量

注:GFR,肾小球滤过率;TDM,治疗药物监测;CNS,中枢神经系统;ESRD,终末期肾脏病。

附表 G 肾衰竭风湿病用药剂量

药物	正常剂量	肾脏分泌 百分比	肾衰竭时的剂量调整 GFR>50	GFR 10~50	GFR<10	评价	血液透析	持续性非卧床腹膜透析(CAPD)	持续静脉-静脉血液透析(CVVH)
别嘌呤醇	300 mg q24h	30%	75%	50%	25%	间质性肾炎;罕见黄嘌呤结石;肾功能正常时肾脏排泄活性代谢物的半衰期是25 h;ESRD半衰期为1周;剥脱性皮炎	1/2剂量	无数据	GFR 10~50剂量
金诺芬	6 mg q24h	50%	50%	50%	避免	蛋白尿和肾病综合征	无	无	无
秋水仙碱	急性:2 mg 然后 0.5 mg q6h 慢性:0.5~1.0 mg q24h	5%~17%	100%	50%~100%	25%	如GFR<50 ml/min 避免长期用药	无	无数据	GFR 10~50剂量
金钠制剂	25~50 mg	60%~90%	50%	避免	避免	Thiomalate 蛋白尿;肾病综合征,膜性肾病	无	无	避免
青霉胺	250~1000 mg q24h	40%	100%	避免	避免	肾病综合征	1/3剂量	无数据	GFR 10~50剂量
丙磺舒	500 mg bid	<2%	100%	避免	避免	GFR低下时无效	避免	无数据	避免
非甾体抗炎药									
双氯芬酸	25~75 mg bid	<1%	50%~100%	25%~50%	25%	降低肾功能,抑制血小板聚集,肾病综合征,间质性肾炎、高血钾、钠潴留,CVD,MI,脑卒中风险增加	无	无	GFR 10~50剂量
二氟尼柳	250~500 mg bid	<3%	100%	100%	50%		无	无	GFR 10~50剂量
依托度酸	200 mg bid	忽略	100%	100%	50%		无	无	GFR 10~50剂量
非诺洛芬	300~600 mg qid	30%	100%	100%	50%		无	无	GFR 10~50剂量
氟比洛芬	100 mg bid~tid	20%	100%	100%	50%		无	无	GFR 10~50剂量
布洛芬	800 mg tid	1%	100%	100%	50%		无	无	GFR 10~50剂量
吲哚美辛	25~50 mg tid	30%	100%	100%	50%		无	无	GFR 10~50剂量

药物	正常剂量	肾脏分泌百分比	肾衰竭时的剂量调整			评价	血液透析	持续性非卧床腹膜透析（CAPD）	持续静脉-静脉透析液透析（CVVH）
			GFR>50	GFR 10~50	GFR<10				
酮洛芬	25~75 mg tid	<1%	100%	100%	50%		无	无	GFR 10~50 剂量
甲氯酚钠酸	30~60 mg 负荷,之后 15~30 mg q6h	30~60%	100%	50%	25%~50%	ESRD 时急性听力丧失	无	无	GFR 10~50 剂量
Mefanamic 酸	250 mg qid	<6%	100%	100%	50%		无	无	GFR 10~50 剂量
那丁美酮	1~2 g q24h	<1%	100%	50%~100%	50%		无	无	GFR 10~50 剂量
萘普生	500 mg bid	<1%	100%	100%	50%		无	无	GFR10~50 剂量
奥沙普秦	1200 mg q24h	<1%	100%	100%	50%		无	无	GFR 10~50 剂量
苯基丁氮酮	100 mg,tid 至 qid	1%	100%	100%	50%		无	无	GFR 10~50 剂量
吡罗昔康	20 mg q24h	10%	100%	100%	50%		无	无	GFR 10~50 剂量
舒林酸	200 mg bid	7%	100%	100%	50%	ESRD 活性代谢产物	无	无	GFR 10~50 剂量
托美丁	400 mg tid	15%	100%	100%	50%		无	无	GFR 10~50 剂量
生物制剂									
依那西普	50 mg sc 每周	肝脏	100%	100%	100%	增加 TB 和其他感染的风险	100%	100%	
英利昔单抗	3 mg/kg iv(第 0,2,6 周),然后每 8 周加用 MTX	肝脏	100%	100%	100%	增加 TB 和其他感染的风险	100%	100%	
阿达木单抗	40 mg sc qow	肝脏	100%	100%	100%	治疗中可以继续,未合用 MTX 者可以每周增加 40 mg sc;可导致致肾小球肾炎	100%	100%	100%
阿那白滞素	100 mg/d sc	肾脏	100%	50%	避免	肾损伤:严重或终末期肾脏病(CrCl 低于 30 mL/min)时,血浆清除率降低到 75%;既往无其他感染相关研究	100%	50%	避免
利妥昔单抗	375 mg/mm 隔周	肝	100%	100%	100%	TB 及其他感染分析增加	100%	100%	100%

注:GFR,肾小球滤过率;CVD,心血管疾病;MI,心肌梗死;TB,结核。

附表 H　肾衰竭时镇静剂用量

药物	正常剂量	肾脏分泌百分比	肾衰竭时的剂量调整			评价	血液透析	持续性非卧床腹膜透析(CAPD)	持续静脉-静脉血液透析(CVVH)
			GFR>50	GFR 10~50	GFR<10				
巴比妥类									
戊巴比妥	30 mg q6~8h	肝脏	100%	100%	100%	可导致过量;ESRD 患者发生软骨病;中毒时用活性炭血液灌流和血液透析比腹膜透析更有效	无	无数据	GFR 10~50 剂量
苯巴比妥	500~100 mg q8~12h	肝脏	q8~12h	q8~12h	q12~16h	碱化尿后,约 50% 的药物原形从尿液排出	透析后用药	1/2 常规剂量	GFR 10~50 剂量
司可巴比妥	30~50 mg q6~8h	肝脏	100%	100%	100%		无	无	N/A
硫喷妥钠	麻醉诱导(个体化)		100%	100%	100%		N/A	N/A	N/A
苯二氮䓬类						ESRD 时可导致过度镇静及脑病			
阿普唑仑	0.25~5.0 mg q8h	肝脏	100%	100%	100%		无	无数据	N/A
氯拉卓酸	15~60 mg q24h	肝脏	100%	100%	100%		无	无数据	N/A
氯氮卓	15~100 mg q24h	肝脏	100%	100%	100%		无	无数据	N/A
氯硝西泮	1.5 mg q24h	肝脏	100%	100%	100%	尽管无需减少剂量,但药物未在肾功能不全患者中做过研究;建议基于药物特性、非临床研究	无	无数据	N/A
地西泮	5~40 mg q24h	肝脏	100%	100%	100%	活性代谢物可能主肾衰竭体内蓄积;用药幼果超过数日需要减少剂量;尿毒症时蛋白结合减少	无	无数据	无
艾司唑仑	1 mg qhs	肝脏	100%	100%	100%	—	无数据	无数据	N/A

续表

药物	正常剂量	肾脏分泌百分比	肾衰竭时的剂量调整 GFR>50	GFR 10~50	GFR<10	评价	血液透析	持续性非卧床腹膜透析(CAPD)	持续静脉-静脉血液透析液透析(CVVH)
氟西泮	15~30 mg qhs	肝脏	100%	100%	100%	—	无	无数据	N/A
劳拉西泮	1~2 mg q8~12h	肝脏	100%	100%	100%	—	无	无数据	GFR 10~50 剂量
咪达唑仑	个体化	肝脏	100%	100%	100%	—	无	无数据	N/A
奥沙西泮	30~120 mg q24h	肝脏	100%	100%	100%	—	无	无数据	GFR 10~50 剂量
夸西泮	15 mg qhs	肝脏	无数据	无数据	无数据	—	无	无数据	N/A
替马西泮	30 mg qhs	肝脏	100%	100%	100%	—	无	无数据	N/A
三唑仑	0.25~0.5 mg qhs	肝脏	100%	100%	100%	蛋白结合与α-1糖蛋白水平相关	无	无数据	N/A
苯二氮䓬类及其拮抗剂									
氟马西尼	0.2 mg iv 15 s 以上	肝脏	100%	100%	100%	ESRD时可导致过度镇静及脑病	无	无数据	N/A
其他镇静剂									
丁螺环酮	5 mg q8h	肝脏	100%	100%	100%	血液灌流可以去除;过度镇静	无数据	无数据	N/A
乙氯维诺	500 mg qhs	肝脏	100%	避免	避免	高血压,过度镇静	避免	避免	N/A
氟哌啶醇	1~2 mg q8~12h	肝脏	100%	100%	100%		无	无	GFR 10~50 剂量
碳酸锂	0.9~1.2 g q24h	肾脏	100%	50%~75%	25%~50%	肾毒性;肾性尿崩症;肾病综合征;肾性尿崩症,肾间质纤维化;血清浓度>1.2 mEq/L时,急性中毒;血清浓度应该每12 h周期测量;半衰期不能反映组织蓄积;血液透析后容量下降血浆水平反弹及NSAIDs和利尿剂会加重中毒症状	透析后用药	无	GFR 10~50 剂量
甲丙氨酯	1.2~1.6 g q24h	肝脏(肾脏)	q6h	q9~12h	q12~18h	过度镇静;随利尿增强排泄	无	无数据	N/A

注:GFR,肾小球滤过率;ESRD,终末期肾脏病;NSAIDs,非甾体类抗炎药。

附表 I 肾衰竭时抗帕金森症药物剂量

药物	正常剂量	肾脏分泌百分比	肾衰竭时的剂量调整			评价	血液透析	持续性非卧床腹膜透析(CAPD)	持续静脉-静脉血液透析(CVVH)
			GFR>50	GFR 10~50	GFR<10				
卡比多巴	1~2 片 tid/qid(30~200 mg qd)	30%	100%	100%	100%	需要根据临床治疗反应仔细调整剂量	无数据	无数据	无数据
左旋多巴	1~2 片 tid/qid(300~2000 mg qd)	无	100%	50%~100%	50%~100%	代谢物通过肾脏排泄;ESRD时活性代谢物半衰期延长	无数据	无数据	GFR 10~50
雷沙吉兰(MAO~B 抑制剂)	1 mg qd	<1%	100%	100%	100%				

注:GFR,肾小球滤过率;ESRD,终末期肾脏病;MAO,单胺氧化酶。

附表 J 肾衰竭时抗精神病药物剂量

药物	正常剂量	肾脏分泌百分比	肾衰竭时的剂量调整			评价	血液透析	持续性非卧床腹膜透析(CAPD)	持续静脉-静脉血液透析(CVVH)
			GFR>50	GFR 10~50	GFR<10	直立性低血压,锥体外系综合征,意识混乱			
吩噻嗪类									
氯丙嗪	300~800 mg q24h	肝脏	100%	100%	100%	无	无	无	GFR 10~50 剂量
异丙嗪	20~100 mg q24h	肝脏	100%	100%	100%	ESRD可能发生过度镇静	无数据	无数据	GFR 10~50 剂量
硫利达嗪	50~100 mg pot id;逐渐加量;最大 800 mg/d	肝脏	100%	100%	100%		无数据	无数据	GFR 10~50 剂量
三氟拉嗪	1~2 mg bid;加量不超过 6 mg	肝脏	100%	100%	100%		无数据	无数据	GFR 10~50 剂量
奋乃静	8~16 mg po bid tid 或 qid;最大到 64 mg/d	肝脏	100%	100%	100%		无数据	无数据	GFR 10~50 剂量
替沃噻吨	2 mg po tid;逐渐增加到 15 mg/d	肝脏	100%	100%	100%		无数据	无数据	GFR 10~50 剂量

药物	正常剂量	肾脏分泌百分比	肾衰竭时的剂量调整			评价	血液透析	持续性非卧床腹膜透析(CAPD)	持续静脉-静脉血液透析(CVVH)
			GFR>50	GFR 10~50	GFR<10				
氟哌啶醇	1~2 mg q8~12h	肝脏	100%	100%	100%	低血压,过度镇静	无数据	无数据	GFR 10~50 剂量
洛沙平	12.5~50 mg im q4~6h	肝脏	100%	100%	100%	不要 iv 用药	无数据	无数据	GFR 10~50 剂量
氯氮平	12.5 mg po 25~50/d, 2 周后达到 300~450 mg	肝脏	100%	100%	100%		无数据	无数据	GFR 10~50 剂量
利培酮	1 mg po bid;增加到 3 mg bid	肝脏	100%	100%	100%		无数据	无数据	GFR 10~50 剂量
奥氮平	5~10 mg	肝脏	100%	100%	100%	低血压	无数据	无数据	GFR 10~50 剂量
喹硫平	25~50 mg po bid;增加 25~50 mg bid 或 tid;第 4 天到 300~400 mg/d	肝脏	100%	100%	100%		无数据	无数据	GFR 10~50 剂量
Zisprasideone	20~100 mg q12h	肝脏	100%	100%	100%		无数据	无数据	GFR 10~50 剂量

注:GFR,肾小球滤过率;ESRD,终末期肾脏病。

附表 K 肾衰竭时其他药物剂量

药物	正常剂量	肾脏分泌百分比	肾衰竭时的剂量调整			评价	血液透析	持续性非卧床腹膜透析(CAPD)	持续静脉-静脉血液透析(CVVH)
			GFR>50	GFR 10~50	GFR<10				
皮质激素类									
倍他米松	0.5~0.9 mg q24h	5%	100%	100%	100%	可加重氮质血症,钠潴留,糖耐量下降,高血压	无数据	无数据	GFR 10~50 剂量
布地奈德	无数据	无	100%	100%	100%		无数据	无数据	GFR 10~50 剂量
可的松	25~500 mg q24h	无	100%	100%	100%		无数据	无数据	GFR 10~50 剂量
地塞米松	0.75~9.0 mg q24h	8%	100%	100%	100%		无数据	无数据	GFR 10~50 剂量
氢化可的松	20~500 mg q24h	无	100%	100%	100%		无数据	无数据	GFR 10~50 剂量
甲泼尼龙	4~48 mg q24h	<10%	100%	100%	100%		无数据	无数据	GFR 10~50 剂量

药物	正常剂量	肾脏分泌百分比	肾衰竭时的剂量调整 GFR>50	GFR 10~50	GFR<10	评价	血液透析	持续性非卧床腹膜透析(CAPD)	持续静脉-静脉血液透析(CVVH)
泼尼松龙	5~60 mg q24h	34%	100%	100%	100%		无数据	无数据	GFR 10~50 剂量
泼尼松	5~60 mg q24h	34%	100%	100%	100%		无数据	无数据	GFR 10~50 剂量
曲安奈德	4~48 mg q24h	无数据	100%	100%	100%		无数据	无数据	GFR 10~50 剂量

注:GFR,肾小球滤过率。

附表 L 肾衰竭抗凝药物剂量

药物	正常剂量	肾脏分泌百分比	肾衰竭时的剂量调整 GFR>50	GFR 10~50	GFR<10	评价	血液透析	持续性非卧床腹膜透析(CAPD)	持续静脉-静脉血液透析(CVVH)
阿替普酶	60 mg/h,然后 20 mg/h 用药 2~5 min	无数据	100%	100%	100%	组织型纤溶酶原激活物(tPA)	无数据	无数据	GFR 10~50 剂量
阿尼普酶	30U 用药 2~5 min	无数据	100%	100%	100%		无数据	无数据	GFR 10~50 剂量
阿司匹林	81 mg/d 325 mg/d	10%	100%	100%	100%	GI 刺激和出血倾向	无数据	无数据	GFR 10~50 剂量
氯吡格雷	75 mg/d 75 mg/d	50%	100%	100%	100%	GI 刺激和出血倾向	无数据	无数据	GFR 10~50 剂量
达肝素	2500U sc/d 5000U sc/d	未知	100%	100%	NA	肾功能不全检测第二次用药后 4 h 抗 Xa 活性	无数据	无数据	无数据
双嘧达莫	50 mg tid	无数据	100%	100%	100%		无数据	无数据	无数据
依诺肝素	20 mg/d 30 mg bid	8%	100%	75%~50%	50%	治疗 DVT 每 12h 1 mg/kg;肾功能不全患者,检测第二次用药后 4 h 的抗 Xa 活性;肾衰竭时有证据证实存在药物蓄积	无数据	无数据	GFR 10~50 剂量
磺达肝素	2.5 mg sc 每天 10 mg sc 每天	无数据	100%	75%~50%	避免	肾衰竭时半衰期延长;只用于 HIT 的抗凝治疗	无数据	无数据	避免

药物	正常剂量	肾脏分泌 百分比	肾衰竭时的剂量调整			评价	血液透析	持续性非卧床腹膜透析(CAPD)	持续静脉-静脉血液透析(CVVH)
			GFR>50	GFR 10~50	GFR<10				
肝素	75 U/kg 负荷量，然后 15 U/(kd·h)	无	100%	100%	100%	随剂量增加半衰期延长	无数据	无数据	GFR 10~50 剂量
依洛前列素	0.5~2.0 ng/(kg·min)，间隔 5~12 h	无数据	100%	100%	50%		无数据	无数据	GFR 10~50 剂量
吲哚布芬	100 mg bid 200 mg bid	<15%	100%	50%	25%		无数据	无数据	N/A
链激酶	250 000U 负荷量，然后 100 000U/h	无	100%	100%	100%		N/A	N/A	GFR 10~50 剂量
磺吡酮	200 mg bid	25%~50%	100%	100%	避免	急性肾衰竭；GFR 低下时	无数据	无数据	GFR 10~50 剂量
磺曲苯	无数据	52%~62%	50%	30%	10%		无数据	无数据	无数据
噻氯吡啶	250 mg bid, 250 mg bid	2%	100%	100%	100%	降低 CsA 水平，可导致严重的粒细胞减少和血小板减少	无数据	无数据	GFR 10~50 剂量
氨甲环酸	25 mg/kg tid~qid	90%	50%	25%	10%		无数据	无数据	无数据
尿激酶	4400 U/kg 负荷量，然后 4400U/kg qh	无数据	无数据	无数据	无数据		无数据	无数据	GFR 10~50 剂量
华法林	5 mg/d 据 INR 调整	<1%	100%	100%	100%	监测 INR；从 5 mg/d 开始；1 mg维生素 K iv/30 min 或 2.5~5 mg po 可用于调整 INR	无	无	无

注：GFR，肾小球滤过率；GI，消化道；HIT，肝素导致血小板减少；DVT，深静脉血栓；INR，国际标准化比值。

第十二章　持续性透析治疗技术

NitinKhosla, Ravindra L. Mehta

过去的 20 多年间,肾脏替代治疗技术发展迅猛。尽管这些进步主要是为了改善终末期肾脏病(ESRD)患者的预后,但对急性肾功能不全(ARF)的治疗也有很大帮助。高通透膜的广泛应用使持续肾脏替代治疗(CRRT)技术取得长足进步,CRRT 可使体液及溶质缓慢被去除,从而维持稳定的血流动力学,对体液和溶质的控制效果更佳[1]。这些技术现在已经得到广泛认可,成为治疗危重病 ARF 并伴有血流动力学不稳定患者的标准治疗手段[2-6]。本章主要介绍这些技术的基本原理、重点问题及治疗结局的概况。

一、术语

持续肾脏替代治疗方式包含多种不同的技术术语。国际专家组发起的急性透析质量控制组织[7]呼吁根据不同技术的不同特点采用标准化术语[8]。每个英文缩写的字母都代表了一种治疗的过程、动力和性能。字母 C 在所有的术语里都代表"持续"。AV 或 VV 代表透析时的"血流推动力",也就是 AV 代表动力来自平均动脉压,VV 代表来自于体外静脉环路的动力泵。这些技术通过对流、弥散或两者结合去除溶质。字母 UF、H、HD 和 HDF 代表技术工作原理:对流技术包括超滤(UF)和血液滤过(H),其溶质的去除依赖溶剂的拖动;扩散技术,如间歇血液透析(IHD),其工作原理是基于溶质在血液和透析液间的阶差[10];血液透析滤过(HDF)过程结合了扩散和对流技术,同时需要透析液和置换液,小分子和中分子物质都可以容易被去除[11]。

必须指出,缩写"SCUF"(缓慢持续超滤)为此术语体系的例外。SCUF 重在提示这一治疗方式为单纯超滤过程,其技术仅利用了 AV 环路的动力[12]。表 12.1 详细描述了 CRRT 术语的应用。

二、系统构成

要全面理解 CRRT 工作的方式,需要完全了解系统的构成部分,包括通路和环路的知识、泵、膜、抗凝剂,以及置换液和透析液等都可以根据治疗目标进行调整。

通路和环路

CRRT 治疗的成功和通路及环路的应用密切相关。发明双腔静脉导管和高效血泵之前,常用 AV 环路进行透析治疗[13-15]。这一环路常由于血流量的变化而限制了其应用,而且使患者在平均动脉压降低、血流量低下时有形成血栓的危险。为使血流量最大化,采用了大孔径、短导管的方式,但是动脉通路并发症还是很多[16],所以现在 AV 环路的方式已经很少使用。本章将主要讨论目前临床常规应用的较新的治疗方式。

表 12.1　持续肾脏替代治疗:不同技术间的比较

通路	SCUF	CVVH	CVVHD	CVVHDF	腹膜透析	SLED	EDD
滤过(ml/h)	100	1000	300	800	100	1000	NP
滤过(L/天)	2.4	24	7.2	19.2	2.4	8	
透析液流量(L/h)	0	0	1	1	0.4	12	18
置换液流量(L/天)	1.7	16.7	21.7	30	8.5	N/A	N/A
尿素清除率(ml/min)	1	3	3	3	2	2	2
简便性[a]	1	3	3	3	2	2	2
费用[a]	1	4	4	4	3	2	2

a. 1,最简便且费用最低;2,与 1 相比,不简便且费用更高;3,比 1 和 2 都要复杂且更贵;4,最复杂且最贵。

注:SCUF,缓慢持续超滤;CVVH,持续静脉–静脉血液滤过;CVVHD,持续静脉–静脉血液透析;CVVHDF,持续静脉–静脉血液透析滤过;SLED,缓慢低效透析过程;EDD,强化每日透析;N/A,不能实施;NP,无研究提供数据。

改编摘自:Mehta RL. Renal Replacement therapy for acute renal failure: matching the method to the patient. *Semin Dial*, 1993;6;253-259。

由于新技术的涌现,CRRT 在 ICU 中的应用已经越来越安全和容易[17]。现在已经用 VV 通路联合血泵作为透析的环路。在需要泵的系统中 [持续静脉–静脉血液滤过(CVVH)、持续静脉–静脉血液透析(CVVHD)、持续静脉–静脉血液透析滤过(CVVHDF)],应用了双腔导管,此导管的直径和长度都可以根据置入的位置选择(股静脉、颈内静脉和锁骨下静脉),从而获得最理想的血流量。如果使用股静脉导管,其顶端最好能到达下腔静脉。因为 CRRT 可能持续治疗数日,有些中心建议定期改变静脉置管的位置。但是,最近有临床研究发现支持此建议的依据不足[18]。CRRT 时如果患者已经建立了动静脉瘘或者人造血管通路,就可以直接利用此通路;但是必须将塑料针头牢固贴附于穿刺点,避免意外漏血。

泵

CRRT 中泵的作用有多种。例如,所有 CRRT 都要用泵来控制置换液、透析液和抗凝剂的流量。VV 通路的 CRRT,要用泵来调节血流量,以及超滤、置换液和透析液流量[19-24]。尽管此种标准系统应用良好,但也存在一些问题。第一,血泵的速度常和输出血流不匹配。虽然新型的血泵应用了内置压力传感器,能提示血流量减少,但这些传感器往往并不准确[25]。第二,一个泵警报系统不能同时影响其他泵的工作。例如,当血泵停止工作时,控制超滤的泵仍然继续运转,就会导致滤器滤出的血液黏度急剧增高。第三,血液回输泵不准确,会发生 5%~15% 的偏差,当血液回输泵用于液体控制时,将导致液体平衡的明显失误[23,26],Gambro 等的机器报警系统就不能同时停止相关的部件,例如当机器报警显示"发现了重量改变错误"后,不管报警继续还是已经结束,机器仍然会继续进行体液的去除。所以应用此机器的潜在不良后果堪忧[27]。

新型的系统(Gambro/HospalPrisma;Braun Diapact,Nx-Stage,Baxter Accura)将泵和血流控制系统、灌注置换液、透析液和超滤液进行了整合。一个泵报警停止工作,其他所有的泵都同时停止运行,这样就可以减少潜在的环路问题。

一些中心将普通标准透析机用于 CRRT[28,29]。但是,间歇血透和新型 CRRT 所用的机器是不同的,它们对透析液流速的控制为主要不同点。传统透析机的透析液流速设定为 500~800 ml/min,而 CRRT 系统透析液流速为 17~34 ml/min(1~2 L/h)。费森尤斯透析机可将透析液流量调整到 100 ml/min,使弥散清除溶质低于标准 IHD。这一机器可胜任强化每日透析(EDD),或者低速、低效透析过程(SLED)[30]。这些方式间的比较目前还缺乏有价值的数据。一项研究比较了 CRRT 和 EDD,证明这两种治疗在血流动力学稳定和小分子溶质去除上相似,但还需要大型临床研究证实[28]。临床实践中,治疗方式的选择还依赖于可供使用的透析机类型,以及特定医疗机构中医生和护士的经验。

透析膜

现已有多种不同透析膜可供 CRRT 选择[31]。选用何种透析膜决定于 CRRT 血管通路和透析环路的类型。在讨论不同 CRRT 透析膜之前,需要对一些膜的基础知识进行介绍。第一,小分子质量溶质的去除与膜的孔径、表面积及血流特性有关。中分子和大分子物质的去除和膜的吸附特性及血流量相关[11,31-33]。透析膜的性能随透析进行时间而下降,在无泵的 CRRT 系统中,膜的性能特别重要。因为患者靠其平均动脉压驱动透析系统,低平均动脉压的患者要获得有效的 UF,就必须选择高通透性的透析膜。CRRT 环路的滤过压随滤器的长度而下降,而血液胶体渗透压随超滤进行而升高,所以膜的性能至关重要。第二,应根据患者体型选择合适表面积的透析膜,儿童患者透析膜的选择尤为重要。但是,目前尚没有特别根据儿童和新生儿设计的透析膜,大多数标准成人膜也可用于儿童患者[34-38]。

有一些小样本研究发现,CRRT 时纤维素膜和合成膜一样可以获得相似的治疗效果,但由于生物相容性和较低溶质清除问题限制了纤维素膜的使用[39]。所有的合成膜、聚砜膜、聚酰胺膜和聚丙烯腈膜(PAN),都可能由于血浆蛋白附着其渗透性在治疗开始后 6 h 内呈指数级下降,这一现象被称为"浓度复极"[40]。最近出现的"推/拉"技术可以最小化这一现象,但此技术还没有得到广泛应用。它通过回渗改变标准超滤的过程,回渗将透析液透过滤膜移动到滤器的血液侧。这一过程在血液通过滤器时发生 25 次,就可以防止浓度复极的发生[41]。

不同类型的合成膜各有不同的特点。随着透析的开始,聚砜膜的通透性很快下降,而 PAN 和聚酰胺膜在开始的 6 h 内很少发生衰减。液压膜的通透性也显著影响 UF 率[13];聚酰胺膜的 UF 率比聚砜膜高,而且还可以保持 72 h 的稳定血液滤过[42]。

透析膜对血流动力学稳定性也有不同的影响。聚酰胺膜降低平均动脉压的作用比 PAN 膜时间更长[43],而进一步的数据还显示聚砜膜比 PAN 膜降低平均动脉压的作用更弱[44]。各种膜的吸附性能也不同。对危重症行 CRRT 治疗的患者,透析膜的吸附特性非常重要,因为这些患者的血循环中存在大量的细胞因子、血小板活化因子、激肽及其他炎症介质。数项研究证实,PAN/PAN69 膜可以有效吸附过敏毒素(C3a,C5a)、缓激肽、内毒素和细胞因子(IL-1 和 TNF),这些因子在脓毒血症的发病机制中至关重要[45-47]。另外两种合成膜未显示有减少炎症因子的作用,相反发现聚砜膜可能增强附着于透析膜的白细胞的补体激活过程[48-50]。

最新的关于 CRRT 透析膜的进展是高通透性滤器的出现。这些新型的聚酰胺膜有别于传统的合成膜,其滤过截留分子质量为 60 kDa 而不是 30 kDa,这使其应用受到限制。但是这种膜可以减少脓毒血症患者免疫细胞的增生、减低细胞因子水平、减少血管加压素的用量[51-53]。

抗凝剂

和其他体外循环装置相同,需要使用抗凝剂抑制透析环路中活化的血液凝固功能[54,55]。合适的抗凝剂能保证滤器去除液体和溶质的效能、延长滤器使用寿命并有利于患者的管理。当抗凝治疗不足时,滤过功能将快速下降,甚至导致滤器中形成血凝块[56],以及血液的丢失。但过度抗凝又会导致出血,有报道这种并发症的发病率为 5% ~ 26%[57]。

现有几种不同的抗凝方法。表 12.2 总结了一些常用方法的特点。尽管肝素导致出血的发生率很高,而且还有可能发生肝素所致的血小板减少,但不论是全身还是局部用药,肝素都是最常用的抗凝剂[58,59]。局部柠檬酸抗凝事实上可以降低出血的风险,但需要特殊的透析液,而且要监测钙离子的浓度[57,60-64]。它通过螯合体外循环中的钙离子而达到局部抗凝的作用。这种抗凝作用可以通过全身输入钙剂而逆转。柠檬酸可被肝脏、肾脏和骨骼肌代谢而转化为碳酸氢盐。尽管有人担心柠檬酸集聚问题,但研究结果显示并不会发生这种情况。柠檬酸集聚的主要不良反应是低血钙和代谢性碱中毒。然而,发生低钙血症的概率很低,而代谢性碱中毒可容易通过增加透析液流量纠正[65]。简单监测柠檬酸集聚的方法是随访血钙和离子钙的比例,水平上升提示柠檬酸集聚发生[66]。有几个方案报道了用枸橼酸钠的抗凝方案(表 12.3)[61-64,67-69]。

有一些临床研究比较了 CRRT 中肝素和柠檬酸盐抗凝的差异,显示柠檬酸出血并发症发生率较低。一些研究还开展了针对 ICU 患者的前瞻性观察,将行 CRRT 治疗的患者随机分为用肝素和用柠檬酸抗凝组。接受柠檬酸抗凝的滤器的半衰期延长,较少需要输血治疗[79]。三项最近的研究证实,与肝素抗凝相比,柠檬酸抗凝与高滤器半衰期[80]、低出血风险[81]及低血红蛋白下降程度[82]相关。

表 12.2 持续肾脏替代治疗的抗凝治疗

方法	滤器预冲	起始剂量	维持剂量	监测	平均滤器寿命（文献报道）(h)[70]	优点	注意	抗凝剂过量
无抗凝剂	含或不含肝素的生理盐水（5~8 IU/ml）	未知	未知	滤器血栓形成，滤器跨膜压	3~70	不需要监测抗凝治疗的相关危险因素；对血小板减少的患者滤过通畅	对其他患者滤过不够通畅	未知
肝素	肝素化生理盐水（5~8 IU/ml）	2000~5000 IU 滤器前	3~15 IU/(kg·h) 滤器前	aPTT/ACT 达到正常上限的 1.5~2 倍	15~50	熟悉，抗凝治疗有效，对置管患者容易监测	出血风险增加，HIT，肾上腺不足	鱼精蛋白 10 mg：100μg 肝素（剂量为 2~3 h 前肝素的总和）
小剂量肝素	无或同上	无	500 IU 或 5 或 10 IU/(kg·h)	维持正常或基础 aPTT	19~32	熟悉，预防性监测 AC，而不是追踪 APTT	持续出血风险；滤器不够通畅	同上
LMWH（达那肝素）	肝素化生理盐水或 1.5~2.5 U/ml 达那肝素	弹丸注射 20 U/kg	10 U/(kg·h) 滤器前使用	无统一的标准，建议监测抗 Xa 活性于 0.25~0.35 IU/ml	15.4~46.8	和肝素化膜一样通畅	费用高，肝素化时间长	可能需要血制品
LMWH（依诺肝素）		750 U	0.05 mg/(kg·h)	抗 Xa 活性 0.25~0.35 IU/ml	18~30（0.75~72）	同上	同上	同上
柠檬酸盐（TSC 或 ACD-A 单独滤器前使用）	无或用肝素化生理盐水（如无 HIT）	4%TSC 140~160 ml/h，滤器前血流量（3%~8%的血流量）或 ACD-A 柠檬酸溶液 250 ml/h	柠檬酸盐输入率 5~10 ml/h，获得期望的滤器后离子化钙	维持滤器后离子化钙为 0.2~0.3 mmol/L；全身给药以维持药后离子浓度为 1.0~1.2 mmol/L	24~124	应用、监测方便，不良反应小；一旦发生不良反应，停药方便；生物相容性高	获得合适柠檬酸盐溶液及透析液困难（依赖药房）；代谢性碱中毒可能；高钠血症，高或低钙血症；柠檬酸中毒	罕见，但也偶有发生，如总钙浓度：离子钙浓度>2.1，可以减少柠檬酸盐的输入速率，或停止柠檬酸抗凝

方法	滤器预冲	起始剂量	维持剂量	监测	平均滤器寿命（文献报道）（h）[70]	优点	注意	抗凝剂过量
阿加曲班		250 μg/kg	0.5~2 μg/(kg·min)	aPTT 达到正常上限的1~1.4倍	缺乏	肾衰竭使用安全，原用于 HIT 的治疗	出血时无对抗药物，aPTT 可以完全和抗凝治疗无关	无对抗药物；可以用一些血制品
重组-水蛭素	33 μg/L 生理盐水	0.005~0.01 mg/(kg·h)	0.005 mg/(kg·h)	ECT80-100s	缺乏	有效的抗凝治疗	完全通过肾脏清除；过敏反应；不一定能及时获得 ECT	无对抗药物；可能需要血制品
萘莫司他	无	无	0.1~0.5 mg/(kg·h)	滤器前 aPTT>正常的2~2.5倍	23 h	有效的抗凝治疗	骨髓抑制，高钙血症	无对抗药物；可能需要血制品

注：IU，国际单位；aPTT，活化的部分凝血酶原时间；ACT，活化的凝血酶原时间；HIT，肝素导致的血小板减少血症；AC，抗凝治疗；LMWH，低分子肝素；TSC，柠檬酸三钠；ACD-A，柠檬酸葡萄糖抗凝液 A。

获允摘自：Mathew RO, Mehta RL. In: Ronco C, Bellomo R, Kellum J, eds. Critical care nephrology, 2nd ed.

表 12.3 持续肾脏替代治疗的柠檬酸抗凝方案

研究文献	CRRT 方式	柠檬酸盐	输入柠檬酸盐方式	柠檬酸液的配方	透析液配方
61,71	血液滤过	置换液	滤器前	0.4%柠檬酸： 13.3 mmol/L 柠檬酸钠（TSC） 100 mmol/L NaCl 0.75~1.75 mmol/L $MgCl_2$ 0.2%葡萄糖	无
72,73,74	血液透析滤过	置换液	滤器前	0.4%： 13.3 mmol/L 柠檬酸 139.9 mmol/L 钠 101.5 mmol/L 氯 0.5%： 140 mEq/L 钠 18 mmol/L 柠檬酸 0.67%： 140 mEq/L 钠 23 mmol/L 柠檬酸 Hemocitrasol-20： 145 mmol/L 钠 100 mmol/L 氯 20 mmol/L 柠檬酸 10 mmol/L 葡萄糖 0~4 mmol/L 钾 0~1 mmol/L 磷	同 0.4%透析溶液 140 mmol/L 钠 118.5 mmol/L 氯 25 mmol/L HCO_3^- 4 mmol/L 钾 0.58 mmol/L 镁 0.9%生理盐水
75,76	血液透析滤过	单用	动脉通路接三通进入回路	ACD-A： 112.9 mmol/L 柠檬酸 （3.22%） 123.6 mmol/L 葡萄糖 224.4 mmol/L 钠 114.2 mmol/L 氢离子	Hemosol BO+ Hemosol BO 5.88%$NaHCO_3$ 据患者酸碱状态调整剂量 百特血液透析滤过液 Normocarb
64,65,77	血液透析滤过	单用	动脉通路接三通进入回路	4%TSC： 136 mmol/L 柠檬酸 420 mmol/L 钠 0.4%TSC： 90 ml 4%TSC 溶于 910 ml 5%葡萄糖溶液	自配透析液： 117 mmol/L 钠 0~40 mmol/L HCO_3^- 1.5~3 mEq/L 镁 0.1%~0.2%葡萄糖 0~6 mmol/L 钾 75~124 mmol/L 氯 用 4%TSC 时 或者： 110 mmol/L 钠 110 mmol/L 氯 0.75 mmol/L 镁 用 0.4%TSC 时

研究文献	CRRT 方式	柠檬酸盐	输入柠檬酸盐方式	柠檬酸液的配方	透析液配方
78	血液透析滤过	置换液	滤器前	3%TSC 112.9 mmol/L 柠檬酸	自配透析液(低钙腹膜透析液): 132 mmol/L 钠 5 mg/dl 钙 95 mmol/L 氯 360 mg/dl 乳酸 0.5 mEq/L 镁

目前,其他一些抗凝方式只占 CRRT 治疗的 15%[83]。萘莫司他是一种蛋白酶抑制剂,它可以通过作用于Ⅱa、Ⅹa和Ⅻa抗凝。现在萘莫司他只在日本上市,有一项临床研究证实此药和肝素相比,出血风险较低,但却和严重的骨髓抑制及高血钙相关[70,84,85]。考虑到抗凝作用的有效性,以及剂量和抗Ⅹa因子作用的线性关系,低分子肝素仍用于 CRRT 的抗凝[70]。但是有数据显示,低分子肝素的有效性和安全性较低。有一项研究发现,低分子肝素维持循环的能力较好,但另外两项研究结果与其相反。低分子肝素可增加慢性肾脏病患者出血的风险,所以推测在 ARF 中也会有同样的效应[70]。

前列环素类似物[86-92]和一些其他抗凝剂如 orgaran[93]及高分子右旋糖酐[59,94]也有应用,但这些制剂一般尚限于临床试验。重组的水蛭素也有用于 CRRT 的研究,但结果都不一致,其主要缺点是可逆性差[59,95,96]。

一些患者可能不能行抗凝治疗,此时滤器寿命可能仅 24~36 h[97]。滤器的有效性常在滤器形成凝块以前就下降了,所以要常规监测。用柠檬酸抗凝滤器的寿命通常可以达 96 h,肝素抗凝也可以达 36~48 h[98-100]。

实践中发现,大多数发生肾衰竭的危重症患者,都存在内源性凝血系统激活和天然抗凝系统功能减弱,血管内凝血发生的依据为检测到凝血素片段和凝血酶-抗凝血酶Ⅲ复合物。血小板活化可以为凝血级联反应激活所致,也可以是血液接触 CRRT 环路而激活。合理的环路设计可以降低凝血风险,要考虑到血管通路、管路的长度和阻力、阀门的谨慎使用、使用预稀释的液体及血液滤过膜纤维性能[98-100]。抗凝剂的效能等技术问题将在其他章节详细讨论[55,101]。目前,没有一种方案是完美的,需要根据不同的需求进行个体化选择(表 12.4)。技术因素和抗凝剂的应用经验是决定抗凝成功的关键。

表 12.4 持续肾脏替代治疗抗凝影响因素

变量	参数	评价
技术	血管通路和回路	最重要的因素;插管内径和长度影响血流量;插管扭结促进血液凝固;气泡的空气-血液互相作用是常见的凝血起始点
	膜	膜的类型和血液凝固频率无显著差异
	操作特点	在血管通路出口注射抗凝剂可以延长回路寿命;滤过比例<20%是决定滤器寿命的关键因素,高值增加血液黏度;未和血泵关联的泵超滤可增加滤器凝血的倾向;置换液前稀释及使用稀释的抗凝溶液可正确混合抗凝剂
患者	凝血障碍	血小板减少症和肝功能衰竭减少对抗凝剂的需求

变量	参数	评价
	抗凝血酶(AT)Ⅲ	获得性 ATⅢ缺乏在多脏器功能衰竭的患者中常见,促进了滤器血液凝固
	潜在疾病	脓毒血症和多脏器功能衰竭与 DIC 相关,而且影响抗凝剂的选择和抗凝剂的效能
	使用全肠道外营养	使用的脂肪乳剂增加膜血液凝固的发生率
逻辑	经验	不同的使用经验对选择抗凝药物很重要;肝素是最常使用的抗凝剂
	抗凝剂的获取	新型抗凝剂使用的障碍在于那种药物更容易获得(如 organan 和前列环素在美国不常用)

注:DIC,弥散性血管内凝血。

溶液

不同的 CRRT 方式决定了采用溶液的种类和方法。血液滤过技术需要置换液补偿超滤去除的水分,HD 和 HDF 技术需要使用透析液。根据临床状况的不同,这些液体的配方也会有很大差异[102]。例如,基于碳酸氢盐的液体既可用作透析液也可以用作置换液,可以纠正酸血症,其电解质构成也可根据失衡状况进行调整[103-105]。表 12.5 显示了最常用的透析液和置换液配方。在这些溶液没有商品化以前,常规将腹膜透析液用于 CRRT。但这种方法会产生较大不良影响,如可能导致高血糖和代谢性酸中毒[106]。

表 12.5　持续肾脏替代治疗置换液和透析液组成

A. 置换液						
含量	Golper	Kierdorf	Lauer	Paganini	Mehta 肝素	Mehta 柠檬酸
钠(mEq/L)	147	140	140	140	140.5	154
钾(mEq/L)	0	0	2	0	0	—
氯(mEq/L)	115	110	0	120	115.5	154
HCO_3^-(mEq/L)	36	34	0	6	25	—
钙(mEq/L)	1.2	1.75	3.5		4	—
镁(mEq/L)	0.7	0.5	1.5	2	0	—
葡萄糖(G/dl)	6.7	5.6	0	—	0	—
乙酸盐(mEq/L)	0	41	40	—	0	—

B. 透析液							
含量	1.5% Dianeal	Hemoso lAG 4D	Hemoso lLG 4D	Baxter	UCSD 柠檬酸	Prismasate BKO/3.5	Plasmalyte A	Normocarb
钠(mEq/L)	132	140	140	140	117	140	140	140
钾(mEq/L)	0	4	4	2	4	0	5	0
氯(mEq/L)	96	119	109.5	117	121	109.5	98	106.5
乳酸(mEq/L)	35	0	40	30	0	3	0	0
乙酸(mEq/L)	0	30	0	0	0	0	27	0
碳酸(mEq/L)	0	0	0	0	0~40	32	0	3.5

续表

含量	B. 透析液							
	1.5% Dianeal	Hemoso lAG 4D	Hemoso lLG 4D	Baxter	UCSD 柠檬酸	Prismasate BKO/3.5	Plasmalyte A	Normocarb
钙(mEq/L)	3.5	3.5	4	3.5	0	3.5	0	0
镁(mEq/L)	1.5	1.5	1.5	1.5	1.5	1	1.5	0.75
葡萄糖(mEq/L)	1.5	0.8	0.11	0.11	0.1~0.5	0.1~0.5	0	0

注:USCD,加利福尼亚大学圣地亚哥分校。

CRRT 透析液的一个重要方面是透析液所使用的缓冲系统。早期商品化的透析液(商品化的 H 溶液及百特的血液滤过溶液)一般是乳酸盐缓冲的。但是,有几项研究提出需要注意身体对乳酸盐代谢的能力,特别是多脏器功能衰竭患者[107-110]。这些关注促使了碳酸氢盐缓冲透析液的产生。现在这种缓冲液已经商品化,也可以在标准透析机器上实时制备[111]。虽然这些缓冲液不会导致高乳酸血症,但它们可能不是无菌的,而且理论上有可能造成感染颗粒通过高通量透析器[112]。然而,最近的研究驳斥了这一说法,在405 例接受机器制备的碳酸氢盐透析液治疗的患者中,所有培养都没有发现阳性结果。这一研究还提出,机器制备碳酸氢盐透析液还可以节省费用[113],这也是碳酸氢盐透析液替代过去的乳酸盐透析液的原因之一。Tan 等还提出,碳酸氢盐透析液的确对电解质的改变有影响,它可以导致氯的堆积和镁的丢失[114]。镁的丢失可以通过补充镁到透析液中而容易获得解决。

还需要特别指出,在一些特殊的透析系统中,用于抗凝的柠檬酸可以转化成碳酸氢盐。Tolwani 等证明,如果过多地使用了柠檬酸盐,会导致严重的碱中毒。最近还有临床研究将患者随机分到用 0.5% 柠檬酸置换液组,或者分到 0.67% 置换液组,CVVHDF 治疗的透析液流量为 35 ml/kg。随机分组到较高的柠檬酸置换液组的患者有明显的碱中毒,而低柠檬酸浓度组较少发生[72]。

置换液用量要根据患者具体情况而定。总之,H 技术(CVVH)需要大量的置换液,HD技术(CVVHD)不需要置换液,HDF(CVVHDF)需要中等量的置换液。透析液的体积介于1~2 L/h。

三、操作特性

任何 CRRT 过程的成功依赖于对技术特性的充分理解及选择合适的治疗方式。溶质清除及液体的去除是 CRRT 治疗的主要目的,可以通过对一些关键因素的调控而达成。

溶质清除

CRRT 溶质的清除依靠对流、弥散或者二者结合的原理。

对流技术

对流技术包含 UF 和 H,依赖溶剂拉动作用而清除溶质。如果溶质的清除仅仅依靠对流方式,那么增加超滤容量是唯一的增强溶质去除的方法。UF 只去除液体,H 通过部分或完全补充置换液而防止体液丢失导致的血流动力学不稳定。大分子物质可以更有效地通过这种方式去除,但这种方式的中分子物质清除率最高。通常其超滤率设为 1~3 L/h。最近,高流量 H 超滤方式可以达到 6 L/h 的超滤率,用于去除脓毒血症的中分子和大分子质量的细胞因子[115,116]。通过补充合适配比的置换液,以达到液体平衡,输入的方式有滤器前和滤器后两种方式。

弥散技术

基于弥散技术的透析方式和 IHD 相似,二者都是基于溶质在血液和透析液间阶差的原理去除溶质。但是,与 IHD 不同的是,基于弥散的 CRRT 方式其透析液流量远低于血流量,导致透析液可以完全饱和(典型情况是,血流量为 100~200 ml/min,而透析液流量为 17~34 ml/min 或 1~2 L/r)。结果是透析液流量是决定溶质去除的主要因素,可以通过改变透析液流量而增强溶质去除。这些方式都可以优先去除小分子物质。

结合技术

如果一种技术同时使用了弥散和对流原理,例如 HDF,同时使用了透析液和置换液,这样小分子和中分子物质都可以容易被去除。

溶质去除的过程

Sigler 等[10,11]帮助我们对 CRRT 系统去除溶质的方式有了更深入的理解。CVVH 的溶质去除完全依靠对流转运。CVVHDF 又附加了弥散转运去除溶质。CVVHDF 溶质的去除是对流和弥散清除之和(例如,这些方式的总清除率是透析液流量和超滤量之和,也就是总流出量)。由于膜的截留分子质量为 20 000 Da,而大多数低和中分子质量物质的过筛系数(SC)为 1,很多中分子物质的清除率等同于 Q_{eff}(液体流出量),而且和 SC 成正比,和流出总量也成正比。小分子物质的去除和对流清除率相关性不大,主要依赖弥散转运去除。

CVVHD/CVVHDF 的透析液流量介于 16.7~33.2 ml/min(1~2 L/h),显著低于血流量(100~200 ml/min)。如前所述,这种方式可以使透析液和溶质完全饱和。如此缓慢的透析液流量可以防止液体回流到血室[117],血流量只有低于 50 ml/min 以下才会影响溶质的清除[102]。所以,透析液流量是限制弥散清除溶质的因素,而血流量和对流清除溶质相关。另一方面,尽管透析液流量增加到 3 L/h 可以显著增加透析液侧的压力,但并不能影响超滤率。

四、增强溶质清除

有几种方法可以增强溶质的清除。置换液在滤器前输入,溶质清除等于 SC ∝ Q_{eff},Q_{eff} 是指透析机液体流出量(等于超滤率和透析液流量之和)。当采取前稀释方式时,通过滤器前的溶质血浓度较低。前稀释 H 的有效小分子溶质清除等于 Q_{eff} ∝ [Q_b/(Q_b+

Qr)]，Qb 和 Qr 分别代表血流量和置换液流量。所以相同 Qeff 时,前稀释血液滤过的溶质清除率似乎应低于后稀释血液滤过,但其实前稀释血液滤过清除率更高,因为这种方式的超滤分数(Qeff 和 Qr 更高)更高。前稀释还能减低通过滤器的血液黏度,既可以延长滤器的寿命又可以增加尿素清除,因为有利于红细胞内的尿素向细胞外转移而清除[118]。以上提到的公式已经清楚显示,前稀释时 Qb 至关重要。如果 Qb 小于 250 ml/min,应该考虑选择后稀释技术来增强清除效能。但是,Qb 如果很高,采取前稀释的方式可以获得较好的治疗效果[119]。

如果外加一个泵(例如 CVVH)则可以克服因血流量低而导致的低超滤,可以容易获得 20~40 L/d 的滤过量[120,121]。通过透析膜的透析液能显著改善清除率,并保持操作的简便。CVVHDF 溶质清除能力更强,它可以通过增加透析液流量[10]或者使用高通量透析膜而达到[52]。

联合对流和弥散的方法可以更灵活地增强溶质清除能力,原理是可增加超滤量或者透析液流量。使用这种方法,即便是在低血压的患者,我们仍可以获得 23~30 ml/min 的 BUN 清除率[122]。这种方式与单纯弥散技术相比,其优势在于对流转运有利于中分子物质的清除,这对去除 ARF 时的一些介质(如 TNF 和 IL-1)很有价值[45,123,124]。

另外需要考虑到,和间歇血透不同,CRRT 的透析剂量和时间无关。间歇透析的血流动力学不稳定、透析时间短、一些相关因素和透析剂量成反比。Paganini 等发现,ARF 患者中 65.4% 行 IHD 治疗者的 Kt/V 较低[125]。同一组患者的后继研究还发现,死亡患者的透析剂量明显低于生存者[126]。实际操作中,这一缺点并未得到认识,而这一问题和溶质清除下降及死亡率增高相关。

药物清除

因为对流转运是 CVVH 时溶质清除的主要机制,所以药物清除主要依赖于药物的 SC、蛋白结合程度及超滤率。几个研究者描述了 CRRT 时的不同药物的药代动力学,发布了决定透析剂量的指南[127-131]。这些治疗方式对新型抗生素、心脏药物及其他药物的作用已经得到了一些研究[132-148]。表 12.6 列出了目前 CRRT 时药物的推荐剂量。

表 12.6　持续肾脏替代治疗的药物剂量

药物	正常剂量(mg/d)	CRRT 剂量(mg)	药物	正常剂量(mg/d)	CRRT 剂量(mg)
阿米卡星	1 050	250 qd 到 bid	环丙沙星	400	200 qd
奈替米星	420	100~150 qd	亚胺培南	4 000	500 tid 到 qid
妥布霉素	350	100 qd	甲硝唑	2 100	500 tid 到 qid
万古霉素	2 000	500 qd 到 bid	哌拉西林	24 000	4000 tid
头孢拉定	6 000	1000 bid	地高辛	0.29	0.1 qd
头孢噻肟	12 000	2000 bid	苯巴比妥	233	100 bid 到 qid
头孢曲松	4 000	2000 qd	苯妥英	524	250 qd 到 bid

注:CVVH 治疗时尿流量(UFR)20~30 ml/min

获允摘自:Kroh UF, et al. Management of drug dosing in conti nuous renal replacement therapy. *Semin Dial*, 1996;9: 161-165.

液体控制

　　CRRT 的以下两个特点能使液体控制高效进行：①应用了高通透性的滤膜；②持续性的治疗方式。这两种因素使受主要驱动力（平均动脉压及泵推动速度）和膜的有效性影响的液体去除获得改善。

液体平衡

　　通过几种不同方法可以控制 CRRT 去除液体的能力，从而影响液体平衡[149]。有 3 个等级的干预方法，每种都有各自的优缺点（表 12.7）。等级 1，超滤量适合预期的液体需求。这种策略和 IHD 方式相似，不同处在于去除液体的时间是 24 h，而不是 3~4 h。这就需要估算在 8~24 h 内将要被去除的液体量，并计算超滤率。例如，如果预测在 24 h 内需要去除 4 L 的液体，超滤率大约设在 170 ml/h。这种 CRRT 技术可获得固定的每小时液体输出量，但并不控制 UF 率或者随液体摄入量而变化的 UF 率。结果是不使用置换液，结束治疗时净液体平衡可以和实际设置的有很大差异。在一些情况下，并没有试图设置特殊的超滤率，结束治疗时（8~24 h）液体去除只能作为液体输出总量列表。所以，很难进行液体控制。

表 12.7　持续肾脏替代治疗的液体处理方法

	1 级	2 级	3 级
超滤量	有限	大于入液量	大于入液量
置换液	很小	调节可达成液体平衡	调节可达成液体平衡
液体平衡	8 h	每小时	每小时
超滤泵	是	是/否	是/否
举例	SCUF, CVVHD	CVVH, CVVHDF	CVVH, CVVHDF
优势	--	-	-
简便性	+++	++	+++
达到液体平衡	+	+++	+++
调节容量改变	+	++	+++
CRRT 支持	+	++	-
缺点	--	-	+++
护理	+	++	+
液体平衡误差	+++	++	+
血流动力学稳定性	++	++	+

　　注：SCUF，缓慢持续超滤；CVVHD，持续静脉-静脉血液透析；CVVHDF，持续静脉-静脉血液透析滤过；+，最小；++，中等；+++，最大。

　　等级 2 的每小时超滤可以设定为大于每小时液体摄入量，液体平衡通过每小时置换液输入而达成。这种方法可以更好地进行液体控制，液体平衡可以根据需要设定。这种方法的成功和 UF 率达标的能力密切相关，此 UF 率往往高于预计的摄入量。这就使液体平衡的控制更为灵活，在设定的时间内液体平衡状态可为负值、正值或者相等。这种技术的主要优势为每小时净液体平衡为真正的液体清除量。例如,如前所描述的例子,如果 24 h 要去除 4 L 液体,理想的液体输出量为 170 ml/h,提示超滤率等于 170 ml/h+每小时摄入液体量。虽然需要的液体平衡可能无法达成,但是这种方法控制了 CRRT 的总液体管理。需要的置换液总量可以通过简单的流程图计算出来。

等级 3 的治疗概念超过了等级 2,通过设定每小时净液体平衡达到需要的血流动力学目标(如中心静脉压、肺动脉楔压或者平均动脉压)。当血流动力学参数决定以后,据此可得出需要达到的液体平衡。例如,如果需要将患者的 PAWP 稳定于 14~16,可以计算出每小时的液体清除量,如果 PAWP 值为 12~14,净液体平衡维持于 0;PAWP 大于 14,就需要去除液体;PAWP 小于 12,则需要补充液体。所以,这种方法可以最大限度地利用 CRRT 来控制液体。必须指出,CRRT 的灵活性很大,不是仅仅用于液体的去除,还可以从整体上进行液体的控制,所以 CRRT 是一种液体调节装置,是比 IHD 更为优越的治疗方式。另外,也可以认为 CRRT 可能比肾脏本身更为优越。总之,更大程度的液体控制就需要更多的努力,也会得到更好的结果。

我们成功地用这种方法来干预和调整液体去除,而并不需要过多考虑心排血量。在 3 级干预方案中,CRRT 应用非常灵活,不仅是液体清除的设备,更是整体液体控制的方式。其不仅比 IHD 有更多的优势,也可以完成正常肾脏的滤过功能(在一定范围内)。

持续肾脏替代治疗与间歇透析技术的比较

持续治疗能完成 IHD 的所有功能,且由于液体和溶质的去除是持续进行的,所以更容易控制这些功能,这些方法对血流动力学不稳定的患者有显著优势。并且,CRRT 还能在液体清除的基础上独立进行溶质的清除(如钠)。可以通过改变透析液的流量或置换液及透析液的组成成分而对溶质进行清除。这些都被设定在保持液体平衡的前提下。表 12.8 显示了在治疗过程中的液体平衡调节,可以看出 CRRT 比 IHD 更为灵活可变[149]。但这一灵活可变性也会增加医疗费用,因为 CRRT 只能在 ICU 开展,而且需要护士一对一的护理。

表 12.8 持续肾脏替代治疗的液体处理:计算流程

	06	07	08	09	10	11	12	13	14	总 8 h
1A.超滤总量	2000	900	1700	1400	-	-	-	-	-	-
1B.透析液输入量	1000	1000	1000	1000	-	-	-	-	-	-
1C.实际 UF 量	1000	900	700	400	-	-	-	-	-	-
2.附加输出量	400	200	200	200	-	-	-	-	-	-
3.总输出量	1400	100	900	600	-	-	-	-	-	-
4.实际摄入量	200	400	400	600	-	-	-	-	-	-
5.每小时液体平衡	-1200	-700	-500	0	-	-	-	-	-	-
6.希望输出量	-100	+200	0	-100	-	-	-	-	-	-
7.计算的置换液量	1100	900	500	0	-	-	-	-	-	-
8.实际净平衡	-100	+200	0	0	-	-	-	-	-	-

表 12.9 显示了 CRRT 和 IHD 具体操作上的差异,主要是治疗间期的不同,CRRT 一般需要 24 h 以上,而 IHD 仅为每天 3~4 h,或者隔天进行。所以 CRRT 只要较低的血流量和透析液流量就可以达到目标每周清除率,其可以和 IHD 一样甚至比之更有效。明白这个道理以后,有人试图使 IHD 技术像 CRRT 技术一样延长治疗时间。有数位学者使用了长间期的 IHD 治疗,为透析液流量较低的 EDD 和 SLED[28-30]。关于这些方法进行比较的数据混杂。最近一项飞行研究证实,EDD 和随机分到 CVVH 组的患者相比,一些代谢参数完全相似。但 EDD 组治疗 72 h 的酸中毒比 CVVH 组更明显[150]。两种技术都依赖弥散清除溶质,能很快控制代谢;但是,间歇治疗过程在液体清除及液体平衡上的功效不如 CRRT 显著。一项研究报道了两种技术在治疗效果上的差异,显示 CRRT 去除尿素、肌酐和磷酸盐的能力比 SLED 强,虽然两者在单室模型时 Kt/V 相同[151]。CRRT 提供的便捷可以使一些间歇治疗技术不能有效控制的患者得到合理的治疗。

表 12.9 持续肾脏替代治疗(CRRT)和间歇血液透析(IHD)时操作特性对透析处方和剂量的影响

	IHD	EDD	SLED	CRRT
透析处方				
膜的特性	通透性可变	通透性可变	通透性可变	高通透性
抗凝治疗	短期	短期	短期	延长
血流量(ml/min)	≥200	200	100~200	<200
透析液(ml/min)	≥500	300	200~350	17~34
治疗时间(h)	3~4	7.5	8~12	数日
清除率	高	高	高	低
透析剂量				
患者因素				
血流动力学不稳定	+++	+++	+++	+
再循环	+++	+++	+++	+
输液	++	++	++	+
技术因素				
血流	+++	+++	+++	++
浓度	+	+	+	+++
复极化				
膜凝血	+	+	+	+++
持续时间	+++	+++	+++	+
其他因素				
护士失误	+	+	+	+++
干扰	+	+	+	+++

注:EDD,强化每日透析;SLED,缓慢、低效透析过程;+,最小;++,中等;+++,最大。

五、应用

如果考虑对 ARF 患者施行肾脏替代治疗,在开始治疗前,必须要明确治疗的目的和目标。需要设定的因素包括开始治疗的时机和治疗指征,以及预期的治疗持续间期。这些因素将在此分别讨论,但必须指出,实际操作时没有确定的标准,决策都是基于个人的喜好和经验[126,152,153]。

治疗时机和指征

终末期肾脏病患者,一般在出现明显的尿毒症症状或者肌酐清除率达到 $10 \sim 15$ ml/min 时,才会开始血液透析治疗。很多人将这种方法沿用于 ARF 患者,但很明显这种方法并不适用。在治疗 ESRD 时,决定开始透析治疗是患者生活方式的一种重大改变,治疗的目的是尽量延长非透析时间。而在处理 ARF 时却与此不同。ARF 患者肾功能急剧下降,急性多脏器功能衰竭不允许机体形成代偿性反应,这和 ESRD 的性质完全不同。肾脏替代治疗的目的此时并不完全是解除尿毒症状,更是对全身的支持及对体液平衡的调节。

对一个 ICU 患者来说,施行透析干预更是一种肾脏支持方式,而不是一种肾脏替代方式。也就是将肾脏替代治疗视为和呼吸机辅助通气类似的一种方式。很多时候,呼吸机辅助通气并不仅是一种挽救生命的治疗,还是改善通气及其他重要脏器氧供的措施。肾脏替代治疗可以通过控制代谢和液体平衡,达到对其他所有脏器的支持,而不仅仅替代一种脏器的功能。表 12.10 列出了一些透析干预治疗的指征。

表 12.10　持续肾脏替代治疗的潜在应用

肾脏替代治疗	肾脏支持	非肾性应用
急性肾衰竭	液体管理去除细胞因子	去除细胞因子
慢性肾功能不全	溶质控制	心功能衰竭
	酸碱平衡调节	肿瘤化疗
	营养	肝脏支持

ARF 患者透析治疗的时机和指征并没有绝对的指南。4 个回顾性分析显示(表 12.11),及早进行 CRRT 治疗可以改善总体死亡率、减少 ICU 住院时间、减少呼吸机辅助通气的时间。"及早"的定义是,分别当 BUN<60、84 和 76 mg/dl 时,肌酐<5 mg/dl[154-157]。由于这些研究的早期透析治疗标准均不一致,所以在很大程度上无法改变现有的临床应用模式。

表 12.11　比较早期和晚期持续肾脏替代治疗对生存率影响的研究

研究	患者人群	N	开始 RRT 时 BUN 浓度(mg/dl)		生存率(%)		P
			早期	晚期	早期	晚期	
Gettings[154]	创伤	100	<60	≥60	39	20	0.041
Demirkilic[157]	心脏手术	61	NP[a]	NP[b]	77	45	0.016
Elahi[155]	心脏手术	64	67	75	78	57	0.014
Piccinni[158]	感染性休克	80	110	120[c]	55	28	<0.05
Liu[156]d	ICU	243	47	115	65	59	0.09

a. 早期干预定义为 Cr>5.0 mg/dl;b. 晚期干预定义为 8 h 排尿量低于 100 ml,且对 50 mg 静脉注射呋塞米无效;c. 早期和晚期治疗组间无显著统计学差异;d. 干预手段包括 CRRT 和 IHD。

注:RRT,肾脏替代治疗;BUN,血尿素氮;ICU,重症监护病房;NP,没有提供相应信息。

大多数的肾脏科医生会在患者 BUN 值大于 100 mg/dl、高血钾或代谢性酸中毒,以及对利尿剂不敏感的容量超负荷、中枢神经系统异常表现、闻及心包摩擦音,或者尿毒症导致消化道出血时,开始考虑进行透析治疗[159]。但在 ICU,肾脏替代治疗的指征多种多样,而且根据临床状况可以随时进行调整。例如,容量超负荷、多脏器功能衰竭等都可以作为肾脏替代治疗的指征,当时可以并无明显的 BUN 的升高。所以,肾脏科医生必须从整体的角度考虑是否需要进行透析干预治疗。

治疗模式的选择

选择何种治疗方式必须基于对多种因素的审慎评估[152,160,161]。总的原则是在合适的肾脏支持的同时尽量减少患者的不良反应。治疗方式选择的最大决定因素就是临床状况。例如,威胁生命的高钾血症、需要施行透析来去除过量的药物,如茶碱类。考虑到有效性和快速性,一般会选择 IHD。但如果是为一个心脏手术后血流动力学不稳定的患者去除过多的液体,应该选择 CRRT。

因为 ARF 同时需要去除溶质和液体,大多数患者的透析指征可以比较灵活。此时,选择何种透析方式应根据需要达到的目的来考虑。ICU 患者正是这种原理的最佳适用者。当 ICU 内的危重病患者合并 ARF 时,其预后较差,死亡率较高[36,162-167]。ARF 常与多脏器功能衰竭(MOF)同时发生,而 MOF 也是决定肾脏替代治疗模式的重要因素。第一,MOF 限制了治疗方式的选择。例如,腹部手术的患者不适用于 PD 的治疗,因为可能加重伤口的损失和感染[168-170]。血流动力学不稳定的患者不能耐受 IHD[4,171-173]。第二,抗凝治疗也要选择适应患者凝血功能异常的方法。PD 可以避免使用抗凝剂,IHD 可以用生理盐水冲洗而避免使用抗凝药物。相反,无抗凝剂的 CRRT 比较难以继续。

而且,还要考虑到所选择治疗方式对各脏器系统的影响。急性脑损伤行肾脏替代治疗的患者,传统 IHD 可以通过降低脑充盈压而加重脑损伤。原因可以是脑血流量减少或者脑水肿加重[174]。IHD 时溶质和液体都被快速去除,可以导致失衡综合征,加重神经系统症状。在紧急 PD 时,腹腔输入大量液体可对肺功能产生不良影响,如肺泡-动脉氧阶差增加和肺基底不张导致氧分压下降[150]。另外,腹腔容量的突然改变,如腹膜透析液排出后,会因心脏充盈压及系统性血管阻力的改变而导致心血管功能不稳定[175]。虽然 PD 可用于 ARF 的治疗,但是也会有急性胰腺炎的并发症,对肝衰竭低蛋白血症的患者有额外蛋白丢失的不良反应[175]。持续治疗可以提供较好的血流动力学稳定性,但是如果没有仔细监测,也会导致显著的液体丢失。如前所述,肾脏替代治疗的目的是对多脏器功能衰竭的患者提供全身支持治疗。

患者因素

如果没有合适的血管通路,肯定会限制合适的治疗方式的选择,对整体治疗结局也有不良影响。如果没有建立合适的静脉通路,就无法成功实施 IHD、CVVH、CVVHD 和 CVVHDF。各种血管插管的应用避免了外科手术建立血管通路的需要,在很多情况下只需要床边进行手术即可建立合适的血管通路。如果血管通路无法建立,只能选择 PD 治疗方式,特别是儿科患者[176]。使用合适的置管方式及插管技术可以减少透析相关的并发症[177]。

另一个影响治疗选择的重要因素是患者是否需要被搬动。如果患者经常因检查、化验或者被推往手术室等原因而被搬动,持续治疗就比较不方便。如果需要泵配合 CRRT,由于目前还没有用电池的透析泵,所以也使患者搬动不便。

六、预测的治疗时间

ARF 肾脏替代治疗的前提是肾功能可以恢复,不需要长期透析治疗,但并不是所有患者都可以达到这种期望的结局。对 ARF 和 MOF 患者,整体预后与其他脏器的恢复有关。这些患者进行透析治疗可能只能推迟死亡的时间,所以对治疗目的和治疗重点必须有一个明确的认识[36,163,178-180]。

尝试进行透析治疗必须和家属及其他重症监护相关人员进行协商。尝试治疗后如发现没有恢复的可能,就可以停止继续透析治疗。例如,一个因脓毒血症导致呼吸、心脏及肝功能衰竭的老年患者,因 ARF 进行了透析支持治疗,应该在有限的透析时间里(1~2 周)进行所有脏器功能的监测和评估,寻找恢复的证据。如果恢复无望,就要考虑撤除透析治疗。患者所住的病房(ICU 或者非 ICU)也是决定治疗方式的一个因素,因为 CRRT 只能在持续监护及一对一护理的病房才能开展。

非肾脏疾病的持续肾脏替代治疗

表 12.10 显示,CRRT 用于非肾衰竭的指征越来越受到关注[45,181,182]。例如,有人认为 CRRT 是可改善脓毒血症患者预后的一种附加治疗[45,123,183-186]。已经发现,CRRT 可以去除炎性介质,改善因脓毒血症所致的血流动力学不稳定,但没有人能证明这种治疗能改善总体预后[115,187-193]。已经尝试利用透析膜的吸附能力治疗疾病。因为 IHD 技术的数据显示,合成的透析膜能去除大分子毒素,如 β_2-微球蛋白,其吸附能力和对流清除能力相似[194]。脓毒血症的治疗采用了一种抗体覆盖微孔或多黏菌素浸透的透析膜来去除内毒素。结果最佳的一个临床实验,将 36 例患者随机分成标准治疗组和血液灌流治疗组,血液灌流使用的是一种含有支架的多黏菌素膜。尽管内毒素的水平在两组间没有差异,肾脏和心功能在血液灌流组都有显著改善[195]。但这一结果还需要大样本、前瞻性的临床研究来验证。

另外两种可利用 CRRT 的吸附能力治疗的疾病为肿瘤和肝衰竭。CRRT 在肿瘤化疗后可利用透析膜的吸附能力去除化疗药物[196-200]。利用透析膜的吸附能力治疗的疾病还有肝脏功能衰竭。1993 年建立了第一个"肝脏透析"系统——分子吸附再循环系统(MARS)[201]。这一系统,基于白蛋白透析,在很多种实验性治疗中获得了成功,并且因此而开发了普罗米修斯系统。这一新的系统利用了比例血浆分离和吸附技术(FPSA),可以清除血液中的白蛋白和水溶性毒素[202]。HELIOS 试验目前还在进行,将会用来证明这一治疗系统是否能改善死亡率[203]。

对于有严重心脏疾病和利尿剂抵抗的充血性心力衰竭的患者,CRRT 可以帮助其恢复干体重、改善尿量、减低神经内分泌活性、延长无症状和无水肿的时间。这一作用的机制是减少心肌水肿、减少左心室舒张末期压、调整心肌收缩力和心室肌的 Starling 关系从而改善心排血量,并能去除一些循环中的心肌抑制因子[204-209]。考虑到新机器能利用外周静脉进行血液超滤,而且不需要肾脏科医生即可开展,所以很难明确是否会持续利用 CRRT 来治疗这一疾病。

另一方面重要的治疗是婴儿的先天性代谢异常[211,212]。CRRT 比 IHD 更有效,能更好地支持患儿的代谢功能,为决定性的治疗创造可能。

七、持续治疗的结果

目前,CRRT 和 IHD 治疗的结果常互相矛盾。所以,选择间歇治疗还是持续治疗很大程度上依赖于 CRRT 的可行性和肾脏科医生对 CRRT 的熟悉程度,以及其他工作人员的配合,特别是 ICU 工作人员。在一些常规开展 CRRT 的中心,这一选择常基于肾脏科医生的经验。总而言之,CRRT 治疗所获结果必须和 IHD 进行比较,因为这是金标准。

有效性

溶质控制

ICU 发生 ARF 的大多数患者为高代谢状态,蛋白代谢率(PCR)大于 2 g/kg;所以,这些患者的尿素生成率非常高。这种情况,常规的标准隔天 IHD 常不能满足维持 BUN 水平小于 80 mg/dl 的需要,[162,213,214]。因为持续治疗可以 24 h 进行,BUN 的水平比 IHD 明显低[214]。Clark 等[215]报道,CVVH 治疗可以获得稳定的 BUN 水平(79 mg/dl),而 IHD 治疗的 BUN 峰水平可以达到 101 mg/dl。

我们的经验是,持续 HDF 技术(CVVHDF)比 CVVHD 能更好地进行溶质清除。通常,对高代谢的患者,将尿素清除率控制于 23～30 ml/min,就可以获得溶质的控制[77]。其他关于 CVVH 的研究也获得了相似的结果。Macias 等[216]将 CVVH 用于 25 例患者,发现除了 1 例高代谢的患者外,其余都获得了溶质的控制。一项含 250 例 CVVH 治疗患者的系列研究发现,连续进行 10 年的随访,没有患者需要附加 HD 来去除溶质[160]。尽管很明显,CRRT 可以降低溶质的血浓度,但这一降低是否能改变 ARF 患者的结局尚不明确。目前还需要验证。最近 van Bommel 等进行的一项回顾性分析,发现 ARF 的死亡患者和非死亡患者,BUN 水平没有差异。之前讨论过,死亡患者 BUN 的 Kt/V 较低,但这一发现很难解释,因为预测 Kt/V 的公式在 ARF 中可能不一定有效[31,126]。

Ronco 等[179]首先证明,合并 ARF 的危重症患者,行 CVVH 治疗,当液体流出量为 35 ml/(kg·h)时,生存率较液体流出量为 20 ml/(kg·h)者有很大改善。由于初次发表这一结果时,正好有另外两项研究获得了相反的结果,一项研究发现较高的流出液量并未对生存率产生良性影响,另一项研究发现高流出量组的死亡率下降 20%[218,219]。这一阶段有两项研究回答了较高强度的 CRRT 是否可以改善预后[220,221]。

液体控制

体液的清除是 ARF 时肾脏替代治疗的主要目的之一[222]。证据显示,ICU 患者体液超负荷是死亡的独立危险因素,所以即便没有发生尿毒症,体液也是非常值得关注的问题[223,224]。大多数情况下,IHD 能方便去除体液;但是,IHD 去除体液的速率很快,一般每天 3～4 h 就要完成体液清除的总目标。结果造成液体平衡的巨大变动,导致血流动力学不稳定[149,173,225,226]。

另外,液体去除及液体平衡受透析时间的限制。如果患者的血流动力学在这段时间处于不稳定状态,任何液体的去除都非常困难。相反,CRRT 的优势为可以达到持续的肾脏替代治疗;液体去除或替代治疗可以针对每一个患者缓慢而准确地进行[149,227]。净超滤率达到 3~4 ml/min 时,可以完成每天 4.3~5.7 L 的液体去除,足以满足大多数患者维持液体平衡的需求。我们通常设定目标超滤率为 17~20 ml/min(约 1 L/h)来改善对流清除率,并置换部分或全部每小时的超滤量,以达到净液体平衡[152,228]。因为过程渐进,所以血流动力学就比较容易维持稳定。

持续治疗可达到调节液体平衡和完成液体管理的目标。除用于肾衰竭治疗外,持续高效的液体去除方式也可以用于其他疾病的治疗。

血流动力学稳定

IHD 依赖于半透膜弥散转运清除溶质及去除液体。这种转运方式通常导致短期内快速而显著的液体及溶质改变;所以,血流动力学不稳定,表现为低血压和心律失常,25%~50%的透析患者可能出现低血压和心律失常[231,233]。

透析相关的低血压与患者肾脏及总体预后密切相关,所以是需要特别关注的问题[234]。观察发现,一些因 ARF 行强化透析治疗后又实施了肾活检的患者,病理结果显示存在新发生的肾小管坏死,目前认为这些损伤可能是透析导致的[235,236]。现在虽然容量控制、精确超滤、液体去除控制技术已经成为可能,但透析导致的低血压仍然频繁发生(见第十九章)。大多数接受 CRRT 的患者血流动力学更稳定,能更好地耐受透析治疗过程[237]。Manns 等[234]发现,CRRT 过程发生低血压的概率显著低于 IHD 过程。另外,低血压的发生和肾功能(肌酐清除率)下降相关。但是最近有两项随机临床研究对这种观点提出了质疑,因为其数据显示 CRRT 和 IHD 发生低血压的概率并没有差异[238,239]。

依赖泵的持续治疗方式有发生低血压的潜在可能,但大多数患者维持了稳定的血压[117]。Macias 等[216]发现,在 193.5 天的 CVVH 治疗中,发生了 4 次容量相关的低血压。同样,Bellomo 等[214]也发现在大于 9000 h 的持续 HDF 治疗过程中,未出现血流动力学不稳定的病例。尽管,CRRT 并发症的发生概率较小,但可能由于不能明确并发症和透析相关,还是和患者潜在的血流动力学状态相关,所以并发症的统计可能不准确[228]。

对营养的影响

营养对重症患者至关重要,因为这些患者处于高代谢状态,可能发生非常严重的营养不良。11 例 CVVH 患者的尿素动力学研究发现,标准化蛋白代谢率(nPCR)为(1.69±0.73) g/(kg·d),氮负平衡较大(>8 g/d),提示非蛋白来源的能量消耗不足[240]。通过鼻饲管或肠外营养(TPN)等方式,持续治疗有助于改善患者严重的营养缺乏状况,所以持续治疗优于间歇治疗。我们的经验是,CRRT 有利于较好的营养支持,可以配合治疗的营养需求,也可以改善患者的营养状况,但 IHD 方式却无法完成这一任务[122]。其他研究者也得到了相似的结果[241,242]。

最近的研究进一步揭示,持续治疗方式可以提供积极的营养支持[如蛋白输入量 2.5 g/(kg·d)]。Bellomo 等[243]发现,高蛋白输入量并不能改善预后,这些患者中只有 53.6% 可以达到正氮平衡。另一个针对 50 例机械通气并行 CRRT 患者的类似研究却发现,患者的氮平衡是影响预后的关键因素,氮平衡每增加 1 g/d,生存率可以增加 21%[244]。尽管这些研究结果还需要大型、前瞻性研究证实,但已经明确的是间歇性治疗无法完成此营养补充的任务。

选择 CRRT 治疗方式需要考虑 3 种影响营养的因素。首先,CVVHD 使用的透析液是 0.5%~2.5% 的葡萄糖,在治疗过程中糖分会被吸收(154~270 g/d),导致热量负荷增加[11,245,246],可能还会导致内源性胰岛素分泌增加,一些患者可能需要补充外源性胰岛素来获得稳定的血糖水平。我们应该常规根据 CRRT 增加的热量摄入而调整营养处方。

其次,需要考虑的因素是通过透析膜丢失的氨基酸,低血流量时为 2.7~8.9 g/h,高血流量时可以达到 30 g/h[247]。氨基酸的丢失主要与血浆蛋白水平相关,而与患者基础疾病关系不大。其他研究者还发现,ARF 患者的某几种氨基酸血浓度很低,而且通过滤膜丢失的蛋白是可以根据透析流量预测的。为了补偿这种丢失,应该调整营养处方来补充足够的氨基酸(肠外营养,通常为 14~16 g 氮)[247-249]。研究者建议根据临床数据制定 ARF 患者的营养支持治疗指南[250-254]。

透析液和置换液的配方也是需要考虑的重要因素。含有乳酸的透析液和血液滤过液会导致高乳酸血症,从而加重酸碱平衡失调的状况[102,255,256]。

结局

在过去的 40 多年里,尽管 ARF 的治疗手段有了长足的进步,但是估计临床死亡率却没有显著的改善[257-259]。然而,有数据显示这一现状正在发生改变[260-262]。IHD 和 PD 在 10 多年前还是 ARF 的主要治疗方式,而且的确将 ARF 的 100% 死亡率降低到了目前的水平。

CRRT 对患者总体结局的影响尚不清楚。表 12.11 总结了几个主要 CRRT 及相关死亡率的研究结果。有关 CRRT 研究存在的主要问题是疾病的定义及研究方案的差异。一些研究者记录了医院出院患者的生存情况,其他一些定义的是 ICU 的生存率,所以这些研究的死亡率的统计结果不同。而且,超滤液体总量对死亡率会产生影响,但是各研究方案中使用的超滤率差异很大(400~2000 ml/h)[179]。另外,患者的选择对结果也有很大影响,因为持续治疗一般用于血流动力学不稳定的患者,或者是病情危重无法接受 IHD 治疗的患者[1,152,263]。因此,CRRT 在条件比较好的患者中应用较少,而且该治疗方式可能由于缺乏专业人员指导导致治疗的失败。

一项于 1981~1991 年开展、纳入 250 例接受持续动-静脉/静-静脉治疗(CAVH/CVVH)患者的研究显示,患者的死亡率和入选的登记号显著相关。作者对最初入选的 50 例患者进行了回归分析,发现死亡率的 OR 值为 1.0,而对最后入选的 50 例患者进行同样的分析,发现其 OR 值下降到 0.195(95%CI 为 0.06~0.61),提示透析技术改善及持续透析治疗技术的应用显著改善了预后[160]。

关于 CRRT 和 IHD 严格的比较研究还很少[264]。我们开展了一项含 166 例 ARF 患者的多中心、随机、对照研究,比较了 IHD 和 CRRT 方式的差异(IHD=82,CRRT=84)[122]。我们发现,IHD 的死亡率(41.5%)比 CRRT(59.5%)低。尽管要求随机分组,但分配到 CRRT 组的患者病情严重程度积分较高。如果校正了基础疾病的差异,两组患者死亡率相似。

自从我们的研究结果发表以后,又有很多比较不同治疗方式对死亡率影响的临床研究。最大的一项随机研究将 360 例患者分到 CVVHDF 或 IHD 治疗组,发现两组患者的 60 天死亡率无差异[265]。另一项研究也得到了相似的结果,随机分配到 CRRT 和 IHD 组的患者的在院死亡率及 ICU 死亡率无差异[266]。

另一个需要注意的是 CRRT 和 IHD 对肾功能恢复的影响。这些研究的结果也非常混杂,尚未得出肯定的结果。Augustine 等的研究,随机将患者分为 CRRT 和 IHD 组,25 例生存的患者肾功能恢复情况无差异[239]。另一项随机临床研究确认了这一结果。但是,这些结果很难解释为什么两组患者中均只有 1 例患者肾功能未能恢复[238]。尽管我们的研究也显示,两种治疗对生存患者的肾功能恢复没有显著影响,但还是提示持续性治疗可能有优势。有研究发现,CRRT 在足量治疗而没有交叉进行 CRRT 和 IHD 的亚组患者中,其肾功能完全恢复的比例显著增高。

除了这些已发表的研究以外,还有一些荟萃分析比较了 CRRT 和 IHD 对预后的不同影响。最大的一个为 Cochrane 小组的研究(表 12.12),其分析包含了 15 个临床研究、1550 例患者,发现就生存率、血流动力学稳定性、肾脏恢复等方面而言,CRRT 和 IHD 相比并没有显著优势[267]。我们及其他研究者都无法证明 CRRT 能改善患者预后,主要原因是此结果受到许多其他因素的影响[268],而且各个研究的方案和对一些概念的定义也不一致。可能关注一些其他终点比关注死亡率更容易得到有价值的结果,如肾功能的恢复等[269]。现在已经有足够的证据支持 CRRT 可以作为 ICU 中 ARF 的治疗方式,但还需要更多的后续研究证实。

表 12.12　急性肾衰竭(ARF)的结局:持续肾脏替代治疗(CRRT)和间歇血液透析(IHD)的比较

研究	N		在院死亡率(%)			肾脏恢复(%)		
	CRRT	IHD	CRRT	IHD	P	CRRT	IHD	P
Vinsonnequ[265]	175	184	32.6	31.5	NS	NP	NP	NS
Uehlinger[238]	70	55	47	51	NS	99	98	NS
Noble[266]	54	40	80	85	NS	NA	NA	NS
Augustine[239]	40	40	68	70	NS	42	33	NS
Mehta[122]	84	82	66	48	0.02	35	33	NS

注:NS,未描述;NP,未提供;NA,不适用。

治疗过程相关的并发症

持续性治疗的并发症大多数都与容量不足相关,特别是没有进行足够的监测或者对容量的计算不准确时[5]。因为大量的液体可以很快去除,所以详细的监测很重要,最少需要 1∶1 的护士–患者配比[149]。动脉置管导致的血管通路相关并发症包括外周血管血栓和夹层,以及四肢缺血。幸好,血栓和夹层发生率不高,但必须注意动脉插管要选择合适的尺寸,而且要由有经验的工作人员操作[16,18]。必须选择合适的连接管以防意外脱管。由于 CRRT 需要较长时间应用抗凝治疗,可能会因此而导致很多相关的并发症,但是我们的经验却不是这样的[55]。

由于置换液和透析液没有加热到患者的体温温度,所以低体温在 CRRT 时常见[270-272]。较低的温度对需要降低体温的患者有利,而且较低的温度对维持患者血流动力学稳定也很重要[233]。

持续治疗方式需要许多非专业人员的参与,这一点需要引起重视。我们认为,推广这些治疗的标准化方案,或者仅接受过培训的人员可以参与治疗等措施,将减少治疗过程中意外的发生。

费用

比较两种治疗技术费用的报道较少。多数研究发现,CRRT 比 IHD 的费用要高[180,217,273]。

费用增加的主要因素是耗材的价格。一项来自欧洲的研究发现,CRRT 费用比 IHD 高 12%,其中 CRRT 的材料费用占总费用的 79%,而 IHD 只占 44%[274]。耗材费用,如血液滤器、管路及透析液等,很多中心成批量购买,所以可以得到很大的折扣(ESRD 患者的透析基本采用一致的透析膜)[122]。相反,CRRT 的血液滤器的价格通常是 IHD 滤器价格的 3~4 倍。美国圣地亚哥的一项前瞻性研究,随机比较了 IHD 和 CRRT 的费用,发现 IHD 治疗 8.4 次的费用是 3077 美元,而 CRRT 7.9 次的费用是 3946 美元。治疗的人力费用和材料费用比较显示,两种治疗的人力费用相似。材料费用的差异很显著,IHD 每次治疗为 66 美元,而 CRRT 为 338 美元。这项研究提示的确存在价格差异,大概每次治疗的差异为 250~300 美元。

有人因费用问题,提倡用 IHD 来治疗 ICU 中发生的 ARF。Manns 等分析后发现,CRRT 超过 IHD 的费用达到 3775 美元[275]。但是,事实上他们的分析并没有去除那些从 CRRT 治疗转归为 IHD 治疗的患者,对 IHD 较高的护理费用也没有进行校正,所以研究结果受较多因素干扰[276]。CRRT 能改善营养状况、改善液体平衡、处理血流动力学问题较简便等优点已经超过费用较高的缺点[277-279]。而且,如果大量开展持续性治疗就可能降低其滤器的价格,从而减低治疗费用。我们还发现医生耗费在 CRRT 治疗上时间较多,这表示应用这一技术需要经过学习。我们的机构有标准化治疗方案,当医生对 CRRT 熟练运用以后需要的时间就会减少。这些技术的性价比如何还有待深入研究。

八、展望

随着 CRRT 应用经验的积累,技术的革新将随之而来。最令人兴奋的 CRRT 革新是透析机器与人类组织功能的偶联。已有初步数据显示,将血液滤器和生物反应盒串联,可以模拟一些肾脏的代谢和内分泌功能[280]。下一个 10 年,重要的关注点为如何增进持续性治疗的安全性和有效性。很多透析机(Gambro/HospalPrisma;Baxter Accura)现在都可以提供自动液体平衡,以及和标准透析机一样的精准液体控制[281]。透析膜技术也在发展,现在正开展抗血栓的透析膜研发。最近关于血流量监测的研究提示,将来的 CRRT 机可以用超声测量血流量。这种流量测量通过电脑与血泵相联系,就可以保证获得正确的血流量,并且通过显示屏清楚地显示出来[282]。而且,通过在线监测滤过参数,可在治疗期间持续向医生展示尿素清除率[283]。

最后,这些治疗方式还可以扩展到其他领域,如对脓毒血症[6,284-286]、充血性心力衰竭的治疗[230,287]及控制心肺搭桥术后细胞因子水平[205,291-294]。我们将关注这些治疗方式如何对现存疾病的治疗措施产生重大影响。

九、总结

CRRT 将继续巩固其在危重病伴 ARF 治疗中的地位。已经有几种不同的治疗方式得到应用,而且可以根据不同的需要选择合适的治疗方法。我们相信,这些方法将会成为 ARF 的有效治疗措施。还需要开展深入的研究明确最为受益的患者群,制定这些方式最合适的治疗时机标准。接下来的几年,这些治疗将会取得更令人兴奋的进步,而且毫无疑问将为开发更多的治疗领域提供机会。

(王 玲 译)

参 考 文 献

1. Ronco C, Brendolan A, Bellomo R. Continuous renal replacement techniques. *Contrib Nephrol* 2001;132: p. 236–251.
2. Oda S, et al. Continuous hemofiltration/hemodiafiltration in critical care. *Ther Apher* 2002;6(3):193–198.
3. Ricci Z, et al. Practice patterns in the management of acute renal failure in the critically ill patient: an international survey. *Nephrol Dial Transplant* 2006;21(3):690–696.
4. Flynn JT. Choice of dialysis modality for management of pediatric acute renal failure. *Pediatr Nephrol* 2002;17(1):61–69.
5. Ronco C, Bellomo R, Ricci Z. Continuous renal replacement therapy in critically ill patients. *Nephrol Dial Transplant* 2001; 16(Suppl 5):67–72.
6. Bellomo R, Ronco C. Blood purification in the intensive care unit: evolving concepts. *World J Surg* 2001;25(5):677–683.
7. Ronco C, Kellum J, Mehta RL. Acute dialysis quality initiative. *Blood Purif* 2001;19(2):222–226.
8. Ronco C, Bellomo R. Continuous renal replacement therapies: the need for a standard nomenclature. *Contrib Nephrol* 1995;116: 28–33.
9. Kramer P, et al. Arteriovenous haemofiltration: a new and simple method for treatment of over-hydrated patients resistant to diuretics. *Klin Wochenschr* 1977;55(22):1121–1122.
10. Sigler MH. Transport characteristics of the slow therapies: implications for achieving adequacy of dialysis in acute renal failure. *Adv Ren Replace Ther* 1997;4(1):68–80.
11. Sigler MH, Teehan BP. Solute transport in continuous hemodialysis: a new treatment for acute renal failure. *Kidney Int* 1987;32(4): 562–571.
12. Kramer P. Continuous arteriovenous hemofiltration: a physiologic and effective kidney replacement therapy. *Contrib Nephrol* 1985;44: 236–247.
13. Olbricht CJ, et al. Continuous arteriovenous hemofiltration: *in vivo* functional characteristics and its dependence on vascular access and filter design. *Nephron* 1990;55(1):49–57.
14. Jenkins R, et al. Effects of access catheter dimensions on blood flow in continuous arteriovenous hemofiltration. *Contrib Nephrol* 1991;93:171–174.
15. Ahmed Z. Introduction of percutaneous arteriovenous femoral shunt: a new access for continuous arteriovenous hemofiltration. *Am J Kidney Dis* 1990;16(2):115–117.
16. Tominaga GT, et al. Vascular complications of continuous arteriovenous hemofiltration in trauma patients. *J Trauma* 1993;35(2):285–288; discussion 288–9.
17. Ronco C, Bellomo R. New CRRT systems: impact on dose delivery. *Am J Kidney Dis* 1997;30(5 Suppl 4):S15–S19.
18. Wester JP, et al. Catheter replacement in continuous arteriovenous hemodiafiltration: the balance between infectious and mechanical complications. *Crit Care Med* 2002;30(6):1261–1266.
19. Sanchez C, et al. Continuous veno-venous renal replacement therapy using a conventional infusion pump. *Asaio J* 2001;47(4):321–324.
20. Moller Jensen D, Bistrup C, Pedersen RS. Continuous veno-venous haemodialysis: a three-pump system. *Nephron* 1996;72(2):159–162.
21. Peachey TD, et al. Pump control of continuous arteriovenous haemodialysis. *Lancet* 1988;2(8616):878.
22. Kitaevich Y, et al. Development of a high-precision continuous extracorporeal hemodiafiltration system. *Biomed Instrum Technol* 1993;27(2):150–156.
23. Jenkins R, et al. Accuracy of intravenous infusion pumps in continuous renal replacement therapies. *Asaio J* 1992;38(4):808–810.
24. Salifu MO, Friedman EA. A new method to control ultrafiltration in conventional continuous renal replacement therapy. *Asaio J* 2001;47(4):389–391.
25. Ronco C, Bellomo R. Continuous renal replacement therapy: evolution in technology and current nomenclature. *Kidney Int Suppl* 1998;66:S160–S164.
26. Baldwin IC, Elderkin TD. Continuous hemofiltration: nursing perspectives in critical care. *New Horiz* 1995;3(4):738–747.
27. Ronco C. Can information technology help in acute dialysis therapy? *Int J Artif Organs* 2005;28(12):1193–1196.
28. Kumar VA, et al. Extended daily dialysis versus continuous hemodialysis for ICU patients with acute renal failure: a two-year single center report. *Int J Artif Organs* 2004;27(5):371–379.
29. Kumar VA, et al. Extended daily dialysis: A new approach to renal replacement for acute renal failure in the intensive care unit. *Am J Kidney Dis* 2000;36(2):294–300.
30. Marshall MR, et al. Urea kinetics during sustained low-efficiency dialysis in critically ill patients requiring renal replacement therapy. *Am J Kidney Dis* 2002;39(3):556–570.
31. Clark WR, Ronco C. CRRT efficiency and efficacy in relation to solute size. *Kidney Int Suppl*, 1999; 56(Suppl 72):S3–S7.
32. Brunet S, et al. Diffusive and convective solute clearances during continuous renal replacement therapy at various dialysate and ultrafiltration flow rates. *Am J Kidney Dis* 1999;34(3):486–492.
33. Relton S, Greenberg A, Palevsky PM. Dialysate and blood flow dependence of diffusive solute clearance during CVVHD. *Asaio J* 1992;38(3):M691–M696.
34. Bunchman TE, et al. Continuous veno-venous hemodiafiltration in infants and children. *Am J Kidney Dis* 1995;25(1):17–21.
35. Bishof NA, et al. Continuous hemodiafiltration in children. *Pediatrics* 1990;85(5):819–823.
36. Goldstein SL, et al. Outcome in children receiving continuous veno-venous hemofiltration. *Pediatrics* 2001;107(6):1309–1312.
37. Headrick CL. Applications in continuous venous to venous hemofiltration. Interactive pediatric case study. *Crit Care Nurs Clin North Am* 1998;10(2):215–217.
38. Zobel G, et al. Five years experience with continuous extracorporeal renal support in paediatric intensive care. *Intensive Care Med* 1991;17(6):315–319.
39. Pichaiwong W, Leelahavanichkul A, Eiam-ong S. Efficacy of cellulose triacetate dialyzer and polysulfone synthetic hemofilter for continuous veno-venous hemofiltration in acute renal failure. *J Med Assoc Thai* 2006;89(Suppl 2):S65–S72.
40. Leypoldt JK. Fouling of ultrafiltration and hemodialysis membranes by plasma proteins. *Blood Purif* 1994;12(6):285–291.
41. Shinzato T, Maeda K. Push/pull hemodiafiltration. *Contrib Nephrol* 2007;158:169–176.
42. Schaeffer J, Olbricht CJ, Koch KM. Long-term performance of hemofilters in continuous hemofiltration. *Nephron* 1996;72(2):155–158.
43. Davenport A, Davison AM, Will EJ. Membrane biocompatibility: effects on cardiovascular stability in patients on hemofiltration. *Kidney Int Suppl* 1993;41:S230–S234.
44. Jones CH, Goutcher E, Newstead CG, et al. Early hypotension during continuous high flux (CHFD) dialysis in critically ill patients (abstract). *Int J Artif Organs* 1997;20:502.
45. Sieberth HG, Kierdorf HP. Is cytokine removal by continuous hemofiltration feasible? *Kidney Int Suppl*, 1999; 56(Suppl 72):S79–S83.
46. Brophy PD, et al. AN-69 membrane reactions are pH-dependent and preventable. *Am J Kidney Dis* 2001;38(1):173–178.
47. Swinford RD, Baid S, Pascual M. Dialysis membrane adsorption during CRRT. *Am J Kidney Dis* 1997;30(5 Suppl 4):S32–S37.
48. Heering P, et al. Cytokine removal and cardiovascular hemodynamics in septic patients with continuous veno-venous hemofiltration. *Intensive Care Med* 1997;23(3):288–296.
49. Tonnesen E, et al. Cytokines in plasma and ultrafiltrate during continuous arteriovenous haemofiltration. *Anaesth Intensive Care* 1993;21(6):752–758.
50. Hoffmann JN, et al. Hemofiltration in human sepsis: evidence for elimination of immunomodulatory substances. *Contrib Nephrol* 1995;116:76–79.
51. Morgera S, et al. Renal replacement therapy with high-cutoff hemofilters: impact of convection and diffusion on cytokine clearances and protein status. *Am J Kidney Dis* 2004;43(3):444–453.
52. Morgera S, et al. High permeability haemofiltration improves peripheral blood mononuclear cell proliferation in septic patients with acute renal failure. *Nephrol Dial Transplant* 2003;18(12):2570–2576.
53. Morgera S, et al. Pilot study on the effects of high cutoff hemofiltration on the need for norepinephrine in septic patients with acute renal

failure. *Crit Care Med* 2006;34(8):2099–2104.

54. Webb AR, et al. Maintaining blood flow in the extracorporeal circuit: haemostasis and anticoagulation. *Intensive Care Med* 1995; 21(1):84–93.

55. Mehta RL. Anticoagulation during continuous renal replacement therapy. *Asaio J* 1994;40(4):931–935.

56. Martin PY, et al. Anticoagulation in patients treated by continuous veno-venous hemofiltration: a retrospective study. *Am J Kidney Dis* 1994;24(5):806–812.

57. Ward DM, Mehta RL. Extracorporeal management of acute renal failure patients at high risk of bleeding. *Kidney Int Suppl* 1993;41:S237–S244.

58. van de Wetering J, et al. Heparin use in continuous renal replacement procedures: the struggle between filter coagulation and patient hemorrhage. *J Am Soc Nephrol* 1996;7(1):145–150.

59. Schneider T, et al. Continuous haemofiltration with r-hirudin (lepirudin) as anticoagulant in a patient with heparin induced thrombocytopenia (HIT II). *Wien Klin Wochenschr* 2000;112(12):552–555.

60. Mehta RL, McDonald BR, Ward DM. Regional citrate anticoagulation for continuous arteriovenous hemodialysis. An update after 12 months. *Contrib Nephrol* 1991;93:210–214.

61. Palsson R, Niles JL. Regional citrate anticoagulation in continuous veno-venous hemofiltration in critically ill patients with a high risk of bleeding. *Kidney Int* 1999;55(5):1991–1997.

62. Thoenen M, et al. Regional citrate anticoagulation using a citrate-based substitution solution for continuous veno-venous hemofiltration in cardiac surgery patients. *Wien Klin Wochenschr* 2002;114(3):108–114.

63. Hofmann RM, et al. A novel method for regional citrate anticoagulation in continuous veno-venous hemofiltration (CVVHF). *Ren Fail* 2002;24(3):325–335.

64. Kutsogiannis DJ, et al. Regional citrate anticoagulation in continuous veno-venous hemodiafiltration. *Am J Kidney Dis* 2000;35(5): 802–811.

65. Morgera S, et al. Metabolic complications during regional citrate anticoagulation in continuous veno-venous hemodialysis: single-center experience. *Nephron Clin Pract* 2004;97(4):c131–c136.

66. Hetzel GR, et al. Citrate plasma levels in patients under regional anticoagulation in continuous veno-venous hemofiltration. *Am J Kidney Dis* 2006;48(5):806–811.

67. Tolwani AJ, et al. Simplified citrate anticoagulation for continuous renal replacement therapy. *Kidney Int* 2001;60(1):370–374.

68. Dworschak M, Hiesmayr JM, Lassnigg A. Lifesaving citrate anticoagulation to bridge ineffective danaparoid (correction of to bridge to danaparoid) treatment. *Ann Thorac Surg* 2002;73(5):1626–1627.

69. Bunchman TE, et al. Pediatric hemofiltration: normocarb dialysate solution with citrate anticoagulation. *Pediatr Nephrol* 2002;17(3):150–154.

70. Oudemans-van Straaten HM, et al. Anticoagulation strategies in continuous renal replacement therapy: can the choice be evidence based? *Intensive Care Med* 2006;32(2):188–202.

71. Bihorac A, Ross EA. Continuous veno-venous hemofiltration with citrate-based replacement fluid: efficacy, safety, and impact on nutrition. *Am J Kidney Dis* 2005;46(5):908–918.

72. Tolwani AJ, et al. A practical citrate anticoagulation continuous veno-venous hemodiafiltration protocol for metabolic control and high solute clearance. *Clin J Am Soc Nephrol* 2006;1(1):79–87.

73. Dorval M, et al. A novel citrate anticoagulation regimen for continuous veno-venous hemodiafiltration. *Intensive Care Med* 2003;29(7):1186–1189.

74. Gabutti L, et al. Citrate anticoagulation in continuous veno-venous hemodiafiltration: a metabolic challenge. *Intensive Care Med* 2002;28(10):1419–1425.

75. Brophy PD, et al. Multi-centre evaluation of anticoagulation in patients receiving continuous renal replacement therapy (CRRT). *Nephrol Dial Transplant* 2005;20(7):1416–1421.

76. Cointault O, et al. Regional citrate anticoagulation in continuous veno-venous haemodiafiltration using commercial solutions. *Nephrol Dial Transplant* 2004;19(1):171–178.

77. Mehta RL, et al. Regional citrate anticoagulation for continuous arteriovenous hemodialysis in critically ill patients. *Kidney Int* 1990;38(5):976–981.

78. Gupta M, Wadhwa NK, Bukovsky R. Regional citrate anticoagulation for continuous veno-venous hemodiafiltration using calcium-containing dialysate. *Am J Kidney Dis* 2004;43(1):67–73.

79. Monchi M, et al. Citrate versus heparin for anticoagulation in continuous veno-venous hemofiltration: a prospective randomized study. *Intensive Care Med* 2004;30(2):260–265.

80. Bagshaw SM, et al. Is regional citrate superior to systemic heparin anti-coagulation for continuous renal replacement therapy? A prospective observational study in an adult regional critical care system. *J Crit Care* 2005;20(2):155–161.

81. Kutsogiannis DJ, et al. Regional citrate versus systemic heparin anticoagulation for continuous renal replacement in critically ill patients. *Kidney Int* 2005;67(6):2361–2367.

82. Betjes MG, et al. Regional citrate versus heparin anticoagulation during veno-venous hemofiltration in patients at low risk for bleeding: similar hemofilter survival but significantly less bleeding. *J Nephrol* 2007;20(5):602–608.

83. Uchino S, et al. Continuous renal replacement therapy: a worldwide practice survey: the Beginning and Ending Supportive Therapy for the Kidney (BEST Kidney) Investigators. *Intensive Care Med* 2007;33(9):1563–1570.

84. Ohtake Y, et al. Nafamostat mesylate as anticoagulant in continuous hemofiltration and continuous hemodiafiltration. *Contrib Nephrol* 1991;93:215–217.

85. Okita Y, et al. Low-volume continuous hemodiafiltration with nafamostat mesilate increases trypsin clearance without decreasing plasma trypsin concentration in severe acute pancreatitis. *Asaio J* 2007;53(2):207–212.

86. Camici M, et al. Safety and efficacy anticoagulation in extracorporeal hemodialysis by simultaneous administration of low-dose prostacyclin and low molecular weight heparin. *Minerva Med* 1998;89(11–12):405–409.

87. Klotz KF, et al. Use of prostacyclin in patients with continuous hemofiltration after open heart surgery. *Contrib Nephrol* 1995; 116:136–139.

88. Zobel G, Ring E, Muller W. Continuous arteriovenous hemofiltration in premature infants. *Crit Care Med* 1989;17(6):534–536.

89. Ponikvar R, et al. Use of prostacyclin as the only anticoagulant during continuous veno-venous hemofiltration. *Contrib Nephrol* 1991;93:218–220.

90. Langenecker SA, et al. Anticoagulation with prostacyclin and heparin during continuous veno-venous hemofiltration. *Crit Care Med* 1994;22(11):1774–1781.

91. Journois D, et al. Assessment of standardized ultrafiltrate production rate using prostacyclin in continuous veno-venous hemofiltration. *Contrib Nephrol* 1991;93:202–204.

92. Davenport A, Will EJ, Davison AM. Comparison of the use of standard heparin and prostacyclin anticoagulation in spontaneous and pump-driven extracorporeal circuits in patients with combined acute renal and hepatic failure. *Nephron* 1994;66(4):431–437.

93. Chong BH, Magnani HN. Organan in heparin-induced thrombocytopenia. *Haemostasis* 1992;22(2):85–91.

94. Palevsky PM, et al. Failure of low molecular weight dextran to prevent clotting during continuous renal replacement therapy. *Asaio J* 1995;41(4):847–849.

95. Hein OV, et al. Intermittent hirudin versus continuous heparin for anticoagulation in continuous renal replacement therapy. *Ren Fail* 2004;26(3):297–303.

96. Saner F, Hertl M, Broelsch CE. Anticoagulation with hirudin for continuous veno-venous hemodialysis in liver transplantation. *Acta Anaesthesiol Scand* 2001;45(7):914–918.

97. Davies H, Leslie G. Maintaining the CRRT circuit: non-anticoagulant alternatives. *Aust Crit Care* 2006;19(4):133–138.

98. Tan HK, Baldwin I, Bellomo R. Continuous veno-venous hemofiltration without anticoagulation in high-risk patients. *Intensive Care Med* 2000;26(11):1652–1657.

99. Stefanidis I, et al. Hemostatic alterations during continuous veno-venous hemofiltration in acute renal failure. *Clin Nephrol* 1996;46(3):199–205.

100. Davenport A. The coagulation system in the critically ill patient with acute renal failure and the effect of an extracorporeal circuit. *Am J Kidney Dis* 1997;30(5 Suppl 4):S20–S27.

101. Abramson S, Niles JL. Anticoagulation in continuous renal replacement therapy. *Curr Opin Nephrol Hypertens* 1999;8(6):701–707.

102. Davenport A. Dialysate and substitution fluids for patients treated by continuous forms of renal replacement therapy. *Contrib Nephrol* 2001;132:313–322.

103. Macias Wea. Acid base balance in continuous renal replacement therapy. *Semin Dial* 1996;9:145–151.

104. Palevsky P. Continuous renal replacement therapy component selection: replacement fluid and dialysate. *Semin Dial* 1996;9:107–111.

105. Zimmerman D, et al. Continuous veno-venous haemodialysis with a novel bicarbonate dialysis solution: prospective cross-over comparison with a lactate buffered solution. *Nephrol Dial Transplant* 1999;14(10):2387–2391.

106. Soysal DD, et al. Metabolic disturbances following the use of inadequate solutions for hemofiltration in acute renal failure. *Pediatr Nephrol* 2007;22(5):715–719.

107. Thomas AN, et al. Comparison of lactate and bicarbonate buffered haemofiltration fluids: use in critically ill patients. *Nephrol Dial Transplant* 1997;12(6):1212–1217.

108. Wright DA, et al. Use of continuous haemofiltration to assess the rate of lactate metabolism in acute renal failure. *Clin Sci (Lond)* 1996;90(6):507–510.

109. Morgera S, et al. Comparison of a lactate-versus acetate-based hemofiltration replacement fluid in patients with acute renal failure. *Ren Fail* 1997;19(1):155–164.

110. Levraut J, et al. Effect of continuous veno-venous hemofiltration with dialysis on lactate clearance in critically ill patients. *Crit Care Med* 1997;25(1):58–62.

111. Leblanc M, et al. Bicarbonate dialysate for continuous renal replacement therapy in intensive care unit patients with acute renal failure. *Am J Kidney Dis* 1995;26(6):910–917.

112. Tan HK, Uchino S, Bellomo R. The acid-base effects of continuous hemofiltration with lactate or bicarbonate buffered replacement fluids. *Int J Artif Organs* 2003;26(6):477–483.

113. Teo BW, et al. Machine-generated bicarbonate dialysate for continuous therapy: a prospective, observational cohort study. *Nephrol Dial Transplant* 2007;22(8):2304–2315.

114. Tan HK, Uchino S, Bellomo R. Electrolyte mass balance during CVVH: lactate versus bicarbonate-buffered replacement fluids. *Ren Fail* 2004;26(2):149–153.

115. Hoffmann JN, et al. Effect of hemofiltration on hemodynamics and systemic concentrations of anaphylatoxins and cytokines in human sepsis. *Intensive Care Med* 1996;22(12):1360–1367.

116. Grootendorst AF, et al. High volume hemofiltration improves right ventricular function in endotoxin-induced shock in the pig. *Intensive Care Med* 1992;18(4):235–240.

117. Golper TA, Price J. Continuous veno-venous hemofiltration for acute renal failure in the intensive care setting. Technical considerations. *Asaio J* 1994;40(4):936–939.

118. de Pont AC, et al. Predilution versus postdilution during continuous veno-venous hemofiltration: a comparison of circuit thrombogenesis. *Asaio J* 2006;52(4):416–422.

119. Clark WR, et al. Dose determinants in continuous renal replacement therapy. *Artif Organs* 2003;27(9):815–820.

120. Brocklehurst IC, et al. Creatinine and urea clearance during continuous veno-venous haemofiltration in critically ill patients. *Anaesthesia* 1996;51(6):551–553.

121. Bellomo R, Ronco C. Adequacy of dialysis in the acute renal failure of the critically ill: the case for continuous therapies. *Int J Artif Organs* 1996;19(2):129–142.

122. Mehta RL, et al. A randomized clinical trial of continuous versus intermittent dialysis for acute renal failure. *Kidney Int* 2001; 60(3):1154–1163.

123. van Bommel EF, et al. Impact of continuous hemofiltration on cytokines and cytokine inhibitors in oliguric patients suffering from systemic inflammatory response syndrome. *Ren Fail* 1997; 19(3):443–454.

124. Hoffmann JN, et al. Hemofiltration in human sepsis: evidence for elimination of immunomodulatory substances. *Kidney Int* 1995;48(5):1563–1570.

125. Paganini EP. Dialysis delivery in the ICU: are patients receiving the prescribed dialysis dose. *J Am Soc Nephrol* 1992;3:384.

126. Paganini EP. Establishing a dialysis therapy/patient outcome link in the ICU acute dialysis for patients with acute renal failure. *Am J Kidney Dis* 1996;28:81–90.

127. Pea F, et al. Pharmacokinetic considerations for antimicrobial therapy in patients receiving renal replacement therapy. *Clin Pharmacokinet* 2007;46(12):997–1038.

128. Keller F, et al. Individualized drug dosage in patients treated with continuous hemofiltration. *Kidney Int Suppl* 1999;56(Suppl 72): S29–S31.

129. Bohler J, Donauer J, Keller F. Pharmacokinetic principles during continuous renal replacement therapy: drugs and dosage. *Kidney Int Suppl* 1999;56(Suppl 72):S24–S28.

130. Kroh UF. Drug administration in critically ill patients with acute renal failure. *New Horiz* 1995;3(4):748–759.

131. Golper TA. Update on drug sieving coefficients and dosing adjustments during continuous renal replacement therapies. *Contrib Nephrol* 2001;132:349–353.

132. Kuang D, Verbine A, Ronco C. Pharmacokinetics and antimicrobial dosing adjustment in critically ill patients during continuous renal replacement therapy. *Clin Nephrol* 2007;67(5):267–284.

133. Hilton PJ, et al. Bicarbonate-based haemofiltration in the management of acute renal failure with lactic acidosis. *QJM* 1998;91(4):279–283.

134. Heering P, et al. The use of different buffers during continuous hemofiltration in critically ill patients with acute renal failure. *Intensive Care Med* 1999;25(11):1244–1251.

135. Forni LG, Hilton PJ. Continuous hemofiltration in the treatment of acute renal failure. *N Engl J Med* 1997;336(18):1303–1309.

136. Traunmuller F, et al. Clearance of ceftazidime during continuous veno-venous haemofiltration in critically ill patients. *J Antimicrob Chemother* 2002;49(1):129–134.

137. Thomson AH, et al. Flucytosine dose requirements in a patient receiving continuous veno-venous haemofiltration. *Intensive Care Med* 2002;28(7):999.

138. Robatel C, et al. Determination of meropenem in plasma and filtrate-dialysate from patients under continuous veno-venous haemodiafiltration by SPE-LC. *J Pharm Biomed Anal* 2002;29(1-2):17–33.

139. Kim MK, et al. Clearance of quinupristin-dalfopristin (Synercid) and their main metabolites during continuous veno-venous hemofiltration (CVVH) with or without dialysis. *Int J Artif Organs* 2002;25(1):33–39.

140. Barrueto F, Meggs WJ, Barchman MJ. Clearance of metformin by hemofiltration in overdose. *J Toxicol Clin Toxicol* 2002; 40(2):177–180.

141. Valtonen M, et al. Elimination of the piperacillin/tazobactam combination during continuous veno-venous haemofiltration and haemodiafiltration in patients with acute renal failure. *J Antimicrob Chemother* 2001;48(6):881–885.

142. Wallis SC, et al. Pharmacokinetics of ciprofloxacin in ICU patients on continuous veno-venous haemodiafiltration. *Intensive Care Med* 2001;27(4):665–672.

143. Kishino S, et al. Effective fluconazole therapy for liver transplant recipients during continuous hemodiafiltration. *Ther Drug Monit* 2001;23(1):4–8.

144. Hansen E, et al. Pharmacokinetics of levofloxacin during continuous veno-venous hemofiltration. *Intensive Care Med* 2001; 27(2):371–375.

145. Bugge JF. Pharmacokinetics and drug dosing adjustments during continuous veno-venous hemofiltration or hemodiafiltration in critically ill patients. *Acta Anaesthesiol Scand* 2001;45(8):929–934.

146. van der Werf TS, Stegeman CA. Cefpirome and continuous venovenous hemofiltration. *Intensive Care Med* 2000;26(6):831.

147. Taniguchi T, et al. Pharmacokinetics of milrinone in patients with congestive heart failure during continuous veno-venous hemofiltration. *Intensive Care Med* 2000;26(8):1089–1093.

148. Shah M, Quigley R. Rapid removal of vancomycin by continuous veno-venous hemofiltration. *Pediatr Nephrol* 2000;14(10-11):912–915.

149. Mehta RL. Fluid management in CRRT. *Contrib Nephrol*, 2001; 132:335–348.

150. Baldwin I, et al. A pilot randomised controlled comparison of continuous veno-venous haemofiltration and extended daily dialysis with filtration: effect on small solutes and acid-base balance. *Intensive Care Med* 2007;33(5):830–835.

151. Ratanarat R, Permpikul C, Ronco C. Renal replacement therapy in acute renal failure: which index is best for dialysis dose quantification? *Int J Artif Organs* 2007;30(3):235–243.

152. Mehta RL. Indications for dialysis in the ICU: renal replacement versus renal support. *Blood Purif* 2001;19(2):227–232.

153. Mehta RL. Continuous renal replacement therapies in the acute renal failure setting: current concepts. *Adv Ren Replace Ther* 1997; 4(2 Suppl 1):81–92.

154. Gettings LG, Reynolds HN, Scalea T. Outcome in post-traumatic acute renal failure when continuous renal replacement therapy is applied early versus late. *Intensive Care Med* 1999;25(8):805–813.

155. Elahi MM, et al. Early hemofiltration improves survival in post-cardiotomy patients with acute renal failure. *Eur J Cardiothorac Surg* 2004;26(5):1027–1031.

156. Liu KD, et al. Timing of initiation of dialysis in critically ill patients with acute kidney injury. *Clin J Am Soc Nephrol* 2006;1(5):915–919.

157. Demirkilic U, et al. Timing of replacement therapy for acute renal failure after cardiac surgery. *J Card Surg* 2004;19(1):17–20.

158. Piccinni P, et al. Early isovolaemic haemofiltration in oliguric patients with septic shock. *Intensive Care Med* 2006;32(1):80–86.

159. Mehta R. Renal replacement therapy for acute renal failure: matching the method to the patient. *Semin Dial* 1993;6:253–259.

160. Barton IK, et al. Acute renal failure treated by haemofiltration: factors affecting outcome. *Q J Med* 1993;86(2):81–90.

161. Jorres A. Extracorporeal treatment strategy in acute renal failure. *Int J Artif Organs* 2002;25(5):391–396.

162. Bellomo R, et al. Changing acute renal failure treatment from intermittent hemodialysis to continuous hemofiltration: impact on azotemic control. *Int J Artif Organs* 1999;22(3):145–150.

163. Gopal I, et al. Out of hospital outcome and quality of life in survivors of combined acute multiple organ and renal failure treated with continuous veno-venous hemofiltration/hemodiafiltration. *Intensive Care Med* 1997;23(7):766–772.

164. Holm C, et al. Acute renal failure in severely burned patients. *Burns* 1999;25(2):171–178.

165. Karlowicz MG, Adelman RD. Acute renal failure in the neonate. *Clin Perinatol* 1992;19(1):139–158.

166. Mehta RL, et al. Refining predictive models in critically ill patients with acute renal failure. *J Am Soc Nephrol* 2002;13(5):1350–1357.

167. Ronco C, Bellomo R. Acute renal failure in patients with kidney transplant: continuous versus intermittent renal replacement therapy. *Ren Fail* 1996;18(3):461–470.

168. Phu NH, et al. Hemofiltration and peritoneal dialysis in infection-associated acute renal failure in Vietnam. *N Engl J Med* 2002; 347(12):895–902.

169. Daugirdas JT. Peritoneal dialysis in acute renal failure—why the bad outcome? *N Engl J Med* 2002;347(12):933–935.

170. Steiner RW. Continuous equilibration peritoneal dialysis in acute renal failure. *Perit Dial Int* 1989;9(1):5–7.

171. Geronemus RP. Slow continuous hemodialysis. *ASAIO Trans* 1988;34(1):59–60.

172. Hombrouckx R, et al. Go-slow dialysis instead of continuous arterio-venous hemofiltration. *Contrib Nephrol* 1991;93:149–151.

173. Manns M, Sigler MH, Teehan BP. Continuous renal replacement therapies: an update. *Am J Kidney Dis* 1998;32(2):185–207.

174. Davenport A. Renal replacement therapy in the patient with acute brain injury. *Am J Kidney Dis* 2001;37(3):457–466.

175. Davenport, A, Is there a role for continuous renal replacement therapies in patients with liver and renal failure? *Kidney Int Suppl* 1999;56(Suppl 72):S62–S66.

176. Golej J, et al. Low-volume peritoneal dialysis in 116 neonatal and paediatric critical care patients. *Eur J Pediatr* 2002;161(7):385–389.

177. Lewis MA, Nycyk JA. Practical peritoneal dialysis—the Tenckhoff catheter in acute renal failure. *Pediatr Nephrol* 1992;6(5):470–475.

178. Than N, Turney JH. Continuous haemofiltration in acute renal failure. *Lancet* 2000;356(9239):1441; author reply 1442.

179. Ronco C, et al. Effects of different doses in continuous veno-venous haemofiltration on outcomes of acute renal failure: a prospective randomised trial. *Lancet* 2000;356(9223):26–30.

180. Gilman CM, Coffel BE, Gunn SK. Continuous veno-venous hemofil-tration: a cost-effective therapy for the pediatric patient. *ANNA J* 1997;24(3):337–341.

181. Kornecki A, et al. Continuous renal replacement therapy for non-renal indications: experience in children. *Isr Med Assoc J* 2002; 4(5):345–348.

182. Schetz M. Non-renal indications for continuous renal replacement

183. Hoffmann JN, Faist E. Removal of mediators by continuous hemofiltration in septic patients. *World J Surg* 2001;25(5):651–659.

184. Wakabayashi Y, et al. Removal of circulating cytokines by continuous haemofiltration in patients with systemic inflammatory response syndrome or multiple organ dysfunction syndrome. *Br J Surg* 1996; 83(3):393–394.

185. Silvester W. Mediator removal with CRRT: complement and cytokines. *Am J Kidney Dis* 1997;30(5 Suppl 4):S38–S43.

186. Bellomo R, et al. Coupled plasma filtration adsorption. *Blood Purif* 2002;20(3):289–292.

187. Inthorn D, Hoffmann JN. Elimination of inflammatory mediators by hemofiltration. *Int J Artif Organs* 1996;19(2):124–126.

188. Klouche K, et al. Continuous veno-venous hemofiltration improves hemodynamics in septic shock with acute renal failure without modifying TNFalpha and IL6 plasma concentrations. *J Nephrol* 2002;15(2):150–157.

189. Hanasawa K. Extracorporeal treatment for septic patients: new adsorption technologies and their clinical application. *Ther Apher* 2002;6(4):290–295.

190. Gomez A, et al. Hemofiltration reverses left ventricular dysfunction during sepsis in dogs. *Anesthesiology* 1990;73(4):671–685.

191. Reeves JH, et al. Plasmafiltration in Sepsis Study Group. Con-tinuous plasmafiltration in sepsis syndrome. *Crit Care Med* 1999;27(10):2096–2104.

192. Tetta C, et al. Endotoxin and cytokine removal in sepsis. *Ther Apher* 2002;6(2):109–115.

193. Toft P, et al. Effect of hemodiafiltration and sepsis on chemotaxis of granulocytes and the release of IL-8 and IL-10. *Acta Anaesthesiol Scand* 2002;46(2):138–144.

194. Pądrini R, et al. Convective and adsorptive removal of β2-microglobulin during predilutional and postdilutional hemofiltration. *Kidney Int* 2005;68(5):2331–2337.

195. Vincent JL, et al. A pilot-controlled study of a polymyxin B-immobilized hemoperfusion cartridge in patients with severe sepsis secondary to intra-abdominal infection. *Shock* 2005;23(5): 400–405.

196. Curley SA, et al. Hepatic arterial infusion chemotherapy with complete hepatic venous isolation and extracorporeal chemofiltration: a feasi-bility study of a novel system. *Anticancer Drugs* 1991;2(2):175–183.

197. Saccente SL, Kohaut EC, Berkow RL. Prevention of tumor lysis syndrome using continuous veno-venous hemofiltration. *Pediatr Nephrol* 1995;9(5):569–573.

198. Muchmore JH. Regional chemotherapy plus hemofiltration for the treatment of regionally advanced malignancy. *Cancer* 1996; 78(5):941–947.

199. Muchmore JH, et al. Regional chemotherapy with hemofiltration: a rationale for a different treatment approach to advanced pancreatic cancer. *Hepatogastroenterology* 1996;43(8):346–355.

200. Gutman M, et al. Regional perfusion with hemofiltration (chemofil-tration) for the treatment of patients with regionally advanced cancer. *Cancer* 1996;78(5):1125–1130.

201. Stange J, et al. A new procedure for the removal of protein bound drugs and toxins. *ASAIO J* 1993;39(3):M621–M625.

202. Rifai K, Manns MP. Review article: clinical experience with Prometheus. *Ther Apher Dial* 2006;10(2):132–137.

203. Krisper P, Stauber RE. Technology insight: artificial extracorporeal liver support—how does Prometheus compare with MARS?. *Nat Clin Pract Nephrol* 2007;3(5):267–276.

204. Iorio L, et al. Daily hemofiltration in severe heart failure. *Kidney Int Suppl* 1997;59:S62–S65.

205. Coraim FI, Wolner E. Continuous hemofiltration for the failing heart. *New Horiz* 1995;3(4):725–731.

206. Dormans TP, Huige RM, Gerlag PG. Chronic intermittent haemofil-tration and haemodialysis in end stage chronic heart failure with oedema refractory to high dose frusemide. *Heart* 1996;75(4): 349–351.

207. Blake P, et al. Isolation of "myocardial depressant factor(s)" from the ultrafiltrate of heart failure patients with acute renal failure. *Asaio J* 1996;42(5):M911–M915.

208. Ramos R, et al. Outcome predictors of ultrafiltration in patients with refractory congestive heart failure and renal failure. *Angiology* 1996;47(5):447–454.

therapy. *Kidney Int Suppl*, 1999;56(72):S88–S94.

209. Tsang GM, et al. Hemofiltration in a cardiac intensive care unit: time for a rational approach. *Asaio J* 1996;42(5):M710–M713.

210. Jaski BE, et al. Peripherally inserted veno-venous ultrafiltration for rapid treatment of volume overloaded patients. *J Card Fail* 2003;9(3):227–231.

211. Jouvet P, et al. Continuous veno-venous haemodiafiltration in the acute phase of neonatal maple syrup urine disease. *J Inherit Metab Dis* 1997;20(4):463–472.

212. Summar M, et al. Effective hemodialysis and hemofiltration driven by an extracorporeal membrane oxygenation pump in infants with hyperammonemia. *J Pediatr* 1996;128(3):379–382.

213. Bellomo R, et al. A comparison of conventional dialytic therapy and acute continuous hemodiafiltration in the management of acute renal failure in the critically ill. *Ren Fail* 1993;15(5):595–602.

214. Bellomo R, et al. Use of continuous haemodiafiltration: an approach to the management of acute renal failure in the critically ill. *Am J Nephrol* 1992;12(4):240–245.

215. Clark WR, et al. Urea kinetics during continuous hemofiltration. *ASAIO J* 1992;38(3):M664–M667.

216. Macias WL, et al. Continuous veno-venous hemofiltration: an alternative to continuous arteriovenous hemofiltration and hemodiafiltration in acute renal failure. *Am J Kidney Dis* 1991;18(4):451–458.

217. van Bommel E, et al. Acute dialytic support for the critically ill: intermittent hemodialysis versus continuous arteriovenous hemodiafiltration. *Am J Nephrol* 1995;15(3):192–200.

218. Saudan P, et al. Adding a dialysis dose to continuous hemofiltration increases survival in patients with acute renal failure. *Kidney Int* 2006;70(7):1312–1317.

219. Bouman CS, et al. Effects of early high-volume continuous veno-venous hemofiltration on survival and recovery of renal function in intensive care patients with acute renal failure: a prospective, randomized trial. *Crit Care Med* 2002;30(10):2205–2211.

220. Palevsky PM, et al. Design of the VA/NIH Acute Renal Failure Trial Network (ATN) Study: intensive versus conventional renal support in acute renal failure. *Clin Trials* 2005;2(5):423–435.

221. Bellomo R. Do we know the optimal dose for renal replacement therapy in the intensive care unit?. *Kidney Int* 2006;70(7):1202–1204.

222. Mukau L, Latimer RG. Acute hemodialysis in the surgical intensive care unit. *Am Surg* 1988;54(9):548–552.

223. Foland JA, et al. Fluid overload before continuous hemofiltration and survival in critically ill children: a retrospective analysis. *Crit Care Med* 2004;32(8):1771–1776.

224. Lowell JA, et al. Postoperative fluid overload: not a benign problem. *Crit Care Med* 1990;18(7):728–733.

225. Zobel G, et al. Continuous extracorporeal fluid removal in children with low cardiac output after cardiac operations. *J Thorac Cardiovasc Surg* 1991;101(4):593–597.

226. Sodemann K, et al. Automated fluid balance in continuous hemodialysis with blood safety module BSM 22/VPM. *Contrib Nephrol* 1991;93:184–192.

227. Barton IK, Barton JA, Chesser AM. Haemofiltration: how to do it. *Br J Hosp Med* 1997;57(5):188–193.

228. Mehta RL. Acid-base and electrolyte management in continuous renal replacement therapy. *Blood Purif* 2002;20(3):262–268.

229. Schelling JR, et al. Management of tumor lysis syndrome with standard continuous arteriovenous hemodialysis: case report and a review of the literature. *Ren Fail* 1998;20(4):635–644.

230. Sharma A, Hermann DD, Mehta RL. Clinical benefit and approach of ultrafiltration in acute heart failure. *Cardiology* 2001;96(3-4):144–154.

231. Bellomo R, et al. The effect of intensive plasma water exchange by hemofiltration on hemodynamics and soluble mediators in canine endotoxemia. *Am J Respir Crit Care Med* 2000;161(5):1429–1436.

232. Cavalcanti S, Di Marco LY. Numerical simulation of the hemodynamic response to hemodialysis-induced hypovolemia. *Artif Organs* 1999;23(12):1063–1073.

233. Santoro A, et al. Blood volume regulation during hemodialysis. *Am J Kidney Dis* 1998;32(5):739–748.

234. Manns M, Sigler MH, Teehan BP. Intradialytic renal haemodynamics—potential consequences for the management of the patient with acute renal failure. *Nephrol Dial Transplant* 1997;12(5):870–872.

235. Solez L. The morphology of acute tubular necrosis in man: an analysis of 57 renal biopsies and comparison with the glycerol model. *Medicine* 1979;58:362–367.

236. Conger JD. Does hemodialysis delay recovery from acute renal failure. *Semin Dial* 1990;3:146–150.

237. Bellomo R, Ronco C. Continuous versus intermittent renal replacement therapy in the intensive care unit. *Kidney Int Suppl* 1998;66:S125–S128.

238. Uehlinger DE, et al. Comparison of continuous and intermittent renal replacement therapy for acute renal failure. *Nephrol Dial Transplant* 2005;20(8):1630–1637.

239. Augustine JJ, et al. A randomized controlled trial comparing intermittent with continuous dialysis in patients with ARF. *Am J Kidney Dis* 2004;44(6):1000–1007.

240. Clark WR, et al. Quantification of creatinine kinetic parameters in patients with acute renal failure. *Kidney Int* 1998;54(2):554–560.

241. DiCarlo JV, et al. Continuous arterio-venous hemofiltration/dialysis improves pulmonary gas exchange in children with multiple organ system failure. *Crit Care Med* 1990;18(8):822–826.

242. Kuttnig M, et al. Parenteral nutrition during continuous arteriovenous hemofiltration in critically ill anuric children. *Contrib Nephrol* 1991;93:250–253.

243. Bellomo R, et al. A prospective comparative study of moderate versus high protein intake for critically ill patients with acute renal failure. *Ren Fail* 1997;19(1):111–120.

244. Scheinkestel CD, et al. Prospective randomized trial to assess caloric and protein needs of critically Ill, anuric, ventilated patients requiring continuous renal replacement therapy. *Nutrition* 2003;19(11-12):909–916.

245. Bellomo R, et al. Acute continuous hemofiltration with dialysis: effect on insulin concentrations and glycemic control in critically ill patients. *Crit Care Med* 1992;20(12):1672–1676.

246. Frankenfield DC, et al. Glucose dynamics during continuous hemodiafiltration and total parenteral nutrition. *Intensive Care Med* 1995;21(12):1016–1022.

247. Davenport A, Roberts NB. Amino acid losses during continuous high-flux hemofiltration in the critically ill patient. *Crit Care Med* 1989;17(10):1010–1014.

248. Davies SP, et al. Amino acid clearances and daily losses in patients with acute renal failure treated by continuous arteriovenous hemodialysis. *Crit Care Med* 1991;19(12):1510–1515.

249. Kuttnig M, et al. Nitrogen and amino acid balance during total parenteral nutrition and continuous arteriovenous hemofiltration in critically ill anuric children. *Child Nephrol Urol* 1991;11(2):74–78.

250. Leverve XM, Cano NJ. Nutritional management in acute illness and acute kidney insufficiency. *Contrib Nephrol* 2007;156:112–118.

251. Kopple JD. The nutrition management of the patient with acute renal failure. *JPEN J Parenter Enteral Nutr* 1996;20(1):3–12.

252. Macias WL, et al. Impact of the nutritional regimen on protein catabolism and nitrogen balance in patients with acute renal failure. *JPEN J Parenter Enteral Nutr* 1996;20(1):56–62.

253. Marin A, Hardy G. Practical implications of nutritional support during continuous renal replacement therapy. *Curr Opin Clin Nutr Metab Care* 2001;4(3):219–225.

254. Druml W. Nutritional management of acute renal failure. *J Ren Nutr* 2005;15(1):63–70.

255. Marangoni R, et al. Lactate versus bicarbonate on-line hemofiltration: a comparative study. *Artif Organs* 1995;19(6):490–495.

256. Bellomo R. Bench-to-bedside review: lactate and the kidney. *Crit Care* 2002;6(4):322–326.

257. Koreny M, et al. Prognosis of patients who develop acute renal failure during the first 24 hours of cardiogenic shock after myocardial infarction. *Am J Med* 2002;112(2):115–119.

258. Andreoli SP. Acute renal failure. *Curr Opin Pediatr* 2002;14(2):183–188.

259. Silvester W, Bellomo R, Cole L. Epidemiology, management, and outcome of severe acute renal failure of critical illness in Australia. *Crit Care Med* 2001;29(10):1910–1915.

260. Anderson RJ. Renal replacement therapy in intensive care: one size does not fit all. *Crit Care Med* 2001;29(10):2028–2029.

261. Guerin C, et al. Rhone-Alpes Area Study Group on Acute Renal Failure. Initial versus delayed acute renal failure in the intensive care unit. A multicenter prospective epidemiological study. *Am J Respir Crit Care Med* 2000;161(3 Pt 1):872–879.

262. Liano F, Pascual J. Outcomes in acute renal failure. *Semin Nephrol* 1998;18(5):541–550.

263. Mendelssohn DC, et al. What do American nephrologists think about dialysis modality selection? *Am J Kidney Dis* 2001;37(1):22–29.

264. Kierdorf H, Sieberth HG. Continuous treatment modalities in acute renal failure. *Nephrol Dial Transplant* 1995;10(11):2001–2008.

265. Vinsonneau C, et al. Continuous veno-venous haemodiafiltration versus intermittent haemodialysis for acute renal failure in patients with multiple-organ dysfunction syndrome: a multicentre randomised trial. *Lancet* 2006;368(9533):379–385.

266. Noble JS, Simpson K, Allison ME. Long-term quality of life and hospital mortality in patients treated with intermittent or continuous hemodialysis for acute renal and respiratory failure. *Ren Fail* 2006; 28(4):323–330.

267. Rabindranath, K, et al. Intermittent versus continuous renal replacement therapy for acute renal failure in adults. *Cochrane Database Syst Rev*, 2007;(3):CD003773.

268. DuBose TD Jr, et al. Acute renal failure in the 21st century: recommendations for management and outcomes assessment. *Am J Kidney Dis* 1997;29(5):793–799.

269. Mehta R. Acute renal failure in the intensive care unit: which outcomes should we measure? *Am J Kidney Dis* 1996;28:74–79.

270. Ruzicka J, et al. Effects of ultrafiltration, dialysis, and temperature on gas exchange during hemodiafiltration: a laboratory experiment. *Artif Organs* 2001;25(12):961–966.

271. Seigler RS, Golding E, Blackhurst DW. Continuous venovenous rewarming: results from a juvenile animal model. *Crit Care Med* 1998;26(12):2016–2020.

272. Manns M, et al. Thermal energy balance during *in vitro* continuous veno-venous hemofiltration. *ASAIO J* 1998;44(5):M601–M605.

273. Moreno L. Continuous renal replacement therapy: cost considerations and reimbursement. *Semin Dial* 1996;9:209–214.

274. Vitale C, et al. Cost analysis of blood purification in intensive care units: continuous versus intermittent hemodiafiltration. *J Nephrol* 2003;16(4):572–579.

275. Manns B, et al. Cost of acute renal failure requiring dialysis in the intensive care unit: clinical and resource implications of renal recovery. *Crit Care Med* 2003;31(2):449–455.

276. Mehta RL, Chertow GM. In critically ill patients with acute renal failure, outcomes, not dollars, should drive modality choice. *Crit Care Med* 2003;31(2):644–646.

277. Hoyt DB. CRRT in the area of cost containment: is it justified? *Am J Kidney Dis* 1997;30(5 Suppl 4):S102–S104.

278. Bellomo R, Ronco C. Continuous haemofiltration in the intensive care unit. *Crit Care* 2000;4(6):339–345.

279. Bent P, et al. Early and intensive continuous hemofiltration for severe renal failure after cardiac surgery. *Ann Thorac Surg* 2001; 71(3):832–837.

280. Humes HD, et al. Initial clinical results of the bioartificial kidney containing human cells in ICU patients with acute renal failure. *Kidney Int* 2004;66(4):1578–1588.

281. Ronco C, et al. Machines for continuous renal replacement therapy. *Contrib Nephrol*, 2001;132:323–334.

282. Baldwin I. Continuous renal replacement therapy. Keeping pace with changes in technology and technique. *Blood Purif* 2002;20(3): 269–274.

283. Ronco C, Brendolan A, Bellomo R Online monitoring in continuous renal replacement therapies. *Kidney Int Suppl*, 1999;56(72):S8–S14.

284. Bellomo R, et al. Treatment of sepsis-associated severe acute renal failure with continuous hemodiafiltration: clinical experience and comparison with conventional dialysis. *Blood Purif* 1995;13(5):246–254.

285. Grootendorst AF, van Bommel EF. The role of hemofiltration in the critically ill intensive care unit patient: present and future. *Blood Purif* 1993;11(4):209–223.

286. Schetz M. Removal of cytokines in septic patients using continuous veno-venous hemodiafiltration. *Crit Care Med* 1994;22(4):715–716, author reply 719-21.

287. Canaud B, et al. Slow continuous ultrafiltration: a means of unmasking myocardial functional reserve in end-stage cardiac disease. *Contrib Nephrol* 1991;93:79–85.

288. Druml W. Nonrenal indications for continuous hemofiltration therapy in patients with normal renal function? *Contrib Nephrol* 1995; 116:121–129.

289. Argibay PF, et al. Polyacrylonitrile membrane interposition between a xenograft and an animal in fulminant liver failure. The concept of xenohemodiafiltration. *ASAIO J* 1996;42(5):M411–M416.

290. Hammer GB, et al. Continuous veno-venous hemofiltration with dialysis in combination with total hepatectomy and portocaval shunting. Bridge to liver transplantation. *Transplantation* 1996; 62(1):130–132.

291. Despotis GJ, et al. Hemofiltration during cardiopulmonary bypass: the effect on anti-Xa and anti-IIa heparin activity. *Anesth Analg* 1997; 84(3):479–483.

292. Journois D, et al. High-volume, zero-balanced hemofiltration to reduce delayed inflammatory response to cardiopulmonary bypass in children. *Anesthesiology* 1996;85(5):965–976.

293. Kubota T, et al. Continuous haemodiafiltration during and after cardiopulmonary bypass in renal failure patients. *Can J Anaesth* 1997;44(11):1182–1186.

294. Paret G, et al. Continuous arteriovenous hemofiltration after cardiac operations in infants and children. *J Thorac Cardiovasc Surg* 1992; 104(5):1225–1230.

第十三章　急性肾衰竭和重症监护病房的最佳透析方式选择

Andrew E. Briglia

在过去的 20 年间,重症监护病房(ICU)患者的治疗方式发生了重大改变。体外血液净化(ECBP)在肾脏替代治疗及肾外治疗指征中的应用价值也有显著变化[1](表 13.1)。最近发表了数篇急性肾衰竭(ARF)和 ECBP 的相关综述[2-4],全面阐述了体外治疗的并发症[5,6]。本章重点介绍现行的 ECBP 治疗方法,以及 ECBP 在 ICU 常见疾病中的应用。

表 13.1　重症监护病房(ICU)中肾脏替代治疗(RRT)的潜在指征

非梗阻性少尿
严重的代谢性酸中毒(pH<7.1)
氮质血症(血尿素>30 mmol/L 或者>100 mg/dl)
高钾血症(血浆钾>6.5 mmol/L)或者血钾快速上升
可疑尿毒症导致其他脏器受累(心包炎、脑病、神经病变或者脊髓病变)
进展性严重高钠血症(血钠>160 或者>115 mmol/L)
高烧(体核温度>39.5 ℃)
临床显著脏器水肿(特别是肺水肿)
可透析药物过量
凝血障碍需要大量输入血制品但又有肺水肿危险/成人呼吸窘迫综合征
肝脏衰竭
充血性心力衰竭

获允摘自: Burchardi H. Renal replacement therapy (RRT) in the ICU:criteria for initiating RRT. In:Ronco C, et al. eds. Blood parification in intensive care. Contributions to Nephrology. Basel:Karger,2001:171-180。

一、体外血液净化在 ICU 患者中的应用

据报道 ICU 中 ARF 的发生率达 1% ~ 25%[7,8],因外伤入 ICU 的患者 ARF 的发病率高达 31%[9]。ARF 的死亡率公认高达 50% 以上[10,11],最近开展的一些研究提示改善 ARF 高死亡率的现状[12,13]是可能的。一项为期 3 年的队列研究发现(PICARD 研究),ICU 患者的平均血尿素和血肌酐值分别为 52 mg/dl 和 2.8 mg/dl;肾脏科会诊时分别达到 63 mg/dl 和 3.3 mg/dl;开始血液透析(HD)时分别达 85 mg/dl 和 4.6 mg/dl,其中间歇性血液透析(IHD)占 26%,持续血液透析(CRRT)占 22%,两种兼做占 17%[14]。此队列研究总体死亡率为 32%(透析 44%,非透析 23%,$P<0.001$)。ARF 定义如下:基础血清肌酐(SCr)浓度小于 1.4 mg/dl 者,肌酐水平至少上升0.5 mg/dl;基础 SCr 为 1.5~4.9 mg/dl 的慢性肾功能不全患者,SCr 至少升高 1.0 mg/dl。男性死亡率较女性高(44% 比 34%),年龄大于 65 岁的患者死亡率上升(39% 比 34%)[14]。而且,住院患者发生 ARF 的预后较无肾功能不全及终末期肾脏病(ESRD)者差。一项来自 8 家不同 ICU 的含 1530 例患者(254 例 ARF,57 例 ESRD,1219 例无肾功能不全)的前瞻性观察性研究发现,需要透析治疗的严重 ARF 患者的死亡率达 57%。发生 ARF 的总体死亡率为 23%,ESRD 死亡率为 11%,无肾功能不全者为 5%[15]。ARF 的影响甚至持

续到出院以后,住院期间发生 ARF 并存活的患者中,2.7% ~ 3.3% 出院后依赖透析治疗[10,13]。

不同的研究采用的 ARF 定义多种多样[16],一些作者[7]建议将急性肾损伤分为早期和晚期。为此,急性透析质量倡议(ADQI)组建立了一个统一的标准,根据肾小球滤过率(GFR)和尿量将 ARF 分为 3 级:ARF 危险、ARF 损伤和 ARF 衰竭[17]。这一模式考虑了肾脏损伤程度和肾脏功能不全等因素,同时还加入了损伤的时间因素。也许此方法并不最理想,但有助于 ARF 研究标准的统一和肾脏替代治疗(RRT)时机的决策。另外,肾脏损伤的理想标志物目前尚未明确,因为传统的标志物——BUN 和 SCr 水平受体型、性别、容量状态、消化道出血、肠外营养和高分解代谢等因素的影响而有差异。其他一些参数,如合并多脏器功能不全、贫血和营养状况也会影响死亡率[7,18]

ARF 的理想 ECBP 治疗剂量也存在争议。因为透析剂量会影响患者预后,所以可按照 ARF 严重程度评估处方 ECBP 的剂量,现行的如克利夫兰临床基金(CCF)模式的评分方法[20](图 13.1)。最近有关于紧急肾脏替代治疗剂量的综述发表[21,22]。传统的单一池尿素代谢模式认为尿素统一分布于一个池中,而且尿素的产生保持恒定。$Kt/V_{尿素}$ 是一个三点的评价方法,引入了透析器的清除率(K)、治疗时间(t)和假定为体重 50% 到 60% 的尿素分布容积($V_{尿素}$)。单一池 Kt/V 方法也可用于 CRRT 的治疗评估[23]。作为单一池尿素代谢的替代,一些研究对高分解代谢的 ARF 患者采用了等价肾脏清除率(EKR)的方法进行整体评估。EKR 是尿素产生率(G)和标准化蛋白代谢率(nPCR)相除得到的商,单位为 ml/min。在持续静脉-静脉血液滤过(CVVH)中,据患者基础 BUN 和 nPCR 值,如果超滤率从 1.5 L/h 增加到 3.5 L/h 后,EKR 随之可从基础值的 85% 上升到 95%[24]。另外,CVVH 的尿素清除率较持续低效透析(SLED)提高 8%、较间歇血液透析(IHD)增加 60%。对中分子物质如菊酚和 β_2-微球蛋白的清除能力,CVVH 达 IHD 的 2 倍以上,达 SLED 的 4 倍以上[25]。

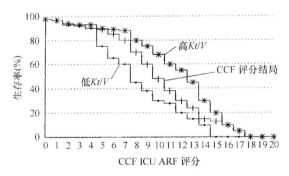

图 13.1　ARF 透析剂量和结局。克利夫兰临床基金(CCF)ARF 严重度评分系统和生存率预测高度相关(评分小于 4 者为 78%,评分大于 15 者 0),数据来源于 512 例危重症患者。中等评分者,高透析剂量(IHD 患者中尿素下降率大于 58%,CRRT 尿素时间平均浓度小于 45 mg/dl)的生存率最高。ARF,急性肾衰竭;ICU,重症监护病房;IHD,间歇血液透析[获允摘自:Paganini EP, et al. Establishing a dialysis therapy/patient outcome link in the intensive care unit for patients with acute renal failure. *Am J Kidney Dis*,1996;28(SuppI3):S81-S89.]

血液透析研究 HEMO 最近显示透析剂量对 ESRD 患者的总生存率无影响(总入选患者为 1846 例)。但女性患者增加透析剂量可提高生存率,而且使用高通量滤器(β_2-微球蛋白清除率大于 20 ml/min)能减少 20% 的心源性死亡[26]。虽然之前美国 ESRD 患者研究结果与此相反[27-33],但仍建议 ARF 透析参考 ESRD 透析剂量[34]。因此,ESRD 所采用的透析定量方法也被应用于 ARF 患者[27]。这些定量技术假设 ARF 和 ESRD 同样呈稳定的状态。但事实上,由于 ARF 时容量超负荷、高分解代谢和尿素产生增高,所以 ARF 尿素分布容积 ($V_{尿素}$) 常较高(ARF 占体重的 65%,稳定状态的 ESRD 占 50% ~ 60%),nPCR 也较高[ARF 为 1.5 g/(kg·d),ESRD 为 1.25 g/(kg·d)][27]。Clark 等设计了一种模式,IHD 采用时间平均血尿素(BUNa)水平,CRRT 采用稳态血尿素(BUN)水平,而不是采用 nPCR 水平评估透析剂量,并提出增加 IHD 的治疗频次可以使 CRRT 达到有效的稳态尿素清除效力。表 13.2 列出了决定 ARF 肾脏替代治疗时需要考虑的一些因素[27]。HD 的处方受多种因素影响,如血流动力学状态、分解代谢程度、可变的细胞外液量及出凝血状态。其他会影响 Kt/V 的因素还包括血流量、性别、血管通路、体重和滤器表面积等,列表如下:

表 13.2 急性肾衰竭肾脏替代治疗(RRT)处方应考虑的因素

溶质去除	急性肾衰竭 RRT 处方因素
血浆浓度	强化的蛋白分解代谢
透析器膜的孔性	体型/全身含水量(包括容量超负荷)
透析和超滤率	通路再循环
血流量	代谢控制的水平
采取的模式(CRRT 或 IHD)	支持 RRT 达到治疗目标的技术力量获得 RRT

注:CRRT,持续肾脏替代治疗;IHD,间歇性血液透析。

获允摘自:Clark WR, et al. The role of renal replacement therapy (RRT) quantification in acute renal failure. *Am J Kid Dis*,1997;30(suppl 4):S10-S14.

(1) 血流量 Q_b(每升高 100 ml/min, spKt/V 上升 0.2 U)。

(2) 性别(女性患者 spKt/V 高 0.15 U)。

(3) 血管通路(股静脉置管者 spKt/V 低 0.1 U)。

(4) 体重(每增加 10 kg,spKt/V 降低 0.07 U)。

(5) 透析器表面积(每增加 0.1 m^2,spKt/V 增加 0.03 U)。

应该提倡高频次血液透析。一项入选 160 例患者的随机临床研究中,80 例患者每天行 HD,另外 80 例隔天行 HD。所有患者 ARF 的原因都是急性肾小管坏死,需要 CRRT 支持或有心源性休克及肝肾综合征的患者被排除。患者的年龄、性别、肾衰竭的病因及 AP ACHE Ⅲ 评分在两组患者中相似。而且每次 HD 的持续时间、血流量和 $Kt/V_{尿素}$ 都设定为一致。每日 HD 组死亡率较隔日 HD 组低(22% 比 37%,$P=0.01$),而且 ARF 问题在每日 HD 组得到了更及时的解决[每日 HD 组为(9±2)天,隔日组为(16±6)天,$P=0.001$][36]。尽管该项研究支持提高透析频次,但由于研究剔除了需要 CVVHD 的危重患者,而且隔日组的透析剂量较每日组低[1 周 $Kt/V_{尿素}$ 为(3.0±0.6)比(5.8±0.4)]而受到质疑[37]。另外,理想的开始治疗时间和 ECBP 结束的时间都不确定。关于 ECBP 开始时间的相关随机对照研究很少[38,39]。最大的一项相关研究($n=106$)发现较早开始(发现少尿后 12 h 内)CVVH 治疗对患者 28 天生存率没有影响[38,40],而一项小样本的研究($n=37$)发现不伴有 ARF 的胰腺炎患者及早开始 ECBP 治疗可以改善患者生存率[38,41]。创伤后 ARF 的回顾性数据提示,较早开始 CRRT(BUN 小于 60 ml/dl)比晚开始 CRRT(BUN 大于 60 ml/dl)生存率高(39% 比 20%，$P = 0.041$)[38,42]。其他一些回顾性数据也发现早期开展 ECBP 对提高生存有益[38,43-45]。

选择 CRRT 还是 IHD 也存在争论。一项大型的荟萃分析评价了 13 项研究，其中 3 项为随机研究。这些作者未发现间歇和持续治疗方式对生存率造成的差异。然而，对疾病的严重程度进行校正后发现，CRRT 治疗能降低死亡率[累积相对危险度(RR)为 0.72(0.60 比 0.87)，$P < 0.01$][50]。一项近期的荟萃分析入选了 15 项研究，包含 1550 例患者，发现住院死亡率、ICU 死亡率、不需 RRT 的生存数量等在 CRRT 和 IHD 组间无差异[51]。一项较小的荟萃分析入选了 6 项研究，发现 CRRT 对生存率及肾脏预后没有特别的效果[38,52]。其他大型前瞻性多中心研究也没有发现 CRRT 较 IHD 在生存率上存在优势[38,53,54]。有一项前瞻性多中心研究的结果较突出，该研究随机将 136 例 ARF 患者(BUN ≥ 40 mg/dl，SCr ≥ 2.0 mg/dl，或者 SCr 持续上升 ≥ 1 mg/dl)分为 IHD 组和 CRRT(CVVHD)组，发现 IHD 组死亡率较低(IHD 41.5%，CVVHD 59.5%，$P < 0.02$)，但 CRRT 组 ICU 平均住院时间较短(CRRT 17.1 天比 IHD 26.3 天，$P < 0.01$)。而且，校正了一些影响因素以后，CRRT 组肾脏功能恢复更好(CRRT 92.3% 比 IHD 59.4%，$P < 0.01$)[55]。最近 PICARD 研究数据显示，接受 CRRT 治疗的急性肾损伤危重患者，其 60 天生存率较 IHD 治疗的急性肾损伤患者低。但经过对年龄、肝衰竭、脓毒血症及嗜好评分等因素校正后，此种差异不复存在[56]。另一项多中心、随机、对照研究，将 224 例感染患者随机分为 IHD 组或 CVVHDF 组，结果发现两组 60 天生存率相似(CVVHDF 23.5% 比 IHD 28.6%，$P = 0.23$)[38,57]。另外三项单中心、随机、对照研究，也没有发现 CRRT(CVVHD 或 CVVHDF)和每日及隔日 IHD 对生存率影响的差异[38,58-60]。但这些研究对生存研究来说有效性都不够。尽管 CRRT 组包含了较严重的患者，但还是有一些研究认为 CRRT 能改善生存[38,61,62]。最后，有两项回顾性研究发现 IHD 和 CRRT 总体死亡率相似;但入选 CRRT 组的患者病情更为严重[38,63,64]。最近，K/DOQI 发布了一个关于 ARF 治疗的以循证为基础的共识[65]，对 CRRT 患者的选择、处方、具体操作及透析液控制等方面列出了相关的指南[66]。但是，从死亡率和发病率上来看，由于无强有力的依据，所以无法推荐任何一种可降低死亡率的治疗方式。

二、体外血液净化:现有技术、混合回路及新的治疗方式

CRRT 可以获得缓慢的生理性溶质和容量控制，相比传统的 HD 容易发生透析相关低血压，CRRT 由于对血流动力学影响小而获得了推广。也有一些研究人员设计了改良的 HD 方式，以期维持稳定的血流动力学状态。这些努力导致 SLED 和 EDD 的出现，这些技术将 CRRT 和 IHD 结合，延长透析治疗时间，而溶质和体液的去除率较低[67]。这些治疗方法可以用传统的透析机完成，治疗持续 6 ~ 12 h，血流量和透析液流量低于传统 HD[67-71]。表 13.3 为 SLED 和 EDD 的示例处方。由于患者的血流动力学不稳定，需要实施 CRRT，而技术力量或护士操作能力不足，无法开展 CRRT 治疗，此时缓慢治疗方式不失为一种较好的选择。另外，SLED 和 EDD 较 CRRT 更为节约费用，因为透析液在线配制，就不必购买预先配制好的透析溶液。另外，SLED 和 EDD 采用的是标准血透管路，可以减少抗凝药物的剂量。一项研究发现，SLED 肝素需要 1431 美元，CRRT 肝素抗凝需要 2607 美元，CRRT 柠檬酸抗凝需要 3089 美元。很多 SLED 治疗不需要使用抗凝剂(65%)，溶质的去除(EKR)和 CRRT 相似[72]。而

且,EDD 和 SLED 可以节约护士人数,因为一个透析护士可以同时实施多个治疗。EDD 和 SLED 对血流动力学影响小,能够在不导致尿素失衡的情况下实施透析,夜间也可进行治疗,这样就增加了 ICU 患者日间治疗时间[69,70,73]。已经有关于采用多种不同的设备开展缓慢、持续的透析治疗的报道[71,73]。一项前瞻、随机、对照研究最近发现,将呼吸机依赖的无尿或少尿患者随机分为 CVVH 组[置换液至少 30 ml/(kg·h)]或强化透析治疗(透析液流量约为 100 ml/min,每天 12 h)组(n = 20);强化透析治疗可以获得和 CVVH 一样的尿素清除,但盐分清除较少;而且强化的透析治疗和 CVVH 一样,血流动力学耐受性较好。另外,EDD 能使代谢性酸中毒更快获得纠正。EDD 肝素用量低于 CVVH。两组儿茶酚胺用量相仿[74]。

表 13.3 SLED/EDD:处方

透析液流量(Q_d):300 ml/min
血流量(Q_b):100~200 ml/min
血管通路:11.5F,20cm 双腔导管
透析器:费森尤斯 F4(费森尤斯医疗)
抗凝剂:肝素 25 000 U 溶于 250 ml 生理盐水@ 200~750 U/h(或者每小时弹丸注射)
超滤:100~500 ml/h
透析液温度:35.5 ℃
透析液构成:钠、钾、碳酸氢盐
治疗天数/小时:7AM 到 7PM,周一到周六

注:SLED,维持性低效透析;EDD,强化每日透析。

获允摘自:Marshall MR,et al. Hybrid renal replacement modalities for the critically ill. *Contrib Nephrol*,2001;132: 252-257。

血液滤过/血液透析滤过

血液滤过和血液透析滤过在几种疾病中的应用已经获得了一些令人瞩目的结果,特别是在脓毒血症和肝衰竭中。血液滤过主要依靠对流技术,被超滤的液体可以部分或完全用无菌溶液置换(可采取前稀释或后稀释的方法)。血液透析滤过是一种血液透析和滤过的混合方式,所以回路中含有逆流的透析液。对流技术如血液滤过和血液透析滤过会使溶质集聚于滤过膜,结果高超滤率导致溶质浓度极化[75-77]。这种现象解释了透析膜血液侧表面形成的蛋白层,此蛋白层随跨膜压(TMP)上升沿空心纤维呈线性排列,导致透析膜溶质浓度较体内血浆浓度高。虽然有利于大分子物质(3000~7000 Da)的去除,但也会导致溶质从超滤液侧反弥散到血室中。可导致溶液浓度极性的因素包括:增加超滤率、低血流量及置换液的后稀释。证据提示,前稀释法可以保持小分子质量物质(尿素、肌酐)和中分子物质(万古霉素、菊酚和 β_2-微球蛋白)滤过系数,尽管超滤率也从 20 ml/min 上升到60 ml/min[或者一个 70 kg 的患者从 17 ml/(kg·h)上升到 51 ml/(kg·h)][78]。血液滤过中使用置换液前稀释的方法可以减少抗凝药物的用量,但却需要增加 2 倍以上的置换液来获得较小的溶质清除[79]。目前几乎没有比较 ICU 相关 ARF 的血液透析和血液滤过治疗的研究数据。最近的前瞻性研究比较了 CVVH 时置换液 1.0 ~ 2.5 L/h(n = 120),以及 CVVHDF 时置换液 1.0~2.5 L/h+透析液流量 1.0~1.5 L/h 的生存率,发现 CVVHDF 的 28 天和 3 个月生存率较高,提示增加透析剂量可能会带来一些益处,然而,其对肾脏恢复率没有影响[80]。

腹膜透析

腹膜透析是 ARF 时一种安全且价廉的肾脏替代方法,被称为"体内 CAVHD"系统[81]。这种治疗被证实和传统 HD 死亡率相同,甚至更好,由于其血流动力学稳定,所以对肾脏功能的恢复有帮助[82-86]。PD 对腹部创伤、腹部手术及肠梗死的患者不适用[81,87]。PD 在 ARF 时的应用主要并发症是高血糖(57%)、机械性引流障碍如导管引流不畅(52%)、轻度出血(26%)及无症状的腹膜培养阳性(26%)。心脏性死亡发生率在 PD 患者中高于 HD 患者,但此结果可能存在误差[81,84]。需要注意的是,有一项比较恶性疟疾或败血症导致的 ARF 中采用 PD($n=36$)和血液滤过($n=34$)的研究,发现 PD 的死亡率较高、酸中毒纠正较慢、肾脏替代治疗持续时间较长[88]。尽管典型的腹膜透析液容量对小分子物质的清除低于 HD,但提高容量的交换至≥1.5~2.0 L/h 也可以提高清除率。另外,PD 对中分子物质(如蛋白质 5~20 g/d)去除能力较强,有利于结合于蛋白质的毒性物质的去除[89],对一些化学介质也有较好的清除能力,如血小板活化因子抑制物(PAI-1)[81,90]。在 ARF 中提倡使用双克夫的 PD 导管[81]。数种复合的环路被用于提高 PD 溶质的清除效率,包括腹膜透析液外流的外在透析[91,92]和持续流量腹膜透析(CFPD)[93]。

治疗型血浆置换

治疗型血浆置换(TPE)和血浆去除在 ICU 中逐渐受到重视。TPE 为单步骤的治疗过程,可以通过一个多孔的滤器或者通过离心的方法去除大分子质量及结合于蛋白上的物质。输入白蛋白、新鲜冻存的血浆、冷凝蛋白或淀粉(如 6% 的羟乙基淀粉)以补充物质的流失。血浆去除是一种双步骤的治疗过程,需要分离的血浆通过一个吸附柱,将处理过的血浆回输给患者,而不是将其丢弃[94]。TPE 和血浆去除推荐用于去除分子质量≥15 000 Da 的物质,这种物质不容易通过传统血液透析或血液滤过去除。这些物质包括免疫复合物(分子质量大于 300 000 Da)、免疫球蛋白(如 IgG 160 000 Da)、骨髓瘤轻链(本-周氏蛋白 10 000~25 000 Da)、冷球蛋白、内毒素[(100~1400)×10^3 Da]、脂蛋白(1.3×10^6 Da)[95]。治疗根据估计的血浆容量[EPV=(0.065×公斤体重)×(1-血细胞比容)]进行处方调整[96]。另外,TPE 可以用传统透析机器进行,是一种"膜血浆分离"(MPS)[97-100]方法。血浆置换已经用于一些血液系统疾病的治疗,如血栓性微血管病[血栓性血小板减少性紫癜和溶血性尿毒综合征(HUS)][101-105]、冷球蛋白血症和高粘血症[106]。另外,这种治疗还用于神经系统异常,如格林-巴利综合征、重症肌无力和炎症性脱髓鞘多神经病变[107]。血浆置换已经成为抗肾小球基底膜抗体介导的肾小球肾炎(Goodpasture 综合征)的标准治疗方式[108-112],对一些其他肾脏病如骨髓瘤肾病[113,114]、其他快速进展性肾小球肾炎(非抗基底膜抗体性肾炎)和血栓性微血管病也有治疗价值。TPE 也可应用于肾脏移植患者(高激活的移植肾受体在行移植手术前、体液介导的肾脏移植排异、复发的局灶节段性肾小球硬化)[115]和脓毒血症及肝衰竭患者。

基于吸附的治疗

在脓毒血症和肝性脑病导致的 ARF 治疗中,吸附方法的治疗受到关注,因为这些疾病都和许多毒素相关(如胆汁酸、胆红素、芳香族氨基酸、脂肪酸),这些毒素都是中分子质量物质(分子质量600~30 000 Da),和白蛋白结合率非常高。吸附剂可以分为特异性和非特异性两种。前者依靠特制的配体或者抗体,可以和毒素高度特异性结合。非特异性吸附常见的是活性炭和树脂通过排水性、离子吸附、氢结合及范德华力作用结合毒素。这些因子都有较强的吸附能力(>500 m^2/g),和特异性吸附装置相比更为价廉。然而,非特异性吸附法可能导致血栓性血小板减少和粒细胞缺乏[116]。血液灌流(HP)主要用于中毒,相关内容将在第三十八章详细讨论。活性炭或者木炭可以分为包被型或非包被型,包被的物质如硝酸纤维素、乙酸纤维素、甲基丙烯酸水凝胶或者石油/聚甲基丙烯酸羟乙酯。离子交换树脂是另一种类型的特殊吸附材料,主要用于离子的交换。还有数种非离子型多孔树脂,如交联聚苯乙烯苯酚甲醛离子交换树脂(XAD-2,XAD-4)和聚苯乙烯二乙烯基苯树脂。新型交换柱能去除分子质量为4000~30 000 Da的分子(如β_2-微球蛋白、血管生成素、瘦素、TNF-α和IL-1β),并且可以和血透滤器联合用于治疗[117]。最后,含多黏菌素固定纤维的HP盒,由于能亲和内毒素,所以可用于脓毒血症的治疗[118,119]。

三、特殊情况

脓毒血症

脓毒血症是一种炎症介质和抗炎症介质失衡的状况,患者在这两种状况间摆动(图13.2)[120]。CCF的大量数据提示,需要HD的ARF患者发生感染和败血症的比例分别达62.9%和26.1%,而不需要HD的ARF患者为23.7%和13.2%[121] [n = 22 589 (1993~2000年)]。来源于美国5个中心、含398例ARF患者的前瞻性数据显示,75.2%的死亡患者死亡时伴有脓毒血症。作者总结,ARF在脓毒血症状态持续中起了一定的作用[122]。有人认为,这些ARF患者对内毒素的反应可能处于"免疫麻痹"的状态。在脓毒血症级联反应的起始阶段,脂多糖(LPS)可以活化循环可溶性因子和单核细胞。在后期阶段,LPS和Toll样受体结合,再和其他受体及黏附分子结合以全面激活核因子κB(NF-κB),这种因子可以被环孢霉素、糖皮质激素和血管紧张素转化酶抑制剂(ACEI)抑制。NF-κB一旦被转运到细胞核,就会促进炎症因子的合成,如肿瘤坏死因子-α(TNF-α),白细胞介素(IL)-1、6和8,以及血小板活化因子(PAF)[123](图13.3)。这些细胞因子多数为水溶性,可以通过ECBP技术从循环中去除。另外,这些细胞因子多数为中分子质量复合物(表13.4)[124],所以通过对流(血液滤过和血液透析滤过)去除溶质的方法受到关注。现在持续血液滤过已经被推荐应用于减少细胞因子的峰浓度,由于细胞因子变化明显,所以此峰浓度为假设的浓度[125]。很多依靠对流技术的细胞因子清除主要依赖于其吸附作用。血清细胞因子浓度最明显的下降出现于CVVH开始后1 h。对流方法去除这些介质也可以通过增加血流量(从100 ml/min提高到200 ml/min,AN69膜)而获得增强[126]。血液滤过对多脏器功能不全综合征和肾功能不全者的生存率的影响也有数篇相关报道[127]。当对流率从20 ml/(kg·h)上升到35 ml/(kg·h)(或一个70 kg成人对流量从1500 ml/h左右上升到2500 ml/h左右),死亡率从59%下降到42%(P = 0.0013)。另外,对流率上升到45 ml/h(70 kg成人约3000 ml/h)以上后,死亡率不再明显下降。有人提出,是否应该将透析从"肾脏"剂量调整为"败血症"剂量。高容量血液滤过(HVHF)(置

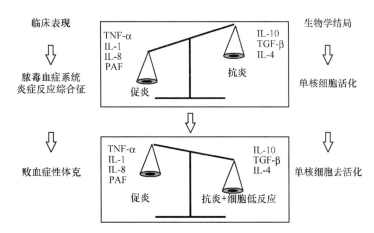

图 13.2　脓毒血症生物学分期。本图描述了脓毒血症的促炎和和抗炎状态。系统炎症反应综合征（SIRS）是一种代偿性抗炎反应（CARS），导致一种"免疫麻痹"状态，细胞不会对脂多糖（LPS）产生反应（获允摘自：Ronco C，et al. Use of sorbents in acute renal failure and sepsis. *Contrib Nephrol*，2001；133：180-193.）

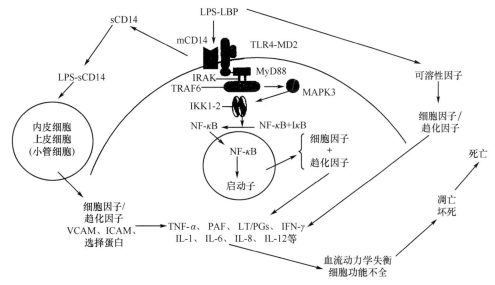

图 13.3　ARF 和脓毒血症：细胞介质。ARF：急性肾衰竭；LPS：脂多糖；LBP：脂多糖结合蛋白；mCD14：膜 CD14 受体；sCD14：可溶性 CD14；MyD88：适配蛋白；IRAK：白细胞介素-1 受体相关激酶；TRAF6：肿瘤坏死因子相关因子-6；MAPK3：线粒体活化蛋白激酶-3；IKK1-2：IκB 激酶 1 和 2；NF-κB：核因子-κB；IκB：NF-κB 的抑制因子；TNF-α：肿瘤坏死因子-α；PAF：血小板活化因子；LT/PGs：白三烯/前列腺素；IFN-γ：干扰素-γ；IL：白细胞介素；VCAM：血管细胞黏附分子；ICAM：细胞间黏附分子；TRL4-MD2：Toll 样受体-4 结合 MD2（一种需要 TLR4 介导识别 LPS 的蛋白）（获允摘自：Schor N. Acute renal failure and the sepsis syndrome. *Kidney Int*，2001；61：764-776.）

换液每天大于 50~100 L)已经被证明能显著降低血清 C3a(一种过敏毒素)浓度,而且在脓毒血症患者中,血管加压素需要量也较 CVVH 低[125,128,129]。一些作者还发现了 HVHF 的其他优势,认为可以用高通量滤器去除细胞因子[130]。短期高容量血液滤过(STHVH)为每天 4 h 35 L 置换液的等容血液滤过,然后再行每天 24 L 交换率的 CVVH 治疗的方法,也已经有所报道[131,132]。心脏手术后的儿科患者,接受超滤率为 4.9 L/($m^2 \cdot h$)治疗,可以显著减少术后失血,能较早拔管,还能较对照组获得更佳的肺泡-动脉氧梯度阶差[133]。而且,在多脏器功能不全患者行血液滤过治疗后,其血流动力学参数获得改善,如心脏指数、休克容量和平均动脉压等都有所上升[134]。患者血管加压素(多巴胺)的需要量也减少了。同时血液滤过还可以减轻单核细胞的免疫麻痹(定义为内毒素刺激后 TNF-α 的产生能力)。但这种效应 24 h 后就减弱了,推测可能是由于透析膜吸附饱和所致。必须重点提出,在接受聚砜膜滤器的高通量 HD 时,总体血单核细胞数更为稳定[135]。

表 13.4 对流去除的介质

介质	分子质量(Da)	过筛系数	介质	分子质量(Da)	过筛系数
AA 介质	600	0.5~0.91	TNF-α(三聚物)	17 000(54 000)	0.0~0.2
缓激肽	1 100	—	STNFr	30 000~50 000	>0.1
内皮因子	2 500	0.19	IL-1	17 500	0.07~0.42
C3a/C5a	11 000	0.11~0.77	IL-1ra	24 000	0.28~0.45
D 因子	24 000	—	IL-6	22 000	—
MDS	600~30 000	—	IL-8	8 000	0.0~0.48
LPS	67 000	—	IL-10	18 000	0.0
LPS 片段	>1 000~20 000	—	INF-γ	20 000	

注:TNF,肿瘤坏死因子;LPS,脂多糖;IL,白细胞介素;INF,干扰素;MDS,心肌抑制物;STNFr,可溶性肿瘤坏死因子受体;IL-1ra,白细胞介素-1 受体拮抗剂

获允摘自:Schetz M. Non-renal indications for continuous renal replacement therapy. *Kidney Int*,1999,56:S88-S94。

尽管这些研究和动物研究数据[136,137]支持 ECBP 应用于脓毒血症患者,特别是血液滤过,但其他一些研究发现 ECBP 对生存率并无明显改善。一项研究评价了 24 例患者(12 例接受血液滤过;12 例对照,每组都有 10 例为感染性休克),两组生存率相同(12 例患者中有 8 例),平均 APACHE II 评分[(21.8±4.0)比(22.2±6.4),$P=0.91$]也没有差别。

血清 C3、C5a、IL-6、IL-8、IL-10 和 TNF-α 在基线和 2 h、24 h、26 h 及 72 h 进行了检测。但 CVVH 和这些因子的减少无相关性,而且和升压药的用量、氧合及多脏器功能衰竭的改善也无相关性。作者总结后认为,CVVH 的液体置换率为 2 L/h,不足以调节脓毒血症时的可溶性介质,除非同时合并严重 ARF,不推荐为减少炎症介质而行 CVVH[138]。另一项含 106 例 ICU 患者的研究发现,高超滤量(72~96 L/d)和较早开始透析都不能改善 28 天生存率[139]。其他一些研究获得的数据也显示,在系统性炎症反应[140]、创伤和不伴 ARF 的多脏器功能不全[141],行血液滤过治疗不能减少细胞因子的血浆浓度。而且,内皮细胞损伤的标志物(可溶性组织因子、血栓调节素、E-选择素和内皮因子-1)并不因 CVVH 而受到影响[142]。最后,比较持续血液滤过和 HD 的前瞻性及回顾性研究都不能证实一种方式比另一种更优越。而且,脓毒血症时采取对流技术的治疗方式,其是否能达

到免疫调节的治疗作用目前尚不能肯定。对于脓毒血症不伴有肾衰竭者,这些技术的作用还需要更多研究来证实。

已经设计了循环通路中包含血浆滤过、吸附柱和血液滤器的治疗方法(图 13.4)。联合血浆滤过和吸附(CPFA)的方法已经用于脓毒血症的治疗[120,145]。这一技术通过血浆滤器处理血液,此血浆滤器和血液过滤装置先后放置,而且吸附筒和血浆过滤器并排排列,对血浆过滤器滤出的血液进行处理,再将其回输给血液滤器。有数位作者报道,细胞因子吸附技术可以减轻免疫麻痹的状态,从而改善心血管的相关参数;但是却未发现整体预后因 CPFA 而改善的报道[146,147]。所以目前 CPFA 的应用还处于实验状态。脂质体血液透析是另一种以吸附为基础的技术,透析方案利用脂质体被饱和而发挥作用,此技术将维生素 E 嵌入到球形排列的磷脂双分子层中。也有用含维生素 C 及其他电解质的脂质体溶液浸泡的[148],这一技术主要用于去除脂溶性、疏水且结合于蛋白质的脓毒血症毒素。有研究者认为加入抗氧化剂,如维生素 C 及 E,可以起到潜在的自由基"池"作用[148]。总之,尽管这些技术在很多单位还无法应用,但近期膜技术的革新可能会改变 ECBP 使用的方式,在接下来的数年里,调节脓毒血症的炎症介质将成为其主要任务。

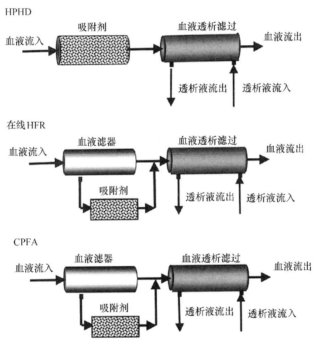

图 13.4　吸附剂应用。上排:吸附单位在血液透析滤过之前。系统称为血液灌注-血液透析(HPHD)。中排:吸附单位和血液滤器并排,处理血液滤器产生的超滤液。血液滤器加入到血液透析滤过回路中。系统用于在线血液透析滤过,又称为内源性超滤再生(在线 HFR)的血液透析滤过。下排:吸附单位和血浆滤器并排,处理血浆滤器产生的滤液。血浆滤器置于血液透析滤过系统中。此种装置用于脓毒血症休克的重症患者,称为成对血浆滤过吸附(CPFA)(获允摘自:Ronco C,et al. Use of sorbents in acute renal failure and sepsis. *Contrib Nephrol*,2010;133:180-193.)

横纹肌溶解症

横纹肌溶解症是因创伤(如挤压伤)及非创伤(乙醇、可卡因、运动过度、先天性细胞代谢障碍)导致肌细胞坏死[149-152]。发现肌红蛋白尿可以诊断横纹肌溶解症导致的ARF,肌红蛋白尿的特征为尿液颜色的改变、联苯胺检测血尿阳性[但此种检测无法区分肌红蛋白、血红蛋白及红细胞(RBC)],而在尿沉渣检测中无RBC发现。需要提出的是,血红蛋白(64 000 Da)和肌红蛋白一样也可以导致ARF[151]。一旦发生横纹肌溶解,可以通过以下机制导致ARF:

(1) 肌红蛋白管型堵塞肾小管。

(2) 肌红蛋白源性血红素介导的脂质氧化损伤小管细胞。

(3) 血管收缩[153]。

早在第二次世界大战时就有横纹肌溶解导致ARF的报道,当时发现50%的患者同时伴有肌酸激酶(CPK)的升高(>5000 IU/L)[153]。16.5%～33%的患者会发生ARF,31%～61%的患者需要行血液透析治疗[154]。权威的横纹肌溶解症的肾脏替代治疗方式目前尚未建立。血浆置换和碳血液灌流已经用于治疗。猪动物模型的血浆置换只能去除10%的血清肌红蛋白[155]。尽管由于肌红蛋白分子质量达17 000 Da,通过对流方式去除较弥散方式更顺理成章,但是血液滤过或血液灌流的选择、治疗起始的时间等问题还需要进一步研究。高血钾是肾脏替代治疗的指征,也是一种组织坏死时常见的并发症。然而,关于保守治疗(扩容、碱化等方式)和肾脏替代治疗的比较研究目前还很少。生存的患者,肾脏功能预计在发病3个月内可以得到恢复[156]。

1例横纹肌溶解症[157]患者的肌酸激酶峰浓度达到313 500 IU/L,处于高渗状态且合并ARF(血肌酐8.2 mg/dl),经过16 h的CVVH治疗,其血清肌红蛋白水平从92 000 mg/L下降到28 600 mg/L。平均肌红蛋白清除率为22 ml/min,平均超滤率为(2153±148) ml/h,后期平均超滤率降低到14 ml/min。肌红蛋白的过筛系数(血浆某溶质出现于超滤液中的浓度百分比)在治疗开始后9 h为0.6,之后7 h降低到0.4,治疗所使用的为表面积0.9 m² 的AN69滤过膜。但尿素、肌酐和磷的过筛系数在CVVH开始治疗后的16 h,保持稳定于1.0。有报道采用高通量聚砜膜行CVVH,超滤率设为1 L/h,体外去除血清肌红蛋白[158],也有采用持续血液透析滤过方式治疗的报道[159,160]。必须提到,也有其他一些作者发现,血清肌红蛋白水平的快速下降与肾功能的改变或ECBP的方式无关[124,161,162]。因为如果不伴有恶化因素如容量不足、酸中毒和高尿酸血症等情况,肌红蛋白的肾毒性很小[152,154,163],不推荐因为单纯CPK上升而预防性行肾脏替代治疗。而且,并不是所有的横纹肌溶解症都会导致ARF,并且横纹肌溶解导致的ARF的预后良好[164]。有研究回顾了97例横纹肌溶解症伴CPK增高超过1000 U/L的患者,发现17例发生了ARF(17.5%),其中需要血液透析治疗的只有8例(8.25%)。而且,血清肌酐水平≥1.7 mg/dl是诊断ARF和决定HD治疗时的唯一变量[165]。

治疗的重点在于通过静脉补液(0.45%生理盐水,75 mEq/L碳酸氢钠6～10 L/d,±15%甘露醇10 ml/h,别嘌呤醇)缓解体液浓缩[151]。加用甘露醇可以增加肾脏血流、提高GFR、减少小管内管型堵塞,与别嘌呤醇一起去除氧自由基[151]。这些保守治疗可以减少或防止高尿酸血症的进展、减少肌红蛋白导致的铁释放(铁导致自由基产生)、阻止尿素-肌红蛋白管型的形成。

难治性充血性心力衰竭和体外循环

重症失代偿心功能不全表现为难治性充血性心力衰竭、心肾血流动力受损,不可避免地导致肾素-血管紧张素-醛固酮轴的神经激素水平上调,随之引发水钠潴留。患者因此而发生明显水肿和肺容量超负荷,对正性肌力药物及利尿剂等保守治疗将完全无效。通常,患者需要肾脏替代治疗来控制氮质血症、纠正电解质异常及改善血管外容量超负荷。越来越多的证据提示,保守治疗可用于改善对利尿剂无效的 CHF 患者的病情。最近有研究评估了 24 例心功能 NYHA 分级 Ⅳ 级的收住心脏监护室的患者,这些患者都接受了不同剂量的正性肌力药物、利尿剂和减轻后负荷的药物[166]。在行血液超滤的过程中,每小时及治疗后 24 h 通过肺动脉插管记录血流动力学参数。平均治疗时间为(9±3) h,超滤范围为 4300~7000 ml。肺水肿、腹腔积液及外周水肿的程度都有减轻,患者对后继的利尿剂的反应也改善了[超滤治疗后平均呋塞米的剂量从(380±157) mg/d 降至(112±70) mg/d)]。而且,右心房压力及肺动脉楔压成 1∶1 比例下降,肺动脉压力也同样减低了。其他一些数据,如心率、外周动脉压、心输出量和外周血管阻力均无明显改变。神经激素轴的下调[167-169]、心肌抑制因子的去除等因素可能是病情改善的原因。

更为严重的失代偿心力衰竭的患者,随之会发生心源性休克,导致代偿性肾血流减少和肾功能不全,并可能会发生多脏器功能不全[171]。由于在很多患者中,血流动力学状态的改变为代偿性的,所以 CVVH 是去除多余钠和水分的较理想的肾脏替代治疗方式,CVVH 还可以降低左心室的前负荷、下调神经激素活性,从而保证肾脏的灌注。一些作者报道了他们关于间歇和持续血液滤过的经验[172-178]。图 13.5 描绘了扩张性心肌病及合并的肾功能不全[171]患者的血流动力学参数。而且,这些患者分别接受了单纯超滤[168,179-181]和 PD[182]的治疗。所以,将严重失代偿慢性心衰的患者作为心脏移植或左心室辅助装置治疗间的桥梁。另一项研究发现,以 500 ml/h 进行超滤,直至右心房压力下降至基础值的 50% 时,血浆肾素水平下降 39%、醛固酮下降 50%、去甲肾上腺素下降 47%,而且尿量增加 500%[183]。血液滤过也被用于心肺搭桥术(CPB)的术前和术后[184,185],有助于减轻液体超负荷,而且在儿童患者中有报道显示,血液滤过可以调节 CPB 相关的炎症反应。TNF-α 和 IL-1β 可通过减少心肌内的 NO 和 cGMP 水平而导致负性肌力作用,所以也应该是被清除的对象[186,187]。并且,也有人报道 CBP 时行血液滤过治疗,贫血、低蛋白血症和血小板减少症等并发症较少。此外,血液滤过治疗时,大量胸腔积液也较少发生,少于 1% 的外源性血管活性药物被撤药[188]。在中等程度的慢性心功能不全的患者中,单纯超滤有助于去除肺水肿、减少肺血流量并改善左心室动力。和单用利尿剂(应用呋塞米尿钠浓度大约为 100 mEq/L)相比,超滤去除水分不改变血浆渗透压和钠水平,可以更为有效地去除溶质和减少容量[189-191]。超滤导致的一过性血容量减低,可以暂时上调肾素-血管紧张素-醛固酮系统,所以超滤联用 ACE-I 可比不用 ACE-I 更有效地获得体重的持续下降。此时,一般选用聚砜膜、聚酰胺膜、聚甲基丙烯酰甲酯膜或聚丙烯腈膜构成的高通量透析器[超滤系数(K_{UF})>20 ml/(h·mmHg·m²)][191]。持续对流[CVVH 和缓慢持续超滤(SCUF)]比间歇超滤(IUF)更合适,因为血浆容量的去除更符合生理方式,有利于获得液体在组织间隙和血浆间的平衡(图 13.6)[191]。对流的治疗方式还可以通过长期置管直接分离血浆[191]。有一种体内血浆分离系统(IPSS)采用了一种中空纤维系统,可以通过增加单位纤维的表面积而增加其治疗效率。这种微纤维可以使腔静脉回流的血液获得较高的层流率和较低的黏度(3~6 L/min),而体外对流回路内的每个中空纤维却只能获得较低的层流和较高的黏度。最终将导致 TMP 降低(20 mmHg,传统血液透析为 50~100 mmHg)和更多的血浆水分去除(60%,传统体外循环为全血的 15%~20%)。导管本身含有 130 个 1.5 cm 长的中空纤维。纤维内部的阶差不仅可以减少扭曲通路中液体的过滤,而且可以将血液中的细胞成分排出(图 13.7)[192]。这种方式可以缓慢去除血浆中的水分(大约 2 L/d),对 CHF 患者或其他慢性容量超负荷的状态有潜在的治疗价值[192]。

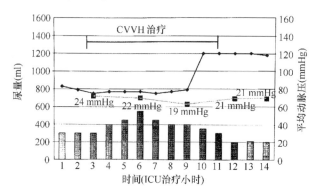

图 13.5 严重充血性心力衰竭和大容量超负荷的持续静脉-静脉血液滤过(CVVH)治疗过程。乳酸盐缓冲液以 1000 ml/h 进行血液滤过(置换液:750 ml/h;净超滤率:250 ml/h)。柱形代表排尿量。尽管排尿量随血液滤过而改善,平均动脉压维持不变,或者在治疗期间升高,中心静脉压保持不变[获允摘自:Brause M,et al. Congestive heart failure as an indication for continuous renal replacement therapy. *Kidney Int*,1999;56(Suppl 72):S95-S98.]

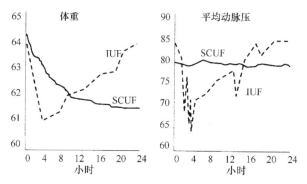

图 13.6 持续和间歇超滤体液去除对血流动力学的影响。SCUF:缓慢持续超滤;IUF:单纯超滤(获允摘自:Ronco C,et al. Extracoporeal ultrafiltration for the treatment of overhydration and congestive heart failure. *Cardiology*,2001;96:155-168.)

肝衰竭

肝衰竭合并肾衰竭的发病机制是多种多样的[193-195]。ECBP 方式的选择依赖于需要去除的毒素种类(表 13.5)[196]。然而,没有一种 ECBP 方式可以去除肝衰竭的所有毒素[196,197],因为毒素的分子质量差异很大。另外,现有的 ECBP 治疗并不能替代肝脏的合成和代谢功能,而且将再生物质也去除了[196,197]。事实上,一些肝衰竭,如肝肾综合征只能通过肝脏移植获得治

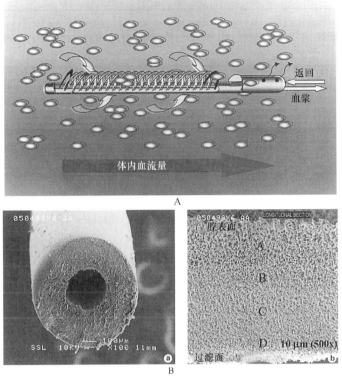

图 13.7　A. 体内血浆分离系统(IPSS)。和标准 HD 的中空纤维滤器相比,血流在 IPSS 中空纤维素膜外流动,血浆由跨膜压驱动进入纤维内部。B. 用于体内血浆分离的中空纤维的扫描电镜(SEM)图。(a)纤维的横截面(∞100);(b)纤维壁的图像(∞500),可见 4 种孔径的纤维不对称分布(A~D)(获允摘自:Handley H,et al. Intravenous catheter for intracorporeal plasma filtration. *Blood Purif*,2002;20:61-69.)

愈。传统观念认为,血液透析对这些病例是无效的,只是肝移植术前的短期准备治疗[195,198-200]。几种方式可以用于肝衰竭的治疗。例如,对顽固性水肿及肾病综合征的患者,单纯超滤和血液滤过可以用于去除水、钠潴留[201]。CVVH 可用于肝衰竭合并 ARF 的治疗,有助于去除导致肝性脑病的中分子毒素。通过高效液相色谱分析,发现 CVVH 可以减少分子质量 45 000~60 000 Da 的物质,而且此下降和昏迷程度的改善有关(图 13.8)[202]。

表 13.5　肝衰竭毒素:与血液透析的关系

可被血液透析去除的小分子质量毒素
1. 氨
2. 假性神经递质
3. γ-氨基丁酸(GABA)
4. 章胺(假性神经递质)
血液滤过可去除的中分子毒素
1. 细胞因子(IL-6,IL-1,TNF)

2. 中分子毒素[a]

血浆置换可去除的结合蛋白及大分子毒素

1. 芳香氨基酸[b]

2. 胆酸

3. 胆红素

4. 内毒素

5. 内毒素诱导产生的物质,如 NO 和细胞因子(IL-6, IL-1, TNF-α)

6. 吲哚[a]

7. 硫醇[a,b]

8. 酚类化合物[a,b]

9. 短链脂肪酸[b]

血液灌流可去除的物质

1. 胆酸[a]

2. 胆红素(结合和非结合)[a]

3. 细胞因子(IL-6, IL-1, TNF)

4. 硫醇[a,b]

5. 酚类[a,b]

a. 酚酸、脂肪酸和硫醇都可能抑制 Na+,K+-ATP 酶的活性,可以导致严重肝性脑病的脑水肿;b. 蛋白结合。

注:IL,白细胞介素;TNF,肿瘤坏死因子。

获允摘自:Kaplan AA, et al. Extracorporeal blood purification in the management of patients with hepatic failure. *Semin Nephrol*, 1997, 17:576-582。

肝衰竭的血液净化

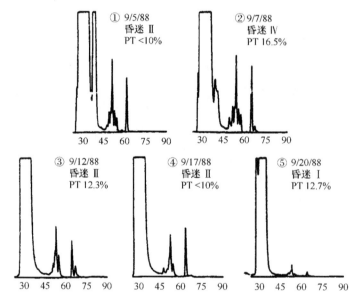

图 13.8　肝衰竭与 CVVH。暴发性肝衰竭患者持续血液滤过 HPLC 检测血清、昏迷分级和凝血时间(PT)的每日变化。CVVH:持续静脉-静脉血液滤过。HPLC:高压液相色谱(获允摘自:Matsubara S, et al. Continuous removal of middle molecules by hemofiltration in patients with acute liver failure. *Crit Care Med*, 1990;18:1331-1338.)

目前在欧洲,分子吸附再循环系统(MARS)已经用于去除肝衰竭患者蛋白结合的毒素(图13.9)。患者的血液通过一种含白蛋白的透析液滤过。这种透析液再与一种碳酸氢盐缓冲的浴液相对流过,并通过活性炭吸附和离子交换柱,使透析液获得再生。白蛋白结合的毒素也可以通过高通量膜去除[203]。一些临床研究证明了良性的研究终点,例如,改善肝性脑病、增加肝脏合成能力、血浆凝血因子水平上升、尿量增多及血浆肾素水平下降[204-212]。血液双吸附,也被称为肝脏透析,已经发展成透析复合回路及基于吸附的治疗。这种装置(Biologic-DT Hemocleanse,lnc. ,West Lafayette,IN)用一种悬浮的粉末吸附剂代替透析液,其优势在于使用了分子截留量为 5000 Da 的纤维素膜,吸附面积因此大大提高(300 000 m²)。悬浮的吸附粉末含有 140 g 活性炭粉末和 80 g 聚硫乙烯,以及生理浓度的氯化钠、碳酸氢盐和钙。将来的吸附悬浮物可能还含有异亮氨酸(肝性脑病缺乏的支链氨基酸)和选择性阳离子交换剂——硅酸锆[211]。一些临床研究评估了暴发性肝衰竭(FHF)和慢性肝病基础上的急性肝衰竭(A-on-C)患者[211,213-219]。肝衰竭的治疗每天进行 6 h,每隔 1~5 天 1 次,血流量为 180~225 ml/min。这种治疗可以显著改善 A-on-C 患者的病情("改善"定义为肝脏功能恢复到以前慢性肝功能不全的水平,或者生理状况改善到可以接受肝移植手术)(治疗组 71.5% 比对照组 35.7% ,P = 0.036)。然而,对 FHF 的疗效不明显("改善"定义为肝功能复原)。原因目前尚不完全清楚,但是可能和 FHF 的脓毒血症及 SIRS 发病率较高相关[211]。血液双吸附治疗可能会导致血小板丢失,肝脏透析治疗会加重凝血功能障碍,增加患者弥散性血管内凝血(DIC)的风险。由于活性炭吸附去除蛋白结合毒素的能力有限,新型的血液双吸附系统又加入了一个血浆滤过模块(PF-肝透析)[211]。血液一旦暴露于纤维素滤器的吸附透析液,TMP 的变化使血浆蛋白结合毒素混合于吸附悬浮物,去除了毒素(推-拉去除法)的血浆再回流入血液循环[211]。最近,一些附加技术已经有所报道,如分级血浆分离、吸附、透析[220]和单程白蛋白透析[221]。具体有综述可供查阅[222-225]。

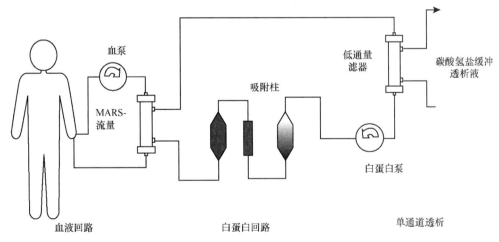

图13.9　分子吸附再循环系统(MARS)图解(获允摘自:Mitzner SR,et al. Extracorporeal detoxification using the molecular adsorbent recirculating system for critically ill patients with liver failure. *J Am Soc Nephrol* ,2001;12:S75-S82.)

HP 将血液暴露于充满吸附剂的柱子,吸附剂可以是活性炭[去除 γ 氨基丁酸(GABA)、硫醇和 Na^+ , K^+-ATP 酶的抑制剂等水溶性物质]和离子交换树脂[去除蛋白结合(胆汁酸和芳香族氨基酸)和脂溶性物质]。最大的关于 HP 治疗肝衰竭的研究评估了 FHF 患者,发现不论治疗时间如何都不会影响其生存率（Ⅱ级脑病：5 h＝51%，10 h＝50%；Ⅳ级脑病：不行 HP＝39.3%，10 h＝34.5%）[197,226]。由于 HP 柱透析开始后很快就会被饱和，所以应该每 3～5 h 更换透析柱[211]。此外，HP 还和血小板、纤维蛋白原及其他凝血因子丢失有关[211,213]。

TPE 可用于肝衰竭治疗，可以去除与蛋白结合的大分子物质，如内毒素、芳香氨基酸和特定的胆汁成分。在一项小样本队列研究中发现，TPE 能成功用于胆固醇肝病的治疗[227]，但当 ECBP 单独用于 FHF 时，它对生存率几乎没有影响[228,229]。然而，TPE 和血液双滤过共同用于肝性脑病的治疗已经获得成功，可改善 A-on-C 等待肝脏移植及 FHF 患者的神经系统状态[230-232]。

肿瘤溶解综合征

肿瘤溶解综合征（TLS）即对生长活跃、放化疗敏感的肿瘤进行治疗以后，细胞破坏减少的一种并发症[233]。尿酸、黄嘌呤和磷酸盐是 ARF 的关键介质，因为这些物质能沉积在肾小管中，导致小管内堵塞[233]。大约 25% 的 B 细胞型急性淋巴细胞性白血病和淋巴瘤患者，在化疗后需要血液透析治疗[234]。另外，ARF 在乳酸脱氢酶积分（LDH 实际值除以正常上限值）高于 3.3 的患者中高发[235]。提倡早期开始 HD 治疗用于去除嘌呤和磷酸。RRT 也可以治疗 TLS 伴随的电解质异常，如高磷酸盐血症、高钾血症和低钙血症[236]。因为这些物质的分子质量都较小，磷酸和尿酸能通过弥散治疗去除[124]。但是，CVVH 可用于预防小儿 T 细胞急性淋巴细胞白血病（ALL）经传统 HD 治疗后的磷酸盐反弹[237]。CVVH 也用于预防儿童腹部淋巴瘤和 T 细胞 ALL 的 ARF 的预防[236]。在这个研究中，CVVH 平均于化疗后 10.5 h 开始进行，持续 85 h（70～91 h）。只有 1 例患儿发生了短暂的 ARF。

成人呼吸窘迫综合征

成人呼吸窘迫综合征（ARDS）临床定义为低动脉氧（$PaO_2 < 75$ mmHg），而且吸入氧浓度较高（$FiO_2 > 0.5$），弥漫性肺渗出，肺毛细血管楔压（PCWP）小于 18 mmHg[238]。是否应有 ECBP，或者血液滤过及超滤，存在争议。回顾性研究发现，持续性治疗能改善患者的状况[239,240]。在 9 例 ARDS 患者中进行了血液滤过前瞻性观察，发现未显著减低 PCWP［治疗前（14±2）mmHg 及治疗后（12±2）mmHg］，氧分压及吸入氧的比值也无显著上升［（95±27）及（132±79）］。而且，血液滤过与心输出量的显著下降相关［（50±10）L/min 及（34±14）L/min，$P < 0.05$］，会随之导致氧输送的减少［DO_2（492±143）ml/（min·m²）及（376±163）ml/（min·m²）］[241]。15 例患者（6 例对照组，9 例 CAVH）进行了持续动静脉血液滤过（CAVH）治疗，选用碳酸盐置换液、聚酰胺滤器，平均超滤率为（12.0±0.8）L/d。研究发现，治疗组血流动力学及血清参数无显著改善，接受 CAVH 治疗的患者生存率也无显著改变（56%，对照组 17%，$P = 0.29$）[242]。普遍认为，采用基于对流的体外治疗可以减少血管外水分的集聚、减低肺循环静水压[124]。一项回顾性研究发现，通过利尿剂、血液透析及超滤治疗（治疗组为 75%，对照组为 29%），40 例 ARDS 患者的 PCWP 至少降低 25%[243]。还有其他研究发现，HD 治疗的呼吸机辅助通气患者呼吸做功下降，行超滤治疗者呼吸动力和肺机械做功获得改善[244]。同样，ARDS 临床试验网络公布的数据显示，赞成保守的液体处理方案，限制液体摄入，运用利尿剂减轻肺水肿，增加脱离呼吸机的时间[245]。血管外肺水的

集聚可能发生于其他脏器缺血/再灌注损伤之后,导致上皮细胞钠通道和水通道-5 的下调[246],巨噬细胞来源的炎症因子(如细胞因子、补体因子和花生四烯酸代谢产物)释放也增加[247]。同样,肺泡毛细血管压升高(毛细血管破裂、液体溢出)导致肺生物力学改变,呼气末正压(PEEP)水平增高(导致抗尿钠排泄)对 ARDS 时血管外肺水集聚也有重要作用。有报道发现,CAVH 会导致创伤后 ARF 的低体温(30.5 ℃)[248]。降温与分钟通气量下降及氧耗量减少达 70% 相关,与体液平衡无关,在整个治疗过程中有积极意义。应用含碳酸氢盐的置换液会导致过度的高碳酸血症,这也可能促进肺功能的改善[248]。

对比剂介导的肾病

对比剂肾病在 ICU 中越来越受到关注。此综合征由多种因素所致,如肾内血管短期收缩后的血管扩张、小管上皮细胞毒性、小管腔内堵塞及肾髓质缺血[249-251]。大多数接触放射性对比介质的患者只有轻度的 GFR 下降,而确切的肾功能下降与对比剂用量(少于 100 ml 与需要透析的 ARF 无关)等多种因素相关[252]。低渗和等渗对比剂替代高渗对比剂的作用还存在争议。尽管低渗和等渗对比剂的渗透压只有高渗介质的 1/3 或 1/2,其仍然会导致肾髓质的缺血性损伤[251,253]。而且有证据显示,低渗对比剂只对有肾功能异常(血清肌酐大于 1.6 mg/dl)基础的患者有益处[251,254]。

最近的临床研究显示,439 例患者基础血清肌酐值大于 1.8 mg/dl,其中 161 例(37%)血清肌酐值上升达 25% 及以上,其中 31 例在冠脉介入治疗后需要 HD 治疗(在院死亡率 22.6%)。需要 HD 治疗的患者 1 年死亡率为 45.2%,不需 HD 治疗的患者 1 年死亡率为 35.4%,血清肌酐未增高的患者 1 年死亡率为 19.4%(P=0.001)[249]。已开展了一些防治对比剂肾损伤的干预研究,包括生理盐水、呋塞米、甘露醇、钙拮抗剂、多巴胺、菲诺多巴、心房利钠肽和乙酰半胱氨酸[249,255,256]。还发现 HD 和 PD 都可以用于去除对比剂[257-260]。

ECBP 治疗方式中,与高通量透析(0.74±0.1)、低通量透析(0.64±0.1)及血液滤过(0.62±0.1)相比,血液透析滤过(0.81±0.1)有最高的分离率(P<0.05)。有数项研究证明 ECBP 可用于去除对比介质[258,261-264],但这些研究为非对照研究,而且开始 ECBP 治疗的时间差异也较大(0.5~25 h),透析膜的种类也不一致(一些选择了聚砜膜,一些选择了铜仿膜滤器)[263]。最近一项临床研究将 113 例基础肾功能异常患者随机分为静脉生理盐水组[术前及术后静脉输入生理盐水 1 ml/(kg·h)×12 h(n=58)]和术前生理盐水加术后 HD 组(n=55)[265]。所有患者都有轻到重度肾损害(血清肌酐浓度>2.3 mg/dl),所有患者都使用非离子化、低渗对比剂[20~740 ml,平均(176±133)ml]。ACEI 和利尿剂在对比剂使用当天暂时停用,直到手术结束后恢复使用,入选的所有患者都不用乙酰半胱氨酸、多巴胺、甘露醇或呋塞米等药物。HD 组患者于对比剂使用后 30~280 min(中位数 120 min)开始高通量聚砜膜透析。大多数(48/55)接受了等容量透析[平均治疗时间为(3.1±0.7)h]。主要研究终点定为接触对比剂并行 HD 治疗后 1~6 天发生的心血管事件(心肌梗死、脑血管意外或者肺水肿)、透析相关的并发症及死亡。HD 组患者,基础血清肌酐(3.6±1.3)mg/dl,术后 24 h 降至(3.1±1.1)mg/dl,96 h 达到峰值(3.6±1.4)mg/dl(P=0.04)。在非 HD 治疗组,96 h 后,血清肌酐水平从(3.5±1.2)mg/dl 上升到(3.6±1.4)mg/dl(P=0.98)。非 HD 治疗组和预防性 HD 治疗组组间对比剂用量有很大差异[(143±115)ml 比(210±143)ml,P=0.007],HD 对用量大于 150 ml 的患者有很好的肾脏保护作用。而且,对比剂用量超过

150 ml的患者,肾病发病率与对比剂用量无关。22例患者(9例非HD组,13例HD组,$P=0.35$)发生了对比剂肾病(定义为术后任何时间血清肌酐值上升0.5 mg/dl或者上升超过基础值的25%),11例患者(3例非HD组,8例HD组,$P=0.12$)需要透析治疗,其中3例需要永久HD治疗(1例为非HD组,2例HD组,$P=0.44$)。

该项研究中预防HD治疗对患者无益处的原因尚不清楚。作者认为,治疗开始时间延迟(大于20 min)、渗透压的改变导致肾灌注不足(去除对比剂过程导致液体从血管内移动到组织间隙或细胞内,血浆渗透压下降),以及HD治疗组的冠状动脉病变发病率高于对照组2倍以上都是可能的原因。研究还发现,在心血管事件上,两组间无显著差异[265]。另一项前瞻性临床研究纳入114例CRF患者(血清肌酐浓度大于1 mg/dl,肌酐清除率小于50 ml/min),随机分为CVVH治疗组($n=58$)及等渗生理盐水[1 ml/(kg·h),$n=56$]治疗组,治疗开始于接触非离子型、低渗对比剂后4~8 h。血液滤过的血流量设定为100 ml/min,置换液设为1000 ml/h,不超滤水分。而且,RRT在经皮冠脉介入治疗术后4~8 h开始,持续到术后18~24 h。对照组患者需要RRT治疗率(25%比3%,$P<0.001$)及在院(14%比2%,$P=0.02$)和累计死亡率(30%比10%,$P=0.01$)均高于血液滤过组[266]。虽然此研究发现RRT具有一些优势,但CVVH的费用昂贵、ICU住院时间延长等经济因素限制此治疗成为预防RCIN的常规方法。所以,就预防CRIN的常规方法来说,ECBP并无优势。

近年来,一种以皮肤病变为主的多系统纤维化——肾源性系统纤维化(NSF)受到关注。自1997年以来,已经报道了200余例NSF,大多数发生于肾衰竭行血透治疗的患者[267]。发生这种并发症的危险性,HD患者为0.61/100,持续性非卧床腹膜透析(CAPD)患者为4.6/100[268]。可能的原因有多种,包括红细胞生成素、ACEI、透析液污染及抗磷脂抗体的升高等[269,270]。然而,组织学评估和回顾性研究[270,271]发现核磁共振使用的钆对比剂为主要致病因素。而大多数发生NSF者都是ESRD或酸中毒患者[269],ICU的ARF患者需要接触这些制剂时要特别注意。钆是可以被透析去除的,通过3次HD治疗,98%的药物可以从体内清除[272]。所以有作者提倡,eGFR小于30 ml/min的ESRD患者,不论是接受持续HD还是CAPD,都应在接触钆制剂后立刻行HD治疗。对eGFR小于15 ml/min,又不具备血管通路的患者,也建议及时开始血液透析,但对这些患者血液透析的好处目前还不明确[268]。

急性脑损伤

多发创伤或系统疾病的患者可能发生脑损伤,而脓毒血症及肾毒性药物等原因又都可能导致ARF。同样,感染、血管炎、HUS和恶性高血压(如硬皮病导致的肾危象)都可以导致ARF[273],随之会发生脑水肿。由于传统HD潜在性增加脑水分含量,所以发生脑水肿后更需要ECBP的治疗[274,275]。相关机制已经有了较为明确的描述[273,276-278],HD从脑脊液中去除尿素慢于血浆,这样就形成了脑脊液血浆渗透压阶差,水分从血浆移动到脑组织[273],同时,尿素从脑组织去除导致形成细胞内不明渗透物[273,277,278]。碳酸氢盐从透析液弥散到血浆使其pH上升,而碳酸氢盐可转化为二氧化碳而通过血脑屏障入脑,因此发生矛盾性细胞内酸中毒,进一步形成不明渗透物[273,279,280]。而且,脑缺氧导致乳酸形成,加上其他血管扩张物质共同作用,增加了脑内压(ICP)[273,281,282]。为了维持脑灌注压及脑血流量,而不增加ICP,有作者建议以50 ml/min开始传统的血液透析治疗,之后如果患者情况稳定,可以增加到200 ml/min。除此以外,透析液钠含量较高(如140~150 mEq/L),碳酸氢盐含量较低(如

30 mEq/L)时可以限制渗透梯度,增加血浆 pH。透析液必须保持 35.5℃,从而稳定心血管系统[273,283]。开始治疗的 2 h 或者第二个 2 h,建议静脉输入 100 ml 20% 甘露醇。而且患者通常需要每日透析。HD 采用的是合成的低通量滤器,透析前用含人血白蛋白的液体预充,可以覆盖滤器膜且维持有效循环血浆量。回路的抗凝会带来颅内出血的风险,所以系统性抗凝最好避免,可以考虑用柠檬酸三钠或前列环素局部抗凝[273,284,286]。需要注意,由于前列环素可以扩张血管,故可减脑灌注压,增加 ICP[273,287,288]。CRRT 在急性脑损伤抢救中可能特别有效,因为持续静脉-静脉血液透析滤过(CVVHDF)血浆渗透压、尿素、碳酸氢盐浓度改变较小,故而可以比 IHD 或血液滤过获得更为稳定的颅内状况。由于 CRRT 回路热能丢失,有助于维持稳定的心血管状态[288]。

乳酸性酸中毒

由于乳酸性酸中毒和不良预后相关,所以在 ICU 获得了广泛关注[273,289-292]。25% ~30% 的外源性乳酸由肾脏去除,肝脏清除约 53%。肾脏通过皮质代谢完成去除乳酸的任务。然而,在高乳酸血症时,通过尿液排泄可去除肾脏乳酸的 10% ~12%[273,289,290]。在酸中毒时,肾脏代谢乳酸的能力增强,而此时肝脏代谢乳酸的能力受抑制,原因在于糖异生途径的酶——磷酸烯醇式丙酮酸碳酸激酶受刺激。有学者比较了 10 例患者内源性和 CRRT 时的乳酸清除率。内源性乳酸清除率为 1379 ml/min,而碳酸氢盐缓冲的 CRRT 乳酸清除率只有 24.2 ml/min,只占乳酸总清除率的 3%,滤器过筛系数大约为 1.0(超滤液中乳酸浓度和血浆浓度基本一致)[273,289,290,293]。所以并不推荐使用碳酸氢盐缓冲的 CRRT 来治疗乳酸性酸中毒,也不主张用于高乳酸血症和组织缺氧的治疗。尽管一些作者提出,血液滤过或血液透析滤过有利于体外去除乳酸[124,273,294-296],但其他一些作者认为,增加乳酸清除主要在于通过体外治疗改善内源性酸碱平衡及改善代谢状态。

四、ICU 中肾脏科医生的作用

当前 ICU 医生的知识及技术水平已经明显提高,使患者可获得更多救治的机会。专科医生的知识范围相对专一,所以各科医生互相补充可以为临床提供更全面的帮助。肾脏科医生每天都面对各种各样的肾脏疾病,因而对肾功能不全的诊断及保守治疗有其独到之处,不可避免还要对肾衰竭的并发症进行处理,如细胞外液超负荷、酸碱平衡失调、电解质异常。如果保守治疗失败,就更需要有经验的肾脏科医生来决定哪些患者需要透析治疗、何时开始治疗,更重要的是哪些患者不适合进行 RRT。而且,肾脏科医生据其尿素动力模式专业知识,可以提供专业透析处方[297,298]。但是,各专科医生间也会就一些特殊的治疗问题产生争论,因此哪个专科应该对患者的治疗负责就成为需要明确的问题[297]。重症监护医生在寻找各种更好的救治方法时常引发此矛盾。资深专家可以使重症监护医生进行各种可能的治疗过程,而不用担心经济问题。所以,一些重症监护医生建立了一种"关闭的" ICU 方法[298],重症监护室的专科医生通过咨询其他专科医生来开展工作。

澳大利亚已经采取了这一方法,重症监护室的专科医生在没有肾脏科支持的情况下进行 CRRT[299]。一项为期 3 年的前瞻性观察研究,入选了 24 个澳大利亚 ICU 病房、116 例严重 ARF 患者中的 110 例进行 CRRT 治疗,严重 ARF 定义为任何程度的肾脏功能不全并且需要 CRRT 治疗(62% 有持续性少尿或无尿)。还入选了 7 例透析依赖的患者,其中 6 例在 ICU 期间接受了 CRRT 治疗。患者没有根据严重程度积分随机分组,但在死亡组和非死亡组间简化急性生理评分(SAPS)和 APACHEⅡ评分无差异。实际死亡率为 49.2%,11 例患者出院后长期依赖透析治疗。这一临床研究的结果引起了对开始 CRRT 替代 IHD 的认识偏差的关注。一种疑问是 IHD 是否就不能达到更好或者一样的治疗结局?此外,该研究没有提及透析处方的剂量问题,而这一问题对 CRRT 治疗 ARF 的预后至关重要。比较有肾脏科医生的 ICU(传统 ICU)和缺少肾脏科医生的 ICU("关闭型"ICU)接受 RRT 患者的结局和花费的前瞻性研究,目前在美国尚无报道。"关闭型"ICU 的理念需要引起警惕,因为在所有的重症监护病房中有肾脏科医生支持的仅占 2.7%[300]。这一现状引起对治疗的安全性及治疗费用的关注。每日 CRRT,特别是对非肾脏原因而行 RRT 治疗者,不一定能获得有效的治疗结果,反而比 IHD 增加了更多的医疗费用[301]。需要开展"CRRT 在肾脏功能恢复中的作用"的深入调查。除此之外,IHD 和 CRRT 的费用问题,经过长时间的争论,发现两者相当[302]。

五、总结

ICU 病房中的 ECBP 治疗在过去几十年发生了巨大的变化,新的治疗方式和复合循环回路已经应用于临床。需要不断开展一些大型研究,明确体外 RRT 如何才能满足各种疾病的治疗需求,开启肾脏及肾外疾病治疗应用的新方法。还需要开展更多前瞻性对照研究,以明确 ECBP 开始治疗的时间、应该选择何种治疗剂量及哪种方式(对流还是弥散、持续还是间歇治疗)对 ICU 的 ARF 患者最佳。

六、致谢

作者对 Geetha Stachowiak 女士为本文所作的专业准备表示感谢。

(王 玲 译)

参 考 文 献

1. Buchardi H. Renal replacement therapy (RRT) in the ICU: criteria for initiating RRT. In: Ronco C et al. eds. *Blood purification in intensive care: contributions in nephrology*. Basel: Karger, 2001:171–180.
2. Briglia A, et al. Acute renal failure in the intensive care unit: therapy overview, patient risk stratification, complications of renal replacement, and special circumstances. *Clin Chest Med* 1999;20:347–366.
3. Al Khafaji A, et al. Acute renal failure and dialysis in the chronically critically ill patient. *Clin Chest Med* 2001;22:165–174.
4. Manns M, et al. Continuous renal replacement therapies: an update. *Am J Kidney Dis* 1998;32:185–207.
5. Ronco C. FAPM. Complications of RRT in the ICU. In: Lamiere NMR, ed. *Complications of dialysis*. New York: Marcel Dekker Inc, 2000:625–641.
6. Leunissen KML, et al. Acute dialysis complications. In: Lamiere NMR, ed. *Complications of dialysis*. New York: Marcel Dekker Inc, 2000:69–88.
7. Bellomo R, et al. Acute renal failure: time for consensus. *Intensive Care Med* 2001;27:1685–1688.
8. Vincent JL. Incidence of acute renal failure in the intensive care unit. *Contrib Nephrol* 2001;132:1–6.
9. Vivino G, et al. Risk factors for acute renal failure in trauma patients. *Intensive Care Med* 1998;24:808–814.
10. Chertow GM, et al. Prognostic stratification in critically ill patients with acute renal failure requiring dialysis. *Arch Intern Med* 1995;155:1505–1511.
11. Brivet FG, et al. French Study Group on Acute Renal Failure. Acute renal failure in intensive care units: causes, outcome, and prognostic factors of hospital mortality—a prospective, multicenter study. *Crit Care Med* 1996;24:192–198.
12. McCarthy JT. Prognosis of patients with acute renal failure in the intensive care unit: a tale of two eras. *Mayo Clin Proc* 1996;71:117–126.
13. Nash K, et al. Hospital-acquired renal insufficiency. *Am J Kidney Dis* 2002;39:930–936.
14. Mehta RL, et al. Refining predictive models in critically ill patients with acute renal failure. *J Am Soc Nephrol* 2002;13:1350–1357.

15. Clermont G, et al. Renal failure in the ICU: comparison of the impact of acute renal failure and end-stage renal disease on ICU outcomes. *Kidney Int* 2002;62:986–996.

16. Novis BK, et al. Association of preoperative risk factors with postoperative acute renal failure. *Anesth Analg* 1994;78:143–149.

17. Bellomo R, et al. Acute renal failure—definition, outcome measures, animal models, fluid therapy and information technology needs: the Second International Consensus Conference of the Acute Dialysis Quality Initiative (ADQI) Group. *Crit Care* 2004;8(4):R204–R212.

18. Paganini EP. Dialysis is not dialysis! Acute dialysis is different and needs help! *Am J Kidney Dis* 1998;32:832–833.

19. Paganini EP, et al. Severity scores and outcomes with acute renal failure in the ICU setting. *Contrib Nephrol* 2001;132:181–195.

20. Paganini EP, et al. Establishing a dialysis therapy/patient outcome link in the intensive care unit for patients with acute renal failure. *Am J Kidney Dis* 1996;28(Suppl 3):S81–S89.

21. Marshall MR. Current status of dosing and quantification of acute renal replacement therapy. Part 1: mechanisms and consequences of therapy under-delivery. *Nephrology (Carlton)* 2006;11(3):171–180.

22. Marshall MR. Current status of dosing and quantification of acute renal replacement therapy. Part 2: dosing paradigms and clinical implementation. *Nephrology (Carlton)* 2006;11(3):171–180.

23. Ricci Z, et al. *In vivo* validation of the adequacy calculator for continuous renal replacement therapies. *Crit Care* 2005;9(3):R266–R273.

24. Liao Z. Determinants of effective treatment dose in CVVH. *J Am Soc Nephrol* 2002;13:236A.

25. Liao Z, et al. Dose capabilities of renal replacement therapies in acute renal failure (ARF). *J Am Soc Nephrol* 2002;13:237A.

26. Eknoyan G. Effect of dialysis dose and membrane flux in maintenance hemodialysis. *N Engl J Med* 2002;347:2010–2019.

27. Clark WR, et al. The role of renal replacement therapy quantification in acute renal failure. *Am J Kidney Dis* 1997;30:S10–S14.

28. Collins AJ, et al. Urea index and other predictors of hemodialysis patient survival. *Am J Kidney Dis* 1994;23:272–282.

29. Hakim RM, et al. Effects of dose of dialysis on morbidity and mortality. *Am J Kidney Dis* 1994;23:661–669.

30. Parker TF III, et al. Survival of hemodialysis patients in the United States is improved with a greater quantity of dialysis. *Am J Kidney Dis* 1994;23:670–680.

31. Clark WR, et al. A comparison of metabolic control by continuous and intermittent therapies in acute renal failure. *J Am Soc Nephrol* 1994;4:1413–1420.

32. Clark WR. Solute control by extracorporeal therapies in acute renal failure. *Am J Kidney Dis* 1996;28(Suppl 3):S21–S27.

33. Clark WR. Extracorporeal therapy requirements for patients with acute renal failure. *J Am Soc Nephrol* 1997;8:804–812.

34. Evanson JA, et al. Prescribed versus delivered dialysis in acute renal failure patients. *Am J Kidney Dis* 1998;32:731–738.

35. Rao M. Patient- and dialysis-related variables predict dialysis delivery in acute renal failure. *J Am Soc Nephrol* 2002;13:643A.

36. Schiffl H, et al. Daily hemodialysis and the outcome of acute renal failure. *N Engl J Med* 2002;346:305–310.

37. Bonventre JV. Daily hemodialysis—will treatment each day improve the outcome in patients with acute renal failure? *N Engl J Med* 2002;346:362–364.

38. Bouman CS, et al. Guidelines for timing, dose, and mode of continuous renal replacement therapy for acute renal failure in the critically ill. *NVIC-CRRT richtlijn* 2006;10:1–23.

39. Bouman CS, et al. Hemofiltration in sepsis and systemic inflammatory response syndrome: the role of dosing and timing. *J Crit Care* 2007;22(1):1–12.

40. Bouman CS, et al. Effects of early high-volume continuous venovenous hemofiltration on survival and recovery of renal function in intensive care patients with acute renal failure: a prospective, randomized trial. *Crit Care Med* 2002;30(10):2205–2211.

41. Jiang HL, et al. Influence of continuous veno-venous hemofiltration on the course of acute pancreatitis. *World J Gastroenterol* 2005;11(31):4815–4821.

42. Gettings LG, et al. Outcome in post-traumatic acute renal failure when continuous renal replacement therapy is applied early versus late. *Intensive Care Med* 1999;25:805–813.

43. Demirkilic U, et al. Timing of replacement therapy for acute renal failure after cardiac surgery. *J Card Surg* 2004;19(1):17–20.

44. Elahi MM, et al. Early hemofiltration improves survival in post-cardiotomy patients with acute renal failure. *Eur J Cardiothorac Surg* 2004;26(5):1027–1031.

45. Piccinni P, et al. Early isovolaemic haemofiltration in oliguric patients with septic shock. *Intensive Care Med* 2006;32:80–86.

46. Schiffl H, et al. Biocompatible membranes in acute renal failure: prospective case-controlled study. *Lancet* 1994;344:570–572.

47. Hakim RM, et al. Effect of the dialysis membrane in the treatment of patients with acute renal failure. *N Engl J Med* 1994;331:1338–1342.

48. Jorres A, et al. International Multicentre Study Group. Haemodialysis-membrane biocompatibility and mortality of patients with dialysis-dependent acute renal failure: a prospective randomised multicentre trial. *Lancet* 1999;354:1337–1341.

49. Subramanian S, et al. Influence of dialysis membranes on outcomes in acute renal failure: a meta-analysis. *Kidney Int* 2002;62:1819–1823.

50. Kellum JA, et al. Continuous versus intermittent renal replacement therapy: a meta-analysis. *Intensive Care Med* 2002;28:29–37.

51. Rabindranath K. Intermittent versus continuous renal replacement therapy for acute renal failure in adults. *Cochrane Database Syst Rev* 2007;(3):CD003773.

52. Tonelli M, et al. Acute renal failure in the intensive care unit: a systematic review of the impact of dialytic modality on mortality and renal recovery. *Am J Kidney Dis* 2002;40(5):875–885.

53. Metnitz PG, et al. Effect of acute renal failure requiring renal replacement therapy on outcome in critically ill patients. *Crit Care Med* 2002;30(9):2051–2058.

54. Guerin C, et al. Intermittent versus continuous renal replacement therapy for acute renal failure in intensive care units: results from a multicenter prospective epidemiologic survey. *Intensive Care Med* 2002;28(10):1411–1418.

55. Mehta RL, et al. A randomized clinical trial of continuous versus intermittent dialysis for acute renal failure. *Kidney Int* 2001;60: 1154–1163.

56. Cho KC, Himmelfarb J, Paganini E, et al. Survival by dialysis modality in critically ill patients with acute kidney injury. *J Am Soc Nephrol* 2006;17:3132–3138, doi:10.1681/ASN.2006030268.

57. Vinsonneau C, Camus C, Combes A, et al. Continuous veno-venous hemodiafiltration versus intermittent haemodialysis for acute renal failure in patients with multiple-organ dysfunction syndrome: a multicentre randomised trial. *Lancet* 2006;368(9533):379–385.

58. Augustine JJ, et al. A randomized controlled trial comparing intermittent with continuous dialysis in patients with ARF. *Am J Kidney Dis* 2004;44(6):1000–1007.

59. Gasparovic V, et al. Continuous renal replacement therapy (CRRT) or intermittent hemodialysis (IHD)—what is the procedure of choice in critically ill patients? *Ren Fail* 2003;25(5):855–862.

60. Uehlinger DE, et al. Comparison of continuous and intermittent renal replacement therapy for acute renal failure. *Nephrol Dial Transplant* 2005;20(8):1630–1637.

61. Bellomo R, et al. Severe acute renal failure: a comparison of acute continuous hemodiafiltration and conventional dialytic therapy. *Nephron* 1995;71(1):59–64.

62. Kruczynski K, et al. A comparison of continuous arteriovenous hemofiltration and intermittent hemodialysis in acute renal failure patients in the intensive care unit. *ASAIO J* 1993;39(3): M778–M781.

63. Gangji AS, et al. Benefit of continuous renal replacement therapy in subgroups of acutely ill patients: a retrospective analysis. *Clin Exp Nephrol* 2005;63(4):267–275.

64. van Bommel E, et al. Acute dialytic support for the critically ill: intermittent hemodialysis versus continuous arteriovenous hemodiafiltration. *Am J Nephrol* 1995;15(3):192–200.

65. Kellum JA, et al. Acute dialysis quality initiative (ADQI). *Contrib Nephrol* 2001;132:258–265.

66. Ronco C, et al. The Acute Dialysis Quality Initiative: the New York conference. *Adv Ren Replace Ther* 2002;9:248–251.

67. Marshall MR, et al. Hybrid renal replacement modalities for the critically ill. *Contrib Nephrol* 2001;132:252–257.

68. Marshall MR, et al. Sustained low-efficiency dialysis for critically ill patients requiring renal replacement therapy. *Kidney Int* 2001;60:777–785.

69. Marshall MR, et al. Urea kinetics during sustained low-efficiency dialysis in critically ill patients requiring renal replacement therapy.

Am J Kidney Dis 2002;39:556–570.

70. Kumar VA, et al. Extended daily dialysis: a new approach to renal replacement for acute renal failure in the intensive care unit. *Am J Kidney Dis* 2000;36:294–300.

71. Schlaeper C, et al. High clearance continuous renal replacement therapy with a modified dialysis machine. *Kidney Int* 1999;72(Suppl): S20–S23.

72. Berbece AN, et al. Sustained low-efficiency dialysis in the ICU: cost, anticoagulation, and solute removal. *Kidney Int* 2006;70:963–968.

73. Fliser D, et al. Technology insight: treatment of renal failure in the intensive care unit with extended dialysis. *Nat Clin Pract Nephrol* 2006;2(1):32–39.

74. Kielstein JT, et al. Efficacy and cardiovascular tolerability of extended dialysis in critically ill patients: a randomized controlled study. *Am J Kidney Dis* 2004;43(2):342–349.

75. Clark WR, et al. Factors influencing therapy delivery in acute dialysis. *Contrib Nephrol* 2001;132:304–312.

76. Henderson LW. Biophysics of UF and HF. In: Jacobs C, ed. *Replacement of renal function by dialysis.* Boston: Kluwer Academic Publishers, 1995:114–118.

77. David S, et al. Hemofiltration: predilution versus postdilution. *Contrib Nephrol* 1992;96:77–85.

78. Huang Z. Effect of ultrafiltration rate on hemofilter performance in predilution hemofiltration. *J Am Soc Nephrol* 2002;13:237A.

79. Huang Z. Determinants of solute clearance in hemodiafiltration (HDF). *J Am Soc Nephrol* 2002;13:237A.

80. Saudan P, et al. Adding a dialysis dose to continuous hemofiltration increases survival in patients with acute renal failure. *Kidney Int*, 19 July 2006, Advance online publication, doi:10.1038/sj.ki.5001705.

81. Ash SR. Peritoneal dialysis in acute renal failure of adults: the safe, effective, and low-cost modality. *Contrib Nephrol* 2001;132: 210–221.

82. Ash SR, et al. Peritoneal dialysis for acute and chronic renal failure: an update. *Hosp Pract (Off Ed)* 1983;18:179, 183, 187.

83. Orofino L, et al. Survival of acute renal failure (ARF) on dialysis: review of 82 patients. *Rev Clin Esp* 1976;141:155–160.

84. Swartz RD, et al. Complications of the HDF and PD in ARF. *ASAIO J* 1980;3:98.

85. Firmat J, et al. Peritoneal dialysis in acute renal failure. *Contrib Nephrol* 1979;17:33–38.

86. Struijk DG, et al. Experiences with acute peritoneal dialysis in adults. *Ned Tijdschr Geneeskd* 1984;128:751–755.

87. Rottembourg J. Residual renal function and recovery of renal function in patients treated by CAPD. *Kidney Int* 1993;40(Suppl):S106–S110.

88. Phu NH, et al. Hemofiltration and peritoneal dialysis in infection-associated acute renal failure in Vietnam. *N Engl J Med* 2002;347(12):895–902.

89. Ash SR. The sorbent suspension in reciprocating dialyzer for use in peritoneal dialysis. In: Maher JF, et al. eds. *Frontiers in peritoneal dialysis.* New York: Field, Rich & Associates, 1986:148–156.

90. Bergstein JM, et al. Role of plasminogen-activator inhibitor type 1 in the pathogenesis and outcome of the hemolytic uremic syndrome. *N Engl J Med* 1992;327:755–759.

91. Shinaberger JH, et al. Acute renal failure, Viet Nam, 1965: transglobal treatment. *Mil Med* 1965;130:1078–1081.

92. Stephen RL, et al. Recirculating peritoneal dialysis with subcutaneous catheter. *Trans Am Soc Artif Intern Organs* 1976;22:575–585.

93. Diaz-Buxo JA. Continuous flow peritoneal dialysis: clinical applications. *Blood Purif* 2002;20:36–39.

94. Berlot G, et al. Plasmapheresis in sepsis. *Contrib Nephrol* 2001;132:391–399.

95. Kaplan AA. *A practical guide to therapeutic plasma exchange.* Cambridge: Blackwell Science, 1999:3–9.

96. Kaplan AA. A simple and accurate method for prescribing plasma exchange. *ASAIO Trans* 1990;36:M597–M599.

97. Kaplan AA. *A practical guide to therapeutic plasma exchange.* Cambridge: Blackwell Science, 1999:23–26.

98. Gurland HJ, et al. A comparison of centrifugal and membrane-based apheresis formats. *Int J Artif Organs* 1984;7:35–38.

99. Gurland HJ, et al. Comparative evaluation of filters used in membrane plasmapheresis. *Nephron* 1984;36:173–182.

100. Gerhardt RE, et al. Acute plasma separation with hemodialysis equipment. *J Am Soc Nephrol* 1992;2:1455–1458.

101. Moake JL. Thrombotic microangiopathies. *N Engl J Med* 2002;347: 589–600.

102. Bell WR, et al. Improved survival in thrombotic thrombocytopenic purpura-hemolytic uremic syndrome: clinical experience in 108 patients. *N Engl J Med* 1991;325:398–403.

103. Rock GA, et al. Comparison of plasma exchange with plasma infusion in the treatment of thrombotic thrombocytopenic purpura: Canadian Apheresis Study Group. *N Engl J Med* 1991;325:393–397.

104. Byrnes JJ, et al. Thrombotic thrombocytopenic purpura and the haemolytic—uraemic syndrome: evolving concepts of pathogenesis and therapy. *Clin Haematol* 1986;15:413–442.

105. Ruggenenti P, et al. Renin-angiotensin system, proteinuria, and tubulointerstitial damage. *Contrib Nephrol* 2001;135:187–199.

106. Kaplan AA. *Hematologic disorders. A practical guide to therapeutic plasma exchange.* Malden: Blackwell Science, 1999:110–138.

107. Kaplan AA. *Neurologic disorders. A practical guide to therapeutic plasma exchange.* Malden: Blackwell Science, 1999:89–109.

108. Balow JE. Plasmapheresis: development and application in treatment of renal disorders. *Artif Organs* 1986;10:324–330.

109. Baumgartner I, et al. Recovery from life threatening pulmonary hemorrhage in Goodpasture's syndrome after plasmapheresis and subsequent pulse dose cyclophosphamide. *Clin Nephrol* 1995;43: 68–70.

110. Lockwood CM, et al. Recovery from Goodpasture's syndrome after immunosuppressive treatment and plasmapheresis. *Br Med J* 1975;2:252–254.

111. Johnson JP, et al. Plasmapheresis and immunosuppressive agents in antibasement membrane antibody-induced Goodpasture's syndrome. *Am J Med* 1978;64:354–359.

112. Rosenblatt SG, et al. Treatment of Goodpasture's syndrome with plasmapheresis: a case report and review of the literature. *Am J Med* 1979;66:689–696.

113. Zucchelli P, et al. Controlled plasma exchange trial in acute renal failure due to multiple myeloma. *Kidney Int* 1988;33:1175–1180.

114. Johnson WJ, et al. Treatment of renal failure associated with multiple myeloma: plasmapheresis, hemodialysis, and chemotherapy. *Arch Intern Med* 1990;150:863–869.

115. Kaplan AA. *Renal disease. A practical guide to therapeutic plasma exchange.* Malden: Blackwell Science, 1999:178–196.

116. Winchester JF. Sorbent hemoperfusion in end-stage renal disease: an in-depth review. *Adv Ren Replace Ther* 2002;9:19–25.

117. Winchester JF, et al. The next step from high-flux dialysis: application of sorbent technology. *Blood Purif* 2002;20:81–86.

118. Nakamura T, et al. Effect of polymyxin B—immobilized fiber hemoperfusion on sepsis-induced rhabdomyolysis with acute renal failure. *Nephron* 2000;86:210.

119. Kunitomo T, et al. Endotoxin removal by toraymyxin. *Contrib Nephrol* 2001;132:415–420.

120. Ronco C, et al. Use of sorbents in acute renal failure and sepsis. *Contrib Nephrol* 2001;133:180–193.

121. Thakar. Renal dysfunction and frequency of sepsis and serious infections after cardiac surgery. *J Am Soc Nephrol* 2002;13:243A.

122. Mehta RL. Sepsis influences outcomes from acute renal failure. *J Am Soc Nephrol* 2002;13:246A.

123. Schor N. Acute renal failure and the sepsis syndrome. *Kidney Int* 2001;61:764–776.

124. Schetz M. Non-renal indications for continuous renal replacement therapy. *Kidney Int* 1999;56:S88–S94.

125. Reiter K, et al. High-volume hemofiltration in sepsis: theoretical basis and practical application. *Nephron* 2002;92:251–258.

126. De Vriese AS, et al. Cytokine removal during continuous hemofiltration in septic patients. *J Am Soc Nephrol* 1999;10:846–853.

127. Ronco C, et al. Effects of different doses in continuous veno-venous haemofiltration on outcomes of acute renal failure: a prospective randomised trial. *Lancet* 2000;356:26–30.

128. Bellomo R. Preliminary experience with high volume HF in human septic shock. *Kidney Int* 1998;53(Suppl 66):S182–S185.

129. Bellomo R, et al. High-volume hemofiltration. *Contrib Nephrol* 2001;132:375–382.

130. Uchino S, et al. Super high flux hemofiltration: a new technique for cytokine removal. *Intensive Care Med* 2002;28:651–655.

131. Honore PM, et al. Prospective evaluation of short-term, high-volume isovolemic hemofiltration on the hemodynamic course and outcome in patients with intractable circulatory failure resulting from septic shock. *Crit Care Med* 2000;28:3581–3587.

132. Honore PM, et al. Short-term high-volume hemofiltration in sepsis: perhaps the right way is to start with. *Crit Care Med* 2002;30:1673–1674.

133. Journois D, et al. High-volume, zero-balanced hemofiltration to reduce delayed inflammatory response to cardiopulmonary bypass in children. *Anesthesiology* 1996;85:965–976.

134. Oudemans-van Straaten HM. Outcome of critically ill patients treated with intermittent high volume hemofiltration: a prospective cohort analysis. *Intensive Care Med* 1999;25:814–821.

135. Lonnemann G, et al. Tumor necrosis factor-alpha during continuous high-flux hemodialysis in sepsis with acute renal failure. *Kidney Int* 1999;72(Suppl):S84–S87.

136. Yekebas EF, et al. Attenuation of sepsis-related immunoparalysis by continuous veno-venous hemofiltration in experimental porcine pancreatitis. *Crit Care Med* 2001;29:1423–1430.

137. Yekebas EF, et al. Impact of different modalities of continuous veno-venous hemofiltration on sepsis-induced alterations in experimental pancreatitis. *Kidney Int* 2002;62:1806–1818.

138. Cole L, et al. A phase II randomized, controlled trial of continuous hemofiltration in sepsis. *Crit Care Med* 2002;30:100–106.

139. Bouman CS, et al. Effects of early high-volume continuous veno-venous hemofiltration on survival and recovery of renal function in intensive care patients with acute renal failure: a prospective, randomized trial. *Crit Care Med* 2002;30:2205–2211.

140. Sander A, et al. Hemofiltration increases IL-6 clearance in early systemic inflammatory response syndrome but does not alter IL-6 and TNF alpha plasma concentrations. *Intensive Care Med* 1997;23:878–884.

141. Sanchez-Izquierdo JA, et al. Cytokines clearance during veno-venous hemofiltration in the trauma patient. *Am J Kidney Dis* 1997;30:483–488.

142. Cardigan R, et al. Endothelial dysfunction in critically ill patients: the effect of haemofiltration. *Intensive Care Med* 1998;24:1264–1271.

143. Misset B, et al. A randomized cross-over comparison of the hemodynamic response to intermittent hemodialysis and continuous hemofiltration in ICU patients with acute renal failure. *Intensive Care Med* 1996;22:742–746.

144. Swartz RD, et al. Comparing continuous hemofiltration with hemodialysis in patients with severe acute renal failure. *Am J Kidney Dis* 1999;34:424–432.

145. Ronco C, et al. A pilot study of coupled plasma filtration with adsorption in septic shock. *Crit Care Med* 2002;30:1250–1255.

146. Berlot G, et al. Plasmapheresis in the critically ill patient. *Kidney Int* 1998;66(Suppl):S178–S181.

147. Reeves JH, et al. Continuous plasmafiltration in sepsis syndrome. *Crit Care Med* 1999;27:2096–2104.

148. Wratten ML, et al. Should we target signal pathways instead of single mediators in the treatment of sepsis? *Contrib Nephrol* 2001;132:400–414.

149. Better OS, et al. Early management of shock and prophylaxis of acute renal failure in traumatic rhabdomyolysis. *N Engl J Med* 1990;322:825–829.

150. Bywaters EGL. Crush injuries with impairment of renal function. *Br Med J* 1941;1:427–432.

151. Vanholder R, et al. Rhabdomyolysis. *J Am Soc Nephrol* 2000;11:1553–1561.

152. Zager. Rhabdomyolysis and myohemoglobinuric acute renal failure. *Kidney Int* 2002;46:314–376.

153. Holt SG, et al. Pathogenesis and treatment of renal dysfunction in rhabdomyolysis. *Intensive Care Med* 2001;27:803–811.

154. Rice EK, et al. Heroin overdose and myoglobinuric acute renal failure. *Clin Nephrol* 2000;54:449–454.

155. Szpirt WM. Plasmapheresis is not justified in treatment of rhabdomyolysis and acute renal failure. *J Cardiovasc Surg (Torino)* 1997;38:557.

156. Oda Y, et al. Crush syndrome sustained in the 1995 Kobe, Japan, earthquake: treatment and outcome. *Ann Emerg Med* 1997;30:507–512.

157. Amyot SL, et al. Myoglobin clearance and removal during continuous veno-venous hemofiltration. *Intensive Care Med* 1999;25:1169–1172.

158. Bastani B, et al. Significant myoglobin removal during continuous veno-venous haemofiltration using F80 membrane. *Nephrol Dial Transplant* 1997;12:2035–2036.

159. Berns JS, et al. Removal of myoglobin by CAVH-D in traumatic rhabdomyolysis. *Am J Nephrol* 1991;11:73.

160. Bellomo R, et al. Myoglobin clearance during acute continuous hemodiafiltration. *Intensive Care Med* 1991;17:509.

161. Wakabayashi Y, et al. Rapid fall in blood myoglobin in massive rhabdomyolysis and acute renal failure. *Intensive Care Med* 1994;20:109–112.

162. Shigemoto T, et al. Blood purification for crush syndrome. *Ren Fail* 1997;19:711–719.

163. Bywaters EG, et al. The production of renal failure following injection of solution containing myoglobin. *Q J Exp Physiol* 1994;33:53–70.

164. Woodrow G, et al. The clinical and biochemical features of acute renal failure due to rhabdomyolysis. *Ren Fail* 1995;17:467–474.

165. Fernandez WG, Hung O, et al. Factors predictive of acute renal failure and need for hemodialysis among ED patients with rhabdomyolysis. *Am J Emerg Med* 2005;23:1–7.

166. Marenzi G, et al. Circulatory response to fluid overload removal by extracorporeal ultrafiltration in refractory congestive heart failure. *J Am Coll Cardiol* 2001;38:963–968.

167. Kishore KK. Renal replacement therapy in congestive heart failure. *Semin Dial* 1997;10:259–266.

168. Agostino P, et al. Sustained improvement in functional capacity after removal of body fluid with isolated ultrafiltration in chronic cardiac insufficiency. *Am J Med* 1994;96:191–199.

169. Blake P, et al. Refractory congestive heart failure: overview and application of extracorporeal ultrafiltration. *Adv Ren Replace Ther* 1996;3:166–173.

170. Blake P, et al. Isolation of "myocardial depressant factor(s)" from the ultrafiltrate of heart failure patients with acute renal failure. *ASAIO J* 1996;42:M911–M915.

171. Brause M, et al. Congestive heart failure as an indication for continuous renal replacement therapy. *Kidney Int* 1999;72(Suppl):S95–S98.

172. Rimondini A, et al. Hemofiltration as short-term treatment for refractory congestive heart failure. *Am J Med* 1987;83:43–48.

173. Iorio L, et al. Daily hemofiltration in severe heart failure. *Kidney Int* 1997;51:62–65.

174. Biasioli S, et al. Intermittent veno-venous hemofiltration as a chronic treatment for refractory and intractable heart failure. *J Am Soc Artif Intern Organs* 1992;38:M658–M663.

175. Coraim FI, et al. Continuous hemofiltration for the failing heart. *New Horiz* 1995;3:725–731.

176. Inoue T, et al. Hemofiltration as a treatment for patients with refractory heart failure. *Clin Cardiol* 1992;15:514–518.

177. Chapman A, et al. Continuous arterio-venous hemofiltration in patients with severe congestive heart failure. *Am J Med* 1987;83:1167–1168.

178. Kramer P, et al. A new and simple method for treatment of over-hydrated patients resistant to diuretics. *Klin Wochenschr* 1977;55:1121–1122.

179. Simpson IA, et al. Ultrafiltration in the management of refractory congestive heart failure. *Br Heart J* 1985;55:344–347.

180. Agostino P, et al. Isolated ultrafiltration in moderate congestive heart failure. *J Am Coll Cardiol* 1993;21:424–431.

181. Forslund T, et al. Hormonal changes in patients with severe chronic congestive heart failure treated by ultrafiltration. *Nephrol Dial Transplant* 1992;7:306–310.

182. Tormey V, et al. Long-term successful management of refractory congestive cardiac failure by intermittent ambulatory peritoneal ultrafiltration. *Q J Med* 1996;89:683.

183. Marenzi G, et al. Interrelation of humoral factors, hemodynamics, and fluid and salt metabolism in congestive heart failure: effects of extracorporeal ultrafiltration. *Am J Med* 1993;94:49–56.

184. Baudouin SV, et al. Continuous veno-venous hemofiltration following cardio-pulmonary bypass. *Intensive Care Med* 1993;19:290–293.

185. Bent P, et al. Early and intensive continuous hemofiltration for severe renal failure after cardiac surgery. *Ann Thorac Surg* 2001;71:832–837.

186. Kumar A, et al. Role of nitric oxide and cGMP in human septic serum-induced depression of cardiac myocyte contractility. *Am J Physiol* 1999;276:R265–R276.

187. Bellomo R, et al. Intensive care unit management of the critically

ill patient with fluid overload after open heart surgery. *Cardiology* 2001;96:169–176.

188. Bellomo R, et al. Effect of continuous veno-venous hemofiltration with dialysis on hormone and catecholamine clearance in critically ill patients with acute renal failure. *Crit Care Med* 1994;22:833–837.

189. Agostini P. Sustained benefit from ultrafiltration in moderate congestive heart failure. *Cardiology* 2001;96:183–189.

190. Canaud. Slow isolated ultrafiltration for the treatment of congestive heart failure. *Am J Kidney Dis* 1996;28(Suppl 3):S67–S73.

191. Ronco C, et al. Extracorporeal ultrafiltration for the treatment of over-hydration and congestive heart failure. *Cardiology* 2001;96:155–168.

192. Handley H, et al. Intravenous catheter for intracorporeal plasma filtration. *Blood Purif* 2002;20:61–69.

193. Eckardt KU. Renal failure in liver disease. *Intensive Care Med* 1999;25:5–14.

194. Epstein M. Hepatorenal syndrome in the kidney in liver disease. In: Epstein M, ed. *The kidney in liver disease*. Philadelphia: Hanley & Belfus, 1996:75–108.

195. Green J, et al. Circulatory disturbance and renal dysfunction in liver disease and in obstructive jaundice. *Isr J Med Sci* 1994;30:48–65.

196. Kaplan AA, et al. Extracorporeal blood purification in the management of patients with hepatic failure. *Semin Nephrol* 1997;17:576–582.

197. Briglia AE, et al. Hepatorenal syndrome: definition, pathophysiology, and intervention. *Crit Care Clin* 2002;18:345–373.

198. Ellis D, et al. Renal failure and dialysis therapy in children with hepatic failure in the perioperative period of orthotopic liver transplantation. *Clin Nephrol* 1986;25:295–303.

199. Sandy D, et al. Acute dialytic support in patients with end-stage liver disease awaiting liver transplantation. *J Am Soc Nephrol* 1996;7:1462A.

200. Perez GO. *Dialysis, Hemofiltration, and Other Extracorporeal Techniques in the Treatment of the Renal Complications Disease. The Kidney in Liver Disease*. Philadelphia: Hanley & Belfus, 1996:517–528.

201. Davenport A. Ultrafiltration in diuretic-resistant volume overload in nephrotic syndrome and patients with ascites due to chronic liver disease. *Cardiology* 2001;96:190–195.

202. Matsubara S, et al. Continuous removal of middle molecules by hemofiltration in patients with acute liver failure. *Crit Care Med* 1990;18:1331–1338.

203. Mitzner SR, et al. Extracorporeal detoxification using the molecular adsorbent recirculating system for critically ill patients with liver failure. *J Am Soc Nephrol* 2001;12(Suppl 17):S75–S82.

204. Awad SS, et al. Preliminary results of a phase I trial evaluating a non-cell based extracorporeal hepatic support device. *ASAIO J* 2000;46:220.

205. Novelli G, et al. Use of MARS in the treatment of acute liver failure: preliminary monocentric experience. *ASAIO J* 2000;46:234.

206. Stange J, et al. Molecular adsorbent recycling system (MARS): clinical results of a new membrane-based blood purification system for bioartificial liver support. *Artif Organs* 1999;23:319–330.

207. Mitzner SR, et al. Improvement of hepatorenal syndrome with extracorporeal albumin dialysis MARS: results of a prospective, randomized, controlled clinical trial. *Liver Transpl* 2000;6:277–286.

208. Stange J, et al. Liver support by extracorporeal blood purification: a clinical observation. *Liver Transpl* 2000;6:603–613.

209. Schmidt LE, et al. Improvement of systemic vascular resistance and arterial pressure in patients with acute or chronic liver failure during treatment with the molecular adsorbent recycling system (MARS). *Hepatology* 2000;32:401A.

210. Kreymann B, et al. Albumin dialysis: effective removal of copper in a patient with fulminant Wilson disease and successful bridging to liver transplantation: a new possibility for the elimination of protein-bound toxins. *J Hepatol* 1999;31:1080–1085.

211. Ash SR. Extracorporeal blood detoxification by sorbents in treatment of hepatic encephalopathy. *Adv Ren Replace Ther* 2002;9:3–18.

212. Jost U. Einsatz eines zellfreien Leberunterstutzungssystems zur elimination albumin-gebundener toxischer substanzen beim akuten leberversagen. *Germ Interdisciplin J Intensive Care Med* 2000;37:435.

213. Ash SR, et al. Clinical effects of a sorbent suspension dialysis system in treatment of hepatic coma (the BioLogic-DT). *Int J Artif Organs* 1992;15:151–161.

214. Ash SR. Hemodiabsorption in treatment of acute hepatic failure and chronic cirrhosis with ascites. *Artif Organs* 1994;18:355–362.

215. Wilkinson AH, et al. Hemodiabsorption in treatment of hepatic failure. *J Transpl Coord* 1998;8:43–50.

216. Hughes RD, et al. Evaluation of the BioLogic-DT sorbent-suspension dialyser in patients with fulminant hepatic failure. *Int J Artif Organs* 1994;17:657–662.

217. Ellis AJ, et al. Temporary extracorporeal liver support for severe acute alcoholic hepatitis using the BioLogic-DT. *Int J Artif Organs* 1999;22:27–34.

218. Mazariegos GV, et al. Preliminary results: randomized clinical trial of the BioLogic-DT in treatment of acute hepatic failure (AHF) with coma. *Artif Organs* 1997;21:529.

219. Kramer L, et al. Biocompatibility of a cuprophane charcoal-based detoxification device in cirrhotic patients with hepatic encephalopathy. *Am J Kidney Dis* 2000;36:1193–1200.

220. Evenepoel P, Laleman W, et al. Prometheus versus molecular adsorbents recirculating system: comparison of efficiency in two different liver detoxification devices. *Artif Organs* 2006;30(4):276–284.

221. Chawla LS, Georgescu F. Modification of continuous veno-venous hemodiafiltration with single-pass albumin dialysate allows for removal of serum bilirubin. *Am J Kidney Dis* 2005;45(3):e51–e56.

222. Karvellas CJ, Gibney N, Kutsogiannis D, et al. Bench-to-bedside review: Current evidence for extracorporeal albumin dialysis systems in liver failure. *Crit Care* 2007;11(3):215.

223. Hassanein TI, Tofteng F, Brown RS Jr, et al. Randomized controlled study of extracorporeal albumin dialysis for hepatic encephalopathy in advanced cirrhosis. *Hepatology* 2007;46(6):1853–1862.

224. Subramanian RM, Kellum JA. Extracorporeal liver support: a continuing challenge. *Crit Care* 2006;10(6):R169.

225. de Pont AC. Extracorporeal treatment of intoxications. *Curr Opin Crit Care* 2007;13(6):668–673.

226. O'Grady JG, et al. Controlled trials of charcoal hemoperfusion and prognostic factors in fulminant hepatic failure. *Gastroenterology* 1988;94:1186–1192.

227. Omokawa S, et al. Therapeutic plasmapheresis for cholestatic liver diseases: study of 9 cases. *Prog Clin Biol Res* 1990;337:233–236.

228. Lepore MJ, et al. Plasmapheresis with plasma exchange in hepatic coma. II. Fulminant viral hepatitis as a systemic disease. *Arch Intern Med* 1972;129:900–907.

229. Lepore MJ, et al. Plasmapheresis with plasma exchange in hepatic coma: methods and results in five patients with acute fulminant hepatic necrosis. *Ann Intern Med* 1970;72:165–174.

230. Yoshiba M, et al. Favorable effect of new artificial liver support on survival of patients with fulminant hepatic failure. *Artif Organs* 1996;20:1169–1172.

231. Sadamori H, et al. High-flow-rate haemodiafiltration as a brain-support therapy proceeding to liver transplantation for hyperacute fulminant hepatic failure. *Eur J Gastroenterol Hepatol* 2002;14:435–439.

232. Sadahiro T, et al. Usefulness of plasma exchange plus continuous hemodiafiltration to reduce adverse effects associated with plasma exchange in patients with acute liver failure. *Crit Care Med* 2001;29:1386–1392.

233. Zager RA. Acute renal failure in the setting of bone marrow transplantation. *Kidney Int* 1994;46:1443–1458.

234. Bowman WP, et al. Improved survival for children with B cell (sIg+) acute lymphoblastic leukemia (B-ALL) and stage IV small non-cleaved cell lymphoma. *Proc ASCO* 1992;11:277.

235. Griffin TC, et al. Treatment of advanced stage diffuse, small non-cleaved cell lymphoma in childhood: further experience with total therapy B. *Med Pediatr Oncol* 1994;23:393–399.

236. Saccente SL, et al. Prevention of tumor lysis syndrome using continuous veno-venous hemofiltration. *Pediatr Nephrol* 1995;9:569–573.

237. Sakarcan A. Hyperphosphatemia in tumor lysis syndrome: role of hemodialysis and continuous veno-venous hemofiltration. *Pediatr Nephrol* 1994;8:351–353.

238. Pepe PE, et al. Clinical predictors of the adult respiratory distress syndrome. *Am J Surg* 1982;144:124–130.

239. Barzilay E, et al. Use of extracorporeal supportive techniques as additional treatment for septic-induced multiple organ failure patients. *Crit Care Med* 1989;17:634–637.

240. Coraim FJ, et al. Acute respiratory failure after cardiac surgery: clinical experience with the application of continuous arterio-venous hemofiltration. *Crit Care Med* 1986;14:714–718.

241. Laggner AN, et al. Influence of ultrafiltration/hemofiltration on

extravascular lung water. *Contrib Nephrol* 1991;93:65–70.

242. Cosentino F, et al. Continuous arterio-venous hemofiltration in the adult respiratory distress syndrome: a randomized trial. *Contrib Nephrol* 1991;93:94–97.

243. Humphrey H, et al. Improved survival in ARDS patients associated with a reduction in pulmonary capillary wedge pressure. *Chest* 1990;97:1176–1180.

244. Huang CC, et al. Respiratory drive and pulmonary mechanics during haemodialysis with ultrafiltration in ventilated patients. *Anaesth Intensive Care* 1997;25:464–470.

245. The National Heat, Lung, and Blood Institute. The National Heat, Lung, and Blood Institute acute respiratory distress syndrome [ARDS] clinical trials network. *N Engl J Med* 2006;354(24):2564–2574.

246. Rabb H, et al. Downregulation of the water channel aquaporin 5 in the lung following renal ischemic reperfusion injury occurs independent of reperfusion products. *J Am Soc Nephrol* 1999;10:639A.

247. Rabb H, et al. Molecular mechanisms underlying combined kidney-lung dysfunction during acute renal failure. *Contrib Nephrol* 2001;132:41–52.

248. Moonka R, et al. Hypothermia induced by continuous arterio-venous hemofiltration as a treatment for adult respiratory distress syndrome: a case report. *J Trauma* 1996;40:1026–1028.

249. Gruberg L, et al. The prognostic implications of further renal function deterioration within 48 hours of interventional coronary procedures in patients with pre-existing chronic renal insufficiency. *J Am Soc Nephrol* 2002;36:1542–1548.

250. Albert SG, et al. Analysis of radiocontrast-induced nephropathy by dual-labeled radionuclide clearance. *Invest Radiol* 1994;29:618–623.

251. Murphy SW, et al. Contrast nephropathy. *J Am Soc Nephrol* 2000;11:177–182.

252. McCullough PA, et al. Acute renal failure after coronary intervention: incidence, risk factors, and relationship to mortality. *Am J Med* 1997;103:368–375.

253. Liss P, et al. Injection of low and iso-osmolar contrast medium decreases oxygen tension in the renal medulla. *Kidney Int* 1998;53:698–702.

254. Rudnick MR, et al. Nephrotoxicity of ionic and nonionic contrast media in 1196 patients: a randomized trial. The Iohexol Cooperative Study. *Kidney Int* 1995;47:254–261.

255. Solomon R, et al. Effects of saline, mannitol, and furosemide to prevent acute decreases in renal function induced by radiocontrast agents. *N Engl J Med* 1994;331:1416–1420.

256. Tepel M, et al. Prevention of radiographic-contrast-agent-induced reductions in renal function by acetylcysteine. *N Engl J Med* 2000;343:180–184.

257. Lehnert T, et al. Effect of hemodialysis after contrast medium administration in patients with renal insufficiency. *Nephrol Dial Transplant* 1998;13:358–362.

258. Moon SS. HD for elimination of the nonionic contrast medium iohexol after angiography in patients with impaired renal function. *Nephron* 1995;70:430–437.

259. Solomon R. Contrast-medium-induced acute renal failure. *Kidney Int* 1998;53:230–242.

260. Brooks. Removal of iodinated contrast material by peritoneal dialysis. *Nephron* 1973;12:10–14.

261. Ueda J, et al. Elimination of ioversol by hemodialysis. *Acta Radiol* 1996;37:826–829.

262. Waaler A, et al. Elimination of iohexol, a low osmolar nonionic contrast medium, by hemodialysis in patients with chronic renal failure. *Nephron* 1990;56:81–85.

263. Matzkies FK, et al. Influence of dialysis procedure, membrane surface and membrane material on iopromide elimination in patients with reduced kidney function. *Am J Nephrol* 2000;20:300–304.

264. Furukawa T, et al. Elimination of low osmolality contrast media by hemodialysis. *Acta Radiol* 1996;37:966–971.

265. Vogt B, et al. Prophylactic hemodialysis after radiocontrast media in patients with renal insufficiency is potentially harmful. *Am J Med* 2001;111:692–698.

266. Marenzi G, et al. The prevention of radiocontrast-agent-induced nephropathy by hemofiltration. *N Engl J Med* 2003;349(14):1333–1340.

267. Grobner T. Gadolinium—a specific trigger for the development of nephrogenic fibrosing dermopathy and nephrogenic systemic fibrosis? *Nephrol Dial Transplant* 2006;21:1104–1108.

268. 268. Miskulin D, et al. *Nephrogenic systemic fibrosis/nephrogenic fibrosing dermopathy in advanced renal failure*, UpToDate 2007.

269. High WA, et al. Gadolinium is detectable within the tissue of patients with nephrogenic systemic fibrosis. *J Am Acad Dermatol* 2007;56(1):21–26.

270. Marckmann P, et al. Nephrogenic systemic fibrosis: suspected causative role of gadodimide used for contrast-enhanced magnetic resonance imaging. *J Am Soc Nephrol* 2006;17:2359–2362.

271. Broome DR, et al. Gadodiamide-associated nephrogenic systemic fibrosis: why radiologists should be concerned. *AJR Am J Roentgenol* 2007;188:1–7.

272. Saitoh T, et al. Dialyzability of gadodiamide in hemodialysis patients. *Radiat Med* 2006;24:445–451.

273. Davenport A. Renal replacement therapy in the patient with acute brain injury. *Am J Kidney Dis* 2001;37:457–466.

274. Winney RJ, et al. Changes in brain water with haemodialysis. *Lancet* 1986;2:1107–1108.

275. Ronco C, et al. Brain density changes during renal replacement in critically ill patients with acute renal failure: continuous hemofiltration versus intermittent hemodialysis. *J Nephrol* 1999;12:173–178.

276. Kennedy AC, et al. The pathogenesis and prevention of cerebral dysfunction during dialysis. *Lancet* 1964;1:790–793.

277. Arieff AI, et al. Central nervous system pH in uremia and the effects of hemodialysis. *J Clin Invest* 1976;58:306–311.

278. Arieff AI. Dialysis disequilibrium syndrome: current concepts on pathogenesis and prevention. *Kidney Int* 1994;45:629–635.

279. Rosen F, et al. Studies on the nature and specificity of the induction of several adaptive enzymes responsive to cortisol. *Adv Enzyme Regul* 1964;2:115–135.

280. Goldsmith DJA, et al. Bicarbonate therapy and intracellular acidosis. *Clin Sci* 1997;93:593–598.

281. Davenport A, et al. Early changes in intracranial pressure during haemofiltration treatment in patients with grade 4 hepatic encephalopathy and acute oliguric renal failure. *Nephrol Dial Transplant* 1990;5:192–198.

282. Davenport A. The management of renal failure in patients at risk of cerebral edema/hypoxia. *New Horiz* 1995;3:717–724.

283. Jost CM, et al. Effects of cooler temperature dialysate on hemodynamic stability in "problem" dialysis patients. *Kidney Int* 1993;44:606–612.

284. Davenport A. Renal replacement therapy in the patient with acute brain injury. *Am J Kidney Dis* 1996;30:S20–S27.

285. Ward DM. The approach to anticoagulation in patients treated with extracorporeal therapy in the intensive care unit. *Adv Ren Replace Ther* 1997;4:160–173.

286. Ohtake Y, et al. Nafamostat mesylate as anticoagulant in continuous hemofiltration and continuous hemodiafiltration. *Contrib Nephrol* 1991;93:215–217.

287. Davenport A, et al. The effect of prostacyclin on intracranial pressure in patients with acute hepatic and renal failure. *Clin Nephrol* 1991;35:151–157.

288. Yagi N, et al. Cooling effect of continuous renal replacement therapy in critically ill patients. *Am J Kidney Dis* 1998;32:1023–1030.

289. Benjamin E. Continuous veno-venous hemofiltration with dialysis and lactate clearance in critically ill patients. *Crit Care Med* 1997;25:4–5.

290. Bellomo R. Bench-to-bedside review: lactate and the kidney. *Crit Care* 2002;6:322–326.

291. Mizock BA, et al. Lactic acidosis in critical illness. *Crit Care Med* 1992;20:80–93.

292. Madias NE. Lactic acidosis. *Kidney Int* 1986;29:752–774.

293. Levraut J, et al. Effect of continuous veno-venous hemofiltration with dialysis on lactate clearance in critically ill patients. *Crit Care Med* 1997;25:58–62.

294. Barton IK, et al. Successful treatment of severe lactic acidosis by haemofiltration using a bicarbonate-based replacement fluid. *Nephrol Dial Transplant* 1991;6:368–370.

295. Kirschbaum B, et al. Lactic acidosis treated with continuous hemodiafiltration and regional citrate anticoagulation. *Crit Care Med* 1990;20:349–353.

296. Forni G, et al. Lactate intolerance with continuous veno-venous hemofiltration: the role of bicarbonate-buffered hemofiltration. *Clin Intensive Care* 1998;9:40–42.

hemofiltration: the role of bicarbonate-buffered hemofiltration. *Clin Intensive Care* 1998;9:40–42.

297. Charytan C, et al. Role of the nephrologist in the intensive care unit. *Am J Kidney Dis* 2001;38:426–429.
298. Paganini EP. Continuous renal replacement therapy: a nephrological technique, managed by the nephrologist. *Semin Dial* 1996;9: 200–203.
299. Cole L. A prospective multicenter study of the epidemiology, management, and outcome of severe acute renal failure in a "closed" ICU system. *Am J Respir Crit Care Med* 2000;162:191–196.
300. Corhick R. *Data management and services at the American Board of Medical Specialties, 1995–1997*. 1995.
301. Hoyt DB. CRRT in the area of cost containment: is it justified? *Am J Kidney Dis* 1997;30:S102–S104.
302. Moreno L. Continuous renal replacement therapy: cost considerations and reimbursement. *Semin Dial* 1996;9:209–214.

第十四章　腹膜透析充分性

John M. Burkart

长期透析毫无疑问是一个了不起的医疗成就,使某些肾衰竭患者的生命延长了超过 20 年[1]。

人们对这一成就已经习以为常,尽管肾脏替代治疗(RRT),尤其是腹膜透析(PD)患者典型的尿素清除率仅为正常肾脏的 1/10(腹膜透析尿素清除率每周 70 L,正常肾脏每周 750 L)(表 14.1),实际上,透析本身仅替代了正常肾脏的部分功能,一般来说,在不使用额外药物的情况下,不能纠正贫血、肾性骨病,另外,也不能替代其他可能尚未被认识的正常肾脏的全身代谢功能。尽管目前 RRT 治疗十分成功,但仍有改进的余地。在美国历史上,每年死亡率波动为 10% ~ 15%,平均 10 倍于年龄、性别匹配的健康人群[3]。

表 14.1　通过透析和自身肾脏去除溶质

	天然肾溶质	血液透析标准通量	血液透析高通量	腹膜透析(CAPD)
尿素(L/周)	750	130	130	70
维生素 B_{12}(L/周)	1200	30	60	40
菊粉(L/周)	1200	10	40	20
β_2-微球蛋白	1000	0	300	250

有人提出透析患者死亡率的升高是由于处方透析剂量的不足[4,5]。为改进患者预后,美国国家和国际医学会制定了指南,意在使医疗服务标准化,以帮助肾脏科医生的临床工作,确定研究的需要,最终改善临床预后。对于 PD,第一个这样的指南是由美国国家肾脏基金会(NKF)资助的关于 PD 充分性的 DOQI 临床实践指南[6],后经 2 次修订[7,8]。

本章将讨论 PD 充分性,主要是总溶质清除和容量控制,也会讨论与 PD 处方相关的其他问题。尽管目前主要关注小分子溶质的清除,需要注意的是终末期肾脏病(ESRD)患者理想的治疗方案必须包括血压(BP)和容量的控制、酸中毒的治疗、贫血、预防代谢性骨病,可能还有治疗/预防慢性炎症状态。这些问题将在本书的其他部分进行讨论。

一、我们应该将什么作为透析充分性的标准

部分尿毒症或者"透析不充分"的临床表现对临床工作者和/或患者是显而易见的[9],包括胃纳下降、金属味、恶心、呕吐、心包炎、胸膜炎和脑病。"透析不充分"不太显著地表现为高血压[10]、脂质代谢紊乱[11]和外周神经病变[12]。因此,除了患者的临床评估,如果有一个可靠的、易于检测的实验室指标,在慢性肾脏病(CKD)进展过程中和患者进入透析后,预

测尿毒症并发症的发生和患者的预后,对肾脏科医生来说,是会有帮助的。至今,没有哪个单一的物质被定义为"尿毒症"毒素。无疑,尿毒症的临床表现是多种不同分子质量的物质协同作用的结果。尿毒症的发生是由于这些溶质的血清(机体负荷)浓度。由于没有单一的"尿毒症"毒素,人们必须使用"替代"标志物来评估"透析的充分性"。目前广泛使用的替代物包括尿素、肌酐、磷或 β_2-微球蛋白的清除。

历史资料显示 HD 和 PD 患者的预后与总小分子溶质的清除有关,也与营养状态的替代指标,如饮食蛋白质摄入(DPI)、身体重量指数、人血白蛋白水平有关。提高小分子溶质的清除率后,患者的全身状况和营养摄入改善,这一现象并不少见。蛋白质摄入和溶质清除与尿毒症表现或营养状态似有联系,尽管在不同患者中有差异,但是在没有明显并发症的患者中,倾向于与溶质清除呈正相关[15]。因此,在最初"PD 充分性"的临床实践指南中,推荐 PD 剂量的"标准"包括,经分布容积矫正的尿素清除率($Kt/V_{尿素}$)和经 1.73 m^2 标准化的肌酐清除率。如后面将讨论的,当前的数据显示,可能需要再度关注那些其他已知的肾脏替代治疗的"标准",如钠的清除、容量控制、磷和 β_2-微球蛋白的清除。

溶质清除和死亡风险的关系

不同物质稳定状态的浓度取决于其生成和清除的速度。为指导透析剂量,需要监测替代标志性溶质的血清浓度并测量从身体里清除的量。单纯的血清浓度可能会误导。因此,目前"PD 充分性"的指南推荐,测定 24 h 尿液和透析引流液中某种溶质总的清除($K_{肾}$ + $K_{腹膜}$ = $K_{总}$)。测得尿素和肌酐清除率后,经分布容积(尿素)和体表面积(BSA)(肌酐)标准化后,用于计算每周 $Kt/V_{尿素}$ 和每周 Ccr/1.73 m^2。过去的推荐是,当计算这些时,残肾和腹膜应当 1:1 地简单相加。这最初是基于假设:从 1 单位的残肾和 1 单位的腹膜清除率,患者获得的生存益处是等同的。但是,现在知道这一假设是不成立的。尤其是仅就小分子溶质清除,残肾的部分似乎比肾替代治疗的部分更为重要(详见下文)。但是,因为多数最近的前瞻性随机对照(PRCT)研究评估死亡风险与溶质清除(指 $Kt/V_{尿素}$)都是采用将肾脏和腹膜清除率以 1:1 的比例相加的方式,目前的 NKF-KDOQI 和其他指南推荐仍然使用这种方式。

为什么以小分子溶质清除作为充分性的替代指标?

多项在方法学和入选患者数量上完全不同的研究,研究了患者预后,即相对死亡风险或死亡率,以及其与总的小分子溶质清除率的关系,其意义已有人进行了文献综述[16,17]。过去的研究倾向于这样的结论:预后,比如相对死亡风险和住院率,与总的小分子溶质的清除率有关。这些研究和近期的研究将在下文中进行介绍,但其结果与 PRCT 研究相反。这些问题在第六和第八章中也进行了讨论。

Kt/V 数据

历史文献

最初的持续性不卧床腹膜透析(CAPD)的理论计算,预测一个 70 kg[身体总水(TBW)

或者说 $V=42$ L]的无残肾功能的患者,当处方 2 L×5 次交换/天时,可处于正氮平衡[18]。使用单变量法分析观察小分子溶质的清除率与预后的关系数据,提示如下:在有残肾功能(RRF)的患者中,在一项研究中[19]目标值定为大于 1.5,另一项研究中定为 2.0[20]。但是,在一项针对无尿患者的研究中,Kt/V 高于 1.89 的患者的预后最好[21]。

使用统计学上更正确的多变量法分析的观察性数据,围绕 $Kt/V_{尿素}$ 对生存的预测作用,在一项研究中的结果显示[22],每周 $Kt/V_{尿素}$ 高于 1.89 的患者生存率高。在另一项现存 PD 人群研究中[平均基线肾小球滤过率(GFR)1.73 ml/min],随访 3 年,结果发现,在 $Kt/V_{尿素}$ 至少 1.96 的患者中,如果小分子溶质清除率更高,并未见生存率的进一步提高。[23] 而在加拿大、美国(CANUSA)的一项前瞻性、多中心、观察性队列研究中,观察在北美和加拿大新进入腹透的患者(平均基线 GFR 3.8 ml/min),在溶质清除的变化范围内,Kt/V 每上升 0.1 单位,死亡的相对风险下降 6%。在 Ccr 也观察到类似的结果,并且没有看到高原平台效应。在最初的分析中,RRF 并不作为一个评估相对死亡风险的独立预测因子。

虽然 1995 年 CANUSA 研究提供了关于总溶质清除与 PD 患者生存相关的最好的历史数据,但有两点值得注意。首先,这不是一个 PRCT 研究;其次,其结果是基于理论的设想和两个十分重要的假设:①总溶质清除在随访期间保持稳定;②1 单位或 1 ml/min 来自 RRF 的清除率和 1 单位或 1 ml/min 来自 PD 的清除率是等同的。事实上,总溶质清除随时间而下降,因为 RRF 下降,而没有相应的腹膜清除率的提高。因为腹膜溶质清除率在研究过程中基本不变,CANUSA 研究的一种解释是患者 RRF 越高,预后就越好[24]。事实上,这一点被以残肾为中心的 CANUSA 研究再分析所肯定[25]。在 CANUSA 研究中,相应的 Ccr 与预后的数据也是类似的结果。一些文献中提示,总每周 Ccr/1.73 m² 对全因死亡的预测作用较总周 $Kt/V_{尿素}$ 更强。后面会提到,这可能是由于残肾部分在总溶质清除中起的作用。

基于历史上发表于 1996 年以前的观察性研究的结果,以及溶质清除和 DPI(将在下文中提及)的可能的关系,最初的 NKF-DOQI 工作组对 PD 充分性、CAPD 的总溶质清除目标作出如下推荐:总每周 $Kt/V_{尿素}$ 大于 2.0 且每周 Ccr 大于 60 L/1.73 m²。对于连续性自动化腹膜透析(CCPD)和间歇性夜间透析(NIPD),推荐稍高的周 $Kt/V_{尿素}$ 和 Ccr[6],推荐也提到 CAPD 的目标值是基于临界证据得到的,并没有前瞻性随机研究的支持。对于 CCPD 和 NIPD 是基于相应观点提出的,很少或根本没有预后数据的支持。随后,其他医学会相继推出目标值,对所有 PD 治疗,加拿大指南目标值为每周 $Kt/V_{尿素}$2.0[26],UK 指南为 1.7[27]。

当代观察性研究

当代研究进一步检验了增加清除率对生存率的影响。有三项来自中国某中心的研究。Szeto 等人[28]回顾性地复习了他们对 168 例随访 CAPD 患者的经验,这些患者入选后再随访 1 年。将每周总 $Kt/V_{尿素}$ 大于 1.7 的患者(有 RRF 的患者,基线平均总 $Kt/V_{尿素}$ 为 2.03±0.25;没有 RRF 的患者,基线平均总 $Kt/V_{尿素}$ 为 1.93±0.18),与那些每周总 $Kt/V_{尿素}$ 小于 1.7(平均总 $Kt/V_{尿素}$ 为 1.38±0.22)的患者比较,1 年的总死亡率为 8.3%,尽管无统计学差异,14 例死亡病例中有 9 例为总 $Kt/V_{尿素}$ 小于 1.7 的无尿患者。基于此,有人可能推断每周 $Kt/V_{尿素}$ 小于 1.7 的无尿患者,如果这种状况持续的话,死亡风险可能上升。在另一项研究中,提示预后和总溶质清除的关系主要取决于残肾的部分[29]。相反,在对 140 例随访中的无尿患者的研究中,进一步平均随访(22.0±11.9)个月,发现腹膜清除率与生存率的正相关关系[30]。在这些患者中,平均基线腹膜 $Kt/V_{尿素}$（1.72±0.31）/周,42%的患者使用2 L×3次交换/天[如果有超滤（UF）问题的话,患者的处方将作调整]。Kt/V 每下降 0.1 单位死亡率上升 6%,与 CANUSA 研究中的结果相似。

这些从亚洲患者中得到的数据提示,一旦达到最低腹膜溶质清除率后（可能是每周腹膜 $Kt/V_{尿素}$ 大于 1.7～1.8）,并且患者为 24 h 持续透析,进一步增加小分子溶质的清除对患者短期预后的提高不显著。

Davies 等[31,32]发现总溶质清除和预后的相关性,如其他研究一样,完全是由于残肾功能的变异度,而不是腹膜的。在针对 122 例高加索无尿患者的研究中,Bhaskaran 等[33]指出,生存率最高、死亡率下降 58% 的是每周 $Kt/V_{尿素}$ 大于 1.8[Ccr 大于 50 L/（1.73 m² · 周）]的患者组。进一步提高每周清除率,未测量到生存率的提高。但是该项研究的 95% 可信区间是 0.26～1.13,提示该研究的统计学强度较低,样本量相对较少。

当代的前瞻性随机研究

有三项前瞻性随机研究评估增加腹膜清除率对生存率的影响。其中一项是 Mak 等人[34]前瞻性地评估增加透析剂量的作用,这是一个对照研究,共纳入 82 例 CAPD 患者。基线时,所有患者都使用 3 袋 2 L/天的透析剂量。随后随机进入两组,继续此处方（平均 $Kt/V_{尿素}$ 1.67/周）,或提高透析剂量至每天 4 袋 2 L（平均 $Kt/V_{尿素}$ 为 2.02/周）,随访 1 年。在短期（1 年）的随访过程中,住院率有差异。但是,住院率在对照组上升,干预组下降,因此这可能有误导性。

一项前瞻性、随机、干预性研究,即 ADEMEX 研究,评估了增加腹膜溶质清除和持续"标准治疗"在 965 例墨西哥 CAPD 患者中的作用,发现干预组患者的腹膜溶质清除率的提高有统计学差异,而死亡相对风险没有受益[35]。所有患者采用 24 h/d 持续透析处方,在基线时,所有患者都采用 4 袋 2 L/天透析剂量,两组的残肾功能相似。贯穿整个研究的平均总溶质清除为总 $Kt/V_{尿素}$,对照组为 1.80±0.02,而干预组为 2.27±0.01;腹膜 $Kt/V_{尿素}$,对照组为 1.62±0.01,而干预组为 2.13±0.01。相应的 Ccr[L/（周 · 1.73 m²）]值为:54.1±1.0 比 62.9±0.7 和 46.1±0.45 比 56.9±0.48。在干预组,透析处方的分布情况如下:10 L/天占 37%,11 L/天占 20%,12 L/天占 21%,12.5 L/天占 8%,15 L/天占 14%。在 ADEMEX 研究中也评估了生活质量。两组在任何时间点,身体综合评分、精神综合评分,或肾脏疾病相关评分都没有显著差异[36]。也就是说,在 ADEMEX 研究中,高的小分子溶质清除率无论对生存率还是生活质量都没有益处。

正如前面在观察性研究中注意到的,RRF 是死亡率的重要预测因子,每 10 L/（周 · 1.73 m²）的周肾脏 Ccr 的丢失,死亡率上升 11%,每 0.1 单位的周肾脏 $Kt/V_{尿素}$ 的丢失,死亡率上升 6%。在这一研究中,尽管腹膜 UF 在干预组有显著上升[（0.97±0.05）L/天比（0.84±0.03）L/天,P<0.05],但未观察到增加腹膜 UF 的生存率益处。

ADEMEX 研究的结果与后来香港的一项随机化研究一致,在该研究中,比较了 CAPD 患者 $Kt/V_{尿素}$ 不同的三组（1.5～1.7、1.7～2.0、超过 2.0）[37]。同样,尽管溶质清除在统计学上显著不同,三组的 2 年生存率没有区别。所有患者在研究开始时残肾 $Kt/V_{尿素}$ ≤1.0,从而确保残肾功能的影响最小化。三组基线残肾 GFR 分别是 2.38、2.48 和 2.64 ml/min（对应残肾 $Kt/V_{尿素}$ 分别为 0.44、0.46 和 0.49）,没有统计学差异。平均体重指数（BMI）是 22 kg/m²,比 ADEMEX 研究中的患者和典型的美国患者相对较小。在随机化前,常规的处方是 3 次 2 L/天,与 ADEMEX 研究中对照组的 4 次 2 L/天的"标准"处方不同。透析充分性每 6 个月评估 1 次,基于充分性的结果,在 2 年的随访期间,随着残肾功能的变化,透析处方随之调整,从而使总 $Kt/V_{尿素}$ 保持在随机组别内。到研究结束时,三组残肾 $Kt/V_{尿素}$ 都≤0.1。这是香港的研究和 ADEMEX 研究的一个重要区别。在 ADEMEX 研究中对照组患者保持目前的"标准"治疗,而在香港的研究中事实上部分随机到对照组的患者的透析处方下降了。

这些数据提示,对于标准 CAPD 处方患者(每天 24 h 透析时间),一旦小分子溶质清除超过最小剂量后,进一步提高小分子溶质的清除,生存率不再提高。绝对的需给予的最少总溶质清除量,以 $Kt/V_{尿素}$ 计算尚未建立。但是,以目前的证据,每周最少给予溶质清除剂量以 $Kt/V_{尿素}$ 计算,应高于 1.7。这与在无尿患者中观察到的数据一致[38]。这些数据并不表示推荐的最小总每周小分子溶质清除处方目标剂量,在所有患者中都应减少。这些数据提示肾脏科医生应当对个体化透析处方更有信心,如果患者未达到溶质清除目标,但是食欲良好、自我感觉良好,不必因为透析不充分而将患者转为 HD。这些数据提示应当关注透析充分性的其他"标准"。

肌酐清除率数据

大多数之前的综述研究中,在检验总 $Kt/V_{尿素}$ 对生存率预测的同时,也评估了总 Ccr/1.73 m^2 的作用。在 CANUSA 研究中,总 Ccr 不仅可预测死亡,也可以预测技术生存率和住院率[14]。数据分析提示,每周总 Ccr 超过 70 L/1.73 m^2,2 年患者生存率是 78%。其他研究提示最少每周总目标值应大于 58 L/1.73 m^2[23]或者 50 L/1.73 m^2[2,39],无尿患者如果清除率超过 50 L/1.73 m^2,预后最佳[33]。在 ADEMEX 研究中,对照组(平均每周总 Ccr 54 L/1.73 m^2)和研究组(平均每周总 Ccr 62.9 L/1.73 m^2)之间的预后没有显著差异[35]。在香港的研究中[36]未对 Ccr 进行分析。

这些数据提示,与 $Kt/V_{尿素}$ 一样,一旦达到一定的最小每周总 Ccr,进一步增加透析剂量,不能进一步改善患者的死亡相对危险。

二、推荐的可接受的腹透总溶质清除

根据 ADEMEX 研究和香港研究的结果,多个学会指南工作组就 PD 的充分性进行了修订。在复习这些推荐之前,有必要记住如下警告:第一,溶质清除对预后的影响可能随人种不同而不同。就美国 USRDS 的经验,非裔美国人和亚裔 HD 患者与白人患者比较,在溶质清除相同的情况下,死亡相对风险较低。其中的原因不清楚。第二,墨西哥和香港的患者,饮食蛋白摄入(DPI)与北美或欧洲的患者不同。第三,不同国家和种族群体的顺应性可能不同。第四,可能有未被认识的因素或并发症上的区别。第五,所检测的溶质清除的区段可能还不足以显示有显著临床意义的生存率的差异。显然需要更多数据。

在国际腹膜透析学会(ISPD)旗下的工作组,包括北美、亚洲、澳大利亚和欧洲的代表,共同起草了 PD 给予剂量的指南,纳入了最近的研究的结果[41]:对于小分子溶质的清除,总(残肾和腹膜合计)周 $Kt/V_{尿素}$ 应高于 1.7/周。如果残肾功能提供部分清除率,为简单起见,将残肾和腹膜 $Kt/V_{尿素}$ 以简单的 1:1 的方式相加,尽管已经提到腹膜和残肾的清除率差别很大。尽管曾认为单独推荐 Ccr 是不必要的,对自动化腹膜透析患者还是提出应达到每周最低清除率 45 L/1.73 m²。加入 Ccr 目标值的原因是,对于自动化透析患者如果夜间快速多次交换,白天干腹情况下,尿素氮的清除明显高于那些转运较慢、较大的尿毒症毒素的清除。除非在特定情况下,PD 应当 24 h 持续进行,因为大分子毒素的清除是时间依赖的。尽管没有特别规定每日的 UF 目标值,在指南中强调保持容量平衡是充分透析的重要组成部分,必须关注尿量和 UF 量。在经济条件和顺应性许可的情况下,所有由于透析不充分或者不明原因的状况不佳的患者,都应尝试增加腹透剂量。

美国 NKF 在 2006 年也发表了相似的推荐,[8] 提出最小总溶质清除给予剂量不应低于 $Kt/V_{尿素}$ 1.7/周。该工作组认为没有必要加入 Ccr 作为溶质清除的推荐,也没有数据提示对 CAPD 或 NIPD、CCPD 设定不同最低目标值的必要性。该指南也加入了保护 RRF 和维持容量平衡重要性的内容。

澳大利亚的指南由澳大利亚肾损害治疗工作组(CARI)于 2005 年在网络上发布,推荐周总 $Kt/V_{尿素}$ 应≥1.6,同时高或高平均转运患者的 Ccr 不低于 60 L/周,低或低平均转运患者则不低于 50 L/周(www.cari.org.au)。英国肾脏病学会的推荐相似(1.7 和 50 L/周),同时推荐如果是无尿患者,UF 不足 750 ml/天者应考虑改变透析方式(www.renal.org)。2005 年发表的欧洲最佳治疗指南提出了相同的 $Kt/V_{尿素}$ 目标值,但对自动化腹膜透析患者推荐的 Ccr 最低应为 45 L/(周·1.73 m²),对无尿患者 UF 目标值为 1 L/天[42]。

三、残肾功能的重要性

与增加腹膜清除率能否改善患者生存率的争议不同,研究一致显示不管是 PD 还是 HD 患者,残肾功能伴有死亡相对风险降低。[43]

CANUSA 研究的再分析[25] 提示 GFR 每上升 5 L/(周·1.73 m²),相对死亡风险下降 12%。没有可证实的腹膜清除率的益处。每 250 ml/天尿量的增加,相应的死亡风险下降 36%,而净腹膜 UF 和总液体清除不能预测预后。在前面复习过的 ADEMEX 研究中,RRF 而非腹膜,是死亡的预测因子,每周残肾 Ccr 每下降 10 L/1.73 m²,死亡率上升 11%,每周肾脏 $Kt/V_{尿素}$ 下降 0.1 单位,死亡率上升 6%。对 673 例患者进行为期 1 年的随访,结果发现残肾清除率的下降,而不是腹膜清除率与死亡率上升有统计学相关性[44]。在 873 例从 2000 年健康保健经济管理临床实践管理项目数据库中选择的患者中也得到类似的结果[45]。其他相对较小的观察性研究也重复了这些发现[46-48]。

出现这些观察结果的原因不清楚。一些可能的假说包括:①尽管 1 单位的残肾清除率与 1 单位的腹膜清除率在测量 $Kt/V_{尿素}$ 时可能相同,但可能对其他溶质的清除并不相同。比如,后面会讨论到,如果患者的残肾 $Kt/V_{尿素}$ 是 2.0,其残肾 Ccr 大约在 120 L/周左右。与之对应的,对于一个无尿患者,腹膜 $Kt/V_{尿素}$ 2.0,相对应的 Ccr 大约为 55 L/周(图 14.1)。这一差别在中分子

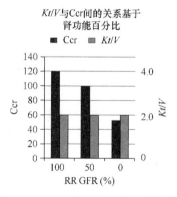

图 14.1 Kt/V 与 Ccr 间基于残留肾脏(黑柱)与腹膜(灰柱)的总清除率百分比的关系。Ccr,肌酐清除;RRGFR,残余肾小球滤过率

溶质,如 β_2-微球蛋白中可能更显著。②当腹膜 $Kt/V_{尿素}$ 增加时,较大分子的清除,如 β_2-微球蛋白的清除可能没有相应的增加。事实上,即使是在晚期 CKD 和 GFR 严重下降时,与腹膜透析相比,残肾对中分子的清除相对小分子较多[49]。已经知道,β_2-微球蛋白在有残肾功能的患者中最低[50-52]。数据显示增加灌注容量可减轻尿毒症临床症状和体征[53],尽管这主要是由于增加了小分子的清除,而非中分子(图 14.2)。已知一旦已经 24 h 全部进行透析治疗,种种手段可改变小分子溶质的清除,但对其他溶质清除的影响甚小。[54,55]其他可选的 PD 治疗模式,如连续灌注技术,与常规治疗

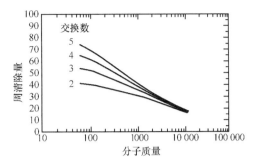

图 14.2 增加 PD 去除各种溶质的效果。CAPD 交换次数对源于腹膜运输计算机模型的每周清除的溶质分子质量范围的影响

相比可提高 β_2-微球蛋白的清除,可能有益。③残肾清除率可使血压和容量的控制,较无尿患者更易达到。④相对健康的患者可更持久地保持其 RRF,其较高的生存率与患者整体较健康有关,而不是由于肾脏的贡献。⑤很重要的一点是,透析的整体作用是益处和毒性的平衡。是否有可能在增加灌注剂量或试图提高 UF 时也相应增加了治疗的毒性? 当使用 2.5 L 交换时,与 2.0 L 交换相比,从腹腔的葡萄糖吸收增加。⑥可能有未被认识的肾脏内在(可能在近端小管)"抗炎症"作用,这在非透析人群中已有描述,在透析患者中 RRF 可能也有类似作用。在普通人群的研究显示,肾功能的丢失与心血管(CV)死亡有关,且不能完全被"传统"的危险因素解释[57]。

有趣的是,不管是荷兰前瞻性的多中心研究[47]还是 ADEMEX 的数据[35],都没有显示 PD 剂量对生活质量的作用。在这些研究中,残肾功能和生活质量有相关性。

四、营养状况对患者预后的影响

恶心、呕吐、食欲下降是广为人知的尿毒症症状,同时尿毒症患者的 DPI 一般较低[58]。另外,当残肾 GFR 下降到低于 50～25 ml/min 时,DPI 自发地下降[59]。这种倾向在透析开始前的患者中更为显著,很多患者不仅厌食还有酸中毒,且常常用低蛋白"肾脏保护"饮食治疗。从而,当患者开始透析时,可能表现为蛋白质营养不良。一个更适当的开始透析的时机,可能防止这种情况的发生。

作为这些观察的结果,目前的假说是:透析不充分,或者尿毒症,导致食欲下降、营养不良和白蛋白合成下降。但是,关于营养和透析剂量的横断面研究的结果与之相悖[60-64]。一些研究者相信,这些关系只是简单的数学偶联[65]。前瞻性研究显示,在适当的患者队列中,增加透析剂量可增加标准化的蛋白质相应氮呈现率(nPNA)和能量摄入[66],以及瘦体重比例(LBM)。这些发现与观察性结果都提示,透析剂量与蛋白质摄入的关系似乎存在阈值,大约为每周 $Kt/V_{尿素}$ 1.9[67,68],这也是临床推荐的基础,推荐指出,营养不良的透析患者可能因为"透析不充分"而导致营养不良。

在 ESRD[69-73]和非 ESRD[74]患者中,死亡相对风险最重要的预测因子之一是患者的营养状态。在 HD 患者中,当血浆白蛋白从参考值 4.5 ～4.0 g/dl 下降至少于 2.5 g/dl,死亡风

险上升 18 倍。营养不良也是慢性腹透患者死亡和住院的显著危险因素[75,76]。慢性 PD 患者中营养不良者占 40%~76%,取决于营养不良定义的不同和患者人群的不同[77,79]。有少数几项研究提供了营养指标的纵向变化。在一项前瞻性研究中,118 例开始 PD 的患者的平均血浆白蛋白在 24 个月内上升了 0.2 g/dl,nPNA 下降了约 0.1 g/(kg·24 h),BMI 和脂肪没有显著变化[80]。

营养不良和临床预后不良的相关性,在单独以血浆白蛋白作为营养状态的标志时并未确定。其他替代性营养状态指标,如肌肉体积的丢失,以低血清肌酐为代表,低肌酐生成率,或者总身体氮含量及低人血白蛋白、低前白蛋白、主观综合性营养评估(SGA)都是患病率和死亡率的良好预测因子。

这些数据提示死亡风险与营养状态,这一可能受到患者总小分子溶质清除影响的参数相关。但是应记住的是,营养状态不仅受到尿毒症防治状态的影响,也受到很多非 ESRD 相关因素(伴发病、抑郁、胃瘫痪等)影响。目前已知营养不良可能是营养元素摄入不足或炎症[81-83],或两者共同作用的结果[84,85]。人血白蛋白是炎症时急性期反应蛋白,在炎症状态时下降。C 反应蛋白(CRP)在多数 PD 患者中异常增高,升高的 CRP 水平与死亡率和 CV 疾病直接相关[88-90]。

透析本身伴随着独特的代谢和营养问题。PD 患者已知有食欲减退和早饱[91,92]。典型患者丢失 5~15 g 蛋白质和 2~4 g 氨基酸/天到腹透液中[93]。这些丢失大致相当于 0.2 g/蛋白/(kg·d)的摄入,快转运患者较慢转运者丢失更多。在腹膜炎时,这部分丢失更多[94],即使是轻度的腹膜炎,其丢失也将加倍。尽管腹膜蛋白的丢失与血清白蛋白水平相关,在慢性 PD 患者中,腹膜蛋白的丢失似乎与其他营养状态的替代指标无关[95]。

五、营养状态的测量

在可供选择的营养状态的测量手段中,传统上使用血白蛋白水平、PNA 及 SGA 评分。

人血白蛋白水平

人血白蛋白水平,一定意义上反映了内脏蛋白质储存,在 ESRD 人群中预示患者预后,不管是采自透析治疗开始时[14,96]还是透析过程中[97],或者透析稳定时测量的白蛋白水平[98,99]。人血白蛋白的不同测量方法对结果有很大影响[100]。溴甲酚绿法相对较优,使用这种方法,1994 年末/1995 年初的 1202 例 PD 患者的平均人血白蛋白水平是 3.5 g/dl[101]。对于 PD 患者个体,单次人血白蛋白的测量,分析时应十分小心。单次的低白蛋白不一定预示高死亡风险或者营养不良。应当对其浓度进行一定时间随访,分析时应当考虑其他患者相关因素,如变化的趋势、转运类型、溶质清除、并发症及其他。

我们现在对造成低白蛋白血症的原因有了更好的认识。它们是多因素的(表 14.2)。当评估个体患者时,应考虑所有因素,包括可能存在的慢性炎症状态。越来越多的数据提示 ESRD 或者可能是 ESRD 的治疗代表了一种慢性炎症状态。在

表 14.2 低白蛋白血症的原因

稀释(体积过载)
合成减少
身体损失增加
尿
透析
慢性炎症状态

PD 过程中,腹膜腔反复暴露于非生物性的液体中[102,103],这可能导致[104],也可能不导致[105]慢性炎症状态。

饮食蛋白摄入

在人类中 95% 的氮是以蛋白质的形式摄入。当患者在稳定状态下(没有分解代谢或合成代谢),总氮分泌率乘以 6.25(每 6.25 g 蛋白质约含 1 g 氮)被认为是人体 DPI 的一个评估指标[106]。估算的 DPI 是由在透析液和尿液中的尿素氮呈现率(UNA)计算而得。有多个相关公式,其中一些在 CAPD 中(不是 NIPD)经过验证(PNA = PCR + 蛋白质丢失)(表 14.3)。这些评估最初被称为蛋白质分解率(PCR)。但是,PCR 事实上代表了分解超过合成的蛋白质的量所对应的尿素氮的分泌量。PCR 事实上是一个净分解平衡。由于这些计算是基于尿素氮呈现率,现在这一指标更名为 PNA。

表 14.3　常用的计算膳食蛋白摄入量(DPI)的公式

	计算 PNA 的公式
Randerson Ⅰ	PNA = 10.76(UNA/1.44+1.46),UNA 单位为 g/d
Randerson Ⅱ	PNA = 10.76(UNA+1.46),UNA 单位为 mg/min
修正的 Borah	PNA = $9.35G_{un}$+0.294V+蛋白损失
Teehan	PNA = 6.25(UN_{loss}+1.81+0.031BW)
Kjelldahi	PNA = 6.25×N_{loss}
Bergstrom	PNA = 19+7.62×UNA

注:PNA,氮表现率蛋白相当量;UNA,尿素氮呈现率;BW,体重。

修改摘自:Kopple JD, Jones MR, Keshaviah PK, et al. A proposed glossary for dialysis kinetic. *Am J Kidney Dis*, 1995; 26:963-981; Keshaciah P, Nolph K. Protein catabolic rate calculations in CAPD patients. *ASAIO Trans*, 1991;37:M400-M402。

Keshaviah 和 Nolph[107] 比较了这些公式,并推荐 Randerson 公式[108],PNA = 10.76(UNA+1.46),UNA 的单位是 mg/min,或者 PNA = 10.76(UNA/1.44+1.46),UNA 的单位是 g/d。这些公式假设患者处于稳定状态(UNA = 尿素氮排出率,等同于尿素氮生成率)。Randerson 公式也假设平均每日从腹透液中丢失的蛋白质为 7.3 g/d。对于有大量尿液或透析液蛋白质丢失的透析患者,必须将这些直接蛋白质丢失加入公式才能得到真实的 PNA。多数学会推荐监测患者的估算 DPI,以确保合适的营养状态。基线 PNA 应当在培训阶段测定。之后每 4~6 个月重新评估,使用与监测溶质清除同期收集的 24 h 透析液和尿液样本。其数值的降低提示蛋白质摄入的下降。

为了比较,推荐将 PNA 根据患者身材大小、体重进行标准化(nPNA)。应该使用哪个体重进行标准化一直受到争议。根据使用不同体重计算 nPNA 的不同,nPNA 低于目标值时有或没有与临床营养不良的统计学相关性。用实际体重标准化 PNA 倾向于高估,或者可能出现在营养不良的患者中,如果用逐渐变轻的营养不良的体重进行标准化(除以体重),与患者的基线体重相比,nPNA 可能随时间逐步上升[109]。这一点不仅在进行患者与患者间的比较时有意义,在对患者个体进行纵向评估时更为重要。DOQI 工作组和其他组织推荐使用标准化体重,或者 V/0.58 进行标准化[110]。这样,用于标准化的体重不随时间变化,nPNA 更可能反映 DPI 的真实变化。尽管多数指南建议纵向监测估算 nPNA,发现其中的变化,但在横断面研究中提示绝对蛋白摄入量,而不是 nPNA,与预后和营养不良的体征相关性最佳。

来自 2000 年 CMS-CPM(美国联邦政府的基本医疗保险服务的专门机构项目的数据显示,在慢性 PD 患者中,平均 nPNA 是 (0.95 ± 0.31) g/(kg·d),其标准化肌酐呈现率是 (17 ± 6.5) mg/(kg·d),平均瘦体重比例(%LBM)是真实体重(ABW)的 (64 ± 17)%[111]。

对于 DPI 的数值,即为维持 PD 患者氮的正平衡,每公斤体重需要的蛋白质的量有一些相互矛盾的结果。早期的研究提示维持氮平衡,DPI 至少需要 1.2 g/(kg·d)[112,113],这一数值显著高于正常人的推荐值。2001 年 NKF 临床实践 DOQI 指南推荐,在慢性 PD 患者中,DPI 应在 1.2~1.3 g/(kg·d)[114]。Bergstrom、Lindholm[115] 和 Nolph[116] 的横断面研究指出,那些没有营养不良表现的患者似乎摄入蛋白较推荐值少[蛋白质分别是 0.99、0.88 g/(kg·d)]。这些结果可能受到研究的患者人群、既往饮食模式和 RRF 的影响。基于这个原因,几个研究者提出,每日蛋白摄入量应在 0.9~1.1 g/kg[117,118]。有趣的是,2006 年 KDOQI 指南未就蛋白摄入做出推荐,因为近期没有 PRCT 研究提示提高蛋白摄入量对相对死亡风险有益。

年龄小于 60 岁的长期 PD 患者每日总能量摄入应为 35 kcal/kg,如超过 60 岁,则为 30 kcal/kg[114,119]。这包括从饮食和腹透液葡萄糖吸收中所产生的能量。很多患者摄入较少[120,121]。食品添加剂、肠饲管、透析间期和全胃肠道外营养被用于治疗营养不良[122]。使用经皮内镜胃造口置管应小心,因其使用与高的腹膜炎发生率有关。另外,碳酸氢盐添加剂可改善体重和 BMI[123]。

主观综合性营养评分

主观综合性营养评分[124](PD 改良版),是 PD 患者营养状态的有效评估指标[125]。在 CANUSA 研究中,修订后的 SGA 使用 7 点分级法量化 4 个项目(体重变化、厌食、皮下组织、肌肉量),可预测预后[14]。在多元分析中,SGA 评分较差与相对死亡率较高有关。推荐连续(每年 2 次)使用这一简单的评分进行营养评估。如果发现减退,评估并发症,并考虑总溶质清除不足是可能的原因。

六、总溶质清除的主要决定因素

小分子溶质清除一般使用 $Kt/V_{尿素}$ 和 $Ccr/1.73$ m^2 测定。指南推荐每周达到一定的最低"总"(腹膜和残肾)清除率。

残肾功能

肌酐和尿素被用作小分子清除的替代指标。当计算 Ccr 时,由于 RRF,应注意当 GFR 或 Ccr 很低时,更多尿中的肌酐是由近端小管分泌的,而不是真正经肾小球滤过。因此,传统的 Ccr 测定(收集 24 h 标本)可显著高估真实 GFR。如果以肌酐动力学作为替代指标,推荐使用测定的尿素清除率和 Ccr 相加并除以 2 作为残肾 GFR 的估算值。这一数值(以 L/d 为单位)加上每日腹膜 Ccr 来评估总 Ccr。多数其他小分子物质,如尿素,经肾脏的清除仅涉及肾小球的滤过，没有小管的分泌。这样，如果使用尿素动力学测定透析剂量，不需要矫正小管的分泌。

每 1 ml/min 矫正的残肾 Ccr(作为 GFR 的测定)，对于一个平均 BSA 1.73 m² 的患者，约贡献 10 L/(周·1.73 m²Ccr)。同样，对于一个 70 kg 的男性每 1 ml/min 的残肾的尿素清除率约贡献总的每周 0.25 单位 $Kt/V_{尿素}$。在透析开始时，残肾功能常在推荐的最小溶质清除中占据重要部分。在一个报告中，残肾成分占总清除率的 39%[126]，另一个综述中占 25%[127]。例如，如果患者开始 PD 时，残肾 Ccr 5 ml/min(一个常见的假设)，矫正残肾肌酐清除率(GFR)约为 4 ml/min，大约在总溶质清除中贡献了 40 L/周的 Ccr，残肾尿素清除率大约在 3 ml/min。这种情况下，患者可能在透析开始时，只需要 1 次或 2 次交换/天。

有人认为 RRF 在 PD 中较 HD 保持更好[128-131]。残肾清除率是透析的重要组成部分，且是预后的重要预测因子。随着 RRF 的下降，总清除率(以 $Kt/V_{尿素}$ 或 Ccr 代表)将逐步下降，除非由腹膜部分增加来替代。Tattersall 等人[132,133]的数据显示，当残肾功能下降时可通过增加透析剂量来补偿和维持最低溶质清除目标。

腹膜转运特性

个性化 PD 处方的第一步是了解患者的腹膜转运特性。与 HD 不同，在 HD 中，医生可以为不同患者选择不同的透析器，PD 患者的腹膜是"与生俱来"的。目前，没有方法可改变腹膜转运特性或在透析开始前预测转运特性。

腹膜平衡试验(PET)是评估个体腹膜转运特性的标准方法。这是一个标准化的试验，在一次过夜的透析交换后，注入 2 L 2.5% 的葡萄糖透析液(时间点 0)，留腹 4 h。在 0、2、4 h 留取透析液尿素、糖、钠、肌酐样本。在 2 h 时留取血清样本。透析液在留腹 4 h 后引流出体外，测量流出液体积。尿素氮和肌酐的腹透液与血浆比例(D/P)在 2 h 和 4 h 的引流液中测定，透析液的糖浓度也在相同时间点测定，并与新鲜透析液中糖浓度比较(图 14.3)。基于已发表的数据，将患者的腹膜类型分为高、高平均、低平均、低转运。在一组 806 例患者数据的复习中，10.4% 的患者为高转运，53.1% 为高平均，30.9% 为低平均，5.6% 为低转运[135]。分型后，PD 处方可以根据患者的腹膜转运类型进行优化选择。

这些 D/P 比例可以根据任何溶质进行计算。这样做，可以评估不同大小的溶质的清除率与预计的差异。例如，在图 14.4 中指出的，尿素(分子质量 60 Da)较肌酐(分子质量 112 Da)转运快。多数患者 4 h 时尿素氮达到大于 90% 的平衡，而对于肌酐，在 4 h 时，平均患者只达到 65% 的平衡。如图，其区别在低转运患者中更明显，在临床上，当使用多次短留腹时(CCPD、NIPD)尤为明显。磷的分子质量较肌酐大，但分子大小类似，因此，肌酐的清除可以作为磷清除的替代指标(图 14.5)。

PD 的溶质清除率与溶质的 D/P 和透析液的引流量有关。引流量少的患者清除率相对较低。UF 量与晶体(葡萄糖、氨基酸)或胶体(艾考糊精)介导的渗透压有关。需要重点提出的是，肌酐/尿素氮转运快者，对葡萄糖的吸收也较快。一旦葡萄糖渗透压梯度消失，UF 也就消失，液体的淋巴重吸收占主导地位(图 14.6)。这样，在快速转运者中，尽管尿素氮和肌酐的 D/P 值在 4 h 或更长的留腹过程中接近于平衡，但其流出液量较少，因此其溶质清除率会因流出液量减少而低于理想水平[136]。事实上，在 CAPD 的长夜间留腹(9 h)或经典的

CCPD 的日间长留腹(15 h),快速转运者可出现引流量少于灌注量的情况。对这些患者,需要较短的留腹时间来尽量减少或最小化液体的重吸收,优化溶质清除。对于慢转运的患者,腹腔的葡萄糖吸收较慢,UF 峰值出现较晚,即使留腹时间较长也可达到净 UF。对这些患者,在留腹过程中,D/P 几乎线性上升。直到 8~10 h D/P 才得到平衡。

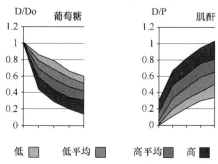

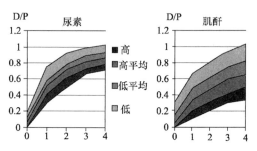

图 14.3　在典型的 4 h 停留期间,2.5% 右旋糖,在采样时透析液至血浆(D/P)比例的尿素和透析液葡萄糖以时间零比率透析葡萄糖 D/Do,透析葡萄糖浓度(修改摘自:Twardowski ZJ, Nolph KD, Khanna R, et al. Peritoneal equilibration test. *Perit Dial Bull*, 1987; 7: 138-147; Twardowski ZJ, Khanna R, Nolph KD. Peritoneal dialysis modifications to avoid CAPD dropouts. In: Khanna R, Nolph KD, Prowant BF, et al., eds. Advances in continuous ambulabory peritoneal dialysis. Proceedings of the Seventh Annual CAPD Conference, Kansas City, Missouri, February 1987. Toronto: Peritoneal Dialysis Bulletin, 1987: 171-178.)

图 14.4　尿素与肌酐的 D/P
在标准腹膜平衡试验中尿素与肌酐 D/P, 图中显示了 2 h 和 4 h 的值(修改摘自:Twardowski ZJ, Nolph KD, Khanna R, et al. Peritoneal equilibration test. *Perit Dial Bull*, 1987; 7: 138-147; Twardowski ZJ, Khanna R, Nolph KD. Peritoneal dialysis modifications to avoid CAPD dropouts. In: Khanna R, Nolph KD, Prowant BF, et al., eds. Advances in continuous ambulabory peritoneal dialysis. Proceedings of the Seventh Annual CAPD Conference, Kansas City, Missouri, February 1987. Toronto: Peritoneal Dialysis Bulletin, 1987: 171-178.)

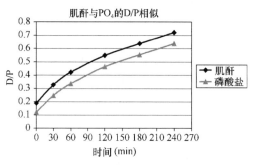

图 14.5　肌酐与磷酸盐在腹膜透析期间 D/P 比例的理论构建

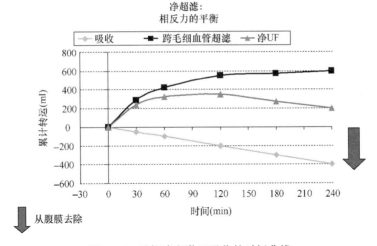

图 14.6 反超滤和淋巴吸收的时间曲线

（修改摘自：Mactier RA, Khanna R, Twardowski ZJ, et al. Contribution of lymphatic absorption absorption to loss of ultrafiltration and solute clearances on continuous ambulatory peritoneal dialysis. *J Clin Invest*, 1987;80:1311-1316.）

纵观这些差异,可以想象,在 2 h 留腹后,快速转运者可以达到 2 L 的肌酐清除,而慢速转运者可能只有 1 L 或更少,尽管引流液量较大(图 14.7)。对于慢速转运者可能需要 7~8 h 才能得到快速转运者 2 h 的清除率。这些差异在制定患者的个体化处方时应予以考虑。

患者的腹膜转运特性相对较稳定。Rippe 和 Krediet 复习了关于腹膜转运的 9 项横断面研究和 16 项纵向研究[137]。在 25 项研究中有 14 项,腹膜转运特性不随时间变化,在另外 11 项研究中,小/中分子溶质的转运有轻度上升。另外有人发现,对 23 例患者进行的至少为期 7 年的随访中,腹膜转运特性没有变化[138],尤其是在腹膜炎发生率低的患者中[139]。相反,在频繁发生腹膜炎的患者中,小分子溶质的转运倾向于上升,并伴 UF 的丢失[140,141]。另有研究显示多达 30.9% 的患者,经过 6 年腹透后,出现 UF 衰竭(转运发生变化)[142]。这些数据强调了监测腹膜转运特性(通常使用 PET 试验)的重要性,来优化溶质清除、引流量及 BP 和 UF,并尽可能少地使用高张的葡萄糖。如果腹膜转运特性发生变化,患者的透析处方可能也需要相应

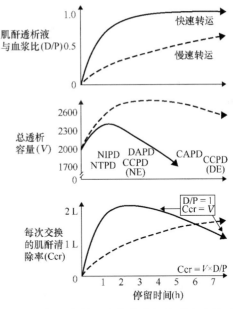

图 14.7 低和高转运患者中进行溶质和水转运的理想曲线比较。肌酐和水转运理想曲线中极低和极高转运特性患者伴 2 L 2.5% 葡萄糖透析液。NIPD,夜间间歇性腹膜透析;DAPD,日间非卧床腹膜透析;CAPD,持续性非卧床腹膜透析;NTPD,夜间潮式腹膜透析;NE,夜间交换;DE,日间交换;CCPD,持续循环腹膜透析

变化。

　　PET 试验是最实际的,也是最广泛使用的区分腹膜转运类型的试验,当然,也有其他方法。这些其他试验中,不使用 D/P,而是使用物质转运面积系数(MTAC)来定义转运[143,144],可以相对更精确、更贴切地定义转运。MTAC 定义的转运,与 UF 相独立(对流相关的溶质清除),因此,从理论上说与留腹容量和葡萄糖浓度无关。在实践中,使用 MTAC 进行透析处方模型需要额外的实验室检查和计算机模拟,一旦获得,MTAC 可在临床工作中易于使用[145]。标准腹膜通透性试验(the standard peritoneal permeability analysis)是另一个不太常用的随访转运特性和 UF 特性的试验[146]。该试验不仅可以确定转运特性,也能更好地评估淋巴重吸收。如果使用 4.25% 的葡萄糖进行 PET,最大化 UF,可以更好地评估钠筛和超滤衰竭的原因[147,148]。

身材大小标准化及其对溶质清除的影响

　　等量的溶质清除在一个 55 kg 的老年女性和一个 80 kg 的体壮男子中产生的尿毒症控制可能不一样。这些患者可能有不同的代谢率和蛋白质摄入。因此,绝对的每日溶质清除必须根据体型大小的不同进行标准化(根据 V 或者 $Kt/V_{尿素}$ 的分布容积和 BSA 或者 Ccr/1.73 m² 的体表面积进行矫正)。

　　$Kt/V_{尿素}$ 根据 V 标准化,Ccr 以 BSA 矫正,L/(周·1.73 m²)为单位。至于推荐的公式,见表 14.4,TBW(V)可根据体重的固定比例进行估算,或者更准确一点,使用人体测量学的公式,基于性别、年龄、身高和体重,使用 Watson 公式[149]或者对成人可使用 Hume 和 Weyers 公式[150]。这些公式,体重与标准体重(NBW)明显不同的患者,对 V 的估算是不理想的。BSA 一般使用 Dubois 和 Dubois 公式计算[151]。

表 14.4　归一化方程(计算 Kt/V 中的 V,或者肌酐清除率中的 BSA)

估算 BSA 的公式(体重 kg,身高 cm)	
DuBois 和 Dubois 方法	BSA(m²)= 0.007184×Wt^0.425×Ht^0.725
Gehan 和 George 方法	BSA(m²)= 0.235×Wt^0.51456×Ht^0.42246
Haycock 方法	BSA(m²)= 0.024265×Wt^0.5378×Ht^0.3964
估算 V 的公式	
Watson 方法	
男	V(L)= 2.447+0.3362×Wt(kg)+0.1074×Ht(cm)−0.09516×年龄(年)
女	V(L)= 2.097+0.2466×Wt+0.1069×Ht
Hume 方法	
男	V(L)= −14.012934+0.296785×0.194786×Ht
女	V(L)= −35.270121+0.183809×Wt+0.344547×Ht
适用于儿童的 Mellitis-Cheek 方法	
男孩	V(L)= −1.927+0.465×Wt(kg)+0.045×Ht(cm),Ht≤132.7 cm
	V(L)= −31.993+0.406×Wt+0.209×Ht,Ht≥132.7 cm
女孩	V(L)= 0.076+0.507×Wt+0.013×Ht,Ht<110.8 cm
	V(L)= −10.313+0.252×Wt0.154 ×Ht,Ht≥110.8 cm

　　在对 806 例 PD 患者的复习中,中位 BSA 是 1.85 m²(不是 1.73 m²),四分位数间距

分别为 1.71 m² 和 2.0 m²[135]，CMS-CPM 项目的数据显示，2000 年慢性 PD 患者平均体重（76±19）kg，BMI（27.5±6.4）kg/m²[111]。尽管多数 PD 患者大于 1.73 m² 的"标准"BSA，在一文献复习中，预计的 $Kt/V_{尿素}$ 在平均转运的患者中处于较广的 BSA 区间内，多数患者都可达到推荐的目标总 $Kt/V_{尿素}$ 清除率，如果使用个体化的治疗（增加灌注容量，对 CCPD 患者日间留腹，夜间交换装置）[152]。根据患者的体型，可以预测在无尿情况下，平均转运特性的患者，使用 4 次交换 2 L/天，是否能达到 NKF-DOQI 制定的小分子溶质清除的目标[153-155]，以及怎样的灌注容量/处方才能达到小分子溶质的清除目标。只有低转运的无尿患者及 BSA 较大（高于 1.8 m²）的患者可能无法达到目标值。

对于营养不良的患者，体重低于理想体重超过 10%，NKF-DOQI 推荐使用理想/实际体重的比值来对总溶质清除目标值进行矫正。这种情况下，需要达到相对较高的溶质清除目标，以期改善分解代谢，增加蛋白质摄入。Jones[156] 注意到，当使用 ABW 进行标准化，总溶质清除（$Kt/V_{尿素}$ 或 Ccr）与患者是否营养不良无关。但是，当使用希望达到的体重（dBW）计算 V 和 BSA 时，两组患者的周 $Kt/V_{尿素}$（1.68±0.46 比 1.40±0.41，$P<0.05$）和 Ccr[L/（1.73 m² · 周）]（52.5±10.3 比 41.6±19.0，$P<0.01$）都有统计学差异。

对于肥胖患者应该怎样做还没有定论。有注意到体重大的腹透患者（BMI 高于 27.5）的预后与体重在理想体重 10% 范围内的患者一样或者更好[157]。如果使用实际体重计算充分性，其数值会有显著的差异（表 14.5）。有人根据理想体重相对应的 V 或 BSA 对 $Kt/V_{尿素}$ 和 Ccr/1.73 m² 进行标准化，对透析处方进行调整，结果发现，体重超过理想体重 10% 的患者的生存率与体重不超过理想体重 10% 的患者的生存率没有统计学差异[34]。目前，对于肥胖患者应该使用哪个体重计算 $Kt/V_{尿素}$ 或 Ccr 还没有定论。但是，可以肯定的是，很多肥胖患者透析进行很好，如果能个体化地调整透析清除率，多数可以达到目标值。根据 NKF-DOQI 指南的建议，应试图达到推荐的目标值。如果无法达到，应根据个体情况，视临床状况决定，而非直接转为 HD。

表 14.5　充分计算：应该使用什么量

BW 比例	<0.9	0.9~1.1	>1.1
百分比（%）	19	33	48
BWa/BWd	0.82	1.01	1.37
Kt/Va	1.95	2.08	1.94
Kt/Vd	1.74	2.08	2.25
Ccra（L/周）	68.1	71.5	64.1
Ccrd（L/周）	62.6	71.7	72.4

注：BW，体重；a，实际；d，期望；Ccr，肌酐清除率。

七、特别注意

快速转运者的溶质清除和 UF 在短留腹时间情况下（约 2 h）最好，由于这样，在短留腹时间的处方下，如 NIPD 加或不加 1 个或 2 个 2～4 h 的日间留腹，较合适。可以想象这些患者会容易达到总的小分子溶质的清除目标（$Kt/V_{尿素}$ 和 Ccr），即使只进行夜间交换的情况下。尽管这些患者相对容易达到推荐的溶质清除率目标，部分[158-160] 但不是全部[161-164] 研究提示,在矫正了尿素清除率后,快速转运者的死亡相对风险较高。在 CANUSA 研究中,将 4 h D/P 肌酐超过 0.65(高)者与低于 0.65(低)者比较。低转运者,2 年的技术存活率为 79%,高转运者为 71%。2 年的患者存活率为 82%(低转运),对应于高转运者的 72%,高转运者的死亡相对风险为低转运者的 2.18 倍。Heaf[160]注意到高转运者的并发症较多。

在 CAPD 时相对风险的增高,原因不明,可能与营养不良[165]、蛋白质丢失的增加[166-168],或者显性或隐性的容量过负荷有关。容量的过负荷可能导致血压的升高和/或左心室肥厚(LVH)的增加,以致相关死亡风险的增加。另外,为达到理想的 UF,这些患者可能更多地使用高浓度的葡萄糖,虽可改善 UF 但葡萄糖的吸收增加,这也会引起相应的不良反应。一项荟萃分析汇总了从 1987 年到 2005 年底的研究腹膜转运特性和死亡相对风险的研究。共 20 项研究被列出,其中 19 项研究进入汇总分析,结果 D/P 肌酐每上升 0.1,汇总后相对死亡风险为 1.15(95% CI:1.07~1.23,$P<0.001$)[169]。他们总结,高腹膜转运状态与高死亡率有关(与低转运者相比,低平均、高平均和高转运者死亡风险分别上升 21.9%、45.7% 和 77.3%)。应当注意到这些历史数据主要来自 CAPD 患者。这些数据基本不包括更现代的治疗手段如自动化腹膜透析(APD)和为改善超滤设计的可供选择的腹透液,如艾考糊精。现代资料已经评估了快速转运者在 APD 的死亡风险。

在入选较多自动化腹膜透析患者的研究中,相同 D/P 肌酐的升高对应的死亡风险的上升,较主要入选 CAPD 患者的研究较小。这与观察性研究中观察到的结果一致,在全部使用相同 CAPD 处方的患者人群中(3×1.36% 葡萄糖白天留腹,1×3.86% 葡萄糖夜间留腹),与低转运者相比,高转运者更易出现高血压(100% 比 0)和 LVH(100% 比 33%)[170]。在这些患者中,当处方改变,UF 增加时,其 BP 改善。注意到这些现象后,更加注重了高转运者的个体化透析处方问题。在这些治疗手段的帮助下,已显示高转运者可以进行腹透而没有既往研究中出现的死亡率的增加[171](图 14.8)。目前数据显示只要基线高转运者的处方能进行合理的调整,其相对死亡风险没有上升。

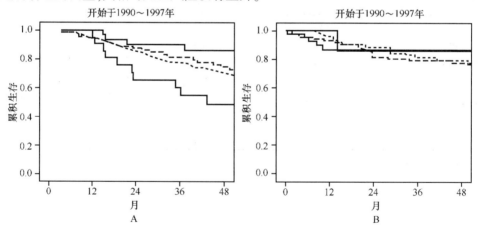

图 14.8　在不同年份开展治疗的两类腹膜透析患者的转运类型和存活率之间的相关性。比较 1990~1997 年开始治疗的两组(n=320)(根据转运类型)的 PD 生存率(A)(移植患者或转移到血液透析患者),以及 1998~2005 年间,n=300(B)。实线,低;点线,低平均;短划线,高平均;粗实线,高。在第一队列,转运类型与生存率显著相关(P=0.0009),而最近的队列中转运类型却未显示与生存率相关

酸碱代谢

"理想"透析的重要组成部分是纠正酸中毒。慢性酸中毒对于蛋白质、碳水化合物及骨代谢有不利影响。CAPD 患者身体碱平衡受到血浆碳酸氢根水平和碳酸氢根得到/丢失之间的反馈性自身调节[172]。透析必须提供足够的缓冲碱来补偿每日的酸负荷。乳酸(浓度35~40 mmol/L)是腹透液的标准缓冲剂。乳酸转化为丙酮酸并被氧化,或在糖异生途径中与 H^+ 结合,产生碳酸氢根[173]。对于含乳酸盐的缓冲溶液,缓冲平衡取决于 H^+ 的产生量、碳酸氢盐的丢失、乳酸吸收和乳酸代谢的相对量(见第二十六章)[174-176]。较新的碳酸氢盐透析液在部分国家有使用[133]。多数 CAPD 患者使用浓度 35 mmol/L 的乳酸透析液,能维持稳定的血碳酸氢根水平,均值在 25.6 mmol/L,尽管部分患者仍有轻度的酸中毒。增加透析液乳酸浓度,血碳酸氢根浓度会升高[177]。

控制酸中毒对于预防蛋白质分解代谢[178-180]很重要,但是两项研究显示血白蛋白水平与碳酸氢根水平没有相关性[181,182]。一项近期关于 PD 患者血碳酸氢根水平的调查显示,只有盐酸赛维拉姆磷结合剂的使用与血碳酸氢根的减低有关[183]。

哪个是更理想的指标:Kt/V 还是 Ccr?

总 $Kt/V_{尿素}$ 和总 Ccr/1.73 m² 都可用于监测溶质清除,尚无数据显示哪一个更优。当然,这些溶质只是小分子溶质清除的替代指标;可以使用其他溶质,但是目前没有死亡相对风险和其他溶质清除率相关性的研究。尽管这两个标尺不是线性地成比例,两个数值通常相关[184]。

如果使用残肾和腹膜对这些溶质的清除率,需要记住以下的要点:残肾清除率是肾小球滤过和小管在滤过基础上进一步作用的共同结果。肾脏 Ccr 是肾小球滤过和近端小管分泌的结果,尤其是在严重肾功能不全时,小管的肌酐分泌可上升 30%,占总尿肌酐排泄的35%[185]。相反,对于尿素,有肾小球的滤过,同时也有小管的重吸收。这样,在晚期肾脏疾病中残肾肌酐清除率会较尿素清除率高。腹膜清除主要依靠扩散(也有与 UF 相关的对流清除的成分,但是,对流清除相对较扩散少。)。由于尿素的分子质量较肌酐小,腹膜的尿素清除率数值较 Ccr 大。在低转运患者中,这一差异尤为明显(图 14.9)。

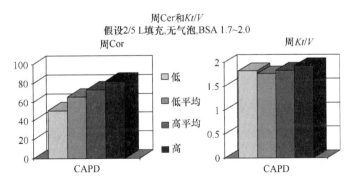

图 14.9 代表平均体重 70 kg 男性的总每周 $Kt/V_{尿素}$ 和 Ccr/1.73 m²,其为平均转运者具有多种肾功能可有助于总溶质的清除(100%、50%、0)。BSA,身体表面积;CAPD,持续性非卧床腹膜透析

腹膜转运的特点可以解释这一差异。尿素的扩散清除相对较肌酐多。在典型的 CAPD 交换中,尿素的 D/P 比例在所有患者接近于一致(血液和腹透液达到平衡),而 D/P 肌酐仅在高转运者中倾向于平衡。这样,每次留腹的尿素清除较肌酐多。在低转运者中,尤为明显。

指南没有根据性别进行区分。患者的体重在不同性别中对标准化(V 或 BSA)影响不同,对 Ccr 和 $Kt/V_{尿素}$ 的关系也不同。对于 BSA 相似的患者,灌注量、转运特性及性别对 Kt/V 的计算都有显著的影响,但不影响 Ccr 的计算。BSA 和 V 的数学相关性不是固定的,其受到性别和肥胖的影响。而且,实际的 V 还受到"肥胖"是脂肪增加还是身体水分过多(容量过负荷)的影响,如果患者截肢也会有影响。因此,一个无尿患者每日 5 次,每次 2 L 的交换,为平均腹膜转运特性,其腹膜 Ccr 将是尿素清除率的 73%[188]。在平均转运的无尿患者每周腹膜 Kt/V 为 2.0 时,男性预计每周 Ccr 约 55 L/1.73 m²,而女性预计每周 Ccr 约 47 L/1.73m²。同样,对 NIPD 的患者,平均转运情况下,腹膜 Ccr 将是尿素的 64%。这样,对于一个无尿的平均转运的 NIPD 患者,每周 Kt/V 为 2.2 时,男性每周 Ccr 预计在 53 L/1.73m²,女性每周约为 45 L/(1.73m²·周)(表 14.6)。

表 14.6　夜间间歇性腹膜透析(NIPD)与持续性非卧床腹膜透析(CAPD)(Kt/V 分别为 2.2 和 2.0)时的肌酐清除(L)

转运参数	NIPD		CAPD	
	女	男	女	男
最小值	32.90	38.80	30.70	36.30
低转运	33.70	39.80	35.70	41.60
$\bar{x}\pm s$	34.30	40.50	39.40	46.50
低平均转运	40.00	47.20	43.20	51.00
$\bar{x}$	44.70	52.70	46.70	55.10
高平均转运	48.00	56.60	50.10	59.10
$\bar{x}\pm s$	50.80	59.90	53.20	62.80[a]
高转运	55.60	65.60	58.10	68.50[a]
最大值	59.40	70.00[a]	62.70[a]	73.90[a]

a. 高于 DOQI 指南推荐 Kt/V 时的肌酐清除。

注:假设,男性全身水分=41.7 L;女性全身水分=32.1 L;男性全身表面积=1.92 m²;女性全身表面积=1.74 m²;NIPD 每小时 2 L 交换量;CAPD 5 个 2 L 交换量。

没有临床预后数据支持一种溶质清除指标(Ccr 或 Kt/V)优于另一种。大多数发表的数据以 $Kt/V_{尿素}$ 为指标。NKF-DOQI 指南和其他研究[189]过去建议至少应努力达到 $Kt/V_{尿素}$ 的目标值,并表示使用 Ccr 不会增加额外的益处。正如前面复习的,目前的指南使用 $Kt/V_{尿素}$ 作为"剂量的替代指标"。

八、容量和血压控制问题

心血管疾病一直是 ESRD 患者死亡的主要原因。在开始透析的患者中 LVH 和充血性心衰(CHF)的发生率很高。LVH 的发生率在老年人群中较高,并逐年上升[190]。众所周知,LVH 的触发因素包括容量过负荷和高血压。

多项观察性研究比较了 PD 和 HD 患者的 BP 和容量状态(见第十六章)。与直觉相反的是,尽管 PD 患者可每日清除细胞外容量,PD 患者更倾向于容量过多(图 14.10)。使用生物电阻抗(BIA)测量细胞内和细胞外液容量,注意到 PD 患者的 TBW 和细胞外液容量(Vecf)较慢性 HD 患者透析前和透析后都多,较正常对照的基线值也高[191]。不仅如此,Vecf/TBW 与收缩压呈正相关,与血白蛋白呈负相关。其他研究显示,CAPD 患者的平均肺动脉压与 HD 患者相比较高。在此研究中,在移植前,测定 HD 和 PD 患者的肺动脉压力,发现在 56 例 CAPD 患者中平均值为(22 ± 7) mmHg,296 例 HD 患者的平均肺动脉压力为(16.3 ± 7.2) mmHg($P<0.01$)[192]。在另一项研究中,CAPD 患者转为 HD 后"干体重"有明显的下降[PD 时($66.6+2.3$) kg,HD 时($62.4+2.4$) kg, $P<0.05$][3]。收缩压没有相应的改变,但舒张压有显著改善。这些观察提示,PD 患者倾向于慢性血浆容量过荷。

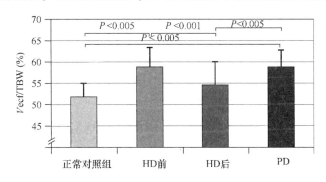

图 14.10　PD 和 HD(透析前后)容量状态。HD、PD 患者及健康人群的 Vecf/TBW。在仰卧位使用多频生物阻抗 20 min 后测量。Vecf,细胞外液容量;TBW,身体总水量

由于容量过多所致的高血压被认为是导致 CAPD 患者左心室肥厚的原因之一[193]。有研究显示长期 PD 患者较长期 HD 患者更易出现 LVH[194]。在此研究中,51 个 CAPD 患者与 201 个 HD 患者进行比较。在 CAPD 患者中,LVH 较 HD 患者更严重($P<0.0001$),CAPD 患者更倾向于使用抗高血压药物(65% 比 38%,$P<0.001$),尽管 CAPD 患者较为年轻。高血压在 PD 患者中很普遍,据报道发生率为 29%~88%(图 14.11)[195-197]。传统上认为 ESRD 患者的部分高血压与容量过多有关。有趣的是,在 HD 患者中,注意到随着慢性细胞外液增加,血压在几周至数月时间中缓慢上升[198]。短期细胞外液容量的上升对血压没有显著的影响,缓慢降低干体重可逐渐降低血压[199]。这提示急性容量扩张可能不是 ESRD 患者高血压的唯一机制,与慢性容量扩张(在 PD 患者中并不少见)相关的外周血管阻力上升可能有重要作用,因此,对每个患者都应密切关注干体重和患者的 BP。

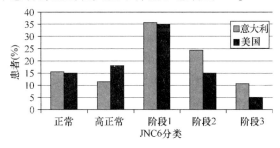

图 14.11　PD 透析患者的血压控制。意大利和 JNC6 中 PD 患者的血压控制

血压控制与 ESRD 患者的死亡风险的关系是有争议的。一些观察性研究的结果提示,事实上这可能是逆流行病学现象,与在普通人群中观察到的结果相反,在 ESRD 患者中低收缩压与较高的死亡率有关[200,201]。其他研究提示两者为"U"形曲线关系,透析后血压极低和极高的患者,死亡率都会增高[202]。这可能是由于 ESRD 人群是一个"选择性"的人群,在这一人群中,血压极低的患者可能存在并发症(CHF、营养不良),这会导致死亡率的上升,或者这可能与 HD 操作本身有关。如果是由于 HD 操作本身,PD 患者不应该有这一逆流行病学现象。在一项包含 125 例 PD 患者的前瞻性、观察性研究中,平均血压是(131±17.4)/(83.4±9.8)mmHg,BP 被发现是死亡率的独立预测因子,没有看到逆流行病学现象。高血压(未定义)患者的 3 年存活率较血压正常的患者显著差(60.5% 比 92.1%,$P=0.0001$)。同样,总的($P=0.001$)和 CV($P<0.01$)住院率在高血压患者中显著较差[203]。这一研究没有设定一个 BP 目标。为检验 BP 控制与不同临床预后的关系,对 USRDS 透析死亡率和并发症研究(DMMS Wave 2)中的 1053 例随机 PD 患者进行了研究[204]。使用 Cox 模型,矫正协同因子,平均随访时间仅 23 个月,作者发现血压最低的两组(收缩压低于 100 和收缩压101~110 mmHg 组)的全因死亡和 CV 相关死亡上升。他们没有在舒张压中发现相似的关联。这一研究未评估随访期间发生的并发症(新发充血性心衰),也无法矫正组间的或者随时间变化的协同因子的不同。较高收缩压与住院时间较短有关。基于这些数据,他们总结认为,在 PD 患者中使用强化的降压治疗需谨慎,同样,他们也没有提出 BP 的目标。在自动化腹膜透析预后研究(EAPOS)中,当血压作为连续变量时,BP 与生存率没有相关性($RR=0.99/mmHg$,$P=0.188$)。分层评估时,组间也没有显著差异($P=0.23$),尽管有趋势提示血压最低组的死亡较早[205]。

由于这些研究未对 PD 患者设定一个具体的 BP 目标。事实上,在 PD 人群中,还没有任何前瞻性的随机研究旨在提高个体患者的预后血压目标值,这在普通人群中已有类似的研究。至于哪种抗高血压药物对 PD 患者"最佳"的证据很少。但是,因为有数据显示血管紧张素转换酶抑制剂(ACEI)或血管紧张素受体拮抗剂(ARB)对心血管的保护[206-208],或稳定腹膜转运特性的作用,推荐优先考虑使用这些药物。2006 年 NKF-DOQI 指南没有给出一个血压的目标值,但是推荐血压的控制应较普通人群缓和,并应考虑使用 ACE 或 ARB 之一。他们进一步推荐:"由于容量过负荷在 CHF、LVH 和 BP 控制中的决定性作用,应使容量状态理想化",提到:"各个中心应对透析 DV、RRF、BP 控制进行每月监测,限制饮食钠的摄入,对于有 RRF 的患者使用利尿剂和优化腹透 UF 及钠清除是调整细胞外容量和血容量的可选方法,但不限于这些"[8]。

在腹膜透析中怎样达到等容量

PD 中合理的液体管理已有文献综述[209,210]。在 CANUSA 研究的再评估中,结果显示残余肾尿量,而非腹膜 UF,是预后的预测因子[25]。在另一研究中,液体和钠的清除都是死亡的独立预测因子[203]。生存率与液体和钠的清除呈线性相关。在无尿的 APD 人群中,在都达到一个最小的小分子溶质清除量的情况下,腹膜 UF,而非小分子溶质的清除,是预后的预测因子[211]。有研究显示采用控制盐摄入的方法,积极地控制血容量,如果需要,改变透析处方以增加 UF,在多数患者可达到血压的控制而不需要使用抗高血压药物[212]。需要更多的关于液体清除与预后关系的数据,但是,目前有限的数据强烈提示,血压和容量控制是透析充分性的重要组成,有显著的临床意义。正如小分子溶质清除问题一样,尚不清楚的是,同样的容量清除,由腹膜清除的是否与由肾脏清除的有同样的预测作用。

典型的腹透液以葡萄糖作为渗透剂。葡萄糖易经腹膜腔吸收,这样,腹膜腔中腹透液的渗透压逐渐接近血液。当导致 UF 的晶体渗透压梯度消失,液体的淋巴重吸收占优势,腹腔内及相应的引流液量减少。在 CAPD 的(夜间)长留腹或 APD 的日间长留腹时,这种现象很可能发生。多达 30% 的 CAPD 患者,如果使用 1.5% 的腹透液夜间长留腹,会出现液体重吸收。将葡萄糖浓度从 1.5% 提高到 2.5% 或 4.25%,负超滤患者的比例分别降至 20% 和 5%,如果用 APD 治疗,应用 2.5% 葡萄糖,80% 的患者可能出现夜间液体吸收,如果是用 4.25% 的葡萄糖,20% 的患者可出现液体吸收[209]。这意味着对无尿患者,在余下的留腹时间中必须先清除这些"吸收"的液体,然后才开始清除经口摄入的液体来维持容量平衡。由于高血压和容量过负荷与左心室功能和死亡风险众所周知的相关性,在长留腹时要注意维持正 UF。这可以通过提高透析液浓度、改变留腹时间、分割留腹时间、在同样的时间段里进行 2 次交换,或者仅进行一次短留腹,余下时间干腹实现。留部分时间干腹可解决 UF 的问题并完成小分子溶质的清除,但可能不利于中分子溶质的清除。如果可行,另一个选择是使用其他可在长留腹时维持 UF 的渗透物质。

多糖(艾考糊精)是一种可选的渗透物质,在欧洲和加拿大市场有供应。其药代动力学已有综述[213]。准确地说,多糖是高分子、水溶性、葡萄糖多聚物的混合物,分离自水化的淀粉的片段,分子质量从 13 000 到 19 000 Da。其在腹腔的吸收很慢,是通过腹腔淋巴的直接吸收,而不是通过扩散,因为其分子太大,无法通过小孔。由于吸收缓慢,可长时间地保持 UF,即使是在长达 15 h 的留腹情况下。不同透析液预期 UF 的不同在高和高平均转运的患者中最显著。这一 UF 是在等张透析液的情况下实现的[214]。艾考糊精透析液可维持长时间 UF 的原因在于,其产生 UF 的原动力是腹膜腔和血液的胶体渗透压梯度。胶体渗透压梯度来自在两个腔室中大分子溶质的数量(多糖比白蛋白)。在 CAPD 和 APD 中,葡萄糖和多糖透析液临床 UF 的不同已在他处综述[215-218]。表 14.7 列出了这些不同的原因,图 14.12 展示了不同透析液的典型 UF 曲线。

表 14.7　腹膜液和溶质去除的可能途径

基于葡萄糖的溶液	基于艾考糊精的溶液
晶体诱导的渗透	胶体诱导的渗透
水通过小和超小孔转运	水主要通过小孔转运
小分子溶质转移	小分子溶质转移
通过小孔的扩散	通过小孔的扩散
通过小孔的对流	通过小孔的对流
大分子溶质通过大孔和进入淋巴管转移	大分子溶质通过大孔和进入淋巴管转移
渗透剂(葡萄糖)	渗透剂(艾考糊精)
通过扩散快速吸收	缓慢吸收进淋巴管
通过小孔和大孔	

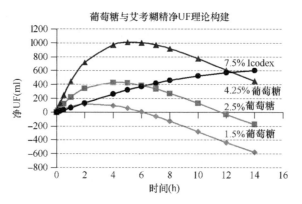

图 14.12　使用 1.5% 葡萄糖(◆)、2.5% 葡萄糖(■)、4.25% 葡萄糖(▲),或 7.5% 麦考糊精(●)溶液。UF,超滤

　　尽管在美国没有供应,低浓度钠透析液可增加通过扩散钠的清除而独立于对流性钠的清除。尽管目前美国市场上还没有,很多研究者已经对低钠透析液进行了评估。Ahearn 和 Nolph 发现,使用 7% 的葡萄糖透析液,钠浓度 100～130 mmol/L 与钠浓度 140 mmol/L 的透析液相比,单次交换的钠清除增加了[219]。在另一项研究中显示降低透析液钠的浓度可在不改变 UF 的情况下增加总钠清除。一项交叉研究对 9 个无尿 APD 患者进行了研究。钠浓度 132 mmol/L 的透析液与钠浓度 126 mmol/L 的透析液进行了比较。使用低钠透析液,日钠清除从标准透析液的 32 mmol/L(UF)上升到94 mmol/L。4 例患者的 BP 有改善,其中 3 人不再需要抗高血压药物。在研究过程中 UF 和体重没有明显的变化[220]。另一项研究,在 5 个无尿 PD 患者中,比较了超低浓度钠透析液(102 mmol/L)和基线(至少有一次交换使用 3.86% 葡萄糖/4.25% 葡萄糖,另一次交换使用艾考糊精)的差异[221]。超低钠浓度透析液钠的清除较好[(80±14)比(56±15.9)mEq/天,$P<0.05$],BP 控制较佳[平均 BP(98±5.5)比(109±7.6) mmHg,$P=0.046$]。显然,这些透析液可能有效,但是目前数据有限,需要更多的研究。关于低钠透析液进一步的综述见参考文献[222]。

九、怎样监测透析剂量

　　测量透析剂量最精确的方法是测定在一定时间间隔内总的从体内清除的溶质的多少。实际上,对于 PD 患者,就是收集 24 h 的腹透液和尿液(如果包括在剂量计算中的话),然后计算总溶质清除。另外一个选择是估算日清除率,通过数学或者在计算机辅助动力模型的帮助下。尽管估算值与实际从 24 h 标本收集中测得的结果有相关性,仍有很大的不同[223,224]。因此,透析剂量测定的金标准是收集 24 h 的尿和透析液,测定实际溶质清除。这些检查应在基线和以后的每 4 个月,以及处方变更的 1 月内进行。如果 RRF 也包括在内,应每 2 个月检测 1 次,因为这是两个组成部分中更容易发生变化的组分。2006 年 NKF-KDOQI 指南推荐仅在尿量大于 100 ml/d 时测量残肾的部分(为简便起见)。

PET 是为了评估患者的腹膜转运特性(见下文和第十五章),而不是为了评估清除率。这两个试验(24 h 收集和 PET)是相辅相成的,常规同时测定,以指导患者的透析处方和解决出现的问题。数项研究显示患者的腹膜特性基本稳定[225],但是,部分患者可能改变。因此,应监测腹膜转运特性,以使清除率和 UF 达到理想水平。PET 是最实际的方法,推荐每年检测 2 次。有研究显示,如果D/P 随时间发生变化,那么一般是轻度上升,相应地 UF 轻度下降。或者,当连续性随访个体患者时,可以通过 24 h 透析液的 D/P(透析充分性和转运试验,或称 DATT)估计 PET 的 D/P[226]。24 h收集也可用于计算 LBM、肌酐生成率,评估蛋白摄入(表 14.8)。

表 14.8　24 h 透析和尿液收集的用处

肌酐动力学	尿素动力学
肌酐清除D	尿素清除D
肌酐清除D	尿素清除U
总肌酐清除D+U	总尿素清除D+U
肌酐生成D+U	PNAD+U
瘦体重D+U	尿素生成D+U
D/P 肌酐D	24 h 尿
预测肌酐生成的比率	排水量-UF 率
肌酐和尿素动力学	
预估 GFR(调整肌酐清除)	

D. 仅透析;U. 仅有尿液。
注:PNA,蛋白质等效氮表现率;D/P,透析液与血浆比值;GFR,肾小球滤过率;UF,超滤。

十、不顺应

对医疗处方的不顺应并非一个少见的现象,对 PD 而言,问卷调查的结果显示这是一个切实存在的问题[227],通过患者的家庭透析液存货量也可看出这个问题[228]。因为 PD 是家庭治疗,在这一患者群中,很难记录不顺应性的程度。相反,对中心 HD 的患者很容易量化其不顺应性[5,229]。历史资料提示测量/预测肌酐产生值大于 1 可能提示近期的不顺应[230-232]。这些作者假设如果患者在收集 24 h 透析液和尿液前有不顺应处方的情况,而在收集当天顺应处方,那么会有"洗脱"效应。在这种情况下,肌酐产生量会比标准公式估算的高,这样,测量/预测肌酐产生的比值会上升。这些研究的结果显示仅 78% 的处方治疗被真正实施。也有人认为这一指数并非顺应性的好的指标[233,234]。可能连续的测量较单次测量更有帮助。目前尚无推荐用来测定顺应性的试验,除了基于患者的表现和临床测定结果的一点怀疑。在美国,多数患者使用自动化腹膜透析机,多数机器有数据卡来记录实际处方历史,可通过这种方式来测定顺应性。有趣的是,不顺应性的问题在美国可能较其他国家,如加拿大,更为严重。

为最大限度地降低不顺应性,在设计透析处方时,应充分考虑到患者生活习惯的需要和能力。进行 5 次手工交换,对于多数患者来说是不实际的。自动化模式可能可以。教育和顺应处方的重要性应当被强调。

十一、处方透析

开始的时机

NKF-KDOQI 指南[8]和 Obrador 等人[235]强调了对患者的治疗应贯穿 CKD 的各个阶段,即一体化治疗。传统的透析开始的指征,如心包炎、脑病、难治性高血钾、恶心、呕吐、容量过负荷,这些是毫无疑问的透析指征。体重减轻、营养不良的征象较细微,为"相对性"的透析开始的指征。有趣的是,ESRD 的最低周溶质清除已有定义(如 $Kt/V_{尿素}$ 大于 1.7),最低 RRF 的溶质清除还没有定论。这听上去是矛盾的。有数据提示,目前患者开始透析的肌酐值在上升,但这可能是并发症和虚弱的替代指标,而不代表患者开始透析时处于更健康的状态。

起始处方

当患者接近或者进入 ESRD,并选择了腹透治疗,有两种决定起始处方治疗的情况。对那些残肾功能很低的患者,起始处方应给予可达到最低总溶质清除目标的"足剂量"。如果患者有较好的残肾功能(根据 2006 年 NKF-KDOQI 指南的定义,残余尿量大于 100 ml/天,残肾 $Kt/V_{尿素}$ 低于 1.7),透析的需要量较少。这时,可以使用"增量"透析[236,237]。

在这两种情况下,起始处方都取决于患者的体型、残肾功能(两者在透析起始时都是可知的)。在开始时,腹膜转运特性是未知的。起始处方是基于患者腹膜转运透析为平均值的假设。一旦进入稳定 PD,应行 PET 检查来评估个体的腹膜转运类型,这样可以进行更趋个体化的处方调整。在培训期间,转运类型可以根据 2.5% 葡萄糖在一定时限(4 h)的引流液量来预测。

透析处方中的陷阱

在处方腹膜的溶质清除时有一些常见的陷阱。以下简要地总结了部分当患者看上去透析不充分时都应考虑到的情况。

对于标准 CAPD 的患者:①留腹时间不合理(快转运患者短留腹时间较合适)。②当残肾功能丢失时没有及时增加透析剂量。③灌注容量不合适(患者可能只灌注了 2.5 L 腹透袋中的 2 L 腹透液)[238]。④多次快速交换和一个很长的留腹(患者可能在上午 9 点到下午 5 点进行 3 次交换,加上一个从下午 5 点到上午 9 点的长留腹,这样可能无法达到最大化的 UF 和与之相随的清除率)。⑤不顺应性。

其他问题是特别针对 APD 患者的,包括:①引流时间不合适(多于 20 min),这样,增加了患者必须与透析器相连的时间,可能限制患者能耐受的交换次数,在注入和引流上耗费过多时间。②或处方不适当的短留腹,对于平均转运患者,留腹时间是很重要的,这可能使治疗效果欠理想。③没有使用日间留腹使透析剂量最大化(湿腹比干腹),也可导致透析不充分。典型的 APD 患者每晚进行 9～10 h 的透析。这样,日间留腹时间较长(15～14 h)。在这一长留腹(较典型的 CAPD 夜间长留腹更长)中,扩散停止,重吸收时开始,这可减少清除率。④未考虑到使用日间交换来增加清除。日间交换的使用可使溶质清除和 UF 都改善。⑤未考虑到使用其他渗透剂,如艾考糊精,这对维持长留腹的 UF 是有益的[240],可使溶质清除和 UF 都改善而不必使用高张的葡萄糖。⑥选择不恰当的葡萄糖透析液可能使 UF 不能最大化,进而重吸收水分和溶质。⑦不顺应性。

当从标准的 CAPD(长留腹)转为自动化透析(短留腹),需要记住尿素氮和肌酐的转运速度不同,并注意这一变换对患者的总的清除率的影响。这一差异,以及这一差异对 CAPD、CCPD、NIPD 和其他透析处方的作用已有综述(Twardowski,241)。尿素氮向透析液的转运较肌酐快。这样,如果总溶质清除目标由尿素动力模型测量,保持 Kt/V 不变,从长留腹改为短留腹可使 Ccr 下降;相反,如果 Ccr 作为总溶质清除目标,保持 Ccr 不变,当留腹时间从长改为短时,Kt/V 保持稳定或者上升,这个概念被称为平行模型[242]。了解个体患者的腹膜转运特性并熟知不同转运特性对透析的需求才能避免问题和疑惑。

调整透析剂量

当决定个体患者的处方时,应当争取总溶质清除高于目标值,同时也应考虑其他透析充分性的指标,如生活质量、BP 控制、容量控制和 DPI。如果在常规监测或临床评估中提示透析剂量需要改变,且知道患者的转运特性(PET)、总尿素氮或肌酐清除率,以及对基于 D/P 的测量值的透析清除、引流液量和留腹时间的关系的理解,可以以科学的方法对处方进行调整。总体而言,当目标是增加总溶质清除时,最好是增加灌注量,而不是交换次数。增加交换次数减少了每次交换的留腹时间,对平均转运患者而言,治疗的效率下降。

理解这些关系是重要的,因为增加总的日灌注量并不总能增加清除率。例如,对低转运的患者,清除率与留腹时间密切相关,从标准的 CAPD(灌注量 8 L)改为 APD 治疗,留腹时间 2 h,总灌注量可能高达 10~14 L 而患者的清除率并不一定上升。

一旦熟悉了这些关系,为调整透析处方,需要知道预期留腹时间的 D/P 值和患者在该留腹时间里的引流液量。通过改变留腹时间,也可改变 D/P 值和引流液量。通过改变灌注容量,也可改变总引流液量及清除率。总体而言,仅增加灌注容量不改变留腹时间,可增加溶质清除。

另一种调整透析处方的方法是借助计算机辅助动力模型[243,244],可使调整透析处方变得简单。需要输入基线 PET 数据、引流液量、患者体重。使用这些模型通常可设置溶质清除的目标值、葡萄糖吸收和预期的 DPI。这些计算机模拟会给出一个处方列表,这些处方都可达到要求的目标,只需从中选择一个符合患者生活习惯的处方。

潮式 PD 是自动化透析的一种,在初始灌注后,在以后的循环中只有部分透析液被引流,并有新鲜透析液替代。这使得多数透析液与腹膜保持接触。典型的潮式透析处方通常需要 23~28 L 的灌注容量,但初步研究显示潮式透析可能较约 3.5 L/h 的透析液流量的夜间 PD 效率提高 20%[245],因此,性价比不高,在临床上很少使用。

十二、总结

透析给予剂量可影响患者的预后。当考虑透析的充分性时,不仅应当维持最小的总溶质清除,还应监测其他指标,如总体临床评估、BP、容量控制、贫血的治疗、骨营养不良及其他并发症。一段时间的透析不充分可导致起病隐匿的细微尿毒症症状,且可能是不可逆的,这可能会对预后产生负面影响。为避免这些症状,尽可能使透析理想化、监测透析剂量是关键。就小分子溶质而言,为达到理想的预后,可能确实存在“最小”剂量(接近 $Kt/V_{尿素}$ 为 1.7/周)。在调整透析处方时,处方的透析剂量应至少能达到最小剂量。目前还不清楚如果达到很高的小分子溶质清除是否会有预后的提高。初步的数据显示不会提高预后,但重要的是,要记住这些手段并不同步地增加或者改善其他“充分性”参数,如中分子溶质清除、容量控制。更多关于这些问题的研究是需要的。

(俞赞喆　译)

参 考 文 献

1. Lundin PA III. Prolonged survival on hemodialysis. In: Maher JF, ed. *Replacement of renal function*, 3rd ed. Dordrecht, The Netherlands: Kluwer Academic Publishers, 1989:1133–1140.

2. Held PJ, Brunner F, Odaka M, et al. Five-year survival for end stage renal disease patients in the United States, Europe and Japan 1982–987. *Am J Kidney Dis* 1990;5:451–457.

3. Lamiere N, Vanholder RC, Van Loo A, et al. Cardiovascular disease in peritoneal dialysis patients: the size of the problem. *Kidney Int* 1996;50(Suppl 56):S28–S36.

4. Sargent JA. Shortfalls in the delivery of dialysis. *Am J Kidney Dis* 1990;15:500–510.

5. Parker TF, Husni L. Delivering the prescribed dialysis. *Semin Dial* 1993;6:13–15.

6. Peritoneal Dialysis Adequacy Work Group of the National Kidney Foundation. Dialysis Outcomes Quality Initiative (DOQI): clinical practice guidelines. *Am J Kidney Dis* 1997;30(Suppl 2)S67–S136.

7. National Kidney Foundation Dialysis Quality Initiative. NKF-K/DOQI clinical practice guidelines for peritoneal dialysis adequacy: update 2000. *Am J Kidney Dis* 2000;37(Suppl 1):S65–S136.

8. National Kidney Foundation. KDOQI clinical practice guidelines and clinical practice recommendations for 2006 updates: hemodialysis adequacy, peritoneal dialysis adequacy and vascular access. *Am J Kidney Dis* 2006;48(Suppl 1):S1–S322.

9. May RC, Kelly RA, Mitch WE. Pathophysiology of uremia. In: Brenner BM, Rector FC, eds. *The kidney*. Philadelphia: WB Saunders, 1991:1997–2018.

10. Luik AJ, Kooman JP, Leunissen KML. Hypertension in haemodialysis patients: is it only hypervolaemia? *Nephrol Dial Transplant* 1997;12:1557–1560.

11. Bagdade JD, Porte D, Bierman EL. Hypertriglyceridemia: a metabolic consequence of chronic renal failure. *N Engl J Med* 1968;279:181–185.

12. Neilsen VK. The peripheral nerve function in chronic renal failure. VII. Longitudinal course during terminal renal failure and regular hemodialysis. *Acta Med Scand* 1974;195:155.

13. Lowrie EG, Laird NM, Parker TF, et al. Effect of the hemodialysis prescription on patient morbidity. *N Engl J Med* 1981;305:1176–1181.

14. Churchill DN, Taylor DW, Keshaviah PR. Adequacy of dialysis and nutrition in continuous peritoneal dialysis: association with clinical outcomes. *J Am Soc Nephrol* 1996;7:198–207.

15. Lindsay RM, Spanner E. A hypothesis: the protein catabolic rate is dependent upon the type and amount of treatment in dialyzed uremic patients. *Am J Kidney Dis* 1989;13(5):382–389.

16. Churchill DN. Adequacy of peritoneal dialysis: how much do we need? *Kidney Int* 1994;46(Suppl 48):S2–S6.

17. Burkart JM, Schreiber M, Korbet S, et al. Solute clearance approach to adequacy of peritoneal dialysis. *Perit Dial Int* 1996;16:457–470.

18. Popovich RP, Moncrief JW. Kinetic modeling of peritoneal transport. *Contrib Nephrol* 1979;17:59–72.

19. Blake PG, Balaskas E, Blake R, et al. Urea kinetic modeling has limited relevance in assessing adequacy of dialysis in CAPD. In: Khanna R, Nolph KD, Prowant BF, et al. eds. *Advances in peritoneal dialysis*. Toronto: Peritoneal Dialysis Bulletin, 1992:65–70.

20. De Alvaro F, Bajo MA, Alvarez-Ude F, et al. Adequacy of peritoneal dialysis: does Kt/V have the same predictive value as for HD? A multicenter study. In: Khanna R, Nolph KD, Prowant BF, et al., eds. *Advances in peritoneal dialysis*. Toronto: Peritoneal Dialysis Bulletin, 1992:93–97.

21. Lameire NH, Vanholder R, Veyt D, et al. A longitudinal, five year survey of urea kinetic parameters in CAPD patients. *Kidney Int* 1992;42:426–432.

22. Teehan BP, Schleifer CR, Brown JM, et al. Urea kinetic analysis and clinical outcome on CAPD. A five year longitudinal study. In: Khanna R, Nolph KD, Prowant BF, et al., eds. *Advances in peritoneal dialysis*. Toronto: Peritoneal Dialysis Bulletin, 1990:181–185.

23. Maiorca R, Brunori G, Zubani R, et al. Predictive value of dialysis adequacy and nutritional indices for morbidity and mortality in CAPD and HD patients. A longitudinal study. *Nephrol Dial Transplant* 1995;10:2295–2305.

24. Churchill DN. Implications of the Canada-USA (CANUSA) study of the adequacy of dialysis on peritoneal dialysis schedule. *Nephrol Dial Transplant* 1998;13(Suppl 6):158–163.

25. Bargman J, Thorpe K, Churchill D. Relative contribution of residual renal function and peritoneal clearance to adequacy of dialysis: a reanalysis of the CANUSA study. *J Am Soc Nephrol* 2001;12: 2158–2162.

26. Blake PG, Bargman JN, Bick J, et al. Guidelines for adequacy and nutrition in peritoneal dialysis. *J Am Soc Nephrol* 1999;10(Suppl 13):S311–S321.

27. Renal Association and Royal College of Physicians of London. *Treatment of adult patients with renal failure: recommended standards and audit measures.* London, 1997.

28. Szeto CC, Wong TY, Chow KM, et al. The impact of increasing the daytime dialysis exchange frequency on peritoneal dialysis adequacy and nutritional status of Chinese anuric patients. *Perit Dial Int* 2002;22(2):197–203.

29. Szeto CC, Wong TY, Leung CB, et al. Importance of dialysis adequacy in mortality and morbidity of Chinese CAPD patients. *Kidney Int* 2000;58:400–407.

30. Szeto CC, Wong TY, Chow KM, et al. Impact of dialysis adequacy on the mortality and morbidity of anuric Chinese patients receiving continuous ambulatory peritoneal dialysis. *J Am Soc Nephrol* 2001;12:355–360.

31. Davies SJ, Phillips L, Griffiths AM, et al. Analysis of the effects of increasing delivered dialysis treatment to malnourished peritoneal dialysis patients. *Kidney Int* 2000;57:1743–1754.

32. Davies SJ, Phillips L, Russell GI. Peritoneal solute transport predicts survival on CAPD independently of residual renal function. *Nephrol Dial Transplant* 1998;13:962–968.

33. Bhaskaran S, Schaubel DE, Jassal V, et al. The effect of small solute clearance on survival of anuric peritoneal dialysis patients. *Perit Dial Int* 2000;20:181–187.

34. Mak SK, Wong PN, Lo KY, et al. Randomized prospective study of the effect of increased dialytic dose on nutritional and clinical outcome in continuous ambulatory peritoneal dialysis patients. *Am J Kidney Dis* 2000;36:105–114.

35. Paniagua R, Amato D, Vonesh E, et al. Effects of increased peritoneal clearances on mortality rates in peritoneal dialysis: ADEMEX, a prospective, randomized, controlled trial. *J Am Soc Nephrol* 2002;13(5):1307–1320.

36. Paniagua R, Amato D, Vonesh E, et al. Mexican Nephrology Collaborative Study Group. Health-related quality of life predicts outcomes but is not affected by eritoneal clearance: the ADEMEX trial. *Kidney Int* 2005;67:1093–1104.

37. Lo WK, Ho YW, Li CS, et al. Effect of Kt/V on survival and clinical outcome in CAPD patients in a randomized prospective study. *Kidney Int* 2003;64:649–656.

38. Lo WK, Lui SL, Chan TM, et al. Minimal and optimal peritoneal Kt/V targets: results of an anuric peritoneal dialysis patient's survival analysis. *Kidney Int* 2005;67:2032–2038.

39. Genestier S, Hedelin G, Schaffer P, et al. Prognostic factors in CAPD patients: a retrospective study of a 10 year period. *Nephrol Dial Transplant* 1995;10:1905–1911.

40. Collins AJ, Hanson G, Umen A, et al. Changing risk factor demographics endstage renal disease patients entering hemodialysis and the impact on long-term mortality. *Am J Kidney Dis* 1990;15:422–432.

41. Lo WK, Bargman JM, Burkart J, et al. ISPD Adequacy Work Group. Guidelines on targets for solute and fluid removal in adult patients on chronic peritoneal dialysis. *Perit Dial Int* 2006;26(5):520–522.

42. Dombros N, Dratwa M, Feriani M, et al. Verger C; EBPG expert group on peritoneal dialysis. European best practice guidelines. *Nephrol Dial Transplant* 2005;20(Suppl 9).

43. Shemin D, Bostom AG, Laliberty P, et al. Residual renal function and mortality risk in hemodialysis patients. *Am J Kidney Dis* 2001;38: 85–90.

44. Diaz-Buxo JA, Lowrie EG, Lew NL, et al. Associate of mortality among peritoneal dialysis patients with special reference to peritoneal transport rates and solute clearance. *Am J Kidney Dis* 2000;33:523–534.

45. Rocco M, Soucie JM, Pastan S, et al. Peritoneal dialysis adequacy and risk of death. *Kidney Int* 2000;58:446–457.
46. Jager KJ, Merkus MP, Dekker FW, et al. Mortality and technique failure in patients starting chronic peritoneal dialysis: Results of the Netherlands cooperative study on the adequacy. *Kidney Int* 1999;55:1476–1485.
47. Temorshuizen F, Korevaar JC, Dekker FW, et al. The relative importance of residual renal function compared with peritoneal clearance for patient survival and quality of life: an analysis of the Netherlands Cooperative Stud on the Adequacy of Dialysis (NECOSAD)-2. *Am J Kidney Dis* 2003;41:1293–1302.
48. Merkus MP, Jager KJ, Dekker FW, et al. Physicial symptoms and quality of life in patients on chronic dialysis: results of The Netherlands Cooperative Study on Adequacy of Dialysis (NECOSAD). *Nephrol Dial Transplant* 1999;14:1163–1170.
49. Bammens B, Evenepoel P, Verbeke K, et al. Removal of middle molecules and protein-bound solutes by peritoneal dialysis and relation with uremic symptoms. *Kidney Int* 2003;64(6):2238–2243.
50. Kagan A, Elimalech E, Lemer Z, et al. Residual renal function affects lipid profile in patients undergoing continuous ambulatory peritoneal dialysis. *Perit Dial Int* 1997;17(3):243–249.
51. López-Menchero R, Miguel A, García-Ramón R, et al. Importance of residual renal function in continuous ambulatory peritoneal dialysis: its influence on different parameters of renal replacement treatment. *Nephron* 1999;83(3):219–225.
52. Bammens B, Evenepoel P, Verbeke K, et al. Time profiles of peritoneal and renal clearances of different uremic solutes in incident peritoneal dialysis patients. *Am J Kidney Dis* 2005;46(3):512–519.
53. Keshaviah P. Adequacy of CAPD: a quantitative approach. *Kidney Int* 1992;42(Suppl 38):S160–S164.
54. Kim DJ, Do JH, Huh W, et al. Dissociation between clearances of small and middle molecules in incremental peritoneal dialysis. *Perit Dial Int* 2001;21:462–466.
55. Brophy DF, Sowinski KM, Kraus MA, et al. Small and middle molecular weight solute clearance in nocturnal intermittent peritoneal dialysis. *Perit Dial Int* 1999;19:534–539.
56. Leypoldt JK, Burkart JM. Small solute and middle molecule clearances during continuous flow peritoneal dialysis. *Adv Perit Dial* 2002;18:26–31.
57. Sarnak MJ, Levey AS, Schoolwerth AC, et al. American Heart Association councils on kidney in cardiovascular disease, high blood pressure research, clinical cardiology, and epidemiology and prevention—kidney disease as a risk factor for development of cardiovascular disease: a statement from the American Heart Association Councils on Kidney in Cardiovascular Disease, High Blood Pressure Research, Clinical Cardiology, and Epidemiology and Prevention. *Circulation* 2003;108(17):2154–2169.
58. Gilbert R, Goyal RK. The gastrointestinal system. In: Eknoyan G, Knochel JP, eds. *The systemic consequences of renal failure*. New York: Grune & Stratton, 1984:133.
59. Ikizler TA, Wingard RL, Hakim RM. Malnutrition in peritoneal dialysis patients: etiologic factors and treatment options. *Perit Dial Int* 1995;15:S63–S66.
60. Wang AY, Sea MM, IP R, et al. Independent effects of residual renal function and dialysis adequacy on actual dietary protein, calorie, and other nutrient intake in patients on continuous ambulatory peritoneal dialysis. *J Am Soc Nephrol* 2001;12:2450–2457.
61. Lo WK, Tong KL, Li SC, et al. Relationship between adequacy of dialysis and nutritional status, and their impact on patient survival on CAPD in Hong Kong. *Perit Dial Int* 2001;21:441–447.
62. Lindsay RM, Sapnner E. A hypothesis: the protein catabolic rate is dependent upon the type and amount of treatment in dialyzed uremic patients. *Am J Kidney Dis* 1989;13:382.
63. Bergstrom J, Lindholm B. Nutrition and adequacy of dialysis how do hemodialysis and CAPD compare? *Kidney Int* 1993;43(Suppl 40):S39.
64. Gotch FA. The application of urea kinetic modeling to CAPD. In: La Greca G, et al. eds. *Peritoneal dialysis: proceedings of the fourth international course on peritoneal dialysis*. Milan, Italy: Wichtig Editore, 1991:47.
65. Harty JC, Farragher B, Boulton H, et al. Is the correlation between normalized protein catabolic rate and Kt/V due to mathematic coupling? *J Am Soc Nephrol* 1993;4:407.
66. Davies SJ, Phillips L, Griffiths AM, et al. Analysis of the effects of increasing delivered dialysis treatment to malnourished peritoneal dialysis patients. *Kidney Int* 2000;57(4):1743–1754.
67. Ronco C, Bosch JP, Lew SQ, et al. Adequacy of continuous ambulatory peritoneal dialysis: comparison with other dialysis techniques. *Kidney Int* 1994;46(Suppl 48):S18–S24.
68. Lindsay RM, Spanner E, Heidenheim P, et al. Which comes first, Kt/V or PCR—chicken or egg? *Kidney Int* 1992;42:S32.
69. Agadoa LYC, Held PJ, Port FK, eds. Survival probabilities and causes of death. In: *USRDS annual data report 1991*, 2nd ed. Bethesda: National Institutes of Health, NIDDKD, 1991:31–40.
70. Lowrie EG, Lew NL. Death risk in hemodialysis patients: the predictive value of commonly measured variables and an evaluation of death rate differences between facilities. *Am J Kidney Dis* 1990;15:458–482.
71. Degoulet P, Legrain M, Reach I, et al. Mortality risk factors in patients treated by chronic hemodialysis. *Nephron* 1982;31:103–110.
72. Kupin W, et al. Protein catabolic rate (PCR) as predictor of survival in chronic hemodialysis patients. *J Ren Nutr* 1986;10:15–17.
73. Acchiardo SR, Moore LW, Latour PA. Malnutrition as main factor in morbidity and mortality of hemodialysis patients. *Kidney Int* 1983;24(Suppl 15):S199–S203.
74. Harris T, Cook EF, Garrison R, et al. Body mass index and mortality among nonsmoking older persons. The Framingham Heart Study. *JAMA* 1988;259:1520–1524.
75. Marckmann P. Nutritional status of patients on hemodialysis and peritoneal dialysis. *Clin Nephrol* 1988;29:75–78.
76. Chung SH, Lindholm B, Lee HB. Influence of initial nutritional status on continuous ambulatory peritoneal dialysis patient survival. *Perit Dial Int* 2000;20:19–26.
77. Young GA, Kopple JD, Lindholm B, et al. Nutritional assessment of CAPD patients: an international study. *Am J Kidney Dis* 1991;17:462–471.
78. Tan SH, Lee EJ, Tay ME, et al. Protein nutrition status of adult patients starting chronic ambulatory peritoneal dialysis. *Adv Perit Dial* 2000;16:291–293.
79. Passadakis P, Thodis E, Vargemezis V, et al. Nutrition in diabetic patients undergoing continuous ambulatory peritoneal dialysis. *Perit Dial Int* 1999;19(Suppl 2):S248–S254.
80. Jager KJ, Merkus MP, Huisman RM, et al. Nutritional status over time in hemodialysis and peritoneal dialysis. *J Am Soc Nephrol* 2001;12(6):1272–1279.
81. Bergstrom J, Heimburger O, Lindholm B, et al. Elevated serum C-reactive protein is a strong predictor of increased mortality and low serum albumin in hemodialysis (HD) patients. *J Am Soc Nephrol* 1995;6:573.
82. Han DS, Lee SW, Kang SW, et al. Factors affecting low values of serum albumin in CAPD patients. In: Khanna R, ed. *Advances in peritoneal dialysis*, Vol. 12. Toronto: Peritoneal Dialysis Publications, 1996:288–292.
83. Yeun JY, Kaysen GA. Active phase proteins and peritoneal dialysate albumin loss are the main determinants of serum albumin in peritoneal dialysis patients. *Am J Kidney Dis* 1997;30:923–927.
84. Kaysen GA, Stevenson FT, Depner T. Determinants of albumin concentration in hemodialysis patients. *Am J Kidney Dis* 1997;29:658–668.
85. Kaysen GA, Rathore V, Shearer GC, et al. Mechanism of hypoalbuminemia in hemodialysis patients. *Kidney Int* 1995;48:510–516.
86. Haubitz M, Brunkhorst R. C-reactive protein and chronic Chlamydia pneumoniae infection-long term predictors for cardiovascular disease survival in patients on peritoneal dialysis. *Nephrol Dial Transplant* 2001;16:809–815.
87. Noh H, Lee SW, Kang SW, et al. Serum C-reactive protein: a predictor of mortality in continuous ambulatory peritoneal dialysis patients. *Perit Dial Int* 1998;18(4):387–394.
88. Ducloux D, Bresson-Vautrin C, Kribs M, et al. C-reactive protein and cardiovascular disease in peritoneal dialysis patients. *Kidney Int* 2002;62(4):1417–1422.
89. Kim SB, Min WK, Lee SK, et al. Persistent elevation of C-reactive protein and ischemic heart disease in patients with continuous ambulatory peritoneal dialysis. *Am J Kidney Dis* 2002;39(2):342–346.
90. Herzig KA, Purdie DM, Chang W, et al. Is C-reactive protein a useful predictor of outcome in peritoneal dialysis patients? *J Am Soc Nephrol*

2001;12(4):814–821.

91. Hylander B, Barkeling B, Rossner S. What contributes to poor appetite in CAPD patients? *Perit Dial Int* 1991;11(Suppl 1):117.

92. Hylander B, Barkeling B, Rossner S. Appetite and eating behavior—a comparison between CAPD patients, HD patients, and healthy controls. *Perit Dial Int* 1992;12(Suppl 1):137A.

93. Lindholm B, Bergstrom J. Nutritional management of patients undergoing peritoneal dialysis. In: Nolph KD, ed. *Peritoneal dialysis*, 3rd ed. Boston: Kluwer Academic Publishers, 1989:230–260.

94. Bannister DK, Archiardo SR, Moore LW. Nutritional effects of peritonitis in continuous ambulatory peritoneal dialysis (CAPD) patients. *J Am Diet Assoc* 1987;87:53–56.

95. Ates K, Oztemel A, Nergizoglu G, et al. Peritoneal protein losses do not have a significant impact on nutritional status in CAPD patients. *Perit Dial Int* 2001;21(5):519–522.

96. McCusker FM, Teehan BP, Thorpe K, et al. How much peritoneal dialysis is required for the maintenance of a good nutritional state? *Kidney Int* 1996;50:S56–S61.

97. Blake PG, Flowerdew G, Blake RM, et al. Serum albumin in patients on continuous ambulatory peritoneal dialysis—predictors and correlations with outcomes. *J Am Soc Nephrol* 1993;3:1501–1507.

98. Spiegel DM, Anderson M, Campbell U, et al. Serum albumin: a marker for morbidity in peritoneal dialysis patients. *Am J Kidney Dis* 1993;21:26–30.

99. Rocco MV, Burkart JM. Lack of correlation between efficacy number and traditional measures of peritoneal dialysis adequacy. *J Am Soc Nephrol* 1992;3:417.

100. Koomen GCM, van Straalen JP, Boeschoten EW, et al. Comparison between dye binding methods and nephelometry for the measurement of albumin in plasma of dialysis patients. *Perit Dial Int* 1992;12(Suppl 1):S133.

101. Rocco MV, Flanigan MJ, Beaver S, et al. Report from the 1995 core indicators for peritoneal dialysis study group. *Am J Kidney Dis* 1997;30:165–173.

102. Liberek T, Topley N, Jörres A, et al. Peritoneal dialysis fluid inhibition of phagocyte function: effects of osmolality and glucose concentration. *J Am Soc Nephrol* 1993;3:1508–1515.

103. Dawnay A. Advanced glycation end products in peritoneal dialysis. *Perit Dial Int* 1996;16:S50–S53.

104. Beelen RHJ, van der Meulen J, Verbrugh HA, et al. CAPD, a permanent state of peritonitis: a study on peroxidase activity. In: Maher JF, Winchester JF, eds. *Frontiers in peritoneal dialysis*. New York: Field & Rich, 1986:524–530.

105. Dobbie JW. Durability of the peritoneal membrane. *Perit Dial Int* 1995;15:S87–S92.

106. Kopple JD, Jones MR, Keshaviah PK, et al. A proposed glossary for dialysis kinetics. *Am J Kidney Dis* 1995;26:963–981.

107. Keshaviah P, Nolph K. Protein catabolic rate calculations in CAPD patients. *ASAIO Trans* 1991;37:M400–M402.

108. Randerson DH, Chapman GV, Farrell PC. Amino acid and dietary status in CAPD patients. In: Atkins RC, Farrell PC, Thompson N, eds. *Peritoneal dialysis*. Edinburgh: Churchill Livingstone, 1981:171–191.

109. Harty JC, Boulton H, Curwell J, et al. The normalized protein catabolic rate is a flawed marker of nutrition in CAPD patients. *Kidney Int* 1994;45:103–109.

110. Nolph KD, Moore HL, Prowant B, et al. Cross sectional assessment of weekly urea and creatinine clearances and indices of nutrition in continuous ambulatory peritoneal dialysis patients. *Perit Dial Int* 1993;13:178–183.

111. Health Care Financing Administration. *2000 Annual report, end stage renal disease clinical performance measures project*. Baltimore: Department of Health and Human Services, Health Care Financing Administration, Office of Clinical Standards and Quality, 2000.

112. Blumenkrantz MJ, Kopple JD, Moran JK, et al. Metabolic balance studies and dietary protein requirements in patients undergoing continuous ambulatory peritoneal dialysis. *Kidney Int* 1982;21:849–861.

113. Diamond SM, Henrich WL. Nutrition and peritoneal dialysis. In: Mitch WE, Klahr S, eds. *Nutrition and the kidney*. Boston: Little, Brown and Company, 1988:198–223.

114. National Kidney Foundation. *NKF-K/DOQI clinical practice guidelines for nutrition in chronic renal failure*. New York: National Kidney Foundation, 2001.

115. Bergstrom J, Lindholm B. Nutrition and adequacy of dialysis. How do hemodialysis and CAPD compare? *Kidney Int* 1993;43(Suppl 40):S39–S50.

116. Nolph KD. What's new in peritoneal dialysis—an overview. *Kidney Int* 1992;42(Suppl 38):S148–S152.

117. Lim VS, Flanigan MJ. Protein intake in patients with renal failure: commentson the current NKF-DOQI guidelines for nutrition in chronic renal failure. *Semin Dial* 2001;14:150–152.

118. Uribarri J, Levin NW, Delmez J, et al. Association of acidosis and nutritional parameters in hemodialysis patients. *Am J Kidney Dis* 1999;34:493–439.

119. Lindholm B, Bergstrom J. Nutritional requirements of peritoneal dialysis. In: Gokal R, Nolph KD, eds. *Textbook of peritoneal dialysis*. Dordrecht: Kluwer Academic Publishers, 1994:443–472.

120. Grzegorzewska AE, Dobrowolska-Zachwieja A, Chmurak A. Nutritional intake during continuous ambulatory peritoneal dialysis. *Adv Perit Dial* 1997;13:150–154.

121. Fernstorm A, Hylander B, Rossner S. Energy intake in patients on continuous ambulartory peritoneal dialysis and haemodialysis. *J Intern Med* 1996;240:211–218.

122. Kopple JD. Therapeutic approaches to malnutrition in chronic dialysis patients: the differnet modalities of nutritional support. *Am J Kidney Dis* 1999;33:180–185.

123. Pickering WP, Price SR, Bircher G, et al. Nutrition in CAPD: serum bicarbonate and the ubiquitin-proteasome system in muscle. *Kidney Int* 2002;61:1286–1292.

124. Detsky AS, McLaughlin JR, Baker JP, et al. What is subjective global assessment of nutritional status. *JPEN J Parenter Enteral Nutr* 1987;11:8–13.

125. Enia G, Sicuso C, Alati G, et al. Subjective global assessment of nutrition in dialysis patients. *Nephrol Dial Transplant* 1993;8:1094–1098.

126. Lutes R, Perlmutter J, Holley JL, et al. Loss of residual renal function in patients on peritoneal dialysis. In: Khanna R, Nolph KD, Prowant BF, et al., eds. *Advances in Peritoneal Dialysis*, Vol. 9. Toronto: Peritoneal Dialysis Publications, 1993:165–168.

127. Gotch FA, Gentile DE, Schoenfeld P. CAPD prescription in current clinical practice. In: Khanna R, Nolph KD, Prowant BF, et al., eds. *Advances in peritoneal dialysis*, Vol. 9. Toronto: Peritoneal Dialysis Publications, 1993:69–72.

128. Rottembourg J, Issad B, Gallego JL, et al. Evolution of residual renal functions in patients undergoing maintenance hemodialysis or continuous ambulatory peritoneal dialysis. *Proc EDTA* 1993;19:397–403.

129. Cancarini GC, Brunori G, Camerini C, et al. Renal function recovery and maintenance of residual diuresis in CAPD and hemodialysis. *Perit Dial Bull* 1986;5:77–79.

130. Lysaght MJ, Vonesh EF, Gotch F, et al. The influence of dialysis treatment modality on the decline of remaining renal function. *ASAIO Trans* 1991;37:598–604.

131. Hallet M, Owen J, Becker G, et al. Maintenance of residual renal function: CAPD versus HD (abstract). *Perit Dial Int* 1992;12(Suppl 1):124.

132. Tattersall JE, Doyle S, Greenwood RN, et al. Maintaining adequacy in CAPD by individualizing the dialysis prescription. *Nephrol Dial Transplant* 1994;9:749–752.

133. Page DE, Cheung V. Role still exists for cycler therapy in anuric patients with a low-transport membrane. *Adv Perit Dial* 2001;17:114–116.

134. Twardowski ZJ. Clinical value of standardized equilibration tests in CAPD patients. *Blood Purif* 1989;7:95–108.

135. Blake P, Burkart JM, Churchill DN, et al. Recommended clinical practices for maximizing peritoneal dialysis clearances. *Perit Dial Int* 1996;16:448–456.

136. Twardowski ZJ. Nightly peritoneal dialysis (why? who? how? and when?). *ASAIO Trans* 1990;36:8–16.

137. Rippe B, Krediet R. Peritoneal physiology-transport of solutes. In: Gokal R, Nolph KD, eds. *The textbook of peritoneal dialysis*. Dordrecht: Kluwer Academic Publishers, 1994:69–113.

138. Faller B, Lameire N. Evolution of clinical parameters and peritoneal function in a cohort of CAPD patients followed over 7 years. *Nephrol Dial Transplant* 1994;9:280–286.

139. Selgas R, Fernandez-Reyes MJ, Bosque E, et al. Functional longevity of the human peritoneum: how long is continuous peritoneal dialysis possible? Results of a prospective medium long-term study. *Am J*

Kidney Dis 1994;23:64–73.

140. Selgas R, Bajo MA, del Peso G, et al. Preserving the peritoneal dialysis membrane in long-term peritoneal dialysis patients. *Semin Dial* 1995;8:326–332.

141. Selgas R, Bajo MA, Paiva A, et al. Stability of the peritoneal membrane in long-term peritoneal dialysis patients. *Adv Ren Replace Ther* 1998;5:168–178.

142. Heimburger O, Waniewski J, Werynski A, et al. Peritoneal transport characteristics in CAPD patients with permanent loss of ultrafiltration. *Kidney Int* 1990;38:495–506.

143. Garred LJ, Canaud B, Farrell PC. A simple kinetic model for assessing peritoneal mass transfer in chronic ambulatory peritoneal dialysis. *ASAIO J* 1983;3:131–137.

144. Popovich RP, Moncrief SW. Transport kinetics. In: Nolph KD, ed. *Peritoneal dialysis*, 2nd ed. Boston: Martinus Nijhoff, 1985:115–158.

145. Vonesh EF, Lysaght MJ, Moran J. Kinetic modeling as a prescription aid in peritoneal dialysis. *Blood Purif* 1991;9:246–270.

146. Krediet RT, Struijk DG, Koomen GCM, et al. Peritoneal fluid kinetics during CAPD measured with intraperitoneal dextran 70. *ASAIO Trans* 1991;37:662–667.

147. Pannakeet MM, Imholz AL, Struijk DG, et al. The standard peritoneal permeability analysis: a tool for the assessment of peritoneal permeability characteristics in CAPD patients. *Kidney Int* 1995;48:866–875.

148. Pride ET, Gustafson J, Graham A, et al. Comparison of a 2.5% and a 4.25% dextrose peritoneal equilibration test. *Perit Dial Int* 2002;22:365–370.

149. Watson PE, Watson ID, Batt RD. Total body water volumes for adult males and females estimated from simple anthropometric measurements. *Am J Clin Nutr* 1980;33:27–39.

150. Hume R, Weyers E. Relationship between total body water and surface area in normal and obese subjects. *J Clin Pathol* 1971;24:234–238.

151. Dubois D, Dubois EF. A formula to estimate the approximate surface area if height and weight be known. *Arch Intern Med* 1916;17:863–871.

152. Blake PG. Targets in CAPD and APD prescription. *Perit Dial Int* 1996;16:S143–S146.

153. Jensen RA, Nolph KD, Moore HL, et al. Weight limitations for adequate therapy using commonly perfomred CAPD and NIPD regimens. *Semin Dial* 1994;7:61–64.

154. Nolph KD. Has peritoneal dialysis peaked? The impact of the CANUSA study. *ASAIO Trans* 1996;42:136–138.

155. Rocco MV. Body surface area limitations in achieving adequate therapy in peritoneal dialysis patients. *Perit Dial Int* 1996;16:617–622.

156. Jones MR. Etiology of severe malnutrition: results of an international cross-sectional study in continuous ambulatory peritoneal dialysis patients. *Am J Kidney Dis* 1994;23:412–420.

157. Johnson DW, Herzing KA, Purdie DM, et al. Is obesity a favorable prognostic factor in peritoneal dialysis patients? *Perit Dial Int* 2000;20:715–721.

158. Churchill DN, Thorpe KE, Nolph KD, et al. Increased peritoneal transport is associated with decreased CAPD technique and patient survival. *J Am Soc Nephrol* 1997;8:189A.

159. Davies SJ, Phillips L, Russell GI. Peritoneal solute transfer is an independent predictor of survival on CAPD. *J Am Soc Nephrol* 1996;7:1443.

160. Heaf J. CAPD adequacy and dialysis morbidity: detrimental effect of a high peritoneal equilibrium rate. *Ren Fail* 1995;17:575–587.

161. Harty JC, Boulton H, Venning M, et al. Is peritoneal permeability an adverse risk factor for malnutrition in CAPD patients? *Miner Electrolyte Metab* 1996;22:97–101.

162. Blake P. What is the problem with high transporters? *Perit Dial Int* 1997;17:317–320.

163. Park HC, Kang SW, Choi KH, et al. Clinical outcome in continuous ambulatory peritoneal dialysis is not influenced by high peritoneal transport status. *Perit Dial Int* 2001;21(Suppl 3):S80–S85.

164. Paniagua R, Amato D, Vonesh E, et al. Effects of increased peritoneal clearance on mortality rates in peritoneal dialysis: ADEMEX a prospective randomized controlled trial. *J Am Soc Nephrol* 2002;13:1302–1320.

165. Nolph KD, Moore HL, Prowant B, et al. Continuous ambulatory peritoneal dialysis with a high flux membrane: a preliminary report. *ASAIO J* 1993;39:M566–M568.

166. Burkart JM. Effect of peritoneal dialysis prescription and peritoneal membrane transport characteristics on nutritional status. *Perit Dial Int* 1995;15:S20–S35.

167. Kagan A, Bar-Khayim Y, Schafe Z, et al. Heterogeneity in peritoneal transport during continuous ambulatory peritoneal dialysis and its impact on ultrafiltration, loss of macromolecules and plasma level of proteins, lipids and lipoproteins. *Nephron* 1993;63:32–42.

168. Struijk DG, Krediet RT, Koomen GC, et al. Functional characteristics of the peritoneal membrane in long term continuous ambulatory peritoneal dialysis. *Nephron* 1991;59:213–220.

169. Brimble KS, Walker M, Margettes PJ, et al. Meta-analysis: peritoneal membrane transport, mortality and technique failure in peritoneal dialysis. *J Am Soc Nephrol* 2006;17:2591–2598.

170. Tonbul Z, Altintepe L, Sozlu C, et al. The association of peritoneal transport properties with 24-hour blood pressure levels in CAPD. *Perit Dial Int* 2003;23:46–52.

171. Davies SJ. Mitigating peritoneal membrane characteristics in modern peritoneal dialysis therapy. *Kidney Int* 2006;70:S76–S83.

172. Feriani M. Adequacy of acid base correction in continuous ambulatory peritoneal dialysis patients. *Perit Dial Int* 1994;14:S133–S138.

173. Feriani M, Ronco Ck, La Greca G. Acid-base balance with different CAPD solutions. *Perit Dial Int* 1996;16:S126–S129.

174. La Greca G, Biasioli S, Chiaramonte S, et al. Acid-base balance on peritoneal dialysis. *Clin Nephrol* 1981;16:1–7.

175. Uribarri J, Buquing J, Oh MS. Acid-base balance in chronic peritoneal dialysis patients. *Kidney Int* 1995;47:269–273.

176. Graham KA, Reaich D, Goodship THJ. Acid-base regulation in peritoneal dialysis. *Kidney Int* 1994;46(Suppl 48):S47–S50.

177. Walls J, Pickering W. Does metabolic acidosis have clinically important consequences in dialysis patients? *Semin Dial* 1998;11:18–19.

178. Bailey JL, Mitch WE. Does metabolic acidosis have clinically important consequences in dialysis patients? *Semin Dial* 1998;11:23–24.

179. Graham KA, Reaich D, Channon SM, et al. Correction of acidosis in CAPD decreases whole body protein degradation. *Kidney Int* 1996;49:1396–1400.

180. Löfberg E, Gutierrez A, Anderstam B, et al. Effect of bicarbonate on muscle protein in patients receiving hemodialysis. *Am J Kidney Dis* 2006;48(3):419–429. Sep;

181. Lowrie EG, Lew NL. Commonly measured laboratory variables in hemodialysis patients: relationships among them and to death risk. *Semin Nephrol* 1992;12:276–283.

182. Bergstrom J. Why are dialysis patients malnourished? *Am J Kidney Dis* 1995;26:229–241.

183. Kasimatis E, Maksich D, Jassal V, et al. Oreopoulos DGPredictive factors of low HCO3-levels in peritoneal dialysis patients. *Clin Nephrol* 2005;63(4):290–296.

184. Acchiardo SR, Kraus AP, Kaufman PA, et al. Evaluation of CAPD prescription. In: Khanna R, Nolph KD, Prowant BF, et al., eds. *Advances in peritoneal dialysis*, Vol. 7. Toronto: Peritoneal Dialysis Bulletin, 1991:47–50.

185. Doolan PD, Alpen EL, Theil GB. A clinical appraisal of the plasma concentration and endogenous clearance of creatinine. *Am J Med* 1962;32:65–79.

186. Tzamaloukas AH. Effect of edema on urea kinetic studies in peritoneal dialysis. *Perit Dial Int* 1994;14:398–400.

187. Tzamaloukas AH, Saddler MC, Murphy G, et al. Volume of distribution and fractional clearance of urea in amputees on continuous ambulatory peritoneal dialysis. *Perit Dial Int* 1994;14:356–361.

188. Twardowski ZJ. Relationships between creatinine clearances and Kt/V in peritoneal dialysis patients: a critique of the DOQI document. *Perit Dial Int* 1998;18:252–255.

189. Nolph KD. Is total creatinine clearance a poor index of adequacy in CAPD patients with residual renal function?. *Perit Dial Int* 1997;17:232–233.

190. Foley RN, Parfrey PS, Harnett JD, et al. Clinical and echocardiographic disease in patients starting end stage renal disease therapy. *Kidney Int* 1995;47:186–192.

191. Plum J, Shoenicke G, Kleophas W, et al. Comparison of body fluid distribution between chronic hemodialysis and peritoneal dialysis patients as assessed by biophysical and biochemical methods. *Nephrol Dial Transplant* 2001;16:2378–2385.

192. Rottembourg J. Residual renal function and recovery of renal function in patients treated with CAPD. *Kidney Int* 1993;40(Suppl): S106–S110.

193. Koc M, Toprak A, Tezcan H, et al. Uncontrolled hypertension due to volume overload contributes to higher left ventricular mass index in CAPD patients. *Nephrol Dial Transplant* 2002;17:1661–1666.

194. Enia G, Mallamaci F, Benedetto FA, et al. Long term CAPD patients are volume expanded and display more left ventricular hypertrophy than hemodialysis patients. *Nephrol Dial Transplant* 2001;16: 1459–1464.

195. Cocchi R, Degli Esposti E, Fabbri A, et al. Prevalence of hypertension in patients on peritoneal dialysis: results of an Italian multicenter study. *Nephrol Dial Transplant* 1999;14:1536–1540.

196. Rocco MV, Flanigan MJ, Beaver S, et al. Report from the 1995 core indicators for peritoneal dialysis study group. *Am J Kidney Dis* 1997;30:165–173.

197. Frankenfield DL, Prowant BF, Flanigan MJ, et al. Trends in clinical indicators of care for adult peritoneal dialysis patients in the United States from 1995 to 1997. *Kidney Int* 1999;55:1998–2010.

198. Luik AJ, Charra B, Katzarski K, et al. Blood pressure control and hemodynamic changes in patients on long time dialysis treatment. *Blood Purif* 1998;16:197–209.

199. Katzarsjki KS, Charra B, Luik AJ, et al. Fluid state and blood pressure control in patients treated with long and short hemodialysis. *Nephrol Dial Transplant* 1999;14(2):369–375.

200. Klassen PS, Lowrie EG, Reddan DN, et al. Association between pulse pressure and mortality in patients undergoing maintenance hemodialysis. *J Am Med Assoc* 2002;287:1548–1555.

201. Port FK, Hulbert-Shearon TE, Wolfe RA, et al. Predialysis blood pressure and mortality risk in a national sample of maintenance hemodialysis patients. *Am J Kidney Dis* 1999;33:507–517.

202. Zager PG, Nikolic J, Broen RH, et al. "U" curve association of blood pressure and mortality in hemodialysis patients. *Kidney Int* 1998;54:561–569.

203. Ates K, Nergizoglu G, Keven K, et al. Effect of fluid and sodium removal on mortality in peritoneal dialysis patients. *Kidney Int* 2001;60:767–776.

204. Goldfarb-Rumyantzev AS, Baird BC, Leypoldt JK, et al. The association between BP and mortality in patients on chronic peritoneal dialysis. *Nephrol Dial Transplant* 2005;20:1693–1701.

205. Davies SJ, Brown EA, Reigel W, et al. The EAPOS Group. What is the link between poor ultrafiltration and increased mortality in anuric patients on automated peritoneal dialysis? Analysis of data from EAPOS. *Perit Dial Int* 2006;26(4):458–465.

206. Moist L, Port F, Orzol S, et al. Predictors of loss of residual renal function among new dialysis patients. *J Am Soc Nephrol* 2000;11:556–564.

207. Li P, Chow K-M, Wong T, et al. Effects of an angiotensin-converting enzyme inhibitor on residual renal function in patients receiving peritoneal dialysis. *Ann Intern Med* 2003;139:105–112.

208. Suzuki H, Kanno Y, Sugahara S, et al. Effects of an angiotensin II receptor blocker, valsartan, on residual renal function in patients on CAPD. *Am J Kidney Dis* 2004;43:1056–1064.

209. Alfa Abu, Burkart J, Piranio B, et al. Approach to fluid management in peritoneal dialysis: a pratical algorithm. *Kidney Int* 2002;62(S81):S8–S16.

210. Mujais S, Nolph K, Gokal R, et al. Evaluation and management of ultrafiltration problems in peritoneal dialysis. International Society for Peritoneal Dialysis Ad Hoc Committee on Ultrafiltration Management in Peritoneal Dialysis. *Perit Dial Int* 2000;20(Suppl 4):S5–S21.

211. Brown EA, Davies SJ, Rutherford P, et al. Ultrafiltration and not solute clearance or solute transport status predicts outcomes at 2 years for APD in anuric patients. *J Am Soc Nephrol* 2002;13:70.

212. Gunal AI, Duman S, Orzol SM, et al. Strict volume control normalizes hypertension in peritoneal dialysis patients. *Am J Kidney Dis* 2001;37:588–593.

213. Moberly JB, Mujais S, Gehr T, et al. Pharmacokinetics of icodextrin in peritoneal dialysis patients. *Kidney Int* 2002;62(S81):s23–S33.

214. Mujias S, Vonesh E. Profiling of peritoneal ultrafiltration. *Kidney Int* 2002;62(S81):S17–S22.

215. Mistry CD, Gokal R, Peers E. MIDA Study Group: a randomized multicenter clinical trial comparing iso-osmolar icodextrin with hyperosmolar glucose solutions in CAPD. *Kidney Int* 1994;46:496–503.

216. Gokal R, Mistry CD, Peers E. United Kingdom multicenter study of icodextrin in continuous ambulatory pertioneal dialysis (MIDAS). *Perit Dial Int* 1994;14(Suppl 2):S22–S27.

217. Plum J, Gentile S, Verger C, et al. Efficacy and safety of a 7.5% icodextrin peritoneal dialysis solution in patients treated with automated peritoneal dialysis. *Am J Kidney Dis* 2002;39:862–871.

218. Woodrow G, Stables G, Oldroyd B, et al. Comparison of icodextrin and glucose solutions for the daytime dwell in automated peritoneal dialysis. *Nephrol Dial Transplant* 1999;14:1530–1535.

219. Ahearn DJ, Nolph KD. Controlled sodium removal with peritoneal dialysis. *Trans Am Soc Artif Intern Organs* 1972;18:423–428, 440.

220. Freida PH, Issad B. Impact of a low sodium dialysate on usual parameters of cardiovascular outcome of anuric patients during APD (abstract). *Perit Dial Int* 18(Suppl 2):S2.

221. Vrtovsnik F, Hufnagel G, Michel C, et al. Long term effects of ultralow sodium dialysate on water and sodium balance in peritoneal dialysis patients with ultrafiltration failure. *J Am Soc Nephrol* 2002;13: 206A.

222. Khandelwal M, Kothari J, Krishnan M, et al. Volume expansion and sodium balance in peritoneal dialysis patients. Part II: newer insights in management. *Adv Perit Dial* 2003;19:44.

223. Burkart JM, Jordan JR, Rocco MV. Assessment of dialysis dose by measured clearance versus extrapolated data. *Perit Dial Int* 1993;13:184–188.

224. Misra M, Reaveley DA, Ashworth J, et al. Six-month prospective cross-over study to determine the effects of 1.1% amino acid dialysate on lipid metabolism in patients on continuous ambulatory peritoneal dialysis. *Perit Dial Int* 1997;17:279–286.

225. Blake PG, Abraham G, Sombolos K, et al. Changes in peritoneal membrane transport rates in patients on long term CAPD. In: Khanna R, Nolph KD, Prowant BF, et al. eds. *Advances in peritoneal dialysis*, Vol. 15. Toronto: Peritoneal Dialysis International, 1989:3–7.

226. Rocco MV, Jordan JR, Burkart JM. 24-hour dialysate collection for determination of peritoneal membrane transport characteristics: longitudinal follow-up data for the dialysis adequacy and transport test. *Perit Dial Int* 1996;16:590–593.

227. Blake PG, Korbet SM, Blake R, et al. A multicenter study of non compliance with continuous ambulatory peritoneal dialysis exchanges in US and Canadian patients. *Am J Kid Dis* 2000;35(3):506–514.

228. Bernardini J, Piraino B. Measuring compliance with prescribed exchanges in CAPD and CCPD patients. *Perit Dial Int* 1997;17:338–342.

229. Rocco MV, Burkart JB. Prevalence of missed treatments and early sign-noffs in hemodialysis patients. *J Am Soc Nephrol* 1993;4:1178–1183.

230. Keen ML, Lipps BJ, Gotch FA. The measured creatinine generation rate in CAPD suggests that only 78% of prescribed dialysis is delivered. In: Khanna R, Nolph KD, Prowant BF, et al. eds. *Advances in peritoneal dialysis*. Toronto: Peritoneal Publications Inc., 1993:73–75.

231. Warren PJ, Brandes JC. Compliance with the peritoneal dialysis prescription is poor. *J Am Soc Nephrol* 1994;4:1627–1629.

232. Nolph KD, Twardowski ZJ, Khanna R, et al. Predicted and measured daily creatinine production in CAPD: identifying noncompliance. *Perit Dial Int* 1995;15:22–25.

233. Burkart JM, Bleyer AJ, Jordan JR, et al. An elevated ratio of measured to predicted creatinine production in CAPD patients is not a sensitive predictor of noncompliance with the dialysis prescription. *Perit Dial Int* 1996;16:142–146.

234. Blake PG, Spanner E, McMurray S, et al. Comparison of measured and predicted creatinine excretion is an unreliable index of compliance in PD patients. *Perit Dial Int* 1996;16:147–153.

235. Obrador GT, Arora P, Kausz AT, et al. Pre-end stage renal disease care in the United States: a state of disrepair. *J Am Soc Nephrol* 1998;9:S44–S54.

236. Mehrotra R, Nolph KD, Gotch F. Early initiation of chronic dialysis: role of incremental dialysis. *Perit Dial Int* 1997;17:497–508.

237. Nolph KD. Rationale for early incremental dialysis with continuous ambulatory peritoneal dialysis. *Nephrol Dial Transplant* 1998;13:117–119.

238. Caruana RJ, Smith KL, Hess CP, et al. Dialysate dumping: a novel cause of inadequate dialysis in continuous ambulatory peritoneal dialysis patients. *Perit Dial Int* 1989;9:319–320.

239. Sevick MA, Levine DW, Burkart JW, et al. Measurement of CAPD adherence using a novel approach. *Perit Dial Int* 1999;19:23–30.

240. Mistry CD, Mallick NP, Gokal R. Ultrafiltration with an isosmotic solution during long peritoneal dialysis exchanges. *Lancet* 1987;2:178–182.

241. Twardowski ZJ. Influence of different automated peritoneal dialysis schedules on solute and water removal. *Nephrol Dial Transplant* 1998;13(Suppl 6):103–111.

242. Nolph KD, Twardowski ZJ, Keshaviah PR. Weekly clearances of urea and creatinine on CAPD and NIPD. *Perit Dial Int* 1992;12: 298–303.

243. Vonesh EF, Keshaviah PR. Applications in kinetic modeling using PD adequest. *Perit Dial Int* 1997;17:S119–S125.

244. Gotch FA, Lipps BJ, Pack PD. A urea kinetic modeling computer program for peritoneal dialysis. *Perit Dial Int* 1997;17:S126–S130.

245. Twardowski ZJ. New approaches to intermittent peritoneal dialysis therapies. In: Nolph KD, ed. *Peritoneal dialysis*, 3rd ed. Boston: Kluwer Academic Publishers, 1990:133–151.

第十五章 腹膜衰竭的原因、诊断及治疗

Shweta Bansal，Isaac Teitelbaum

在过去几十年中，腹膜透析（PD）已经成为除血液透析（HD）外另一种成熟的治疗终末期肾脏病（ESRD）的方法。全球 PD 患者的数量在日益增长，特别是在一些亚洲国家。许多研究都证实，至少在替代治疗开始的前 4 到 5 年，PD 的透析充分性、死亡率及容量平衡状态都与 HD 相同[1]。PD 长期成功治疗 ESRD 主要取决于充分清除溶质及液体。达到充分透析（见第十四章），是患者依从性、残肾功能（RRF）、腹膜转运状态，以及以患者可耐受的模式达到要求的透析液量共同作用的结果。因此，其中任一因素的改变，不仅影响腹膜转运状态，也会显著影响 PD 效果（表 15.1），导致透析不充分及 PD 技术失败。

表 15.1 影响腹膜透析效能的因素

残肾功能
患者依从性
腹膜特性
通透性
有效表面积
淋巴吸收
透析液容量/渗透性/流量
有效血流量

由于透析技术的进步、腹膜炎发生率下降，超滤衰竭（UFF）/腹膜衰竭已经成为导致 PD 患者技术失败的主要原因之一。腹膜功能改变对液体清除的影响大于对溶质清除的影响，因此，绝大多数的腹膜衰竭都是因为未能达到充分超滤，而溶质清除不充分则相对少见。大多数腹透 4 年或更长时间的患者，其腹膜小分子溶质的清除率较稳定或增加，而净超滤比基线时期下降高达 40%[2-4]。

尽管 UFF 在 PD 任何阶段都可发生，但通常多随着透析时间延长而发生，因此，UFF 在长期腹透中是一个十分重要的问题。PD 患者中 UFF 确切的发生率还未知。Heimburger 等[5]发现 1 年、3 年净超滤丢失的累积风险为 2.6% 和 9.5%，而在 6 年或更长时间的持续性非卧床腹膜透析（CAPD）患者中可超过 30%。同样，日本一项长期研究发现腹透 6 年后因 UFF 退出的患者高达 51%[6]。Davies 等[7]报道观察了 18 个月，有 14% 的患者发生了 UFF。所有这些研究都是基于 UFF 的临床表现而非标准化检测来定义 UFF。

过去几年对 UFF 的定义仍有争议。有学者使用临床定义：将每天使用高渗（3.86%）透析液超过 2 袋[8-10]仍无法维持在一定的干体重定义为 UFF。另外有学者应用透析液标准留腹，如使用 1.36% 葡萄糖透析液留置时净超滤为负[11,12]，则考虑 UFF 存在。在 2000 年，国际腹膜透析学会 UFF 委员会（international society for peritoneal dialysis，ISPD）建议采用：3.86% 葡萄糖透析液留置 4 h，净超滤少于 400 ml 定义为 UFF[13]。一项小样本 PD 患者的横断面研究发现，使用 3.86% 透析液，4 h 后超滤少于 400 ml 的定义后，UFF 的发生率为 23%[12]。Smit 等报道了 55 例中位透析年龄 61 个月的患者中 UFF 发生率为 36%[14]。

尽管溶质清除不充分及液体清除不充分经常由腹膜衰竭引起，但是必须谨记这只是影响 PD 效果的众多因素之一（见表 15.1）。因此肾脏科医生在评估有 UFF 症状和体征的患者时要考虑到这些因素。在本章，我们复习了一些影响超滤效能的因素，并提出临床上评估

及治疗这些患者的措施。

一、腹膜透析溶质及液体的转运

腹膜

PD 溶质及液体的转运是血液和透析液通过具有半透膜性质的腹膜两侧的浓度及压力（静水压和渗透压）梯度而产生。因此，腹膜的物理特征（表面积和通透性）在溶质和液体转运时起关键作用。血透膜的物理特性是已知的，但是腹膜的特性却不明确，主要间接通过概念模型及数学分析而得知。通过这些工作，腹膜转运生理学的概念得到了发展。

最初，腹膜转运特性基于"膜模型"，即腹膜仅是由毛细血管壁、间质及间皮细胞组成的单层膜。在该模型中，腹膜一侧的毛细血管腔与另一侧的腹腔存在浓度梯度[15]。最近，"分布模型"被认为能更好地解释观察到的腹膜转运特性。该模型中毛细血管分布在间质各处，使毛细血管腔与腹腔之间的距离不等[16]。毛细血管的作用取决于其与透析液之间的距离。

腹膜解剖学表面积为 1.7~2.0 m²，与体表面积（BSA）密切相关[17]。但是，在腹透中，腹膜"有效"表面积对于决定溶质及水分转运十分重要。腹膜有效表面积是指有毛细血管充盈，并且能与透析液接触、能转运溶质和液体的腹膜面积[18-20]。腹膜有效表面积不仅取决于透析液量，还与腹膜有效血流量有关（与透析液接触并且参与溶质和液体转运的腹膜微循环的一部分）。大部分（47%）小分子溶质的扩散转运通过脏腹膜，但也有高达 43% 的扩散转运通过与肝脏相关的腹膜进行（腹壁 6%，膈 4%）[21]。

腹膜通透性由毛细血管壁、间质和间皮细胞产生的阻力所决定。在这些因素中，毛细血管壁的屏障作用最重要，间皮层作用最小。腹膜三孔模型由腹膜转运的计算机模型衍生而来，认为溶质及水分转运是通过毛细血管内皮三种不同类型的孔[22]。"大孔"被认为是内皮细胞间裂隙（半径 12~15 nm），主要转运大分子物质（如白蛋白）。大孔只占小分子溶质扩散的有效孔面积的不到 1%，所以只通过液体对流产生超滤。"小孔"（半径 4 nm）即内皮细胞间隙，约占孔总面积的 90%。它们是小分子溶质（尿素、肌酐、电解质）扩散和对流的主要途径。超过 50% 由葡萄糖引起的超滤通过小孔进行。腹腔中葡萄糖通过反扩散作用被吸收也经此孔发生。小孔基本上不透过蛋白之类的大分子物质。第三种孔是有水选择性的细胞内孔，被称为超小孔（半径小于 0.5 nm）。超小孔是唯一一种分子形式确定的孔，即水孔蛋白-1（aquaporin 1，AQP-1）。AQP-1 通道位于腹膜的内皮细胞和间皮细胞。尽管这些孔只占总孔面积的 1% 至 2%，但是高达 40% 的超滤由此产生[23]。由于通过超小孔的超滤不含溶质，所以超滤液中溶质的浓度比血浆中低，这种现象称为溶质筛（见 "对流转运" 部分）。

溶质转运——弥散转运

腹膜透析时，溶质清除是扩散和对流转运共同作用的结果。扩散是小分子溶质清除的主要机制，是透析液灌入腹腔后，腹膜两侧血液和透析液之间产生的浓度梯度作用的结果。溶质扩散速率（J_s）取决于腹膜溶质通透性（P_s）、有效腹膜表面积（A）及该溶质从血浆至透析液的浓度梯度（DC）。

$$J_s = P_s \times A \times DC$$

已知溶质的腹膜内通透性相对恒定,由其分子质量大小决定。因此,腹膜对尿素、肌酐等小分子溶质的通透性很高,但对 β_2-微球蛋白及其他大分子蛋白溶质的通透性较低。

增加腹膜有效表面积,如增加腹腔内透析液量,能显著提高小分子溶质的扩散速率(图 15.1)[3]。Keshaviah 等证明将透析液灌入量从 0.5 L 增加到 2.5 L 后,尿素、肌酐和葡萄糖的转运速率增加 1 倍[24]。产生最大扩散速率的灌入量随着患者 BSA 的增加而增加,中等身材患者(BSA 1.7 m^2)为 2.5 L,BSA 大于 2 m^2时为 3~3.5 L。增加透析液灌入量增加转运,被认为是因为增加了透析液和腹膜的接触,通过使用更多腹膜以增加腹膜有效表面积。达到最大灌入量后,再增加灌入量扩散转运几乎不再增加,因为有效腹膜表面积已经完全暴露在透析液中,再增加透析液容量只能造成透析液的"淤积"。

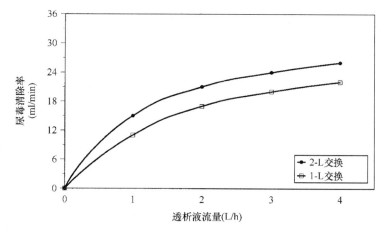

图 15.1 透析液流量和容量对小分子溶质清除率的作用。随着透析液流速增加,清除率增加,但在流速相同的条件下,灌入量更多时,清除率越高。这是由于灌入量增多引起腹膜有效表面积增大,造成扩散转运增加

维持最大浓度梯度也能提高扩散转运速率,这取决于有效腹膜血流量及透析液流量。腹膜的浓度梯度(ΔC)在透析液留置早期最大,但随着溶质从血液扩散至透析液而逐步降低。由于浓度梯度下降,扩散速率降低,增加透析液流速(缩短留置时间)和/或容量(增加交换液量)能提高浓度梯度,从而提高扩散速率(图 15.1)。当血液和透析液间的浓度梯度消失时扩散作用停止。较小的分子更容易穿过腹膜,平衡较快,与大分子溶质相比,更容易受到透析液流速的影响[25,26]。

目前普遍认为有效腹膜血流量不是小分子溶质扩散转运的限速因素,因为腹膜血流速是尿素等小分子转运速率的 2 至 3 倍[15,16,27,28]。但是肝血窦对溶质转运有很大作用,肝脏血管床比腹部其他部位对小分子的通透性更高,肝血窦的转运速率十分迅速,因此,此处血管床的血流量可能是限速因素[21]。肝脏对小分子溶质清除起了重要作用,是引起仰卧位或增加留腹容量时溶质转运增加的原因之一[21,26,29,30]。

对流转运

溶质清除也可以通过对流。渗透力使水分子透过腹膜进入腹腔,而溶剂(水)和溶质(如 Na^+ 等)之间的摩擦力使这些溶质随着水的转运而产生对流,这种现象称为溶剂拖拽。

由于腹膜对溶质的阻力大于水(尤其液体通过超小孔或者跨细胞水通道时),因此超滤液中的溶质浓度低于其血浆浓度,这种现象被称为溶质筛。已知溶质的筛系数是该溶质的超滤液浓度与血浆浓度之比。因此对流产生的溶质转运速率(J_s)不仅与跨毛细血管超滤速率或者水通量(J_w)有关,也与其血清浓度(C_s)和该溶质的筛系数(S)有关。

$$J_s = J_w \times C_s \times S$$

由于超滤速率随着留腹时间的延长而降低(见"液体转运"章节),因此对流转运对溶质的总的清除作用也降低。当溶质分子质量变大时,对流产生的转运率显著高于扩散转运。这解释了只有10%的尿素通过对流清除,而蛋白质的转运有超过80%通过对流[31,32]。

液体转运(超滤)

超滤主要通过渗透产生,是腹膜血管与腹腔内透析液之间产生的渗透梯度作用的结果。在透析液中添加能产生渗透压的物质,通常是葡萄糖,来达到此目的。跨毛细血管超滤率或水通量(J_w)取决于腹膜液体通透性(L_p)、有效腹膜表面积(A)及跨膜渗透压($\Delta\pi$)和静水压梯度(ΔP),

$$J_w = L_p \times A(\Delta\pi + \Delta P)$$

当透析液刚交换时,渗透压梯度最大,此时跨毛细血管超滤最多。随着超滤的产生及腹腔内葡萄糖的吸收稀释了葡萄糖浓度,渗透梯度逐渐下降,超滤率也下降。可以通过使用更大容量透析液(降低稀释率)或者更高渗透压的透析液(增加渗透压梯度)或者两者同时使用来增加跨毛细血管超滤率(净超滤)(图15.2)。使腹膜通透性或者有效腹膜表面积(如腹膜炎)增加的因素(如葡萄糖吸收)使得溶质转运增加,引起渗透压梯度下降更快,导致超滤率降低[33]。

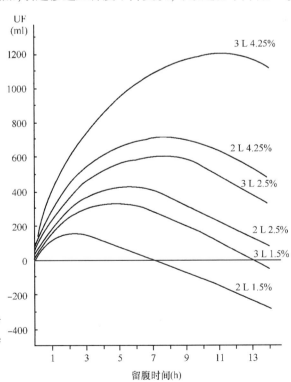

图15.2 葡萄糖透析液的渗透性及容量对净超滤的作用(Twardowski Z, et al. Osmotic agents and ultrafiltration in peritoneal dialysis. *Nephron*, 1986;42:93-101.)

　　腹腔中液体淋巴吸收(LA)与跨毛细血管超滤作用相反。如图15.3所示,两者共同作用决定了最终排液量或净超滤,净 UF = UF−LA。淋巴吸收率通常是恒定的,不受灌入透析液容量或张力影响,平均为 1~1.5 ml/min[20,34,35]。只要跨毛细血管超滤率高于淋巴吸收率,腹腔内液体量或净超滤就增加[35,36]。腹腔内容量或净超滤的峰值出现在跨毛细血管超滤率与淋巴吸收率相同时(图15.4),这实际发生在透析液和血浆达到渗透压平衡前。然而,一旦淋巴吸收率超过了超滤率,腹腔中的液体被净吸收,导致腹腔内容量减少(净超滤下降)。增加跨毛细血管超滤率(如前述的高渗葡萄糖透析液和/或增加透析液容剂量),或利用超滤达峰值时间(缩短留腹时间)可以增加净超滤(图15.2,图15.3)。淋巴吸收除了能降低净超滤外,还能部分削弱扩散和对流的作用,使溶质清除也减少。

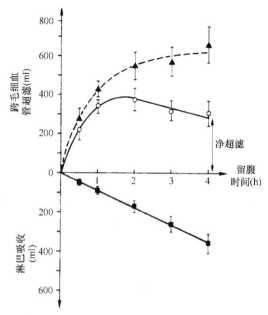

图15.3　净超滤(空心圆圈)是跨毛细血管超滤(实心三角)的正作用和淋巴吸收(实心方形)的负作用叠加的结果。当淋巴吸收率超过跨毛细血管超滤时,净超滤减少(使用 2.5% 葡萄糖浓度透析液)(Mactier RA,et al. Contribution of lymphatic absorption to loss of ultrafiltration and solute clearances in continuous ambulatory peritoneal dialysis. *J Clin Invest*,1987;80:1311-1316.)

二、腹膜功能评估

　　腹膜不像血透膜,其溶质和液体的转运特性(表面积和通透性)是未知的。由于在腹透过程中转运特性是动态变化的,因此规律随访、评估透析剂量及必要时检测腹膜功能十分必要,因而建立了一些间接评估腹膜转运特性的方法。这些方法通常需要使用一次特定容量和葡萄糖浓度的透析液进行交换,在特定的时间点检测血清和透析液中的溶质浓度,同时测定最终引流量。通过这些信息,能确定患者的转运特性。最常见的方法是标准腹膜平衡试验(PET)计算透析液/血浆(D/P)比值或不同溶质的物质转运面积系数(MTAC)[32,38,39]。由于特定溶质的 D/P(PET 中用于检测转运特性的指标)取决于扩散和对流转运两个因素,MATC 可以把腹膜功能对溶质转运的影响分开。从实用角度看,由 MTAC 得到的腹膜功能

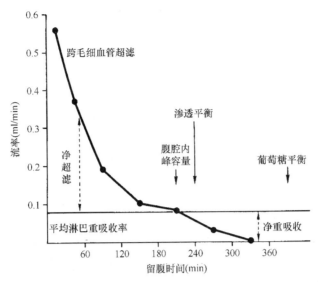

图 15.4　使用 1.5% 葡萄糖透析液 2 L 交换时跨毛细血管超滤和淋巴吸收率与留腹时间的关系。腹腔内容量峰值出现在毛细血管超滤率与淋巴吸收率相同时。而这出现在渗透压（此时渗透梯度仍存在，但是由于超滤稀释及透析液中葡萄糖吸收入血液已明显减弱）及葡萄糖平衡之前。IP，腹内压（Nolph KD，et al. The kinetics of ultrafiltration during peritoneal dialysis：role of lymphatics. *Kidney Int*，1987；32：219-226. ）

的信息几乎并不比 PET 得到的信息多，因此 MTAC 在临床实践中并不常用[40]。

腹膜平衡试验

　　Twardowski 通过描述 PET，观察到 PD 患者的小分子溶质转运速率和超滤能力是不同的[41]。该试验根据溶质（通常是尿素和肌酐）在透析液留腹期间的特定时间点（t）D/P 浓度比值，以及不同时间点透析液中葡萄糖与开始交换时葡萄糖的比值（D_t/D_0），半定量地测定腹膜的溶质转运速率。表 15.2 显示了 PET 操作过程。

表 15.2　标准腹膜平衡试验（PET）[a]

1. 试验前先用 2.5% 透析液留腹 8~12 h
2. 取坐位，>20 min，引流透析液（留取标本检测肌酐及葡萄糖以评估腹腔残余容量）
3. 仰卧位注入 2 L 2.5% 葡萄糖透析液，>10 min
4. 每注入 400 ml 透析液，嘱患者翻身
5. 灌注结束时即为 0 时，在 120 min 时引流出 200 ml 透析液，留取 10 ml，将其余 190 ml 重新注入腹腔
6. 留腹期间患者可不卧床
7. 120 min 时留取血清标本
8. 240 min 时，取坐位，>20 min，引流透出液，测定容量，留取最后一个标本
9. 所有标本送检葡萄糖和肌酐浓度[b]

　　a. 改良 PET 使用 4.25% 葡萄糖浓度透析液进行交换；b. 当需鉴别跨毛细血管超滤异常（Ⅰ型超滤衰竭或跨细胞孔功能异常）或淋巴吸收增加时可检测钠浓度。在这种情况下，在 60 min 时另外留取一透析液标本可能有用。

　　获允摘自：Twardowski ZJ，et al. Peritoneal equililbration test. Perit Dial Bull 1987；7：138-147；Twardowski ZJ. Clinical value of standardized equilibration tests in CAPD patients. *Blood Purif*，1989；7：95-108。

测定 D/P 时需注意,使用苦味酸法检测时高糖浓度会使肌酐水平假性增高。因此,检测肌酐水平时,必须用校正因子对葡萄糖水平进行校正:

$$校正肌酐(mg/dl) = 肌酐(mg/dl) - [葡萄糖(mg/dl) × 校正因子]$$

在实验室校正因子是 0.00053,但是各实验室之间可能有差异,这取决于测定的仪器。酶法检测肌酐时不受葡萄糖浓度影响,因此不需使用校正因子。

86 例患者在 PD 0.1~84 个月时共进行 103 次 PET,Twardowski[37] 根据转运速率将这些患者(根据 $\bar{x} \pm s$)分成低、低平均、高平均和高转运(图15.5,图15.6)。PET 结果可重复性高,变异系数小于 3%[7,42]。PET 提供了一个对腹膜转运状态分类及监测其变化的有用手段。尽管标准 PET 也可用于评估超滤,但因为使用 2.5% 葡萄糖浓度的透析液无法达到最大渗透压梯度,限制了其评估超滤的价值[13]。尽管如此,PET 信息联合溶质清除指标,有助于选择合适的透析模式、制定 PD 处方,以及监测腹膜功能[43]。由于标准 PET 操作繁琐及所需时间较长,因此出现了"快速 PET"[44](表15.3)。快速 PET 可评估超滤,仅使用 4 h D/P(图15.5)和葡萄糖浓度(表15.4)对溶质转运状态进行分类。快速 PET 结果的可重复性也非常高,D/P 与引流量的变异系数都小于 5%[45]。利用快速 PET 结果确定的转运类型与通过标准 PET 得到的结果高度一致[46]。因此在随访患者时可使用操作更简便的快速 PET。快速 PET 的一个不足之处在于无法进行 1、2、3 h 的评估,这可能在对留腹时间较短的透析方式如持续循环腹膜透析(continuous cyclic peritoneal dialysis,CCPD)的透析处方进行制定或更改时造成一些问题。因此,快速 PET 主要用于评估腹膜通透性改变。

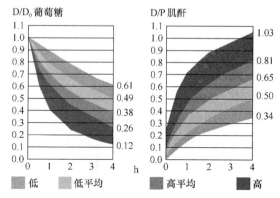

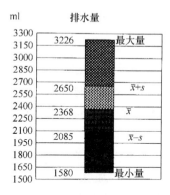

图15.5 86 例患者 103 次 PET 结果。不同区域阴影部分代表腹膜转运率为高、高平均、低平均和低。透析液和血浆肌酐浓度用葡萄糖校正。D/D_0,透析液葡萄糖浓度;D/P,透析液血浆比值。右侧数值区分不同转运类别(Twardowski ZJ. Clinical value of standardized equilibration tests in CAPD patients. *Blood Purif*,1989;7:95-108.)

图15.6 PET 标准留腹 4 h 后的引流液容量,$n=94$。高溶质转运率的患者引流液较少,反之亦然。$\bar{x}$,平均值;s,标准差(Twardowski ZJ. Clinical value of standardized equilibration tests in CAPD patients. *Blood Purif*,1989;7:95-108.)

表 15.3　快速腹膜平衡实验

1. 标准 PET 的 1、2、3 步由患者在家中进行

2. 患者记录灌注结束的准确时间

3. 240 min 时到诊室,坐位,>20 min,引流透析液

4. 测定引流液量,留取标本

5. 240 min 时留取血清标本

6. 所有标本送检葡萄糖和肌酐浓度

获允摘自:Twardowski ZJ. The fast peritoneal equilibration test . *Semin Dial*,1990;3:141-142。

表 15.4　4 h 快速腹膜平衡试验透析液葡萄糖浓度

通透性	透析液葡萄糖浓度(mg/dl)	通透性	透析液葡萄糖浓度(mg/dl)
高	230~501	低平均	724~944
高平均	502~723	低	945~1214

获允摘自:Twardowski ZJ. The fast peritoneal equilibration test . *Semin Dial*,1990;3:141-142。

影响 PET 准确性的因素

　　PET 的准确性和可重复性取决于是能正确按照表 15.2 的操作进行。任何改变(如透析液容量)可显著影响结果。例如,增加灌入量可延迟平衡,导致 D/P 比值降低,反之亦然。尽管与 2.5% 透析液相比,使用更高浓度(4.25%)透析液进行交换时,D/D_0 和引流量比较有显著差别,但对 D/P 和转运类型确定无明显差异[47]。

　　表 15.5 列出了一些 PET 操作过程中的常见错误。另外需注意当患者血糖浓度超过 300 mg/dl 时,可导致 PET 结果不可信[44]。高血糖降低了 D/P 葡萄糖梯度(渗透压),因此也减少了跨毛细血管超滤率及葡萄糖扩散。这会导致引流量低于预期值,而根据 4 h D/P 转运类型, 其 D/D_0 葡萄糖高于预期。相对于体重,婴幼儿的腹膜表面积相对成人较大,且与 BSA 关系更相关。因此,婴幼儿进行 PET 时,推荐交换液量为 1100~1200 ml/m² BSA。这使得成人转运类型的定义方法[37,40]也能应用于婴幼儿[48-50]。

表 15.5　腹膜平衡试验常见误差

过夜透析液引流不完全

PET 交换的透析液引流不完全,
　　PET 时透析液未充分混匀

新鲜透析液流入引流袋

计算错误

改良 PET

　　尽管标准 PET 因为其标准化及高度可重复性,成为检测小分子溶质清除及对腹膜功能分类最合适的方法,但是利用标准 PET 诊断超滤衰竭却不是理想选择,因为使用 2.5% 透析液交换所形成的渗透梯度较小,无法达到最大超滤,而用 4.25% 透析液可以。4.25% 透析液所形成的大的引流量可减少误差,对于临床诊断超滤衰竭也更加敏感。因此推荐将标准 PET 进行改良,用 4.25% 透析液替代 2.5% 透析液。与 2.5% 透析液相比,采用 4.25% 透析液进行交换不会对 MTAC 及 D/P 转运类型造成明显影响[47]。目前,改良 PET 被认为是评估超滤衰竭(水转运)的检测方法,也可用于评估腹膜功能(溶质转运)[12,13,51,52]。

mini-PET

在高渗透析液留腹期间,大约60%的总超滤量与小分子溶质一起都通过小孔转运[经小孔超滤(ultrafiltration through small pores,UFSP)],而另外约40%的超滤量经水孔蛋白跨细胞转运,产生不含溶质的自由水[53-55]。评估自由水的转运有助于确定UFF的原因是葡萄糖引起的渗透能力降低或是水孔蛋白缺乏。使用3.86%腹透液进行PET可以半定量检测自由水的转运,也可以检测透析液和血浆钠浓度比值(D/P_{Na})或D/P_{Na}下降值[13]。但是,即使对钠扩散进行校正后[56],D/P_{Na}及其下降值也只能近似评估自由水转运。另一种评估自由水转运的间接方法是分别使用1.36%和3.86%葡萄糖浓度的透析液进行改良PET(标准腹膜通透性分析),比较两者净超滤[51],但是此方法较复杂、费时,不易在临床日常应用。此外,该方法也不能很准确地测定自由水转运,因为1.36%和3.86%得到的净超滤的差异,是3.86%透析液所得的自由水转运和UFSP之和。

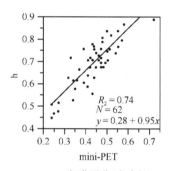

图15.7 3.86%腹膜平衡试验的D/P与3.86%mini-PET呈线性相关[La Milia, et al. Mini-peritoneal equilibration test:a simple and fast method to assess free water and small solute transport across the peritoneal membrane. *Kindey Int*,2005;68(2):840-846.]

La Milia等考虑到使用3.86%透析液交换1 h,透析液中葡萄糖浓度最高而钠由于血浆与透析液之间的浓度梯度较低而扩散转运很少,此时自由水转运达到最大[57],而提出了另一种方法。如果将3.86%PET从4 h缩短到1 h,经大孔产生的超滤及淋巴重吸收都很低[58];钠转运主要为经小孔的对流转运。所以此时可采用清除的钠除以血浆钠浓度来评估UFSP;自由水转运只需将总超滤减去UFSP即可得到。该方法称为3.86%mini-PET。3.86%PET与3.86%mini-PET的D/P值相关性很好(图15.7)。Venturoli和Rippe[59]通过计算机模拟显示La Milia方法所得结果可靠,易于日常操作中使用,并且通过该方法计算的自由水转运与血管AQP-1表达密切相关[23]。mini-PET是一种有潜力的新方法,但在患者随访中的使用还有待探索。

评估腹膜功能的其他方法

许多学者提出了一些评估和检测腹膜转运的其他方法。这些方法都是在PET基础上加以变化,但是比标准PET准确性更高或操作更加简便,包括标准腹膜通透性分析(SPA),即采用1.5%葡萄糖透析液中添加右旋糖酐进行PET[60];透析充分性和转运试验(dialysis adequacy and transport test, DATT),利用测定清除率时收集的24 h透析液计算透析液和血浆肌酐与尿素浓度比值[61];腹膜通透性和表面积(permeability and surface area, PSA)指数,该方法将扩散和对流转运对D/P比值的影响分开[62]。但是这些方法的复杂性、准确性及可重复性均劣于PET,在临床实践中不常应用。

三、超滤衰竭的诊断、鉴别诊断及治疗

当患者无法保持无水肿状态，或在频繁使用高渗透析液及饮食控制后仍不能维持目标体重时，临床上怀疑可能存在 UFF。溶质转运随着透析时间的延长而增加，部分解释了 UFF 症状和体征的发生比溶质清除不充分更为常见（表 15.6）[63-65]。对于怀疑有 UFF 的患者，必须考虑到腹膜功能改变只是众多可能因素之一（见表 15.1），因此非常需要考虑 UFF 的诊断步骤（图 15.8）。

表 15.6　透析不充分症状和体征

超滤衰竭
血压升高或水肿
高渗透析液的需求增加
溶质转运衰竭
肌酐升高
血尿素氮升高或降低
贫血或神经病变加重
食欲减退、恶心、呕吐、嗜睡、失眠

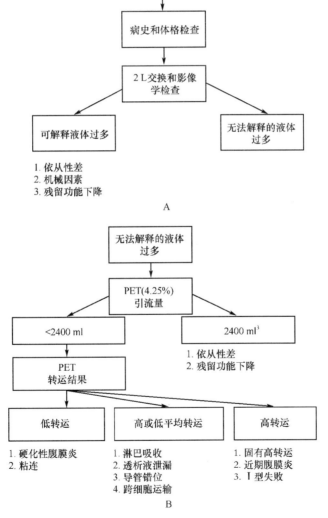

图 15.8　初步评估容量过多患者的方法（A），改良 PET（B）进一步评估初步检查未能发现的容量过多原因的患者

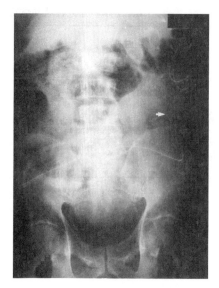

图 15.9　腹部平片显示导管移位。
左上腹可见导管末端(箭头所示)

当患者有液体过多的症状和体征时,获得详细病史及仔细体格检查十分重要(见图 15.8)。患者在饮食和透析方面的依从性显然是一个关键的因素,而尿量显著下降可能提示其他潜在原因。另外,了解液体积聚的时间过程非常有帮助;腹膜衰竭及淋巴吸收增多的患者通常逐渐出现 UFF 症状,而有机械问题(导管移位或渗漏)的患者则迅速出现症状。当腹透液流量与体位有关时,提示导管移位。发现腹部或腹股沟局部水肿可能是腹膜渗漏的重要临床线索。

评估容量过多的患者时,先用 2 L 腹透液"快进快出"能直接观察腹透液进出情况和速度。通常液体灌注速度大约为 10 min 1700 ml,引流速度与之相似。存在纤维蛋白凝块,可引起引流量和容量清除减少,腹腔内使用肝素通常可解决该问题。如果引流不完全或引流与体位有关时,需拍摄腹部平片观察导管位置及肠道扩张积粪情况,因为积粪是导致导管引流障碍的最常见原因(图 15.9)。当临床怀疑有腹膜渗漏时,腹部 CT 或 MRI,即使不做增强扫描,通常能确诊(图 15.10 和图 15.11)。与放射科医师充分沟通放射检查评估腹透相关问题的目的,并且亲自查看图像非常重要。

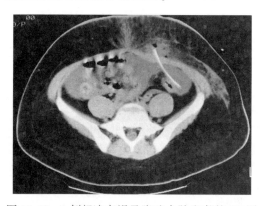

图 15.10　1 例超滤衰竭及腹壁水肿患者的 CT 平扫。Tenckhoff 导管附近左前皮下组织可观察到增强信号表示液体,提示透析液渗漏

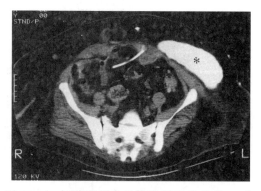

图 15.11　超滤衰竭合并腹壁肿胀患者的 CT 扫描。造影剂注入透析液以示踪。前腹壁及皮下组织可见大量造影剂(＊),提示透析液渗漏

当初步临床检查未能发现容量过多的原因,并将机械因素排除后,推荐改良 PET 作为评估怀疑有 UFF 患者的最佳方法[13]。改良 PET 有助于 UFF 鉴别诊断及治疗(见图 15.8)。

四、液体过多,无超滤衰竭

当患者出现不明原因的液体过多,无 UFF 时(引流量≥2400 ml),必须考虑到患者未依从饮食或者透析处方的可能性(见图 15.8)。另外,残肾功能(RRF)的丢失也是液体清除不充分的常见原因,尤其在高转运患者中。

患者依从性

不依从透析处方和/或饮食是常见问题,而且常常难以诊断,因为这几乎全取决于患者的诚信。有 13%～78% 的患者不依从透析处方[66-68]。遗憾的是,目前使用的评估透析依从性的方法,都非常不准确[67]。我们可以从透析液供应公司的送货记录中估算透析液的使用情况,这样可以客观地判断患者的依从性。尽管较难解决,但是通过积极的教育及强化有助于改善该问题。

残肾功能

透析开始时,绝大多数患者仍有 RRF,该 RRF 可清除 30% 的溶质和液体[69]。腹透预后研究表明保护 RRF 显著有益于患者生存[70],包括更好地清除中分子和大分子毒素;更好地控制容量和血压;减少炎症;改善食欲及营养状况;相对保护肾脏内分泌功能;改善磷的控制及提高生活质量。然而,RRF[肾小球滤过率(GFR)]随着透析时间延长而降低,同时尿量明显减少。因此,保护 RRF 是透析患者的一个重要治疗目标。在透析开始前保护残肾功能的积极措施,如避免肾毒性药物的使用[如静脉使用造影剂、抗生素(如氨基糖苷类)],以及防止低血压发生,在透析开始后仍应继续进行。随机临床研究显示,使用 ACEI 或 ARB 可以减缓 RRF 的下降速率,延缓腹透患者发展到无尿的时间,尽管这些研究都是小样本的[71,72]。为了密切监测肾功能的变化,ISPD 推荐定期检测 24 h 尿量及清除率(若可行,每 1～2 个月检查 1 次,否则不低于每 4～6 个月),以便及时调整 PD 处方。如果尿量减少或血生化指标显示 RRF 降低,则应更早进行检测[73]。

五、液体过多,有超滤衰竭

4.25% 葡萄糖透析液停留 4 h 引流量少于 2400 ml 诊断为超滤衰竭。当跨毛细血管超滤和淋巴吸收率之间的平衡出现变化时发生超滤衰竭,表现为引流量减少(图 15.8)。临床上表现为需要使用更多的高渗透析液以解决容量过多的症状。出现这些变化是由于:①腹膜表面积及通透性增加,使葡萄糖重吸收过多,渗透压梯度迅速消失(Ⅰ型超滤衰竭);②葡萄糖渗透能力降低,导致水清除不充分(Ⅱ型超滤衰竭);③有效腹膜表面积/通透性严重下降,显著限制了溶质和液体的转运(Ⅲ型超滤衰竭);④淋巴吸收增多(Ⅳ型超滤衰竭);⑤腹腔残余容量增加,稀释导致渗透压梯度快速丧失[3]。因此,在对超滤衰竭患者进行鉴别诊断时还必须考虑到除腹膜功能改变之外的很多因素(表 15.7)。PET 可检测水与溶质的转运,有助于评估超滤衰竭。

表 15.7　超滤衰竭的原因

Ⅰ. 腹膜功能	Ⅱ. 淋巴吸收
A. 有效表面积/通透性增加	A. 增加
1. 腹膜炎	1. 原发性增加(Ⅳ型超滤衰竭[d])
2. Ⅰ型超滤衰竭[a]	2. 继发性增加(透析液渗漏)
B. 葡萄糖渗透能力下降	Ⅲ. 透析液容量/渗透性/流速
Ⅱ型超滤衰竭[b]	残余容量增加(降低渗透梯度)
C. 有效表面积/通透性下降	1. 导管移位
Ⅲ型超滤衰竭[c]	2. 粘连形成分隔
a. 硬化性腹膜炎	Ⅳ. 腹膜血流
b. 粘连	下降
	血管疾病

a. 适用于腹膜特性改变为高转运但无法解释时,也被称为Ⅰ型腹膜衰竭;b. 适用于超小孔(水孔蛋白)功能改变使葡萄糖渗透能力下降及导致水清除不充分的超滤衰竭;c. 适用于腹膜功能改变导致水和溶质转运下降,如硬化性腹膜炎或严重腹部粘连,也称为Ⅲ型腹膜衰竭;d. 适用于原发性淋巴吸收增加的超滤衰竭。

高转运患者($D/P>0.81$)

引流量减少(4.25%/3.86%改良 PET 引流量少于 2400 ml/4h)和 $D/P>0.81$ 是由于腹膜转运特性导致液体清除不充分的最常见原因。这些患者的小分子溶质转运较好,但在用葡萄糖透析液行标准 CAPD 或 CCPD 时,由于葡萄糖的迅速吸收及渗透压梯度的迅速消失使超滤减少。如果留腹时间与腹膜转运特性不匹配,当残肾功能丢失,无尿量补充每天的液体清除时常常表现为超滤不充分。该临床症状可以在数月至数年间发生(称为Ⅰ型超滤衰竭),可能是近期发生腹膜炎所致,也可能与患者自身腹膜有关。

Ⅰ型超滤衰竭

Ⅰ型超滤衰竭是超滤衰竭最常见的原因,与有效腹膜面积增大及其所致的腹膜高通透性有关。不幸的是,腹膜通透性缓慢升高是长期腹透患者的典型特征。Ⅰ型超滤衰竭的病理形态学原因可能与纤维化,尤其是血管新生所致有效腹膜面积增大有关(图 15.12)。无血管的间皮下纤维层降低了毛细血管内皮交换的渗透压。另外,腹膜血管新生增加了纤维基质下灌注毛细血管的数量,使葡萄糖产生的渗透压迅速消失。在采用腺病毒介导血管抑素(血管抑素是一种高效的血管新生抑制剂)转基因的动物模型研究中,通过抑制血管新生可增加超滤。研究发现血管数量和超滤呈负相关,提示血管新生引起有效腹膜面积增大在超滤减少中的重要作用[74]。

高通透性是长期腹透患者高死亡率的预测因素[75]。1998 年,两项关于患者死亡率的前瞻性队列研究、单中心 Stoke 腹透研究[76,77]及 Canada-United States of America(CANUSA)多中心研究,都表明高转运独立于其他重要因素如年龄、合并症和 RRF,是患者生存率和技术生存率较差的独立危险因素。迄今为止报道的最大型的研究即澳大利亚-新西兰透析和移植(ANZDATA)登记系统,其最近的分析证实了腹膜高转运率与患者死亡率和技术失败增加有关[79]。

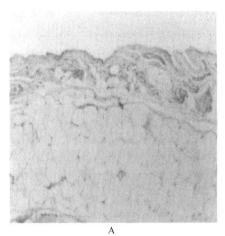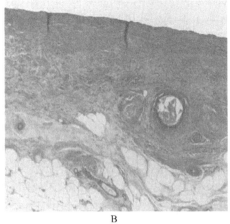

图 15.12 A. 腹透开始时腹膜组织形态;B. 腹透 6 年后,出现间皮下纤维化、血管数目增加及血管病变 [Fusshoeller A. Histomorphological and functional changes of the peritoneal membrane during long-term peritoneal dialysis. *Pediatr Nephrol*;23(1)19-25,Epub 2007 Jul 19.]

病因和病理生理

最近,有许多关于长期腹透腹膜衰竭病理生理机制的研究(图 15.13)。研究最多的引起腹膜形态和功能改变的因素是尿毒症、腹膜炎及非生物相容性透析液。尿毒症患者循环

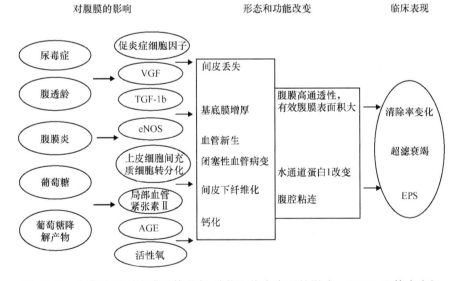

图 15.13 长期腹透对腹膜及其形态、功能和临床表现的影响。VEGF,血管内皮细胞生长因子;TGF,转化生长因子;eNOS,内皮一氧化氮合酶;AGE,晚期糖基化终产物;EPS,包裹性腹膜硬化 [Fusshoeller A. Histomorphological and functional changes of the peritoneal membrane during long-term peritoneal dialysis. *Pediatr Nephrol*;23(1) 19-25,Epub 2007 Jul 19.]

中一氧化氮(NO)、晚期糖基化终产物(AGE)、血管内皮细胞生长因子(VEGF),以及炎症因子[白细胞介素(IL-1β)、肿瘤坏死因子α-(TNF-α)、IL-6]都显著升高[80]。有效腹膜面积的增加与 VEGF 和 NO 密切相关。研究发现腹膜 VEGF 表达与腹膜通透性和血管新生程度相关[81]。此外,在慢性腹透时,内皮细胞一氧化氮合成酶(eNOS)表达显著上调,血管密度及内皮面积也同时增加[82]。国际腹膜活检登记库的数据证实尿毒症本身可以造成间皮下组织增厚及轻度血管病变[83]。

为了使腹透液在有效期内保持稳定,液体的 pH 应保持中等酸性,约为 5.2,这可以阻止葡萄糖降解产物(GDP)的产生。而且标准腹透液使用乳酸盐作为缓冲剂而非碳酸盐,因为后者可以与钙反应,形成碳酸钙沉淀。即使在酸性 pH(无法达到完全抑制 GDP 产生的酸度),高乳酸盐、无碳酸盐的条件下,腹透液依然没有达到完全生理性或者"生物相容性"。国际腹膜活检登记库中超过 130 例长期 PD 患者的腹膜活检标本与健康对照者和未进行 PD 治疗的尿毒症患者的腹膜进行比较来评估腹透液对腹膜功能和形态改变的影响[83]。尿毒症患者间皮下层的厚度是健康对照者的 3 倍,而在 PD 患者中高达 5 倍。间皮下层厚度及血管闭塞程度都与 PD 时间直接相关(图 15.14)。PD 患者血管数目(新生血管)增加,尤其是临床上超滤衰竭及严重纤维化的患者。大容量自动化腹膜透析(APD)患者在较短腹透后更容易发生腹膜纤维化,提示葡萄糖的累积暴露作用。葡萄糖是促炎介质,同时也可通过转化生长因子(TGF)-1β 刺激和活化蛋白激酶 C 的促纤维化作用。葡萄糖还能刺激氧自由基(ROS)产生导致氧化应激反应,诱导局部血管紧张素 Ⅱ 表达[84],通过 TGF-1β 和纤连蛋白作用后促进纤维化。GDP 及 AGE(当 GDP 与蛋白质结合时形成 AGE)都是强烈的促炎介质,通过 VEGF 诱导血管新生[85]。通过刺激纤溶酶原激活物抑制剂(PAI)-1 进一步促进纤维化[86]。腹膜 AGE 沉积与纤维化程度,有效腹膜面积增大及超滤功能降低直接相关。糖尿病大鼠腹膜小血管密度显著高于非糖尿病大鼠[87]。这种新生血管与增生性糖尿病视网膜病变相似。然而腹膜活检登记库的资料显示在一小部分糖尿病患者的活检标本中未见到血管病变发生的增加[83]。

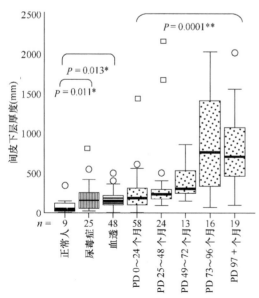

图 15.14 间皮下区随活检组织来源及腹透时间的不同而不同。测定组织活检标本的间皮下区厚度(μm),包括正常人、尿毒症患者、血透患者及腹透(PD)患者,腹透患者根据透析龄分组。数据以箱线图形式表示,显示四分位间距(IQR)。箱外线条显示最大和最小值,不包括离群值。每个箱型里粗线代表中位数。*,Mann-Whitney U 检验统计比较;**,单因素 ANOVA 秩和检验统计比较;○,离群值;□,极端值[Williams JD, et al. Morphologic changes in the peritoneal membrane of patients with renal disease. *J Am Soc Nephrol*,2002; 13(2):470-479.]

以往认为,局部的基质成纤维细胞与炎症细胞是导致腹膜结构和功能改变的主要细胞,而间皮细胞更多地被认为在腹膜损伤后受损害。然而,最近研究显示间皮细胞在腹膜改变中也起到了积极的作用。研究表明开始腹透不久后,腹膜间皮细胞就发生上皮细胞间充质转分化(EMT)逐步丢失上皮细胞表型,获得成纤维细胞样特征[88]。间皮细胞在 EMT 后迁移及侵袭能力增加,使得这些细胞侵入间皮下基质层参与腹膜纤维化,血管新生并最终导致腹膜衰竭[88-90]。在大鼠腹膜注射载有活化的 TGF-β1 腺病毒载体的体内动物模型证实了间皮细胞转化为肌成纤维细胞[91]。这些研究都显示 EMT 是导致腹透相关早期腹膜损伤机制的关键。之前所讨论的因素包括炎症、尿毒症及葡萄糖都能刺激间皮细胞发生 EMT。发生 EMT 的间皮细胞能产生更多细胞外基质成分,包括纤连蛋白及 I 型胶原,并且由于组织纤溶酶原激活物(TPA)和 PAI-1 比例失衡导致纤溶能力下降[92]。转分化的间皮细胞同时也是 PD 患者 VEGF 的重要来源,实际上在腹透中,这些细胞的间充质转分化是引起 VEGF 上调的根本机制[90]。这表明间皮细胞在纤维化及腹膜血管新生中都起到了直接积极的作用。迄今为止,仍无慢性炎症标志物与腹膜转运功能衰竭之间关系的明确结论[14,93,94]。

超过 81% 的患者在停止腹透及临时血透使腹膜休息至少 4 周后,都能显著提高超滤能力,并且使溶质转运状态恢复正常[95,96]。停止腹透后,受损腹膜有充足时间得到修复和再间皮细胞化。CA125 是间皮细胞分泌的大分子量糖蛋白。腹透液中 CA125 的水平可代表间皮细胞数量[97]。无腹膜炎时的 CA125 水平降低,可见于之前所述 I 型腹膜衰竭前。因而动态检测 CA125 可作为监测间皮细胞数量的手段,在发生 I 型腹膜衰竭前进行腹膜休息。但是,我们仍需要更多研究确定检测 CA125 的方法并设立正常值。

大多数 I 型超滤衰竭的患者,尤其是之前进行标准 CAPD 的患者,调整腹透方案,如缩短留腹时间[如夜间间歇性腹膜透析(NIPD)和 CCPD]有利于增加超滤。近期使用 7.5% 艾考糊精腹透液的经验证实,由于在留腹期间吸收和代谢均较慢,能维持一定的胶体渗透压,从而更有利于增加超滤。这不仅抵消了 Starling 力[98,99],还能缓慢但持续地产生超滤,并且在 CCPD 日间长留腹或者 CAPD 夜间留腹时能几乎完全阻止液体重吸收。有的患者无法得到这些治疗措施,腹透失败后需转做血透以更好地控制容量。可保留腹透导管,在腹膜休息 1 至 2 个月后重新进行 PET。若溶质转运及超滤正常,则可以重新开始腹透。如果患者腹膜保持高通透性,那么需要考虑永久性血透、拔除腹透管。I 型超滤衰竭患者需要注意的是,已有一些患者进展为 II 型超滤衰竭或硬化性腹膜炎的报道(见后述)[100]。

由于腹膜特性改变是超滤衰竭的主要原因,因此预防其发生十分重要。Davies 等报道与不使用艾考糊精的患者相比,使用艾考糊精的长期 PD 患者,其腹膜通透性稳定且容量控制更佳[101]。他们检测了腹膜功能的长期变化,并且根据透析液葡萄糖基线浓度将患者分组,结果发现,即使是只有 24 个月的短期研究,在使用 ≥2.27% 葡萄糖浓度腹透液的患者中,其超滤能力下降更加明显且出现更早,而该情况在研究开始就使用艾考糊精的患者中出现较少[101]。具有正常 pH、低 GDP、碳酸盐而非乳酸盐缓冲液的新型生物相容性的双腔透析液能减少灌入时疼痛,更好地纠正酸中毒[102,103],并有利于生存[104],尽管腹膜长期组织形态和功能数据目前仍还缺乏。

另一减少腹透液 GDP 形成的方法是过滤消毒。体外研究显示,暴露在滤过灭菌腹透液中的细胞活性显著升高,与对照组相似[105]。迄今为止,只有少数关于使用滤过灭菌腹透液的报道,而且年代均较久远[106,107]。另一个减少葡萄糖相关毒性的方法就是使用其他渗透介质代替葡萄糖。与传统葡萄糖腹透液相比,氨基酸的应用(美国还未使用)相对较好,暴露在氨基酸透析液中的人腹膜间皮细胞能更好地保护其超微结构、活性及蛋白质合成[108]。有关氨基酸腹透液的动物研究显示,使用氨基酸腹透液能降低腹膜免疫系统的活化,并减少腹膜血管新生、纤维化及间皮细胞损伤[109]。近来有一些用氨基酸腹透液每天进行 1 至 2 次交换的临床试验。为避免氮负荷过重,需限制使用次数[110]。与特定对照组相比,氨基酸腹透液的应用未出现严重不良反应,超滤、透析充分性(Kt/V)[111]、死亡率、住院天数及 C 反应蛋白水平[112]均无差别。然而,至今仍无对长期技术生存率影响的报道。Van Biesen 等报道使用氨基酸/甘油腹透液进行治疗的患者葡萄糖负荷显著减少,透析液 CA125 水平显著升高[113],但是,如前所述,这些参数变化的临床意义仍不清楚。有报道在一些实验模型中 ACEI 对腹膜形态改变有益[114,115],一项针对 66 例 PD 患者服用 ACEI/ARB 治疗 2 年的回顾性对照研究中也有类似报道[116,117]。

新近腹膜炎

急性腹膜炎与腹腔内大量促炎及抗炎细胞因子,以及与腹膜细胞的相互作用有关[118]。有效腹膜面积迅速增加并具可逆性,最可能是由于 NO、促炎因子(IL-1β、TNF-α,IL-6)及前列腺素的作用[119]。这导致 D/P 升高,D/D_0 相应降低,净超滤与基线值相比显著减少[120]。因此,患者大多出现容量过多,需要改变透析处方以增加超滤。可以通过使用高渗透析液或增加高渗交换次数,应用艾考糊精,或使用留腹时间较短的模式(如 NIPD 及 DAPD)。庆幸的是,这些患者腹膜通透性的改变通常是暂时的,一般在腹膜炎发生 1 个月后可以继续恢复之前的腹透处方。复发性腹膜炎与急性腹膜炎相似,也能影响腹膜结构和功能。腹膜通透性过高及形态性改变,如间皮下纤维化及血管新生,都是反复感染所致的典型而重要的结果,可导致 I 型超滤衰竭[121]。IL-1β 刺激 TGF-β 在腹膜内释放增加在纤维化过程中似乎起到重要作用。此外 IL-1β、IL-6 和 TNF-α 同时也是血管新生的强烈刺激物。

尽管临床上腹膜炎恢复可能只需数天,但可能需要 6 周或更久之后才出现再间皮细胞化[122]。因此,应在腹膜炎发生至少 4 周后进行 PET,否则可能无法反映患者当时真实的腹膜转运特性。

先天性高转运

10%的患者在腹透开始时即为该转运特性。当患者最初确定为高转运并表现为容量过多时,可能是因为 RRF 丧失。当发生这种情况时,需要调整透析方案(与 I 型腹膜衰竭相似)及严格饮食控制。如果 RRF 没有丢失,必须评估机械问题及患者依从性。

平均转运患者(D/P 为 0.5~0.81)

机械问题(如腹膜渗漏或导管移位)、跨细胞水转运减少或者淋巴吸收增加(见图 15.8B)都可以引起高平均或低平均转运患者出现引流量降低。

透析液渗漏

透析液从腹腔内渗漏至腹腔外组织(通常为腹壁),可引起超滤量减少。尽管引流量减少的原因是显而易见的,但是渗漏至间隙组织的透析液随后可被淋巴系统清除,因此从技术上而言,此类超滤衰竭多继发于淋巴流量增加。腹膜外透析液渗漏常常同时存在腹壁疝、多次腹部手术史或鞘状突未闭[123]。一些 ESRD 的全身性情况包括尿毒症、肥胖、腹腔蛋白质丢失及贫血也与之有关。

腹膜外透析液渗透可以发生在导管植入部位,也可以从疝囊处腹膜漏出[124,125]。腹壁、大腿内侧或生殖器的局限性水肿通常很明显。大多数报道显示超过 5% 的 PD 患者有透析液渗漏发生[123,126],尤其因囊性肾病引起 ESRD 的患者更容易发生腹壁缺陷[123]。可采用适当的影像学技术进行确诊,包括通过腹透管向腹腔灌注放射造影剂后拍摄平片或 CT[127](表 15.8,表 15.9;见图 15.10,图 15.11);或腹腔内灌注放射性同位素,进行腹腔显像或无需造影剂的 MRI(透析液自身具有造影剂功能)[128,129]。透析液渗漏不会累及腹膜功能,因此,通过 PET 评估的腹膜转运状态与患者基线时期相比无变化。

表 15.8 腹膜造影
拍摄腹部平片
2 L 透析液中注入 100~200 ml 非离子型造影剂
仰卧位注入 1 L 透析液
嘱患者改变体位,充分混匀
重新摄片

表 15.9 腹部 CT
拍摄腹部 CT 平扫
2 L 透析液中注入 100~200 ml 非离子型造影剂
仰卧位注入 1 或 2 L 透析液
嘱患者改变体位,充分混匀
重新拍摄 CT

腹透液渗漏的治疗旨在修复缺损腹膜。疝气相关渗漏通常需要外科手术修复疝。过去的标准方法是临时血透数周直至充分愈合,但是最近 Bargman 等的报道指出无需一定血透过渡[130]。没有疝而发生腹漏液渗漏通常表示壁腹膜有撕裂。这些患者常常有多次腹部手术、怀孕、近期使用皮质类固醇或有腹部压力增高(咳嗽、Valsalva 运动)史。此类患者只需做数周日间干腹的透析方式(NIPD)即可治愈。

导管移位

机械问题,如导管移位(见图 15.9),可引起一个中心 7% 的患者超滤衰竭[7]。尽管可能是因为最初置管不当,但也经常发生在起先位置时良好,但由于网膜包裹导致导管移位的情况(表 15.10),也有可能是由于先前手术引起的粘连所致[131]。导管移位时无法使腹腔内液体完全引流而使残余容量增加。正常残余容量(R)为 200~250 ml[37],可以通过 PET 试验信息,根据以下公式计算得到:

$$R = Vin(S3\text{-}S2)/(S1\text{-}S3)$$

Vin = 灌注量,$S1$ = 试验前溶质(尿素和肌酐)浓度,$S2$ = 灌入液溶质浓度(尿素或肌酐为 0),$S3$ = 灌入后即刻溶质浓度[37]。残余容量的增加稀释了新灌入透析液的葡萄糖浓度,这使得渗透压梯度降低,直接使跨毛细血管超滤减少,与溶质转运无关。净超滤减少,但 D/P 比值基本上保持不变。

残余容量增加时需考虑导管移位的可能性,但是该

表 15.10 长期腹透患者包裹性腹膜硬化的发生率和病死率		
腹透时间(年)	发生率(%)	病死率(%)
3	0	0
5	0.7	0
8	2.1	8.3
10	5.9	28.6
15	5.8	61.5
>15	17.2	100

问题出现时临床表现经常很明显,通过简单的影像学技术很容易诊断(见图 15.9),因为腹透导管内含有不透射线材料。开放性或腹腔镜手术都可以进行导管复位,但是容易复发,可能需要替换 Tenckhoff 直管或在新出口处进行复位,减小出口处与隧道之间的角度(或弯曲)。这种手法有益于促使导管尾部进入盆腔,防止再次移位。有通过硬导丝在 X 线下进行非外科操作复位成功的报道[132],但是只能作为最后的手段尝试。不幸的是,尽管有许多导管复位的方法,但是使用 Tenckhoff 直管的患者中高达 2/3 可发生导管再移位。若出现这种情况,目前推荐使用鹅颈管,因为这种导管再次移位较罕见[133]。也有使用前端负重导管降低移位发生的报道(末端有 5~12 g 的负荷),但是这种导管目前尚未在美国上市。

腹腔镜直视下植入腹透导管具有防止导管移位的优点。术者可以确定导管末端已深入盆腔,可以松解粘连,将过多的网膜固定在上腹壁内部。除此之外,穿过腹直肌鞘的导管部分可以在其下方形成隧道,使朝盆腔方向固定,因此减少了导管移位至中上腹的机会[135]。

跨细胞水转运减少(Ⅱ型超滤衰竭)

近来报道一些患者诊断为超滤衰竭却没有溶质(葡萄糖或肌酐)转运、残余容量或淋巴吸收增加[136,137]。但是在这些患者中透析液钠浓度正常下降(图 15.15)丧失(如没有观察到钠筛现象)。这种选择性的水转运缺陷与通过 AQP-1 通道(超小孔)的腹膜自由水转运不充分有关。AQP-1 介导的超滤占有效跨毛细血管超滤的 40%~50%,并随着腹透时间延长而减少。但是免疫组化研究没有发现长期 PD 患者 AQP-1 通道表达减少的证据,即使在 AQP-1 介导的自由水转运减少的患者中也如此[138]。Fusshoeller 等报道在一些长期腹透患者中发现结构发生改变的 AQP-1,并且随着腹透时间的延长而增加。因此,长期腹透患者自

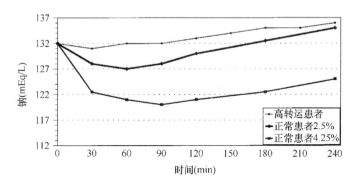

图 15.15　正常患者使用 2 L 2.5% 和 4.25% 葡萄糖浓度透析液,高转运患者(或跨细胞通道转运受损)使用 2 L 2.5% 葡萄糖透析液 4 h 后透析液钠浓度。跨毛细血管超滤明显减少(高转运患者或跨细胞通道转运受损)的患者钠浓度的正常下降消失[Heimburger O, et al. Peritoneal transport in CAPD patients with permanent loss of ultrafiltration capacity. Kidney Int,1990;38(3):495-506; Heimburger O, et al. A quantitative description of solute and fluid transport during peritoneal kialysis. *Kidney Int*, 1992;41(5):1320-1332; Monquil MC, et al. Does impaired transcellular water transport contribute to net ultrafiltration failure during CAPD? *Perit Dial Int*,1995;15(1):42-48.]

由水清除的减少是由于 AQP-1 通道功能改变而非表达减少所致。虽然机制未明,但是糖基化或 NO 介导作用很可能是使动因素。在动物急性腹膜炎模型中,一氧化氮合酶(NOS)活化与 AQP-1 介导的水转运降低显著相关,支持 NO 相关现象[139]。但是最近一项在患者中进行的 AQP-1 介导的水转运计算更充分的研究中未发现其在急性腹膜炎中作用[140]。

淋巴流量增加(Ⅲ型超滤衰竭)

腹腔液体淋巴吸收对总水(减少净超滤)及溶质(部分抵消扩散和对流作用)清除起反作用。由于腹腔液体经淋巴吸收不影响透析液的溶质浓度,当淋巴流量增加时,即使净超滤显著减少,D/P 比值也保持不变。最近的一项研究中,53 例超滤衰竭的患者中有 30 例(57%)与淋巴吸收增加有关,但常常同时合并有其他原因[141]。有学者分析了 20 例腹透超过 4 年的患者,发现在 20 例超滤衰竭中有 6 例是因为淋巴吸收增高,其中 2 例淋巴吸收增高是唯一原因,4 例合并有其他原因[14]。

使用 2 L 腹透液交换,测量腹腔内 dextran70 得出腹透患者在腹透开始两年内的淋巴吸收速率平均为 1.52 ml/min(95% CI:0.30~2.50)[141]。每日个体变异系数平均为 20%,主要是由于生物学而非方法学的变异[142]。灌注量能影响淋巴吸收速度。与 2 L 相比,1.5 L 时吸收减少[141],3 L 时吸收增加[143]。灌注量可能通过改变腹内压对淋巴吸收起作用。使用 4.25% 葡萄糖浓度 2 L 透析液交换 2 h 后,腹腔内压(IP)为 10~20cm H_2O,但可以有 5~25cm H_2O 的变化。有研究报道了 IP 和净超滤间的关系,发现留腹 2 h 后,IP 每升高 1cm H_2O,净超滤下降 74 ml[144]。腹内压增加导致净超滤减少,不仅是因为增加了淋巴吸收速度(1.9 ml/min 比 1.0 ml/min),还因为轻度降低了跨毛细血管超滤速度(1.73 ml/min 比 2.0 ml/min)[20]。在那些需要更大留腹容量以充分清除溶质的患者中可能问题更严重。临床上由于操作过程很复杂并不常规检测淋巴吸收速率,因此,继发于淋巴吸收增加的超滤衰竭只能进行排除性诊断。

淋巴吸收速率与 BSA[142,145]或透析液渗透性[146]都无关。不同渗透介质对其也无影响,如氨基酸[147]、艾考糊精[54]和甘油[148]。与先前研究[34,60]相反,最近一项研究显示,患者体位对淋巴吸收速度毫无影响,尽管在坐位时比仰卧位 IP 压力增加[142],可能是因为在坐位时减少了膈下淋巴管与透析液的接触面积。Michels 等发现淋巴吸收速率与低分子溶质的物质转运面积系数(MTAC)显著相关[142,149]。推测大面积腹膜血管的存在,表现为高 MTAC,可能与大面积淋巴管有关,因为淋巴管通常与血管伴行。尽管有研究报道长期腹透患者比短时间腹透患者淋巴吸收速率更高[150],但是在 130 例规律腹透患者中,未能发现腹透时间对淋巴吸收速度的影响[149]。

淋巴吸收增加的患者透析液中缺乏表面活性磷脂(SAPL),20 世纪 80 年代晚期及 90 年代初期有大量临床试验,在透析液中添加外源性 SAPL 补充腹膜表面活性剂。SAPL 的组成范围和不同来源,以及对其配方理化检验的缺乏是导致结果不一的主要原因[151]。结果从完全无影响[152,153]至能增加超滤不一[154,155]。但是,Di Paolo 等[155]显示只有在超滤已经明显减少的病例中才能确定有作用。溶质转运未发生改变出现超滤增加,表明是由于淋巴吸收减少引起。Hills 等建议给予外源性 SAPL 使腹膜间皮呈半透性。尽管体外模型有此作用,但体内研究仍然未能证明添加 SAPL 对腹膜间皮有相同作用[156]。

口服氯氨胆碱,0.27~50 mg/(kg·d),在每次换液前口服1/4剂量,可以使Ⅲ型超滤衰竭患者的净超滤增加18%。氯氨胆碱与磷脂酰胆碱的胆碱能特性相似。胆碱作用的增加使膈下腹膜淋巴管收缩,从而减少淋巴液流量[157]。

有必要进行大样本患者的研究证明这些方法的疗效。口服制剂耐受性良好,可以为疑似继发于高淋巴吸收的超滤衰竭患者提供治疗选择。当然,如果该疗法治疗有效,可以避免使腹膜暴露于更多高渗透析液及其潜在的长期有害影响。

溶质低转运(D/P<0.5)

超滤衰竭一较少见原因是溶质低转运(D/P<0.5)(见图15.8B),通常是由于有效腹膜面积及通透性显著减少(Ⅱ型超滤衰竭)[3,60,136]。因此,可以同时有液体过多和溶质清除不充分的症状和体征(见表15.6),这可在腹膜硬化(硬化性腹膜炎)及腹腔广泛粘连患者中见到。

包裹性腹膜硬化

包裹性腹膜硬化(EPS)被认为是腹透最严重的并发症,通常与腹透时间延长密切相关。ISPD将EPS定义为:临床表现为持续性、间歇性或反复出现的肠梗阻,伴或不伴炎症,以及直视或影像学证实的腹膜增厚、硬化、钙化和包裹(图15.16)[158]。大多数EPS的数据都来自日本(由于没有肾移植,腹透超过10年的患者常见)和澳大利亚。最近报道EPS总发生率,日本为2.5%[159],澳大利亚为0.7%[160],英国一单中心为3.3%[161]。

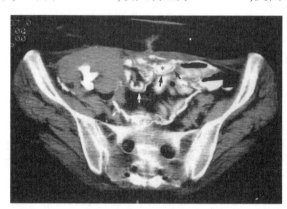

图15.16 硬化性腹膜炎患者口服造影剂后CT扫描显示肠腔内"蚕茧样"增强(*),以及腹膜广泛增厚和钙化(箭头所示)

当临床上腹膜功能减退的腹透患者出现隐匿性消化道症状时,需怀疑有EPS。腹膜进行性硬化,伴有腹腔内粘连形成,导致出现肠梗阻和肠绞窄的症状和体征。肠黏膜硬化范围扩大导致肠道包裹,使腹膜呈现"蚕茧样"改变。腹膜活检是最终诊断手段,但是各种影像学技术是早期诊断EPS的主要方法。推荐使用CT检查,因为能观察到包裹性腹腔积液、肠袢粘连、肠腔缩窄及腹膜的钙化和增厚。CT为EPS进展至有影像学纤维化证据的患者提供了一个有价值的筛查工具。腹部超声检查可以观察到:回肠的袋状往返运动;固定僵硬肠袢的无效蠕动收缩;自由肠段与硬化肠段分离;扩张固定的肠袢纠缠在一起并打结;腹膜内回声;出现三层肠壁;以及腹膜"三明治"征回声表现[162,163]。在不可逆纤维化及包裹前进行早期诊断是预防和治疗EPS的关键。不幸的是,现在仍无可靠的非侵袭性方法筛查及诊断临床前期和可能逆转阶段的患者。

EPS 的原因多种多样。有报道指出,所有 EPS 中只有 9.4% 发生于腹透患者[164]。也就是说,非透析依赖的原因很常见,包括原发性的、腹部结核[165,166]、β-受体阻滞剂普萘洛尔的使用[167]、脑室腹腔及腹腔静脉分流术[168,169]、肝移植[170] 及复发性腹膜炎。长时间腹透是EPS 最主要的独立危险因素。Kawanishi 等报道了分别腹透 3 年、5 年、8 年、10 年、15 年及超过 15 年腹透患者 EPS 的发生率及病死率(表 15.10)[159]。与之前讨论的 I 型超滤衰竭相似,长期暴露于高浓度葡萄糖、GDP 及 AGE 可使腹膜重塑和纤维化。EPS 风险增加的次要因素为腹膜炎,尤其是重症、复发或治疗无效的腹膜炎[158]。遗传因素可能也有作用,因为不是所有长期腹透患者均发生 EPS。初步研究显示 AGE 受体[171]、eNOS 基因多态性[172]可能对发生 EPS 的易感性起一定作用。

EPS 的治疗十分困难。对轻度或早期硬化的患者,转血透使腹膜休息一段时间可能有效[158]。关于药物治疗,文献中大多数主张使用皮质类固醇作为免疫抑制剂[173]。但是,一旦发展到包裹,将不会改善。梗阻性及低蠕动性的胃肠道表现可导致营养不良,需要积极静脉营养。肠梗阻患者需要外科介入治疗,但病死率一般很高(超过 75%),通常死于败血症[125,126]。

小规模、非对照性研究表明他莫西芬对治疗腹膜硬化有效[174-177]。该抗雌激素药物是通过抑制细胞增生的介质-蛋白激酶 C 产生。它被用于治疗腹膜后纤维化,这与硬化性腹膜炎情况类似[134]。尽管使用免疫抑制剂或他莫西芬治疗的数据很少,但是仍鼓励使用这些药物,至少为这一高致命的疾病提供了一种治疗选择。

早期有一些关于肾移植后生存率提高的报道[178-180]。但是,最近研究显示,移植是 EPS进展的危险因素,因为大多数 EPS 患者都发生在肾移植后的某一时间点[181],而在一些患者中,EPS 在肾移植后发展迅速也能证明。移植是否有益、移植过程本身或相应的药物治疗对EPS 是否有影响目前仍不清楚。移植后停止腹膜冲洗导致纤维蛋白清除减少可能会使腹膜纤维化。另外,钙调磷酸酶抑制剂(CNI) 的促纤维化作用对 EPS 发展可能也有促进作用[182,183]。另外,中止腹透,以及免疫抑制治疗抑制淋巴因子产生和成纤维细胞活化可能是接受肾移植患者预后改善的原因。

腹膜粘连

复发性或重症腹膜炎、严重腹腔内事件,或复杂腹部手术可导致腹腔内广泛粘连[135]。粘连限制腹透液在腹腔流动,可减少有效腹膜面积,使得溶质转运和超滤均减少。影像学检查可以诊断,造影剂经过腹透导管注入腹腔内,通过腹部平片或 CT 进行观察,或者腹腔内注入放射性同位素进行腹膜显像[127,184,185]。如果存在粘连,即使改变患者体位或姿势,液体在腹腔内分布也不均匀(图 15.17)。外科松解粘连可使透析液流动及分布得到改善,但是,如果粘连广泛,该方法可能无法增加足够的有效腹膜面积使溶质转运充分。

腹膜血流减少

理论上,尽管有效腹膜血流量的严重减少或血管通透性的显著降低能影响液体和溶质清除,但是这在超滤衰竭中是十分罕见的原因,我们至今仍未看到相关报道。在一些有系统性血管病变(如系统性红斑狼疮、血管炎、硬皮病或恶性高血压)的患者中观察到尿素和肌

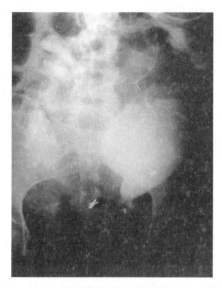

图 15.17　超滤衰竭患者的腹部平片。摄片前先灌入注射有 100 ml 非离子型造影剂的透析液 2 L。腹部左下象限粘连导致透析液形成小腔。由于腹腔中液体局限导致有效腹膜面积减少

酐腹膜清除率显著下降,但与超滤衰竭无关[186-188]。

六、结论

随着患者成功进行腹透的时间延长,超滤衰竭的发生率可能增加。因此,必须定期、频繁进行 PET 和 RRF 评估。超滤衰竭通常是由于腹膜功能改变,随着透析时间延长而增多。但是,必须认识到还有许多其他因素,包括 RRF 丢失,能显著影响腹透的疗效,在遇到容量过多(或透析不充分)的患者时应考虑到该因素。尽管初步评估即可判断大部分患者的原因,改良 PET(使用 4.25% 透析液留腹 4 h,流出液少于 2400 ml 定义为超滤衰竭)成为进一步诊断那些无法解释的容量过多患者的必要手段。通过 PET 得到的有价值的信息及我们提供的诊断方法,可以合理地评估超滤衰竭的患者。一旦确诊其原因,就可以制定出相应的治疗方法。

（方　炜　译）

参 考 文 献

1. Fenton SS, et al. Hemodialysis versus peritoneal dialysis: a comparison of adjusted mortality rates. *Am J Kidney Dis* 1997;30(3):334–342.
2. Davies SJ, et al. Longitudinal changes in peritoneal kinetics: the effects of peritoneal dialysis and peritonitis. *Nephrol Dial Transplant* 1996;11(3):498–506.
3. Struijk DG, et al. A prospective study of peritoneal transport in CAPD patients. *Kidney Int* 1994;45(6):1739–1744.
4. Selgas R, et al. Functional longevity of the human peritoneum: how long is continuous peritoneal dialysis possible? Results of a prospective medium long-term study. *Am J Kidney Dis* 1994;23(1):64–73.
5. Heimburger O, et al. Peritoneal transport in CAPD patients with permanent loss of ultrafiltration capacity. *Kidney Int* 1990;38(3): 495–506.
6. Kawaguchi Y, et al. Issues affecting the longevity of the continuous peritoneal dialysis therapy. *Kidney Int Suppl* 1997;62:S105–S107.
7. Davies SJ, et al. Clinical evaluation of the peritoneal equilibration test: a population-based study. *Nephrol Dial Transplant* 1993;8(1):64–70.
8. Slingeneyer A, Canaud B, Mion C. Permanent loss of ultrafiltration capacity of the peritoneum in long-term peritoneal dialysis: an epidemiological study. *Nephron* 1983;33(2):133–138.
9. Gokal R, et al. Outcome in patients on continuous ambulatory peritoneal dialysis and haemodialysis: 4-year analysis of a prospective multicentre study. *Lancet* 1987;2(8568):1105–1109.
10. Coles GA, Williams JD. The management of ultrafiltration failure in peritoneal dialysis. *Kidney Int Suppl* 1994;48:S14–S17.
11. Krediet RT, et al. Ultrafiltration failure in continuous ambulatory peritoneal dialysis. *Perit Dial Int* 1993;13(Suppl 2):S59–S66.
12. Ho-dac-Pannekeet MM, et al. Analysis of ultrafiltration failure in peritoneal dialysis patients by means of standard peritoneal permeability analysis. *Perit Dial Int* 1997;17(2):144–150.
13. Mujais S, et al. International Society for Peritoneal Dialysis Ad Hoc Committee on Ultrafiltration Management in Peritoneal Dialysis. Evaluation and management of ultrafiltration problems in peritoneal dialysis. *Perit Dial Int* 2000;20(Suppl 4):S5–21.
14. Smit W, et al. Analysis of the prevalence and causes of ultrafiltration failure during long-term peritoneal dialysis: a cross-sectional study. *Perit Dial Int* 2004;24(6):562–570.
15. Nolph KD, et al. Determinants of low clearances of small solutes during peritoneal dialysis. *Kidney Int* 1978;13(2):117–123.
16. Flessner MF. Peritoneal transport physiology: insights from basic research. *J Am Soc Nephrol* 1991;2(2):122–135.
17. Wegner G. Chirurgische bemerkingen uber die peritoneal hole, mit besonderer berucksichti der ovariotomie. *Arch Klin Chir* 1877;20: 51–59.
18. Nolph KD. Clinical implications of membrane transport characteristics on the adequacy of fluid and solute removal. *Perit Dial Int* 1994;14(Suppl 3):S78–S81.
19. Krediet RT, et al. The time course of peritoneal transport kinetics in continuous ambulatory peritoneal dialysis patients who develop sclerosing peritonitis. *Am J Kidney Dis* 1989;13(4):299–307.
20. Imholz AL, et al. Effect of an increased intraperitoneal pressure on fluid and solute transport during CAPD. *Kidney Int* 1993;44(5):1078–1085.
21. Flessner MF, Dedrick RL. Role of the liver in small-solute transport

during peritoneal dialysis. *J Am Soc Nephrol* 1994;5(1):116–120.

22. Rippe B, Stelin G, Haraldsson B. Computer simulations of peritoneal fluid transport in CAPD. *Kidney Int* 1991;40(2):315–325.

23. Schoenicke G, et al. Histochemical distribution and expression of aquaporin 1 in the peritoneum of patients undergoing peritoneal dialysis: relation to peritoneal transport. *Am J Kidney Dis* 2004;44(1):146–154.

24. Keshaviah P, et al. Relationship between body size, fill volume, and mass transfer area coefficient in peritoneal dialysis. *J Am Soc Nephrol* 1994;4(10):1820–1826.

25. Nolph KD, et al. Equilibration of peritoneal dialysis solutions during long-dwell exchanges. *J Lab Clin Med* 1979;93(2):246–256.

26. Robson M, et al. Influence of exchange volume and dialysate flow rate on solute clearance in peritoneal dialysis. *Kidney Int* 1978;14(5):486–490.

27. Ronco C, et al. Pathophysiology of ultrafiltration in peritoneal dialysis. *Perit Dial Int* 1990;10(2):119–126.

28. Grzegorzewska AE, et al. Ultrafiltration and effective peritoneal blood flow during peritoneal dialysis in the rat. *Kidney Int* 1991;39(4):608–617.

29. Imholz AL, et al. Residual volume measurements in CAPD patients with exogenous and endogenous solutes. *Adv Perit Dial* 1992;8:33–38.

30. Mactier R. Influence of dwell time, osmolarity, and volume of exchanges on solute mass transfer and ultrafiltration in peritoneal dialysis. *Semin Dial* 1988;1:40–49.

31. Heimburger O, et al. A quantitative description of solute and fluid transport during peritoneal dialysis. *Kidney Int* 1992;41(5):1320–1332.

32. 32. Pyle WK. *Mass transfer in peritoneal dialysis*, Ph.D. dissertation. University of Texas, 1981.

33. Leypoldt JK. Evaluation of peritoneal membrane permeability. *Adv Ren Replace Ther* 1995;2(3):265–273.

34. Abensur H, et al. Use of dextran 70 to estimate peritoneal lymphatic absorption rate in CAPD. *Adv Perit Dial* 1992;8:3–6.

35. Mactier RA, et al. Contribution of lymphatic absorption to loss of ultrafiltration and solute clearances in continuous ambulatory peritoneal dialysis. *J Clin Invest* 1987;80(5):1311–1316.

36. Nolph KD, et al. The kinetics of ultrafiltration during peritoneal dialysis: the role of lymphatics. *Kidney Int* 1987;32(2):219–226.

37. Twardowski Z. Peritoneal equilibration test. *Perit Dial Bull* 1987;7:138–147.

38. Garred L. A simple kinetic model for assessing peritoneal mass transfer in continuous ambulatory peritoneal dialysis. *ASAIO J* 1983;6:131–137.

39. Hiatt MP, et al. A comparison of the relative efficacy of CAPD and hemodialysis in the control of solute concentration. *Artif Organs* 1980;4(1):37–43.

40. Twardowski ZJ. Clinical value of standardized equilibration tests in CAPD patients. *Blood Purif* 1989;7(2-3):95–108.

41. Twardowski ZJ. Peritoneal dialysis glossary III. *Perit Dial Int* 1990;10(2):173–175.

42. Lo WK, et al. Changes in the peritoneal equilibration test in selected chronic peritoneal dialysis patients. *J Am Soc Nephrol* 1994;4(7):1466–1474.

43. Twardowski ZJ, Nolph KD, Khanna R. Limitations of the peritoneal equilibration test. *Nephrol Dial Transplant* 1995;10(11):2160–2161.

44. Twardowski Z. The fast peritoneal equilibration test. *Semin Dial* 1990;3:141–142.

45. Enia G, et al. The reproducibility of the fast peritoneal equilibration test. *Perit Dial Int* 1995;15(8):382–384.

46. Adcock A, et al. Clinical experience and comparative analysis of the standard and fast peritoneal equilibration tests (PET). *Adv Perit Dial* 1992;8:59–61.

47. Pride ET, et al. Comparison of a 2.5% and a 4.25% dextrose peritoneal equilibration test. *Perit Dial Int* 2002;22(3):365–370.

48. Warady BA, et al. Peritoneal membrane transport function in children receiving long-term dialysis. *J Am Soc Nephrol* 1996;7(11):2385–2391.

49. Bouts AH, et al. Standard peritoneal permeability analysis in children. *J Am Soc Nephrol* 2000;11(5):943–950.

50. Kohaut EC, Waldo FB, Benfield MR. The effect of changes in dialysate volume on glucose and urea equilibration. *Perit Dial Int* 1994;14(3):236–239.

51. Smit W, et al. A comparison between 1.36% and 3.86% glucose dialysis solution for the assessment of peritoneal membrane function. *Perit Dial Int* 2000;20(6):734–741.

52. Rippe B. How to measure ultrafiltration failure: 2.27% or 3.86% glucose? *Perit Dial Int* 1997;17(2):125–128.

53. Rippe B, Stelin G. Simulations of peritoneal solute transport during CAPD. Application of two-pore formalism. *Kidney Int* 1989;35(5):1234–1244.

54. Ho-dac-Pannekeet MM, et al. Peritoneal transport characteristics with glucose polymer based dialysate. *Kidney Int* 1996;50(3):979–986.

55. Carlsson O, et al. In vivo inhibition of transcellular water channels (aquaporin-1) during acute peritoneal dialysis in rats. *Am J Physiol* 1996;271(6 Pt 2):H2254–H2262.

56. Zweers MM, et al. Correction of sodium sieving for diffusion from the circulation. *Adv Perit Dial* 1999;15:65–72.

57. La Milia V, et al. Mini-peritoneal equilibration test: a simple and fast method to assess free water and small solute transport across the peritoneal membrane. *Kidney Int* 2005;68(2):840–846.

58. Rippe B, et al. Fluid and electrolyte transport across the peritoneal membrane during CAPD according to the three-pore model. *Perit Dial Int* 2004;24(1):10–27.

59. Venturoli D, Rippe B. Validation by computer simulation of two indirect methods for quantification of free water transport in peritoneal dialysis. *Perit Dial Int* 2005;25(1):77–84.

60. Pannekeet MM, et al. The standard peritoneal permeability analysis: a tool for the assessment of peritoneal permeability characteristics in CAPD patients. *Kidney Int* 1995;48(3):866–875.

61. Rocco MV, Jordan JR, Burkart JM. Determination of peritoneal transport characteristics with 24-hour dialysate collections: dialysis adequacy and transport test. *J Am Soc Nephrol* 1994;5(6):1333–1338.

62. Sherman RA. The peritoneal permeability and surface area index. *Perit Dial Int* 1994;14(3):240–242.

63. Blake PG, et al. Changes in peritoneal membrane transport rates in patients on long term CAPD. *Adv Perit Dial* 1989;5:3–7.

64. Passlick-Deetjen J, et al. Changes of peritoneal membrane function during long-term CAPD. *Adv Perit Dial* 1990;6:35–43.

65. Hallett MD, Charlton B, Farrell PC. Is the peritoneal membrane durable indefinitely? *Adv Perit Dial* 1990;6:197–201.

66. Warren PJ, Brandes JC. Compliance with the peritoneal dialysis prescription is poor. *J Am Soc Nephrol* 1994;4(8):1627–1629.

67. Brandes JC. Do we have an objective method to determine compliance with the peritoneal dialysis prescription? *Perit Dial Int* 1996;16(2):114–115.

68. Blake PG, et al. A multicenter study of noncompliance with continuous ambulatory peritoneal dialysis exchanges in US and Canadian patients. *Am J Kidney Dis* 2000;35(3):506–514.

69. Canada-USA (CANUSA) Peritoneal Dialysis Study Group. Adequacy of dialysis and nutrition in continuous peritoneal dialysis: association with clinical outcomes. *J Am Soc Nephrol* 1996;7(2):198–207.

70. Bargman JM, Thorpe KE, Churchill DN. Relative contribution of residual renal function and peritoneal clearance to adequacy of dialysis: a reanalysis of the CANUSA study. *J Am Soc Nephrol* 2001;12(10):2158–2162.

71. Li PK, et al. Effects of an angiotensin-converting enzyme inhibitor on residual renal function in patients receiving peritoneal dialysis. A randomized, controlled study. *Ann Intern Med* 2003;139(2):105–112.

72. Suzuki H, et al. Effects of an angiotensin II receptor blocker, valsartan, on residual renal function in patients on CAPD. *Am J Kidney Dis* 2004;43(6):1056–1064.

73. Lo WK, et al. Guideline on targets for solute and fluid removal in adult patients on chronic peritoneal dialysis. *Perit Dial Int* 2006;26(5):520–522.

74. Margetts PJ, et al. Antiangiogenic and antifibrotic gene therapy in a chronic infusion model of peritoneal dialysis in rats. *J Am Soc Nephrol* 2002;13(3):721–728.

75. Brimble KS, et al. Meta-analysis: peritoneal membrane transport, mortality, and technique failure in peritoneal dialysis. *J Am Soc Nephrol* 2006;17(9):2591–2598.

76. Davies SJ, et al. What really happens to people on long-term peritoneal dialysis? *Kidney Int* 1998;54(6):2207–2217.

77. Davies SJ, Phillips L, Russell GI. Peritoneal solute transport predicts

survival on CAPD independently of residual renal function. *Nephrol Dial Transplant* 1998;13(4):962–968.

78. Churchill DN, et al. The Canada-USA (CANUSA) Peritoneal Dialysis Study Group. Increased peritoneal membrane transport is associated with decreased patient and technique survival for continuous peritoneal dialysis patients. *J Am Soc Nephrol* 1998;9(7):1285–1292.

79. Rumpsfeld M, McDonald SP, Johnson DW. Higher peritoneal transport status is associated with higher mortality and technique failure in the Australian and New Zealand peritoneal dialysis patient populations. *J Am Soc Nephrol* 2006;17(1):271–278.

80. Mortier S, De Vriese AS, Lameire N. Recent concepts in the molecular biology of the peritoneal membrane–implications for more biocompatible dialysis solutions. *Blood Purif* 2003;21(1):14–23.

81. Szeto CC, et al. The role of vascular endothelial growth factor in peritoneal hyperpermeability during CAPD-related peritonitis. *Perit Dial Int* 2002;22(2):265–267.

82. Combet S, et al. Vascular proliferation and enhanced expression of endothelial nitric oxide synthase in human peritoneum exposed to long-term peritoneal dialysis. *J Am Soc Nephrol* 2000;11(4):717–728.

83. Williams JD, et al. Morphologic changes in the peritoneal membrane of patients with renal disease. *J Am Soc Nephrol* 2002;13(2):470–479.

84. Noh H, et al. Oxidative stress during peritoneal dialysis: implications in functional and structural changes in the membrane. *Kidney Int* 2006;69(11):2022–2028.

85. Sitter T, Sauter M. Impact of glucose in peritoneal dialysis: saint or sinner? *Perit Dial Int* 2005;25(5):415–425.

86. Goffin E, Devuyst O. Phenotype and genotype: perspectives for peritoneal dialysis patients. *Nephrol Dial Transplant* 2006;21(11): 3018–3022.

87. De Vriese AS, et al. Diabetes-induced microvascular dysfunction in the hydronephrotic kidney: role of nitric oxide. *Kidney Int* 2001;60(1):202–210.

88. Yanez-Mo M, et al. Peritoneal dialysis and epithelial-to-mesenchymal transition of mesothelial cells. *N Engl J Med* 2003;348(5):403–413.

89. Jimenez-Heffernan JA, et al. Immunohistochemical characterization of fibroblast subpopulations in normal peritoneal tissue and in peritoneal dialysis-induced fibrosis. *Virchows Arch* 2004;444(3): 247–256.

90. Aroeira LS, et al. Mesenchymal conversion of mesothelial cells as a mechanism responsible for high solute transport rate in peritoneal dialysis: role of vascular endothelial growth factor. *Am J Kidney Dis* 2005;46(5):938–948.

91. Margetts PJ, et al. Transient overexpression of TGF-β-1 induces epithelial mesenchymal transition in the rodent peritoneum. *J Am Soc Nephrol* 2005;16(2):425–436.

92. Rougier JP, et al. PAI-1 secretion and matrix deposition in human peritoneal mesothelial cell cultures: transcriptional regulation by TGF-β-1. *Kidney Int* 1998;54(1):87–98.

93. Chung SH, et al. Association between inflammation and changes in residual renal function and peritoneal transport rate during the first year of dialysis. *Nephrol Dial Transplant* 2001;16(11): 2240–2245.

94. Wang T, et al. Does a high peritoneal transport rate reflect a state of chronic inflammation? *Perit Dial Int* 1999;19(1):17–22.

95. Miranda B, et al. Peritoneal resting and heparinization as an effective treatment for ultrafiltration failure in patients on CAPD. *Contrib Nephrol* 1991;89:199–204.

96. de Alvaro F, et al. Peritoneal resting is beneficial in peritoneal hyperpermeability and ultrafiltration failure. *Adv Perit Dial* 1993;9:56–61.

97. Krediet RT. Dialysate cancer antigen 125 concentration as marker of peritoneal membrane status in patients treated with chronic peritoneal dialysis. *Perit Dial Int* 2001;21(6):560–567.

98. Plum J, et al. Efficacy and safety of a 7.5% icodextrin peritoneal dialysis solution in patients treated with automated peritoneal dialysis. *Am J Kidney Dis* 2002;39(4):862–871.

99. Wolfson M, et al. A randomized controlled trial to evaluate the efficacy and safety of icodextrin in peritoneal dialysis. *Am J Kidney Dis* 2002;40(5):1055–1065.

100. Huarte-Loza E, et al. Peritoneal membrane failure as a determinant of the CAPD future. An epidemiological, functional and pathological study. *Contrib Nephrol* 1987;57:219–229.

101. Davies SJ, et al. Longitudinal membrane function in functionally anuric patients treated with APD: data from EAPOS on the effects of glucose and icodextrin prescription. *Kidney Int* 2005;67(4): 1609–1615.

102. Haas S, et al. Improved acidosis correction and recovery of mesothelial cell mass with neutral-pH bicarbonate dialysis solution among children undergoing automated peritoneal dialysis. *J Am Soc Nephrol* 2003;14(10):2632 2638.

103. Fusshoeller A, et al. Biocompatibility pattern of a bicarbonate/lactate-buffered peritoneal dialysis fluid in APD: a prospective, randomized study. *Nephrol Dial Transplant* 2004;19(8):2101–2106.

104. Lee HY, et al. Changing prescribing practice in CAPD patients in Korea: increased utilization of low GDP solutions improves patient outcome. *Nephrol Dial Transplant* 2006;21(10):2893–2899.

105. Witowski J, et al. Glucose degradation products and peritoneal membrane function. *Perit Dial Int* 2001;21(2):201–205.

106. Ing TS, et al. Peritoneal dialysis using conventional, lactate-containing solution sterilized by ultrafiltration. *Int J Artif Organs* 1992; 15(11):658–660.

107. Yu AW, et al. Peritoneal dialysis using bicarbonate-containing solution sterilized by ultrafiltration. *Int J Artif Organs* 1991;14(8):463–465.

108. Chan TM, et al. Different effects of amino acid-based and glucose-based dialysate from peritoneal dialysis patients on mesothelial cell ultrastructure and function. *Nephrol Dial Transplant* 2003;18(6): 1086–1094.

109. Zareie M, et al. Better preservation of the peritoneum in rats exposed to amino acid-based peritoneal dialysis fluid. *Perit Dial Int* 2005;25(1):58–67.

110. Krediet RT, et al. Clinical advantages of new peritoneal dialysis solutions. *Nephrol Dial Transplant* 2002;17(Suppl 3):16–18.

111. le Poole CY, et al. Clinical effects of a peritoneal dialysis regimen low in glucose in new peritoneal dialysis patients: a randomized crossover study. *Adv Perit Dial* 2004;20:170–176.

112. Li FK, et al. A 3-year, prospective, randomized, controlled study on amino acid dialysate in patients on CAPD. *Am J Kidney Dis* 2003;42(1):173–183.

113. Van Biesen W, et al. A randomized clinical trial with a 0.6% amino acid/1.4% glycerol peritoneal dialysis solution. *Perit Dial Int* 2004;24(3):222–230.

114. Duman S, et al. Does enalapril prevent peritoneal fibrosis induced by hypertonic (3.86%) peritoneal dialysis solution? *Perit Dial Int* 2001;21(2):219–224.

115. van Westrhenen R. Lisinopril protects against the development of fibrosis during chronic peritoneal exposure to dialysis fluid (abstract). *Perit Dial Int* 2004;24(Suppl 2):S10.

116. Kolesnyk I, et al. Impact of ACE inhibitors and AII receptor blockers on peritoneal membrane transport characteristics in long-term peritoneal dialysis patients. *Perit Dial Int* 2007;27(4):446–453.

117. Clerbaux G, et al. Evaluation of peritoneal transport properties at onset of peritoneal dialysis and longitudinal follow-up. *Nephrol Dial Transplant* 2006;21(4):1032–1039.

118. Horton JK, et al. Activation of the inflammatory response of neutrophils by Tamm-Horsfall glycoprotein. *Kidney Int* 1990; 37(2): 717–726.

119. Albrektsen GE, et al. Transperitoneal water transport before, during, and after episodes with infectious peritonitis in patients treated with CAPD. *Am J Kidney Dis* 2004;43(3):485–491.

120. Panasiuk E. Characteristics of peritoneum after peritonitis in CAPD patients. *Adv Perit Dial* 1988;4:42–45.

121. Davies SJ, et al. Impact of peritoneal membrane function on long-term clinical outcome in peritoneal dialysis patients. *Perit Dial Int* 1999;19(Suppl 2):S91–S94.

122. Dobbie JW. Morphology of the peritoneum in CAPD. *Blood Purif* 1989;7(2-3):74–85.

123. Van Dijk CM, Ledesma SG, Teitelbaum I. Patient characteristics associated with defects of the peritoneal cavity boundary. *Perit Dial Int* 2005;25(4):367–373.

124. Kopecky RT, et al. Complications of continuous ambulatory peritoneal dialysis: diagnostic value of peritoneal scintigraphy. *Am J Kidney Dis* 1987;10(2):123–132.

125. Perez-Fontan M. Rupture of hernia sac as cause of massive subcutaneous dialysis leak in CAPD: diagnostic value of peritoneography.

Dial Transplant 1986;10:123–132.

126. Leblanc M, Ouimet D, Pichette V. Dialysate leaks in peritoneal dialysis. *Semin Dial* 2001;14(1):50–54.

127. Twardowski Z. Computerized tomography CT in the diagnosis of subcutaneous leak sites during continuous ambulatory peritoneal dialsis (CAPD). *Perit Dial Bull* 1984;4:163–166.

128. Juergensen PH, et al. Value of scintigraphy in chronic peritoneal dialysis patients. *Kidney Int* 1999;55(3):1111–1119.

129. Tokmak H, et al. The role of peritoneal scintigraphy in the detection of continuous ambulatory peritoneal dialysis complications. *Ren Fail* 2006;28(8):709–713.

130. Shah H, Chu M, Bargman JM. Perioperative management of peritoneal dialysis patients undergoing hernia surgery without the use of interim hemodialysis. *Perit Dial Int* 2006;26(6):684–687.

131. Schleifer C. Migration of peritoneal catheters: personal experience and survey of 72 other units. *Perit Dial Bull* 1987;1987:189–193.

132. Moss JS, et al. Malpositioned peritoneal dialysis catheters: a critical reappraisal of correction by stiff-wire manipulation. *Am J Kidney Dis* 1990;15(4):305–308.

133. Crabtree JH. Selected best demonstrated practices in peritoneal dialysis access. *Kidney Int Suppl* 2006;70(103):S27–S37.

134. Di Paolo N, et al. A new self-locating peritoneal catheter. *Perit Dial Int* 1996;16(6):623–627.

135. Bargman JM. New technologies in peritoneal dialysis. *Clin J Am Soc Nephrol* 2007;2(3):576–580.

136. Monquil MC, et al. Does impaired transcellular water transport contribute to net ultrafiltration failure during CAPD? *Perit Dial Int* 1995;15(1):42–48.

137. Dobbie JW, et al. A 39-year-old man with loss of ultrafiltration. *Perit Dial Int* 1994;14(4):384–394.

138. Goffin E, et al. Expression of aquaporin-1 in a long-term peritoneal dialysis patient with impaired transcellular water transport. *Am J Kidney Dis* 1999;33(2):383–388.

139. Combet S, et al. Regulation of aquaporin-1 and nitric oxide synthase isoforms in a rat model of acute peritonitis. *J Am Soc Nephrol* 1999;10(10):2185–2196.

140. Smit W, et al. Free-water transport in fast transport status: a comparison between CAPD peritonitis and long-term PD. *Kidney Int* 2004;65(1):298–303.

141. Smit W, et al. Peritoneal function and assessment of reference values using a 3.86% glucose solution. *Perit Dial Int* 2003;23(5):440–449.

142. Imholz AL, et al. Day-to-day variability of fluid and solute transport in upright and recumbent positions during CAPD. *Nephrol Dial Transplant* 1998;13(1):146–153.

143. Krediet RT, et al. Differences in the peritoneal transport of water, solutes and proteins between dialysis with two- and with three-litre exchanges. *Nephrol Dial Transplant* 1988;3(2):198–204.

144. Durand PY, et al. Intraperitoneal pressure, peritoneal permeability and volume of ultrafiltration in CAPD. *Adv Perit Dial* 1992;8:22–25.

145. Chan PC, et al. Factors affecting lymphatic absorption in Chinese patients on continuous ambulatory peritoneal dialysis (CAPD). *Perit Dial Int* 1991;11(2):147–151.

146. Imholz AL, et al. Effect of dialysate osmolarity on the transport of low-molecular weight solutes and proteins during CAPD. *Kidney Int* 1993;43(6):1339–1346.

147. Douma CE, et al. Effect of amino acid based dialysate on peritoneal blood flow and permeability in stable CAPD patients: a potential role for nitric oxide? *Clin Nephrol* 1996;45(5):295–302.

148. Smit W, et al. Peritoneal transport characteristics with glycerol-based dialysate in peritoneal dialysis. *Perit Dial Int* 2000;20(5):557–565.

149. Michels WM, et al. Does lymphatic absorption change with the duration of peritoneal dialysis? *Perit Dial Int* 2004;24(4):347–352.

150. Fussholler A, et al. Peritoneal fluid and solute transport: influence of treatment time, peritoneal dialysis modality, and peritonitis incidence. *J Am Soc Nephrol* 2002;13(4):1055–1060.

151. Hills BA. Role of surfactant in peritoneal dialysis. *Perit Dial Int* 2000;20(5):503–515.

152. Querques M, et al. Influence of phosphatidylcholine on ultrafiltration and solute transfer in CAPD patients. *ASAIO Trans* 1990;36(3):M581–M583.

153. De Vecchi A, et al. Phosphatidylcholine administration in continuous ambulatory peritoneal dialysis (CAPD) patients with reduced ultrafiltration. *Perit Dial Int* 1989;9(3):207–210.

154. Krack G, et al. Intraperitoneal administration of phosphatidylcholine improves ultrafiltration in continuous ambulatory peritoneal dialysis patients. *Perit Dial Int* 1992;12(4):359–364.

155. Di Paolo N, et al. Phosphatidylcholine and peritoneal transport during peritoneal dialysis. *Nephron* 1986;44(4):365–370.

156. Chen Y, Burke JR, Hills BA. Semipermeability imparted by surface-active phospholipid in peritoneal dialysis. *Perit Dial Int* 2002;22(3):380–385.

157. Baranowska-Daca E, et al. Use of bethanechol chloride to increase available ultrafiltration in CAPD. *Adv Perit Dial* 1995;11:69–72.

158. Kawaguchi Y, et al. International Society for Peritoneal Dialysis Ad Hoc Committee on Ultrafiltration Management in Peritoneal Dialysis. Encapsulating peritoneal sclerosis: definition, etiology, diagnosis, and treatment. *Perit Dial Int* 2000;20(Suppl 4):S43–S55.

159. Kawanishi H, Moriishi M. Epidemiology of encapsulating peritoneal sclerosis in Japan. *Perit Dial Int* 2005;25(Suppl 4):S14–S18.

160. Rigby RJ, Hawley CM. Sclerosing peritonitis: the experience in Australia. *Nephrol Dial Transplant* 1998;13(1):154–159.

161. Summers AM, et al. Single-center experience of encapsulating peritoneal sclerosis in patients on peritoneal dialysis for end-stage renal failure. *Kidney Int* 2005;68(5):2381–2388.

162. Krestin GP, et al. Imaging diagnosis of sclerosing peritonitis and relation of radiologic signs to the extent of the disease. *Abdom Imaging* 1995;20(5):414–420.

163. Hollman AS, et al. Ultrasound changes in sclerosing peritonitis following continuous ambulatory peritoneal dialysis. *Clin Radiol* 1991;43(3):176–179.

164. Celicout B, et al. French Associations for Surgical Research. Sclerosing encapsulating peritonitis: early and late results of surgical management in 32 cases. *Dig Surg* 1998;15(6):697–702.

165. Kaushik R, et al. Tuberculous abdominal cocoon—a report of 6 cases and review of the literature. *World J Emerg Surg* 2006;1:18.

166. Lalloo S, Krishna D, Maharajh J. Case report: abdominal cocoon associated with tuberculous pelvic inflammatory disease. *Br J Radiol* 2002;75(890):174–176.

167. Eltringham WK, et al. Sclerosing peritonitis due to practolol: a report on 9 cases and their surgical management. *Br J Surg* 1977; 64(4):229–235.

168. Cudazzo E, et al. Sclerosing peritonitis. A complication of LeVeen peritoneovenous shunt. *Minerva Chir* 1999;54(11):809–812.

169. Stanley MM, et al. Peritoneal fibrosis in cirrhotics treated with peritoneovenous shunting for ascites. An autopsy study with clinical correlations. *Dig Dis Sci* 1996;41(3):571–577.

170. Maguire D, et al. Sclerosing encapsulating peritonitis after orthotopic liver transplantation. *Am J Surg* 2001;182(2):151–154.

171. Numata M. A single nucleotide polymorphism (SNP) in the RAGE-429 T/C genotype may be related to encapsulating peritoneal sclerosis (EPS) in Japanese peritoneal dialysis (PD) patients (abstract). *J Am Soc Nephrol* 2003;14:214A.

172. Wong TY, et al. Association of ENOS polymorphism with basal peritoneal membrane function in uremic patients. *Am J Kidney Dis* 2003;42(4):781–786.

173. Kawaguchi Y, et al. Recommendations on the management of encapsulating peritoneal sclerosis in Japan, 2005: diagnosis, predictive markers, treatment, and preventive measures. *Perit Dial Int* 2005;25(Suppl 4):S83–S95.

174. Allaria PM, et al. Continuous ambulatory peritoneal dialysis and sclerosing encapsulating peritonitis: tamoxifen as a new therapeutic agent? *J Nephrol* 1999;12(6):395–397.

175. del Peso G, et al. Clinical experience with tamoxifen in peritoneal fibrosing syndromes. *Adv Perit Dial* 2003;19:32–35.

176. Eltoum MA, et al. Four consecutive cases of peritoneal dialysis-related encapsulating peritoneal sclerosis treated successfully with tamoxifen. *Perit Dial Int* 2006;26(2):203–206.

177. Wong CF. Clinical experience with tamoxifen in encapsulating peritoneal sclerosis. *Perit Dial Int* 2006;26(2):183–184.

178. Bhandari S. Recovery of gastrointestinal function after renal transplantation in patients with sclerosing peritonitis secondary to continuous ambulatory peritoneal dialysis. *Am J Kidney Dis* 1996;27(4):604.

179. Hawley CM, et al. Recovery of gastrointestinal function after renal transplantation in a patient with sclerosing peritonitis secondary to continuous ambulatory peritoneal dialysis. *Am J Kidney Dis*

180. Bowers VD, et al. Sclerosing peritonitis. *Clin Transplant* 1994; 8(4):369–372.

181. Korte MR, et al. Increasing incidence of severe encapsulating peritoneal sclerosis after kidney transplantation. *Nephrol Dial Transplant* 2007;22(8):2412–2414.

182. Khanna A, et al. Expression of TGF-β and fibrogenic genes in transplant recipients with tacrolimus and cyclosporine nephrotoxicity. *Kidney Int* 2002;62(6):2257–2263.

183. Maluccio M, et al. Tacrolimus enhances TGF-β-1 expression and promotes tumor progression. *Transplantation* 2003;76(3):597–602.

184. 184. Schultz, S. *Computerized tomographic scanning with intraperitoneal contrast enhancement in a CAPD patient*, 1984.

185. Kopecky RT, et al. Prospective peritoneal scintigraphy in patients beginning continuous ambulatory peritoneal dialysis. *Am J Kidney Dis* 1990;15(3):228–236.

186. Nolph KD, Stoltz ML, Maher JF. Altered peritoneal permeability in patients with systemic vasculitis. *Ann Intern Med* 1971;75(5):753–755.

187. Brown ST, Ahearn DJ, Nolph KD. Reduced peritoneal clearances in scleroderma increased by intraperitoneal isoproterenol. *Ann Intern Med* 1973;78(6):891–894.

188. Copley JB, Smith BJ. Continuous ambulatory peritoneal dialysis and scleroderma. *Nephron* 1985;40(3):353–356.

第十六章　透析患者的高血压

VitoM. Campese，JaykumarVidhum，JeaniePark

一、引言

早在 1836 年 Guy's 医院的 Richard Bright 的开创性工作中已证实高血压和慢性肾脏病的关系。迄今为止，肾脏疾病是继发性高血压最常见的原因，而高血压是肾脏疾病的一个重要首发症状，且毫无疑问可导致其进展[1]。将近 80% 的终末期肾脏病（ESRD）患者会发生高血压。由地区性 ESRD 协作组织收集的数据和医疗经济管理机构（health care financing administration，HCFA），以及国家 ESRD 论坛（national forum of ESRD networks）每年发布的汇总统计数据显示，高血压性 ESRD 使得新进入老年医疗保健计划（medicare program）的人群逐步增多，而肾小球肾炎导致的 ESRD 占的比例则下降。

心血管疾病，尤其在其治疗的第一年中，是维持性血透患者的主要死亡原因。在这些患者中，长期持续性动脉高血压史与心血管死亡增加相关[2]。高血压是尿毒症患者罹患冠状动脉疾病（CAD）唯一最重要的预测因子，比吸烟和高三酰甘油血症更为重要[3]。尚无对照研究证明抗高血压药物治疗使血透患者获益，而且一些研究提示在这些患者中血压水平和心血管预后呈负相关。但是，保持血压控制无疑对获取长期生存极为重要[4,5]。

检测

血压测量应该按照 JNC 7 指南（the seventh report of the joint national committee on prevention，detection，evaluation，and treatment of high blood pressure）的推荐进行。操作者必须按照标准化手法接受训练和定期的再训练。患者应该安静地坐在椅子上，背部靠着椅背，手臂裸露保持在心脏同一水平，双脚着地。测量前应该至少休息 5 min。在测量前 30 min 内避免服用咖啡因、运动和吸烟。为确保准确性，应该使用大小合适的袖带，袖带内气囊至少应环绕 80% 的上臂。每次间隔 2 min，以 2 次或多次的数值取平均值。如果起始 2 次数值差异超过 5 mmHg，需进行额外的测量并取平均值。对所有透析患者，还需测量站立 2 min 后的血压。每次透析前及透析后或每次诊室访视的血压也应测量。

最近发现，踝臂血压指数（AABI）是心血管死亡和总死亡的强预测因子[6]。在一项包含 142 例血透患者的研究中，Fishbane 等[7] 观察到存在冠状动脉疾病、脑血管疾病和外周血管疾病的患者比无心血管病的患者踝臂指数显著降低。一项入组 1010 例维持性血透患者的研究（Nojimo 等）发现 AABI 降低与高龄、糖尿病、冠状动脉疾病史、脑血管意外（CVA）和脉压（PP）增大相关。多变量分析显示，较低四分位数区间的踝臂指数与全因和心血管死亡风险增加显著相关。这一风险也见于最高四分位数区间的患者，这可能是中层钙化的结果[8]。因此,这一简单指数被建议可作为评估是否存在全身动脉粥样硬化性血管病变及其程度的强有力的指标。

收缩压、舒张压和脉压的重要性

在普通人群中,收缩压(SBP)和舒张压(DBP)均与心血管事件呈线性相关。相反,在ESRD患者中其相关性看似呈"U"形。低透析前收缩压(<110 mmHg)与生存率降低相关。同样的,收缩压高于180 mmHg预后也较差[9-11]。一项入组649例血透患者的研究中,Salem和Bower[12]观察到高血压与1年生存率改善相关。然而,高血压的这个影响主要与抗高血压治疗有关,因为未治疗的高血压患者与正常血压患者的生存率相当。

当前,越来越多的证据显示,尤其在中老年患者中,相对平均动脉压(MAP)而言,脉压(PP)是冠心病的独立预测因子。30至50岁之间的患者,收缩压和舒张压同步变化;然而,60岁后,舒张压下降,而收缩压持续上升,从而使患者60岁后脉压增大[13]。尽管平均动脉压在整个动脉系统中保持恒定,但是脉压从中心到外周动脉显著增大,这是由于压力波沿着动脉血管传导,伴随着动脉直径逐步下降及动脉僵硬度增加,脉压生理性扩大。ESRD患者中导致脉压增加的血管异常包括动脉僵硬和早期波反射[14]。近期证据显示,在正常血压和未治疗的高血压中老年人群中,脉压为冠状动脉事件提供了重要的预测价值[15]。一篇包含7个试验(EWPHE、HEP、MRC1、MRC2、SHEP、Syst-Eur、STOP)的综述,涉及年龄和血压范围较广的高血压患者,表明脉压是总死亡率和心血管死亡率的独立危险因子[16]。

在最近一项非糖尿病长期血透患者的大型队列研究中发现,脉压优于收缩压和舒张压,是总死亡率的独立预测因子[17]。一项入组31 176例血透患者的前瞻性研究发现,当每个血压指标作为一个单独的变量时,其与死亡率呈负相关。当校正收缩压后,脉压高于50~59 mmHg显示与死亡率增加呈持续性的正相关。脉压每增加10 mmHg,则死亡风险比增加12%(95% CI: 1.06~1.18, $P<0.001$)。以收缩压为标准分为5组,仅在收缩压≤140 mmHg的患者中发现脉压与死亡率显著相关。在每个收缩压分组中,随着脉压增加,1年内死亡的患者比例也增加;而在每个脉压分组中,随着收缩压增加,死亡比例下降(除非收缩压高于165 mmHg)[18]。短期血压和死亡率的时间变化模型显示仅在收缩压<150 mmHg[19]的患者中,脉压超过75 mmHg与死亡率增加相关。一项前瞻性队列研究入组180例ESRD维持性血透患者,平均随访(53±36)个月,显示颈动脉脉压和主动脉脉搏波传导速度(PWV)是全因(包括心血管)死亡的强烈独立预测因子。手臂血压,包括脉压,对死亡率无预测作用[20]。一项入组432例ESRD患者(261例血透和171例腹透患者)的队列研究,前瞻性随访了平均41个月,结果发现MAP每升高10 mmHg,随访的心脏彩超中发现左心室肥厚的相对风险(RR)增加48%,新发充血性心力衰竭风险增加44%,新发缺血性心脏病的风险增加39%。有趣的是,在该研究中低平均动脉压与死亡率独立相关(RR = 1.36,每下降10 mmHg, $P=0.009$)[21]。

综上所述,在ESRD患者中血压和心血管风险不像在普通人群中呈线性相关,而是呈"U"形相关。宽脉压是冠心病的独立风险因子,可能在ESRD患者中,其比收缩压或舒张压读数具有更强的预测性。

记录透析患者 24 h 血压的重要性

动态血压监测已经提高了对于动脉血压昼夜变化和靶器官损害关系的现有认识。正常情况下,血压在清晨趋于最高,然后在一天中逐渐下降,至晚上达到最低水平[22-25]。一些高血压患者(将近 10%~25% 的原发性高血压患者)不表现为正常的夜间血压下降(定义为夜间血压下降超过 10%),这类患者为非杓型[26,27],而那些具有正常昼夜节律的为杓型。在进展性肾脏疾病[28]和维持性血透患者中[29-31],有 74%~82% 缺乏血压白天变异和夜间血压下降。有时,在这些患者中夜间血压比白天检测的血压更高。由于患者常在白天检查血压,这可能导致抗高血压药物控制良好的错觉[32]。Agarwal 使用动态血压监测在血透患者中观察到透析后及第一个晚上血压下降,至第二天早上达到透析前水平,第二个晚上血压无下降。

肾衰竭患者不正常的血压昼夜节律机制仍难以捉摸,其涉及自主神经失调[34,35]、体力活动减少[36]、呼吸睡眠障碍[37,38]和容量超负荷[39]等因素。因为在盐敏感性原发性高血压患者中非杓型现象更为普遍,而且通过限盐[40,41]和利尿剂治疗[42]后此种干扰现象有所改善,所以人们预测在血透患者中容量扩张可能在血压非杓型现象中起主要作用。然而一些研究并不支持容量扩张在血透患者中起主要作用。首先,透析间期体重获得量并不与非杓型现象相关[43]。其次,缓慢及短时每日透析尽管减少了细胞外水分并使血压控制更好,但是其并未改变夜间血压下降[44,45]。

医生门诊检测的血压和心血管终点的关系通常较弱。从原发性高血压患者中得到的大量证据显示与诊室血压相比,24 h 动态血压的平均值与心血管并发症的发生率关系更大[46-50]。部分研究观察到,作为左心室肥厚的决定因素,家庭 1 周平均血压与动态血压检测(ABPM)相似,优于在中心的血压测量[51]。

动脉血压夜间下降现象消失也和心血管靶器官损害的严重程度似乎有关系。Verdecchia 等[21]观察到血压呈非杓型患者,其左心室重量指数比血压呈杓型的患者显著增加。左心室重量指数与夜间血压降低百分比具有统计学的显著负相关。在大量高血压患者中,我们观察到所有高血压患者夜间收缩压、舒张压和尿白蛋白排泄率(UAE)及 24 h 收缩压与 UAE 存在显著相关性。另外,在非杓型患者中,24 h 舒张压及夜间舒张压和 UAE 显著相关[52]。

在血透患者中,同样引人注目的证据是正常血压下降的消失可能预测心血管事件。一项前瞻性队列研究入组 168 例血透患者,平均随访 38 个月,发现昼/夜收缩压比值是全因死亡率和心血管死亡的唯一预测因子。昼/夜收缩压比值较高的患者其 24 h 收缩压和脉压较高,钙磷乘积较高和左心室肥厚较大,此比值在 ESRD 患者中可能作为一个有效的评估手段[53]。Amar 等[54]研究了 57 例经治疗的高血压血透患者,平均随访(34.4±20.4)个月后发现,经校正年龄、性别、既往心血管事件后,夜间和 24 h 脉压升高及低诊室舒张压可预测心血管死亡率。一项入组 80 例血透患者的前瞻性队列研究显示 70% 的患者血压呈非杓型,其左心室肥厚、左心室功能失调、冠状动脉疾病的症状和体征及颈动脉粥样硬化(CAS)的发生率比血压呈杓型的患者更高。累计心血管事件生存率在非杓型患者中比杓型患者明显更差。然而,我们必须注意到血透患者的每日昼/夜血压情况存在较大的变化。此外,仅在血压节律有重复性的患者中,夜间血压检测可预测心血管预后。

总之,大部分 ESRD 患者夜间血压不能适当地下降。其夜间血压下降迟钝的内在机制仍不明确,但包括交感神经系统(SNS)功能失调和睡眠呼吸暂停综合征等因素。非杓型血压无论在有或无肾衰竭患者中都与心血管风险增加独立相关。24 h 动态血压能检测血压昼夜变化的反常性,有助于透析患者的诊断和治疗管理。

终末期肾脏病患者的主动脉僵硬

流行病学研究显示在 ESRD 患者中主动脉僵硬度增加,而此因素在 ESRD 患者中和普通人群一样是心血管风险的独立标志物[56,57]。主动脉僵硬,由主动脉脉搏波传导速度(PWV)检查所确定,其依赖于动脉管壁的结构和功能,受血压和年龄影响[58]。在 CKD 5 期患者和普通人群中,PWV 增加与较高的患病率及死亡风险相关。一项血透患者的横断面队列研究提示由腹部侧位 X 线成像检查所提示的腹主动脉钙化评分与检测的 PWV 相关性最好[59]。在使用血管紧张素转化酶(ACE)抑制剂[60]或钙离子拮抗剂[61]时,PWV 往往随着血压降低而改善。终末期肾脏疾病患者中,如 PWV 不能随着血压降低而改善,则和较差的心血管预后相关[62]。

透析患者的血压目标

根据 JNC7 的推荐,收缩压<120 mmHg 和舒张压<80 mmHg 考虑为正常血压。在原发性高血压患者中接受抗高血压治疗的推荐 BP 目标为 140/90 mmHg,此推荐值基于 HOT 研究[63]。然而,同样的研究提示在糖尿病患者中 BP 目标值应设为更低水平,可能在<130/80 mmHg 的范围内。

在肾脏疾病患者中,尤其是 24 h 蛋白尿超过 1g 的患者,血压目标值应大致在 125/75 mmHg(AASK 和 MDRD 研究)[64,65]。

尽管这一问题的重要性显而易见,但是透析患者理想的 BP 目标仍不确定。医疗经济管理机构(HCFA)提示对于大多数血透患者来说,BP<150/90 mmHg 可作为合理的目标[66]。然而,慢性肾衰竭和肾血管性高血压工作组推荐 BP 目标值<130/85 mmHg[67]。迄今为止,唯一一项关于透析患者的前瞻性研究认为血压 140/90 mmHg 减少了 LVH 和死亡的发生。NKF-KDOQI 推荐血透患者 BP 目标透析前<140/90 mmHg,透析后<130/80 mmHg。这些不同的推荐值反映了在这些人群中究竟 BP 控制在什么水平可预示更好的预后在文献中存在混淆[68]。Charra 等[69]发现长时间和缓慢的透析(平均 Kt/V:1. 67)可获得更好的血压控制和生存率。此研究组发现,与 MAP 水平<98 mmHg[70]组相比,平均透析前 MAP>98 mmHg(相当于血压 130/80 mmHg)的患者心血管死亡的风险增加 2.2 倍。其他研究者也同样发现缓慢透析[71]能使左心室肥厚更好地复原。Foley 等[72]发现,当校正年龄、糖尿病、缺血性心脏病、血红蛋白和血清肌酐后,MAP 每升高 10 mmHg 与向心性 LVH、新发心力衰竭和新发缺血性心脏病事件发生逐渐增加呈独立相关。这意味着透析人群的 CVD 危险因子——高血压在心脏损害中起显著而独立的作用。

然而其他研究并未显示透析患者中 BP 和随后的死亡率持续相关。Zager 等[73]观察到血压和死亡率呈"U"形相关,即 BP 水平过低和过高时,患者的死亡风险增加。Port 等[74]通过美国肾脏数据系统(USRDS, U. S. renal data system)的数据库观察到较低透析前收缩压(小于 110 mmHg)的患者随访 2~3 年死亡率增加 86%。Salem[75]发现高血压对于 2 年生存率无不利影响。然而,Charra 等研究提示可能需要超过 5 年的观察来观察控制血压的益处。围绕血压和预后的关系存在争议的原因可能主要归因于这样的事实,即当暴露于高血压数年后,许多 ESRD 患者发生心力衰竭继而使血压值下降(故被称为反向因果关系)。因此,基于横断面的观察性研究评估风险模式可能会出现误导结论。

一项入组 164 例血透患者的研究发现收缩压较快增长与非致死性心血管事件风险增加相关。收缩压超过 172 mmHg 被发现与心血管事件相关,而收缩压与全因死亡的关系未被证实(然而该研究仅测量了血透前血压,没有包括低血压组的数据,未采用时间变化的模型)[76]。

一项包含 13 792 例新血透患者的研究评估了全因死亡和 KDOQI 指南达标之间的关系。除年龄在 20~45 岁的患者外,其他所有各组患者血压达到指南水平,且和死亡率增加相关(这是一项回顾性队列研究,未评估药物使用、血管通路类型、透析间期体重增加量和透析低血压,且血压测量未标准化)[77]。一项包含 184 例非糖尿病患者的研究,从 CKD 开始随访直至进展到血透,平均血透时间为 62 个月,发现未控制的高血压(超过 140/90 mmHg)和心血管及全因死亡风险增加相关。76% 血透前高血压未控制的患者在血透中仍存在高血压,其中 1/3 的患者仍未控制[78]。通过时间变化模型来研究基础血压和死亡率的关系是如何随时间变化的,在最初 2 年内,基础透析前收缩压<120 mmHg 和全因死亡率增加相关。在随访超过 3 年的患者中,基础透析前血压超过 150 mmHg 和死亡率增加相关。在血压和死亡率的时间变化模型中,透析前收缩压<140 mmHg 和透析后收缩压<110 mmHg 及心血管死亡率增加相关。

血压数值是否可作为治疗和控制 CVD 的指导方针仍不明确。一些数据提示透前收缩压与 LVH 相关性最佳[79]。另一项研究提示血透后血压最能代表由动态血压检测的平均透析间期血压值。其他研究提示透析前和透析后血压的平均值可能是平均透析间期血压更好的预测因子[80]。事实上,没有一项指标可作为透析间期血压的特别好的预测因子。已知很多患者(40%~50%)在透析过程中 BP 下降[81,82],而事实上血压下降时间较为短暂(12~24 h),导致该问题常被复杂化。因此,可能 ABPM 或自我检测家庭血压可作为透析间期血压负荷的更好的指标,但是,由于实际和经济原因,这些方式并不能在所有透析患者中应用。

透析中血压反常升高

血透诱导的高血压的话题受关注度较小,其在小部分患者血透过程中发生。该现象发生的原因仍不清楚。导致血压升高的一个原因是透析时清除了某些抗高血压药物。血透会降低血液中 ACEI 和米诺地尔的水平,但对钙通道阻滞剂的影响很小。

另外,在超滤过程中过度容量清除可能反常地导致高血压,而不是低血压。这可能由于血容量(BV)急剧下降过度刺激肾素血管紧张素系统所导致。另一个可能的原因,目前尚未被完全证实,即可能由交感神经系统过度激活所致。该系统的激活在肾脏疾病相关高血压的发病中起重要作用,也可能在透析诱导的高血压中起一定作用。相反,其他研究显示强化超滤可能改善透析诱导的高血压。一项包含 7 例心脏扩大和透析诱导高血压的患者的研究发现,强化超滤能降低血压,减少心脏扩大,消除透析过程中反常的血压升高[83]。

内皮功能紊乱也可能引起透析诱导的高血压。一项入组易发生高血压的 30 例血透患者及对照组的研究揭示这些患者存在相对较高的透析前血压,血容量百分比减少较低,血浆儿茶酚胺和肾素水平几乎无改变。但是,易发生高血压的患者全身血管阻力(SVR)较高,这可能由内皮功能紊乱所致[84]。

二、终末期肾脏病患者高血压的发病机制

终末期肾脏病患者高血压的发病机制是复杂的,并可能是多因素的(表16.1)。我们相信钠、容量状态和交感神经系统活性起了关键的作用(图16.1)。

表16.1 终末期肾脏病患者高血压
发病机制所牵涉的因素

水钠潴留

肾素-血管紧张素-醛固酮系统

肾上腺素系统和压力感受器功能

内皮源性舒血管物质

内皮源性缩血管物质

使用红细胞生成素

二价离子和甲状旁腺激素

心房利钠肽

动脉结构改变

先天原发性高血压

其他因素:贫血、动静脉瘘、加压素、羟色胺、甲状腺功能失调、降钙素基因相关肽、高钙血症、使用激素或钙调磷酸酶抑制剂

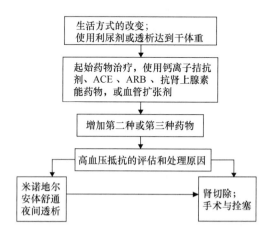

图16.1 慢性肾衰竭患者高血压的治疗规则
ACE,血管紧张素转化酶;ARB,血管紧张素受体阻滞剂

钠及容量状态的作用

在CRF患者中血管内容量过多是高血压的一个主要致病因素。然而,关于两次透析之间体重增加量和高血压之间的关系的研究结果不一致。一些研究已经确定容量增加影响透析间期血压,而另一部分研究并未得到这样的关联[72,85]。CLIMB研究的亚组分析揭示透析前收缩压和透析前后收缩压值的改变与透析间期容量增加量显著相关,在小于48岁的非糖尿病患者中两者关系最强[86]。支持细胞外容量(ECV)增多起作用的最强证据源于在Tassin进行的观察性研究,即当缓慢透析(8 h,每周3次)清除过多体液达到干体重时,超过90%的透析依赖患者的血压正常。尽管在维持性血透起始时有89%的患者接受抗高血压药物,而3个月后小于5%的患者仍需要接受抗高血压药物[87]。令人感兴趣的是虽然在透析治疗的第一个月细胞外容量已达到正常,尽管已停用抗高血压药物,但是在随后的8个月中血压仍继续下降。另一个值得强调的问题是在Tassin所进行的长时间缓慢透析与透析过程中低血压事件及肌肉痉挛发生率很低有关。

长时间缓慢透析能更有效地控制血压,可能归因于更有效地控制细胞外容量增加及低血压事件发生率较低。此外,短时间透析比长时间缓慢透析或许更难达到干体重。Tassin组比较了其透析中心长时间缓慢透析正常血压的患者和瑞典透析中心短时间透析(3~5 h)

的正常及高血压血透患者的体液状态和 BP 控制情况。由生物电阻抗法监测体液状态,超声法检测下腔静脉直径(IVCD),在线监测血容量的改变评估容量情况。血压正常的患者,无论来自 Tassin 还是瑞典的中心,透析前后 ECV 和 IVCD 改变不明显[88]。瑞典的高血压患者比血压正常患者 ECV 和 IVCD 显著增大。在瑞典,血压正常患者比 Tassin 患者透析中血容量下降更多,这推测可能是由于超滤率较快所致。由尿素 Kt/V 评估的透析剂量在整个 Tassin 组患者中更高(1.93±0.43),但是在瑞典的高血压和正常血压患者中无差异(分别为 1.58±0.34 比 1.55±0.43)。总体上说,这些数据表明倘若透析后 ECV 控制合适,透析患者可达到正常血压,不依赖于透析持续时间和剂量。

一些研究显示短时间每日血透治疗可能和显著降低血压、减少抗高血压药物和左心室重量指数降低有关[45,89,90]。从美国肾脏数据系统透析患病率和死亡率研究收集的数据表明,透析间期体重增加量和透析治疗依从性差是血压较高的独立预测因子[91]。在容量过多的情况下,患者容量状态的正常化似乎也能改善血压昼夜节律[92]。

在经强化超滤仍存在高血压的患者中,钠和容量过多可能仅起了次要作用。在这些患者中可交换钠和/或 ECV 与血压之间缺乏关联支持这个观点[93,94]。

尿毒症患者中钠过多可能导致动脉性高血压的机制是复杂的(表 16.2)。根据 Guyton 的假设[95],钠过多导致容量扩张和心输出量增加,随后因局部自身调节而引起总外周阻力(TPR)增加。在终末期肾衰竭而血压正常的患者中,心输出量增加的趋势可完全被外周血管阻力降低所代偿,但是这种外周血管阻力的代偿性适应机制在高血压患者中并未发生[96]。一些学者认为,这可能是由体液和容量状态导致的血管紧张素 II 或血浆儿茶酚胺不适当的升高或内源性升压物质的敏感性增高引起的。

另一种解释是钠超负荷可能使血管平滑肌 Na^+,K^+-ATP 酶的洋地黄样抑制物分泌增加[97,98]。

Boero 等[99]检测了 38 例尿毒症透析患者的红细胞 Na^+,K^+-ATP 酶活性,注意到高血压患者比正常血压者泵活性更低。在高血压组,Na^+,K^+-ATP 酶活性和外周血管阻力呈负相关。Na^+,K^+-ATP 酶泵抑制的结果是细胞内钠增加,伴随细胞溶质的钙增加,造成基础血管张力和血管对于血管收缩剂的反应性增加。细胞内钠增加也可能引起小动脉管壁肿胀、小动脉管腔狭窄和外周血管阻力增加[100]。

表 16.2 钠过多导致高血压的可能机制

细胞外容量增加
对升压激素的血管反应性增加
外周血管阻力增加
洋地黄样物质分泌增加,可降低 Na^+,K^+-ATP 酶活性
去甲肾上腺素活性增加
氧化应激增加和一氧化氮减少
压力感受器功能改变
血管壁结构改变

肾素-血管紧张素系统的作用

长期以来,人们已经认识到与钠和容量状态相关的过多肾素分泌作用是透析患者高血压发病的一个重要因素[101]。所谓的透析难治性高血压患者通常被认为存在肾素依赖性高血压[102]。一些因素支持肾素-血管紧张素系统在透析患者的高血压发病中起一定作用。首先,我们能频繁发现在这些患者中可交换钠或血容量和血浆肾素活性(PRA)或血浆血管紧张素 II 水平之间的关系异常。这提示在某些情况下,当钠过多或血容量增加时,"正常"的血浆肾素浓度可能实为不恰当地升高。其次,在透析患者中 PRA 和血压呈正相关(尽管这一发现并未被所有研究者证实）。再次，大部分患者应用转换酶抑制剂（CEI）或血管紧张素Ⅱ拮抗剂后血压能有效下降。最后，大部分患者经双肾切除术后血压可恢复正常（尽管血压正常也可能与其他因素有关，如消除了从肾脏至中枢交感神经系统的传入途径）。

近期研究显示在大鼠残肾模型中，醛固酮导致高血压和肾损伤。转换酶抑制剂和血管紧张素Ⅱ拮抗剂减少醛固酮水平上升。在这个模型中，这些药物的抗高血压作用似乎很大程度上由抑制醛固酮作用所介导。

交感神经系统活性增加的作用

动物研究显示肾脏并不仅仅是一个精细的过滤装置，还是一个感觉器官，受丰富的感觉和传入神经支配。肾脏感觉接受器和传入神经有两个主要功能型：①肾脏压力感受器，当肾灌注和肾内压改变时，其发放冲动增加；②肾脏化学感受器，受缺血性代谢产物和尿毒症毒素的刺激。

在大鼠中，这些化学感受性受体根据其静息水平活性和不同类型的刺激可引出反应，进一步分为 R_1 和 R_2。这些化学敏感受体的激活可能通过肾脏传入神经，与中枢神经系统中的交感神经系统的综合核建立连接。在动物实验中，无论是缺血性代谢产物如腺苷，还是尿毒症毒素如尿素刺激这些传入神经可引起反射性交感神经活性和血压增加。慢性刺激这些传入神经可能导致交感神经过度激活和高血压。

直接和间接证据均表明 CRF 患者高血压发病的机制是交感神经活性增加。在血透患者中血浆去甲肾上腺素水平通常增加，但是无论透析前还是透析后检测其水平，和血压相关性较差。直接记录长期透析治疗患者的腓神经节后交感纤维的神经元活性，显示其交感神经放电率比对照组增加。行双肾切除术后的血透患者的交感神经放电程度和正常人群及正常血压患者相似。这些人体研究，由于其横断面研究的性质，无法证实衰竭肾脏的神经信号和交感神经系统活性增加之间的因果关系。

我们关于 5/6 肾切除大鼠（CRF）的研究已经提供了最有说服力的关于在 CRF 相关的高血压发病中 SNS 起作用的证据。后下丘脑（PH）核去甲肾上腺素的转换率和分泌在 CRF 大鼠中比对照大鼠高。在 CRF 大鼠中，T-10 到 L-3 水平的双侧背根切断术能阻止血压增加、后下丘脑 NE 转化增加和肾脏疾病进展。这些研究使我们推测在受影响的肾脏中肾感觉脉冲产生增加，然后传输至中枢神经系统的参与去甲肾上腺素能控制血压的活化区域，引起高血压。

进一步的动物和人体研究支持该可能性。Ligtenberg 等报道在 CRF 和肾素依赖的高血压患者中，肌肉交感神经放电比年龄、体重匹配的对照组增加。Klein 等观察到多囊肾高血压患者，无论肾功能情况如何，其肌肉交感神经活性均增加。肾脏传入神经激活似乎也是大鼠钙调神经磷酸酶抑制剂介导的高血压的主要机制。

在尿毒症患者中，其他潜在的增加交感神经活性的机制包括中枢多巴胺张力的减少。CRF 高血压患者二羟基苯丙氨酸（DOPA）和多巴胺硫酸基共轭倾向升高，硫酸化多巴胺衰减了游离多巴胺的生物学作用。在 CRF 中交感活性增加也可能归因于感受器敏感性降低、迷走神经功能失常、细胞内钙浓度增加和血浆 β-内啡肽及 β-促脂素增加。因液体超负荷而使 Y 神经肽增加也可能加促了 ESRD 患者的高血压。

ACE 抑制剂可降低 CRF 患者的外周交感神经活性。同样，在肾损伤导致的神经源性高血压模型中,AT_1 受体阻滞剂可降低中枢交感神经系统活性。

血管内皮细胞的作用

作为循环血液和血管平滑肌细胞(VSMC)之间的界面,内皮细胞有几个关键功能,包括:①作为循环抗原的第一道屏障并积极参与防御反应;②通过与血小板、纤溶系统和凝血级联反应相互作用,在预防和促进血块形成中起主要作用;③清除血液中物质如去甲肾上腺素和羟色胺;④激活某些肽如血管紧张素,灭活其他成分如缓激肽;⑤通过有丝分裂作用在促进血管增厚和纤维化中起关键作用;⑥在调节局部血流和血管阻力中起关键作用。

1977 年,Moncada 等发现内皮细胞是前列环素的主要来源。1980 年,Furchgott 等显示乙酰胆碱介导的动脉松弛是内皮细胞依赖的,由产生的一种具有扩散性和转移性的物质松弛平滑肌细胞而导致的,这种物质,起初被叫做内皮源性的舒张因子(EDRF),现在被称为一氧化氮(NO)。

Yanagisawa 等识别了一个称为内皮素(ET)的含 21 个氨基酸的多肽,其是目前为止分离到的最强的血管收缩剂。其他正在被研究的内皮源性舒张因子包括 PGH_2 和表皮生长因子(EGF),在体外试验中其是一个平滑肌细胞的丝裂原,并引起动脉带收缩。肾小球系膜细胞表达 EGF 受体,从而使 EGF 调节肾小球滤过率成为可能。

若干研究者推测这些血管活性肽可能在某些疾病状态如高血压中起作用。其可能性如下:

(1)EDRF 和 EDCF 之间的平衡改变可能导致肾血管阻力、全身血管阻力增加和高血压。

(2)高血压性血管内皮损害可能导致内皮源性血管活性因子产生异常。

(3)内皮可能通过分泌能影响其他关键调控因子的物质,影响全身血流动力学,例如内皮素刺激心房利钠肽(ANP)释放。

内皮源性血管收缩因子(EDCF)

内皮素在透析相关的高血压患者中的作用正在被积极地研究并引发争论。已经从人类基因组文库中克隆的 3 个内皮素基因编码了 3 个不同异构肽:内皮素 1(ET-1)、内皮素 2(ET-2)、内皮素 3(ET-3)。它们均由一个大的前体分子即前内皮素原(prepro-ET)合成。前内皮素原 1 由 203 个氨基酸组成,内皮素原(大内皮素)是一个包含 92 个氨基酸的多肽。内皮素 1 是由大内皮素 1 通过内皮素转化酶(ECE)作用而形成。膦酰二肽,一种能阻断 ECE 作用的金属蛋白酶抑制剂,当其从静脉注入清醒的自发性高血压大鼠(SHR)中可导致其血压下降。

三种内皮素在各种组织中表达不同。血管内皮细胞中仅有 ET-1 表达,但其也表达在脑、肾、肺和其他组织的各种非血管细胞中。ET-2 和 ET-3 表达于脑、肾、肾上腺和肠。ET 受体两种不同的互补的脱氧核糖核苷酸(DNA)已经被识别,一种表达于血管平滑肌细胞(ETA 受体),另一种(ETB 受体)可能出现在内皮细胞上,调节前列环素和 NO 的释放。

与 ETA 受体亲和力大小的顺序是 ET-1>ET-2>ET-3(ET-1 的亲和力大约比 ET-3 高 100 倍)。ETB 受体对所有三种亚型的亲和力相同。ET-2 是最强有力的血管收缩物质,随后是

ET-1 和 ET-3。亚抑制剂量的 ET-1 能增强其他激素如去甲肾上腺素的缩血管作用。钙通道拮抗剂抑制 ET-1 的升压和增效作用。

除了其对血管平滑肌细胞的收缩作用外,内皮素还可对血管平滑肌、系膜细胞和成纤维细胞产生有丝分裂作用。它可有效收缩非血管平滑肌(支气管、子宫、肠和膀胱),并具有突出的心脏作用(明确的正性同向变时性,刺激 ANP 释放)。细胞因子、凝血酶和血管活性激素如肾上腺素、A-Ⅱ 和血管加压素刺激内皮素从内皮细胞中释放。另外,物理刺激如剪应力能促进内皮素产生。ET-1 作为一个局部产生的血管活性肽在调节肾血流动力学和排泄功能中也扮演重要作用。

Yokokawa 等报道了令人信服的证据,即 ET-1 可能在高血压的病理生理学中起作用。他们描述了 2 例血管内皮瘤(一种罕见的恶性血管赘生物)患者,其血浆 ET 水平比正常人和高血压患者高 10~15 倍。在 2 例患者中,外科切除肿瘤均解决了高血压。1 例患者肿瘤复发伴随血浆 ET 水平升高和高血压。一些研究者发现原发性高血压患者血浆 ET-1 水平增加,而其他研究者却没有此发现。

CRF 高血压患者比正常血压者具有更高的血浆 ET-1 水平。Suzuki 等发现在血透患者中血浆 ET-1 和 ET-3 水平升高,这可能由于尿毒症状态或血透过程中细胞处于体外循环所致。Miyauchi 等发现在血透患者中 ET-1 和 ET-3 水平升高,且 ET-1 和 BP 呈正相关。Lebel 等观察到血透患者 ET-1 浓度和平均血压高于持续性不卧床腹膜透析(CAPD)患者。有必要进行进一步研究,使用 ET-1 受体拮抗剂证明 ET-1 是否在尿毒症患者的高血压中起了因果作用。

内皮源性舒张因子

在流量、剪应力和激动剂增加的情况下,内皮细胞通过释放一些介质引起血管扩张,这些介质包括前列腺素 I_2(PGI_2)、内皮源性超极化因子(EDHF)和 NO。

PGI_2 被缓激肽活化,它可增加血管平滑肌细胞的环磷酸腺苷(cAMP)水平,导致血管扩张,它也能抑制血小板黏附及具有溶栓和细胞保护作用。PGI_2 和 NO 即使在阈值浓度下也能增强对方的血管和血小板抗聚集作用。

1988 年,Feketou 和 Vanhoutte 在犬股动脉中发现一种内皮源性超极化因子(EDHF)。EDHF 可打开血管平滑肌上钙活化的钾(KCa)通道,允许钾外排、超极化和松弛。细胞外高钾或通道阻滞剂使平滑肌细胞去极化可阻断 EDHF 的作用。毒毛花苷(一种 Na^+,K^+-ATP 酶抑制剂,而非环氧合酶或一氧化氮合成酶抑制剂)可减弱 EDHF 活性。EDHF 的化学特性仍有争议。过氧化氢和钾可能是 EDHF 的候选者。在糖尿病和高血压人群中,EDHF 不足可引起内皮功能紊乱。

目前为止确定的各种扩血管物质中,EDRF,一种鸟苷酸环化酶内源性刺激因子,引起了最大关注。通过血管内皮细胞中的一氧化氮合成酶形成 NO 在生物学研究中开辟了新的领域。已经确定了一些一氧化氮合成酶的形式。首先是组成型,其对细胞溶质钙离子/钙调蛋白依赖,受体或物理刺激引起组成型一氧化氮合成酶短期内释放 NO,其可作为潜在的几个生理反应的传导机制。其次是一氧化氮合成酶的诱导型,其不依赖于胞质钙离子;它的活化需要四氢生物蝶呤,且能被糖皮质激素抑制。一氧化氮合成酶的第二种形式可能被巨噬细胞、内皮细胞和许多其他细胞中的细胞因子激活。其唯一被清楚证实的作用是作为细胞毒分子侵入微生物和肿瘤细胞,但也可能在病理性血管扩张和组织损害中起作用。在已经分离的一氧化氮合成酶的其他形式中,一种在脑中被发现的酶,即神经元性一氧化氮合成酶(nNOS),似乎可调节交感神经系统活性。

在5/6肾切除大鼠中,Vaziri等观察到存在内皮细胞源性一氧化氮合成酶(eNOS)和诱导型一氧化氮合成酶(iNOS)下调,提示这可能引起这些动物血压上升。

最近,采用NWL-硝基-L-精氨酸甲酯(L-NAME)慢性抑制一氧化氮合成酶作为动物动脉性高血压的新模型。给予大鼠硝基-L-精氨酸既会引起全身性高血压、显著肾血管收缩和低灌注,也会引起GFR下降、滤过分数(FF)和血浆肾素水平升高(部分可由严重的血管收缩活动引起)。肾组织学检查提示广泛小动脉狭窄、局灶性小动脉闭塞和肾小球节段性纤维素样坏死,这些发现已被其他研究者证实。Sakuma等的研究显示给予雄性wistar大鼠NG-甲基-L-精氨酸(NO合成酶抑制剂)可增加其肾脏交感神经系统活性,并引起全身性高血压。他们也发现肾交感神经系统活性和血压增加能够被$C_1 \sim C_2$脊髓横切所降低,暗示NO可能在交感张力的中枢调节中起作用。

Vallance等研究显示在体外和体内,NO合成酶能被一种内源性复合物所抑制(不对称二甲基精氨酸ADMA),他们也发现在尿毒症慢性血透患者中血浆ADMA水平显著升高,血浆精氨酸/二甲基精氨酸比值显著降低,这提出了一个有趣的可能性,即尿毒症维持性透析患者的高血压可能源于这种循环内源性抑制剂水平增加引起的NO合成抑制。ADMA在透析过程中可显著减少。在盐敏感性高血压患者和Dahl大鼠中,ADMA水平升高。也有证据表明ADMA参与了动脉粥样硬化的病理生理学。

我们已经评价了在5/6肾切除或假手术的斯普拉-道来(氏)大鼠中L-精氨酸和L-NAME对血压和交感神经系统活性的作用。交感神经系统活性由通过检测参与血压调节的一些脑核中的NE转换率所决定。在同一脑核中,我们使用反转录聚合酶链反应检测NO含量和NOS基因表达。

在CRF大鼠中,后下丘脑核、蓝斑、下丘脑室旁核和延髓腹侧髓质中NE转换率增加,而NOS信使核糖核酸(mRNA)基因表达和NO_2/NO_3含量在所有脑核检测中均增加。在对照组和5/6肾切除大鼠中,L-NAME可升高血压、增加NE在一些脑核的转换率。在CRF大鼠中,和肾衰竭相关的NOS mRNA基因表达增加百分比与L-NAME引起的NE转换率增加百分比显著相关。这提示内源性NO可能部分抑制了参与神经性血压调节的脑核中的交感神经系统活性,而这一抑制作用在CRF大鼠中增强。

这些研究显示在CRF大鼠中,局部NOS mRNA表达增加可部分减轻后下丘脑核和蓝斑的SNS活性增加。

肾上腺髓质素

在健康人群中,全身注入肾上腺髓质素能显著降低血压。在维持性血透患者中,即使超滤去除液体后,血浆肾上腺髓质素水平比对照组更高。

肾上腺髓质素水平升高可能部分缓解血透患者的血压升高。

氧化应激和高血压

人们已相当重视短暂的活性氧簇(ROS)和活性氮簇对于血压和心血管的毒性作用。

ROS 或氧自由基均是带有一个未成对电子的氧气分子,包括超氧阴离子自由基(O_2^-)、过氧化氢(H_2O_2)、氢氧根离子(OH^-)。在活性氮簇中为高氧亚硝酸盐。这些分子化学性质不稳定,反应性较高,烟酰胺腺嘌呤二核苷酸磷酸(NADPH)氧化酶、黄嘌呤氧化酶和 NOS 酶可调节它们的浓度。NADPH 氧化酶是一个多聚酶,负责减少氧、电子转运和细胞表面过氧化物产生。血管 NADPH 同工型活跃,是血管过氧化物产生的主要来源。尽管 NOS 是 NO 的主要来源,在 L-精氨酸缺乏的情况下,该酶也能产生 NO 过氧化物清除剂。NOS 所有 3 种同工型——神经元型、诱导型和内皮型,都有产生过氧化物的能力。

细胞色素 b558 亚基、NAD(P)H 氧化酶的 p22phox 和 gp91phox,在电子转运和减少氧分子转化为过氧化物中起重要作用。在大鼠中转入 p22phox DNA 或敲除小鼠 gp91phox 显示这些亚基对产生 NAD(P)H 氧化酶和 A-Ⅱ 依赖的过氧化物起重要作用。

氧自由基和内源性清除系统,如过氧化物歧化酶,调节血管张力和功能。它们刺激血管平滑肌细胞和成纤维细胞的增生和肥厚,通过增加黏附分子表达来影响血管重塑、激活基质金属蛋白酶和诱导 VSMC 生长和迁移。此外,ROS 可能直接或通过抑制血管扩张物 NO 和过氧化亚硝基产生($O_2^- + NOO^- = ONOO^-$)来刺激血管收缩。过氧化亚硝基可能诱导 DNA、脂质和血管细胞中蛋白质的氧化损伤,导致内皮功能紊乱。

在一些实验高血压模型中(包括尿毒症高血压模型)发现 ROS 产生增加。Vaziri 等发现在尿毒症大鼠中 ROS 增加,其和 NO 反应能够产生硝化蛋白和损害其他分子的细胞毒性活性氮簇。抗氧化治疗能改善 CRF 诱导的高血压,改善血管组织 NO 产生,降低组织硝基酪氨酸。在大鼠中,谷胱甘肽(一种内源性 ROS 清除剂)的缺乏,通过肾小球刺激激素(GSH)合成酶抑制剂、丁硫氨酸亚砜胺(BSO),导致酪氨酸(过氧亚硝基痕迹)和血压明显升高。

氧化应激通过何种确切机制升高血压仍未完全阐明。一种可能性是 ROS 可能在大脑去甲肾上腺素能传输调节过程中起作用。考虑到 NO 对中枢 SNS 活性有张力性抑制作用,过多产生 ROS 可能增强 NO 氧化和灭活,激活 SNS。NO 和过氧化物(O_2^-)及其他 ROS 反应产生过氧化亚硝基($ONOO^-$),其是一种高细胞毒性的活性氮簇。过氧化亚硝基与其他蛋白如酪氨酸反应,产生硝基酪氨酸,其能在血浆和组织中检测到。硝基酪氨酸是 NO-ROS 互相反应的痕迹,可作为 NO 被 ROS 氧化的指标。

已有研究显示抗氧化剂(4-羟基-2,2,6,6-四甲基哌啶),一种超氧化物歧化酶类似物,当将其注入大鼠侧脑室,可增加后下丘脑和室旁核的白介素 IL-1β 和 nNOS 的丰度,这与后下丘脑中 NE 分泌减少和血压降低相关。在大鼠苯酚-肾损伤高血压模型中,显示抗氧化剂阻止 SNS 激活和肾损伤导致的血压升高。这些数据支持一个假设,即氧自由基能通过调控局部 NO 产生调节中枢 SNS 活性,参与肾损伤模型高血压的发生。

红细胞生成素的作用

重组人红细胞生成素(rhEPO)的出现从本质上改善了贫血的治疗和 CRF 患者的生活质量。然而,使用 rhEPO 增加血细胞比容(Hct)可导致一些有害的不良反应,包括高血压恶化。在 CRF 患者中,血压控制恶化可能加速肾脏疾病进展;在透析患者中这可能增加抗高血压药物的需要量,并潜在的增加心血管死亡率。

在透析患者 rhEPO Ⅲ期前阶段的多中心试验研究中发现,在 251 例既往有高血压的患者中,舒张压增加超过 10 mmHg 和/或需要增加抗高血压治疗的患者共有 88 例(35%)。在血压正常的患者中发生率相似(31/71,44%),这些患者中有 32%需要开始抗高血压治疗。由于其他原因接受 rhEPO 的患者并未出现血压升高的副作用,提示肾脏疾病可能对 rhEPO 的升压作用具有特别的易感性。血压升高常发生在开始使用 rhEPO 2~16 周内,尽管一些患者在起始治疗后数月才出现血压升高。

存在严重贫血的患者、贫血纠正过快的患者及先前存在高血压的患者,在 rhEPO 治疗中发生高血压风险较大,有自体肾脏的患者高血压发生风险可能也较大。

临床和实验研究已经证实 Hct 调节全身和肾脏血流动力学的重要性。贫血引起高动力学状态以维持充足的氧气供应至外周组织所必需。高动力学状态定义为心输出量增加,总外周阻力降低。高动力学状态也可引起 LV 重量和舒张末内径增加。使用 rhEPO 纠正贫血会导致心输出量降低和总外周阻力升高。

在 rhEPO 治疗过程中血压升高或血压恶化的患者,会因 Hct 增加引起总外周阻力的显著升高,或者与 rhEPO 治疗过程中血压正常的患者相比,前者心输出量未下降至适当水平。心肌不能适应这些改变的原因可能是由于顺应性降低或压力感受器反射功能损害。在 rhEPO 治疗中血黏度增加与总外周阻力增加相关,但与血压改变无关。在原发性高血压患者中,Hct 增高导致血黏度和总外周阻力增加,组织携氧增加,外周毛细血管扩张减少。血黏度增加不仅会增加总外周阻力和减少血流量,而且也会减少血浆容量,这又将进一步增加血黏度。

表 16.3　使用红细胞生成素的终末期肾脏病患者高血压发病的相关因素

血黏度增加
血容量增加
总外周阻力增加
缺氧血管舒张功能的丧失
感受器功能不全和/或心脏顺应性损伤
对循环儿茶酚胺和血管紧张素Ⅱ的敏感性增强
肾小球血流动力学改变
直接血管收缩的作用
胞浆钙增加
与局部内皮源性扩张因子(EDRF)结合
内皮素刺激
5-羟色胺刺激

rhEPO 诱导的高血压不能归因于血黏度增加,因为在大鼠研究中显示在 rhEPO 治疗中,肾功能不全是发展至高血压的一个前提条件,因此,其他机制必然参与其中(表 16.3),如对 NE 和 A-Ⅱ的升压反应增强。rhEPO 是否对平滑肌细胞存在直接血管收缩作用的证据仍存在争议。当注入 rhEPO,一些研究显示在大鼠离体肾或离体的人阻力小动脉中未发现血管收缩,而其他研究观察到在大鼠离体肾脏和肠系膜阻力血管中存在血管收缩。此作用不依赖内皮,且不受维拉帕米或酚妥拉明影响。

一些研究提示 rhEPO 可能影响细胞内钙的动态平衡。在接受 rhEPO 治疗的自愿者中发现血小板胞浆游离钙增加。其他研究发现在 rhEPO 治疗的血透患者中血压绝对水平与血小板胞内钙无关。

Azzadin 等发现在正常和尿毒症大鼠中使用 rhEPO 可引起血液和血小板 5-羟色胺增加及血压升高。这些作用可被酮色林(5-HT$_2$受体拮抗剂)消除。这些研究提示 5-羟色胺可能在 rhEPO 引起的高血压发展中起作用。

其他研究发现使用 rhEPO 治疗的血透患者表现为 ET-1 水平增加,提示其潜在参与了这些患者的高血压发病。尚无证据表明 NO 活性降低是引起 rhEPO 相关高血压的原因。事实上,使用 rhEPO 可刺激 NO 产生。

在人类和动物中,贫血使肾血浆流量(RPF)增加比例较 GFR 更大,因此滤过分数往往下降。大鼠微穿刺研究发现 Hct 从 51% 快速下降至 20% 导致肾小球毛细血管 RPF 快速增加,单个肾单位 GFR 急剧上升相对较少,因此滤过分数下降。入球(RA)和出球(RE)小动脉阻力降低,导致肾小球毛细血管压(PGC)下降。除了对肾小球血流动力学的直接作用外,Hct 升高及由此产生的血黏度增高也调节肾小球对大分子的选择通透性,因此可能增加蛋白尿。在心脏病、显著的真性红细胞增多症和高黏血症的发绀患者中观察到大量的肾小球扩大,蛋白尿和肾小球硬化进展支持这一观点。

二价离子和甲状旁腺激素的作用

在原发性高血压和 ESRD 患者中已发现血小板或淋巴细胞中[Ca^{2+}]i 和血压之间存在相关性。导致[Ca^{2+}]i 增加的机制并不明确。这可能由于循环升压激素如 NE 或 A-Ⅱ 增加,或因容量扩张引起毒毛花苷样因子分泌增加所致。最后,继发性甲旁亢可能引起血管平滑肌细胞胞质钙离子增加。CRF 通常与继发性甲旁亢相关,其可导致几乎任何器官的细胞内钙离子增加。

最近,Raine 等研究了 36 例 CRF 患者,其中 10 例血清 PTH 水平正常,17 例血清 PTH 水平升高,9 例患者 PTH 升高,使用硝苯地平治疗。与血清 PTH 正常的患者相比,17 例血清 PTH 升高的患者血小板[Ca^{2+}]i 显著升高。另外,血清 PTH 和血小板[Ca^{2+}]i,或血小板[Ca^{2+}]i 和平均血压及 PTH 和平均血压之间具有显著相关性。在接受硝苯地平治疗的高血清 PTH 患者中,血小板[Ca^{2+}]i 并不增加。使用阿法骨化醇(维生素 D 代谢产物)治疗过程中,再次研究了 9 例高甲状旁腺血症的患者。在这些患者中,血清 PTH、血小板[Ca^{2+}]i 和平均血压均显著降低。在阿法骨化醇治疗过程中,血压改变与血清 PTH 和[Ca^{2+}]i 改变呈线性相关。这些研究提示在这些患者中血清 PTH 水平增加是造成[Ca^{2+}]i 上升和血压增加的原因。在血透患者中使用口服钙剂治疗继发性甲旁亢可能降低血压。但是在血透患者中甲状旁腺切除术不能使血压正常化。

透析患者可能由于使用外源性维生素 D 类似物、口服补充钙剂,或者由于肉芽肿性疾病、多发性骨髓瘤或严重继发性甲旁亢等偶然发生高钙血症。在这些患者中,高钙血症可能加重,或引起高血压。在血清 PTH 水平升高的情况下,高钙血症似乎更容易升高血压,它主要是由全身血管阻力增加引起;心输出量通常保持不变。我们观察到高钙血症在 CRF 大鼠中可引起比正常大鼠更严重的高血压。这可能继发于继发性高甲状旁腺血症,因为甲状旁腺切除术可减少急性高钙血症的升压反应。这些研究提示 PTH 的存在在高钙血症所致高血压的机制中起重要作用。

终末期肾脏病患者的利钠因子

在高血压患者中血浆 a-ANP 和 pro-ANP 水平通常升高以试图明显抵消容量潴留和血压下降。在 ESRD 患者中,透析前血浆 a-ANP 和 pro-ANP 水平较对照组水平明显升高。血透过程中,a-ANP 水平显著降低。透析前 a-ANP 水平和透析间期体重增加量或其水平和血透容量去除之间的关系不明显。因此,在血透患者中血浆 a-ANP 并不是反应容量状态的有用指标。

心脏利钠肽和透析患者的左心室重量和功能相关,可预测心血管死亡率。

环孢霉素 A 和高血压

环孢霉素 A(CyA)是一种应用于各种肾脏疾病和器官移植的有效口服活性免疫抑制剂。环孢素 A 具有肾毒性和升血压作用。

环孢素 A 诱导的高血压似乎是剂量相关的,但是血 CyA 水平和血压相关性较弱。CyA 诱导的高血压机制复杂。CyA 导致的外周血管阻力增加可由直接血管收缩引起,因为在离体的血管制备中可见此现象。CyA 引起显著的血管收缩和肾血流量下降,卡托普利并不能阻止此作用。肾血管收缩可能依赖肾交感神经系统活化是由于肾脏去神经支配和 α-阻滞剂会阻止肾血流量减少。在清醒的大鼠中直接检测显示 CyA 会增加传入和传出交感神经的活性和减少钠排泄分数。

在人类环孢素 A 诱导的高血压中 SNS 的作用尚不十分明确。应用 CyA 时,血浆和尿液儿茶酚胺并未改变,但是其水平是反映局部交感神经活性较差的标志物。

肾素-血管紧张素系统的作用也不明确。快速应用 CyA 可增加血浆肾素活性,但经过慢性治疗后,血浆肾素活性水平恢复正常或被抑制。

CyA 可增加血栓素 A_2 的产生和抑制前列腺素 E_2 的产生。应用血栓素抑制剂可改善 CyA 对肾血流动力学的影响。

环孢素 A 增加血液和血小板的 5-羟色胺浓度,但是 5-羟色胺在 CyA 诱导的高血压中的作用仍有待证实。

CyA 能引起镁缺乏,这也可能导致外周血管阻力增加。

透析患者中高血压的处理

透析患者高血压的治疗通常具有挑战性,需要了解所有使用药物的药物代谢动力学和药效学特性。我们建议以下流程(图 16.2),这可能有助于这些患者的高血压治疗。

生活方式的改变是每个高血压患者,包括 ESRD 患者治疗的组成部分。在透析患者中,达到干体重对控制血压来说是必需的。

如果这些措施不成功(通常情况下是),需应用抗高血压药物。我们建议将 3 类高血压药物中的一种作为一线用药:钙通道阻滞剂、ACE 抑制剂和 β-受体阻滞剂。选择何种类型的抗高血压药物很大程度上需由伴随疾病或风险因素来决定。如果一种药物全剂量无效,需增加第二种或第三种药物。透析和使用三种不同类型的降压药物仍不能控制血压,需评估患者是否存在潜在的高血压抵抗的继发原因。如果未找到高血压抵抗的明显原因,该患者应该考虑 CAPD 治疗。如果

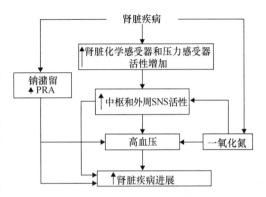

图 16.2　慢性肾衰竭患者高血压的病理生理学
PRA,血浆肾素活性;SNS,交感神经系统

CAPD 治疗无效,需考虑手术或栓塞方式的肾切除。

生活方式的改变

生活方式的改变,如减轻体重、限制饮食钠、减少乙醇摄入和增加体力活动可作为透析患者高血压辅助治疗的有效方式,这和原发性高血压患者一样(表 16.4)。

表 16.4 高血压透析患者生活方式的改变

已证明有效
  调节饮食钠摄入
  达到和维持干体重
  增加体力活动
  限制每日酒精摄入<1 盎司(为 28.35 g)乙醇
  避免烟草,降低 CVD 风险
  通过减少饮食饱和脂肪和胆固醇摄入来降低 CVD 风险
  停止可卡因或安非他明的使用
还未证明有效
  减少咖啡因摄入
  放松和生物反馈
  补充钙

盐和液体

在可能的干预中,饮食中盐和液体的限制最为重要。饮食钠摄入需限制为 $1\sim1.5$ g/d,液体摄入需与尿量加上不显性失水[10 ml/(kg·d)]匹配。如此严格要求的液体和盐限制,患者一般很难依从,需要持续性的强化和教育。

研究大多从高血压大鼠基因株(如易脑卒中的 SHR)中获得,而 Dahl 盐敏感大鼠中发现高盐摄入可能降低颈动脉舒张性和顺应性,增加管壁厚度和细胞外基质,这些均独立于对血压的影响。限制钠可阻止这些影响。

钙

一些证据提示在一些原发性高血压患者中,在不引起高钙血症的前提下,补充钙可能对血压控制有益。目前无数据显示在控制高磷血症中使用含钙磷结合剂对控制血压的影响。

锻炼

在透析患者中显示规律的体育锻炼可降低血压。

酒精和滥用药物

适度的酒精摄入和避免可卡因或安非他明也可能在滥用这些物质的透析患者中导致显著的血压下降。在某些情况下,可能需要毒理学筛选来确定诊断。

使用烟草

烟草使用是心血管的一个危险因素,因此在透析患者中避免使用烟草极其重要。

透析中控制患者的液体和容量状态

除钠和液体限制外,需确立适当的透析策略以达到和维持干体重。当开始透析时,需在 $4\sim8$ 周内逐渐达到理想的干体重,液体负平衡不应超过 $1\sim2$ kg/周,因为超滤过多可能导致低血压、残肾功能过快丢失,以及在高危患者中发生脑和冠状动脉缺血性事件。

干体重定义为透析结束时的体重,此体重进一步降低可导致低血压。然而,估算干体重较困难。曾有一些方法被评估,但是尚无可以广泛应用于临床的方法。评估总身体水分的金标准是使用示踪稀释技术,但是其不能被应用于临床。一些研究者建议心脏彩超测量透析后 IVCD,但是这种方法受到质疑。最有希望在透析中评估液体状态的方法可能是多频生物电阻抗法。最近,Zucchelli 建议在透析过程中和超滤停止时使用持续血浆容量检测来决定干体重。然而,CLIMB 研究使用了透析中 crit-line 监测来评估合适的超滤量,提示与常规临床护理的患者相比,透析中监测的患者住院率和总死亡率增加。

根据前面的讨论,在大多数透析患者中控制液体状态对于血压控制至关重要。

然而,存在左心室衰竭征象、恶性高血压、高血压脑病、急性肺水肿、心包积液或主动脉夹层动脉瘤的患者进行快速超滤是非常有必要的。

对一个刚开始透析的患者,如血压只是中度升高(根据 JNC 7 分类中的 1 或 2 期)(表 16.5),除非已经达到干体重,否则不应使用抗高血压药物。在已经使用抗高血压治疗的患者中,当因为超滤而使血压逐渐下降时,药物剂量应逐步减少。当达到干体重时,超过半数的患者血压正常化。在透析间期,血压可能再次上升,这和钠及液体潴留总量增加成比例。如果在透析间期血压未超过 160/95 mmHg,可不使用抗高血压药物,因为在透析前使用抗高血压药物可能导致频繁和严重的透析中低血压发作。在更为严重的高血压患者或那些高血压加速进展、严重视网膜病变、慢性心衰、CVA 或主动脉瘤患者中需开始抗高血压治疗。

表 16.5　根据 JNC 7 对 18 岁以上成人和老年人的血压进行分类

类别	收缩压(mmHg)		舒张压(mmHg)
正常	<120	和	<80
高血压前期	130~139	或	85~89
高血压			
1 期(轻度)	140~159	或	90~99
2 期(中度)	160~179	或	100~109

改编摘自:Joint National Committee on Detection,Evaluation, and Treatment of High Blood Pressure. The Seventh Report of the Joint National Committee on Detection, Evaluation, and Treatment of High Blood Pressare: JNC Ⅶ. JAMA,2003;289 (19):2560-2572。

过度超滤可能导致透析介导的低血压和残肾功能快速下降。在少部分患者中,这可能引起心绞痛或短暂性脑缺血。仅在那些有 CHF 体征、高血压危象、高血压脑病或肺水肿的患者中应用强有力的超滤。

抗高血压药物治疗

透析患者中抗高血压治疗的目标是采用尽可能少的方法达到和维持血压 140/90 mmHg 或更低。这些患者中这一目标常不容易达到,因为在透析间期患者血压容易升高而在透析过程中血压容易降低。抗高血压治疗的最终目标是减少高血压相关的心血管事件发生率和死亡率。

在透析治疗的起始阶段,对于舒张压在 90~114 mmHg 或收缩压在 140~179 mmHg,且无主要心血管并发症的患者,抗高血压药物可暂缓使用,直至达到干体重。事实上,一旦达到干体重,超过半数患者的血压将会正常化,且如果体重保持与干体重接近,血压将会维持正常。

在透析间期,血压频繁升高与钠和液体摄入总量成比例。如在透析间期血压未超过 150/95 mmHg,不需给予抗高血压药物以避免透析中低血压风险。

虽然已达到干体重,但高血压仍持续者,则需要使用抗高血压药物。

对于透析开始时已经使用抗高血压药物的患者,应该继续使用原药物,当超滤使血压下降时药物剂量减量。当患者血压为 180/115 mmHg 或存在显著靶器官损害如严重视网膜病变、CHF、CVA 或主动脉瘤,需要立即使用抗高血压药物。

对钠和液体限制依从性差和频繁发生 CHF 和/或容量依赖的高血压患者最好采用 CAPD,因为这种治疗能更稳定地维持干体重。

抗高血压药物的选择

当前,有大量有效的抗高血压药物可供应用。除了利尿剂由于效果不佳,在透析患者中不常使用外,药物选择标准与原发性高血压患者并无本质上的不同。

在抗高血压药物的选择中,需考虑伴随疾病和患者的人口学特征、危险因素、生活方式和经济状况(表 16.6)。

表 16.6　透析患者抗高血压药物治疗:选择指南

临床情况	建议选择	需要特殊监测	相对或绝对禁忌证
心绞痛	β-受体阻滞剂、钙离子拮抗剂	—	直接血管扩张
心梗后	β-受体阻滞剂	—	直接血管扩张
心肌肥厚伴舒张功能失调	β-受体阻滞剂、地尔硫䓬、维拉帕米	—	直接血管扩张 α₁-受体阻滞剂
心动过缓、心脏传导阻滞、病窦综合征	—		β-受体阻滞剂 维拉帕米 地尔硫䓬
心力衰竭(LV 射血分数下降)	ACE 抑制剂、ARB、β-受体阻滞剂	—	CCB
外周血管疾病	ACE 抑制剂、ARB、β-受体阻滞剂	—	β-受体阻滞剂
糖尿病	ACE 抑制剂、CCB	—	β-受体阻滞剂
哮喘/COPD	—	—	β-受体阻滞剂 拉贝洛尔
环孢素诱导的高血压	CCB,拉贝洛尔	尼卡地平[a] 维拉帕米[a] 地尔硫䓬[a]	
肝脏疾病	—	拉贝洛尔	甲基多巴
红细胞生成素介导的高血压	CCB	ACE 抑制剂	

a. 可能升高血清环孢素水平。

注:LV,左心室;ACE,血管紧张素转换酶;COPD,慢性阻塞性肺疾病;CCB,钙通道拮抗剂。

患者人口学特征

那些由于生活方式,或者认知能力较差,对降压方案顺应性可能较差的患者,应该优先选择给予每天 1 次,或甚至更好是每周 1 次的长作用药物。

某些抗高血压药物,如 β-受体阻滞剂和作用于中枢的抗肾上腺素能药物,可能影响精神敏锐度和体力,需要警觉、敏锐的精神或高强度身体技能的患者应避免使用。在这些情况下,可选择 ACE 抑制剂或钙通道阻滞剂等对精神和体力活动影响较小的药物。

抗肾上腺素能药物更容易产生性功能障碍,在透析患者应用中需着重考虑,因为尿毒症可导致 50% 的患者性功能显著下降。

费用

不只是考虑药物本身,在选择抗高血压药物时应将治疗费用考虑在内。ACE 抑制剂、血管紧张素 Ⅱ 受体阻滞剂(ARB)和钙离子拮抗剂比 β-受体阻滞剂或一些抗肾上腺素能药物价格昂贵。当相对廉价的药物有效,且无不良反应时,应该选择使用该药物,尤其是经济贫困的患者更应选择。医师必须记住药物费用过高可能限制患者的依从性,从而影响患者高血压的长期控制。

伴随疾病

伴随疾病的存在也可指导医师选择抗高血压药物。例如,哮喘患者或存在外周血管疾病的患者不能使用 β-受体阻滞剂,因为使用这些药物时可加重这些情况。

存在冠状动脉疾病、既往心梗、心律失常、高循环动力、精神紧张和偏头痛的患者应该选择 β-受体阻滞剂或钙离子拮抗剂治疗。但是后者应该避免应用血管扩张剂如肼屈嗪或米诺地尔,因为这些药物可激活 SNS。同样,由于钙离子拮抗剂对冠状动脉的血管有扩张作用,存在 CAD 的患者应选择钙离子拮抗剂。

1 型糖尿病患者不应使用非选择性 β-受体阻滞剂治疗,因为其可使糖尿病控制恶化,且可能掩盖糖尿病患者发生低血糖的常见症状及引起自主神经功能紊乱。抗肾上腺素能药物由于其更有可能引起或加重直立性低血压,因此需避免使用。

存在血脂异常的患者应该选择不影响血脂的药物治疗,如钙离子拮抗剂和 ACE 抑制剂、ARB 或者可能实际上改善血脂的药物,如 α_1-受体阻滞剂。

透析在终末期肾脏病患者高血压治疗中的作用

在肾衰竭患者中,抗高血压药物的代谢和分布异常,可能引起药物原型或其代谢产物的累积,导致更频繁的不良反应。此外,某些药物较其他药物更易被透析清除。一般而言,水溶性药物较脂溶性药物更易被透析清除。那些服用可被透析消除的药物的患者更常观察到透析后高血压,因为透析清除某些药物可能导致其血液中水平突然下降和高血压反弹。因此,在透析患者中选择抗高血压药物需要掌握这些药物的药效学和药代动力学特性。

终末期肾脏病患者抗高血压药物的使用

在本章,我们将描述各组抗高血压药物的一些主要的药理学区别和常规使用剂量(表 16.7~表 16.9)。

表 16.7 终末期肾衰竭患者抗高血压药物的药代动力学特性

药物	口服生物利用度(%)	蛋白结合率(%)	半衰期(h) 正常	半衰期(h) ESRD	药物原型肾排泄(%剂量)	ESRD患者剂量改变	透析清除 血透	透析清除 腹透	血液活性代谢产物
抗肾上腺素能药物									
可乐定	75	20~40	5~13	17~40	50	↓(50%~75%)	5%	NA	否
胍那苄	40	40	50~100	83~323	少	↓(是)	无	无	否
胍乙啶	5~60	0	48~72	持久的	30~50	↓(是)	无	无	轻度
胍法辛	100	65	15~20	轻度增加	30~50	↓(是,较低剂量)	无	无	否
甲基多巴	26~74	<20	1~2	1.7~3.6	50	12%~24%	60%	30%~40%	是
monoxidine	90	7~9	1.7~3.5	3.2~10.6	55~65	50%	—	—	—
雷美尼定	100	7~8	7~9	31~37	60~70	50%	—	—	—
α-肾上腺素能受体阻滞剂									
多沙唑嗪	60~70	98~99	10~15	10~15	9	无	无	NA	是/无
胍那决尔	70~80	20	3~5	10~30	40~50	↓	NA	NA	—
哌唑嗪	48~68	97	2.5~4.0	2.5~4.0	<10	—	无	无	无
特拉唑嗪	80~90	90~94	10~15	10~15	40	无	NA	NA	无
呱胺甲尿啶	70~75	79~82	2~5	5~8	10~15	无	无	无	是
β-肾上腺素能受体阻滞剂									
醋丁洛尔	50	30	3.5	3.5	40	70%	50%	NA	是
阿替洛尔	50	<5	6~9	<120	85~100	↓75%	53%	48%	否
倍他洛尔	89±5	50	14~22	28~44	15	50%	无	无	否
比索洛尔	80~90	30	10~12	20~25	45~55	50%	无	无	否
卡替洛尔	80~85	20~30	5~7	30~40	55~65	25%	NA	NA	是
卡维地洛	25	95	4~7	4~7	2	无	无	无	是
塞他洛尔	—	—	6~8	10~12	30~40	33%	NA	NA	NA
艾司洛尔	—	55	7.2	7.1	2	无	无	无	轻度
拉贝洛尔(静脉)	NA	50	5.5	5.5	50~60	较小剂量	<1%	<1%	否
拉贝洛尔(口服)	33	50	3~4	3~4	20~40	轻微↓	<1%	<1%	否
长效普萘洛尔	20	90	10	10	<1	轻微↓	无	无	是
美托洛尔	40~50	12	3~4	3~4	13	无	高	NA	轻度
纳多洛尔	30	30	14~24	45	70	50%↓	高	NA	是

药物	口服生物利用度（%）	蛋白结合率（%）	半衰期（h）		药物原型肾排泄（%剂量）	ESRD患者剂量改变	透析清除		血液活性代谢产物
			正常	ESRD			血透	腹透	
心得乐	90	57	2~3	2~3	40	轻微↓	很可能	NA	否
普萘洛尔	30	90	2~4	2~4	<1	轻微↓	无	无	是
噻吗洛尔	75	10	4~6	4~6	20	轻微↓	NA	NA	否
奈比洛尔	—	—	—	—	—	—	—	—	—
ACE抑制剂									
阿拉普利	—	—	—	4~6	15~20	—	↓	—	—
贝那普利	37	97	10~11	延长	1	是↓[b]	无	—	—
卡托普利	75	30	2~3	20~30	30~40	是[b]	是	NA	否
西拉普利	77	2~3	4~6	65~85	25	是	—	—	—
地拉普利	55	0.5	—	2	?	—	—	—	是
依那普利	60	高	11	延长	70	是[b]	35%	NA	是
福辛普利	36	95	12	延长	可以忽略	无	2%	7%	是
赖诺普利	25~30	3~10	12.7	54.3	29	↓75%	50%	NA	否
莫昔普利	13	2~9	—	—	—	—	—	是	—
喷托普利	50	0.7~1.0	无改变	20~25	—	—	—	—	—
Pentoprilat	—	2~3	10~14	35~45	↓	—	—	—	—
哌道普利	66	—	—	78	是	—	—	—	—
喹那普利	60	97	2~3	延长	5~6	NA	NA	NA	是
雷米普利	54~65	73	10.8	延长	2	50%	是	NA	是
群多普利	10	80	6	12	33	50%	—	—	是
佐芬普利	96	80~85	5~6	10	5	50%	—	—	—
血管扩张剂									
二氮嗪	低	85	20~36	延长	50	无	是	是	?
肼屈嗪	10~30	90	2~4	延长	10	是,轻度↓	NA	无	否
米诺地尔	95	小	2.8~4.2	4.2	10	无	是	是	否
硝普盐	0	?	3~4 min	延长	高	无	是	是	否
钙通道阻滞剂									
氨氯地平	60~70	97	30~50	10%	<1	无	NA	NA	?
地尔硫䓬	20	80	α:20 β:4	无改变	35	无	NA	NA	否
非洛地平	15~20	97	10~20	<0.5%	<0.5	无	—	—	—

续表

药物	口服生物利用度(%)	蛋白结合率(%)	半衰期(h) 正常	半衰期(h) ESRD	药物原型肾排泄(%剂量)	ESRD患者剂量改变	透析清除 血透	透析清除 腹透	血液活性代谢产物
伊拉地平	15~20	96	8~12	无改变	<5	—	—	—	—
德卡利平盐酸盐	6%	>98%	8~10	?	44	NA	NA	NA	否
尼卡地平	6~30(剂量依赖)	98~99	3~6	无改变	<5	下降	—	—	否
硝苯地平	65	90	α:2.5~3.0 β:5	无改变	70~80	无	低	低	否
尼伐地平	15	85~90	10~13	<5	—	—	—	—	—
尼莫地平	6~10	98	1~1.5	<1	—	—	—	—	否
尼索地平	8~10	98~99	1.0~1.5	<1	无	—	—	—	否
尼群地平	10~30	98	1.0~1.5	<1	无	—	—	—	否
维拉帕米	10~32	90	α:15~30 β:3~7a	α:4.5 β:2.3a	3~4	?(无)	无	是	是
血管紧张素Ⅱ受体阻滞剂									
坎地沙坦	15	>99	9	?	26	是↓	无	NA	否
环庚塞	—	—	—	—	?	—	—	—	—
依普沙坦	13	98	5~9	NA	静脉37 口服7	无	很少	无	无
氯沙坦	33	98.70	2	4	4	无	无	无	是
奥美沙坦	26~28	NA	10~15	NA	35~50	NA	NA	NA	奥美沙坦
奥美沙坦酯 Medoxomil	—	—	—	—	—	—	—	—	—
替米沙坦	42~58	>99.5	24	NA	0.49~0.91	无	无	NA	无
Virsartan	10~35	95	6	NA	13	NA	无	无	否
厄贝沙坦	60~80	90	11~15	11~15	20	无	无	无	否
直接肾素抑制剂									
阿利吉仑	2.5	不知道	24	25	—	无	—	—	—

a. α,起始快速 $T_{1/2}$;β,随后缓慢 $T_{1/2}$;

b. 最大剂量一样,从较小剂量开始(50%↓),通常有效。

注:ESRD,终末期肾脏病;ACE,血管紧张素转化酶;NA,不适用。

表 16.8　透析患者抗高血压药物的常用剂量

药物	剂量(mg/d)	每天剂量	作用机制	特殊考虑
ACE 抑制剂				
贝那普利	5~20	1	阻止血管紧张素 I 转化为血管紧张素 II;减少醛固酮;可能增加缓激肽和血管扩张性;减少 SVR	当增加利尿剂时可能引起低血压;在肾衰竭和低醛固酮血症患者中可能引起高钾血症;和那些接受保钾利尿剂或 NSAIDs 患者一样,在双肾动脉狭窄、孤立肾肾动脉狭窄、肌酐>3 mg/dl,或严重 CHF 患者中能引起急性肾衰竭。孕妇禁忌
卡托普利	12.5~50	2		
西拉普利	1.25~2.5	1~2		
依那普利	2.5~10	1~2		
福辛普利	10~40	1~2		
赖诺普利	2.5~10	1		
莫昔普利	7.5~30	1~2		
培哚普利	0.25~4	1~2		
喹那普利	2.5~20	1~2		
雷米普利	1.25~10	1~2		
螺普利	6.25~25	1~2		
群多普利拉	1~4	1		
血管紧张素 II 受体阻滞剂				
氯沙坦	25~50	1	通过选择性阻断血管紧张素 II 与 AT-I 受体结合来抑制血管收缩和血管紧张素 II 的醛固酮分泌作用	如果严重肾损害和/或血容量不足,减少剂量
缬沙坦	80~320			
厄贝沙坦	150~300			
奥美沙坦	20~40	1		
坎地沙坦	最大 8	1		
依普沙坦	200~300	2		
替米沙坦	40~80	1		
直接肾素抑制剂				
阿利吉仑	150~300	1	抑制肾素活性导致血管紧张素原转化为血管紧张素 I 的抑制	在严重肾损害的患者中谨慎使用
钙离子拮抗剂				
地尔硫草	90~360	3	阻止钙进入平滑肌细胞,引起血管扩张,降低 SVR	抑制心脏慢钙通道导致心率降低;可能引起心脏阻滞,尤其和 β-受体阻滞剂联用时

药物	剂量(mg/d)	每天剂量	作用机制	特殊考虑
地尔硫䓬 SR	120~360	2		
地尔硫䓬(缓释)	180~360	1		
维拉帕米	80~480	2		
维拉帕米(长效)	120~480	1		
二氢吡啶				
氨氯地平	2.5~10	1	和地尔硫䓬及维拉帕米一样;可能增加心率和 CO	比地尔硫䓬和维拉帕米具有更多的潜在的血管扩张作用,可能引起头晕、头痛、心动过速、脸红、水肿
非洛地平	5~20	2		
伊拉地平	2.5~10	2		
尼卡地平	60~120	3		
硝苯地平	30~120	3		
硝苯地平(GITS)	30~120	1		
肾上腺素能受体抑制剂				
β-受体阻滞剂				
心脏选择性				
阿替洛尔	25~100	1	抑制 β_1 受体;减少 CO,增加 SVR,降低 PRA	较大剂量也将抑制 β_2 受体
倍他洛尔	10~20	1		
美托洛尔	50~200	1~2		
非心脏选择性				
纳多洛尔	20~120	1	抑制 β_1 和 β_2 受体	更易引起代谢性不良反应
普萘洛尔	40~240	1~2		
噻吗洛尔	20~40	2		
内源性拟交感活性(ISA)				
醋丁洛尔	200~1200	2	对β-肾上腺素能受体具有部分拮抗作用;降低 SVR,CO 保持不变	除了心动过缓发生较少外无明确的优势;代谢性不良反应比其他 β-受体阻滞剂发生较少
卡替洛尔	2~10	1		
喷布洛尔	20~80	1		
心得乐	10~6	2		
α-β 受体阻滞剂				
拉贝洛尔	200~1200	2	与β-受体阻滞剂及 α-受体阻滞剂一样;降低 SVR,CO 保持不变	可能引起直立性低血压;代谢性不良反应较少
卡维地洛	12.5~50	1		

药物	剂量(mg/d)	每天剂量	作用机制	特殊考虑
抗肾上腺素药物				
中枢作用				
可乐定	0.1~0.6	2	刺激脑干 α_2-肾上腺素能受体导致传出交感神经活动抑制	突然停药会导致高血压危象
可乐定(TTS)	0.1~0.3	每周1次		
胍那苄	4~64	2	降低SVR	
胍法辛	1~3	1		
甲基多巴	250~2500	2		
外周作用				
胍那决尔	10~75	2	抑制交感神经末端去甲肾上腺素释放	频繁引起体位性功能障碍和性功能障碍
胍乙啶	10~100	1		
外周和中枢作用				
利舍平	0.05~0.25	1	降低SVR 消耗去甲肾上腺素储存 降低SVR	引起频繁的神经性不良反应
α_1-受体阻滞剂				
多沙唑嗪	2~16	1	抑制α-肾上腺素能受体;降低SVR,CO=或增加	首剂效应,直立性低血压,对前列腺肥大有效
哌唑嗪	2~20	1~2		
特拉唑嗪	1~20	1		
直接血管扩张剂				
肼屈嗪	50~200	2~4	直接松弛平滑肌细胞,引起动脉扩张,降低SVR,增加CO	由于液体潴留和反射性心动过速,如果单用该药疗效有限;应该联合利尿剂和β-受体阻滞剂
米诺地尔	2.5~40	1		

注:ACE,血管紧张素转化酶;SVR,全身血管阻力;NSAIDs,非类固醇抗炎药物;CHF,充血性心衰;CO,心输出量;GITS,胃肠治疗系统;HD,血透;PRA,血浆肾素活性;=,迹象表明没有改变。

表 16.9 透析患者使用抗高血压药物的最常见不良反应和预防措施

药物	常见不良反应	预防措施和特殊考虑
ACE 抑制剂	咳嗽、皮肤皮疹、血管神经性水肿、高钾血症、味觉障碍;很少能引起嗜中性粒细胞减少症	在CHF患者和使用利尿剂的患者中可能发生低血压
血管紧张素 Ⅱ 受体阻滞剂		
氯沙坦	在肾衰竭患者中出现高钾血症	在CHF患者和使用利尿剂的患者中可能发生低血压
直接肾素抑制剂	和血管紧张素Ⅱ阻滞剂相同	

续表

药物	常见不良反应	预防措施和特殊考虑
钙通道拮抗剂		
二氢吡啶	头痛、头晕、外周水肿、心动过速、牙龈增生、脸红、恶心	具有轻微的负性肌力作用，在 CHF 患者中应该谨慎使用
氨氯地平		在使用利尿剂，洋地黄和 ACE 抑制剂治疗的 CHF1～2 级患者中，氨氯地平能提高运动耐受性
非洛地平		
伊拉地平		
尼卡地平		
硝苯地平		
地尔硫草和维拉帕米	头痛、头晕、牙龈增生、便秘(尤其是维拉帕米)、心动过缓、房室阻滞、外周水肿(与二氢吡啶类相比不常见)	在病窦综合征、2 度或 3 度心脏阻滞和低左室射血分数的患者中不应使用；可能对于扩张性心衰患者有益
直接血管扩张剂	头痛、心动过速和心绞痛	可能在冠状动脉疾病的患者中促使心绞痛和心梗发生；应该联合 β-受体阻滞剂或 ACE 抑制剂
肼屈嗪	可能引起抗核抗体试验阳性、多毛症、心包积液，在透析中增加钠水潴留	
米诺地尔		
抗肾上腺素药物		
中枢作用		
可乐定	睡意、镇静、口干、疲劳、直立性低血压	当突然停用这些药物可能发生高血压反弹，尤其和 β-受体阻滞剂联合使用时
胍那苄		
胍法辛		
可乐定 TTS(贴剂)	和可乐定相同，在粘贴的部位可能引起皮肤皮疹	
甲基多巴	和可乐定相同	可能引起肝损、coombs-阳性溶血性贫血、发热
外周作用		
α_1-受体阻滞剂	首剂现象，直立性体血压、昏厥、心慌、头痛、恶心、腹泻	在自主神经功能紊乱的患者中谨慎使用，在老年患者中因直立性低血压谨慎使用；可能降低 LDL 和增加 HDL
胍乙啶	直立性低血压、性无能、腹泻	能引起严重的直立性低血压
胍那决尔		
利舍平	昏睡、抑郁、鼻塞	

续表

药物	常见不良反应	预防措施和特殊考虑
β-受体阻滞剂	支气管痉挛、疲劳、失眠、雷诺现象、加重外周动脉供血不足、加重低血糖和掩盖胰岛素依赖糖尿病（IDDM）患者的低血糖症状、病窦综合征、外周血管疾病，如果突然停药，可能促使心梗发生	在哮喘、CHF、慢性阻塞性肺疾病（COPD）、超过Ⅰ度的心脏阻滞患者避免使用；增加三酰甘油；降低 HDL
α-β 受体阻滞剂		
拉贝洛尔	和 β-受体阻滞剂相同；直立性低血压	和 α-β 受体阻滞剂相同
卡维地洛	和 β-受体阻滞剂相同；较少代谢性不良反应	

注：ACE，血管紧张素转化酶；CHF，充血性心衰；TTS，透过皮肤治疗系统；HDL，高密度脂蛋白；LDL，低密度脂蛋白。

钙离子拮抗剂

细胞内钙在调节心血管系统中起关键作用。钙调节平滑肌细胞的兴奋-收缩偶联、心脏起搏细胞活性和房室（AV）传导。此外，细胞内钙调节一些升压或降压激素的分泌，如儿茶酚胺、肾素、醛固酮和前列腺素。一些膜通道和泵调节钙从细胞外到细胞内的转运，或反之。各种钙通道结构不同，对不同的钙通道拮抗剂有不同的亲和力。钙通道拮抗剂主要抑制电压依赖的钙通道，导致钙横跨血管平滑肌细胞（VSMC）和心肌细胞的运动减少，抑制兴奋-收缩过程。

这些药物的化学结构不同。硝苯地平是一个二氢吡啶类衍生物，而维拉帕米和罂粟碱结构相似，地尔硫草与地西泮结构相似。对于这些药物有不同的分类方式，其中最常使用的是将其分为第一类和第二类。第一类指二氢吡啶类如硝苯地平、非洛地平、氨氯地平、尼群地平、尼莫地平、伊拉地平、尼索地平、尼伐地平及其他仍在研究中的药物。第二类药物包括地尔硫草和维拉帕米（见表 16.7）。

钙离子拮抗剂通过干扰 VSMC 钙依赖的收缩和减少外周血管阻力来降低血压。由于其负性肌力作用，维拉帕米和地尔硫草可能部分因减少心输出量而降低血压。二氢吡啶类衍生物对外周 VSMC 有更好的选择性，因此似乎更易引起 SNS 反射性兴奋和心动过速（见下文）。

二氢吡啶类衍生物钙通道阻滞剂常出现 SNS 活性增加的情况。然而，研究显示 N 型钙通道阻滞剂如西尼地平实际上可能抑制 SNS 活性。在去脊髓的 SHR 大鼠中，西尼地平能抑制冷应激和电交感神经传递所引起的血压升高和血浆 NE 水平升高[234]。西尼地平也能减弱麻醉犬由肾脏神经刺激引起的肾血流量和尿钠排泄的减少[235]。

二氢吡啶类药物具有显著的肝脏首过效应，其生物利用度在 6%~30%。小于 1% 的非洛地平、尼索地平、尼群地平和尼莫地平和约 10% 的其他二氢吡啶类药物从尿中以原形排出。因此在透析患者中使用这些药物时不需要改变任何剂量或频率。由于其水溶性较差、蛋白结合较高和分布容积较大，二氢吡啶类药物的血透清除不明显，因此不需要补充透析后剂量。二氢吡啶类药物会产生许多代谢产物，所有代谢产物均无活性。第二类钙通道拮抗剂肾脏排泄也较少，在维持性透析肾衰竭患者中不需调整剂量。

一些钙通道拮抗剂除主要的抗高血压疗效外，可能对并发症治疗有益。例如，维拉帕米和地尔硫草（较小程度）可延长房室传导，因此对室上性心动过速治疗有效。维拉帕米对预防偏头痛有效。尼卡地平和尼莫地平似乎对脑循环具有更高的选择性,在有 CVA 时可以使用。一些研究显示这些药物能预防再灌注过程中缺血诱导的线粒体的钙超载。由于引起外周血管扩张,二氢吡啶类药物能减少雷诺现象的发生。实验证据提示钙通道阻滞剂能抑制动脉粥样硬化进展;但是,这些观察的临床意义仍有待证实。

钙通道阻滞剂通常耐受性良好。二氢吡啶类药物更易引起潮红、头痛、心动过速、踝部水肿和恶心。维拉帕米更易引起传导异常、心动过缓和便秘。维拉帕米和地尔硫草具有负性肌力和变时性作用,当这些药物联合 β-受体阻滞剂时需谨慎,因为可能发生 CHF 和严重威胁生命的传导异常。

高血压危象和严重高血压者不应使用硝苯地平胶囊,因为其会增加心梗和脑卒中的风险。在血压"高于平时"的透析患者或者透析过程中血压升高的患者中使用这类药物的常规做法应该被废止。

钙通道阻滞剂不增加 PTH 水平,测定维生素 D 代谢产物揭示 $1,25(OH)_2D$ 水平无改变。$25(OH)D$ 水平显著升高,可能由于肝细胞内胞质钙刺激 α-羟化酶活性降低所致。

血管紧张素转换酶抑制剂

这类抗高血压药物抑制了激肽酶 Ⅱ(ACE),因此减少了 AT-Ⅰ 向 AT-Ⅱ 转化。

ACE 抑制剂首先是从巴西的箭头毒蛇(具窍蝮蛇属,垭拉拉卡蝰蛇)的毒液中分离。自那时起,分离了数百个 ACE 抑制剂,部分已经到达美国市场。转化酶抑制剂能被分成 3 个主要化学类别:巯基、羧基和磷酰基的复合物[236]。

含巯基药物

含巯基药物是前药,在体内其可转化为卡托普利。例如阿拉普利、地拉普利和莫维普利。这些较新的含巯基的复合物比卡托普利起效较慢,作用时间较长。佐芬普利效能更大,部分被肝脏清除。

含羧基药物

包含羧基的转换酶抑制剂(如依那普利)是前药,在体内转化为活性代谢产物。除螺普利完全由肝脏清除外,其余主要由肾脏排泄。贝那普利比依那普利达峰时间较短,终末半衰期略短。地拉普利、喹那普利、川多普利和螺普利达峰时间较短,半衰期较短,而培哚普利与依那普利达峰时间和半衰期相似。赖诺普利是一种依那普利样二酸,它不是前药,口服生物利用度较差(30%)。

含磷酰基药物

最后一种转化酶抑制剂类别,含磷酰基组包括福辛普利,其部分被肝脏清除,在肾衰竭患者中不需要调节剂量。

ACE 抑制剂可降低循环中的 AT-Ⅱ 和醛固酮水平,由于减少了 AT-Ⅱ 对肾素分泌的负反馈,其可增加血浆肾素活性。在某种意义上维持血压依赖于肾素-血管紧张素系统,ACE 抑制剂可降低血压。这解释了在血浆肾素活性增加的患者中这些药物抗高血压疗效相比血浆肾素活性较低的患者更强,尽管这些药物仍然有效。在低血浆肾素患者中其能发挥疗效的原因尚不明确,可能归因于组织对 AT-Ⅱ 形成的抑制。此外,由于激肽酶Ⅱ也能阻断激肽的降解,因此这些药物的抗高血压作用可能部分依赖组织中缓激肽水平的增加。

转化酶抑制剂可减少外周血管阻力,不增加心率、心输出量和肺动脉楔压,且不伴随交感神经系统的反射性激活。相反,使用依那普利治疗可使 CRF 患者的血压和肌肉交感神经活性正常化。与依那普利相反,氨氯地平也能降低血压,但会使肌肉交感神经活性增加。脑血流量常保持不变。

不良反应

卡托普利是首个进入市场的 ACE 抑制剂,早年其不良反应较多,这很大程度上是由于早期使用剂量过高引起。卡托普利也包含一个巯基组,它可增加其他 ACEI 不常出现的不良反应的发生频率。这些药物中多数仍被报道有如咳嗽、皮疹、血管神经性水肿、味觉障碍和白细胞减少症等不良反应。中性粒细胞减少症和粒细胞缺乏症可能发生于治疗后 3~12 周,尤其在自身免疫性胶原血管疾病患者中更易发生。

另一个显著的不良反应是透析患者的贫血恶化。在 CRF 患者中,转换酶抑制剂会加重贫血。这和红细胞生成素水平下降或溶血增加无关,这似乎和细胞水平上 AT-Ⅱ 直接或间接干扰红细胞生成素信号转导有关。

由于 AT-Ⅱ 能刺激口渴,ACE 抑制剂可能减少口渴、口服液体摄入量和透析间期体重增加量。

特别令人感兴趣的是,有报道在透析患者中使用 ACE 抑制剂引起过敏反应。此现象主要发生在应用转化酶抑制剂的患者使用高通量(AN69)毛细管透析器时,其症状可能从轻度的眼部黏膜水肿到恶心和呕吐、支气管痉挛、低血压和血管神经性水肿。

血管紧张素Ⅱ受体拮抗剂

沙拉新是首个被发现且投放于市场治疗高血压急症的竞争性 AT-Ⅱ 拮抗剂,该药物由于仅能静脉使用,半衰期很短,且是一个部分激动剂,因此在高血压治疗中被限制在临床使用。

氯沙坦(Dup753),一种咪唑衍生物,是首个被投放入市场的具有口服活性和较高特异性的 AT-Ⅱ 受体拮抗剂,其具有血管扩张和抗高血压活性。

随后,一些其他的 AT-Ⅱ 受体阻滞剂包括缬沙坦、厄贝沙坦、坎地沙坦、替米沙坦、依普沙坦和奥美沙坦也进入美国市场。

这些药物抗高血压作用的机制似乎归因于肾素-血管紧张素系统的抑制。最近,我们发现当氯沙坦注入 CRF 大鼠侧脑室时,可使血压和交感神经系统活性正常化。这些研究提示大脑局部产生的 AT-Ⅱ 可能介导肾损伤引起的中枢交感神经系统激活。

由于氯沙坦不影响激肽酶Ⅱ的活性,因此它不会引起一项众所周知的 ACEI 的不良反应,即咳嗽。氯沙坦半衰期 1.5 h,其活性代谢产物半衰期较长为 9 h。氯沙坦可阻断 AT-Ⅱ 诱导的反应。当每日给予 1 次 50~100 mg 剂量的氯沙坦,其抗高血压活性与 ACE 抑制剂具有可比性。目前为止认为此药物的耐受性良好。

分子生物学技术已经证实至少有 2 种 AT-Ⅱ 受体亚型:AT_1 和 AT_2。氯沙坦和缬沙坦是

选择性 AT_1 拮抗剂。AT_1 受体介导阻力血管的血管收缩作用,刺激 AT_2 受体产生血管扩张,抑制细胞增生,增加凋亡和细胞分化及调节压力排钠。AT_2 受体在胎儿期高度表达,在成人的一些选择性器官(心、肾上腺髓质、子宫、大脑)中有较低程度的表达。敲除 AT_2 基因的小鼠不表达 AT_2 受体,其对 AT-Ⅱ 具有高敏感性,提示刺激 AT_2 可对抗 AT-Ⅱ 的血管收缩作用。一些类型的非肽能 AT 受体拮抗剂正在研发中,包括选择性 AT_2 拮抗剂(如 PD123177)。Dup753 对 AT_1 受体有将近 10 000 倍选择性,而 PD123177 对 AT_2 受体有将近 3500 倍以上的特异性。

抑制肾素-血管紧张素-醛固酮系统的药物独立于血压的对心血管疾病的潜在益处

AT-Ⅱ 刺激各种生长因子和胶原的产生并激活氧化应激。反之,抑制 RAA 系统的药物似乎可阻止主动脉的胶原积聚和减少动脉僵硬度。ACE 抑制剂对于动脉僵硬的作用似乎独立于其对血压的作用,而非特异性血管扩张剂肼屈嗪尽管可同样降低血压,但是对血管僵硬无作用。

需要大型临床试验来确认这些药理学作用是否可转化为临床的益处。到目前为止,尚无明确的证据证实抑制肾素-血管紧张素系统药物可独立于抗高血压作用而对心血管系统提供临床益处。HOPE 研究入组了心血管事件高风险的患者,比较了使用 ACE 抑制剂和安慰剂对心血管事件的作用。接受雷米普利治疗的患者比安慰剂组总心血管事件风险下降27%。但是该研究在实际操作中无法排除所观察到的益处是由于血压降低,而非抑制 RAA 的作用。

与之相对的,LIFE 研究比较了氯沙坦和阿替洛尔对心血管疾病发病率和死亡率的作用,发现在高血压和左心室肥厚的患者中,氯沙坦在减少脑卒中方面比阿替洛尔更有效,而这些作用似乎独立于血压。

实验研究也显示 AT-Ⅱ 通过对内皮功能的作用能影响动脉粥样硬化、黏附分子和细胞因子的活化、单核细胞激活和结合、血管平滑肌细胞增生和迁移,以及低密度脂蛋白(LDL)的氧化。ACE 抑制剂和血管紧张素受体拮抗剂(ARB)都能预防动脉粥样硬化。

一项入组 150 例 ESRD 患者的前瞻性研究,随访 136 个月,显示使用 ACE 抑制剂对这些患者的生存率有益。

直接肾素抑制剂

直接肾素抑制剂是肾素前片段的肽类似物或包含肾素-裂解位点的血管紧张素氨基端序列的底物类似物。尽管抑制肾素-血管紧张素系统的 ACE 抑制剂和 ARB 容易获得且使用广泛,而对直接肾素抑制剂发展的促进是基于肾素本身对心血管和肾脏有害的证据。ACE 抑制剂和 ARB 在更下游部位阻断肾素-血管紧张素系统,常常导致肾素活性的上调。因此,猜测直接肾素抑制剂可能通过抑制肾素本身的有害作用而对血压和靶器官损害产生额外的益处。

阿利吉仑是唯一一个进展至Ⅲ期临床试验而最终进入市场的口服活性肾素抑制剂。血浆半衰期平均 23.7 h 使其成为每天 1 次剂量的合适药物,其在 7~8 天内达到血浆稳态浓度,主要排泄途径是以原形分泌到胆道系统,小于1%从肾脏排泄。阿利吉仑不通过细胞色素P450代谢。阿利吉仑的主要代谢酶是CYP3A4。

在一项分为4期的随机交叉试点试验中,12名男性志愿者给予单剂量300 mg阿利吉仑、160 mg缬沙坦、150 mg阿利吉仑+80 mg缬沙坦或安慰剂。与缬沙坦相比,阿利吉仑在48 h内会更强地刺激肾素释放,并降低血浆肾素活性和血浆AT-Ⅰ和AT-Ⅱ水平。联合用药的作用和高剂量阿利吉仑相似,但大于高剂量缬沙坦,这提示药物的协同作用。平均血压降低5~7 mmHg,在24 h后不明显。

Stanton等在一项阿利吉仑的随机双盲剂量探索研究中入组了226例高血压患者,使用氯沙坦100 mg/d作为对照组。随着阿利吉仑剂量增加(37.5、75、150、300 mg),白天动态血压显示收缩压下降。150 mg和300 mg阿利吉仑的降压作用和氯沙坦相似(8~11 mmHg)且持续24 h。阿利吉仑导致剂量依赖性的血浆肾素活性下降50%~80%。

Gradrman等分配652例高血压患者服用单日1次阿利吉仑剂量150 mg、300 mg或600 mg,厄贝沙坦150 mg或安慰剂。与厄贝沙坦组相比,两组较高剂量的阿利吉仑导致更大幅度的收缩压下降和显著的舒张压降低。低剂量阿利吉仑组降压作用与厄贝沙坦组相似。腹泻在最高剂量的阿利吉仑组发生更频繁。

Oparil等将1期或2期高血压患者随机分为接受阿利吉仑150 mg、缬沙坦160 mg,联合阿利吉仑150 mg及缬沙坦160 mg或安慰剂。患者在4周时强制剂量翻倍,随后随访8周。在第8周,联合使用阿利吉仑和缬沙坦较单药治疗或安慰剂能更显著降低收缩压和舒张压,在整个研究阶段及使用ABPM的亚组中均发现此作用。联合用药组比单药治疗组血压控制率(<140/90 mmHg)显著增高(联合用药组66%比阿利吉仑组53%比缬沙坦组55%)。单用阿利吉仑和联合治疗与安慰剂相比可显著降低血浆肾素活性(下降73%和44%)。缬沙坦和联合治疗都可降低醛固酮浓度。阿利吉仑单药治疗则无作用。各组之间所报道的不良反应相似。

直接肾素抑制剂降压作用与ARB单药治疗相似,且在短期内可降低血浆肾素活性。直接肾素抑制剂可能在ACE抑制剂和ARB联合用药情况下有一定作用。然而,仍需长期的研究来证实血浆肾素活性降低是否具有持续性,更重要的是,直接肾素抑制剂是否能改善肾脏和心血管预后。

不良反应

在直接肾素抑制剂临床试验中有报道发生血管神经性水肿和眼眶水肿导致中断治疗的情况。该药其他身体部位的水肿与安慰剂无显著差异。有报道2.3%的患者发生腹泻,腹泻是其最主要的不良反应,而且是剂量依赖的。其他症状如腹痛、反流和消化不良与较高剂量的阿利吉仑(600 mg)相关。与安慰剂相比,咳嗽发生率较高,但是约为ACE抑制剂发生率的1/3。有报道在2例患者中强直阵挛发作,停止药物使用后未再试用。阿利吉仑可能导致胎儿和新生儿患病和死亡,在妊娠过程中应避免使用。高钾血症在单药治疗时发生不明显,但是约5.5%的糖尿病患者联合使用ACE抑制剂时发生该症。已报道5例患者肌酸激酶升高,3例治疗中断,1例导致亚临床横纹肌溶解症和1例肌炎。也可能发生尿酸水平轻微增加,这可能和添加氢氯噻嗪有关。

β-肾上腺素能受体阻滞剂(β-阻滞剂)

过去,β-阻滞剂联合血管扩张剂在 CRF 高血压患者中广泛使用,主要基于这些药物能够至少部分通过抑制肾素分泌降低血压,然而自从 ACE 抑制剂和钙通道阻滞剂问世,这些药物在肾衰竭高血压患者中的使用减少。β-阻滞剂能改善 CAD 和 CHF 患者的生存率。在这些研究的基础上,考虑到透析患者中冠心病和 CHF 发生率很高,人们对这些药物的使用又产生了新的兴趣。

人们并未很好地明确 β-阻滞剂的作用机制。β-阻滞剂可减少心率、心肌收缩性、房室传导时间和自律性,因此其抗高血压作用可能或至少部分是由心输出量减少引起。外周血管阻力最初升高,推测是由于 β-受体的抑制引起,其可介导血管扩张及对 α-受体的刺激不受拮抗,或者由于因心输出量减少而产生一个继发性适应性反应来刺激交感神经系统而引起的。随着治疗的延长,一些研究发现外周血管阻力持续性增加。其他研究发现在那些血压下降的患者中外周血管阻力降低。

β-阻滞剂能降低血浆肾素活性,一些研究已经显示其低血压作用和治疗前肾素或肾素抑制程度存在联系。其他研究提示肾素抑制并不是其发挥作用的主要机制,因为肾素水平较低的患者也对 β-阻滞剂有反应,而药物如吲哚洛尔能有效降低血压而不伴随血浆肾素活性降低。此外,在治疗数天后,β-阻滞剂的低血压作用达到峰值,而血浆肾素水平的降低出现得更早。

一些研究者假设当 β-阻滞剂渗透入中枢神经系统后,其抑制 CNS 的交感神经放电。将普萘洛尔直接注入犬脑室引起血压下降与脑脊液中 NE 增加成正比。然而,这种机制在 β-阻滞剂抗高血压作用中可能并非必不可少。以水溶性为主的药物如阿替洛尔,渗透入大脑较少,但可发挥相同的抗高血压作用。此外,β-阻滞剂常增加血浆儿茶酚胺的水平,而非降低其水平(如果根据从大脑交感传出减少的假设)。

新一代的 β-阻滞剂,如奈比洛尔,是一种高选择性 $β_1$-受体阻滞剂,但是其也具有额外的血流动力学性质可降低血压。它和传统的 β-阻滞剂不同,其既能像传统的 β-阻滞剂一样将单一的内皮源性 NO 作为一个血管扩张剂,而且也能增加心脏 NO 的利用度。奈比洛尔促进 NO 从内皮释放,部分是由于刺激 eNOS 的磷酸化,以及通过激活诱导型 NO 合成酶来诱导 NO 从心脏释放。奈比洛尔在轻中度高血压及心衰老年患者的治疗中被证实是安全且有效的。

大量不同药效学和药代动力学特性的 β-肾上腺素能受体阻滞剂见表 16.7。这些药物之间最重要的药理学差异是脂溶性、内在拟交感活性(ISA)及 $β_1$-肾上腺素能受体的选择性(心脏选择性)。

脂溶性

脂溶性程度影响中枢神经系统渗透性和肝脏代谢的程度。高脂溶性会导致更多的中枢神经系统不良反应和更多的肝脏途径代谢。例如,普萘洛尔、醋丁洛尔和美托洛尔在小肠中吸收良好,但是,由于肝脏明显的首过效应,仅 30%~50% 的药物到达全身血液循环。影响肝脏血流的合并用药可能进一步降低这些 β-阻滞剂的生物利用度。相反,脂溶性程度较低的药物如阿替洛尔、醋丁洛尔和纳多洛尔主要由肾脏排泄。低脂溶性 β-阻滞剂的累积可导致明显的心动过缓。因此,大部分脂溶性药物的剂量不需调整,而低脂溶性药物的剂量在肾衰竭患者中需要调整。

心脏选择性

区分这些药物的次要特征是心脏选择性。心脏选择性被认为与降压的临床作用的相关性有限,但是和不良反应关联明显。心脏选择性 β-阻滞剂较少引起支气管痉挛、雷诺现象或脂和糖类代谢紊乱。β_1-选择性阻滞剂包括阿替洛尔、美托洛尔和醋丁洛尔。

内在拟交感活性

β-阻滞剂值得关注的第三大特性是内在拟交感活性。心得乐和醋丁洛尔(较少程度)存在内在拟交感活性。这些药物具有阻断和直接刺激 β-肾上腺素能受体的双重作用。这些特性从血流动力学角度上说,不仅可降低外周血管阻力,而且也能减少心率、心输出量和血浆肾素分泌,但程度较低。

在心绞痛或心律失常的高血压患者中使用 β-阻滞剂治疗尤其有用,而且其为既往有心梗史患者的首选药物。研究显示使用 β-阻滞剂治疗的患者心梗再发率降低了 25%。DOPPS 研究显示在高血压和冠心病透析患者中使用 β-阻滞剂死亡率分别降低 9% 和 13%。

β-阻滞剂,尤其是卡维地洛,被发现可降低心衰患者的死亡率。存在 CHF 和扩张性心肌病的 ESRD 患者中,卡维地洛可减少左心室容量和功能,并改善临床状态。除经肾脏排泄的 β-阻滞剂(脂溶性不高)外,大部分 β-阻滞剂在透析患者中不需要调整剂量。血透能显著清除阿替洛尔和纳多洛尔,因此需在透析后用药。

不良反应

β-阻滞剂最常见的不良反应是心动过缓、肌肉疲劳、疲倦、房室阻滞、病窦综合征、心衰、四肢发冷和雷诺综合征。心动过缓和心衰在无内在拟交感活性的 β-阻滞剂中发生较少。

β-阻滞剂可增加血清三酰甘油,减少高密度脂蛋白(HDL),但是其不显著影响血清 LDL 胆固醇水平。具有内在拟交感活性的 β-阻滞剂则可引起三酰甘油轻度增加或不增加。

β-阻滞剂能引起一些中枢神经系统症状,包括失眠、噩梦、幻觉和抑郁。由于 β-阻滞剂能增加血管平滑肌细胞上的受体位点的数量,可能导致冠状动脉痉挛或心律失常,因此停药必须谨慎。

必须避免联用 β-阻滞剂和钙离子拮抗剂(尤其是地尔硫䓬和维拉帕米),因为其会促进房室阻滞和心衰的发生。

同样,应避免使用环氧酶抑制剂,因为它们可能拮抗 β-阻滞剂的抗高血压作用。由于心动加速反射被抑制,使用 β-阻滞剂后血透过程中低血压发作可能更频繁。

柳胺苄心定

柳胺苄心定是一种内在拟交感活性较低但具有 α_1-阻滞特性的非选择性 β-阻滞剂。其 α-和 β-阻滞活性比值为 1∶3~1∶7。其通过降低外周血管阻力和心输出量来降低血压。随治疗时间延长,血压下降证实其主要是通过外周血管阻力下降,而使心输出量恢复至治疗前水平。急性期该药物可能会造成轻微反射性心动过速,但是长期使用该药物实际上会降低心率。柳胺苄心定在 CRF 患者和严重或难治性高血压患者的辅助治疗中尤其有用。

柳胺苄心定可口服和静脉使用。静脉制剂已经在一些高血压危重患者中取得部分成功,尽管其疗效不如硝普钠具有可预测性和快速。

最常见的不良反应是直立性低血压,这和 α-阻滞特性相关。柳胺苄心定较少引起支气管痉挛,对血脂无有害作用,偶尔可引起抗核抗体和抗线粒体抗体滴度升高。

中枢作用药物:抗肾上腺素能药物

α-甲基多巴

α-甲基多巴的抗高血压作用主要由脑干的 α_2-肾上腺素能受体活化引起,部分经生物转化为一种假性神经递质。此药也能降低血浆肾素活性,但这并不认为这是其抗高血压作用的首要因素。

α-甲基多巴被生物转化为药理活性代谢产物,这可能在肾衰竭患者中积聚。这些代谢产物能引起不良反应。甲基多巴更为常见的是那些涉及中枢神经系统的不良反应,如困倦和昏睡。直立性低血压和性无能也是其众所周知的不良反应。此药偶可引起肝炎或 coombs 阳性溶血性贫血。

α-甲基多巴易被血透清除,应在透析后服用以避免血压波动。推荐起始剂量 250 mg,每天 2 次。ESRD 患者剂量不应超过每天 1000 mg。

可乐定

可乐定是一种咪唑啉衍生物,其降血压作用主要是通过激活孤束核和延髓腹外侧区的突触前 α_2-肾上腺素能受体,从而引起交感神经系统活性下降。可乐定的部分抗高血压作用可能由分布在延髓腹外侧区中枢 I 1-咪唑啉受体所介导[280]。可乐定的降血压特性由其抑制肾素活性引起,但程度较轻。此药易从肠道吸收,在 1 h 内可达到血浆峰值水平。抗高血压作用在 30 min 内出现,在 2~4 h 内处于高峰水平。

由于肾脏会清除 40%~50% 的药物,在 ESRD 患者中需减量。平均血透可乐定清除率为 59 ml/min[57,281]。近年来,由于该药中枢神经系统相关的不良反应如困倦、昏睡、口干、性无能和直立性低血压发生率较高,因此使用率大幅度下降。此外,突然停止该药时可引起高血压危象。当该药剂量每天超过 0.6 mg 和/或与 β-肾上腺素能受体阻滞剂联用时,此反弹作用发生更频繁和严重。在这种情况下,停药后激增的儿茶酚胺与空置的 α-受体优先结合,而不与药物束缚的 β-受体结合,从而导致更强的血管收缩和更严重的高血压。

除口服形式外,可乐定可通过一种经皮治疗系统(TTS)经皮肤给药,相对稳定且持续时间达 1 周。这种方式可减少在口服中常被观察到的血压波动,并减少不良反应的发生。可乐定的经皮治疗系统对顺应性差的透析患者尤其有用,一个透析护士只需给予患者每周 1 次贴片来确保其顺应性。尽管透析会去除一些可乐定,其血药浓度维持治疗水平仍可超过 1 周。经皮传递形式能在贴片黏附处引起皮肤皮疹。可乐定已被报道对治疗慢性透析患者的下肢不宁综合征和糖尿病患者的胃肠自主神经功能紊乱有效。

可乐定的起始剂量为 0.05~0.1 mg,每日 2 次。一天总剂量不应超过 0.3 mg,每日 2 次。当联合 β-阻滞剂时,最大剂量不应超过每日 0.4 mg。

胍那苄

胍那苄是一种氨基胍,作用机制与可乐定相似,该药主要在肝脏排泄,在肾衰竭患者中无需调整剂量。给予剂量 4~16 mg,每日口服 2 次。

胍法辛

胍法辛是一种可乐定样的药物,作用持续时间较可乐定长,可给予每日 2 次。此药较可乐定引起的中枢神经系统不良反应少。

雷美尼定和 monoxidine

雷美尼定和 monoxidine 是通过结合延髓腹外侧区中枢Ⅰ1-咪唑啉酮肾上腺受体来降低血压的抗高血压药物。这些药物与可乐定相比,其镇静作用较少见,程度较轻。

血清素 5-羟色胺

5-羟色胺 1A 受体拮抗剂

延髓腹外侧区包含 5-羟色胺 1A 的血清素受体。呱胺甲尿啶和酮色林的抗高血压作用似乎部分通过这个机制,部分通过 α_1-肾上腺素能受体的阻断作用。

作用外周的 α_1-肾上腺素能受体阻滞剂

哌唑嗪

哌唑嗪是一种喹唑啉衍生物,其抗高血压活性具有双重机制:此药物和 α_1-肾上腺素能受体抑制剂一样具有直接的平滑肌松弛作用。后者的特性不显著影响突触前 α_2-受体;因此,肾上腺素和 NE 占据了突触前抑制性 α_2-受体,从而减少儿茶酚胺从交感神经末端的进一步释放。这可以部分解释为什么这种血管扩张剂既不刺激心率也不释放血浆肾素。

该药物的疗效和肼屈嗪相似,但是哌唑嗪耐受性可能相对略差。哌唑嗪半衰期短(2~3 h),必须每日给药 2 次,主要由肝脏代谢哌唑嗪,在肾衰竭患者中无需调整剂量。

哌唑嗪最麻烦的不良反应是"首剂现象",包括给予首剂后发生显著的直立性低血压。此现象在接受透析超滤或那些正在限制钠的患者中尤为常见。其他不良反应包括昏厥、头晕、腹泻和恶心,还有独立于首剂作用的直立性低血压。哌唑嗪对血脂具有有利影响,其可降低 LDL 胆固醇,增加胆固醇比值。

特拉唑嗪

特拉唑嗪是哌唑嗪的类似物,类似 α_1-肾上腺素抑制剂。此药的口服吸收比哌唑嗪更平缓,这使得当给予口服剂量后 8、12 和 16 h 的血浓度更高。特拉唑嗪的半衰期约 12 h,肾衰竭不改变其半衰期。这使得该药物每天使用 1 次成为可能。其不良反应和哌唑嗪相似。

多沙唑嗪

和特拉唑嗪一样,多沙唑嗪是一种半衰期较长的喹唑啉衍生物,故其可以每天应用 1 次。其主要的清除途径是肠道,透析清除很少。

由于该药(和其他的同类药物一样)会增加心衰的风险(ALLHAT 试验),不应该被用作一线治疗。

乌拉地尔

乌拉地尔是一种从芳基哌嗪类尿嘧啶衍生的新的抗高血压药物。乌拉地尔是一种外周 α_1-肾上腺素能受体阻滞剂,具有额外的中枢作用,但和可乐定不同,因为它并不参与刺激中枢 α_2-肾上腺素能受体。此复合物可刺激位于延髓腹外侧区 5HT1A 亚型的羟色胺受体。刺激这些受体可降低血压而不引起镇静。肾衰竭患者不需要改变剂量,且透析清除很少。

利舍平

利舍平通过减少肾上腺素神经末端的 NE 存储来降低血压。此药物的生物利用度约 40%。尽管该药主要在代谢肝脏物,但是在 ESRD 患者中需要减少剂量。该药不被透析清除。

该药由于其不良反应,如抑郁、精神病、帕金森样综合征、射精障碍及激活或诱导消化性溃疡病发生率较高,在 CRF 患者或移植患者中应用很少。

胍乙啶

胍乙啶通过诱导交感神经末端 NE 储存的消耗来降低血压。其口服生物活性变异度较大,50% 的药物原形从尿液排泄。在人类中,胍乙啶很大程度上在肝脏被代谢。代谢物的抗高血压作用是完整复合物的 1/10。肾衰竭导致该药及其代谢物的积聚,因此剂量必须相应减少。该药不被透析清除。

由于胍乙啶严重不良反应发生率高,其在肾衰竭患者中几乎不使用。直立性低血压、性无能、射精迟缓极其常见,腹泻、心动过缓和鼻塞也常见,这是由于副交感活性没有被抑制所引起的。

胍那决尔

胍那决尔是胍乙啶的类似物,半衰期和作用持续时间更短。肾功能不全会显著改变该药的排泄。剂量在透析患者中应大幅度减少至每 5 日 25 mg。

血管扩张剂

血管扩张剂通过直接作用于血管平滑肌细胞发挥抗高血压作用,一些可静脉应用,而其余通过口服途径应用。静脉应用的,如硝普钠和二氮嗪,更适合于治疗高血压急症。口服血管扩张剂更适合慢性治疗。

硝普钠

硝普钠是最有效的可静脉使用的血管扩张剂。其具有同时扩张小动脉和静脉的优势，因此可减少心脏前负荷和后负荷，而不增加心输出量[282]。由于该药可被快速生物转化为非活性代谢产物如硫氰酸和氰，因此其抗高血压活性起效迅速，也快速消失。

在肾衰竭患者中毒性代谢产物可积聚，引起谵妄、癫痫发作、昏迷和甲状腺功能减退。为预防这些毒性反应，在这些患者中该药使用不应超过 2~3 天。如果需要使用更长时间，应该密切监测血清硫氰酸和氰水平，而且，如果需要应该通过血透或腹透来清除毒性代谢产物。羟钴胺可防止红细胞和血浆氰化物转移到组织，从而防止大量静脉剂量引起的氰化物毒性作用[283]。

硝酸盐

硝酸盐是有效的抗高血压药物，但是会引起选择性的收缩压和脉压降低[284]。由于这些特性，硝酸盐在单纯性收缩期高血压和宽脉压的患者中特别有效[285]。硝酸盐对于脉压的选择性作用而不影响舒张压提示其主要作用于大的肌性动脉(从中型动脉到小动脉的起始部分)，而对小的阻力血管作用很小。

硝酸盐可增加弹性和肌性动脉的顺应性。顺应性增加主要归因于增加动脉直径，而不改变扩张性和 PWV[286]。

二氮嗪

二氮嗪是另一种适合高血压急症静脉使用的血管扩张剂。二氮嗪是一种苯并噻二嗪衍生的、化学相关的噻嗪类利尿剂，其主要扩张小动脉，对毛细血管影响很小，导致后负荷降低、静脉回流、心率和心输出量增加。此药起效较快，抗高血压作用可能持续 4~24 h。该药的习惯性用法是静脉快速注射 100~150 mg，以在血管平滑肌细胞水平达到未结合形式的高浓度，从而产生更快更有效的抗高血压作用。缓慢静脉注射二氮嗪能产生更缓慢但同样有效的降血压作用。缓慢减少可防止血压突然下降的并发症如心绞痛、心肌梗死和脑缺血。

该药最主要的不良反应是钠水潴留、高血糖、心电图缺血性改变、心绞痛、低血压、恶心、呕吐及高尿酸血症。

肼屈嗪

肼屈嗪治疗有口服和静脉形式。肼屈嗪和二氮嗪一样，是一种小动脉扩张剂。该药可引起 SNS 和 RAA 系统活化，导致心动过速、心输出量增加和钠潴留，因此其单药较少使用。相反，当其联合 β-阻滞剂或抗肾上腺素能药物时可发挥药效。而且，在 CHF 患者中，该药可特别与硝酸盐联合使用，主要由肝脏代谢肼屈嗪，但是在透析患者中需要调整剂量。为防止不良反应，每日剂量不应超过 200 mg。最频繁的不良反应是头痛、心动过速、恶心、呕吐、心慌、头晕、疲劳、心绞痛、睡眠障碍、鼻塞和狼疮样综合征。

米诺地尔

米诺地尔是口服应用的血管扩张剂，比肼屈嗪更强[287]。其主要扩张小动脉，对容量血管作用很小。对于难治性高血压患者,其可有效替代双肾切除术。此药主要由肝脏代谢,在肾衰竭患者中不需要调整剂量。其可反射性刺激 SNS 和 RAA 系统,产生心动过速、心输出量增加和显著的钠水潴留,该效应的累积可能会导致心包积液。因此米诺地尔应联合 β-阻滞剂和利尿剂使用。

使用米诺地尔治疗通常会引起维持性血透患者透析间期更大的体重增加,这可能归因于反射性刺激肾素-血管紧张素系统引起口渴和盐摄入增加。最常见的不良反应除了液体和钠潴留外,还包括心动过速、心绞痛和缺血性心电图改变,多毛症常见,可能因美容问题限制了该药在女性中的使用。在使用米诺地尔的患者中可发生心包积液,但是其真实发生率较难确定,因为在肾衰竭患者中易发生心包积液。

该药物剂量每次 5~40 mg,每日 1~2 次。

三、透析患者抵抗性高血压

在透析患者中,如果一个顺应性好的患者达到干体重,并且经充足和适当的三联药物治疗后血压仍高于 140/90 mmHg 被认为是抵抗性高血压。在单纯性收缩期高血压的老年患者中,高血压抵抗定义为充分治疗不能使收缩压降低至 140 ~150 mmHg 及以下。治疗应包括从 ACE 抑制剂、钙离子拮抗剂、β-阻滞剂、抗肾上腺素能药物或直接血管扩张剂中选择的接近最大剂量的至少 3 种不同药理学的药物。

一些因素能引起抵抗性高血压,包括患者顺应性差、方案不合适、药物之间的相互作用、假性抵抗、继发性高血压和未确认的升压机制(表 16.10)。

表 16.10　透析患者抵抗性高血压的原因

患者坚持不改变药物和生活方式	醛固酮过多状态(原发性醛固酮增多症、肥胖相关性高血压)
饮食(过多盐摄入或酒精消耗,不能减少过多的体重)	假性抗药
药物治疗	未确认的升压机制
不恰当的治疗	血流动力学改变
药物之间的相互作用	滥用药物(可卡因、苯丙胺、哌甲酯等)
使用红细胞生成素	睡眠呼吸暂停
继发性高血压(肾血管性、嗜铬细胞瘤、甲状腺功能减退症)	

顺应性差或方案不恰当

顺应性差包括饮食(过度钠摄入,无法减轻体重)或药理学(未能服用处方药物或未按照规定的剂量服用)两方面。一些线索可能对确定顺应性差有帮助,包括患者未能准时配处方药,或不知道处方药物的类型和剂量,或不能辨认处方药。另一个线索是未观察到摄入药物后预期的生理或实验室证据,如接受 β-阻滞剂或一些类型的钙通道阻滞剂的患者应预计观察到心动过缓。频繁的依从性差可能是由于患者宣教不足,包括对治疗药物的目的和重要性、药物处方和潜在的不良反应不了解,或者患者对自己的治疗计划缺乏主动参与性。

最后,可能导致顺应性差的最常见原因是药物的费用。

药物之间的相互作用

在患者被定义为存在抵抗性高血压之前,他或她必须已经达到和维持干体重,以及接受包括钙离子拮抗剂、ACE 抑制剂和抗肾上腺素能药物或直接血管扩张剂如肼屈嗪或米诺地尔的三联药物治疗。

非类固醇类抗炎药物(NSAIDs),包括阿司匹林和布洛芬,能通过抑制肾前列腺素的产生来降低大部分抗高血压药物的疗效。选择性环氧合酶-2(COX-2)抑制剂也有此作用。

口服避孕剂包括雌激素也能升高血压。

拟交感神经胺类如苯丙醇胺(可在非处方的感冒药与饮食中获得)、伪麻黄碱、麻黄碱和肾上腺素能可升高血压和引起对其他抗高血压药物的抵抗。

我们从大量市内社区医院中获得经验,发现很多存在难治性高血压的患者滥用安非他明或可卡因。

详细的用药史对排除这些可能性是必要的。偶尔可能需要毒理学筛选试验来排除服用药物如安非他明、可卡因或哌甲酯。

假性抵抗

一些患者会表现为假性抵抗,这在肱动脉或桡动脉明显硬化的老年患者中尤其频繁,表现为采用袖套法检测的血压显著升高,但是动脉内压正常。即使在年轻的高血压透析患者中,动脉管壁硬化仍常见。在这些情况下,袖套法检测血压会过高估计血压20 mmHg,偶尔甚至超过 40~50 mmHg。

Osler 试验可能对诊断假性抵抗有帮助。袖带充气远高于所测量的收缩压,如果肱动脉或桡动脉可触摸到,该试验被认为是阳性:袖带方法可能过高估计真实的动脉内压力。但是,怀疑论者保留此种试验方法的实际有效性。

在肥胖患者中不恰当使用小袖带时可能被诊断为以舒张压假性升高而定义的假性高血压。在这些患者中使用大腿袖带(19 cm 宽)将会减少假性高读数的发生。

患者存在较高的间接血压但是没有或很少发生终末器官损害应被怀疑假性抵抗。有时,家庭血压监测或直接动脉内血压读数对排除该可能性是必要的。

继发性高血压

存在抵抗性高血压的透析患者,如无其他引起抵抗的可能原因,应该考虑继发原因引起的高血压,如肾血管性高血压、肾囊肿形成、原发性醛固酮增多症、嗜铬细胞瘤、甲状腺功能减退症或睡眠呼吸暂停。

肾血管性高血压

存在抵抗性高血压的患者应怀疑肾血管性高血压,尤其是有大量吸烟史、有弥漫性动脉粥样硬化性血管疾病的临床证据和腹部杂音的患者。

肾囊肿形成

囊肿形成偶尔可能引起肾小动脉收缩和肾素分泌增加。

嗜铬细胞瘤

存在心慌、头痛、出汗和直立性低血压的患者应怀疑嗜铬细胞瘤。然而,重要的是应认识到嗜铬细胞瘤的表现具有欺骗性。患者可能完全没有症状,或可能体征和症状与糖尿病、甲状腺功能减退、高钙血症、CHF、心肌梗死、休克、短暂性缺血性发作或脑卒中相符。每个存在抵抗性高血压的患者应该检查血浆儿茶酚胺以筛查嗜铬细胞瘤。儿茶酚胺水平超过 2000 pg/ml 在 CRF 患者中不常见,应该行进一步检查来确定诊断[264,288]。

醛固酮增多

原发性醛固酮增多症:可能继发于功能性肾上腺腺瘤或双侧肾上腺皮质增生症,是抵抗性高血压的可能原因。在这种情况下,透析患者中低钾血症不常见,因此其与肾功能正常的患者不同,是一个有用的筛查指标。血浆醛固酮水平可能会提示该疾病。

醛固酮过度分泌:越来越多的证据提示,非传统的原发性醛固酮血症引起的高血浆醛固酮水平,是与肾脏疾病和肥胖相关的高血压的重要致病机制。有证据表明,醛固酮浓度在相当大比例的高血压患者中[289],尤其在代谢综合征和睡眠呼吸暂停患者中异常升高[290,291]。脂肪细胞能释放醛固酮释放因子,它可刺激肾上腺醛固酮合成,可能参与肥胖患者的高血压和心血管疾病的病理生理学[292-294]。此作用不被 AT$_1$ 受体拮抗剂阻断。在透析患者中,螺内酯阻断盐皮质激素可能提供了额外的血压保护作用[295]。

甲状腺功能减退

抵抗性高血压的透析患者也应该筛查甲状腺功能减退。

睡眠呼吸暂停

睡眠呼吸暂停被认为可能是高血压及抵抗性高血压的原因之一。抵抗性高血压患者和存在典型的过度打鼾史、睡眠中断、白天嗜睡、肥胖、真性红细胞增多症和二氧化碳升高的患者应该接受睡眠研究。睡眠呼吸暂停在 ESRD 患者中很常见。

升压机制

抵抗偶尔可能由血流动力学异常(如未识别的血浆容量或心输出量增加)或神经体液异常(血浆儿茶酚胺、血浆肾素活性或醛固酮增加)引起。在偶尔存在真性抵抗型高血压的患者中,识别这些升压机制对建立合适的治疗干预是必要的。

例如,在使用直接血管扩张剂如肼屈嗪或米诺地尔治疗的患者中,可能通过心输出量增加或钠和水潴留而维持高血压。在这种情况下,加入 β-阻滞剂或维拉帕米能减少心输出量和改善血压控制。另外,血容量增加可能受益于更积极的超滤。同样,当儿茶酚胺或 AT-II

的活性由于外周血管扩张或对容量收缩过度反应而增加时,可使用特异性儿茶酚胺或 AT-Ⅱ 拮抗剂。

透析患者抵抗性高血压的处理

在透析患者中治疗抵抗性高血压有时是具有挑战性的,需要多种方法和试验。当试用多种抗高血压药物联合,包括米诺地尔和螺内酯后,且在考虑双肾切除前,应该考虑改变透析模式。有时,腹膜透析可能有助于达到更好的血容量和血压控制。

近期,一项关于夜间每日血透对改变 LV 重量作用的随机试验显示在夜间血透组收缩压改善,而在传统血透组收缩压增加[校正平均差异 14 mmHg(95% CI:3~26 mmHg,$P = 0.01$)。随机进入夜间血透的患者,26 人中有 16 人减少或停用抗高血压药物,而随机进入传统透析的患者,25 人中有 3 人减少或停用抗高血压药物,提示每日夜间血透在抵抗性高血压患者的治疗中有一定作用[296]。

(倪兆慧　译)

参 考 文 献

1. Klag MJ, et al. Blood pressure and end-stage renal disease in men. *N Engl J Med* 1996;334:13–18.
2. Ritz E, et al. Morbidity and mortality due to hypertension in patients with renal failure. *Am J Kidney Dis* 1993;21(Suppl 2):113–118.
3. Curtis JR, et al. Maintenance hemodialysis. *Q J Med* 1969;38:49–89.
4. Schupak E, et al. Chronic hemodialysis in unselected patients. *Ann Intern Med* 1967;67:708–717.
5. Klooker P, et al. Treatment of hypertension in dialysis patients. *Blood Purif* 1985;3:15–26.
6. Newman AB, et al. Morbidity and mortality in hypertensive adults with a low ankle/arm blood pressure index. *JAMA* 1993;270:487–489.
7. Fishbane S, et al. Ankle-arm blood pressure index as a marker for atherosclerotic vascular diseases in hemodialysis patients. *Am J Kidney Dis* 1995;25:34–39.
8. Ono K, et al. Ankle-Brachial blood pressure index predicts all-cause and cardiovascular mortality in dialysis patients. *J Am Soc Nephrol* 2003;14:1591–1598.
9. Duranti E, et al. Is hypertension a mortality risk factor in dialysis? *Kidney Int* 1996;55:S173–S174.
10. United States Renal Data System. *USRDS 2008 annual data report*. Bethesda, MD: National Institutes of Health, National Institute of Diabetes and Digestive and Kidney Diseases, U.S. Department of Health and Human Services, 2008.
11. Lowrie EG, et al. Death risk in hemodialysis patients: the predictive value of commonly measured variables and an evaluation of death rate differences between facilities. *Am J Kidney Dis* 1990;15:458–482.
12. Salem MM, Bower J. Hypertension in the hemodialysis population: any relation to one-year survival? *Am J Kidney Dis* 1996;28:737–740.
13. Franklin SS, et al. Hemodynamic patterns of age-related changes in blood pressure: the Framingham Heart Study. *Circulation* 1997;96: 308–315.
14. London G, et al. Aortic and large artery compliance in end stage renal failure. *Kidney Int* 1990;37:137–142.
15. Franklin SS, et al. Is pulse pressure useful in predicting risk for coronary heart disease? The Framingham Heart Study. *Circulation* 1999;100:354–360.
16. Gasowski J, et al. Pulsatile blood pressure component as predictor of mortality in hypertension: a meta-analysis of clinical trial control. *J Hypertens* 2002;20:145–151.
17. Tozawa M, et al. Pulse pressure and risk of total mortality and cardiovascular events in patients on chronic hemodialysis. *Kidney Int* 2002;61:717–726.
18. Klassen PS et al. Association between pulse pressure and mortality in patients undergoing maintenance hemodialysis. *JAMA* 2002;287(12):1548–1555.
19. Stidley CA et al. Changing relationship of blood pressure with mortality over time among hemodialysis patients. *J Am Soc Nephrol* 2006;17:513–520.
20. Safar ME, et al. Central pulse pressure and mortality in end-stage renal disease. *Hypertension* 2002;39:735–738.
21. Foley RN, et al. Impact of hypertension on cardiomyopathy, morbidity and mortality in end-stage renal disease. *Kidney Int* 1996;49:1379–1385.
22. Millar-Craig MW, et al. Diurnal variation of blood pressure. *Lancet* 1979;1:795–797.
23. National High Blood Pressure Education Program Coordinating Committee. National High Blood Pressure Education Program working group report on ambulatory blood pressure monitoring. *Arch Intern Med* 1990;150:2270–2280.
24. Mancia G, et al. Blood pressure and hearth rate variabilities in normotensive and hypertensive human beings. *Circ Res* 1983;53:96–104.
25. Shimada K, et al. Diurnal blood pressure variations and silent cerebrovascular damage in elderly patients with hypertension. *J Hypertens* 1992;10:875–878.
26. O'Brien E, et al. Dippers and non dippers. *Lancet* 1988;2:397.
27. Verdecchia P, et al. Diurnal blood pressure changes and left ventricular hypertrophy in essential hypertension. *Circulation* 1990;81:528–536.
28. Farmer CK, et al. An investigation of the effect of advancing uraemia, renal replacement therapy and renal transplantation on blood pressure diurnal variability. *Nephrol Dial Transplant* 1997;12:2301–2307.
29. Baumgart P, et al. Blood pressure elevation in the night in chronic renal failure, hemodialysis and renal transplantation. *Nephron* 1991;57:293–298.
30. Peixoto AJ, et al. Ambulatory blood pressure monitoring in chronic renal disease: technical aspects and clinical relevance. *Curr Opin Nephrol Hypertens* 2002;11:507–516.
31. Ritz E, et al. Ambulatory blood pressure monitoring: fancy gadgetry or clinically useful exercise? *Nephrol Dial Transplant* 2001;16:1550–1554.
32. Sokolow M, et al. Relationship between level of blood pressure measured casually and by portable recorders and severity of complications in essential hypertension. *Circulation* 1966;34:279–298.
33. Agarwal R. Role of home blood pressure monitoring in hemodialysis

patients. *Am J Kidney Dis* 1999;33:682–687.

34. Perin PC, et al. Sympathetic nervous system, diabetes, and hypertension. *Clin Exp Hypertens* 2001;23:45–55.

35. Liu M, et al. Non-dipping is a potent predictor of cardiovascular mortality and is associated with autonomic dysfunction in hemodialysis patients. *Nephrol Dial Transplant* 2003;18:563–569.

36. O'Shea JC, et al. Nocturnal blood pressure dipping: a consequence of diurnal physical activity blipping? *Am J Hypertens* 2000;13:601–606.

37. Hanly PJ, et al. Improvement of sleep apnea in patients with chronic renal failure who undergo nocturnal hemodialysis. *N Engl J Med* 2001;344:102–107.

38. Zoccali C, et al. Nocturnal hypoxemia, night-day arterial pressure changes and left ventricular geometry in dialysis patients. *Kidney Int* 1998;53:1078–1084.

39. Sorof JM, et al. Ambulatory blood pressure monitoring and interdialytic weight gain in children receiving chronic hemodialysis. *Am J Kidney Dis* 1999;33:667–674.

40. Uzu T, et al. Sodium restriction shifts circadian rhythm of blood pressure from nondipper to dipper in essential hypertension. *Circulation* 1997;96:1859–1862.

41. Higashi Y, et al. Nocturnal decline in blood pressure is attenuated by NaCl loading in salt-sensitive patients with essential hypertension: noninvasive 24-hour ambulatory blood pressure monitoring. *Hypertension* 1997;30:163–167.

42. Uzu T, et al. Diuretics shift circadian rhythm of blood pressure from nondipper to dipper in essential hypertension. *Circulation* 1999;100:1635–1638.

43. Toth L, et al. Diurnal blood pressure variations in incipient and end-stage diabetic renal disease. *Diabetes Res Clin Pract* 2000;49:1–6.

44. McGregor DO, et al. Ambulatory blood pressure monitoring in patients receiving long, slow home haemodialysis. *Nephrol Dial Transplant* 1999;14:2676–2679.

45. Fagugli RM, et al. Short daily hemodialysis: blood pressure control and left ventricular mass reduction in hypertensive hemodialysis patients. *Am J Kidney Dis* 2001;38:371–376.

46. Perloff D, et al. The prognostic value of ambulatory blood pressure. *JAMA* 1983;249:2792–2798.

47. Devereux RB, et al. Left ventricular hypertrophy in patients with hypertension: importance of blood pressure responses to regularly recurring stress. *Circulation* 1983;68:470–476.

48. White WB, et al. Average daily blood pressure, not office blood pressure, determines cardiac function in patients with hypertension. *JAMA* 1989;261:873–877.

49. Parati G, et al. Relationship of 24-hour blood pressure mean and variability to severity of target organ damage in hypertension. *J Hypertens* 1987;5:93–98.

50. Sluniade K, et al. Silent cerebrovascular disease in the elderly: correlation with ambulatory pressure. *Hypertension* 1990;16:692–699.

51. Agarwal R, et al. Out-of-hemodialysis-unit blood pressure is a superior determinant of left ventricular hypertrophy. *Hypertension* 2006;47:62–68.

52. Bianchi S, et al. Diurnal variation of blood pressure and microalbuminuria in essential hypertension. *Am J Hypertens* 1994;7:23–29.

53. Tripepi G, et al. Prognostic value of 24-hour ambulatory blood pressure monitoring and of night/day ratio in nondiabetic, cardiovascular events-free hemodialysis patients. *Kidney Int* 2005;68:1294–1302.

54. Amar J, et al. Nocturnal blood pressure and 24-hour pulse pressure are potent indicators of mortality in hemodialysis patients. *Kidney Int* 2000;57:2485–2491.

55. Omboni S, et al. Reproducibility and clinical value of nocturnal hypotension: prospective evidence from the SAMPLE study. Study on Ambulatory Monitoring of Pressure and Lisinopril Evaluation. *J Hypertens* 1998;16:733–738.

56. Blacher J, et al. Impact of aortic stiffness on survival in end-stage renal disease. *Circulation* 1999;99:2434–2439.

57. Blacher J, et al. Aortic pulse wave velocity as a marker of cardiovascular risk in hypertensive patients. *Hypertension* 1999;33:1111–1117.

58. Avolio AP, et al. Effects of aging on changing arterial compliance and left ventricular load in a northern Chinese urban community. *Circulation* 1983;68:50–58.

59. Raggi P, et al. Association of pulse wave velocity with vascular and valvular calcification in hemodialysis patients. *Kidney Int* 2008;71:802–807.

60. Asmar RG, et al. Reversion of cardiac hypertrophy and reduced arterial compliance after converting enzyme inhibition in essential hypertension. *Circulation* 1988;78:941–950.

61. London GM, et al. Salt and water and calcium blockade in uremia. *Circulation* 1990;2:105–113.

62. Guerin AP, et al. Impact of aortic stiffness attenuation on survival of patients in end-stage renal failure. *Circulation* 2001;103:987–992.

63. Hansson L, et al. The HOT Study Group. Effects of intensive blood pressure lowering and low-dose aspirin in patients with hypertension: principal results of the Hypertension Optimal Treatment (HOT) randomized trial. *Lancet* 1998;351:1755–1762.

64. Klahr S, et al. The effects of dietary protein restriction and blood pressure control on the progression of chronic renal disease. *N Engl J Med* 1994;330:877–884.

65. Agodoa LY, et al. Effect of ramipril versus amlodipine on renal outcomes in hypertensive nephrosclerosis: a randomized controlled trial. *JAMA* 2001;285:2719–2728.

66. HCFA. Highlights from the 1996 core indicators project for hemodialysis patients. *Dial Transplant* 1997:188–191.

67. National High Blood Pressure Education Program Working Group, 1995. Update of the working group reports on chronic renal failure and renovascular hypertension. *Arch Intern Med* 1996;156:1938–1947.

68. National Kidney Foundation. K/DOQI clinical practice guidelines for cardiovascular disease in dialysis patients *Am J Kidney Dis* 2005;45(s3):16–153.

69. Charra B, et al. Survival as an index of adequacy of dialysis. *Kidney Int* 1992;41:1286–1291.

70. Charra B. Control of blood pressure in long slow hemodialysis. *Blood Purif* 1994;12:252–258.

71. Ozkahya M, et al. Treatment of hypertension in dialysis patients by ultrafiltration: the role of cardiac dilation and "time factor.". *Am J Kidney Dis* 1999;34:218–221.

72. Foley RN, et al. Cardiovascular disease and mortality in ESRD. *J Nephrol* 1998;11:239–245.

73. Zager PG, et al. "U" curve association of blood pressure and mortality in hemodialysis patients. Medical Directors of Dialysis Clinic. *Kidney Int* 1998;54:561–517.

74. Port FK, et al. Predialysis blood pressure and mortality risk in a national sample of maintenance hemodialysis patients. *Am J Kidney Dis* 1999;33:507–517.

75. Salem MM. Hypertension in the haemodialysis population: any relationship to 2-years survival? *Nephrol Dial Transplant* 1999;14:125–128.

76. Takeda A, et al. Discordance of influence of hypertension on mortality and cardiovascular risk in hemodialysis patients. *Am J Kidney Dis* 2005;45:112–118.

77. Tentori F, et al. Which targets in clinical practice guidelines are associated with improved survival in a large dialysis organization. *J Am Soc Nephrol* 2007;18:2377–2384.

78. Lucas MF, et al. Effect of hypertension before beginning dialysis on survival of hemodialysis patients. *Am J Kidney Dis* 2003;41:814–821.

79. Conlon PJ, et al. Predialysis systolic blood pressure correlates strongly with mean 24-hour systolic blood pressure and left ventricular mass in stable hemodialysis patients. *J Am Soc Nephrol* 1996;7:2658–2663.

80. Kooman JP, et al. Blood pressure during the interdialytic period in hemodialysis patients: estimation of representative blood pressure values. *Nephrol Dial Transplant* 1992;7:917–923.

81. Coomer RW, et al. Ambulatory blood pressure monitoring in dialysis patients and estimation of mean interdialytic blood pressure. *Am J Kidney Dis* 1997;29:678–684.

82. Agarwal R, et al. Prediction of hypertension in chronic hemodialysis patients. *Kidney Int* 2001;60:1982–1989.

83. Cirit M, et al. Paradoxical rise in blood pressure during ultrafiltration in dialysis patients. *Nephrol Dial Transplant* 1995;10:1417–1420.

84. Fernholm-Pettersson K, et al. The AT2 gene may have gender-specific effect on kidney function and pulse pressure in type I diabetic patients. *Kidney Int* 2006;69:1880–1884.

85. Horl MP, et al. Hemodialysis-associated hypertension: pathophysiology and therapy. *Am J Kidney Dis* 2002;39:227–244.

86. Inrig JK, et al. Relationship between interdialytic weight gain and blood pressure among prevalent hemodialysis patients. *Am J Kidney Dis* 2007;50:108–118.

87. Chazot C, et al. Interdialysis blood pressure control by long haemodialysis sessions. *Nephrol Dial Transplant* 1995;10:831–837.

88. Katzarski KS, et al. Fluid state and blood pressure control in patients treated with long and short haemodialysis. *Nephrol Dial Transplant* 1999;14:369–375.

89. Kooistra MP, et al. Daily home hemodialysis in the Netherlands: effects on metabolic control, haemodynamics, and quality of life. *Nephrol Dial Transplant* 1998;13:2853–2860.

90. Taeger J, et al. Daily versus standard hemodialysis: one year experience. *Artif Organs* 1998;22:558–563.

91. Rahman M, et al. Interdialytic weight gain, compliance with dialysis regimen, and age independent predictors of blood pressure in hemodialysis patients. *Am J Kidney Dis* 2000;35:257–265.

92. Zucchelli P, et al. Dry weight in hemodialysis: volume control. *Semin Nephrol* 2001;21:286–290.

93. Schalekamp MADH, et al. Interrelationships between blood pressure, renin, renin substrate and blood volume in terminal renal failure. *Clin Sci Mol Med* 1973;45:417–428.

94. Schultze G, et al. Blood pressure in terminal renal failure: fluid spaces and renin-angiotensin system. *Nephron* 1980;25:15–24.

95. Coleman TG, et al. Hypertension caused by salt loading in the dog: III. Onset transients of cardiac output and other variables. *Circ Res* 1969;25:153–160.

96. Weidman P. Pathogenesis of hypertension associated with chronic renal failure. *Contrib Nephrol* 1984;41:47–65.

97. DeWardener HE, et al. Dahl's hypothesis that a saluretic substance may be responsible for a sustained rise in arterial pressure: its possible role in essential hypertension. *Kidney Int* 1980;18:1–9.

98. Graves SW, et al. Volume expansion in renal failure patients: a paradigm for a clinically relevant Na/K-ATPase inhibitor. *J Cardiovasc Pharmacol* 1993;22(Suppl 2):S54–S57.

99. Boero R, et al. Pathogenesis of arterial hypertension in chronic uremia: the role of reduced Na/K-ATPase activity. *J Hypertens* 1988;6(Suppl 14):S363–S365.

100. Tobian L Jr, et al. Tissue cations and water in arterial hypertension. *Circulation* 1952;5:754–758.

101. Lazarus JM, et al. Hypertension in chronic renal failure: treatment with hemodialysis and nephrectomy. *Arch Intern Med* 1974;133:1059–1065.

102. Weidman P, et al. Plasma renin activity and blood pressure in terminal renal failure. *N Engl J Med* 1971;285:757–762.

103. Greene EL, et al. Role of aldosterone in the remnant kidney model in the rat. *J Clin Invest* 1996;98:1063–1068.

104. Recordati G, et al. Renal chemoreceptors. *J Auton Nerv Syst* 1981;3:237–251.

105. Katholi RE. Renal nerves and hypertension: an update. *Fed Proc* 1985;44:2846–2850.

106. Faber JE, et al. Afferent renal nerve-dependent hypertension following acute renal artery stenosis in the conscious rat. *Circ Res* 1985;57:676–688.

107. Calaresu FR, et al. Renal afferent nerves affect discharge rate of medullary and hypothalamic single units in cat. *J Auton Nerv Syst* 1981;3:311–320.

108. Katholi RE, et al. Intrarenal adenosine produces hypertension by activating the sympathetic nervous system via the renal nerves. *J Hypertens* 1984;2:349–352.

109. Atuk NO, et al. Red blood cell catechol-o-methyl transferase, plasma catecholamines and renin in renal failure. *Trans Am Soc Artif Intern Organs* 1976;22:195–200.

110. Lake CR, et al. Plasma levels of norepinephrine and dopamine-beta-hydroxylase in CRF patients treated with dialysis. *J Cardiovasc Med* 1979;1:1099–1111.

111. Henrich WL, et al. Competitive effects of hypokalemia and depletion on plasma renin activity, aldosterone, and catecholamine concentrations in hemodialysis patients. *Kidney Int* 1977;12:279–284.

112. Izzo JL, et al. Sympathetic nervous system hyperactivity in maintenance hemodialysis patients. *Trans Am Soc Artif Intern Organs* 1982;28:604–607.

113. Ishii M, et al. Elevated catecholamines in hypertensives with primary glomerular diseases. *Hypertension* 1983;5:545–551.

114. Cuche JL, et al. Plasma free, sulfo- and glucuro-conjugated catecholamines in uremic patients. *Kidney Int* 1986;30:566–572.

115. Campese VM, et al. Mechanisms of autonomic nervous system dysfunction in uremia. *Kidney Int* 1981;20:246–253.

116. Grekas D, et al. Effects of sympathetic and plasma renin activity on hemodialysis hypertension. *Clin Nephrol* 2001;55:115–120.

117. Converse RL, et al. Sympathetic overactivity in patients with CRF. *N Engl J Med* 1992;327:1912–1918.

118. Bigazzi R, et al. Altered norepinephrine turnover in the brain of rats with chronic renal failure. *J Am Soc Nephrol* 1994;4:1901–1907.

119. Ye S, et al. Renal afferent impulses, the posterior hypothalamus, and hypertension in rats with chronic renal failure. *Kidney Int* 1997;51:722–727.

120. Campese VM, et al. Renal afferent denervation prevents the progression of renal disease in the renal ablation model of chronic renal failure in the rat. *Am J Kidney Dis* 1995;26:861–865.

121. Ligtenberg G, et al. Reduction of sympathetic hyperactivity by enalapril in patients with chronic renal failure. *N Engl J Med* 1999;340:1321–1328.

122. Klein IHHT, et al. Sympathetic activity is increased in polycystic kidney disease and is associated with hypertension. *J Am Soc Nephrol* 2001;12:2427–2433.

123. Moss NG, et al. Intravenous cyclosporine activates afferent and efferent renal nerves and causes sodium retention in innervated kidneys in rats. *Proc Natl Acad Sci U S A* 1985;82:8222–8226.

124. Zhang W, et al. Calcineurin inhibitors cause renal afferent activation in rats: a novel mechanism of cyclosporine-induced hypertension. *Am J Hypertens* 2000;13:999–1004.

125. Kuchel OG, et al. Dopaminergic abnormalities in hypertension associated with moderate renal insufficiency. *Hypertension* 1994;23(Suppl 1):I240–I245.

126. Pickering TG, et al. Baroreflex sensitivity in patients on long-term hemodialysis. *Clin Sci* 1972;43:645–647.

127. Zucchelli P, et al. Influence of ultrafiltration on plasma renin activity and adrenergic system. *Nephron* 1978;21:317–324.

128. Zimlichman RR, et al. Vascular hypersensitivity to noradrenaline: a possible mechanism of hypertension in rats with chronic uremia. *Clin Sci* 1984;67:161–166.

129. Elias AN, et al. Plasma catecholamines in chronic renal disease. *Int J Artif Organs* 1985;8:243–244.

130. Odar-Cederlof I, et al. Is neuropeptide Y a contributor to volume induced hypertension? *Am J Kidney Dis* 1998;31:803–808.

131. Ye S, et al. Losartan reduces central and peripheral sympathetic nerve activity in a rat model of neurogenic hypertension. *Hypertension* 2002;39:1101–1106.

132. Henrich WL. The endothelium: a key regulator of vascular tone. *Am J Med Sci* 1991;302:319–328.

133. Moncada S, et al. Differential formation of prostacyclin (PGX or PGI2) by layers of the arterial wall: an explanation for the anti-thrombotic properties of vascular endothelium. *Thromb Res* 1977;11:323–344.

134. Furchgott RF, et al. The obligatory role of endothelial cells in the relaxation of arterial smooth muscle by acetylcholine. *Nature* 1980;299:373–376.

135. Palmer RMJ, et al. Nitric oxide release accounts for the biological activity of endothelium-derived relaxation factor. *Nature* 1987;327:524–526.

136. Amezuca JL, et al. Acetylcholine induces vasodilation in the rabbit isolated heart through release of nitric oxide, the endogenous vasodilator. *Br J Pharmacol* 1988;95:830–834.

137. Palmer RMJ, et al. Vascular endothelial cells synthesize nitric oxide from L-arginine. *Nature* 1988;333:664–666.

138. Yanagisawa M, et al. A novel vasoconstrictor peptide produced by vascular endothelial cells. *Nature* 1988;332:411–415.

139. Kato T, et al. Prostaglandin H2 may be the EDCF released by

acetylcholine in the aorta of the rat. *Hypertension* 1990;15:475–481.

140. Harris RC, et al. Mediation of renal vascular effects of epidermal growth factor by arachidonate metabolites. *FASEB J* 1990;4:1654–1660.

141. Luscher TF. The endothelium—target and promoter of hypertension? *Hypertension* 1990;15:482–485.

142. Shultz PJ, et al. Endothelial-derived vasoactive substances and the kidney. *Kidney* 1990;23:1–7.

143. McGuire PG, et al. Increased deposition of basement membrane macromolecules in specific vessels of the spontaneously hypertensive rat. *Am J Pathol* 1989;135:291–299.

144. Luscher TF, et al. Molecular and cellular biology of endothelin and its receptors. *J Hypertens* 1993;11:7–11.

145. McMahon EG, et al. Phosphoramidon blocks the pressor activity of big endothelin (1-39) and lowers blood pressure in spontaneously hypertensive rats. *J Cardiovasc Pharmacol* 1991;17(Suppl 7):529–533.

146. Clavell AL, et al. Physiologic and pathophysiologic roles of endothelin in the kidney. *Curr Opin Nephrol Hypertens* 1994;3:66–72.

147. Yokokawa K, et al. Hypertension associated with endothelin-secreting malignant hemangioendothelioma. *Ann Intern Med* 1991;114:213–215.

148. Saito Y, et al. Increased plasma endothelin level in patients with essential hypertension. *N Engl J Med* 1990;322:205.

149. Schiffrin EL, et al. Plasma endothelin in human essential hypertension. *Am J Hypertens* 1991;4:303–308.

150. Shichiri M, et al. Plasma endothelin levels in hypertension and chronic renal failure. *Hypertension* 1990;15:493–496.

151. Koyama H, et al. Plasma endothelin levels in patients with uremia. *Lancet* 1989;1:991–992.

152. Suzuki N, et al. Endothelin-3 concentrations in human plasma: the increased concentrations in patients undergoing hemodialysis. *Biochem Biophys Res Commun* 1990;169:809–815.

153. Warrens AN, et al. Endothelin in renal failure. *Nephrol Dial Transplant* 1990;5:418–422.

154. Miyauchi T, et al. Plasma concentrations of endothelin-1 and endothelin-3 are altered differently in various pathophysiological conditions in humans. *J Cardiovasc Pharmacol* 1991;17(Suppl 7):S394–S397.

155. Lebel M, et al. Plasma endothelin levels and blood pressure in hemodialysis and in CAPD patients: effect of subcutaneous erythropoietin replacement therapy. *Clin Exp Hypertens* 1994;16:565–575.

156. Radomski MW, et al. The anti-aggregating properties of vascular endothelium. Interaction between nitric oxide and prostacyclin. *Br J Pharmacol* 1987;92:639–646.

157. Shimokawa H, et al. Prostacyclin releases EDRF and potentiates its action in the coronary arteries of the pig. *Br J Pharmacol* 1988;95:1197–1203.

158. Kloog Y, et al. Sarfatoxin, a novel vasoconstrictor peptide: phosphoinositide hydrolysis in rat heart and brain. *Science* 1988;242:268–270.

159. Feketou M, et al. Endothelium-dependent hyperpolarization of canine coronary smooth muscle. *Br J Pharmacol* 1988;93:515–524.

160. Campbell WB, et al. What is new in endothelium-derived hyperpolarizing factors. *Curr Opin Nephrol Hypertens* 2002;11:177–183.

161. Vaziri ND, et al. Downregulation of nitric oxide synthase in chronic kidney insufficiency: role of excess PTH. *Am J Physiol Renal Physiol* 1998;274:F642–F649.

162. Hu LR, et al. Long-term cardiovascular role of nitric oxide in conscious rats. *Hypertension* 1994;23:185–194.

163. Johnson RA, et al. Sustained hypertension in the rat induced by chronic blockade of nitric oxide production. *Am J Hypertens* 1992;5(12 Pt 1):919–922.

164. Baylis C, et al. Chronic blockade of nitric oxide synthesis in the rat produces systemic hypertension and glomerular damage. *J Clin Invest* 1992;90:278–281.

165. Chen PY, et al. L-arginine abrogates salt-sensitive hypertension in Dahl/Rapp rats. *J Clin Invest* 1991;88:1559–1567.

166. Sakuma I, et al. NG-methyl-L-arginine, an inhibitor of L-arginine-derived nitric oxide synthesis, stimulates renal sympathetic nerve activity. *Circ Res* 1992;70:607–611.

167. Vallance P, et al. Accumulation of an endogenous inhibitor of nitric oxide synthesis in chronic renal failure. *Lancet* 1992;339:572–575.

168. Kielstein JT, et al. Asymmetric dimethylarginine plasma concentrations differ in patients with end-stage renal disease: relationship to treatment method and atherosclerotic disease. *J Am Soc Nephrol* 1999;10:594–600.

169. Fujiwara N, et al. Study on the relationship between plasma nitrite and nitrate level and salt sensitivity in human hypertension: modulation of nitric oxide synthesis by salt intake. *Circulation* 2000;101:859–861.

170. Matsuoka H, et al. Asymmetrical dimethylarginine, an endogenous nitric oxide synthase inhibitor, in experimental hypertension. *Hypertension* 1997;29:242–247.

171. Cooke JP. Does ADMA cause endothelial dysfunction? *Arterioscler Thromb Vasc Biol* 2000;20:2032–2037.

172. Ye S, et al. Nitric oxide (NO) modulates the neurogenic control of blood pressure in rats with chronic renal failure. *J Clin Invest* 1997;99:540–548.

173. Lainchbury JG, et al. Adrenomedullin: a hypotensive hormone in man. *Clin Sci* 1997;92:467–472.

174. Mallamaci F, et al. Plasma adrenomedullin during acute changes in intravascular volume in hemodialysis patients. *Kidney Int* 1998;54:1697–1703.

175. Gorlach A, et al. Oxidative stress and expression of P22phox are involved in the up-regulation of tissue factor in vascular smooth muscle cells in response to activated platelets. *FASEB J* 2000;14:1518–1528.

176. Cross AR, et al. Enzymatic mechanisms of superoxide production. *Biochim Biophys Acta* 1991;1057:281–298.

177. Berry C, et al. Oxidative stress and vascular damage in hypertension. *Curr Opin Nephrol Hypertens* 2001;10:247–255.

178. Ushio Fukai M, et al. P22(phox) is a critical component of the superoxide-generating NADH/NADPH oxidase system and regulates angiotensin II-induced hypertrophy in vascular smooth muscle cells. *J Biol Chem* 1996;271:23317–23321.

179. Pagano PJ, et al. Localization of a constitutively active, phagocyte-like NADPH oxidase in rabbit aortic adventitia: enhancement by angiotensin II. *Proc Natl Acad Sci U S A* 1997;94:14483–14488.

180. Rao GN, et al. Active oxygen species stimulate vascular smooth muscle cell growth and proto-oncogene expression. *Circ Res* 1992;70:593–599.

181. Rajagopalan S, et al. Reactive oxygen species produced by macrophage-derived foam cells regulate the activity of vascular matrix metalloproteinases in vitro. *J Clin Invest* 1996;98:2572–2579.

182. Hu Q, et al. Hydrogen peroxide induces intracellular calcium oscillations in human aortic endothelial cells. *Circulation* 1998;97:268–275.

183. Ballinger SW, et al. Hydrogen peroxide- and peroxynitrate induced mitochondrial DNA damage and dysfunction in vascular endothelial and smooth muscle cells. *Circ Res* 2000;86:960–966.

184. Mihm MJ, et al. Nitrotyrosine causes selective vascular endothelial dysfunction and DNA damage. *J Cardiovasc Pharmacol* 2000;36:182–187.

185. Vaziri ND, et al. Increased nitric oxide inactivation by reactive oxygen species in lead-induced hypertension. *Kidney Int* 1999;56:1492–1498.

186. Kerr S, et al. Superoxide anion production is increased in a model of genetic hypertension: role of the endothelium. *Hypertension* 1999;33:1353–1358.

187. Lerman LO, et al. Increased oxidative stress in experimental renovascular hypertension. *Hypertension* 2001;27(part 2):541–546.

188. Somers MJ, et al. Vascular superoxide production and vasomotor function in hypertension induced by deoxycorticosterone acetate-salt. *Circulation* 2000;101:1722–1728.

189. Swei A, et al. A mechanism of oxygen free radicals production in the Dahl hypertensive rat. *Microcirculation* 1999;6:179–187.

190. Vaziri ND, et al. Role of increased oxygen free radical activity in the pathogenesis of uremia hypertension. *Kidney Int* 1998;53:1748–1754.

191. Vaziri ND, et al. Enhanced nitric oxide inactivation and protein nitration by reactive oxygen species in renal insufficiency. *Hypertension* 2002;39:135–141.

192. Vaziri ND, et al. Induction of oxidative stress by glutathione depletion causes hypertension in normal rats. *Hypertension* 2000;36:142–146.

193. Eiserich JP, et al. Formation of nitric oxide-derived inflammatory oxidants by myeloperoxidase in neutrophils. *Nature* 1998;391:393–397.

194. Ye, S-H., Zhong, H., Yanamadala, S., and Campese, VM.: Oxidative stress mediates the stimulation of sympathetic nerve activity in the phenol renal injury model of hypertension. *Hypertension* 2006;48(15):309–315.

195. Eschbach JW, et al. Treatment of anemia of progressive renal failure with recombinant human erythropoietin. *N Engl J Med* 1989;321:158–163.

196. Eschbach JW, et al. Recombinant human erythropoietin in anemic patients with end-stage renal disease: results of a Phase III multicenter clinical trial. *Ann Intern Med* 1989;111:992–1000.

197. Adamson JW, et al. Treatment of anemia of chronic renal failure with recombinant human erythropoietin. *Annu Rev Med* 1990;41:349–360.

198. Raine AEG. Hypertension, blood viscosity, and cardiovascular morbidity in renal failure: implications of erythropoietin therapy. *Lancet* 1988;1:97–100.

199. Garcia DL, et al. Anemia lessens and its prevention worsens glomerular injury and hypertension in rats with reduced renal mass. *Proc Natl Acad Sci U S A* 1988;85:6142–6146.

200. Steffen HM, et al. Peripheral hemodynamics, blood viscosity, and the renin-angiotensin system in hemodialysis patients under therapy with recombinant human erythropoietin. *Contrib Nephrol* 1989;76:292–298.

201. Letcher RL, et al. Direct relationship between blood pressure and blood viscosity in normal and hypertensive subjects: role of fibrinogen and concentration. *Am J Med* 1981;70:1195–1202.

202. Coleman TG. Hemodynamics of uremic anemia. *Circulation* 1972;45:510–511.

203. Poux JM, et al. Uraemia is necessary for erythropoietin-induced hypertension in rats. *Clin Exp Pharmacol Physiol* 1995;22:769–771.

204. Vaziri ND. Mechanism of erythropoietin-induced hypertension. *Am J Kidney Dis* 1999;33:821–828.

205. Yamakado M, et al. Mechanisms of hypertension induced by erythropoietin in patients on hemodialysis. *Clin Invest Med* 1991;14:623–629.

206. Hand MF, et al. Erythropoietin enhances vascular responsiveness to norepinephrine in renal failure. *Kidney Int* 1995;48:806–813.

207. Vaziri ND, et al. In vivo and *in vitro* pressor effects of erythropoietin in rats. *Am J Physiol* 1995;269:F838–F845.

208. Eggena P, et al. Influence of recombinant human erythropoietin on blood pressure and tissue renin-angiotensin systems. *Am J Physiol* 1991;261:E642–E646.

209. van Geet C, et al. Recombinant human erythropoietin increases blood pressure, platelet aggregability and platelet free calcium mobilization in uremic children: a possible link? *Thromb Haemost* 1990;64:7–10.

210. Neusser M, et al. Erythropoietin increases cytosolic free calcium concentration in vascular smooth muscle cells. *Cardiovasc Res* 1993;27:1233–1236.

211. Azzadin A, et al. Serotonin is involved in the pathogenesis of hypertension developing during erythropoietin treatment in uremic rats. *Thromb Res* 1995;77:217–224.

212. Carlini R, et al. Intravenous erythropoietin administration increases plasma endothelin and blood pressure in hemodialysis. *Am J Hypertens* 1993;6:103–107.

213. del-Castillo D, et al. The pressor effect of recombinant human erythropoietin is not due to decreased activity of the endogenous nitric oxide system. *Nephrol Dial Transplant* 1995;10:505–508.

214. Myers BD, et al. Dynamics of glomerular ultrafiltration in the rat. VIII. Effects of hematocrit. *Circ Res* 1975;36:425–435.

215. Simpson LO. Blood viscosity induced proteinuria. *Nephron* 1984;36:280–281.

216. Spear GS. The glomerulus in cyanotic congenital heart disease and primary pulmonary hypertension: a review. *Nephron* 1964;1:238–248.

217. Erne P, et al. Correlation of platelet calcium with blood pressure. *N Engl J Med* 1984;310:1084–1088.

218. Alexiewicz JM, et al. Effect of dietary sodium intake on intracellular calcium in lymphocytes of salt-sensitive hypertensive patients. *Am J Hypertens* 1992;5:536–541.

219. Schiffl H. Correlation of blood pressure in end-stage renal disease with platelet cytosolic free calcium concentration. *Klin Wochenschr* 1990;68:718–722.

220. Raine AEG, et al. Hyperparathyroidism, platelet intracellular free calcium and hypertension in chronic renal failure. *Kidney Int* 1993;43:700–705.

221. Peterson LJ, et al. Long-term oral calcium supplementation reduces diastolic blood pressure in end-stage renal disease: a randomized, double-blind, placebo controlled study. *Int J Artif Organs* 1994;17:37–40.

222. Ifudu O, et al. Parathyroidectomy does not correct hypertension in patients on maintenance hemodialysis. *Am J Nephrol* 1998;18:28–34.

223. Marone C, et al. Acute hypercalcemic hypertension in man: role of hemodynamics, catecholamines and renin. *Kidney Int* 1980;20:92–96.

224. Iseki K, et al. Effects of hypercalcemia and PTH on blood pressure in normal and renal failure rats. *Am J Physiol* 1986;250:F924–F929.

225. Winters CJ, et al. Change in plasma immunoreactive N-terminus, C-terminus, and 4,000-dalton midportion of atrial natriuretic factor prohormone with hemodialysis. *Nephron* 1991;58:17–22.

226. Franz M, et al. N-terminal fragments of the proatrial natriuretic peptide in patients before and after hemodialysis treatment. *Kidney Int* 2000;58:374–383.

227. Zoccali C, et al. Cardiac natriuretic peptides are related to left ventricular mass and function and predict mortality in dialysis patients. *J Am Soc Nephrol* 2001;12:1508–1515.

228. Zhang W, et al. Cyclosporine A-induced hypertension involves synapsin in renal sensory nerve endings. *Proc Natl Acad Sci U S A* 2000;97:9765–9770.

229. Mysliwiec J, et al. The effect of tacrolimus (FK506) and cyclosporin A (Cya) on peripheral serotonergic mechanisms in uremic rats. *Thromb Res* 1996;83:175–181.

230. Joint National Committee on Detection, Evaluation, and Treatment of High Blood Pressure. The Sixth Report of the Joint National Committee on Detection, Evaluation, and Treatment of High Blood Pressure: JNC VI. *Arch Intern Med* 1997;153:154–183.

231. Limas C, et al. Effect of salt on the vascular lesions of spontaneously hypertensive rats. *Hypertension* 1980;2:477–489.

232. Levy BI, et al. Sodium, survival and the mechanical properties of the carotid artery in stroke-prone hypertensive rats. *J Hypertens* 1997;15:251–258.

233. Reddan, et al. Intradialytic blood volume monitoring in ambulatory hemodialysis patients: A randomized trial. *J Am Soc Nephrol* 2005;16:2162–2169.

234. Hosono M, et al. Inhibitory effect of cilnidipine on vascular sympathetic neurotransmission and subsequent vasoconstriction in spontaneously hypertensive rats. *Jpn J Pharmacol* 1995;69:127–134.

235. Takahara A, et al. Cilnidipine attenuates renal nerve stimulation-induced renal vasoconstriction and antinatriuresis in anesthetized dogs. *Jpn J Pharmacol* 1997;75:27–32.

236. Hoyer J, et al. Clinical pharmacokinetics of angiotensin converting enzyme (ACE) inhibitors in renal failure. *Clin Pharmacokinet* 1993;24:230–254.

237. Tielemans C, et al. Anaphylactoid reactions during hemodialysis on AN69 membranes in patients receiving ACE inhibitors. *Kidney Int* 1990;38:982–984.

238. Chiu AT, et al. [3H]Dup 753, a highly potent and specific radioligand for the angiotensin-II receptor subtype. *Biochem Biophys Res Commun* 1990;172:1195–1202.

239. Criscione L, et al. Pharmacological profile of valsartan: a potent, orally active, nonpeptide antagonist of the angiotensin II AT1-receptor subtype. *Br J Pharmacol* 1993;110:761–771.

240. Whitebread S, et al. Preliminary biochemical characterization of two angiotensin II receptor subtypes. *Biochem Biophys Res Commun* 1989;163:284–291.

241. Chang RSL, et al. Two distinct angiotensin II receptor binding sites in rat adrenal revealed by new selective non-peptide ligands. *Mol Pharmacol* 1990;29:347–351.

242. Inagami T, et al. Cloning, expression and regulation of angiotensin II receptor. *J Hypertens* 1992;10:713–716.

243. Stoll M, et al. The angiotensin AT2-receptor mediates inhibition

of cell proliferation in coronary endothelial cells. *J Clin Invest* 1995;95:651–657.

244. Yamada T, et al. Angiotensin II type 2 receptor mediates programmed cell death. *Proc Natl Acad Sci U S A* 1996;93:156–160.

245. Lo M, et al. Subtype 2 of angiotensin II receptors controls pressure-natriuresis in rat. *J Clin Invest* 1995;95:1394–1397.

246. Ichiki T, et al. Effects on blood pressure and exploratory behaviour of mice lacking angiotensin II type-2 receptor. *Nature* 1995;271:2729–2735.

247. Gibbson GH, et al. Vascular smooth muscle cell hypertrophy versus hyperplasia: autocrine transforming growth factor-b1 expression determines growth response to angiotensin II. *J Clin Invest* 1992;90:456–461.

248. Sowers JR. Hypertension, angiotensin II, and oxidative stress. *N Engl J Med* 2002;349:1999–2001.

249. Albaladejo P, et al. Angiotensin converting enzyme inhibition prevents the increase in aortic collagen in rats. *Hypertension* 1994;23:74–82.

250. Yusuf S, et al. Effects of an angiotensin-converting-enzyme inhibitor, ramipril, on cardiovascular events in high-risk patients: the Heart Outcomes Prevention Evaluation Study Investigators. *N Engl J Med* 2000;342:145–153.

251. Dahlöf B, et al. Cardiovascular morbidity and mortality in the Losartan intervention for endpoint reduction in hypertension study (LIFE): a randomized trial against atenolol. *Lancet* 2002;359:995–1003.

252. Ferrario CM, et al. Hypertension and atherosclerosis: a mechanistic understanding of disease progression. *Cardiovasc Risk Factors* 1996;6:299–310.

253. Kubo A, et al. Inhibitory effect of an angiotensin II type 1 receptor antagonist on growth of vascular smooth muscle cells from spontaneously hypertensive rats. *J Cardiovasc Pharmacol* 1996;27:58–63.

254. Yanagitani Y, et al. Angiotensin II type 1 receptor-mediated peroxide production in human macrophages. *Hypertension* 1999;33(Pt II):II-335–II-339.

255. Kim JA, et al. Angiotensin II increases monocyte binding to endothelial cells. *Biochem Biophys Res Commun* 1996;226:862–868.

256. Clozel M, et al. Endothelial dysfunction and subendothelial monocyte macrophages in hypertension. *Hypertension* 1991;18:132–141.

257. Keidar S, et al. Angiotensin II-modified LDL is taken up by macrophages via the scavenger receptor, leading to cellular cholesterol accumulation. *Arterioscler Thromb Vasc Biol* 1996;16:97–105.

258. Strawn WB, et al. Inhibition of early atherogenesis by losartan in monkeys with diet-induced hypercholesterolemia. *Circulation* 2000;101:1586–1593.

259. Song K, et al. Induction of angiotensin converting enzyme and angiotensin II receptors in the atherosclerotic aorta of high cholesterol fed Cynomolgus monkeys. *Atherosclerosis* 1998;138:171–182.

260. Chobanian AV, et al. Antiatherogenic effect of captopril in the Watanabe heritable hyperlipidemic rabbit. *Hypertension* 1990;15:327–331.

261. Hernandez A, et al. Delapril slows the progression of atherosclerosis and maintains endothelial function in cholesterol-fed rabbits. *Atherosclerosis* 1998;137:71–76.

262. Azizi M, et al. Pharmacological demonstration of the synergistic effects of a combination of the rennin inhibitor aliskiren and the ATII receptor inhibitor valsartan on the angiotensin II-renin feedback interruption. *J Am Soc Nephrol* 2004;15:3126–3133.

263. Stanton A, et al. Blood pressure lowering in essential hypertension with oral rennin inhibitor aliskiren. *Hypertension* 2003;42:1137–1143.

264. Gradman AH, et al. Aliskiren, a novel orally effective rennin inhibitor, provides dose dependant antihypertensive efficacy and placebo like tolerability in hypertensive patients. *Circulation* 2005;111:1012–1018.

265. Oparil S, et al. Safety and efficacy of combined use of aliskiren and valsartan in patients with hypertension: a randomized double blind trial. *Lancet* 2007;370:221–229.

266. Novartis. *Aliskiren prescribing information*. 2007.

267. Packer M, et al. Effect of carvedilol on survival in severe chronic heart failure. *N Engl J Med* 2001;344:1651–1658.

268. Buhler FR, et al. Propranolol inhibition of renin secretion: a specific approach to diagnosis and treatment of renin-dependent hypertensive disease. *N Engl J Med* 1972;287:1209–1214.

269. Hollifield JW, et al. Proposed mechanisms of propranolol's antihypertensive effect in essential hypertension. *N Engl J Med* 1976;295:68–73.

270. Stokes GS, et al. B-blockers and plasma renin activity in hypertension. *Br Med J* 1974;1:60–62.

271. Frishman WH. Atenolol and timolol, two new systemic b-adrenoceptor antagonists. *N Engl J Med* 1982;306:1456–1462.

272. Myers MG, et al. Brain concentration of propranolol in relation to hypotensive effect in the rabbit with observations on brain propranolol levels in man. *J Pharmacol Exp Ther* 1975;192:327–335.

273. Maffei A, et al. Characterization of nitric oxide release by nebivolol and its metabolites. *Am J Hypertens* 2006;19:579–586.

274. Maffei A, et al. Nebivolol induces nitric oxide release in the heart through inducible nitric oxide synthetase activity. *Hypertension* 2007;50(4):652–656.

275. Weiss J, et al. A randomized, double blind, placebo controlled parallel group study to assess the efficacy and safety of nebivolol, a novel B blocker, in patients with mild to moderate hypertension. *J Clin Hypertens Greenwich)* 2007;9(9):667–676.

276. Dobre D, et al. Tolerability and dose related effects of nebivolol in elderly patients with hear failure: data from the study of the effects of nebivolol intervention on outcomes and rehospitalization in seniors with heart failure (SENIORS) trial. *Am Heart J* 2007154(1):109–115.

277. Bragg JL, et al. Beta adrenergic antagonist utilization among hemodialysis patients. *J Am Soc Nephrol* 2001;12:A1652.

278. Packer M, et al. Carvedilol Heart Failure Study Group. The effect of carvedilol on morbidity and mortality in patients with chronic heart failure. *N Engl J Med* 1966;334:1349–1355.

279. Cice G, et al. Dilated cardiomyopathy in dialysis patients: beneficial effects of carvedilol—a double-blind placebo-controlled trial. *J Am Coll Cardiol* 2001;37:407–411.

280. van Zwieten PA. Centrally acting antihypertensives: a renaissance of interest mechanisms and haemodynamics. *J Hypertens* 1997;15(Suppl 1):S3–S8.

281. Rosansky SJ, et al. Use of transdermal clonidine in chronic hemodialysis patients. *Clin Nephrol* 1993;39:32–36.

282. Palmer RF, et al. Drug therapy: sodium nitroprusside. *N Engl J Med* 1975;292:294–297.

283. Cottrell JE, et al. Prevention of nitroprusside induced cyanide toxicity with hydroxycobalamin. *N Engl J Med* 1978;298:808–811.

284. Safar ME. Antihypertensive effects of nitrates in chronic human hypertension. *J Appl Cardiol* 1990;5:69–81.

285. Duchier J, et al. Antihypertensive effect of sustained-release isosorbide dinitrate for isolated systolic hypertension in the elderly. *Am J Cardiol* 1987;60:99–102.

286. Van Bortel LMAB, et al. Pulse pressure, arterial stiffness, and drug treatment of hypertension. *Hypertension* 2001;38:914–921.

287. Campese VM. Minoxidil: a review of its pharmacological properties and therapeutic use. *Drugs* 1981;22:257–278.

288. DeQuattro V, et al. Pheochromocytoma: diagnosis and therapy. In: DeGroot LJ, ed. *Endocrinology*. Philadelphia: WB Saunders, 1989:1780–1797.

289. Calhoun D, et al. Hyperaldosteronism among white and black subjects with resistant hypertension. *Hypertension* 2002;40:892–896.

290. Good friend TL, et al. Visceral obesity and insulin resistance are associated with plasma aldosterone levels in women. *Obes Res* 1999;7:355–362.

291. Calhoun DA, et al. Aldosterone excretion among subjects with resistant hypertension and symptoms of sleep apnea. *Chest* 2004;125:112–117.

292. Ehrhart-Bornstein M, et al. Human adipocytes secrete mineralocorticoid-releasing factors. *Proc Natl Acad Sci U S A* 2003;100:14211–14216.

293. Theodore L, et al. Epoxy-keto derivative of linoleic acid stimulates aldosterone secretion. *Hypertension* 2004;43:358–363.

294. Nagasi M, et al. Enhanced aldosterone signaling in the early nephropathy of rats with metabolic syndrome: possible contribution of fat-derived factors. *J Am Soc Nephrol* 2006;17:3438–3446.

295. Gross E, et al. Effect of spironolactone on blood pressure and the renin-angiotensin-aldosterone system in oligo-anuric hemodialysis patients. *Am J Kidney Dis* 2005;46(1):94–101.

296. Culleton B, et al. Effect of frequent nocturnal hemodialysis versus conventional hemodialysis on left ventricular mass and quality of life. *JAMA* 2007;298:1291–1299.

第十七章 透析患者左心室功能不全及心脏瓣膜病

SeanW. Murphy,PatrickS. Parfrey

心血管疾病是终末期肾脏病(ESRD)患者死亡的主要原因,约占其所有死因的50%[1-3]。其中左心室功能不全和缺血性心脏病在 ESRD 患者中的发病率尤其高。约80%的患者在开始维持性透析治疗时已有左心室肥厚或收缩功能不全,是发生心功能衰竭、缺血性心脏病及死亡的先兆[4]。队列研究发现血透患者中需住院治疗的心肌梗死或急性冠脉综合征年发病率为8%,每年需住院或超滤治疗的心力衰竭的发生率为10%[5]。美国肾脏病数据系统(USRDS)登记的数据显示新的血液透析患者开始透析后 6 个月内心力衰竭的累积发病率为30%,2 年为56%,3 年为66%[6]。

与慢性肾脏病(CKD)相关的高心血管疾病风险可能是多种致病因素导致的。许多心脏病的传统危险因素如糖尿病和高血压等在肾脏病患者中的发病率较普通人群明显升高。这些危险因素同样可能是一些患者发生慢性肾脏病的病因。这混淆了慢性肾脏病本身是否可作为心血管疾病独立危险因素,近期在这一问题上也有诸多争议(慢性肾脏病是否为心血管疾病的独立危险因素)。无论如何,一些与肾功能下降相关的代谢性和血流动力学紊乱的发生和发展的确会增加心血管的发生风险。

本章主要阐述透析患者左心室结构和功能性疾病的发病机制、危险因素及其治疗。尿毒症性心肌病的临床表现多样,包括心律失常和透析相关性低血压(图 17.1),本章也会简述这些疾病。我们应认识到心肌功能不全与缺血性疾病密切相关且同时存在于许多患者中,本书其他章节将对缺血性心脏病做详细论述。

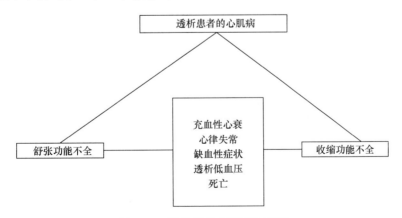

图 17.1 透析患者心肌病的表现

一、左心室肥厚与心力衰竭

左心室功能不全的发病机制

当机械压力增加,尤其是血容量及压力负荷过重时,心室增大[6]。容量负荷过重引起心肌肌节呈串联性增生,导致心腔直径扩大[7];根据拉普拉斯定律,心室直径增大导致心室壁张力增加。室壁张力增加刺激心肌肌节呈并联性增生。这种心室重塑使室壁增厚,增加的室壁张力作用于更大横截面积的心肌上,使每个心肌纤维所受的压力仍维持在正常范围。心室容积扩大和心室壁增厚称为离心性肥厚。另一方面,压力负荷过重通过增加心腔内压力导致室壁张力增大,直接引起心肌呈并联性增生。此时心肌肌节并未呈串联性增生,压力负荷过重仅导致室壁增厚但无心腔扩大,称之为向心性肥厚。

离心性肥厚和向心性肥厚均为疾病初期的代偿机制,因此是有益的。在不改变心肌所受压力的情况下,心腔扩大使心脏搏出量增加,是对容量超负荷的有效代偿[8];当心肌收缩力下降时,代偿机制也可使搏出量和心排血量维持在正常水平。心肌肥厚使每单位心肌纤维所受的压力维持在正常水平,降低心室压力。

如果心室重塑的刺激因素持续存在,左心室肥厚最终将失代偿。心室肥厚往往同时伴进展性心肌细胞损害。左心室肥厚发生早期,细胞内钙离子转运异常导致异常心室舒张,伴随着增厚的室壁顺应性下降,均会促使舒张功能不全的发生[9]。毛细血管密度下降、冠状动脉储备减少和心室舒张功能异常可能引起心内膜下灌注不足,导致心肌缺血[10]。冠状动脉疾病(CAD)是常见的并存病,会在此基础上加重病情。与此同时,心肌间质逐渐纤维化,相较容量负荷过重,心肌纤维化在压力负荷过重时更明显[11]。慢性负荷过重晚期氧化应激增加,并导致细胞功能障碍及凋亡。上述多个过程共同作用,逐渐导致细胞损伤、纤维化,引发心力衰竭及死亡。

慢性肾脏病患者特有的诸多病情可能促使心功能不全的发生。贫血、水钠潴留及血透患者的动静脉瘘是容量负荷过重的常见原因。高血压常见于 ESRD 患者,是压力负荷过重的主要原因。这些因素共同作用促使大动脉和阻力动脉重塑,表现为弥漫性动脉壁增厚硬化(动脉粥样硬化),使左心室有效负荷增加,这种效应不依赖于平均动脉压的改变[12,13]。

除了血流动力学的影响,尿毒症同样会导致心肌细胞坏死。虽然冠状动脉疾病是缺血和梗死的主要病因,然而甲状旁腺功能亢进可通过下调细胞能量代谢增加缺血易感性[14]。此外,营养不良、氧化应激和透析不充分都可促使心肌细胞坏死[6,15,16]。

透析患者左心室功能不全的诊断

左心室功能不全可无任何临床症状,或可表现为充血性心力衰竭、心律失常、透析相关性低血压或缺血性症状。根据完整的病史回顾及体格检查所发现的临床症状及体征可诊断心力衰竭。心力衰竭通常表现为进行性疲乏、运动耐力下降,或可表现为呼吸困难、颈静脉怒张和双肺湿啰音等综合症状,胸片可见典型心衰改变。

临床医生试图将心力衰竭与容量负荷过重或循环淤血区分开,但由于两者的临床表现相似,区分较为困难。患者的临床情况,尤其是根据患者的干体重而液体摄入量很小时,可能有助于将两者区别开。但即便是在此情况下,患者仍可能存在心脏舒张功能不全。心功能良好的患者一般不会出现心衰的症状,因此强烈建议临床医生将任何有症状的心衰视为心肌功能不全某种程度的表现,而对患者行进一步检查。

超声心动图可能是单独用于评估左心室结构和功能最有效的无创检测方法,被广泛应用于临床。虽然运用超声心动图进行左心室重量检测在两次观察期间重复性较好,但在一次血透过程中其测量值仍会有高达 25 g/m^2 的变化。这是由于液体清除时患者血容量下降,左心室舒张期内径变小所致,但此时左心室壁厚度并未随之减小。虽然实际左心室质量无变化,但透析前左心室质量指数的测量值高于透析后。因此,在可能的情况下,应在患者达到干体重时进行超声心动图检查。

超声心动图可准确测量左心室质量、心腔大小、结构、收缩及舒张功能。心脏收缩功能不全定义为射血分数小于 40%,通常与左心室扩张并存(左心室舒张末期直径大于 5.6 cm);左心室扩张定义为超声心动图中左心室腔容积指数大于 90 ml/m^2。向心性左心室肥厚指左心室腔容积正常、左心室壁肥厚(舒张期左心室壁厚度大于 1.2 cm)。左心室质量指数(LVMI)是通过计算所得,反映了左心室肥厚的程度。在非慢性肾脏病患者中,男性 LVMI 正常高限为 130 g/m^2,女性为 102 g/m^2。虽然左心室质量与患者体重之比是标准计算方法,但已有报道显示左心室质量与身高之比能更有效地预测透析患者心血管疾病的死亡率。

其他显像技术,如利用锝标记的红细胞进行左心室核素显像在诊断由于缺血所致的心肌局部运动减弱时尤其有效。它在评估心脏射血分数方面比单一超声心动图检查更准确。

舒张性心力衰竭的诊断比较特殊,指患者有典型的心力衰竭症状但超声心动图显示射血分数正常。但这一定义并不十分确切,"正常"射血分数的临界值是人为设定的(一般认为是 40% 或 50%),收缩和舒张功能不全可能同时存在,而许多因素如心脏负荷状态、心率等都可能影响无创性检查仪器对心脏舒张功能的评估。总的来说,舒张功能的无创伤性检查方法敏感性、特异性及预测准确性都较低。心导管检查仍是诊断舒张功能不全的金标准,即使在左心室容量及心肌收缩力正常的患者中也可以直接检测出左心室的高充盈压。尽管超声心动图检查有其局限性,但仍足以有效地运用于大部分疾病的临床诊断。射血分数 ≥50% 可作为区分收缩性和舒张性心力衰竭的较为精确的临界值。

大部分透析患者在开始 ESRD 治疗前超声心动图检查已有异常,因此有必要让所有患者在 ESRD 治疗前或开始治疗时行 M 型超声和二维超声检查。这既可作为患者心功能的基线值以后做比较,也可早期查出左心室疾病,从而为心脏受累的患者提供更适当的治疗方案。超声心动图还能检测出潜在可引起心力衰竭的心脏瓣膜病或心包积液。此外,医生可选择性地对有显著心肌功能不全的患者给予特殊的透析方案,如增加透析次数或延长透析时间,帮助患者避免症状性心力衰竭的发生。KDOQI 指南推荐有心血管疾病的慢性肾脏病患者每 3 年及临床病情有改变时行超声心动图检查。

左心室功能不全及心力衰竭的预后

基线时向心性左心室肥厚、左心室扩张而收缩功能正常、收缩功能不全与生存率下降密切相关,并独立于年龄、性别、糖尿病及缺血性心脏病。以上三种病变也与心力衰竭发生风险增高相关(图 17.2,图 17.3)。与不同类型左心室肥厚对患者的不良预后相同,透析患者左心室质量与心血管事件也密切相关。

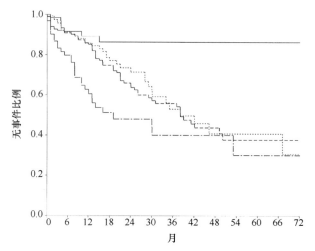

图 17.2　透析开始时左心室功能正常患者(—)、向心性左心室肥厚患者(——)、左心室舒张功能不全患者(— -)及左心室收缩功能不全患者(— - —)进展至心力衰竭的时间(Parfrey PS,Foley RN,Harnett JD,et al. Outcomes and risk factors for left ventricular disorders in chronic uraemia. *Nephrol Dial Tramsplant*,1996;11:1277-1285.)

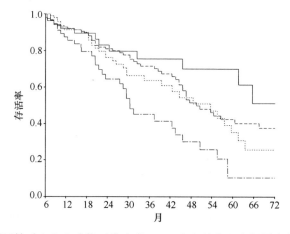

图 17.3　透析开始时左心室功能正常患者(—)、向心性左心室肥厚患者(——)、左心室舒张功能不全患者(— -)及左心室收缩功能不全患者(— - —)的存活率(Parfrey PS,Foley RN,Harnett JD,et al. Outcomes and risk factors for left ventricular disorders in chronic uraemia. *Nephrol Dial Tramsplant*,1996;11:1277-1285.)

　　透析患者发生症状性心力衰竭预后不佳。一项队列研究显示 ESRD 治疗前或开始治疗时有心衰的患者中位生存期为 36 个月,而基线无心衰患者为 62 个月。心衰对患者的不良预后独立于年龄、糖尿病和缺血性心脏病。基线期有心衰的患者中,随访期内有 56% 复发心衰,44% 未复发。复发患者中位生存期为 29 个月,明显短于未复发患者(45 个月)。最新 USRDS 登记数据分析显示新的血透患者发生心衰经治疗后 1 年内存活率为 68%。值得一提的是,心衰已被多次证实是死亡的独立危险因素,但缺血性心脏病,独立于年龄、糖尿病及心衰,却不是死亡的危险因素。这提示缺血性心脏病通过影响左心室泵功能使病情恶化。

左心室功能不全及心力衰竭的危险因素

心脏收缩功能不全、高龄、糖尿病和缺血性心脏病是 ESRD 治疗开始前或开始时发生心衰的独立预测因子。基线期无心衰的患者新发心衰的预测因子有高龄、收缩功能不全、贫血、低蛋白血症、高血压和左心室肥厚。另有许多其他的危险因素,有些是透析患者所特有的,都可以或可能导致左心室功能不全,包括动静脉瘘、二价离子代谢异常、慢性水钠潴留、氧化应激改变及慢性炎症反应。这些危险因素在左心室肥厚发病机制中的作用尚未完全阐明。

不可逆危险因素

糖尿病

非 ESRD 糖尿病患者似乎易患上一种特殊类型的心肌病。胶原蛋白糖基化可能导致胶原纤维交联,这可能是引起血管疾病和心肌功能不全的原因之一。此外,高血压糖尿病患者左心室肥厚的患病率高于高血压非糖尿病患者。

在普通人群和透析患者中,糖尿病是心力衰竭和冠状动脉疾病发病的独立危险因素。被诊断为心衰的血透患者中超过 50% 患有糖尿病。一些患有 ESRD 的糖尿病患者虽然冠状动脉正常,但左心室功能受损,很可能是由前文提及的糖尿病性心肌病所致。由于左心室功能不全的其他危险因素发病率都非常高,尤其是高血压,因此较难分析糖尿病致尿毒症患者左心室功能不全的机制。

一项队列研究观察了糖尿病对透析患者的影响,研究对象为开始透析治疗后至少存活 6 个月以上的透析患者,其中 15% 的患者患有胰岛素依赖型糖尿病,12% 患有非胰岛素依赖型糖尿病。在透析治疗开始时,糖尿病患者有临床症状的心脏病发病率明显高于非糖尿病患者。仅 11% 的糖尿病患者超声心动图指标在正常范围内,而非糖尿病患者中正常者占 25%;这一差别主要是由重度左心室肥厚患病率(34% 比 18%)所致。研究显示高龄、左心室肥厚、吸烟史、缺血性心脏病、心力衰竭和低白蛋白血症与死亡率独立相关。糖尿病是缺血性心脏病的重要危险因素但不是心力衰竭的危险因素,提示糖尿病患者在透析过程中心血管疾病的高患病率及高死亡率可能由缺血性疾病而非心肌病所致。超声心动图测得的左心室大小及功能是存活率的有效预测指标。接受透析治疗的糖尿病患者中,有左心室壁运动异常及左心室内径异常的患者平均生存期最短,仅 8 个月;死亡率与按冠脉解剖、左心室功能或临床表现等分组的任一亚组均不匹配。

缺血性心脏病

缺血性心脏病的危险因素及预后在本书其他章节有详细讨论。冠状动脉疾病在普通人群和透析患者中都是导致收缩和舒张功能不全的重要病因。左心室收缩功能受损的透析患者需评估是否患有冠状动脉疾病。

可逆危险因素

高血压

血透患者高血压患病率约 80%，腹透患者高血压患病率接近 50%。近期一项对 2500 多例血透患者进行的队列研究显示，86% 的患者收缩压高于 150 mmHg 或舒张压高于 85 mmHg；仅 30% 的患者血压得到控制，仍有 12% 的患者未进行抗高血压治疗。

一项队列研究观察了高血压对 261 例血透患者和 171 例腹透患者的影响。平均随访时间为 41 个月，患者每年复查 1 次超声心动图。患者在透析治疗期间平均动脉压为（101±11）mmHg。当校正了年龄、糖尿病、缺血性心脏病、血红蛋白和连续检测的人血白蛋白水平后，研究发现平均动脉压每升高 10 mmHg 与向心性左心室肥厚（OR = 1.48，P = 0.02）、缺血性心脏病（OR = 1.39，P = 0.05）及新发心衰（OR = 1.44，P = 0.007）独立相关。

在非肾衰竭患者中，随着血压的下降，左心室肥厚逐渐改善。虽然在 ESRD 患者中很有可能有相同的情况，但尚无直接证据来证实这一推测。London 等人对 153 例血透患者进行了纵向研究，在使用 EPO 部分纠正血透患者贫血的同时，研究血压下降对左心室大小的影响，平均随访时间为 54 个月。控制血压的第一步是使患者达到干体重，若此时患者血压仍未下降至目标值，则根据需要加用血管紧张素转换酶抑制剂（ACEI）、钙离子通道阻滞剂，然后是 α-受体阻滞剂控制血压。患者透析前血压从 169/90 mmHg 下降至 147/78 mmHg，血红蛋白由 8.7 g/L 升至 10.5 g/L，左心室质量指数从 174 g/m^2 下降至 162 g/m^2。左心室质量指数下降 10% 至全因死亡率的危险比为 0.78，心血管疾病死亡率的危险比为 0.72。研究者们总结血流动力学超负荷的改善可显著影响血透过程中左心室肥厚的自然进程，改善左心室肥厚，同时提高存活率。

最新的针对普通人群高血压的治疗指南不提倡对有、无左心室肥厚的患者采用不同的血压控制目标。透析患者血压的最佳目标值目前尚不明确。已多次发现透析患者低血压与高死亡率密切相关。低血压可能是心力衰竭（和/或其他合并疾病）发生的标志，这使对血压与死亡率相关性的分析复杂化。此假设在一项针对普通人群的研究中得到证实。虽然缺乏具体研究数据，但除非患者在透析时或透析后发生症状性低血压，血压控制指标应定为透析前 140/90 mmHg 或更低。要控制血压，首先要维持患者准确的干体重，若血压控制仍不满意，可加用抗高血压药物治疗。

贫血

大量的流行病学证据证实慢性肾衰竭患者长期贫血是心脏疾病的危险因素，在 CKD 患者和 ESRD 患者中，其与左心室扩张和左心室肥厚密切相关（血红蛋白每下降 10 g/L，慢性肾脏病患者左心室肥厚发生的相对危险度为 1.74，透析患者为 1.48）。长期贫血也是新发心衰和死亡的危险因素，但和新发缺血性心脏病无关。

许多观察性研究发现重组红细胞生成素可部分改善贫血，降低升高的左心室重量，改善血流动力学。但关于此作用的随机对照研究数据有限。

近年来，人们对纠正贫血后理想的血红蛋白靶目标值存在争议。美国有关正常血细胞比容的研究通过对存在缺血性心脏病或心力衰竭的血透患者进行观察，比较了将血红蛋提高至正常值及部分纠正贫血对患者的影响，主要观察终点为死亡或心肌梗死。由于高血红蛋白组患者死亡率上升，透析通路失功率增加，该研究在早期便提前终止。此后的一项随机研究对无症状性心脏疾病血透患者在接受红细胞生成素完全或部分纠正贫血治疗后的情况进行分析。患者被分为两组进行对比研究，一组患者存在左心室扩张，另一组患者患有心脏向心性肥厚。前组患者的平均左心室容量基线值较高，约 120 mg/m²，一小部分患者同时有收缩功能不全；血红蛋白纠正至正常值后扩大的左心室并没有缩小。后组患者血红蛋白正常化并未改善左心室肥厚，但有效地防止了左心室扩张的进展。

这些研究提示完全纠正贫血对已有心脏疾病的患者无益，当患者心脏疾病进展至严重左心室扩张或出现临床症状时，血红蛋白的正常化对改善患者病情无效。但在肾脏疾病（如 CKD）早期使患者血红蛋白升至正常值对患者是否有益尚不明了。一些小型非对照研究结果提示贫血的纠正与左心室肥厚的改善相关。但也有其他研究的结果与之相反，该研究纳入了 155 例 CKD 患者，随机将患者分为两组，使其目标血红蛋白值达 120～130 g/L 或 90～100 g/L。随访结束时（随访 2 年或开始透析时），两组患者左心室质量指数变化无明显差异。

虽然不少研究者提倡对 ESRD 患者实行个体化治疗，但目前为止尚无研究结果证实这一方案是否安全有效。当前应按照最新 NKF-KDOQI 指南对所有患者包括患有心脏疾病的患者进行纠正贫血治疗。这一指南推荐血红蛋白纠正低限为 11 g/dl，高限为 13 g/dl，这主要基于研究已证实患者血红蛋白浓度在 11～12 g/dl 可改善生活质量和运动耐受力，同时，目前没有证据提示完全纠正贫血能降低死亡率，并且可能有潜在的危害。

低白蛋白血症

低白蛋白是透析患者预后不良的强烈预测因子，与左心室扩张、新发心力衰竭和缺血性心脏病密切相关[56]，但此相关性的机制尚不清楚。低白蛋白可能是营养不良、透析不充分、维生素缺乏或慢性炎症状态的标志。目前尚无研究数据证实改善任一项上述因素对心脏功能的影响。

容量超负荷

水钠潴留导致血浆容量扩大。血透患者血容量也直接与左心室内径密切相关，且与透析间期体重的变化也相关。尽管如此，仍很难确认何为因何为果。在一些患者中水钠潴留很可能是已存在的收缩或舒张功能不全所致，而非导致心功能不全的原因。

使患者维持在理想的干体重状态可以将左心室扩大程度降至最小。值得一提的是，长期 CAPD 患者左心室肥厚比血透者更严重。这可能与显著的血容量扩张、高血压、低白蛋白血症相关。

钙、磷代谢异常

目前已有大量临床及实验室研究证实尿毒症相关甲状旁腺功能亢进的患者更易发生心肌病、左心室肥厚、左心室纤维化、动脉粥样硬化、心肌缺血和瓣膜及心脏钙化。登记的数据提示高磷血症及钙、磷乘积的升高是死亡的独立预测因子，尤其是冠心病死亡和猝死。

推荐适当饮食控制，并联合使用维生素 D 衍生物及磷结合剂，使血钙浓度达 8.4～

9.5 mg/dl,血磷浓度维持在 2.7~4.6 mg/dl,钙、磷乘积 55 mg/dl,全段甲状旁腺激素(PTH)浓度在 150~300 pg/ml 的靶目标值。不含钙和铝的磷结合剂的应用显著改变了 ESRD 患者的治疗方案。盐酸司维拉姆虽然价格昂贵但非常有效,这种磷结合剂不会导致高钙血症。近年来开始应用钙受体激动剂,目前正进行的一项临床研究观察应用钙受体激动剂治疗甲状旁腺功能亢进后是否能改善患者心血管预后。

瓣膜病

小部分透析患者可能发生获得性主动脉狭窄,继而引起向心性左心室肥厚。在多项研究中,有 28%~55% 的透析患者存在主动脉瓣钙化,3%~13% 的患者存在引起显著血流动力学改变的狭窄。有时患者病情进展非常快。甲状旁腺功能亢进、透析龄及钙磷乘积的升高可能是导致主动脉瓣钙化的主要原因。

终末期肾脏病治疗模式及治疗剂量

慢性肾衰竭患者肾功能下降与左心室扩大相关,但当病情进展至 ESRD 时,透析剂量对左心室肥厚的影响尚不明确。血液透析研究(HEMO)比较了普通推荐透析剂量及高透析剂量对心脏预后的影响。此研究共纳入 1846 例每周进行 3 次血透的患者,随机将患者分为标准剂量组(目标平衡 Kt/V 为 1.05)及高剂量组(目标平衡 Kt/V 为 1.45)。两组患者的主要观察终点(全因死亡率)和其余次要观察终点均无明显差异。

虽然一些间断性血透的患者因无法耐受透析过程中容量扩张而可能更适应腹透治疗,但没有证据表明任何一种治疗方式可以提高患者心脏疾病的预后。研究发现夜间血液透析可改善患者多项临床指标,包括血压及左心室肥厚的逆转。目前尚不清楚研究所观察到的心功能改善是否是由于高血压的改善、贫血的缓解或高透析剂量所致。

肾移植术无疑是 ESRD 患者最有效的治疗方法,移植术后可观察到尿毒症得到有效治疗后心功能变化情况。肾移植术后,向心性左心室肥厚和左心室扩张得到改善,最令人惊讶的是心脏收缩功能也有所提高。尚不明确纠正了哪些尿毒症时的危险因素使左心室收缩功能改善,但在肾移植术后高血压和动静脉瘘往往持续存在。

左心室功能不全和心力衰竭的治疗

超声心动图常可发现无症状性左心室功能不全。积极治疗危险因素,尤其是高血压、贫血、缺血性心脏病是预防发生进一步心肌功能不全的重要措施。定期超声心动图检查评估治疗措施是否有效是有限的,应仔细观察患者有无出现心衰的临床证据。

治疗任何症状性心力衰竭患者的起始步骤是仔细评估疾病的可逆诱因或加重因素,如心律失常、未控制的高血压和一些对心功能有副作用的药物(如大部分钙离子通道阻滞剂、抗心律失常药物或非甾体类抗炎药)。缺血性心脏病可能和心力衰竭相关,但该诊断常不明显,尤其是在无明显症状的糖尿病患者中。

当一些 CKD 患者出现常规治疗无法缓解的心衰症状时需开始透析治疗。ESRD 患者发生严重心力衰竭时常需血液滤过治疗缓解急性期症状,维持性透析治疗患者需仔细评估目标体重。在治疗心力衰竭时使患者真正达到干体重是非常重要的,但对一些患者来说这并非易事。治疗时应处理透析过程中低血压、透析间期体重过度增加及血流动力学活性药物的过量应用。发生难治性心衰时，可在超滤的同时采用右心导管直接监测右心压力，可更准确评估患者血容量状态。若心衰症状在患者干体重调整后仍未得到缓解，则心衰可能是可疑缺血性心脏病或瓣膜病的并发症，需行进一步检查确认。

虽然高血压伴心衰症状提示存在心脏肥厚性病变伴舒张功能不全，但临床上很难鉴别收缩与舒张功能不全。收缩功能不全和舒张功能不全可能同时存在，在同一患者中，当左心室疾病进展时，两者在疾病进展过程中的作用可能会改变。尽管如此，临床上则根据收缩或舒张功能不全两者何为主要矛盾来制定心衰的不同治疗方案。当超声心动图诊断主要为舒张性疾病时治疗方案可能改变，这一点将在后文中提到。因此，超声心动图是评估心衰患者病情时不可或缺的检查。

建议用于治疗左心室功能不全和心力衰竭的方法如图 17.4。

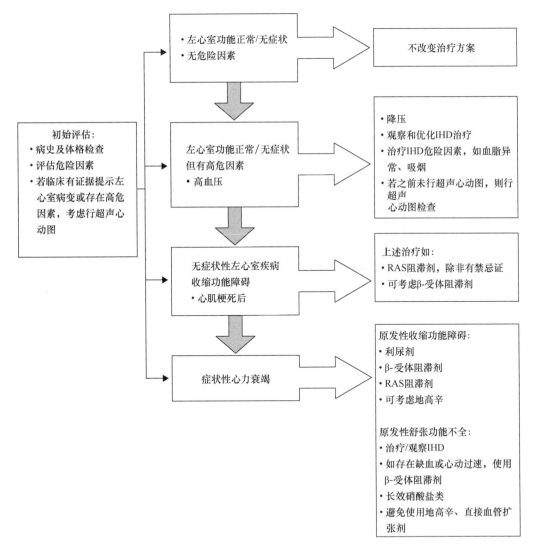

图 17.4　左心室功能不全及心力衰竭患者治疗步骤

IHD，缺血性心脏病；RAS，肾素-血管紧张素系统

药物治疗

控制高血压对无心衰的左心室肥厚患者有效,应积极控制患者血压。尽管研究证实多种药物均能逆转左心室肥厚,ACEI 类药物在独立于降低血压作用之外可改善左心室肥厚。

非肾衰竭患者发生收缩功能不全所致的症状性心衰时,常联合应用 RAS 阻滞剂、β-受体阻滞剂、利尿剂和(或)地高辛。

多项合理设计的研究证实 ACEI 可持续有效地缓解症状性心衰患者的临床症状,降低死亡率,提高生存率。这些研究排除患有严重慢性肾脏病的患者,目前尚无发表的研究来观察 ACEI 与透析患者临床预后的相关性。尽管如此,由于 ACEI 在普通人群中非常有效,很有可能对晚期 CKD 患者也有效。虽然 ACEI 类药物可能致透析患者发生高钾血症,但只要药物使用适量并密切监测血钾浓度,这类药物仍可以安全使用。最新指南推荐普通人群中,心肌梗死后左心室射血分数小于 40% 或无症状但左心室射血分数小于 35% 的患者可使用 ACEI 治疗。若无特殊禁忌证,推荐将此标准运用于透析患者的治疗。

近期研究数据提示在普通人群中血管紧张素受体阻滞剂(AT_1 阻滞剂)对症状性心力衰竭患者有效,尤其是无法耐受 ACEI 的患者。同样也没有对照研究观察此药对透析患者的疗效,但无法耐受 ACEI 的透析患者可选择 AT_1 阻滞剂替代 ACEI。尚没有证据显示 AT_1 阻滞剂的严重不良反应(包括高钾血症)较少。ACEI 与 AT_1 阻滞剂联合应用的临床获益尚不明确,在透析患者中也未曾做过此类研究,因此在两药联合应用时应十分谨慎。

β-受体阻滞剂是治疗左心室收缩功能不全的基本药物。研究证实应用卡维地洛、比索洛尔或美托洛尔控释片治疗轻中度充血性心力衰竭,可降低患者死亡率和(或)住院率。最新指南建议,普通人群中临床病情稳定且左心室射血分数小于 40% 的患者及存在轻中度心力衰竭症状的患者在使用基本治疗(如利尿剂、ACEI 及地高辛)的同时,可常规应用 β-受体阻滞剂。无症状但左心室射血分数小于 40% 的患者也可考虑选用这一治疗方案,但支持应用此治疗方案的证据仍不充分。尚不推荐 β-受体阻滞剂用于治疗症状严重的充血性心力衰竭患者。在少数对透析患者进行的随机试验中,Cice 等发现卡维地洛可降低扩张型心肌病患者 2 年死亡率(卡维地洛组 51.7%,对照组 73.2%,$P<0.01$)。卡维地洛亦可降低心血管疾病死亡率及住院率。这一随机试验与许多观察性研究均提示与普通人群推荐的使用方式相同,β-受体阻滞剂也可以安全应用于透析患者。β-受体阻滞剂的特殊禁忌证包括气道高反应性、窦房结功能障碍和心脏传导异常。同非透析患者一样,这类药物需从小剂量开始使用并在用药调整期密切观察患者临床情况。具有内在拟交感活性的 β-受体阻滞剂对心力衰竭患者有害,因此不适用。

袢利尿剂广泛应用于大部分心衰患者以维持容量平衡,但对透析患者几乎毫无作用。当肾小球滤过率(GFR)小于 30 ml/min 时噻嗪类利尿剂几乎无效,因此肾功能严重受损的患者不宜使用噻嗪类利尿剂。醛固酮拮抗剂对 ESRD 患者同样无效,与 RAS 阻滞剂和 β-受体阻滞剂同时应用时易致高钾血症。因此在此类患者中应避免使用这些药物。

地高辛治疗房颤及心衰非常有效。虽然地高辛不能提高患者生存率,但地高辛与基本治疗药物利尿剂及 ACEI 同时应用于左心室收缩功能不全的非尿毒症患者时,可减少并发症,提高运动耐量。对 CKD 患者进行随机试验的唯一数据来自于地高辛干预小组(DIG)研究的后期数据分析。DIG 研究数据显示,无论是肾功能正常者或是透析患者,对 GFR 水平不同的患者而言,地高辛的疗效并无显著差异。因此,地高辛可以应用于收缩功能不全的透析患者,但应注意根据肾损害程度不同需调整药物剂量。由于使用地高辛时低钾血症更易引发心律失常,因此应避免透析液中钾离子浓度过低;腹透患者应经常补充钾离子以维持血钾浓度在正常范围内。地高辛在增加心肌收缩力的同时可使心脏舒张功能受损更加严重,不宜用于原发性舒张功能不全的患者。

舒张功能不全的治疗方案尚未完全明确,一般较为注重病因治疗,包括积极控制高血压及治疗缺血性心脏病。长效硝酸酯类药物可能对部分患者有效,β-受体阻滞剂对缺血性心脏病和心动过速有效。舒张功能不全患者禁止使用地高辛和直接扩血管药物如派唑嗪、肼屈嗪或米诺地尔。

二、心律失常

普通人群中,左心室肥厚和冠心病患者心律失常发病风险明显增加。这些心脏疾病在透析患者中发病率非常高。除此以外,血清电解质浓度可影响心脏传导,血透时血钾、钙、镁和氢离子浓度往往异常或波动迅速。由于所有这些原因,透析患者心律失常较常见。

部分而非所有的关于血透患者的研究发现冠心病与心律失常高发病率密切相关。同样,ESRD 患者左心室肥厚与心律失常的关系无明确结论,尚不确定左心室肥厚是否为透析患者发生致死性心律失常(猝死)的原因。关于透析、不同透析液成分和透析方式对心脏节律紊乱的影响,目前的研究数据结论不一。部分研究结果显示在透析或透析结束时立即出现室性早搏的发生率非常高,在另一些研究中却未发现有差异。

对 ESRD 患者的横向研究显示,房性心律失常发病率为 68%~88%,室性心律失常发病率为 56%~76%,室性早搏的发病率为 14%~21%。高龄、先前存在的心脏病、左心室肥厚和洋地黄类药物治疗与心律失常的高发病率和严重程度密切相关。

24 h 动态心电监护仪监测 92 例血透患者的结果显示,大部分室性早搏为同源性室早且每小时少于 30 次,但有 27%的患者有较严重的室性心律失常,如多发性室早、室性偶联及室性心动过速。研究发现在 IHD 患者中严重的室性心律失常增加了心脏疾病死亡率及猝死的风险。然而透析方式、透析膜和透析缓冲液似乎对心律失常的发生没有直接影响。而无论何种透析方式,透析相关性低血压可能是导致严重室性心律失常的重要因素。

对 21 例腹膜透析患者的 24 h 动态心电监护也发现房性和/或室性早搏的高发性。腹透日和非腹透日发生期前收缩的类型和频率无显著差异。腹透可能与血透不同,其本身并不诱发或加重心律失常的发生。心律失常可能更反映了患者的年龄、潜在的缺血性心脏病或是与左心室肥厚相关。

一项研究观察了 27 例腹透和 27 例血透患者,结果发现 CAPD 患者发生严重心律失常的比例仅为 4%,而血透患者为 33%。两组患者的年龄、性别、治疗时间及慢性肾衰竭的病因均无差异。可能是由于腹透患者左心室肥厚发病率低,血压维持相对稳定,突发性低血压发生率及严重高钾血症发生率均低解释了为何 CAPD 患者发生严重心律失常的几率较低。

许多研究者担心血透患者使用地高辛治疗可能促使心率失常发生,尤其是在透析刚结束时,因为此时段低钾血症及相对的高钙血症都可能出现。Keller 等对 55 例患者进行的地高辛交叉研究发现,当患者服药时心律失常发生率并无升高。

考虑到透析患者心律失常发病率高,所有患者有必要在透析治疗开始时行 12 导联心电图检查。临床上,无论何种人群,应用药物治疗心律失常仍有争议。有些抗心律失常药物可增加猝死的危险性[104]。当患者肾衰竭时,药代动力学有所改变,血透本身也对抗心律失常药物浓度有极大的影响;透析患者使用药物治疗时,大部分药物都需显著调整用药剂量,而一些药物如普鲁卡因和多菲利特在透析患者中是完全禁用的[24]。总而言之,首先应治疗患者的基础心脏病,改善可能加重病情的因素如透析方案及尿毒症状态,之后可以考虑使用药物治疗。在治疗透析患者时,原则上应谨慎地使用抗心律失常药物。

三、透析相关性低血压

血透时血流动力学变化取决于液体清除量和液体清除速率,以及左心室功能不全存在与否及其性质。血透时液体的清除会导致血容量降低、射血分数和左心室内径下降,也可导致动脉血压下降。低血压引起交感神经系统正常的防御反应,引起外周血管收缩、全身血管阻力增加、心率加速从而使心输出量增加。若透析患者自主神经系统功能障碍,这一代偿机制可能无法起效。

基础心脏疾病影响透析低血压发生的本质目前尚不清楚。理论上来说,若患者存在左心室功能不全,无法使心输出量代偿性增加,则常可发生低血压[105]。如图17.5所示,舒张功能不全患者正常射血分数和压力的关系有相应变化。当血容量稍有减少时,舒张功能不全患者更易发生心输出量下降及低血压;相反,当血容量稍有增加时,这些患者更易发生心力衰竭[106,107]。

若液体清除过多过快,即使是自主神经系统功能正常、无心脏疾病的患者也会发生低血压。因此透析相关性低血压的发生是多因素的。透析相关性低血压不完全是容量状态改变所致,当液体清除量相同时,常规血透患者低血压发生率高于超滤患者。超滤过程中血浆渗透压相对比较稳定可能是一个主要因素。

防止低血压发生最重要的措施是给予患者精确的干体重处方。在每一个阶段认真做好临床评估,使

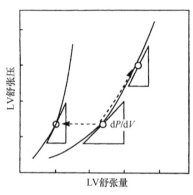

图 17.5 舒张期左心室顺应性特点。尿毒症时,左心室顺应性降低,压力-容量曲线左移(The effect of dialysis on left ventricular contractility. In: Parfrey PS, Harnett JD, eds. Cardiac dysfunction in chronic uremia. Boston: Kluwer Academic Publishers, 1992.)

患者体重逐渐下降仍是实现这一目标最常用的方法,而新技术如下腔静脉超声和生物电阻抗测定也开始广泛应用。在一些挑选出的患者中使用低温透析液或拟交感药物如米多君是有效的(详见第十九章)[108]。钠制式透析和降低超滤率可能对防止低血压有效,可以尝试使用[109]。总之,无论患者有无心脏病,防止和治疗低血压的方法是相同的。临床医生需注意患有潜在左心室功能不全,尤其是严重左心室肥厚的患者更易发生低血压。

四、总结

左心室功能不全和心力衰竭是 ESRD 患者的常见问题。患者可无任何临床症状,也可能发生心律失常或透析相关性低血压。ESRD 患者的最佳治疗方案仍在不断完善。在目前尚无具体研究数据的情况下,可参考普通患者的处理方案来治疗 ESRD 患者。处理目标是

治疗任何可逆病因,改善水钠平衡,纠正尿毒症性贫血。肾素-血管紧张素系统阻断剂是治疗的基本用药,也应考虑使用 β-受体阻滞剂。存在收缩功能不全的患者即使无房颤,使用地高辛治疗可能有效,但存在显著舒张功能不全的患者禁止使用地高辛。早期积极治疗危险因素,防止左心室功能不全的发生可能是减少并发症及降低死亡率的最佳方法。

(倪兆慧 译)

参 考 文 献

1. Foley RN, Parfrey PS, Sarnak MJ. Epidemiology of cardiovascular disease in chronic renal disease. *J Am Soc Nephrol* 1998;9(Suppl 12):S16–S23.
2. USRDS. *USRDS 2007 Annual data report: atlas of chronic kidney disease and end-stage renal disease in the United States*, Bethesda: National Institutes of Health, National Institute of Diabetes and Digestive and Kidney Diseases.
3. Canadian Institute for Health Information. *2007 annual report—treatment of end-stage organ failure in Canada 1996 to 2005*. Ottawa: CIHI, 2007.
4. Foley RN, et al. The prognostic importance of left ventricular geometry in uremic cardiomyopathy. *J Am Soc Nephrol* 1995;5(12):2024–2031.
5. Churchill DN, et al. Canadian Hemodialysis Morbidity Study. *Am J Kidney Dis* 1992;19(3):214–234.
6. London GM, Parfrey PS. Cardiac disease in chronic uremia: pathogenesis. *Adv Ren Replace Ther* 1997;4(3):194–211.
7. Grossman W, Jones D, McLaurin LP. Wall stress and patterns of hypertrophy in the human left ventricle. *J Clin Invest* 1975;56(1):56–64.
8. Grossman W. Cardiac hypertrophy: useful adaptation or pathologic process? *Am J Med* 1980;69(4):576–584.
9. Rozich JD, et al. Dialysis-induced alterations in left ventricular filling: mechanisms and clinical significance. *Am J Kidney Dis* 1991;17(3):277–285.
10. Hoffman JI. Transmural myocardial perfusion. *Prog Cardiovasc Dis* 1987;29(6):429–464.
11. Amann K, Ritz E. Cardiac disease in chronic uremia: pathophysiology. *Adv Ren Replace Ther* 1997;4(3):212–224.
12. London GM, et al. Cardiac and arterial interactions in end-stage renal disease. *Kidney Int* 1996;50(2):600–608.
13. London GM, Drueke TB. Atherosclerosis and arteriosclerosis in chronic renal failure. *Kidney Int* 1997;51(6):1678–1695.
14. Massry SG, Smogorzewski M. Mechanisms through which parathyroid hormone mediates its deleterious effects on organ function in uremia. *Semin Nephrol* 1994;14(3):219–231.
15. Rigatto C, Singal P. Oxidative stress in uremia: impact on cardiac disease in dialysis patients. *Semin Dial* 1999;12:91.
16. Parfrey PS, et al. Outcome and risk factors for left ventricular disorders in chronic uraemia. *Nephrol Dial Transplant* 1996;11(7):1277–1285.
17. Pombo JF, Troy BL, Russell RO Jr. Left ventricular volumes and ejection fraction by echocardiography. *Circulation* 1971;43(4):480–490.
18. Devereux RB, Roman MJ. Ultrasonic techniques for the evaluation of hypertension. *Curr Opin Nephrol Hypertens* 1994;3(6):644–651.
19. Harnett JD, et al. The reliability and validity of echocardiographic measurement of left ventricular mass index in hemodialysis patients. *Nephron* 1993;65(2):212–214.
20. Levy D, et al. Echocardiographic criteria for left ventricular hypertrophy: the Framingham Heart Study. *Am J Cardiol* 1987;59(9):956–960.
21. Zoccali C, et al. Prognostic impact of the indexation of left ventricular mass in patients undergoing dialysis. *J Am Soc Nephrol* 2001;12(12):2768–2774.
22. Murphy SW. Diastolic dysfunction. *Curr Treat Options Cardiovasc Med* 2004;6(1):61–68.
23. Zile MR. Heart failure with preserved ejection fraction: is this diastolic heart failure? *J Am Coll Cardiol* 2003;41(9):1519–1522.
24. National Kidney Foundation. K/DOQI clinical practice guidelines for cardiovascular disease in dialysis patients. *Am J Kidney Dis* 2005;45(4 Suppl 3):S1–153.
25. Foley RN, et al. Clinical and echocardiographic disease in patients starting end-stage renal disease therapy. *Kidney Int* 1995;47(1):186–192.
26. Zoccali C, et al. Prognostic value of echocardiographic indicators of left ventricular systolic function in asymptomatic dialysis patients. *J Am Soc Nephrol* 2004;15(4):1029–1037.
27. Harnett JD, et al. Congestive heart failure in dialysis patients: prevalence, incidence, prognosis and risk factors. *Kidney Int* 1995;47(3):884–890.
28. Galderisi M, et al. Echocardiographic evidence for the existence of a distinct diabetic cardiomyopathy: the Framingham Heart Study. *Am J Cardiol* 1991;68(1):85–89.
29. Grossman E, Messerli FH. Diabetic and hypertensive heart disease. *Ann Intern Med* 1996;125(4):304–310.
30. Brownlee M, Cerami A, Vlassara H. Advanced glycosylation end products in tissue and the biochemical basis of diabetic complications. *N Engl J Med* 1988;318(20):1315–1321.
31. van Hoeven KH, Factor SM. A comparison of the pathological spectrum of hypertensive, diabetic, and hypertensive-diabetic heart disease. *Circulation* 1990;82(3):848–855.
32. Greaves SC, et al. Determinants of left ventricular hypertrophy and systolic dysfunction in chronic renal failure. *Am J Kidney Dis* 1994;24(5):768–776.
33. Kannel WB, McGee DL. Diabetes and cardiovascular disease. The Framingham Study. *JAMA* 1979;241(19):2035–2038.
34. Foley RN, et al. Cardiac disease in diabetic end-stage renal disease. *Diabetologia* 1997;40(11):1307–1312.
35. Weinrauch LA, et al. Usefulness of left ventricular size and function in predicting survival in chronic dialysis patients with diabetes mellitus. *Am J Cardiol* 1992;70(3):300–303.
36. Saxon LA, et al. Predicting death from progressive heart failure secondary to ischemic or idiopathic dilated cardiomyopathy. *Am J Cardiol* 1993;72(1):62–65.
37. Mailloux LU, Levey AS. Hypertension in patients with chronic renal disease. *Am J Kidney Dis* 1998;32(5 Suppl 3):S120–S141.
38. Agarwal R, et al. Prevalence, treatment, and control of hypertension in chronic hemodialysis patients in the United States. *Am J Med* 2003;115(4):291–297.
39. Foley RN, et al. Impact of hypertension on cardiomyopathy, morbidity and mortality in end-stage renal disease. *Kidney Int* 1996;49(5):1379–1385.
40. London GM, et al. Alterations of left ventricular hypertrophy in and survival of patients receiving hemodialysis: follow-up of an interventional study. *J Am Soc Nephrol* 2001;12(12):2759–2767.
41. Chobanian AV, et al. The seventh report of the Joint National Committee on Prevention, Detection, Evaluation, and Treatment of High Blood Pressure: the JNC 7 report. *JAMA* 2003;289(19):2560–2572.
42. Khan NA, et al. The 2007 Canadian Hypertension Education Program recommendations for the management of hypertension: part 2—therapy. *Can J Cardiol* 2007;23(7):539–550.
43. Zager PG, et al. Medical Directors of Dialysis Clinic, Inc. "U" curve association of blood pressure and mortality in hemodialysis patients. *Kidney Int* 1998;54(2):561–569.

44. Lowrie EG, Lew NL. Commonly measured laboratory variables in hemodialysis patients: relationships among them and to death risk. *Semin Nephrol* 1992;12(3):276–283.

45. Boutitie F, et al. J-shaped relationship between blood pressure and mortality in hypertensive patients: new insights from a meta-analysis of individual-patient data. *Ann Intern Med* 2002;136(6):438–448.

46. Foley RN, et al. The impact of anemia on cardiomyopathy, morbidity, and mortality in end-stage renal disease. *Am J Kidney Dis* 1996;28(1):53–61.

47. Martinez-Vea A, et al. Long-term myocardial effects of correction of anemia with recombinant human erythropoietin in aged patients on hemodialysis. *Am J Kidney Dis* 1992;19(4):353–357.

48. Fellner SK, et al. Cardiovascular consequences of correction of the anemia of renal failure with erythropoietin. *Kidney Int* 1993; 44(6):1309–1315.

49. Foley RN. Do we know the correct hemoglobin target for anemic patients with chronic kidney disease? *Clin J Am Soc Nephrol* 2006; 1(4):678–684.

50. Besarab A, et al. The effects of normal as compared with low hematocrit values in patients with cardiac disease who are receiving hemodialysis and epoetin. *N Engl J Med* 1998;339(9):584–590.

51. Foley RN, et al. Effect of hemoglobin levels in hemodialysis patients with asymptomatic cardiomyopathy. *Kidney Int* 2000;58(3): 1325–1335.

52. Hayashi T, et al. Cardiovascular effect of normalizing the hematocrit level during erythropoietin therapy in predialysis patients with chronic renal failure. *Am J Kidney Dis* 2000;35(2):250–256.

53. Portoles J, et al. Cardiovascular effects of recombinant human erythropoietin in predialysis patients. *Am J Kidney Dis* 1997;29(4):541–548.

54. Roger SD, et al. Effects of early and late intervention with epoetin alpha on left ventricular mass among patients with chronic kidney disease (stage 3 or 4): results of a randomized clinical trial. *J Am Soc Nephrol* 2004;15(1):148–156.

55. National Kidney Foundation. K/DOQI clinical practice guidelines and clinical practice recommendations for anemia in chronic kidney disease. *Am J Kidney Dis* 2006;47(5 Suppl 3):S11–145.

56. Foley RN, et al. Hypoalbuminemia, cardiac morbidity, and mortality in end-stage renal disease. *J Am Soc Nephrol* 1996;7(5):728–736.

57. Chaignon M, et al. Effect of hemodialysis on blood volume distribution and cardiac output. *Hypertension* 1981;3(3):327–332.

58. London GM, et al. Cardiovascular function in hemodialysis patients. *Adv Nephrol Necker Hosp* 1991;20:249–273.

59. Enia G, et al. Long-term CAPD patients are volume expanded and display more severe left ventricular hypertrophy than hemodialysis patients. *Nephrol Dial Transplant* 2001;16(7):1459–1464.

60. Rostand SG, Drueke TB. Parathyroid hormone, vitamin D, and cardiovascular disease in chronic renal failure. *Kidney Int* 1999; 56(2):383–392.

61. Abdelfatah AB, et al. Determinants of mean arterial pressure and pulse pressure in chronic hemodialysis patients. *J Hum Hypertens* 2001; 15(11):775–779.

62. Klassen PS, et al. Association between pulse pressure and mortality in patients undergoing maintenance hemodialysis. *JAMA* 2002;287(12): 1548–1555.

63. Block GA, et al. Association of serum phosphorus and calcium x phosphate product with mortality risk in chronic hemodialysis patients: a national study. *Am J Kidney Dis* 1998;31(4):607–617.

64. Ganesh SK, et al. Association of elevated serum PO4, Ca x PO4 product, and parathyroid hormone with cardiac mortality risk in chronic hemodialysis patients. *J Am Soc Nephrol* 2001;12(10):2131–2138.

65. National Kidney Foundation. K/DOQI clinical practice guidelines for bone metabolism and disease in chronic kidney disease. *Am J Kidney Dis* 2003;42(4 Suppl 3):S1–S201.

66. Chertow GM, et al. Evaluation of Cinacalcet Therapy to Lower Cardiovascular Events (EVOLVE): rationale and design overview. *Clin J Am Soc Nephrol* 2007;2(5):898–905.

67. Raine AE. Acquired aortic stenosis in dialysis patients. *Nephron* 1994; 68(2):159–168.

68. Rufino, M, et al. Heart valve calcification and calcium x phosphorus product in hemodialysis patients: analysis of optimum values for its prevention. *Kidney Int Suppl* 2003;63(Suppl 85):S115–S118.

69. Eknoyan G, et al. Effect of dialysis dose and membrane flux in maintenance hemodialysis. *N Engl J Med* 2002;347(25):2010–2019.

70. Chan CT, et al. Regression of left ventricular hypertrophy after conversion to nocturnal hemodialysis. *Kidney Int* 2002;61(6):2235–2239.

71. Chan C, et al. Improvement in ejection fraction by nocturnal hemodialysis in end-stage renal failure patients with coexisting heart failure. *Nephrol Dial Transplant* 2002;17(8):1518–1521.

72. Parfrey PS, et al. Impact of renal transplantation on uremic cardiomyopathy. *Transplantation* 1995;60(9):908–914.

73. Cruickshank JM, et al. Reversibility of left ventricular hypertrophy by differing types of antihypertensive therapy. *J Hum Hypertens* 1992;6(2): 85–90.

74. Garg R, Yusuf S. Overview of randomized trials of angiotensin-converting enzyme inhibitors on mortality and morbidity in patients with heart failure. Collaborative Group on ACE Inhibitor Trials. *JAMA* 1995;273(18):1450–1456.

75. Hunt SA, et al. ACC/AHA 2005 guideline update for the diagnosis and management of chronic heart failure in the adult: a report of the American College of Cardiology/American Heart Association task force on practice guidelines (Writing Committee to update the 2001 guidelines for the evaluation and management of heart failure): developed in collaboration with the American College of Chest Physicians and the International Society for Heart and Lung Transplantation: endorsed by the Heart Rhythm Society. *Circulation* 2005;112(12):e154–e235.

76. Arnold JM, et al. Canadian Cardiovascular Society consensus conference recommendations on heart failure 2006: diagnosis and management. *Can J Cardiol* 2006;22(1):23–45.

77. Young JB, et al. Mortality and morbidity reduction with Candesartan in patients with chronic heart failure and left ventricular systolic dysfunction: results of the CHARM low-left ventricular ejection fraction trials. *Circulation* 2004;110(17):2618–2626.

78. Cohn JN, Tognoni G. A randomized trial of the angiotensin-receptor blocker valsartan in chronic heart failure. *N Engl J Med* 2001;345(23): 1667–1675.

79. CIBIS-II Investigators and Committees. The Cardiac Insufficiency Bisoprolol Study II (CIBIS-II): a randomised trial. *Lancet* 1999; 353(9146):9–13.

80. MERIT-HF Study Group. Effect of metoprolol CR/XL in chronic heart failure: Metoprolol CR/XL Randomised Intervention Trial in Congestive Heart Failure (MERIT-HF). *Lancet* 1999;353(9169):2001–2007.

81. Hjalmarson A, et al. MERIT-HF Study Group. Effects of controlled-release metoprolol on total mortality, hospitalizations, and well-being in patients with heart failure: the Metoprolol CR/XL Randomized Intervention Trial in congestive heart failure (MERIT-HF). *JAMA* 2000;283(10):1295–1302.

82. Packer M, et al. U.S. Carvedilol Heart Failure Study Group. The effect of carvedilol on morbidity and mortality in patients with chronic heart failure. *N Engl J Med* 1996;334(21):1349–1355.

83. Cice G, et al. Carvedilol increases two-year survival in dialysis patients with dilated cardiomyopathy: a prospective, placebo-controlled trial. *J Am Coll Cardiol* 2003;41(9):1438–1444.

84. Cice G, et al. Dilated cardiomyopathy in dialysis patients-beneficial effects of carvedilol: a double-blind, placebo-controlled trial. *J Am Coll Cardiol* 2001;37(2):407–411.

85. Beizer JL. Rates of hyperkalemia after publication of the Randomized Aldactone Evaluation Study. *Consult Pharm* 2005;20(2):148–149.

86. The Digitalis Investigation Group. The effect of digoxin on mortality and morbidity in patients with heart failure. *N Engl J Med* 1997;336(8): 525–533.

87. Young JB, et al. Superiority of "triple" drug therapy in heart failure: insights from the PROVED and RADIANCE trials. Prospective Randomized Study of ventricular function and efficacy of digoxin. Randomized assessment of digoxin and inhibitors of angiotensin-converting enzyme. *J Am Coll Cardiol* 1998;32(3):686–692.

88. Shlipak MG, et al. Renal function, digoxin therapy, and heart failure outcomes: evidence from the digoxin intervention group trial. *J Am Soc Nephrol* 2004;15(8):2195–2203.

89. Blumberg A, et al. Cardiac arrhythmias in patients on maintenance hemodialysis. *Nephron* 1983;33(2):91–95.

90. D'Elia JA, et al. Application of the ambulatory 24-hour electrocardiogram in the prediction of cardiac death in dialysis patients. *Arch Intern Med* 1988;148(11):2381–2385.

91. Wizemann V, et al. Cardiac arrhythmias in patients on maintenance hemodialysis: causes and management. *Contrib Nephrol* 1986;52: 42–53.

92. Gruppo Emodialisi e Patologie Cardiovasculari. Multicentre, cross-sectional study of ventricular arrhythmias in chronically hemodialysed patients. *Lancet* 1988;2(8606):305–309.

93. Kimura K, et al. Cardiac arrhythmias in hemodialysis patients. A study of incidence and contributory factors. *Nephron* 1989;53(3):201–207.

94. Niwa A, et al. Echocardiographic and Holter findings in 321 uremic patients on maintenance hemodialysis. *Jpn Heart J* 1985;26(3): 403–411.

95. Sforzini S, et al. Gruppo Emodialisi e Patologie Cardiovascolari. Ventricular arrhythmias and four-year mortality in hemodialysis patients. *Lancet* 1992;339(8787):212–213.

96. Wizemann V, et al. Dialysis-induced cardiac arrhythmias: fact or fiction? Importance of preexisting cardiac disease in the induction of arrhythmias during renal replacement therapy. *Nephron* 1985;39(4): 356–360.

97. Quellhorst E, Scheunemann B, Hildebrand U. Hemofiltration—an improved method of treatment for chronic renal failure. *Contrib Nephrol* 1985;44:194–211.

98. Peer G, et al. Cardiac arrhythmia during chronic ambulatory peritoneal dialysis. *Nephron* 1987;45(3):192–195.

99. McLenachan JM, Dargie HJ. Ventricular arrhythmias in hypertensive left ventricular hypertrophy. Relationship to coronary artery disease, left ventricular dysfunction, and myocardial fibrosis. *Am J Hypertens* 1990;3(10):735–740.

100. Canziani ME, et al. Risk factors for the occurrence of cardiac arrhythmias in patients on continuous ambulatory peritoneal dialysis. *Perit Dial Int* 1993;13(Suppl 2):S409–S411.

101. Tzamaloukas AH, Avasthi PS. Temporal profile of serum potassium concentration in nondiabetic and diabetic outpatients on chronic dialysis. *Am J Nephrol* 1987;7(2):101–109.

102. Morrison G, et al. Mechanism and prevention of cardiac arrhythmias in chronic hemodialysis patients. *Kidney Int* 1980;17(6):811–819.

103. Keller F, et al. Effect of digitoxin on cardiac arrhythmias in hemodialysis patients. *Klin Wochenschr* 1987;65(22):1081–1086.

104. Ruskin JN. The Cardiac Arrhythmia Suppression Trial (CAST). *N Engl J Med* 1989;321(6):386–388.

105. de Simone G. Left ventricular geometry and hypotension in end-stage renal disease: a mechanical perspective. *J Am Soc Nephrol* 2003;14(10): 2421–2427.

106. Henrich WL. Hemodynamic instability during hemodialysis. *Kidney Int* 1986;30(4):605–612.

107. Keshaviah P, Shapiro FL. A critical examination of dialysis-induced hypotension. *Am J Kidney Dis* 1982;2(2):290–301.

108. Perazella MA. Pharmacologic options available to treat symptomatic intradialytic hypotension. *Am J Kidney Dis* 2001;38(4 Suppl 4): S26–S36.

109. Mann H, Stiller S. Sodium modeling. *Kidney Int Suppl* 2000;76: S79–S88.

第十八章 终末期肾脏病患者的冠状动脉疾病

WajehY. Qunibi，William L. Henrich，L David Hillis

终末期肾脏病（ESRD）患者的年死亡率较高（约 20%），其中动脉粥样硬化性心血管（cardiovascular，CV）疾病是死亡的主要原因，至少占了所有死因的一半以上[1,2]。Foley 等的研究显示透析患者的死亡风险较年龄和性别匹配的普通人群高 2~100 倍，这个差异在年轻人群中尤为显著[2]（图 18.1）。简单而言，一个 30 岁的透析患者的死亡风险相当于一个 80 岁的普通人。冠状动脉疾病（coronary artery disease，CAD）被指出是 ESRD 患者的首要死因[1]。发生心肌梗死的透析患者有较高的相关死亡率和较差的长期预后：在心肌梗死后的 5 年内，其第 1 年的心源性死亡率为 41%，第 2 年为 52%，第 5 年为 70%[3]（图 18.2）。ESRD 患者的高 CAD 负荷促使美国心脏协会和美国肾脏基金会提出，慢性肾脏病（CKD）患者是随后发生 CV 事件的"最高危人群"[4,5]。

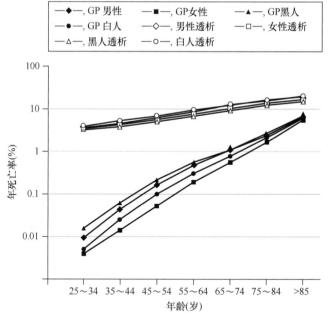

图 18.1 普通人群[美国国家卫生统计中心（national center for health statistics，NCHS）]与透析人群[美国肾脏病数据系统（United States renal data system，USRDS）]心血管死亡率的比较。数据根据年龄、性别、种族分层（Sarnak MJ，Levey AS. Epidemiology of cardiac disease in dialysis patients. *Semin Dial*，1999；12：69-76.）

由于一些原因,ESRD 患者有较高的动脉粥样硬化性 CAD 发病率。首先,在过去的10 到 20 年中,初始透析患者的平均年龄稳步上升,目前透析患者的年龄(中位数)已达65 岁[1],这些高龄 ESRD 人群心源性死亡率最高[6]。与此同时,即使年轻的血透患者也有较高的心血管死亡率:在 20 至 44 岁的 ESRD 患者中,心血管死亡率大约为 40/1000 人·年[6]。有趣的是,ESRD 所有年龄段人群的心血管死亡率都是相似的[7](图 18.3),因此一些学者提出,在这些患者中动脉粥样硬化是加速发生的[8]。其次,在美国,糖尿病是 ESRD 的首要病因[1]。心血管疾病几乎占糖尿病患者死因的 75%,几乎都是 CAD 引起的[9]。一项新近的研究显示,83% 的没有心

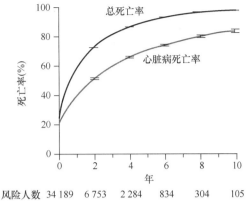

图 18.2　透析人群中心肌梗死后累积死亡率估计(Herzog CA, et al. Poor long-term survival after acute myocardial infarction among patients on long-term dialysis. *N Engl J Med*,1998;339:799-805.)

血管症状或心脏史的糖尿病初始透析患者有显著 CAD[10]。许多糖尿病及其导致 ESRD 的患者在初始透析时便有明显的动脉粥样硬化,所以许多患者在开始血透不久便表现出缺血性心脏病、外周血管疾病、缺血性肠病或脑血管事件[11]。因此,糖尿病伴发 ESRD 患者有非常高的心血管死亡风险已不足为奇。

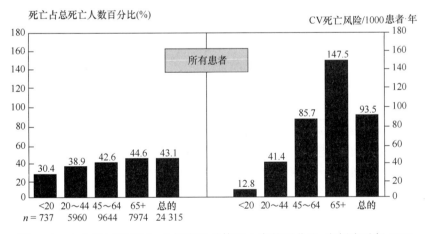

图 18.3　心血管(CV)死亡,左侧表示总体死亡率的百分比,右侧表示每 1000 位患者中存在风险的人数(Held P,Levin N,Port F. Cardiac disease in chronic uremia:An overview. In:Parfrey PS,Harnett JD,eds. Cardiac dysfunction in chronic uremia. Boston:Kluwer Academic Publishers,1992:3-17.)

一、ESRD 患者动脉粥样硬化的发病机制

早在 25 年前 Lindner 等[8]首先提出 ESRD 可通过某些途径加速动脉粥样硬化发生的假

设,他报道西雅图的透析人群有较高的心肌梗死发病率。在 39 例接受血透治疗的患者中,平均透析龄为 6.5 年,有 23 人(59%)死亡,其中 14 人死于动脉粥样硬化的并发症(8 人发生心肌梗死,3 人发生脑血管意外,3 人发生难治性充血性心力衰竭)。在这些患者中,这些并发症的发生率比同年龄段非 ESRD 的普通和高血压人群高出多倍。后续的尸检和血管造影证实,透析患者动脉粥样硬化性 CAD 的发病率高于年龄匹配的肾功能正常人群。例如,Ansari 等在透析患者的尸检中发现 60% 的患者至少有 1 支心外膜冠状动脉管腔直径发生超过 50% 的狭窄,86% 的患者发生至少一定程度的动脉粥样硬化性 CAD。

表 18.1 CKD 患者心血管疾病的危险因素

传统危险因素	尿毒症相关危险因素
高龄	尿毒症毒素
男性	高磷血症
高血压	钙磷乘积增高
糖尿病	透析龄
吸烟	高同型半胱氨酸血症
高低密度脂蛋白水平	贫血
低高密度脂蛋白水平	营养不良
体力活动减少	慢性炎症
冠心病家族史	氧化应激
	交感兴奋

更多近期的研究提示维持性透析患者动脉粥样硬化的高发率是由一系列传统的和尿毒症相关危险因素导致的(表 18.1)。维持性血透本身是否可促进动脉粥样硬化的进展(例如,暴露于生物不相容的透析膜和/或污染的透析液等)尚未证实。长期的研究结果显示透析龄与心血管事件发生无相关性,如果透析本身能促进动脉粥样硬化,我们预期会得到阳性结果。在透析患者中,许多 CAD 的 Framinghan 危险因素发生率较高。一项纳入 1041 例透析患者与普通人群(来自美国国家健康与营养调查数据库)的横断面研究显示 ESRD 患者糖尿病(54%)、高血压(96%)、有心电图证据的左心室肥厚(22%)、运动耐量受限(80%)和高脂血症(36%)的发生率较高,在校正了种族、性别和动脉粥样硬化性血管疾病后,这些因素在 ESRD 患者中仍然更为普遍。在 CKD 患者中,除了传统危险因素发生率增加以外,一些尿毒症相关危险因素也在 CAD 发生中起了一定作用,包括高磷血症、氧化应激、炎症和高同型半胱氨酸血症等。最后,新发现的危险因素可能导致 ESRD 患者的动脉粥样硬化,例如内源性 NO 合成酶抑制剂——不对称二甲基精氨酸的积聚,可引起 NO 合成减少。

其甚至在进入透析前,随着肾小球滤过率(GFR)的下降,动脉粥样硬化性 CAD 的发生率呈上升趋势。在最近一项入选了 100 多万患者的里程碑式的研究中,Go 等人发现在 GFR 小于 60 ml/(min·1.73m^2)的患者中,经年龄校正后的 CV 事件(例如心肌梗死、脑卒中、心力衰竭和周围血管疾病)发生率显著增加。在校正了一些潜在的混杂因素后,相对较低的 eGFR 仍然是预后不良的独立预测因素,而这一相关性与是否患有糖尿病无关。CKD 和存在 CAD 的患者是随后发生 CV 并发症和死亡的最高危人群,大约有 46% 的 eGFR 小于 45 ml/(min·1.73m^2)的患者在随访的 3 年内死亡。这些结果可能解释了初始透析患者发生急性心肌梗死的风险较高;一项研究发现,29% 的心肌梗死发生在初始透析后的 1 年内,而 52% 发生在 2 年内。

ESRD 患者发生动脉粥样硬化的危险因素

高血压

高血压在 ESRD 患者中十分常见,它被认为是这一人群发生动脉粥样硬化的主要危险因素。在美国 69 家透析中心的 2535 例血透患者中,高血压(定义为在透析前收缩压大于 150 mmHg 或舒张压大于 85 mmHg,或使用降压药物)的发病率为 86%。在大部分透析患者中,血压以收缩压升高为主(因为动脉僵硬),而脉压增大(也是动脉僵硬的反应)也很常见。在这些患者中,收缩压较脉压或舒张压与 CV 死亡风险增高的相关性更密切。有趣的是,收缩压与透析患者死亡率呈"U"形关系,即过高或过低的收缩压都会导致死亡率增高。

在透析开始前,高血压常在 CKD 病程中持续好几年。在大约半数的 ESRD 患者中,血压控制得非常不理想,除非应用十分强力的透析处方与降压治疗。在大部分透析患者中,长期血压控制不佳是动脉粥样硬化性 CAD 风险增加的重要促进因素。高血压引起的张力和剪应力增加可导致内皮细胞损伤和激活,反过来,这可促进血管活性和生长调节因子的分泌,促发了一系列细胞的相互作用,最终引起动脉粥样硬化发生和发展(图 18.4)。

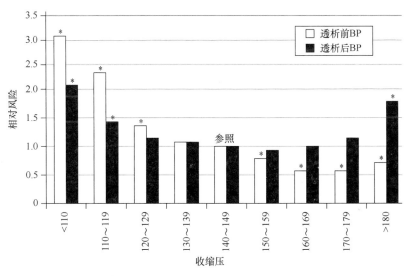

图 18.4 血液透析患者死亡风险与收缩压的关系(Sarnak MJ, Levey AS, Schoolwerth AC, et al. Kidney disease as a risk factor for the development of cardiovascular disease. A statement from the American Heart Association Counsils on Kidney in cardiovascular Disease, High Blood Pressure Research, Clinical Cardiology, and Epidemiology and Prevention. *Hypertension*, 2003;42;1050-1065.)

高血压控制不佳不仅是动脉粥样硬化的重要危险因素,而且和复杂性室性心律失常的发生可能性增加相关,高血压引起的左心室质量指数升高可增加心律失常的患病率与病死率,而左心室质量指数降低(可通过增高血细胞比容、有效的降压治疗、交感神经阻滞或血容量控制等方法达到)可减少 ESRD 患者的并发症和死亡率也不足为奇。有趣的是,有报道提出传统血透转为夜间每日血透可诱导左心室肥厚的逆转。

糖尿病

在美国,糖尿病是 ESRD 的首要病因(占所有病因的 40% 以上),它是透析患者发生缺血性心脏病、心力衰竭和全因死亡的独立危险因素。糖尿病合并肾病患者的 CAD 发生率较不合并肾脏病患者高 8~15 倍,而且,ESRD 合并糖尿病患者的心血管死亡率是年龄匹配的非糖尿病患者的 2 倍。在冠状动脉造影作为肾移植前常规检查的糖尿病患者中,25% ~50%

的患者有明显 CAD。等待肾移植的糖尿病患者 CAD 发生率在 45 岁以上人群中特别高。而且,这些患者在冠状动脉介入治疗后的长期预后较无糖尿病患者差。

尽管事实上所有关于 CAD 的研究都把"明显"冠状动脉粥样硬化定义为血管管腔直径狭窄大于 50%～70%,但是管腔直径狭窄的程度和急性冠状动脉事件(不稳定型心绞痛、心肌梗死或心源性猝死)的发生率并不匹配。Ambrose 和 Little 等提出动脉粥样硬化性冠状动脉狭窄的程度往往并不能预测完全或不完全性血栓性冠状动脉闭塞的风险,因为许多急性缺血性事件是由狭窄并不明显的冠状动脉血栓性闭塞引起的。

血糖控制可改善糖尿病血透患者的存活率。两项关于日本糖尿病透析患者的研究显示血糖控制不佳的患者有较高的死亡风险,而且在非糖尿病患者中,即使轻微血糖升高其生存率亦下降。简而言之,有效的血糖控制是透析患者生存的重要决定因素。不幸的是,ESRD 患者糖化血红蛋白的监测较普通人群来说并不可靠,这是由于与氨甲酰血红蛋白的竞争或红细胞生存期降低的缘故。糖尿病透析患者检测糖化血红蛋白指标可低估患者的血糖控制水平,而糖化白蛋白可提供更准确的评估。因此,糖化白蛋白水平可能比糖化血红蛋白更适合作为评估血透患者长期血糖控制情况的指标。

表 18.2 ESRD 患者的脂质代谢异常

血清三酰甘油及三酰甘油残基浓度增高

波动的血清总胆固醇浓度

高密度脂蛋白胆固醇水平下降

极低密度、中密度、低密度和高密度脂蛋白水平增高

极低密度脂蛋白胆固醇水平增高

极低密度、低密度和高密度脂蛋白的载脂蛋白 E 水平增高

血清脂蛋白(A)水平增高

高脂血症

ESRD 患者往往存在血脂代谢异常,通常表现为血清三酰甘油和富含三酰甘油的脂蛋白,例如极低密度脂蛋白(VLDL)水平增高和高密度脂蛋白胆固醇水平降低(表 18.2)。ESRD 患者血脂代谢紊乱(定义为至少一项血脂指标的异常)的发生率约 67%。腹膜透析似乎较血液透析更倾向于导致动脉粥样硬化性血脂。肾衰竭的病因似乎并不影响特定的脂代谢异常,最常见的脂代谢异常是高三酰甘油合并正常低密度脂蛋白水平,这出现在 50%～75% 的血透患者中。这是由于获得性的脂蛋白脂肪酶和肝源性三酰甘油脂肪酶缺乏导致血清三酰甘油降解减少引起的。ESRD 患者中,脂蛋白脂肪酶激动剂——ApoCⅡ减少,而脂蛋白脂肪酶抑制剂——ApoCⅢ增高。意料之外的研究发现,低水平的总胆固醇和低密度脂蛋白胆固醇与透析患者低生存率相关。最近发表的数据提示这个反常的结果是由于合并全身炎症反应和营养不良导致的(图 18.5)。许多 ESRD 患者血清高密度脂蛋白水平明显降低,可能是由于其合成和转运障碍所致。例如,Rapoport 等报道透析患者的平均 HDL 水平仅为 26 mg/dl,较普通人群的平均 52 mg/dl 显著降低。

由于高三酰甘油血症与 ESRD 患者的 CAD 发生仅有较弱的相关性,因此可能有其他更复杂的血脂异常在促进动脉粥样硬化中起重要作用。脂蛋白酯酶和肝源性三酰甘油酯酶的缺乏延缓了三酰甘油的水解,导致肠源性和肝源性三酰甘油残余物的蓄积,从而引起 VLDL、中间密度脂蛋白和 LDL 内三酰甘油含量水平升高。ApoA-Ⅳ 和 ApoB-48 在正常人空腹血清中缺失,而存在于 ESRD 患者血清中,血管内皮长期暴露于这些脂蛋白残余物可促进动脉粥样硬化的形成。ESRD 患者 VLDL 胆固醇水平增高,而 HDL 胆固醇水平降低,这种富含胆固醇类型的 VLDL 称为 β-VLDL(因为其电泳特性),它可能较 VLDL 更倾向于引起动脉

粥样硬化的形成。另外,ESRD 患者 VLDL 中的 ApoE 增高,这可能引起 VLDL 通过 ApoB 和 ApoE 受体与 LDL 产生交互作用。最后,ESRD 患者的脂蛋白 a[Lp(a)]水平增高,这与肾衰竭的病因无关。以上所有因素,联合 HDL 降低等抗动脉粥样硬化防御机制的缺乏可能导致动脉粥样硬化的发展。

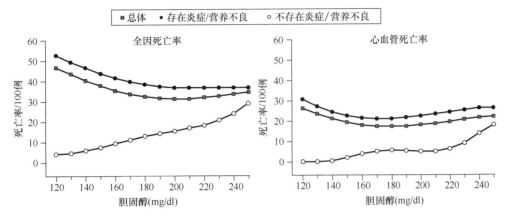

图 18.5　3 年全因死亡率和心血管死亡率的估计(根据胆固醇水平分层)(Liu Y,Coresh J,Eustace JA,et al. Association between cholesterol level and mortality in dialysis patients:role of inflammation and malnutrition. JAMA,2004;291:451-459.)

高同型半胱氨酸血症

同型半胱氨酸是一种含硫的氨基酸,它在蛋氨酸降解时产生,可氧化成二硫化同型半胱氨酸或同型半胱氨酸与二硫化同型半胱氨酸的混合物。普通人群的动脉粥样硬化性 CV 疾病和高同型半胱氨酸血症相关联,它可使内皮功能受损,促进低密度脂质氧化,增加脂质的吸收及增强单核细胞与内皮细胞的黏附,激活炎症,刺激血管平滑肌细胞的增生和血栓形成。一项将近 15 000 名男医生参与的长达 5 年的前瞻性研究发现血清同型半胱氨酸水平增高的人群比正常人群发生心肌梗死的风险高 3.4 倍。最近一项关于普通人群的涉及 16 项队列研究的荟萃分析提示同型半胱氨酸水平与冠状动脉事件持续相关。

CKD 或 ESRD 患者血清同型半胱氨酸水平较普通人群增高,和非 CKD 或 ESRD 患者相比,血清同型半胱氨酸水平增加使得这些患者罹患动脉粥样硬化的风险增加 100 多倍。ESRD 患者血清同型半胱氨酸水平增高的原因目前尚未阐明,正常的肾脏代谢丧失可能导致维生素 B 抵抗的高同型半胱氨酸血症。针对大鼠的研究提示肾脏排泄同型半胱氨酸,随着肾功能减退,血清同型半胱氨酸水平增高。其实,同型半胱氨酸的平均清除半衰期在普通人群中是 3.5 h,而在 ESRD 患者中增高至 11 h。尽管成功的肾移植可使同型半胱氨酸水平下降 23%~33%,但高同型半胱氨酸血症在肾移植后可持续存在。

透析患者同型半胱氨酸水平升高的意义目前存在争议。一些研究提示,血清同型半胱氨酸水平增高在 ESRD 及普通人群中都与动脉粥样硬化性 CAD 及由此产生的心血管事件风险增高相关,血清同型半胱氨酸水平在 10 mmol/L 基础上每升高 5 mmol/L,CAD 风险即增高 60%~80%。Massy 等对 73 例透析患者随访了平均 17 个月,其中 16 例发生 CV 事件,其空腹血清同型半胱氨酸水平较未发生 CV 事件的患者显著增高。高同型半胱氨酸水平可使致命性 CV 事件的风险增加 7 倍,非致命性 CV 事件风险增加 3.5 倍。

通常 ESRD 患者高同型半胱氨酸血症的治疗是无效的。大约 2/3 的血清同型半胱氨酸水平高于 15 mmol/L 的透析患者在服用叶酸 15 mg/d 后仍持续存在高同型半胱氨酸血症,甚至服用大剂量维生素后导致血同型半胱氨酸水平下降至一些研究中提到的 2 倍,患者仍不能得到生存率方面的受益。

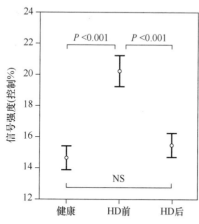

图 18.6 含有健康、透析(HD)前和透析后人群血清的反应混合物电子自旋共振(electron spin resonance,ESR)信号强度的比较。圆圈表示平均数,线条表示标准差。透析前人群血清反应混合物的 ESR 信号比健康人群(非配对检验,P<0.001,n 分别为 19 和 23)或透析后人群(配对 t 检验,P<0.001,n = 19)强,透析后人群血清反应混合物的 ESR 信号强度与健康人群之间没有统计学差异(Baynes JW, Thorpe SR. Glycoxidation and lipidoxidation in atherogenesis. *Free Biol Med*,2000;28:1708-1716.)

氧化应激

Glavind 等在 1952 年发现了氧化应激与动脉粥样硬化的相关性,其本质是由于活性氧簇与氮簇产生,以及抗氧化剂防御机制失衡导致的。氧化应激,伴或不伴内皮功能障碍在透析患者中普遍存在,这可导致 CV 疾病的发生。一些报道强调了氧化应激在尿毒症患者中的重要意义。虽然一些研究显示,非肾衰竭患者摄入大量 β 胡萝卜素和维生素 E 后致命性的心血管事件发生减少,然而 ESRD 患者的随机研究并未发现补充抗氧化饮食后其致命心血管事件发生率降低。尽管如此,维生素 E 仍可能减缓 ESRD 患者动脉粥样硬化的进展,抗氧化剂和降脂联合治疗可改善内皮依赖的血管活性。

外源性因素也是引起 ESRD 患者氧化活性增加的原因。使用生物不相容的透析膜(纤维膜)可显著激活粒细胞释放过氧化氢增加,活性氧簇增加和激活的粒细胞与内皮细胞紧密结合可损伤内皮细胞。慢性持续地暴露于纤维膜可促进脂质的过氧化,从而导致氧化型 LDL 的生成。纤维膜的使用可通过补体依赖或补体不依赖途径增加活性氧簇的生成。除了外源性因素之外,血透患者存在维生素 C 和维生素 E 等内源性抗氧化因子水平降低。另一方面,Nagasi 等发现 HD 可显著改善患者的抗氧化能力使其与普通人群相当(图 18.6)。简而言之,ESRD 患者表现为体内清除氧化产物能力下降,而透析可改善这一能力。在这方面,两项 HD 患者抗氧化剂(N-乙酰半胱氨酸和维生素 E)的随机研究显示接受抗氧化剂治疗可降低患者的 CV 事件风险。由于这些研究规模较小,需要更进一步的研究证实其结果。

晚期糖基化终末产物

晚期糖基化终末产物(AGE)是由糖和蛋白质、肽类和氨基酸等的氨基群产生一系列复杂的非酶促反应形成的。在 ESRD 患者中其血清浓度较普通人群高 10 倍。它们不能被透析清除。接受透析的非糖尿病患者的 AGE 水平甚至比糖尿病非尿毒症未透析患者更高。AGE 水平增高一方面是由于氧化或羰基应激导致 AGE 生成增加,另一方面是由于肾脏排泄和透析器清除 AGE 减少。有力证据提示 AGE 复合物参与了大部分糖尿病血管并发症的产生。从这点来说,高水平的 AGE 可抑制 NO 生成,从而减少血管舒张,这可导致血压增高及脑卒中和缺血性心血管事件风险增加。

一部分 AGE 还可修饰脂质活性分子,尤其是 LDL-C,它可导致动脉粥样硬化的形成。Palinski 等根据动物实验数据提示 AGE 存在于动脉粥样硬化病变中。根据所有这些机制,我们有理由相信 AGE 可能促进 ESRD 患者动脉粥样硬化的形成。AGE 通过促进 ESRD 患者的氧化应激,这与这些人群的 CV 疾病的高发有关。

氧化型低密度脂蛋白

如前所述,透析患者由于氧自由基生成引起的氧化应激增加,LDL 的氧化在体内产生,可引起内皮细胞的损伤和凋亡,从而导致动脉粥样硬化的发展。细胞脂氧合酶和活性氧簇可诱导 LDL 的氧化,引起脂肪酸结构的化学重组和断裂,从而导致乙醛和酮类的生成。这种改变可帮助单核细胞识别氧化型 LDL,单核细胞在内皮下空间扮演“清道夫”的角色,摄入氧化型 LDL 的清道夫细胞内胆固醇浓度逐渐增高,形成泡沫细胞,是动脉粥样硬化的基础。白细胞与内皮细胞互相作用通过单核细胞趋化作用进一步促进动脉粥样硬化的形成。再者,氧化型 LDL 可直接导致内皮细胞损伤。一个新的奇妙的发现是 LDL 的氧化可在体内产生并生成抗原表位,这使 Salonen 等提出针对氧化型 LDL 的自身抗体形成可能参与了动脉粥样硬化的进展。其他反应,例如 LDL 的氨甲酰化,可使 ESRD 患者体内 LDL 的清除改变,从而影响“清道夫”途径。尿素氮水平增高可引起氰酸盐和脂蛋白赖氨酸残基的凝结,导致其清除下降和致病性增高。

氧化型 LDL 存在于慢性透析患者中,ESRD 患者血浆脂质过氧化氢产物增加。其实,慢性透析患者体内氧化型 LDL 水平较健康对照组高 8 倍。简而言之,ESRD 透析患者氧化型 LDL 水平增高,这在加速性动脉粥样硬化的进展中起重要作用。

脂蛋白(a)

脂蛋白(a)[Lipoprotein(a),Lp(a)]是一种 LDL 样的脂蛋白,包含一个与 LDL 分子共价结合的 ApoA,Lp(a)与普通人群和 ESRD 患者的动脉粥样硬化形成相关。CKD 患者血浆 Lp(a)水平受 GFR 影响很大。存在大的 ApoA 亚型(非小的亚型)患者在 CKD 病程早期便有血浆 Lp(a)浓度上升。这种血浆 Lp(a)的特异性亚型增加在 HD 患者也被发现。HD 患者伴随的营养不良与炎症和增高的血浆 Lp(a)水平相关。Lp(a)导致动脉粥样硬化形成可能与它和 ApoB 结合,而后被巨噬细胞摄取形成泡沫细胞有关。Lp(a)在动脉粥样硬化斑块中聚积,而后发生氧化等进一步变化,参与了动脉粥样硬化的形成。另外,Lp(a)可抑制前纤维蛋白溶酶活性,刺激血管平滑肌细胞增殖,两者都能进一步促进动脉粥样硬化斑块的形成。ESRD 患者血清 Lp(a)浓度较健康对照组高 2~3 倍,大部分是由于肾脏分解代谢 Lp(a)减少导致的。某些 Lp(a)表型尤其能导致动脉粥样硬化形成,例如,Lp(a)的低分子量表型可增加 ESRD 患者动脉粥样硬化的风险。在肾移植成功后,存在大 ApoA 亚型的 HD 患者血浆 Lp(a)水平下降。

营养不良-炎症复合体综合征

蛋白-能量营养不良和炎症,被称为营养不良-炎症复合体综合征(malnutrition inflammation complex syndrome, MICS),是透析患者死亡的有力预测因子。低白蛋白血症是 MICS 的可靠指标,它在透析患者中普遍存在,与透析患者预后不良包括 CV 死亡密切相关。一项研究发现,人血白蛋白水平在 3.8 g/dl 以上与生存率改善相关,然而人血白蛋白的持续下降与患者 CV 死亡增高相关,这独立于人口学、临床或其他实验室指标。营养不良可能参与了动脉粥样硬化的形成,因为慢性透析患者中低人血白蛋白与高 Lp(a) 浓度存在负相关。营养不良是否可改变血管反应性尚不明确,但 Ritz 等提出营养不良患者体内 NO 生成减少。尽管低蛋白血症引起 CV 风险增高的潜在机制尚未阐明,但白蛋白可作为一种氧化产物的"清道夫",因此低蛋白血症可导致患者倾向于发生动脉粥样硬化。Koch 等人在糖尿病 ESRD 患者中发现皮褶厚度降低与死亡率增高具有相关性。此外,较低的基线体脂比例及持续的脂肪丢失与透析患者死亡率增高独立相关,在校正了人口学资料和肌肉质量、炎症指标后,相关性仍存在。同时,炎症也和 HD 患者 CV 风险增高、CV 死亡率增加相关。大约半数 HD 患者存在急性期反应激活,表现为 C 反应蛋白(C-reactive protein, CRP)和血清淀粉样蛋白 A 水平增高。另外,HD 患者存在动脉粥样硬化风险谱的一些改变,例如 Lp(a)、纤维蛋白原水平增高和 HDL、ApoA-I 浓度降低等,至少部分归因于急性期反应的激活。最后,急性期反应主要的介质——血浆 IL-6 的水平在 ESRD 患者中增高,其被认为是临床预后的有力预测指标。尽管高血压、肥胖、胰岛素抵抗、液体超负荷和持续的感染等与 IL-6 水平升高相关,然而透析相关的因素,例如透析膜和透析液的生物不相容性也能刺激其产生。

心血管钙化

尿毒症相关因素,如高磷血症、钙磷乘积增高和甲状旁腺激素(PTH)浓度增高被发现与透析患者 CV 死亡率增高相关,这些异常的矿物质代谢通过促进 CV 钙化的发生和发展来增加 CV 事件风险。研究证实 ESRD 患者 CV 钙化进程加快。事实上,HD 患者冠状动脉的影像学检查显示严重钙化的粥样硬化斑块。冠状动脉钙化(CAC)是动脉粥样硬化斑块的一个组成部分,它是有症状性患者及无症状性患者发生 CAD 终点事件的独立预测因子。通过电子束计算机断层扫描(EBCT)检测 CAC 可帮助评估无症状性的 ESRD 患者。一些研究通过这个检测方法显示 HD 患者,甚至那些年轻患者 CAC 发生率高。除了 CAC,钙磷乘积增高的 HD 患者动脉僵硬度及大血管钙化显著增加。

CKD 患者 CAC 的发病机制尚未阐明,然而最近的 3 项研究使我们对钙化的本质及参与其发病机制的因素有了更深的理解。第一,CV 钙化不是被动的现象,而是一个与骨质形成相似的主动并高度调控的过程,往往继骨桥蛋白等骨基质蛋白在动脉中膜沉积之后便是钙、磷等的沉积。很明显,许多因素可促进钙化形成,而另一些因素抑制钙化。第二,透析患者广泛的钙化是由动脉粥样硬化的传统危险因素、慢性炎症及尿毒症相关危险因素(尤其是矿物质代谢紊乱)协同作用引起的。第三,大约 20% 的透析患者不存在血管钙化,这提示了钙化抑制因子起了重要作用。

尽管 CV 钙化可引起心肌梗死、致死性心律失常和充血性心力衰竭等从而增加 ESRD 患者的死亡风险,然而减少或减缓冠状动脉钙化进程是否能降低透析患者 CV 事件发生率尚不得知。迄今为止并没有治疗 HD 患者 CV 钙化的有效措施,然而两项随机研究发现司维拉姆(一种不含钙的磷结合剂)较含钙的磷结合剂(CBPB)可使 CAC 的进程更慢。两项研究都发现使用司维拉姆治疗的患者较使用 CBPB 治疗的患者 LDL 下降至更低水平。另外,研究也发现 CAC 评分变化与总胆固醇和 LDL 胆固醇水平显著相关,而与 CBPB 治疗患者中钙元素总量无相关性。LDL 水平不同可在一定程度上解释患者 CAC 进展速度不一。HMG-CoA 抑制剂(他汀类)的应用(被证明可治疗动脉粥样硬化性 CAD),可延缓 CAC 的进展。研究发现,在普通人群中应用他汀类药物降低 LDL 水平可延缓或甚至停止 CAC 进程。

评估 HD 患者应用他汀类药物降低 LDL 水平对 CAC 进程影响的研究至今尚未报道。然而,乙酸钙 Renagel 评估(calcium acetate renagel evaluation,CARE-2)研究,作为唯一一项评估 HD 患者同时应用 CBPB 和他汀类药物影响 CAC 进程的前瞻性随机研究,目前已报道其结果。在这一研究中,我们比较了应用乙酸钙和司维拉姆治疗的患者各自的 CAC 进展率。两组患者在应用阿托伐他汀后 LDL 水平均下降至 70 mg/dl。应用乙酸钙和司维拉姆的两组其 CAC 进程无显著差异(图 18.7)。尽管非常有效地降低了 LDL 水平,我们在两组患者中发现 CAC 快速进展,这提示其他因素也参与了钙化的进程。在这一方面,最近有报道磷结合剂的应用对患者预后影响。透析患者临床预后再访(dialysis clinical outcomes revisited,DCOR)研究随机入选了 2103 例患者,首先提出司维拉姆可改善 65 岁以上患者的生存率,然而最终的数据分析发现应用 CBPB 和司维拉姆治疗的 HD 患者达到首要或次要终点(分别为全因和心血管死亡率)的几率没有显著差异。

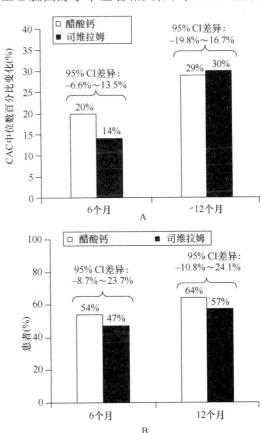

图 18.7　A. 经司维拉姆或乙酸钙治疗 6 个月和 12 个月的患者发生 CAC 的平均比例与基线值的比较。两组间(乙酸钙组和司维拉姆组)平均比例变化差异的 95% 置信区间。B. 6 个月和 12 个月后冠状动脉钙化分数有进展或无进展者的比例。有进展定义为冠状动脉钙化分数较基线水平增高大于 15%(Qunibi WY, Moustafa M, Kessler P, et al. CARE-2 Study Investigators. A one year randomized trial of calcium acetate versus sevelamer on progression of coronary artery calcification in hemodialysis patients with comparable lipid control. The Calcium Acetate Renagel Evaluation-2 Study. *Am J Kidney Dis*, 2008;51:952-965.)

二、ESRD 患者 CAD 的临床表现

心肌缺血是由心肌氧分的供需不平衡引起的,最常见的是在一支或多支冠状动脉存在粥样硬化性狭窄的基础上,暂时氧供需求增多时发生,较少情况下也可在一过性原发性心肌供氧不足时发生,例如冠状动脉痉挛或在心肌供氧正常(但高于正常)时发生需氧增高(例如,可发生在严重的主动脉狭窄、持续的室上性或室性心动过速,或严重的持续性全身性动脉高压)。

心肌缺血往往在压力增高、情绪激动或 HD 发生典型心绞痛时被诊断,体力消耗或情绪激动会加促心肌需氧量的三个主要决定因素(心率、左室壁张力和心脏收缩力)。HD 可通过引起低血压、减少冠状动脉血流量和心肌氧供,或通过引起心动过速和/或心脏收缩力增强,而增加心肌需氧量、促进心肌缺血发生。因此,HD 过程中有时发生心绞痛并不奇怪。

尽管胸痛、体检异常、ECG 改变等普通人群心肌缺血的主要特征可发生在 ESRD 患者中,然而这些患者的表现往往不典型。例如,许多 ESRD 患者存在基础 ECG 的 ST-T 波异常,这使 ECG 缺血诊断困难或甚至无法诊断。透析患者发生急性冠状动脉事件时往往无不适主诉,这种无痛性的缺血表现为当患者无胸痛时:①刺激试验或动态心电图监测时发现的缺血性 ST 段改变;②放射核医学铊显像发现的可逆性心肌灌注异常;③超声心动图发现的可逆节段性室壁运动异常。尽管这种无痛性缺血的发病机制尚未明确,但已有学者提出三种可能的机理。首先,某些患者存在变异的神经通路,所以不能感受心肌缺血的疼痛。心脏移植受者由于外科原因,其心脏无神经支配,以及糖尿病患者普遍存在神经病变,这两类人群尤其可能发生这种情况。其次,存在无痛性心肌缺血的患者可能疼痛阈值异常增高,因此不能感受到普通人群能感受的疼痛刺激。最后,缺血持续时间和严重程度的不同可能解释了为什么某些人发生时无疼痛感。因为胸痛是心肌缺血相对较晚的表现,短时间的发作可能影响心肌舒缩,引起灌注和 ECG 异常,但是可在胸痛发作前消失。

无痛性心肌缺血的发生有助于判断预后。在无心脏病史的无症状性发作患者中,无痛性缺血提示随后的心血管事件风险增高,例如心绞痛、心肌梗死或者心源性猝死。无痛性缺血患者和疼痛性缺血,或有心肌梗死既往史的患者,较未发生无痛性缺血的患者预后更差(例如发生心肌梗死,需行冠状动脉血管重建,或心因性死亡)。尽管治疗疼痛性缺血的药物也对无痛性缺血有效,但药物性或非药物性治疗手段总体上对预后的影响仍未知。

三、ESRD 患者 CAD 的诊断

在病情稳定的 ESRD 患者中,心绞痛、血容量无明显变化的肺水肿、原因不明的低血压或运动耐量的显著下降等情况的发生提示我们需观察是否存在 CAD。因为透析患者大部分的死亡原因是 CV 疾病,两个重要假设的提出为这些患者 CAD 的筛查提供了证据。第一,透析患者发生阻塞性 CAD 的几率较高,甚至可存在于无心绞痛发生的情况下。在最近的一项关于稳定的无症状性血透患者的队列研究中,41% 的患者存在阻塞性 CAD,将近 30% 的患者至少一支冠状动脉的近端存在狭窄。第二,有假设提出早期积极对无症状性 CAD 患者进行干预,可预防心肌梗死和心源性死亡的发生。

　　临床实践指南推荐根据患者预计的 CAD 风险来决定是否施行冠状动脉造影或无创性检查。新透析患者例行冠状动脉造影检查可作为提高高危患者检测率和治疗的方法。在等待移植的糖尿病 ESRD 患者中，症状性或无症状性动脉粥样硬化性 CAD 与移植物失功和死亡率增高相关。Philipson 等在 53 例患糖尿病的移植候选者中实行了冠状动脉造影检查，其中 20 例（38%）存在重大的 CAD，在平均 1 年的随访中，CAD 患者的死亡率为 44%，而无 CAD 患者的死亡率仅为 5%。根据这些数据，有心绞痛或既往心肌梗死证据的移植候选人需行冠状动脉造影作为移植前的常规评估，如果检测结果有广泛的 CAD 存在并拒绝行血管重建，可取消移植手术。

　　无心绞痛或 CAD 症状不典型的 ESRD 患者，由于其中很多人存在 CAD（尤其是糖尿病患者），因此治疗比较困难。例如，Winrauch 等报道 41% 等待移植的无症状性糖尿病 ESRD 患者存在重大的 CAD，其 2 年生存率仅为 22%，而无 CAD 患者的生存率为 88%。Braun 等也发现了相似的结果，另外他也发现左室收缩性能下降与 CV 预后不良相关。存在糖尿病 ESRD、外周血管疾病或既往心肌梗死史的患者是 CAD、主要冠状动脉不良事件或两者同时发生的高风险人群，因此其往往需行冠状动脉造影，而其他 ESRD 患者并无行冠状动脉造影的依据。因此，无创的心血管风险分层可代替例行诊断性造影成为更适合的诊治手段。

　　迄今为止的证据提示心脏特异的生物标志物的血清浓度[例如肌钙蛋白 T（troponin T，TnT）]增高可为 ESRD 患者提供诊断和预后信息。KDOQI 发表的透析患者心血管疾病临床实践指南建议将血清肌钙蛋白作为 ESRD 患者心血管风险分层的指标。血清 TnT 和 TnI 水平在透析患者中往往增高，这些生物标志物的浓度升高对这些人群随后的死亡发生有预测作用。Zoccali 和 deFilippi 等的数据提示 TnT 水平大于 0.07～0.10 ng/ml 的 ESRD 患者，其潜在的 CAD 发生及相关的不良事件发生风险较高。其他研究发现，在较大范围的不同肾功能水平的患者中，心脏 TnT 浓度有助于预测短期预后。除了心脏 TnT 浓度和动脉粥样硬化性 CAD 的相关性之外，TnT 水平升高与透析患者的左心室质量增加也有相关性。

　　ESRD 患者 CAD 的高风险至少部分是由慢性炎症介导的。血清炎症指标，例如 CRP、脑钠肽（BNP）和内源性 NO 合成酶抑制剂 ADMA 等在 ESRD 患者中增高，这提示其存在 CV 高风险。CRP 水平增高似乎和 ESRD 患者预后不良相关。另外，血浆 IL-6 水平可能在预测 HD 患者 CV 死亡率方面有帮助。最近 Pisa 等发表的一项研究，入选了 757 例意大利 HD 患者，前瞻性随访了 30 个月，发现 CRP 和前炎症细胞因子均升高的患者 CV 死亡和全因死亡率增高。另外，血清 BNP 及其无活性的 N 端片段（Nt-proBNP）增高均提示了心肌的脆弱性，预示这些患者的 CV 事件风险增高。最后，Zoccali 等提出 ESRD 患者血浆 ADMA 水平增高与透析患者死亡风险增高 52%，以及 CV 事件风险增高 34% 相关。

肾移植候选人中 CAD 的筛查

　　由于大部分肾移植受者缺血性心血管事件的发生与先前存在 CAD 有关，并在移植的前几个月发生，因此 CAD 的筛查是移植前评估的重要组成部分。由于冠状动脉造影价格不菲、有创且有一定风险，因此它不是所有待移植 ESRD 患者的理想筛查方式，在其潜在不良反应中，造影剂相关的肾毒性可造成有部分残肾功能患者进一步的肾损伤。因此，冠状动脉造影的施行应局限于可能存在重大 CAD 且可受益于血管重建的患者。根据美国移植协会建议，糖尿病、既往缺血性心脏病史、ECG 异常或年龄大于 50 岁等是 CAD 的高危人群，需行无创的负荷试验,若结果异常,则行冠状动脉造影。有典型心绞痛、既往心肌梗死史(根据病史或 ECG 表现)或充血性心力衰竭史的患者是高危人群,需行心导管检查评估左心室收缩功能及是否存在严重 CAD。其他用于诊断 CAD 的无创检查列于表 18.3 中。

表 18.3　ESRD 患者 CAD 无创检测方式的敏感性和特异性

	无肾脏病敏感性(%)	特异性(%)	有肾脏病敏感性(%)	特异性(%)
心电图	50~85	85	数据不足	数据不足
铊-201	82	91	76	62
潘生丁负荷试验	79	76	37~86	73~79
腺苷酸-铊	83	76	数据不足	数据不足
超声心动图	76~84	95	数据不足	数据不足
多巴酚丁胺负荷超声心动图	72~89	85~95	69~96	95
潘生丁负荷超声心动图	52~60	95	数据不足	数据不足

有充血性心力衰竭的患者是高危人群,因为有 CAD 及伴发的左心室收缩功能下降的患者预后不佳且可受益于血管重建。即使在成功肾移植后,左心室收缩功能下降仍是心血管患病率和死亡率的持续危险因素。ESRD 和可能存在 CAD 患者的建议治疗措施列于图 18.8中。

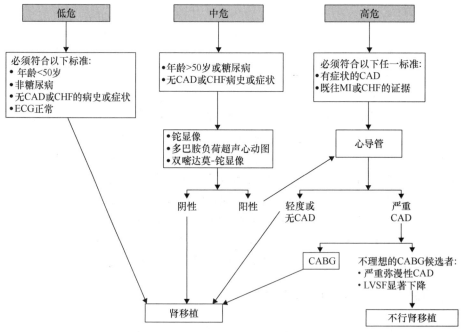

图 18.8　ESRD 拟行肾移植患者的治疗措施。CAD,冠心病;CHF,充血性心力衰竭;ECG,心电图;CABG,冠脉旁路移植术;LVSF,左心室收缩功能(DeLemos JA, Hillis LD. Diagnosis and management of coronary artery disease in patients with end-stage renal disease on hemodialysis. *J Am Soc Nephrol*,1996;7:2044-2054.)

一些研究者试着采用一种快速、价廉、无创的筛查措施,使低危患者可在术前不行 CV 评估的情况下安全施行肾移植。Le 等前瞻性研究了 196 例连续的肾移植候选者,他通过以下 5 个风险变量进行危险分层:胰岛素依赖的糖尿病、年龄大于 50 岁、心绞痛史、充血性心力衰竭史和 ECG 异常。如果患者无以上危险因素则列为低危,若有任何 1 个则为高危。平均随访将近 4 年,95 例高危患者的心血管死亡率为 17%,而 94 例低危患者心血管死亡率仅为 1%。

其他研究者在糖尿病 ESRD 患者中也应用了相似的筛查方法。最近的一项回顾性研究分析了 97 例无症状性 1 型和 2 型糖尿病肾脏和肾-胰移植候选者的心脏导管术数据,结果显示 33% 的 1 型糖尿病和 48% 的 2 型糖尿病患者存在重大 CAD,多元 Logistic 回归分析显示 BMI>25、高龄和吸烟与 CAD 相关。其中 30% 的非裔美国人较白种人的风险低 71%($P=0.03$)。Manske 等人回顾性研究了糖尿病移植患者中与 CAD 相关的一些临床变量:年龄大于 45 岁、大于 5 包·年的吸烟史、大于 25 年糖尿病史及静息 ECG 有非特异性 ST-T 波异常。一项小样本的前瞻性研究发现这些变量在诊断动脉造影阳性 CAD 中的敏感性为 97%,特异性为 96%。另外,他们推断无以上危险因素且年龄小于 45 岁的糖尿病患者可在省略术前 CV 评估的情况下安全度过肾移植手术。

大部分肾移植候选者有中等 CAD 风险,即风险不高也不低,这包括无 CAD 症状的老年患者、既往心肌梗死或充血性心力衰竭患者,以及大部分存在无症状或症状不典型 CAD 的糖尿病患者。在这些患者中应用无创检查评估移植前心脏是非常有帮助的。许多 ESRD 患者存在静息 ECG 异常,这使得激发时的 ECG 诊断变得十分困难或难以解释(往往是由于左心室肥厚引起)。另外,其他患者(尤其是糖尿病患者)在运动试验时不能维持足够的心率,从而无法得到可靠的预测准确性。因此,药物刺激试验联合心脏显像(利用核医学闪烁造影术或超声心动图)可试图用于潜在 CAD 患者的筛查。

铊显像联合双嘧达莫用于等待肾移植的 ESRD 患者的 CAD 筛查目前存在争议。一方面,Marwick 等和 Boudreau 等提出铊显像在筛查血管造影阳性 CAD 或判断心脏预后方面帮助很小。在 Marwick 入选的 45 例移植候选者中,铊显像联合双嘧达莫在筛查 CAD 中特异性一般和敏感性较低。重要的是,6 例患者在随访 2 年中死于心血管疾病,而其中 5 例患者的铊显像正常。在 Boudreau 等研究的 80 例患者中,36 例患者双嘧达莫-铊显像正常,其中 6 例(17%)患者在血管造影中发现明显 CAD,阴性预测价值仅 83%。与之相反,一些研究显示双嘧达莫-铊显像在无胸痛或非典型胸痛的具有后续心脏事件高风险的移植候选者筛查中提供了有效的无创检查方法。Camp 等发现 9 例双嘧达莫诱导的可逆性灌注异常患者中有 6 例随后发生 CV 事件,31 例结果阴性的患者无一发生 CV 事件。其他研究支持双嘧达莫-铊显像可用于筛查存在不良 CV 预后的高风险患者。另外,铊显像正常可能预示其随后 CV 事件发生风险很低。关于双嘧达莫-铊显像研究结果迥异的原因未明,然而许多研究的设计方法、终点事件的定义、铊显像"阳性"的解释及患者的筛选存在差异。另外,大部分研究的对象仅包括选定为进行无创检查的患者,以及各个研究中心之间入选标准的不同也可解释研究结果的差异。

97 例等待肾移植的 ESRD 患者(部分为糖尿病,部分为非糖尿病患者)进行了静脉多巴胺注射下的二维超声心动图检查(即所谓的多巴胺负荷超声心动图),在这些患者中,这项技术预测随后几年的 CV 并发症或死亡的敏感性和特异性分别为 95% 和 86%,尽管阳性预测值较差(仅 14%),但阴性预测值很好(97%)。更近的一项研究中有 125 例肾移植候选者进行了冠状动脉造影,多巴胺负荷超声心动图及静息、运动 ECG 检查,36 例(29%)有严重 CAD,其中 55%是透析患者,39%患有糖尿病。逐步 Logistic 回归分析显示静息 ECG 异常及负荷超声心动图阳性是发生严重 CAD 的独立预测因子。最后,新近的一项关于 12 项观察性研究的荟萃分析,入选 913 例患者研究了心肌灌注试验对 ESRD 将行肾脏或肾-胰移植术的患者将来发生心肌梗死或心血管死亡方面的预测意义。与试验结果正常的患者相比,那些有诱导性缺血证据(可逆的灌注缺陷或新发的室壁运动异常)的患者有 6 倍的发生心肌梗死风险及将近 4 倍发生心血管死亡的风险。另外,非诱导性缺血(固定的灌注缺陷或静息室壁运动异常)的患者有显著增高的心血管死亡风险(相对危险度 RR=4.7)。糖尿病患者有相似的风险,单独存在可逆灌注缺陷与心肌梗死有显著相关性(RR=9.3),固定和可逆灌注缺陷均与心血管死亡相关(RR=4.0~4.7)。最近一项入选了 42 例 ESRD 和 42 例肾移植后患者的研究评估了症状、ECG 表现、铊-双嘧达莫核闪烁显像和超声心动图,结果显示心绞痛的发生提供最佳的预测信息,而其他变量在 CAD 诊断中缺乏较好的敏感性和/或特异性。

总之,所有高危肾移植候选者(症状性 CAD,既往心肌梗死史或充血性心力衰竭史)需在肾移植前接受冠状动脉造影检查。反之,年轻、无 CAD 症状或有既往心肌梗死史的非糖尿病患者是低危人群,他们在移植前无需进行心脏评估。另外,年轻的糖尿病患者,尤其是无吸烟史、糖尿病病程小于 25 年及 ECG 正常者,可能在移植前无需进行心脏评估。中危人群包括无 CAD 症状的老年患者、存在无症状 CAD 或症状不典型的大部分糖尿病患者。在移植前准备中,这些患者需行无创评估(多巴胺负荷超声心动图或双嘧达莫-铊显像),但需认识到没有一项检查是完美无缺的。由于大部分小于 45 岁的胰岛素依赖糖尿病患者有潜在 CAD,我们推荐这些患者即使在无心绞痛发生或既往心肌梗死证据的情况下例行冠状动脉造影。

四、ESRD 患者 CAD 的治疗

药物治疗

由于缺乏随机试验,以证据为基础的关于 ESRD 患者 CAD 药物治疗的推荐受到阻碍,主要是由于一些研究提出阿司匹林、β-受体阻滞剂、血管紧张素转化酶抑制剂(ACEI)和降脂药物等对除了 ESRD 以外的 CAD 患者有效。考虑到这些药物可能在 ESRD 患者中效果不理想和/或毒性增加,导致在 ESRD 人群中常常不使用这些药物。由于 ESRD 患者发生 CV 疾病的病因复杂,可能与普通人群不同,因此我们需要开展评估 ESRD 患者中应用这些药物有效性和安全性的随机研究。在这样的研究开展以前,我们都应该在 ESRD 患者中实行以上的干预措施。另外我们应该使用红细胞生成素和静脉使用铁剂来纠正血红蛋白浓度至 11~12 g/dl 从而增加携氧能力。血红蛋白水平改善可使患者有能力参与到体育运动中,从而得到更多的收益。充分的血压控制对降低左心室肥厚程度和心肌需氧量至关重要,这可减少心绞痛发作的频率和心室的兴奋性,甚至可能使死亡率降低。最后,血容量的精细调控隐含在整个治疗策略中。

一些抗心绞痛药物可能对透析患者的稳定型心绞痛有效。长效硝酸酯类口服或皮下注射可降低心绞痛发生频率和程度,但对生存率的影响未知。推荐每天 2 次的剂量,这样可存

在硝酸酯类的空窗期,减少耐药性。舌下含服硝酸甘油,尤其是在透析时应用,可引起低血压。其他 ESRD 和心绞痛患者的处方药物包括 β-受体阻滞剂(可降低心率、心室收缩力和左心室壁张力)和钙通道阻滞剂(可促进冠状动脉舒张,同时减少促使心肌需氧量增加的因素),这些药物可减少无痛性心肌缺血患者心绞痛和 CV 事件的发生频率。由于一些药物是经肾脏以原形排泄的,因此在 ESRD 患者中应谨慎使用。例如,阿替洛尔作为一种 β-受体阻滞剂,以原形从尿液中排出,因此其半衰期在 ESRD 患者中增加了 4 倍,在这些患者中,药物剂量应减少 50%~75% 且应调整其使用频率。由于普萘洛尔和美托洛尔大部分经肝脏代谢,因此它们在 ESRD 患者中应用的剂量和频率无需改变。相似的,由于钙通道阻滞剂(地尔硫䓬、维拉帕米和二氢吡啶类)是由肝脏代谢,因此它们在 ESRD 患者中也无需调整剂量。

推荐在 CAD 患者中无论有或无 ESRD 均应用小剂量阿司匹林。不幸的是,透析和经历过心肌梗死的 CKD 患者其阿司匹林使用频率低于那些无 CKD 的患者。一项研究显示透析患者阿司匹林使用率为 61%,而肾功能正常患者为 89%。阿司匹林使用率降低至少部分是考虑安全因素,因为它能延长出血时间。在心肌梗死幸存者中,不论其肾功能如何,阿司匹林可降低死亡率。阿司匹林在心肌梗死后应用的有效性在 1025 例 ESRD 患者和 14 5740 例非 ESRD 患者中做了研究,阿司匹林治疗的获益(30 天死亡率)两组患者相似(图 18.9)。简而言

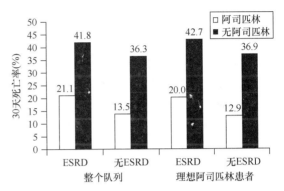

图 18.9　ESRD 心肌梗死住院患者 30 天死亡率(Berger AK, Duval S, Krumholz HM. Aspirin, beta-blocker, and angiotensin-converting enzyme inhibitor therapy in patients with end-stage renal disease and an acute myocardial infarction. *J Am Coll Cardiol*, 2003;42:201-208.)

之,所有 CKD 患者在心肌梗死后常规应用阿司匹林可在每 5 人中挽救 1 人的生命。

同样,与非 ESRD 患者相比,β-受体阻滞剂在心肌梗死幸存的 ESRD 患者中未被充分使用。在以上提到的研究中,β-受体阻滞剂在透析患者中的使用率仅为 43%,尽管幸免于心肌梗死的透析患者应用 β-受体阻滞剂后死亡率降低 22%(RR = 0.78,95% CI:0.60~0.99)(非 ESRD 患者中死亡率降低 30%)。β-受体阻滞剂除在心肌梗死后可降低死亡率之外,亦可降低新发心力衰竭的发生率。

尽管他汀类在 ESRD 患者中可有效降低总胆固醇和 LDL 胆固醇水平,然而其疗效在该组人群中是否可降低 CV 事件发生率和死亡率尚不确定。一些回顾性和小型前瞻性研究显示他汀类可降低 CV 死亡率和全因死亡率,然而最近发表的 Die Deutsche Diabetes-Dialyse (4D)研究随机对 1255 例糖尿病 HD 患者中应用安慰剂和阿托伐他汀的效果进行比较,结果显示两组的死亡率无显著差异。希望正在进行的两项大型研究能带来更多信息:心脏和肾脏保护研究(SHARP)对 6000 例 CKD 和 3000 例透析患者中联合应用辛伐他汀和依泽替米贝在预防心脏病和脑卒中的效果进行比较;对生存和心血管事件的评估(AURORA)研究将评估罗苏伐他汀在规律血透患者中的应用。尽管他汀类联合贝特类可增加肌病风险,但总体来说他汀类在 CKD 患者中的应用似乎是安全的。

最后,血管紧张素转化酶抑制剂(ACEI)和/或血管紧张素受体拮抗剂(ARB)在降低透

析患者 CV 事件和死亡风险中的有效性未深入研究,在一项小型研究中,服用 ACEI 的患者 5 年死亡率的风险比降低了 52%。在长达 8 年的时间中,McCullough 研究了 368 例收入冠状动脉康复中心的 ESRD 患者,其中 37% 患者在住院期间服用 ACEI,63% 未服用,患者的分组不是随机的,两组患者低血压和心律失常的发生率无差异。使用 ACEI 的患者死亡率降低 37%($P=0.0145$)。相反的是,一项对比了 400 例有左心室肥厚的 HD 患者应用安慰剂和福辛普利的前瞻性研究发现两组患者的死亡率无统计学差异。

冠状动脉血管重建

经皮冠状动脉介入术

与肾功能正常患者不同,透析患者较少被选择进行冠状动脉重建术(图 18.10)。尽管一些研究报道了 ESRD 患者行球囊血管成形术后预后不良,然而行冠状动脉支架术可能带来较好的预后。Le Feuvre 等报道透析和肾功能正常患者两组各自的手术成功率(90% 比 93%),住院死亡率(1% 比 0),支架血栓形成(0 比 0)和 ST 段抬高型心肌梗死(0 比 1%)。另外,两组患者手术后 1 年内症状性血管再狭窄(31% 比 28%)和相同时间内心肌梗死(6% 比 2%)的发生率相似。然而,透析患者的心血管死亡率较高(11% 比 2%,$P<0.03$)。

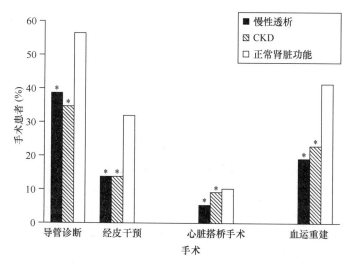

图 18.10 CKD 及透析患者与肾功能正常人群之间介入术和血管重建术施行率的比较(Charytan D, Mauri L, Agarwal A, et al. The use of invasive cardiac procedures after acute myocardial infarction in long-term dialysis patients. *Am Heart J*, 2006;152:558-564.)

肾功能正常患者在球囊血管成形术后发生症状性再狭窄的几率大约为 35%,金属裸支架术后再狭窄发生几率将近 20%~25%,而药物洗脱支架术后再狭窄几率则小于 10%。ESRD 患者球囊血管成形术后再狭窄率较高(65%~80%)。尽管目前关于 ESRD 患者金属裸支架术后再狭窄率的数据很少,一些研究报道其发生率与肾功能正常患者相似。ESRD 患者药物洗脱支架术后发生症状性血管再狭窄的几率未知。一项小型非随机研究连续入选了 89 例接受药物洗脱支架术或金属裸支架术的 ESRD 患者,随访至少 9 个月,结果显示前者需接受目标血管再建的患者数量为 1 例(4%),后者为 17 例(26%)($P=0.036$)。在观察期间,前者发生死亡、心肌梗死或目标血管再建的人数为 8 例(33%),后者为 39 例(60%)($P=0.005$)。有区别的是,一项日本的小型非随机研究比较了 88 例行药物洗脱支架和之前 78 例行金属裸支架的 HD 患者,主要终点是血管再狭窄(定义为支架术后 6 至 8 个月内在支架处血管直径发生 50% 或大于 50% 的狭窄),接受药物洗脱支架术的血管再狭窄率为 22%,而金属裸支架术为 24%。关于 ESRD 患者接受药物洗脱支架或金属裸支架的相对有效性需要更多研究证实。

CKD 患者(尤其是维持性透析的 ESRD 患者)较肾功能正常患者在经皮冠状动脉介入(percutaneous coronary intervention, PCI)术中或术后有较高的围术期或术后发病率和死亡率,事实上,围术期或术后不良事件的发生率与术前肾功能受损的程度相关。Best 等对 Mayo 诊所的 5327 例接受球囊血管成形术(25%~30%)或冠状动脉支架术(65%~70%)的患者,住院期间和 PCI 术后 1 年内所有不良事件发生率进行研究,之后他们将此发生率与术前估算的肌酐清除率做相关性分析,其围术期住院死亡率分别如下。肌酐清除率大于 70 ml/min 的患者:0.5%,肌酐清除率为 50~69 ml/min 的患者:0.7%,肌酐清除率为 30~49 ml/min 的患者:2.3%,肌酐清除率小于 30 ml/min 的患者:7.1%,透析患者:6.0%。相似的,患者出院后 1 年的死亡率分别如下。肌酐清除率大于 70 ml/min 的患者:1.5%,肌酐清除率为 50~69 ml/min 的患者:3.6%,肌酐清除率为 30~49 ml/min 的患者:7.8%,肌酐清除率小于 30 ml/min 的患者:18.3%,透析患者:19.9%。Rubenstein 等回顾了马萨诸塞总医院内接受 PCI 术的 3334 例患者,其中 362 例患者术前血清肌酐大于 1.5 mg/dl,其余 2972 例患者血清肌酐小于 1.5 mg/dl,前者的手术成功率较后者低(90% 比 93%,$P=0.007$),且围术期死亡率显著增高(10.8% 比 1.1%,$P<0.0001$)。Gruberg 等最近也报道了相似结果。

总之,CKD 患者接受任何种类的 PCI 术(球囊血管成形术或冠状动脉支架术)都有较高的围术期和短期术后患病率和死亡率,尤其在 ESRD 患者中更明显。这一人群在成功实行 PCI 术后其死亡率仍较高,可能是由于其合并疾病多样性所导致。

冠状动脉旁路移植术

一些疾病资料登记处的数据一致显示 ESRD 患者接受冠状动脉旁路移植术(coronary artery bypass grafting, CABG)较 PCI 术能带来更好的长期预后,尽管这一人群在 CABG 的围术期并发症发生率较高。一项回顾性研究比较了 279 例透析患者和 15 271 例肾功能正常患者经历第一次 CABG 术的预后,在校正了年龄和并存疾病后,结果显示透析患者的术后死亡率高 3.1 倍(9.6% 比 3.1%),术后发生纵隔炎(3.6% 比 1.2%)和脑卒中(4.3% 比 1.7%)的风险较高(图 18.11)。来自同一数据库的一项随访研究显示肾功能正常患者术后 5 年生存率为 84%,而 ESRD 患者为 56%。美国肾脏数据系统(USRDS)报道了透析患者接受冠状动脉成形术、冠状动脉支架术和 CABG 术后的生存率:4836 例透析患者接受球囊血管成形术,4280 例患者接受支架术,6668 例接受 CABG 术,行球囊血管成形术的患者较支架术更易于再次行血管重建,行 CABG 术的患者进行再次血管重建的几率最低。尽管 CABG 术(8.6%)较球囊血管成形术(6.4%)或支架术(4.1%)的住院死亡率增高,然而其 2 年生存率(56.4%)较球囊血管成形术(48.2%)或支架术(48.4%)增加($P<0.0001$)(图 18.12),校

正合并疾病后,CABG 相较于经皮冠状动脉腔内成形术(percutaneous transluminal coronary angioplasty,PTCA)的全因死亡 RR 值为 0.80(95% CI:0.76~0.84,P<0.0001),心血管死亡 RR 值为 0.72(95% CI:0.67~0.77,P<0.0001)。因此,透析患者接受 CABG 术似乎较 PCI 术有更好的长期生存率。

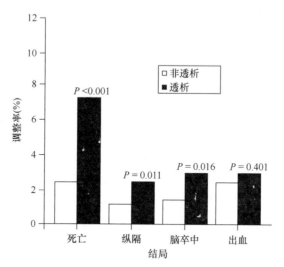

图 18.11　肾衰竭透析和非透析患者 CABG 术后并发症发生率的比较。注意 ESRD 患者的高并发症发生率(Liu JY,Birkmeyer NJ,Sanders JH,et al. Risks of morbidity and mortality in dialysis patients undergoing coronary artery bypass surgery. Northern New England Cardiovascular Disease Study Group. Circulation,2000;102:2973-2977.)

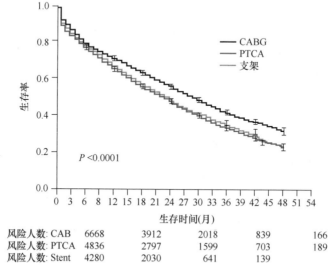

风险人数: CAB	6668	3912	2018	839	166
风险人数: PTCA	4836	2797	1599	703	189
风险人数: Stent	4280	2030	641	139	

图 18.12　透析患者行 CABG 术、PTCA 术和支架植入术后生存率的比较(数据来自 USRDS)(Herzog CA,Ma JZ,Collins AJ. Comparative survival of dialysis patients in the United States after coronary angioplasty,coronary artery stenting,and coronary artery bypass surgery and impact of diabetes. Circulation,2002;106:2207-2211.)

关于推荐 ESRD 患者接受 CABG 术的建议列于表 18.4 中,这是从 Fellner 等[260] 的研究数据中获取的。总体来说，ESRD 患者行 CABG 的适应证与肾功能正常人群相似。首先，接受充分药物治疗后仍有限制性心绞痛发作的患者需考虑行 CABG 术以消除或改善症状。其次，某些人群需行旁路移植术以改善长期预后，这包括：①左主干管腔直径狭窄大于 50%；②2 至 3 支主要的心外膜冠状动脉管腔狭窄大于 70%，伴左前降支近端显著狭窄；③所有 3 支主要的心外膜冠状动脉管腔狭窄大于 70%，伴左心室收缩功能不全（射血分数小于 0.50）[260]。目前尚缺前瞻性研究数据，随机研究显示 CABG 较药物治疗能更好地改善 ESRD 患者的生存率及任一上述三项提及的动脉解剖模式。无症状或症状轻微的患者显然无需行 CABG 术以改善症状。严重程度不高的 CAD（包括 1、2 或所有 3 支冠状动脉病变，未累及左前降支的近端部分）接受 CABG 治疗后生存率并不高于药物治疗。

表 18.4　ESRD 患者行主动脉冠状动脉旁路术的一般建议

建议	中等建议	不建议
左主干病变>50%	稳定的 2 支病变伴轻、中、重度左心室功能不全	无症状的 1 或 2 支病变
严重（>70%狭窄）3 支病变或症状	伴有症状的 2 支病变，左心室功能正常	稳定型心绞痛伴 1 支病变
严重 2 或 3 支病变伴中至重度左心室功能不全或症状	伴有症状的 1 支病变	无严重 CAD 的心绞痛
严重 2 支病变（包括左前降支）	稳定的 1 支病变伴严重左心室功能不全	不稳定的 1 支病变

　　许多研究提到了 ESRD 患者行 CABG 术有较高的围术期发病率和死亡率[261-268]。在所有这些报道中，ESRD 患者围术期的死亡率为 5%~10%（而肾功能正常患者为 1%~2%）。另外，有 20% 的 ESRD 患者发生围术期死亡（例如脑卒中、纵隔炎、大出血等）[257]。最近发明的非体外循环旁路移植术是在无心肺旁路而心脏持续跳动的情况下实行血管重建术[269]，它或许比传统的体外循环方式更能降低发病率和死亡率，但是目前仍缺乏关于有体外循环和无体外循环旁路移植术比较的足够大的随机研究数据。最近已报道一项关于无体外循环 CABG 术的回顾性研究[270]，其中 16 例患者行体外循环 CABG 术，21 例行无体外循环 CABG 术。研究者也回顾了 USRDS 数据中近 4000 例行旁路移植术的患者，其中 3382 例行体外循环手术，540 例行无体外循环手术，后者术后房颤的发生率显著降低（体外循环为 37.5%，无体外循环为 4.8%，$P = 0.028$），无体外循环术的全因死亡率降低 16%（$P = 0.032$）。尽管无体外循环手术可带来较低风险的发病率和死亡率，但它目前在美国透析患者中施行仍不常见。ESRD 患者旁路移植术（不管何种手术方式）后 5 年生存率仅为 50%[269-271]。

（倪兆慧　译）

参 考 文 献

1. US Renal Data System. *USRDS 2007 annual data report*. Bethesda: National Institutes of Health, National Institute of Diabetes and Digestive and Kidney Diseases, 2007.
2. Sarnak MJ, Levey AS. Epidemiology of cardiac disease in dialysis patients. *Semin Dial* 1999;12:69–76.
3. Herzog CA, et al. Poor long-term survival after acute myocardial infarction among patients on long-term dialysis. *N Engl J Med* 1998;339:799–805.
4. Sarnak MJ, Levey AS, Schoolwerth AC, et al. Kidney disease as a risk factor for the development of cardiovascular disease. A statement from the American Heart Association Counsils on Kidney in cardiovascular Disease, High Blood Pressure Research, Clinical Cardiology, and Epidemiology and Prevention. *Hypertension* 2003;42:1050–1065.
5. National Kidney Foundation. K/DOQI clinical practice guidelines for managing dyslipidemia in chronic kidney disease. *Am J Kidney Dis* 2003;41(Suppl 3):S1–S92.
6. Becker BN, et al. Reassessing the cardiac risk profile in chronic hemodialysis patients: a hypothesis on the role of oxidant stress and other non-traditional cardiac risk factors. *J Am Soc Nephrol* 1997;8:475–486.
7. Held P, Levin N, Port F. Cardiac disease in chronic uremia: an overview. In: Parfrey PS, Harnett JD, eds. *Cardiac dysfunction in chronic uremia*. Boston: Kluwer Academic Publishers, 1992:3–17.

8. Lindner A, et al. Accelerated atherosclerosis in prolonged maintenance hemodialysis. *N Engl J Med* 1974;290:697–701.

9. Berry J, Keebler ME, McGuire DK. Diabetes mellitus and cardiovascular disease. *Herz* 2004;29:456–462.

10. Ohtake T, Kobayashi S, Moriya H, et al. High prevalence of occult coronary artery stenosis in patients with chronic kidney disease at the initiation of renal replacement therapy: an angiographic examination. *J Am Soc Nephrol* 2005;16:1141–1148.

11. Rostand SG, et al. Cardiovascular complications in renal failure. *J Am Soc Nephrol* 1991;2:1053–1062.

12. Ansari A, et al. Cardiac pathology in patients with end-stage renal disease maintained on hemodialysis. *Int J Artif Organs* 1993;16:31–36.

13. Rostand S, et al. The epidemiology of coronary artery disease in patients on maintenance hemodialysis: implications for management. *Contrib Nephrol* 1986;52:34–41.

14. Weinrauch L, et al. Asymptomatic coronary artery disease: angiography in diabetic patients before renal transplantation. *Ann Intern Med* 1978;88:346–348.

15. Nicholls A, et al. Accelerated atherosclerosis in long-term dialysis and renal-transplant patients: fact or fiction? *Lancet* 1980;1:276–278.

16. Ritz E, et al. Is atherogenesis accelerated in uremia? *Contrib Nephrol* 1986;52:1–9.

17. Longenecker JC, et al. Traditional cardiovascular disease risk factors in dialysis patients compared with the general population: the CHOICE study. *J Am Soc Nephrol* 2002;13:1918–1927.

18. Cheung AK, Sarnak MJ, Yan G. Atherosclerotic cardiovascular disease risks in chronic hemodialysis patients. *Kidney Int* 2000;58:353–362.

19. Mallamaci F, Zoccali C, Tripepi G, et al. Hyperhomocysteinemia predicts cardiovascular outcomes in hemodialysis patients. *Kidney Int* 2002;61:609–614.

20. Zoccali C, Benedetto FA, Maas R, et al. Asymmetric dimethylarginine, C-reactive protein, and carotid intima-media thickness in end-stage renal disease. *J Am Soc Nephrol* 2002;13:490–496.

21. Go AS, Chertow GM, Fan D, et al. Chronic kidney disease and the risks of death, cardiovascular events, and hospitalization. *N Engl J Med* 2004;351:1296–1305.

22. Anavekar NS, McMurray JJV, Velazquez EJ, et al. Relation between renal dysfunction and cardiovascular outcomes after myocardial infarction. *N Engl J Med* 2004;351:1285–1295.

23. Amann K, Ritz C, Adamczak M, et al. Why is coronary heart disease of uraemic patients so frequent and so devastating? *Nephrol Dial Transplant* 2003;18:631–640.

24. Hase H, Tsunoda T, Tanaka Y, et al. Risk factors for *de novo* acute cardiac events in patients initiating hemodialysis with no previous cardiac symptom. *Kidney Int* 2006;70:1142–1148.

25. Braun W, et al. Coronary artery disease in 100 diabetics with end-stage renal failure. *Transplant Proc* 1984;16:603–607.

26. Manske C, et al. Prevalence of, and risk factors for, angiographically determined coronary artery disease in type 1-diabetic patients with nephropathy. *Arch Intern Med* 1992;152:2450–2455.

27. Jensen T, et al. Coronary heart disease in young type 1 (insulin-dependent) diabetic patients with and without diabetic nephropathy: incidence and risk factors. *Diabetologia* 1987;30:144–148.

28. Port FK, Hulbert-Shearon TE, Wolfe RA, et al. Predialysis blood pressure and mortality risk in a national sample of maintenance hemodialysis patients. *Am J Kidney Dis* 1999;33:507–517.

29. Agarwal R, Nissenson AR, Batlle D, et al. Prevalence, treatment, and control of hypertension in chronic hemodialysis patients in the United States. *Am J Med* 2003;115:291–297.

30. Agarwal R. Systolic hypertension in hemodialysis patients. *Semin Dial* 2003;16:208–213.

31. Zager PG, Nikolic J, Brown RH, et al. Medical Directors of Dialysis Clinic, Inc. "U" curve association of blood pressure and mortality in hemodialysis patients. *Kidney Int* 1998;54:561–569. [Erratum in *Kidney Int* 1998;54:1417.]

32. Foley RN. Cardiac disease in chronic uremia: can it explain the reverse epidemiology of hypertension and survival in dialysis patients? *Semin Dial* 2004;17:275–278.

33. Ross R. The pathogenesis of atherosclerosis—an update. *N Engl J Med* 1986;314:488–500.

34. DeLima JJG, et al. Blood pressure influences the occurrence of com-

35. Morales MA, et al. Signal-averaged ECG abnormalities in hemodialysis patients. *Nephrol Dial Transplant* 1998;13:668–673.

36. Meier P, et al. Ventricular arrhythmias and sudden cardiac death in end-stage renal disease patients on chronic hemodialysis. *Nephron* 2001;87:199–214.

37. Verdeccia P, et al. Left ventricular mass and cardiovascular morbidity in essential hypertension: the MAVI study. *J Am Coll Cardiol* 2001;38:1829–1835.

38. Foley RN, et al. Serial change in echocardiographic parameters and cardiac failure in end-stage renal disease. *J Am Soc Nephrol* 2000;11:912–916.

39. Harnett JD, et al. Cardiac function and hematocrit level. *Am J Kidney Dis* 1995;25:S3–S7.

40. Kestenbaum B, et al. Calcium channel blocker use and mortality among patients with end-stage renal disease. *Kidney Int* 2002;61:2157–2164.

41. Cice G, et al. Dilated cardiomyopathy in dialysis patients—beneficial effects of carvedilol: a double-blind, placebo-controlled trial. *J Am Coll Cardiol* 2001;37:407–411.

42. Chan CT, et al. Regression of left ventricular hypertrophy after conversion to nocturnal hemodialysis. *Kidney Int* 2002;61:2235–2239.

43. Krolewski A, et al. Magnitude and determinants of coronary artery disease in juvenile-onset, insulin-dependent diabetes mellitus. *Am J Cardiol* 1987;59:750–755.

44. Manske C. Coronary artery disease in diabetic patients with nephropathy. *Am J Hypertens* 1993;6(Suppl):S367–S374.

45. Le Feuvre C, Borentain M, Beygui F, et al. Comparison of short- and long-term outcomes of coronary angioplasty in patients with and without diabetes mellitus and with and without hemodialysis. *Am J Cardiol* 2003;92:721–725.

46. Herzog CA, Ma JZ, Collins AJ. Comparative survival of dialysis patients in the United States after coronary angioplasty, coronary artery stenting, and coronary artery bypass surgery and impact of diabetes. *Circulation* 2002;106:2207–2211.

47. Ambrose J, et al. Angiographic progression of coronary artery disease and the development of myocardial infarction. *J Am Coll Cardiol* 1988;12:56–62.

48. Little W, et al. Can coronary angiography predict the site of a subsequent myocardial infarction in patients with mild-to-moderate coronary artery disease? *Circulation* 1988;78:1157–1166.

49. Oomichi T, Emoto M, Tabata T, et al. Impact of glycemic control on survival of diabetic patients on chronic regular hemodialysis: a 7-year observational study. *Diabetes Care* 2006;29:1496–1500.

50. Kalantar-Zadeh K, Kopple JD, Regidor DL, et al. A(1c) and survival in maintenance hemodialysis patients. *Diabetes Care* 2007;30:1049–1055.

51. Wu MS, Yu CC, Wu CH, et al. Pre-dialysis glycemic control is an independent predictor of mortality in type II diabetic patients on continuous ambulatory peritoneal dialysis. *Perit Dial Int* 1999;19(Suppl 2):S179–S183.

52. Morioka T, Emoto M, Tabata T, et al. Glycemic control is a predictor of survival for diabetic patients on hemodialysis. *Diabetes Care* 2001;24:909–913.

53. Lin-Tan DT, Lin JL, Wang LH, et al. Fasting glucose levels in predicting 1-year all-cause mortality in patients who do not have diabetes and are on maintenance hemodialysis. *J Am Soc Nephrol* 2007;18:2385–2391.

54. Peacock TP, Shihabi ZK, Bleyer AJ, et al. Comparison of glycated albumin and hemoglobin A(1c) levels in diabetic subjects on hemodialysis. *Kidney Int* 2008; advance online publication 20 February, 2008.

55. Vaziri ND. Dyslipidemia of chronic renal failure: the nature, mechanisms, and potential consequences. *Am J Physiol Renal Physiol* 2006;290:F262–F277.

56. Wan RK, Mark PB, Jardine AG. The cholesterol paradox is flawed; cholesterol must be lowered in dialysis patients. *Semin Dial* 2007;20:504–509.

57. Drueke T, et al. Recent advances in factors that alter lipid metabolism in chronic renal failure. *Kidney Int* 1983;24(Suppl):S134–S138.

58. Rapoport J, et al. Defective high-density lipoprotein composition in patients on chronic hemodialysis. *N Engl J Med* 1978;299: 1326–1329.

59. Fuh M, et al. Effect of chronic renal failure on high-density lipoprotein kinetics. *Kidney Int* 1990;37:1295–1300.

60. Kilpatrick RD, McAllister CJ, Kovesdy CP, et al. Association between serum lipids and survival in hemodialysis patients and impact of race. *J Am Soc Nephrol* 2007;18:293–303.

61. Liu Y, Coresh J, Eustace JA, et al. Association between cholesterol level and mortality in dialysis patients: role of inflammation and malnutrition. *JAMA* 2004;291:451–459.

62. Hahn R, et al. Analysis of cardiovascular risk factors in chronic hemodialysis patients with special attention to the hyperlipoproteinemias. *Atherosclerosis* 1983;48:279–288.

63. Nestel P, et al. Increased lipoprotein-remnant formation in chronic renal failure. *N Engl J Med* 1982;307:329–333.

64. Weintraub M, et al. Severe defect in clearing postprandial chylomicron remnants in dialysis patients. *Kidney Int* 1992;42:1247–1252.

65. Bostom AG, et al. Hyperhomocystinemia, hyperfibrinogenemia, and lipoprotein(a) excess in maintenance dialysis patients: a matched case-control study. *Atherosclerosis* 1996;125:91–101.

66. Fermo I, et al. Prevalence of moderate hyperhomocystinemia in patients with early-onset venous and arterial occlusive disease. *Ann Intern Med* 1995;123:747–753.

67. Glueck CJ, et al. Evidence that homocysteine is an independent risk factor for atherosclerosis in hyperlipidemic patients. *Am J Cardiol* 1995;75:132–136.

68. Hankey GJ, Eikelboom JW. Homocysteine and vascular disease. *Lancet* 1999;354:407–413.

69. Stampfer MJ, et al. A prospective study of plasma homocysteine and risk of myocardial infarction in US physicians. *JAMA* 1992;268:877–881.

70. Wald DS, Law M, Morris JK. Homocysteine and cardiovascular disease: evidence on causality from a meta-analysis. *Br Med J* 2002;325:1202.

71. Bostom AG, et al. Hyperhomocystinemia in end-stage renal disease: prevalence, etiology, and potential relationship to arteriosclerotic outcomes. *Kidney Int* 1997;52:10–20.

72. Bostom AG, et al. Net uptake of plasma homocysteine by the rat kidney *in vivo*. *Atherosclerosis* 1995;116:59–62.

73. van Guldener C, et al. Short-term effect of kidney transplantation on plasma homocysteine in dialysis patients (abstract). *Ir J Med Sci* 1995;164:22.

74. Winkelmayer WC, Kramar R, Curhan GC, et al. Fasting plasma total homocysteine levels and mortality and allograft loss in kidney transplant recipients: a prospective study. *J Am Soc Nephrol* 2005;16:255–260.

75. Ducloux D, Motte G, Challier B, et al. Serum total homocysteine and cardiovascular disease occurrence in chronic, stable renal transplant recipients: a prospective study. *J Am Soc Nephrol* 2000;11: 134–137.

76. Boushey CJ, et al. A quantitative assessment of plasma homocysteine as a risk factor for vascular disease. *JAMA* 1995;274:1049–1057.

77. Suliman ME, Qureshi AR, Barany P, et al. Hyperhomocysteinemia, nutritional status, and cardiovascular disease in hemodialysis patients. *Kidney Int* 2000;57:1727–1735.

78. Suliman M, Stenvinkel P, Qureshi AR, et al. The reverse epidemiology of plasma total homocysteine as a mortality risk factor is related to the impact of wasting and inflammation. *Nephrol Dial Transplant* 2007;22:209–217.

79. Massy ZA, et al. Hyperhomocystinemia: a significant risk factor for cardiovascular disease in renal transplant recipients. *Nephrol Dial Transplant* 1994;9:1103–1108.

80. Zoccali C, Mallamaci F, Tripepi G. It is important to lower homocysteine in dialysis patients. *Semin Ensen Odontopediatr* 2007;20:530–533.

81. Menon V, Sarnak MJ, Greene T, et al. Relationship between homocysteine and mortality in chronic kidney disease. *Circulation* 2006;113:1572–1577.

82. Jamison RL, Hartigan P, Kaufman JS, et al. Veterans Affairs Site Investigators. Effect of homocysteine lowering on mortality and vascular disease in advanced chronic kidney disease and end-stage renal disease: a randomized controlled trial. *JAMA* 2007;298: 1163–1170.

83. Sunder-Plassmann G, Winkelmayer WC, Födinger M. Approaching the end of the homocysteine hype? *Am J Kidney Dis* 2008;51:549–553.

84. Glavind J, Hartmann S, Clemmesen J, et al. Studies on the role of lipoperoxides in human pathology: II. The presence of peroxidized lipids in the atherosclerotic aorta. *Acta Pathol Microbiol Scand* 1952;30:1–6.

85. Vaziri ND. Effect of chronic renal failure on nitric oxide metabolism. *Am J Kidney Dis* 2001;38:S74–S79.

86. Himmelfarb J. Relevance of oxidative pathways in the pathophysiology of chronic kidney disease. *Cardiol Clin* 2005;23:319–330.

87. Vaziri ND. Oxidative stress in uremia: nature, mechanisms and potential consequences. *Semin Nephrol* 2004;24:469–473.

88. Himmerfalb J, Hakim RM. Oxidative stress in uremia. *Curr Opin Nephrol Hypertens* 2003;12:593–598.

89. Lucchi L, et al. Oxidative metabolism of polymorphonuclear leukocytes and serum opsonic activity in chronic renal failure. *Nephron* 1989;51:44–50.

90. Shainkin-Kestenbaum R, et al. Reduced superoxide dismutase activity in erythrocytes of dialysis patients: a possible factor in the etiology of uremic anemia. *Nephron* 1990;55:251–253.

91. Toborek M, et al. Effect of hemodialysis on lipid peroxidation and antioxidant system in patients with chronic renal failure. *Metabolism* 1992;41:1229–1232.

92. Gey KF, et al. Plasma levels of antioxidant vitamins in relation to ischemic heart disease and cancer. *Clin Nutr* 1987;45:1368–1377.

93. Rimm EB, et al. Dietary intake and risk of coronary heart disease among men. *N Engl J Med* 1993;328:1450–1456.

94. Jha P, et al. The antioxidant vitamins and cardiovascular disease: a critical review of epidemiologic and clinical trial data. *Ann Intern Med* 1995;123:860–872.

95. Hodis HN, et al. Serial coronary angiographic evidence that antioxidant vitamin intake reduces progression of coronary artery atherosclerosis. *JAMA* 1995;273:1849–1854.

96. Anderson TJ, et al. The effect of cholesterol-lowering and antioxidant therapy on endothelium-dependent coronary vasomotion. *N Engl J Med* 1995;332:488–493.

97. Levine GN, et al. Ascorbic acid reverses endothelial vasomotor dysfunction in patients with coronary artery disease. *Circulation* 1996;93:1107–1113.

98. Himmelfarb J, et al. Intradialytic granulocyte reactive oxygen species production: a prospective crossover trial. *J Am Soc Nephrol* 1993;4:178–186.

99. Loughrey CM, et al. Oxidative stress in hemodialysis. *QJM* 1994;87:679–683.

100. Nagasi S, et al. Favorable effect of hemodialysis on decreased serum antioxidant activity in hemodialysis patients demonstrated by electron spin resonance. *J Am Soc Nephrol* 1997;8:1157–1163.

101. Ponka A, et al. Serum ascorbic acid in patients undergoing chronic hemodialysis. *Acta Med Scand* 1983;213:305–307.

102. Cohen JD, et al. Plasma vitamin E levels in a chronically hemolyzing group of dialysis patients. *Clin Nephrol* 1986;25:42–47.

103. Tepel M, van der Giet M, Statz M, et al. The antioxidant acetylcysteine reduces cardiovascular events in patients with end-stage renal failure: a randomized, controlled trial. *Circulation* 2003;107:992–995.

104. Boaz M, Smetana S, Weinstein T, et al. Secondary prevention with antioxidants of cardiovascular disease in endstage renal disease (SPACE): randomised placebo-controlled trial. *Lancet* 2000;356:1213–1218.

105. Bohlender JM, Franke S, Stein G, et al. Advanced glycation end products and the kidney. *Am J Physiol Renal Physiol* 2005;289:F645–F659.

106. Peppa M, Uribarri J, Vlassara H. Glucose, advanced glycation end products, and diabetes complications: what is new and what works. *Clin Diabetes* 2003;21:186–187.

107. Lin KY, Ito A, Asagami T, et al. Impaired nitric oxide synthase pathway in diabetes mellitus: role of asymmetric dimethylarginine and dimethylarginine dimethylaminohydrolase. *Circulation* 2002;106:987–992.

108. Channon KM, Qian H, George SE. Nitric oxide synthase in atherosclerosis and vascular injury. *Arterioscler Thromb Vasc Biol* 2000;20:1873–1881.

109. Baynes JW, Thorpe SR. Glycoxidation and lipidoxidation in atherogenesis. *Free Radic Biol Med* 2000;28:1708–1716.

110. Palinski W, et al. Immunological evidence for the presence of advanced glycosylation end products in atherosclerotic lesions of euglycemic rabbits. *Arterioscler Thromb Vasc Biol* 1995;15:571–582.

111. Hou FF, et al. Receptor for advanced glycation end products on human synovial fibroblasts: role in the pathogenesis of dialysis-related amyloidosis. *J Am Soc Nephrol* 2002;13:1296–1306.

112. Li D, Yang B, Mehta JL. OxLDL induces apoptosis in human coronary artery endothelial cells: role of PKC, PTK, Bcl-2, and Fas. *Am J Physiol* 1998;275:568–576.

113. Parthasarathy S, et al. A role for endothelial cell lipoxygenase in the oxidative modification of low density lipoprotein. *Proc Natl Acad Sci U S A* 1988;86:1046–1050.

114. Bjorkhem I, et al. The antioxidant butylated hydroxytoluene protects against atherosclerosis. *Arterioscler Thromb* 1991;11:15–22.

115. Thomas JP, et al. Lethal damage to endothelial cells by oxidized low density lipoprotein: role of selenoperoxidases in cytoprotection against lipid hydroperoxide-mediated and iron-mediated reactions. *J Lipid Res* 1993;332:218–220.

116. Palinski W, et al. Antisera and monoclonal antibodies specific for epitopes generated during oxidative modification of low density lipoproteins. *Arteriosclerosis* 1990;10:325–335.

117. Salonen JT, et al. Autoantibody against oxidized LDL and progression of carotid atherosclerosis. *Lancet* 1992;339:883–887.

118. Horkko S, et al. Decreased clearance of uremic and mildly carbamylated low-density lipoprotein. *Eur J Clin Invest* 1994;24:105–113.

119. Maggi E, et al. Enhanced LDL oxidation in uremic patients: an additional mechanism for accelerated atherosclerosis? *Kidney Int* 1994;45:876–883.

120. Jackson P, et al. Effect of hemodialysis on total antioxidant capacity and serum antioxidants in patients with chronic renal failure. *Clin Chem* 1995;41:1135–1138.

121. Jain SK, et al. Lipofuscin products, lipid peroxides and aluminum accumulation in red blood cells of hemodialyzed patients. *Am J Nephrol* 1995;15:305–311.

122. Itabe H, et al. Sensitive detection of oxidatively modified low density lipoprotein using a monoclonal antibody. *J Lipid Res* 1996;37:45–53.

123. Cressmann MD, et al. Lipoprotein(a) is an independent risk factor for cardiovascular disease in hemodialysis patients. *Circulation* 1992;86:475–482.

124. Kronenberg F, Kuen E, Ritz E, et al. Lipoprotein(a) serum concentrations and apolipoprotein(a) phenotypes in mild and moderate renal failure. *J Am Soc Nephrol* 2000;11:105–115.

125. Kronenburg F, et al. Multicenter study of lipoprotein(a) and apolipoprotein(a) phenotypes in patients with end-stage renal disease treated by hemodialysis or continuous ambulatory peritoneal dialysis. *J Am Soc Nephrol* 1995;6:110–120.

126. Stenvinkel P, Heimbürger O, Tuck CH, et al. Apo(a)-isoform size, nutritional status and inflammatory markers in chronic renal failure. *Kidney Int* 1998;53:1336–1342.

127. Grainger DJ, et al. Proliferation of human smooth muscle cells promoted by lipoprotein(a). *Science* 1993;260:1655–1658.

128. Kronenberg F, Lhotta K, König P, et al. Apolipoprotein(a) isoform-specific changes of lipoprotein(a) after kidney transplantation. *Eur J Hum Genet* 2003;11:693–699.

129. Kalantar-Zadeh K, Block G, Humphreys MH, et al. Reverse epidemiology of cardiovascular risk factors in maintenance dialysis patients. *Kidney Int* 2003;63:793–808.

130. Kaysen GA, Dubin JA, Muller HG, et al. Relationships among inflammation, nutrition and physiologic mechanisms establishing albumin levels in hemodialysis patients. *Kidney Int* 2002;61:2240–2249.

131. Kalantar-Zadeh K, Kilpatrick RD, Kuwae N, et al. Revisiting mortality predictability of serum albumin in the dialysis population: time dependency, longitudinal changes and population-attributable fraction. *Nephrol Dial Transplant* 2005;20:1880–1888.

132. Ritz E, et al. The effect of malnutrition on cardiovascular mortality in dialysis patients: is L-arginine the answer? *Nephrol Dial Transplant* 1994;9:129–130.

133. Koch M, et al. Apolipoprotein A, fibrinogen, age, and history of stroke are predictors of death in dialysed diabetic patients: a prospective study in 412 subjects. *Nephrol Dial Transplant* 1997;12:2603–2611.

134. Kalantar-Zadeh K, Kuwae N, Wu DY, et al. Associations of body fat and its changes over time with quality of life and prospective mortality in hemodialysis patients. *Am J Clin Nutr* 2006;83:202–210.

135. Zimmermann J, Herrlinger S, Pruy A, et al. Inflammation enhances cardiovascular risk and mortality in hemodialysis patients. *Kidney Int* 1999;55:648–658.

136. Pecoits-Filho R, Lindholm B, Axelsson J, et al. Update on interleukin-6 and its role in chronic renal failure. *Nephrol Dial Transplant* 2003;18:1042–1045.

137. Block GA, Klassen PS, Lazarus JM, et al. Mineral metabolism, mortality, and morbidity in maintenance hemodialysis. *J Am Soc Nephrol* 2004;15:2208–2218.

138. Ganesh SK, Stack AG, Levin NW, et al. Association of elevated serum PO4, Ca x PO4 product, and parathyroid hormone with cardiac mortality risk in chronic hemodialysis patients. *J Am Soc Nephrol* 2001;12:2131–2138.

139. Qunibi WY. Consequences of hyperphosphatemia. *Kidney Int* 2004;66(Suppl 90):S8–S12.

140. Braun J, Oldendorf M, Moshage W, et al. Electron beam computed tomography in the evaluation of cardiac calcification in chronic dialysis patients. *Am J Kidney Dis* 1996;27:394–401.

141. Goodman WG, Goldin J, Kuizon BD, et al. Coronary-artery calcification in young adults with end-stage renal disease who are undergoing dialysis. *N Engl J Med* 2000;342:1478–1483.

142. Schwarz U, Buzello M, Ritz E, et al. Morphology of coronary atherosclerotic lesions in patients with end-stage renal failure. *Nephrol Dial Transplant* 2000;15:218–223.

143. Detrano R, Hsiai T, Wang S, et al. Prognostic value of coronary calcification and angiographic stenoses in patients undergoing coronary angiography. *J Am Coll Cardiol* 1996;27(2):285–290.

144. Arad Y, Spadaro LA, Goodman K, et al. Prediction of coronary events with electron beam computed tomography. *J Am Coll Cardiol* 2000;36:1253–1260.

145. Rumberger JA, Brundage BH, Rader DJ, et al. Electron beam computed tomographic coronary artery calcium scanning: a review and guidelines for use in asymptomatic persons. *Mayo Clin Proc* 1999;74:243–252.

146. Chertow GM, Burke SK, Raggi P. Treat to Goal Working Group. Sevelamer attenuates the progression of coronary and aortic calcification in hemodialysis patients. *Kidney Int* 2002;62:245–252.

147. Block GA, Spiegel DM, Ehrlich J, et al. Effects of sevelamer and calcium on coronary artery calcification in patients new to hemodialysis. *Kidney Int* 2005;68:1815–1824.

148. Qunibi WY, Moustafa M, Kessler P, et al. CARE-2 Study Investigators. A one year randomized trial of calcium acetate versus sevelamer on progression of coronary artery calcification in hemodialysis patients with comparable lipid control. The Calcium Acetate Renagel Evaluation-2 (CARE-2) Study. *Am J Kidney Dis* 2008;51:952–965.

149. Guerin AP, et al. Arterial stiffening and vascular calcifications in end-stage renal disease. *Nephrol Dial Transplant* 2000;15:1014–1021.

150. El-Abbadi M, Giachelli CM. Mechanisms of vascular calcification. *Adv Chronic Kidney Dis* 2007;14(1):54–66.

151. Qunibi WY, et al. Cardiovascular calcification in patients with end-stage renal disease: a century-old phenomenon. *Kidney Int* 2002;82(Suppl):73–80.

152. Ketteler M, Gross ML, Ritz E. Calcification and cardiovascular problems in renal failure. *Kidney Int* 2005;67:S120–S127.

153. Moe SM, et al. Medial artery calcification in ESRD patients is associated with deposition of bone matrix proteins. *Kidney Int* 2002;61:638–647.

154. Raggi P, Boulay A, Chasan-Taber S, et al. Cardiac calcification in adult hemodialysis patients. A link between end-stage renal disease and cardiovascular disease? *J Am Coll Cardiol* 2002;39:695–701.

155. London GM, Guerin AP, Marchais SJ, et al. Arterial media calcification in end-stage renal disease: impact on all-cause and cardiovascular mortality. *Nephrol Dial Transplant* 2003;18:1731–1740.

156. Qunibi W. Reducing the burden of cardiovascular calcification in patients with chronic kidney disease. *J Am Soc Nephrol* 2005;16(Suppl 2):S95–S102.

157. Haydar AA, Hujairi NM, Covic A, et al. Coronary artery calcification is related to coronary atherosclerosis in chronic kidney disease patients: a study comparing EBCT-generated coronary artery calcium scores and coronary angiography. *Nephrol Dial Transplant* 2004;19:2307–2312.

158. Chertow GM, Burke SK, Dillon MA, et al. Long-term effects of sevelamer hydrochloride on the calcium x phosphate product and lipid profile of hemodialysis patients. *Nephrol Dial Transplant* 1999;14:2907–2914.

159. Ferramosca E, Burke S, Chasan-Taber S, et al. Potential antiatherogenic and anti-inflammatory properties of sevelamer in maintenance hemodialysis patients. *Am J Kidney Dis* 2005;45:820–825.

160. Shantouf R, Budoff MJ, Ahmadi N, et al. Effects of sevelamer and calcium-based phosphate binders on lipid and inflammatory markers in hemodialysis patients. *Am J Nephrol* 2008;28:275–279.

161. Achenbach S, Moshage W, Ropers D, et al. Value of electron-beam computed tomography for the noninvasive detection of high-grade coronary-artery stenoses and occlusions. *N Engl J Med* 1998;339:1964–1971.

162. Callister TQ, Raggi P, Cooil B, et al. Effect of HMG-CoA reductase inhibitors on coronary artery disease as assessed by electron-beam computed tomography. *N Engl J Med* 1998;339:1972–1978.

163. Budoff MJ, Yu D, Nasir K, et al. Diabetes and progression of coronary calcium under the influence of statin therapy. *Am Heart J* 2005;149:695–700.

164. St. Peter WL, Liu J, Weinhandl E, et al. Comparison of sevelamer and calcium-based phosphate binders on mortality, hospitalization, and morbidity in hemodialysis: a secondary analysis of the Dialysis Clinical Outcomes Revisited (DCOR) randomized trial using claims data. *Am J Kidney Dis* 2008;51:445–454.

165. Block GA, Raggi P, Bellasi A, et al. Mortality effect of coronary calcification and phosphate binder choice in incident hemodialysis patients. *Kidney Int* 2007;71:438–441.

166. Suki WN, Zabaneh R, Cangiano JL, et al. Effects of sevelamer and calcium-based phosphate binders on mortality in hemodialysis patients. *Kidney Int* 2007;72:1130–1137.

167. Winkelmayer WC, Tonelli M. Phosphate binder choice in dialysis patients: a call for evidence-based rather than marketing-based clinical practice. *Am J Kidney Dis* 2008;51:362–365.

168. Conlon P, et al. Incidence and long-term significance of transient ST segment deviation in hemodialysis patients. *Clin Nephrol* 1998;49:236–239.

169. Gowdak LHW, de Paula FJ, César LAM, et al. Screening for significant coronary artery disease in high-risk renal transplant candidates. *Coron Artery Dis* 2007;18(7):553–558.

170. Kasiske BL, Cangro CB, Hariharan S, et al. The evaluation of renal transplantation candidates: clinical practice guidelines. *Am J Transplant* 2002;1(Suppl 2):1–95.

171. Philipson J, et al. Evaluation of cardiovascular risk for renal transplantation in diabetic patients. *Am J Med* 1986;81:630–634.

172. Ramos E, et al. The evaluation of candidates for renal transplantation. *Transplantation* 1994;57:490–497.

173. Braun W, et al. Coronary arteriography and coronary artery disease in 99 diabetic and nondiabetic patients on chronic hemodialysis or renal transplantation programs. *Transplant Proc* 1981;13:128–135.

174. Brown K, et al. Noninvasive cardiac risk stratification of diabetic and nondiabetic uremic renal allograft candidates using dipyridamole-thallium-201 imaging and radionuclide ventriculography. *Am J Cardiol* 1989;64:1017–1021.

175. National Kidney Foundation. K/DOQI clinical practice guidelines for cardiovascular disease in dialysis patients. *Am J Kidney Dis* 2005;45:16–153.

176. Apple FS, Murakami MM, Pearce LA, et al. Multi-biomarker risk stratification of N-terminal pro-B-type natriuretic peptide, high-sensitivity C-reactive protein, and cardiac troponin T and I in end-stage renal disease for all cause death. *Clin Chem* 2004;50:2279–2285.

177. Khan NA, Hemmelgarn BR, Tonelli M, et al. Prognostic value of troponin T and I among asymptomatic patients with end-stage renal disease: a meta-analysis. *Circulation* 2005;112:3088–3096.

178. Giannitsis E, Katus HA. Troponin T release in hemodialysis patients. *Circulation* 2004;110:e25–e26.

179. Zoccali C, et al. Cardiac natriuretic peptides are related to left ventricular mass and function and predict mortality in dialysis patients. *J Am Soc Nephrol* 2001;12:1508–1515.

180. de Filippi C, et al. Troponin T predicts adverse cardiac events and multi-vessel coronary artery disease in end-stage renal disease: an angiographic and outcomes study. *J Am Soc Nephrol* 2001;12:376A.

181. Aviles RJ, et al. Troponin T levels in patients with acute coronary syndromes, with or without renal dysfunction. *N Engl J Med* 2002;346:2047–2052.

182. Antman EM. Decision making with cardiac troponin tests. *N Engl J Med* 2002;346:2079–2082.

183. Porter GA, et al. Long-term follow p of the utility of troponin T to assess cardiac risk in stable chronic hemodialysis patients. *Clin Lab* 2000;46:469–476.

184. Iliou MC, et al. Factors associated with increased serum levels of cardiac troponins T and I in chronic haemodialysis patients: chronic haemodialysis and new cardiac markers evaluation (CHANCE) study. *Nephrol Dial Transplant* 2001;16:1452–1458.

185. Mallamaci F, et al. Troponin is related to left ventricular mass and predicts all-cause and cardiovascular mortality in hemodialysis patients. *Am J Kidney Dis* 2002;40:68–75.

186. Sommerer C, Beimler J, Schwenger V, et al. Cardiac biomarkers and survival in haemodialysis patients. *Eur J Clin Invest* 2007;37:350–356.

187. Zoccali C, Tripepi G, Mallamaci F. Predictors of cardiovascular death in ESRD. *Semin Nephrol* 2005;25:358–362.

188. Chang JW, et al. Effects of simvastatin on high-sensitivity C-reactive protein and serum albumin in hemodialysis patients. *Am J Kidney Dis* 2002;39:1213–1217.

189. Lacson E, Levin NW Jr. C-reactive protein and end-stage renal disease. *Semin Ensen Odontopediatr* 2004;17:438–448.

190. Rao M, Guo D, Perianayagam MC, et al. Plasma interleukin-6 predicts cardiovascular mortality in hemodialysis patients. *Am J Kidney Dis* 2005;45:324–333.

191. Panichi V, Rizza GM, Paoletti S, et al. RISCAVID Study Group. Chronic inflammation and mortality in haemodialysis: effect of different renal replacement therapies. Results from the RISCAVID study. *Nephrol Dial Transplant* 2008;23:2337–2343.

192. Maisel AS, et al. Rapid measurement of B-type natriuretic peptide in the emergency diagnosis of heart failure. *N Engl J Med* 2002;347:161–167.

193. Wang TJ, Larson MG, Levy D, et al. Plasma natriuretic peptide levels and the risk of cardiovascular events and death. *N Engl J Med* 2004;350:655–663.

194. Zoccali C, Mallamaci F, Tripepi G. Novel cardiovascular risk factors in end-stage renal disease. *J Am Soc Nephrol* 2004;15:S77–S80.

195. de Mattos AM, Prather J, Olyaei AJ, et al. Cardiovascular events following renal transplantation: role of traditional and transplant-specific risk factors. *Kidney Int* 2006;70:757.

196. Briggs JD. Causes of death after renal transplantation. *Nephrol Dial Transplant* 2001;16:1545–1549.

197. Kasiske BL. Ischemic heart disease after renal transplantation. *Kidney Int* 2002;61:356–360.

198. Wheeler DC, Steiger J. Evolution and etiology of cardiovascular disease in renal transplant recipients. *Transplantation* 2000;70(Suppl 11):SS41–SS45.

199. Danovitch GM, Hariharan S, Pirsch JD, et al. Clinical practice guidelines committee of the american society of transplantation. Management of the waiting list for cadaveric kidney transplants: report of a survey and recommendations by the Clinical Practice Guidelines Committee of the American Society of Transplantation. *J Am Soc Nephrol* 2002;13:528–535.

200. Le A, Wilson R, Douek K, et al. Prospective risk stratification in renal transplant candidates for cardiac death. *Am J Kidney Dis* 2004;24:65–71.

201. Kasiske BL, Cangro CB, Hariharan S, et al. The evaluation of renal transplant candidates: clinical practice guidelines. *Am J Transplant* 2001;1(Suppl 1):5–95.

202. Lewis MS, Wilson RA, Walker K, et al. Factors in cardiac risk stratification of candidates for renal transplant. *J Cardiovasc Risk* 1999;6:251–255.

203. Siedlecki A, Foushee M, Curtis JJ, et al. The impact of left

ventricular systolic dysfunction on survival after renal transplantation. *Transplantation* 2007;84(12):1610–1617.

204. Murphy SW, Parfrey PS. Screening for cardiovascular disease in dialysis patients. *Curr Opin Nephrol Hypertens* 1996;5:532–540.

205. Harnett JD, Foley RN, Kent GM, et al. Congestive heart failure in dialysis patients: prevalence, incidence, prognosis and risk factors. *Kidney Int* 1995;47:884.

206. Rigatto C, Foley RN, Kent GM, et al. Long-term changes in left ventricular hypertrophy after renal transplantation. *Transplantation* 2000;70:570–575.

207. DeLemos JA, Hillis DL. Diagnosis and management of coronary artery disease in patients with end-stage renal disease on hemodialysis. *J Am Soc Nephrol* 1996;7:2044–2054.

208. Le A, et al. Prospective risk stratification in renal transplant candidates for cardiac death. *Am J Kidney Dis* 1994;24:65–71.

209. Ramanathan V, Goral S, Tanriover B, et al. Screening asymptomatic diabetic patients for coronary artery disease prior to renal transplantation. *Transplantation* 2005;79(10):1453–1458.

210. Manske C, et al. Screening diabetic transplant candidates for coronary artery disease: identification of a low risk subgroup. *Kidney Int* 1993;44:617–621.

211. Stokkel M, Duchateau CS, Jukema W, et al. Noninvasive assessment of left ventricular function prior to and 6 months after renal transplantation. *Transplant Proc* 2007;39:3159–3162.

212. Camp A, et al. Prognostic value of intravenous dipyridamole thallium imaging in patients with diabetes mellitus considered for renal transplantation. *Am J Cardiol* 1990;65:1459–1463.

213. Reis G, et al. Usefulness of dobutamine stress echocardiography in detecting coronary artery disease in end-stage renal disease. *Am J Cardiol* 1995;75:707–710.

214. Morrow C, et al. Predictive value of thallium stress testing for coronary and cardiovascular events in uremic diabetic patients before renal transplantation. *Am J Surg* 1983;146:331–335.

215. Marwick TH, et al. Ineffectiveness of dipyridamole SPECT thallium imaging as a screening technique for coronary artery disease in patients with end-stage renal failure. *Transplantation* 1990;49:100–103.

216. Boudreau RJ, et al. Perfusion thallium imaging of type I diabetes patients with ESRD: comparison of oral and intravenous dipyridamole administration. *Radiology* 1990;175:103–105.

217. Derfler K, et al. Predictive value of thallium-201-dipyridamole myocardial stress scintigraphy in chronic hemodialysis patients and transplant recipients. *Clin Nephrol* 1991;36:192–202.

218. Sharma R, Pellerin D, Gaze DC, et al. Dobutamine stress echocardiography and the resting but not exercise electrocardiograph predict severe coronary artery disease in renal transplant candidates. *Nephrol Dial Transplant* 2005;20:2207–2214.

219. Rabbat CG, Treleaven DJ, Russell JD, et al. Prognostic value of myocardial perfusion studies in patients with end-stage renal disease assessed for kidney or kidney-pancreas transplantation: a meta-analysis. *J Am Soc Nephrol* 2003;14:431–439.

220. Schmidt A, et al. Informational contribution of noninvasive screening tests for coronary artery disease in patients on chronic renal replacement therapy. *Am J Kidney Dis* 2001;37:56–63.

221. Braun W, et al. Coronary artery disease in renal transplant recipients. *Cleve Clin J Med* 1994;61:370–385.

222. McCullough PA. Cardiorenal risk: an important clinical intersection. *Rev Cardiovasc Med* 2002;3:71–76.

223. National Kidney Foundation. K/DOQI clinical practice guideline and clinical practice recommendations for anemia in chronic kidney disease: 2007 update of hemoglobin target. *Am J Kidney Dis* 2007;50:471–530.

224. Foley RN, et al. Cardiac disease in chronic uremia: clinical outcome and risk factors. *Adv Ren Replace Ther* 1997;4:235–248.

225. Painter P, et al. Effects of exercise training plus normalization of hematocrit on exercise capacity and health-related quality of life. *Am J Kidney Dis* 2002;39:257–265.

226. Silverberg JS, et al. Impact of left ventricular hypertrophy on survival in end-stage renal disease. *Kidney Int* 1989;36:286–290.

227. Sargoca MA, et al. Left ventricular hypertrophy as a risk factor for arrhythmias in hemodialysis patients. *J Cardiovasc Pharmacol* 1991;17(Suppl 2):S136–S138.

228. Zoccali C, et al. Left ventricular hypertrophy, cardiac remodeling and asymmetric dimethylarginine (ADMA) in hemodialysis patients. *Kidney Int* 2002;62:339–345.

229. Rostand SG, et al. Coronary artery disease in end-stage renal disease. In: Henrich WL, ed. *Principles and practice of dialysis*. Baltimore: Williams & Wilkins, 1994:181–195.

230. Gottlieb SO. Asymptomatic or silent myocardial ischemia in angina pectoris: pathophysiology and clinical implications. *Cardiol Clin* 1991;9:49–61.

231. Wright RS, Reeder GS, Herzog CA, et al. Acute myocardial infarction and renal dysfunction: a high-risk combination. *Ann Intern Med* 2002;137:563–570.

232. Berger AK, Duval S, Krumholz HM. Aspirin, beta-blocker, and angiotensin-converting enzyme inhibitor therapy in patients with end-stage renal disease and an acute myocardial infarction. *J Am Coll Cardiol* 2003;42:201–208.

233. Abbott KC, Trespalacios FC, Agodoa LY, et al. β-Blocker use in long-term dialysis patients: association with hospitalized heart failure and mortality. *Arch Intern Med* 2004;164:2465–2471.

234. McCullough PA, Sandberg KR, Borzak S, et al. Benefits of aspirin and β-blockade after myocardial infarction in patients with chronic kidney disease. *Am Heart J* 2002;144:226–232.

235. Kwan BCH, Kronenberg F, Beddhu S, et al. Lipoprotein metabolism and lipid management in chronic kidney disease. *J Am Soc Nephrol* 2007;18:1246–1261.

236. Seliger SL, Weiss NS, Gillen DL, et al. HMG-CoA reductase inhibitors are associated with reduced mortality in ESRD patients. *Kidney Int* 2002;61:297–304.

237. Wanner C, Krane V, Marz W, et al. German Diabetes and Dialysis Study Investigators. Atorvastatin in patients with type 2 diabetes mellitus undergoing hemodialysis. *N Engl J Med* 2005;353:238–248. [Published erratum appears in *N Engl J Med* 2005;353:1640.]

238. Baigent C, Landry M. Study of heart and renal protection (SHARP). *Kidney Int Suppl* 2003;63:S207–S210.

239. Fellstrom B, Zannad F, Schmieder R, et al. Effect of rosuvastatin on outcomes in chronic haemodialysis patients: design and rationale of the AURORA study. *Curr Control Trials Cardiovasc Med* 2005;6:9.

240. Schech S, Graham D, Staffa J, et al. Risk factors for statin-associated rhabdomyolysis. *Pharmacoepidemiol Drug Saf* 2006;16:352–358.

241. Thompson PD, Clarkson P, Karas RH. Statin-associated myopathy. *JAMA* 2003;289:1681–1690.

242. Efrati S, Zaidenstein R, Dishy V, et al. ACE inhibitors and survival of hemodialysis patients. *Am J Kidney Dis* 2002;40:1023–1029.

243. McCullough PA, Sandberg KR, Yee J, et al. Mortality benefit of angiotensin-converting enzyme inhibitors after cardiac events in patients with end-stage renal disease. *J Renin Angiotensin Aldosterone Syst* 2002;3:188–191.

244. Zannad F, Kessler M, Grunfeld JP, et al. FOSIDIAL: a randomised placebo controlled trial of the effects of fosinopril on cardiovascular morbidity and mortality in haemodialysis patients. Study design and patients' baseline characteristics. *Fundam Clin Pharmacol* 2002;16:353–360.

245. Charytan D, Mauri L, Agarwal A, et al. The use of invasive cardiac procedures after acute myocardial infarction in long-term dialysis patients. *Am Heart J* 2006;152:558–564.

246. Marso SP, Gimple LW, Philbrick JT, et al. Effectiveness of percutaneous coronary interventions to prevent recurrent coronary events in patients on chronic hemodialysis. *Am J Cardiol* 1998;82:378–380.

247. Schoebel FC, Gradaus F, Ivens K, et al. Restenosis after elective coronary balloon angioplasty in patients with end stage renal disease: a case-control study using quantitative coronary angiography. *Heart* 1997;78:337–342.

248. Le Feuvre C, Dambrin G, Helft G, et al. Clinical outcome following coronary angioplasty in dialysis patients: a case-control study in the era of coronary stenting. *Heart* 2001;85:556–560.

249. Kahn JK, et al. Short- and long-term outcome of percutaneous transluminal coronary angioplasty in chronic dialysis patients. *Am Heart J* 1990;119:484–489.

250. Ahmed WA, et al. Outcome of coronary artery angioplasty in hemodialysis patients. *Semin Dial* 1994;7:96–99.

251. Le Feuvre C, et al. Comparison of clinical outcome following coronary stenting or balloon angioplasty in dialysis versus non-dialysis patients. *Am J Cardiol* 2000;85:1365–1368.

252. Das P, Moliterno DJ, Charnigo R, et al. Impact of drug-eluting stents on outcomes of patients with end-stage renal disease undergoing percutaneous coronary revascularization. *J Invasive Cardiol* 2006;18:405–408.

253. Aoyama T, Ishii H, Toriyama T, et al. Sirolimus-eluting stents versus bare metal stents for coronary intervention in Japanese patients with renal failure on hemodialysis. *Circ J* 2008;72:56–60.

254. Best PJM, et al. The impact of renal insufficiency on clinical outcomes in patients undergoing percutaneous coronary interventions. *J Am Coll Cardiol* 2002;39:1113–1119.

255. Rubenstein MH, et al. Are patients with renal failure good candidates for percutaneous coronary revascularization in the new device era? *Circulation* 2000;102:2966–2972.

256. Gruberg L, et al. Comparison of outcomes after percutaneous coronary revascularization with stents in patients with and without mild chronic renal insufficiency. *Am J Cardiol* 2002;89:54–57.

257. Liu JY, Birkmeyer NJ, Sanders JH, et al. Northern New England Cardiovascular Disease Study Group. Risks of morbidity and mortality in dialysis patients undergoing coronary artery bypass surgery. *Circulation* 2000;24:2973–2977.

258. Szczech LA, Reddan DN, Owen WF, et al. Differential survival after coronary revascularization procedures among patients with renal insufficiency. *Kidney Int* 2001;60:292–299.

259. Herzog CA, Ma JZ, Collins AJ. Comparative survival of dialysis patients in the United States after coronary angioplasty, coronary artery stenting, and coronary artery bypass surgery and impact of diabetes. *Circulation* 2002;106:2207–2211.

260. Fellner SK, et al. Ischemic heart disease in patients with end-stage renal disease. *Adv Ren Replace Ther* 1996;3:240–249.

261. Hillis LD. Coronary artery bypass surgery: risks and benefits, realistic and unrealistic expectations. *J Investig Med* 1995;43:17–27.

262. Franga DL, et al. Early and long-term results of coronary artery bypass grafting in dialysis patients. *Ann Thorac Surg* 2000;70:813–819.

263. Castelli P, et al. Immediate and long-term results of coronary revascularization in patients undergoing chronic hemodialysis. *Eur J Cardiothorac Surg* 1999;15:51–54.

264. Osake S, et al. Immediate and long-term results of coronary artery bypass operation in hemodialysis patients. *Artif Organs* 2001;25:252–255.

265. Okamura Y, et al. Coronary artery bypass in dialysis patients. *Artif Organs* 2001;25:256–259.

266. Naruse Y, et al. Coronary artery bypass grafting in patients with dialysis-dependent renal failure. *Artif Organs* 2001;25:260–262.

267. Higashiue S, et al. Coronary artery bypass grafting in patients with dialysis-dependent renal failure. *Artif Organs* 2001;25:263–267.

268. Nishida H, et al. Coronary artery bypass grafting in 105 patients with hemodialysis-dependent renal failure. *Artif Organs* 2001;25:268–272.

269. Hirose H, et al. Efficacy of off-pump coronary bypass grafting for the patients on chronic hemodialysis. *Jpn J Thorac Cardiovasc Surg* 2001;49:693–699.

270. Beckermann J, Van Camp J, Li S, et al. On-pump versus off-pump coronary surgery outcomes in patients requiring dialysis: perspectives from a single center and the United States experience. *J Thorac Cardiovasc Surg* 2006;131:1261–1266.

271. Opsahl J, et al. Coronary artery bypass surgery in patients on maintenance dialysis: long-term survival. *Am J Kidney Dis* 1988;12:271–274.

第十九章 终末期肾脏病血流动力学稳定性和自主神经功能不全

Biff F. Palmer, William L. Henrich

血流动力学的不稳定性在超滤性透析(以去除液体为主要目的)中最常见的表现是低血压。在透析过程中或透析刚刚结束时,症状性血压下降的发生率为 15%～50%[1]。部分患者,由于低血压不得不在离开透析中心前静脉补充液体,这将导致容量过负荷。症状性低血压可能迫使透析治疗提早结束,如果这种情况反复发生,可导致透析不充分。透析期间的低血压和透析后的直立性低血压是透析患者并发症和病死率的独立危险因素[2]。见表 19.1。

另一种类型的透析相关低血压是慢性持续性的低血压,这发生在 5% 的透析患者中[1]。这一类型的低血压常见于透析龄至少在 5 年以上的患者。这些患者常常来透析室时收缩压低于 90 mmHg。这一类型的低血压伴死亡率的增加,且是长期血透患者发生营养不良和/或心血管疾病的表现之一[3-5]。本章将聚焦发作性低血压,这一最常见的血透(HD)相关的血流动力学不稳定形式。

表 19.1 体内低血压并发症

心肌缺血

脑卒中

肠系膜缺血

凝结通道

视神经缺血性萎缩,视力丧失

清除不足继发于处理时间缩短

持续治疗后容量负荷过重

一、概述

透析低血压是由于心血管对短时间内液体大量清除所导致的血容量减少的反应不足的结果。在一次典型的透析过程中,超滤量可达到甚至超过总血浆容量。尽管超滤量很大,血浆容量通常仅减少 10%～20%[6]。在超滤过程中要维持一定的血浆容量,需要液体在组织间隙向血管内的流动。静脉系统足够的张力和正常的顺应性是液体向中央循环系统再分布所必需的,从而供心脏再充盈。一旦液体进入中央循环,心脏正常的收缩和舒张功能保证了一定的心输出量。当心输出量下降时,交感神经系统通过增加外周血管阻力使血压稳定。

上述任何一个或几个环节的异常均可导致患者在容量清除过程中易发生低血压(图 19.1)。这些异常可以是慢性尿毒症状态或者伴随的合并症的结果。以下部分将复习导致发作性透析低血压发生的各种自主神经系统和心血管系统异常。本章将以预防和处理透析低血压的有关讨论结束。

二、血管再充盈

如要在超滤过程中维持血浆容量需要血管外液向血管内移动。成功的血管内再充盈受血浆胶体渗透压、液体去除速率和特性，以及液体在体液不同组成间分布的影响。

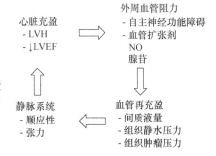

血浆渗透压的稳定

稳定的血浆渗透压在预防透析相关低血压中的重要性在关于透析液组成部分中有详细的讨论。稳定的

图 19.1 在超滤设置中影响血管再生和维持血浆体积的因素概述。LVEF，左心室射血分数；LVH，左心室肥厚

血浆渗透压在血流动力学中的主要作用机制是通过维持更加稳定的细胞外容量和血浆容量[7]（图 19.2）。由于溶质清除，血浆渗透压骤然下降，使得水向细胞内移动。这一移动使可供血管再充盈的液体量减少。使用钠浓度较高（高于 140 mEq/L）的透析液是保证足够血管再充盈的有效方法，并被证明是最有效和耐受性最好的治疗发作性低血压的手段之一。高的透析液钠浓度能限制血浆渗透压的下降，这样在超滤过程中可同时去除细胞外和细胞间隙的水分，因此有效缓和了通常在很大的超滤速率时伴随的血浆渗透压的快速下降所带来的血浆容量下降。血浆渗透压下降导致发作性透析相关低血压的另一种可能机制是在容量去除过程中对外周血管的收缩性功能损害[8,9]。血浆渗透压的下降也可能通过削弱传入感受机制负性影响压力感受器的功能，致使自主神经功能不全[8]。

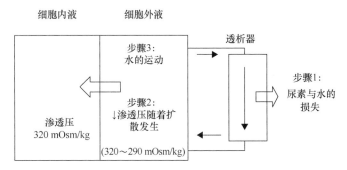

图 19.2 细胞外渗透压降低可能导致血流动力学不稳定。步骤 1 是随尿素和其他溶质从体内通过透析器去除降低渗透压；溶质去除导致细胞外渗透压相对于细胞内空间的下降；步骤 3 是水从细胞外向细胞内的渗透运动

局部 Starling 力

一些患者特性可在毛细血管水平影响 Starling 力对血管再充盈过程中的作用，其中之一是间质液体的多少，临床上其由患者的干体重反映。当间质液体较少时，任何超滤量都很容易产生血流动力学不稳定。这解释了为什么透析使体重低于其真正的干体重的患者出现低血压。相反，间质液体量增加，使可再充盈血管内的容量增加，因此发生低血压减少。大多数患者的干体重设定在间质液体量最小值，因为慢性容量过荷可导致心血管系统长期危害。

但是,对于反复出现透析时低血压,或者长期持续性低血压且其他干预手段不能减轻的患者,可能需要有意识地维持患者在一个高容量状态,从而使透析得以进行,从而降低血流动力学不稳定性的发生率。

决定组织水平胶体渗透压和静水压的因素也会影响血管再充盈。例如,一个营养状态好、血白蛋白水平正常的患者与低白蛋白血症患者相比能较好地保持血管再充盈。另一方面,血管扩张药物的使用,使得动脉压过多地向毛细血管床转移,从而增加静水压也可能会损害血管再充盈。

三、心脏再充盈和静脉功能异常

当血管再充盈和血浆容量正常时,如果血管内容量不能向中央循环适当地再分布,透析低血压仍可发生[10]。部分患者,可追溯到循环静脉侧的功能或结构异常。

因为大部分血浆容量都位于循环的静脉端,即使静脉系统张力少量降低,亦可能因中央循环血容量的减少而限制心脏的充盈。内脏血管的突然扩张可导致透析时低血压。这种血管扩张可以由透析时进食或由于人体中心温度上升而致交感张力丧失造成。血管扩张物质的增加,如腺苷、一氧化氮可能也参与其中。

血透高血压患者中也证实有静脉顺应性的下降[11,12]。这种静脉顺应性的下降至少可通过两种途径导致血流动力学不稳定。首先,静脉顺应性下降可导致容量-压力关系变得陡峭,即很小的血浆容量下降就可导致心脏灌注压的大幅度下降。这就是为什么在透析患者单纯超滤过程中,静脉顺应性和中心静脉压的下降呈负相关的原因[11]。其次,静脉顺应性下降,在毛细血管床上游可导致静水压升高,从而导致来自间质的血管再充盈减少。与静脉血管顺应性正常的患者相比,静脉顺应性下降的患者在超滤过程中血浆容量的下降更多[11,12]。在慢性尿毒症患者中,静脉功能的改变可能与静脉壁的结构异常有关。髂静脉和下腔静脉的形态学研究显示,在 ESRD 高血压患者中,静脉壁中层增厚[13]。结构上的这一变化可能也会使得超滤过程中,红细胞从内脏或脾循环向系统循环转移能力受限[14]。这一机制,在有主神经功能不全的患者中可能尤为重要。

四、心脏的收缩和舒张功能

当中央循环充盈时,血流动力学的稳定性取决于心脏正常的收缩和舒张功能,从而在液体清除的过程中产生足够的心输出量。这在心肌功能异常 ESRD 患者中常见,这可能是透析诱导的低血压的重要协同因子[15]。

舒张功能异常

常见的高血压及偶尔可见的主动脉狭窄可导致左心室压力负荷过重,这与经常发生的向心性左心室肥厚(LVH)有关。其他因素包括动静脉瘘、贫血、间歇性的容量过负荷。

因左心室(LV)的扩张和肥厚导致的心室功能改变,显著有异于正常心脏。LVH 高发生率和舒张功能的异常导致舒张期扩张减弱,从而致使在舒张充盈过程中,容量-压力关系变得更陡峭,且向左偏移(图 19.3)。当 LV 顺应性下降时,左心室射血分数(LVEDV)的轻微升高可引起左心室舒张末压力（LVEDP）不成比例地显著升高，进而导致肺静脉淤血，而射血分数只有很小或没有增加。即使在收缩功能保持完好的情况下，由于急骤的或者血浆容量的大幅增加，或者由于心室顺应性下降而导致不合适的高灌注压和肺循环淤血，左心室前负荷储备可能被耗尽。不仅如此，在超滤过程中血浆容量的下降，在这种陡峭的容量-压力关系中，可使心脏的充盈压力骤然下降，从而导致低血压。简而言之，很多 ESRD 患者的 LV 压力-容量关系，存在于很窄的范围内，在血浆容量变化时，常无法耐受。

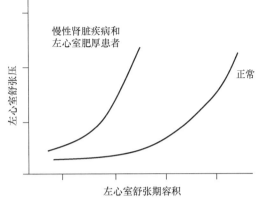

图 19.3　舒张充盈期左心室舒张特征（左心室射血分数/左心室舒张末期压）。ESRD 患者常存在左心室压力-容量关系向左移，使心肌依从性下降

　　许多研究证实 LVH 对透析过程中血流动力学不稳定的影响，在有发作性透析相关低血压的患者中 LVH 更为常见[16]。Ritz 等[17]观察到，27 例反复出现透析中低血压的患者与 27 例没有并发低血压的患者相比，LV 重量-容积比增高 37%。Wizemann 等人[18]注意到心脏彩超显示 LVH 患者中透析低血压的发生率是心室质量正常者的数倍之多。另一项研究发现，反复发生透析期间低血压的患者透析前血压较低，向心性 LVH 更严重，左心室顺应性更差[19]。

　　舒张功能不全的患者治疗十分困难。在心室舒张受损的情况下，少量的容量补充即可促发肺水肿。影响心肌收缩力的药物可因心室舒张的进一步受损而加剧这一问题。钙通道阻滞剂，如维拉帕米或苯二氮䓬可能有一定作用，因为这类药物可产生负性肌力作用，可能改善 LV 的舒张。在使用这类药物的少数患者中，心脏功能有所改善，低血压的发生频率减少[20]。但是，值得注意的是，血管扩张性钙通道阻滞剂的使用可能存在降低血压的不利影响。由于这一原因，要权衡左心室舒张的改善作用，不是所有患者都能够耐受这类药物降低血压的作用。

　　从更长期的角度上，治疗可以包括减低 LV 质量至正常，从而可能改善心室的舒张功能。通过控制高血压，使用红细胞生成素纠正贫血，可以部分或完全逆转[21]。研究显示，在非尿毒症的高血压患者中，在同样控制血压的情况下，血管紧张素转化酶抑制剂、血管紧张素受体拮抗剂、钙通道阻滞剂对 LV 质量的降低效果较其他多数降压药物更快更有效。这一现象是否同样存在于肾衰竭患者中不得而知。使用红细胞生成素以纠正贫血被认为可能有效，这可能是通过改善组织氧供，从而使得心输出量（在贫血时增加）和心脏作功降至正常范围。这些改变与 10%~30% 的 LV 重量指数下降有关[21]。但是，需要注意的是，反复出现的红细胞生成素使用后的血压升高可能部分抵消因血细胞比容升高所带来的益处。另外，应注意不要将血红蛋白浓度升高到超过12 g/L，因为过高的血红蛋白水平被认为与心血管事件的增加有关[22,23]。

收缩功能异常

　　心脏收缩功能受损在透析患者中常见。收缩功能减退的原因可能是既往心肌梗死\缺血性或高血压性心肌病，或者由于如糖尿病等导致的微血管病变所致的缺血性损伤。一些存在这一异常的患者表现为持续的低血压。收缩功能更常表现为频繁发生的透析相关血流动力学不稳定。心肌收缩的减退导致 LV 功能下降，重要的是，在面对血流动力学不稳定时心脏储备下降。易于发生透析低血压的患者,在静脉给予多巴酚丁胺时,与那些血流动力学稳定的患者相比心脏指数的上升变得迟钝[24]。尽管有足够的心脏充盈,无法产生足够的心输出量,这可导致透析期间低血压及肺水肿。

五、动脉功能不全

当心输出量下降时,循环动脉侧的血管阻力增加,这是避免低血压发生的重要防御途径。这一反应的异常可通过多种机制导致血流动力学的不稳定。自主神经功能不全和身体核心温度上升可导致动脉张力的下降,使得系统压力更直接地向静脉循环传递。静脉压力的急骤升高可增加静脉系统吸持能力,可导致液体的阻隔,进而抑制心脏再灌注[6]。

动脉功能的紊乱也可由动脉循环的结构异常造成。在尿毒症患者中动脉血管损害的特征是内膜纤维化和中层钙化,而几乎没有脂质沉积[25]。这些变化更让人联想起年龄老化或糖尿病的大血管病变,而不是粥样硬化。这些病理变化推测可能与年龄、高血压、钙磷代谢紊乱有关。这些变化会导致血管壁的僵硬,更重要的是导致 LVH 的发生。

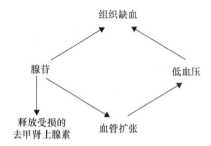

图 19.4　组织缺血通过产生腺苷导致体内低血压的周期。腺苷可通过其直接的血管舒张作用及次要的抑制去甲肾上腺素作用潜在地加重低血压

腺苷

交感神经兴奋导致的小动脉收缩,通过增加外周阻力维持血压。部分患者中,由于血管扩张物质的产生使这一反应不足。在低血压情况下,不管原因是什么,组织缺血会导致三磷酸腺苷(ATP)的合成和分解出现负平衡。造成的结果是,ATP 代谢产物积聚,并向细胞外液释放。腺苷是 ATP 代谢产物之一[26](图 19.4)。腺苷是一种由内皮细胞和血管肌细胞释放的内源性的血管扩张物质,被认为与透析过程中突然发生的血压下降有关。为了证实在透析诱导的低血压过程中,腺苷的积聚不只是缺血的标志物,Shinzato 等人[26]在一组易发低血压的长期透析患者中,测量了透析诱导的低血压之前、过程中及之后的 ATP 代谢产物。在这一研究中,血浆肌苷、次黄嘌呤、黄嘌呤在透析低血压突发时急剧上升,在血压恢复时快速下降。相反,当低血压缓慢发生时,血浆中的这些代谢物浓度没有明显变化。由于半衰期很短,没有检测腺苷水平。然后,使用咖啡因,一种非选择性的 A_1 和 A_2 肾上腺素受体拮抗剂治疗这些患者,并监测患者低血压的发生频率。在透析开始的 2 h 给予250 mg咖啡因胶囊可明显降低低血压发生的频率。

在一项前瞻性、双盲、安慰剂对照研究中,对频繁发生透析中低血压的患者进行研究发现,注射选择性 A_1 受体拮抗剂可中度降低低血压的发生,差异有统计学意义[27]。A_{2A} 受体在外周血单个核细胞中表达,反复发生低血压的透析患者较血液动力学稳定的血透患者有更为显著的上升,这提示 A_{2A} 受体拮抗可能也有益处[28]。

一氧化氮

另一个有趣的、至今尚不清楚的导致 HD 低血压的因子是一氧化氮[29]。透析膜的生物不相容性被认为导致了外周循环单核细胞的激活。这被认为导致多种细胞因子,包括 IL-1 和 TNF 的产生。这些细胞因子进一步诱导内皮细胞合成一氧化氮。这一假说受到诸多支持。首先,血浆 IL-1 和 TNF 水平在 ESRD 透析患者中上升[30]。另外,体内给予 IL-1 和 TNF 可诱导低血压的发生,这主要由系统的血管阻力下降所致[31]。体外实验显示 IL-1 和 TNF 促进内皮细胞合成一氧化氮。一氧化氮可通过细胞内鸟苷酸环化酶作为第二信使,直接扩张血管平滑肌。同时,IL-1 还可促进血管扩张物质前列腺素(PG),包括 PGE$_2$ 和 PGI$_2$ 在人血管平滑肌细胞和内皮细胞中的合成[32]。花生四烯酸代谢物也是直接的血管平滑肌扩张剂,能降低外周血管的阻力。

内源性一氧化氮、亚硝酸盐和硝酸盐的稳定终产物的浓度在慢性肾衰竭 HD 患者中较正常人上升[33,34]。正常情况下,在血流动力学稳定的患者中,这些物质的水平在透析过程中下降。相反,研究显示,在发生透析期间低血压的患者中这些物质水平急剧上升[33,34]。已发现有透析期间低血压的患者与那些血流动力学稳定的患者比较,透前吸出气的一氧化氮分数更高[34]。这些发现提示一氧化氮合成的增加可能与血液动力学不稳定患者易发低血压有关。一氧化氮活性增加的机制并不清楚,但是可能与透析清除一氧化氮的抑制物——非对称性二甲基精氨酸(ADMA)有关[35]。如果进一步研究证实一氧化氮合成的增加在透析相关血流动力学不稳定中的作用,给予一氧化氮拮抗剂,如 N(G)单甲基-L-精氨酸乙酸(L-NMMA)可能最终显示在治疗易发低血压患者中有效。

六、自主神经病变

尿毒症的自主神经功能不全

在过去 15 年里,自主神经功能受损在透析低血压中的重要作用备受关注。早在 1925 年,Bradbury 和 Eggelston 描述了自主神经系统控制受损与低血压的临床相关性[36]。他们观察到自主神经系统,通过压力反射机制对动脉血压的体位调节是必需的。之后,中枢和外周神经元通路控制血管舒缩张力、心率、心肌收缩力和静脉容量有了更详尽的描述。

自主神经反射弧包括一条由血管树、内脏器官和皮肤起始的感觉神经纤维传入支。这些传入纤维主要通过脊髓和迷走神经汇入中枢神经系统。动脉压力感受器位于主动脉弓和颈动脉窦,可感受血压的变化;心肺压力感受器位于心房、心室、大静脉和肺血管,可感受心脏充盈压的变化。这些压力变化的信息在中枢神经系统的多个水平被整合,包括脑干、小脑、下丘脑、大脑半球。传出支包括从脑干到脊柱的交感和副交感通路,通向心脏和循环。

自主神经功能不全在慢性肾衰竭患者中常见[37,38]。这些异常可能导致患者在大量液体被超滤清除时维持正常血压的能力受损。其中一种是在反复透析低血压患者中交感神经对液体清除的应答不足。透析后透析低血压患者血浆嗜铬粒蛋白 A(一种与儿茶酚胺一同释放的蛋白)水平较那些血压稳定的患者升高较少,这与交感神经对低血压的反应迟钝一致[39]。

在正常情况下,交感神经的传出是受主动脉弓和颈动脉窦的压力感受器和心肺区的压力感受器的张力控制。随着 HD 的液体清除,中央静脉压和动脉血压下降会被这些压力感受器感知,从而使血管舒缩中枢的张力下降,导致反射性地向心脏和外周循环的交感传出冲动增加,以维持血压。这一保持内环境稳定的反应的缺失在透析相关低血压的发生中起重要作用。

多种测试被用于评估慢性肾衰竭患者的自主神经系统。这些试验可被用于自主神系统异常的定位。例如,Valsalva 试验测试整个自主神经系统的完整性:心肺循环压力的高压和低压感受器,这些通路的传入支和传出支,交感和副交感的功能。这一试验可用于发现功能受损,但不适用于定位异常。硝酸戊酯吸入试验可用于测试低压压力感受器和血压下降时相应的交感冲动的传出。冷加压试验(在患者额头放置冷毛巾,或将手置于冰浴中)主要反映在冷刺激下外周血管收缩的交感神经传出功能。要真正判断自主神经系统在透析患者中的作用是困难的,部分原因是在透析患者的大型调研中自主神经系统功能没有被常规纳入。由于这一原因,目前 ESRD 患者的自主神经系统的自然变化史还不清楚。

最初提示自主神经不足可能与 HD 低血压有关是 1976 年由 Lilley 等人报道的[40]。这些研究者进行了许多自主神经试验,得出结论,认为 ESRD 患者的自主神经系统的异常位于反射弧的传入侧。更确切地说,他们认为是压力感受器的异常。这些自主神经在压力反射弧传入侧功能异常的发现与多个文献报道一致,研究显示选择性测试血管舒缩中枢和交感束传出(冷加压试验、手握力试验、精神压力)的试验提示功能正常[40,41],而测试完整压力反射弧显示应答降低[40-43]。

自主神经功能不全真正的机制尚不清楚,但由于交感传出功能似乎是正常的,最可能的主要损害部位是在压力感受器,或其传入纤维或中枢神经系统连接。长期容量过负荷导致持续的张力过度,被认为可能是压力感受器功能不全的原因之一[44]。此外,有观点认为尿毒症毒素导致压力感受器"中毒"与透析低血压有关[45,46]。长期暴露于尿毒症毒素被认为对压力感受器有毒性作用,导致部分患者交感舒缩中枢传出对压力感受器的抑制作用几乎消失[40,45]。根据这一假说,尿毒症诱导的主动脉窦压力感受器传入冲动可导致中枢交感神经传出,在基线状态下,几乎达到最大,在 HD 低血压的应激下无法进一步增加。但是,支持这一假说的实验研究是间接的,主要依赖于血儿茶酚胺和半定量的床边交感神经功能检测,而明确的压力反射异常和透析诱导的低血压的关系还没有被证实。长期高血钾使神经去极化也被认为起到部分作用[47]。

透析诱导低血压过程中反常的交感张力撤回

为更好地明确自主神经功能不全在透析低血压发生中的作用,Converse 等人[48]在 16 例不易发生低血压和 7 例易发低血压的 HD 患者中,检测了压力反射对心率控制、交感神经传出活性、血管阻力的作用。易发低血压的患者定义为在至少 1/3 的维持性血液透析治疗过程中有平均动脉压骤然下降超过 30% 的症状性低血压发生,糖尿病患者被排除在外,因为自主神经病变是糖尿病明确的并发症。直接测量交感神经活性和数个可定量的反射手法被用来检测长期尿毒症对数个特殊的反射,包括动脉压力反射对心率的控制和心肺压力反射对血管阻力的控制。通过对同一患者在维持性血透间和透析治疗过程中的检测,研究者得以区分长期尿毒症的自主神经作用和血透过程的急性自主神经作用。

为评估是否存在动脉或心肺压力感受器长期异常,两组患者都先在透析间进行检测。在静脉注射硝普钠的情况下,测量心率和交感神经活性,并在下肢应用负压的情况下,测量前臂血管阻力,结果显示,两组患者皆无异常。这些结果提示,在这些选择性的非糖尿病透析诱导的低血压患者中,没有长期存在的基线自主神经异常。值得指出的是,在其他透析人群中,如那些有糖尿病自主神经病变的患者,压力反射的受损可能对 HD 中的低血压患者有更大作用。

随后是在透析过程中进行自主神经功能研究。在透析时发生严重低血压的亚组患者中压力感受器的功能仍然正常,在初始血压下降后是正常的交感神经活性、心率和外周血管阻力的反射性增强。随着低血压加重,正常的压力反射被突然出现的不适当的血管减压反应取代。随着血压的进一步下降,交感活性、心率和血管阻力没有进一步上升,而是不适当地回到或低于基线水平。发生低血压及交感活性丧失后的短时间内,患者出现典型的血管迷走神经晕厥的症状和体征,包括恶心、腹部不适、出汗和眩晕。

为明确这一血管抑制反应的触发机制,进一步的实验将正常的 HD 过程分为单纯超滤和单纯透析部分。通过测量腓肠(小腿肚)血管阻力发现,超滤再现了血管阻力的增加和降低(包括血管扩张和低血压),而单纯的透析,在各组中对腓肠血管阻力都没有影响。这些结果提示容量的减少是血管抑制反应的主要驱动力,从而加剧容量依赖的血压下降。

抑制从心脏产生的反射是造成低血容量性低血压时,反常的心率减慢和血管扩张的最可能的机制[49-51]。心脏除了是一个泵之外,也是一个感受器官,有丰富的感觉(或传入)神经分布。这些感觉神经多有机械受体的功能,从而向大脑传递负荷状态和心室的收缩变化的信息。它们的功能在于抑制交感冲动的传出。在等容量时,这些感觉神经通常对交感血管舒缩传出冲动起张力抑制性影响。在轻度低血容量时,这一抑制作用减弱。在严重低血容量时,相反,这一抑制作用不会进一步减弱,而是反常地增加。理论是,这些末梢的感受区域发生了变形,因为在肾上腺素刺激下的心脏强烈收缩,心室几乎空虚。

据假设,轻度低容量可模仿非低血压的 HD:心室传入的抑制导致交感反射性的激活。相反,严重的低容量可模仿透析诱导的低血压;心室传入的抑制被反常地激活,导致交感传出冲动的反射性抑制,从而产生心率减慢和外周血管扩张。心脏超声的 LV 容量测量显示,在发生严重低血压前,LV 腔接近闭塞,这可能与反常的 LV 传入抑制激活有关。

因此,在易发低血压的透析患者亚组中,急性自主神经病变起病因作用。必须在严重容量不足的情况下,才会发生这种反常的交感神经作用缺失。为测定这种类型的低血压(慢心率的低血压)在透析人群中的患病率,Zoccali 等人[52]在 106 例透析低血压患者中,挑选出 20 例患者。在 20 例患者中记录到的 60 次低血压发作中,有 35 次心率增加,19 次没有变化,6 次心率下降。5 例发生慢心律性低血压的患者的特征为超滤量较大,LV 舒张末直径较那些心率固定或心率加快的患者小。

自主神经功能不全和长期低血压

如前面提及的,小部分 HD 患者很难维持正常的血压,在透析间期呈长期的低血压。有一项研究曾对自主神经功能不全在这种情况中的作用进行探讨,研究比较了低血压的 HD 患者、正常血压的 HD 患者和对照患者(每组 17 例)的各种自主神经功能的测量[53]。长期低血压患者表现出 α、β-肾上腺素能受体的明显下调,提示无法产生足够的交感神经应答。

自主神经功能不全和心律失常

在 ESRD 患者中,心律失常的发生可归咎于几个原因,它们或单独,或协同发挥作用,包括心肌功能异常、液体和电解质移位及氧合不足。一个过去未被认识的可能的易感原因是自主神经功能不全。在一项包括41例透析患者的研究中,评价心律失常(根据 24 h Holter 的结果)和自主神经功能不全(以血压和心率应答为依据)的关系[54]。与自主神经功能正常的患者相比,有一项或多项自主神经异常的患者房性和/或室性心律失常的发生率明显上升(在 26 例自主神经功能不全患者中有41次异常节律与15例自主神经应答正常的患者中1次心律失常)。

在尿毒症状态下的交感神经系统和高血压

尽管自主神经功能不全常常存在,基线血儿茶酚胺在慢性肾衰竭中常常上升[55]。交感神经张力的增加、降解的减少、神经元再摄取的减少都可能导致这一现象。这一发现的生理学意义还不清楚,但交感神经的活性过度可导致在 ESRD 中常见的高血压。这一交感张力增高的信号可能部分来自肾脏传入神经的刺激。

化学敏感的肾脏传入神经,与高血压的发病机制有关,可导致交感神经向心脏和外周循环的传出反射性激活[56-58]。这些传入神经受到缺血性代谢产物,如腺苷,或尿毒症毒素,如尿素的刺激,在实验动物中,反射性地增加交感神经的活性,同时使血压升高[59]。交感神经的活性下降可能是某些 HD 患者双侧肾切除后血压下降的一个重要机制[60]。

七、血透过程中血流动力学不稳定的治疗

对那些原先不存在透析低血压问题而突然出现这种状况的患者,鉴别诊断必须扩大,包括隐性的败血症和未被发现的心脏或心包疾病。就这一点而言,在任何反复发生低血压的患者的评估中排除心包渗出和堵塞和/或明显的节段性室壁活动异常是重要的。其他潜在的可导致新发低血压的病因包括缺血性肠病濒临肠梗或隐匿性出血。在血透一开始出现的低血压应考虑到与透析膜反应导致大量细胞因子释放的可能。排除了这些因素后,有几种可供选择的手段来治疗和预防发作性的透析低血压(表 19.2)。

表 19.2 血流动力学不稳定的治疗

排除非相关病因(心脏缺血、心包积液、感染)	冷温透析
个性化透析处方	最大限度地提高心脏功能
准确设定干重	充气腹带增强静脉回流心脏
优化透析处方	避免饮食
固定 Na^+ 浓度>140 mEq/L 或 Na^+ 调整	避免在透析当天使用抗高血压药物
HCO_3^- 缓冲液	药物干预
避免低 Mg^{2+} 透析液	米多君
避免低 Ca^{2+} 透析液	加压素
优化超滤方法	腺苷拮抗剂
单独调整超滤或同时调整 Na^+	其他:舍曲林、麻黄素、福林、左旋肉碱
连续超滤和等容血透析	

八、透析处方个体化

准确设定"干体重"

目前,干体重的判定主要通过不断摸索。干体重是指低于这一体重一些不可接受的症状就会发生,如抽筋、恶心和呕吐或低血压。干体重在很多患者是高度可变的,可随着伴随疾病(如腹泻或感染),以及血细胞比容的变化(红细胞生成素的使用)而上下波动。有数种方法被提出,旨在更客观地确定患者干体重(表19.3)。比较研究总体而言倾向于基于生物电阻抗的方法,这种方法可对细胞外容量、细胞内容量和总体水量做出评估[61-63]。该技术的一种变体为透析过程中对小腿进行连续性地测量,其结果尤其令人鼓舞,因为相对的细胞外液过多,在下肢更明显[64]。在透析中,下肢的血浆再充盈,与躯干和臂部相比更为活跃,这提示小腿可能作为监测透析时全身细胞外容量变化的窗口[65]。

透析液的组成

有关于透析液的组成和血流动力学稳定性的详细讨论见其他章节。下面将对这些组成作一总结性的陈述。

透析液钠浓度和可调钠模式

使用高钠的透析液(高于 140 mEq/L)是发作性低血压最有效且耐受性最好的治疗。高钠预防了透析时血浆渗透压的显著下降,从而尽可能减少渗透性液体从细胞外向细胞内的丢失,达到细胞外容量的稳定。可调钠模式是钠浓度在透析过程中可变的一种技术。最常用的

表 19.3　确定血液透析患者干重的客观工具

血容量监测
治疗过程中的相对变化
血容量超滤脉冲(以评估血管补充剂的增量)
下腔静脉(IVC)超声评估
IVC 直径
IVC 可折叠指数(呼吸周期内直径分数下降)
脑利钠肽、N-末端 BNP 前体、心房钠尿肽水平
生物电阻抗法
全身(手腕到脚踝)
节段性
连续的体内小腿测量
血管外肺水指数(侵入性)

是,在透析开始时使用高的透析液钠浓度,然后进行性降低,透析结束时降到等渗甚至低渗。这种控制钠浓度的方法在透析开始时有钠的扩散内流,从而防止由于尿素和其他小分子溶质流出导致血浆渗透压快速下降。在余下透析过程中,当伴随尿素清除产生渗透压的下降趋于平缓时,透析液钠浓度设定在较低水平,可减少高渗和过度的口渴,以及液体增加和透析间的高血压发生。可调钠模式的真正作用至今还没有被完全了解;已有的研究结果有阳性也有阴性。这一操作在有问题的个体透析患者中值得一试。

透析液缓冲剂

早年,乙酸盐作为一种透析缓冲剂可导致外周血管扩张,是造成透析低血压的潜在协同因子。现在使用的高效和高通量的透析操作不再以乙酸盐作为透析液缓冲剂。碳酸氢盐目前使用广泛且可适用于所有新的透析机。总体而言,碳酸氢盐透析血压维持较好。碳酸氢

盐和乙酸盐透析液在价格上的差异已经大幅度缩小,使得关于透析液缓冲剂的讨论没有实际意义。

透析液镁浓度

透析液的低镁也可造成透析时的低血压。例如,有一项研究将 78 例临床稳定的 HD 患者随机分为低镁组(0.38 mmol/L)和高镁组(0.75 mmol/L),并配合使用碳酸氢盐或乙酸盐缓冲剂[66]。不管是碳酸氢盐还是乙酸盐透析液,与高镁透析液相比,使用低镁透析液的患者低血压的发生次数显著较高,且平均动脉压的绝对值较低。

透析液钙浓度

很多透析患者心脏收缩力可随透析液钙浓度上升而增强。这一方法的局限之一在于导致高钙血症,尤其是在接受含钙的磷结合剂和维生素 D 治疗的患者。对于易发透析中低血压同时有高钙血症风险的患者透析液钙的浓度变化可作为改善血流动力学稳定性和降低高钙血倾向的一种策略[67]。在一项研究中,患者透析时间为 4 h,透析液钙浓度在最初 2 h 设定为低(1.25 mmol/L),后 2 h 升至 1.75 mmol/L。与固定的透析液钙浓度(不管是 1.25 mmol/L 还是 1.5 mmol/L)相比,这种变化的透析液钙浓度,血流动力学更稳定。这一血流动力学的益处是由心排血量的增加实现的。3 周后,这 3 组患者透析前的离子钙浓度没有差异。

超滤优化方法

容量控制的超滤

现代透析机使临床医生能为患者设置透析过程中液体去除模式的程序,从而帮助其避免透析低血压。这些机器使用精确的容量控制装置均衡地进行超滤。这样,可以在整个透析过程中平缓稳定地超滤。如果没有超滤控制装置,超滤率可显著波动,因为透析过程中跨膜的压力是可变的。另外,高静脉压可增加液体的清除。当没有这一装置时,为使这种过度液体清除的风险降至最低,应该使用水通透性(K_{UF})低的膜。

超滤可调模式

临床医生可能希望在透析开始时超滤更多,到透析结束时超滤较少。通过这种方式可为个体患者进行透析超滤。近期的研究显示这种方法合并使用可调钠模式时特别有效[55,68]。

序贯超滤和等容透析

维持血浆渗透压相似的目标,能通过开始时单纯超滤(没有透析),而后等容透析来实现,在等容透析中,因为存在跨膜压,几乎没有液体的清除。这种序续贯程序常可允许大量液体的清除而不导致明显的血流动力学不稳定。这种做法的缺点是透析充分性会下降,除非延长透析时间。

血容量监测

监测透析时血容量变化的装置被提出可用于降低透析低血压的发生,这一观点是基于低血压总是发生在血容量下降到基本相同的量时。不幸的是,多数研究没有显示个体血容量变化和低血压发生之间有密切关系[69]。在前瞻性对照研究中,使用透析时血容量监测装置,与标准的监测相比,与较多的非血管性通路和血管通路有关的住院及死亡有关[70]。

通常使用的血容量监测未显示益处,可能部分是由于其倾向于低估实际消除的容量。这一技术是基于测量超滤过程中血液浓缩的程度,并假设在整个循环中血浆和红细胞均匀地混合。最近的观察提示这一假设是不正确的[71]。全身的血细胞比容较动脉或静脉血低,这是因为血细胞比容在毛细血管床动态下降,这一种现象被称为 Fahraeus 作用。在超滤过程中,可能有血细胞比容较低的微循环中血液向中心循环的补偿性移动。这一稀释作用降低了血液浓缩的程度,从而导致可能低估总超滤量。

当血容量监测和生物反馈系统结合时显示其是一种有效工具,即透析液电导度和超滤率在整个透析过程中,根据输入测得的血容量的变化持续调整。设计这一系统旨在使血容量沿着预设的轨迹下降,从而避免急性和骤然下降而导致低血压的发生。这一技术被发现可降低低血压发作的频率,使透析过程中和透析后的血压稳定性大大提高[72,73]。在高血压透析患者中,与标准治疗相比这一技术可通过优化容量状态,同时减少低血压的发生频度[74],使血压控制改善。

通过生物反馈系统的使用也可减少透析时低血压的发生频度,在这一系统中,每 5 min 测量 1 次血压,根据测得的血压来调整超滤率[75]。这种方法使用模糊逻辑控制系统,在个体患者既往治疗情况的历史数据基础上,根据血压的即时改变来调整超滤。

低温透析

随着超滤的进行,交感神经的活性上升进而导致皮肤循环的血管收缩。结果,热扩散受阻,身体核心温度上升。间接证据提示体温上升直接与超滤量相关[76]。除了热扩散受损,透析过程也伴随中心产热增加。在一定时刻,中心体温的上升可超过外周血管收缩,并诱发急性低血压(图 19.5)。

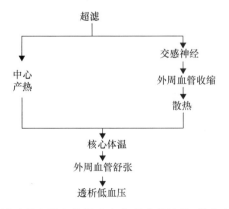

图 19.5　在透析过程中核心体温会有典型升高趋势,其升高程度与超滤量有关。某些时候,体温的升高克服了周围血管收缩,导致低血压的突然发作

近来,一个简单的操作,将透析温度从 37℃ 降低 2℃ 至 35℃ 发现可改善症状和血压。降低透析液的温度,与传统方法相比可使透析时低血压的发生减少 7.1 倍[77]。在情况稳定的透析患者中,使用低温透析液,可增加心肌收缩力[78]。在频繁发生发作性低血压和透析前低血压的患者中,使用 35℃ 的透析液也显示可增加外周血管收缩[79]。在这些研究中,外周血管收缩反应由静脉闭式体积描记法直接测量。在易发低血压患者中,外周血管收缩的增加既改善平卧位也改善直立位的 HD 超滤后血压。在 35℃ 的透析过程中没有记录到低血压的发生,而在 37℃ 透析中可记录到很多次。而且,35℃ 透析也伴血浆去甲肾上腺素的上升。除了心肌收缩力的上升和外周血管的收缩,降低透析液温度也与通过加强静脉池血液移动性更好地保持中心血容量有关[80]。总结起来,这些发现提示心脏收缩力改善,外周血管收缩增加,静脉池化作用减少,这些作用结合在一起,可改善透析超滤患者的血压支持。

这一血流动力学的保护作用即使在那些最易发生低血压的患者中也有益处。在扩大的、更广泛的透析人群中,那些透析前体温亚正常的患者(多达 23% 的患者)也可由此获得最大的血流动力学好处[81]。保护作用的机制可能是自主神经传出冲动的增加,这是根据暴露于 35℃ 透析液时血浆去甲肾上腺素水平增加推断的。在对流性透析治疗(如血液滤过)中观察到的血流动力学稳定性的改善,可能部分是由于在这一过程中体外血液温度较低。

尽管由于外周血管的收缩,低温透析可能增加尿素的区域化程度,这一治疗已显示不会显著影响透析有效性[82]。尽管其在多数患者中耐受性很好,仍需注意不是所有患者都能耐受 35℃ 透析。尤其是那些对温度变化敏感的患者,以及发生过度血管收缩和冠状血管或外周血管功能不全症状和体征的患者。

最近的对低温透析的改进是一种被称为等温透析的方法。这一技术使用血液温度监测体外循环动脉和静脉管路的温度变化。这一信息,实时、持续地用于调整透析液温度,以保持体温不变。使用等温透析可使透析液温度个体化并在整个透析过程中随时调整,而不是将每个患者置于同样的冷刺激中。这一操作考虑到患者间在透析前的体温差异及因超滤量不同而致体温增加的不同。这一技术的有效性最近在一项大样本反复发生透析期间低血压患者的研究中被证实[83]。

最大化心脏功能

如果循环系统能通过代偿性血管收缩作出反应,那么血容量的下降不一定导致症状性低血压,静脉收缩使得血液向中央循环移动,从而帮助维持心输出量。交感神经活性降低或静脉顺应性异常可抑制这一应答。在一项包括 25 例患者的研究中,患者均为难治性透析后直立性低血压,使用腹部绷带发现可减轻治疗结束即刻的血压下降[84]。这一装置可增加射血分数,使心房利钠肽水平下降,增加静脉向心脏的回流。

透析相关的血流动力学不稳定的发生率在有充血性心衰史、心脏增大和缺血性心脏病的患者中显著增加。这些因素导致 LV 功能下降,重要的是,在血液动力学应激情况下减少了心脏储备。如上面讨论的,在很多患者中,心脏收缩力可通过提高透析液钙浓度、使用低温透析、红细胞生成素纠正贫血而增加。

避免进食

在透析时进食,可显著降低系统血管阻力,从而诱发血压下降[85]。不仅如此,内脏血池的血液增加可能使中央循环血量不足而抑制心脏再充盈。这一作用不会被同时摄入咖啡因纠正。

低血压的药物预防

红细胞生成素治疗

纠正贫血可通过几种途径改善血流动力学稳定性。血细胞比容的增加使血黏度呈指数型上升,血黏度是外周血管阻力的重要组成[86,87]。纠正血细胞比容显示可纠正 LVH[88]。血细胞比容的增加可减少组织缺血,从而减少血管扩张性代谢物腺苷的产生。如前所述,血红蛋白应维持在 11~12 g/L,因为过高的血红蛋白水平也与心血管事件的增加有关[22,23]。

咖啡因

腺苷是一种内源性的血管扩张物质,与部分 HD 患者的低血压发作有关。这一反应,在部分患者中可以被咖啡因阻断,咖啡因在这种情况下作为腺苷受体的拮抗剂。这一治疗作用有限,因咖啡因可被透析快速清除,另外长期使用可能有明显的血流动力学效果的耐受。

甲氧安福林(Midodrine,米多君)

甲氧安福林是一种选择性的 α_1-肾上腺素能升压物质,用于治疗频发透析中低血压。除了可增加外周血管阻力,甲氧安福林还可限制静脉血池,有效保持中心循环血流量,使心脏再充盈最大化[80]。这一药物可能还有其他的益处,在透析后直立性低血压的患者中可更好地保持脑血供[89]。

一项纳入了 21 例发生严重透析过程低血压患者的预试验报道了该药物在血流动力学稳定性上的显著疗效[90]。在透前给予起始剂量 2.5 mg,然后以 2.5 mg 逐步增加剂量以维持收缩压在 100 mmHg 以上。平均剂量是 8 mg,且药物耐受性很好。关于这一药物的长期疗效的研究也显示在透析低血压的患者中显著的血流动力学益处[91]。在一个系统的文献复习中,2.5~10 mg 的选择性 α_1-肾上腺素能激动剂——甲氧安福林在频发透析低血压患者的治疗中被证实有效[92]。值得注意的是,在这些研究中很多患者为高龄,有多种合并症情况,包括糖尿病、冠心病、外周血管病变。尽管这些研究中有很多高危患者,这一药物仍然显示了良好的耐受性,可以安全地使用。剂量应根据血压和症状个体化决定。多数患者需要在透析前 30 min 给药,剂量 10~20 mg。

舍曲林(sertraline)

初步证据显示舍曲林,一种中枢神经系统血清素再摄取抑制剂,可能对透析诱导的低血压有益[93]。一项回顾性研究中,9 例患者为治疗抑郁开始使用舍曲林(50~100 mg/d),比较开始舍曲林治疗前及应用后 6 周期间的透析中的血压反应。舍曲林与透析时最低平均血压的上升(68 比 55 mmHg)、低血压发作次数(0.6 比 1.4 次/次透析)减少,以及研究期对低血压的治疗干预需要较少(1.7 比 110)有关。这一益处可能是由于交感信号撤回的减轻产生的。尽管还需要更多的资料,但舍曲林已被认为是一种安全的药物,可作为易发低血压患者的合理药物。

其他药物

在一项多中心研究中,其他方面稳定的长期透析患者,与对照组相比,静脉输入卡尼丁可显著减少透析低血压和痉挛[94]。其他被用于治疗透析低血压的药物包括麻黄碱[95]和去氧肾上腺素[96]。

一项针对 6 例难治性 HD 诱导的低血压患者的研究中,透析前 1 h 及 12 h 后鼻腔赖氨酸加压素的使用可显著减少低血压发生次数及治疗低血压需要静脉输注的给液量[97]。既往观察发现血浆加压素水平在透析超滤中没有显著上升,尽管可以预期压力感受器的张力下降。在一项随机、双盲、安慰剂对照研究中,持续给予亚加压剂量的血管加压素可明显提高血流动力学稳定性,即使是在目标液体清除量比基线处方多 0.5 kg 的情况下[98,99]。

比较性研究

所有前面描述的方法都有一定程度的预防作用,但是,它们在同一个患者中的相对有效性并不清楚,且比较性研究有限。一项研究比较了甲氧安福林、低温透析和甲氧安福林与低温透析合用的有效性和耐受性,研究包括 11 例透析低血压的患者[56]。三种方式在改善血流动力学稳定性方面效果相同。联合应用组在血流动力学稳定性上有更好趋势,但未达到统计学差异。

第二项研究比较了 5 种不同的措施,这是一个单盲交叉研究,10 例有透析低血压病史的患者参加[57]。经过 1 周的标准透析,所有患者进入为期 1 周的以下分组治疗:高钠透析液、可调钠模式、序贯超滤、等容透析和低温透析。结果报道如下:高钠透析液、可调钠模式和低温透析组,低血压事件的发生率明显较标准透析组少。与其他组相比,序贯超滤和等容透析低血压的发生率明显较高。透析后直立性血压与标准治疗和单纯超滤透析比较,可调钠模式和低温透析组最佳。各组方案体重下降基本相同。总体而言,可调钠模式是耐受性和有效性最好的方法。高钠和低温透析也是有效的,而序贯超滤和等容透析应用最少。

表 19.4 低血压的急性治疗

停止或减慢超滤速率

使患者处于头低脚高位

降低血流量

恢复血管内体积(高渗盐水)

评估缺血性损伤

检查血管通路畅通

九、低血压的急性治疗

尽管有时没有症状,低血压患者仍常有头晕、肌肉痉挛、恶心、呕吐和呼吸困难。针对透析相关低血压的急性治疗包括停止或减慢超滤速度,将患者置于 Trendelenburg 体位(头低脚高位),降低血流量,补充血管内容量(表 19.4)。高张盐水的使用尤其有效;给钠、用少量的液体,可快速提高血浆渗透压,可能有心肌正性收缩力作用[58]。一项研究显示 3 种不同处方可安全有效地升高血压:23% 的饱和高张钠溶液 10 ml,7.5% 的高张盐水 30 ml,后者及 6% 的右旋糖酐-70[58]。增加右旋糖酐似乎可以延长血压应答的时间。

进一步的治疗主要基于导致低血压的原因;迅速辨别导致低血压的致命性原因是至关重要的。应特别注意隐匿的脓毒血症、未被发现的心脏和/或心包病变和消化道出血。

(俞赞喆 译)

参 考 文 献

1. Palmer BF. The effect of dialysate composition on systemic hemodynamics. *Semin Dial* 1992;5:54–60.
2. Tatsuya S, Tsubakihara Y, Fujii M, et al. Hemodialysis-associated hypotension as an independent risk factor for two-year mortality in hemodialysis patients. *Kidney Int* 2004;66:1212–1220.
3. Zager PG, et al. Medical Directors of Dialysis Clinic, Inc. "U" curve association of blood pressure and mortality in hemodialysis patients. *Kidney Int* 1998;54:561–569.
4. Port FK, et al. Predialysis blood pressure and mortality risk in a national sample of maintenance hemodialysis patients. *Am J Kidney Dis* 1999;33:507–517.
5. Iseki K, et al. Low diastolic blood pressure, hypoalbuminemia, and risk of death in a cohort of chronic hemodialysis patients. *Kidney Int* 1997;51:1212–1217.
6. Daugirdas JT. Pathophysiology of dialysis hypotension: an update. *Am J Kidney Dis* 2001;38(4 Suppl 4):S11–S17.
7. Krepel HP, et al. Variability of relative blood volume during haemodialysis. *Nephrol Dial Transplant* 2000;15:673–679.
8. Kunze DL, et al. Sodium sensitivity of baroreceptors-reflux effects on blood pressure and fluid volume in the cat. *Circ Res* 1978;42:714–720.
9. Schultze G, et al. Prostaglandin E2 promotes hypotension on low-sodium hemodialysis. *Nephron* 1984;37:250–256.
10. Cavalcanti S, et al. Role of short-term regulatory mechanisms on pressure response to hemodialysis-induced hypovolemia. *Kidney Int* 2002;61:228–238.
11. Kooman JP, et al. Role of the venous system in hemodynamics during ultrafiltration and bicarbonate dialysis. *Kidney Int* 1992;42:718–726.
12. Kooman JP, et al. Compliance and reactivity of the peripheral venous system in chronic intermittent hemodialysis. *Kidney Int* 1992;41:1041–1048.
13. Kooman JP, et al. Morphological changes of the venous system in uremic patients. *Nephron* 1995;69:454–458.
14. Yu AW, et al. Splanchnic erythrocyte content decreases during hemodialysis: a new compensatory mechanism for hypovolemia. *Kidney Int* 1997;51:1986–1990.
15. Parfrey PS, et al. Risk factors for cardiac dysfunction in dialysis patients: implications for patient care. *Semin Dial* 1997;10:137–141.
16. Ritz E, et al. Dialysis hypotension: is it related to diastolic left ventricular malfunction? *Nephrol Dial Transplant* 1987;2:293–297.
17. Ritz E, et al. Cardiac changes in uraemia and their possible relationship to cardiovascular instability on dialysis. *Nephrol Dial Transplant* 1990;5(Suppl 1):93–97.
18. Wizemann V, et al. Options in dialysis: significance of cardiovascular findings. *Kidney Int* 1993;43:S85–S91.
19. Ruffmann K, et al. Doppler echocardiographic findings in dialysis patients. *Nephrol Dial Transplant* 1990;5:426–431.
20. Whelton PK, et al. Calcium channel blockers in dialysis patients with left ventricular hypertrophy and well-preserved systolic function. *J Cardiovasc Pharmacol* 1987;5:185–186.
21. Harnett JD, et al. Cardiac function and hematocrit level. *Am J Kidney Dis* 1995;25(Suppl 1):S3.
22. Singh A, et al. Correction of anemia with epoetin alfa in chronic kidney disease. *N Engl J Med* 2006;355:2085–2098.
23. Drüeke TB, et al. Normalization of hemoglobin level in patients with chronic kidney disease and anemia. *N Engl J Med* 2006;355:2071–2084.
24. Poldermans D, et al. Cardiac evaluation in hypotension-prone and hypotension-resistant hemodialysis patients. *Kidney Int* 1999;56:1905–1911.
25. Ibels LS, et al. Arterial calcification and pathology in uremic patients undergoing dialysis. *Am J Med* 1979;66:790–796.
26. Shinzato T, et al. Role of adenosine in dialysis-induced hypotension. *J Am Soc Nephrol* 1994;4:1987–1994.
27. Imai E, Fujii M, Kohno Y, et al. Adenosine A1 receptor antagonist improves intradialytic hypotension. *Kidney Int* 2006;69:877–883.
28. Giaime P, Carrega L, Fenouillet E, et al. Relationship between A(2A) adenosine receptor expression and intradialytic hypotension during hemodialysis. *J Investig Med* 2006;54:473–477.
29. Beasley D, et al. Role of nitric oxide in hemodialysis hypotension. *Kidney Int* 1992;42(38):S96–S100.
30. Herbelin A, et al. Influence of uremia and hemodialysis on circulating interleukin-1 and tumor necrosis factor a. *Kidney Int* 1990;37:116–125.
31. Weinberg JR, et al. Interleukin-1 and tumor necrosis factor cause hypotension in the conscious rabbit. *Clin Sci* 1988;75:251–255.
32. Rossi V, et al. Prostacyclin synthesis induced in vascular cells by interleukin-1. *Science* 1985;229:174–176.
33. Yokokawa K, et al. Increased nitric oxide production in patients with hypotension during hemodialysis. *Ann Intern Med* 1995;123:35–37.
34. Raj DS, et al. Hemodynamic changes during hemodialysis: role of nitric oxide and endothelin. *Kidney Int* 2002;61:697–704.
35. Kang ES, et al. Hypotension during hemodialysis: role for nitric oxide. *Am J Med Sci* 1997;313:138–146.
36. Bradbury S, et al. Postural hypotension: report of three cases. *Am Heart J* 1925;1:73–86.
37. Travis M, et al. Autonomic nervous system and hemodialysis hypotension. *Semin Dial* 1989;2:158–162.
38. Henrich WL. Autonomic insufficiency. *Arch Intern Med* 1982;142:339–344.
39. Kurnatowska I, Nowicki M. Serum chromogranin A concentration and intradialytic hypotension in chronic haemodialysis patients. *Int Urol Nephrol* 2006;38:701–705.
40. Lilley JJ, et al. Adrenergic regulation of blood pressure in chronic renal failure. *J Clin Invest* 1976;57:1190–1200.
41. Ewing DJ, et al. Autonomic function in patients with chronic renal failure on intermittent haemodialysis. *Nephron* 1975;15:424–429.
42. Cavalcanti S, et al. Autonomic nervous function during haemodialysis assessed by spectral analysis of heart-rate variability. *Clin Sci* 1997;92:351–359.
43. Enzmann G, et al. Autonomic nervous function and blood volume monitoring during hemodialysis. *Int J Artif Organs* 1995;18:504–508.
44. Heber ME, et al. Baroreceptor, not left ventricular, dysfunction is the cause of hemodialysis hypotension. *Clin Nephrol* 1989;32:79–86.
45. Zoccali C, et al. Defective reflex control of heart rate in dialysis patients: evidence for an afferent autonomic lesion. *Clin Sci* 1982;63:285–292.
46. Nakashima Y, et al. Localization of autonomic nervous system dysfunction in dialysis patients. *Am J Nephrol* 1987;7:375–381.
47. Krishnan AV, Kiernan MC. Uremic neuropathy: clinical features and new pathophysiological insights. *Muscle Nerve* 2007;35:273–290.
48. Converse RL, et al. Paradoxical withdrawal of reflex vasoconstriction as a cause of hemodialysis-induced hypotension. *J Clin Invest* 1992;90:1657–1665.
49. Henrich WL, et al. Role of osmolality in blood pressure stability after dialysis and ultrafiltration. *Kidney Int* 1980;18:480–488.
50. Abboud FM. Ventricular syncope: is the heart a sensory organ? *N Engl J Med* 1989;320:390–392.
51. Sander-Jensen R, et al. Vagal slowing of the heart during hemorrhage: observation from 20 consecutive hypotensive patients. *Br Med J (Clin Res Ed)* 1986;292:365–366.
52. Zoccali C, et al. The heart rate response pattern to dialysis hypotension in haemodialysis patients. *Nephrol Dial Transplant* 1997;12:519–523.
53. Armengol NE, et al. Vasoactive hormones in uraemic patients with chronic hypotension. *Nephrol Dial Transplant* 1997;12:321–324.

54. Jassal SV, et al. Autonomic neuropathy predisposing to arrhythmias in hemodialysis patients. *Am J Kidney Dis* 1997;30:219–223.

55. Zhou YL, Liu HL, Duan XF, et al. Impact of sodium and ultrafiltration profiling on haemodialysis-related hypotension. *Nephrol Dial Transplant* 2006;21:3231–3237.

56. Cruz DN, et al. Midodrine and cool dialysate are effective therapies for symptomatic intradialytic hypotension. *Am J Kidney Dis* 1999;33:920–926.

57. Dheenan S, et al. Preventing dialysis hypotension: a comparison of usual protective maneuvers. *Kidney Int* 2001;59:1175–1181.

58. Gong R, et al. Comparison of hypertonic saline solutions and dextran in dialysis-induced hypotension. *J Am Soc Nephrol* 1993;3:1808–1812.

59. Recordati G, et al. Renal chemoreceptor. *J Auton Nerv Syst* 1981;3:237–251.

60. Converse RL, et al. Sympathetic overactivity in patients with chronic renal failure. *N Engl J Med* 1992;327:1912–1918.

61. Kraemer M, Rode C, Wizemann V. Detection limit of methods to assess fluid status changes in dialysis patients. *Kidney Int* 2006;69:1609–1620.

62. Hoenich NA, Levin NW. Can technology solve the clinical problem of 'dry weight'? *Nephrol Dial Transplant* 2003;18:647–650.

63. Van de Pol ACM, Frenken LA, Moret K, et al. An evaluation of blood volume changes during ultrafiltration pulses and natriuretic peptides in the assessment of dry weight in hemodialysis patients. *Hemodial Int* 2007;11:51–61.

64. Kuhlmann MK, Zhu F, Seibert E, et al. Bioimpedance, dry weight and blood pressure control: new methods and consequences. *Curr Opin Nephrol Hypertens* 2005;14:543–549.

65. Shulman T, Heidenheim AP, Kianfar C, et al. Preserving central blood volume: changes in body fluid compartments during hemodialysis. *ASAIO J* 2001;47:615–618.

66. Rakash NR, et al. Dialysate magnesium concentration predicts the occurrence of intradialytic hypotension (abstract). *J Am Soc Nephrol* 1996;7:1496.

67. Kyriazis J, et al. Dialysate calcium profiling during hemodialysis: use and clinical implications. *Kidney Int* 2002;61:276–287.

68. Song JH, Park GH, Lee SY, et al. Effect of sodium balance and the combination of ultrafiltration profile during sodium profiling hemodialysis on the maintenance of the quality of dialysis and sodium and fluid balances. *J Am Soc Nephrol* 2005;16:237–246.

69. Dasselaar JJ, Huisman RM, de Jong PE, et al. Measurement of relative blood volume changes during haemodialysis: merits and limitations. *Nephrol Dial Transplant* 2005;20:2043–2049.

70. Reddan DN, Szczech LA, Hasselblad V, et al. Intradialytic blood volume monitoring in ambulatory hemodialysis patients: a randomized trial. *J Am Soc Nephrol* 2005;16:2162–2169.

71. Dasselaar JJ, Lub-de Hooge MN, Pruim J, et al. Relative blood volume changes underestimate total blood volume changes during hemodialysis. *Clin J Am Soc Nephrol* 2007;2:669–674.

72. Santoro A, Mancini E, Basile C, et al. Blood volume controlled hemodialysis in hypotension-prone patients: a randomized, multi-center controlled trial. *Kidney Int* 2002;62:1034–1045.

73. Franssen CFM, Dasselaar JJ, Sytsma P, et al. Automatic feedback control of relative blood volume changes during hemodialysis improves blood pressure stability during and after dialysis. *Hemodial Int* 2005;9:383–392.

74. Dasselaar JJ, Huisman RM, de Jong PE, et al. Effects of relative blood volume-controlled hemodialysis on blood pressure and volume status in hypertensive patients. *ASAIO J* 2007;53:357–364.

75. Mancini E, Mambelli E, Irpinia M, et al. Prevention of dialysis hypotension episodes using fuzzy logic control system. *Nephrol Dial Transplant* 2007;22:1420–1427.

76. Rosales LM, et al. Isothermic hemodialysis and ultrafiltration. *Am J Kidney Dis* 2000;36:353–336.1

77. Selby NM, McIntyre CW. A systematic review of the clinical effects of reducing dialysate fluid temperature. *Nephrol Dial Transplant* 2006;21:1883–1898.

78. Levy FL, et al. Improved left ventricular contractility with cool temperature hemodialysis. *Kidney Int* 1992;41:961–965.

79. Jost CMT, et al. Effects of cooler temperature dialysate on hemodynamic stability in "problem" dialysis patients. *Kidney Int* 1993;44:606–612.

80. Hoeben H, et al. Hemodynamics in patients with intradialytic hypotension treated with cool dialysate or midodrine. *Am J Kidney Dis* 2002;39:102–107.

81. Fine A, et al. The protective effect of cool dialysate is dependent on patients predialysis temperature. *Am J Kidney Dis* 1996;28:262–265.

82. Yu AW, et al. Effect of dialysate temperature on central hemodynamics and urea kinetics. *Kidney Int* 1995;48:237–243.

83. Maggiore Q, et al. Study group of thermal balance and vascular stability: the effects of control of thermal balance on vascular stability in hemodialysis patients: results of the European randomized clinical trial. *Am J Kidney Dis* 2002;40:280–290.

84. Yamamoto N, Sasaki E, Goda K, et al. Treatment of post-dialytic orthostatic hypotension with an inflatable abdominal band in hemodialysis patients. *Kidney Int* 2006;70:1793–1800.

85. Barakat MM, et al. Hemodynamic effects of intradialytic food ingestion and the effects of caffeine. *J Am Soc Nephrol* 1993;3:1813–1818.

86. Radermacher J, et al. Treatment of renal anemia by erythropoietin substitution: the effects on the cardiovascular system. *Clin Nephrol* 1995;44(Suppl 1):S56–S60.

87. Bode-Boger SM, et al. Recombinant human erythropoietin enhances vasoconstrictor tone via endothelin-1 and constrictor prostanoids. *Kidney Int* 1996;50:1255–1261.

88. Portoles J, et al. Cardiovascular effects of recombinant human erythropoietin in predialysis patients. *Am J Kidney Dis* 1997;29:541–548.

89. Fujisaki K, Kanai H, Hirakata H, et al. Midodrine hydrochloride and L-threo-3,4-dihydroxy-phenylserine preserve cerebral blood flow in hemodialysis patients with orthostatic hypotension. *Ther Apher Dial* 2007;11:49–55.

90. Flynn JJ III, et al. Midodrine treatment for patients with hemodialysis hypotension. *Clin Nephrol* 1996;45:261–267.

91. Cruz DN, et al. Midodrine is effective and safe therapy for intradialytic hypotension over 8 months of follow-up. *Clin Nephrol* 1998;50:101–107.

92. Prakash S, Garg AX, Heidenheim AP, et al. Midodrine appears to be safe and effective for dialysis-induced hypotension: a systematic review. *Nephrol Dial Transplant* 2004;19:2553–2558.

93. Dheenan S, et al. Effect of sertraline hydrochloride on dialysis hypotension. *Am J Kidney Dis* 1998;31:624–630.

94. Ahmad S, et al. Multicenter trial of L-carnitine in maintenance hemodialysis patients. II: clinical and biochemical effects. *Kidney Int* 1990;38:912–918.

95. Hirszel IP, et al. Uremic autonomic neuropathy: evaluation of ephedrine sulphate therapy for hemodialysis-induced hypotension. *Int Urol Nephrol* 1976;8:313–321.

96. Warren SE, et al. Use of phenylephrine HCL for treatment of refractory dialysis-aggravated hypotension. *Dial Transplant* 1980;9:492–496.

97. Lindberg JS, et al. Lysine vasopressin in the treatment of refractory hemodialysis-induced hypotension. *Am J Nephrol* 1990;10:269–275.

98. van der Zee S, Thompson A, Zimmerman R, et al. Vasopressin administration facilitates fluid removal during hemodialysis. *Kidney Int* 2007;71:318–324.

99. Kuhn C, Kuhn A, Rykow K, et al. Extravascular lung water index: a new method to determine dry weight in chronic hemodialysis patients. *Hemodial Int* 2006;10:68–72.

第二十章　终末期肾脏病中的氧化应激

Ravinder K. Wali

一、氧化应激的定义

氧化应激是一种病理状态,即反应性氧中间产物(ROI)或活性氧簇(ROS)引起细胞或基质大分子包括糖、蛋白、脱氧核糖核苷酸(DNA)碱基及脂类的氧化[1]。过去的几年中,氧化应激在炎症、糖尿病终末期器官并发症、衰老、动脉粥样硬化发病机制中的作用逐渐为人们所了解[2,3]。越来越多的证据表明,氧化应激在慢性肾脏病(CKD)患者并发症的发生发展中起着重要作用。明确氧化应激在透析相关病理改变发病中所起的作用,最终将有助于发展新策略以防止和治疗肾衰竭中增加的氧化应激。

二、生物系统中活性氧簇的生成

在生物系统中,细胞通过将氧分子(O_2)还原成水,从而消耗氧产成的能量合成 ATP。细胞色素 C 氧化酶催化将 4 个电子转移到氧的反应;在线粒体水平氧的消耗与氧中间产物的生成有关。事实上,总消耗氧的 1%~2% 可能转变为超氧阴离子(O_2^-)。O_2^- 的形成引起其他 ROS 级联反应[4](图 20.1)。超氧化物的生物毒性源于它能够使含铁–硫的酶(这些酶在不同的代谢途径中起关键作用)失活,并在细胞中释放游离铁,这些铁离子参与 Fenton 化学反应并产生高度活性的羟基离子(OH^-)。羟基离子立即转化为 HO_2(过氧羟基离子),HO_2 与超氧化物结合会导致多聚不饱和脂肪酸的脂质过氧化,与羰基化合物和卤化碳反应产生有毒性的过氧化物。超氧化物与一氧化氮(NO)剧烈地反应形成过氧化氮($ONOO^-$)。因此,超氧化物与 HO_2、$ONOO^-$ 是氧化应激的主要来源。

超氧化物歧化酶(SOD)快速地将 O_2^- 转化为过氧化氢(H_2O_2)和氧。因 O_2^- 的毒性大于 H_2O_2,快速将其清除对维持正常微环境的正常功能是极为重要的[5]。H_2O_2 是一种多功能 ROS,因为它能穿过细胞膜

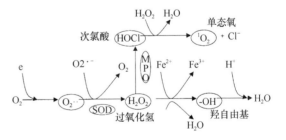

图 20.1　反应性氧簇的生成。有生物活性的自由氧离子包括超氧阴离子 O_2^-、羟基离子 OH^- 及过氧化离子 O_2^{2-}。这些离子是线粒体水平呼吸过程中的中间产物,其中在谷胱甘肽和过氧化氢酶的作用下,O_2^- 随着 6 个电子转移逐步还原为水。H_2O_2 快速弥散穿过脂质细胞膜并转化成强烈的氧化剂。H_2O_2 在胞浆 MPO 作用下生成一种有毒性的自由离子基团 HOCl。MPO,髓过氧化物酶;SOD,超氧化物歧化酶

增加细胞内羟基离子,并启动细胞膜脂质(CML)的过氧化反应,促进蛋白质凝聚,破坏或剪切 DNA[6]。H_2O_2 将羧酸(RCOOH)转化为过氧酸(PRCOOH),后者常常被用作氧化剂。H_2O_2 与丙酮相互作用形成过氧化丙酮,过氧化丙酮与臭氧作用形成三氧化氢。H_2O_2 与尿素作用产生过氧化脲。在水溶液中,过氧化氢可氧化或还原许多无机离子。当 H_2O_2 作为还原剂时,可产生氧气。在酸性溶液中,Fe^{2+} 氧化为 Fe^{3+}(等式 20.1)。

$$2Fe^{2+}(aq) + H_2O_2 + 2H^+(aq) \longrightarrow 2Fe^{3+}(aq) + 2H_2O \tag{20.1}$$

通过水解反应,H_2O_2 也可转化成羟基离子(.OH),它是生物系统中最强的 ROS。体内通过几条不同的途径清除 H_2O_2。

(1) 过氧化氢酶(CAT)及谷胱甘肽过氧化物酶(GPx)的还原形式(GSH)将 H_2O_2 水解成 H_2O 和 O_2。这是一种可能的解毒机制。

(2) 在中性粒细胞中,丰富的髓过氧化物酶(MPO)将 H_2O_2 转化为次氯酸(HOCl)[6]。HOCl 是一种强烈的氧化物,是巨噬细胞的一种杀菌剂。H_2O_2 与 HOCl 的反应产生单体氧($^1O_2$)和 H_2O。

(3) 通过 Habei-Weiss 循环或 Fenton 反应,H_2O_2 自发地与细胞内铁反应形成高度活性的羟基离子(OH^-)[7]。羟基离子立即与其他生物分子的氢基团反应生成有长期活性的 ROS,称为反应性胺(RH)[9]。

(4) 超氧阴离子(O_2^-)调节 NO 的生物活性,超氧阴离子可以与 NO 反应生成过氧化亚硝酸盐($ONOO^-$)[9]。相较于 NO 的血管舒张活性,$ONOO^-$ 是一种有血管收缩活性的强氧化剂[10]。另外,$ONOO^-$ 与磷脂中花生四烯酸通过非酶促反应生成异前列腺素(8-iso-$PGF_{2\alpha}$),这是一种半衰期长的潜在的血管收缩因子[11]。

ROS 的半衰期很短,但过度产生时,细胞成分长时间暴露于这些易消失的基团可引起细胞大分子的氧化修饰。体内 ROS 修饰的细胞大分子的测定可以作为氧化应激占优势的间接标记物。这些包括碳水化合物和蛋白质氧化产物[12,13]、脂质过氧化物[14]、DNA 片段核苷酸氧化,这导致了 DNA 的不稳定性及突变[15,16]。

三、生理性抗氧化系统

ROS 产物和有效抗氧化物的失衡导致组织大分子过度地暴露于 ROS,产生氧化应激标志物[17]。在生理状态下,不同类型的抗氧化物质——酶类或非酶类抗氧化物可防止氧化应激[1]。

酶类抗氧化物包括 GPx、谷胱甘肽还原酶(GR)、谷胱甘肽转移酶(GT)、SOD 和 CAT。GPx 是一种存在于血浆及红细胞中的硒依赖性酶,主要由肾脏产生。GPx 有 3 种不同的形式(GST、GSSG 和 GSH)。GR 通过烟酰胺腺嘌呤二核苷酸(NADPH)将氧化型谷胱甘肽(GSSG)还原为 GSH。

主要的非酶类抗氧化物包括 α-生育酚(维生素 E)、维生素 C(抗坏血酸)、白蛋白及其他,例如,转铁蛋白、血浆铜蓝蛋白、微量细胞外超氧化物歧化物(ecSOD)[18]。α-生育酚或许是主要的脂溶性抗氧化剂(与链增长基如过羟基发生反应)[19]。这类抗氧化物可防止脂类过氧化,故极为重要。另一方面,抗坏血酸主要有净化特性和轻度的抗氧化特性。在理想

pH(7.4)时,它以恒定的速率清除单态氧($^1O_2$)、O_2^-、H_2O_2。抗坏血酸是次氯酸(HOCl)的强效清除剂,也可以作为 MPO 的一个底物防止次氯酸的产生[20]。但是,高浓度抗坏血酸也是一种促氧化剂[21]。

急性相反应蛋白,如铁蛋白、转铁蛋白、血浆铜蓝蛋白、结合珠蛋白及其他蛋白也可以作为有效的抗氧化物,它们通过与过渡态的金属,如铁、铜和溴化物结合,而防止卤化物、亚铁血红素、氯胺的形成[22]。

四、透析患者中氧化应激的病理生理

CKD 和生理性抗氧化物质的质量和数量变化相关。ROS 及其相关氧化产物的产生增加或清除减少而使其更为复杂。这一系列事件在 ROS 及其终产物对组织过度损伤中达到高潮。

透析患者氧化基团(反应性氧簇)的生成增加

严重的肾衰竭与 ROS 产物的增加相关,而且这种氧化应激随着透析治疗开始更加严重。多条途径参与了肾衰竭时 ROS 的过度生成。由于尿毒症毒素作用于单核-巨噬细胞引起 CKD 和透析患者氧化应激增加,而血液暴露于体外循环进一步加剧这一过程(见第二章和第二十一章)。

吞噬细胞的活化与氧化活性增加有关,随着呼吸爆发激活及 ROS 产物生成,其吞噬功能增强,这是宿主防御、细胞激活、细胞信号所必需的[23]。呼吸爆发的活性与线粒体 NADPH 氧化酶的激活有关,此酶催化单个电子的转移并在电子转移链水平生成超氧阴离子(O_2^-)[24]。NADPH 氧化酶是由细胞质蛋白(p47、p67、p40)和膜结合蛋白(gp91 和 p22)组成的一类高度可调节的蛋白[25]。NADPH 氧化酶缺陷或功能障碍使细菌感染的风险增加,而且可能发展成慢性肉芽肿性疾病(CGD)。类似的缺陷会导致 O_2^- 的作用失衡。

另外,吞噬细胞受刺激时释放的嗜苯胺蓝颗粒中存在着大量的 MPO。吞噬细胞的 MPO 酶系统催化氯、溴、碘等卤化物氧化。MPO 催化氯离子(Cl^-)和 H_2O_2 的反应生成 HOCl。除杀菌的主要功能外,HOCl 也是一种重要的氧化剂,可以氧化细胞膜蛋白和细胞内酶中的巯基基团,也可以抑制线粒体细胞色素系统,阻断 ROS 的生成。HOCl 可与内源性胺(R-NHI)反应,生成持久存在的氧化剂——氯胺(RNH-Cl)[5]。

Himmelfarb 等[26]研究了血液透析或腹膜透析(PD)患者的巨噬细胞功能,证实体外刺激后巨噬细胞的呼吸爆发增加。透析期间,ROS 的呼吸爆发产物和补体激活的最高峰一致[27]。

随着生物相容性膜的出现,有望防止 ROS 的生成及补体级联反应的激活。但是,交叉研究表明即使使用所谓的生物相容性膜,仍存在巨噬细胞活化和 ROS 产物生成[28]。Tepel 等[29]进一步指出,维持透析的患者在使用生物相容性膜的前后,其外周血细胞自发性和经豆蔻酸-佛波醇-乙酸酯(PMA)诱导后 ROS 产生增多没有变化。

电子自旋共振光谱可用于检测血浆氧化物活性。Roselaar 等[30]应用此技术检测8-羟基28-脱氧鸟苷(8-OHdG,一种全新的评估氧化 DNA 损害的标志物),发现其水平并不随着透析而改变。而透析患者外周单核细胞中 8-OHdG 水平较健康对照者增加[31]。

这些观察性研究为维持透析治疗患者的氧化应激负荷增加提供了强有力的证据。透析患者 ROS 负荷的增加并不仅仅是透析膜生物相容性的问题,一定程度上是由于一些因子的存在,如透析时尿毒症毒素清除不完全,代谢产物增加,反复体外循环产生的细胞因子 IL-6、IL-1β、TNF-α、TGF-β 的清除减少[33],微量细菌反渗[34,35],以及常规透析用水中内毒素水平增加导致的内毒素血症[36](图 20.2)。

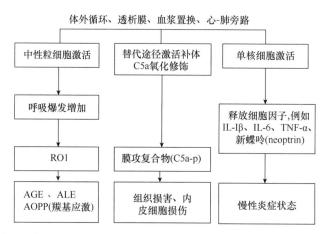

图 20.2　暴露于体外循环中反应性氧簇(ROS)产物的不同通路。IL,白细胞介素;TNF,肿瘤坏死因子;AGE,晚期糖基化终产物;ALE,脂类过氧化物;AOPP,晚期氧化蛋白产物

总之,在过去的 10 年中,尽管透析治疗有了进步,应用高性能透析膜,提高了透析液质量和水纯化的方法,但是由于传统透析膜不能清除例如糖基化产物和氧化产物类的尿毒症毒素[37,38],依赖透析的患者的慢性炎症和血管病变的进展速率仍然没有改善。因此,长期透析治疗相关的促炎症状态和促氧化状态没有改善。另一方面,有证据表明肾移植后促炎症和促氧化水平显著降低[39]。

维持透析期间,在尿毒症毒素和体外循环共同作用下,单核巨噬细胞系统的促炎症因子和抗炎症因子产生失衡,细胞表型变为促炎症状态。这些表型的改变引起黏附分子和化学趋化因子,例如血管黏附分子(VCAM)、白细胞黏附分子[细胞内黏附分子(ICAM-1)和 P-选择素]、单核细胞趋化蛋白-1(MCP-1)等的增加[40]。这些改变,尤其当血小板和内皮细胞已被激活的情况下[42],使白细胞迁移及黏附于内皮细胞下层和动脉粥样斑块的活性增加[41]。总之,这些分子水平动态的相互作用可能解释了透析患者动脉粥样硬化进展的发病机制[43]。

生理抗氧化物的质变和量变

透析患者酶类和非酶类抗氧化物水平降低或功能不全使得 ROS 产物增加的影响进一步加剧。因此,ROS 产生增加与可利用的抗氧化物减少之间的失衡加剧了氧化应激。

GPx 可将 H_2O_2 转化为 $2H_2O$。GPx 主要由肾脏产生,随着肾小球滤过率下降,其在血清和红细胞中的含量成比例降低。严重肾衰竭和肾替代治疗(血液透析或腹膜透析)患者的 3 种谷胱甘肽(GST、GSSG、GSH)含量降低。Ross 等[44]和 Mimic-Oka 等[45]证明了肾衰竭和透析依赖患者的全血和红细胞谷胱甘肽及 CAT 含量(CAT 也可以将 H_2O_2 转化为 H_2O 和 O_2)

明显降低。

和健康对照组比较,透析患者的维生素 C 和维生素 E 等非酶类抗氧化物水平处于正常低值或低于正常值。肾脏疾病患者抗氧化物水平降低的原因是多方面的:ROS 负荷增加导致的消耗增加,维生素 C 和维生素 E 相对不足(可能是由于吸收减少,或为避免高钾血症而限制新鲜水果和蔬菜的摄入),透析时过多丢失了各种分子量的营养物质[46,47]。也可能是由于尽管透析充分,但是持续存在的尿毒症毒素造成了这些生理性抗氧化物功能下降。低白蛋白血症常见于透析依赖的患者,可以引起血中抗氧化物储备的降低[48]。

每天口服大剂量维生素 E(800 U/d)(SPACE 试验)和应用维生素 E 处理透析膜降低了氧化应激程度,这可能是由于补充了抗氧化物质[50]。

五、氧化应激的标志物

因为 ROS 的半衰期很短,所以它在体内存留时间极其短暂。因此,为了研究过多 ROS 存在所造成的影响,不得不研究过量 ROS 的下游产物,称之为氧化应激增加的痕迹。Wolff 和 Dean(1987)介绍了 Maillard 反应,描述了糖降解产物在氧化修饰和蛋白交联反应中作为催化剂的作用,称为反应性羰基(RCO):自发性氧化糖基化导致反应性双羰基,如丙酮醛类、3-葡萄糖醛酮、乙二醛的产生。这些 Schiff 碱经过自发性重组(Amadori 产物),最终形成晚期糖基化终产物(AGE)[3]。

六、晚期糖基化终产物

大约 10 年前,Baynes 等证实高血糖与 ROS 产物增加有关,导致了长半衰期的细胞外蛋白质例如胶原、弹性蛋白、层连蛋白、髓磷脂等被修饰。富含这些蛋白的组织(晶状体、血管壁、基底膜)结构也因此改变,从而引起糖尿病并发症的发展。从生理或化学角度来看,胶原、弹性蛋白及基底膜的这些变化随着年龄的增长逐渐明显,随着糖尿病[52]和慢性肾衰竭(CRF)疾病的持续和加重而加速进展。但是,老年和非糖尿病肾衰竭中,并未证实果糖胺(高糖血症的标记物)含量增加。这表明老年和肾衰竭患者 AGE 含量增加并非血糖引起,而是和氧化应激水平增加相关的假设[53]。

3 种不同碳水化合物来源的氧化应激产物是 N^ε-(羧甲基)赖氨酸(CML)、N^ε-(羧甲基)羟赖氨酸(CMhL)和戊糖苷[54]。静脉注射实验制备的 AGE 修饰白蛋白或酶学方法制备的 AGE-多肽可引起广泛的血管渗漏、巨噬细胞趋化活性增加、NO 诱导的血管舒张减弱和肾小球硬化[55,56]。

Sell 和 Monnier[57]指出 ESRD 和老年患者的胶原组织中 AGE 的特异成分戊糖苷含量增加。Makita 等[58]使用放射学检测的方法,证实在糖尿病和非糖尿病肾脏病患者中动脉的 AGE 水平明显较高。糖尿病合并终末期肾脏病患者 AGE 水平是糖尿病非肾衰竭患者的 2 倍。依赖透析的糖尿病患者平均 AGE 水平是糖尿病非肾衰竭患者的 5 倍。尽管每次透析后血清肌酐降低 75%,然而 AGE 水平降低不足 25%。成功肾移植后血清肌酐和血浆 AGE 水平下降程度等同,但 AGE 水平仍然高于健康对照组。

糖尿病和尿毒症患者血中 AGE 的分子质量不同,包括小于 10 kDa 的 AGE 和大于 10 kDa

的 AGE。Makita 等检测 AGE 肽链降解相关产物,称之为低分子质量 AGE 修饰分子(LMW-AGE),相对分子质量为 2000~6000。用铜仿膜和高通量膜的血液透析患者,以及 PD 患者的血清 LMW-AGE 是健康对照组的 5 到 6 倍[59]。

使用高通量透析膜的糖尿病和非糖尿病透析患者,LMW-AGE 水平至少降低 50%。但是透析后 4 h 内又回到基线值。体外研究证实 LMW-AGE 对组织胶原和血管内皮有强烈的化学作用;而 AGE 交联抑制剂,如氨基胍(AGN),可消除这种相互作用。这些结果提示 LMW-AGE 不能通过当前的透析模式清除,可能是"中分子"尿毒症毒素的一种成分[60]。

七、晚期脂类过氧化物

H_2O_2 和 HOCl 非酶氧化细胞质,以及细胞膜中的多聚不饱和脂肪酸,导致脂类过氧化氢和活性醛的形成[61,62]。脂类过氧化氢和活性醛并不稳定,常自发重排或降解为不同的更小且稳定的复合物,如丙二醛(MDA)、羟基壬烯醛、乙二醛和丙烯醛[62]。

CML 中花生四烯酸过氧化生成异前列腺素(8-iso-$PGF_{2\alpha}$),该过氧化反应发生在细胞膜磷脂处,然后被内源性的磷脂酶分解为异前列腺素进入循环。这些新氧化应激副产物是强烈的缩血管物质[63]。健康志愿者接受抗氧化治疗可降低尿中增高的异前列腺素水平[64]。

血清 MDA 是氧化的多聚不饱和脂肪酸,如亚油酸和 α 亚麻酸的降解产物。Diaz 等[65]证实检测血浆 MDA 可以作为血浆和红细胞中脂类过氧化物的间接指标。Toborek 等[66]证明每次血液透析后脂类过氧化物水平增加,SOD 水平降低。Zima 等[67]应用分光光度计测量巴比妥酸反应底物(TBARS)作为 MDA 间接指标,发现血液透析增强脂类过氧化。Boaz[68]等发现透析后 MDA 水平较高的患者罹患进展性动脉粥样硬化的可能性增加 4 倍。

八、晚期氧化蛋白产物

ROS 可改变蛋白质的一级、二级、三级结构,主要导致蛋白质的变性、裂解,最终交联[12]。这种交联蛋白不易通过蛋白质水解降解,导致其长期堆积。Witko-Sarsat 等[69]用一种新的分光光度计检测晚期氧化蛋白产物(AOPP)的氧化修饰蛋白。相较于健康对照组,血浆 AOPP 水平在透析(血液透析或腹膜透析)患者及终末期肾衰竭未进行透析的患者中明显增加。

透析患者血浆 AOPP 水平与甲基胍(氧化诱导蛋白交联和集聚的标志物)、TBARS 和戊糖苷水平增加密切相关,后两者分别是 ALE 和 AGE 的标志物。同样,AOPP 水平与单核细胞激活的可溶性标记物,如新蝶呤和 TNF-α 紧密联系[70]。

体外实验中,将对照组血浆样本及人血清白蛋白(HSA)与 HOCl(一种强氧化剂)作用,导致剂量依赖性 AOPP 的生成。在体外,HSA-AOPP 聚合物可以剂量依赖的方式诱导分离中性粒细胞的呼吸爆发。介于这些发现,我们可以假设中性粒细胞激活 HOCl,进而产生 AOPP,这些分子又反过来刺激巨噬细胞并产生更多的 HOCl[69]。AOPP 激活单核细胞的分子机制可能是依赖于配体-受体的相互作用。这些体外实验证实 AOPP 本身就可维持氧化应激状态[70]。

九、欧洲尿毒症毒素工作组

由于近来在蛋白质组学和代谢组学的进展和对尿毒症毒素的进一步分析,欧洲尿毒症毒素(EUTox)工作组将90多种复合物确定为尿毒症毒素。基于这些毒素分子质量不同,分为3个不同的组:①96种毒素中,68种分子质量小于500 Da(小分子);②另外10种介于500 Da和12 000 Da之间(中分子);③剩下的超过12 000 Da(大分子)。这些毒素中超过25%与蛋白质结合[71]。后来该定义又被重新修订,将尿毒症分子分为两种类型:蛋白结合物和中分子毒素。对于后者,工作组提出中分子毒素由一组分子质量为500~60 000 Da的蛋白质组成,涵盖了原来中分子(分子质量上限约为2000 Da)假说中的毒素。新分类中的整个中分子毒素几乎均由低分子质量肽和蛋白质(LMWP)构成[72,73]。大多数毒素是由氧化应激增加引起,属于中分子类,传统的透析技术并不能将其清除。另外,EUTox工作组证实尿素清除动力学与中、大分子的清除无关,由此引起了这些分子的积聚,从而导致长期的氧化应激状态[71,74]。

很多中分子毒素被ROS和活性氮簇(RNS)所修饰,这些修饰改变物质转运(可渗透性)、分子质量和净电荷。这些生化上的变化阻碍了传统透析方法对其清除[72,73,75-78]。理解此概念非常重要,有助于将来研制有效清除这些因子的技术,从而阻断透析患者动脉粥样硬化和炎症的进展。

十、氧化应激增加的影响

氧化应激标记物增加(尤其是糖尿病患者)与糖尿病的严重程度呈正相关。肾衰竭患者氧化应激的相关过程更多样且更强烈,伴随多种细胞成分的改变且与血糖无关。这些氧化产物在透析的许多并发症中起关键作用,导致透析患者较高的发病率和死亡率(图20.3,图20.4)。

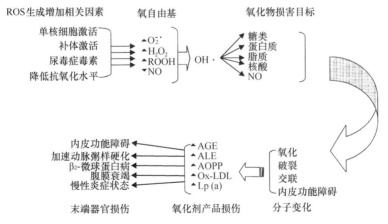

图20.3 增加的活性氧簇产物引起终末期肾脏病患者并发症的几条重要途径。中间氧簇,如超氧根(O_2^-)、过氧化氢(H_2O_2)、脂类过氧化氢物(ROOH)脂类过氧化,是毒素反应簇如(OH·)羟基的源头。这些基团可以引起生物分子的化学修饰,包括晚期糖基化终末产物(ACE)、晚期脂质氧化产物(ALE)、晚期氧化蛋白产物(AOPP)、氧化型低密度脂蛋白(Ox-LDL)及增加的脂蛋白(a)同时伴有一氧化氮的下降

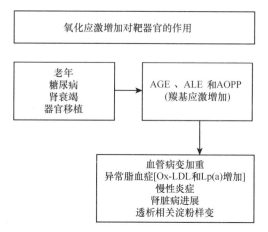

图 20.4　增加氧化应激对靶器官的影响。AGE,晚期糖基化终末产物;ALE
晚期脂类氧化产物;AOPP,晚期氧化蛋白产物;Ox-LDL,氧化型低密度脂蛋白

十一、氧化应激和进展性动脉粥样硬化

CKD 和长期透析患者有血管病变的特征,50% 的 CKD 或 ESRD 患者死于心血管疾病(见第十八章)。这种病理状态不能完全用已知的和动脉粥样硬化发生相关的传统危险因素来解释[79,80]。增加的 ROS 产物通过不同的机制,如氧化型低密度脂蛋白(Ox-LDL)生成增加及 ROS 相关的内皮功能障碍,加速了动脉粥样硬化。

LDL 中脂类和蛋白成分的微小修饰即可阻断 LDL 受体途径对其的摄取。透析患者的 LDL 对不同的修饰途径很敏感,这些途径包括 ROS 导致的氧化增加或 AGE、ALE(MDA)和 AOPP 水平增加引起的修饰[81]。

最常见的修饰可能是 LDL 氧化形成 Ox-LDL。随着 LDL 氧化,不能被 LDL 受体识别,却被其他清道夫细胞如巨噬细胞吞噬。巨噬细胞吞噬脂质后降低了其降解脂质的能力和细胞迁移能力,这些变化使巨噬细胞向泡沫细胞转化。泡沫细胞在血管内膜积聚是动脉粥样硬化损伤发生脂纹的起始步骤。Steinberg 和其他人证明了早期脂纹(早期损伤)在导致血管中层损伤,最终引起动脉粥样硬化斑块病变中的作用[82,83]。

冠状动脉的动脉粥样硬化斑块和伴或不伴有冠状动脉疾病的透析患者的血液中抗 Ox-LDL 和 MDA-LDL 自身抗体水平增加。一些在正常肾功能的人群中进行的纵向研究指出循环中抗 Ox-LDL 的抗体滴度增加是动脉粥样硬化心血管病进展的独立危险因素[84]。Maggi 等[85]发现尿毒症和依赖透析的患者 LDL 在体外易被氧化。相较于健康对照组,晚期尿毒症和维持透析患者的血浆抗氧化的 LDL 与抗 LDL 的抗体比值增加(见图 20.4)。

维持透析的患者的血脂异常类型不同于动脉粥样硬化型心血管疾病患者。透析依赖患者的血脂异常通常表现为总胆固醇水平正常、三酰甘油和 Ox-LDL 水平升高,并伴有高密度脂蛋白胆固醇水平降低。多个途径可以生成 Ox-LDL,包括 MPO-过氧化氢-亚硝酸盐(MPO-H_2O_2-NO_2)系统[86,87]。每次透析时激活 MPO 系统的主要原因是血液暴露于体外循环和其他透析相关因子中。这条通路在透析患者中尤为重要(图20.5)。LDL氧化过程中,同时可以产生致动脉粥样硬化的氧化型糖化白羽扁豆磷脂(OxPCCD36),体内实验证实其配体CD36在氧化应激增加的局部表达[88]。CD36在巨噬细胞和内皮细胞中表达,作为一种信号分子,刺激细胞摄取Ox-LDL,形成巨噬泡沫细胞。最近有证据表明血小板也表达CD36。OxPCCD36和血小板CD36相互作用,增加血小板活性,易于引起血栓[89]。因此,在血管系统中其使得氧化应激、血脂异常、血栓形成之间紧密相连。

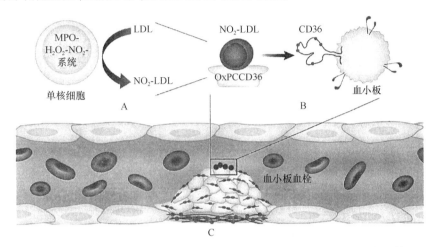

图20.5　低密度脂蛋白(LDL)氧化产物在体内促进血小板激活和血栓形成中的作用。A. 单核细胞通过髓过氧化物酶(MPO)-H_2O_2-NO_2系统修饰LDL胆固醇,形成对CD36有高度亲和性的配体(Ox-PCCD36);B、C. 体内血管损伤处,Ox-PCCD36与血小板CD36相互作用,促进血小板激活(B)和增强血栓形成(C)(获允摘自:Jackson SP, Calkin AC. The clot thickens—oxidized lipids and thrombosis. *Nature medicine*, 2007;13:1015-1016.)

尿素氧化的作用:透析患者的尿素自发地形成氰酸,引起氨基酸和蛋白的氨甲酰化[90]。氰酸盐(OCN^-)的活性形式是异氰酸,后者可以将氨基酸、蛋白质和其他分子氨甲酰化。氨甲酰化改变分子的结构、电荷及功能。另外,氨甲酰化分子可抑制或激活其他非氨甲酰化分子,产生多种代谢紊乱,包括活性氧化分子产物、ε-N-C-赖氨酸(高瓜氨酸)生成[91](图20.6)。应用单克隆抗体,已经证明ε-N-C-赖氨酸存在于中性粒细胞和单核细胞,并且与低密度脂蛋白有力结合(称为甲酰-LDL);这种转变提高了LDL致动脉粥样硬化的特性[92](图20.7)。

应用没有降脂作用的抗氧化剂(如普罗布可)治疗Watanable遗传性高脂血症兔(WHHL),可降低动脉粥样硬化损害的程度和进展[93]。根据这些资料提出合理的假设是:除了常见的脂质异常,透析患者体内LDL氧化增加在动脉粥样硬化的加速进展中起重要作用。因此,降低LDL氧化的药物干预是减缓透析依赖患者动脉粥样硬化进展的重要手段。

近来应用维生素E处理的透析膜通过局部大剂量的维生素E抑制体外循环时ROS的释放,从而降低总的氧化应激、脂质过氧化及LDL氧化[94]。

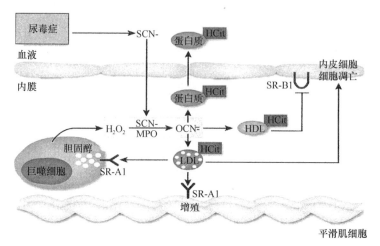

图 20.6　尿毒症中髓过氧化物酶(MPO)在氰酸盐生成过程中的作用。MPO 化学催化氰酸盐(OCN⁻)生成。此反应的底物是硫氰酸根(SCN⁻),它可通过尿素、吸烟或其他饮食来源在体内积聚。OCN⁻修饰蛋白和脂蛋白上的赖氨酸残基形成高瓜氨酸(HCit),此过程称为甲酰化。致动脉粥样硬化的低密度脂蛋白(LDL)甲酰化,促进 LDL 与清道夫受体(SR)-A1 结合,促进巨噬细胞对 LDL 的摄取、平滑肌细胞的增生及内皮细胞的凋亡。另外,此反应也改变了高密度脂蛋白(HDL),使其失去抗动脉粥样硬化的特性(获允摘自: Rader DJ,Ischiropoulos H. Multipurpose oxidase' in atherogenesis. *Nature medicine*,2007; 13:1146-1147.)

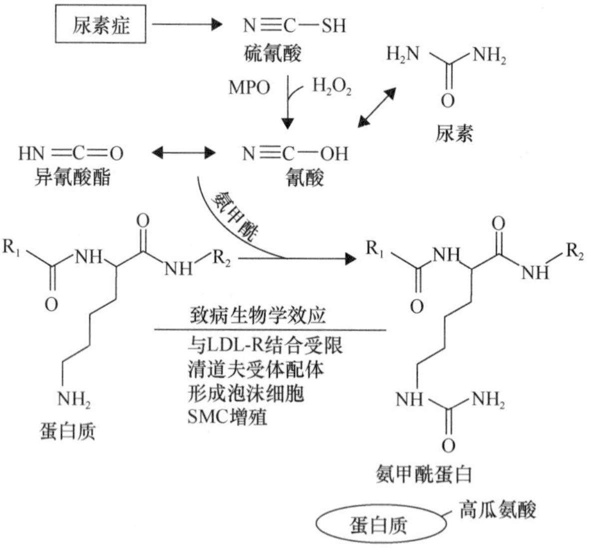

图 20.7　尿毒症蛋白甲酰化不同通路的原理。白细胞髓过氧化物酶(MPO)利用 H₂O₂ 和 SCN⁻作为共同底物生成 OCN⁻,促进如动脉粥样硬化斑块的炎症反应部位的蛋白氨甲酰化。因为尿素是 OCN⁻的重要来源,蛋白氨甲酰化在慢性肾脏病和尿毒症患者中显著增加(获允摘自:Wang Z,Nicholls SJ,Rodriguez ER,et al. Protein carbamylation links inflammation, smoking,uremia and atherogenesis. *Nature medicine*,2007;13:1176-1184.)

十二、活性氧簇在 β_2-微球蛋白病发病机制中的作用

肾衰竭的进展及之后的透析均与中分子质量(11.8 kDa)的 β_2-微球蛋白(β_2-M)的积聚相关,透析患者的 β_2-微球蛋白水平是健康对照组的 30 倍[95,96](见第二十三章)。

Gejyo 等[96,97]指出维持血液透析患者血清 β_2-微球蛋白水平的升高与透析相关性淀粉样变(DRA)中的关节和骨疾病无关。对透析相关淀粉样变是一种简单的沉积性疾病的概念提出质疑。推测某些未知的致淀粉样因素导致 β_2-微球蛋白分子质量和结构的改变是淀粉样变疾病发生发展的重要原因。随后 Miyata 等[98]证实氧化应激产物(如 AGE、ALE 或 AOPP)修饰的 β_2-微球蛋白造成组织器官损害。

AGE 修饰的 β_2-微球蛋白刺激单核巨噬细胞释放细胞因子 TNF-α 和 IL-1β,并诱导兔滑液细胞胶原酶基因的表达[99]。另外,在 DRA 关节的滑膜,β_2-微球蛋白增加 IL-8 和促纤维化细胞因子 TGF-β 的表达,并招募更多的多核中性粒细胞及表达更多的成纤维细胞。在 β_2-微球蛋白沉积但无关节损害的情况时,这些中性粒细胞激活和器官损害的标志物也不表达。

通过应用针对 β_2-微球蛋白的咪唑啉和 N-ε-羧甲基赖氨酸络合物抗原决定簇的抗 AGE 单克隆抗体,研究透析相关性关节病患者的滑液组织,这些患者血清咪唑酮和 CML 修饰的 β_2-微球蛋白含量增加,证实 AGE 和 ALE 可修饰 β_2-微球蛋白[98]。

这些研究证实透析患者产生过度的 ROS,促使 AGE、AOPP、ALE 对 β_2-微球蛋白进行修饰;这种修饰在 β_2-微球蛋白沉积部位的组织损伤和随后发生的 DRA 的发病机制起关键作用[99]。血液灌流和血液透析的联合使用可增加 β_2-微球蛋白的清除率并防止 DRA 的发生发展[102]。美国国立卫生院(NIH)正在进行多中心试验评估 β_2-微球蛋白吸附柱增加 β_2-微球蛋白清除效果。

十三、活性氧簇及其在腹膜透析腹膜功能衰竭中的作用

进行性的超滤衰竭是腹膜透析失败的最常见原因。和超滤衰竭相关的形态学改变包括间皮细胞脱落、间质纤维化、细胞外基质蛋白增加,最终结果是腹膜增厚[103]。电子显微镜显示腹膜毛细血管基底膜增厚和血管中层的玻璃样变。这些结构改变在糖尿病肾病患者中已有相似的描述。已证明腹膜组织和腹膜血管壁中存在 AGE 和戊糖苷。AGE 和戊糖苷的增加被认为是腹膜糖负荷增加的结果,和腹膜纤维化相关[105,106]。应用低糖或非糖透析液是否能阻止局部 AGE 的产生仍然有待研究,这可能为长期持续性非卧床腹膜透析(CAPD)的患者提供保护腹膜功能的新的治疗策略。

十四、活性氧簇及其在炎症和心血管疾病发病机制中的作用

越来越多的证据表明氧化应激的增加、炎症和内皮细胞功能紊乱之间有着紧密的联系。几项观察性研究证明在肾衰竭和透析患者中慢性炎症的标志物水平升高。增多的 ROS 产物,糖基化、脂质过氧化产物和蛋白络合物的堆积,共同对透析患者慢性炎症状态的启动和发展起重要作用。

AGE 能够与相应的晚期糖基化终末产物受体（RAGE）[107]及巨噬细胞、血管内皮细胞、平滑肌细胞上其他的清道夫受体结合。这种受体/配体相互作用可激活内皮细胞释放 VCAM-1，后者进一步招募单核细胞到血管壁[108]。AGE 与单核-巨噬细胞上的结合位置相互作用，激活一系列细胞内信号通路。这些信号通路的激活可引起 IL-1β、IL-6、TNF-α 释放，激活 NADPH 氧化酶，释放超氧阴离子（O_2^-），进而加重已有的氧化状态[109]。

IL-6 是急性炎症反应时介导急性相蛋白产物增加的介质之一。IL-6 直接作用于肝细胞增加 C 反应蛋白（CRP）、纤维蛋白原、血清淀粉样蛋白 A 的合成[110,111]。AGE 是否直接作用于肝细胞，并增加 CRP 的合成和/或释放仍有待进一步研究。

在健康对照组[112]和透析患者中已经证实 CRP 及其他急性相蛋白水平的升高，是独立于其他已知的心血管疾病危险因素，为可预测心血管疾病和总死亡率的潜在标志物[113]。

十五、内皮功能障碍

CKD 与内皮细胞源 NO 的生物利用度降低及内皮功能障碍有关，这与能导致内皮功能障碍的其他传统危险因素无关，甚至在 CKD 患儿中也有相似的发现。肾衰竭和透析患者的 NO 生物利用度降低可能是多因素的，例如 NO 生成减少[114]、NO 降解增加，或两者兼而有之。透析患者 NO 生成减少与内源性 NOS 抑制物如不对称二甲基精氨酸（ADMA）清除减少导致的一氧化氮合成酶（NOS）活性降低有关[115,116]，或是与由于摄入减少、伴随的营养不良及透析时丢失增多等多种原因导致的 NOS 底物，如 L-精氨酸生物利用度下降有关。另一个清除 NO 的重要机制是 AGE 对 NO 的灭活[117]。使用维生素 E 处理的透析器可通过阻止 NO 的降解而降低氧化应激水平，并改善内皮功能[118]。

不对称二甲基精氨酸在内皮细胞 NO 合成酶解偶联中的作用：氧化应激和内皮细胞功能障碍之间的联系

内皮源 NO 是重要的、调节血管阻力和血流量的血管扩张因子[119]。另外，NO 还有其他的作用，它可以抑制动脉粥样硬化发病机制中的几个不同阶段，如单核细胞黏附、血小板聚集和血管平滑肌细胞增生[120]。和其他疾病，如高胆固醇血症、高血压（HTN）、糖尿病[116,120]相似，内皮细胞介导的 NO 依赖的血管舒张能力下降可能引起尿毒症动脉粥样硬化的发生发展。尽管内皮扩张功能障碍的机制多种多样，但是尿毒症的主要异常是 ADMA 水平的升高[116,120]。

ADMA 产物：ADMA 是由许多主要存在于细胞核内的一些特殊蛋白质的精氨酸残基翻译后甲基化形成[121]。值得注意的是，ADMA 不是来源于 L-精氨酸的甲基化。精氨酸残基甲基化是由一组被称为蛋白精氨酸 N-甲基转移酶（PRMT）催化的（图 20.8）。PRMT 有 2 种同分异构体（PRMT I 和 II）。2 种亚型都可以将精氨酸单甲基化形成 MMA，但是 PRMT I 产生 ADMA，而 II 催化精氨酸对称的双甲基化（SDMA）[121]。ADMA 和 MMA 均抑制 NOS，而 SDMA 不会抑制 NOS。

许多细胞，包括人内皮细胞可以产生 ADMA[122]。ADMA 通过分泌到尿液中，或者通过双甲基精氨酸双甲基氨基一氧化氮合酶（DDAH）被代谢[123]。DDAH 将 ADMA 代谢成 L-瓜氨酸和二甲基精氨酸[124]。ADMA 和 DDAH 在组织中广泛存在，是生理和病理状态下控制 NO 合成的一种机制。

不对称二甲基精氨酸在内皮 NO 合成酶解偶联及释放活性氧簇中的作用

ADMA 是全因和心血管死亡的一种新的独立预测因子。精氨酸 N-甲基转移酶(PRMT Ⅰ型)[125]和 ADMA 降解酶 DDAH[126]的活性(而非其蛋白表达)依赖于组织的氧化还原状态。氧化应激增加,PRMT 活性随之增加,而 DDAH 活性降低,导致 ADMA 浓度增加[125-127]。ADMA 水平的增加,通过抑制内皮 NO 合成酶(eNOS)减少 NO 合成,并通过偶联 eNOS 酶和释放初生氧增强氧化应激[125]。但是,仍需进一步研究除尿毒症外的其他疾病中,体内 ADMA 浓度是否足以有效影响 eNOS 活化[128]。

即使酶的蛋白质表达没有改变,不同的细胞因子及增加的氧化应激的其他产物也可以影响 DDAH 的活性[129]。Ox-LDL 和 TNF-α 可使内皮细胞的 DDAH 活性降低超过 50%。而且,在不影响 DDAH 蛋白表达和增加 ADMA 水平的情况下,高胆固醇饮食与 DDAH 的活性下降相关。包括尿毒症在内,DDAH 活性的降低可导致细胞内 ADMA 的积聚和释放,并抑制 NO 合成酶。另外,在其他疾病中,如高胆固醇血症、HTN、高同型半胱氨酸血症、吸烟及高血糖中,证实 ADMA 水平增加可显著抑制 NOS 活性[130-132](图 20.8)。

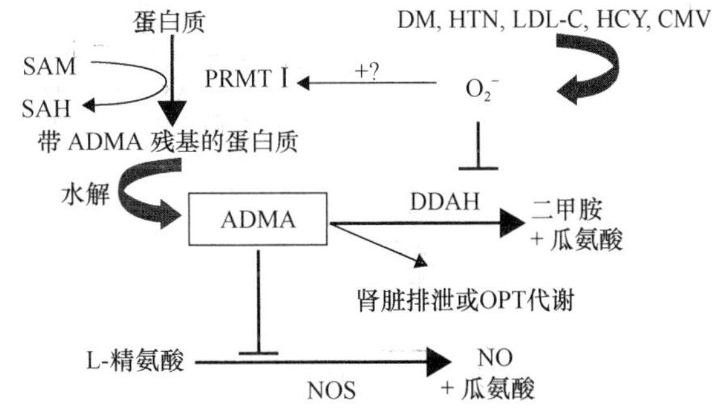

ADMA 可部分通过肾脏排泌清除[115],但是主要的清除方式还是 DDAH 水解[121]。在不同的疾病状态,血浆 ADMA 水平(健康人中的正常值是小于 1.060 mmol/L)明显升高与动脉粥样硬

图 20.8　不对称二甲基精氨酸(ADMA)的生成、清除及降解的生物化学通路。ADMA 来源于蛋白质精氨酸残基的甲基化。通过蛋白精氨酸 N-甲基转移酶(RPMT)催化,它将 S-腺苷-L-甲硫氨酸(SAM)的甲基转移至精氨酸残基的每一个胍基氮。这个反应清除了甲基化的精氨酸。甲基化蛋白水解释放 ADMA——NOS 的竞争抑制剂。所有的甲基化的精氨酸或者分泌到尿中;或者部分通过 DDAH 代谢成酮酸。DDAH 将 ADMA 水解成二甲胺和 L-瓜氨酸。SAH,S-腺苷同型半胱氨酸;NO,一氧化氮;DM,糖尿病;HTN,高血压;LDL-C,LDL-胆固醇;HCY,高同型半胱氨酸血症;CMV,巨细胞病毒(获允摘自:Cooke JP. Asymmetrical dimethylarginine. The Uber marker? *Circulation*,2004;109:1813-1818.)

化有关,如在高胆固醇血症患者中增加 2 倍[132],外周动脉闭塞性疾病和主动脉粥样硬化的老年患者增加 3 倍,透析患者增加 7 倍[115]。ADMA 水平增加是透析患者死亡率增加的独立危险因素[133]。肾脏减少 ADMA 的清除可引起内皮细胞性血管舒张功能障碍,使用 L-精氨酸[115]或高通量透析治疗可以逆转这种异常[134]。

能否降低血浆不对称二甲基精氨酸水平(治疗方式的选择)

针对 ADMA 升高的潜在病因的不同干预方式可以控制血浆 ADMA 水平。使用二甲双胍改善血糖可降低 ADMA 的水平[135]。胰岛素抵抗患者使用罗格列酮改善胰岛素抵抗并降低 ADMA 水平[136]。高血压患者使用血管紧张素转化酶抑制剂或是血管紧张素受体阻断剂可降低血浆 ADMA 水平[137,138]。补充 NO 的前体——L-精氨酸,可改善内皮功能障碍[139]。其他降低氧化应激的策略也可降低 ADMA 水平。两项小型研究证实应用抗氧化维生素可大幅度降低 ADMA 水平[140,141]。未来 DDAH 酶调节剂可能有效降低 ADMA 水平,逆转内皮功能障碍,从而降低透析患者的动脉粥样硬化负担。

十六、能否防止透析相关的氧化应激增加

防止或降低氧化应激的治疗措施的目的是尽可能降低炎症细胞的激活、清除炎症细胞因子或介质、维持宿主的抗氧化水平、采取措施以消除或螯合 ROS。

抑制炎症细胞激活和活性氧簇的释放

虽然应用生物相容性透析膜(一定范围内)可抑制补体及中性粒细胞的激活,但是它不能彻底清除 ROS 产物。通过检测血清 MDA 和 Ox-LDL 水平,显示 ROS 仍对氧化应激和脂质过氧化的产生和维持有重要的作用[142]。

其他研究者证明使用超纯水和无菌透析液[143]可能会降低炎症反应。这些方法(生物相容性膜联合超纯水及无菌透析液)可降低 ROS 产生,并消除炎症反应。

改善炎症细胞因子清除的措施

脂质体血液透析(HLD)通过减少炎症细胞的活化、清除炎症介质、维持抗氧化能力的水平而改善氧化应激[144]。HLD 所用的脂质体在双分子层中添加了维生素 E,并直接在透析液中加入维生素 C。脂质体对蛋白质、药物和细胞因子有高度亲和力,可以增加炎症介质的清除,而脂质双分子层中的维生素 E 和透析液中的维生素 C 共同补充机体因透析弥散而丢失的抗氧化物质[145]。

清除活性氧簇/活性氮簇和其他炎症标志物的治疗策略

在过去 10 年里,虽然已使用高性能透析膜,并且改进了透析液和水纯化方法,透析依赖患者的慢性炎症和血管病变的发展速度仍没有改变,这主要是由于传统透析膜不能清除例如糖基化产物和氧化产物的尿毒症毒素[37,38]。正在研制的具有不同弥散-对流和吸附性能的新透析膜可以提高包括 LMWP 的中间分子的清除[73]。高通量的透析膜和高通量非蛋白渗透的透析膜(HF-NPLD)比较,改良的聚甲基丙烯酸甲酯(PMMA)透析膜具有蛋白渗透的特性(PLD),称为超高通量蛋白渗透的透析膜(HF-PLD),它有直接清除和吸附 LMWP 的优点。应用 HF-PLD 没有其他如低白蛋白血症和反渗的不良反应[76,146]。另外,拥有强大吸收特性如 PMMA 和多聚丙烯腈(AN 69 膜)的透析膜可以提高大分子、细胞因子,以及普通和氧化 β_2-微球蛋白的 LMWP 的清除率[147,148]。

将高容量的超滤和透析结合,增加对流清除,由此增加包括 LMWP 在内的大分子溶质的清除和小分子溶质的弥散,也加速氧化产物的清除。在线血液透析滤过(on-line HDF,OL-HDF)可清除小到大分子溶质,获得大容量超滤同时完成规律透析。使用这种透析技术可以减轻炎症的负荷和内皮功能障碍并改善患者的生存[149-151]。

维生素 E 处理的血液透析滤器的作用

维生素 E 处理的多层血液透析滤器可改善生物反应性和生物相容性,可减少 ROS 的产生。Galli 等证明相较于铜铵人造纤维(CL-S)滤器,维生素 E 处理的血液透析滤器可在局部体外循环,提供时间依赖的拮抗因 PMN 激活而产生 ROS 的作用。这种膜可补充血浆和红细胞中抗氧化物的储备,并抑制白细胞呼吸爆发和 ROS 生成[94,152]。

相较于使用纤维素膜或其他合成膜,维生素 E 处理的透析膜滤器可通过维持内皮源 NO 的生物学作用及降低 Ox-LDL 水平来防止透析诱导的内皮细胞功能不全[118]。使用维生素 E 处理的膜进行血液透析可以增加血浆和红细胞维生素 E 水平,提高血浆中还原型谷胱甘肽含量,改善白细胞功能,并减少单个核细胞的凋亡和补体的激活[153](表 20.1)。

表 20.1 维生素 E 处理的透析膜治疗 9 个月后对氧化低密度脂蛋白(Ox-LDL)和丙二醛(MAD)水平的影响

	氧化 LDL ng/μg LDL 蛋白	MDA nmol/mg LDL 蛋白
正常范围	0.257±0.132	1.9±0.5
血液透析组(月)		
0	1.653±0.76	4.329±0.955
1	1.623±0.966	4.091±0.891
3	1.592±1.064	3.997±1.045
6	1.406±0.568	3.656±0.788
9	1.357±0.852	3.459±0.658[a]

a. 和 0 月(在使用维生素 E 处理的透析器治疗前)比较 $P<0.05$。

获允摘自:Shimazu T, et al. Antioxidant effect of the vitamin E modified dialyzer. *Kidney Int*, 2001;59:S137-S143。

注:结果用 $\bar{x}±s$ 显示。血液透析(HD)患者的血浆氧化型 LDL 和 MDA 水平高于对照组。应用维生素 E 处理的透析器治疗后这些值缓慢下降,9 个月后明显降低。

综上所述,最近这些研究显示维生素 E 处理的透析膜可减少 ROS 的释放,降低氧化应激。需要进行前瞻性随机研究观察透析新技术如 HLD、高流量聚砜膜和维生素 E 处理的滤器对患者预后的影响。

维持宿主的抗氧化防御

补充维生素 E 和维生素 C 的作用

一些普通人群大型流行病学和观察研究表明,各种抗氧化剂,如维生素 A、E、C 和 β-胡萝卜素等是否能降低全因死亡或继发性心血管病的预后仍有争议[154,155]。心血管疾病抗氧化剂二级预防(SPACE)试验中使用维生素 E 800 IU(相当于生理上的 α-生育酚),治疗组较安慰剂组显著减少了原发和继发的心血管事件[49]。但是,到目前还不能重现该研究的结果。

血管紧张素转化酶抑制剂的使用

使用血管紧张素转化酶抑制剂可降低高危人群的心血管事件发生率,这种效应即使在没有明显降低血压的情况下也是很显著的[心脏预后保护评估(HOPE)研究]。

de Cavanagh 等[156]和 Boaz 等[68]证实透析患者持续 6 个月每日服用依那普利 10 mg 可提高机体的抗氧化水平、降低 ROS 的水平。因此，依那普利的治疗可能具有增强内源性的抗氧化防御的作用，从而保护氧化相关的细胞损害。

清除活性氧簇的价值和效用

透析中使用 BetaSorb

BetaSorb 血液透析是血液透析的辅助装置，安置于血液透析循环中透析器的上游，它可以提高中分子尿毒症毒素，如 β_2-微球蛋白、ROS 及促炎症细胞因子(如补体因素、TNF-α、IL-1 和 IL-8)的清除[157,158]。BetaSorb 聚合物可吸附、清除一定大小的毒素。BetaSorb 装置已经通过 FDA 的临床检测，并且正在血液透析患者中进行 BetaSorb 结合高通量透析器和单独高通量透析器对 β_2-微球蛋白清除效率的临床试验，以此评估 BetaSorb 装置的效用。

使用抑制活性氧簇、晚期糖基化终末产物和晚期脂类过氧化物活性的复合物

AGN 和第二代 AGN 类似物[± 2-isopropylictenehydrazono-4-oxo-thiazolindin-5 acetanilide(OPB-9195)]是小的亲核的复合物，可以在分子水平抑制 AGE 生成、抑制 ROS 活性。AGN 和 OPB-9195 都可在细胞水平抑制葡萄糖氧化和脂质氧化反应，由此阻断 AGE、ALE 和 AOPP 形成[159]。这些物质阻断糖尿病诱导的血管壁中糖化的蛋白质交联，因而降低动脉粥样硬化发展速度。已有证据表明，这些物质可降低 PD 液中，以及糖尿病的啮齿类动物血液中的 AGE 水平[109]。口服 OPB-9195 后明显降低在颈动脉球状扩张后导致的局部 AGE、ALE 和新生内膜增生[159,160]。

但是，急需研制毒性更小、特异性更强的葡萄糖氧化和脂质氧化抑制剂(不仅可有效降低这种产物的生成，还可使组织免受其产生后的毒性作用的损伤)。

十七、总结

CKD 患者接受不同类型的透析存在增加氧化应激的风险，后者可通过检测氧化应激的生物标志物，如 ROS、AGE、ALE 和 Ox-LDL 等得知。增加的氧化应激可直接或间接参与动脉粥样硬化进展、慢性炎症状态及 DRA 导致的发病。鉴于这些发现，需要进行临床试验评估肾衰竭早期和开始透析治疗后，清除 ROS 产物和/或保持抗氧化能力的不同干预措施的有效性和安全性。

同样，应用高通量聚砜膜与其他不断改进的透析技术(如使用 BetaSorb 装置或维生素 E 处理的血液透析滤器)结合的透析，可降低氧化应激负荷，并有望防止 CKD 患者的相关并发症。

(顾乐怡 译)

参 考 文 献

1. Halliwell B, Gutteridge JM, Cross CE. Free radicals, antioxidants, and human disease: where are we now? *J Lab Clin Med* 1992;119:598–620.
2. Cross CE, Halliwell B, Borish ET, et al. Oxygen radicals and human disease. *Ann Intern Med* 1987;107:526–545.
3. Brownlee M, Cerami A, Vlassara H. Advanced glycosylation end products in tissue and the biochemical basis of diabetic complications. *N Engl J Med* 1988;318:1315–1321.
4. Malech HL, Gallin JI. Current concepts: immunology. Neutrophils in human diseases. *N Engl J Med* 1987;317:687–694.
5. Weiss SJ, Lampert MB, Test ST. Long-lived oxidants generated by human neutrophils: characterization and bioactivity. *Science* 1983;222:625–628.
6. Weiss SJ. Tissue destruction by neutrophils. *N Engl J Med* 1989;320:365–376.
7. Nemoto S, Takeda K, Yu ZX, et al. Role for mitochondrial oxidants as regulators of cellular metabolism. *Mol Cell Biol* 2000;20:7311–7318.
8. Britigan BE, Cohen MS, Rosen GM. Hydroxyl radical formation in neutrophils. *N Engl J Med* 1988;318:858–859.
9. Radi R, Beckman JS, Bush KM, et al. Peroxynitrite-induced membrane lipid peroxidation: the cytotoxic potential of superoxide and nitric oxide. *Arch Biochem Biophys* 1991;288:481–487.
10. Nathan C. Nitric oxide as a secretory product of mammalian cells. *FASEB J* 1992;6:3051–3064.
11. Morrow JD, Minton TA, Mukundan CR, et al. Free radical-induced generation of isoprostanes *in vivo*. Evidence for the formation of D-ring and E-ring isoprostanes. *J Biol Chem* 1994;269:4317–4326.
12. Dean RT, Fu S, Stocker R, et al. Biochemistry and pathology of radical-mediated protein oxidation. *Biochem J* 1997;324(Pt 1):1–18.
13. Davies KJ, Lin SW, Pacifici RE. Protein damage and degradation by oxygen radicals. IV. Degradation of denatured protein. *J Biol Chem* 1987;262:9914–9920.
14. 14. Peuchant E, Carbonneau MA, Dubourg L, et al. Lipoperoxidation in plasma and red blood cells of patients undergoing haemodialysis: vitamins A, E, and iron status. *Free Radic Biol Med* 1994;16:339–346.
15. Imlay JA, Linn S. DNA damage and oxygen radical toxicity. *Science* 1988;240:1302–1309.
16. Imlay JA, Chin SM, Linn S. Toxic DNA damage by hydrogen peroxide through the Fenton reaction *in vivo* and *in vitro*. *Science* 1988;240:640–642.
17. Gosslau A, Rensing L. Oxidative stress, age-dependent [correction of age-related] cell damage and antioxidative mechanisms. *Z Gerontol Geriatr* 2002;35:139–150.
18. Fang X, Weintraub NL, Rios CD, et al. Overexpression of human superoxide dismutase inhibits oxidation of low-density lipoprotein by endothelial cells. *Circ Res* 1998;82:1289–1297.
19. Ingold KU, Webb AC, Witter D, et al. Vitamin E remains the major lipid-soluble, chain-breaking antioxidant in human plasma even in individuals suffering severe vitamin E deficiency. *Arch Biochem Biophys* 1987;259:224–225.
20. Frei B, England L, Ames BN. Ascorbate is an outstanding antioxidant in human blood plasma. *Proc Natl Acad Sci U S A* 1989;86:6377–6381.
21. Levine M, Daruwala RC, Park JB, et al. Does vitamin C have a pro-oxidant effect? *Nature* 1998;395:231.
22. Halliwell B, Gutteridge JM. The antioxidants of human extracellular fluids. *Arch Biochem Biophys* 1990;280:1–8.
23. Henson PM, Johnston RB Jr. Tissue injury in inflammation. Oxidants, proteinases, and cationic proteins. *J Clin Invest* 1987;79:669–674.
24. Himmelfarb J, Ault KA, Holbrook D, et al. Intradialytic granulocyte reactive oxygen species production: a prospective, crossover trial. *J Am Soc Nephrol* 1993;4:178–186.
25. Griendling KK, Sorescu D, Ushio-Fukai M. NAD(P)H oxidase: role in cardiovascular biology and disease. *Circ Res* 2000;86:494–501.
26. Himmelfarb J, Lazarus JM, Hakim R. Reactive oxygen species production by monocytes and polymorphonuclear leukocytes during dialysis. *Am J Kidney Dis* 1991;17:271–276.
27. Descamps-Latscha B, Goldfarb B, Nguyen AT, et al. Establishing the relationship between complement activation and stimulation of phagocyte oxidative metabolism in hemodialyzed patients: a randomized prospective study. *Nephron* 1991;59:279–285.
28. Vanholder R, Ringoir SDhondt A, et al. Phagocytosis in uremic and hemodialysis patients: a prospective and cross sectional study. *Kidney Int* 1991;39:320–327.
29. Tepel M, Echelmeyer M, Orie NN, et al. Increased intracellular reactive oxygen species in patients with end-stage renal failure: effect of hemodialysis. *Kidney Int* 2000;58:867–872.
30. Roselaar SE, Nazhat NB, Winyard PG, et al. Detection of oxidants in uremic plasma by electron spin resonance spectroscopy. *Kidney Int* 1995;48:199–206.
31. Tarng DC, Huang TP, Wei YH, et al. 8-hydroxy-2′-deoxyguanosine of leukocyte DNA as a marker of oxidative stress in chronic hemodialysis patients. *Am J Kidney Dis* 2000;36:934–944.
32. Markert M, Heierli C, Kuwahara T, et al. Dialyzed polymorpho nuclear neutrophil oxidative metabolism during dialysis: a comparative study with 5 new and reused membranes. *Clin Nephrol* 1988;29:129–136.
33. Pereira BJ, Snodgrass B, Barber G, et al. Cytokine production during *in vitro* hemodialysis with new and formaldehyde- or renalin-reprocessed cellulose dialyzers. *J Am Soc Nephrol* 1995;6:1304–1308.
34. Pereira BJ, Snodgrass BR, Hogan PJ, et al. Diffusive and convective transfer of cytokine-inducing bacterial products across hemodialysis membranes. *Kidney Int* 1995;47:603–610.
35. Panichi V, De PS, Andreini B, et al. Cytokine production in haemodiafiltration: a multicentre study. *Nephrol Dial Transplant* 1998;13:1737–1744.
36. Sundaram S, Barrett TW, Meyer KB, et al. Transmembrane passage of cytokine-inducing bacterial products across new and reprocessed polysulfone dialyzers. *J Am Soc Nephrol* 1996;7:2183–2191.
37. Bordoni V, Piroddi M, Galli F, et al. Oxidant and carbonyl stress-related apoptosis in end-stage kidney disease: impact of membrane flux. *Blood Purif* 2006;24:149–156.
38. Piroddi M, Depunzio I, Calabrese V, et al. Oxidatively-modified and glycated proteins as candidate pro-inflammatory toxins in uremia and dialysis patients. *Amino Acids* 2007;32:573–592.
39. Simmons EM, Langone A, Sezer MT, et al. Effect of renal *transplantation* on biomarkers of inflammation and oxidative stress in end-stage renal disease patients. *Transplantation* 2005;79:914–919.
40. Musial K, Zwolinska D, Polak-Jonkisz D, et al. Serum VCAM-1, ICAM-1, and L-selectin levels in children and young adults with chronic renal failure. *Pediatr Nephrol* 2005;20:52–55.
41. Wautier JL, Schmidt AM. Protein glycation: a firm link to endothelial cell dysfunction. *Circ Res* 2004;95:233–238.
42. Ballow A, Gader AM, Huraib S, et al. Platelet surface receptor activation in patients with chronic renal failure on hemodialysis, peritoneal dialysis and those with successful kidney transplantation. *Platelets* 2005;16:19–24.
43. Horl WH, Cohen JJ, Harrington JT, et al. Atherosclerosis and uremic retention solutes. *Kidney Int* 2004;66:1719–1731.
44. Ross EA, Koo LC, Moberly JB. Low whole blood and erythrocyte levels of glutathione in hemodialysis and peritoneal dialysis patients. *Am J Kidney Dis* 1997;30:489–494.
45. Mimic-Oka J, Simic T, Djukanovic L, et al. Alteration in plasma antioxidant capacity in various degrees of chronic renal failure. *Clin Nephrol* 1999;51:233–241.
46. Lim VS, Bier DM, Flanigan MJ, et al. The effect of hemodialysis on protein metabolism. A leucine kinetic study. *J Clin Invest* 1993;91:2429–2436.
47. Ikizler TA, Flakoll PJ, Parker RA, et al. Amino acid and albumin losses during hemodialysis. *Kidney Int* 1994;46:830–837.
48. Stenvinkel P, Heimburger O, Paultre F, et al. Strong association between malnutrition, inflammation, and atherosclerosis in chronic renal failure. *Kidney Int* 1999;55:1899–1911.
49. Boaz M, Smetana S, Weinstein T, et al. Secondary prevention with antioxidants of cardiovascular disease in endstage renal disease (SPACE): randomised placebo-controlled trial. *Lancet* 2000;356:1213–1218.
50. Galli F, Rovidati S, Chiarantini L, et al. Bioreactivity and biocompati-

bility of a vitamin E-modified multi-layer hemodialysis filter. *Kidney Int* 1998;54:580–589.

51. Baynes JW, Watkins NG, Fisher CI, et al. The Amadori product on protein: structure and reactions. *Prog Clin Biol Res* 1989;304:43–67.

52. Baynes JW. Role of oxidative stress in development of complications in diabetes. *Diabetes* 1991;40:405–412.

53. Miyata T, Fu MX, Kurokawa K, et al. Autoxidation products of both carbohydrates and lipids are increased in uremic plasma: is there oxidative stress in uremia? *Kidney Int* 1998;54:1290–1295.

54. Miyata T, van Ypersele de SC, Kurokawa K, et al. Alterations in nonenzymatic biochemistry in uremia: origin and significance of "carbonyl stress" in long-term uremic complications. *Kidney Int* 1999;55:389–399.

55. Vlassara H, Fuh H, Makita Z, et al. Exogenous advanced glycosylation end products induce complex vascular dysfunction in normal animals: a model for diabetic and aging complications. *Proc Natl Acad Sci U S A* 1992;89:12043–12047.

56. Fu MX, Knecht KJ, Thorpe SR, et al. Role of oxygen in cross-linking and chemical modification of collagen by glucose. *Diabetes* 1992;41(Suppl 2):42–48.

57. Sell DR, Monnier VM. End-stage renal disease and diabetes catalyze the formation of a pentose-derived crosslink from aging human collagen. *J Clin Invest* 1990;85:380–384.

58. Makita Z, Radoff S, Rayfield EJ, et al. Advanced glycosylation end products in patients with diabetic nephropathy. *N Engl J Med* 1991;325:836–842.

59. Miyata T, Ueda Y, Yoshida A, et al. Clearance of pentosidine, an advanced glycation end product, by different modalities of renal replacement therapy. *Kidney Int* 1997;51:880–887.

60. Miyata T, Horie K, Ueda Y, et al. Advanced glycation and lipidoxidation of the peritoneal membrane: respective roles of serum and peritoneal fluid reactive carbonyl compounds. *Kidney Int* 2000;58:425–435.

61. Stocker R. Lipoprotein oxidation: mechanistic aspects, methodological approaches and clinical relevance. *Curr Opin Lipidol* 1994;5:422–433.

62. Esterbauer H, Schaur RJ, Zollner H. Chemistry and biochemistry of 4-hydroxynonenal, malonaldehyde and related aldehydes. *Free Radic Biol Med* 1991;11:81–128.

63. Morrow JD, Awad JA, Boss HJ, et al. Non-cyclooxygenase-derived prostanoids (F2-isoprostanes) are formed *in situ* on phospholipids. *Proc Natl Acad Sci U S A* 1992;89:10721–10725.

64. Meagher EA, Barry OP, Lawson JA, et al. Effects of vitamin E on lipid peroxidation in healthy persons. *JAMA* 2001;285:1178–1182.

65. Diaz J, Serrano E, Acosta F, et al. Reference intervals for four biochemistry analytes in plasma for evaluating oxidative stress and lipid peroxidation in human plasma. *Clin Chem* 1998;44:2215–2217.

66. Toborek M, Wasik T, Drozdz M, et al. Effect of hemodialysis on lipid peroxidation and antioxidant system in patients with chronic renal failure. *Metabolism* 1992;41:1229–1232.

67. Zima T, Haragsim L, Stipek S, et al. Lipid peroxidation on dialysis membranes. *Biochem Mol Biol Int* 1993;29:531–537.

68. Boaz M, Matas Z, Biro A, et al. Serum malondialdehyde and prevalent cardiovascular disease in hemodialysis. *Kidney Int* 1999;56:1078–1083.

69. Witko-Sarsat V, Friedlander M, Nguyen KT, et al. Advanced oxidation protein products as novel mediators of inflammation and monocyte activation in chronic renal failure. *J Immunol* 1998;161:2524–2532.

70. Descamps-Latscha B, Witko-Sarsat V. Importance of oxidatively modified proteins in chronic renal failure. *Kidney Int Suppl* 2001;78:S108–S113.

71. Yavuz A, Tetta C, Ersoy FF, et al. Uremic toxins: a new focus on an old subject. *Semin Dial* 2005;18:203–211.

72. Clark WR, Winchester JF. Middle molecules and small-molecular-weight proteins in ESRD: properties and strategies for their removal. *Adv Ren Replace Ther* 2003;10:270–278.

73. Winchester JF, Audia PF. Extracorporeal strategies for the removal of middle molecules. *Semin Dial* 2006;19:110–114.

74. Vanholder R, De Smet R, Glorieux G, et al. Review on uremic toxins: classification, concentration, and interindividual variability. *Kidney Int* 2003;63:1934–1943.

75. Floridi A, Antolini F, Galli F, et al. Daily haemodialysis im-

proves indices of protein glycation. *Nephrol Dial Transplant* 2002;17:871–878.

76. Galli F, Benedetti S, Floridi A, et al. Glycoxidation and inflammatory markers in patients on treatment with PMMA-based protein-leaking dialyzers. *Kidney Int* 2005;67:750–759.

77. Pupim LB, Himmelfarb J, McMonagle E, et al. Influence of initiation of maintenance hemodialysis on biomarkers of inflammation and oxidative stress. *Kidney Int* 2004;65:2371–2379.

78. Vanholder R, Schepers E, Meert N, et al. What is uremia? Retention versus oxidation. *Blood Purif* 2006;24:33–38.

79. London GM, Drueke TB. Atherosclerosis and arteriosclerosis in chronic renal failure. *Kidney Int* 1997;51:1678–1695.

80. Luke RG. Chronic renal failure—a vasculopathic state. *N Engl J Med* 1998;339:841–843.

81. Sutherland WH, Walker RJ, Ball MJ, et al. Oxidation of low-density lipoproteins from patients with renal failure or renal transplants. *Kidney Int* 1995;48:227–236.

82. Steinberg D, Parthasarathy S, Carew TE, et al. Beyond cholesterol. Modifications of low-density lipoprotein that increase its atherogenicity. *N Engl J Med* 1989;320:915–924.

83. Witztum JL, Steinberg D. Role of oxidized low density lipoprotein in atherogenesis. *J Clin Invest* 1991;88:1785–1792.

84. Salonen JT, Yla-Herttuala S, Yamamoto R, et al. Autoantibody against oxidised LDL and progression of carotid atherosclerosis. *Lancet* 1992;339:883–887.

85. Maggi E, Bellazzi R, Falaschi F, et al. Enhanced LDL oxidation in uremic patients: an additional mechanism for accelerated atherosclerosis? *Kidney Int* 1994;45:876–883.

86. Jackson P, Loughrey CM, Lightbody JH, et al. Effect of hemodialysis on total antioxidant capacity and serum antioxidants in patients with chronic renal failure. *Clin Chem* 1995;41:1135–1138.

87. Jackson SP, Calkin AC. The clot thickens—oxidized lipids and thrombosis. *Nat Med* 2007;13:1015–1016.

88. Podrez EA, Febbraio M, Sheibani N, et al. Macrophage scavenger receptor CD36 is the major receptor for LDL modified by monocyte-generated reactive nitrogen species. *J Clin Invest* 2000;105:1095–1108.

89. Podrez EA, Byzova TV, Febbraio M, et al. Platelet CD36 links hyperlipidemia, oxidant stress and a prothrombotic phenotype. *Nat Med* 2007;13:1086–1095.

90. Stark GR, Stein WH. Alkylation of the methionine residues of ribonuclease in 8 m urea. *J Biol Chem* 1964;239:3755–3761.

91. Kraus LM, Kraus AP Jr. Carbamoylation of amino acids and proteins in uremia. *Kidney Int Suppl* 2001;78:S102–S107.

92. Wang Z, Nicholls SJ, Rodriguez ER, et al. Protein carbamylation links inflammation, smoking, uremia and atherogenesis. *Nat Med* 2007;13:1176–1184.

93. Carew TE, Schwenke DC, Steinberg D. Antiatherogenic effect of probucol unrelated to its hypocholesterolemic effect: evidence that antioxidants *in vivo* can selectively inhibit low density lipoprotein degradation in macrophage-rich fatty streaks and slow the progression of atherosclerosis in the Watanabe heritable hyperlipidemic rabbit. *Proc Natl Acad Sci U S A* 1987;84:7725–7729.

94. Galli F, Varga Z, Balla J, et al. Vitamin E, lipid profile, and peroxidation in hemodialysis patients. *Kidney Int* 2001;59:148–154.

95. Capeillere-Blandin C, Delaveau T, Descamps-Latscha B. Structural modifications of human β-2-microglobulin treated with oxygen-derived radicals. *Biochem J* 1991;277(Pt 1):175–182.

96. Gejyo F, Homma N, Suzuki Y, et al. Serum levels of β-2-microglobulin as a new form of amyloid protein in patients undergoing long-term hemodialysis. *N Engl J Med* 1986;314:585–586.

97. Gejyo F, Yamada T, Odani S, et al. A new form of amyloid protein associated with chronic hemodialysis was identified as β-2-microglobulin. *Biochem Biophys Res Commun* 1985;129:701–706.

98. Miyata T, Oda O, Inagi R, et al. β-2-microglobulin modified with advanced glycation end products is a major component of hemodialysis-associated amyloidosis. *J Clin Invest* 1993;92:1243–1252.

99. Miyata T, Inagi R, Iida Y, et al. Involvement of β-2-microglobulin modified with advanced glycation end products in the pathogenesis of hemodialysis-associated amyloidosis. Induction of human monocyte chemotaxis and macrophage secretion of tumor necrosis factor-alpha and interleukin-1. *J Clin Invest* 1994;93:521–528.

100. Matsuo K, Ikizler TA, Hoover RL, et al. Transforming growth factor-

beta is involved in the pathogenesis of dialysis-related amyloidosis. *Kidney Int* 2000;57:697–708.

101. Takayama F, Miyazaki T, Aoyama I, et al. Involvement of interleukin-8 in dialysis-related arthritis. *Kidney Int* 1998;53:1007–1013.

102. Schwalbe S, Holzhauer M, Schaeffer J, et al. β-2-microglobulin associated amyloidosis: a vanishing complication of long-term hemodialysis? *Kidney Int* 1997;52:1077–1083.

103. Churchill DN. Implications of the Canada-USA (CANUSA) study of the adequacy of dialysis on peritoneal dialysis schedule. *Nephrol Dial Transplant* 1998;13(Suppl 6):158–163.

104. Dobbie JW, Lloyd JK, Gall CA. Categorization of ultrastructural changes in peritoneal mesothelium, stroma and blood vessels in uremia and CAPD patients. *Adv Perit Dial* 1990;6:3–12.

105. Honda K, Nitta K, Horita S, et al. Accumulation of advanced glycation end products in the peritoneal vasculature of continuous ambulatory peritoneal dialysis patients with low ultra-filtration. *Nephrol Dial Transplant* 1999;14:1541–1549.

106. Nakayama M, Kawaguchi Y, Yamada K, et al. Immunohistochemical detection of advanced glycosylation end-products in the peritoneum and its possible pathophysiological role in CAPD. *Kidney Int* 1997;51:182–186.

107. Neeper M, Schmidt AM, Brett J, et al. Cloning and expression of a cell surface receptor for advanced glycosylation end products of proteins. *J Biol Chem* 1992;267:14998–15004.

108. Schmidt AM, Hori O, Chen JX, et al. Advanced glycation endproducts interacting with their endothelial receptor induce expression of vascular cell adhesion molecule-1 (VCAM-1) in cultured human endothelial cells and in mice. A potential mechanism for the accelerated vasculopathy of diabetes. *J Clin Invest* 1995;96:1395–1403.

109. Abo A, Pick E, Hall A, et al. Activation of the NADPH oxidase involves the small GTP-binding protein p21rac1. *Nature* 1991;353:668–670.

110. Herbelin A, Nguyen AT, Zingraff J, et al. Influence of uremia and hemodialysis on circulating interleukin-1 and tumor necrosis factor alpha. *Kidney Int* 1990;37:116–125.

111. Herbelin A, Urena P, Nguyen AT, et al. Elevated circulating levels of interleukin-6 in patients with chronic renal failure. *Kidney Int* 1991;39:954–960.

112. Ridker PM, Cushman M, Stampfer MJ, et al. Inflammation, aspirin, and the risk of cardiovascular disease in apparently healthy men. *N Engl J Med* 1997;336:973–979.

113. Zimmermann J, Herrlinger S, Pruy A, et al. Inflammation enhances cardiovascular risk and mortality in hemodialysis patients. *Kidney Int* 1999;55:648–658.

114. Lau T, Owen W, Yu YM, et al. Arginine, citrulline, and nitric oxide metabolism in end-stage renal disease patients. *J Clin Invest* 2000;105:1217–1225.

115. Vallance P, Leone A, Calver A, et al. Accumulation of an endogenous inhibitor of nitric oxide synthesis in chronic renal failure. *Lancet* 1992;339:572–575.

116. Vallance P, Leone A, Calver A, et al. Endogenous dimethylarginine as an inhibitor of nitric oxide synthesis. *J Cardiovasc Pharmacol* 1992;20(Suppl 12):S60–S62.

117. Bucala R, Tracey KJ, Cerami A. Advanced glycosylation products quench nitric oxide and mediate defective endothelium-dependent vasodilatation in experimental diabetes. *J Clin Invest* 1991;87:432–438.

118. Miyazaki H, Matsuoka H, Itabe H, et al. Hemodialysis impairs endothelial function via oxidative stress: effects of vitamin E-coated dialyzer. *Circulation* 2000;101:1002–1006.

119. Furchgott RF, Zawadzki JV. The obligatory role of endothelial cells in the relaxation of arterial smooth muscle by acetylcholine. *Nature* 1980;288:373–376.

120. Cooke JP, Dzau VJ. Derangements of the nitric oxide synthase pathway, L-arginine, and cardiovascular diseases. *Circulation* 1997;96:379–382.

121. Tran CT, Leiper JM, Vallance P. The DDAH/ADMA/NOS pathway. *Atheroscler Suppl* 2003;4:33–40.

122. Fickling S, Leone AM, Nussey SS, et al. Synthesis of NG, NG dimethylarginine by human endothelial cells. *Endothelium* 1993;1:137–140.

123. Kimoto M, Whitley GS, Tsuji H, et al. Detection of NG, NG-dimethylarginine dimethylaminohydrolase in human tissues using a monoclonal antibody. *J Biochem (Tokyo)* 1995;117:237–238.

124. Murray-Rust J, Leiper J, McAlister M, et al. Structural insights into the hydrolysis of cellular nitric oxide synthase inhibitors by dimethylarginine dimethylaminohydrolase. *Nat Struct Biol* 2001;8:679–683.

125. Sydow K, Munzel T. ADMA and oxidative stress. *Atheroscler Suppl* 2003;4:41–51.

126. Lin KY, Ito A, Asagami T, et al. Impaired nitric oxidesynthase pathway in diabetes mellitus: role of asymmetric dimethylarginine and dimethylarginine dimethylaminohydrolase. *Circulation* 2002;106:987–992.

127. Boger RH, Sydow K, Borlak J, et al. LDL cholesterol upregulates synthesis of asymmetrical dimethylarginine in human endothelial cells: involvement of S-adenosylmethionine-dependent methyltransferases. *Circ Res* 2000;87:99–105.

128. Forstermann U, Munzel T. Endothelial nitric oxide synthase in vascular disease: from marvel to menace. *Circulation* 2006;113:1708–1714.

129. MacAllister RJ, Parry H, Kimoto M, et al. Regulation of nitric oxide synthesis by dimethylarginine dimethylaminohydrolase. *Br J Pharmacol* 1996;119:1533–1540.

130. Stuhlinger MC, Tsao PS, Her JH, et al. Homocysteine impairs the nitric oxide synthase pathway: role of asymmetric dimethylarginine. *Circulation* 2001;104:2569–2575.

131. Fard A, Tuck CH, Donis JA, et al. Acute elevations of plasma asymmetric dimethylarginine and impaired endothelial function in response to a high-fat meal in patients with type 2 diabetes. *Arterioscler Thromb Vasc Biol* 2000;20:2039–2044.

132. Boger RH, Bode-Boger SM, Szuba A, et al. Asymmetric dimethylarginine (ADMA): a novel risk factor for endothelial dysfunction: its role in hypercholesterolemia. *Circulation* 1998;98:1842–1847.

133. Zoccali C, Bode-Boger S, Mallamaci F, et al. Plasma concentration of asymmetrical dimethylarginine and mortality in patients with end-stage renal disease: a prospective study. *Lancet* 2001;358:2113–2117.

134. Kielstein JT, Boger RH, Bode-Boger SM, et al. Asymmetric dimethylarginine plasma concentrations differ in patients with end-stage renal disease: relationship to treatment method and atherosclerotic disease. *J Am Soc Nephrol* 1999;10:594–600.

135. Asagami T, Abbasi F, Stuelinger M, et al. Metformin treatment lowers asymmetric dimethylarginine concentrations in patients with type 2 diabetes. *Metabolism* 2002;51:843–846.

136. Stuhlinger MC, Abbasi F, Chu JW, et al. Relationship between insulin resistance and an endogenous nitric oxide synthase inhibitor. *JAMA* 2002;287:1420–1426.

137. Ito A, Egashira K, Narishige T, et al. Renin-angiotensin system is involved in the mechanism of increased serum asymmetric dimethylarginine in essential hypertension. *Jpn Circ J* 2001;65:775–778.

138. Delles C, Schneider MP, John S, et al. Angiotensin converting enzyme inhibition and angiotensin II AT1-receptor blockade reduce the levels of asymmetrical N(G), N(G)-dimethylarginine in human essential hypertension. *Am J Hypertens* 2002;15:590–593.

139. Lerman A, Burnett JC, Jr, Higano ST et al. Long-term L-arginine supplementation improves small-vessel coronary endothelial function in humans. *Circulation* 1998;97:2123–2128.

140. Saran R, Novak JE, Desai A, et al. Impact of vitamin E on plasma asymmetric dimethylarginine (ADMA) in chronic kidney disease (CKD): a pilot study. *Nephrol Dial Transplant* 2003;18:2415–2420.

141. Engler MM, Engler MB, Malloy MJ, et al. Antioxidant vitamins C and E improve endothelial function in children with hyperlipidemia: Endothelial Assessment of Risk from Lipids in Youth (EARLY) Trial. *Circulation* 2003;108:1059–1063.

142. Panichi V, Migliori M, De PS, et al. The link of biocompatibility to cytokine production. *Kidney Int Suppl* 2000;76:S96–103.

143. Baz M, Durand C, Ragon A, et al. Using ultrapure water in hemodialysis delays carpal tunnel syndrome. *Int J Artif Organs* 1991;14:681–685.

144. Wratten ML, Sereni L, Tetta C. Hemolipodialysis attenuates oxidative stress and removes hydrophobic toxins. *Artif Organs* 2000;24:685–690.

145. Ziouzenkova O, Asatryan L, Tetta C, et al. Oxidative stress during *ex vivo* hemodialysis of blood is decreased by a novel hemolipodialysis procedure utilizing antioxidants. *Free Radic Biol Med* 2002;33:248–258.

146. Ishikawa I, Chikazawa Y, Sato K, et al. Proteomic analysis of serum, outflow dialysate and adsorbed protein onto dialysis membranes (polysulfone and pmma) during hemodialysis treatment using SELDI-

TOF-MS. *Am J Nephrol* 2006;26:372–380.

147. Macleod AM, Campbell M, Cody JD, et al. Cellulose, modified cellulose and synthetic membranes in the haemodialysis of patients with end-stage renal disease. *Cochrane Database Syst Rev* 2005: CD003234.

148. Randoux C, Gillery P, Georges N, et al. Filtration of native and glycated β-2-microglobulin by charged and neutral dialysis membranes. *Kidney Int* 2001;60:1571–1577.

149. Canaud B, Bragg-Gresham JL, Marshall MR, et al. Mortality risk for patients receiving hemodiafiltration versus hemodialysis: European results from the DOPPS. *Kidney Int* 2006;69:2087–2093.

150. Carracedo J, Merino A, Nogueras S, et al. On-line hemodiafiltration reduces the proinflammatory CD14+, CD16+ monocyte-derived dendritic cells: A prospective, crossover study. *J Am Soc Nephrol* 2006;17:2315–2321.

151. Ramirez R, Carracedo J, Merino A, et al. Microinflammation induces endothelial damage in hemodialysis patients: the role of convective transport. *Kidney Int* 2007;72:108–113.

152. Mydlik M, Derzsiova K, Racz O, et al. A modified dialyzer with vitamin E and antioxidant defense parameters. *Kidney Int* 2001;59:144–147.

153. Shimazu T, Ominato M, Toyama K, et al. Effects of a vitamin E-modified dialysis membrane on neutrophil superoxide anion radical production. *Kidney Int* 2001;59:137–143.

154. Virtamo J, Rapola JM, Ripatti S, et al. Effect of vitamin E and β-carotene on the incidence of primary nonfatal myocardial infarction and fatal coronary heart disease. *Arch Intern Med* 1998;158:668–675.

155. Davey PJ, Schulz M, Gliksman M, et al. Cost-effectiveness of vitamin E therapy in the treatment of patients with angiographically proven coronary narrowing (CHAOS trial). Cambridge Heart Antioxidant Study. *Am J Cardiol* 1998;82:414–417.

156. de Cavanagh EM, Ferder L, Carrasquedo F, et al. Higher levels of antioxidant defenses in enalpril-treatedd versus non-enalapril-treated hemodialysis patients. *Am J Kidney Dis* 1999;34:445–455.

157. Tetta C, Cavaillon JM, Schulze M, et al. Removal of cytokines and activated complement components in an experimental model of continuous plasma filtration coupled with sorbent adsorption. *Nephrol Dial Transplant* 1998;13:1458–1464.

158. Dhondt A, Vanholder R, Van BW, et al. The removal of uremic toxins. *Kidney Int Suppl* 2000;76:S47–S59.

159. Brownlee M, Vlassara H, Kooney A, et al. Aminoguanidine prevents diabetes-induced arterial wall protein cross-linking. *Science* 1986;232:1629–1632.

160. Yamauchi A, Takei I, Makita Z, et al. Effects of aminoguanidine on serum advanced glycation endproducts, urinary albilmin excretion, mesangial expansion, and glomerular basement membrane thickening in Otsuka Long-Evans Tokushima fatty rats. *Diabetes Res Clin Pract* 1997;34:127–133.

第二十一章　尿毒症中持续低水平的炎症和免疫功能不全

Juan Jesus Carrero，Carla Maria Avesani，Mahmut Ilker Yilmaz，

Bengt Lindholm，Peter Stenvinkel

一、介绍

在过去 10 年中，许多专家致力于研究和理解慢性肾脏病（CKD）患者炎症和感染这一临床现象。炎症（拉丁语，*inflammatio*，火烧）可以定义为血管组织对有害刺激，例如病原体、损害的细胞、刺激物而产生的复杂的生物学反应。炎症是机体的一种保护机制，因为它不仅清除有害物质，同时也启动组织的愈合。CKD 及其他病理过程，如动脉粥样硬化性心血管疾病（CVD）、肥胖、糖尿病、蛋白质-能量消耗（PEW）、衰老及其他慢性退行性疾病一样面临着持续的炎症状态，它可持续几周、几个月，甚至无法确定。

慢性炎症的特点是导致细胞和组织损害的致病性刺激持续作用，最终对机体产生不利效应。事实上，大量令人信服的文献表明，CKD 患者的炎症、营养不良、CVD 和过早死亡之间有关联。当这些情况同时出现，在欧洲被称为营养不良-炎症-动脉粥样硬化（MIA）综合征[1]，在美国则称为营养不良-炎症综合征（MICS）[2]。在近来一篇关于命名学的文献中，推荐将营养不良部分称为 PEW[3]。无论名称如何，炎症是全世界该类患者的主要特征[4-9]（图 21.1）。在一项对 663 例瑞典、德国和意大利的 CKD 5 期患者（160 例即将透析，503 例正在透析患者）的调查中发现，接近 2/3 的患者的 C 反应蛋白水平高于 3.4 mg/L[5]。在 CKD 3~5 期的未透析患者中也有同样的发现：第三次国家健康和营养调查（NHANES Ⅲ，$n = 15\ 594$）的资料显示，肾小球滤过率（GFR）在 15~60 ml/min 的患者中大约 54% 可检测到炎症的存在（CRP 大于 2.1 mg/L）。另外，当估算 GFR 分别为 60 和 30 ml/min 时，其年龄校正后的 CRP 水平增高（大于 2.1 mg/L）的患者比例从 44% 增加到 69%[10]。低水平的炎症状态、并发症和不良预后密切相关，凸显了寻找策略以缓解和避免这种情况的重要性。本章的主要目的是回顾 CKD 患者炎症的原因和结局，并讨论 CKD 相关的免疫失调和感染的临床状况。在回顾这些方面后，我们也提出一些当前和实验中的策略来避免和治疗此类患者的炎症负荷。

炎症标志物及预后预测

一些在血液透析（HD）[11-13]、腹膜透析（PD）[14-16] 和肾移植后的 CKD 患者中进行的前瞻性研究显示，仅仅单次炎症标志物的检测也是晚期 CKD 患者不良预后的独立预测因素。另外，肾脏病膳食改良实验（MDRD）研究的结果表明 CRP 升高（3 mg/L 或更高）和低白蛋白血症可预示轻中度 CKD 患者的预后[18]。

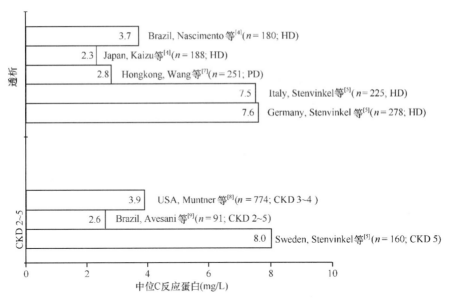

图 21.1　在成人慢性肾脏病（CKD）不同分期的临床研究中报道的 C 反应蛋白（CRP）的中位值。因为北美普通人群的 CRP 中位值大约 1 mg/L，可见即使轻中度的 CKD 亦有炎症活动增加的表现

　　尽管有大量的检验方法可以检测 CKD 患者的炎症程度，例如 CRP、多核白细胞计数（PMNL）、人血清白蛋白、正五聚素蛋白 3（PTX-3）、IL-6 和细胞内黏附分子 1（ICAM-1），我们仍不明确究竟哪一种标志物可最准确地预测全因和心血管死亡率。临床上，CRP 是检测炎症程度的最常用的急性相蛋白。CRP 的检测便宜、可靠，容易进行，并在世界许多研究中心使用。尿毒症时，CRP 水平与许多传统和非传统的心血管危险因素相关，这些危险因素包括血脂异常、氧化应激、同型半胱氨酸水平、内皮功能障碍、胰岛素抵抗和血管钙化[19]。尽管在 HD 患者中 CRP 是一个活动的目标[20]，但在轻中度 CKD 患者中，CRP 水平随时间变化的程度及时间依赖的预测价值仍然知之甚少。在一组 HD 患者中发现连续检测 CRP 比单一的 CRP 检测对预后的预测作用更好[21]，但是在轻中度 CKD 患者中尚没有连续检测炎症生物标志物的资料。因此，需要在 CKD 患者中对炎症生物标志物进行仔细、连续监测的前瞻性研究，以评价这种方法是否可以更精确地估计疾病严重性。

　　IL-6 被认为是急性相反应的关键因子，这类促炎症细胞因子在透析患者的 PEW 和动脉粥样硬化的发病机制中起重要作用[22]。近来一些研究前瞻性地比较了炎症标志物在透析患者中的预测价值。其中有两项，一项使用受试者工作（ROC）曲线[23]和多变量模型[24]研究显示，IL-6 预示全因和心血管死亡的预测价值高于其他分子。近来另一项基于 ROC 分析的对照研究也指出许多常用的细胞因子和黏附分子结合起来预测炎症的能力与单独使用IL-6 的预测能力一致[25]。因此，透析患者中 IL-6 似乎是最好的危险分级的选择，尤其是在进行临床试验时，在轻中度 CKD 患者中需要进一步研究比较不同炎症标志物的预测价值。

二、慢性肾脏病时免疫力的改变

　　免疫系统是一个复杂的系统，包括通过旁分泌、自分泌或内分泌的形式调控免疫细胞分化、增生及其活化的细胞因子和其他分子。肾脏是清除其中大部分细胞因子的主要器官,因此 CKD 患者中促炎症细胞因子及其抑制因子之间微妙的平衡明显失调[26,27]。透析过程进一步刺激循环中有核细胞产生细胞因子[28],使其对内毒素的反应更为剧烈[29]。

为了更清楚地理解 CKD 患者存在的细胞因子的失调状态,需要仔细考虑细胞因子的检测[19]。首先大多数已发表的研究注重检测血浆、培养的上清液,或相关循环细胞中特定的细胞因子。但是,细胞因子是活动的靶点,其作用可被抑制因子或其他有相反作用的细胞因子抵消。其次,细胞因子很少单独作用,因为这些因子可以刺激多种细胞以级联的方式产生并分泌其他细胞因子。某种细胞因子的升高立即可诱导其他因子上调或下调。因为许多细胞因子的作用是局部的,不是全身的,所以这类旁分泌的细胞因子的效果很难检测。再次,促炎和抗炎细胞因子结合到特异的细胞因子载体(如 α_2-巨球蛋白),这些不同的结合蛋白可能作为细胞因子的"仓库"防止细胞因子降解。因此,当我们阅读并理解这些研究时应考虑一个重要的方面,即已有的免疫检测手段通常不能区分活性分子和被特异性抑制子所阻断的分子。

通常认为虽然 T 细胞功能受抑制,尿毒症仍与 Th 平衡的改变有关。一项研究表明尿毒症时 Th1 占主要地位[30],但另一个报道指出 Th2 更普遍[31]。显然,需要进一步研究确定,是否 Th 平衡变化造成细胞因子改变,这可能是终末期肾脏病(ESRD)CVD 风险增加的原因。尽管在受刺激时单核细胞释放大量促炎症细胞因子,但在透析治疗间期,单核细胞产生的细胞因子是正常的[32]。为了理解这种复杂的情况,我们应回顾特定的细胞因子及当前对尿毒症细胞因子失衡的理解,也需要致力于对其他炎症标志物,如正五聚素蛋白家族的研究。

慢性肾脏病中细胞因子失调

白细胞介素-6

许多细胞包括 T 淋巴细胞、巨噬细胞、单核细胞、内皮细胞、脂肪细胞和成纤维细胞可产生 IL-6。IL-6 参与激活肝细胞产生急性相反应蛋白、B 淋巴细胞的增生,以及中性粒细胞的生成。IL-6 也调节黏附分子的生成,诱导单核细胞趋化因子蛋白的分泌,后者可释放其他细胞因子,如 TNF-α 和 IL-1β 的重要介质,进一步扩大炎症反应[33]。重要的是 IL-6 有促炎症和抑制炎症两种效应,IL-6 通过淋巴细胞的激活和增生、B 淋巴细胞分化和白细胞招募而促进炎症反应。

尿毒症时有许多因素促进 IL-6 生成,已经证明肾脏在细胞因子的清除中扮演重要角色[34-36]。事实上,Bolton[37]等用多元回归分析发现透析前期和透析患者中血清肌酐是血浆IL-6 水平的独立决定因素。CKD 患者中,引起 IL-6 升高的其他病因包括并发症、肺炎衣原体的持续性感染[38]、容量负荷过大、交感神经过度激活和伴随肾功能减退出现的氧化应激[39]。

许多研究表明循环中增高的 IL-6 与并发症密切相关,是透析患者 CVD 和全因死亡的有力预测因子[23,24]。与近来报道的 CRP 有抗动脉粥样硬化作用不同[40],IL-6 的这种预测价值与其在动脉粥样硬化早期阶段就有独立的促动脉粥样硬化的特性相关[41]。与之相符的是,CKD 5 期患者 IL-6 水平增高与其颈动脉动脉粥样硬化的进展相关[42]。IL-6

通过多种代谢的、内皮的和促凝的机制而致动脉粥样硬化的发展[43]。体外实验中,因为 IL-6 与其可溶性受体结合可降低脂联素(一种抗动脉粥样硬化的脂肪因子)的 mRNA 表达,这暗示了 IL-6 致动脉粥样硬化的另一种机制。IL-6 致动脉粥样硬化的进一步的证据来自于研究发现动脉粥样硬化进程中纤维斑块阶段 IL-6 的表达增加[45]。

肿瘤坏死因子-α

TNF-α 是一种有多种作用的炎症细胞因子,在调节促炎症和抗炎症中起关键作用。TNF-α 是一种急性相蛋白,可启动细胞因子级联反应、增加血管通透性,由此招募巨噬细胞和中性粒细胞到感染的部位。TNF-α 主要由单核细胞、巨噬细胞、树突状细胞和 Th1 细胞产生。该细胞因子既有刺激生长又有抑制生长的特性,也具有自身调节的特点。TNF-α 具有高度的多功能性,能够影响胰岛素抵抗、凝血级联反应、脂质代谢和内皮细胞功能障碍。肾功能减退可能是 TNF-α 活性显著增加最重要的原因之一[34,36]。TNF-α 与分解代谢相关,既促进动脉粥样硬化又促进 PEW。TNF-α 也在内皮功能障碍中起重要作用[47]。事实上,体内给予 TNF-α 抑制了内皮依赖的血管舒张[48]。体外实验中,TNF-α 可缩短 NO 合成酶的 mRNA 的半衰期[49]。脂肪组织中 TNF-α 表达增加意味着细胞因子与胰岛素抵抗直接相关,可能预示 CKD 患者的不良预后[35]。

白细胞介素-10

IL-10 是重要的抗炎症细胞因子,主要由免疫活性细胞如单核细胞和淋巴细胞产生,是最重要的抗炎症免疫调节细胞因子之一。事实上,IL-10 不仅下调促炎症细胞因子,如 IL-1、IL-6 和 TNF-α,而且可降低趋化因子的生成,如 IL-8 或 CC 趋化因子,这些趋化因子可以吸引白细胞到炎症活动的部位[51]。CKD 患者中 IL-10 主要在单核细胞和巨噬细胞中产生,作为内毒素和活化的补体片段的一种反应,后者介导了肾脏替代治疗(RRT)中的生物不相容性反应。因此透析治疗可能对长效细胞因子的整体水平起决定作用。IL-10 主要是通过肾脏清除,CKD 时其血浆半衰期明显增加,导致其血浆水平增加[52]。尿毒症单核细胞比健康个体产生更多的 IL-10,可能是尿毒症患者单核细胞慢性激活的结果。除了抑制促炎症细胞因子,还有其他机制参与了 IL-10 抗动脉粥样硬化的作用。因为 IL-10 可以抑制循环免疫细胞黏附于内皮[54]、抑制巨噬细胞分泌的进一步吸引白细胞到内皮下炎症部位的趋化因子[51]、降低基质金属蛋白酶和超氧离子[55]的生成,这提示 IL-10 可防止斑块不稳定[56]。

穿透素家族

穿透素是进化上保守的、以环状多聚体结构为特征的一个超家族[57]。根据亚基的主要结构不同,穿透素分为两组:短穿透素(如 CRP 和血清淀粉样蛋白 P)和长穿透素。长穿透素蛋白的前体是 PTX-3。CRP 和血清淀粉样蛋白 P 主要由肝脏在 IL-6 的刺激下产生[58],而 PTX-3 由许多组织和细胞产生,尤其是对促炎症信号产生应答的固有免疫细胞和内皮细胞[59-61]。因为这种肝外合成与 CRP 不同,认为 PTX-3 真实地反映了疾病活动性,其产生于炎症部位,与内皮细胞功能障碍密切相关[62]。和健康个体比较,PTX-3 在 HD 患者中升高[63],是 CKD 5 期患者新的死亡危险因素,它不仅独立于传统的危险因素,更重要的是独立于 CRP 本身[64],提示这种蛋白除了是普通的炎症介质,对动脉粥样硬化的过程有额外的作用,可能是内皮损害的一种反映。

三、慢性肾脏病时炎症患病率增加的多种原因

概述

许多与 CKD 或透析相关和不相关的因素,导致尿毒症患者全身性炎症反应(图 21.2)。无疑,尿毒症并发的临床事件可能是预示 CRP 升高的最重要因素[65]。炎症性疾病,如系统性红斑狼疮、风湿性关节炎及恶性肿瘤在透析患者中很常见。肾脏功能的下降与循环中潴留的细胞因子[19]、晚期糖基化终末产物(AGE)[66]、促氧化物[39]引起的炎症反应相关。肾功能下降促进炎症反应的其他机制包括交感神经过度激活(和/或迷走神经兴奋性降低)和特异性细胞因子抑制子的产生减少[细胞因子信号抑制子(SOCS)]。胆碱能抗炎症作用是一种神经机制,这种机制可抑制局部细胞因子释放,以及迷走神经兴奋性降低所导致的炎症活性增加[67]。CKD 的常见并发症——容量负荷增多,是尿毒症另一个并发症,间接导致炎症反应,因为容量负荷增加(严重肠道水肿的患者细菌或内毒素易位)引起免疫过度激活和细胞因子生成增多[68]。因而,已经证实在透析患者中炎症、残余肾功能和心脏肥大之间紧密相连[69]。

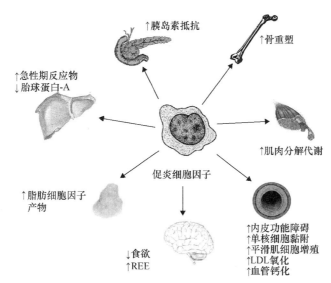

图 21.2 推测慢性肾脏病(CKD)中促炎症细胞因子平衡的改变引起其他脏器的不同效应。REE,静息能量消耗;LDL,低密度脂蛋白

肥胖和脂肪组织

在普通人群中,肥胖与炎症活性增强有关[70]。脂肪因子和促炎症细胞因子、脂肪与肌肉组织之间有着密切的联系[71]。肾功能减退对于这些物质的清除有重要影响,脂肪因子对

CKD 患者的作用比普通人更明显。估计循环中大约 20% 的 IL-6 来源于脂肪组织,而循环中大部分 TNF-α 来源于巨噬细胞,并储存在脂肪组织中[73]。因为内脏脂肪比皮下脂肪组织产生更多的脂肪因子,所以腹部内脏脂肪可能是 IL-6 的主要来源。与此一致的是,在对肾脏替代治疗前 CKD 患者短期的评估中证实血清 IL-6 与躯干的脂肪,而不是非躯干脂肪显著相关[74]。

血液透析患者炎症反应的其他原因

许多与 HD 本身相关的炎症信号也促进炎症反应。有趣的是,透析相关性炎症似乎与特殊的基因型有关[75]。一些体内研究提示不同的透析膜会诱导炎症反应过程,使用再生纤维进行 HD,外周血单核细胞开始表达 IL-1 的基因[76]。在一项随机试验中,Schindler 等[77]证实使用聚酰胺膜的 HD 患者比用铜胺膜或聚碳酸酯膜者 CRP 水平更低(见第一章)。同样,Memoli 等[78]证明膜的非生物相容性和循环中的 CRP、IL-6 和 S-白蛋白的水平有显著的关联。有学者提出不仅是膜的类型,还有透析的流量、对流转运的程度及透析的频率都可能影响炎症反应[79]。近来,相较于传统的 HD(每周 3 次,每次 4 h),短时间每日 HD(每周 6 次,每次 3 h)可改善左心室肥厚、减少炎症介质[80](见第八章和第十章)。非纯化的透析液是炎症的另一个重要原因,因为透析液中诱导细胞因子生成的物质可通过透析膜,诱导患者血液中细胞因子的产生[81]。Schindler 等[82]指出透析液中小的细菌 DNA 片段可通过透析膜。同时,Sitter 等[83]证明将传统透析液改为实时产生的超纯透析液,降低了细菌感染,血 CRP 和 IL-6 水平也有很大程度的降低。同样,Shiff 等[84]指出传统透析液转为超纯透析液可降低 CRP 和 IL-6 水平,改善营养状态。一些小型研究也证明超纯透析液能延缓 HD 患者残肾功能的丢失[85],降低心血管死亡率[86]。推测生物膜形成可能是这类患者炎症反应的原因之一[87]。血管通路的管理也对透析中心的炎症患病情况有很大的影响。人工血管通路闭塞[88]和插管感染[89]都会引起 HD 患者的炎症反应。

腹膜透析患者炎症反应的其他原因

PD 过程本身也可影响全身性炎症的发病。例如,传统的非生物相容性葡萄糖 PD 液可能是其原因[90]。传统 PD 液常将葡萄糖作为渗透剂,更重要的是在热消毒时生成了葡萄糖降解产物(GDP)。GDP 诱导腹膜炎症和 AGE 的形成。另外,葡萄糖溶液导致大量的葡萄糖吸收可能和诱导氧化应激相关,这也是炎症反应的可能原因[91]。其他与 PD 过程本身相关的因素,如腹膜炎、经皮 PD 导管感染及非生物相容性 PD 液的应用,也导致了 PD 患者的炎症反应。暴露于腹膜透析液中的内毒素和其他细胞因子诱导的物质可能是导致 PD 患者炎症反应的其他因素。PD 患者经常出现容量超负荷[93],这可能是这类患者免疫激活的另一个原因。最后,发现高转运患者比低转运患者更容易出现炎症,腹膜转运状态可能也与炎症相关[94]。

多形核白细胞(PMNL)的激活

尽管非感染时 PMNL 稳定,很少释放反应性氧簇(ROS),但是有报道显示进行 RRT 之前,尿毒症时 PMNL 已被激活[95](图 21.3)。Sela 等[95]进行的研究显示 PMNL 爆发和白细胞数量直接与肾衰竭严重性相关。当 CKD 患者开始透析,PMNL 爆发可能进一步增强[96,97]。因为 PMNL 爆发被认为是 CKD 患者全身性氧化应激和慢性低水平炎症的重要原因[97],所以必须阐明尿毒症中激活物的特性。尽管大多数尿毒症时潴留分子的促炎症和抗炎症作用还不清楚,但是近来已有一些有趣的观察性研究。Glorieux 等[98] 指出尿毒症时天然的 AGE 复合物激活白细胞反应。最近又进一步指出 p-cresylsulphate(蛋白结合的尿毒症潴留溶质 p-甲酚的主要产物)激活白细胞产生自由基[99]。最近有报道 p-甲酚可预示 HD 患者的死亡率[100],所以 p-cresylsulphate潜在的促炎症和致动脉粥样硬化的作用有待进一步研究。

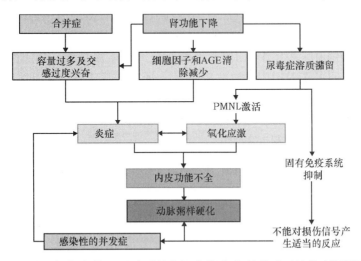

图 21.3　炎症和氧化应激(通过多形核粒细胞激活)间的联系可促进动脉粥样硬化。
AGE,晚期糖基化终末产物;PMNL,多形核白细胞

尿毒症时细菌感染的易感性增加

CKD 是一种与获得性免疫缺陷相关的状态,包括细胞和体液免疫缺陷。事实上,透析患者细菌感染的发生率是普通人群的 50 倍以上[38,102,103]。也有证据表明肺炎支原体和幽门螺旋杆菌[104]的持续感染和牙周炎[105]可能诱发 CKD 患者的炎症。外周动脉疾病是 CKD 患者慢性足部感染的另一个重要原因,与心血管发生率、死亡率和住院率增高相关。CKD 患者的结核感染率增高,并且结核分枝杆菌的感染可能加速消耗。一项大型队列研究评估了美国透析患者,证明脓毒血症与增加的心血管死亡危险性相关[107],这与感染诱导的炎症导致心血管疾病的假说一致[108]。

CKD 患者高感染发病率的原因是多方面的。Ando 等[109]证实 CKD 患者的单核细胞对炎症刺激不敏感,这可能是继发于尿毒症本身的 Toll 样受体 4 表达下降引起的[110]。尽管许多 CKD 患者有持续性炎症表现,但是应对反复感染而产生促炎症细胞因子的能力似乎降低了。实际上,开始进行 HD 后明显改善了体外 T 细胞增殖[111]。因此,免疫受损患者不能对乙肝疫苗做出免疫应答[112]。在这种促炎症反应的背景下,对感染并发症易感性增加的原因仍不清楚。但是,几个因素包括肾脏对细胞因子的清除下降、抗炎症反应力差、胆碱能抗炎通路被阻断[113]、循环 PMNL 凋亡抑制等都可能起作用。在此情况下应注意,相对于 PMNL 来说,坏死或凋亡可清除过多的 ROS,从而使炎症消退。因此,理论上任何降低

PMNL 凋亡的因素都可以提高炎症基础活性和宿主的抗炎反应。存在于尿毒症患者血清中的免疫球蛋白轻链可抑制活性 PMNL 的凋亡,干扰正常的炎症清除[114]。因此,需要进一步研究阐述 PMNL 凋亡和多种尿毒症潴留溶质之间的关系。

　　CKD 患者细菌感染的发生通常与透析过程有关(表 21.1)。感染常包括血管通路感染(尤其是中心静脉透析导管的使用)[115]、呼吸道和尿路感染、足或腿部的溃疡。40%~70%发生脓毒血症的 CKD 患者是因为革兰氏阳性菌感染[116-118]。因此,金黄色葡萄球菌是最常见的革兰氏阳性菌。HD 患者的鼻、咽喉部位及皮肤中常携带该菌,反复血管通路穿刺[118-120]通过血管通路感染[117]。PD 患者,在腹膜透析导管壁形成细菌生物膜也是金黄色葡萄球菌腹膜炎的常见原因[121]。有趣的是,近来证明阿司匹林可降低 HD 患者导管相关性金黄色葡萄球菌菌血症[122]。25%的血管通路相关的败血症是革兰氏阴性菌感染[116]。大肠埃希杆菌是最常见的革兰氏阴性致病菌[117,118],通常来源于胃肠道和生殖泌尿道[120,123]。细胞内革兰氏阴性致病菌肺炎支原体与透析患者的动脉粥样硬化并发症有关[103]。尽管这种因果联系仍有待证实,但是正在进行的大环内酯类药物治疗试验,将评估消除这种轻微感染是否可降低动脉粥样硬化发生率[124]。

表 21.1　慢性肾脏病(CKD)患者中细菌感染的危险因素和主要病原菌

危险因素	主要病原菌	
	细菌感染	肺炎衣原体
免疫抑制		
细菌感染史(至少有过 1 次感染)	革兰氏阳性菌	
	金黄色葡萄	
血管通路[中心静脉导管,使用聚四氟乙烯(PTFE)的设备]	球菌	
透析技术(非生物相容性的透析膜)	表皮葡萄球菌	
营养状态差	革兰氏阴性菌	
糖尿病	大肠埃希菌	
铁过负荷(铁蛋白>500 μg/L)	假单胞菌	
免疫抑制剂治疗		

基因的易感性

　　表现型的变异传统上分为基因诱导和环境诱导两类。毫无疑问,基因组变异对 CKD 的特殊表现型的发展起重要作用[125,126]。不同的基因变异,如插入/丢失、小或微卫星,或者单核苷酸多态性(SNP),导致人类基因组巨大变异,使每个人成为独特的个体[126]。在过去的几年里,我们对 CKD 患者炎症基因易感性的认识有了巨大进步。因为胚胎形成期间(和环境因素无关),基因的变异是随机的,虽然这时进行的是一种相关性研究,但是可区分因果。例如,透析患者 IL-6 基因发生功能性的变异,影响炎症反应和 CVD 的风险时,说明 IL-6 是 CVD 的一种原因[127]。有趣的是,一项大规模的透析患者队列研究表明,IL-6 基因变异,和那些淋巴毒素 α 基因一起是独立预测 CVD 的危险因素[128]。而且 IL-6 基因变异可影响炎症反应和腹膜转运参数,由此导致患者间在开始 PD 时的小分子溶质转运速度差异[129]。基因也决定了个体间 TNF-α[130]、IL-10[131]、髓过氧化物酶[132]和氧化物酶体增殖物激活受体(PPAR)γ[133]释放的不同,这与 CKD 中炎症、CVD 的患病及存活有关。Zhang 等[134]发现尽管 CRP 基因中几个 SNP 构成的单体型与在非裔美国透析患者测得的 CRP 水平相关,但是这些 SNP 与 CVD 的发生无关。这个发现与近来出现的一种观点类似,即尽管 CRP 是心血管死亡强烈的独立的危险标志物,但它不是血管疾病的危险因子之一。

四、临床上尿毒症炎症的结局

蛋白-能量消耗

蛋白-能量消耗形容的是 CKD 患者表现出机体蛋白质和能量储备的丢失[3]。这种情况的发生不仅仅与肾脏疾病有关,而且与存在的慢性炎症有关,如 HIV、慢性心衰、阻塞性肺疾病、肺炎和败血症。PEW 引起厌食症、进行性体重的丢失、脂肪组织和骨骼肌的减少[135],18%~75% 的 CKD 患者中存在 PEW[135-137]。在已知的促进 PEW 的因素中,炎症起了至关重要的作用。事实上,临床消耗和炎症常常密切相关:HD 患者在调整年龄和性别后,肌肉质量与 IL-6 和 CRP 呈负相关[7]。HD 1 年内肌肉质量标志物的降低也与高的 IL-1β 浓度有关[138]。HD 期间,骨骼肌产生的 IL-6 是血液透析期间全身 IL-6 和氧化应激的主要来源[139,140]。另外,IL-6 也诱导骨骼肌蛋白本身降解,促进肿瘤相关性消耗[141,142]。尿毒症患者中 IL-6 水平的增加与一些标志物的消耗有关[143],这提示该细胞因子在 PEW 的发展和骨骼肌代谢中的重要作用[144]。IL-6 也可抑制胰岛素样生长因子 1(IGF-1)的分泌,故抑制 IGF-1 的信号可能也涉及肌肉消耗过程[145]。但是,PEW 信号不仅仅存在于低体重指数(BMI 小于 20 kg/m^2)的患者中,正常 BMI(20~25 kg/m^2)和高 BMI(高于 25 kg/m^2)的患者中也存在[35]。在上述的每一个 BMI 分类中,存在消耗的患者的 CRP 和 IL-6 水平都高于无消耗的患者[146],这证实体重过重不一定就不患有 PEW(见第二十八章)。如图 21.4 所示,炎症导致 CKD 患者肌肉组织消耗的几个机制:胰岛素抵抗增加、激活 ATP-泛素蛋白水解通路、能量消耗增加、厌食症[135]。

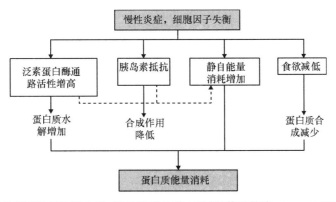

图 21.4　慢性炎症可能导致蛋白质-能量消耗的潜在机制(修改摘自:Avesani CM,Carrero JJ,Axelson J,et al. Inflammation and wasting in chronic kidney disease：partners in crime. *Kidney Int*,2006;70;S8-S13.）

胰岛素抵抗增加

重组 TNF-α 可使培养的细胞或动物的胰岛素作用减弱,与野生型小鼠相比,缺乏功能性 TNF-α 或 TNF 受体改善的肥胖小鼠的胰岛素敏感性[147]。这种炎症和胰岛素抵抗之间的联系主要是由于:①炎症时细胞内胰岛素信号的缺陷;②TNF-α 诱导的脂解反应;③TNF-α 导致的脂联素分泌下降[148]。胰岛素抵抗增加时,胰岛素的合成作用减低,使得更容易发生肌肉组织的丢失。事实上,2 型糖尿病 HD 患者的骨骼肌肌肉蛋白分解明显增加[149]。在 RRT 第一年,ESRD 和糖尿病患者的瘦体重(LBM)丢失明显加重[150]。

ATP-泛素蛋白水解系统的激活

代谢性酸中毒是 CKD 进展时的常见现象,可引起蛋白降解,随后通过 ATP-泛素蛋白水解通路引起肌肉组织消耗[151]。因为 TNF-α 增加骨骼肌泛素基因的表达,所以可能通过泛素蛋白酶体途径激活蛋白质分解代谢而引起骨骼肌消耗[151,152]。

静息能量消耗增加

在炎症反应中代谢异常,包括发热、氧耗增加、脂肪分解和脂肪利用增强、分解代谢激素浓度增加和过度的蛋白分解,消耗了大量能量,可能占每日能量消耗的 15%[153]。事实上,对透析前或透析患者的研究都表明静息能量消耗与炎症标志物有关[7,154,155],增加了死亡的风险[7]。

厌食

炎症细胞因子与中枢神经系统多条通路相互作用,影响脑内摄食调节的中枢。一些研究显示食欲减退和炎症标志物水平升高之间的相关性[156,157]。厌食和呕吐的 PD 患者的血浆 TNF-α 水平更高[158]。当 HD 患者 IL-6 和 TNF-α 水平进行性增高,食欲则越来越差[156,157],而患者食欲较差则营养指数更差,临床预后也越差[156,157]。一项近期研究指出厌食的 CKD 女性的炎症反应和营养状况优于厌食的 CKD 男性[156],而且相对于女性,男性尿毒症患者更易患炎症诱导的厌食症。因此,一些性激素可减轻炎症负荷。性别与饮食习惯和炎症状态存在生理上的关系,存在炎症的男性透析患者似乎比同样情况的女性患者的生存率低[5]。性别对饮食习惯的调节仍不清楚,但是,有研究报道一些罹患慢性疾病的男性患者的厌食症信号更高,饱腹感更早[161,162],这可能导致男性和女性对厌食类疾病(如心衰和肿瘤)做出的不同反应[163]。一些新的有厌食作用的物质,如醋酸甲地孕酮或癸酸南诺龙,都是性激素的化学结构的前体,支持了这一观点。

血管钙化

尽管血管钙化(或硬化)有时也见于普通人群[164],但是 CKD 动脉内膜和中膜钙化更明显更普遍[165]。有研究指出 30% ~ 75% 的 CKD 患者[166,167]和大约 15% 的儿科 CKD 患者[168]存在大动脉钙化(用计算机断层扫描或胸部 X 线证实)。值得警惕的是,动脉硬化与动脉功能不全的功能评估相关,如血液透析患者 NO 依赖性血管扩张[169]和脉搏速率[170],两者都与 CKD 患者的不良预后有关[171,172]。血管钙化可增加 CVD[166,173,174]和死亡率[173]的风险。当前有很多资料证明血管钙化和全身性炎症有内在联系(表 21.2)。在体外,TNF-α 可诱导正在钙化的血管细胞矿化[175],这些细胞和单核/巨噬细胞(细胞因

表 21.2　尿毒症时通过炎症影响血管钙化的因素

抑制钙化的因子	炎症相关性
骨保护素	+
骨桥蛋白	+
骨形态蛋白-7	+
胎球蛋白 A	++
高密度脂蛋白胆固醇	+
基质 gla 蛋白	?
促进钙化的因子	
瘦素	+
TNF-α	++
基因因素	+
糖尿病	+

注:HDL,高密度脂蛋白;TNF-α,肿瘤坏死因子-α;+,相关;++,强烈相关。

子的重要来源)共培养可加速矿化[176]。NF-κB 受体激动子配体(RANKL)是一种膜结合或者可溶性的细胞因子,对破骨细胞的分化起重要作用,而选择性诱捕骨保护素(OPG)受体抑制了 RANKL 活性。尽管上述两种情况似乎都可影响动脉粥样硬化的炎症部分[177],但有趣的是,OPG 会上调 TNF-α 诱导的内皮细胞黏附分子[178]。这些发现说明 OPG 可能会刺激动脉粥样硬化局部的炎症反应,由此促进动脉粥样硬化的进展和并发症,这与在 HD 患者中观察到的炎症反应和 OPG 水平增加对生存率产生的不利作用一致[179]。另一方面,血管钙化作为动脉粥样硬化进程的一个部分,是由于碱性磷酸钙(BCP)结晶沉积于血管内膜,与骨的矿化作用相似。近来证明 BCP 结晶可以直接作用并激活人单核细胞源性巨噬细胞,通过蛋白激酶 C 诱导和丝裂原活化蛋白(MAP)激酶通路诱导促炎症状态[180]。这再一次提示了炎症和动脉钙化之间的恶性循环,可解释 CKD 炎症和预后间的关联。

对硬化的抑制剂研究最深入的是胎球蛋白-A。缺乏编码胎球蛋白-A 基因的小鼠软组织异位钙化快速发展,引起早期死亡[181]。循环中低水平胎球蛋白-A 与 CKD 心血管负荷和死亡率增加相关[182-184]。炎症和 PEW 可能是 CKD 患者血清胎球蛋白-A 水平降低的重要原因,因为促炎症分子会下调其血浆水平[185,186]。胎球蛋白-A 也与 PD 患者的心脏瓣膜钙化和炎症有关[187]。总之,这些资料证明在严重钙磷代谢紊乱时,血管钙化和因炎症引起的动脉粥样硬化有很活跃的相互作用。如果上述理论通过以后的研究得到进一步证实,则这些患者的这三种病变(动脉粥样硬化、钙磷代谢紊乱及炎症反应)需要早期、同时强化治疗。

亚临床甲状腺功能减退——一种炎症和心脏疾病的联系

在没有基础甲状腺自身疾病时,CKD 本身可以引起的甲状腺激素的改变[188,189],表现为总(T_3)和游离(fT_3)三碘甲状腺原氨酸血浆浓度的降低,而促甲状腺激素(TSH)水平通常正

常。所谓低 T_3 的情况实际上存在于 1/4 的 CKD 患者中[190]。传统认为血浆 T_3 浓度下降是降低代谢率、保存机体能量的一种代偿。但是近来有些资料表明低 T_3 水平并不是一个无关的"旁观者",它与 CKD 死亡风险增加有关。有研究证明低 T_3 水平是 HD[191] 和 PD[192] 甚至是临床或生化学上甲状腺功能正常的 CKD 5 期患者[193] 的全因死亡的独立预测指标。尽管这种现象的原因还不清楚,但是亚临床甲状腺功能减退可能和持续低水平炎症有关[194]。在实验[195]和临床[196]研究中都显示了 IL 信号抑制外周总甲状腺素(T_4)向 T_3 的转化。低 T_3 水平特异性地预示 CKD 5 期患者的心血管死亡率(图 21.5),而在一个 PD 队列中,这些低 T_3 水平与左心室肥厚有关[197]。这些假说需要进一步证实。

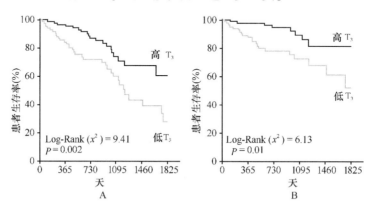

图 21.5　187 名临床或生化学上甲状腺功能正常的 CKD 5 期患者中低三碘甲状腺原氨酸水平对全因(A)和心血管(B)死亡率的影响[获允摘自:Carrero JJ,Qureshi AR,Axelsson J, et al. Clinical and biochemical implications of low thyroid hormone levels(total and free forms) in euthyoid patient with chronic kidney disease. *J Int Met*,2007;262(6):690-701.]

五、炎症的预防和治疗

因为免疫系统是极其复杂的,并且对维持内环境的稳定有重要作用,所以需要采取积极措施抵消其不良反应(图 21.6)。逻辑上,应以针对引起炎症的并发症和透析过程为靶向开始治疗。也可以使用许多公认的抗炎症的策略(表 21.3)。

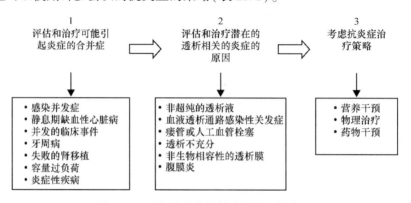

图 21.6　透析患者持续性炎症的可能阶段

表 21.3 2008 年慢性肾脏病患者抗感染治疗的现状

Ⅰ. 与透析治疗本身相关	
超纯透析液	反复显示能降低 CRP[81-84]
生物相容性透析膜	通过选择透析器影响炎症反应[198]
血液透析滤过	在线 HDF 不会诱导炎症反应[199]
每日透析	在一项研究中对 CRP 有特别好的阳性效果[200]
Ⅱ. 营养和生活方式干预	
物理训练	使用低蛋白饮食治疗的 CKD 患者中,阻力训练可以减少炎症,改善营养状态[201]
ω-3 脂肪酸	HD 患者给予 12 周鱼油补充可以降低 CRP[202]
大豆	亚洲 HD 患者中有比较低的炎症患病率和较好的预后;补充大豆可减少 HD 患者的 CRP[203]
Ⅲ. 药物干预	
他汀类 ACEI	4D 研究中阿托伐他汀对于 CRP 没有效果(个人通讯,C. Wanner 207)
司维拉姆	冠状动脉搭桥手术中减少 IL-6 的作用[204];使用 ACEI 的 CKD 患者抑制炎症[205]和黏附分子[206]
γ-生育酚	一项小型随机试验显示使用司维拉姆治疗降低 CRP 可增加胎球蛋白-A 的水平[207]
IL-1 拮抗剂	HD 患者的小型随机试验显示对 IL-6 有效果[208]
N-乙酰半胱氨酸	有希望用于 2 型糖尿病[209]和痛风[210]患者
肝素	小型研究显示对 HD 的预后有效[211]
维生素 D	低分子肝素减少 HD 患者的炎症[212]
	在其他患者群中有减少炎症生物标志物的令人鼓舞的数据[213]

注:CRP,C 反应蛋白;CKD,慢性肾脏病;HD,血液透析;4D,德国糖尿病-透析;ACEI,血管紧张素转化酶抑制剂;IL-6,白细胞介素 6。

生活方式和营养状况的检测

因为促炎症细胞因子和生活方式之间存在的联系[214],适当修正生活方式,如降低体重或进行体育锻炼[201],可能是校正 CKD 患者细胞因子活性失调的一个重要组成部分[215]。饮食干预可能发挥了重要的、至今仍被低估的作用。因为 HD 患者中食用鱼肉者的死亡率更低[216],一些小型研究证明 ω-3 脂肪酸对 HD 患者有利[217],鱼油或 ω-3 脂肪酸的潜在有利作用需要进一步在 CKD 患者中证实。令人感兴趣的是,一项关于 HD 患者使用鱼油的随机对照试验发现,CRP 含量明显下降而血 ω-3 水平增高[202]。相当小型的关于透析患者的队列研究表明,2 种天然的抗氧化剂——维生素 E 和 N-乙酰半胱氨酸抑制促炎症细胞因子的释放[218,219],并改善内皮功能[220,221],最终都减少了心血管事件[222,223]。近来一项关于 HD 患者 γ-生育酚和脱氢抗坏血酸的随机对照试验也证实特定的炎症标志物含量明显下降[280]。性激素对血管有很重要的保护作用,因为睾酮水平低下的男性及雌激素水平低下的女性的 CVD 风险增加。性激素通过抑制 IL-6 的 mRNA 表达干扰了细胞因子的生成,从而产生保护性作用[224]。这可能暗示天然存在于大豆中的性激素衍生物大豆类黄酮的作用。在血液透析患者中,小剂量大豆异黄酮的治疗显示血清异黄酮水平与 CRP 水平的变化呈负相关[203]。最后,许多营养干预,诸如富含纤维饮食、坚果、益生菌及低糖基化终末产物饮食,都可能具有抗炎功效,应该在慢性肾脏病患者中进行评估[225,226]。

非特异性抗炎药物干预

不管是单独应用还是作为联合治疗的策略,非特异性抗炎药物治疗的作用需要进一步研究。几种常用的药物可能具有显著的抗炎功效。在血液透析患者中,他汀类药物不仅可以抑制胆固醇合成,而且具有抗炎[227,228]和抗氧化作用[229]。然而,4D (die, Deutsche diabetes-dialyse)随机对照研究[230]显示他汀类药物在提高生存率上没有作用。在另一项临床研究中,给予血液透析患者阿司匹林后血 IL-8、IL-6 和 TNF-α 水平都有下降[231]。冠脉搭桥术后给予患者血管紧张素转换酶抑制剂,IL-6 的水平也有下降[204]。我们也观察到 CKD 患者使用 ACEI 后血浆 TNF-α、CRP[205]及黏附因子[206]水平都有降低。有意思的是,ACEI 可以预防患者发生心衰[232]。其他有趣的途径包括使用维生素 D,在一项随机对照研究中,维生素 D 有效地降低了慢性心衰患者的炎症水平[213]。司维拉姆也显示出在血液透析患者中改善脂代谢和炎症的标志物,以及潜在的抗动脉粥样硬化作用[233]。此外,在糖尿病 CKD 4 期患者中,短期服用司维拉姆显著增加胎球蛋白-A 的水平,并且可以改善血流介导的血管舒张功能[207]。在一种尿毒症加重的动脉粥样硬化的动物模型中,N-乙酰半胱氨酸有减缓粥样斑块进展(可能通过减少氧化应激)的作用,它的应用也值得探讨[234]。最后,因为在一组 PD 患者中 PPAR-γ 激动剂如罗格列酮显示出抗炎作用[235],可能是另一种值得探索的药物。然而在 2 型糖尿病患者中应用罗格列酮可能增加心肌缺血的风险[236],在透析患者中的应用必须谨慎。

靶向抗细胞因子治疗

由于靶向抗细胞因子治疗在其他炎症性疾病患者中显示了有趣的结果,可能会在 ESRD 患者中进行这些药物的研究。沙利度胺作为一种免疫调节剂,通过调节 TNF-α 产生抗炎和抗血管新生的作用。因其介导 Th2 免疫反应,同时在 HIV 和结核病等消耗性疾病的患者中具有增加体重的作用[237],沙利度胺在 ESRD 患者中的效果值得研究。最近,在一小组存在红细胞生成素抵抗性贫血的血液透析患者中,己酮可可碱降低 TNF-α 的水平超过 50%,并且改善血红蛋白水平[238]。最后,最近报道在 2 型糖尿病和急性痛风患者中应用 IL-1受体拮抗剂有令人欣慰的结果[209]。

六、致谢

本章的作者,以及一些研究得到了 ERA-EDTA 基金、Karolinska 研究所性别相关研究中心、瑞典医学研究委员会、Martin Rind 基金会、MEC(EX2006-1670)及心肺基金会的资助。

(顾乐怡 译)

参 考 文 献

1. Stenvinkel P, Heimburger O, Paultre F, et al. Strong association between malnutrition, inflammation, and atherosclerosis in chronic renal failure. *Kidney Int* 1999;55(5):1899–1911.

2. Kalantar-Zadeh K, Ikizler TA, Block G, et al. Malnutrition-inflammation complex syndrome in dialysis patients: causes and consequences. *Am J Kidney Dis* 2003;42(5):864–881.

3. Fouque D, Kalantar-Zadeh K, Kopple J, et al. A proposed nomenclature and diagnostic criteria for protein energy-wasting in acute and chronic kidney disease. *Kidney Int* 2008;73:391–398.

4. Nascimento MM, Pecoits-Filho R, Qureshi AR, et al. The prognostic impact of fluctuating levels of C-reactive protein in Brazilian haemodialysis patients: a prospective study. *Nephrol Dial Transplant* 2004;19(11):2803–2809.

5. Stenvinkel P, Wanner C, Metzger T, et al. Inflammation and outcome in end-stage renal failure: does female gender constitute a survival advantage? *Kidney Int* 2002;62(5):1791–1798.

6. Kaizu Y, Ohkawa S, Odamaki M, et al. Association between inflammatory mediators and muscle mass in long-term hemodialysis patients. *Am J Kidney Dis* 2003;42(2):295–302.

7. Wang AY, Sea MM, Tang N, et al. Resting energy expenditure and subsequent mortality risk in peritoneal dialysis patients. *J Am Soc Nephrol* 2004;15(12):3134–3143.

8. Muntner P, Hamm LL, Kusek JW, et al. The prevalence of nontraditional risk factors for coronary heart disease in patients with chronic kidney disease. *Ann Intern Med* 2004;140(1):9–17.

9. Avesani CM, Draibe SA, Kamimura MA, et al. Resting energy expenditure of chronic kidney disease patients: influence of renal function and subclinical inflammation. *Am J Kidney Dis* 2004;44(6):1008–1016.

10. Eustace JA, Astor B, Muntner PM, et al. Prevalence of acidosis and inflammation and their association with low serum albumin in chronic kidney disease. *Kidney Int* 2004;65(3):1031–1040.

11. Yeun JY, Levine RA, Mantadilok V, et al. C-reactive protein predicts all-cause and cardiovascular mortality in hemodialysis patients. *Am J Kidney Dis* 2000;35(3):469–476.

12. Zimmermann J, Herrlinger S, Pruy A, et al. Inflammation enhances cardiovascular risk and mortality in hemodialysis patients. *Kidney Int* 1999;55:648–658.

13. Iseki K, Tozawa M, Yoshi S, et al. Serum C-reactive (CRP) and risk of death in chronic dialysis patients. *Nephrol Dial Transplant* 1999;14:1956–1960.

14. Noh H, Lee SW, Kang SW, et al. Serum C-reactive protein: a predictor of mortality in continuous ambulatory peritoneal dialysis patients. *Nephrol Dial Transplant* 1998;18:387–394.

15. Ducloux D, Bresson-Vautrin C, Kribs M, et al. C-reactive protein and cardiovascular disease in peritoneal dialysis patients. *Kidney Int* 2002;62:1417–1422.

16. Wang A, Woo J, Wai Kei C, et al. Is a single time-point C-reactive protein predictive of outcome in peritoneal dialysis patients? *J Am Soc Nephrol* 2003;14:1871–1879.

17. Varagunam M, Finney H, Trevitt R, et al. Pretransplantation levels of C-reactive protein predict all-cause and cardiovascular mortality, but not graft outcome, in kidney transplant recipients. *Am J Kidney Dis* 2004;43(3):502–507.

18. Menon V, Greene T, Wang X, et al. C-reactive protein and albumin as predictors of all-cause and cardiovascular mortality in chronic kidney disease. *Kidney Int* 2005;68(2):766–772.

19. Stenvinkel P, Ketteler M, Johnson RJ, et al. IL-10, IL-6, and TNF-alpha: central factors in the altered cytokine network of uremia—the good, the bad, and the ugly. *Kidney Int* 2005;67(4):1216–1233.

20. Kaysen GA, Dublin JA, Müller HG, et al. The acute-phase response varies with time and predicts serum albumin levels in hemodialysis patients. *Kidney Int* 2000;58:346–352.

21. Qureshi A, Snaedal-Jonsdottir S, Heimburger O, et al. Serial measurements of C-reactive Protein (CRP) predict outcome better than a single value in hemodialysis (HD) patients (abstract). *J Am Soc Nephrol* 2006;17.

22. Stenvinkel P, Barany P, Heimburger O, et al. Mortality, malnutrition, and atherosclerosis in ESRD: what is the role of interleukin-6? *Kidney Int Suppl* 2002;61(Suppl 80):103–108.

23. Honda H, Qureshi AR, Heimburger O, et al. Serum albumin, C-reactive protein, interleukin 6, and fetuin a as predictors of malnutrition, cardiovascular disease, and mortality in patients with ESRD. *Am J Kidney Dis* 2006;47(1):139–148.

24. Tripepi G, Mallamaci F, Zoccali C. Inflammation markers, adhesion molecules, and all-cause and cardiovascular mortality in patients with ESRD: searching for the best risk marker by multivariate modeling. *J Am Soc Nephrol* 2005;16(Suppl 1):S83–S88.

25. Zoccali C, Tripepi G, Mallamaci F. Dissecting inflammation in ESRD: do cytokines and C-reactive protein have a complementary prognostic value for mortality in dialysis patients? *J Am Soc Nephrol* 2006;17(12 Suppl 3):S169–SS73.

26. Descamps-Latscha B, Herbelin A, Nguyen AT, et al. Immune system dysregulation in uremia. *Semin Nephrol* 1994;14(3):253–260.

27. Descamps-Latscha B, Jungers P, Witko-Sarsat V. Immune system dysregulation in uremia: role of oxidative stress. *Blood Purif* 2002; 20(5):481–484.

28. Pereira BJ, Snodgrass B, Barber G, et al. Cytokine production during *in vitro* hemodialysis with new and formaldehyde- or renalin-reprocessed cellulose dialyzers. *J Am Soc Nephrol* 1995;6(4):1304–1308.

29. Don BR, Kaysen GA. Assessment of inflammation and nutrition in patients with end-stage renal disease. *J Nephrol* 2000;13(4):249–259.

30. Sester U, Sester M, Hauk M, et al. T-cell activation follows Th1 rather than Th2 pattern in haemodialysis patients. *Nephrol Dial Transplant* 2000;15(8):1217–1223.

31. Libetta C, Rampino T, Dal Canton A. Polarization of T-helper lymphocytes toward the Th2 phenotype in uremic patients. *Am J Kidney Dis* 2001;38(2):286–295.

32. Coppo R, Amore A. Importance of the bradykinin-nitric oxide synthase system in the hypersensitivity reactions of chronic haemodialysis patients. *Nephrol Dial Transplant* 2000;15(9):1288–1290.

33. Barton BE. The biological effects of interleukin 6. *Med Res Rev* 1996; 16(1):87–109.

34. Descamps-Latscha B, Herbelin A, Nguyen AT, et al. Balance between IL-1 beta, TNF-alpha, and their specific inhibitors in chronic renal failure and maintenance dialysis. Relationships with activation markers of T cells, B cells, and monocytes. *J Immunol* 1995;154(2): 882–892.

35. Pecoits-Filho R, Heimburger O, Barany P, et al. Associations between circulating inflammatory markers and residual renal function in CRF patients. *Am J Kidney Dis* 2003;41(6):1212–1218.

36. Poole S, Bird TA, Selkirk S, et al. Fate of injected interleukin 1 in rats: sequestration and degradation in the kidney. *Cytokine* 1990;2(6): 416 – 422.

37. Bolton CH, Downs LG, Victory JG, et al. Endothelial dysfunction in chronic renal failure: roles of lipoprotein oxidation and pro-inflammatory cytokines. *Nephrol Dial Transplant* 2001;16(6): 1189–1197.

38. Stenvinkel P, Heimbürger O, Jogestrand T. Elevated interleukin-6 predicts progressive carotid atherosclerosis in dialysis patients: association to chlamydia pneumoniae seropositivity. *Am J Kidney Dis* 2002; 39:274–282.

39. Dounousi E, Papavasiliou E, Makedou A, et al. Oxidative stress is progressively enhanced with advancing stages of CKD. *Am J Kidney Dis* 2006;48(5):752–760.

40. Kovacs A, Tornvall P, Nilsson R, et al. Human C-reactive protein slows atherosclerosis development in a mouse model with human-like hypercholesterolemia. *Proc Natl Acad Sci U S A* 2007;104(34): 13768–13773.

41. Huber SA, Sakkinen P, Conze D, et al. Interleukin-6 exacerbates early atherosclerosis in mice. *Arterioscler Thromb* 1999;19(10): 2364–2367.

42. Stenvinkel P, Heimburger O, Jogestrand T. Elevated interleukin-6 predicts progressive carotid artery atherosclerosis in dialysis patients: association with Chlamydia pneumoniae seropositivity. *Am J Kidney Dis* 2002;39(2):274–282.

43. Yudkin JS, Kumari M, Humphries SE, et al. Inflammation, obesity, stress and coronary heart disease: is interleukin-6 the link? *Atherosclerosis* 2000;148(2):209–214.

44. Bruun JM, Lihn AS, Verdich C, et al. Regulation of adiponectin by adipose tissue-derived cytokines: *in vivo* and *in vitro* investigations in humans. *Am J Physiol Endocrinol Metab* 2003;285(3):E527–E533.

45. Elhage R, Clamens S, Besnard S, et al. Involvement of interleukin-6 in *atherosclerosis* but not in the prevention of fatty streak formation by 17beta-estradiol in apolipoprotein E-deficient mice. *Atherosclerosis* 2001;156(2):315–320.

46. Bemelmans MH, Gouma DJ, Buurman WA. LPS-induced sTNF-receptor release *in vivo* in a murine model. Investigation of the role of tumor necrosis factor, IL-1, leukemia inhibiting factor, and IFN-gamma. *J Immunol* 1993;151(10):5554–5562.

47. Bhagat K, Vallance P. Inflammatory cytokines impair endothelium-dependent dilatation in human veins *in vivo*. *Circulation* 1997;96(9):3042–3047.

48. Wang P, Ba ZF, Chaudry IH. Administration of tumor necrosis factor-alpha *in vivo* depresses endothelium-dependent relaxation. *Am J Physiol* 1994;266(6 Pt 2):H2535–H2541.

49. Yoshizumi M, Perrella MA, Burnett JC Jr, et al. Tumor necrosis factor downregulates an endothelial nitric oxide synthase mRNA by shortening its half-life. *Circ Res* 1993;73(1):205–209.

50. Hotamisligil GS, Arner P, Caro JF, et al. Increased adipose tissue expression of tumor necrosis factor-alpha in human obesity and insulin resistance. *J Clin Invest* 1995;95(5):2409–2415.

51. Olszyna DP, Pajkrt D, Lauw FN, et al. Interleukin 10 inhibits the release of CC chemokines during human endotoxemia. *J Infect Dis* 2000;181(2):613–620.

52. Morita Y, Yamamura M, Kashihara N, et al. Increased production of interleukin-10 and inflammatory cytokines in blood monocytes of hemodialysis patients. *Res Commun Mol Pathol Pharmacol* 1997;98(1):19–33.

53. Brunet P, Capo C, Dellacasagrande J, et al. IL-10 synthesis and secretion by peripheral blood mononuclear cells in haemodialysis patients. *Nephrol Dial Transplant* 1998;13(7):1745–1751.

54. Song S, Ling-Hu H, Roebuck KA, et al. Interleukin-10 inhibits interferon-gamma-induced intercellular adhesion molecule-1 gene transcription in human monocytes. *Blood* 1997;89(12):4461–4469.

55. Kuga S, Otsuka T, Niiro H, et al. Suppression of superoxide anion production by interleukin-10 is accompanied by a downregulation of the genes for subunit proteins of NADPH oxidase. *Exp Hematol* 1996;24(2):151–157.

56. Lacraz S, Nicod LP, Chicheportiche R, et al. IL-10 inhibits metalloproteinase and stimulates TIMP-1 production in human mononuclear phagocytes. *J Clin Invest* 1995;96(5):2304–2310.

57. Gewurz H, Zhang XH, Lint TF. Structure and function of the pentraxins. *Curr Opin Immunol* 1995;7(1):54–64.

58. Steel DM, Whitehead AS. The major acute phase reactants: C-reactive protein, serum amyloid P component and serum amyloid A protein. *Immunol Today* 1994;15(2):81–88.

59. Breviario F, d'Aniello EM, Golay J, et al. Interleukin-1-inducible genes in endothelial cells. Cloning of a new gene related to C-reactive protein and serum amyloid P component. *J Biol Chem* 1992;267(31):22190–22197.

60. Alles VV, Bottazzi B, Peri G, et al. Inducible expression of PTX3, a new member of the pentraxin family, in human mononuclear phagocytes. *Blood* 1994;84(10):3483–3493.

61. Mantovani A, Garlanda C, Bottazzi B, et al. The long pentraxin PTX3 in vascular pathology. *Vascul Pharmacol* 2006;45(5):326–330.

62. Fazzini F, Peri G, Doni A, et al. PTX3 in small-vessel vasculitides: an independent indicator of disease activity produced at sites of inflammation. *Arthritis Rheum* 2001;44(12):2841–2850.

63. Boehme M, Kaehne F, Kuehne A, et al. Pentraxin 3 is elevated in haemodialysis patients and is associated with cardiovascular disease. *Nephrol Dial Transplant* 2007;22(8):2224–2229.

64. Tong M, Carrero JJ, Qureshi AR, et al. Plasma pentraxin 3 in patients with chronic kidney disease: associations with renal function, protein-energy wasting, cardiovascular disease, and mortality. *Clin J Am Soc Nephrol* 2007;2(5):889–897.

65. van Tellingen A, Grooteman MPC, Schoorl M, et al. Intercurrent clinical events are predictive of plasma C-reactive protein levels in hemodialysis patients. *Kidney Int* 2002;62:632–638.

66. Suliman M, Heimburger O, Barany P, et al. Plasma pentosidine is associated with inflammation and malnutrition in end-stage renal disease patients starting on dialysis therapy. *J Am Soc Nephrol* 2003;14:1614–1622.

67. Tracey KJ. Fat meets the cholinergic anti-inflammatory pathway. *JEMS* 2005;202:1017–1021.

68. Niebauer J, Volk HD, Kemp M, et al. Endotoxin and immune activation in chronic heart failure: a prospective cohort study. *Lancet* 1999;353(9167):1838–1842.

69. Wang AY, Wang M, Woo J, et al. Inflammation, residual kidney function, and cardiac hypertrophy are interrelated and combine adversely to enhance mortality and cardiovascular death risk of peritoneal dialysis patients. *J Am Soc Nephrol* 2004;15(8):2186–2194.

70. Despres JP, Lemieux I. Abdominal obesity and metabolic syndrome. *Nature* 2006;444(7121):881–887.

71. Wellen KE, Hotamisligil GS. Inflammation, stress, and diabetes. *J Clin Invest* 2005;115(5):1111–1119.

72. Maruyama Y, Nordfors L, Stenvinkel P, et al. Interleukin-1 gene cluster polymorphisms are associated with nutritional status and inflammation in patients with end-stage renal disease. *Blood Purif* 2005;23(5):384–393.

73. Weisberg SP, McCann D, Desai M, et al. Obesity is associated with macrophage accumulation in adipose tissue. *J Clin Invest* 2003;112(12):1796–1808.

74. Axelsson J, Qureshi AR, Suliman ME, et al. Truncal fat mass as a contributor to inflammation in end-stage renal disease. *Am J Clin Nutr* 2004;80:1222–1229.

75. Zaza G, Pontrelli P, Pertosa G, et al. Dialysis-related systemic microinflammation is associated with specific genomic patterns. *Nephrol Dial Transplant* 2007 (online publication).

76. Schindler R, Linnenweber S, Schulze M, et al. Gene expression of interleukin-1 beta during hemodialysis. *Kidney Int* 1993;43:712–721.

77. Schindler R, Boenisch O, Fischer C, et al. Effect of the hemodialysis membrane on the inflammatory reaction *in vivo*. *Clin Nephrol* 2000;53:452–459.

78. Memoli B, Minutolo R, Bisesti V, et al. Changes of serum albumin and C-reactive protein are related to changes of interleukin-6 release by peripheral blood mononuclear cells in hemodialysis patients treated with different membranes. *Am J Kidney Dis* 2002;39(2):266–273.

79. Shindler R. Causes and therapy of microinflammation in renal failure. *Nephrol Dial Transplant* 2004;19(Suppl 5):v34–v40.

80. Ayus JC, Mizani MR, Achinger SG, et al. Effects of short daily versus conventional hemodialysis on left ventricular hypertrophy and inflammatory markers: a prospective, controlled study. *J Am Soc Nephrol* 2005;16:2778–2788.

81. Lonnemann G. When good water goes bad: how it happens, clinical consequences and possible solutions. *Blood Purif* 2004;22(1):124–129.

82. Schindler R, Beck W, Deppisch R, et al. Short bacterial DNA fragments: detection in dialysate and induction of cytokines. *J Am Soc Nephrol* 2004;15(12):3207–3214.

83. Sitter T, Bergner A, Schiffl H. Dialysate related cytokine induction and response to recombinant human erythropoietin in haemodialysis patients. *Nephrol Dial Transplant* 2000;15:1207–1211.

84. Schiffl H, Lang SM, Stratakis D, et al. Effects of ultrapure dialysis fluid on nutritional status and inflammatory parameters. *Nephrol Dial Transplant* 2001;16:1863–1869.

85. Schiffl H, Lang SM, Fischer R. Ultrapure dialysis fluid slows loss of residual renal function in new dialysis patients. *Nephrol Dial Transplant* 2002;17(10):1814–1818.

86. Lederer SR, Schiffl H. Ultrapure dialysis fluid lowers the cardiovascular morbidity in patients on maintenance hemodialysis by reducing continuous microinflammation. *Nephron* 2002;91(3):452–455.

87. Capelli G, Tetta C, Canaud B. Is biofilm a cause of silent chronic inflammation in haemodialysis patients? A fascinating working hypothesis. *Nephrol Dial Transplant* 2005;20:266–270.

88. Ayus JC, Sheikh-Hamad D. Silent infection in clotted hemodialysis access grafts. *J Am Soc Nephrol* 1998;9:1314–1321.

89. Allon M, Depner TA, Radeva M, et al. Impact of dialysis dose and membrane on infection-related hospitalization and death: results of the HEMO study. *J Am Soc Nephrol* 2003;14:1863–1870.

90. Schwenger V, Morath C, Salava A, et al. Damage to the peritoneal membrane by glucose degradation products is mediated by the receptor for advanced glycation end-products. *J Am Soc Nephrol* 2006; 17(1):199–207.

91. Himmelfarb J, Stenvinkel P, Ikizler TA, et al. The elephant in uremia: oxidant stress as a unifying concept of cardiovascular disease in uremia. *Kidney Int* 2002;62(5):1524–1538.

92. Zemel D, Krediet RT. Cytokine patterns in the effluent of continuous ambulatory peritoneal dialysis: relationship to peritoneal permeability. *Blood Purif* 1996;14(2):198–216.

93. Enia G, Mallamaci F, Benedetto FA, et al. Long-term CAPD patients are volume expanded and display more severe left ventricular hypertrophy than haemodialysis patients. *Nephrol Dial Transplant* 2001; 16(7):1459–1464.

94. Chung SH, Heimburger O, Stenvinkel P, et al. Influence of peritoneal transport rate, inflammation, and fluid removal on nutritional status and clinical outcome in prevalent peritoneal dialysis patients. *Perit Dial Int* 2003;23(2):174–183.

95. Sela S, Shurtz-Swiriski R, Cohen-Mazor M, et al. Primed peripheral polymorphonuclear leucyte: a culprit underlying chronic low-grade inflammation and systemic oxidative stress in chronic kidney disease. *J Am Soc Nephrol* 2005;16:2431–2438.

96. Ward RA, McLeish KR. Polymorphonuclear leukocyte oxidative burst is enhanced in patients with chronic renal insufficiency. *J Am Soc Nephrol* 1995;5(9):1697–1702.

97. Sela S, Shurtz-Swirski R, Cohen-Mazor M, et al. Primed peripheral polymorphonuclear leukocyte: a culprit underlying chronic low-grade inflammation and systemic oxidative stress in chronic kidney disease. *J Am Soc Nephrol* 2005;16(8):2431–2438.

98. Glorieux GL, Dhondt AW, Jacobs P, et al. *In vitro* study of the potential role of guanidines in uremia-related atherogenesis and infection. *Kidney Int* 2004;65:2184–2192.

99. Schepers E, Meert N, Glorieux G, et al. P-cresylsulphate, the main product *in vivo* metabolite of p-resol, activates leucyte free radical production. *Nephrol Dial Transplant* 2006;22:592–596.

100. Bammens B, Evenepoel P, Verbeke K, et al. Impairment of small intestinal protein assimilation in patients with end-stage renal disease: extending the malnutrition-inflammation-atherosclerosis concept. *Am J Clin Nutr* 2004;80(6):1536–1543.

101. Yilmaz MI, Carrero JJ, Axelsson J, et al. Low-grade inflammation in chronic kidney disease patients before the start of renal replacement therapy: sources and consequences. *Clin Nephrol* 2007;68(1):1–9.

102. Sarnak MJ, Jaber BL. Mortality causes by sepsis in patients with end-stage renal disease compared to the general population. *Kidney Int* 2000;58:1758–1764.

103. Haubitz M, Brunkhorst R. C-reactive protein and chronic Chlamydia pneumoniae infection—long-term predictors for cardiovascular disease and survival in patients on peritoneal dialysis. *Nephrol Dial Transplant* 2001;16(4):809–815.

104. Sezer S, Ibis A, Ozdemir BH, et al. Association of *Helicobacter pylori* infection with nutritional status in hemodialysis patients. *Transplant Proc* 2004;36:47–49.

105. Craig RG, Spittle MA, Levin NM. Importance of peridontal disease in the kidney patient. *Blood Purif* 2002;20:113–119.

106. Rajagopalan S, Dellegrottaglie S, Furniss AL, et al. Peripheral arterial disease in patients with end-stage renal disease: observations from the Dialysis Outcomes and Practice Patterns Study (DOPPS). *Circulation* 2006;114(18):1914–1922.

107. Foley RN, Guo H, Snyder JJ, et al. Septicemia in the United States dialysis population 1991–1999. *J Am Soc Nephrol* 2004;15:1038–1045.

108. Epstein SE. The multiple mechanisms by which infection may contribute to atherosclerosis development and course. *Circ Res* 2002; 90:2–4.

109. Ando M, Shibuya A, Tsuchiya K, et al. Reduced capacity of mononuclear cells to synthesize cytokines against an inflammatory stimulus in uremic patients. *Nephron Clin Pract* 2006;104:c113–c119.

110. Ando M, Shibuya A, Tsuchiya K, et al. Reduced expression of toll-like receptor 4 contributes to impaired cytokine response of monocytes in uremic patients. *Kidney Int* 2006;70:358–362.

111. Kaul H, Girndt M, Sester U, et al. Initiation of hemodialysis treatment leads to improvement of T-cell activation in patients with end-stage renal disease. *Am J Kidney Dis* 2000;35(4):611–616.

112. Girndt M, Kohler H, Schiedhelm-Weick E, et al. Production of interleukin-6, tumor necrosis factor-alpha and interleukin-10 *in vitro* correlates with the clinical immune defect in chronic hemodialysis patients. *Kidney Int* 1995;47(2):559–565.

113. Tracey KJ. The inflammatory reflex. *Nature* 2002;420:853–859.

114. Cohen G, Rudnicki M, Deicher R, et al. Immunoglobulin light chains modulate polymorphonuclear leucocyte apoptosis. *Eur J Clin Invest* 2003;33:669–676.

115. Thomson PC, Stirling CM, Geddes CC, et al. Vascular access in haemodialysis patients: a modifiable risk factor for bacteraemia and death. *QJM* 2007;100(7):415–422.

116. Dobkin JF, Miller MH, Steigbigel NH. Septicemia in patients on chronic hemodialysis. *Ann Intern Med* 1978;88(1):28–33.

117. Hoen B, Paul-Dauphin A, Hestin D, et al. EPIBACDIAL: a multicenter prospective study of risk factors for bacteremia in chronic hemodialysis patients. *J Am Soc Nephrol* 1998;9(5):869–876.

118. Abbott KC, Agodoa LY. Etiology of bacterial septicemia in chronic dialysis patients in the United States. *Clin Exp Nephrol* 2001;56(2): 124–131.

119. Kirmani N, Tuazon CU, Murray HW, et al. Staphylococcus aureus carriage rate of patients receiving long-term hemodialysis. *Arch Intern Med* 1978;138(11):1657–1659.

120. Khan IH, Catto GR. Long-term complications of dialysis: infection. *Kidney Int Suppl* 1993;41:S143–S148.

121. Finkelstein ES, Jekel J, Troidle L, et al. Patterns of infection in patients maintained on long-term peritoneal dialysis therapy with multiple episodes of peritonitis. *Am J Kidney Dis* 2002;39(6):1278–1286.

122. Sedlacek M, Gemery JM, Cheung AL, et al. Aspirin treatment is associated with a significantly decreased risk of *Staphylococcus aureus* bacteremia in hemodialysis patients with tunneled catheters. *Am J Kidney Dis* 2007;49(3):401–408.

123. Saitoh H, Nakamura K, Hida M, et al. Urinary tract infection in oliguric patients with chronic renal failure. *Can J Neurol Sci* 1985; 133(6):990–993.

124. Zoccali C, Mallamaci F, Tripepi G, et al. Chlamydia pneumoniae, overall and cardiovascular mortality in end-stage renal disease (ESRD). *Kidney Int* 2003;64(2):579–584.

125. Kronenberg F, Neyer U, Lhotta K, et al. The low molecular weight apo(a) phenotype is an independent predictor for coronary artery disease in hemodialysis patients: a prospective follow-up. *J Am Soc Nephrol* 1999;10(5):1027–1036.

126. Rao M, Wong C, Kanetsky P, et al. Cytokine gene polymorphism and progression of renal and cardiovascular diseases. *Kidney Int* 2007; 72(5):549–556.

127. Liu Y, Berthier-Schaad Y, Fallin MD, et al. IL-6 haplotypes, inflammation, and risk for cardiovascular disease in a multiethnic dialysis cohort. *J Am Soc Nephrol* 2006;17(3):863–870.

128. Liu Y, Berthier-Schaad Y, Plantinga L, et al. Functional variants in the lymphotoxin-alpha gene predict cardiovascular disease in dialysis patients. *J Am Soc Nephrol* 2006;17(11):3158–3166.

129. Gillerot G, Goffin E, Michel C, et al. Genetic and clinical factors influence the baseline permeability of the peritoneal membrane. *Kidney Int* 2005;67(6):2477–2487.

130. Balakrishnan VS, Guo D, Rao M, et al. Cytokine gene polymorphisms in hemodialysis patients: association with comorbidity, functionality, and serum albumin. *Kidney Int* 2004;65:1449–1460.

131. Girndt M, Sester U, Sester M, et al. The interleukin-10 promoter genotype determines clinical immune function in hemodialysis patients. *Kidney Int* 2001;60(6):2385–2391.

132. Pecoits-Filho R, Stenvinkel P, Marchlewska A, et al. A functional variant of the myeloperoxidase gene is associated with cardiovascular disease in end-stage renal disease patients. *Kidney Int Suppl* 2003; 63(84):S172–S176.

133. Yao Q, Nordfors L, Axelsson J, et al. Peroxisome proliferator-activated receptor gamma polymorphisms affect systemic inflammation and survival in end-stage renal disease patients starting renal replacement therapy. *Atherosclerosis* 2005;182:105–111.

134. Zhang L, Kao WH, Berthier-Schaad Y, et al. C-Reactive protein haplotype predicts serum C-reactive protein levels but not cardiovascular disease risk in a dialysis cohort. *Am J Kidney Dis* 2007; 49(1):118–126.

135. Avesani CM, Carrero JJ, Axelson J, et al. Inflammation and wasting in chronic kidney disease: partners in crime. *Kidney Int* 2006; 70:S8–S13.

136. Stenvinkel P, Heimburger O, Lindholm B. Wasting, but not malnutrition, predicts cardiovascular mortality in end-stage renal disease. *Nephrol Dial Transplant* 2004;19(9):2181–2183.

137. Pupim LB, Ikizler TA. Uremic malnutrition: new insights into an old problem. *Semin Dial* 2003;16(3):224–232.

138. Johansen KL, Kaysen GA, Young BS, et al. Longitudinal study of nutritional status, body composition, and physical function in hemodialysis patients. *Am J Clin Nutr* 2003;77(4):842–846.

139. Raj DS, Dominic EA, Pai A, et al. Skeletal muscle, cytokines, and oxidative stress in end-stage renal disease. *Kidney Int* 2005;68(5): 2338–2344.

140. Garibotto G, Sofia A, Procopio V, et al. Peripheral tissue release of interleukin-6 in patients with chronic kidney diseases: effects of end-stage renal disease and microinflammatory state. *Kidney Int* 2006; 70(2):384–390.Jul;

141. Goodman MN. Interleukin-6 induces skeletal muscle protein breakdown in rats. *Proc Soc Exp Biol Med* 1994;205(2):182–185.

142. Strassmann G, Fong M, Kenney JS, et al. Evidence for the involvement of interleukin-6 in experimental cancer cachexia. *J Clin Invest* 1992;89(5):1681–1684.

143. Pecoits-Filho R, Barany P, Lindholm B, et al. Interleukin-6 is an independent predictor of mortality in patients starting dialysis treatment. *Nephrol Dial Transplant* 2002;17(9):1684–1688.

144. Carrero JJ, Chmielewski M, Axelsson J, et al. Muscle atrophy, inflammation and clinical outcome in incident and prevalent dialysis patients. *Clin Nutr* 2008;27(4):557–564.

145. Barbieri M, Ferrucci L, Ragno E, et al. Chronic inflammation and the effect of IGF-I on muscle strength and power in older persons. *Am J Physiol Endocrinol Metab* 2003;284(3):E481–E487.

146. Honda H, Qureshi AR, Axelsson J, et al. Obese sarcopenia in patients with end-stage renal disease is associated with inflammation and increased mortality. *Am J Clin Nutr* 2007;86(3):633–638.

147. Hotamisligil GS, Shargill NS, Spiegelman BM. Adipose expression of tumor necrosis factor-alpha: direct role in obesity-linked insulin resistance. *Science* 1993;259(5091):87–91.

148. Haffner SM. The metabolic syndrome: inflammation, diabetes mellitus, and cardiovascular disease. *Am J Cardiol* 2006;97(2A):3A–11A.

149. Pupim LB, Flakoll PJ, Majchrzak KM, et al. Increased muscle protein breakdown in chronic hemodialysis patients with type 2 diabetes mellitus. *Kidney Int* 2005;68(4):1857–1865.

150. Pupim LB, Heimburger O, Qureshi AR, et al. Accelerated lean body mass loss in incident chronic dialysis patients with diabetes mellitus. *Kidney Int* 2005;68(5):2368–2374.

151. Mitch WE, Du J, Bailey JL, et al. Mechanisms causing muscle proteolysis in uremia: the influence of insulin and cytokines. *Miner Electrolyte Metab* 1999;25(4-6):216–219.

152. Plata-Salaman CR. Cytokines and anorexia: a brief overview. *Semin Oncol* 1998;25(1 Suppl 1):64–72.

153. Chiolero R, Revelly JP, Tappy L. Energy metabolism in sepsis and injury. *Nutrition* 1997;13(Suppl 9):45 S–51 S.

154. Kamimura MA, Draibe SA, Avesani CM, et al. Resting energy expenditure and its determinants in hemodialysis patients. *Eur J Clin Nutr* 2007;61(3):362–367.

155. Utaka S, Avesani CM, Draibe SA, et al. Inflammation is associated with increased energy expenditure in patients with chronic kidney disease. *Am J Clin Nutr* 2005;82(4):801–805.

156. Carrero JJ, Qureshi AR, Axelsson J, et al. Comparison of nutritional and inflammatory markers in dialysis patients with reduced appetite. *Am J Clin Nutr* 2007;85(3):695–701.

157. Kalantar-Zadeh K, Block G, McAllister CJ, et al. Appetite and inflammation, nutrition, anemia, and clinical outcome in hemodialysis patients. *Am J Clin Nutr* 2004;80(2):299–307.

158. Aguilera A, Codoceo R, Selgas R, et al. Anorexigen (TNF-alpha, cholecystokinin) and orexigen (neuropeptide Y) plasma levels in peritoneal dialysis (PD) patients: their relationship with nutritional parameters. *Nephrol Dial Transplant* 1998;13(6):1476–1483.

159. Geary N. Estradiol, CCK and satiation. *Peptides* 2001; 22(8):1251–1263.

160. Obendorf M, Patchev VK. Interactions of sex steroids with mechanisms of inflammation. *Curr Drug Targets Inflamm Allergy* 2004;3(4):425–433.

161. Intebi AD, Garau L, Brusco I, et al. Alzheimer's disease patients display gender dimorphism in circulating anorectic adipokines. *Neuroimmunomodulation* 2002;10(6):351–358.

162. Walsh D, Donnelly S, Rybicki L. The symptoms of advanced cancer: relationship to age, gender, and performance status in 1,000 patients. *Support Care Cancer* 2000;8(3):175–179.

163. Geary N. Sex differences in disease anorexia. *Nutrition* 2001;17(6):499–507.

164. Raggi P. Coronary calcium on electron beam tomography imaging as a surrogate marker of coronary artery disease. *Am J Cardiol* 2001;87(4A):27A–34A.

165. Schwarz U, Buzello M, Ritz E, et al. Morphology of coronary atherosclerotic lesions in patients with end-stage renal failure. *Nephrol Dial Transplant* 2000;15(2):218–223.

166. Sigrist M, Bungay P, Taal MW, et al. Vascular calcification and cardiovascular function in chronic kidney disease. *Nephrol Dial Transplant* 2006;21(3):707–714.

167. Fox CS, Larson MG, Vasan RS, et al. Cross-sectional association of kidney function with valvular and annular calcification: the Framingham heart study. *J Am Soc Nephrol* 2006;17(2):521–527.

168. Civilibal M, Caliskan S, Adaletli I, et al. Coronary artery calcifications in children with end-stage renal disease. *Pediatr Nephrol* 2006;21(10):1426–1433.

169. London GM, Guerin AP, Verbeke FH, et al. Mineral metabolism and arterial functions in end-stage renal disease: potential role of 25-hydroxyvitamin D deficiency. *J Am Soc Nephrol* 2007;18(2):613–620.

170. Raggi P, Bellasi A, Ferramosca E, et al. Association of pulse wave velocity with vascular and valvular calcification in hemodialysis patients. *Kidney Int* 2007;71(8):802–807.

171. Blacher J, Guerin AP, Pannier B, et al. Impact of aortic stiffness on survival in end-stage renal disease. *Circulation* 1999;99(18):2434–2439.

172. London GM, Pannier B, Agharazii M, et al. Forearm reactive hyperemia and mortality in end-stage renal disease. *Kidney Int* 2004;65(2):700–704.

173. Wang A, Wang M, Woo J, et al. Cardiac valve calcification as an important predictor for all-cause mortality and cardiovascular mortality in long-term peritoneal dialysis patients. *J Am Soc Nephrol* 2003;14:159–168.

174. Blacher J, Guerin AP, Pannier B, et al. Arterial calcifications, arterial stiffness and cardiovascular risk in end-stage renal disease. *Hypertension* 2001;38:938–942.

175. Tintut Y, Patel J, Parhami F, et al. Tumor necrosis factor-alpha promotes *in vitro* calcification of vascular cells via the cAMP pathway. *Circulation* 2000;102(21):2636–2642.

176. Tintut Y, Patel J, Territo M, et al. Monocyte/macrophage regulation of vascular calcification *in vitro*. *Circulation* 2002;105(5):650–655.

177. Collin-Osdoby P. Regulation of vascular calcification by osteoclast regulatory factors RANKL and osteoprotegerin. *Circ Res* 2004;95(11):1046–1057.

178. Mangan SH, Campenhout AV, Rush C, et al. Osteoprotegerin upregulates endothelial cell adhesion molecule response to tumor necrosis factor-alpha associated with induction of angiopoietin-2. *Cardiovasc Res* 2007;76(3):494–505.

179. Morena M, Terrier N, Jaussent I, et al. Plasma osteoprotegerin is associated with mortality in hemodialysis patients. *J Am Soc Nephrol* 2006;17(1):262–270.

180. Nadra I, Mason JC, Philippidis P, et al. Proinflammatory activation of macrophages by basic calcium phosphate crystals via protein kinase C and MAP kinase pathways: a vicious cycle of inflammation and arterial calcification? Circ Res 2005;96(12):1248–1256.

181. Schafer C, Heiss A, Schwarz A, et al. The serum protein alpha 2-Heremans-Schmid glycoprotein/fetuin-A is a systemically acting inhibitor of ectopic calcification. J Clin Invest 2003;112:357–366.

182. Ketteler M, Bongartz P, Westenfeld R, et al. Association of low fetuin-a (AHSG) concentrations in serum with cardiovascular mortality in patients on dialysis: a cross-sectional study. Lancet 2003;361:327–333.

183. Stenvinkel P, Wang K, Qureshi AR, et al. Low fetuin-A levels are associated with cardiovascular death: impact of variations in the gene encoding fetuin. Kidney Int 2005;67(6):2383–2392.

184. Hermans MM, Brandenburg V, Ketteler M, et al. Association of serum fetuin-A levels with mortality in dialysis patients. Kidney Int 2007;72:202–207.

185. Gangneux C, Daveau M, Hiron M, et al. The inflammation-induced down-regulation of plasma Fetuin-A (alpha2HS-Glycoprotein) in liver results from the loss of interaction between long C/EBP isoforms at two neighbouring binding sites. Nucleic Acids Res 2003;31(20):5957–5970.

186. Moe SM, Chen NX. Inflammation and vascular calcification. Blood Purif 2005;23(1):64–71.

187. Wang AY, Woo J, Lam CW, et al. Associations of serum fetuin-A with malnutrition, inflammation, atherosclerosis and valvular calcification syndrome and outcome in peritoneal dialysis patients. Nephrol Dial Transplant 2005;20(8):1676–1685.

188. Chopra IJ. Nonthyroidal illness syndrome or euthyroid sick syndrome? Endocr Pract 1996;2(1):45–52.

189. Kaptein EM. Thyroid hormone metabolism and thyroid diseases in chronic renal failure. Endocr Rev 1996;17(1):45–63.

190. Lo JC, Chertow GM, Go AS, et al. Increased prevalence of subclinical and clinical hypothyroidism in persons with chronic kidney disease. Kidney Int 2005;67(3):1047–1052.

191. Zoccali C, Mallamaci F, Tripepi G, et al. Low triiodothyronine and survival in end-stage renal disease. Kidney Int 2006;70(3):523–528.

192. Enia G, Panuccio V, Cutrupi S, et al. Subclinical hypothyroidism is linked to micro-inflammation and predicts death in continuous ambulatory peritoneal dialysis. Nephrol Dial Transplant 2007;22:801–806.

193. Carrero JJ, Qureshi AR, Axelsson J, et al. Clinical and biochemical implications of low thyroid hormone levels (total and free forms) in euthyroid patients with chronic kidney disease. J Int Med 2007;262:690–701.

194. Zoccali C, Tripepi G, Cutrupi S, et al. Low triiodothyronine: a new facet of inflammation in end-stage renal disease. J Am Soc Nephrol 2005;16(9):2789–2795.

195. Torpy DJ, Tsigos C, Lotsikas AJ, et al. Acute and delayed effects of a single-dose injection of interleukin-6 on thyroid function in healthy humans. Metabolism 1998;47(10):1289–1293.

196. Bartalena L, Brogioni S, Grasso L, et al. Relationship of the increased serum interleukin-6 concentration to changes of thyroid function in nonthyroidal illness. J Endocrinol Invest 1994;17(4):269–274.

197. Zoccali C, Benedetto F, Mallamaci F, et al. Low triiodothyronine and cardiomyopathy in patients with end-stage renal disease. J Clin Hypertens 2006;24(10):2039–2046.

198. Schindler R, Boenisch O, Fischer C, et al. Effect of the hemodialysis membrane on the inflammatory reaction in vivo. Clin Exp Nephrol 2000;53(6):452–459.

199. Vaslaki LR, Berta K, Major L, et al. On-line hemodiafiltration does not induce inflammatory response in end-stage renal disease patients: results from a multicenter cross-over study. Artif Organs 2005;29(5):406–412.

200. Ayus JC, Mizani MR, Achinger SG, et al. Effects of short daily versus conventional hemodialysis on left ventricular hypertrophy and inflammatory markers: a prospective, controlled study. J Am Soc Nephrol 2005;16(9):2778–2788.

201. Castaneda C, Gordon PL, Uhlin KL, et al. Resistance training to counteract the catabolism of a low-protein diet in patients with chronic renal insufficiency. A randomized, controlled trial. Ann Intern Med 2001;135(11):965–976.

202. Saifullah A, Watkins BA, Saha C, et al. Oral fish oil supplementation raises blood omega-3 levels and lowers C-reactive protein in haemodialysis patients a pilot study. Nephrol Dial Transplant 2007;22(12):3561–3567; doi:10.1093/ndt/gfm422.

203. Fanti P, Asmis R, Stephenson TJ, et al. Positive effect of dietary soy in ESRD patients with systemic inflammation—correlation between blood levels of the soy isoflavones and the acute-phase reactants. Nephrol Dial Transplant 2006;21(8):2239–2246.

204. Brull DJ, Sanders J, Rumley A, et al. Impact of angiotensin converting enzyme inhibition on post-coronary artery bypass interleukin-6 release. Heart 2002;87(3):252–255.

205. Stenvinkel P, Andersson P, Wang T, et al. Do ACE-inhibitors suppress tumour necrosis factor-alpha production in advanced chronic renal failure? J Int Med 1999;246(5):503–507.

206. Suliman ME, Qureshi AR, Heimburger O, et al. Soluble adhesion molecules in end-stage renal disease: a predictor of outcome. Nephrol Dial Transplant 2006;21(6):1603–1610.

207. Kaglar K, Yilmaz MI, Saglam M, et al. Short-term treatment with sevelamer increases serum fetuin-A concentration and improves endothelial dysfunction in chronic kidney disease stage 4 patients. Clin J Am Soc Nephrol 2008;3:61–68.

208. Himmelfarb J, Phinney S, Ikizler TA, et al. Gamma-tocopherol and docosahexaenoic acid decrease inflammation in dialysis patients. J Ren Nutr 2007;17(5):296–304.

209. Larsen CM, Faulenbach M, Vaag A, et al. Interleukin-1 receptor antagonist in type 2 diabetes mellitus. N Engl J Med 2007;356(15):1517–1526.

210. So A, De Smedt T, Revaz S, et al. A pilot study of IL-1 inhibition by anakinra in acute gout. Arthritis Res Ther 2007;9(2):R28.

211. Tepel M, van der Giet M, Statz M, et al. The antioxidant acetylcysteine reduces cardiovascular events in patients with end-stage renal failure: a randomized, controlled trial. Circulation 2003;25:992–995.

212. Poyrazoglu OK, Dogukan A, Yalniz M, et al. Acute effect of standard heparin versus low molecular weight heparin on oxidative stress and inflammation in hemodialysis patients. Ren Fail 2006;28(8):723–727.

213. Schleithoff SS, Zittermann A, Tenderich G, et al. Vitamin D supplementation improves cytokine profiles in patients with congestive heart failure: a double-blind, randomized, placebo-controlled trial. Am J Clin Nutr 2006;83(4):754–759.

214. Gielen S, Adams V, Mobius-Winkler S, et al. Anti-inflammatory effects of exercise training in the skeletal muscle of patients with chronic heart failure. J Am Coll Cardiol 2003;42(5):861–868.

215. Castaneda C, Gordon PL, Parker RC, et al. Resistance training to reduce the malnutrition-inflammation complex syndrome of chronic kidney disease. Am J Kidney Dis 2004;43(4):607–616.

216. Friedman AN, Moe SM, Perkins SM, et al. Fish consumption and omega-3 fatty acid status and determinants in long-term hemodialysis. Am J Kidney Dis 2006;47(6):1064–1071.

217. Friedman A, Moe S. Review of the effects of omega-3 supplementation in dialysis patients. Clin J Am Soc Nephrol 2006;1(2):182–192.

218. Lappas M, Permezel M, Rice GE. N-Acetyl-cysteine inhibits phospholipid metabolism, proinflammatory cytokine release, protease activity, and nuclear factor-kappaB deoxyribonucleic acid-binding activity in human fetal membranes in vitro. J Clin Endocrinol Metab 2003;88(4):1723–1729.

219. Jiang Q, Elson-Schwab I, Courtemanche C, et al. Gamma-tocopherol and its major metabolite, in contrast to alpha-tocopherol, inhibit cyclooxygenase activity in macrophages and epithelial cells. Proc Natl Acad Sci U S A 2000;97(21):11494–11499.

220. Scholze A, Rinder C, Beige J, et al. Acetylcysteine reduces plasma homocysteine concentration and improves pulse pressure and endothelial function in patients with end-stage renal failure. Circulation 2004;109(3):369–374.

221. Kinlay S, Fang JC, Hikita H, et al. Plasma alpha-tocopherol and coronary endothelium-dependent vasodilator function. Circulation 1999;100(3):219–221.

222. Tepel M, van der Giet M, Statz M, et al. The antioxidant acetylcysteine reduces cardiovascular events in patients with end-stage renal failure: a randomized, controlled trial. Circulation 2003;107(7):992–995.

223. Boaz M, Smetana S, Weinstein T, et al. Secondary prevention with antioxidants of cardiovascular disease in endstage re-

nal disease (SPACE): randomised placebo-controlled trial. *Lancet* 2000;356(9237):1213–1218.

224. Ershler WB, Keller ET. Age-associated increased interleukin-6 gene expression, late-life diseases, and frailty. *Annu Rev Med* 2000;51:245–270.

225. Stenvinkel P, Lindholm B, Heimburger O. Novel approaches in an integrated therapy of inflammatory-associated wasting in end-stage renal disease. *Semin Dial* 2004;17(6):505–515.

226. Bengmark S. Bioecologic control of inflammation and infection in critical illness. *Anesthesiol Clin North America* 2006;24(2):299–323, vi.

227. Vernaglione L, Cristofano C, Muscogiuri P, et al. Does atorvastatin influence serum C-reactive protein levels in patients on long-term hemodialysis? *Am J Kidney Dis* 2004;43(3):471–478.

228. Panichi V, Paoletti S, Mantuano E, et al. *In vivo* and *in vitro* effects of simvastatin on inflammatory markers in pre-dialysis patients. *Nephrol Dial Transplant* 2006;21(2):337–344.

229. Stenvinkel P, Rodriguez-Ayala E, Massy ZA, et al. Statin treatment and diabetes affect myeloperoxidase activity in maintenance hemodialysis patients. *Clin J Am Soc Nephrol* 2006;1(2):281–287.

230. Wanner C, Krane V, Marz W, et al. Atorvastatin in patients with type 2 diabetes mellitus undergoing hemodialysis. *N Engl J Med* 2005;353(3):238–248.

231. Goldstein SL, Leung JC, Silverstein DM. Pro- and anti-inflammatory cytokines in chronic pediatric dialysis patients: effect of aspirin. *Clin J Am Soc Nephrol* 2006;1(5):979–986.

232. Anker SD, Negassa A, Coats AJ, et al. Prognostic importance of weight loss in chronic heart failure and the effect of treatment with angiotensin-converting-enzyme inhibitors: an observational study. *Lancet* 2003;361(9363):1077–1083.

233. Ferramosca E, Burke S, Chasan-Taber S, et al. Potential antiatherogenic and anti-inflammatory properties of sevelamer in maintenance hemodialysis patients. *Am Heart J* 2005;149(5):820–825.

234. Ivanovski O, Szumilak D, Nguyen-Khoa T, et al. The antioxidant N-acetylcysteine prevents accelerated atherosclerosis in uremic apolipoprotein E knockout mice. *Kidney Int* 2005;67(6):2288–2294.

235. Wong TY, Szeto CC, Chow KM, et al. Rosiglitazone reduces insulin requirement and C-reactive protein levels in type 2 diabetic patients receiving peritoneal dialysis. *Am J Kidney Dis* 2005;46(4):713–719.

236. Nissen SE, Wolski K. Effect of rosiglitazone on the risk of myocardial infarction and death from cardiovascular causes. *N Engl J Med* 2007;356(24):2457–2471.

237. Haslett PA. Anticytokine approaches to the treatment of anorexia and cachexia. *Semin Oncol* 1998;25(2 Suppl 6):53–57.

238. Cooper A, Mikhail A, Lethbridge MW, et al. Pentoxifylline improves hemoglobin levels in patients with erythropoietin-resistant anemia in renal failure. *J Am Soc Nephrol* 2004;15(7):1877–1882.

第二十二章 终末期肾脏病患者的肝炎和人类免疫缺陷病毒感染

Ruth E. Berggren

尽管全球范围已开始关注长期透析患者的肠外感染问题,但是透析单位内仍有从输血及院内传播途径感染乙型肝炎病毒(HBV)、丙型肝炎病毒(HCV)或人类免疫缺陷病毒(HIV)的危险[1-4]。已经证实,慢性病毒性肝炎的透析患者预后不良,死亡率增加[5]。然而,并不是所有透析患者都能得到正确的检查和治疗,也不是所有患者都能持续获得 HBV 疫苗接种。本章将重点讨论在接受长期血透的人群中,HIV、HBV 及 HCV 感染的流行病学特点、发病率和死亡率,并综述透析患者慢性肝炎和 HIV 病毒感染的预防及治疗策略。这 3 种肠外传播的病毒中,HBV 感染是血透过程中最常见的,重点描述其感染控制指南[6]。本章还会就增强透析患者的 HBV 免疫力给出指导性建议,此指导与一般人群有很大差异,另外,还会总结意外暴露于 HIV 病毒后的防治指南(PEP)。最新证据表明戊型肝炎病毒是一种相对非致病的病毒,对透析患者的长期预后没有很大影响[7],本章不做论述。

一、血透患者 HBV、HCV、HIV 感染的流行病学

美国国家透析相关疾病监测机构公布,2002 年透析患者 HBsAg、HCV 抗体和 HIV 阳性的发生率分别为 1.0%、7.8% 和 1.5%。而在 2002 年,只有少数透析中心常规检测 HIV,所以 1.5% 可能低于 HIV 的发生率。这些数据是疾病控制和预防中心(the centers for disease control and prevention,CDC)通过对获 CMS(the center for medicare and medicaid service,美国 Medicare 和 Medcaid 医疗服务中心)资质的所有长期血透中心进行问卷调查得出。这项调查覆盖 4035 个透析中心,包括 263 820 名患者和 58 043 名医务人员。调查内容包括血透实践,透析器复用,透析设备的清洗和消毒情况,HIV 感染发生率,HBV 疫苗的普及,HBsAg、HCV 抗体的检测等[9]。研究发现病毒性肝炎的发生率并不会随着感染控制措施的加强而降低。

2002 年,27.3% 的美国透析中心至少有一名慢性乙肝患者的报道,2.8% 的透析中心至少报道了一个新发 HBV 感染。由于感染控制技术尚不完善,患者仍会从血透中心感染 HBV[8]。2002 年,总体 HBV 感染率为 0.12%,有单独药物准备室的透析中心感染率相对低,而在透析区域内用推车进行注射药物准备的透析机构 HBV 感染率就比较高。一项针对西欧和美国 8615 名成年透析患者的跨区域研究报道,HBV 感染的发生率为 0~7%[4,10]。在发展中国家,HBsAg 携带者为 2% ~ 20%[4],其较高的发生率是由于 HBV 患者基数大、缺少基础设施和财政资源导致的。

2002 年美国透析中心 HCV 感染发生率为 0.34%,比前 10 年有大幅度下降。在过去 10

年中,每年的 HCV 感染发病率波动在 0.73% 到 3%[6]。使用一次性透析器预冲容器的中心 HCV 感染率显著降低。HCV 可通过与阳性患者接触的机会感染,如对污染设备不能充分消毒或共用环境表面污染等。透析年限是 HCV 感染的最重要的独立危险因素。此外,雇佣有至少 2 年正式透析培训的护士可以有效降低这种传染[11]。

根据 CDC 数据,携带 HIV 的血透患者的比例已从 1985 年的 0.3% 升高到了 1999 的 1.4%[6]。美国的透析中心还没有关于患者之间交叉感染的报道。然而,在一些国家,HIV 感染的主要途径是针头的重复应用和设备消毒的不充分[12]。

二、血透患者 HIV、HCV、HBV 感染的发病率和死亡率

随着高效抗反转录病毒治疗(HAART)的开展,感染 HIV 的血透患者的生存率已有很大的提高。在 2003 年,法国开始了一项为期 2 年的前瞻性研究。这项研究追踪调查所有 HIV 阳性的血透患者。对照组为同期 584 例 HIV 阴性的血透患者。两组患者的 2 年生存率无显著统计学差异。然而,此研究发现了其他一些重要的死亡危险因素:低 CD^{4+} 阳性细胞计数(风险比率 1.4/100 CD^{4+} T 细胞/mm^3)、高病毒负荷(风险比率 2.5/1 lg10/ml),未行 HAART(风险比率 2.7)和有机会性感染的病史(风险比率 3.7)[13]。

然而,接受合理 HAART 治疗和正确随访的 HIV 感染患者仍可与非 HIV 感染的患者在终末期肾脏病阶段进行发病率和死亡率比较。

HCV 感染的持续血透患者全因死亡和心血管病死亡率较高。从 2004 年开始,在 3 年里对接受 HCV 检测的 13 664 例透析患者进行了统计学分析。Logistic 回归模型显示 HCV 感染与年龄小、男性、黑种人、西班牙人、Medicaid 保险、透析时间长、未婚、HIV 感染、吸烟有关。HCV 感染的死亡风险比率为 1.25(95% CI:1.12~1.39,$P<0.001$)。一项来自日本的纵向研究表明,在 6 年的随访中,HCV 感染的透析患者死亡率为 33%,而未感染人群的死亡率为 23.2%。

与 HCV 感染相比,HBV 相关肝病在血透人群中病程相对良好[17]。尽管感染 HBV 的血透患者较非肾脏病患者更易发生肝酶升高和持续的抗原阳性,但是肝病的死亡危险低[18]。多项研究均显示透析患者 HBsAg 阳性与否,与其死亡率无关[4,19,20]。而印度的一项小规模的研究却得到了相反的结论:HBsAg 阳性的血透患者由于肝衰竭导致的死亡率高于阴性的患者(72.7% 比 21.4%)[4,21]。

三、血透患者 HIV、HBV、HCV 感染的筛查和预防推荐

2006 年,CDC 公布了对一般人群进行 HIV 普查的修正版指南,内容如下:除非患者拒绝,所有的医疗机构都应告知其 HIV 试验并对患者进行相应检查。HIV 高危感染人群应至少每年进行 1 次检查(表 22.1)。不需要专门的同意书,患者只要同意接受医疗护理就被认为同意进行 HIV 检测[22]。这项指示同样适用于接受规律性血透的人群。因此,在最初血透开始前,所有患者都应该进行 HIV 检查,对于被感染可能性大的个体,应每年进行 1 次。HIV 感染高风险的个体包括注射毒品者、男性同性恋者、多个性伙伴者及进行性交易和毒品交易可能带有 HIV 者。目前还不推荐隔离 HIV 阳性与 HIV 阴性的透析患者,也不推荐 HIV 阳性患者专用透析机。直到 2008 年,还没有 HIV 的有效疫苗,预防感染主要通过教育患者

和医务人员,将发生的危险降到最低。

表 22.1　血透患者的筛查计划:乙型肝炎(HBV)、丙型肝炎(HCV)和人类免疫缺陷病毒(HIV)

患者	项目	每月 1 次	每年 2 次	每年 1 次
所有	HBsAg	—	—	—
	总抗 HBc	—	—	—
	抗 HBs	—	—	—
	抗 HCV、ALT	—	—	—
	抗 HIV	—	—	—
未免疫 HBV[a]	—	HBsAg	—	—
HBV 免疫[b] 但 HBc 阴性	—	—	—	抗 HBs[d]
抗 HBs+[c] 和抗 HBc+	—	—	—	不附加试验
抗 HCV-	—	ALT	抗 HCV	—
抗 HIV-	—	—	—	如高危,抗 HIV

a. 所有非免疫人员均应接种免疫 HBV;b. 如抗 HBs≥10 mIV/ml,则患者即为 HBV 免疫;c. 有抗 HBc+和抗 HBs 的患者也表现出免疫,因为之前的感染不需年度筛查;d. 如果抗 HBs 降到 10 mIV/ml 以下,则可增加 HBV 疫苗。

获允摘自:Centers for Disease Contrd. Re commendations for preventing transmission of infections among chronic hemodialys patients. *MMWR Recomm Rep*,2001,Jo(RR-5):1-43。

乙型肝炎病毒的筛查

几种市售的血清学试剂被用于诊断 HBV 感染(见表 22.1),这些指标包括 HBsAg 和抗 HBs、抗 HBc、HBeAg 和抗 HBe 抗体。在 HBV 感染阶段能检测到其中一项或多项指标[6]。

HBsAg 代表正在进行的 HBV 感染,并且具有传染性。在新近感染的患者中,接触 HBV 后的 30 到 60 天,血清 HBsAg 达到可被检测的水平且持续一段时间。抗 HBc 在整个 HBV 感染阶段都会存在,在急性感染期,随着肝酶的升高而出现,在患者的一生中都会持续存在。急性感染期可检测到抗 HBc IgM 抗体,其可持续存在 6 个月以上[6]。

对于那些乙肝康复的患者(85% 以上的成人),HBsAg 在 2 到 3 个月内被消除,接着抗 HBs 出现,此种抗体预示着机体从此对 HBV 感染有了免疫力。感染病毒后,大多数人都会发展为 HBs 抗体和 HBc 抗体阳性,而接种 HBV 疫苗的人只会出现 HBs 抗体阳性。有一部分人则发展为慢性感染状态、持续 HBsAg 阳性(及抗 HBc),其中只有一小部分人(0.3%/年)最终清除了 HBsAg,并产生 HBs 抗体[2,6]。

一些个体在感染 HBV 后只存在抗 HBc,这种情况出现于已康复的 HBV 感染者,且康复后 HBs 抗体水平很低甚至为零。这些个体中只有不到 10% 的人能检测出 HBV DNA,所以不能传染他人。也有大部分人的抗 HBc 抗体其实是假阳性。这些个体中的大部分人在接受 3 次 HBV 疫苗注射后,最终会出现抗 HBs。然而对于血透患者,我们还没有疫苗注射后的血清学数据。

急性或慢性 HBV 感染的患者血清中都会检测到 HBeAg,这种抗原的存在与病毒复制有关。抗 HBe 与病毒复制减少有关。不管 HBeAg 和抗 HBe 的状态如何,凡是 HBSAg 阳性的个体都被认为具有传染性,通过检测 HBV DNA 可以探测 HBV 感染程度,这种检测最常用于接受抗病毒治疗的患者[2,6]。

所有的血透患者在进入透析室时都应进行 HBV 的筛查(HBsAg、抗 HBc 抗体、抗 HBs 抗体和 ALT)。值得提出的一点是,在尿毒症状态,当慢性 HBV 感染时血清转氨酶水平较低,不能被用作乙肝的筛查指标[4]。无 HBV 免疫的个体应该接受疫苗接种,每个月都进行 HBsAg 的检测直到血清中因注射疫苗而产生抗体。HBs 抗体和 HBc 抗体阳性的个体不需要进行额外的 HBV 检测,因为其均具有免疫力。如果血清 HBs 抗体是由疫苗诱导的(≥10 mIU/ml),透析患者每年都要进行抗体 HBs 的检测。如果 HBs 抗体下降到<10 mIU/ml,那么应注射更大剂量的疫苗,并继续每年 1 次的抗体检测。1977 年以后的推荐是 HBsAg 阳性的个体应该被隔离,并使用专门的机器设备、工具和药物等。在同一组中,接触 HBsAg 阳性患者的工作人员不应该再接触 HBV 易感的患者。HBsAg 阳性患者所用的透析设备不能再用于 HBV 易感患者,对设备和环境表面的常规清洁和消毒尤其重要。HBV 能够在环境表面存活多达 7 天。在透析室的夹子、剪刀、透析设备的开关、门拉手上都会检测到 HBV 的存在。有血液污染的地方是 HBV 传播的另一个传染源。透析工作人员必须十分小心,避免通过手、手套、被污染的用具把病毒带给其他患者[6]。

对易感的血透患者和工作人员进行 HBV 疫苗免疫,推荐在肌注疫苗前测量基础血清学指标,随后 3 次肌内注射疫苗剂量,第一次给药后的 1 个月和 6 个月再次注射。因为免疫力低下的个体对疫苗的反应率较低,Recombivax 和 Engerix-B 对透析患者有不同的疫苗接种方式。Recombivax HB 推荐的方式是在 0、2、6 个月分别肌注 40 μg 疫苗。而 Engerix 推荐的注射时间是 0、1、2、6 个月。所有药物应注射在三角肌中。自从乙肝疫苗出现以后,只要血透患者把抗体维持在具有保护作用的水平上,就不会出现 HBV 的感染。给予 3 次额外剂量会使 50% ~ 70% 无抗体产生的个体产生免疫反应。当前的研究显示对给予 6 次剂量的疫苗后仍不产生抗体的个体,不支持再进行疫苗注射。对于接种成功的血透患者,如果抗体持续降低到有效水平之下,应再给予更大剂量的疫苗。因此,对接种成功的患者进行一段时间的抗体检测有益于发现需要更大剂量疫苗来维持免疫力的血透患者[6]。

四、HCV 的筛查

因为感染 HCV 的血透患者的发病率和死亡率较高,所以这些患者在一开始接受血透治疗时就应该检测 HCV,以后每半年进行 1 次,尤其是有高危行为者,例如注射毒品、鼻腔吸入可卡因,或是男性同性恋者。应同时通过 ALT 和酶免疫分析法(EIA)或是检测 HCV 抗体的补充性的重组免疫法(RIBA)来明确 HCV 病毒感染情况(见表 22.1)。CDC 推荐不管是否存在危险因素,每个月都应该对 HCV 阴性人群进行 ALT 法筛查,对感染早期诊断有助于急性 HCV 感染的早期治疗[6]。EIA 的敏感度至少为 97%,但是它不能区分急性、慢性或是好转的 HCV 感染。所以当出现抗体阳性,应随后用 RIBA 或反转录聚合酶链式反应(RT-PCR)进行 HCV 检测。尽管这些方法未经 FDA 批准,但是已在临床上得到了普遍应用且试剂已商业化。HCV 持续存在于血中则为慢性,这种情况见于大约 85% 的感染。经过治疗或是机体自发地清除病毒(15% 的感染患者出现这种情况),如果在间隔大于 6 个月的两个随机时间点,通过 RT-PCR 发现难以察觉的 HCV 则称为持续病毒学反应(SVR)。不管带有 HCV 的血透患者是否需要专门的 HCV 治疗,掌握此种并发症有助于临床工作人员了解病情的进展,并采取有利于改善预后的措施。感染 HCV 的患者应该远离酒精,因为其会加速肝脏的纤维化;还应避免应用过量的乙酸制品;也要避免可能引起病毒传播的行为,例如,共用针头、剃须刀、牙刷等;他们应该接种甲肝和乙肝疫苗以避免暴发性的双重肝炎病毒感染[24]。

五、血透患者 HCV、HBV、HIV 感染的治疗

感染 HCV 的血透患者死亡率较高,故促进了其治疗的进展,尤其是考虑行肾移植的患者。HCV 感染会影响患者存活及其移植器官的存活,移植后糖尿病在 HCV 感染的患者中更为常见。因为器官移植后,应用 IFN-α 可能会引起急性细胞排异、肾衰竭和移植物的丧失,所以在肾移植之前进行 HCV 的治疗是明智的。对单独应用 IFN-α 治疗的患者进行调查,结果显示 SVR 发生率为 33%~40%,这个数据高于没有肾脏病的人群,这项研究还报道其不良反应发生率高,这就使得在制定针对 HCV 感染的透析患者的治疗方案时要格外谨慎。非透析患者 HCV 感染的标准治疗方案是每周注射 1 次重组干扰素,同时口服利巴韦林 24~48 周(时间取决于基因型),其量根据体重计算。因为利巴韦林是由肾脏排泄的,而且能引起剂量相关的溶血,所以感染 HCV 的血透患者可接受未调整的干扰素单药治疗。美国胃肠协会称在肾衰竭患者抗病毒治疗中,利巴韦林为禁忌证,而 IFN-α 单药治疗的作用还未被完全阐明。这种治疗应该个体化,重点主要放在进行肾移植的患者中,并且治疗必须由经验丰富的临床医生执行,他们能把潜在的益处和危险告知患者。新的治疗方式,包括专门的靶向抗病毒治疗(STAT-C)将会受到感染 HCV 的规律性透析患者的欢迎。

针对所有感染 HBV 的患者,包括血液透析患者的治疗方案已在美国肝病研究学会(AASLD)的指南上公布。HBsAg 阳性的慢性乙肝患者或者 HBsAg 阳性持续 3~6 个月及以上且病毒处于复制阶段(HBV DNA>20 000 IU/ml)和肝脏损害(ALT 超过正常值 2 倍或活检显示中/重度肝炎)的个体都应接受抗病毒治疗。治疗应采用 7 种批准的抗病毒药物中的一种,但是 IFN-α、阿德福韦和恩替卡韦应优先使用。核苷酸和核苷类似物的成人应用剂量应根据肌酐清除率进行调整。对于血透患者,阿德福韦的剂量仅为每周透析后给予 10 mg,对使用拉米夫定仍难治的患者,恩替卡韦的剂量为每天 0.05~1 mg。替比夫定为每天 200 mg,透析后使用。IFN-α 治疗无效的患者可能再次接受核苷类似物治疗。在接受核苷酸治疗的 6 个月后,如果血清 HBV DNA 水平下降不足 2 lg10,则需要更换一种治疗方式。可通过 HBV 抵抗的突变实验来鉴别是无反应还是突发感染。对 HBeAg 阳性的乙肝患者推荐使用 IFN-α 治疗疗程为 48 周,用核苷类似物治疗的疗程则依赖于 HBeAg 状态。对于 HBeAg 阳性的慢性乙肝患者治疗应该持续到血清 HBeAg 转阴,在抗 HBe 出现后还需进行至少 6 个月的治疗。对于 HBeAg 阴性的 HBV 感染患者,治疗应该持续到 HBsAg 转阴。处于代偿期肝硬化的患者应该接受长期的治疗。

六、血透患者 HIV 的治疗

随着 HAART 的发展,美国感染 HIV 的透析患者的生存状况得到很大改善。通过对美国肾脏数据库(USRDS)中 6166 例感染 HIV 的接受透析治疗的终末期肾衰竭患者的分析显示,主要的患者群为黑种人(占 89%),7.4% 为白种人,3% 为其他人种。从 1990 年到 1999

年,感染 HIV 的透析患者的年死亡率从 458/1000 患者·年下降为 240/1000 患者·年,这反映了 1995~1996 年 HAART 引入的效果。有关肾功能不全患者中 HIV 治疗过程中的药物代谢和药理机制都已详细阐明,大部分药物(包括阿巴卡韦、依法韦仑、奈韦拉平、大部分的蛋白酶抑制剂、马拉维若和雷特格韦)的使用剂量在肾功能不全时无需调整。对于接受慢性血透的 HIV 感染患者,HAART 应该持续进行直到其用药剂量需被调整。除了一般的预防和防止传播的教育,这类患者不需要专门的治疗。

七、透析中心的感染控制方法

最近的 CDC 全国性调查对避免透析相关 HBV 和 HCV 感染的常识和感染控制措施进行了评估。据报道,2002 年,63%的透析室复用透析器,其中大部分机构都是自己来处理这些回收的设备。大部分机构用过氧乙酸,20%采用甲醛,4%采用高温和戊二醛进行消毒。只要规范地进行操作,复用透析器是安全的。

对所有患者来说,一般的预防措施包括护理患者时戴一次性手套,在接手另一个患者前要摘去手套并洗手。不能消毒的非一次性物品(如布制的血压器袖套)应该每个患者单独用一套。

不同剂量药物的小药瓶在应用或稀释时要注意仅给予专门指定患者。当使用时,应该在离开透析区域中心室进行针对每个患者的药物配制。这种药瓶不能在一台透析机到另一台间随便移动。小药瓶、注射器和管路不能放在袋中。所有的透析室都需要有清洁区来专门准备针药和放置药品及不用的设备。

外接的动、静脉压力传感器滤过器/保护器应在每次治疗中都用以避免污染透析装置的压力监测器。滤过器和保护器都不能复用。然而,内置的传感滤器在不同疾病之间不常规更换。透析机必须注意消毒,尤其要注意仪表板等频繁接触的部位。所有的液体都要适当丢弃,用过的透析器和管路必须放置在防漏的容器中转运到废弃场和再加工区域。

HBsAg 阳性患者必须在隔离的房间内用隔离的设备、机器和消耗品来进行透析治疗。照看 HBsAg 阳性患者的工作人员不能在同一班中再照看 HBV 易感的透析患者。

八、患者和员工接触病毒后的预防指南

HIV

来自 CDC 的建议是基于不同类型的接触后发生 HIV 感染的危险性及抗病毒药物的有效性和毒性等数据。与可疑的患者接触后,快速的 HIV 检测有助于了解医务人员是否被传染。如果已经进行暴露后的预防性治疗,随后却证实接触患者未被感染 HIV,应停止 PEP。大多数患者接触 HIV 是不会被感染的。据统计,针刺感染率为 30/10 000,溅到黏膜上的血引起感染的概率为 9/10 000。因此,在进行 PEP 之前,必须慎重考虑抗病毒药物的毒性。在一次暴露后,受损的位置与溅血的黏膜应立即用肥皂和水冲洗 10 min。尽快递交受伤报告以便在短时间内制定 PEP 方案,一般在数小时内,不超过 24~36 h。对于不严重的暴露(被实心的针刺破或皮肤表面受损,而接触的患者是 HIV 阳性,但病毒活动较低,低于 1500/ml),推荐使用 2 种药物(如齐多夫定或拉米夫定)组成的 PEP。严重的暴露(如较大孔径的

空心针、深部穿刺、设备上见血迹或使用曾用于患者动静脉的针)要求至少含 3 种药物的 PEP(如齐多夫定、拉米夫定、茚地那韦/利托那韦或泰诺福韦、恩曲他滨、茚地那韦/利托那韦)。正规的 PEP 治疗时间为 28 天,在此期间,应告诫照顾患者的护理人员如果有性行为,应采取保护措施。如果产生了抗药性,应该寻求专业的咨询,但是 PEP 是不能被推迟的。如果传染源后来被证实 HIV 阴性,则应停止 PEP。想了解进一步的细节问题,比如各种暴露后的危险性评估,包括黏膜或皮肤暴露等可以登录网站:http://laidsinfo. nih. gov/content-files/HealthCareOccupExpoGL. pdf。

遇到以下情况应寻求专业咨询

暴露报告晚于接触后 36 h、不明传染源,暴露者已怀孕或怀疑怀孕的、正在进行母乳喂养的、机体对抗病毒制剂存在抵抗、起始 PEP 存在毒性等,在这些情况下,可咨询当地的专家,也可通过“全国临床医生暴露后预防热线”寻求专业咨询。不管是否寻求专业咨询,应该在暴露后数小时内立即进行 PEP,而不能推迟到数天后进行。

接触 HIV 后随访血清变化

当医务工作者接触 HIV 后,首先要进行 EIA 了解 HIV 抗体水平,并在 6 周、12 周、6 个月分别进行 1 次。在特殊情况下,如果传染源 HIV 合并 HCV 感染,使接触者感染了 HCV,此时还要进行 12 个月的血清随诊以排除 HIV 感染。

HBV

接触 HBsAg 和 HBeAg 都为阳性的血液后,发展为肝炎的概率为 22% ~ 31%,血清转化为抗原阳性的概率为 37% ~ 62%。相比之下,被带有 HBsAg 阳性、HBeAg 阴性血的针扎后,发展为肝炎的危险为 1% ~ 6%,发生 HBV 感染血清证据的概率为 23% ~ 37%。

事实上,医务工作者感染 HBV 的情况只有一小部分是由意外伤害造成的。大部分被感染的医务人员不能回忆起有被针扎的经历,但是 1/3 以上的人能回忆起曾经照看过 HBsAg 阳性的患者。应该记住的一点是:HBV 在常温下、物体表面的干燥的血液中至少能存活 7 天。因此,医务人员的 HBV 感染可能是由于身体上的伤痕或破损或是黏膜接触了病毒。在血透室中通过接触被污染的物品而感染 HBV 的情况已被重复证实。

对无 HBV 免疫力的人来说,PEP 包括乙型肝炎免疫球蛋白(HBIG)和 HBV 疫苗,方案有单独使用多种剂量的 HBIG,或者合并使用乙型肝炎疫苗,其有效性可达 70% ~ 75%。皮肤接触 HBsAg 阳性的血液后,应在 1 周内使用多种剂量的 HBIG。尽管把 HBIG 与免疫相结合的有效程度在不同职业中还没有被正式评估,但是在围产期暴露者中,这种结合治疗所表现出来的高效性被推断同样适用于医务人员。当需要 PEP 的个体在工作中会持续有感染 HBV 的危险时,他们应该接受乙肝疫苗。

HCV

HCV 发生医源性感染的概率不是很高。被带有 HCV 阳性血的针扎后,发生血清学变化的概率为 1.8%。HCV 感染很少是通过黏膜接触阳性血液来传播的,更没有通过皮肤传播的报道。与 HBV 不同,在护理机构中被 HCV 血液污染的物品并不是重要的传染源(血透中心除外)。除了含有 HCV 的血液,接触体液而被感染的概率是相当低的。

皮肤针刺暴露于 HCV 后,应立即通过 PCR 来检测 HCV 并在 4 周、12 周复查。此外还需立即通过 EIA 进行抗体筛查,并在 12 周复查。还需关注转氨酶的情况,并在 4 周、12 周复查。在急性感染期后,HCV 的清除通常发生在症状出现后的 12 个周内,有症状的肝炎患者更有可能出现。如果感染被确诊了,大量的临床试验支持在 2～4 个月内用干扰素来治疗,这与 2004 年 AASLD 实践指南相符。对于基因型为 2、3 的感染,把治疗延迟到感染后的 2～4 个月,并不能降低 SVR 的可能性,但对于基因型为 1、4 的 HCV 感染,如果治疗在感染后的第 8 周才开始,可能会有更好的效果。IFN 可能应至少应用 12 周(AASLD 指南推荐 6 个月)。当患者接受 3 个月的 IFN 诱导治疗后,如果 HCVRNA 仍为阳性,说明这些个体很有可能已发展为慢性感染,这时应该改为利巴韦林与干扰素同时应用。

(林爱武 译)

参 考 文 献

1. Thornton L, Fitzpatrick F, De La Harpe D, et al. Hepatitis B reactivation in an Irish dialysis unit, 2005. *Euro Surveill* 2007;12(4):E7–E8.
2. Lok AS, McMahon BJ. Chronic hepatitis B. *Hepatology* 2007;45(2):507–539.
3. Pereira BJ, Levey AS. Hepatitis C virus infection in dialysis and renal transplantation. *Kidney Int* 1997;51(4):981–999.
4. Fabrizi F, Messa P, Martin P. Hepatitis B virus infection and the dialysis patient. *Semin Dial* 2008;21:440–446.
5. Kalantar-Zadeh K, Kilpatrick RD, McAllister CJ, et al. Hepatitis C virus and death risk in hemodialysis patients. *J Am Soc Nephrol* 2007;18(5):1584–1593.
6. Centers for Disease Control. Recommendations for preventing transmission of infections among chronic hemodialysis patients. *MMWR Recomm Rep* 2001;50(RR-5):1–43.
7. Dolin R, Masur H, Saag M, eds. *AIDS therapy*, 3rd ed. Philadelphia: Churchill Livingtone, Elsevier Science, 2008.
8. Finelli L, Miller JT, Tokars JI, et al. National surveillance of dialysis-associated diseases in the United States, 2002. *Semin Dial* 2005;18(1):52–61.
9. Tokars JI, Finelli L, Alter MJ, et al. National surveillance of dialysis-associated diseases in the United States, 2001. *Semin Dial* 2004;17(4):310–319.
10. Burdick RA, Bragg-Gresham JL, Woods JD, et al. Patterns of hepatitis B prevalence and seroconversion in hemodialysis units from three continents: the DOPPS. *Kidney Int* 2003;63(6):2222–2229.
11. Goodkin DA, Young EW, Kurokawa K, et al. Mortality among hemodialysis patients in Europe, Japan, and the United States: case-mix effects. *Am J Kidney Dis* 2004;44(Suppl 2):16–21.
12. Velandia M, Fridkin SK, Cardenas V, et al. Transmission of HIV in dialysis centre. *Lancet* 1995;345(8962):1417–1422.
13. Tourret J, Tostivint I, du Montcel ST, et al. Outcome and prognosis factors in HIV-infected hemodialysis patients. *Clin J Am Soc Nephrol* 2006;1(6):1241–1247.
14. Polenakovic M, Dzekova P, Sikole A. Hepatitis C in dialysis patients. Prilozi/Makedonska akademija na naukite i umetnostite, Oddelenie za bioloski i medicinski nauki = Contributions/Macedonian Academy of Sciences and Arts. *J Biol Med Sci* 2007;28(1):239–265.
15. Ramamurthy M, Muir AJ. Treatment of hepatitis C in special populations. *Clin Liver Dis* 2006;10(4):851–865.
16. Nakayama E, Akiba T, Marumo F, et al. Prognosis of anti-hepatitis C virus antibody-positive patients on regular hemodialysis therapy. *J Am Soc Nephrol* 2000;11(10):1896–1902.
17. Fabrizi F, Martin P, Lunghi G, et al. [Natural history of HBV in dialysis population]. *G Ital Nefrol* 2004;21(1):21–28.
18. Harnett JD, Parfrey PS, Kennedy M, et al. The long-term outcome of hepatitis B infection in hemodialysis patients. *Am J Kidney Dis* 1988;11(3):210–213.
19. Fabrizi F, Bunnapradist S, Lunghi G, et al. Epidemiology and clinical significance of hepatotropic infections in dialysis patients. Recent evidence. *Minerva Urol Nefrol* 2004;56(3):249–257.
20. Josselson J, Kyser BA, Weir MR, et al. Hepatitis B surface antigenemia in a chronic hemodialysis program: lack of influence on morbidity and mortality. *Am J Kidney Dis* 1987;9(6):456–461.
21. Chadha MS, Arankalle VA, Jha J, et al. Prevalence of hepatitis B and C virus infections among haemodialysis patients in Pune (Western India). *Vox Sang* 1993;64(2):127–128.
22. Branson BM, Handsfield HH, Lampe MA, et al. Revised recommendations for HIV testing of adults, adolescents, and pregnant women in health-care settings. *MMWR Recomm Rep* 2006;55(RR-14):1–17; quiz CE1-4.
23. Weiss RA. Special anniversary review: twenty-five years of human immunodeficiency virus research: successes and challenges. *Clin Exp Immunol* 2008;152:201–210.
24. NIH consensus statement on management of hepatitis C: 2002. *NIH Consens State Sci Statements* 2002;19(3):1–46.
25. Dienstag JL, McHutchison JG. American Gastroenterological Association medical position statement on the management of hepatitis C. *Gastroenterology* 2006;130(1):225–230.
26. Soriano V, Madejon A, Vispo E, et al. Emerging drugs for hepatitis C. *Expert Opin Emerg Drugs* 2008;13(1):1–19.
27. Ahuja TS, Kumar S, Mansoury H, et al. Hepatitis B vaccination in human immunodeficiency virus-infected adults receiving hemodialysis. *Kidney Int* 2005;67(3):1136–1141.
28. Panlilio AL, Cardo DM, Grohskopf LA, et al. Updated US Public Health Service guidelines for the management of occupational exposures to HIV and recommendations for postexposure prophylaxis. *MMWR Recomm Rep* 2005;54(RR-9):1–17.
29. Nomura H, Sou S, Tanimoto H, et al. Short-term interferon-alfa therapy for acute hepatitis C: a randomized controlled trial. *Hepatology* 2004;39(5):1213–1219.
30. Santantonio T. Treatment of acute hepatitis C. *Curr Pharm Des* 2004;10(17):2077–2080.
31. Kamal SM, Ismail A, Graham CS, et al. Pegylated interferon alpha therapy in acute hepatitis C: relation to hepatitis C virus-specific T cell response kinetics. *Hepatology* 2004;39(6):1721–1731.
32. Hoofnagle JH. Therapy for acute hepatitis C. *N Engl J Med* 2001;345(20):1495–1497.
33. Strader DB, Wright T, Thomas DL, et al. Diagnosis, management, and treatment of hepatitis C. *Hepatology* 2004;39(4):1147–1171.

第二十三章 透析患者的内分泌疾病

Elizabeth F. O. Kern, R. Tyler Miller

与普通人群一样,肾功能不全或接受透析的患者会出现甲状腺、肾上腺和垂体疾病(本章将详述)等内分泌紊乱。这些内分泌系统疾病的症状可与肾衰竭的症状重叠和混淆。由于肾脏疾病的关系,肾衰竭患者也易患内分泌疾病。这些疾病包括不育、阳痿、生长激素(GH)抵抗及矿物质和骨代谢紊乱。另外,经常伴随慢性肾脏疾病和终末期肾脏病(ESRD)的尿毒症、代谢性酸中毒和慢性炎症可引起一种普遍的激素不敏感综合征,这种情况可引起透析患者的疾病发生并使许多内分泌疾病的诊断复杂化。本章将讨论甲状腺、垂体和肾上腺疾病,因为它们会发生于肾衰竭患者,可能没有被怀疑,许多内分泌功能试验的改变会导致诊断困难,或这些试验在肾衰竭患者中不可能实施。不育和阳痿也将被提及,因为对于许多患者而言这是很重要的问题。本章将综述内分泌系统的生理学、受影响后的常见疾病及其诊断和治疗(如果与正常人群的诊断和治疗有区别的话)。维生素 D、甲状旁腺激素(PTH)、骨代谢和脂质代谢紊乱将在其他章节讨论。

一、甲状腺疾病

介绍

甲状腺激素的适量补充对于维持正常的代谢、心血管功能、精神状态和肌肉是必需的。透析患者甲状腺疾病的诊断比较复杂,因为肾衰竭时会产生许多类似于甲状腺疾病的情况,且肾衰竭常由糖尿病、结缔组织疾病和肝脏疾病等引起或伴随这些疾病。这些情况可混淆体格检查结果或使评估甲状腺功能的标准试验改变。本章将描述甲状腺的生理学、肾衰竭作用,以及最常见的甲状腺疾病及其评估和治疗。

甲状腺生理学

甲状腺功能可在多个水平上调节以确保甲状腺激素水平仅轻微变化。甲状腺激素调节的复杂性反映了它作为发育、代谢和基本系统功能调节剂的重要性。甲状腺激素合成和分泌主要由下丘脑和垂体控制。尽管 T_4 是甲状腺激素的主要循环形式,T_3 是生物学活性形式且负责下丘脑和垂体水平的负反馈,它能减少甲状腺释放激素(TRH)和甲状腺刺激激素(TSH)的分泌。下丘脑可产生 TRH,TRH 刺激垂体前正中区促甲状腺细胞合成和释放TSH。TRH 合成和分泌随循环 T_3 水平的下降而增加。TSH 是甲状腺的主要营养激素,与其大小、血管分布、甲状腺激素产生和释放水平有关。

碘是甲状腺激素合成的必需底物,通过一种活性转运机制被浓聚在甲状腺中,且参与控制甲状腺激素的合成和释放。过量的碘会抑制甲状腺摄取碘和甲状腺激素的合成。高水平或快速大剂量(如以 Lugol 溶液或碘化对比剂染色)会减少激素的合成和分泌。碘分泌的主要途径是肾脏,随着肾功能的减退,会出现碘的潴留。透析患者血清无机碘、甲状腺碘含量增加,甲状腺增大的发生率也增加,但这一情况的生理学意义还未被完全阐明。

T_4 和 T_3 均在甲状腺中产生,但 T_4 是主要的分泌形式。T_3 在循环系统中的水平主要反映了外周 T_4 通过单脱碘酶向 T_3 转换的能力,这个代谢步骤也可被调节。几种血液中的蛋白质可结合和转运甲状腺激素,包括甲状腺结合球蛋白(TBG)、前白蛋白和白蛋白。除非很少见的情况,与 TBG 相比,其他蛋白的作用是可以忽略不计的。通过血透或腹透丢失的甲状腺激素在正常情况下可忽略不计[1]。最后,组织对甲状腺激素的敏感性可通过甲状腺激素受体表达的改变而变化[2]。

血清甲状腺激素水平随血清甲状腺激素结合蛋白浓度的改变而变化。在肝脏疾病(急、慢性肝炎,原发性胆汁性肝硬化)、人类免疫缺陷病毒(HIV)感染、应用雌激素和他莫西芬或怀孕时,TBG 水平增加,可通过增加总甲状腺激素得到反映。在肾病综合征、服用雄激素或大剂量糖皮质激素、出现重大系统疾病或肢端肥大症时,TBG 和血清总甲状腺激素水平下降。当不存在其他复杂因素时,生物学的重要参数——血清游离 T_3 水平正常。

外周 T_4 向 T_3 的转换被至少三种酶所控制:1 型(5')、2 型(5')和 3 型(5')脱碘酶。1 型脱碘酶在肝脏、肾脏、甲状腺、中枢神经系统(CNS)和垂体表达,负责这些组织中 T_4 向 T_3 的转换。这种酶主要产生 T_3,但也可产生 rT_3,此为代谢性的非活性 T_3 形式。外周 T_4 向 T_3 的转换(可能通过抑制这种酶)在肾脏科多种疾病状态时减少,包括肾衰竭、营养不良、肝脏疾病、其他系统疾病和创伤或手术之后(正常甲状腺功能病态综合征)。损害 T_4 向 T_3 转换的药物包括糖皮质激素、普萘洛尔(大于 200 mg/d)、胺碘酮和口服胆囊造影剂。2 型脱碘酶表达于 CNS、垂体、褐色脂肪和胎盘。当外周 T_4 向 T_3 转换减少(见下文)时,2 型脱碘酶可通过原位产生 T_3,保持 CNS、垂体、褐色脂肪和胎盘中的甲状腺功能状态相对正常。3 型脱碘酶表达于 CNS、胎盘和皮肤,是反转 T_3(rT_3)的主要来源。rT_3 是 T_4 的非活性代谢物,在某些情况下会促进包括烧伤、创伤和尿毒症。局部 T_3 浓度可由于脱碘酶的调节不同而变化,使得决定是否存在甲状腺功能低下变得困难。

甲状腺功能的检测

对于甲状腺疾病的怀疑是基于患者的病史和体格检查,通过甲状腺激素水平的实验室检查而确诊。最常用的方法将在下文描述,着重于正常甲状腺功能病态(或"非甲状腺疾病")综合征的实验室特征,因为高达 65% 的透析患者会表现为这种实验室特点(表 23.1 和图 23.1)[3,4]。目前有检测 T_4、T_3、rT_3 和 TSH 的敏感方法,这些方法常被临床用来确诊甲状腺激素过量或不足。通过放射免疫法(RIA)检测总血清 T_4、T_3 和 rT_3。T_4 的正常值范围是 $64 \sim 142$ nmol/L($5 \sim 11$ μg/dl),T_3 是 $1.1 \sim 2.9$ nmol/L($70 \sim 190$ ng/dl)。总 T_3 水平比 T_4 更有用,因为作为活性激素的总血清 T_3 水平升高常见于甲状腺功能亢进时,且对诊断是必需的。然而,血清 T_3 的正常范围较宽,一些患者有甲亢的生理依据但 T_3 水平在正常范围内。rT_3 的正常水平低于 T_3,但变化较大。rT_3 要在特定环境下检测(见下文),其水平在一些系统疾病中随外周脱碘酶活性的改变而增加。T_4 与血清蛋白(主要是 TBG)紧密结合,总 T_4 水平随 TBG 水平的变化而改变。TBG 可能在疾病或营养状态改变时出现明显变化,因此如果甲状腺激素结合蛋白高或低时,总 T_4 水平也高或低可能没有意义。肾衰竭和透析不直接影响 TBG 水平,尽管在持续性肾病范围蛋白尿、大量腹透蛋白丢失或应用雄激素治疗(不同时接受红细胞生成素治疗)的贫血患者中 TBG 水平可能下降。

表 23.1　"正常甲状腺功能病态综合征"、甲减和甲亢状态甲状腺功能的变化

	正常	正常甲状腺功能病态综合征	甲减	甲亢
TSH	0.5~5 mU/ml	正常或轻度升高	增高	下降
T_3	1.1~2.9 nmol/L	下降	下降	增高
T_4	64~154 nmol/L	下降	下降	增高
FT_4I	0.85~1.10	轻度下降	下降	增高
rT_3	0.15~0.61 nmol/L	升高	下降至正常	正常

注:TSH,甲状腺刺激激素;参考值:TSH(0.5~5 mU/ml 或 0.5~5 μU/ml),T_3(1.1~2.9 nmol/L 或 75~220 ng/dl),T_4(64~154 nmol/L 或 4~11 μg/dl),FT_4I(0.86~1.10),rT_3(0.15~0.61 nmol/L 或 10~40 ng/dl);血清数值的变化标注在每种情况下方。许多情况下,不是所有的数值均会异常,但可能在正常范围的上限或下限。

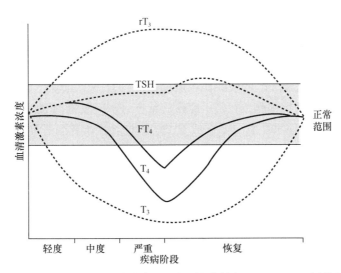

图 23.1　在"正常甲状腺功能病态综合征"时甲状腺激素(rT_3、T_4、T_3)、甲状腺刺激激素(TSH)和 FT_4 的变化水平。肾衰竭和接受透析治疗的患者可能有对应图中各种疾病严重程度的甲状腺功能试验值,而他们没有内源性甲状腺、垂体或下丘脑病变

激素在血清中游离且不与蛋白结合是其生物活性形式,但是,在临床上真正游离的甲状腺素水平很难测到,所以形成了其他替代方法。这些方法中,游离 T_4 指数(FT_4I)或游离 T_3 指数(FT_3I)不直接检测但可反映游离激素水平。血清标本与一种放射活性的示踪剂(T_3 或 T_4)共同孵育,示踪剂与一种固相甲状腺激素结合基质的结合将被检测。这一数值除以正常 TBG 水平人血清的对照值可校正不同方法的差异。将游离激素比例乘以总激素浓度可推测游离激素水平,即 FT_4I 或 FT_3I。一般如果患者的甲状腺功能正常,血清甲状腺激素结合蛋白的增加或减少可被下丘脑和垂体反馈机制代偿,生物活性的游离激素(T_3)水平保持正常。

由于命名和本身的缺陷,FT_4I 或 FT_3I 的解释常引起混淆。取决于 T_4 或 T_3 被用作示踪

剂的方法被称作 FT_4I 或 FT_3I。因为 T_4 和 T_3 与 TBG 和固相激素结合树脂均结合，这一方法不区分 T_4 和 T_3，但它允许以不同水平的血清中甲状腺结合蛋白来校正。在单纯甲状腺疾病时，对于 T_4 或 T_3 缺乏特异性不是问题，因为游离 T_3 水平可反映游离 T_4 水平的功能。然而，在肾衰竭、营养不良或其他系统性疾病（正常甲状腺功能病态综合征或非甲状腺疾病综合征）时，外周脱碘酶活性改变，T_4 向 T_3 的转换不能正常调节。在这些情况下，需要额外的甲状腺功能测定，但仍不能完全评估甲状腺功能。

有敏感的方法可直接检测 TSH，TSH 是垂体分泌的营养激素，参与甲状腺功能的反馈调节。TSH 水平可反映下丘脑 T_3 的生物学活性，在下丘脑根据 T_3 水平和垂体的 T_3 生物学活性产生和释放 TRH。在原发性甲状腺疾病中，如果 T_3 水平下降，TSH 水平上升；如果 T_3 水平升高，TSH 水平受到抑制。然而，下丘脑垂体轴衰竭可导致甲状腺功能减退，引起低 TSH 水平。垂体肿瘤等可引起 TSH 分泌增加产生甲状腺功能亢进。TSH 的正常范围是 $0.5 \sim 5$ mU/ml。甲状腺功能亢进患者血清 TSH 水平低于 0.5 mU/ml，甲状腺功能减退患者血清 TSH 水平高于 5 mU/ml。如果怀疑垂体衰竭，可行 TRH 刺激试验。

透析患者至少有一种系统性疾病，即慢性肾衰竭，常常还伴有其他疾病诸如营养不良和糖尿病。这些慢性疾病改变了外周脱碘酶的活性，引起甲状腺功能试验的不正常，称作“正常甲状腺功能病态综合征”。这些患者人群也表现为循环细胞因子水平增高如IL-6，也可导致生化异常包括“正常甲状腺功能病理状态”。正常甲状腺功能病态综合征的特征是总和游离血清 T_3 水平下降，随着外周 T_4 向 rT_3 的脱碘作用增加，血清 rT_3 水平增加。血清 T_3 水平下降的程度取决于系统性疾病的严重程度。在轻中度疾病状态，T_3 下降，rT_3 增加，但 T_4、FT_4I（或 FT_3I）和 TSH 水平正常。严重疾病时，T_4、FT_4I（或 FT_3I）水平会下降至不正常水平。当从重病恢复时，TSH 水平在正常前会上升至略高水平。因此，透析患者的甲状腺激素水平应该经常用“正常甲状腺功能病态”模式解释。

究竟正常甲状腺功能病态综合征患者生理学上是否甲减还不清楚。T_4、T_3、rT_3、FT_4I 或 FT_3I 水平反映了 T_4 的系统代谢，TSH 水平反映了下丘脑和垂体 T_3 水平。当疾病存在时，外周 T_4 向 T_3 的转换减少，TSH 水平不能反映低 T_3 水平，因为负责感受 T_3 活性的组织（下丘脑和垂体）中的 T_4 向 T_3 转换是由一种活性不随系统性疾病而改变的脱碘酶介导的。相反，甲状腺激素的系统测定反映了不同脱碘酶的代谢，这些酶的活性随系统性疾病而改变。因此，CNS 和垂体甲状腺功能可能正常，而机体剩余部分出现甲状腺功能低下。对于重症患者应用 $L-T_4$ 的研究显示，其不能改变患者的预后，存活者表现为基础 T_3/T_4 比值高。不论是否应用 $L-T_4$，对于改善这部分患者人群的生存均无益处。有关透析患者的研究提示在透析患者中应用小剂量 T_3 治疗会使氮平衡破坏及蛋白分解增加。透析患者中低血清 T_3 水平与生存率下降有关。

甲状腺疾病

甲状腺疾病可分为引起激素水平升高的疾病（甲状腺功能亢进）、引起激素水平下降的疾病（甲状腺功能低下）、引起非功能结节的疾病和甲状腺炎症性疾病。

甲状腺功能亢进

甲状腺功能亢进（简称“甲亢”）是由于甲状腺素过量引起的一种病理生理状态。甲状腺功能亢进的临床表现取决于激素过量的程度、患者年龄和是否存在其他疾病如心血管疾病和糖尿病。一般,甲状腺素过量的作用表现为其正常生理反应的夸大,最明显的是对于代谢、心血管和神经系统的作用。

甲状腺素水平升高引起代谢率增加,表现为卡路里应用、氧耗、热量产生和基础体温增加。蛋白合成和分解增加,但分解超过合成,导致体重丢失和体质下降。许多这类患者糖耐量异常,可能引起糖尿病,同时脂质代谢也发生了改变,脂质的合成和降解均增加,但降解超过合成。游离脂肪酸水平增加,但三酰甘油和胆固醇水平下降。甲状腺功能亢进的代谢表现在肾脏疾病和透析患者中较难发现,因为症状与肾衰竭或透析人群中常见的慢性疾病如糖尿病等重叠。尽管肾衰竭患者很少见体温升高,其多表现为分解代谢增加和葡萄糖不耐受。

甲状腺激素有直接心脏刺激活性,可通过静息时心动过速(超过 90 次)、心率和搏出量增加及外周阻力下降导致心输出量增加。增加的心输出量是一种对氧需求量增加和热量需求的反应。这些患者也表现为血压增加、脉压增宽。因为透析患者多表现为高血压和总体容量的改变,这些结果对于确定甲状腺功能亢进患者没有价值。然而,心律失常、充血性心力衰竭(简称"充血性心衰")和心绞痛类型的改变可对于甲状腺功能亢进的存在提供有利的线索。室上性心律失常,特别是房颤常见,是某些甲亢患者的突出主诉。如果既往无心脏疾病,充血性心衰不是甲亢患者的常见表现。甲亢伴房颤的患者常对地高辛的心室率控制作用抵抗。甲亢伴冠心病患者心绞痛的频率、形式或严重程度常增加。在没有充血性心衰时,患者会主诉气急。这种感觉可能是由于某些情况下肺顺应性和肌肉无力。

甲状腺功能亢进常对神经系统产生明显作用。患者主诉紧张,表现为注意力难集中、不安和乏力情况下仍强迫性活动。这些患者常有快速生涩运动、手和舌的精细节律性颤动,其情绪不安,常主诉失眠,可出现精神紊乱(包括躁狂-抑郁、精神分裂症和妄想状态)。在癫痫患者中,癫痫阈值下降可导致癫痫频率增加。运动机能亢奋状态在透析患者中不常见,但乏力、不安、注意力不集中、精神和情绪障碍、癫痫频率改变常发生。因此,一个患者存在任何一种症状对于甲亢诊断没有帮助,但在既往稳定的患者中出现症状可能有诊断价值。

常见的胃肠道症状包括动力增加(胃肠道排空和通行时间更快)、成形大便减少、排便频率增加、明显的腹泻少见。患者常主诉食欲增加,但严重病例或老年患者常胃纳减退。肾衰竭患者通常肠动力下降,因此明显的肠功能正常化是甲亢的线索之一。肝功能异常提示转氨酶升高在甲亢中曾有报道,可能部分因为内脏床中氧气提取增加。

甲状腺素水平增加改变了肌肉和骨骼的结构和功能。患者主诉近端肌肉无力和疲乏。这些症状通常部分是由于肌肉质量的消耗和丢失,也有肌肉原发性改变的缘故。肌病男性较女性多见。肾功能正常的患者,甲亢导致肌肉质量的丢失伴尿 Ca 和 PO_4 分泌增加、羟脯氨酸转换增加、PTH 和维生素 D 水平下降。在透析患者中,过量甲状腺素对骨质的作用可能相似,既往未曾报道。

甲亢的原因

透析患者甲亢的原因与非肾脏疾病患者相同,包括 Graves 病、毒性弥漫性甲状腺肿、毒性多结节性甲状腺肿、垂体腺瘤引起的 TSH 分泌增加、TRH 分泌增加、下丘脑或垂体对 T_3 抵抗。Graves 病是甲状腺功能亢进的最常见原因,是一种自身免疫性疾病,由直接针对甲状腺细胞膜成分的循环自身抗体(长效甲状腺刺激抗体或 LATS)引起。这种疾病不单表现为甲亢,还可出现浸润性眼病包括眼球突出和皮肤病。毒性多结节性甲状腺肿通常发生于多结节的甲状腺,甲亢程度通常较 Graves 病轻,但它常发生于年老人群中,因此心血管症状更明显。长期透析患者的甲状腺结节可能更常见。

甲亢的诊断

甲状腺功能亢进可能在透析患者中不被考虑,因为甲亢的症状常被归因于其他基础疾病如心血管疾病、高血压和容量过多。许多症状可被药物如 β-阻滞剂或其他高血压药物掩盖。体重下降可被液体潴留掩盖,或归因于胃轻瘫。然而,与甲亢一致的新症状特别是心血管症状提示甲亢的可能性。主诉或发现头颈增粗或颈前肿块对于确诊甲亢患者特别有价值。甲亢是由 T_3 升高引起的,其诊断通常需要 T_3 水平升高,因此应该检测 T_3。如果甲亢是由于整个腺体(Graves 病)或结节(95% 病例)原发性产生甲状腺素过多,则 TSH 水平被抑制。如果甲亢是由于 TSH 产生过多(垂体瘤、下丘脑损害,或异位产生,5% 病例),则 TSH 水平升高。

甲亢的治疗

肾衰竭患者甲状腺功能亢进的紧急治疗与其他患者相同,包括应用 β-阻滞剂、地塞米松,以及阻断甲状腺激素合成和释放的药物(丙硫氧嘧啶和甲巯咪唑)。肾衰竭患者中,丙硫氧嘧啶会引起粒细胞减少、粒细胞缺乏症、风湿性综合征和肝炎。然而,透析患者丙硫氧嘧啶和甲巯咪唑的剂量都不变。碘(^{131}I)也可以应用,其通过腹透和血透均可清除。有放射活性的流出液的处置是个问题,目前没有相关指南。

甲状腺功能减退

甲状腺功能减退(简称"甲减")有 3 种常见原因:①有功能的甲状腺组织减少;②TSH 的营养活性下降;③激素合成缺陷(伴碘缺乏)。约 5% 的甲减是因为垂体或下丘脑损害引起的营养活性下降。甲减的症状表现与甲亢相反。在肾衰竭和透析患者中较难确诊,因为和肾衰竭一样,甲减会导致广泛的多种症状和功能的逐步丢失。肾小球滤过率(GFR)下降与甲状腺功能减退相关,GFR 小于 30 ml/min 引起甲减的风险是正常人群(GFR 大于 90 ml/min)的 2 倍。

甲减时代谢率减低,导致氧消耗减少、热量生成减少、胃纳减退及蛋白合成率下降。蛋白合成下降可能是因为 GH 和胰岛素样生长因子 1(IGF-1,也叫做生长调节素 C)活性下降。口服葡萄糖耐受试验示曲线低平、胰岛素反应高峰延迟。胰岛素降解率下降,导致对内源性胰岛素敏感性增加。患者表现为毛细血管通透性增加,导致外周水肿。由于清除减少,胆固醇和三酰甘油循环浓度水平升高,且高密度脂蛋白(HDL)水平下降。表面上,没有一种临床表现是甲减特异的,在透析患者中也很常见。

甲减可使心率和心肌收缩力下降、脉压和心输出量降低,以及心脏增大且常发生心包积液,浆膜腔积液也很常见。心电图(ECG)异常包括窦缓、PR 间期延长、P 波和 QRS 波幅下降,以及非特异性 ST 段和 T 波改变,这些变化可促成充血性心衰。除了心动过缓,这些表现在数月内常见缓慢进展,且常见于透析患者中。

甲减时 GI 动力下降,患者常主诉便秘。胃肠道黏膜萎缩引起吸收减少,但转运时间减少可部分补偿吸收率的下降。腹腔积液常富含黏多糖和蛋白。表面上这些表现不是甲减的特殊病征,在透析患者的许多情况中都可出现。

甲减的最常见症状出现在神经系统,包括认知功能下降、记忆力减退、语速下降、晕厥和昏迷。精神症状包括偏执或抑郁。黏多糖浸润喉和舌后可引起言语含糊、活动缓慢且不协调,如黏液水肿沉积物压迫外周神经会使活动能力进一步减退。神经反应改变后可引起反射下降包括弛张时间减少。黏液水肿的患者主诉僵硬和肌肉疼痛,但肌力通常保持完整。

甲减的原因

有功能的甲状腺组织减少发生于高活性甲状腺组织切除后(如 Graves 病应用^{131}I 切除治疗)、原发性甲状腺功能减退或 Hashimoto 甲状腺炎(自身免疫性甲状腺炎)的晚期阶段。过量碘通过阻滞甲状腺摄取碘和甲状腺激素的合成及释放来抑制甲状腺功能。由于碘的主要排泄途径是通过排尿,因此可以推测肾衰竭患者体内积聚了高水平的碘。肾衰竭和透析患者碘代谢的调节没有被系统研究,但^{131}I 可被血透和腹透清除。有一项报道 3 例透析患者在进食高碘饮食后由于碘的积聚而引起甲减。碘造影剂也可加重透析患者的碘负荷而影响甲状腺功能。另一组甲减高危的人群是铁过负荷综合征患者中。代谢性酸中毒引起 T_3 和 T_4 水平下降,TSH 水平升高,TRH 刺激后 TSH 分泌的敏感性增高。在透析患者中,代谢性酸中毒的纠正可提高 T_3 水平,因此肾衰竭相关的代谢性酸中毒是甲减的一种可逆原因。

甲减的诊断

甲减的许多症状是非特异性的,与慢性肾衰竭的许多症状重叠,因此,甲减可能不被怀疑或被漏诊。甲减的危险人群包括既往有甲状腺组织切除治疗史、伴其他自身免疫性内分泌疾病或不明原因的一般情况恶化患者。透析的糖尿病患者表现为反射延迟或服用 β-受体阻滞剂者表现为脉搏减慢,这时甲减的体征很难被确定。不过,只要不存在其他神经疾病,反射延迟对于甲减的诊断是有价值的。如果患者未服用减慢心率的药物,心率对于筛选甲减患者也是有价值的。循环甲状腺激素水平的监测通常显示“正常甲状腺功能病态综合征”,表现为可变的(低或正常)T_4、低水平 RT$_3$U、低水平 T_3 和正常或轻度升高的 TSH。然而,真正甲状腺功能减退的透析患者表现为 TSH 水平升高、下丘脑垂体功能正常,因此多数情况下原发性甲减可依据血清 TSH 诊断。TSH 轻度升高究竟代表亚临床甲减还是甲状腺功能正常的 CNS 和垂体伴外周甲减还不清楚。健康人群 TSH 水平轻度升高(10 ~ 15 mU/ml)通常没有症状。孤立性甲减在垂体或下丘脑损害中不常见(见下文),但如果甲减是由于垂体或下丘脑衰竭(肿瘤、放射治疗后、创伤),则 TSH 水平会极低(小于 0.5 mU/ml)。在这种情况下,建议应用计算机断层扫描(CT)或磁共振(MRI)评估垂体和下丘脑结构,以及应用 TSH 和 TRH 刺激试验评估垂体和下丘脑功能。同时也要寻找下丘脑或垂体疾病的佐证,如卵泡雌激素(FSH)、促黄体生成素(LH)、GH 和皮质醇水平下降。

甲减的治疗

长期透析的甲减患者甲状腺替代疗法与其他人群相同。一般未确诊心血管疾病的肾脏疾病患者患心血管疾病的危险性增高。因此,对于他们来说甲状腺激素的替代速度要慢,以避免促发心绞痛或充血性心衰,除非患者昏迷或伴有其他重症。通常甲状腺提取物替代剂量为120 mg/d,左甲状腺素(T_4)是 112 ~ 150 μg/d。一些医生应用 T_3(左旋碘塞罗宁或三磺甲状腺氨酸,替代剂量为 50~100 μg/d),但 T_4 具有机体可调节其向 T_3 的转换且血清半衰期较长的优势。正常甲状腺功能病态综合征患者中 T_3 的作用还不明确。甲状腺替代治疗的有效性和剂量通常通过测定血清 TSH 来评估,因为没有其他足够敏感的生理或症状参数。

前垂体疾病

概述

前垂体腺体整合了大脑(下丘脑)的信息和外周激素的反馈来控制营养激素的产生。前垂体产生的激素包括促肾上腺皮质激素(ACTH)、GH、催乳素、TSH、FSH 和 LH 均对机体不同组织有特殊的作用,它们的过量产生或产生不足可引起特殊的综合征。一般,垂体激素过量的综合征与个体激素有关,因为其是个体化控制的且在不同细胞类型中产生。相反,激素缺乏综合征涉及多个或所有分泌的激素,因为它们由下丘脑和/或垂体破坏产生。催乳素是例外,因为其合成和释放受下丘脑的张力抑制控制。慢性肾衰竭改变了对 GH、催乳素、FSH 和 LH 的调节和反应。这些激素在正常条件下的生物学机制是复杂的,未被完全了解。TSH 之前在"甲状腺疾病"部分中已讨论。

生理学

前垂体包括产生多种激素(ACTH、GH、泌乳素、TSH、FSH 和 LH)的细胞。每种激素由一种细胞类型产生。垂体的功能性肿瘤通常是克隆的,其可产生前垂体的某种激素。下丘脑的静脉系统在前垂体形成一个丛,因此下丘脑的 6 种肽释放因子控制了垂体细胞的活性,以及 ACTH、GH、泌乳素、TSH、FSH 和 LH 的释放。这 6 种肽释放因子包括促肾上腺皮质激素释放因子(CRF)刺激 ACTH 的释放、促甲状腺激素释放因子(TRF)刺激 TSH 的释放、促性腺激素释放激素(GnRH)刺激 FSH 和 LH 的释放、生长激素释放激素(GHRH)刺激 GH 的释放、生长抑素抑制所有垂体激素的分泌(但最有力的是抑制 GH 的释放)、泌乳素抑制活性(PRIH)可张力性地抑制泌乳素的释放。PRIH 可能有多种因子包括多巴胺。这些激素同样在垂体水平通过直接反馈机制被调节。

生长激素

GH 具有多种促生长和代谢作用。GH 由垂体生长激素细胞产生,其分泌受 GHRH(刺激性)和生长抑素(抑制性)的双重控制,导致脉冲式释放。GHRH 分泌在多巴胺、羟色胺、α-肾上腺素能受体激动剂、低血糖、运动、富含蛋白食物和情绪应激影响下增加,被 β-肾上腺素能受体激动剂、游离脂肪酸、IGF-1 和 GH 抑制。GH 在血清中主要通过一种结合蛋白转运,这种结合蛋白为生长激素结合蛋白(GHBP),由 GH 受体衍生而来。尽管 GH 对于某些细胞类型有直接分化作用,但其多数作用是通过刺激生长素介质或 IGF-1、IGF-2 的产生。IGF-1 似乎重复了 GH 的许多生物学作用,但 IGF-2 的功能还未被广泛了解。对 GH 产生反应后,局部产生少量 IGF-1,但肝脏似乎是其产生的主要部位。IGF 通过 6 种成员的结合蛋白家族(IGFBP 1-6)在血清中转运,这种结合很紧密,仅约 1% 的激素是游离的。

GH 的生长促进作用主要可增加细胞数目,产生正氮平衡伴 Ca、Mg、K、Na 和 PO_4 积聚。

在青春期和骨骺闭合前,GH 会增加骨骼长度和厚度,其他器官和组织大小成比例增加(除CNS 外)。成人(骨骺闭合后)骨骼在长度上不能生长,仅能变厚,其他器官增大。与胰岛素一样,GH 是一种合成代谢的激素,但与胰岛素不同的是,它可引起碳水化合物不耐受、抑制脂质生成、增加脂肪的动员和促进酮症。即便存在少量胰岛素的非糖尿病患者,GH 的作用仍是促合成代谢,但在糖尿病患者中,它的作用是致糖尿病。在无胰岛素时,GH 没有促合成代谢活性。GH 水平随运动、低血糖和睡眠而增加。

在青春期前,GH 过量引起巨人症,在骨骺闭合后,可引起肢端肥大症。GH 过量的最常见原因是垂体微腺瘤,但也可由于类癌、胰岛细胞、小细胞肺癌和肾上腺腺瘤异位产生GHRH。GH 缺乏可能是由于下丘脑疾病或 GH 受体减少(侏儒症),如果其发生在婴儿或儿童时期,可导致生长迟缓。对已生长发育完全的成人,GH 缺乏的影响较小,可引起肌肉组织的轻度减少和营养利用损害,但这种情况未被充分研究。

慢性肾衰竭和透析改变了 GHRH、GH、IGF-1 系统,尿毒症患者似乎对 GH 和 IGF-1 不敏感,其 GH 水平增加且半衰期延长、IGF-1 水平下降。这种对 GH 和 IGF-1 的抵抗可解释为什么透析患者中肢端肥大症罕见。这一领域很复杂,因为患者的营养和代谢状态(代谢性酸中毒)及慢性疾病改变了 GH/IGF 轴,因此,难以确定营养不良、酸中毒、尿毒症毒素和肾脏清除肽减少的相对重要性。这是临床和基础医学均着重探索的领域。近来的多数信息来源于儿科相关文献,因为许多学者对儿童肾衰竭和透析患者的生长迟缓感兴趣。在成人中,对 GH 和 IGF-1 的不敏感可导致分解代谢,经常发生消耗。GH 和 IGF-1 抵抗的机制在人类中还未明确。人体试验提供了一些信息,但更多的是从动物疾病模型中推测。

在肾衰竭时,由于肾脏清除 GH 减少和分泌增加,GH 水平增加。有一项研究,对照组循环浓度为 $0.7~\mu g/ml$,透析患者为 $1.22~\mu g/ml$。青春期前患者分泌增加,但在青春期和成人患者中,其水平下降。GHBP 水平(反映肝脏 GH 受体表达水平)下降,提供了 GH 不敏感的可能机制。人类和动物试验研究显示代谢性酸中毒足以产生对 GH 的抵抗。透析患者对于IGF-1 的短期代谢作用抵抗,IGF-1 刺激可引起血浆胰岛素、皮质醇、C 肽和氨基酸水平下降。尽管 IGF-1 水平正常或轻度下降,IGFBP(特别是 IGFBP-2、3、5)水平增加。由于这些IGFBP 紧密结合 IGF-1,IGF-1 的生物利用度下降。由于肾脏清除减少,IGFBP 水平似乎增加。在试验中,过量 EGFBP 足以抑制 IGF-1 的促生长作用。重组人类 IGF-1 的半衰期($t_{1/2}$)和分布容积在透析患者中下降。尿毒症血清中小分子质量物质也可抑制 IGF-1 的作用。

尿毒症时 GH 和 IGF-1 的生物学作用在多个水平被抑制,组织对这些激素的抵抗可导致患者人群发病率和死亡率上升。人类生长激素(hGH)治疗的益处在儿童人群中很明显,一旦营养和代谢缺陷(包括酸中毒、PO_4 水平和 PTH 水平)已被纠正或优化,重组人类生长激素(rhGH)目前可用于治疗儿童 ESRD 和肾功能不全引起的生长迟缓。儿童慢性肾功能不全和肾衰竭患者长期(4~8 年)应用 rhGH(达到超正常水平和 IGF-1 水平增加)可恢复线性生长和实现追赶生长,使患者达到正常身高。rhGH 治疗也可改善肌肉质量和骨密度。这种治疗对于 Ca、PO_4、骨代谢、葡萄糖耐受(尽管胰岛素水平可能升高)、肿瘤发生率或良性颅内高压无不良反应,对于肾功能不全的患者,肾脏疾病的进展速度没有加快。rhGH 的剂量比 GH 缺乏者高,为 $0.35~mg/(kg \cdot 周)[28~IU/(m^2 \cdot 周)]$,在青春期可能更高。rhGH 治疗的患者营养需求可能增加。监测药物剂量的方法(如血清 IGF-1 水平)还没有确立。预示对 hGH 反应较好的因素包括治疗起始时身高增加、治疗时较年轻和透析龄短。

rhGH 在成人透析患者中的治疗作用还不清楚,因为还未实施长期和大样本研究。患者以 rhGH 治疗 6 个月显示肌肉质量、手的握力、白蛋白水平增加,以及骨的转换增加、骨密度和总体矿物质含量下降。短期的代谢研究显示 rhGH 治疗可导致正氮平衡。尽管这些研究支持在透析患者中 rhGH 的促合成代谢作用,且无治疗并发症的报道,研究时间较短,因此 GH 和 IGF-1 水平升高的潜在并发症危险还不确定。这些并发症包括胰岛素抵抗和葡萄糖不耐受、高血压、肥厚型心肌病、气道狭窄伴总肺容量增加,以及骨生长不正常包括由于脊柱和头颅内骨生长所导致的神经根压迫、结肠息肉发生率增加及各种表现的肢端肥大。代谢性酸中毒的优化治疗可恢复患者对 GH 和 IGF-1 的敏感性,因此不使用 rhGH 也可改善 GH-IGF-1 系统。红细胞生成素可使垂体对 GHRH 的敏感性增加,因此这一药物的优化治疗也有促合成代谢作用。瘦素系统对于透析患者的分解代谢状态似乎没有重要作用。

泌乳素

泌乳素由垂体的泌乳素分泌细胞产生,它以脉冲式节律分泌。与其他垂体激素不同的是,泌乳素通过下丘脑的抑制因素张力性负性控制,其在女性的正常功能是与雌激素和黄体酮一起促进泌乳,但在男性中的功能尚未确定。多巴胺拮抗剂、口服避孕药,以及下丘脑或垂体疾病干扰了泌乳素分泌的张力性抑制、肿瘤等可引起泌乳素水平升高。高达 30% 的垂体肿瘤分泌泌乳素。泌乳素是一种压力反应激素,它在血中的水平可随压力或疼痛上升。正常的泌乳素水平是 2~15 μg/ml,透析患者通常是 15~50 μg/ml,如超过 250 μg/ml 提示前 3 个月内怀孕或泌乳素分泌肿瘤。女性中,泌乳素的过量产生导致溢乳、月经周期的抑制和不育,在男性中导致不育。

由于分泌增加和清除减少,透析患者的泌乳素水平升高。肾衰竭时增高的泌乳素水平可引起某些性腺异常。近来的报道显示红细胞生成素通过纠正贫血以外的机制降低泌乳素水平。透析患者的性功能在使用溴隐亭后改善,这是一种多巴胺激动剂,可抑制泌乳素产生。

卵泡刺激激素、促黄体激素和性腺功能

FSH 和 LH 由同一种垂体促性腺细胞分泌。它们的分泌由促黄体激素释放激素(LHRH)信号和雌激素、黄体酮、雄激素及性腺肽如抑制素的反馈信号共同控制。LHRH 水平是脉冲式,而非持续性升高,它对于正常的性腺功能是必需的。脉冲的频率和幅度由下丘脑通过下丘脑功能和外周的反馈机制控制。LH 可控制卵巢中雌激素和黄体酮及睾丸中睾酮的产生。FSH 刺激支持细胞产生精子、间质细胞表达 LH 受体。女性中,FSH 刺激卵泡发育。这些系统在肾衰竭或透析的男性和女性中均不正常。尽管心理因素会加促性功能异常,但下丘脑和性腺水平的异常可能是主要原因。

女性生育功能

女性透析患者常表现为闭经、痛经、功能失调性子宫出血和囊肿性卵巢疾病。这些疾病是由于下丘脑和卵巢正常的月经周期破坏所致。LH 水平由于释放增加呈张力性升高,没有发生雌激素诱导的 LH 大量增加,FSH 水平正常或轻度升高。泌乳素抑制 LHRH 的脉冲式分泌可导致这一问题。另外,卵巢对 LH 存在不正常的类固醇反应。20 年间月经周期上

升了 10%～20%，目前已上升到约 40%，这反映了透析质量或护理的改善，但这些周期一般是无排卵的。

西方国家中生育率为每年 0.3%～2.2%，这些数据是估算，因为没有确切的记录。透析患者生育的频率似乎在增加，这反映了透析技术的改善和红细胞生成素的有益作用，以及某些病例中频繁透析方案的作用。在怀孕至 3 个月的患者中，约 50% 可分娩存活的婴儿。在两项针对怀孕透析患者的研究中，开始透析前怀孕的患者 73.6%～80% 可分娩存活婴儿，在透析时怀孕的患者 40.2%～50% 可分娩存活婴儿。怀孕的并发症是宫内死亡、高血压、宫内生长迟缓、早产、早产儿因胎龄短而出现低体重和先天性异常频率增加。新生儿护理对于婴儿的生存是一个重要因素。32 周时可分娩存活婴儿，预后随胎龄的延长而改善。新生儿体重在出生时为 1200～1550 g。透析剂量增加似乎有益处，有报道每周 Kt/V 值 6～8，或每周 5～6 天透析。需要增加红细胞生成素剂量来维持血红蛋白水平在可接受范围，另外有时需要输血。在许多病例中，患者在约 20 周胎龄时住院以管理血压、透析液平衡、营养和贫血。移植的 ESRD 患者生育能力和怀孕预后最佳。

应与妇产科医生一起评估透析女性闭经、痛经或功能失调性子宫出血。评估应包括一个彻底的盆腔检查、PAP 涂片，也应包括血清泌乳素、LH 和 FSH 水平的测定，以及盆腔超声和子宫内膜活检。

男性生育功能

男性尿毒症患者可表现为勃起障碍、性无能、性欲下降和精子数量减少。由于分泌增加和清除减少，LH 水平增高。LH 产生增多可能是由于睾丸合成的睾酮水平下降。FSH 水平通常正常，但也可能升高且伴严重睾丸功能障碍。增高的泌乳素水平可能干扰 LHRH 分泌的正常调节。

男性性无能的评估应包括血清泌乳素、睾酮、FSH 和 LH 水平的检测。应用红细胞生成素纠正贫血可能改善透析患者下丘脑垂体-睾丸轴的功能。还应评估患者的自主神经病变和外周血管疾病，因为这两种疾病在透析患者中相对常见，特别是在高血压和糖尿病患者中。

与女性的原发性生育内分泌缺陷似乎源于下丘脑不同，男性更明显表现为性腺机能减退。睾酮水平下降的男性可对睾酮替代疗法起反应。透析患者勃起功能障碍常见，这会影响 70%～80% 的男性患者。这一发病率在糖尿病和透析龄长的男性中更高，这些男性睾酮水平和阴茎血流量常下降。约 80% 存在勃起功能障碍的男性可对 5 型磷酸二酯酶抑制剂起反应。阴茎血流量水平是预测对 5 型磷酸二酯酶抑制剂反应的最重要参数。

二、促肾上腺皮质激素

ACTH 刺激肾上腺球状带和束状带的类固醇合成。ACTH 来源于阿片-促黑素细胞皮质素原（POMC），一种前垂体促肾上腺皮质激素细胞产生的肽，裂解为 ACTH 和 β-促脂素（β-LPH）。ACTH 进一步裂解为 α-黑色素细胞刺激激素（α-MSH 或 ACTH1-13）和 ACTH 样肽（ACTH18-39）。β-促脂素生成 LPH 和 β-内啡肽。ACTH 的分泌由促肾上腺皮质激素释放激素（CRH）和加压素刺激。负反馈控制通过皮质醇抑制 CRH、加压素和 ACTH 的分泌，以及通过 ACTH 抑制 CRH 的分泌。ACTH 以脉冲形式分泌，具有昼夜规律，早晨最高，夜晚最低。

与正常对照相比,透析患者的 ACTH 水平正常或轻度升高,其代谢似乎没有改变。对地塞米松和美替拉酮抑制试验的正常和不正常反应已有报道。皮质醇的昼夜节律和水平正常,肾上腺对 ACTH 刺激的反应正常。因此,许多用于健康人群的垂体-肾上腺功能试验也适用于透析患者。

三、肾上腺皮质疾病

肾上腺皮质可产生 2 种生理学上重要的类固醇激素:皮质醇和醛固酮。醛固酮主要的生理学作用位于肾脏,它可作用于远端肾单位以促进 Na 重吸收及 K 和 H 的排泄。醛固酮也影响结肠的转运,但尚无透析患者醛固酮代谢疾病的报道。因此,本部分将就糖皮质激素过量或缺乏进行讨论。

糖皮质激素对于生命是必需的,可影响葡萄糖和脂质代谢、免疫系统及骨和矿物质代谢。没有一种组织或器官(包括心血管、胃肠或中枢神经系统),可以在没有糖皮质激素的情况下保持正常功能。糖皮质激素的活性对于糖原合成、保持糖原储存及糖异生是必需的,可促进脂肪分解。在正常生理情况下糖皮质激素对于免疫系统的作用还未被完全了解,但药理浓度可减少外周淋巴细胞的数目、抑制 T 细胞激活和巨噬细胞增生,以及抑制许多炎症介质的作用包括趋化因子、前列腺素和组织胺。糖皮质激素通过减少破骨细胞数目、减少肠道重吸收 Ca 和增加血清 PTH 水平来影响骨形成。

肾上腺功能不全

在一般人群中,原发性肾上腺功能不全通常表现为某些应激如手术或急症后肾上腺危象(表 23.2)。患者主诉厌食、恶心、呕吐和虚弱伴体重下降史。检查结果包括容量丢失、低血压和休克、低血糖、发热,可能有色素沉着,该表现可能是由于同时缺少皮质醇和醛固酮。醛固酮减少主要与容量丢失的症状和结果相关。接受肾脏替代治疗的患者如遇生理应激也会发生肾上腺危象。

表 23.2　原发性或继发性肾上腺功能不全试验

	正常	原发性肾上腺功能不全	垂体/下丘脑功能不全
ACTH(8AM)	4.5~20 pmol/L	增高	低或正常范围
皮质醇(8AM)	275~550 nmol/L	≤275 nmol/L	低或正常范围
促皮质素刺激	30~60 min 后≥550 nmol/L	30~60 min 后≤550 nmol/L	如果肾上腺萎缩,正常或低
美替拉酮	8AM ACTH≥17 pmol/L,11-脱氧皮质醇210~660 nmol/L	8AM ACTH ≥ 17 pmol/L,11-脱氧皮质醇<210 nmol/L	8AM ACTH≤17 pmol/L,11-脱氧皮质醇≤210 nmol/L

注:ACTH,促肾上腺皮质激素;显示健康者正常反应的参考值:ACTH(4.5~20 pmol/L 或 20~80 pg/ml),皮质醇(8AM,275~550 nmol/L 或 10~20 μg/dl);CRF 刺激可用于区别下丘脑和垂体疾病。

透析患者肾功能低,因此不会发生肾上腺功能不全相关的盐丢失肾病。可以推测,如果透析患者发生肾上腺功能不全,其表现更像继发性肾上腺功能不全(垂体损害伴 ACTH 产生减少)或三发性肾上腺功能不全(下丘脑损害伴 CRF 产生减少)。在这些患者中,肾上腺危象少见,其表现为隐匿起病的全身症状如萎靡不振和低血糖的症状和体征。

原发性肾上腺功能不全由结核、真菌疾病、肿瘤转移和自身免疫疾病引起。由于透析患者患结核的风险增加,他们因结核而发生肾上腺功能不全的危险也可能增加。自身免疫性肾上腺炎与多腺体自身免疫综合征Ⅰ型和Ⅱ型相关,这两种疾病分别与皮肤黏膜念珠菌病、甲状旁腺功能低下,以及甲状腺疾病、胰岛素依赖性糖尿病相关。原发性多腺体自身免疫综合征Ⅱ型较常染色体隐性的Ⅰ型综合征更常见。HIV和巨细胞病毒、胞内鸟分枝杆菌、隐球菌感染或卡波西肉瘤患者可表现为部分肾上腺功能不全。酮康唑可加重肾上腺功能不全,因为其会抑制皮质醇合成;利福平也有同样作用,因为它增加了皮质醇的代谢。继发性或三发性肾上腺功能不全与垂体或下丘脑破坏性损害如肿瘤、放射治疗后、创伤或应用抗凝剂相关。在这些情况下,除ACTH外,其他垂体激素通常丢失。在系统性红斑狼疮、其他肾小球疾病或肾移植后,肾上腺功能不全也可能由于长期应用糖皮质激素免疫抑制引起。

肾衰竭和透析没有改变皮质醇的昼夜变化或肾上腺对ACTH的反应。因此,皮质醇上午和下午的水平,以及ACTH刺激试验可用于检测肾上腺或下丘脑-垂体-肾上腺功能(表23.3)。对于检测原发性肾上腺功能不全的最简单的试验是ACTH刺激试验。血浆皮质醇在静脉注射250 μg合成ACTH(ACTH1-24)之前30 min和60 min后检测。基线皮质醇值≥20 μg/dl,或在试验中随访任何时间点达到550 nmol/L代表肾上腺功能正常。如果怀疑部分肾上腺功能不全,延长ACTH刺激试验可能有价值,因为这一试验可确定肾上腺储备。过夜、单剂量的美替拉酮抑制试验检测血清皮质醇、11-脱氧皮质醇和ACTH对于诊断完全性或部分垂体-肾上腺功能不全有用,是检测垂体-肾上腺储备的最敏感试验。患者可能对低血糖的正常ACTH和皮质醇反应,但对美替拉酮抑制反应不正常。美替拉酮阻滞11-脱氧皮质醇的转换,这种复合物没有糖皮质激素的活性,不参与对皮质醇的反馈。随着皮质醇产生减少,ACTH升高并刺激皮质醇前体的生成,这种前体会以11-脱氧皮质醇的形式被检测。美替拉酮(30 mg/kg体重)在半夜口服,早晨8点检测皮质醇、11-脱氧皮质醇和ACTH水平。正常反应为11-脱氧皮质醇从210 nmol升高到660 nmol,ACTH水平超过17 pmol/L。如果8点样本的皮质醇水平正常或超过210 nmol/L,则美替拉酮剂量不足以阻滞皮质醇的合成。对美替拉酮抑制试验的正常反应可排除下丘脑-垂体-肾上腺轴异常。对CRF反应后,ACTH的释放也可被检测以证明完整的垂体功能。肾上腺皮质功能不会患者行美替拉酮抑制试验后可出现症状,因此需要监管以避免。如怀疑原发性肾上腺功能不全,需行腹部CT扫描来评估肾上腺的大小。

表23.3 皮质醇增多症的血清方法和刺激试验

	正常	原发性肾上腺过度产生	垂体或下丘脑
ACTH	4.5~20 pmol/L	下降	升高
皮质醇	正常昼夜变化(8AM 220~660 nmol/L,4PM 50~410 nmol/L)	昼夜变化丢失 早期4PM值升高,晚期普遍升高	昼夜变化丢失 早期4PM值升高,晚期普遍升高
低剂量地塞米松抑制	8AM皮质醇≤140 nmol/L 8AM ACTH≤4.4 pmol/L	8AM皮质醇≥220 nmol/L 低ACTH	8AM皮质醇≥220 nmol/L ACTH升高
大剂量地塞米松抑制	8AM皮质醇≤140 nmol/L 8AM ACTH≤4.4 pmol/L	8AM皮质醇≥220 nmol/L 低ACTH	8AM皮质醇≤140 nmol/L 8AM ACTH≤4.4 pmol/L 但可能仅显示部分抑制

续表

	正常	原发性肾上腺过度产生	垂体或下丘脑
美替拉酮	8AM ACTH≥17 pmol/L 11-脱氧皮质醇 210~660 nmol/L	8AM ACTH,没有变化到升高 11-脱氧皮质醇,没有变化到下降	8AM ACTH≥17 pmol/L 11-脱氧皮质醇 210~660 nmol/L

注:ACTH;促肾上腺皮质激素;参考值和正常反应显示在正常一栏,与表23.2相同。

肾上腺功能亢进

肾上腺可能过多产生醛固酮或皮质醇。醛固酮的过多产生由球状带的肾上腺腺瘤引起(1个或多个)。肾衰竭透析的患者,醛固酮过多是否会引起临床异常还不清楚。因此,本部分将讨论糖皮质激素过量或 Cushing 综合征。Cushing 综合征的原因为过量 ACTH(通常由于垂体腺瘤,见前文)、肾上腺增生或治疗炎症性疾病或抗排异治疗使用的外源性糖皮质激素。Cushing 综合征包括向心性肥胖、葡萄糖不耐受、虚弱(由于近端肌病)、高血压、精神改变(抑郁或躁狂)、易青肿、紫纹、骨质疏松、月经不规则或闭经、痤疮或油性皮肤、水肿和多毛症。单一表现对于诊断皮质醇过量没有特异性,但在同一患者中出现数种表现提示 Cushing 综合征。在透析患者中,高血压、水肿、月经不规则或闭经没有诊断价值,因此这些表现在透析人群中很普遍。

透析患者 Cushing 综合征的诊断标准与普通人群大致一样。透析人群中,因肾脏炎症性疾病或作为抗排异方案的一部分使用糖皮质激素可能是 Cushing 综合征的最常见原因。如果没有相关病史,糖皮质激素过量可能为原发或继发性。肾衰竭和透析不改变皮质醇的昼夜变化或肾上腺对 ACTH 的反应,因此早晨和下午皮质醇水平可用于显示皮质醇不正常的昼夜变化(下午时不下降)。原发性、继发性或三发性皮质醇增多症可行地塞米松抑制试验或单剂量美替拉酮试验,检测血清 11-脱氧皮质醇和皮质醇而鉴别[62]。地塞米松通过垂体和下丘脑水平的负反馈抑制 ACTH 分泌。低剂量地塞米松抑制试验(晚 11 点至午夜 1 mg 口服,检测次日早 8 点的皮质醇和 ACTH)可用于区分任何原因的糖皮质激素过量和正常下丘脑-垂体-肾上腺功能患者。如果患者是正常的,低剂量的地塞米松会抑制皮质醇产生,早 8 点的血浆皮质醇水平应小于 140 nmol/L(5 μg/dl),ACTH 应低于 4.4 pmol/L(20 pg/ml)。皮质醇和 ACTH 的数值过高需行大剂量地塞米松抑制试验或美替拉酮试验。在垂体腺瘤或下丘脑活性增高的患者中,ACTH 和皮质醇分泌可被大剂量地塞米松(下午 1 点至午夜 8 mg)抑制,因此早 8 点的皮质醇水平小于 140 nmol/L(5 μg/dl),ACTH 水平可能不能被检测到。如果皮质醇增多症是由于原发性肾上腺过度产生类固醇,其不是 ACTH 依赖的,不能被大剂量或小剂量地塞米松抑制。

美替拉酮抑制试验也可用于区分原发性肾上腺过度产生皮质醇和由于垂体或下丘脑疾病引起的 ACTH 过量分泌。美替拉酮阻滞 11-脱氧皮质醇的转换,形成了一个缺乏糖皮质激素活性的复合物,不参与对皮质醇的反馈。下降的皮质醇水平刺激 ACTH 产生,反过来刺激皮质醇的合成通路。垂体腺瘤对下降的皮质醇起反应,ACTH 增加导致 11-脱氧皮质醇产生增多。相反,当存在肾上腺腺瘤时,下丘脑垂体轴是萎缩的,ACTH 的增加很少,11-脱氧皮质醇水平下降或不改变。约半数的肾上腺腺瘤和多数肾上腺癌患者不对 ACTH 起反应。不正常的肾上腺可能萎缩而不能对 ACTH 起反应。如果怀疑垂体或下丘脑损害,应该使用 CT 或 MRI 评估垂体和下丘脑的结构。

(张敏芳 译)

参 考 文 献

1. Lim VS. Thyroid function in patients with chronic renal failure. *Am J Kidney Dis* 2001;38(4 Suppl 1):S80–S84.

2. Larsen PR, Davies TF, Hay ID. The thyroid gland. In: Wilson JD, Foster DW, Kronenberg HM, et al., eds. *Williams textbook of endocrinology*, 9th ed. Philadelphia: WB Saunders, 1998:389–515.

3. Brent GA, Hershman GM. Effects of nonthyroidal illness on thyroid function tests. In: Van Middlesworth L, ed. *The thyroid gland: a practical clinical treatise*. Chicago: Year Book Medical Publishers, 1986:83–110.

4. Zoccali C, Mallamaci F, Tripepi G, et al. Low triiodothyronine and survival in end-stage renal disease. *Kidney Int* 2006;70:523–528.

5. Bartalena L, Bogazzi F, Brogioni S, et al. Role of cytokines in the pathogenesis of euthyroid sick syndrome. *Eur J Endocrinol* 1998;138:603–614.

6. Becker RA, Vaughan GM, Zeigler MG, et al. Hypermetabolic low triiodothyronine syndrome of burn injury. *Crit Care Med* 1982;10(12):870–875.

7. Brent GA, Hershman JM. Thyroxine therapy in patients with severe nonthyroidal illness and low serum thyroxine concentration. *J Clin Endocrinol Metab* 1986;63(1):1–8.

8. Myers JD, Brannon ES, Holland BC. A correlative study of the cardiac output and the hepatic circulation in hypothyroidism. *J Clin Invest* 1950;29:1069–1077.

9. Miki H, Oshimo K, Inoue H, et al. Thyroid nodules in female uremic patients on maintenance hemodialysis. *J Surg Oncol* 1993;54:216–218.

10. Culpepper RM, Hirsch JI, Fratkin MJ. Clearance of ^{131}I by hemodialysis. *Clin Nephrol* 1992;38(2):110–114.

11. Lo JC, Chertow GM, Go AS</fnm, et al. Increased prevalence of subclinical and clinical hypothyroidism in persons with chronic kidney disease. *Kidney Int* 2005;67:1047–1052.

12. Takeda S, Michigishi T, Takazukura E. Iodine-induced hypothyroidism in patients on regular dialysis treatment. *Nephron* 1993;65:51–55.

13. Shirota T, Shinoda T, Aizawa T, et al. Primary hypothyroidism and multiple endocrine failure in association with hemochromatosis in a long-term hemodialysis patient. *Clin Nephrol* 1992;38(2):105–109.

14. Brungger M, Hulter HN, Krapf R. Effect of chronic metabolic acidosis on thyroid homeostasis in humans. *Am J Physiol (Renal Physiol)* 1997;272:F648–F653.

15. Wiederkehr MR, Kalogiros J, Krapf R. Correction of metabolic acidosis improves thyroid and growth hormone axes in hemodialysis patients. *Nephrol Dial Transplant* 2004;19:1190–1197.

16. Lim VS, Fang VS, Katz AI, et al. Thyroid dysfunction in chronic renal failure. *J Clin Invest* 1974;60:522–534.

17. Haynes RC. Thyroid and antithyroid drugs. In: Gilman AG, Rall TW, Nies AS, et al., eds. *The pharmacological basis of therapeutics*, 8th ed. New York: Pergammon Press, 1990:1361–1383.

18. Kuret JA, Murad F. Adenohypophyseal hormones and related substances. In: Gilman AG, Rall TW, Nies AS, et al., eds. *The pharmacological basis of therapeutics*, 8th ed. New York: Pergammon Press, 1990:1334–1360.

19. Thorner MO, Vance ML, Horvath E, et al. The anterior pituitary. In: Wilson JD, Foster DW, Kronenberg HM, et al., eds. *Williams textbook of endocrinology*, 9th ed. Philadelphia: WB Saunders, 1998:249–340.

20. Veldhuis JD, Iranmanesh A, Wilkowski MJ, et al. Neuroendocrine alterations in the somatotropic and lactotropic axes in uremic men. *Eur J Endocrinol* 1994;131:489–498.

21. Haffner D, Schaefer F, Girard J, et al. Metabolic clearance of recombinant human growth hormone in health and chronic renal failure. *Clin Invest* 1994;93:1163–1171.

22. Tonshoff B, Blum WF, Mehls O. Derangements of the somatotropic hormone axis in chronic renal failure. *Kidney Int* 1997;51(Suppl 58):S106–S113.

23. Kuemmerle N, Krieg RJ, Latta K, et al. Growth hormone and insulin-like growth factor in non-uremic acidosis and uremic acidosis. *Kidney Int* 1997;51(Suppl 58):S102–S105.

24. Emmanouel DS, Lindheimer MD, Katz AI. Endocrine abnormalities in chronic renal failure: pathogenic principles and clinical implications. *Semin Nephrol* 1981;1(2):151–174.

25. Tonshoff B, Veldhuis JD, Heinrich U, et al. Deconvolution analysis of spontaneous nocturnal growth hormone secretion in prepubertal children with preterminal chronic renal failure and with end-stage renal disease. *Pediatr Res* 1995;37(1):86–93.

26. Maniar S, Kleinknecht C, Zhou X, et al. Growth hormone action is blunted by acidosis in experimetnal uremia or acid load. *Clin Nephrol* 1997;46(1):72–76.

27. Kleinknecht C, Maniar S, Zhou X, et al. Acidosis prevents growth hormone-induced growth in experimental uremia. *Pediatr Nephrol* 1996;10:256–260.

28. Fouque D, Peng SC, Kopple JD. Impaired metabolic response to recombinant insulin-like growth factor-1 in dialysis patients. *Kidney Int* 1995;47:876–883.

29. Ulinski T, Mohan S, Kiepe D, et al. Serum insulin-like growth factor binding protein (IGFBP)-4 and serum IGFBP-5 in children with chronic renal failure: relationship to growth and glomerular filtration rate. *Pediatr Nephrol* 2000;14(7):589–597.

30. Fouque D, Peng SC, Kopple JD. Pharmacokinetics of recombinant human insulin-like growth factor-1 in dialysis patients. *Kidney Int* 1995;47:869–875.

31. Kreig RJ Jr, Santos F, Chan JCM. Growth hormone, insulin-like growth factor and the kidney. *Kidney Int* 1995;48:321–326.

32. Mahan JD, Warady BA. Assessment and treatment of short stature in pediatric patients with chronic kidney disease: a consensus statement. *Pediatr Nephrol* 2006;21:917–930.

33. Haffner D, Schaefer F, Nissel R, et al. Effect of growth hormone treatment on the adult height of children with chronic renal failure. *N Engl J Med* 2000;343(13):923–930.

34. Hokken-Koelega A, Muldur P, De Jong R, et al. Long-term effects of growth hormone treatment on growth and puberty in patients with chronic renal insufficiency. *Pediatr Nephrol* 2000;14(7):701–706.

35. Gram J, Hansen B, Jensen PB, et al. The effect of recombinant human growth hormone treatment on bone and mineral metabolism in hemodialysis patients. *Nephrol Dial Transplant* 1998;13:1529–1534.

36. Jensen PB, Hnasen TB, Frystyk J, et al. Growth hormone, insulin-like growth factors and thier binding proteins in adult hemodialysis patients treated with recombinant human growth hormone. *Clin Nephrol* 1999;52(2):103–109.

37. Johannsson G, Bengtsson BA, Ahlmen J. Double-blind, placebo-controlled study of growth hormone treatment in elderly patients undergoing chronic hemodialysis: anabolic effect and functional improvement. *Am J Kidney Dis* 1999;33(4):709–717.

38. Feldt-Rasmussen B, Lange M, Sulowicz W, et al. Growth hormone treatment during hemodialysis in a randomized trial improves nutrition, qualtiy of life, and cardiovascular risk. *J Am Soc Nephrol* 2007;18:2161–2171.

39. Pupim LB, Flakoll PJ, Yu C, et al. Rercombinant human growth hormone improves muscle amino acid uptake and whole-body protein metabolism in chronic hemodialysis patients. *Am J Clin Nutr* 2005;82:1235–1243.

40. Sicuro A, Mahlbacher K, Hulter HN, et al. Effect of growth hormone on renal and systemic acid-base homeostasis in humans. *Am J Physiol* 1998;274(43):F650–F657.

41. Ballmer PE, McNurlan MA, Hulter HN, et al. Chronic matabolic acidosis decreases albumin synthesis and induces negative nitrogen balance in humans. *J Clin Invest* 1995;95:39–45.

42. Diez JJ, Iglesias P, Sastre J, et al. Growth hormone responses to growth hormone releasing hormone and clonidine before and after erythropoietin therapy in CAPD patients. *Nephron* 1996;74:548–554.

43. Cremagnanai L, Cantalamesa L, Orsatti A, et al. Recombinant human erythropoietin (rhEPO) treatment potentiates growth hormone (GH) response to growth hormone releasing hormone (GHRH) stimulation in hemodialysis patients. *Clin Nephrol* 1993;39(5):282–286.

44. Garibotto G, Barreca A, Sofia A, et al. Effects of growth hormone on leptin metabolism and energy expenditure in hemodialysis patients with protein-calorie malnutrition. *J Am Soc Nephrol* 2000;11(2106):2113.

45. Rodrigues-Carmona A, Perez Fontan M, Cordido F, et al. Hyperleptinemia is not correlated with markers of protein malnutrition in chronic renal failure. A cross-sectional study in predialysis, peritoneal dialysis, and hemodialysis patients. *Nephron* 2000;86(3):274–280.

46. Mujais SK, Sabatini S, Kurtzman NA. Pathophysiology of the uremic syndrome. In: Brenner BM, Rector FC Jr, eds. *The kidney*, 3rd ed. Phialdelphia: WB Saunders, 1986:1587–1630.

47. Yeskan M, Tamer N, Cirit M, et al. Effect of recombinant human erythropoietin (r-HuEPO) therapy on plasma FT_3, FT_4, TSH, FSH, LH, free testosterone and prolactin levels in hemodialysis patients. *Int J Artif Organs* 1992;15(10):585–589.

48. Bommer J, Del Pozo E, Ritz E, et al. Improved sexual function in male hemodialysis patients on bromocriptine. *Lancet* 1979;2:496–497.

49. Lim VS, Henriquez C, Sievertsen G, et al. Ovarian function in chronic renal failure: evidence suggesting hypothalamic anovulation. *Ann Intern Med* 1980;93(1):21–27.

50. Hou S. Pregnancy in chronic renal insufficiency and end-stage renal disease. *Am J Kidney Dis* 1999;33(2):235–252.

51. Bagon J, Vernaeve H, De Muylder X, et al. Pregnancy and dialysis. *Am J Kidney Dis* 1998;31(5):756–765.

52. Chao A-S, Huang J-Y, Lein R, et al. Pregnancy in women who undergo long-term dialysis. *Am J Obstet Gynecol* 2002;187:152–156.

53. Toma H, Tanabe K, Tokumoto T, et al. Pregnancy in women recieving renal dialysis or transplantation in Japan: a nationwide survey. *Nephrol Dial Transplant* 1999;14:1511–1516.

54. Okundaye I, Abrinko P, Hou S. Registry of pregnancy in dialysis patients. *Am J Kidney Dis* 1998;31(5):766–773.

55. Imbasciatti E, Gregorini G, Cabbidu G, et al. Pregnancy in CKD stages 3 to 5: fetal and meternal outcomes. *Am J Kidney Dis* 2007;49(6):753–762.

56. Chou C-Y, Ting I-W, Lin T-H, et al. Pregnancy in patients on chronic dialysis: a single center experience and combined analysis of reported results. *Eur J, Obstst and Gynecol and Repro Biol* 2008;136(2):165–170.

57. Haase M, Morgera S, Bamberg C, et al. A systematic approach to managing pregnant dialysis patients - the importance of an intensified hemofiltration protocol. *Nephrol Dial Transplant* 2005;20:2537–2542.

58. Tokgoz B, Utas C, Dogukan A, et al. Effects of long-term erythropoeitin therapy on the hypothalamo-pituitary-testicular axis in male CAPD patients. *Perit Dial Int* 2001;21(5):448–454.

59. Palmer BF. Sexual dysfunction in uremia. *J Am Soc Nephrol* 1999;10(6):1381–1388.

60. Turk S, Karalezli G, Tonbul HZ, et al. Erectile dysfunction and the effects of sildenafil treatent in patients on hemodialysis and continuous ambulatory peritoneal dialysis. *Nephrol Dial Transplant* 2001;16(9):1818–1822.

61. Chen J, Mabjeesh NJ, Greenstein A, et al. Clinical efficacy of sildenafil in patients on chronic dilaysis. *J Urol* 2001;165(3):819–821.

62. Orth DN, Kovacs WJ. The adrenal cortex. In: Wilson JD, Foster DW, Kronenberg HM, et al., eds. *Williams textbook of endocrinology*, 9th ed. Philadelphia, London, Toronto, Montreal, Sydney, Tokyo: WB Saunders, 1998:517–664.

第二十四章　终末期肾脏病的胃肠道并发症

George T. Fantry, Donna S. Hanes

终末期肾脏病(ESRD)患者的胃肠道症状十分普遍[1],在77%~79%的血液透析患者中可能出现[2,3]。在透析治疗广泛实行前,胃肠道并发症占尿毒症并发症的一大部分。尿毒症可引起整个胃肠道的病理和生理改变,导致上消化道和下消化道的功能紊乱[4,5],同时也可影响胰腺,导致一系列胃肠道症状主诉(表24.1)[2]。患者发生胃食管反流病(gastroesophageal reflux disease,GERD)、胃炎、消化道出血、胰腺炎、腹腔积液和便秘的频率增高,这些 ESRD 的胃肠道并发症对生活质量有负面影响[1],使发病率增加,甚至可引起死亡。本章对透析患者中常见胃肠道功能紊乱的病理生理、诊断和治疗进行回顾。

表 24.1　血液透析患者消化道症状发生率

症状	百分比(%)
恶心	74
呕吐	68
厌食	64
便秘	59
胃灼热	52
腹胀	51
腹痛	49
腹泻	25
吞咽困难	16

一、食管

上消化道症状(包括恶心、呕吐、胃灼热和上腹痛)在慢性肾衰竭患者中较普遍,除了透析相关的恶心和呕吐之外,潜在的食管源性因素有 GERD(或反流性食管炎)和食道运动障碍。

相当数量的研究提出肾衰竭和 GERD 或食管炎的潜在关联。一项针对 78 例 ESRD 患者的尸检发现中重度食管炎的发生率(36%)较高[6],然而,慢性肾衰竭血透患者的前瞻性研究发现食管炎的发病率明显较低,一项入选了 60 例患者的研究发现食管炎发病率仅为13%[7],其他入选 200 余例患者的研究显示食管炎发病率分别为 5.8%[8] 和 6.8%[9]。这些研究中内镜下食管炎的发病率较普通人群相当或略增高。

一项病例对照研究试图探寻 GERD 和 ESRD 的相关性,研究对 42 例存在 GERD 症状的 ESRD 患者进行内镜检查和 24 h pH 监测[10],这些患者中 GERD 的患病率非常高(81%),并与对照组相似,这提示肾衰竭患者的上消化道症状对于预测 GERD 的发生十分重要。

多因素分析显示持续性非卧床腹膜透析(CAPD)是 GERD 的危险因素,其他研究也得出了相似的结论。这可能是由于腹腔空间被透析液充满时腹内压力增大,对食管下括约肌产生压力所致。

研究报道 ESRD 患者食管裂孔疝发病率较高[2,12],它通过改变抗反流屏障和储存潜在的酸性反流物等病理生理机制参与了 GERD 的发生。研究发现慢性血透患者存在非特异性食管运动障碍[13-15]，然而其临床意义尚未阐明。

当胃灼热、反酸等食管症状存在时，可做出 GERD 的初步诊断，并应给予质子泵抑制剂等经验性的抑酸治疗，对治疗的反应性也可证明诊断的正确性。有持续症状的患者应做内窥镜检查，早期行内镜检查的指征为不明原因的恶心、呕吐或吞咽困难等警示性症状发生。

二、胃/十二指肠

消化不良症状在慢性肾衰竭患者中十分普遍，这引导我们探究可能存在的胃与十二指肠病理学机制，如胃炎、十二指肠炎和消化性溃疡。数 10 年前的研究发现致命性急性肾衰竭患者弥漫出血性胃炎和十二指肠炎发病率较高[16,17]，一项慢性血透患者的尸检报道其胃炎的发病率相似，但是病情较轻，近期的放射学和内镜研究证实了胃炎、胃黏膜糜烂、十二指肠炎和十二指肠糜烂等胃十二指肠损伤在慢性肾衰竭患者中的高发率，高达 60% ~ 74% 的患者有消化道疾病的内镜下或组织学证据[7,8,18-21]。幽门螺杆菌感染和胃炎之间有强相关性，然而内镜和组织学表现无明显相关性[18]。

ESRD 患者存在生理异常（例如，胰腺和十二指肠碳酸氢盐分泌减少、血清胃泌素水平增高），由此推测慢性肾衰竭与消化性溃疡有相关性。早期的一些小型研究使用诊断性放射学技术，显示慢性肾衰竭是消化性溃疡进展的危险因素，然而新近的针对长期血透患者的内镜学研究显示患者消化性溃疡的发病率与普通人群相当[4,9,22]。尿毒症患者消化性溃疡的临床和内镜下表现与肾功能正常人群存在差别，尿毒症患者更倾向于无症状[8]或症状分数较低[21]且易发生出血[23]，另外，尿毒症患者更易发生大溃疡或多发溃疡，以及幽门螺杆菌阴性和十二指肠球后溃疡[23,24]。

鉴于慢性肾衰竭患者消化不良发病率高，以及幽门螺杆菌作为胃炎和消化性溃疡进展的发病因子，许多研究提出 ESRD 患者存在幽门螺杆菌感染，大部分研究显示 ESRD 患者幽门螺杆菌感染的发生率与普通人群相似或者可能低于普通人群[25-30]。慢性肾衰竭患者的消化不良与幽门螺杆菌感染无关[20,31]，这与普通人群中幽门螺杆菌感染和功能性消化不良的关系不明类似。这些结果提示有其他因素可能参与了胃炎和消化不良的发生。

许多诊断性试验可用于发现幽门螺杆菌感染，包括组织学、快速尿素酶试验（rapid urease test，RUT）、幽门螺杆菌粪特异抗原（H. pylori stool-specific antigen，HpSA）和 ^{13}C 呼气试验。组织学检查是金标准，血透患者 RUT 和 HpSA 的诊断精确性较慢性肾衰竭和肾功能正常人群低，然而 ^{13}C 呼气试验的诊断精确性在血透患者中无明显变化[21]。以质子泵抑制剂为基础的三联疗法（奥美拉唑、阿莫西林、克拉霉素）治疗幽门螺杆菌感染的有效性在慢性肾衰竭血透者或 CAPD 患者中与肾功能正常人群相当[32,33]。

另外一个引起慢性肾衰竭透析患者频繁消化不良症状（例如，恶心、呕吐、腹胀、早饱和厌食等）的潜在因素是胃排空异常或延迟[31,34-37]，胃轻瘫是糖尿病（慢性肾衰竭需透析治疗的最常见病因）的常见并发症，尤其在合并其他脏器损伤（如慢性肾衰竭）时。除了糖尿病胃轻瘫，非透析患者胃排空也有明显延迟[37-40]，这些患者胃排空异常延迟的潜在因素包括神经病变，这与尿毒症直接相关，并可导致消化道激素的分泌改变从而影响胃排空。CAPD 患者消化道运动障碍性消化不良的发病率较血透患者高[31]，研究显示 CAPD 患者的腹腔被透析液充满时其胃排空延迟,而腹腔排空时胃排空正常,这提示腹内压力可能在其中发挥了重要作用,然而这尚存争议。慢性肾衰竭患者的胃排空延迟与幽门螺杆菌感染无关。

胃轻瘫引起的上消化道症状可对营养状况产生负面影响,且可能是透析患者营养不良的重要因素之一,血透患者胃排空延迟与营养状况生化指标(如白蛋白和前白蛋白)改变相关。另外,应用促动力药物(如红霉素或甲氧氯普胺)治疗非糖尿病透析患者胃轻瘫可显著改善胃排空和短期营养状况(以人血白蛋白评估)。

消化不良有不少治疗选择,质子泵抑制剂的经验性治疗可纳入考虑,另外可检测血清幽门螺杆菌抗体,若抗体阳性,可适当应用为期 2 周的以质子泵抑制剂为基础的三联疗法。对于持续消化不良的患者,应建议内镜检查,老年患者和存在呕吐、厌食和不明原因体重下降的患者应尽早随访内镜检查。当经验性治疗无效且诊断性食管胃十二指肠镜检(EGD)结果未明时,可考虑行胃排空试验评估胃轻瘫,从而可应用甲氧氯普胺等促动力药物治疗。

三、消化道出血

消化道出血是 ESRD 患者的常见并发症,占上消化道出血病因的 8%~12%。凝血功能异常可部分解释慢性肾衰竭患者出血及潜在的消化道病理机制。大部分研究显示消化性溃疡(胃溃疡或十二指肠溃疡)是慢性肾衰竭患者上消化道出血最常见的病因,占 30%~60%。ESRD 患者上消化道出血的危险因素包括心血管疾病、吸烟史和生活无法自理。

慢性肾衰竭和出血性上消化道血管发育异常的关系尚存争议,一些研究显示胃和十二指肠血管发育异常是慢性肾衰竭患者上消化道出血更常见的病因,占 13%~23%,然而这一结果尚未得到广泛认同。一项研究显示血管发育异常作为上消化道出血的病因与肾衰竭病程和是否需要透析相关。血管的损伤往往是多发的且可在小肠和结肠中发现,重复出血发生频率高,且在慢性肾衰竭患者中更易发生。除了急性消化道出血,出血性血管发育异常患者常常存在慢性消化道出血,表现为慢性贫血和粪隐血试验阳性。糜烂性食管炎和糜烂性胃炎也可能是慢性肾衰竭患者上消化道出血较常见的病因。

血管发育异常通常可由内镜(上消化道内镜和/或肠镜)检查做出临床诊断,由于血管损伤可能非常小且可隐藏在褶皱中,因此其诊断有时较困难。反复发作急性出血而内镜下诊断未明的患者应高度怀疑血管发育异常可能,对原因未明的慢性缺铁性贫血和粪隐血阳性患者同样应考虑此诊断。在这些人群中,小肠血管发育异常是出血最常见的病因,需行进一步肠镜检查和/或胶囊内镜检查。慢性肾衰竭是肠镜和胶囊内镜检查阳性的预测因子,当内镜诊断明确时,可应用接触探针或氩离子血浆凝固术等治疗血管损伤。

当血管损伤较弥漫、难以触及或未被查探到时,消化道血管发育异常的内镜治疗是无效的,另外,再出血也是内镜治疗后的一个重要临床问题,因此学者开展了应用雌激素和黄体酮治疗用于预防血管发育异常再出血的临床试验。雌激素用于出血性消化道毛细血管扩张的获益机制为减少出血时间和增加血管内皮细胞的排列紧密度,从而改善凝血状态。激素治疗研究产生了不同的结果,一项入选了 7 例慢性肾衰竭患者的非对照研究应用雌激素-黄体酮治疗出血性消化道毛细血管扩张,所有患者的出血症状得到控制,每月输血的需求量也减少了。在一项入选了 10 例患者的双盲、安慰剂对照交叉试验研究中,激素治疗使输血需求显著减少。然而,近期的一项入选了 72 例患者的多中心、随机、安慰剂、对照、双盲研究中,8例患者存在慢性肾衰竭,接受雌激素-黄体酮治疗的患者其出血时间或输血需求与对照组相比无显著差异。

表 24.2 透析患者胰腺疾病的潜在病因

酗酒
胆结石
甲状旁腺功能亢进
高钙血症
高三酰甘油血症
血管功能不全
药物毒性
利尿剂
抗生素
非甾体类抗炎药
肝素(一过性)
透析液
系统性红斑狼疮
多囊肾

四、胰腺

胰腺形态和分泌功能异常在ESRD患者中较常见,约70%的患者存在胰腺分泌功能异常,研究者提出十二指肠淀粉酶、脂肪酶、重碳酸氢盐和蛋白质水平降低是分泌刺激试验的反应,另外,慢性肾脏病患者的粪胰凝乳蛋白酶水平显著降低,这些胰腺分泌功能异常偶尔与胰腺超声表现相关。尸检研究发现胰腺疾病与全段甲状旁腺素(PTH)水平增高相关。这些异常是否是慢性胰腺炎的部分临床表现或代表尿毒症性胰腺病尚未明确。其他可引起透析患者胰腺病的可能原因包括高钙血症、高三酰甘油血症、血管功能不全及药物毒性[例如,长期使用利尿剂、抗生素和非甾体类抗炎药(NSAIDs)](表24.2)。

慢性肾脏病患者在不患胰腺炎时也经常表现出血清淀粉酶和脂肪酶水平增高,可能与肾脏清除减少相关,肾脏负责这些酶类总量20%的清除,肌酐清除率在50 ml/min以上时血清淀粉酶、脂肪酶和胰蛋白水平可保持正常,当肌酐清除率继续下降时这些酶类水平可升高2~3倍,这可能与慢性肾衰竭病程相关。总血清淀粉酶、胰淀粉酶和唾液淀粉酶同工酶水平增高,但是在临床上不常规监测同工酶。在无症状患者中血清淀粉酶很少超过500 IU/L,且不被透析影响。ESRD患者透析前血清脂肪酶活性增高,在血透后可进一步升高,这与透析中应用肝素产生的脂肪分解效应相关。CAPD腹膜炎患者同样存在血清和腹腔积液淀粉酶的轻度增高(达100 IU/L),然而类似胰腺炎或胆囊炎时的显著增高尚未发现。

ESRD患者较普通人群更易发生急性胰腺炎,一些研究报道肾衰竭患者中发病率为2.3%~6.4%,胰腺炎在酗酒、系统性红斑狼疮和多囊肾患者中发病率显著增高,它与胆道疾病、高脂血症或高钙血症无显著相关性,其死亡率为20%~50%。急性胰腺炎在CAPD和血透患者中发病率相当,透析液可表现为清澈、血性或浑浊。研究提出与糖吸收、透析液缓冲相关的代谢异常,高三酰甘油血症或透析液、口袋、管路中毒素的吸收等可增加透析患者发生胰腺炎的风险。

慢性胰腺炎可影响吸收功能,从而导致透析患者营养不良、维生素缺乏和慢性消耗。大于50%的ESRD患者存在胰腺炎的组织学证据,其中85%为慢性,其病理性改变包括钙化、纤维化、脓肿形成和含铁血黄素沉积。尽管ESRD患者中胰腺的慢性形态学改变和功能异常较常见,但临床重症慢性胰腺炎非常罕见,大部分患者表现为无症状,少数表现为吸收障碍,例如脂肪痢。

透析患者胰腺炎的诊断非常困难,透析患者由于尿毒症或透析治疗的原因常常发生腹部不适、恶心和呕吐,非特异的血清淀粉酶和脂肪酶升高较常见,因此高淀粉酶血症的分析需谨慎。当指标达到正常值3倍时临床医生需高度怀疑胰腺炎的诊断,腹部CT在证实胰腺炎及倾向于胰腺炎诊断的胰腺周围异常时会有帮助。早期诊断和治疗可延缓疾病进展或减轻疾病。急性胰腺炎多比较严重,透析患者的预后较普通人群差。根据Ranson标准,达到3项或更多标准(包括肾功能不全)的患者其死亡率达70%,而无肾病患者仅为11%。肾脏病患者胰腺脓肿、假性囊肿和坏死等并发症的发生率与普通人群相当,然而透析患者全身并发症(如心、肺并发症,败血症)的发生率为普通人群的2倍。治疗方法与非透析患者相似,包括肠道休息、规律透析以维持容量平衡及缓解疼痛。疼痛治疗中应避免应用哌替啶,因其会降低ESRD患者癫痫发作的阈值。

五、肾性腹腔积液

肾性腹腔积液(nephrogenic ascites,NA)或特发性透析性腹腔积液(idiopathic dialysis ascites,IDA)在透析患者中不常见,但是患者死亡的重要因素,被定义为慢性血透患者发生的大量难治性腹腔积液,且排除其他引起腹腔积液的原因。在透析容量控制及营养改善后,其发病率似有降低,且与透析中心相关。大部分患者表现为持续性容量超负荷、动脉性高血压、透析间期体重增长过多、肢体远端水肿、恶病质及透析相关低血压史。NA常常与甲状旁腺功能亢进、低白蛋白血症和尿毒症相关,男性多发,且与年龄、种族无关。NA患者预后极差,1年死亡率大于30%(表24.3)。

NA的病理生理较复杂,可能是多因素的,且尚未阐明。许多患者曾行CAPD治疗,提示其存在持续腹膜功能异常,然而此综合征在透析前也有发生。腹腔积液可存在于透析前18个月,持续至透析开始后5年。腹腔积液的特性提示其潜在病理机制为腹膜通透性与吸收功能受损(由于腹膜淋巴系统阻塞,肝静脉压无显著升高)之间的平衡发生改变。

表 24.3　肾性腹腔积液的病因和特征

可能的病因
持续性高容量负荷
淋巴回流障碍
肝静脉静水压增高
腹膜通透性增高
诱因
透析液
尿毒症毒素
甲状旁腺功能亢进
低白蛋白血症
循环免疫复合物
含铁血黄素沉积
肾素-血管紧张素系统激活
临床特征
非肝源性、肿瘤源性或感染性的难治腹腔积液
动脉高压
透析间期体重增加过多
远端肢体水肿
恶病质
透析低血压史
渗出性腹腔积液

获允摘自:Hammond TC, et al. Nephrogenic ascites: a poorly understood syndrome. *J Am Soc Nephrol*,1994;5:1173-1177。

腹腔积液是稻草色的渗出液,总蛋白水平大于3 g/dl,人血白蛋白/腹腔积液白蛋白比值小于0.9。因此NA必须与胰腺炎、恶性肿瘤和结核性腹膜炎鉴别。学者提出腹膜通透性改变是由于透析膜、透析液、循环免疫复合物、铁质沉积、钠通道异常或肾素-血管紧张素系统激活等因素。腹膜的组织学检查显示特异性的慢性炎症、纤维化及间质细胞增生。

NA的诊断是一个排他性诊断。腹腔积液的检测对于确定其是否为渗出性十分重要,诊断性穿刺对于明确蛋白含量和排除感染或肿瘤起到了关键作用,超声或 CT 可帮助显示肝脏结构,而腹腔镜检查及活检可明确诊断。

NA 的治疗方法较多,包括严格容量控制、持续数周的每日血透、频繁的穿刺和蛋白质营养的优化,其他治疗措施治疗效果不同且不理想。NA 可能对腹腔积液回输、腹腔静脉分流、CAPD、双侧肾切除、腹腔内应用糖皮质激素和血管紧张素转换酶(ACE)抑制剂等治疗起反应[78,83,88-91]。然而肾移植始终是治疗效果明确,可带来最大的治愈希望。在移植物发挥功能 6 周之内腹腔积液可完全缓解,但移植物失功后腹腔积液可复发[92,93]。以上治疗方法可逆转恶病质和营养不良病程、改善生活质量和预后。

六、便秘

功能性便秘包括肠蠕动频率降低(每周少于 3 次排便或排便需经常用力)、肠道排空不完全、过硬的粪便及需手工助排便。普通人群中便秘的发生率随年龄增长而增高,大于 25% 的 65 岁以上人群受累[94,95]。约 63% 的血透患者存在便秘,可能由于相关并发症、营养不良、肠道运输时间增加或药物因素(表 24.4)[96],CAPD 患者便秘发生率为 29%,且与年龄相关[97],有较好的代谢功能、血钾控制及饮食中纤维摄入较多的患者其便秘发生率较低。大部分患者认为便秘十分恼人,甚至可能影响生活质量,而更罕见的是,严重而顽固的便秘可导致结肠穿孔而引起死亡。

表 24.4 透析患者便秘的常见相关因素

药物	神经系统功能紊乱
止痛药	自主神经病
抗胆碱能药	糖尿病性肠病
抗抑郁药	小肠假性梗阻
抗胆碱能药	**代谢性疾病**
5-羟色胺拮抗剂	高钙血症
安眠药	低钙血症
降压药	甲状旁腺功能减退
钙通道拮抗剂	**营养性因素**
含钙药物	营养不良
铁剂	脱水
含铝结合剂	饮食纤维摄入不足
乙酸钙	高钾血症
碳酸钙	**运动量减少**
阿片类药物	

尿毒症患者若存在慢性便秘、腹痛和腹胀,则需评估结肠假性梗阻,这与 50% 的结肠穿孔相关,尤其当肠壁直径扩张超过 12 cm 时[98],早期内径或手术减压可使其得到完全恢复。氢氧化铝结合剂与 78% 的病例相关,其他包括药物和自发性神经病变[99]。腹部平片可用于证实临床诊断,CT 扫描或结肠镜可排除机械性梗阻的潜在病因。由于粪性溃疡和肠道穿孔并不少见,因此 ESRD 发生此病应考虑抗酸剂的影响,许多患者摄入大量抗酸剂用于控制消

化不良和磷摄入[100]。

便秘患者的初始评估需包括仔细的病史询问和体格检查,重点是肠道运动的近期变化和药物使用,如果无线索可寻,则行影像学检查排除肿瘤、巨结肠和狭窄等可能会有帮助。如果这些检查结果均正常,则需考虑关于肠道运输时间延长及盆腔功能障碍的评估,并请消化科医生会诊。

由于尿毒症患者发生憩室炎和穿孔的风险较普通人群高,因此早期积极地治疗便秘十分重要[101]。这在多囊肾患者中尤其值得重视,约80%的患者存在憩室炎,而其他肾脏病患者的发生率仅49%[102]。透析患者的初始治疗方法可考虑增加纤维素的摄入、增加运动量和避免容量缺乏,使用需随访药物以减少与便秘相关药物的使用。可考虑应用含亚麻籽或聚乙烯二醇的容积型轻泻药以增加粪便量[103]。含多库酯钠的粪便软化剂可促进水分进入粪便,但并不是非常有效。含镁的高渗性泻药可导致尿毒症患者高镁血症,属禁忌药物。长期使用铝结合剂可使便秘、肾性骨营养不良和尿毒症脑病恶化。长期使用肠壁刺激剂(如比沙可啶)可导致低钾血症和蛋白质营养不良,此类药物应限制为短期应用。乳果糖、山梨糖和聚乙烯对透析患者有好处,可偶尔应用于顽固性便秘。对于严重的内科保守治疗无效的便秘,需考虑外科手术治疗。

(张敏芳　译)

参 考 文 献

1. Strid H, et al. The prevalence of gastrointestinal symptoms in chronic renal failure is increased and associated with impaired psychological general well being. *Nephrol Dial Transplant* 2002;17:1434–1439.

2. Farsakh NA, et al. Brief report: evaluation of the upper gastrointestinal tract in uraemic patients undergoing hemodialysis. *Nephrol Dial Transplant* 1996;11:847–850.

3. Hammer J, et al. Chronic gastrointestinal symptoms in hemodialysis patients. *Wien Klin Wochenschr* 1998;110:287–291.

4. Kahvecioglu S, et al. High prevalence of irritable bowel syndrome and upper gastrointestinal symptoms in patients with chronic renal failure. *J Nephrol* 2005;18:61–66.

5. Cano AE, et al. Gastrointestinal symptoms in patients with end-stage renal disease undergoing treatment by hemodialysis or peritoneal dialysis. *Am J Gastroenterol* 2007;102:1990–1997.

6. Vaziri ND, et al. Pathology of gastrointestinal tract in chronic hemodialysis patients: an autopsy study of 78 cases. *Am J Gastroenterol* 1985;80:608–611.

7. Andriulli A, et al. Patients with chronic renal failure are not at risk of developing chronic peptic ulcers. *Clin Nephrol* 1985;23:245–248.

8. Sotoudehmanesh R, et al. Endoscopic findings in end-stage renal disease. *Endoscopy* 2003;35:502–505.

9. Margolis DM, et al. Upper gastrointestinal disease in chronic renal failure: a prospective evaluation. *Arch Intern Med* 1978;138:1214–1217.

10. Cekin AH, et al. Gastroesophageal reflux disease in chronic renal failure patients with upper GI symptoms: multivariate analysis of pathogenic factors. *Am J Gastroenterol* 2002;97:1352–1356.

11. Kim MJ, et al. Gastroesophageal reflux disease in CAPD patients. *Adv Perit Dial* 1998;14:98–101.

12. Fernandez M, et al. High incidence of hiatal hernia in patients with end-stage renal disease. *Clin Nephrol* 1996;46:218.

13. Francos GC, et al. Disorders of oesophageal motility in chronic haemodialysis patients. *Lancet* 1984;1:219.

14. Siamopoulos KC, et al. Esophageal dysfunction in chronic hemodialysis patients. *Nephron* 1990;55:389–393.

15. Dogan I, et al. Esophageal motor dysfunction in chronic renal failure. *Nephron* 1996;72:346–347.

16. Jaffe RN, et al. Changes of the digestive tract in uremia: a pathologic anatomic study. *Arch Intern Med* 1934;53:851–864.

17. Mason EE. Gastrointestinal lesions occurring in uremia. *Ann Intern Med* 1952;37:95–105.

18. Moustafa FE, et al. Helicobacter pylori and uremic gastritis: a histopathologic study and correlation with endoscopic and bacteriologic findings. *Am J Nephrol* 1997;17:165–171.

19. Fabbian F, et al. Esophagogastroduodenoscopy in chronic hemodialysis patients: 2-year clinical experience in a renal unit. *Clin Nephrol* 2002;58:54–59.

20. Al-Mueilo SH. Gastroduodenal lesions and Helicobacter pylori infection in hemodialysis patients. *Saudi Med J* 2004;25:1010–1014.

21. Nardone G, et al. Gastroduodenal lesions and Helicobacter pylori infection in dyspeptic patients with and without chronic renal failure. *Helicobacter* 2005;10:53–58.

22. Kang JY, et al. Prevalence of peptic ulcer in patients undergoing maintenance hemodialysis. *Dig Dis Sci* 1988;33:774–778.

23. Troskot B, et al. Giant peptic ulcers in patients undergoing maintenance hemodialysis. *Acta Med Croatica* 1995;49:59–64.

24. Kang JY, et al. Peptic ulcer and gastritis in uraemia, with particular reference to the effect of Helicobacter pylori infection. *J Gastroenterol Hepatol* 1999;14:771–778.

25. Ozgur O, et al. Helicobacter pylori infection in haemodialysis patients and renal transplant recipients. *Nephrol Dial Transplant* 1997;12:289–291.

26. Gladziwa U, et al. Prevalence of Helicobacter pylori in patients with chronic renal failure. *Nephrol Dial Transplant* 1993;8:301–306.

27. Davenport A, et al. Prevalence of Helicobacter pylori in patients with end-stage renal failure and renal transplant recipients. *Nephron* 1991; 59:597–601.

28. Jaspersen D, et al. Significantly lower prevalence of Helicobacter pylori in uremic patients than in patients with normal renal function. *J Gastrenterol* 1995;30:585–588.

29. Krawczyk W, et al. Frequency of Helicobacter pylori infection in uremic hemodialyzed patients with antral gastritis. *Nephron* 1996; 74:621–622.

30. Ala-Kaila K, et al. Gastric Helicobacter and upper gastrointestinal symptoms in chronic renal failure. *Ann Med* 1991;23:403–406.

31. Schoonjans R, et al. Dyspepsia and gastroparesis in chronic renal failure: the role of Helicobacter pylori. *Clin Nephrol* 2002;57:201–207.

32. Mak SK, et al. Efficacy of a 1-week course of proton-pump inhibitor-based triple therapy for eradicating Helicobacter pylori in patients with and without chronic renal failure. *Am J Kidney Dis* 2002;40:576–581.

33. Suleymanlar I, et al. Response to triple treatment with omeprazole, amoxicillin, and clarithromycin for Helicobacter pylori infections in continuous ambulatory peritoneal dialysis patients. *Adv Perit Dial* 1999;15:79–81.

34. Van Vlem B, et al. Delayed gastric emptying in dyspeptic chronic hemodialysis patients. *Am J Kidney Dis* 2000;36:962–968.

35. Hirako M, et al. Impaired gastric motility and its relationship to gastrointestinal symptoms in patients with chronic renal failure. *J Gastroenterol* 2005;40:1116–1122.

36. Guz G, et al. Gastric emptying in patients on renal replacement therapy. *Ren Fail* 2004;26:619–624.

37. Van Vlem B, et al. Dyspepsia and gastric emptying in chronic renal failure patients. *Clin Nephrol* 2001;56:302–307.

38. De Schoenmakere G, et al. Relationship between gastric emptying and clinical and biochemical factors in chronic hemodialysis patients. *Nephrol Dial Transplant* 2001;16:1850–1855.

39. Ross EA, et al. Improved nutrition after the detection and treatment of occult gastroparesis in nondiabetic dialysis patients. *Am J Kidney Dis* 1998;31:62–66.

40. Strid H, et al. Delay in gastric emptying in patients with chronic renal failure. *Scand J Gastroenterol* 2004;39:516–520.

41. Schoonjans R, et al. Gastric emptying of solids in cirrhotic and peritoneal dialysis patients: influence of peritoneal volume load. *Eur J Gastroenterol Hepatol* 2002;14:395–398.

42. Hubalewska A, et al. Evaluation of gastric emptying in patients with chronic renal failure on continuous ambulatory peritoneal dialysis using 99 m Tc-solid meal. *Nucl Med Rev Cent East Eur* 2004; 7:27–30.

43. Kao CH, et al. Delayed gastric emptying and Helicobacter pylori infection in patients with chronic renal failure. *Eur J Nucl Med* 1995; 22:1282–1285.

44. Chalasani N, et al. Upper gastrointestinal bleeding in patients with chronic renal failure: role of vascular ectasia. *Am J Gastroenterol* 1996; 91:2329–2332.

45. Zuckerman GR, et al. Upper gastrointestinal bleeding in patients with chronic renal failure. *Ann Intern Med* 1985;102:588–592.

46. Tsai C, et al. Investigation of upper gastrointestinal hemorrhage in chronic renal failure. *J Clin Gastroenterol* 1996;22:2–5.

47. Wasse H, et al. Risk factors for upper gastrointestinal bleeding among end-stage renal disease patients. *Kidney Int* 2003;64:1455–1461.

48. Clouse RE, et al. Angiodysplasia as a cause of upper gastrointestinal bleeding. *Arch Intern Med* 1985;145:458–461.

49. Navab F, et al. Angiodysplasia in patients with renal insufficiency. *Am J Gastroenterol* 1989;84:1297–1301.

50. Cappell MS, et al. Changing epidemiology of gastrointestinal angiodysplasia with increasing recognition of clinically milder cases: angiodysplasia tend to produce mild chronic gastrointestinal bleeding in a study of 47 consecutive patients admitted from 1980–1989. *Am J Gastroenterol* 1992;87:201–206.

51. Alvarez L, et al. Investigation of gastrointestinal bleeding in patients with end-stage renal disease. *Am J Gastroenterol* 1993;88:30–33.

52. Marcuard SP, et al. Gastrointestinal angiodysplasia in renal failure. *J Clin Gastroenterol* 1988;10:482–484.

53. Bronner MH, et al. Estrogen-progesterone therapy for bleeding gastrointestinal telangiectasias in chronic renal failure. *Ann Intern Med* 1986;105:371–374.

54. Lepere C, et al. Predictive factors of positive findings in patients explored by push enteroscopy for unexplained GI bleeding. *Gastrointest Endosc* 2005;61:709–714.

55. Karagiannis S, et al. Wireless capsule endoscopy in the investigation of patients with chronic renal failure and obscure gastrointestinal bleeding (preliminary data). *World J Gastroenterol* 2006;12:5182–5185.

56. Stefanidis I, et al. Gastric antral vascular ectasia (watermelon stomach) in patients with ESRD. *Am J Kidney Dis* 2006;47:77–82.

57. Tomori K, et al. Gastric angiodysplasia in patients undergoing maintenance dialysis. *Adv Perit Dial* 2003;19:136–142.

58. Van Cutsem E, et al. Treatment of bleeding gastrointestinal vascular malformations with oestrogen-progesterone. *Lancet* 1990;335: 953–955.

59. Junquera F, et al. A multicenter, randomized, clinical trial of hormonal therapy in the prevention of rebleeding from gastrointestinal angiodysplasia. *Gastroenterology* 2001;121:1073–1079.

60. Bartos B, et al. The function of the exocrine pancreas in chronic renal disease. *Digestion* 1970;3:33–37.

61. Sachs EF, et al. Pancreatic exocrine hypofunction in the wasting syndrome of end-stage renal disease. *Am J Gastroenterol* 1983;78: 170–176.

62. Ventrucci M, et al. Alterations of exocrine pancreas in end-stage renal disease: do they reflect a clinically relevant uremic pancreatopathy? *Dig Dis Sci* 1995;40:2576–2581.

63. Avram RM, et al. Pancreatic disease in uremia and parathyroid hormone excess. *Nephron* 1982;32:60–62.

64. Collen MJ, et al. Serum amylase in patients with renal insufficiency and renal failure. *Am J Gastroenterol* 1990;85:1377–1380.

65. Bardella MT, et al. Serum amylase and isoamylase in chronic renal failure. *Int J Artif Organs* 1987;10:259–262.

66. Tsianos EV, et al. The value of alpha-amylase and isoamylase determination in chronic renal failure patients. *Int J Pancreatol* 1994; 15:105–111.

67. Vaziri ND, et al. Pancreatic enzymes in patients with end-stage renal disease maintained on hemodialysis. *Am J Gastroenerol* 1988; 83:410–412.

68. Caruna RJ, et al. Serum and peritoneal fluid amylase levels in CAPD: normal values and clinical usefulness. *Am J Nephrol* 1987;7:169–172.

69. Padilla B, et al. Pancreatitis in patients with end-stage renal disease. *Medicine* 1994;73:8–20.

70. Quaraishi ER, Goel S, Gupta M, et al. Acute pancreatitis in patients on chronic peritoneal dialysis: an increased risk? *Am J Gastroenterol* 2005;100:2288–2293.

71. Pannekeet MM, et al. Acute pancreatitis during CAPD in the Netherlands. *Nephrol Dial Transplant* 1993;8:1376–1381.

72. Bruno MJ, et al. Acute pancreatitis in peritoneal dialysis and hemodialysis: risk, clinical course, outcome and possible aetiology. *Gut* 2000;46:385–389.

73. Caruana RJ, et al. Pancreatitis: an important cause of abdominal symptoms in patients on peritoneal dialysis. *Am J Kidney Dis* 1986; 7:135–140.

74. Araki T, et al. Histologic pancreatitis in end-stage renal disease. *Int J Pancreatol* 1992;12:263–269.

75. Joglar FM, et al. Outcome of pancreatitis in CAPD and HD patients. *Perit Dial Int* 1995;15:264–266.

76. Pitchumoni CS, et al. Acute pancreatitis in chronic renal failure. *Am J Gastroenterol* 1996;91:2477–2482.

77. Gluck Z, et al. Ascites associated with end-stage renal disease. *Am J Kidney Dis* 1987;10:9–18.

78. Singh S, et al. Ascites in patients on maintenance hemodialysis. *Nephron* 1974;12:114–120.

79. Mauk PM, et al. Diagnosis and course of nephrogenic ascites. *Arch Intern Med* 1988;148:1577–1579.

80. Hammond TC, et al. Nephrogenic ascites: a poorly understood syndrome. *J Am Soc Nephrol* 1994;5:1173–1177.

81. Nasr EM, Joubran NI. Is nephrogenic ascites related to secondary hyperparathyroidism? *Am J Kidney Dis* 2001;37:E16.

82. Nasr EM, et al. Is nephrogenic ascites related to secondary hyperparathyroidism? *Am J Kidney Dis* 2001;37:E16.

83. Han SH, et al. Nephrogenic ascites: analysis of 16 cases and review of the literature. *Medicine* 1998;77:233–245.

84. Tannenberg AM. Ascites in dialysis patients. In: Nissenson AR, et al, eds. *Dialysis therapy*, Philadelphia: Hanley & Belfus, 1993:299–301.

85. Gotloib L, et al. Ascites in patients undergoing maintenance hemodialysis. *Am J Med* 1976;61:465–470.

86. Twardowski ZJ, et al. Circulating immune complexes: possible toxins responsible for serositis (pericarditis, pleuritis, peritonitis) in renal failure. *Nephron* 1983;35:190–195.

87. Besbas N, et al. Peritoneal hemosiderosis in pediatric patients with nephrogenic ascites. *Nephron* 1992;62:292–295.

88. Rubin J, et al. Continuous ambulatory peritoneal dialysis: treatment of dialysis-related ascites. *Arch Intern Med* 1981;14:1093–1095.

89. Roy-Chaudhury P, et al. ACE inhibitors in the management of hemodialysis ascites. *Nephrol Dial Transplant* 1994;9:1695–1696.

90. Gunal AI, Karaca I, Celiker H, et al. Strict volume control in the treatment of nephrogenic ascites. *Nephrol Dial Transplant* 2002;17:1248–1251.

91. Buselmeier TJ, et al. Local steroid treatment of intractable ascites in dialysis patients. *Proc Clin Dial Transplant Forum* 1975;5:9–11.

92. Markov M, Theil DH, Nadir A. Ascites and kidney transplantation: case report and critical appraisal of the literature. *Dig Dis Sci* 2007; 52(12):3383–3388, Epub ahead of print.

93. Melero M, et al. Idiopathic dialysis ascites in the nineties: resolution after renal transplantation. *Am J Kidney Dis* 1995;26:668–670.

94. Murtagh FE, Addington-Hall J, Higginson IJ. The prevalence of symptoms in end stage renal disease: a systematic review. *Adv Chronic Kidney Dis* 2007;14:82–99.

95. Talley NJ, et al. Prevalence of gastrointestinal symptoms in the elderly: a population-based study. *Gastroenterology* 1992;102:895.

96. Wu MJ, Chang CS, Cheng CH, et al. Colonic transit time in long-term dialysis patients. *Am J Kidney Dis* 2004;44:322–327.

97. Yasuda G, et al. Prevalence of constipation in continuous ambulatory peritoneal dialysis patients and comparison with hemodialysis patients. *Am J Kidney Dis* 2002;39:1292–1299.

98. Nanni G, et al. Ogilvie's syndrome (acute colonic pseudo-obstruction). *Dis Colon Rectum* 1982;132:66–69.

99. Adams DL, et al. Lower gastrointestinal tract dysfunction in patients receiving long-term hemodialysis. *Arch Intern Med* 1982;142:303–306.

100. Welch JP, et al. Management of antacid impactions in hemodialysis and renal transplant patients. *Am J Surg* 1980;139:561–568.

101. Flynn CT, et al. Renal failure and angiodysplasia of the colon. *Ann Intern Med* 1985;103:154–157.

102. Scheff RJ, et al. Diverticular disease in patients with chronic renal failure due to polycystic kidney disease. *Ann Intern Med* 1980;28:202–206.

103. Mimidis K, Mourvati E, Kaliontzidou M, et al. Efficacy of polyethylene glycol in constipated CAPD patients. *Perit Dial Int* 2005;25:601–603.

第二十五章　肾性骨营养不良

Wajeh Y. Qunibi

在慢性肾脏病(CKD)病程中矿物质和骨代谢紊乱较常见且发生早,随肾功能下降而恶化,多种治疗干预措施(例如维生素 D 的应用)可对它产生影响。当达到 CKD 5 期时(尤其需肾脏替代治疗时),几乎所有患者存在显著骨损伤。肾性骨营养不良(renal osteodystrophy,ROD)是一个用于描述 CKD 患者骨组织形态学异常的非特异性术语,这些异常可导致一系列临床并发症且可能与死亡风险增高相关。治疗措施可改善骨损伤,但可能诱导骨损伤类型转换。在这一章中,我们将讨论 CKD 患者多种骨损伤的发病机制、临床表现和诊断,简要介绍目前的治疗手段,另外也将简单讨论移植术后的骨营养不良。

一、终末期肾脏病患者骨病谱

在过去 20 年中,骨损伤的类型和发病率发生了变化,主要是由于患者的人口学资料和治疗措施发生了改变。在透析治疗刚起步时,含铝的磷结合剂在所有类型磷结合剂中占主导地位,维生素 D 尚未常规应用,透析患者年龄较小,糖尿病发病率较低,肾移植术不经常施行。大多关于透析患者血浆甲状旁腺素(PTH)水平和骨组织学的临床研究发表于 20 世纪 80 年代和 90 年代早期,这些研究的结果反映了那个时期透析人群的治疗措施和人口学变化的影响,此外,几乎所有研究都采用了 Nochol's Institute Diagnostics 公司的第一代 PTH 免疫测定试剂盒。

到了新世纪,人们把治疗目标转向对继发性甲状旁腺功能亢进(secondary hyperparathyroidism,SHPT)的控制,因此维生素 D 类似物静脉冲击被应用于治疗血透患者 SHPT 相关的骨损伤,最近,西纳卡塞成为治疗此类患者的新武器。含钙的磷结合剂(calcium-based phosphate binders,CBPB)替代了含铝的磷结合剂,最近还出现了不含钙的结合剂(例如司维拉姆和碳酸镧)。最后,我们还需关注越来越大龄化的透析人群:半数透析患者的年龄为 65 岁或以上,大约 50% 患有糖尿病,1/3 的糖尿病患者为非裔美洲人。

不幸的是,罕有研究评估这些人口学和治疗措施的改变对 CKD 患者骨组织学的影响,然而在一篇论文中,Sherrard 等报道了其透析项目中 259 例患者的骨活检研究[1],结果显示"再生障碍性骨损伤"发病率增高,尤其在腹膜透析患者中,66% 的患者存在低转运性骨损伤,而 62% 的血液透析患者存在 SHPT 高转运性骨损伤,铝相关性骨软化发病率较以前有所降低,主要是由于含铝磷结合剂的应用显著减少,骨病的疾病谱与先前的报道存在明显差异。血液透析患者纤维性骨炎和无动力性骨病(adynamic bone disease,ABD)的发病率相似(图 25.1),但不含钙的磷结合剂和西纳卡塞的频繁应用会引起骨损伤组织学的改变。此外,KDOQI 指南推荐的较高 PTH 达标水平也可导致纤维性骨炎损伤的再现。

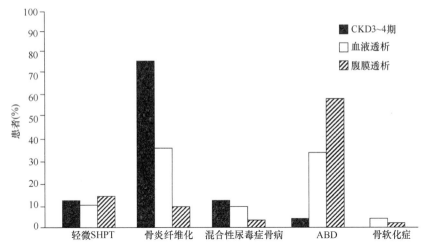

图 25.1 血液透析、腹膜透析和慢性肾脏病（CKD）患者相关疾病发病率。ABD,非透析患者的代谢性骨病；SHPT,继发性甲旁亢

二、肾性骨营养不良的病理生理学

高转运性骨病

继发性甲状旁腺功能亢进

图 25.2A 显示了正常的骨组织学表现。经典肾性骨病的组织病理学类型是纤维性骨炎,主要由 SHPT 引起(表 25.1 和图 25.2B),它在肾衰竭早期[肾小球滤过率小于 60 ml/(min·1.73m²)] 便可发生,是对引发和维持高 PTH 分泌的一系列异常的反应[2]。纤维性骨炎的标志为骨髓纤维化和骨重塑增加,以及骨形成率增加,其特征为前骨质增加、成骨细胞数量增加,同时破骨细胞数量和活性增加引起骨组织再吸收增加。许多组织学特征的出现是对高 PTH 水平的反应,局部细胞因子的作用和低骨化三醇水平可引起 PTH 增高。这些组织学改变发展至何种程度通常与 PTH 水平和病程长短相一致。在前面提到的一项研究中[1],Sherrard 等报道在 259 例患者中,45 例存在中度甲旁亢而 57 例存在重度甲旁亢,较严重的患者其肾衰竭病程也较长。

20 多年前人们发现 PTH 的分泌主要由一种

表 25.1 肾性骨病"肾性骨营养不良"的组织病理学分类

高转运性骨病
轻度继发性甲状旁腺功能亢进
纤维性骨炎
混合型骨病
低转运性骨病
铝中毒性骨软化
骨软化
无动力性骨病
其他
透析相关性淀粉样变

膜受体调控,它对血清游离钙水平的微小变化产生反应[7],这个钙敏感受体(calcium-sensing receptor,CaR)是甲状旁腺主细胞上 G 蛋白偶联膜受体家族的一员。CaR 以甲

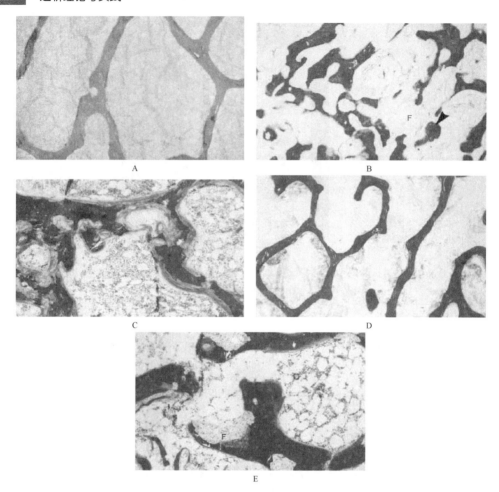

图 25.2　A. 正常骨。骨小梁由板层骨构成并连接成网,正常造血细胞和间充质细胞充满骨髓腔。在更高放大倍率下(未显示),衬细胞、成骨细胞和破骨细胞等数量正常。B. 纤维性骨炎:可见显著小梁旁纤维化(F),是此病的特征性表现。大量重吸收腔隙显示骨组织重塑率增高,导致骨小梁呈扇形、小梁连接缺失及骨岛出现。更高放大倍率下,可见更多成骨细胞和破骨细胞,类骨质数量提示骨组织形成增加。C. 骨软化。D. 无动力性骨病。E. 混合型骨病

状旁腺细胞作为钙离子电极,感受并对细胞外钙离子水平的微小变化产生反应,对血清游离钙变化的反应是迅速的。CaR 在基因转录和/或转录后水平上抑制 PTH 基因表达,提示 CaR 可抑制甲状旁腺细胞增殖。CaR 的发现和克隆引起了人们对钙离子调控 PTH 分泌的重要作用的关注,低血钙通过使 CaR 失活来刺激 PTH 分泌,而高血钙激活 CaR 从而抑制 PTH 分泌。Kovacs 等报道 CaR 敲除大鼠会发生严重甲状旁腺增生和甲旁亢,尽管其 $1,25(OH)_2D_3$ 水平显著增高;相反,有研究显示维生素 D 受体(vitamin D receptor,VDR)敲除大鼠表现出甲旁亢,但可被钙剂的应用和血清钙水平恢复正常值所逆转。综上,这些研究显示钙在调控 PTH 方面比维生素 D 更重要,因此 CaR 成为治疗干预的合理目标,治疗药物包括:模拟钙离子作用于 PTH 分泌的药物(Ⅰ类拟钙剂);诱导 CaR 结构变化,从而增加其对细胞外钙离子浓度敏感性的药物(Ⅱ类拟钙剂)。实验室研究提示这些药物甚至可在 CaR 水平病理性降低的情况下在人类甲状旁腺细胞

中抑制 PTH 分泌,此外它们可治疗甲状旁腺增生。拟钙剂目前已在一些临床试验中应用于 ESRD 患者 SHPT 的治疗。

离子钙的作用

众所周知,PTH 水平在一日内会发生波动,主要是由于血清游离钙的变化调节了 PTH 的分泌,因此 CKD 患者游离钙浓度维持在正常范围主要是由于 PTH 调控了骨钙的转移。在 CKD 病程中,血清总钙水平往往会降低,这是由于以下一些原因:磷潴留、1,25(OH)$_2$D$_3$ 水平降低及骨对 PTH 升钙活性的抵抗。CKD 患者低钙血症相对不常见,可能在 SHPT 进展中也无关紧要,然而当其发生并持续存在时,它可增强 PTH 前基因转录并最终刺激甲状旁腺增生的进展。在这些情况下,低钙血症与磷潴留和低骨化三醇相关,磷潴留可导致软组织中钙沉积,通过增加骨对 PTH 活性的抵抗降低骨钙外流,抑制 1-α 羟化酶,引起骨化三醇水平进一步下降和小肠中钙吸收下降。

已证实一些因素参与刺激 CKD 甲状旁腺(parathyroid gland,PTG)功能过度活跃(图 25.3),包括血清离子钙降低、磷潴留、血浆 1,25(OH)$_2$D$_3$ 水平降低及骨组织对 PTH 升钙活性的抵抗。

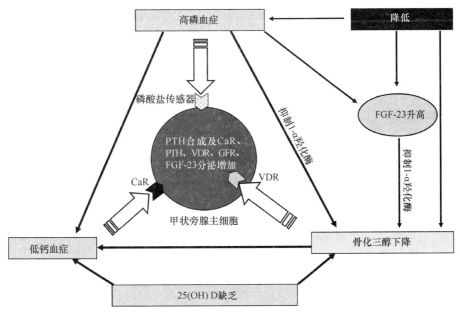

图 25.3　慢性肾脏病(CKD)继发性甲状旁腺功能亢进的发病机制。CaR,钙敏感受体;PTH,甲状旁腺激素;VDR,维生素 D 受体;GFR,肾小球滤过率;FGF-23,成纤维细胞生长因子 23

磷潴留的作用

尽管高磷血症到 CKD 4 期时才有明显表现,但随着肾小球滤过率(GFR)下降会出现磷滤过和排出减少,从而发生磷潴留趋势。当 GFR 下降至低于 60 ml/(min·1.73m^2)时,血清 PTH 水平会明显增高,此时常规实验室检查尚无法检测出高磷血症、1,25(OH)$_2$D$_3$ 水平降低及低钙血症。为了解释这一现象,人们首先提出假设:GFR 降低导致血磷潴留,引起一过性高磷血症,它使血游离钙水平降低,从而促进 PTH 分泌增加。血清高 PTH 水平的主要作用是使血钙水平恢复正常范围,为了达到这一目标,PTH 通过减少近端小管重吸收磷来增加肾脏磷排泄,此外,PTH 可使骨钙发生转运,刺激肾脏产生骨化三醇,从而增加小肠钙吸收,因此,以 PTH 增高为代价使血磷和血钙维持在正常范围,从而达到一个新的稳态。随着 GFR 降低,这种"矫枉失衡"现象将持续,直到发生严重 SHPT 为止,因此磷潴留在 SHPT 进展过程中起到了重要作用。关于这一方面,一些研究发现高磷饮食可导致甲状旁腺增生,此外,与 GFR 下降水平相应的饮食磷摄入限制可有效抑制初始 PTH 分泌增加和甲状旁腺增生的进展。磷潴留参与 SHPT 的发病机制包括间接效应和直接效应两方面。除了一过性高磷血症使血清游离钙相应降低,磷潴留亦可抑制肾脏 1-α 羟化酶活性,从而可使骨化三醇合成减少。此外,研究已证实磷可直接抑制 PTH 的合成和分泌,独立于其对于血清游离钙和骨化三醇的作用,这一效应是转录后水平的,提示 PTH mRNA 的稳定性可能通过磷调控,PTG 中的一个蛋白可能介导了这一效应,它结合于 PTH 基因转录的 3′ 未翻译区域。此外磷潴留似乎可减少甲状旁腺组织中花生四烯酸的合成,这一信号转导机制可能是由于细胞质内钙水平改变作用于花生四烯酸磷酸酯酶 A$_2$ 通路的结果。另一方面,低磷饮食对于防治甲状旁腺增生的效应似乎是由细胞周期调控因子 p21 增加所介导的。因此血磷促进 PTH 分泌的机制有间接和直接效应两方面。

骨化三醇的作用

肾脏是负责通过 1-α 羟化酶把 25(OH)D$_3$ 转化为具有代谢活性的 1,25(OH)$_2$D$_3$(骨化三醇)的主要器官,因此肾实质减少将导致骨化三醇合成降低。确实,这一过程在 GFR 降低至小于 70 ml/(min·1.73m^2) 时便可发生并贯穿于 CKD 的整个病程,而且骨化三醇水平与 GFR 之间也存在显著相关性。由于 1-α 羟化酶存在于近端小管细胞的线粒体中,所以小管间质病变患者骨化三醇合成障碍更严重。

CKD 患者骨化三醇合成下降可导致 PTH 增高,然而血浆骨化三醇水平往往处于正常范围,这是由于高 PTH 水平刺激肾脏中 1-α 羟化酶活性增高的缘故。这一效应由几项其他因素所平衡:第一,肾功能下降所致的磷潴留可抑制 1-α 羟化酶活性;第二,CKD 患者体内致磷酸盐尿的激素——成纤维细胞生长因子-23(FGF-23)水平增高,它可通过抑制 1-α 羟化酶活性降低骨化三醇的合成,此外它可直接增加 PTH 分泌并介导磷对于 PTG 的作用;第三,CKD 患者中十分常见的 25(OH)D$_3$(骨化三醇的前体)水平降低;第四,与维生素 D 结合蛋白结合的 25(OH)D$_3$ 转运至细胞内受阻,这个复合物经肾小球滤过并在近端小管由胞吞受体 megalin 重吸收,25(OH)D$_3$ 保存和转运至细胞内从而合成 1,25(OH)$_2$D$_3$ 的过程需要细胞内吞作用参与,CKD 患者 25(OH)D$_3$ 转运至 1-α 羟化酶过程受限,尤其在蛋白尿存在的情况下,维生素 D 结合蛋白从尿中流失;最后,磷潴留亦可抑制 1-α 羟化酶活性,降低骨化三醇的合成。

低骨化三醇对于 PTH 合成的作用分为直接和间接。间接作用为小肠中钙吸收减少,导致低钙血症,从而促进 PTH 分泌,然而甚至在无明显低钙血症存在的情况下,骨化三醇缺乏也可刺激 PTH 分泌,这一效应涉及甲状旁腺细胞核中 VDR 活性的直接抑制及前 PTH mRNA 的剂量相关性减少。其他影响骨化三醇对于 PTG 直接作用的因素包括 CKD 患者 PTG 中 VDR 密度降低,有趣的是,骨化三醇的应用可增加 PTG 中 VDR 伴 PTH 抑制。此外尿毒症毒素阻碍骨化三醇受体与维生素 D 反应元件结合参与了肾衰竭中骨化三醇抵抗。

甲状旁腺结构和功能的作用

CKD 病程中 PTG 最早出现的改变之一是甲状旁腺增生,这一结构改变在实验性 CKD 的几天内便可出现并随着肾病发生相应进展。参与刺激甲状旁腺增生的因素可能包括持续的低钙血症、骨化三醇缺乏及高磷血症,但目前尚未得到证实。低钙血症是刺激 PTG 增生的潜在因素,这一作用由 CaR 介导。此外,研究提示在增生的 PTG 中钙调控 PTH 分泌的调定点存在异常,这可能是由于 CKD 患者增生的 PTG 中 CaR 表达降低的缘故。CaR 本身可能参与了 PTG 增生,因为拟钙剂的应用已被证实可防止 PTG 增生。

骨化三醇水平降低亦参与了甲状旁腺增生的发生,其相关机制为增生的 PTG 中 VDR 表达降低,骨化三醇的应用可上调 VDR 和 CaR 表达。CKD 患者甲状旁腺增生的严重程度与 PTG 中 VDR 降低直接相关,因此甲状旁腺增生持续的患者可发生甲状旁腺细胞的单克隆增生,导致 PTG 结节的形成,在这一阶段,VDR 和 CaR 表达均有所降低,这可引起 PTH 分泌减少需要的血钙浓度调定点增高,PTG 对治疗性措施反应性下降最终导致难治性 SHPT。

骨组织对甲状旁腺激素抵抗的作用

CKD 患者体内钙对 PTH 反应性下降,因此需更高的 PTH 水平来维持正常的骨转运,这一现象可出现在急性肾衰竭(ARF)患者、CKD 患者急性灌输 PTH、早期 CKD 患者存在高 PTH 水平及等待肾移植的肾功能下降患者中。这一现象的发病机制是多因素的,包括磷潴留、PTH 受体表达下调、低骨化三醇水平及 PTH 片段的潜在活性。在补充足够的 1,25 $(OH)_2D_3$ 和 24,25 $(OH)_2D_3$ 后,钙对于高 PTH 的反应性可恢复。

低转运性骨病

无动力性骨病和骨软化

低转运性骨病分为骨软化和无动力性骨病(ABD)。骨软化表现为非常低的骨转运率和非矿化类骨质的异常积聚。直到 10 年前,最常见的导致 ESRD 患者骨软化的病因为铝中毒,它可抑制骨矿化,在含铝磷结合剂被禁用及引进更有效的透析液用水制备技术后,骨软化的发病率随之降低。另一引起 CKD 患者骨软化的可能病因为 25(OH)D 缺乏。

另一方面,CKD 患者 ABD 发病率呈上升趋势,尤其在透析患者中。对这一类型骨病的确切诊断需行骨活检检查,在组织病理学上其表现为骨组织中细胞活性全面降低,成骨细胞和破骨细胞数量均受影响,因此骨转运率处于非常低的水平,然而,与骨软化不同的是,其骨矿化与成骨细胞引起的胶原沉积率保持同步。

ABD 的发病机制可能包括许多因素,但目前尚未阐明。某些患者的骨病可能是不可逆转的,例如,糖尿病患者,以及高龄、绝经和激素治疗引起的骨质疏松患者。然而其他患者的骨病是可逆转的且对治疗反应性较好,尤其在铝中毒、甲状旁腺切除、大剂量 CBPB 或骨化三醇治疗,以及因应用高钙透析液和所有可能导致过度抑制 PTH 的因素等导致骨病的患者中。大剂量骨化三醇亦可能有不依赖于 PTH 的抑制成骨细胞增殖和发挥功能的作用,从而在高 PTH 存在的情况下也可促进 ABD 的发生。有趣的是,研究显示马沙骨化醇在不诱导低骨转运的情况下,可控制尿毒症犬的 SHPT。腹膜透析患者持续暴露于高钙透析液中,因此其发生 ABD 的风险较高,在这一方面有研究报道低钙透析液或不含钙的磷结合剂的应用可逆转 ABD。最近有学者提出 ABD 的一项新发病机制,动物模型研究显示 CKD 通过破坏骨生长因子或合成抑制因子或两者皆有等机制直接导致 ABD 发生,有趣的是,当 CKD 出现时 ABD 发生,而不管 SHPT 是否存在,研究显示与此相关的机制为 ABD 可发生在 CKD 患者透析前。CKD 导致 ABD 的机制尚未阐明,但可能包括尿毒症毒素、酸中毒、骨保护素(osteoprotegrin,OPG)浓度增高、去 N 端 PTH 片段、激素治疗、营养不良,以及生长因子和细胞因子代谢紊乱等因素。生长因子在 ABD 发病机制中的重要性在动物实验中已有显示,骨形态发生蛋白-7 的应用可逆转无动力性骨病。

其他骨病

混合型骨病在 CKD 患者中偶有发生。Sherrard 等研究显示 259 例患者中有 18 例发生混合型骨病,表现为骨软化中可见的非矿化类骨质增加,以及类似重度甲状旁腺亢进中可见的骨髓纤维化增加、高 PTH 水平使骨质形成增加。Sherrard 等推测此类骨病患者的高 PTH 水平几乎可以肯定是由于钙替代不足所致,因为钙不充足可引起非矿化类骨质增加,因此在这种情况下,尽管钙质以高速率沉积,但受到过度刺激的成骨细胞以更高的速率形成类骨质,从而导致混合型骨病,这一现象在正常或低骨形成中也有描述,它可发生在铝中毒和甲状旁腺亢进并存的情况下,若铝中毒为主时,可发生正常骨形成甚至低骨形成。

最后,透析患者关节和关节旁组织可发生淀粉样物质沉积,尤其是透析龄大于 10 年的患者。腕管综合征是淀粉样物质沉积的并发症,在长期血透患者中经常发生。在骨膜下亦可发现 β_2-微球淀粉样蛋白沉积,在长骨、锁骨、指骨、腕骨/跗骨和骨盆处可发生大面积囊性沉积。股骨头处囊性物骨折或浸润较常发生且治疗困难,尤其值得注意的是,这些囊性物大面积沉积往往被放射科医师误诊为纤维囊性骨炎的"棕色瘤"。其实囊性物(尤其是大囊性物)在 SHPT 中罕见,当甲状旁腺亢进囊性物发生时,它们往往在下颌骨或颅骨出现,且通常非常小。肾移植是治疗淀粉样物质沉积症状的最有效措施,而生物相容性透析膜的应用亦有效。

肾性骨营养不良的诊断

临床表现

肾性骨病往往无症状,尤其在 CKD 早期阶段,甚至在晚期时,症状也是非特异的,包括骨痛、关节痛、近端肢体肌肉无力、自发性肌腱撕裂及骨折倾向(表 25.2),这些症状不利于 SHPT 和低转运性骨病的鉴别。然而非铝中毒引起的低转运性骨病患者发生无症状性高钙血症的几率增加。此外,一项研究显示存在 ABD 但无明显铝沉积的患者中,34% 在随访 5 年重新评估后有新发的骨痛、骨折及死亡率增高。

表 25.2　肾性骨病"肾性骨营养不良"的诊断步骤

临床表现	骨特异性碱性磷酸酶
瘙痒症	其他:骨钙素、前胶原、前肽、胶原降解产物、抗酒石酸
骨痛	酸性磷酸酶和 C 端胶原尾肽
远端肢体肌肉乏力	放射学诊断
关节痛	骨膜下骨侵蚀
自发性肌腱撕裂	夹心椎
骨折	颅骨毛玻璃样改变,斑点状颅骨
异位钙化,尤其是钙化防御	棕色瘤和骨囊肿
实验室参数	骨畸形
骨活检(金标准)	胸壁畸形
血清钙和磷	脱落骺
PTH 水平	脊柱后侧凸
25(OH)D 水平	儿童生长延迟
碱性磷酸酶	骨密度(BMD)

肾性骨营养不良(ROD)的临床表现也包括参与引起骨病的病理生理机制导致的骨外表现,尤其是多种心脏结构、血管、皮肤的广泛钙化,即所谓"尿毒症小动脉钙化症(calcemic uremic arteriolopathy,CUA)"。ESRD 患者冠状动脉钙化(coronary artery calcification,CAC)的发病率和严重程度增高,甚至在年轻患者中也尤为明显,然而其发病机制较复杂且是学者们深入研究的课题。近期研究发现心血管钙化并不是一个被动现象,而是类似于骨质形成的一个主动和受高度调控的过程,有促进钙化和抑制钙化因子的参与。有趣的是,促进钙化因子可引起血管平滑肌细胞表型转化为成骨样细胞,它可表达参与调控正常骨质形成的骨基质和形态发生蛋白,例如,骨桥蛋白、骨连接素、基质 γ-羧基谷氨酸蛋白、骨钙蛋白、骨涎蛋白和骨形态发生蛋白 2a。Fetuin-A 被认为是最重要的抑制钙化因子,研究显示它在体外和体内试验中均能抑制血管平滑肌细胞矿化。健康人体内这些因子达到精细平衡,因此不会出现异常钙化,钙化的发生提示这种平衡被打破,也可被视为钙化抑制因子功能障碍。透析患者发生严重钙化可能是由于传统危险因素的协同作用,包括男性、高龄、吸烟、高血压、氧化应激、慢性炎症及尿毒症相关危险因素(尤其重要的是矿物质代谢异常)。血清磷、钙和钙磷乘积浓度异常在 CKD 患者中较常见,可促进心血管钙化发生并增加死亡风险。此外,骨质矿化和心血管钙化之间存在反向关系,其确切机制尚在探究中,可能涉及无法与骨结合的矿物质的骨外沉积。因此,高转运和低转运性骨病均参与了心血管钙化的发生和进展。

多种心血管组织的钙化并非良性病变,CAC 和大血管中膜钙化均与心肌梗死、恶性心律失常及充血性心衰等心血管疾病发病率和死亡率增高相关,这些不良心血管事件的确切发病机制尚未阐明。冠状动脉内膜钙化可导致冠状动脉狭窄或动脉斑块破裂倾向,引起急性冠脉综合征。中膜和大血管钙化可引起动脉顺应性下降、收缩压增高、舒张压降低及脉压增高,这些血流动力学改变可导致后负荷增加、左心室肥厚、冠状动脉灌注减少及死亡风险增高。最后,心瓣膜钙化可导致心力衰竭、冠脉缺血、心律失常、感染性心内膜炎风险增高及血栓栓塞性事件。尽管有不少措施降低 CKD 患者心血管钙化负荷,但目前尚无特异性治疗干预手段逆转这一过程。

骨活检和其他实验室参数

骨活检是诊断肾性骨病的金标准。这一检查需在间隔两周的 2 个时间点应用四环素（表 25.3），活检部位通常在髂嵴，通过测量 2 个四环素荧光层的距离来量化骨矿化率。然而，这一检查是有创的，需经验丰富的医生操作和分析结果，且费用昂贵，使其在临床中无法作为例行检查（表 25.4），因此大部分肾科医生凭借实验室检查来诊断和随访肾性骨病。较为有帮助的实验室参数包括血清钙和磷水平，两者均参与 SHPT 的发病机制，这些指标应例行检查并经常随访，需尽一切努力将其控制在 KDOQI 指南推荐的达标范围内。

<table>
<tr><th colspan="1">表 25.3　骨活检步骤</th><th>表 25.4　骨活检的临床指征</th></tr>
</table>

表 25.3　骨活检步骤	表 25.4　骨活检的临床指征
标记	用于排除某一判读的生化参数间存在矛盾
骨活检前口服四环素 1000 mg（15 mg/kg）3 周	不能解释的骨折或骨痛
骨活检前口服脱甲氯四环素 600 mg（9 mg/kg）1 周	严重进展性血管钙化
骨活检特征（髂嵴）	不能解释的高钙血症
部位：髂前上棘后 2 cm	疑有铝负荷过量或铝中毒，以及其他可能的金属元素
尺寸：大于 3 mm×8 mm	甲状旁腺切除术前存在明显铝暴露或生化参数结果与
骨松质（骨小梁）应占多数	严重继发性或三发性甲状旁腺功能亢进存在不一致
固定 *	双磷酸盐治疗前可考虑
将标本在 10% 甲醛溶液中存放 8~24 h	
转入 70% 乙醇后运送	

　＊若需破骨细胞评估，则标本应在低温保存（32~40 ℉），非冻存。

在肾性骨病的管理中，多种 PTH 分析法的应用是复杂的。全段 PTH 由 PTG 分泌，并以 9500 Da 84 氨基酸肽链的形式进入血液循环。1-84PTH 或全段 PTH 由 2 个主要片段组成，分别为 1-34 氨基端和 34-84 羧基端。其他 PTH 片段包括 7-84PTH，它与 1-84PTH 对于骨有协同调控作用。

第一代双位点 PTH 免疫测定分析法使用 2 个不同的亲和性抗体分别针对 PTH 分子的不同区域：第一个抗体针对 PTH 的羧基端区域，第二个抗体针对氨基端表位。这个免疫分析法的敏感性和特异性均较高，目前 SHPT 的治疗指南便基于这一分析法，测定的是全段 PTH。然而 Brossard 等使用高效液相色谱法（high-performance liquid chromatography，HPLC）将循环 PTH 分子分离，发现双位点免疫分析法似乎与 PTH 的某个额外分子形式（N 端截断的 PTH 片段，例如 PTH 7-84[86]）发生相互作用，因此，特异性检测 PTH 1-84 分子的新 PTH 分析法浮出水面。尽管当初有开发新分析法的热情，以及测定 PTH 1-84 与 PTH 片段（例如 7-84 片段）比率等方法的引进，而全段 PTH 分析法仍在临床实践中广泛应用。所有全段 PTH 分析法均存在的一个麻烦问题是不同生产商的分析试剂盒可带来显著的测定结果偏差，这主要由这些试剂与循环中 N 端截断的 PTH 片段发生交叉反应所致。

另外一个问题是关于全段 PTH 作为评估 ESRD 患者骨病的一个替代标志物的充分性。尽管在 10 年前全段 PTH 分析结果是一个强有力的预测指标，小于 100 提示低转运性骨病，大于 300 提示高转运性骨病，但目前这一界定不科学。学者提出这可能是由于最近治疗措施变化的缘故，其中最重要的是非口服维生素 D 制剂的应用，这些药物可对骨组织产生直接作用,而不依赖于其对于 PTH 的作用。为了改善这一问题,学者提出使用全段 PTH 1-84 与 C 片段的比值进行校正,可惜这尚未得到后续研究报道的支持。

除了钙、磷、PTH 等,一些骨形成和再吸收的生物学标志物也可应用,其中最有帮助的是血清碱性磷酸酶和骨特异性碱性磷酸酶。骨钙蛋白等其他蛋白主要用于科学研究,并无法给先前提到的实验室参数测定提供更多有利信息。

放射学技术和骨密度

在过去的几年中,用于诊断肾性骨病的放射学技术发生了改变。在透析初始年代,SHPT 的影像学表现较常见和典型,然而,在应用了充分透析、纠正矿物质代谢紊乱的治疗、大剂量维生素 D 之后,SHPT 的影像学表现变得不那么常见了,X 线平片对于早期肾性骨病的诊断敏感度低,因此不作为例行检查。然而一些影像学表现是重度SHPT 特异的,例如,第二和第三指骨桡侧端、锁骨和骨盆等骨膜下侵蚀,颅骨毛玻璃样和斑点状改变,椎骨骨样硬化及"夹心椎"(图 25.4A~D)。另一方面,棕色瘤通常在重度甲旁亢患者的长骨中发生,它代表巨细胞的局部聚积,需与骨转移或淀粉样骨囊肿鉴别(图 25.4E)。最后,CKD 患者骨密度(BMD)检测的价值尚未达成共识,这可能是由于 CKD 患者骨病的组织学表现多种多样,此外,年龄、糖尿病、糖皮质激素应用、异位钙化及维生素 D 缺乏等使 BMD 检测结果难以解读。尽管存在这些限制,BMD 的检测在肾性骨病的评估中越来越受欢迎。

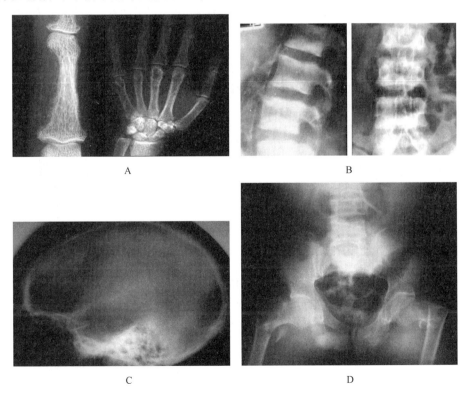

A

B

C

D

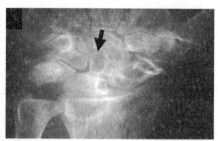

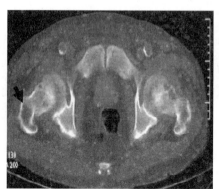

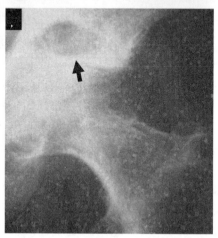

E

图 25.4　A. 继发性甲状旁腺功能亢进中的骨膜下骨侵蚀。B. 继发性甲状旁腺功能亢进中的骨样硬化或"夹心椎"。脊椎骨样硬化(与甲状旁腺功能亢进相关)累及椎骨终板,呈条纹状(夹心椎)。其中一块椎骨的上、前缘有侵蚀,这可能在 25% 终末期肾脏病(ESRD)和血透患者中存在,且可能是淀粉样沉积病的早期特征。腹主动脉亦可见钙化。C. 继发性甲状旁腺功能亢进中颅骨呈毛玻璃样改变或"斑点颅骨"。D. 无动力性骨病患者的左股骨颈水平骨折。放射学表现为骨密度降低,骨折可相当不协调(在这一放射片中为横穿骨)且可在罕见部位发生(从属于第四肋,齿状)。这与铝中毒相关,可能由降磷的氢氧化铝治疗或透析液中铝引起。E. 1 名淀粉样变淀粉样沉积病尿毒症患者的骨囊肿(箭头处)。β_2-微球蛋白聚积导致腕骨的近关节处分界清的囊肿(左图)(在腕管综合征前发生),在大关节周围(右上图),左髋关节边缘的髋臼处。CT 显示左股骨颈前缘的囊性病变与前缘毗邻的软组织块相关,这是淀粉样沉积病的炎性反应(右下图)

肾性骨营养不良的治疗

　　CKD 患者肾性骨病治疗的首要目标是维持血清钙、磷和 PTH 水平在 KDOQI 指南推荐的范围内,然而,长期目标还包括防止 SHPT 和 PTG 增生的干预措施,以降低发生异位钙化的风险及 CKD 患者的发病率和死亡率(表 25.5)。

表 25.5　肾性骨病"肾性骨营养不良"的治疗目标

即刻目标	磷结合剂治疗高磷血症
维持钙、磷和 PTH 水平在 KDOQI 指南推荐的范围内	透析液钙浓度 2.0~2.5 mEq/L
CKD 早期控制饮食中磷摄入	维生素 D 药物
补充钙元素以防低钙血症	拟钙剂
磷结合剂治疗高磷血症	甲状旁腺切除术
透析液钙浓度 2.0~2.5 mEq/L	每月监测矿物质代谢情况
每月监测矿物质代谢情况	预防异位钙化
长期目标	降低发病率和死亡率
CKD 早期即开始治疗	避免
预防甲状旁腺增生进展	延迟治疗继发性甲状旁腺功能亢进或骨软化
CKD 早期控制饮食中磷摄入	高钙血症
补充钙元素以防低钙血症	低钙血症
继发性甲状旁腺功能亢进治疗	过度抑制 PTH

预防

为了防止 SHPT 进展,需在 CKD 早期(GFR 降低至低于 70 ml/min)进行干预,首要目标是防止甲状旁腺增生,这涉及纠正使 PTH 增高的可逆因素,例如低钙血症、高磷血症及低维生素 D 水平。低钙血症是刺激 PTH 分泌的潜在因素,其纠正需增加饮食中钙元素的摄入。血清磷浓度的控制亦是 SHPT 治疗的关键,它可防止或逆转 PTG 增生,一旦肾功能开始下降,便应鼓励饮食中磷摄入的限制,并根据 GFR 下降的程度调整磷摄入限制的比例。这可通过限制乳制品的摄入来实现,蛋白质摄入限制应适中,以防营养不良。如果在限制乳制品摄入后血清磷仍增高,且处于 CKD 4 和 5 期,则需应用磷结合剂。乙酸钙和碳酸钙等 CBPB 是推荐使用的,因为它们可纠正低钙血症,然而其他不含钙的磷结合剂(例如司维拉姆和碳酸镧)亦可应用。

若这一治疗措施无法维持血钙水平,且 PTH 水平持续增高,则应检测 25(OH)D 水平,KDOQI 指南推荐对于 25(OH)D 水平低于 5 ng/ml 的患者,需口服钙化醇 50 000 IU/周,维持 12 周,之后每月 1 次,持续 6 个月;对于 25(OH)D 水平在 5~15 ng/ml 的患者,需口服钙化醇 50 000 IU/周,维持 4 周,之后每月 1 次,持续 6 个月;对于 25(OH)D 水平在 16~30 ng/ml 的患者,需应用钙化醇 50 000 IU/月,持续 6 个月。在任一情况下,都应在治疗周期末检测 25(OH)D 水平。可惜国内的实践经验对这一治疗在控制 SHPT 方面的有效性提出了疑问,然而,若血清钙、磷和维生素 D 浓度正常,而 PTH 水平增高,则活性维生素 D(如骨化三醇)需应用,先使用小剂量,后渐渐加量,间隔一般不小于 3 个月。骨化三醇可增加小肠中钙和磷的吸收,故我们需严密监测其水平,若其水平增高,需立即调整治疗方案。其他活性维生素 D 药物(例如帕立骨化醇和西纳卡塞等拟钙剂)亦可在 CKD 透析前患者中应用。

透析患者的治疗

ESRD 患者中磷结合剂和活性维生素 D 的应用对 SHPT 的控制是非常必要的,目标是使 PTH 水平维持在 150~300 pg/ml。通常,如前述的透析前患者的治疗措施应延续,其中首要的是高磷血症的控制,它是 ESRD 患者中普遍存在的代谢异常。尽管患者、营养师和肾脏科医生做了一致努力来控制血磷水平,但约 60% 的美国血透患者的血磷水平高于 5.5 mg/ml 的推荐值。血磷增高在 SHPT 的发病机制中扮演了重要角色,然而最近的临床研究发现血磷增高在增加 ESRD 患者死亡风险方面还有更加恶化的作用,而其病理生理机制尚未完全阐明。血磷控制不良可使钙磷乘积增高,故未控制的高磷血症可能是参与心血管钙化的重要因素。

在 ESRD 患者中应鼓励限磷饮食,可惜单独施行限磷饮食难以达到血磷控制目标,因为患者需摄入至少 1.2 g/(kg·d) 蛋白质以防营养不良,大部分接受 1 周 3 次间歇性血透的患者并不能充分控制血磷,然而高频率透析治疗(例如日间短时间透析或夜间长时间透析)可有效控制血磷水平达到推荐目标,而无需应用磷结合剂,可惜这些透析形式仍在试验阶段,并未在临床实践中广泛应用。最终结果是,磷结合剂在大部分 ESRD 患者中常规应用以降低小肠中磷吸收和防止高磷血症。

磷 结 合 剂

关于磷结合剂治疗非常重要但常被忽视的一点是,我们应根据餐量的大小划分药物的剂量,在主餐时需服用最大剂量的药物,相反,若不进食则无需服用磷结合剂。

理想的磷结合剂需在小肠中结合大部分饮食中的磷而不产生明显不良反应,同时它应是安全且相对便宜的,因为大部分透析患者通常每日需服用较大剂量的磷结合剂,可惜目前上市的磷结合剂无一符合所有上述标准。最典型的是氢氧化铝,它可能是成本效益比最高的磷结合剂,但会引起铝中毒,表现为脑病、小细胞性贫血和骨软化,因此被广泛禁用。乙酸钙和碳酸钙代替了氢氧化铝,成为应用最广泛的磷结合剂,这些药物在小肠中结合磷更有效,最近学者关注到其可能参与引起钙沉积和促进心血管钙化进展,故相对较昂贵的不含钙不含铝磷结合剂(例如盐酸司维拉姆和碳酸镧)应用渐渐增多,尽管该类成本效益比高。早先一项随机双盲研究显示乙酸钙较司维拉姆可更有效地控制血磷和钙磷乘积水平达推荐的目标值,而司维拉姆的支持者提到有两项已发表的临床研究显示在血透患者高磷血症的治疗中,应用司维拉姆(一种交换树脂和胆汁酸多价螯合剂)的患者较应用 CBPB 患者 CAC 进展更缓慢。尽管司维拉姆的有利效果可能是由于它不含钙,也可能是它对于血透患者 CAC 进展的作用,或可能至少是由于它有降低低密度脂蛋白(LDL)胆固醇的活性。最近这一假设在乙酸钙-司维拉姆评估(calcium acetate renagel evaluation-2, CARE-2)研究中进行验证,结果显示应用阿托伐他汀强力降 LDL 治疗 1 年与血透患者显著 CAC 进展相关,这提示 1 年乙酸钙应用引起的钙吸收并未参与 CAC 进展。很明显,关于 CBPB 的钙沉积在 CAC 进展方面的作用,需进行更多研究,而不是冒然限制这些成本效益比高的药物的应用。然而对于某些在用餐时需使用大量磷结合剂的患者,CBPB 应用可导致高钙血症;而对于使用维生素 D 的患者,2.0~2.5 mEq/L 的透析钙浓度可安全应用以防高钙血症,另一方法是 CBPB 和非 CBPB 联合应用。

碳酸镧是一个有效的磷结合剂,但其长期安全性仍需关注,这是因为小剂量药物吸收和消化慢,可引起聚积,从而产生毒性。其他磷结合剂包括镁盐有效性较铝盐或钙盐差,然而大量镁被吸收可产生高镁血症,除非透析镁浓度降低,更麻烦的是所有镁盐大剂量应用时可引起腹泻,氢氧化镁和碳酸镁均有研究数据,尽管它们都不是非常有效,但碳酸镁是相对较好的磷结合剂。最后,一些金属盐和金属碳水化合物有磷结合特性,它们在动物试验和小型人类试验中被研究过,然而均未在大量患者中进行研究或被批准用于临床。

维生素 D 治疗

鉴于骨化三醇水平降低在 SHPT 发病机制中的重要性,活性维生素 D 的应用成为降低 CKD 患者 PTH 水平的主要治疗措施。骨化三醇无论口服或在血透过程中大剂量静脉应用均有效,然而它可引起高钙血症,尤其是与 CBPB 联合应用时,此外动物试验显示它亦可导致血管钙化。结果,在探寻其他维生素 D 制剂的过程中发现了维生素 D 激素原,例如 $1\alpha(OH)D_2$(度骨化醇)和 $1\alpha(OH)D_3$,这两个前体在肝脏中经羟化并转化为有活性的 $1,25(OH)_2D_2$ 和 $1,25(OH)_2D_3$。此外,为了选择性抑制 PTH 并减少维生素 D 对于钙磷代谢的影响,学者对维生素 D 分子进行结构改变,产生了一些类似物,包括 19-nor-1,25 $(OH)_2D_2$(帕立骨化醇)、22-马沙骨化醇和 26,27-六氟骨化醇(氟骨化醇)。

维生素 D 应用于 CKD 患者的价值可能超越其对于钙、磷和 PTH 水平的作用。Teng 等在一项回顾性队列研究中报道应用帕立骨化醇的血透患者较服用骨化三醇的患者生存率高。然而,一项血透患者的回顾性随访研究显示任一维生素 D 药物的应用可带来生存率的提高,具体机制可能与其抗心肌肥大和增生、对肾素血管紧张素系统的负调控作用及抗炎作用(炎症已被证实是动脉硬化发病机制中的关键因素)相关。

拟钙剂

尽管维生素 D 的应用使 PTH 水平显著增高的患者数量减少,但许多患者对维生素 D 治疗产生抵抗或不耐受(由于高钙血症和高钙磷乘积),这种情况往往需停止维生素 D 治疗。由于这些限制,应用维生素 D 治疗实际达到并维持 KDOQI 指南矿物质代谢推荐目标的患者比例相当小。西纳卡塞是一种拟钙剂,它提供了控制 SHPT 的另一可选治疗方案,它可左调调定点,并在任何血清游离钙浓度下显著降低 PTH 水平,有趣的是,西纳卡塞可下调血清钙、磷和钙磷乘积水平。确实,在 PTH 水平持续增高的透析患者中联合应用西纳卡塞和维生素 D 可使达到 KDOQI 指南矿物质代谢目标值的患者比例显著增高。在应用 CBPB 及大剂量维生素 D 引起高钙血症的患者中应用西纳卡塞能收到明确效果。此外,拟钙剂可减少甲状旁腺切除术的需求,因为它可降低甲状旁腺细胞增殖并延缓 PTG 增生。最后,在动物试验中西纳卡塞似乎并不引起主动脉钙化,这与骨化三醇不同。

甲状旁腺切除术

美国血透人群年甲状旁腺切除率从 1992 年至 1998 年进行性下降,而在 1999 年至 2002 年又接连上升,这一令人困扰的趋势是在控制重度甲状旁腺亢进的治疗措施发生扩展的时期观察到的。有不少可能原因可解释这一趋势,包括 1992 年至 2002 年间致血钙增高的治疗措施的减少,不同 PTH 分析法的应用,以及新维生素 D 制剂和不含钙磷结合剂的应用等。

甲状旁腺切除术应用于重度甲状旁腺亢进患者[定义为 PTH 水平大于 800 pg/ml,尤其是对饮食和磷结合剂依从性差,以及对药物治疗无效,甚至禁忌(尤其是高钙血症患者)的患者](表 25.6)。其中一些患者可能仍对拟钙剂治疗有反应,然而他们亦可能对这些药物依从性差,因此 PTG 的外科切除是需要的。甲状旁腺切除术的一个相对紧急指征是 CUA 或钙化防御患者存在高 PTH 水平。

手术方式的选择取决于肾脏科和外科医生的经验,5% 的患者 PTG 少于 4 个,而 10% 的患者多于 4 个,因此这是一个相当复杂的问题。最常实行的手术方式是甲状旁腺次全切除或全切除,并在前臂种植无结节的甲状旁腺组织,然而另一选择是甲状旁腺全切除,对于非肾移植候选者来说,10% 进行次全切的患者可发生甲状旁腺亢进复发。对于将要进行肾移植的重度甲状旁腺亢进患者,可施行甲状旁腺全切除和前臂种植术,可惜甲旁亢复发患者的前臂识别和移除甲状旁腺组织可能较困难,此外这些种植的残余甲状旁腺组织可发生恶化。在施行甲状旁腺切除术前需考虑的重要问题是排除并存的铝中毒,这可由去铁胺(deferoxamine,DFO)试验或曾有含铝磷结合剂服用史患者进行骨活检引起。在这些情况下进行甲状旁腺切除术可促进骨软化的发生。

手术后持续甲状旁腺亢进提示额外腺体存在并在手术中遗漏,相反,骨饥饿综合征往往在成功施行甲状旁腺切除术的尿毒症患者中出现,在这一综合征中,PTH 的突然下降导致随即骨再吸收降低,而骨形成仍以高速率继续,因此大量钙元素转移至骨骼,几乎无钙流出。移除的甲状旁腺组织的重量可预测低钙血症的程度,亦提供了术后所需钙量的极好指导,对于每克组织,患者在 24 h 内需 1 g 氯化钙,这个规则在 50 余名患者的治疗中提供了帮助,他们切除的甲状旁腺组织重量为 1.5~17 g。一旦患者到达复苏室,就应开始输液治疗,在这一输液速率下,成功手术后的患者总钙水平会维持在 8.5~10.5 mg/dl,患者必需每 6 h 检测 1 次血钙水平,持续 24~48 h。在随后的 2 至 3 天内输液速率逐渐降低,直至患者可依靠口服钙剂和骨化三醇维持,某些患者可能在术后 1 至 2 个月内需大剂量口服钙剂(10 g/d)和骨化三醇(4 μg/d)治疗。在甲状旁腺切除术前接受大剂量静脉维生素 D 治疗的甲状旁腺亢进的患者可能不会发生骨饥饿综合征,这可能是由于维生素 D 对于骨组织的不依赖于 PTH 的作用。需强调的是,有研究报道甲状旁腺切除术较匹配的对照人群可降低 32% 的髋关节骨折风险。

表 25.6 甲状旁腺切除术指征

难治性 SHPT

    PTH 水平持续增高(大于 800 pg/ml)

    应用维生素 D 药物伴持续高钙血症

严重症状性疾病

    骨折

    肌腱撕裂

    骨痛

    严重骨病

    严重瘙痒症伴高 PTH 水平

    钙化防御

当具有甲状旁腺切除术指征时,不应拖延太长时间

术前排除铝中毒

三、肾移植-骨营养不良

肾移植目前被认为是 ESRD 患者的常规治疗方法,除了改善生活质量,移植较透析无疑

能提高患者生存率,肾衰竭的许多并发症(例如贫血和矿物质代谢紊乱)在移植后得到改善,然而,骨病仍继续且可能在移植后恶化。肾移植受者的骨折风险较普通人群高4倍[133],透析患者的高骨折风险甚至在肾移植后进一步增高,尤其是糖尿病患者[134]。移植后骨病的发生是一个复杂的过程,如果能考虑到移植受者可暴露于骨病的许多潜在危险因素,则是值得赞赏的,这些危险因素包括骨质疏松、制动、营养不良、糖尿病、性功能障碍和先前存在的ROD。此外,移植前治疗(包括活性维生素D、激素、其他免疫抑制剂或抗惊厥药)亦可增加移植后骨病发生风险,因此,等待肾移植的患者已存在显著的潜在骨病理改变,遗憾的是,这一病理改变在移植后不仅未改善反而发生进展,尤其在最初的6至12个月内[135]。Julian等研究报道患者的椎骨BMD在肾移植后的6个月内较基线值下降6.8%,这是由于两类主要免疫抑制剂的使用:糖皮质激素和钙调磷酸酶抑制剂。此外,持续性甲状旁腺亢进、高钙血症、低磷血症、低镁血症、袢利尿剂应用或持续性功能减退亦可增加移植后骨病发生风险。其他免疫抑制剂(例如硫唑嘌呤、吗替麦考酚酯和西罗莫司等)尚无对骨健康产生负面影响的证据。然而需强调的是,移植相关的骨病并非只限于肾移植,而在其他类型器官移植中也可发生[134]。

激素在移植后骨质流失中扮演了重要角色[136,137],激素通过不同机制增加骨再吸收、降低骨质形成,这些机制包括降低成骨细胞增殖、成骨细胞凋亡增加、胶原Ⅰ、骨钙素、骨形态发生蛋白和转化生长因子-β(TGF-β)表达下调。此外激素可通过下调OPG、上调κB配体受体激活剂(RANKL)等机制加速破骨细胞发生[138]。另一方面,环孢素和他克莫司等钙调磷酸酶抑制剂对于骨组织的作用尚未完全阐明,但其主要作用是加速骨质再吸收[137,139]。除了这些药物作用,肾脏可发生钙和磷的流失且小肠中钙吸收亦降低。

因此,移植后骨病是多样的,覆盖了高转运和低转运骨病谱,然而移植受者中经常发生的且值得摄入探讨的两种骨病表现包括缺血性坏死(avascular necrosis,AVN)(无菌性坏死)和骨质减少(激素相关骨质疏松)。

缺血性坏死

AVN可影响所有承重关节,尤其是髋关节,这时承重关节表面(例如股骨头)发生坏死,可导致连接骨额外压力增加,亦可发生损坏,例如双侧髋关节病或膝关节和踝关节同时发生骨病。AVN发生于5%～30%的肾移植患者,且往往在移植后第一年出现[140-142],其在接受大剂量激素的患者中更常发生。AVN确切生理机制尚未阐明,可能是多因素的。某个理论提出激素可促进骨髓内脂肪细胞增殖,导致骨内压力显著增加,从而影响骨组织灌注,导致缺血性坏死。AVN的诊断通常在患者发生髋关节疼痛后确立,在这一阶段,例行X线检查,结果往往呈阴性,但最终可表现为股骨头缺损。骨扫描更有帮助,但在症状出现后几周内结果仍可为阴性。磁共振成像(MRI)是确立诊断的检测方法,往往在症状发生前便可显示损伤(图25.5)。然而,对于无症状的小损伤,活动和承重限制可使损伤痊愈,而大于5 mm的损伤通常不会对这种保守治疗起反应。

激素相关骨质疏松

几乎所有移植患者最终会发生骨质疏松,不幸的是,这种形式的骨病直到患者发生骨折前往往被忽视。初始的骨折可能与轻微外伤相关,任何骨都可能被波及,例如距骨、椎骨、腕

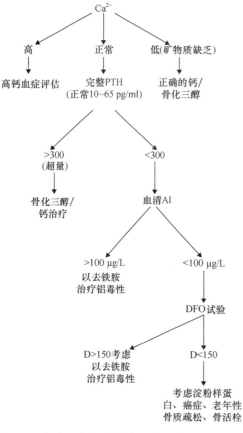

骨、长骨和股骨颈[136]。当骨折发生时，常规 X 线检查通常显示骨质疏松。骨密度检测（例如双能 X 线检测）可显示骨密度较年龄匹配的对照人群降低 50%[136]。骨活检显示所有骨细胞均显著减少，在某些病例中可出现骨质再吸收较骨形成相对增加。

移植后骨营养不良的治疗

移植前骨病的预防和/或治疗无疑是移植后骨病治疗的关键因素，我们需进一切努力避免移植时发生显著骨病，此外建议潜在移植受者在移植前接受骨组织健康状况评估，包括矿物质代谢指标、PTH 水平、脊柱 X 线，以及髋关节、脊柱、桡骨的 BMD 检测。

在移植后，推荐以下治疗措施以避免或延缓移植受者通常发生的骨质流失。首先，钙剂和维生素 D 治疗以增加正钙平衡；其次，使用尽可能小剂量的激素，鉴于环孢素的使用亦受牵连，故使用大剂量环孢素替代激素亦存在问题[137]，新发明药物若可

图 25.5 规律透析患者评估骨痛/骨折的流程图解
PTH，甲状旁腺激素；DPO，去铁胺

允许极小剂量激素应用或甚至无需应用激素，则会带来治疗的曙光；再次，需考虑应用抗再吸收药物，例如双磷酸盐，有报道提出肾移植患者在移植时使用小剂量静脉氨羟磷酸盐、伊班磷酸盐或唑来磷酸盐等可预防骨质流失[143,147]。最近的一项随机对照研究的荟萃分析提出双磷酸盐在预防早期移植后患者的骨质流失方面是有效的[148]，相似的有效性亦在心脏移植中报道，其他研究显示氨羟磷酸盐在预防由于各种原因接受激素治疗患者的骨质流失方面十分有效[149]，其安全性在肾脏病患者中已得到证实。

（张敏芳 译）

参 考 文 献

1. Sherrard DJ, et al. The spectrum of bone disease in end-stage renal failure: an evolving disorder. *Kidney Int* 1993;43:436–442.
2. Malluche H, Ritz E, Lange H. Bone histology in incipient and advanced renal failure. *Kidney Int* 1976;9:355–362.
3. Hruska K, Teitelbaum S. Renal osteodystrophy. *N Engl J Med* 1995;333: 166–174.
4. Martinez I, Saracho R, Montenegro J, et al. The importance of dietary calcium and phosphorous in the secondary hyperparathyroidism of patients with early renal failure. *Am J Kidney Dis* 1997;29:496–502.
5. Lopez-Hilker S, Galceran T, Chan YL, et al. Hypocalcemia may not be essential for the development of secondary hyperparathyroidism in chronic renal failure. *J Clin Invest* 1986;78:1097–1102.

6. Slatopolsky E, Brown A, Dusso A. Role of phosphate in the pathogenesis of secondary hyperparathyroidism. *Am J Kidney Dis* 2001;37(Suppl 2):S54–S57.
7. Brown EM, Gamba G, Riccardi D, et al. Cloning and characterization of an extracellular Ca(2+)-sensing receptor from bovine parathyroid. *Nature* 1993;366:575–580.
8. Kovacs CS, Ho-Pao CL, Hunzelman JL, et al. Regulation of murine fetal-placental calcium metabolism by the calcium-sensing receptor. *J Clin Invest* 1998;101:2812–2820.
9. Li YC, Amling M, Pirro AE, et al. Normalization of mineral ion homeostasis by dietary means prevents hyperparathyroidism, rickets, and osteomalacia, but not alopecia in vitamin D receptor-ablated

mice. *Endocrinology* 1998;139:4391–4396.

10. Kawata T, Imanishi Y, Kobayashi K, et al. Direct *in vitro* evidence of the suppressive effect of cinacalcet HCl on parathyroid hormone secretion in human parathyroid cells with pathologically reduced calcium-sensing receptor levels. *J Bone Miner Metab* 2006;24:300–306.

11. Colloton M, Shatzen E, Miller G, et al. Cinacalcet HCl attenuates parathyroid hyperplasia in a rat model of secondary hyperparathyroidism. *Kidney Int* 2005;67:467–476.

12. Block GA, Martin KJ, de Francisco AL, et al. Cinacalcet for secondary hyperparathyroidism in patients receiving hemodialysis. *N Engl J Med* 2004;350:1516–1525.

13. Laflamme GH, Jowsey J. Bone and soft tissue changes with oral phosphate supplements. *J Clin Invest* 1972;51:2834–2840.

14. Jowsey J, Reiss E, Canterbury JM. Long-term effects of high phosphate intake on parathyroid hormone levels and bone metabolism. *Acta Orthop Scand* 1974;45:801–808.

15. Rutherford WE, Bordier P, Marie P, et al. Phosphate control and 25-hydroxycholecalciferol administration in preventing experimental renal osteodystrophy in the dog. *J Clin Invest* 1977;60:332–341.

16. Slatopolsky E, et al. Phosphate restriction prevents parathyroid gland growth: high phosphate directly stimulates PTH secretion *in vitro*. *J Clin Invest* 1996;97:2534–2540.

17. Almaden Y, Hernandez A, Torregrosa V, et al. High phosphate level directly stimulates parathyroid hormone secretion and synthesis by human parathyroid tissue *in vitro*. *J Am Soc Nephrol* 1998;9:1845–1852.

18. Almaden Y, Canalejo A, Hernandez A, et al. Direct effect of phosphate on PTH secretion from whole rat parathyroid glands *in vitro*. *J Bone Miner Res* 1996;11:970–976.

19. Kilav R, Silver J, Naveh-Many T. Parathyroid hormone gene expression in hypophosphatemic rats. *J Clin Invest* 1995;96:327–333.

20. Yalcindag C, Silver J, Naveh-Many T. Mechanism of increased parathyroid hormone mRNA in experimental uremia: roles of protein RNA binding and RNA degradation. *J Am Soc Nephrol* 1999;10:2562–2568.

21. Sela-Brown A, Naveh-Many T, Silver J. Transcriptional and post-transcriptional regulation of PTH gene expression by vitamin D, calcium and phosphate. *Miner Electrolyte Metab* 1999;25:342–344.

22. Sela-Brown A, Silver J, Brewer G, et al. Identification of AUF1 as a parathyroid hormone mRNA 3′-untranslated region-binding protein that determines parathyroid hormone mRNA stability. *J Biol Chem* 2000;275:7424–7429.

23. Almaden Y, Canalejo A, Ballesteros E, et al. Effect of high extracellular phosphate concentration on arachidonic acid production by parathyroid tissue *in vitro*. *J Am Soc Nephrol* 2000;11:1712–1718.

24. Dusso AS, Pavlopoulos T, Naumovich L, et al. p21 (WAF1) and transforming growth factor-alpha mediate dietary phosphate regulation of parathyroid cell growth. *Kidney Int* 2001;59:855–865.

25. Fukagawa M, Kazama JJ. With or without the kidney: the role of FGF23 in CKD. *Nephrol Dial Transplant* 2005;20:1295–1298.

26. Gutierrez O, Isakova T, Rhee E, et al. Fibroblast growth factor-23 mitigates hyperphosphatemia but accentuates calcitriol deficiency in chronic kidney disease. *J Am Soc Nephrol* 2005;16:2205–2215.

27. Liu S, Quarles D. How fibroblast growth factor 23 works. *J Am Soc Nephrol* 2007;18:1637–1647.

28. Gonzalez EA, Sachdeva A, Oliver DA, et al. Vitamin D insufficiency and deficiency in chronic kidney disease. A single center observational study. *Am J Nephrol* 2004;24:503–510.

29. Abdellatif A, Hamdan Z, Merin A, et al. Vitamin D deficiency/insufficiency (VDDI) in southern US is very common in CKD and non-CKD populations. *J Am Soc Nephrol* 2007;18:752A.

30. Nykjaer A, Dragun D, Walther D, et al. An endocytic pathway essential for renal uptake and activation of the steroid 25-(OH) vitamin D3. *Cell* 1999;96:507–515.

31. Merke J, Hugel U, Zlotkowski A, et al. Diminished parathyroid 1,25-dihydroxyvitamin D3 receptors in experimental uremia. *Kidney Int* 1987;32:350–353.

32. Korkor AB. Reduced binding of [3H]1,25-dihydroxyvitamin D3 in the parathyroid glands of patients with renal failure. *N Engl J Med* 1987;316:1573–1577.

33. Brown AJ, Dusso A, Lopez-Hilker S, et al. 1,25-dihydroxyvitamin D3 receptors are decreased in parathyroid glands from chronically uremic dogs. *Kidney Int* 1989;35:19–23.

34. Fukuda N, Tanaka H, Tominaga Y, et al. Decreased 1,25-dihydroxyvitamin D3 receptor density is associated with a more severe form of parathyroid hyperplasia in chronic uremic patients. *J Clin Invest* 1993;92:1436–1443.

35. Patel SR, Ke HQ, Vanholder R, et al. Inhibition of calcitriol receptor binding to vitamin D response elements by uremic toxins. *J Clin Invest* 1995;96:50–59.

36. Sawaya BP, Koszewski NJ, Qi Q, et al. Secondary hyperparathyroidism and vitamin D receptor binding to vitamin D response elements in rats with incipient renal failure. *J Am Soc Nephrol* 1997;8:271–278.

37. Dusso AS, Sato T, Arcidiacono MV, et al. Pathogenic mechanisms for parathyroid hyperplasia. *Kidney Int* 2006;70:S8–S11.

38. Naveh-Many T, Rahamimov R, Livni N, et al. Parathyroid cell proliferation in normal and chronic renal failure rats. The effects of calcium, phosphate, and vitamin D. *J Clin Invest* 1995;96:1786–1793.

39. Denda M, Finch J, Slatopolsky E. Phosphate accelerates the development of parathyroid hyperplasia and secondary hyperparathyroidism in rats with renal failure. *Am J Kidney Dis* 1996;28:596–602.

40. Goodman WG, Belin T, Gales B, et al. Calcium-regulated parathyroid hormone release in patients with mild or advanced secondary hyperparathyroidism. *Kidney Int* 1995;48:1553–1558.

41. Gogusev J, Duchambon P, Hory B, et al. Depressed expression of calcium receptor in parathyroid gland tissue of patients with hyperparathyroidism. *Kidney Int* 1997;51:328–336.

42. Kifor O, Moore FD Jr, Wang P, et al. Reduced immunostaining for the extracellular Ca2+-sensing receptor in primary and uremic secondary hyperparathyroidism. *J Clin Endocrinol Metab* 1996;81:1598–1606.

43. Mizobuchi M, Hatamura I, Ogata H, et al. Calcimimetic compound upregulates decreased calcium-sensing receptor expression level in parathyroid glands of rats with chronic renal insufficiency. *J Am Soc Nephrol* 2004;15:2579–2587.

44. Naveh-Many T, Marx R, Keshet E, et al. Regulation of 1,25-dihydroxyvitamin D3 receptor gene expression by 1,25-dihydroxyvitamin D3 in the parathyroid *in vivo*. *J Clin Invest* 1990;86:1968–1975.

45. Brown AJ, Zhong M, Finch J, et al. Rat calcium-sensing receptor is regulated by vitamin D but not by calcium. *Am J Physiol* 1996;270:F454–F460.

46. Evanson JM. The response to the infusion of parathyroid extract in hypocalcaemic states. *Clin Sci* 1966;31:63–75.

47. Massry SG, Coburn JW, Lee DB, et al. Skeletal resistance to parathyroid hormone in renal failure. Studies in 105 human subjects. *Ann Intern Med* 1973;78:357–364.

48. Somerville PJ, Kaye M. Evidence that resistance to the calcemic action of parathyroid hormone in rats with acute uremia is caused by phosphate retention. *Kidney Int* 1979;16:552–560.

49. Olgaard K, Arbelaez M, Schwartz J, et al. Abnormal skeletal response to parathyroid hormone in dogs with chronic uremia. *Calcif Tissue Int* 1982;34:403–407.

50. Picton ML, Moore PR, Mawer EB, et al. Down-regulation of human osteoblast PTH/PTHrP receptor mRNA in end-stage renal failure. *Kidney Int* 2000;58:1440–1449.

51. Somerville PJ, Kaye M. Resistance to parathyroid hormone in renal failure: role of vitamin D metabolites. *Kidney Int* 1978;14:245–254.

52. Massry SG, Stein R, Garty J, et al. Skeletal resistance to the calcemic action of parathyroid hormone in uremia: role of 1,25-dihydroxyvitamin D3. *Kidney Int* 1976;9:467–474.

53. Galceran T, Martin KJ, Morrissey JJ, et al. Role of 1,25-dihydroxyvitamin D3 on the skeletal resistance to parathyroid hormone. *Kidney Int* 1987;32:801–807.

54. Slatopolsky E, Finch J, Clay P, et al. A novel mechanism for skeletal resistance in uremia. *Kidney Int* 2000;58:753–761.

55. Massry SG, Tuma S, Dua S, et al. Reversal of skeletal resistance to parathyroid hormone in uremia by vitamin D metabolites. Evidence for the requirement of 1,25-dihydroxyvitamin D3 and 24,25-dihydroxyvitamin D3. *J Lab Clin Med* 1979;94:152–157.

56. Couttenye MM, D'Haese PC, Verschoren WJ, et al. Low bone turnover in patients with renal failure. *Kidney Int Suppl* 1999;73:S70–S76.

57. Monier-Faugere MC, Geng Z, Friedler RM, et al. 22-oxacalcitriol suppresses secondary hyperparathyroidism without inducing low bone

turnover in dogs with renal failure. *Kidney Int* 1999;55(3):821–832.

58. Spasovski G, Gelev S, Masin-Spasovska J, et al. Improvement of bone and mineral parameters related to adynamic bone disease by diminishing dialysate calcium. *Bone* 2007;41:698–703.

59. Mathew S, Lund RJ, Strebeck F, et al. Reversal of the adynamic bone disorder and decreased vascular calcification in chronic kidney disease by sevelamer carbonate therapy. *J Am Soc Nephrol* 2007;18(1):122–130.

60. Davies MR, Lund RJ, Mathew S, et al. Low turnover osteodystrophy and vascular calcification are amenable to skeletal anabolism in an animal model of chronic kidney disease and the metabolic syndrome. *J Am Soc Nephrol* 2005;16:917–928.

61. Hernandez D, Concepcion MT, Lorenzo V, et al. Adynamic bone disease with negative aluminium staining in predialysis patients: prevalence and evolution after maintenance dialysis. *Nephrol Dial Transplant* 1994;9:517–523.

62. Torres A, Lorenzo V, Hernandez D, et al. Bone disease in predialysis, hemodialysis, and CAPD patients: evidence of a better bone response to PTH. *Kidney Int* 1995;47:1434–1442.

63. Lund RJ, Davies MR, Brown AJ, et al. Successful treatment of an adynamic bone disorder with bone morphogenetic protein-7 in a renal ablation model. *J Am Soc Nephrol* 2004;15:359–369.

64. Kleinman KS, et al. Amyloid syndromes associated with hemodialysis. *Kidney Int* 1989;35:567–575.

65. Kessler M, Netter P, Azoulay E, et al. The Co-operative Group on Dialysis-associated Arthropathy. Dialysis-associated arthropathy: a multicenter survey of 171 patients receiving hemodialysis for over 10 years. *Br J Rheumatol* 1992;31:157–162.

66. Chanard J, Bindi P, Lavaud S, et al. Carpal tunnel syndrome and type of dialysis membrane. *Br Med J* 1989;298:867–868.

67. Onishi S, et al. β-2-microglobulin deposition in bone in chronic renal failure. *Kidney Int* 1991;39:990–995.

68. Saito A, Gejyo F. Current clinical aspects of dialysis-related amyloidosis in chronic dialysis patients. *Therap Apher Dial* 2006;10(4):316–320.

69. Hercz G, et al. Aplastic osteodystrophy: follow-up after 5 years. *J Am Soc Nephrol* 1994;5:851A.

70. Moe SM. Calcific uremic arteriolopathy: a new look at an old disorder. *NephSAP* 2004;3(2):77–83.

71. Braun J, Oldendorf M, Moshage W, et al. Electron beam computed tomography in the evaluation of cardiac calcification in chronic dialysis patients. *Am J Kidney Dis* 1996;27:394–401.

72. Goodman WG, Goldin J, Kuizon BD, et al. Coronary-artery calcification in young adults with end-stage renal disease who are undergoing dialysis. *N Engl J Med* 2000;342:1478–1483.

73. Guérin AP, London GM, Marchais SJ, et al. Arterial stiffening and vascular calcifications in end-stage renal disease. *Nephrol Dial Transplant* 2000;15:1014–1021.

74. Chertow GM, Burke SK, Raggi P. Treat to Goal Working Group. Sevelamer attenuates the progression of coronary and aortic calcification in hemodialysis patients. *Kidney Int* 2002;62:245–252.

75. London GM, Marchais SJ, Guerin AP, et al. Arterial structure and function in end-stage renal disease. *Nephrol Dial Transplant* 2002;17:1713–1724.

76. London GM, Guérin AP, Marchais SJ, et al. Arterial media calcification in end-stage renal disease: impact on all-cause and cardiovascular mortality. *Nephrol Dial Transplant* 2003;18:1731–1740.

77. Qunibi WY, Nolan CR, Ayus JC. Cardiovascular calcification in patients with end-stage renal disease: a century-old phenomenon. *Kidney Int* 2002;82(Suppl):S73–S80.

78. Shanahan CM. Mechanisms of vascular calcification in renal disease. *Clin Nephrol* 2005;63:146–157.

79. Schäfer C, Heiss A, Schwarz A, et al. The serum protein α2-Heremans-Schmid glycoprotein/fetuin-A is a systemically acting inhibitor of ectopic calcification. *J Clin Invest* 2003;112:357–366.

80. Ketteler M, Bongartz P, Westenfeld R, et al. Association of low fetuin-A (AHSG) concentrations in serum with cardiovascular mortality in patients on dialysis: a cross-sectional study. *Lancet* 2003;361:827–833.

81. Raggi P, Boulay A, Chasan-Taber S, et al. Cardiac calcification in adult hemodialysis patients. A link between end-stage renal disease and cardiovascular disease? *J Am Coll Cardiol* 2002;39:695–701.

82. Wang AYM, Wang M, Woo J, et al. Cardiac valve calcification as an important predictor for all-cause mortality and cardiovascular mortality in long-term peritoneal dialysis patients: a prospective study. *J Am Soc Nephrol* 2003;13:159–168.

83. Qunibi W. Reducing the burden of cardiovascular calcification in patients with chronic kidney disease. *J Am Soc Nephrol* 2005;16:S95–S102.

84. D'Amour P, Brossard JH, Rousseau L, et al. Structure of non-(1-84) PTH fragments secreted by parathyroid glands in primary and secondary hyperparathyroidism. *Kidney Int* 2005;68:998–1007.

85. Langub MC, Monier-Faugere MC, Wang G, et al. Administration of PTH-(7-84) antagonizes the effects of PTH-(1-84) on bone in rats with moderate renal failure. *Endocrinology* 2003;144:1135–1138.

86. Brossard JH, Cloutier M, Roy L, et al. Accumulation of a non-(1-84) molecular form of parathyroid hormone (PTH) detected by intact PTH assay in renal failure: importance in the interpretation of PTH values. *J Clin Endocrinol Metab* 1996;81:3923–3929.

87. Souberbielle JC, Boutten A, Carlier MC, et al. Inter-method variability in PTH measurement: implication for the care of CKD patients. *Kidney Int* 2006;70:345–350.

88. Quarles LD, et al. Intact parathyroid hormone overestimates the presence and severity of parathyroid-mediated osseous abnormalities in uremia. *J Clin Endocrinol Metab* 1992;75:145–150.

89. Wang W, et al. Relationship between intact I-84 parathyroid hormone and bone histomorphometric parameters in dialysis patients without aluminum toxicity. *Am J Kidney Dis* 1995;26:836–844.

90. Andress DL, et al. Intravenous calcitriol in the treatment of refractory osteitis fibrosa of chronic renal failure. *N Engl J Med* 1989;321:274–279.

91. Coen G, et al. PTH 1-84 and PTH "7-84" in the non-invasive diagnosis of renal bone disease. *Am J Kidney Dis* 2002;40:348–354.

92. Monier-Faugere MC, et al. Improved assessment of bone turnover by the PTH-(1-84)/large C-PTH fragments in ESRD patients. *Kidney Int* 2001;60:1460–1468.

93. Goodman WG. Comments on plasma parathyroid hormone levels and their relationship to bone histopathology among patients undergoing dialysis. *Semin Dial* 2007;20:1–4.

94. Adams JE. Dialysis bone disease. *Semin Dial* 2002;15:277–289.

95. National Kidney Foundation. K/DOQI clinical practice guidelines for bone metabolism and disease in chronic kidney disease. *Am J Kidney Dis* 2003;42:S1–201.

96. Block GA, Hulbert-Shearon TE, Levin NW, et al. Association of serum phosphate and calcium x phosphate product with mortality risk in chronic hemodialysis patients: a national study. *Am J Kidney Dis* 1998;31:607–617.

97. Block GA, Klassen PS, Lazarus JM, et al. Mineral metabolism, mortality, and morbidity in maintenance hemodialysis. *J Am Soc Nephrol* 2004;15:2208–2218.

98. Ganesh SK, Stack AG, Levin NW, et al. Association of elevated serum PO(4), Ca x PO(4) product, and parathyroid hormone with cardiac mortality risk in chronic hemodialysis patients. *J Am Soc Nephrol* 2001;12:2131–2138.

99. Qunibi WY. Consequences of hyperphosphatemia in patients with end-stage renal disease (ESRD). *Kidney Int* 2004;66(Suppl 90):S8–S12.

100. Rufino M, de Bonis E, Martin M, et al. Is it possible to control hyperphosphatemia with diet, without inducing protein malnutrition? *Nephrol Dial Transplant* 1998;13:65–67.

101. Hou SH, Zhao J, Ellman CF, et al. Calcium and phosphate fluxes during hemodialysis with low calcium dialysate. *Am J Kidney Dis* 1991;18:217–224.

102. Musci I, Hercz G, Uldall R, et al. Control of serum phosphate without any phosphate binders in patients treated with nocturnal hemodialysis. *Kidney Int* 1998;53:1399–1404.

103. Chertow GM, Burke SK, Lazarus JM, et al. Poly[allylamine Hydrochloride] (RenaGel): a noncalcemic phosphate binder for the treatment of hyperphosphatemia in chronic renal failure. *Am J Kidney Dis* 1997;29:66–71.

104. Bleyer AJ, Burke SK, Dillon M, et al. A comparison of the calcium-free phosphate binder sevelamer hydrochloride with calcium acetate in the treatment of hyperphosphatemia in hemodialysis patients. *Am J Kidney Dis* 1999;33:694–701.

105. Slatopolsky EA, Burke SK, Dillon MA, et al. RenaGel, a nonabsorbed calcium- and aluminum-free phosphate binder, lowers serum phosphate and parathyroid hormone. *Kidney Int* 1999;55:299–307.

106. de Freitas D, Donne RL, Hutchison AJ. Lanthanum carbonate—a first line phosphate binder? *Semin Ensen Odontopediatr* 2007;20(4):325–328.

107. Joy MS, Finn WF. LAM-302 Study Group. Randomized, double-blind, placebo-controlled, dose-titration, phase III study assessing the efficacy and tolerability of lanthanum carbonate: a new phosphate binder for the treatment of hyperphosphatemia. *Am J Kidney Dis* 2003;42:96–107.

108. Qunibi WY, Hootkins RE, McDowell LL, et al. Treatment of hyperphosphatemia in hemodialysis patients: the Calcium Acetate Renagel Evaluation (CARE Study). *Kidney Int* 2004; 65:1914–1926.

109. Block GA, Spiegel DM, Ehrlich J, et al. Effects of Sevelamer and calcium on coronary artery calcification in patients new to hemodialysis. *Kidney Int* 2005;68:1815–1824.

110. Qunibi WY, Moustafa M, Kessler P, et al. CARE-2 Study Investigators. Coronary artery calcification (CAC) in hemodialysis (HD) patients: preliminary results from the Calcium Acetate Renagel Evaluation-2 (CARE-2) Study(abstract). *J Am Soc Nephrol* 2006;17:286A.

111. Lacour B, Lucas A, Auchere D, et al. Chronic renal failure is associated with increased tissue deposition of lanthanum after 28-day oral administration. *Kidney Int* 2005;67:1062–1069.

112. Slatopolsky E, Liapis H, Finch J. Progressive accumulation of lanthanum in the liver of normal and uremic rats. *Kidney Int* 2005;68:2809–2813.

113. Emmett M. A comparison of clinically useful phosphate binders for patients with chronic kidney failure. *Kidney Int* 2004;90(Suppl):S25–S32.

114. Milliner DS, Zinsmeister AR, Leiberman E, et al. Soft tissue calcification in pediatric patients with end-stage renal disease. *Kidney Int* 1990;38:931–936.

115. Merke J, Hofmann W, Goldschmidt D, et al. Demonstration of 1,25-dihydroxyvitamin D3 receptors and actions in vascular smooth muscle cells *in vitro*. *Calcif Tissue Int* 1987;41:112–114.

116. Jono S, Nishizawa Y, Shioi A, et al. 1,25-dihydroxyvitamin D3 increases *in vitro* vascular calcification by modulating secretion of endogenous parathyroid hormone-related peptide. *Circulation* 1998;98: 1302–1306.

117. Teng M, Wolf M, Lowrie E, et al. Survival of patients undergoing hemodialysis with paricalcitol or calcitriol therapy. *N Engl J Med* 2003;349:446–456.

118. Teng M, Wolf M, Ofsthun MN, et al. Activated injectable vitamin D and hemodialysis survival: a historical cohort study. *J Am Soc Nephrol* 2005;16:1115–1125.

119. Levin A, Li YC. Vitamin D and its analogs: do they protect against cardiovascular disease in patients with kidney disease? *Kidney Int* 2005;68:1973–1981.

120. Moe SM, Cunningham J, Bommer J, et al. Long-term treatment of secondary hyperparathyroidism with the calcimimetic cinacalcet HCl. *Nephrol Dial Transplant* 2005;20:2186–2193.

121. Block GA, Martin KJ, de Francisco ALM, et al. Cinacalcet for secondary hyperparathyroidism in patients receiving hemodialysis. *N Engl J Med* 2004;350:1516–1525.

122. Cunningham J, Danese M, Olson K, et al. Effects of the calcimimetic cinacalcet HCl on cardiovascular disease, fracture, and health-related quality of life in secondary hyperparathyroidism. *Kidney Int* 2005;68:1793–1800.

123. Wada M, Furuya Y, Sakiyama J, et al. The calcimimetic compound NPS R-568 suppresses parathyroid cell proliferation in rats with renal insufficiency. Control of parathyroid cell growth via a calcium receptor. *J Clin Invest* 1997;100:2977–2983.

124. Henley C, Colloton M, Cattley R, et al. 1,25-dihydroxyvitamin D3 but not cinacalcet HCl mediates aortic mineralization in a rat model of secondary hyperparathyroidism. *Nephrol Dial Transplant* 2005;20:1370–1377.

125. Lopez I, Aguilera-Tejero E, Mendoza FJ, Almaden Y, Perez J, Martin D, Rodriguez M. Calcimimetic R-568 Decreases Extraosseous Calcifications in Uremic Rats Treated with Calcitriol. *J Am Soc Nephrol* 2006;17:795–804.

126. Foley RN, Li S, Liu J, et al. The fall and rise of parathyroidectomy in US hemodialysis patients, 1992 to 2002. *J Am Soc Nephrol* 2005; 16:210–218.

127. Punch JD, Thompson NW, Merion RM. Subtotal parathyroidectomy in dialysis-dependent and post-renal transplant patients. A 25-year single-center experience. *Arch Surg* 1995;130:538–542.

128. Neyer U, Hoerandner H, Haid A, et al. Total parathyroidectomy with autotransplantation in renal hyperparathyroidism. Low recurrence after intra-operative tissue selection. *Nephrol Dial Transplant* 2002;17:625–629.

129. Tominaga Y, Uchida K, Haba T, et al. More than 1,000 cases of total parathyroidectomy with forearm autograft for renal hyperparathyroidism. *Am J Kidney Dis* 2001;38:S168–S171.

130. Kaye M, et al. Elective total parathyroidectomy without autotransplant in end-stage renal disease. *Kidney Int* 1989;35:1390–1399.

131. Hampl H, et al. Recurrent hyperparathyroidism after total parathyroidectomy and autotransplantation in patients with long-term hemodialysis. *Miner Electrolyte Metab* 1991;17:256–260.

132. Rudser KD, de Boer IH, Dooley A, et al. Fracture risk after parathyroidectomy among chronic hemodialysis patients. *J Am Soc Nephrol* 2007;18(8):2401–2407.

133. Palmer S, McGregor D, Strippoli G. Interventions for preventing bone disease in kidney transplant recipients. *Cochrane Database of Systematic Reviews* 2007, Issue 3. Art. No.: CD005015. DOI: 10.1002/14651858.CD005011.pub3. This version first published online: 18 July 2007 in Issue 3, 2007.

134. Cunningham J. Posttransplantation bone disease. *Transplantation* 2005;79:629.

135. Julian BA, et al. Musculoskeletal complications after renal transplantation: pathogenesis and treatment. *Am J Kidney Dis* 1992;19:99–120.

136. Lukert BP, et al. Glucocorticoid-induced osteoporosis: pathogenesis and management. *Ann Intern Med* 1990;112:352–364.

137. Canalis E, Mazziotti G, Giustina A, et al. Glucocorticoid-induced osteoporosis: pathophysiology and therapy. *Osteoporos Int* 2007;18:1319–1328.

138. Rich GM, et al. Cyclosporin A and prednisone associated osteoporosis in heart transplant recipients. *J Heart Lung Transplant* 1992; 11:950–958.

139. Dumoulin G, et al. Lack of evidence that cyclosporine treatment impairs calcium-phosphate homeostasis and bone remodeling in normocalcemic long-term renal transplant recipients. *Transplantation* 1995;59:1690–1694.

140. Nielsen HE, et al. Aseptic necrosis of bone following renal transplantation. *Acta Med Scand* 1977;202:27–35.

141. Felsen DT, et al. A cross-study evaluation of association between steroid dose and avascular necrosis of bone. *Lancet* 1987;1:902–906.

142. Ficat RP. Idiopathic bone necrosis of the femoral head: early diagnosis and treatment. *J Bone Joint Surg* 1985;67B:3–9.

143. Fan SL, Almond MK, Ball E, et al. Pamidronate therapy as prevention of bone loss following renal transplantation1. *Kidney Int* 2000;57:684.

144. Fan SL, Kumar S, Cunningham J. Long-term effects on bone mineral density of pamidronate given at the time of renal transplantation. *Kidney Int* 2003;63:2275.

145. Grotz W, Nagel C, Poeschel D, et al. Effect of ibandronate on bone loss and renal function after kidney transplantation. *J Am Soc Nephrol* 2001;12:1530.

146. Haas M, Leko-Mohr Z, Roschger P, et al. Zoledronic acid to prevent bone loss in the first 6 months after renal transplantation. *Kidney Int* 2003;63:1130.

147. Giannini S, Dangel A, Carraro G, et al. Alendronate prevents further bone loss in renal transplant recipients. *J Bone Miner Res* 2001; 16:2111.

148. Mitterbauer C, Schwarz C, Haas M, et al. Effects of bisphosphonates on bone loss in the first year after renal transplantation—a meta-analysis of randomized controlled trials. *Nephrol Dial Transplant* 2006;21(8):2275–2281.

149. Boutsen Y, et al. Primary prevention of glucocorticoid induced osteoporosis with intravenous pamidronate and calcium. *J Bone Miner Res* 2001;16:104–112.

第二十六章　终末期肾脏病的酸碱问题

F. John Gennari

中和正常机体代谢所产生的强酸需消耗一部分碱,随着粪便的排泄也会丢失一部分碱,因此要维持正常 pH 和 P_{CO_2} 就必须补充人体碱储备[1-4]。正常情况下,这项工作是由肾脏通过未完全明确的感受器和效应器系统对肾小管 H^+ 和 NH_4^+ 的分泌调节来完成的[4]。通过重吸收全部滤过的 HCO_3^-、排泄足量的酸(主要为 NH_4^+)以合成新的 HCO_3^-,用于补充人体丢失的 HCO_3^-,从而达到酸平衡(图 26.1)。此过程能灵活、快速地调节酸生成量的变化,使血中 HCO_3^- 浓度保持每日恒定。

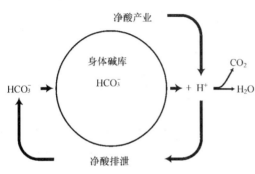

图 26.1　正常酸碱平衡。净酸的产生,包括产生的内生酸量和由食物摄入的碱与粪便中丢失碱之差,加上体液中的新的 H^+。这些离子与 HCO_3^- 起反应,产生 CO_2 和 H_2O。稳定状态下,通过目前还不甚明了的复杂信号通路,肾脏调节净酸排泄(NH_4^+ +滴定酸排泄 − 尿中丢失的 HCO_3^-)来匹配净酸的产生,因而会增加相对数量的 HCO_3^-[12-13]

随着肾脏疾病的进展,肾脏丧失了对酸碱平衡的调节功能,无法通过排泄酸及重吸收 HCO_3^- 调节内生酸的产生,从而导致代谢性酸中毒。肾脏替代治疗不是通过去除 H^+ 离子,而是通过补充 HCO_3^- 来维持机体酸碱平衡的。透析治疗中 HCO_3^- 的净增加量是通过扩散和转运的物理原理,而不是由生理性反馈机制调节的,本章将就此进行讨论[5-7]。这种方式的转变对酸碱平衡有重要的意义,它改变了人们对正常和失衡的酸碱平衡的认识。

一、一般原理

肾脏替代治疗中,不管碱是从透析液中获得还是从静脉输入,内源性酸性产物驱动酸碱能达到新的平衡,这和肾功能正常者是一样的[5-7]。这种联动的最根本原理是在透析过程中,HCO_3^- 的净增加量与其跨膜浓度梯度直接相关。因此治疗开始后,体液中的 HCO_3^- 浓度越低,进入机体的碱就越多。接受肾脏替代治疗的患者,血浆 HCO_3^- 浓度是由透析治疗和内生酸共同决定的。一般透析处方是固定的,内生酸为可变因素,终末阶段肾脏病患者,内生酸的变化可能是影响患者血浆 HCO_3^- 浓度的主要因素[5-7]。尽管透析治疗不如肾脏功能灵活,但也可根据内生酸量调节 HCO_3^- 的补充量。至于如何达成平衡将在下文中讨论,首先介绍腹膜透析,然后是各种方式的血液透析。

二、腹膜透析中的酸碱平衡

碱来源

大多数腹膜透析液使用 HCO_3^- 的前体——乳酸作为碱源,但如果有特殊的透析液装置(详见后文),HCO_3^- 本身就可以被用作碱源。乳酸盐离子从透析液扩散进入人体细胞外液,与细胞外液的 H^+ 偶联进入细胞内,细胞外液因此产生新的 HCO_3^-(图 26.2)。为保留新获得的 HCO_3^-,乳酸必须在细胞内被代谢成水和二氧化碳或是一种稳定的中性复合物如葡萄糖。事实上,大多数情况下,主要通过肝脏乳酸被代谢并生成等量的 $HCO_3^{-[8]}$。以往,腹透液中的乳酸是消旋体(包含 D-乳酸和 L-乳酸),L-乳酸容易被代谢,而 D-乳酸则代谢得较慢(首先要转化成 L-乳酸),导致血中存在少量的此类型乳酸[9-10]。这种代谢上的延迟虽然并未导致临床差异,但是大部分以乳酸为缓冲液的腹透液中已经不含 D-乳酸了。腹膜透析液的乳酸最初经验性设定在 35 mmol/L,目前为 40 mmol/L,因为应用此较高浓度乳酸缓冲液能使患者更易达到正常的血浆 HCO_3^- 浓度。

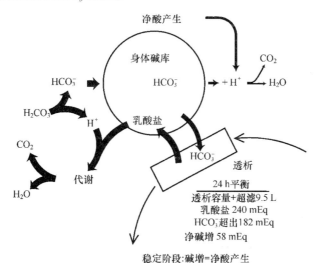

图 26.2 腹膜透析中的酸平衡。为了补充用于缓冲内生酸而消耗的 HCO_3^- 储存,透析液中被放入乳酸,通过乳酸代谢产生新的 HCO_3^-。大量新产生的 HCO_3^- 通过扩散返回腹透液中。HCO_3^- 丢失的速度依赖于跨膜浓度梯度。如例子中所显示,血清[HCO_3^-]保持在每天乳酸增加量和 HCO_3^- 丢失量之差与每天净酸产生量相等的水平

酸平衡

图 26.2 中阐述了应用腹膜透析治疗达到酸碱平衡的过程。乳酸从透析液进入患者体内的速度取决于跨膜浓度梯度、腹膜的通透性和总的有效交换面积。进入体内的乳酸被快速地代谢,所以在透析过程中血浆乳酸浓度不会显著增加,这样就一直可以维持一个较高的理想浓度梯度(大约 39 mmol/L)。当透析液被留在腹腔达 6 h,大约 75% 的乳酸被吸收并被

代谢,产生相当数量的HCO_3^-[8]。由于透析液不包含HCO_3^-,那么新产生的HCO_3^-顺浓度梯度快速扩散到透析液中,使浓度梯度下降[5,7,8]。控制其扩散速率的原理与乳酸进入机体的原理是相同的,结果透析液中的HCO_3^-浓度上升。6 h之后,透析液中HCO_3^-浓度达到了血浆浓度的80%[8]。在单位时间内,碱的净增加量等于进入体内的乳酸代谢产生的HCO_3^-减去消耗的HCO_3^-[5,7,8]。

在图26.2给出的例子中,每天进行4次2 L的交换,每天生成1.5 L的超滤液(总的透析量加上超滤液量为9.5 L/d)。假设血浆HCO_3^-浓度为24 mmol/L,根据先前讨论的平衡条件,治疗将会使机体内每天增加240 mmols乳酸,丢失182 mmols HCO_3^-,58 mmols的差值便是碱的净增加量。如果此数量小于每日由酸所消耗的HCO_3^-,血浆HCO_3^-浓度将会下降,进入到透析液中丢失的HCO_3^-也会减少,这样就会导致更大的碱增加量。如果增加的碱超过了被消耗的HCO_3^-,血浆HCO_3^-浓度将会上升,在透析过程中丢去的量也会随之增加,这就会减少碱的净增加量。在这种模式下,就达到了新的平衡,此时血浆HCO_3^-浓度主要由净酸产量决定[7,14]。

这种模式已在接受腹透的患者身上得到了评估[8]。与图26.2中的例子相比,被研究的患者有更稳定的血浆HCO_3^-浓度。这些患者每天平均碱净获得量只有31 mmol/d。然而,这些获得量再加上从饮食中得到的碱,就与每日净酸生成量相当了,因此患者便处于酸碱平衡状态。这项研究惊奇地发现从腹透液中排出的大部分酸(65%~70%)是有机酸。事实上这些患者非乳酸阴离子的丢失与碱净获得量是相等的。基于饮食中蛋白质的摄入研究,硫酸盐产生量比预计的要少,而且全部被饮食中的碱中和了。为什么这些患者硫酸盐的产生量这么低尚不清楚。基于这些数据,接受腹透的患者血浆HCO_3^-浓度的变化很有可能是由于净酸产量的变化引起的,是饮食与组织分解变化的反映。一般情况下,与肾功能正常的个体相比,这些患者血pH和HCO_3^-浓度通常在正常范围内,或是非常接近正常。

夜间循环式腹透

运用自动交换设备的夜间循环模式已经很大程度上取代了1天4次、每次保留6 h交换的腹透方式。这种技术用短的留腹时间来完成更大容量的液体交换,加强了尿素氮的清除。因为HCO_3^-跨腹膜扩散的速度比乳酸盐要快一些,有人预测短的留腹时间可能会减少净碱的增加,导致稳态时血浆HCO_3^-浓度较低。尽管没有正式的研究来比较这两种腹透,夜间循环式腹透似乎对血浆HCO_3^-浓度没有大的影响。在我们的研究中,所有的患者都是采用夜间循环模式,平均血浆中总CO_2浓度是28 mmol/L,这项指标与文献报道的采用手动的4次交换腹透所测的值几乎完全相同(表26.1)。

表26.1 腹膜透析治疗患者稳定状态时酸碱值

透析方式	透析液乳酸浓度(mmol/L)	人数	静脉总CO_2浓度(mmol/L)	文献
CAPD	35	31	23.9±4.0	13
CAPD	40	25	27.4±3.3	13
		8	26.0±3.3	12

续表

透析方式	透析液乳酸浓度(mmol/L)	人数	静脉总 CO_2 浓度(mmol/L)	文献
		20	26.3±2.5	15
		8	28.8±3.0	8
		17	24.0±3.1	7
CCPD	40	13	27.9±3.0	Gennari,未发表数据

			动脉血		
			HCO_3^- 浓度(mmol/L)	P_{CO_2}(mmHg)	pH
CAPD	40	69	22.1±3.1			11
CAPD	0	9	22.0±2.6	37.9±3.3	7.27±0.04	16
CAPD	0	9	25.9±2.0	39.0±3.6	7.42±0.04	16

以 HCO_3^- 作为缓冲碱的腹透液

对于所有透析液来说,碳酸氢盐是理想的碱来源。然而由于在碱性环境下,钙容易形成沉淀而限制了它在腹透中的应用。通过把透析液袋分成两个部分,此技术问题已被解决[17-19]。将 HCO_3^- 溶液装入一个部分,含钙溶液装入另一个部分,当溶液被灌入腹腔时才将两种溶液混合,二氧化碳会使 pH 保持在阻止钙沉淀的范围内。当这种装置被应用时,血中 HCO_3^- 浓度就直接与透析液 HCO_3^- 浓度相关联。毫不奇怪,当透析液 HCO_3^- 浓度从 34 mEq/L 增加到 39 mEq/L 时,机体就有了更适宜的酸碱状态。转换为更高 HCO_3^- 浓度的腹透液后,血中 HCO_3^- 浓度的增加也与内生酸的生成(用蛋白分解率估算)呈负相关[16]。显示稳态时血中 HCO_3^- 浓度依赖于内生酸的产生。

应用乳酸腹透液的患者,平均静脉血浆总 CO_2 浓度总体是正常的(见表 26.1),但有争议,认为多数患者总 CO_2 是低于正常的,只是其中小部分代谢性碱中毒的患者使总体数值显示正常[11]。一项研究显示,应用乳酸透析液进行标准腹透的患者,动脉 HCO_3^- 浓度是低于正常的(见表 26.1)。随后的讨论显示腹透患者,高浓度血清 HCO_3^- 能改善肌肉代谢和身体感觉[20,21]。尽管存在这种争议,但是额外花费和应用不便使之未被广泛接受。或者对于有腹透液灌入疼痛的患者,这种争议才更有实用性,因为应用含 HCO_3^- 的透析液,不管它是唯一的碱源还是与乳酸结合,都会极大地减少操作时的疼痛[22]。

三、血透中的酸碱平衡

与腹透的连续性相比,传统的血透是一种间歇治疗。因此机体碱储备和血 HCO_3^- 浓度不会每天处于稳定状态,正如图 26.3 所显示的。在 1 周 3 次、每次 3~4 h 的血透治疗中,机体碱迅速增加。在治疗间期,HCO_3^- 被内生酸逐渐消耗。因此,从酸碱的角度,血透患者承受着从透析后的代谢性碱中毒到透析前的代谢性酸中毒的反复波动。从透析后到下一次透析前,血浆 HCO_3^- 浓度要下降 7~8 mmol/L,评价酸碱状态时尤其要注意这一点。按照惯例,通常记录透析前的指标,最好是在最长治疗间期的透析前指标(表 26.2)。

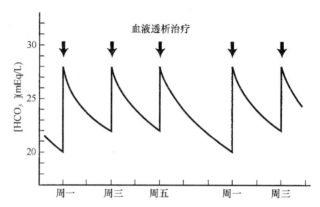

图 26.3　Schematic 描述了 1 位每周 3 次(周一、周三和周五)接受血液透析治疗的患者的血清[HCO_3^-]模式。每次透析后血清[HCO_3^-]升高,透析间期时下降,每周 1 次在最长透析间期末达到最低

表 26.2　常规血液透析的稳态患者透析前酸碱值

年份	数量	总 CO_2 浓度(mmol/L)		参考文献
1990	22	21.4±2.4		15
1993	38	19.0±3.1		23
1996	44	20.4±2.0		7
1999	995	21.6±3.4		24
2000	7123	22.8±3.5		25
2006	56 385	21.8±2.8		26
2007	106	23±12.6		Gennan 未发表数据
		动脉血数值		
		HCO_3^- 浓度(mmol/L)　P_{CO_2}(mmHg)	pH	
1982	10	18.9±2.5　　　　33±2.5	7.37±0.09	27
1983	10	20.2　　　　　　33±1.2	7.40±0.04	28
1985	16	19.8±1.2　　　　36±1.9	7.37±0.02	29

碱来源

　　用于血透的碱源已经经历了一个循环,从 20 世纪 50 年代到 60 年代中期的 HCO_3^-,到 60 年代中期至 80 年代的乙酸盐,90 年代到现在又回到 HCO_3^-。当血透刚开始发展时,透析液包含 26 mmol/L 的 HCO_3^-[30],但是之后的 10 年,为了提高碱的转运量,HCO_3^- 的浓度被经验性地提高到了 35 mmol/L[31]。为避免碳酸钙沉淀,通过加压充注含有 CO_2 和 O_2 的混合气体,可使透析液 pH 调整到 7.4。在 1964 年,乙酸盐被作为碱的前体首先被应用。这种有机阴离子之所以被应用是因为它在机体内大多数组织中被很快代谢,保证了治疗过程中能快速生成 HCO_3^-。因为乙酸盐透析液不需要充注 CO_2,因此可以使中心液体准备系统向多名患者同时供应透析液,因而很快取代 HCO_3^- 成为碱源。

乙酸盐缓冲液与乳酸盐缓冲液的腹膜透析虽有相似的双向动力学,但更快更强效。血液透析时,乙酸随透析液进入患者体内就很快被代谢为 HCO_3^-,新生成的 HCO_3^- 通过弥散返回到透析液中[6]。因此,提高机体碱的唯一方法就是减慢它的代谢速率并提高血中乙酸浓度。在透析完成之后,未被代谢的乙酸盐(3~4 mmol/L)被转化为 HCO_3^-,这些新的 HCO_3^- 被保留在患者体内。经过反复试验,透析液乙酸浓度被设定在了 37 mEq/L。这种浓度其实是一种折中,既在每次治疗中产生足够的 HCO_3^-,又能被机体代谢掉,不会蓄积产生毒性。

尽管透析液的制备不难,但是应用乙酸满足人体碱的需要是一种相当低效的方法。例如,在一次 4 h 的血透治疗中,大量 HCO_3^-(>700 mmols)随透析液丢失[6,35]。大量的碱丢失限制了碱的补充,因而接受这种方式治疗的患者,透析前血 HCO_3^- 浓度平均低于 18 mmol/L[6,15,35,37]。随着血流量和透析膜通透性的增加,转运的乙酸数量也增加了。血浆乙酸浓度通常达到了中毒水平,引起低血压等症状[29,34,36,38-40]。以乙酸为主要成分的透析液的另一个问题是 CO_2 从人体到透析液的丢失,造成体内 CO_2 减少,这样就减弱了 CO_2 对通气的驱动效应,导致透析相关低氧血症[40,41]。

由于这些问题,20 世纪 80 年代早期碳酸氢盐被再次用作碱源[27,42]。一项新技术使得碳酸氢盐被重新应用到透析液成为可能,这项新技术利用比例系统,从浓缩盐溶液持续生成透析液。此系统碳酸氢钠在透析液经过透析膜之前加入。碳酸氢盐瞬间增加但由于透析液中含有少量乙酸,溶液的 pH 不会升得太高。乙酸与碳酸氢盐快速反应生成碳酸和乙酸阴离子,加入碳酸氢钠后最终的透析液(HCO_3^- 35 mmol/L,乙酸 4 mmol/L,溶解的 CO_2 4 mmol/L 相当于 CO_2 分压 133 mmHg)pH 大约是 7.05。透析液中 CO_2 通过透析膜弥散后 P_{CO_2} 迅速下降,而经过滤器返回人体的血液 P_{CO_2} 仅上升约 50 mmHg[43]。向机体扩散的 CO_2 弥补了应用乙酸盐透析时 CO_2 的丢失,对全身 P_{CO_2} 或通气没有影响。该反应产生的乙酸也会通过透析膜进入血液,代谢后提供少量额外的新 HCO_3^-。

血液透析重新应用 HCO_3^- 使得透析前血 HCO_3^- 的浓度增加了 3~4 mEq/L[27,29,40,42,44,45],很大程度上减轻了患者症状[27,29,42,46]。1990 年这项技术已完全取代了乙酸透析液。目前,大部分传统的血透透析液加入 39 mmol/L HCO_3^- 和 4 mmol/L 乙酸,当两者结合后最终透析液中含有 35 mmol/L HCO_3^- 和 4 mmol/L 乙酸。假设乙酸进入血液完全被代谢掉,这种结合就相当于 39 mEq/L 的碱。以下将进一步讨论到的更高级的透析设备可以使透析液中的 HCO_3^- 浓度波动在 25~40 mEq/L。

酸碱平衡

尽管腹透比血透更便于维持患者的酸碱平衡,但持续间歇血透也能帮助患者达到相似的目标。从透析液进入体内的 HCO_3^- 的量主要取决于膜的透析性能(有效透析面积和通透性)及膜两侧浓度梯度(图 26.4)。因为透析液中 HCO_3^- 的浓度、膜的透析面积及通透性都是固定的,此过程中的变量就是血中 HCO_3^- 浓度。透析前血中 HCO_3^- 浓度主要是由透析间期酸产生的速率决定。透析前血浆 HCO_3^- 浓度越低,透析过程中碱增加的也就越快,反之亦然。

每次血透治疗 HCO_3^- 总的增加量不仅由起始的跨膜浓度梯度决定,还与治疗过程中这种浓度梯度改变速率有关。新加入的 HCO_3^- 暂时保留在细胞外液,血中 HCO_3^- 浓度升高,跨膜 HCO_3^- 梯度降低。而此 HCO_3^- 被体内快速产生的 H^+ 消耗,这时 HCO_3^- 跨膜梯度也随之时刻改变(图 26.4)。体液碱化这一过程除非碳酸盐缓冲液释放氢离子形成 HCO_3^- 中和 H^+ 外,还包括刺激体内有机酸产物的中和[4,7,44,45]。

生成的有机酸能够产生大量氢离子中和细胞外 HCO_3^-。如果该反应产生的有机阴离子被保留在体内,它们最终会被代谢重新产生 HCO_3^-。然而,有机阴离子在形成后不久快速穿越透析膜排出到透析液中(图 26.4)[44,45]。在血流速度较慢的传统血透中,已经测量出有30~50 mmols 的有机阴离子丢失[44,45]。由于实际产生的有机酸比测量到的要多,并且血流速度和清除能力都比以前高,所以现在有机阴离子丢失的可能性更大[7]。机体对 HCO_3^- 增加的反应幅度还未被完全阐明,但有一点是可以明确的,在血液透析过程中,有机酸产物和有机阴离子丢失量对体内净碱增加有很大的影响[7]。

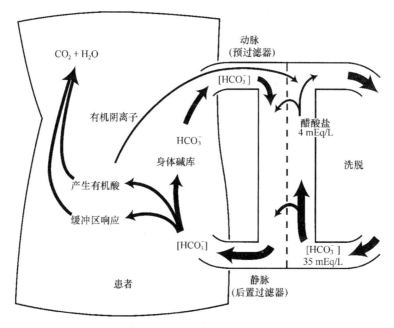

$$HCO_3^- 增加 = D_{HCO_3^- \times o} \int t (洗脱 [HCO_3^-] - 血 [HCO_3^-])$$
稳定状态:碱增加=净酸产生

图 26.4　血液透析时的碱增加和处置。在每次治疗中,透析池中新增的 HCO_3^- 补充了体内的 HCO_3^- 储存。增加的 HCO_3^- 部分需滴定体内缓冲和有机酸产生所消耗,剩余的 HCO_3^- 被加入体内以提高血中的[HCO_3^-]浓度。提高的[HCO_3^-]浓度会降低跨膜浓度梯度,从而限制了体内 HCO_3^- 的进一步增加。总的碱增加量取决于其透析率(D_{HCO_3})及随治疗时间改变的跨膜浓度梯度。由于梯度改变是血清[HCO_3^-],因此每次治疗增加的碱与治疗间期产生的内生酸量相等时,血清[HCO_3^-]达到新的稳态[24,25]

血液进入透析器时来自不同血池,HCO_3^- 浓度也不同,它们一起缓慢地混合入透析液,HCO_3^- 跨膜浓度梯度也会因此受到影响,至于这种变化是否会达到一个可测量到的水平目前还不清楚。另外,即使存在比较适宜的化学浓度梯度,HCO_3^- 的扩散还是可能会受到电荷平衡的制约,因为它要与氯离子和带负电荷的蛋白相竞争,尤其是在治疗的后半阶段。与缓冲和有机酸反应相比,这些因素可能对净酸增加的影响比较小,但是具体的影响程度还未阐明。

　　假设在每次血透中,控制碱增加的因素不变,那么在透析过程中,HCO_3^-增多的数量主要取决于透析前血浆HCO_3^-浓度。换言之,是由治疗间期内生酸产生速度和液体潴留量决定的。

　　在平稳状态下,通过透析取得新的平衡,而透析前血浆HCO_3^-浓度的相对稳定是由透析过程和透析间期的许多因素来维持的。当然,所谓的稳态是相对的,因为透析前血浆HCO_3^-浓度最低,最高浓度出现在透析刚结束时,然后逐渐下降直到下一次透析(表26.3)。由于在血透过程中,机体对碱的突然增加会产生复杂反应,这种反应还存在个体差异,如治疗间期净酸产物与体液潴留量的差异,接受血透治疗的患者透析前血浆HCO_3^-浓度的变化比有正常肾功能的个体要大得多[24,25]。

表26.3　内生酸产量和液体潴留对于常规血透患者透析前血浆HCO_3^-浓度的影响

酸产量(mmol/d)	液体潴留(L)/透析间期	透析前HCO_3^-(mmol/L)
40	2	23.4
80	2	20.4
120	2	17.3
60	0	23.1
60	3	21.3
60	6	19.8

注:假定体重=70 kg,透析后HCO_3^-浓度=28 mmol/L,HCO_3^-缓冲间隙=0.5×体重(kg)。

透析后血浆HCO_3^-浓度的决定因素

　　图26.5列出了在一次血透中,血浆HCO_3^-浓度增加的模式和幅度。我们可以从中大致了解在4 h的透析过程中血浆HCO_3^-浓度的增加情况。这些数据来自7例使用高通量膜进行血透的比较平稳的患者,血流量为400 ml/min,透析液流量为500 ml/min[7]。此图最显著的内容在于:在透析后2 h,尽管透析膜两侧仍存在8~10 mmol/L的跨膜梯度,血浆HCO_3^-浓度却提高甚少。其他研究也证实了这种现象[43,47]。尽管这项研究得到了这样的结果,但是小部分患者血浆HCO_3^-浓度在透析过程中却会发生显著下降[7]。这种下降可能的原因是:组织缺氧和低血压造成了有机酸产物增加。当然,这种假设还有待证实。

　　尽管决定透析末血浆HCO_3^-浓度的因素还没

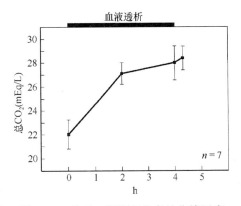

图26.5　基于7例稳定状态的非糖尿病患者进行4 h血液透析时血清总CO_2浓度的改变模式。在这些患者中,分别于透析前、透析2 h、透析末和透析结束15 min测总CO_2浓度

有被完全阐明,但是这项指标是非常重要的,因为它确立了 HCO_3^- 平台,此后在透析间期血浓度逐渐下降。如果无干预事件,那么透析后血浆 HCO_3^- 浓度就主要由针对该患者的透析处方所决定。

透析前血浆 HCO_3^- 浓度的决定因素

在血透间期,决定血浆 HCO_3^- 浓度下降速度的 2 个主要因素是内生酸产生的速度和液体潴留量。治疗间期内生酸的产量主要由饮食决定。低硫饮食的患者内生酸产量就低,反之就高[1,2]。尽管还没有特定饮食对透析前血浆 HCO_3^- 浓度影响的研究,但是对于接受血透的患者,标化的蛋白分解速率(稳态下间接反映饮食蛋白摄入的测定方法)与透析前血浆 HCO_3^- 浓度存在一个明确的负相关[24-26,48]。

根据这些研究与一些假设,我们就可以评估内生酸产量对透析前血浆 HCO_3^- 浓度的影响。假设产生的所有酸都留在了体内,机体动用一半的体液来缓冲(这个假设是有血透患者实验依据的[48]),那么酸产生量的变化将会使透析前血浆 HCO_3^- 浓度有 6 mEq/L 的波动(见表 26.3)。根据这些假设,我们就能容易解释为什么接受相同透析处方的患者会有正常的和明显低的透析前血浆 HCO_3^- 浓度。尽管决定内生酸生成的主要因素是饮食中蛋白的摄入,但是患者的代谢状况也会影响酸的生成。

表 26.3 的前半部分假设每个透析间期会有 2 L 的液体潴留,就更强调了每次透析治疗时液体潴留的重要性。不管内生酸产生的速度如何,只要碱不能成比例增加,液体潴留就会造成透析前血浆 HCO_3^- 浓度下降。这是一种真正的"稀释性酸中毒",是由于液体增多造成碱稀释的结果。假设内生酸的产量为 60 mEq/d,并且细胞外液量对缓冲无影响,我们就可以评估液体潴留对透析前血浆 HCO_3^- 浓度的影响了。正如表 26.3 所示,液体潴留和内生酸生成对透析前血浆 HCO_3^- 浓度具有同样重要的意义。已有研究证实,在透析间期,哪怕液体潴留量只有 1 L 的差别,也会使透析前血浆 HCO_3^- 浓度变化 1 mmol/L 以上[49]。对于接受血透的患者在酸碱平衡的治疗上这种效应是十分明显的,以后将会进一步讨论。

透析前血浆 HCO_3^- 浓度的正常指标

对于 1 周接受 3 次血透的比较稳定的患者来说,透析前血浆 HCO_3^- 浓度(总 CO_2 浓度)一般波动在 19~23 mEq/L(见表 26.2)[7,15,23-26]。这些指标低于正常肾功能的个体和接受腹透的患者,而且波动范围较大。值得注意的是,在过去的 10~15 年里,尽管透析技术和透析液成分都没有大的变化,透析前血浆总 CO_2 浓度却平均升高了 2 mmol/L,这可能反映了透析人群年龄的老化和饮食的减少。ESRD 患者中呼吸系统对低碳酸血症的反应是正常的,因此当血浆 HCO_3^- 浓度降低时,CO_2 分压也会适度降低[6,29,36,37,44,50]。结果,血 pH 还是会在正常范围内或仅轻度下降(见表 26.2)[27-29,45]。接受传统血透的大部分患者就会发生这种轻度的酸血症,因为它只是间歇出现,而且被认为无不良反应,所以就没有得到太多的重视。但是,现在的研究表明即使是轻度的、间歇出现的酸中毒也会对骨骼和肌肉代谢产生一定的不良反应。低于 19 mmol/L 的血浆 TCO_2 可能是导致死亡率增加的一个危险因素。

四、代谢性酸中毒对骨骼和肌肉代谢的影响

两项随机前瞻性研究发现,稳态患者如果透析前血浆 HCO_3^- 浓度持续小于 19 mmol/L,甲状旁腺激素对血浆钙浓度变化的反应性就会受损,因此导致更严重的骨病[53,54]。其中一项研究的其他治疗相同,仅通过增加透析液 HCO_3^- 浓度使透析前血浆 HCO_3^- 浓度由 15.6mmol/L 提高到 24 mmol/L(表 26.4),高转运和低转运骨病的进展被得到有效的遏制[54]。第二项研究用相同的方法使血浆 HCO_3^- 浓度由 18.6 mmol/L 提高到 25.3 mmol/L,甲状旁腺激素对血浆钙浓度变化的敏感性得到明显改善[53]。

表 26.4 常规血液透析中提高透析前血浆 HCO_3^- 浓度:技术和结果

数量	时间(月)	HCO_3^- 浓度(mmol/L)		技术	文献
		基线	治疗		
11	18	15.6	24	升高透析液 HCO_3^- 浓度至 4~48 mmol/L	54
38	3	19.0	24.8	升高透析液 HCO_3^- 浓度至 39 mmol/L	23
8	1	18.6	25.3	升高透析液 HCO_3^- 浓度至 40 mmol/L	53
21	6	20.4	23.3	升高透析液 HCO_3^- 浓度至 40 mmol/L	55
25	6	22.5	26.7	升高透析液 HCO_3^- 浓度至 40 mmol/L	55
6	1	18.5	24.8	升高透析液 HCO_3^- 浓度至 40 mmol/L 加口服碳酸氢钠	56
9	1	20.0	25.0	升高透析液 HCO_3^- 浓度至 40 mmol/L 加口服碳酸氢钠	47
12	6	18.8	23.1	升高透析液 HCO_3^- 浓度至 36 mmol/L 加口服碳酸氢钠	57

透析前血浆 HCO_3^- 浓度过低对蛋白代谢也有不良反应。在一项研究中,低的透析前血浆 HCO_3^- 浓度(18.5 mmol/L)与肌肉蛋白转运过快有关。当通过提高透析液 HCO_3^- 浓度使透析前血浆 HCO_3^- 浓度增加到 24.8 mmol/L 时,肌肉蛋白的转运减少了[56]。同一组调查人员也证实通过口服补充 $NaHCO_3$ 使腹透患者血浆 HCO_3^- 浓度从 19 mmol/L 增加到 26 mmol/L,蛋白转运也出现下降趋势[20]。还有几项研究也同样发现,提高透析前血清 HCO_3^- 浓度对改善肌肉代谢有益[55,57,58]。

五、透析前血浆 HCO_3^- 浓度对死亡率的影响

用相同的透析液进行血透的患者,如果透析前血浆 HCO_3^- 浓度过高或过低,那么死亡率就会偏高。在两项大样本(分别包括 7000 和 20 000 例患者)的研究中,透析前血浆 HCO_3^- 浓度低于 19 mmol/L 的患者分别与 19~22 mmol/L 和 19~24 mmol/L 的对照组比较,结果死亡率增加了 10%~15%[51,52]。在第三项大样本队列研究中,HCO_3^- 浓度低于 19 mmol/L 组患者死亡率增加了 10%。三组研究也表明,高的血浆 HCO_3^- 浓度也会增高死亡率。但是当矫正了营养不良与炎症后,这种效应消失了[26]。正如以前讨论过的,在没有增加透析液 HCO_3^- 浓度的情况下,高的透析前血浆 HCO_3^- 浓度反映了低的蛋白摄入,然而低蛋白摄入可能会引起

其他的疾病从而增加死亡率。低浓度的透析前 HCO_3^- 通过加强肌肉代谢和加剧不正常的钙调节对死亡率有一个更直接的作用。

六、低 HCO_3^- 浓度患者的治疗

基于以上依据,有些人提倡把透析患者的透析前血浆 HCO_3^- 浓度提高到 24 mmol/L 甚至更高[59]。尽管这种推荐还是有争议的,但是有一点是清楚的,我们应该对透析前血浆 HCO_3^- 浓度低于 19 mmol/L 的患者评估其原因。这种评估应包括分析透析时和透析间期的所有事件。通过比较透析末与下一次透析前的血浆 HCO_3^- 浓度,可以了解在治疗间期 HCO_3^- 浓度下降的速度。以上章节已经讨论过,影响 HCO_3^- 浓度下降的因素是营养(尤其是蛋白摄入)与液体潴留。在对饮食进行调节时,我们必须保证营养的充足,因为蛋白质营养不良对患者是很不利的[26,52]。如果液体潴留过多,减少液体摄入量是应该的,当然它也是一项比较困难的任务。为了更严谨一些,在有尿患者或腹泻患者中我们还需分别掌握通过尿液和粪便丢失的 HCO_3^- 量。为了评估透析中的净碱增加量,我们可以在透析开始前和透析一结束分别测量血浆 HCO_3^- 浓度。这样可以明确从透析液增加的碱是被保留还是被过多的有机酸产物消耗。一般情况下,一次血透可以使血浆 HCO_3^- 浓度增加 6~10 mmol/L。

通过增加透析液 HCO_3^- 浓度可以易使透析前血清 HCO_3^- 浓度得到提高[23,47,53-57,59]。表26.4 总结了这方面的研究结果。这些研究证明,透析后 HCO_3^- 浓度与透析液 HCO_3^- 浓度有直接的关系。这些指标也会进一步对下次治疗前的最低血浆 HCO_3^- 浓度产生平行效应。在这些研究中,透析后血浆 HCO_3^- 浓度增加到了 30~34 mmol/L,但是这种相对的碱血症没有产生任何的不良反应。另一个可供选择的方法是口服 $NaHCO_3$,这种补充将会有效增加透析前血浆 HCO_3^- 浓度[47,56,57,60]和稳态腹膜透析患者的血浆 HCO_3^- 浓度[20]。

考虑到血透患者透析前血浆 HCO_3^- 浓度波动较大[24,25],有人已经提议把透析液的碱浓度个体化,以便使每位患者在透析前都能达到正常的酸碱指标[61]。新的设备可很容易根据不同的患者调节透析液 HCO_3^- 浓度,但此技术目前尚未得到广泛应用。另一种简单的方法就是提高所有患者的透析液 HCO_3^- 浓度[59]。

七、每日血液透析

每日血液透析(daily hemodialysis)可用于危重的住院患者,也可以用于稳定的非住院患者,它可以很快使血浆 HCO_3^- 和 pH 正常化(见第十章)[62-65]。对于接受每天缓慢夜间血液透析(daily slow nocturnal hemodialysis)的稳定的非住院患者,透析前后血浆 HCO_3^- 浓度的差异减小到了 1 mmol/L 以下。为了避免出现代谢性碱中毒,透析液 HCO_3^- 浓度已经降低到了28~32 mmol/L。每天短时血液透析(daily short hemodialysis)也能取得相似的结果。考虑到之前在间歇性血透中 HCO_3^- 浓度变化的动力学改变,这种结果也是可以理解的。有一种形式的血透不同于其他血透,其附加含乙酸透析液的装置[66]。在这种形式的血透中,碱增多的动力学效应与腹透是相似的——丢失 HCO_3^- 同时补充乙酸,通过调节透析液乙酸浓度使血浆 HCO_3^- 浓度维持在正常范围。这些形式的透析对血浆 HCO_3^- 和对酸碱稳态的长期效应

还没有得到证实。

八、连续肾脏替代治疗

持续血液滤过(continuous hemofiltration)、血液滤过加透析(hemofiltration plus dialysis)和持续缓慢低效血液透析(slow low-efficiency hemodialysis)目前都被应用于危重患者肾衰竭的治疗(见第十二章)[62,67-70]。在酸碱稳态的维持上,这些技术跟已经讨论过的传统血透的原理是相同的。应用持续血液滤过,HCO_3^-的丢失与血浆浓度、超滤速度和内生酸的生成速度有关。置换液是含有HCO_3^-或是乳酸的溶液[70,71],血浆HCO_3^-被稳定在正常范围内[62]。运用持续缓慢低效血液透析,血浆HCO_3^-浓度与透析液完全相等。为了避免代谢性碱中毒的发生,透析液中的HCO_3^-浓度必须被降到24~28 mEq/L。

血液滤过和血液透析滤过

血液滤过清除毒素的原理是对流而非扩散,它能被用作间歇性的治疗。为了达到充分的毒素清除,置换液需要被快速输入(约100 ml/min)以便完成大容量的超滤[72]。尽管起初应用的是含乙酸的溶液,但是为了达到充分的内环境酸碱平衡,用含HCO_3^-的溶液替代是必需的[72]。大容量的超滤和置换液的快速输入使这项技术比常规透析更复杂也更危险,因此它很少被应用。

血液透析滤过把间歇性血液滤过的高对流的特点和含有HCO_3^-或乙酸盐的透析液结合在一起[73,74]。在这种治疗中,为了达到正碱平衡,含有HCO_3^-的替代液是必不可少的,操作过程与血液滤过同样复杂,从酸碱平衡的角度看,和常规血透相比也没有明显优势。

无乙酸生物滤过是一种血液透析滤过技术,其透析液中不含HCO_3^-和乙酸,但含有其他几种关键的溶质[75]。经过大容量的超滤作用,等渗的$NaHCO_3$被连续输入到滤过后的血液中。这项技术不需要应用乙酸,这可能是它的一个优势,但是目前还没有证据证实透析液中少量的乙酸会产生临床毒性。与常规的血液透析滤过的置换液含有各种电解质不同,这项技术只向机体输入$NaHCO_3$,这就保证了HCO_3^-的高浓度。应用这项技术,我们能把每位患者的血浆HCO_3^-浓度提高到需要的水平[75]。正如之前讨论过的,通过简单调整透析液HCO_3^-浓度,传统的血透也能取得相同的效果。这项技术仅仅被少量被用于终末期肾脏病治疗。

九、终末期肾脏病患者的酸碱失衡

至此,对于接受肾脏替代治疗的患者,已经讨论了维持"正常"血浆HCO_3^-浓度的因素。本部分内容是关于识别及管理急性或慢性导致酸碱失衡的叠加因素。当血浆HCO_3^-浓度与P_{CO_2}偏离正常时,就标志着酸碱失衡出现了(见表26.1和表26.2)。一般情况下,当血浆HCO_3^-浓度有3 mmol/L或更大的改变时标志有新的酸碱失衡发生。

在这种特定的患者中,考虑到透析前血清HCO_3^-浓度的变异范围较大,确诊叠加因素引起的失衡很困难。幸运的是,在大部分的透析中心,连续记录1个月的血清总CO_2是可行的,这样就有了参照物。常规明确 P_{CO_2} 异常较困难,因为没有实验室监测该项参数。肾衰竭患者呼吸对血清 HCO_3^- 浓度变化的反应是正常的[6,29,36,37,44,45],因此如果临床上怀疑存在通气问题,我们可以通过以下公式,用已知的血清 HCO_3^- 浓度估算 P_{CO_2}。

当血浆 HCO_3^- 为 24 mmol/L 或更低时:

$$P_{CO_2}(mmHg) = 40 - 1.2 \times (24 - HCO_3^-) \tag{26.1}$$

当血浆 HCO_3^- 大于 24 mmol/L 时:

$$P_{CO_2} = 40 + 0.7 \times (HCO_3^- - 24) \tag{26.2}$$

这些公式只能给我们提供参考,不能用来确诊。因为对于一个既定的 HCO_3^- 浓度,通气代偿是存在变异的。只要 P_{CO_2} 偏离预计值不大于 5 mmol/L,我们就应认为是正常的。

一旦我们确定了存在酸碱失衡,分类方式与肾功能正常的人群是相同的。

(1)确定最主要的紊乱(代谢性酸中毒或碱中毒、呼吸性酸中毒或碱中毒)。

(2)判断继发反应是否得当。

(3)判断失衡的原因。

尽管大体途径是相同的,事实上,比起有正常肾功能的患者来说,诊断过程更简单(图 26.6)。例如,终末期肾脏病患者,不存在对呼吸性酸碱失衡的肾脏代偿反应。另外,在鉴别诊断中我们不需要考虑肾源性的代酸还是代碱。4 种基本酸碱失衡的诊断途径将在后续部分讨论。

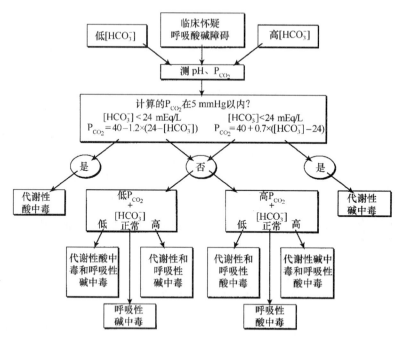

图 26.6　评价终末期肾衰竭患者酸碱平衡的方法

代谢性酸中毒

ESRD 患者,如果血浆 HCO_3^- 浓度或总 CO_2 比平时的指标下降了 3 mmol/L 以上,则表示有新的代谢性酸中毒(以下简称"代酸")出现[15]。不同于正常肾功能的个体,此时不需要考虑慢性呼吸性碱中毒的可能。因为 CO_2 降低引起的 HCO_3^- 浓度的下降过程需要肾功能调节。尽管此种患者呼碱不会引起血浆 HCO_3^- 浓度的降低,但还是应该测定血 pH 和 P_{CO_2} 以判断代酸引起的通气反应是否适度。存在有功能内瘘的患者,不需要动脉穿刺就能容易得到这些数据[6,76]。由代酸引起的通气反应有一定限度:血浆 HCO_3^- 浓度每下降 1 mmol/L,P_{CO_2} 则下降 1.2 mmHg(公式 26.1)[50]。如果测得的 P_{CO_2} 偏离正常值大于 5 mmHg,那么此患者有可能存在混合性酸碱失衡。如果 P_{CO_2} 下降幅度在正常范围内,那么此患者更有可能只是简单的代酸(见图 26.6),此时注意力应放在病因的诊断上。在所有的病例中,病史、体格检查应与这些公式结合以判断酸碱失衡是简单的还是混合性的。

病　因

当体液中酸突然增多或是碱大量丢失时,代酸就会出现(表 26.5)。最常见的病因是酸的生成,这通常是由机体代谢异常或是毒素刺激所引起。对没有肾功能的患者,异常 HCO_3^- 丢失只能发生在胃肠道。

表 26.5　终末期肾脏病引起代谢性酸中毒的原因

阴离子间隙增加 *	阴离子间隙不增加
糖尿病酮症酸中毒	胃肠道碱丢失
乳酸酸中毒	腹泻
酒精性酮症酸中毒	胰腺引流
毒物摄入	NaCl 作为置换液的血液滤过
甲醇	NH_4Cl 摄入
乙醇	
水杨酸	
副醛	
分解代谢状态	
高蛋白摄入	
透析间期大量盐和水的摄入	

* 较平时增加 3 mmol/L。

对于 ESRD 患者,通过评估阴离子间隙来区分代谢性酸中毒的原因,不如对正常肾功能者有用。在这些患者身上,阴离子间隙通常已经增大,代酸只能使其更高一些[77]。最好的工具是基线阴离子间隙,它可以评估阴离子间隙的任何改变。但是由于很多透析中心不会常规测量血浆 Na 浓度,这项指标可能实用价值不是很大。在没有该项参考指标的情况下,大于20 mmol/L的阴离子间隙被视为是异常的。

有机酸中毒

ESRD 患者中新的代谢性酸中毒产生的最常见原因是病理过程导致体内一种或多种有机酸生成过量。糖尿病酮症酸中毒是最常见的类型,此外我们还要考虑到其他类型,如酒精性酮症酸中毒、乳酸酸中毒和毒素摄入所导致的酸中毒等(见表 26.5)。这些有机酸与体内的 HCO_3^- 中和,产生的有机阴离子积聚在体内使 AG 增大。与肾功能正常相比,ESRD 患者

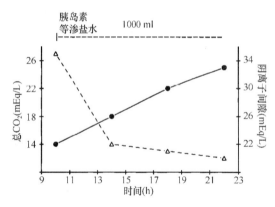

图 26.7　一位终末期肾衰竭患者不使用 HCO_3^- 或透析治疗纠正糖尿病酮症酸中毒。通过胰岛素和 1 L 等渗生理盐水治疗后血清总 CO_2 浓度和血清阴离子间隙恢复至酸中毒前的水平

无法排泄这些新形成的阴离子,如果导致它们产生的病理过程被纠正了,这些有机阴离子经代谢最终会转化为 HCO_3^-。图 26.7 阐明了这个过程,图中的数据来自于一位糖尿病酮症酸中毒患者,且其处于终末期肾脏病阶段[77]。酮症酸中毒迅速降低了血中 HCO_3^- 浓度并使 AG 增大。用胰岛素治疗 10 h 后,AG 有了一定程度的减小,HCO_3^- 浓度从 14 mmol/L 提高到了 25 mmol/L。值得提出的是,这种恢复不需要透析,也不需要补充碱,只需要少量的液体替代治疗,因为这些患者在发展成酮症酸中毒的过程中既没有丢失体液,也没有丢失有机阴离子。

尽管糖尿病酮症酸中毒在胰岛素的治疗下很快得到好转,但是其他类型的有机酸中毒不是这么容易就能被纠正的,此时就需要透析来清除这些有机阴离子或补充适量的碱。对于毒素吸收导致的代酸,血透是最有效的治疗方式,因为血透能有效清除这些有攻击性的酸。对于某些类型的乳酸酸中毒,乳酸的生成不能被有效制止[78,79],在这种情况下,血透可以快速清除乳酸并补充 HCO_3^- 而不会引起液体的超负荷。尽管血透造成的体液的快速碱化加速了乳酸的生成[78],但是持续的血透能有效克服这种增多,使血浆 HCO_3^- 浓度稳定在一个较高的水平直到乳酸生成被制止[80]。对于所有的有机酸中毒,消除病因才是纠正代酸的关键。

其他原因

正如之前讨论过的,蛋白摄入增加或是机体蛋白分解增加均会降低透析前血浆 HCO_3^- 浓度(见表 26.3)。当内生酸生成增加牵涉到氯离子以外的阴离子时,AG 就会增大。在血透间期,当氯化钠和水的过多摄入造成液体潴留增多时,透析前血浆 HCO_3^- 浓度就会因为稀释作用而降低,但是其他电解质的浓度却不受影响。AG 增大,但增大的幅度并不大。如果血浆 HCO_3^- 浓度迅速下降了 6~8 mmol/L 甚至更多,我们一定要考虑到发生了有机酸中毒。

当出现严重腹泻或是外科引流大量的胰液时,由于 HCO_3^- 从胃肠道大量丢失,也会发生代酸。此时的代酸不会引起 AG 的增大,因为这种酸中毒与 HCO_3^- 不成比例的丢失及 Cl 的增多有关。用 Cl 代替透析液中的碱是一项技术错误,它会导致更严重的代酸但是不会引起 AG 的增大[81]。引起 AG 正常型代酸的一个少见原因是故意或误服 NH_4Cl。在无肾功能的患者中,肾小管性酸中毒不被看作代酸的原因之一。

接受持续血液滤过的患者,如果使用置换液不当也会引起代酸。如果对不能代谢乳酸的患者应用含乳酸的林格液,将会发生高 AG 的代酸。如果把 NaCl 溶液用作置换液,那么将会出现 AG 正常的代酸。

代谢性碱中毒

血浆 HCO_3^- 浓度增加被诊断为代谢性碱中毒(以下简称"代碱")。ESRD 患者,不需考虑 HCO_3^- 浓度的增高是否由呼吸性酸中毒引起,因为由持续的呼吸性酸中毒引起的 HCO_3^- 浓度增加需要肾功能的存在。代谢性碱中毒是由于氯的丢失(如呕吐或鼻饲管引流)或新碱的增多。因为肾脏已经丧失了功能,所以这种酸碱失衡一旦出现就会持续存在,而与饮食关系不大[82]。此外,因为与代碱有关的低血钾主要是由肾性钾丢失引起的,所以处于终末期的肾脏病患者,血钾浓度是不会有变化的[83]。代碱发生时,不需要考虑肾源性代谢性碱中毒(如 Batter 综合征、原发性醛固酮增多症),也没有必要区分是氯依赖性的还是氯抵抗性的。

当血浆 HCO_3^- 浓度增加了 3 mmol/L 或更多时,就可以诊断新的代碱。考虑到此种患者血浆 HCO_3^- 浓度比肾功能正常者要低,所以一般较难察觉,除非确实存在大幅度的升高(8~10 mmol/L)。用标准透析液进行透析的患者,透析前血浆 HCO_3^- 即使只高于平均值 2~3 mmol/L,死亡率也会有所增加,因此我们不能忽视血浆 HCO_3^- 浓度的小幅度升高[26,51,52]。尽管不需要考虑慢性呼吸性酸中毒对血浆 HCO_3^- 浓度的影响,我们仍应该测量 pH、P_{CO_2} 以衡量代酸引起的呼吸性代偿反应是否在正常范围内。血浆 HCO_3^- 浓度增加时,肺的通气量会降低。HCO_3^- 浓度每提高 1 mmol/L,P_{CO_2} 就会增加 0.7 mmHg(见公式 26.2)。如果测量的 P_{CO_2} 偏离正常值 5 mmHg 以内,则患者只是简单的代碱(图 26.6)。如果偏离了这个范围,患者就可能存在混合性酸碱失衡(见后文)。

原 因

表 26.6 列举了终末期肾衰竭患者代碱的原因。值得注意的是,此处不曾区分是氯依赖性的还是氯抵抗性的。这里只考虑两方面:是酸丢失引起的还是碱增多引起的。前者发生于呕吐或者胃液引流时,这种情况诊断十分明确,但食欲旺盛者会否认呕吐[83]。从 $NaHCO_3$ 到某种氨基酸阴离子都可以成为机体碱的来源(见表 26.6)。使用 2 mmol/kg 的 $NaHCO_3$ 将使血 HCO_3^- 提高 4~5 mmol/L[60]。钙盐包括碳酸钙、乙酸钙、柠檬酸钙,钙盐对机体碱的影响取决于钙被离子化并被重吸收的程度,它们很少引起明显的代碱。

表 26.6 终末期肾衰竭患者代谢性碱中毒的原因

呕吐
鼻饲管引流
外源性碱/碱的前体
碳酸氢钠
碳酸氢钾
碳酸钙
乳酸盐
乙酸盐
枸橼酸盐
谷氨酸盐
丙酸盐
氢氧化铝+聚磺苯乙烯

少数情况下,终末期肾衰竭患者联合使用聚苯乙烯和氢氧化铝也可引起代谢性碱中毒[84]。氢氧化铝通常在胃酸的作用下转化为磷酸铝或氯化物,这些盐在十二指肠内会被溶解,这就使得铝离子能与胰腺分泌的 HCO_3^- 相结合。然而当聚磺苯乙烯存在的时候,铝离子就会与它结合产生不能游离的复合物。其结果是 HCO_3^- 既没有中和酸,也没有和铝结合,而是在小肠被重吸收保留在体液中。

治疗

代碱的治疗重点在于去除病因。治疗呕吐或去除任何来源的外源性碱都会使这种失衡得到纠正。如果这些干预不能纠正酸碱失衡或是高浓度的 HCO_3^- 引起了机体的某些反应而影响到了治疗,可以通过减少透析液中 HCO_3^- 的浓度而降低血浆 $HCO_3^{-[82]}$。重症监护室肾衰竭的患者,可以通过置换液仅使用氯化钠的持续血液滤过,或是通过透析液 HCO_3^- 浓度为 25 mmol/L 的缓慢低效血透(slow low-efficiency hemodialysis)来纠正代碱。

呼吸性酸中毒

呼吸性酸中毒是由肺泡换气不良引起的,表现为动脉血 P_{CO_2} 的增高。机体对这种失衡的代偿有两部分[85]。首先是快速的缓冲反应,它能使血浆 HCO_3^- 浓度有很小的增加;另一部分也是主要的部分即肾对 HCO_3^- 生成的调节。终末期肾脏病患者,后一个反应不能进行,所以当血碳酸过多时血浆 HCO_3^- 浓度不会有明显的增加。我们必须对这种失衡保持高度警惕,通过测定 pH 和 P_{CO_2} 以判断它的存在(见图 26.6)。当 P_{CO_2} 比正常的预计值高出 5 mmHg 或是更多时,呼吸性酸中毒的诊断就成立了(见公式 26.1 和 26.2)。我们不需要考虑 HCO_3^- 的浓度,因为对于处于终末期的肾脏病患者,血浆 HCO_3^- 浓度不是由 P_{CO_2} 决定的,而是由透析治疗决定的。

由于不存在肾脏的代偿反应,CO_2 的增高会引起持续的严重酸血症。对于肾功能正常的患者,当 P_{CO_2} 持续保持在 55 mmHg 时,pH 仅有一个小的降低。因为 P_{CO_2} 的增加会引起肾脏产生代偿,血浆 HCO_3^- 浓度甚至能升高到 30~33 mmol/L。而终末期肾脏病患者,相同的 P_{CO_2} 会使透析前血浆 HCO_3^- 浓度降为 20~22 mmol/L,pH 降至 7.18~7.22。

治疗

呼吸性酸中毒的治疗重点是降低高 P_{CO_2}。如果 P_{CO_2} 不能被降到比较安全的水平,则需要使用最大程度提升血中 HCO_3^- 浓度的透析方法,如每天或持续血液透析或者腹膜透析。补充碳酸盐也是一种选择,但是这种治疗可能导致液体超负荷,进一步阻碍肺的气体交换。

呼吸性碱中毒

呼吸性碱中毒是由肺泡通气过高引起的,表现为动脉血中 P_{CO_2} 的下降。机体对这种失衡的代偿性反应有两种:血浆 HCO_3^- 浓度在数分钟之内下降的急性缓冲反应,以及使血浆 HCO_3^- 浓度进一步降低的慢性肾脏反应[86]。对于接受透析治疗的患者,慢性反应需要肾功能的存在,而急性反应被透析对血浆 HCO_3^- 浓度产生的影响所掩盖。因此,高通气的结果就是出现严重的碱中毒。由于终末期肾衰竭患者血中 HCO_3^- 改变并不显著,所以我们在临床上必须对这种酸碱失衡保持高度警惕,通过测定血 pH 和 P_{CO_2} 来做出诊断。如果 P_{CO_2} 比正常值低 5 mmHg 或是更低,则表明呼吸性碱中毒发生了(公式 26.1 和 26.2,图 26.6)。

病因和治疗

许多病理过程都可以引起呼吸性碱中毒(表26.7)。肾功能正常的患者可以耐受低碳酸血症而不会出现严重的并发症,但是对于肾衰竭的患者,却可以发展成持续的严重碱血症,甚至危及生命。已经有相关报道,接受腹透的患者,伴随着持续的呼碱,pH可高于7.7[77-78]。一个接受常规血透的患者,出现持续的呼碱,动脉血pH高于7.80。如果过低的P_{CO_2}不能被纠正,我们可以在重症监护下进行持续血液滤过,置换液中只有生理盐水,不使用碱来降低血浆HCO_3^-浓度。但是当低碳血症持续存在时,死亡率是相当高的。

表26.7 呼吸性碱中毒的原因

低氧($PO_2<60$ mmHg)	肺栓塞
焦虑换气过度综合征	间质纤维化
中心静脉系统紊乱	其他原因
脑卒中	脓毒血症(通常是革兰氏阴性菌)
感染	肝衰竭
外伤	妊娠
肿瘤	药物
肺部疾病	水杨酸盐
肺炎	尼古丁
肺水肿	黄体酮

混合性酸碱失衡

当同时出现两种或两种以上原发性酸碱失衡时,混合性酸碱失衡出现了。终末期肾脏病患者,由于机体缺乏对低碳血症和高碳血症的代偿反应,混合性酸碱失衡的复杂程度比肾功能正常者要小的多(表26.8)。最常见的混合性酸碱失衡是代谢性与呼吸性紊乱相结合。通过公式26.1和26.2,把测得的P_{CO_2}与测得的HCO_3^-相比较,我们就可以做出诊断。如果血浆HCO_3^-浓度低于正常值(代谢性酸中毒),此时的通气情况可能是不足的(叠加出现呼吸性酸中毒),也可能比预期高(呼吸性碱中毒)。前一种可能更常见,它会引起严重的酸血症。对这类患者,除了处理代酸,需迅速插管进行辅助通气。如果HCO_3^-浓度是过高的(代谢性碱中毒),此时的通气情况也可能是不足的或是过度的。当通气过度(呼吸性碱中毒)合并代谢性碱中毒时,会出现威胁生命的血pH升高,这就要求我们尽快提高P_{CO_2}或是快速降低血浆HCO_3^-浓度。

代酸与代碱同时出现是非常少见的。对于透析患者,发生这种酸碱失衡的原因可能是

表26.8 终末期肾衰竭混合型酸碱失衡

代谢性和呼吸性酸碱失衡混合

HCO_3^-浓度下降

  P_{CO_2}>预期=代谢性+呼吸性酸中毒

  P_{CO_2}<预期=代谢性酸中毒+呼吸性碱中毒

HCO_3^-浓度升高

  P_{CO_2}>预期=代谢性碱中毒+呼吸性酸中毒

  P_{CO_2}<预期=代谢性+呼吸性碱中毒

代谢性酸中毒+代谢性碱中毒

  血中HCO_3^-浓度+△阴离子间隙*>30 mmol/L

三种酸碱失衡

  代谢性酸中毒+代谢性碱中毒+

  P_{CO_2}>预期=呼吸性酸中毒

  P_{CO_2}<预期=呼吸性碱中毒

  * △阴离子间隙=疾病当时阴离子间隙-该患者平时状态下的阴离子间隙。

摄入大量的碱使血浆 HCO_3^- 浓度升高,接着发生了乳酸酸中毒或是糖尿病酮症酸中毒。在这种情况下,血浆 HCO_3^- 浓度可能会处于正常水平或是接近正常,但是阴离子间隙却是明显增高了。因为 AG 在不同的患者身上会有差异,所以只有当这项指标增高 6 mmol/L 或是更多时,这项诊断才会成立。如果这类患者对于最终的 HCO_3^- 浓度,呼吸系统发生过激的代偿,那么便会出现第三种酸碱失衡。

十、总结

从酸碱的角度看,终末期肾脏病患者的治疗,需要解决两个方面的问题。第一,我们必须了解决定血浆 HCO_3^- 浓度处于稳定状态的因素,并且通过调控这些因素避免代谢性酸中毒的产生。第二,我们必须发现并且治疗这些患者叠加的酸碱失衡。对于肾衰竭患者,酸碱失衡的诊断并不复杂。我们不需要考虑由于肾脏对酸碱分泌的影响,也不需要考虑肾脏对呼吸性酸中毒和碱中毒的代偿反应。实验室数据帮助我们通过血中总二氧化碳浓度变化,对代谢性酸中毒及代谢性碱中毒患者做出快速判断,但对于呼吸性的酸碱失衡则要结合临床情况。单纯酸碱失衡的诊断和治疗是比较容易的,混合性酸碱失衡虽然在肾衰竭患者中不很常见,但其诊断和治疗与患者的生命息息相关。

(林爱武 译)

参 考 文 献

1. Kurtz I, Maher T, Hulter HN, et al. Effect of diet on plasma acid-base composition in normal humans. *Kidney Int* 1983;24:670–680.
2. Lennon EJ, Lemann J, Litzow JR Jr. The effects of diet and stool composition on the net external acid balance of normal subjects. *J Clin Invest* 1966;45:1601–1607.
3. Relman AS, Lennon EJ, Lemann J Jr. Endogenous production of fixed acid and the measurement of the net balance of acid in normal subjects. *J Clin Invest* 1961;40:1621–1630.
4. Gennari FJ. Regulation of acid-base balance: overview. In: Gennari FJ, Adrogue HJ, Galla JH, et al., eds. *Acid-base disorders and their treatment*. Boca Raton: Taylor & Francis, 2005:177–208.
5. Gennari FJ. Effect of renal replacement therapy on acid-base homeostasis. In: Gennari FJ, Adrogue HJ, Galla JH, et al., eds. *Acid-base disorders and their treatment*. Boca Raton: Taylor & Francis, 2005:697–716.
6. Gennari FJ. Acid-base balance in dialysis patients. *Kidney Int* 1985;28:678–688.
7. Gennari FJ. Acid-base homeostasis in end-stage renal disease. *Semin Dial* 1996;9:404–411.
8. Uribarri J, Buquing J, Oh MS. Acid-base balance in chronic peritoneal dialysis patients. *Kidney Int* 1995;47:269–273.
9. Yasuda T, Ozawa S, Shiba C, et al. D-lactate metabolism in patients with chronic renal failure undergoing CAPD. *Nephron* 1993;63:416–422.
10. Graham KA, Reaich D, Goodship TH. Acid-base regulation in peritoneal dialysis. *Kidney Int* 1994;48(Suppl):S47–S50.
11. Feriani M. Use of different buffers in peritoneal dialysis. *Semin Dial* 2000;13:256–260.
12. Mandelbaum JM, Heistand ML, Schardin KE. Six months' experience with PD-2 solution. *Dial Transplant* 1983;12:259–260.
13. Nolph KD, Prowant B, Serkes KD, et al. Multicenter evaluation of a new peritoneal dialysis solution with a high lactate and a low magnesium concentration. *Perit Dial Bull* 1983;3:63–65.
14. Gennari FJ. Acid-base balance in dialysis patients. *Semin Dial* 2000;13:235–239.
15. Gennari FJ. Acid-base disorders in end-stage renal disease. *Semin Dial* 1990;3:81–85.
16. Feriani M, Carobi C, La Greca G, et al. Clinical experience with a 39 mmol/L bicarbonate-buffered peritoneal dialysis solution. *Perit Dial Int* 1997;17:17–21.
17. Feriani M, Kirchgessner J, La Greca G, et al. Randomized long-term evaluation of bicarbonate-buffered CAPD solution. *Kidney Int* 1998;54:1731–1738.
18. Feriani M, Passlick-Deetjen J, Jaeckle-Meyer I, et al. Individualized bicarbonate concentrations in the peritoneal dialysis fluid to optimize acid-base status in CAPD patients. *Nephrol Dial Transplant* 2004;19:195–202.
19. Feriani M, Ronco C, La Greca G. Acid-base balance with different CAPD solutions. *Perit Dial Int* 1996;16(Suppl 1):S126–S129.
20. Graham KA, Reaich D, Channon SM, et al. Correction of acidosis in CAPD decreases whole body protein degradation. *Kidney Int* 1996;49:1396–1400.
21. Stein A, Moorhouse J, Iles-Smith H, et al. Role of an improvement in acid-base status and nutrition in CAPD patients. *Kidney Int* 1997;52:1089–1095.
22. Mactier RA, Sprosen TS, Gokal R, et al. Bicarbonate and bicarbonate/lactate peritoneal dialysis solutions for the treatment of infusion pain. *Kidney Int* 1998;53:1061–1067.
23. Oettinger CW, Oliver JC. Normalization of uremic acidosis in hemodialysis patients with a high bicarbonate dialysate. *J Am Soc Nephrol* 1993;3:1804–1807.
24. Uribarri J, Levin NW, Delmez J, et al. Association of acidosis and nutritional parameters in hemodialysis patients. *Am J Kidney Dis* 1999;34:493–499.
25. Chauveau P, Fouque D, Combe C, et al. French Study Group for Nutrition in Dialysis. Acidosis and nutritional status in hemodialyzed patients. *Semin Dial* 2000;13:241–246.
26. Wu DY, Shinaberger CS, Regidor DL, et al. Association between serum bicarbonate and death in hemodialysis patients: is it better to be acidotic or alkalotic? *Clin J Am Soc Nephrol* 2006;1:70–78.
27. Man NK, Fournier G, Thireau P, et al. Effect of bicarbonate-containing dialysate on chronic hemodialysis patients: a comparative study. *Artif Organs* 1982;6:421–428.

28. Henrich WL, Woodard TD, Meyer BD, et al. High sodium bicarbonate and acetate hemodialysis: double-blind crossover comparison of hemodynamic and ventilatory effects. *Kidney Int* 1983;24:240–245.

29. Hakim RM, Pontzer MA, Tilton D, et al. Effects of acetate and bicarbonate dialysate in stable chronic dialysis patients. *Kidney Int* 1985;28:535–540.

30. Murphy WP Jr, Swan RC Jr, Walter CW, et al. Use of an artificial kidney. III. Current procedures in clinical hemodialysis. *J Lab Clin Med* 1952;40:436–444.

31. Brandon JM, Nakamoto S, Rosenbaum JL, et al. Prolongation of survival by periodic prolonged hemodialysis in patients with chronic renal failure. *Am J Med* 1962;33:538–544.

32. Mion CM, Hegstrom RM, Boen ST, et al. Substitution of sodium acetate for sodium bicarbonate in the bath fluid for hemodialysis. *Trans Am Soc Artif Intern Organs* 1964;10:110–113.

33. Mudge GH, Manning JA, Gilman A. Sodium acetate as a source of fixed base. *Proc Soc Exp Biol Med* 1949;71:136–138.

34. Kveim M, Nesbakken R. Utilization of exogenous acetate during hemodialysis. *Trans Am Soc Artif Intern Organs* 1975;21:138–143.

35. Tolchin N, Roberts JL, Hayashi J, et al. Metabolic consequences of high mass-transfer hemodialysis. *Kidney Int* 1977;11:366–378.

36. Vreman HJ, Assomull VM, Kaiser BA, et al. Acetate metabolism and acid-base homeostasis during hemodialysis: influence of dialyzer efficiency and rate of acetate metabolism. *Kidney Int* 1980;10(Suppl):S62–S74.

37. Cohen E, Liu K, Batlle DC. Patterns of metabolic acidosis in patients with chronic renal failure: impact of hemodialysis. *Int J Artif Organs* 1988;11:440–448.

38. Kveim MH, Nesbakken R. Acetate metabolizing capacity in man. *J Oslo City Hosp* 1980;30:101–104.

39. Vinay P, Prud'Homme M, Vinet B, et al. Acetate metabolism and bicarbonate generation during hemodialysis: 10 years of observation. *Kidney Int* 1987;31:1194–1204.

40. Graefe U, Milutinovich J, Follette WC, et al. Less dialysis-induced morbidity and vascular instability with bicarbonate in dialysate. *Ann Intern Med* 1978;88:332–336.

41. Hunt JM, Chappell TR, Henrich WL, et al. Gas exchange during dialysis. Contrasting mechanisms contributing to comparable alterations with acetate and bicarbonate buffers. *Am J Med* 1984;77:255–260.

42. Ward RA, Wathen RL, Williams TE. Effects of long-term bicarbonate hemodialysis (BHD) on acid-base status. *Trans Am Soc Artif Intern Organs* 1982;28:295–298.

43. Symreng T, Flanigan MJ, Lim VS. Ventilatory and metabolic changes during high efficiency hemodialysis. *Kidney Int* 1992;41:1064–1069.

44. Gotch FA, Sargent JA, Keen ML. Hydrogen ion balance in dialysis therapy. *Artif Organs* 1982;6:388–395.

45. Ward RA, Wathen RL, Williams TE, et al. Hemodialysate composition and intradialytic metabolic, acid-base and potassium changes. *Kidney Int* 1987;32:129–135.

46. Diamond SM, Henrich WL. Acetate dialysate versus bicarbonate dialysate: a continuing controversy. *Am J Kidney Dis* 1987;9:3–11.

47. Harris DC, Yuill E, Chesher DW. Correcting acidosis in hemodialysis: effect on phosphate clearance and calcification risk. *J Am Soc Nephrol* 1995;6:1607–1612.

48. Uribarri J, Zia M, Mahmood J, et al. Acid production in chronic hemodialysis patients. *J Am Soc Nephrol* 1998;9:114–120.

49. Fabris A, LaGreca G, Chiaramonte S, et al. The importance of ultrafiltration on acid-base status in a dialysis population. *ASAIO Trans* 1988;34:200–201.

50. Bushinsky DA, Coe FL, Katzenberg C, et al. Arterial PCO2 in chronic metabolic acidosis. *Kidney Int* 1982;22:311–314.

51. Bommer J, Locatelli F, Satayathum S, et al. Association of predialysis serum bicarbonate levels with risk of mortality and hospitalization in the Dialysis Outcomes and Practice Patterns Study (DOPPS). *Am J Kidney Dis* 2004;44:661–671.

52. Lowrie EG, Lew NL. Death risk in hemodialysis patients: the predictive value of commonly measured variables and an evaluation of death rate differences between facilities. *Am J Kidney Dis* 1990;15:458–482.

53. Graham KA, Hoenich NA, Tarbit M, et al. Correction of acidosis in hemodialysis patients increases the sensitivity of the parathyroid glands to calcium. *J Am Soc Nephrol* 1997;8:627–631.

54. Lefebvre A, de Vernejoul MC, Gueris J, et al. Optimal correction of acidosis changes progression of dialysis osteodystrophy. *Kidney Int* 1989;36:1112–1118.

55. Williams AJ, Dittmer ID, McArley A, et al. High bicarbonate dialysate in haemodialysis patients: effects on acidosis and nutritional status. *Nephrol Dial Transplant* 1997;12:2633–2637.

56. Graham KA, Reaich D, Channon SM, et al. Correction of acidosis in hemodialysis decreases whole-body protein degradation. *J Am Soc Nephrol* 1997;8:632–637.

57. Kooman JP, Deutz NE, Zijlmans P, et al. The influence of bicarbonate supplementation on plasma levels of branched-chain amino acids in haemodialysis patients with metabolic acidosis. *Nephrol Dial Transplant* 1997;12:2397–2401.

58. Bergstrom J, Alvestrand A, Furst P. Plasma and muscle free amino acids in maintenance hemodialysis patients without protein malnutrition. *Kidney Int* 1990;38:108–114.

59. Kraut JA. Disturbances of acid-base balance and bone disease in end-stage renal disease. *Semin Dial* 2000;13:261–266.

60. Van Stone JC. Oral base replacement in patients on hemodialysis. *Ann Intern Med* 1984;101:199–201.

61. Thews O. Model-based decision support system for individual prescription of the dialysate bicarbonate concentration in hemodialysis. *Int J Artif Organs* 1992;15:447–455.

62. Zimmerman D, Cotman P, Ting R, et al. Continuous veno-venous haemodialysis with a novel bicarbonate dialysis solution: prospective cross-over comparison with a lactate buffered solution. *Nephrol Dial Transplant* 1999;14:2387–2391.

63. Buoncristiani U. Fifteen years of clinical experience with daily haemodialysis. *Nephrol Dial Transplant* 1998;13(Suppl 6):148–151.

64. Buoncristiani U, Quintaliani G, Cozzari M, et al. Daily dialysis: long-term clinical metabolic results. *Kidney Int* 1988; 24(Suppl):S137–S140.

65. Pierratos A, Ouwendyk M, Francoeur R, et al. Nocturnal hemodialysis: three-year experience. *J Am Soc Nephrol* 1998;9:859–868.

66. Kraus M, Burkart J, Hegeman R, et al. A comparison of center-based versus home-based daily hemodialysis for patients with end-stage renal disease. *Hemodial Int* 2007;11:468–477.

67. Marshall MR, Ma T, Galler D, et al. Sustained low-efficiency daily diafiltration (SLEDD-f) for critically ill patients requiring renal replacement therapy: towards an adequate therapy. *Nephrol Dial Transplant* 2004;19:877–884.

68. Marshall MR, Golper TA, Shaver MJ, et al. Sustained low-efficiency dialysis for critically ill patients requiring renal replacement therapy. *Kidney Int* 2001;60:777–785.

69. Forni LG, Hilton PJ. Continuous hemofiltration in the treatment of acute renal failure. *N Engl J Med* 1997;336:1303–1309.

70. Manns M, Sigler MH, Teehan BP. Continuous renal replacement therapies: an update. *Am J Kidney Dis* 1998;32:185–207.

71. McLean AG, Davenport A, Cox D, et al. Effects of lactate-buffered and lactate-free dialysate in CAVHD patients with and without liver dysfunction. *Kidney Int* 2000;58:1765–1772.

72. Santoro A, Ferrari G, Bolzani R, et al. Regulation of base balance in bicarbonate hemofiltration. *Int J Artif Organs* 1994;17:27–36.

73. Feriani M, Ronco C, Biasioli S, et al. Effect of dialysate and substitution fluid buffer on buffer flux in hemodiafiltration. *Kidney Int* 1991;39:711–717.

74. Biasioli S, Feriani M, Chiaramonte S, et al. Different buffers for hemodiafiltration: a controlled study. *Int J Artif Organs* 1989;12: 25–30.

75. Santoro A, Spongano M, Ferrari G, et al. Analysis of the factors influencing bicarbonate balance during acetate-free biofiltration. *Kidney Int* 1993;41(Suppl):S184–S187.

76. Santiago-Delpin EA, Buselmeier TJ, Simmons RL, et al. Blood gases and pH in patients with artificial arteriovenous fistulas. *Kidney Int* 1972;1:131–133.

77. Gennari FJ. Acid-base disorders in end-stage renal disease: part II. *Semin Dial* 1990;3:161–165.

78. Fraley DS, Adler S, Bruns FJ, et al. Stimulation of lactate production by administration of bicarbonate in a patient with a solid neoplasm and lactic acidosis. *N Engl J Med* 1980;303:1100–1102.

79. Fields AL, Wolman SL, Halperin ML. Chronic lactic acidosis in a patient

with cancer: therapy and metabolic consequences. *Cancer* 1981;47(8): 2026–2029.

80. Prikis M, Bhasin V, Young MP, et al. Sustained low-efficiency dialysis as a treatment modality in a patient with lymphoma-associated lactic acidosis. *Nephrol Dial Transplant* 2007;22:2383–2385.

81. Brueggemeyer CD, Ramirez G. Dialysate concentrate: a potential source for lethal complications. *Nephron* 1987;46:397–398.

82. Rimmer JM, Gennari FJ. Metabolic alkalosis. *J Intensive Care Med* 1987;2:137–150.

83. Gennari FJ. A normal serum bicarbonate in a woman receiving chronic hemodialysis. *Semin Dial* 1991;4:59–61.

84. Madias NE, Levey AS. Metabolic alkalosis due to absorption of "nonabsorbable" antacids. *Am J Med* 1983;74:155–158.

85. Adrogue HJ, Madias NE. Respiratory Acidosis. In: Gennari FJ, Adrogue HJ, Galla JH, et al., eds. *Acid-base disorders and their treatment*. Boca Raton: Taylor & Francis, 2005:597–640.

86. Krapf R, Hulter HN. Respiratory alkalosis. In: Gennari FJ, Adrogue HJ, Galla JH, eds. *Acid-base disorders and their treatment*. Boca Raton: Taylor & Francis, 2005:641–680.

87. Kenamond TG, Graves JW, Lempert KD, et al. Severe recurrent alkalemia in a patient undergoing continuous cyclic peritoneal dialysis. *Am J Med* 1986;81:548–550.

第二十七章　透析患者的血脂异常

心血管疾病(CVD)是透析患者死亡的首要原因,约占全部死亡原因的70%[1]。ESRD患者的心肌梗死发生率是与之年龄相匹配的非ESRD人群的多倍[2]。慢性肾脏病(CKD)患者透析前已有的心血管危险因素,以及维持性透析治疗相关的危险因素均可以增加透析患者心血管疾病的发生率和死亡率[3-5]。维持性透析患者的动脉粥样硬化会加速,但加速的原因还不完全清楚,传统的危险因素如高血压并不能解释其加速的原因。脂质异常即血脂浓度、成分和代谢异常,在CKD患者常见,几乎所有透析患者都存在脂质异常。脂质异常在透析患者动脉粥样硬化加速中的确切作用还不清楚。尽管透析患者容易患动脉粥样硬化,但是大部分透析患者的低密度脂蛋白"正常"、高密度脂蛋白水平降低、三酰甘油水平增加。来自血透患者的观察性资料提示使用他汀类药物可降低心血管死亡率[6]。然而长期使用他汀类药物降低低密度脂蛋白,并不能改善合并2型糖尿病的透析患者的总体心血管预后[7]。本章简述了透析患者脂质异常的原因和治疗方法。

一、透析患者心血管疾病的危险因素

透析患者是CVD和CHD(冠状动脉性心脏病)极高危人群(详见第十八章),其心血管死亡的相对危险度是正常人群的10~1000倍[2]。表27.1显示了与脂质异常和心血管死亡危险增加有关的传统的和非传统的包括代谢综合征在内的CVD危险因素。例如,大部分透析患者年龄较大,存在脂质异常、高血压、胰岛素抵抗、高同型半胱氨酸血症、钙磷乘积增加、广泛的血管钙化、炎症和氧化应激[8](图27.1)。另外,大约80%的透析患者有左心室肥厚,后者是导致猝死的重要独立危险因素[9,10]。高血压会增加透析患者的心血管疾病发病率和死亡率[11-14]。胰岛素抵抗是非尿毒症患者心血管死亡的独立危险因素[15-17]。钙磷乘积升高与死亡危险增加有关,并可能加速血管钙化,从而导致冠状动脉缺血[18-21]。高同型半胱氨酸水平是透析患者心肌梗死和心血管疾病发病率的独立危险因素[22-25]。重要的是,这些危险因素在CKD早期就已存在,而在那些进展至ESRD的患者中更加恶化。总的说来,这些因素会促进动脉粥样硬化加速,导致心源性死亡和脑血管死亡增多。在这些因素中脂质异常是一个可调节的主要危险因素,治疗脂质异常可降低非透析人群心血管疾病的发生率和死亡率。

总之,进展性肾脏病患者存在多种心血管危险因素,即使肾替代治疗后仍持续存在。下面主要阐述正常的脂质代谢和尿毒症引起的异常脂质代谢。

表 27.1　ESRD 患者冠状动脉疾病的危险因素

传统因素	非传统因素	代谢综合征
年龄	脂蛋白(a)	致动脉粥样硬化的脂质异常
高血压	低密度 LDL	三酰甘油升高(>150 mg/dl)
LDL	载脂蛋白(CⅢ,B,A)	小 LDL 胆固醇
HDL	超敏 CRP	非 LDL 胆固醇升高(>130 mg/dl)
胰岛素抵抗	PAI-1,纤维蛋白原	HDL 降低(<40 mg/dl)
家族史	同型半胱氨酸	血压高于正常水平
吸烟	TNF-α	胰岛素抵抗和/或空腹血糖异常
	F-异前列腺素	促炎症或促栓塞状态

注:LDL,低密度脂蛋白;HDL,高密度脂蛋白;PAI,纤溶酶原激活物抑制物;TNF,肿瘤坏死因子。

二、透析患者的脂质异常

健康人群和透析患者脂蛋白的结构与功能

脂蛋白由脂质成分组成,包括胆固醇、三酰甘油、磷脂、蛋白组分或载脂蛋白(图 27.2)。载脂蛋白是在外周组织和肝脏之间运输脂质的载体。这些特殊的蛋白运输脂质,可活化循环中的代谢脂质酶,并作为细胞摄取脂蛋白的配体。下面简单描述了透析患者脂蛋白结构和功能异常(表 27.2)。

表 27.2　透析患者脂质异常

血浆浓度异常	低密度 LDL 增高
高三酰甘油血症	脂蛋白成分异常
VLDL 和 IDL(VLDL 残粒)浓度增高	VLDL、LDL、HDL 三酰甘油含量增加
富含胆固醇的 VLDL 及载脂蛋白 B	VLDL 胆固醇成分增加
HDL-胆固醇及载脂蛋白 A_1 增高	LDL 颗粒 ApoC 和 ApoE 表达增加
ApoCⅢ浓度增高	VLDL 颗粒 ApoB48 表达增加
ApoCⅡ浓度降低	

注:VLDL,极低密度脂蛋白;IDL,低密度脂蛋白;HDL,高密度脂蛋白;LDL,低密度脂蛋白;TG,三酰甘油;Apo,载脂蛋白。

极低密度脂蛋白(VLDL)和极低密度脂蛋白残粒

VLDL 是由肝脏合成分泌的一种富含三酰甘油的颗粒(见图 27.1),携带胆固醇和三酰甘油,是 VLDL 残粒(VLDLr)和 LDL 颗粒的前体。VLDL 可在血循环中通过脂解作用形成更小的较小浮力的颗粒(见下文),或通过 LDL 相关蛋白(LRP)被肝脏清除。VLDL 颗粒与 HDL_2 颗粒交换脂质和载脂蛋白,并且从 HDL_2 获得载脂蛋白 CⅡ(ApoCⅡ)。获得 ApoCⅡ是激活脂蛋白酯酶(LPL)的关键步骤,后者介导 VLDL 三酰甘油的脂解(图 27.2),使得脂肪酸和甘油从 VLDL 释放出来,剩下 VLDLr。VLDLr(亦称中等密度脂蛋白,或 IDL),进一步由内皮结合的 LPL 和肝脏三酰甘油酶代谢形成 LDL,或被肝脏通过 LDL-R-相关蛋白(LRP)

清除出血循环。尿毒症引起上述两种脂肪酶功能受损导致 VLDLr 增加,这是透析患者主要的血脂异常。

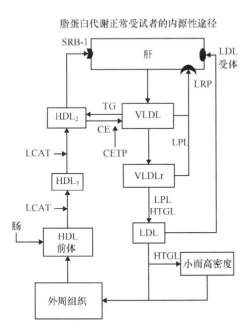

脂蛋白代谢正常受试者的内源性途径

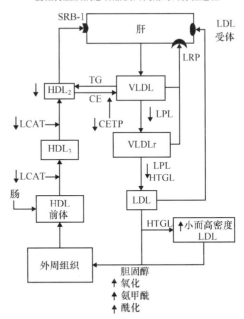

慢性肾脏疾病患者脂蛋白代谢的内源性途径

图 27.1 脂蛋白代谢示意图。内源性脂蛋白代谢途径如图所示。肝脏合成并分泌 VLDL 入血,被内皮脂蛋白酯酶分解成 VLDLr,后者被脂蛋白酯酶(LPL)和肝脏三酰甘油酯酶(HTGL)代谢成 LDL,或由肝脏通过 LDL 相关蛋白受体(LRP)清除。VLDLr 颗粒由 LRP 清除。高密度脂蛋白(HDL)通过把组织的胆固醇转移到 LDL 和 VLDLr 颗粒及通过清道夫受体 B1(SRB-1)摄取 HDL_2 将胆固醇从组织移动到肝脏(逆转运胆固醇)。胆固醇酯转移蛋白(CETP)通过逆转运胆固醇途径促进该过程。如图所示,载脂蛋白 A_1(Apo A_1)和 CⅡ(ApoCⅡ)在 HDL_2 和 VLDLr 颗粒之间双向转运。Apo A_1 对维持正常 HDL 功能很重要,ApoCⅡ是 LPL 和 LCAT(卵磷脂胆固醇脂酰转移酶)的潜在激活剂

图 27.2 透析患者的异常脂蛋白代谢。透析患者主要的脂质异常是脂蛋白酯酶(LPL)和肝脏三酰甘油酯酶(HTGL)活性降低导致的 VLDL 代谢异常。此外,肝脏 LDL 受体活性降低导致从血浆摄取减少,造成 VLDLr 和 LDL 增加。最终的效应是 VLDLr 和小而致密的 LDL 组分增加。ApoCⅡ从 HDL 到 VLDL 转移障碍可以部分解释脂解作用降低,因为 ApoCⅡ是 LPL 的激活剂。由于合成减少,尿毒症患者 HDL_2 组分水平下降(详见文字)。尿毒症还导致 LDL 的氧化、氨甲酰化、乙酰化增加,使得巨噬细胞上和其他外周组织的清道夫受体摄取这些被修饰的 LDL 颗粒增加。透析患者血浆脂蛋白浓度、成分、氧化的变化形成了高度促动脉粥样硬化的脂谱。SRB-1,清道夫受体 B1,TG,三酰甘油,CE,胆固醇酯

透析患者 VLDL 残粒增加和高三酰甘油血症

透析患者最常见的脂质异常为 VLDL 残粒增加[26-30]。VLDLr 存在于所有透析患者,甚

至三酰甘油没有明显升高的患者[31]。约 30% 的血透患者、40% ~ 50% 的腹透患者存在轻中度的高三酰甘油血症(250 ~ 500 mg/dl)[31-34]。平均说来,持续性非卧床腹膜透析(CAPD)患者的血三酰甘油水平比较高,因为葡萄糖负荷刺激高胰岛素血症和肝脏合成三酰甘油增加[35,36]。透析患者 VLDL 合成增加[37,38]、分解减少,均导致 VLDL 残粒增加,但其中主要机制是 VLDL 的分解代谢减少(见图 27.2)[31]。透析患者血浆 LPL、HTGL 降低,脂肪组织脂肪酶活性受损[39-42],组织 LPL 下调也会导致 VLDL 脂解作用受损。透析患者 ApoCⅢ(一种 LPL 抑制剂)增加,ApoCⅡ(一种 LPL 激活剂)减少[43,44]。ApoCⅡ减少的机制是 ApoCⅡ从 HDL_2 转移至 VLDL 的数量减少。由于 ApoB 氨甲酰化,LDL 受体糖基化,导致 VLDL 残粒清除障碍,也是造成脂质异常的原因[45-48]。

透析患者 VLDLr 的致动脉粥样硬化性

VLDLr 是一种致动脉粥样硬化的脂蛋白颗粒,与冠状动脉疾病的危险性增高有关[49-58]。透析患者的 VLDLr 是富含三酰甘油和胆固醇的可穿过血管内皮的颗粒,可通过非受体机制被摄取,形成小而高密度的 LDL 颗粒(见下文)。血管内代谢异常引起透析患者 VLDLr 增加也与低 HDL 有关。糖尿病 ESRD 患者的 VLDL 增加,并且 VLDL 中胆固醇与三酰甘油的比例在有明显的大血管病变的患者中最高。

健康人群的 LDL 代谢

LDL 由 VLDLr 合成,在血浆中以两种形式存在:一种是大的 LDL 颗粒,另外一种是小而致密的 LDL 颗粒。相对于大颗粒的 LDL,小而致密的 LDL 颗粒更易导致动脉粥样硬化。肝脏通过 LDL 受体摄取 LDL,这种清除方式大约占 LDL 总清除的 70%。剩余的 LDL 被肝外组织摄取,如血管壁的单核细胞和巨噬细胞上的清道夫受体,这可导致动脉粥样硬化斑块形成[59]。

LDL 胆固醇及小而致密的 LDL 颗粒增加

高胆固醇血症在透析患者中不如高三酰甘油血症常见。近 20% 的持续性透析患者有高胆固醇血症。糖尿病透析患者高胆固醇血症似乎比非糖尿病患者更多见。透析患者 LDL 胆固醇增加可能是由于 VLDLr 增加和 LDL 受体功能受损造成的[60]。

尿毒症时 LDL 颗粒从大变成小而更致密的颗粒。透析患者总的 LDL 胆固醇一般低于 130 mg/dl,但超过 1/3 的患者是小而致密的 LDL 颗粒占主导[55,61]。这种小而致密的 LDL 颗粒比轻而不致密的 LDL 颗粒更易导致动脉粥样硬化。另外,肝脏 LDL 受体活性受损导致肝脏从血浆中摄取减少从而使得 VLDLr 和 LDL 增加。

透析患者也存在 LDL 成分异常。由于同时存在 HDL 代谢异常、胆固醇酯转移蛋白活性异常,或两种异常共存[62-65],因此其 LDL 颗粒可能富含三酰甘油。同样的,氧化型 LDL 和氨甲酰化 LDL 也增加[49,61,67]。这些变化使得 LDL 颗粒更易被巨噬细胞摄取形成泡沫细胞,即使患者的血浆 LDL 水平没有明显升高。透析患者巨噬细胞和单核细胞的清道夫受体活性上调也促进了上述过程[68-70]。尿毒症增加了 LDL 的氧化、氨甲酰化和糖基化,使得这些颗粒致动脉粥样硬化的能力增加,并且稳定同位素研究显示透析患者的 LDL 和 IDL 在血浆残留时间延长,可能使得巨噬细胞上的清道夫受体清除的脂蛋白增加[71,72]。综上所述,尽管透析患者血浆 LDL 正常或仅有轻度增高,LDL 的这些变化可能加速了动脉粥样硬化的发生。

健康人群的 HDL 和逆转运胆固醇

HDL 在逆转运胆固醇途径中发挥着重要的作用,将外周细胞的胆固醇转移到肝脏进行代谢。正常情况下,新生的盘状 HDL 颗粒由肝脏和小肠合成并分泌到血循环。这些颗粒通过 ATP 结合盒转运蛋白,以及 ApoA I 和 ApoA IV 的相互作用,从细胞膜摄取游离胆固醇。ApoA I 是 HDL 的主要载脂蛋白,可激活 LCAT(卵磷脂胆固醇酯酶)。LCAT 酯化游离胆固醇,将 HDL_3(胆固醇含量少)转变为 HDL_2(富含胆固醇)。HDL_2 被肝脏通过清道夫受体 B1(SRB1)摄取。

HDL 除了可以逆转运胆固醇外,还可以将 ApoA I 和 ApoC II 转移至 VLDL、LDL 和 CM(乳糜微粒)来降解这些脂蛋白,所以 HDL 是一种潜在的抗氧化剂,可减少氧化应激。对氧磷酶是 HDL 的重要组成成分,有抑制 LDL 氧化的功能。HDL 转运的胆固醇能通过清道夫受体 B1 摄取富含胆固醇酯的 HDL,通过 LDL 受体摄取富含 ApoE 的 HDL 直接到达肝脏,或将胆固醇转移到 CM 后再由肝脏摄取[73]。透析患者的 HDL_3 水平和 ApoA I 含量下降,不仅使得胆固醇的逆转运减少,而且影响了 VLDL 的代谢,导致血浆中的三酰甘油升高[74]。血浆 HDL 水平低是冠脉疾病死亡的独立危险因素,HDL 水平异常可能是导致透析患者动脉粥样硬化的原因[49,74]。

透析患者 HDL 水平低

透析患者血浆 HDL 水平下降,可能是该人群心血管风险增加的原因之一。ESRD 患者 HDL 水平下降,可能是由于 HDL 合成减少造成的,使得 HDL 酯化胆固醇和从组织中转运游离胆固醇,以及含 ApoB-100 的脂蛋白(如 VLDL 和 LDL)的能力下降。因此,HDL 减少主要是由于 HDL_2 亚组分减少[29,75]。HDL 亚组分异常包括游离胆固醇酯化障碍、ApoA I 和 ApoA II 含量降低。接受血透和腹透的黑人患者的 HDL 和 HDL_2 水平似乎高于年龄相匹配的白人患者[76-78],这可能是由于血浆 HDL_2 水平不同造成的。

健康人群的脂蛋白(a)

脂蛋白(a)[Lp(a)]富含胆固醇酯,由单个 LDL 分子通过二硫键与 Apo(a)结合组成[62,79,80]。Apo(a)富含糖基化重复序列,其分子 C 段区域有蛋白酶活性,与纤溶酶高度同源。Lp(a)只在肝脏合成,其合成率决定健康人体内血浆 Lp(a)水平[81]。

Lp(a)的功能还不清楚;然而,血浆 Lp(a)水平升高与冠状动脉疾病的危险增高有关[82]。Lp(a)与 LDL 受体的亲和力很低,其血浆浓度与清除率无关。Lp(a)不同于 LDL,Lp(a)的浓度很稳定,不受年龄、性别、饮食、体重及大多数药物的影响[80,83-86]。

透析患者的 Lp(a)

透析患者 Lp(a)浓度升高,肾移植后浓度降低[87]。Lp(a)浓度升高是非尿毒症患者冠脉疾病的独立危险因素,所以这种脂蛋白可能促进 ESRD 患者动脉粥样硬化。尿毒症患者 Lp(a)浓度升高的机制还不清楚,但是合成增加是最可能的原因。然而,是否尿毒症患者中 Lp(a)通过 LDL 受体清除或非受体介导机制清除减少,使得其浓度增高还没有相关研究。与非透析患者不同,透析患者小分子 Lp(a)亚型浓度升高并不是引起其血浆 Lp(a)浓度升高的原因[88,89]。人血白蛋白浓度可能也调节透析患者的 Lp(a)浓度,腹透患者升高人血白蛋白浓度有降低血浆 Lp(a)浓度的趋势[90]。透析不能降低血浆 Lp(a)水平。迄今,降低非肾脏病患者或透析患者 Lp(a)浓度的治疗还未显示能改善心血管预后。

透析患者的乳糜微粒血症

血透患者由于对乳糜微粒的清除有严重障碍,所以会出现进食后乳糜微粒血症[91]。LPL 活性降低被认为是引起乳糜微粒清除障碍的原因。乳糜微粒是否在透析患者动脉粥样硬化中发挥重要作用还不清楚。

表 27.3　成人治疗专家Ⅲ(ATPⅢ)推荐最佳的血脂治疗目标

脂质/脂蛋白	浓度(mg/dl)
LDL 胆固醇	
最佳	<100
接近最佳	100~129
最佳上限	130~159
高	160~189
非常高	≥190
HDL 胆固醇	
低	<40
高	>80
三酰甘油	
正常	<150
正常上限	150~199
高	200~499
非常高	>500
致动脉粥样硬化血脂	
高三酰甘油	≥190
小 LDL	过多
HDL 胆固醇水平降低	<40(男);<50(女)

注:LDL,低密度脂蛋白;HDL,高密度脂蛋白。

代谢综合征

成人治疗专家(ATP Ⅲ)针对预防冠状动脉疾病的指南把代谢综合征作为必须治疗的危险因子[92]。代谢综合征是指存在以下任意三种:①致动脉粥样硬化的脂质异常,包括低 HDL,高三酰甘油血症,小的 LDL 颗粒水平升高,非 HDL 胆固醇增高;②血压正常偏高;③胰岛素抵抗且空腹血糖异常;④肥胖(男性腰围大于 40 in,女性腰围大于 36 in,1 in=2.54 cm);⑤促炎或促栓塞状态(表 27.3)。透析患者(无论其有无糖尿病)有很大的比例存在代谢综合征。

三、测定和监测血脂水平

应常规测定透析患者的空腹血总胆固醇、LDL、HDL、三酰甘油水平,以筛查和监测患者的脂质异常。大多数肾脏科医生仅在透析中心每月的实验室数据中获取透析患者的血浆脂质水平,并且很多患者是非空腹的血脂,因为检测空腹血脂水平对很多透析患者并不方便。然而,透析患者普遍存在高三酰甘油血症,而餐后的三酰甘油水平是不准确的,所以应空腹检测血脂。对于处于异常值临界的患者应该在开始治疗前复查其空腹血脂以确诊。如果常规实验室检查不包括 LDL 胆固醇,可以用 Friedwald 公式计算 LDL 胆固醇水平[LDL 胆固醇=(总胆固醇-HDL-三酰甘油)/5]。这个公式已在三酰甘油水平低于 500 mg/dl 的透析患者中进行了验证[93]。

监测血浆 LDL 胆固醇、HDL 胆固醇、三酰甘油水平很重要,应在空腹 12 h 后检测。可每 2~3 个月检测 1 次血脂水平以评估治疗的疗效。此外,由于药物降脂可能引起潜在的严重不良反应,所以应谨慎监测患者。因为透析患者还没有 Lp(a)靶目标值,所以不推荐常规检测 Lp(a)浓度。

成人治疗专家Ⅲ(ATPⅢ)关于预防冠心病(CHD)的指南

ATPⅢ关于预防冠心病的指南采用逐步分析的方法评估其危险因素和选择干预措施(见表 27.3)[94]。TP 推荐使用 Framingham 公式计算 10 年冠心病的发生危险[95]。然而 Framingham 危险评分很可能低估血透患者 10 年冠状动脉疾病的危险。ESRD 可能增加 10 年新发冠脉疾病事件的危险。因此如果透析患者有这些危险因素,我们似乎有理由选择更积极的治疗以降低血脂水平。由于 2 型糖尿病具有同样的 CHD 风险,并且超过 1/3 的透析患者是糖尿病患者,应考虑采用降脂药将这组患者的 LDL 水平降到 100 mg/dl 以下(详见下文)。

四、脂质异常的处理

透析患者的一般治疗

由于缺乏关于 ESRD 患者常见脂质异常风险的信息,所以 ESRD 患者脂质异常的精确治疗指南还没有制定。目前还没有研究直接探讨积极降脂治疗是否能减少透析患者的冠状动脉疾病。同样,也没有研究证实降低 VLDL 三酰甘油水平或矫正低 HDL 血症可以降低透析患者的心血管疾病风险。然而,这部分人群高心血管疾病的发生率提示我们应对以下患者给予治疗:①持续的严重的高三酰甘油血症(大于 500 mg/dl);②低危患者 LDL 大于 130 mg/dl,或高危患者 LDL 大于 100 mg/dl;③HDL 水平低于 40 mg/dl。对于存在严重高三酰甘油血症,伴有高 LDL 水平及低 HDL 水平的患者,应当通过调整透析和饮食治疗来纠正脂质异常。鉴于缺乏透析患者的临床研究数据,所以应谨慎决定,给予个体化治疗。

治疗的目的是使血浆三酰甘油、LDL 和 HDL 胆固醇水平正常。饮食咨询是这些患者重要的第一步,但单纯饮食治疗并不能完全纠正大部分患者的胆固醇或三酰甘油异常。

饮食和体育锻炼

减少饮食中碳水化合物的摄入至总热量的近 1/3,或同时使用高比例多不饱和脂肪 2∶1 可降低透析患者的三酰甘油水平[38,96]。相反,减少透析患者的蛋白摄入量对降低透析患者血浆三酰甘油水平没有益处,不推荐使用[97]。对于轻度高三酰甘油血症患者(200~500 mg/dl),肾脏科营养师应收集患者的饮食日记,并适当调整饮食中碳水化合物的摄入至总热量的近 1/3。饮食治疗效果可能有限,特别是腹透患者在透析过程中有葡萄糖负荷。应鼓励患者饱和脂肪的摄入量降至每天总热量的 10%,可降低 LDL 胆固醇水平。采用单不饱和脂肪代替饱和脂肪可以减少碳水化合物的摄入,同时保证热量的摄入为 35 kcal/(kg·d)。同样,透析患者单纯饮食治疗常常难以达到三酰甘油和胆固醇正常。

很多透析患者进行体育锻炼是可行的,而大多数患者愿意进行锻炼。目前还没有临床研究表明单独体育锻炼即可改善 ESRD 的脂质异常。然而,常规有氧运动可升高 HDL 水平,降低三酰甘油水平。

高通量透析膜

很多患者开始维持性血透治疗可以降低 VLDL 水平[54,98],但是并不能纠正 VLDLr 异常[99]。采用聚砜膜进行高通量血透较纤维素膜可改善空腹脂质异常,并且减少 LDL 氧化[100-102]。还没有研究纵向探讨长期血透能否改善患者的 VLDL 三酰甘油或 HDL₂ 水平。与纤维素膜相比,聚酰胺膜也可以降低血三酰甘油,升高 HDL 水平[101]。Hemo 研究显示使用高通量透析膜与心血管疾病死亡率下降有关[103]。该结果是否可用血浆脂谱改善来解释还不清楚。所以高三酰甘油血症的透析患者似乎应避免使用纤维素膜,建议使用高通量膜。大多数维持性血透患者采用高通量透析器可能有益。然而,在血透人群尚缺乏大规模的预后研究验证这个问题。

低分子量肝素

一些研究提示透析患者全身应用肝素可降低 LPL 活性导致 VLDLr 增加。理论上用低分子量肝素代替肝素不会干扰 VLDL 的脂解作用,从而有助于改善脂质异常。探讨低分子量肝素对改善透析患者脂质异常的潜在作用的研究结果报道不一[103-105]。样本量少、透析龄短、预后数据缺乏限制了这些研究结果的应用价值。因此,不推荐低分子量肝素代替肝素用来改善透析患者的脂质异常。

五、高脂血症的药物治疗

高三酰甘油血症

纤维酸衍生物通过减少肝脏合成 VLDL,以及增强 LPL 活性可有效降低 VLDL 三酰甘油水平(表 27.4)。这些药物的代谢产物通过肾脏排泄,所以透析患者需要调整剂量。目前尚无关于贝特类药物治疗能否改善 CKD 和透析患者临床预后的长期临床研究,有很强的证据显示这些患者肌病的风险增加[106,107]。因此在透析患者中应用此类药物还需谨慎,其益处还有待进一步研究。吉非贝齐可有效降低三酰甘油水平,起始剂量为 300 mg,1 天 2 次,口服。根据反复检测的空腹血三酰甘油水平,剂量可在 1 到 2 个月内增加到最大 1200 mg/d。氯贝丁酯也有效,且透析患者耐受良好[41,108,109]。然而,在起始用药就应知晓肌肉损伤症状,每周监测肌酸磷酸激酶的水平,并且以后要定期检测。氯贝丁酯的使用剂量是每次 200 mg,每周 3 次。之所以给药频率低是因为该药会在 ESRD 患者体内蓄积。应当避免大剂量氯贝丁酯如 1500 mg/d,因为不良反应包括肌炎、步态异常、腹部不适、腹泻、乏力的发生率会增加。不良反应通常是可逆的,停药或调整剂量后不良反应可恢复。非诺贝特可降低非肾脏病者和中度肾衰竭患者的胆固醇和三酰甘油[110,111]。然而在透析患者中的作用还没有得到验证,可能应避免在透析患者中使用因为药物蓄积和肌病的风险增加。透析患者应用纤维酸应谨慎,因为有可能引起肌肉损伤。因此,教育患者要注意这些不良反应,每月检测血浆 CPK 水平至关重要[112,113]。

表 27.4　血脂代谢的药物治疗

药物种类	药物和每日剂量	对血脂的影响	不良反应
胆汁酸树脂	考来烯 4~6 g　LDL-C	H15%~30%	胃肠道不适、便秘、药物吸收障碍
	降脂树脂 5~20 g　HDL-C	H3%~50%	
	盐酸考来维仑 2.6~3.8 g　TG	无变化	
HMG-CoA 还原酶抑制剂	洛伐他汀 20~80 mg　LDL-C	I18%~55%	肌病、肝酶升高
	普伐他汀 2~40 mg　HDL-C	H5%~15%	
	辛伐他汀 20~80 mg TG	I7%~30%	
	氟伐他汀 20~80 mg		
	阿托伐他汀 10~80 mg		
	瑞舒伐他汀 5~20 mg		
胆固醇吸收抑制剂	依折麦布 10 mg　LDL-C, HDL-C	I5%~20%	胃肠道反应
		I5%~15%	
烟酸	速溶烟酸 1.5~3 g　LDL-C	I5%~25%	面部潮红、高血糖、高尿酸血症(痛风)、上消化道不适、肝毒性
	缓释片 1~2 g　HDL-C	I15%~35%	
	控释片 1~2 g　TG	H20%~50%	
纤维酸	二甲苯氧庚酸 LDL-C 300~600 mg 每周 3 次	I5%~20%	消化不良、胆结石、肌病
	氯贝丁酯 200 mg 每周 2 次 HDL-C (高胆固醇高血脂患者会升高)TG	H10%~20%	
		I10%~50%	

注:HMG-CoA,3-羟基-3-甲基戊二酰辅酶 A。

烟酸

每天 1~2 g 烟酸可降低透析患者的 VLDL 三酰甘油(和胆固醇)水平。烟酸通过减少肝脏合成和分泌 VLDL 来降低血浆三酰甘油水平。使用时应缓慢增加剂量,起始剂量为 1 日 3 次,每次 250 mg,1~2 个月内缓慢增加到 1~2g/d。剂量每周增加直到达到最大剂量。应注意以上剂量往往会引起掌部瘙痒,有的患者会出现直立性低血压、高血糖、高尿酸血症,偶尔会有肝毒性。所以应每月检测血糖、尿酸和肝酶水平。

高胆固醇血症

3-羟基-3-甲基戊二酰辅酶 A 还原酶抑制剂(他汀类)

由于透析患者有患冠心病的高风险,所以应将 LDL 胆固醇水平降到理想的范围。一些研究提示透析患者服用他汀类药物不会增加发生肌病的风险[114-116]。并且最近一项研究[6]提示他汀类治疗可降低 ESRD 患者的总死亡率。血透和腹透患者每天 1 次,每次 10~40 mg 常规服用他汀类药物可降低 20%~30% 的血浆 LDL 胆固醇水平[117-119]。他汀类也可以降低三酰甘油水平,在某些病例还可以升高 HDL 胆固醇水平。所有糖尿病患者血 LDL 胆固醇的治疗目标均应低于 100 mg/dl。虽然可以接受低危患者的 LDL 胆固醇水平在 100~130 mg/dl,就像之前提到过的,Framingham 危险评分可能低估了透析患者发生冠心病的风险。因此应积极治疗将大部分透析患者的 LDL 胆固醇水平降到 100 mg/dl。然而,4D(die deutsche diabetes-dialysis)研究得到了不同结果,该研究包括近 1200 例伴有 2 型糖尿病的维持性血透患者,这些患者每天口服 1 次阿托伐他汀 20 mg,结果未发现药物对降低心血管疾病死亡率有益,但可显著降低心血管致病率。在该研究中每天服用 20 mg 阿托伐他汀的患者的 LDL 胆固醇水平是 77 mg/dl[120]。很多透析患者已经具有理想的或接近理想的 LDL 胆固醇水平。即使这样,透析患者应用他汀类药物时仍有发生肌病的高风险,因为其肾功能不全,并且合并应用多种药物。鉴于这些原因,应谨慎使用他汀类药物,并避免大剂量。基于现有数据,推荐从小剂量开始使用,然后逐步增加剂量,直到 ATP III 建议的目标值[120,121]。另外有两项正在进行的大规模临床研究探讨:降胆固醇的药物,如他汀类和依替米贝能否降低 CKD 患者包括血透患者心血管发病率和死亡率。这些临床试验的结果将为调整治疗指南提供额外参考[122-124]。笔者认为,他汀类的使用虽然仍有争议,但鉴于透析患者 CVD 的高风险,以及 4D 研究的亚组分析发现阿托伐他汀可以降低 CVD 发病率和死亡率,所以似乎应使用他汀类药物。[121]。另外,需要指出的是 4D 研究中有大约 15% 的安慰剂组的患者使用了他汀类药物[125]。

很多透析患者的三酰甘油升高,他汀类治疗可降低 VLDL 和 LDL 水平,因此可使用他汀类单药治疗,也可以使用纤维酸代替他汀类降低 VLDL 水平[126-128]。因为临床上三酰甘油升高更为普遍,所以事实上贝特类的使用可能比他汀类更多。即使这样,贝特类降低 VLDL 水平是否具有与他汀类一样的降低冠心病风险的作用仍不明确。一项最近报道的研究发现贝特类治疗对 ESRD 患者没有益处。

透析患者应用他汀类通常是安全的。最严重的不良反应是肌病,所以应每月监测肌病的症状和体征。一旦出现临床表现(肌肉痉挛、疼痛、压痛、无力)或生化指标(血浆 CPK 升高)提示肌病,应当立即停药。与使用贝特类一样,使用他汀类时也应每月常规检测 CPK 和肝酶。

胆汁酸结合树脂

胆汁酸结合树脂能有效降低血浆胆固醇。然而尿毒症脂质异常患者不能使用,因为该药会增加肝脏合成和分泌 VLDL,这可能会加剧 VLDL 及其残基的代谢,从而加重动脉粥样硬化,并且患者对此类药物耐受性很差,应只限用于那些对他汀类和烟碱类不耐受的透析患者。由于其不良反应大,在透析患者中很少应用。盐酸斯维拉姆是透析患者常用的磷结合剂,通过作为胆汁酸的多价螯合剂起作用,可降低血浆 LDL 胆固醇近 30% ~ 37%[21]。该药降低胆固醇的作用是否是其减慢冠状动脉钙化进展的原因还不清楚。

低 HDL 胆固醇

因为透析患者的低 HDL 胆固醇水平通常与 VLDLr 增加和高三酰甘油血症有关,所以降低三酰甘油可升高 HDL 水平。非透析患者应用吉非贝齐升高 HDL 水平,可降低心血管疾病的发病率和死亡率[130]。另外血透患者应用氯贝丁酯治疗高三酰甘油血症可能可以升高 HDL 水平。肥胖患者减肥、适度饮酒、有氧运动可以升高非透析患者的 HDL 水平。尽管尚缺乏透析患者对照试验,减肥、有氧运动和适度饮酒如每天 1~2 杯酒,在透析患者中可能值得推荐。

烟酸及其衍生物

烟酸可以有效升高 HDL 胆固醇水平,并且是唯一能降低 Lp(a)的药物[131]。烟酸可降低 20%~50% 的总三酰甘油水平[132];能降低 VLDL 胆固醇和游离脂肪酸;可将小而致密的 LDL 组分转变为大而小密度的 LDL 颗粒[133]。以往市场上的快速释放剂型可引起皮肤潮红、瘙痒、药疹,以及恶心、胃肠道不良反应,而现有的新型缓释剂型可减少以上不良反应。另外,同时服用阿司匹林,以及逐步增加剂量以减少不良反应可增加患者的顺应性[134]。普通人群服用烟酸可改善心血管和脑血管预后[135,136]。CKD 患者服用烟酸的研究大多数样本量很小,随访时间短,但得到了预期的脂质和脂蛋白谱改变。目前还没有探讨烟酸对 CKD 或 HD 患者心血管预后影响的研究。

复合型高血脂

HMG-CoA 还原酶抑制剂可以有效治疗复合型高胆固醇血症和高三酰甘油血症,因为 LDL 受体增加可促进血循环 VLDL、VLDLr 和 LDL 的清除。辛伐他汀和阿托伐他汀都可降低非透析患者的 LDL 胆固醇和三酰甘油水平。这些药物的不良反应较纤维酸和烟酸少,因此复合型高脂血症患者首先考虑使用这一类药物,如果治疗效果不佳可以换用纤维酸衍生物。纤维酸衍生物和他汀类合用时应十分小心,因为发生肌病的风险会增加。

代谢综合征

伴有代谢综合征的透析患者可能应采取更积极的治疗。代谢综合征患者的治疗措施同样适用于透析患者。对存在致动脉粥样硬化性脂质异常的代谢综合征患者而言,LDL 仍是治疗靶点。然而,VLDL 胆固醇可能会导致冠心病,尤其在三酰甘油升高时,因此非 HDL 胆固醇(总胆固醇-HDL 胆固醇)是第二个治疗靶点。治疗目标是降低非 HDL 胆固醇至低于 LDL 胆固醇目标值 30 mg/dl 以下。例如,如果 LDL 胆固醇目标值是 100 mg/dl,那么非 HDL 胆固醇目标值可以是 130 mg/dl。有可能的话,应当针对原发病包括肥胖、糖尿病和高血压进行治疗。这种情况下可以应用他汀类,除非有禁忌证。腰围大于 102 cm(40 in)的男性和腰围大于 88 cm(35 in)的女性可以通过饮食控制和体育锻炼(每周 3 次,每次至少 30 min 有氧运动)减轻体重。值得一提的是体育锻炼极其重要,适用于很多透析患者。

其他治疗

抗氧化剂

一些研究提示维生素 E 对降低透析患者 LDL 胆固醇的氧化敏感性有效[137-140]。一项短期研究显示阿托伐他汀可有效降低透析患者血浆总胆固醇、三酰甘油、LDL 胆固醇、ApoB 和 30%~40% 的氧化型 LDL。该研究显示 α-生育酚和阿托伐他汀合用可以减少体外 LDL 的氧化[138]。

在一项血透患者的小规模的随机安慰剂对照临床试验中,患者每天口服维生素 E 800 IU 2 年,可降低主要心血管事件的发生率,但并没有降低总的死亡率[141]。迄今,抗氧化剂对 CKD 和透析患者临床预后的影响还不确切,尚需要进一步的临床研究。

脂质置换可有效降低血透患者的血浆 LDL 胆固醇、血浆 Lp(a)、三酰甘油和纤维蛋白原[142]。这些体外治疗措施对临床预后的影响还不清楚。

(方　炜　译)

参 考 文 献

1. USRDS. United States Renal Data Systems annual data report. *Am J Kidney Dis* 2007;49(Suppl 1):S10–S294.
2. Sarnak MJ, Levey AS. Epidemiology, diagnosis, and management of cardiac disease in chronic renal disease. *J Thromb Thrombolysis* 2000;10(2):169–180.
3. Lindner A, Charra B, Sherrard DJ, et al. Accelerated atherosclerosis in prolonged maintenance hemodialysis. *N Engl J Med* 1974;290:697–701.
4. Mailloux LU, Levey AS. Hypertension in patients with chronic renal disease. *Am J Kidney Dis* 1998;32(5 Suppl 3):S120–S141.
5. Longenecker JC, Coresh J, Klag MJ, et al. Validation of comorbid conditions on the end-stage renal disease medical evidence report: the CHOICE study. Choices for Healthy Outcomes in Caring for ESRD. *J Am Soc Nephrol* 2000;11(3):520–529.
6. Seliger L, Weiss N, Gillen DK, et al. HMG-CoA reductase inhibitors are associated with reduced mortality in ESRD patients. *Kidney Int* 2002;61:297–304.
7. Wanner C, Krane V, Marz W, et al. Atorvastatin in patients with type 2 diabetes mellitus undergoing hemodialysis. *N Engl J Med* 2005;353(3):238–248.
8. Mathur S, Devaraj S, Jialal I. Accelerated atherosclerosis, dyslipidemia, and oxidative stress in end-stage renal disease. *Curr Opin Nephrol Hypertens* 2002;11(2):141–147.
9. Culleton BF, Larson MG, Wilson PW, et al. Cardiovascular disease and mortality in a community-based cohort with mild renal insufficiency. *Kidney Int* 1999;56(6):2214–2219.
10. Levey AS, Beto JA, Coronado BE, et al. Controlling the epidemic of cardiovascular disease in chronic renal disease: what do we know? What do we need to learn? Where do we go from here? National Kidney Foundation Task Force on Cardiovascular Disease. *Am J Kidney Dis* 1998;32(5):853–906.
11. Mailloux LU, Napolitano B, Bellucci AG, et al. The impact of comorbid risk factors at the start of dialysis upon the survival of ESRD patients. *ASAIO J* 1996;42(3):164–169.
12. Mailloux LU, Haley WE. Hypertension in the ESRD patient: pathophysiology, therapy, outcomes, and future directions. *Am J Kidney Dis* 1998;32(5):705–719.
13. Vincenti F, Amend WJ, Abelel J, et al. The role of hypertension in hemodialysis-associated atherosclerosis. *Am J Med* 1980;68:363–369.
14. CHarra B, Calemard E, Cuche M, et al. Control of hypertension and prolonged survival on maintenance hemodialysis. *Nephron* 1983;33:96–99.
15. Cheng SC, Chu TS, Huang KY, et al. Association of hypertriglyceridemia and insulin resistance in uremic patients undergoing CAPD. *Perit Dial Int* 2001;21(3):282–289.
16. Dzurik R, Spustova V, Janekova K. The prevalence of insulin resistance in kidney disease patients before the development of renal failure. *Nephron* 1995;69(3):281–285.
17. Haffner SM, D'Agostino R, Mykkanen L, et al. Insulin sensitivity in subjects with type 2 diabetes. Relationship to cardiovascular risk factors: the Insulin Resistance Atherosclerosis Study. *Diabetes Care* 1999;22(4):562–568.
18. Raggi P, Boulay A, Chasan-Taber S, et al. Cardiac calcification in adult hemodialysis patients. A link between end-stage renal disease and cardiovascular disease? *J Am Coll Cardiol* 2002;39:695–701.
19. Goodman WG, Goldin J, Kuizon BD, et al. Coronary-artery calcification in young adults with end-stage renal disease who are undergoing dialysis. *N Engl J Med* 2000;342(20):1478–1483.
20. Cozzolino M, Dusso A, Slatopolsky E. Role of calcium-phosphorus product and bone-associated proteins in vascular calcification in renal failure. *J Am Soc Nephrol* 2001;12:2511–2516.
21. Chertow GM, Burke SK, Raggi P. Sevelamer attenuates the progression of coronary and aortic calcification in hemodialysis patients. *Kidney Int* 2002;62(1):245–252.
22. Okamura T, Kitamura A, Moriyama Y, et al. Plasma level of homocysteine is correlated to extracranial carotid-artery atherosclerosis in non-hypertensive Japanese. *J Cardiovasc Risk* 1999;6(6):371–377.
23. Friedman AN, Bostom AG, Levey AS, et al. Plasma total homocysteine levels among patients undergoing nocturnal versus standard hemodialysis. *J Am Soc Nephrol* 2002;13(1):265–268.
24. Bostom AG, Shemin D, Lapane KL, et al. Hyperhomocysteinemia and traditional cardiovascular disease risk factors in end-stage renal disease patients on dialysis: a case-control study. *Atherosclerosis* 1995;114(1):93–103.
25. Bostom AG. Homocysteine: "expensive creatinine" or important modifiable risk factor for arteriosclerotic outcomes in renal transplant recipients? *J Am Soc Nephrol* 2000;11(1):149–151.
26. Savdie E, Gibson JC, Crawford GA., et al. Impaired plasma triglyceride clearance as a feature of both uremic and posttransplant triglyceridemia. *Kidney Int* 1980;18:774–782.
27. Senti M, Romero R, Pedro-Botet J, et al. Lipoprotein abnormalities in hyperlipidemic and normolipidemic men on hemodialysis with chronic renal failure. *Kidney Int* 1992;41:1394–1399.
28. Attman PO, Alaupovic P, Samuelsson O. Lipoprotein abnormalities as a risk factor for progressive nondiabetic renal disease. *Kidney Int Suppl* 1999;71:S14–7–S14–S17.July;
29. Attman PO, Alaupovic P, Gustafson A. Serum apolipoprotein profile of patients with chronic renal failure. *Kidney Int* 1987;32:368–375.
30. Chan MK, Varghese Z, Moorhead JF. Lipid abnormalities in uremia, dialysis, and transplantation. *Kidney Int* 1981;19:625–637.
31. Joven J, Vilella E, Ahmad S., Lipoprotein heterogeneity in end-stage renal disease. *Kidney Int* 1993;43(2):410–418.
32. Bagdade J, Casaretto A, Albers J. Effects of chronic uremia, hemodialysis, and renal transplantation on plasma lipids and lipoproteins in man. *J Lab Clin Med* 1976;87:37–48.
33. Norbeck H, Oro L, Carlson LA. Serum lipid and lipoprotein concentrations in chronic uremia. *Acta Med Scand* 1976;200:487–492.
34. Grundy SM. Management of hyperlipidemia in renal disease. *Kidney Int* 1989;37:847–853.
35. Cattran DC, Fenton SSA, Wilson DR, et al. Defective triglyceride renal in lipemia associated with peritoneal dialysis and haemodialysis. *Ann Intern Med* 1976;85:29–33.
36. Dieplinger H, Schoenfeld PY, Fielding CJ. Plasma cholesterol metabolism in end-stage renal disease. *J Clin Invest* 1986;77:1071–1083.
37. Murase T, Cattran DC, Rubenstein B, et al. Inhibition of lipoprotein lipase by uremic plasma, a possible cause of hypertriglyceridemia. *Metabolism* 1975;24:1279–1286.
38. Sanfellipo M, Grundy S, Henderson L. Transport of very low density lipoprotein triglyceride (VLDL-TG): comparison of hemodialysis and hemofiltration. *Kidney Int* 1979;16:878–886.
39. Mordasini R, Frey F, Flury W, et al. Selective deficiency of hepatic triglyceride lipase in uremic patients. *N Engl J Med* 1977;297:1362–1366.
40. Goldberg A, Sherrard DJ, Brunzell JD. Adipose tissue lipoprotein lipase in chronic hemodialysis: role in plasma triglyceride metabolism. *J Clin Endocrinol Metab* 1978;47:1173–1182.

41. Goldberg A, Applebaum-Bowden M, Bierman EL, et al. Increase in lipoprotein lipase during clofibrate treatment of hypertriglyceridemia in patients on hemodialysis. *N Engl J Med* 1979;301:1073–1076.

42. Vaziri ND, Liang KH. Down-regulation of hepatic LDL receptor expression in experimental nephrosis. *Kidney Int* 1996;50(3):887–893.

43. Wakabayashi Y, Okubo M, Shimada H, et al. Decreased VLDL apoprotein C-II/apoprotein C-III ratio may be seen in both normotriglyceridemic and hypertriglyceridemic patients on chronic hemodialysis treat. *Metabolism* 1987;36:815.

44. Moberly JB, Attman PO, Samuelsson O, et al. Apolipoprotein C-III, hypertriglyceridemia and triglyceride-rich lipoproteins in uremia. *Miner Electrolyte Metab* 1999;25(4-6):258–262.

45. Bucala R, Makita Z, Vega G, et al. Modification of low density lipoprotein by advanced glycation end products contributes to the dyslipidemia of diabetes and renal insufficiency. *Proc Natl Acad Sci U S A* 1994;91:9441–9445.

46. Makita Z, Bucala R, Rayfield EJ, et al. Reactive glycosylation endproducts in diabetic uraemia and treatment of renal failure. *Lancet* 1994;343(8912):1519–1522.

47. Horrko S, Markku SJ, Kervinen K, et al. Carbamylation-induced alterations in low-density lipoprotein metabolism. *Kidney Int* 1992;41:1175–1181.

48. Maggi E, Bellazzi R, Falaschi F, et al. Enhanced LDL oxidation in uremic patients: an additional mechanism for accelerated atherosclerosis? *Kidney Int* 1994;45(3):876–883.

49. Shoji T, Ishimura E, Inaba M, et al. Atherogenic lipoproteins in end-stage renal disease. *Am J Kidney Dis* 2001;38(4 Suppl 1):S30–S33.

50. Vega GL, Grundy SM. Management of primary mixed hyperlipidemia with lovastatin. *Arch Intern Med* 1990;150:1313–1319.

51. Vega GL, von Bergmann K, Grundy SM, et al. Increased catabolism of VLDL-apoprotein B and synthesis of bile acids in a case of hypobetalipoproteinemia. *Metabolism* 1987;36:262–269.

52. Kameda K, Matsuzawa Y, Kubo M, et al. Increased frequency of lipoprotein disorders similar to Type III hyperlipoproteinemia in survivors of myocardial infarction in Japan. *Atherosclerosis* 1984;51:241–249.

53. Tatami R, Mabuchi H, Ueda K. Intermediate-density lipoprotein and cholesterol-rich very low density lipoprotein in angiographically determined coronary artery disease. *Circulation* 1981;64:1174–1184.

54. Brown G, Albers JJ, Fisher LD, et al. Regression of coronary artery disease as a result of intensive lipid-lowering therapy in men with high levels of apolipprotein B. *N Engl J Med* 1990;323:1298.

55. Coresh J, Kwiterovich POJ, Smith HH, et al. Association of plasma triglyceride concentration and LDL particle diameter, density, and chemical composition with premature coronary artery disease in men and women. *J Lipid Res* 1993;34(10):1687–1697.

56. Koch M, Kutkuhn B, Trenkwalder E, et al. Apolipoprotein B, fibrinogen, HDL cholesterol, and apolipoprotein(a) phenotypes predict coronary artery disease in hemodialysis patients. *J Am Soc Nephrol* 1997;8(12):1889–1898.

57. Varghese K, Cherian G, Abraham MT, et al. Coronary artery disease among diabetic and non-diabetic patients with end stage renal disease. *Ren Fail* 2001;23:669–677.

58. Patsch W, Sharrett AR, Chen IY, et al. Associations of allelic differences at the A-I/C-III/A-IV gene cluster with carotid artery intima-media thickness and plasma lipid transport in hypercholesterolemic-hypertriglyceridemic humans. *Arterioscler Thromb* 1994;14(6):874–883.

59. Goldstein J, Brown M. Familial hypercholesterolemia. In: Scriver, CR, et al. eds. *The metabolic basis of inherited disease.* Philadelphia: McGraw-Hill, 1989:1215–1250.

60. Vaziri ND, Liang K. Down-regulation of tissue lipoprotein lipase expression in experimental chronic renal failure. *Kidney Int* 1996;50(6):1928–1935.

61. Quaschning T, Schomig M, Keller M, et al. Non-insulin-dependent diabetes mellitus and hypertriglyceridemia impair lipoprotein metabolism in chronic hemodialysis patients. *J Am Soc Nephrol* 1999;10(2):332–341.

62. Kronenberg F, Dieplinger H, Konig P, et al. Lipoprotein metabolism in renal replacement therapy: a review. *Isr J Med Sci* 1996;32(6):371–389.

63. Ambrosch A, Muller R, Freytag C, et al. Small-sized low-density lipoproteins of subclass B from patients with end-stage renal disease effectively augment tumor necrosis factor-alpha-induced adhesive properties in human endothelial cells. *Am J Kidney Dis* 2002;39(5):972–984.

64. Ambrosch A, Domroese U, Westphal S, et al. Compositional and functional changes of low-density lipoprotein during hemodialysis in patients with ESRD. *Kidney Int* 1998;54(2):608–617.

65. O'Neal D, Lee P, Murphy B, et al. Low-density lipoprotein particle size distribution in end-stage renal disease treated with hemodialysis or peritoneal dialysis. *Am J Kidney Dis* 1996;27(1):84–91.

66. Sevanian A, Hwang J, Hodis H, et al. Contribution of an in vivo oxidized LDL to LDL oxidation and its association with dense LDL subpopulations. *Arterioscler Thromb Vasc Biol* 1996;16(6):784–793.

67. Makita Z, Yanagisawa K, Kuwajima S, et al. The role of advanced glycosylation end-products in the pathogenesis of atherosclerosis. *Nephrol Dial Transplant* 1996;11(Suppl 5):31-3–31-33.

68. Kusuhara M, Chait A, Cader A, et al. Oxidized LDL stimulates mitogen-activated protein kinases in smooth muscle cells and macrophages. *Arterioscler Thromb Vasc Biol* 1997;17(1):141–148.

69. Ding G, van Goor H, Ricardo SD, et al. Oxidized LDL stimulates the expression of TGF-beta and fibronectin in human glomerular epithelial cells. *Kidney Int* 1997;51(1):147–154.

70. O'Byrne D, Devaraj S, Islam KN, et al. Low-density lipoprotein (LDL)-induced monocyte-endothelial cell adhesion, soluble cell adhesion molecules, and autoantibodies to oxidized-LDL in chronic renal failure patients on dialysis therapy. *Metabolism* 2001;50(2):207–215.

71. Ikewaki K, Schaefer JR, Frischmann ME, et al. Delayed in vivo catabolism of intermediate-density lipoprotein and low-density lipoprotein in hemodialysis patients as potential cause of premature atherosclerosis. *Arterioscler Thromb Vasc Biol* 2005;25(12):2615–2622.

72. Moore KJ, Freeman MW. Scavenger receptors in atherosclerosis: beyond lipid uptake. *Arterioscler Thromb Vasc Biol* 2006;26(8):1702–1711.

73. Krieger M, Kozarsky K. Influence of the HDL receptor SR-BI on atherosclerosis. *Curr Opin Lipidol* 1999;10(6):491–497.

74. Breckenridge WC, Little JA, Steinger G, et al. Hypertriglyceridemia associated with deficiency of apolipoprotein C-II. *N Engl J Med* 1978;298:1265.

75. Hsia SL, Perez GO, Mendez AJ, et al. Defect in cholesterol transport in patients receiving maintenance hemodialysis. *J Lab Clin Med* 1985;106(1):53–61.

76. Haffner SM, Gruber KK, Aldrete G Jr, et al. Increased lipoprotein(a) concentrations in chronic renal failure. *J Am Soc Nephrol* 1992;3:1156–1162.

77. Fuh MMT, Lee C-M, Jeng C-Y, et al. Effect of chronic renal failure on high-density lipoprotein kinetics. *Kidney Int* 1990;37:1295–1300.

78. Joven J, Rubies-Prat J, Espinel E, et al. Apoprotein A-1 and high density lipoprotein subfractions in patients with chronic renal failure receiving hemodialysis. *Nephron* 1985;40:451–454.

79. Scanu AM, Fless GM. Lipoprotein(a): heterogeneity and biological relevance. *J Clin Invest* 1990;85:1709–1715.

80. Kronenberg F, Utermann G, Dieplinger H. Lipoprotein(a) in renal disease. *Am J Kidney Dis* 1996;27:1–25 .

81. Dieplinger H, Kronenberg F. Genetics and metabolism of lipoprotein(a) and their clinical implications (Part 1). *Wien Klin Wochenschr* 1999;111(1):5–20.

82. Kostner GM, Avogaro P, Cazolato G, et al. Lipoprotein(a) and the risk for myocardial infarction. *Atherosclerosis* 1981;38:51–61.

83. Dieplinger H, Lackner C, Kronenberg F, et al. Elevated plasma concentrations of lipoprotein(a) in patients with end-stage renal disease are not related to the size polymorphism of apolipoprotein(a). *J Clin Invest* 1993;91(2):397–401.

84. Cressman MD, Heyka RJ, Paganini EP, et al. Lipoprotein(a) is an independent risk factor for cardiovascular disease in hemodialysis patients. *Circulation* 1992;86(2):475–482.

85. Cressman MD, Bajaj-Luthra A, O'Neil J, et al. Elevated lipoprotein(a) levels and abnormal apolipoprotien(a) density distribution accompany the increased risk of cardiovascular disease in hemodialysis patients. *Circulation* 1992;86:2172.

86. Kandoussi AM, Hugue V, Cachera C, et al. Apolipoprotein(a) phenotypes and lipoprotein(a) concentrations in renal transplant patients. *Nephron* 1998;80(2):183–187.

87. Yang WS, et al. Effect of increasing serum albumin on serum lipoprotein(a) concentration in patients receiving CPAD. *Am J Kidney Dis* 1997;30(4):507–513.

88. Kronenberg F, Konig P, Neyer U, et al. Multicenter study of lipoprotein(a) and apolipoprotein(a) phenotypes in patients with end-stage renal disease treated by hemodialysis or continuous ambulatory peritoneal dialysis. *J Am Soc Nephrol* 1995;6(1):110–120.

89. Kronenberg F, Neyer U, Lhotta K, et al. The low molecular weight apolipoprotein(a) phenotype is an independent predictor for coronary artery disease in hemodialysis patients: a prospective follow-up. *J Am Soc Nephrol* 1999;10(5):1027–1036.

90. Lai KN, Ho K, Cheung R, Lit L, et al. Effect of low molecular weight heparin on bone metabolism and hyperlipidemia in patients on maintenance hemodialysis. *Int J Artif Organs* 2002;24:447–455.

91. Weintraub M, Burstein A, Rassin T, et al. Severe defect in clearing postprandial chylomicron remnants in dialysis patients. *Kidney Int* 1992;42:1247–1252.

92. Grundy SM. United States cholesterol guidelines 2001: expanded scope of intensive low-density lipoprotein-lowering therapy. *Am J Cardiol* 2001;88(7B):23 J–27 J. October 11;

93. Nauck M, Kramer-Guth A, Bartens W, et al. Is the determination of LDL cholesterol according to Friedewald accurate in CAPD and HD patients? *Clin Nephrol* 1996;46(5):319–325. November;

94. Grundy SM, Gostino RB Sr, Mosca L, et al. Cardiovascular risk assessment based on US cohort studies: findings from a National Heart, Lung, and Blood institute workshop. *Circulation* 2001;104(4):491–496.

95. Framingham Risk score, http://www.intmed.mcw.edu/clincalc/ heartrisk.html. Internet web site. 2002.

96. Cattran DC, Steiner G, Fento SSA, et al. Dialysis hypreli pemia: response to dietary manipulations. *Clin Exp Nephrol* 1980;13:177–182.

97. Attman P-O, Gustafson A, Alaupovic P, et al. Effect of protein-reduced diet on plasma lipids, apolipoproteins and lipolytic activities in patients with chronic renal failure. *Am J Nephrol* 1984;4:92–98.

98. Chan PCK, Persaud J, Varghese Z, et al. Apolipoprotein B turnover in dialysis patients: its relationship to pathogenesis of hyperlipidemia. *Clin Exp Nephrol* 1989;31:88–95.

99. Seres DS, Strain GW, Hashim SA, et al. Improvement of plasma lipoprotein profiles during high-flux dialysis. *J Am Soc Nephrol* 1993;3:1409–1415.

100. Wanner C, Bahner U, Mattern R, et al. Effect of dialysis flux and membrane material on dyslipidaemia and inflammation in haemodialysis patients. *Nephrol Dial Transplant* 2004;19(10):2570–2575. October;

101. de Précigout V, Higueret D, Larroumet N, et al. Improvement in lipid profiles and triglyceride removal in patients on polyamide membrane hemodialysis. *Blood Purif* 1996;14(2):170–176.

102. Blankestijn PJ. Hemodialysis using high flux membranes improves lipid profiles. *Clin Nephrol* 1994;42(Suppl 1):S48–S51.

103. Eknoyan G, Beck GJ, Cheung AK, et al. Effect of dialysis dose and membrane flux in maintenance hemodialysis. *N Engl J Med* 2002;347(25):2010–2019.

104. Stefoni S, Ciancolo G, Donato G, et al. Standard heparin versus low-molecular-weight heparin. A medium-term comparison in hemodialysis. *Nephron* 2002;92:589–600.

105. Yang C, Wu T, Huang C. Low molecular weight heparin reduces triglyceride, VLDL and cholesterol/HDL levels in hyperlipidemic diabetic patients on hemodialysis. *Am J Nephrol* 1998;18:384–390.

106. Knopp RH. Drug treatment of lipid disorders. *N Engl J Med* 1999;341(7):498–511.

107. Schonfeld G. The effects of fibrates on lipoprotein and hemostatic coronary risk factors. *Atherosclerosis* 1994;111(2):161–174.

108. Grutzmacher P, Scheuermann E-H, Sided W, et al. Lipid lowering treatment with bezafibrate in patients on chronic haemodialysis: pharmacokinetics and effects. *Klin Wochenschr* 1986;64:910–916.

109. Pasternack A, Vattinen T, Solakivi T, et al. Normalization of lipoprotein lipase and hepatic lipase by gemfibrozil results in correction of lipoprotein abnormalities in chronic renal failure. *Clin Exp Nephrol* 1987;27:163–168.

110. Levin A, Duncan L, Djurdjev O, et al. A randomized placebo-controlled double-blind trial of lipid- lowering strategies in patients with renal insufficiency: diet modification with or without fenofibrate. *Clin Exp Nephrol* 2000;53(2):140–146.

111. Guay D. Update on fenofibrate. *Cardiovasc Drug Rev* 2002;20: 281–302.

112. Pierides AM, Alvarez-Ude F, Kerr DNS, et al. Clofibrate-induced muscle damage in patients with chronic renal failure. *Lancet* 1975;2(7948):1279–82.

113. Kijima Y, Sasoaka T, Kanayama M, et al. Untoward effects of clofibrate in hemodialyzed patients. *N Engl J Med* 1977;296:515.

114. Nishizawa Y, Shoji T, Tabata T, et al. Effects of lipid-lowering drugs on intermediate-density lipoprotein in uremic patients. *Kidney Int Suppl* 1999;71:S134–S136.

115. Malyszko J, Malyszko JS, Hryszko T, et al. Effects of long-term treatment with simvastatin on some hemostatic parameters in continuous ambulatory peritoneal dialysis patients. *Am J Nephrol* 2001;21(5):373–377.

116. Wanner C, Krane V, Metzger T, et al. Lipid changes and statins in chronic renal insufficiency and dialysis. *J Nephrol* 2001;14(Suppl 4):S76–S80.

117. Saxenhofer H, Ferrari P, Riesen WF, et al. Effects of simvastatin in plasma lipid profile in patients undergoing continuour peritneal dialysis (CP) (abstract). *Kidney Int* 1991;39:1330.

118. DiPaolo B, Del Rosso G, Catucci G, et al. Therapeutic effects of simvastatin on hyperlipidemia in CAPD patients. one-year, alternate day dosage, corticosteroid Rx reduces rate of further relapses in adult minimal change nephrosis. *ASAIO Trans* 1990;36:M578–M580.

119. Wanner C, Horl W, Luley C, et al. Effects of HGM-CoA reductase inhibitors in hypercholesterolemic patients on hemodialysis. *Kidney Int* 1991;39:754–760.

120. Wanner C, Krane V, Marz W, et al. Randomized controlled trial on the efficacy and safety of atorvastatin in patients with type 2 diabetes on hemodialysis (4D study): demographic and baseline characteristics. *Kidney Blood Press Res* 2004;27(4):259–266.

121. Baber U, Toto RD, de Lemos JA. Statins and cardiovascular risk reduction in patients with chronic kidney disease and end-stage renal failure. *Am Heart J* 2007;153(4):471–477.

122. Baigent C, Landry M. Study of Heart and Renal Protection (SHARP). *Kidney Int Suppl* 200384:S207–S210.

123. Baigent C, Landray M, Warren M. Statin therapy in kidney disease populations: potential benefits beyond lipid lowering and the need for clinical trials. *Curr Opin Nephrol Hypertens* 2004;13(6):601–605 November;

124. Fellstrom B, Holdaas H, Jardine AG, et al. Effect of rosuvastatin on outcomes in chronic haemodialysis patients: baseline data from the AURORA study. *Kidney Blood Press Res* 2007;30(5):314–322. July 19;

125. Kwan BC, Kronenberg F, Beddhu S, et al. Lipoprotein metabolism and lipid management in chronic kidney disease. *J Am Soc Nephro* 2007;18(4):1246–1261.

126. Elisaf MS, Dardamanis MA, Papagalanis ND, et al. Lipid abnormalitie in chronic uremic patients. Response to treatment with gemfibrozil *Scand J Urol Nephrol* 1993;27(1):101–108.

127. Sherrard DJ, Goldberg AB, Haas LB, et al. Chronic clofibrate therapy in maintenance hemodialysis patients. *Nephron* 1980;25(5):219–221.

128. De Guilio S, Boulu R, Drueke T, et al. Clofibrate treatment of hyper lipidemia in chronic renal failure. *Clin Nephrol* 1977;8(54):509.

129. Block GA, Spiegel DM, Ehrlich J, et al. Effects of sevelamer and calcium on coronary artery calcification in patients new to hemodialysis *Kidney Int* 2005;68(4):1815–1824.October;

130. Robins SJ, Collins D, Wittes DT, et al. VA-HIT Study Group. Veteran Affairs High-Density Lipoprotein Intervention Trial. Relation o gemfibrozil treatment and lipid levels with major coronary events: VA HIT: a randomized controlled trial. *JAMA* 2001;285:1585–1593.

131. Carlson LA, Hamsten A, Asplund A. Pronounced lowering of serun levels of lipoprotein(a) in hyperlipidaemic subjects treated with nicotinic acid. *J Intern Med* 1989;226(4):271–276.

132. McKenney JM. Potential nontraditional applications of statins. *Ann Pharmacother* 2003;37(7-8):1063–1071.

133. Superko H, Krauss R. Differential effects of nicotinic acid in subjects with different LDL subclass patterns. *Atherosclerosis* 1992;95:69–76.

134. Kronenberg F. Epidemiology, pathophysiology and therapeutic implications of lipoprotein(a) in kidney disease. *Expert Rev Cardiovasc Ther* 2004;2(5):729–743. September;

135. Taylor AJ, Kent SM, Flaherty PJ, et al. ARBITER: arterial biology for the investigation of the treatment effects of reducing cholesterol: a randomized trial comparing the effects of atorvastatin and pravastatin on carotid intima medial thickness. *Circulation* 2002;106(16):2055–2060.

136. Brown BG, Zhao XQ, Chait A, et al. Simvastatin and niacin, antioxidant vitamins, or the combination for the prevention of coronary disease. *N Engl J Med* 2001;345(22):1583–1592.

137. Islam KN, O'Byrne D, Devaraj S, et al. Alpha-tocopherol supplementation decreases the oxidative susceptibility of LDL in renal failure patients on dialysis therapy. *Atherosclerosis* 2000;150(1):217–224

138. Diepeveen SH, Verhoeven GW, Van Der PJ, et al. Effects of atorvastatin and vitamin E on lipoproteins and oxidative stress in dialysis patients: a randomised-controlled trial. *J Intern Med* 2005;257(5):438–445.

139. Mune M, Yukawa S, Kishino M, et al. Effect of vitamin E on lipid metabolism and atherosclerosis in ESRD patients. *Kidney Int Suppl* 1999;71:S126–S129.

140. Yukawa S, Hibino A, Maeda T, et al. Effect of alpha-tocopherol on *in vitro* and *in vivo* metabolism of low-density lipoproteins in haemodialysis patients. *Nephrol Dial Transplant* 1995;10(Suppl 3):1–3.

141. Boaz M, Smetana S, Weinstein T, et al. Secondary prevention with antioxidants of cardiovascular disease in endstage renal disease (SPACE): randomised placebo-controlled trial. *Lancet* 2000;356(9237):1213–1218.

142. Bosch T, Gahr S, Belschner U, et al. Direct adsorption of low-density lipoprotein by DALI-LDL-apheresis: results of a prospective long-term multicenter follow-up covering 12,291 sessions. *Ther Apher Dial* 2006;10(3):210–218.

第二十八章 终末期肾脏病的营养不良与透析时的胃肠外营养

Joel D. Kopple, Kamyar Kalantar-Zadeh

一、持续性透析患者蛋白-能量消耗

蛋白-能量消耗的原因和治疗措施

造成维持性透析(MD)患者蛋白-能量消耗(PEW)的原因有很多[1]。表28.1列举了这些原因,其中营养素的摄入减少和从透析液丢失是引起PEW的最重要原因。许多研究表明,维持性透析患者从饮食中摄入的蛋白质和能量是比较低的[1,2]。维持性血液透析和腹膜透析患者,其饮食蛋白及能量的摄入往往分别比推荐量低20%和30%[1,2]。最近在维持性血透患者中进行的非对照研究,有的采用更频繁的透析(如每天血液透析),和/或每周3次,但每次透析时间大于原来的3~4 h,结果显示:增加透析次数和/或延长透析时间可以改善患者的食欲和营养状况[3]。这些发现提示了接受标准透析治疗的维持性血透患者趋向于会产生某种程度的厌食,可能是由氮质血症治疗不充分引起的。应该强调的一点是,目前还没有随机、前瞻性、有对照的临床试验来检测改善维持性透析患者的蛋白-能量状况是否可以降低其发病率和致死率及改善生活质量。然而,对接受透析相关胃肠外营养(IDPN)的患者进行的回顾性研究却表明营养支持可以降低死亡率[4,5]。

用高通量膜进行血透,治疗后患者丢失(8.0±2.8)~(9.3±2.7) g的氨基酸[6,7]。在持续性非卧床腹膜透析(CAPD)患者中,每天会丢失2~3.5 g的游离氨基酸[8]。正常情况下,每次血透仅丢失少量蛋白质1~2 g。而CAPD每天有(8.8±0.5) g的总蛋白和(5.7±0.4) g的白蛋白进入透析液而丢失了[9]。有轻度腹膜炎时,每天的蛋白丢失量会增加到平均(15.1±3.6) g,而当发展为重度腹膜炎时,每天的蛋白丢失量会明显增加。当应用抗生素时,这种丢失会迅速下降,但是也可能在几天甚至几周内保持高于正常水平,尤其是当腹膜感染变得难以治疗时。对于血糖浓度正常的个体,当运用无葡萄糖的透析液时,15~25 g的葡萄糖会被清除[10]。当血透液包含200 mg/dl的葡萄糖(180 mg/dl的无水葡萄糖)时,在每次的透析液中,机体会有10~12 g的净吸收量。

不管是血透还是腹透,水溶性维生素和其他生物活性成分都会有所丢失。这些丢失的维生素可通过饮食得到补充[6-8,11]。但是对于营养摄入不足的患者来说,这种丢失会加重维生素的缺乏。由于隐性胃肠出血、频繁抽血进行实验室检查和血液在透析过程中的丢失,通常会使肾衰竭患者丢失大量的血液[12]。因为血中富含蛋白质,这些血液的丢失会加重蛋白的丢失。由于腹膜透析患者蛋白质、肽、氨基酸的丢失量大于血液透析患者,尤其是CPD所造成的丢失每天都会发生,而血透通常是每周进行 3 次,因此 CPD 患者维持充足的蛋白质营养更为困难。尽管与慢性肾衰竭有关的营养失衡主要是蛋白性营养不良,然而当患者不能得到补充性营养时,铁、维生素 D[如 1,25(OH)$_2$D][1,2,12-14]、维生素 B$_6$、维生素 C、叶酸和卡尼汀、锌等的缺乏也会频繁发生[11,15,16]。

从表 28.1 中我们可以明显地看出造成 MD 患者 PEW 的一些原因与营养并不相关。其他病因包括炎症、肾衰竭、激素、环境的改变、氧化剂、羰基的刺激。酸血症和机体无法代偿可能也会导致 PEW[17]。因为慢性肾衰竭患者出现这种症状是多因素的,所以对于慢性肾衰竭患者发生的丢失综合征来说,PEW 是一个更合适的名称而被认可了[18]。

表 28.1 维持性透析患者蛋白-能量丢失的原因

1. 尿毒症毒素、炎症、叠加疾病、抑郁或其他精神疾病,没有足够资金购买食物和血中瘦素水平增加等原因引起厌食和食物摄入减少
2. 营养素从透析液丢失
3. 粪便中氮排出轻度升高
4. 尿毒症环境

    炎症、叠加炎症或其他疾病

    临床上表现明显的疾病(如感染、心功能衰竭、血栓栓塞事件、外科手术或其他创伤)

    临床上表现不明显的疾病(如血清 C 反应蛋白高,没有叠加临床疾病时血 TNF-α、IL-1、IL-6 升高);暴露与炎症刺激(如尿毒症毒素、导管、管路、透析器膜、不纯的透析用水、原有已栓塞的动静脉内瘘)

    反向调节激素水平升高(如胰高血糖素、甲状旁腺)

    对合成代谢激素的抵抗(胰岛素、生长激素、胰岛素样生长因子-1)

    氧化剂水平升高

    抗氧化剂水平下降(维生素 E、维生素 C、硒元素、谷胱甘肽)
5. 羰基刺激
6. 酸血症
7. 身体虚弱、少肌症

PEW 的多病因决定了其预防和治疗策略也应多方面。表 28.2 列出了部分的治疗方案。治疗的重点是在肾衰竭患者发展为明显 PEW 之前及时进入 MD。研究发现 PEW 一般发生在患者接近终末阶段肾衰竭时[19,20],适时开始慢性透析治疗可以改善 PEW[21]。在这一点上,有证据表明慢性透析患者常发生厌食[22]。为了纠正营养摄入不足,治疗包括饮食咨询、食物补充、肠外营养(IDPN)、胃肠管饲、营养性的腹膜透析或血液透析。在一些少有的病例中维持肠内营养可能是必需的[17]。

表 28.2 预防和治疗维持性透析患者蛋白-能量丢失的治疗策略

1. 适时开始维持性透析	8. 合成代谢激素和其他化合物
2. 确保透析的方式、频率、透析时间、透析剂量	胰岛素
3. 最佳饮食能量和蛋白质摄入、饮食咨询和监测	生长激素
4. 食物补充、透析外营养、鼻饲、营养性腹膜透析、营养性血液透析、总胃肠外营养	胰岛素样生长因子-1
	卡尼汀
5. 积极治疗合并症状态	己酮可可碱?
6. 增加蛋白质和氨基酸摄入	9. 预防酸血症
7. 抗氧化、抗羰基复合物? 目前正进行临床试验	最佳动脉血 pH 7.43~7.45
	10. 锻炼

因为 MD 患者频繁处于高分解状态,因此积极治疗这种合并状态且确保足够的营养支持非常重要。MD 患者通常会存在炎症状态,可出现氧化和/或羰基刺激——即使不存在明显的并发疾病,临床也正在对给予这些患者抗炎症、抗氧化和/或抗羰基化合物治疗是否有益进行研究。

同样,由于肾衰竭患者循环中某些合成激素的水平低,而一些分解代谢激素水平增高,并且对其他合成代谢激素抵抗[17],数项研究观察了给予患者合成代谢激素是否能够改善 MD 患者的蛋白-能量状况。针对维持血液透析(MHD)和慢性腹膜透析(CPD)患者进行短期研究,给予重复剂量的生长激素、胰岛样生长因子-1 或卡尼汀,结果发现以上每种激素都会产生合成效应[23-25]。

因为酸血症能促进蛋白的降解[26],预防和治疗酸血症是非常重要的(见第二十六章)。对于 1 周进行 3 次的维持性血透患者,在血透进行之前这是很有可能发生的,所以在透析的后期为这些患者补充碱是十分重要的。对于残余肾功能较好的透析患者,由于大量碳酸氢盐从尿液中丢失,可能会发展为高氯性酸中毒。这些患者理想的动脉血 pH 最近已被重新确立。通过对接受 CAPD 的比较稳定的患者进行观察发现,动脉血 pH 为 7.35~7.45 比动脉血 pH 为 7.3~7.38 的患者更容易取得正氮平衡[27]。

最后,运动训练能提高透析患者心肺对运动的代偿能力和强度[28]。这种治疗是与蛋白质的自然增长有关还是与肌肉量增加有关还不清楚。我们已经发现运动训练对骨骼肌肉的作用是促进生长因子的基因转录,并减少肌生成抑制素(一种抗肥厚蛋白[29])的基因转录。但是这些改变并不引起骨骼肌肉质量的增加,可能是由于患者的运动不够有效造成的,也可能是因为肾衰竭患者处于一种抗合成状态导致的。增强的基因转录可能会导致蛋白的重构,从而增强了透析患者的运动能力[28]。

PEW 对透析患者疾病进展的影响

很多流行病学研究已经表明,维持性血液透析和腹膜透析患者的 PEW 状态与发病率、死亡率密切相关。已处于 PEW 状态或处于正在恶化的蛋白-能量状态的透析患者有较高死亡率,主要死因是心血管事件的发生[22,30](见第十八章)。未摄入足够量的蛋白质和热量的维持性血透者更易发展为 PEW 并具有较高的死亡率[22,31]。血浆白蛋白是 MHD 患者的死亡情况强预测因子之一[30,32,33]。纳差、低蛋白入摄、低体重身高比、骨骼肌总量和体脂总量、低人血白蛋白、低尿素、低肌酐、低胆固醇和低血钾等均与 MHD 患者的死因直接相关[22,30-33]。小样本研究显示,维持性腹透者也有相似的相关性,但并非一成不变[32,34,35]。慢性肾衰竭患者中蛋白性营养不良和炎症对发病和死亡的作用目前还不清楚,尤其是两者有很多相同的临床表现。由于炎症过程可能会引起内膜损伤,从而易于诱发动脉粥样硬化和血管栓塞,因此我们能比较容易理解这三者之间的因果关系。

二、维持性透析患者的饮食治疗

饮食管理的一般方法

营养和代谢改变的普遍性及营养不良的高发率表明,在 CKD 的管理中营养治疗至关重要。饮食治疗的三个主要目标是:①维持好的营养状态;②预防和减低肾衰竭时的含氮毒素和代谢紊乱;③降低心血管、脑血管、周围血管病的危险。

对于患者和他们的家庭来说,坚持特殊饮食是困难和不愉快的。患者的行为模式常常必须发生根本的变化,并为此放弃日常生活中的乐趣。他们必须准备专门的食物、专门的食谱,禁止或严格限制患者喜欢的食物。为了保证饮食治疗的成功,肾脏病患者必须依据营养治疗的原则接受特殊而严格的训练,必须不断坚持处方饮食。通常还需要根据营养治疗接受重复的训练。缺乏对患者营养摄入的细心监护及专门的训练鼓励,以及对患者文化背景、心理状况、生长方式的认知,很难把这种饮食治疗坚持下去,通常患者会摄入太少。

依从性的监护

一般情况下,维持良好的饮食依从性和密切监护患者的临床状态、水、电解质、营养状态,医生必须频繁地回顾患者的营养状况和饮食依从性。当 GFR 降到 $35 \sim 50$ ml/(min·$1.73m^2$)时,患者的营养状况就会开始恶化[19,20]。应该在这个时候或更早就开始密切监护。因为当 GFR 降到 10 ml/min 以下,而尚未开始透析治疗时,CRF 患者处于营养不良的高危时期[20,36]。尽管维持性透析治疗可以改善患者的营养状况[21],但是,透析开始时的营养状况对之后 $2 \sim 3$ 年的状况都有影响[36,37]。而且,如果透析开始时,患者已处于 PEW 状态预示患者发病率和死亡率增高[32,38]。所以,在患者将要进行透析治疗及接受透析治疗的最初几周内应尽量防止营养不良发生。此时期内,应尽量采取措施维持患者良好的营养摄入,尽快治疗并发症,并保证充足的营养。

营养-炎症状态的监测

因为肾功能不全患者规定的饮食中会减少某些营养素的摄入(如蛋白质),而另一些成分又是偏高的(如钙),故 PEW 并不少见,所以周期性地评估患者的饮食状况和 PEW 是非常重要的。NKF-KDOQI 有关慢性肾衰竭患者营养的临床实践指南推荐"营养检测系列"作为评估透析患者 PEW 状况的指标[39]。表 28.3 详细列出了测量维持性血透和腹透患者 PEW 状态的"营养检测系列"方法。在血透或间歇性腹透开始前,应固定进行 1 次透析前的血清检验。当患者接受稳定剂量的 CAPD 治疗时,血清指标就会处于稳定状态。此外,还需经常检测其他的营养相关性指标,例如,人血白蛋白、钾、磷、钙、PTH、铁、铁蛋白、转铁蛋白、LDL、HDL、胆固醇和三酰甘油、透析间期体重的增加,如方便,还可以测量骨密度和放射照相[17]。对炎症状态、氧化状态和醛应激的测量也是有价值的。这些测量包括血清定量 C 反应蛋白(CRP)、血清 IL-6 等[17]。营养师经过培训并且经验丰富,所以通常最有资格对患者的营养状况进行测量评估。

表 28.3 NKF-KDOQI 临床实践指南有关评估蛋白-热量营养状态的推荐方法

分类	检测项目	检测最低频率
Ⅰ.所有患者均应定期检测	·透析前或稳定的血清白蛋白	每 4 个月
	·平时透析后体重(维持性血透)或引流后体重(维持性腹透)的百分比	每 6 个月
	·标准体重(NHANES Ⅱ)的百分比	每 6 个月
	·主观综合性评估(SGA)	每个月(血透)
	·饮食回顾和日记	每 3~4 个月(腹透)

续表

分类	检测项目	检测最低频率
Ⅱ. 有助于确定或扩展分类 Ⅰ 中的数据的测量方法	· 透析前或稳态时的血清前白蛋白	需要时
	· 皮肤皱褶厚度	需要时
	· 上臂肌面积、周径或直径	需要时
	· 双能 X 线吸收比色法	需要时
	· 透析前或稳态时血清	需要时
Ⅲ. 如果数值偏低,提示临床上需进行更严密的测量以评价蛋白-热量营养状态有用的临床指标	· 肌酐	需要时
	· 尿素氮	需要时
	· 胆固醇	需要时
	· 肌酐指数	需要时

三、推荐的饮食摄入情况

有实验性研究正在评估增加血透的频率或每日血透对患者的益处和安全性。接受高频率透析的患者的营养需求还缺乏系统的研究。无对照组的研究显示透析次数更频繁的患者有更好的食欲和更多的饮食摄入[3]。有人预测这些患者对某些营养成分的需求量可能比本章表 28.4 和表 28.5 列举的需求量更大,对一些营养素的承受力也更大。尽管一些非对照研究的数据是非常鼓舞人心的,但是增加血透频率的益处还没有在随机、前瞻性临床试验中得到证实。

表 28.4 维持性血透或腹透患者饮食蛋白、能量和纤维素摄入的推荐

	维持性血液透析[a]	CAPD 或 APD
蛋白质	1.2 g/(kg·d);50% 为高生物效价蛋白	1.2～1.3 g/(kg·d),50% 为高生物效价蛋白
能量[kcal/(kg·d)]	小于 60 岁者 35 kcal/(kg·d) 60 岁以上 30～35 kcal/(kg·d)	体重相对于标准体重 120% 患者或不希望再增加体重的患者较低能量摄入,能量摄入不仅包括饮食中,而且包括 icong 血透液或腹透液中获得的能量
脂肪(占总能量摄入的百分比)[b,c]	25%～35%	25%～35%
多不饱和脂肪酸[b,c]		最多占总热量的 10%
单不饱和脂肪酸[b,c]		最多占总热量的 20%
饱和脂肪酸[b,c]		小于总热量的 7%
胆固醇[b,c]		200 mg/d 或更低
碳水化合物[b,c,d]		总热量的 50%～65%
总纤维素摄入[b,c]	20%～30%	20%～30%

a. 当推荐摄入量被表达为"每公斤体重",这里的体重指的是校正的无水肿体重。

b. 指相对于摄入总能量(饮食加透析液)的百分比;如果三酰甘油的水平非常高,饮食中脂肪的比例可能增加至大约 40%。否则,脂肪比例最好占总能量的 30% 或更少。脂肪、碳水化合物和纤维摄入的推荐量遵从 NCEP 生活方式,改变治疗饮食。

c. 这些饮食推荐被认为不如其他的重要。只有当患者有专门的失衡,而这种失衡可在这种调整中获益或是能与其他的饮食推荐很好地搭配,或是这种饮食治疗有更重要的作用时才被强调。

d. 主要为复杂的碳水化合物。

表 28.5　维持性血液透析和腹膜透析患者有关矿物质和维生素摄入的推荐

	维持性血透[a]	CAPD 或 APD[a]
矿物质和水(摄入的范围)	1000~2000[b]	1000~3000[b]
钠(mEq/d)	40~70	40~70
磷[mg/(kg·d)]	12~17[c]	12~17[c]
钙(mg/d)	1000~2000[d]	1000~2000[d]
铁(mg/d)	见正文[e]	见正文[e]
锌(mg/d)	15[b]	15[b]
水(mg/d)	通常 750~1500	通常 1000~1500
维生素(饮食补充量)		
甲巯咪唑(mg/d)	1.5	1.5
核黄素(mg/d)	1.8	1.8
泛酸(mg/d)	5	5
烟酸(mg/d)	20	20
吡多醇(mg/d)	10	10
维生素 B_{12}(μg/d)	3	3
维生素 C(mg/d)	60	60
叶酸(mg/d)	1[f]	1[f]
维生素 A	不需添加	不需添加
维生素 D	见正文	见正文
维生素 E(IU/d)	15	15
维生素 K	无[g]	无[g]

a. 当推荐摄入量被表达为"每公斤体重",这里的体重指的是校正的无水肿体重。

b. 对于 CAPD 患者或尿量丢失较大的血透患者,这项指标可以稍高点。

c. 磷结合剂,如碳酸钙、乙酸盐、柠檬酸盐、斯维拉姆、碳酸镧是常规需要的,以便维持正常的血清磷水平。

d. 饮食中必须补充以达到这种水平。

e. 当开始 EPO 治疗后,血红蛋白会快速增加,铁的需要量可能会增加,也可能是因为肠道吸收功能受损和铁在透析膜的黏附。因为口服补充铁可能不能维持充足的铁储备,而且会引起胃肠道的症状,铁剂通常静脉给予。

f. 叶酸,1 mg/d,对于 MHD 和 CPD 患者来说已经足够。

g. 不能进食和接受抗菌治疗的患者,可能需要补充维生素 K。

维持性血液透析

　　MHD 患者的蛋白需求量是增加的,因为透析过程中存在氨基酸、肽的丢失[6,7],血透还会导致炎症、分解反应而刺激蛋白的降解[40]。氮平衡研究表明,大部分 MHD 患者需要至少 1.0 g/(kg·d)的蛋白质来维持蛋白平衡和机体正常的蛋白总量[41]。NKF-KDOQI 有关营养的临床实用指南推荐 CRF 患者的蛋白摄入量为 1.2 g/(kg·d)。表 28.4 与欧洲最佳实践指南(EBPG)推荐:尽管最近的研究表明蛋白摄入量为 1.0 g/(kg·d)时,患者就可以维持正氮平衡,但对临床平稳的持续性血透患者,安全的蛋白摄入量至少为 1.1 g/(kg·d)[39,41,42]。为了保证必需氨基酸的足够摄入,至少一半的饮食蛋白应该是高生物价的。对于接受更高频率 MHD 的个体,每天需保证蛋白摄入量为 1.2 g/(kg·d)。

维持性腹膜透析

对 CAPD 患者来说,1.2~1.3 g/(kg·d)的蛋白摄入量应该是安全的,这与 NKF-KDOQI 临床实用指南推荐的慢性肾衰竭患者的营养摄入量一致[39],与在 CAPD 人群中所进行的氮平衡试验也是一致的[43]。APD 患者每日进入到透析液中而丢失的氨基酸和蛋白量与 CAPD 患者相似。因此,尽管没有针对 APD 患者饮食蛋白需求量的数据,我们可以预计 APD 患者与 CAPD 患者的蛋白需求量是大约相同的[8,9,44]。当然,至少 50% 的饮食蛋白应该是高生物价的[39]。当处于蛋白消耗状态的 CAPD 和 APD 患者的蛋白摄入量达到 1.5 g/(kg·d)时,可能会增加机体的合成情况。

腹膜平衡试验为高转运的患者与低转运患者相比,会有更多的蛋白和氨基酸进入到腹透液而丢失[例如,典型的 24 h 丢失量在高转运和低转运患者中分别为:白蛋白(4.9±2)和(3.2±1) g/d,$P<0.03$;总游离氨基酸(15.4±4)和(10±4) mmol/d,$P=0.002$][45,46](见第十四和第十五章)。这种趋势在所有的腹膜高转运和低转运实验中都出现。高转运者平均血浆白蛋白较低[45,46]。然而,由腹膜转运特点引起的蛋白和氨基酸丢失量的差异不是很大,如果机体合成蛋白质和氨基酸的能力是正常的,每日摄入 1.2~1.3 g/kg 的蛋白足够补充这些增高的蛋白和氨基酸丢失。

一些肾脏科医生发现 MHD 和 CPD 患者习惯性地摄取比推荐剂量更少的蛋白和热量,而没有出现蛋白-能量性营养不良,这些患者过着身体有力、正常的生活。这些观察引发了新的争议:推荐的蛋白-能量摄入量是否过量。几个相关的评论有一定的道理。首先,一些看似正常的透析患者经仔细检查发现其实存在营养不良。流行病学研究发现即使是轻度的蛋白缺失也会增加死亡率[30-34,47]。其次,轻微的营养不良很难被发现,推荐的摄入量可能会保护机体避免发生轻度蛋白-能量营养不良。再次,饮食补充的概念意味着在既定的人群中,几乎所有患者(约97%)都能确保足够的营养摄入,推荐的饮食补充量应该比既定人群中大部分人的实际需要量要大[48]。世界卫生组织(WHO)和美国国家科学院食品与营养委员会为正常成人推荐的蛋白摄入量也是基于此[49]。因此,某些个体摄入的蛋白和热量少于推荐剂量但并未发展成营养不良是完全有可能的。目前在临床上还不能提前鉴定哪些患者能安全地承受低蛋白低能量摄入。因此,为了安全起见,应给予患者推荐剂量的饮食,除非显示患者能在低的营养摄入下维持健康营养状况。

能量

大多数的研究用间接热量测定法测量能量消耗,结果发现如果 MHD 或 CAPD 患者进食标准餐并有定量活动,他们在休息和静坐时的能量消耗是正常的[50-54]。在前述研究中给人印象最深的是,没有关于 CRF、MHD、CPD 患者能量消耗减少的报告。在研究中 MHD 和 CPD 患者的能量摄入通常低于推荐量[1,2]。许多 CPD 患者趋向于增加脂肪体重,可能是由于在腹透液中摄取了大量葡萄糖的缘故。伴随腹透液中葡萄糖的重吸收,血浆中胰岛素也会急剧上升,这可能导致慢性腹透者脂肪的增加。

NKF-KDOQI 有关肾衰竭患者营养的临床实践指南推荐小于 60 岁的 MHD 和 CPD

患者的能量摄入为 35 kcal/(kg·d),60 岁或更大年龄的 MHD 和 CPD 患者能量摄入为 30~
35 kcal/(kg·d) (见表 28.4)[39]。此摄入量包括来源于饮食中的和透析液中的所有热量。因
为年龄大于 60 岁的个体活动少,所以推荐量低一些。这个推荐量与 EBPG 推荐的每天 30~
40 kcal/(kg·d) 的量是相似的,这个数值是根据矫正后年龄、性别、活动量得出的[42],与美
国国家科学院食品与营养委员会为从事轻度或中度活动的正常人所推荐的量也是相似
的[48]。无水肿体重超过理想体重 120% 的肥胖患者应该降低热量的摄入。一些患者,尤其
是青年或中年女性,在摄入这些能量时可能会出现肥胖,或者由于害怕肥胖而拒绝摄入推荐
量的热量。这些个体需要一个较低能量的处方。现在已经有许多已制备的或商业化的高热
量而蛋白质、钠、钾含量低的食物可供肾脏病饮食专家推荐。

四、血管疾病危险因素的治疗

脂质

关于引起 MHD 和 CPD 患者血清脂质和脂蛋白异常的原因已有数个综述,由于篇幅的
限制,在此不再就其异常和原因进行全面的讨论[55](见第二十七章)。简言之,MHD 和 CPD
患者血清三酰甘油、中间密度脂蛋白(IDL)、极低密度脂蛋白(VLDL)和 Lp(a)增高的概率
更大,而高密度脂蛋白胆固醇水平通常是低的。相较于 MHD 患者,CPD 患者的血清总胆固
醇、三酰甘油、LDL-胆固醇、ApoB 水平会更高。脂蛋白浓度也会发生性质上的改变,其中小
而密的低密度脂蛋白(sd LDL)会增加[56]。因为脂质代谢和血清脂质的改变会促进 CRF 患
者动脉粥样硬化、心血管、脑血管、周围血管疾病的发生,因此,应采取措施降低血清三酰甘
油、LDL-胆固醇水平和提高血清 HDL-胆固醇水平。

对于脂质水平的改变和相关心血管疾病的治疗包括 3 个方面:营养素摄入、药物和运
动。需要强调的是,比较这 3 种治疗方式对预后影响的临床研究刚开始进行,大多数的评估
来自随机人群,而不是专门挑选的肾脏病患者。以美国国家胆固醇教育计划(NCEP)的治
疗性生活方式改变(TLC)为基础,推荐针对 MHD 和 CPD 患者的饮食,尤其是对血清 LDL 水
平高于 100 mg/dl 的患者[57]。因为这些患者患心血管、脑血管、外周血管疾病的风险很高,
作者倾向于把 LDL-胆固醇靶目标设定在 70 mg/dl。

TLC 饮食如下:脂肪提供的热量占总热量的 25%~35%,多聚不饱和脂肪酸应达 10%,单
链不饱和脂肪酸应达 20%,饱和脂肪酸应少于 7%,胆固醇含量为 200 mg/d 或更低,摄入的碳
水化合物应占总热量的 50%~60%,其中食物中富含的复合碳水化合物应占大部分。应每
日摄入纤维素 20~30 g[57]。因为对于很多患者来说,TLC 饮食可能不合胃口,所以进行监测
以保证能量的充分很重要(见随后章节)。应该鼓励患者控制热量的摄入以避免超重、肥胖
的发生(避免 BMI 大于 28 kg/m²)。虽然 TLC 饮食不可口,还是要监测能量的摄入,以保证
能量平衡(见相关章节)。其实已经发现大多数患者无法坚持 TLC 饮食,但是有理由相信,
即使饮食方面做一些小的调整降低血清胆固醇水平,也会减少不良血管事件的危险性[58]。
此外,如果透析患者不能在饮食方面得到指导并且理性地注重这种饮食,那么随着年龄的增
长,他们的饮食可能会更不健康。

ω-3 脂肪酸(如在鱼油中可以发现的十二碳五烯酸和二十二碳六烯酸)能降低血清三酰

甘油,LDL-胆固醇和 HDL-胆固醇也会因其发生变化[59]。鱼油还能减少血小板的聚集,具有抗炎症作用。ω-3 脂肪酸能加强免疫功能。HMG-CoA 还原酶抑制剂(他汀类药物)能降低 LDL-胆固醇,可能会轻度增加血清 HDL-胆固醇;似乎还具有抗炎症反应、抗血栓形成和抗纤溶作用;改善受损的内皮功能;在动物和人中保护和对抗进展性肾脏损害。他汀类药物能降低冠心病高危人群的冠状动脉疾病的发病率和死亡率。然而,在对 1255 例 2 型糖尿病血透患者进行的 4D 研究中,患者被随机分成两组,一组服用阿托伐他汀 20 mg/d,另一组服用安慰剂,结果阿托伐他汀组的心血管事件和全因死亡没有下降[60,61]。至少一项其他的关于维持性透析患者应用他汀类药物的大规模临床研究正在进行中。但是他汀类和贝特类药物都能引起包括肌病在内的数种不良反应[62]。他汀类和贝特类联合应用更可能引起严重的肌病,如果必须联用时应特别小心。

降低心血管疾病危险因素的其他潜在技术

降低心血管危险因素的其他方法主要是从一般人群的临床研究中得到。抗血小板治疗,例如服用阿司匹林,已被证实能降低高危的成年 CKD 患者心肌梗死的危险[63,64]。对 CRF 患者,阿司匹林会导致凝血功能受损,增加出血的危险。但是透析患者每天 100 mg 的剂量只会使轻度出血的危险性(如鼻出血、瘀斑或擦伤)增加 3 倍,而不会增加严重出血事件(导致住院或致死)的概率[65]。

多环节的干预可能会降低 2 型糖尿病患者不良心血管事件的危险[66]。这种干预包括饮食治疗(脂肪摄入低于每天能量摄入的 30%,饱和脂肪酸低于每天摄入的 10%),每周 3～5 次轻中度的运动,进行戒烟教育,每天服用血管紧张素转换酶抑制剂(ACEI)或血管紧张素受体拮抗剂(ARB)类药物控制血压;每天的维生素–矿物质补充需提供 250 mg 的维生素 C、100 mg 维生素 E、400 μg 叶酸、100 μg 吡啶甲酸铬、阿司匹林(除非有禁忌证),严格控制血糖、血压、高胆固醇血症、高三酰甘油血症。接受这种高强度治疗的患者,其心血管事件、肾脏病(3 个连续尿样本中的 2 个检测的白蛋白量高于 300 mg/24h)、视网膜疾病、自主神经病的危险是明显低的。

尽管,目前还没有有力的证据能够证明降低维持性血透患者的血清胆固醇水平能降低不良心血管事件的危险,但是我们仍然为维持性透析患者推荐 TLC NCEP 饮食[57]。只有当血清空腹三酰甘油水平非常高时(比如 500 mg/dl 或更高),我们才采用饮食调节或药物治疗高三酰甘油血症。在这种情况下,应增加脂肪的摄入量,但是不能多于总热量的 40%。高比例的饮食糖类应为多糖。这种调整通常会降低饮食的可口度,因此必须密切监视患者的总能量摄入情况以确保它不会降低到不能维持适宜的体重和蛋白量的程度。如果饮食治疗对高三酰甘油水平没有效果,则应小心地应用贝特类药物(如非诺贝特)。作者认为血清 LDL 胆固醇应为 70 mg/dl。除了 TLC 饮食,用他汀类药物可能达到这种浓度。对于一般人群,大剂量的他汀更能保护其免受不良心血管事件的损害[58]。为了达到血清 LDL-胆固醇的靶目标,有时他汀类药物或其他降低胆固醇药物同时联用依泽替米贝是非常必要的。依泽替米贝能减少肠道胆固醇的吸收[67]。

氧化应激和醛应激

正如原先所讨论的,终末期肾脏病与氧化、醛应激和慢性炎症有关,它们都可以促进动脉粥样硬化和增殖性血管疾病的发生[68,69]。尽管还没有干预性的实验来评价这些危险因素的减少对维持性透析患者发病率与死亡率的影响,但是这些危险因素与透析患者高发的心血管疾病之间的关联暗示了以下各种治疗可能有益:①采用大流量的透析膜以便清除更多的糖基化终末产物和其他的反应醛复合物;②抗氧化剂或抗氧化物前体,例如,维生素 E、维生素 C(见之后的章节)或硒,补充硒必须十分谨慎,因为它主要经肾排出,在肾衰竭时可能产生体内的积蓄;③每天 1 杯含酒精的饮料,尤其是红酒;④他汀类药物;⑤规律运动。

同型半胱氨酸

90% ~ 95%的维持性血液透析患者和慢性腹膜透析患者血浆同型半胱氨酸会有所增高[17,71]。在一般人群和一部分维持性血液透析患者中进行的研究显示,升高的血浆同型半胱氨酸与心血管疾病的高发有关[71]。HOST 研究表明,大量地应用维生素进行治疗虽然能降低CRF 和 MHD 患者的高同型半胱氨酸血症,但是不会降低心血管事件的发生[72]。

肉碱

肉碱是一种天然存在的化合物,它对生命是必需的[73],其在体内被消化和合成。肉碱有助于长链脂肪酸(大于 10 个碳)转运进入肌肉的线粒体。由于机体处于休息或轻中度活动中时,脂肪酸是骨骼肌和心肌的主要能量来源,所以这种活动被认为对正常的骨骼肌和心肌功能是至关重要的。维持性透析患者,尤其是维持性血透患者表现出血清游离肉碱水平低,在一些研究但并非所有研究中还表现出低水平骨骼肌游离肉碱和总肉碱[73]。当然,也发现了维持性血透患者血清中脂酰肉碱(脂肪酸-肉碱复合物)水平升高的情况[74],有时,肌肉中的脂酰肉碱和总的肉碱水平也会增多。血清和骨骼肌中低水平的游离肉碱使一些调查者猜测许多透析患者处于肉碱缺乏状态。通过口服或静脉给药的方式补充透析患者肉碱的临床研究在临床改善方面引发了具有争论的结果,大部分研究人员相信,透析患者补充肉碱是否有益还不确定。

碳水化合物

应该鼓励患者进食复合的而非纯化的碳水化合物以减少三酰甘油的合成,并且提高机体血糖异常的耐受性。

五、矿物质和维生素

钠

当钠的摄入被限制时,维持性透析患者的高血压通常会更容易控制;当钠摄入增加时,高血压会反弹,这种情况的发生可能是因为细胞外液的扩张[75],也可能是因为动脉壁平滑肌细胞内电解质成分发生了改变使其收缩性能增强(见第十六章)。交叉研究表明,维持性血透患者中,与最低死亡率有关的血压水平在升高。其中一项研究发现,当血液透析前收缩压和舒张压分别在 160 ~ 189 mmHg 和 70 ~ 99 mmHg 范围时,血透患者的死亡率最低[76]。还有一些未发表的在血透患者进行的纵向研究显示,较低的血压与生存状况的改善有关。目前推荐,在接受个体化的血透治疗之前的血透患者和接受腹透的患者,血压应不高于140/90 mmHg。如果钠水平衡被严格限制,大部分维持性血透患者不需要或需要很少的降压药物就能维持理想的血压水平。

通常,当钠平衡控制良好时,口渴反馈机制能适度调节水平衡。糖尿病患者、高糖血症患者口渴感觉会增强,从而引起水的过量摄入。维持性透析患者面临水负荷过多的危险,水摄入过多独立于钠的摄入,水摄入的控制不依赖于钠。对仍能形成尿液的透析患者,在尝试了饮食限制后,如果体内仍有过多的钠和水潴留,可试用袢利尿剂,例如呋塞米或布美他尼以增加尿中钠、水的排泄。

接受维持性血透或长期腹膜透析的患者通常是少尿或无尿的。对于维持性血透患者而言,钠和液体的摄入量通常分别被限制在1000~2000 mg/d和1000~1500ml/d(见表28.5)。由于CAPD或其他形式的每日腹透能较容易清除水和钠,所以水盐摄入更为开放。事实上,饮食维持较大水钠摄入的腹透患者需要清除的液体量就会增多,因此,每日透析液引流量也会增多。这是一个优势,因为在长期腹透中,小分子和中分子的清除与流出的透析液量有直接关系。因为对于一些长期腹透患者,较多的水钠摄入(6~8 g/d钠和每天3 L的水)将需要用更高渗透压或更高胶体渗透压的透析液来增加透析液的流出量,从而增加透析的清除效果,在应用高渗透压的葡萄糖时,还会增加能量的摄入。这种治疗可能不太适合肥胖和严重高脂血症患者,因为高渗葡萄糖的应用会增加糖负荷。此外,该治疗潜在的不足是:患者可能会习惯于水、盐的大量摄入,如果改为血透,可能在限制水钠摄入方面遇到困难。

钾

持续性透析患者粪便中钾会增多[43],这会增加对饮食中钾的耐受。残余肾功能的丧失、酸血症、分解代谢应激、低胰岛素血症或胰岛素抵抗、儿茶酚胺拮抗剂,每一种情况都会增加维持性透析患者发生高钾血症的危险[77]。通常如果维持性透析患者每天钾的吸收量不多于70 mEq,那么高钾血症是可以避免的。难治性高钾血症可能需要降低透析液中钾的浓度,并且口服钾螯合剂或进行更频繁的血透。

镁

透析患者适宜的饮食镁摄入量尚未明确。根据经验,当血透液中镁为1.0 Eq/L或腹透液中为0.50~0.75 mEq/L时,每天饮食摄入200~300 mg镁就可以将血清镁维持在正常或稍高的水平。

磷和磷结合剂

控制饮食中的磷,以及通过磷的胃肠结合剂如何预防和治疗高磷血症、血清中钙-磷乘积过高、钙磷在软组织的沉积和甲状旁腺亢进[13]的原理都已在第二十五章中讨论。这部分将要讨论饮食中磷的摄取和磷结合剂的问题。对于维持性透析患者,饮食中大量摄取磷会导致血清中钙-磷产物过多,从而增加磷和钙在包括动脉在内的软组织中沉积的危险。此外,通过降低钙浓度引起的高磷血症会强烈刺激甲状旁腺功能亢进。甲状旁腺功能亢进和高磷血症都会增加血透患者的死亡率。

NKF-KDOQI 临床实用指南推荐,维持性透析患者血磷应维持在 3.5~5.5 mg/dl[13]。这通常要求每天的磷摄入量较低,只能在 1000~1200 mg[12~17 mg/(kg·d)磷],尤其是当透析患者有中重度的甲状旁腺功能亢进时(见随后章节)。由于尿毒症患者蛋白摄入量较高,在未严格控制饮食的情况下透析患者不可能很轻易地摄入较低的磷,因此磷的上限设定较高。在不适用磷结合剂的情况下,肠道磷的净吸收量大约占磷摄入量的 60%[43]。因此,在这种水平的饮食磷限制之下,患者仍需要磷结合剂来避免高磷血症的发生。在开始透析和饮食限磷后,每月都要监测血清中磷的水平以确保磷能维持在正常范围内。

碳酸铝和氢氧化铝等磷结合剂由于其毒性已不再被使用[79],目前最常用的为碳酸钙和乙酸钙[80]。乙酸钙对磷有更强的结合力,并且在降低血清 PTH 水平方面也更加有效。乙酸钙与碳酸钙相比,钙在肠道的吸收要少,引起高钙血症的概率也会小些[80]。但是,乙酸钙可能会引起更多的不良反应,如恶心、腹泻、便秘等而降低依从性。含钙的结合剂每天提供的钙元素不应多于 600~1500 mg(包括从饮食和药物中吸收的总钙量),以避免钙在软组织尤其是在动脉中的积聚[13]。用 1,25-(OH)$_2$D$_3$ 或类似物进行治疗可增加钙在肠道中的吸收量,这样就降低了对钙类结合剂的耐受。钙类结合剂应分次服用,且在饭时服用,当血清中磷非常高时,不能应用钙类结合剂以防止钙和磷在软组织中的沉积。因此,高磷血症患者应使用其他结合剂进行治疗直到血清磷降至正常或接近正常,此时可改用含钙的结合剂。钙占碳酸钙的 40% 和乙酸钙的 25%。

另外 2 种不含钙和不含铝的磷结合剂目前已上市,分别为盐酸斯维拉姆和碳酸镧[81,82]。这些结合剂的优势是不会增加钙在软组织中沉积的危险。盐酸斯维拉姆每粒胶囊为 800 mg,给药剂量为 1 天 3~4 次,每天 2~6 粒胶囊,饭时服用。尽管一些个体会出现某些不适或恶心,并有可能因较多的盐酸成分导致轻度酸血症,但是在一般情况下,机体对此类药物的耐受性是较好的。盐酸斯维拉姆还有降低血清 LDL-胆固醇和增加 HDL-胆固醇的作用[83]。目前,不会导致酸中毒的碳酸斯维拉姆正在进行临床试验。碳酸镧作为一种磷结合剂与盐酸斯维拉姆和钙盐似乎有着相似的效果,机体对其耐受性也较好。日常剂量下会有少量的镧在持续性透析患者组织中积聚[84];目前,还没有证据表明这种积聚会对患者产生不良影响。此种药物的服用方法为每天 3 次,每次 0.5~1.0 g,饭时服用。如果透析患者持续高磷血症(血清磷高于 5.5 mg/dl),后两种结合剂可以联合应用或与含钙结合剂联合应用。一般情况下,即使在给予最大剂量时,磷结合剂每天也只能结合 300~400 mg 的磷。因此,它不能取代对饮食中磷摄入的限制。

钙、维生素 D 和甲状旁腺激素(PTH)

NKF-KDOQI 指南推荐血清钙-磷沉积应维持在 55 mg^2/dl^2 以下[13],主要是通过把血清磷控制在靶目标内。对血清钙进行频繁检测是十分重要的,因为要防止高钙血症的发生,尤其是当磷降至正常水平以下时。当出现 CRF 患者常见的甲状旁腺激素水平过高时,尤有可能出现高钙血症。

NKF-KDOQI 指南推荐,在消除了白蛋白的影响(见随后章节)之后,血清钙水平应维持在实验室正常范围内,但更倾向于正常值的低限(8.4~9.5 mg/dl)。正如前文所述,作者认为从饮食中摄取的钙加上磷结合剂中的钙不应超过 1000~2000 mg/d。如果血清总的矫正钙低于实验室数据的下限,患者可能会接受大剂量的钙类或其他维生素 D 类似物,减少钙受体拮抗剂的摄入,或增加钙的摄入来提高钙的水平。

用白蛋白矫正的血清钙计算如下[13]:

矫正钙(mg/dl)= 总的血清钙浓度+0.0704×[34-人血白蛋白(g/L)]

下面这个公式更简单一些,但是同样精确:

矫正钙的总量(mg/dl)= 钙总量(mg/dl)+0.8×[4-人血白蛋白(g/dl)]

持续性透析患者需要在饮食中摄取更多的钙,因为他们缺乏维生素 D 且存在维生素 D 抵抗,这会妨碍钙在肠道的吸收。对于这些患者,钙缺乏的危险更高,维持性血透患者的饮食几乎总是低钙的,因为含钙高的食物通常也是高磷的,所以尿毒症患者应严格限制这种饮食。另一方面,血透和腹透患者通常会发生动脉的广泛钙化,其中包括冠状动脉[85]。在一般人群中,冠状动脉钙化的程度直接影响心肌梗死的发生率[86]。因此,对于维持性透析患者,当血清中钙浓度超过 9.4 mg/dl 时,钙的摄入量在 1000 mg/d 或更低时比较有益。当患者服用钙三醇或其他维生素 D 类似物以增加钙吸收时,钙的摄入应降低。在应用这些治疗时易发生高钙血症,因此应密切监测血清钙浓度。

为了减轻服用含钙磷结合剂的透析患者的钙负荷,常需降低透析液中的钙含量。相比 1 周进行 3 次的血透来说,每天都进行腹膜透析的患者在控制钙平衡方面更有效。通常透析液中钙浓度一般为 2.5 mEq/L。慢性肾衰竭患者发生的继发性甲状旁腺激素过高可用维生素 D 衍生物来治疗。对于 CKD 5 期患者和维持性血透患者,血清 iPTH 应被维持在 150~300 pg/ml 的靶值范围内。

如果血清中 25(OH)维生素 D 低于 30 ng/ml,就应该开始补充维生素 D$_2$ 了。对于透析患者来说,当血浆 iPTH 高于 300 pg/ml 时,就应使用活性维生素 D 制剂[1,25(OH)$_2$D]、阿法骨化醇、帕立骨化醇或度骨化醇等进行治疗[13]。回顾性研究表明,与用药物治疗的患者相比,用骨化三醇、帕立骨化醇进行治疗的血透患者有较低的死亡率(P<0.001)。除了有助于钙的吸收、PTH 的分泌和骨骼的代谢外,维生素 D 还有许多其他功能,这些功能包括调节免疫功能、抑制细胞增殖和细胞分化效果[89]。因此,维生素 D 及其衍生物可以影响生存率也就不足为奇了。此外,另一项回顾性研究表明,接受维生素 D 衍生物帕立骨化醇治疗的血透患者比接受骨化三醇的患者死亡率要低[87]。西那卡塞增加了甲状旁腺上钙受体对钙的敏感性,这就使得低水平的血浆钙即可抑制 PTH 的分泌[90],这种药物在抑制透析患者 PTH 过高方面也很有效。

维持性透析患者会发生一种再生障碍性或低再生性骨病[13,91],这种骨病表现为相对低的 PTH 浓度、骨质形成的减少、骨骼更新明显减少。铝毒性可引起这种症状,可能过量的铁也可引起。现在认为应用大量含钙的磷结合剂或维生素 D 后 PTH 受抑制也会引起这种症状。

微量元素

许多微量元素主要从尿中排泄,当肾衰竭发生时其会在体内聚集。在透析过程中,根据血浆和透析液中浓度的差异,以及与蛋白质、红细胞的结合程度,微量元素会被过度吸收或丢失。例如,铜、锶、锌、铅主要与血浆蛋白或红细胞结合,所有它们经血液透析清除的量是很低的[92]。如果微量元素在透析液中的浓度非常低(如溴化物、碘、锂、镓、铯和锌),血液透析或血液透析滤过可能会去除这些微量元素。在腹透过程中,锌可能被摄取而铜则会丢失[93,94]。因为许多微量元素与血浆蛋白是紧密结合的,因此,即使透析液中某成分很少,也会被血液逆浓度梯度吸收[93,95],这就为透析液纯化提供了部分证据。吸收能够增加摄入量,这种情况通常发生在暴露于某些工业成分(如化肥、杀虫剂、除草剂或化石燃料的燃烧的)人。

　　PEW,通过降低与微量元素结合的蛋白浓度来降低大量微量元素的血清水平,例如,锌、镁、镍等[96]。职业化的暴露或异食癖可能会增加某些微量元素的负荷。正如锌一样,治疗剂量的微量元素可通过透析来操作[97]。尿毒症患者饮食摄入的改变对人体微量元素储备的影响还不清楚。口服或静脉补充铁通常适用于铁缺乏的患者。

　　对肾衰竭患者进行微量元素负荷的评估是困难的。因为在发生肾衰竭时,结合蛋白的浓度会降低,因此降低了血清微量元素的水平,同时结合蛋白的特性也会发生改变,同样,微量元素在红细胞中的浓度也不能反映在其他组织中的水平。补充微量元素时需十分谨慎,因为泌尿功能的受损和微量元素在透析过程中消除少,使患者易发生超量的危险。

　　透析患者在微量元素方面的饮食需求还未被完全阐明。铁缺乏是常见的,尤其是血透患者[98]。因为肠道铁吸收受损,而且会有一定量的血丢失,铁会与透析膜结合,EPO诱导的血红蛋白的增多会消耗机体内铁的储存。不仅刚开始进行EPO治疗时,血红蛋白升高,铁的需求会增加,同时体内较高的血清铁状态和铁负荷时,机体对EPO的反应也会增强[99]。一些研究人员推荐,透析患者血清铁饱和度(TSAT)应维持在30%~50%,血清铁蛋白应在400~800 ng/ml水平[99]。

　　尽管一些透析患者可以通过口服铁来维持相关的指标,但是还有一些患者必须接受肠外补铁治疗[14,99](见第三十章)。可尝试饭后1.5 h口服硫酸铁,1天3次,每次300 mg,一些患者服用硫酸亚铁时会出现厌食、恶心、便秘或腹痛,这些个体有时对其他含铁复合物的耐受性较好,例如富马酸亚铁、葡萄糖酸铁、乳酸铁等。不能耐受口服补铁的患者,以及通过口服补铁不能把TSAT维持在30%~50%、血清铁蛋白在400~800 ng/ml的患者需要通过静脉补铁[14,99]。

　　正如前文所述,血透患者体内铝负荷增加通常来源于铝盐或透析液被铝污染。铝负荷过重会引起进展性的痴呆综合征、骨软化、肢体近端肌肉无力、免疫功能受损和贫血[79,91]。现在应用水治疗技术已经能够清除透析液中所有的铝[100]。通过减少摄入和去铁治疗可以减少体内的铁或铝。去铁治疗可以引起感染,尤其是毛霉菌病,因此必须十分谨慎[101]。重复放血并注射EPO也可以清除多余的铁。

　　尽管肾衰竭患者大部分组织中锌是正常的,可是在血清和头发中其含量通常较低,而在红细胞中其含量高[15,97,103],并且粪便中锌的排出量增多[103],饮食中锌的需求量也是增多的。这些还需进一步的研究来证实。一些报告称通过补充锌,味觉障碍、食物摄入差、性功能受损等的透析患者存在的问题可以得到改善。然而,其他研究还没有证实这些发现[104]。

　　已发现透析患者血清中锶水平较低,关于是否应该补锶值得探讨[105]。因为锶参与组织的抗氧化反应,而在肾衰竭患者中抗氧化反应受损[106]。

维生素

　　因为摄入减少、透析中丢失、吸收障碍、代谢活性改变,所以如果不进行维生素的补充,透析患者会出现维生素缺乏。1,25(OH)$_2$D$_3$、叶酸、维生素 B$_6$ 和维生素 C 的缺乏非常常见，其他水溶性维生素的缺乏次之[107,108]。维生素 B$_{12}$ 的缺乏不常见，因为它与蛋白相结合，透析很少被清除，此外机体内的储存量是很大的。

维生素 B$_6$(吡多醇)的饮食需求增加(表 28.5)。部分研究表明：用大剂量的维生素 B$_6$ 时虽然未使血浆中草酸盐水平恢复正常，但可以明显降低其水平[109]。虽然核黄素、硫胺素、泛酸和生物素是水溶性的，但在血透患者中，某些维生素的血浆浓度并不降低。部分接受透析的患者血浆烟酸浓度下降[107,108]。慢性肾衰竭患者中血清维生素结合蛋白和维生素 A 水平通常是高的[110]。此外，在某些慢性肾衰竭患者中，即便是少量补充维生素 A，即 7500～15 000 IU/d，也会引起骨毒性和高钙血症[111]。维生素 K 缺乏不常见。不进食的患者(无法摄入食物中所含的维生素 K)和长期应用抑制肠道细菌生长的抗生素的患者在一定的阶段可能会需要补充维生素 K 以避免缺乏[112]。有关维持性血液透析患者非透析期间血浆和红细胞维生素 E 正常、降低[106]、升高的研究都有[107,108]。一些研究表明，给予血透患者 1200 IU 的维生素 E 会减弱由 100 mg 蔗糖铁引起的氧化应激。当维生素 E 与维生素 C 联合应用时，这种抗氧化作用会更强[112]。维生素 E 治疗还可以减缓冠状动脉狭窄的进展[114]。另一方面，对一般人群进行的随机、前瞻、安慰剂对照临床试验表明：维生素 E、维生素 C 和胡萝卜素或是这些成分的联合都不能显著降低不良心血管事件或是癌症的发生[115]。

对于肾衰竭患者，通过食物摄入的几种维生素通常是不足的，许多报道持续显示大量的肾衰竭患者有维生素缺乏的证据，因为补给水溶性维生素是安全的，所以应作为常规治疗[107,108]。表 28.5 列出了维生素的推荐量。因为维生素 C 在体内可转化为草酸，只推荐了维生素 C 的每日推荐量为 60 mg/d。维生素 A 不推荐补充，因为维生素 A 在血浆中的水平较高，而且即便补充少量的维生素 A 也会有产生毒性的危险[107,111]。尽管一些研究表明血透患者供给维生素 E 是有益的[106,114]，但是现在仍不能确定补充维生素 E 是必需的，尤其是在一般人群中补充维生素 E 的结果是阴性的或有不良后果[115]。除非患者不能进食或是应用抑制肠道细菌合成维生素 K 的抗生素，否则不需要补充维生素 K。维生素 D 的补充情况在第二十五章中已经介绍。

碱化

接受血透的患者，当阴离子间隙较大时，生存率也较高[116]，这种关系被认为是由于高阴离子间隙的患者食欲好、蛋白摄入较多、身体比较健康。另一方面，在改变了蛋白-能量营养不良或炎症的检测方法后，竟发现血清阴离子间隙小(较少酸中毒)的个体有较好的生存率[117]。由于能够刺激氨基酸或蛋白丢失或骨质重吸收的酸血症水平还没得到确定，所以应尽量避免任何程度的酸血症。事实上，一些证据表明与动脉血 pH 为 7.35～7.38 相比，当慢性腹透患者的动脉血 pH 在 7.42～7.45 时，患者的合成代谢更多，分解代谢更少[118]。

NKF-KDOQI 实践指南推荐[39]，透析患者的血清 HCO$_3^-$ 水平应每月测量 1 次。透析前和稳定状态的血清 HCO$_3^-$ 应维持在 22 mmol/L 或是更高一些。因为给予 HCO$_3^-$ 是安全的，而且完全清除酸血症有很大的好处，所以作者推荐血清 HCO$_3^-$ 应维持在正常范围内(25 mEq/L)。不管血清 HCO$_3^-$ 水平是多少，只要动脉血 pH 低于 7.38 就应该进行补碱治疗，可以应用 NaHCO$_3$ 片或溶液(每毫升溶液含 1.0 mEq 的碱)。通常剂量为 20～60 mEq/d 的碱对中和大部分甚至是所有的酸血症是必要的。

纤维

正常的个体通过饮食摄入较多的纤维可以减少便秘、肠道激惹综合征、憩室炎和结肠肿瘤的发生,甚至能够改善糖耐受[119]。有理由相信在肾功能正常患者中高纤维摄入的益处同样适用于维持性透析患者,现推荐饮食中纤维摄入量高达 20~30 g/d。

六、优先饮食目标

维持性透析患者的饮食,不管是在数量上还是幅度上,变化如此之大以至于如果一次就把这种改变全部呈现给患者,他们可能会变得情绪低落,失去坚持这种饮食的动力。因此饮食治疗的目标应该分清轻重缓急,逐步达到最优状态。通常,我们会强调控制蛋白、磷、钠、钾、水、能量和镁的摄入,以及补充维生素的重要性。与饮食调整相比,他汀类或贝特类药物通常情况下能被机体更好地耐受,如果脂代谢失衡明显,那么这些药物的服用能够使患者把首要精力放在饮食调整方面。如果患者已经很好地遵守了饮食治疗的其他更关键的方面,且其主要是脂质失衡,而这种失衡能在饮食治疗中获益,或者患者对调整脂肪、碳水化合物或纤维的摄入表现出了兴趣,那么可以更进一步探索这些营养素的饮食摄入调整。

七、校正的无水肿体重

许多推荐的营养素摄入量是以患者的体重为依据。由于维持性透析患者通常会出现低体重、肥胖和/或水分过多或明显的水肿,NKF 实践指南有如下陈述[39]:"用于评价或开具蛋白或能量摄入处方的体重是 aBW_ef(校正的无水肿体重)。对于血透患者来说,在透析后能达到这种状态。对于腹透患者,在流出透析液后应该能达到这种状态。"美国国家健康和营养评估调查数据(NHANES)决定了中值标准体重,如果维持性透析患者的无水肿体重小于中值标准体重的95%或大于115%,那么该患者就应该用校正的无水肿体重[120]。对于无水肿体重为中值标准体重95%~115%的个体,可以用他们的实际无水肿体重。指南还声明:"对于测量机体总脂肪量和无脂肪体重的双能 X 线吸收测量法,用这种方法测得的实际无水肿体重应该被使用。对于人体测量,应该用透析后(对于维持性血透患者)或排液后(对于慢性腹透)的实际无水肿体重。"如果机体有水肿存在,水肿的程度可以用临床判断来评估,当然也可以进行人体成分测量。校正的无水肿体重可以按照以下公式计算[39]:

$$aBW_{ef} = BW_{ef} + [(SBW - BW_{ef}) \times 0.25]$$

其中,aBW_{ef}是实际无水肿体重,SBW 是 NHANES II 数据指定的标准体重[120]。NHANES II 体重被应用为标准体重是因为在收集 NHANES II 数据时,美国人作为一个群体比现在要瘦一些。

八、透析中的肠道外营养

处于充足营养摄入低限的患者,以及通过食物或补品或通过管饲都不能吸收更多营养的患者[121]，可以在血透过程中从静脉输入补充性的氨基酸、葡萄糖和脂类（即血液透析中静脉营养，IDPN）[4,5,122]。这些营养成分从静脉端被输入到血液中；血液透析中静脉营养避免了中心静脉插管或外周静脉插管，当这些化学成分被输入体内时，医生就可以同时去除额外的水和矿物质。还没有确切的证据表明血透中静脉营养是有益的，也不能证明患者通过口服或管饲不能得到相似的优势[4,5,122]。令人遗憾的是，至今尚无与血透中静脉营养有关的大规模、前瞻性、随机对照的临床试验。

据报道，血透中静脉营养与血液透析中蛋白合成增加、能量达到正平衡有关[123]。一些缺乏很好对照的研究显示能提高人血白蛋白和无水肿体重。对于接受血透中静脉营养的患者，在固定的自行车上进行锻炼可促进更完善的正氮平衡[124]。

一项病例对照回顾性研究[5]和一项非随机性回顾报道[4]显示IDPN可能会增加营养不良的维持性血透患者的生存率。在病例对照研究中，人血白蛋白为3.3 g/dl或者更低的患者在接受IDPN后，生存率有了提高[5]。对无随机化的维持性血透患者进行的回顾性研究中，接受IDPN的个体死亡率降低[4]。法国透析中营养评价（FINE）研究涉及186例处于蛋白-能量丢失的维持性血透患者，他们已经接受1年的口服营养素补充，这种饮食治疗大约每天提供5.8 kcal/kg的能量和0.38 g/kg的蛋白质。在这一年中，这些患者被随机分为接受血透中静脉营养和不接受血透中静脉营养两组[125]。推荐的血透中静脉营养的总摄入量（口服加静脉补充）为30~35 kcal/(kg·d)的能量和1.2 g/(kg·d)的蛋白。在2年多的时间里，接受IDPN的患者死亡率和住院率无改善，也没有表现出PEW减少的证据。IDPN并没有表现出它在营养方面的有益效果，原因可能是几乎所有接受IDPN的患者和对照组患者都接受了口服营养素补充[125]。

关于血透中静脉营养适应证的报道强调IDPN只适用于营养不良的维持性血透患者，这些患者无法吸收足够的营养、食物补充，管饲对他们没有帮助或者是禁忌的[126]。IDPN可能只对临床上营养摄入为轻中度不良（或许只有推荐剂量的60%~80%）且比较稳定的患者有价值。这项技术可能不适合病重的维持性血透患者，因为其口服和肠内营养摄入量通常是很低的，且营养需求高，而IDPN只能在其血液透析时间歇地给予营养补充。

因为大部分需要血透中静脉营养的患者能量和蛋白/氨基酸的摄入均减少，我们会给予40~42 g的必需氨基酸和非必需氨基酸、200 g的D-葡萄糖（如果透析液包含葡萄糖就减少到150 g）、250 ml 10%或20%的脂肪乳液（25~50 g的脂肪）。在透析过程中，这些营养以恒定的速度被输入到体内，这样可以最大限度地减少由无葡萄糖血透液导致的血浆葡萄糖的降低和血透治疗过程中氨基酸储备的下降。根据作者的经验，透析过程中被输入的营养，85%~90%的氨基酸和大比例的葡萄糖被留在了体内；进入透析液而丢失的氨基酸平均只增多了4~5 g[127]。这些营养的利用可能会更有效率，因为它们被持续输入体内，而不是大剂量推注。在透析治疗开始时，如果患者血清磷和钾的浓度低，那么在输入氨基酸和葡萄糖时也应该补充这些矿物质。如果透析液是不含葡萄糖的，静脉滴注应一直持续到血透治疗结束以避免反应性低血糖的发生。同时，在输入结束前的20~30 min应该进食碳水化合物。否则，为了避免低血糖的发生，输液需要减速或开始外周输入葡萄糖。

营养性血液透析和营养性腹膜透析

接受长期腹膜透析或维持性血液透析的患者，在透析液中可以加入氨基酸[7,128-130]。血透还应该加入额外的葡萄糖。在透析过程中,这些营养素扩散进入体内。这种技术有一个潜在的优势,它把营养性治疗和透析治疗结合到了一个过程中,这就降低了静脉营养造成的液体和电解质紊乱的危险,也降低了静脉营养的成本[128]。当营养被添加到血透液中,研究者会降低。透析液的流速以便分别增加氨基酸和葡萄糖的提取,这有利于降低患者营养需求的花费,但是这也使得透析的有效性降低,所以,患者可能需要更多的透析时间,而这又增加了护理费用。同时,如果营养性血透成为患者营养的唯一来源或主要来源,那么其不得不每天都要进行。每日营养性血透可能只对住院患者有益,为使重症监护室能独立地进行血透而不需要血透室的护士,以达到节省费用的目的,这种透析将不得不被重新设计。在这种情况下,它将会是连续静脉血液透析的变体。

在用三乙酸纤维素透析器进行标准血透治疗时,Chazot 等把氨基酸加入到了血透液中。当把 46 g 混有 20 种氨基酸的混合物加入到透析液中以使最终的透析液氨基酸浓度达到血浆水平时,氨基酸不会再进入血透液中丢失了。当把 139 g 这种氨基酸加入到血透液中,在血透过程中,机体会在透析液中有大约 39 g 的氨基酸净吸收量。

处于蛋白丢失状态的长期腹膜透析患者,可以在腹透液中加入氨基酸。通过加入氨基酸,可以降低由透析液引起的糖负荷[129,130]。同时,对于蛋白摄入低的营养不良患者,补充性的氨基酸可以增加蛋白正氮平衡,以及几种蛋白的血清水平[129,130]。一般情况下,必需氨基酸和非必需氨基酸在标准腹透液的浓度为 1.1%,同时葡萄糖被适度消除。每天用包含这种溶质的腹透液代替一般的腹透液交换 1~2 次。透析时间应持续 4~6 h 以确保透析液中 80% 的氨基酸可以被吸收,同时避免由透析时间过长而引起的透析液中其他成分的大量重吸收。必须强调,这种溶液来源的热量负荷是很小的。因此,最好在每天的主餐时间进行这种交换。再次强调,在转入这种既昂贵又不全面的营养补充治疗之前,应该首先尝试饮食咨询和食物补给,或者考虑管饲治疗。

备注:当推荐的营养摄入以体重为依据时,此体重指 1976~1980 年 NHANES 数据指定的标准体重。

(林爱武　译)

参 考 文 献

1. Mehrotra R, Kopple JD. Causes of protein-energy malnutrition in chronic renal failure. In: Kopple JD, Massry SG, eds. *Nutritional management of renal disease.* Lippincott Williams & Wilkins, 2004:167–182.

2. Rocco MV, Paranandi L, Burrowes JD, et al. Nutritional status in the HEMO Study cohort at baseline. *Hemodial Am J Kidney Dis* 2002;39:245.

3. Schulman G. Nutrition in daily hemodialysis. *Am J Kidney Dis* 2003;41(Suppl 1):S112–S115.

4. Capelli JP, Kushner H, Camiscioli TC, et al. Effect of intradialytic parenteral nutrition on mortality rates in end-stage renal disease care. *Am J Kidney Dis* 1994;23:808.

5. Chertow GM, Ling J, Lew NL, et al. The association of intradialytic parenteral nutrition administration with survival in hemodialysis patients. *Am J Kidney Dis* 1994;24:912.

6. Ikizler TA, Flakoll PJ, Parker RA, et al. Amino acid and albumin losses during hemodialysis. *Kidney Int* 1994;46:830.

7. Chazot C, Shahmir E, Matias B, et al. Dialytic nutrition: provision of amino acids in dialysate during hemodialysis. *Kidney Int* 1997;52:1663.

8. Kopple JD, Blumenkrantz MJ, Jones MR, et al. Plasma amino acid levels and amino acid losses during continuous ambulatory peritoneal dialysis. *Am J Clin Nutr* 1982;36:395.

9. Blumenkrantz MJ, Gahl GM, Kopple JD, et al. Protein losses during peritoneal dialysis. *Kidney Int* 1981;19:593.

10. Wathen RL, Keshaviah P, Hommeyer P, et al. The metabolic effects of hemodialysis with and without glucose in the dialysate. *Am J Clin Nutr* 1978;31:1870.

11. Gilmour ER, Hartley GH, Goodship THJ. Trace elements and vitamins in renal disease. In: Mitch WE, Klahr S, eds. *Nutrition and the kidney.* Boston: Little, Brown and Company, 1993:114–131.

12. Linton AL, Clark WF, Dreidger AA, et al. Correctable factors contributing to the anemia of dialysis patients. *Nephron* 1977;19:95.

13. National Kidney Foundation. K/DOQI clinical guidelines for bone metabolism and disease in chronic kidney disease. *Am J Kidney Dis* 2003;42(Suppl 3):S1–S201.

14. National Kidney Foundation. K/DOQI clinical practice guidelines and clinical practice recommendations for anemia in chronic kidney disease *Am J Kidney Dis* 2006;47(Suppl 3):S11–S145.

15. Mahajan SK, Prasad AS, Lambujon J, et al. Improvement of uremic hypogeusia by zinc: a double-blind study. *Am J Clin Nutr* 1980;33:1517.

16. Bellinghieri G, Savica V, Mallamace A, et al. Correlation between increased serum and tissue L-carnitine levels and improved muscle symptoms in hemodialyzed patients. *Am J Clin Nutr* 1983;38:523.

17. Kopple JD. Dietary considerations in patients with chronic renal failure, acute renal failure, and transplantation. In: RW Schrier, ed. *Diseases of the kidney and urinary tract*, 8thed. Philadelphia: Lippincott Williams & Wilkins, 2006.

18. Fouque D, Kalantar-Zadeh K, Kopple J, et al. A proposed nomenclature and diagnostic criteria for protein-energy wasting in acute and chronic kidney disease. *Kidney Int* 2007.

19. Ikizler TA, Greene JH, Wingard RL, et al. Spontaneous dietary protein intake during progression of chronic renal failure. *J Am Soc Nephrol* 1995;6:1386–1391.

20. Kopple JD, Greene T, Chumlea WC, et al. Relationship between nutritional status and GFR: results from the MDRD study. *Kidney Int* 2000;57:1688–1703.

21. Mehrotra R, Berman N, Alistwani A, et al. Improvement of nutritional status after initiation of maintenance hemodialysis. *Am J Kidney Dis* 2002;40:133–142.

22. Kalantar-Zadeh K, Block G, McAllister CJ, et al. Appetite and inflammation, nutrition, anemia, and clinical outcome in hemodialysis patients. *Am J Clin Nutr* 2004;80:299–307.

23. Kopple JD, Qing DP. Effect of L-carnitine on nitrogen balance in CAPD patients. *J Am Soc Nephrol* 1999;10:264A.

24. Fouque D, Peng SC, Shamir E, et al. Recombinant human IGF-1 induces an anabolic response in malnourished CAPD patients. *Kidney Int* 2000;57:646–654.

25. Kopple JD, Brunori G, Leiserowitz M, et al. Growth hormone induces anabolism in malnourished maintenance hemodialysis patients. *Nephrol Dial Transplant* 2005;20:952–958.

26. Mitch WE, Medina R, Greiber S, et al. Metabolic acidosis stimulates muscle protein degradation by activating the ATP-dependent pathway involving ubiquitin and proteasomes. *J Clin Invest* 1994;93:2127.

27. Mehrotra R, Bross R, Konishi T, et al. What is the optimal arterial pH for protein balance in automated peritoneal dialysis (APD) patients? *J Am Soc Nephrol* 2006;17:724A.

28. Chan M, Singh B, Cheema B, et al. Progressive resistance training and nutrition in renal failure. *J Ren Nutr* 2007;17:84–87.

29. Kopple JD, Wang H, Casaburi R, et al. Exercise in maintenance hemodialysis patients induces transcriptional changes in genes favoring anabolic muscle. *J Am Soc Nephrol* 2007;18:2975–2986.

30. Kalantar-Zadeh K, Kopple JD, Humphreys MH, et al. Comparing outcome predictability of markers of malnutrition-inflammation complex syndrome in haemodialysis patients. *Nephrol Dial Transplant* 2004;19:1507–1519.

31. Shinaberger CS, Kilpatrick RD, Regidor DL, et al. Longitudinal associations between dietary protein intake and survival in hemodialysis patients. *Am J Kidney Dis* 2006;48:37–49.

32. Avram MM, Mittman N, Bonomini L, et al. Markers for survival in dialysis: a seven year prospective study. *Am J Kidney Dis* 1995;26:209.

33. Iseki K, Uehara H, Nishime K, et al. Impact of the initial levels of laboratory variables on survival in chronic dialysis patients. *Am J Kidney Dis* 1996;28:541.

34. Churchill DN, Taylor DW, Cook RJ, et al. Canadian hemodialysis morbidity study. *Am J Kidney Dis* 1992;3:214.

35. Blake PG, Sombolos K, Abraham G, et al. Lack of correlation between urea kinetic indices and clinical outcomes in CAPD patients. *Kidney Int* 1991;39:700.

36. Kopple JD. McCollum Award Lecture, 1996: protein-energy malnutrition in maintenance dialysis patients. *Am J Clin Nutr* 1997;65:1544–1557.

37. Kopple JD. Nutritional status as a predictor of morbidity and mortality in maintenance dialysis patients. *ASAIO J* 1997;43:246.

38. Chung SH, Lindholm B, Lee HB. Influence of initial nutritional status on continuous ambulatory peritoneal dialysis patient survival. *Perit Dial Int* 2000;20:19.

39. National Kidney Foundation. K/DOQI clinical practice guidelines for nutrition in chronic renal failure. *Am J Kidney Dis* 2000;35(Suppl 2):S1–S140.

40. Lindsay RM, Bergstrom J. Membrane biocompatibility and nutrition in maintenance haemodialysis patients. *Nephrol Dial Transplant* 1994;9:150.

41. Kopple JD, Wang H, Bross R, et al. Dietary protein requirements in maintenance hemodialysis patients. *J Am Soc Nephrol* 2006;17:725A.

42. Fouque D, Vennegoor M, Ter Wee P, et al. EBPG guideline on nutrition. *Nephrol Dial Transplant* 2007;22(Suppl 2):ii45–ii87.

43. Blumenkrantz MJ, Kopple JD, Moran JK, et al. Metabolic balance studies and dietary protein requirements in patients undergoing continuous ambulatory peritoneal dialysis. *Kidney Int* 1982;21:849.

44. Westra WM, Kopple JD, Krediet RT, et al. Dietary protein requirements and dialysate protein losses in chronic peritoneal dialysis patients. *Perit Dial Int* 2007;27:192–195.

45. Nolph KD, Moore HL, Prowant B, et al. Continuous ambulatory peritoneal dialysis with a high flux membrane. *ASAIO J* 1993;39:904.

46. Ahmed KR, Scognamillo B, Kopple JD. Relationship of peritoneal transport kinetics and nutritional status in chronic peritoneal dialysis patients. *Perit Dial Int* 1995;15:S5.

47. Lowrie EG, Lew NL. Death risk in hemodialysis patients: the predictive value of commonly measured variables and an evaluation of death rate differences between facilities. *Am J Kidney Dis* 1990;15:458.

48. National Academy of Sciences. Dietary reference intakes for energy, carbohydrate, fiber, fat, fatty acids, cholesterol, protein, and amino acids. Washington, DC: National Academies Press, 2002.

49. World Health Organization. Energy and protein requirements. *Report of a joint FAO/WHO/UNU expert consultation, Technical report series 724*. Geneva: World Health Organization, 1985:1.

50. Monteon FJ, Laidlaw SA, Shaib JK, et al. Energy expenditure in patients with CRF. *Kidney Int* 1986;30:741.

51. Olevitch LR, Bowers BM, DeOreo PB. Measurement of resting energy expenditure via indirect calorimetery during adult hemodialysis treatment. *J Ren Nutr* 1994;4:192.

52. Harty J, Conway L, Keegan M, et al. Energy metabolism during CAPD: a controlled study. *Adv Perit Dial* 1995;11:229.

53. Slomowitz LA, Monteon FJ, Grosvenor M, et al. Effect of energy intake on nutritional status in maintenance hemodialysis patients. *Kidney Int* 1989;35:704.

54. Brazanelli AP, Kamimura MA, Barbosa da Silva C, et al. Resting energy expenditure in peritoneal diálisis patients. *Perit Dial Int* 2006;26:697–704.

55. Wanner C. Altered lipid metabolism and serum lipids in renal disease and renal failure. In: Kopple JD, Massry SG, eds. *Nutritional management of renal disease*, 2nd ed. Philadelphia: Lippincott Williams & Wilkins, 2004:41.

56. Deighan CJ, Caslake MJ, McConnell M, et al. Atherogenic lipoprotein phenotype in end-stage renal failure: origin and extent of small dense low-density lipoprotein formation. *Am J Kidney Dis* 2000;35:852.

57. National Cholesterol Education Program. Executive summary of the third report of the National Cholesterol Education Program (NCEP) expert panel on detection, evaluation, and treatment of high blood cholesterol in adults (Adult Treatment Panel III). *J Am Med Assoc* 2001;285:2486.

58. LaRosa JC, Grundy SM, Waters DD, et al. Intensive lipid lowering with atorvastatin in patients with stable coronary disease. *N Engl J Med* 2005;352(14):1425.

59. Pagenkemper JJ. Attaining nutritional goals for hyperlipidemic and close renal patients. In: Gussler JD, Silverman E, eds. *Renal nutrition, report of the eleventh ross round-table on medical issues, 1991*. Columbus: Ross Laboratories, 1991:26.

60. K/DOQI Nutrition Workgroup. National Kidney Foundation KDOQI clinical practice guidelines for managing dyslipidemias in chronic kidney disease. *Am J Kidney Dis* 2003;41:S43.

61. Wanner C, Krane V, März W, et al. Atorvastatin in patients with type 2 diabetes mellitus undergoing hemodialysis. *N Engl J Med* 2005;353:238–248.

62. Pierides AM, Alvarez-Ude F, Kerr DN. Clofibrate-induced muscle damage in patients with CRF. *Lancet* 1975;2:1279.

63. McCullough PA, Sandberg KR, Borzak S, et al. Benefits of aspirin and beta-blockade after myocardial infarction in patients with chronic kidney disease. *Am Heart J* 2002;144:226.

64. Berger AK, Duval S, Krumholz HM. Aspirin, beta-blocker, and angiotensin-converting enzyme inhibitor therapy in patients with end-stage renal disease and an acute myocardial infarction. *J Am Coll Cardiol* 2003;42:201.

65. Baigent C, Landray M, Leaper C, et al. First United Kingdom heart and renal protection (UK-HARP-I) study: biochemical efficacy and safety of simvastatin and safety of low-dose aspirin in chronic kidney disease. *Am J Kidney Dis* 2005;45:473.

66. Gaede P, Vedel P, Larsen N, et al. Multifactorial intervention and cardiovascular disease in patients with Type 2 diabetes. *N Engl J Med* 2003;348:5.

67. Pearson TA, Denke MA, McBride PE, et al. A community-based, randomized trial of ezetimibe added to statin therapy to attain NCEP ATP III goals for LDL-cholesterol in hypercholesterolemic patients: the ezetimibe add-on to statin for effectiveness (EASE) trial. *Mayo Clin Proc* 2005;80:587.

68. Loughrey CM, Young IS, Lightbody JH, et al. Oxidative stress in haemodialysis. *QJM* 1997;87:679.

69. Miyata T, Horie K, Ueda Y, et al. Advanced glycation and lipoxidation of the peritoneal membrane in peritoneal dialysis: respective roles of serum and peritoneal dialysis fluid reactive carbonyl compounds. *Kidney Int* 2000;58:425.

70. Burk RF, Brown DG, Seely RJ, et al. Influence of dietary and injected selenium on whole-body retention, route of excretion, and tissue retention of 75SeO32-in the rat. *J Nutr* 1972;102:1049.

71. Klusmann A, Ivens K, Schadewaldt P, et al. Is homocysteine a risk factor for coronary heart disease in patients with terminal renal failure? *Med Klin* 2000;95:189.

72. Jamison RL, Hartigan P, Kaufman JS, et al. Veterans Affairs Site Investigators. Effect of homocysteine lowering on mortality and vascular disease in advanced chronic kidney disease and end-stage renal disease. A randomized controlled trial. *JAMA* 2007;298:1163–1170.

73. Guarnieri G, Toigo G, Crapesi L, et al. Carnitine metabolism in CRF. *Kidney Int* 1987;32:S116.

74. Wanner C, Forstner-Wanner S, Schaeffer G, et al. Serum free carnitine, carnitine esters and lipids in patients on peritoneal dialysis and hemodialysis. *Am J Nephrol* 1986;6:206.

75. Shaldon S, Vienken J. The long forgotten salt factor and the benefits of using a 5-g-salt-restricted diet in all ESRD patients. *Nephrol Dial Transplant* 2008;

76. Kalantar-Zadeh K, Kilpatrick RD, McAllister CJ, et al. Reverse epidemiology of hypertension and cardiovascular death in the hemodialysis population. *Hypertension* 2005;45:811–817.

77. DeFronzo RA, Smith JD. Clinical disorders of hyperkalemia. In: Narins RG, ed. *Maxwell & Kleeman's clinical disorders of fluid and electrolyte metabolism,* 5th ed. New York: McGraw-Hill, 1994:697.

78. Kalantar-Zadeh K, Kuwae N, Regidor DL, et al. Survival predictability of time-varying indicators of bone disease in maintenance hemodialysis patients. *Kidney Int* 2006;70(4):771–780.

79. Cannata JB, Briggs JD, Junor BJR. Aluminum hydroxide intake: real risk of aluminum toxicity. *Br Med J* 1983;286:1937.

80. Pflanz S, Henderson IS, McElduff N, et al. Calcium acetate versus calcium carbonate as phosphate-binding agents in chronic haemodialysis. *Nephrol Dial Transplant* 1994;9:1121.

81. Slatopolsky EA, Burke SK, Dillon MA. The RenaGel Study Group. RenaGel, a nonabsorbed calcium-and aluminum-free phosphate binder, lowers serum phosphorus and parathyroid hormone. *Kidney Int* 1999;55:299.

82. Al-Baaj F, Speake M, Hutchison AJ. Control of serum phosphate by oral lanthanum carbonate in patients undergoing haemodialysis and continuous ambulatory peritoneal dialysis in a short-term, placebo-controlled study. *Nephrol Dial Transplant* 2005;20:775.

83. Chertow GM, Burke SK, Dillon MA, et al. Long-term effects of sevelamer hydrochloride on the calcium x phosphate product and lipid profile of haemodialysis patients. *Nephrol Dial Transplant* 2000;15:559.

84. Lacour B, Lucas A, Auchere D, et al. Chronic renal failure is associated with increased tissue deposition of lanthanum after 28-day oral administration. *Kidney Int* 2005;67:1062.

85. Goodman WG, Goldin J, Kuizon BD, et al. Coronary-artery calcification in young adults with end-stage renal disease who are undergoing dialysis. *N Engl J Med* 2000;342:1478.

86. Budoff MJ, Achenbach S, Berman DS, et al. American Society of Nuclear Cardiology; Society of Atherosclerosis Imaging and Prevention; Society for Cardiovascular Angiography and Interventions; Society of Cardiovascular Computed Tomography. Task force 13. Training in advanced cardiovascular imaging (computed tomography) endorsed by the American Society of Nuclear Cardiology, Society of Atherosclerosis Imaging and Prevention, Society for Cardiovascular Angiography and Interventions, and Society of Cardiovascular Computed Tomography. *J Am Coll Cardiol* 2008;51(3):409–414.

87. Teng M, Wolf M, Lowrie E, et al. Survival of patients undergoing hemodialysis with paricalcitol or calcitriol therapy. *N Engl J Med* 2003;349:446.

88. Teng M, Wolf M, Ofsthun MN, et al. Activated injectable vitamin D and hemodialysis survival: a historical cohort study. *J Am Soc Nephrol* 2005;16:1115.

89. Holick MF. Noncalcemic actions of 1,25-Dihydroxyvitamin D3 and clinical implications. In: Holick MF, ed. *Vitamin D physiology, molecular biology, and clinical applications.* Totowa: Humana Press Inc., 1999:207.

90. Block GA, Martin KJ, de Francisco AL, et al. Cinacalcet for secondary hyperparathyroidism in patients receiving hemodialysis. *N Engl J Med* 2004;350:1516.

91. Sherrard DJ, Hercz G, Pei Y, et al. The spectrum of bone disease in end-stage renal failure—an evolving disorder. *Kidney Int* 1993;43:436.

92. Padovese P, Gallieni M, Brancaccio D, et al. Trace elements in dialysis fluids and assessment of the exposure of patients on regular hemodialysis, hemofiltration and continuous ambulatory peritoneal dialysis. *Nephron* 1992;61:442.

93. Van Renterghem D, Cornelis R, Vanholder R. Behaviour of 12 trace elements in serum of uremic patients on hemodiafiltration. *J Trace Elem Electrolytes Health Dis* 1992;6:169.

94. Krachler M, Scharfetter H, Wirnsberger GH. Exchange of alkali trace elements in hemodialysis patients: a comparison with Na(+) and K(+). *Nephron* 1999;83:226.

95. Manzler AD, Schreiner AW. Copper-induced acute hemolytic anemia. A new complication of hemodialysis. *Ann Intern Med* 1970;73:409.

96. Hosokawa S, Oyamaguchi A, Yoshida O. Trace elements and complications in patients undergoing chronic hemodialysis. *Nephron* 1990;55:375.

97. Sprenger KBG, Bundschu D, Lewis K, et al. Improvement of uremic neuropathy and hypogeusia by dialysate zinc supplementation: a double-blind study. *Kidney Int* 1983;24:S315.

98. Lawson DH, Boddy K, King PC, et al. Iron metabolism in patients with CRF on regular dialysis treatment. *Clin Sci* 1971;41:345.

99. Macdougall IC. Strategies for iron supplementation: oral versus intravenous. *Kidney Int* 1999;69:S61.

100. von Bonsdorff M, Sipila R, Pitkanen E. Correction of hemodialysis-associated anemia by deferoxamine. *Scand J Urol Nephrol* 1990;131:49.

101. Boelaert JR, de Locht M, Van Cutsem J, et al. Mucormycosis during deferoxamine therapy as a siderophore-mediated infection—*in vitro* and *in vivo* animal studies. *J Clin Invest* 1993;91:1979.

102. Nomura S, Osawa G, Karai M. Treatment of a patient with end-stage renal disease, severe iron overload and ascites by weekly phlebotomy combined with recombinant human erythropoietin. *Nephron* 1990;55:210.

103. Rudolph H, Alfrey AC, Smythe WR. Muscle and serum trace element profile in uremia. *Trans Am Soc Artif Intern Organs* 1973;19:456.

104. Rodger RS, Sheldon WL, Watson MJ, et al. Zinc deficiency and hyperprolactinemia are not reversible causes of sexual dysfunction in uremia. *Nephrol Dial Transplant* 1989;4:888.

105. Richard MJ, Arnaud J, Jurkovitz C, et al. Trace elements and lipid peroxidation abnormalities in patients with CRF. *Nephron* 1991;57:10.

106. Taccone-Gallucci M, Lubrano R, Del Principe D, et al. Platelet lipid per-oxidation in hemodialysis patients: effects of vitamin E supplementation. *Nephrol Dial Transplant* 1989;4:975.

107. Chazot C, Kopple JD. Vitamin metabolism and requirements in renal disease and renal failure. In: Kopple JD Massry SG, eds. *Nutritional management of renal disease*, 2nd ed. Philadelphia: Lippincott Williams & Wilkins, 2004:315.

108. Kalantar-Zadeh K, Kopple JD. Trace elements and vitamins in maintenance dialysis patients. *Adv Ren Replace Ther* 2003;10:170.

109. Tomson CRV, Channon SM, Parkinson IS, et al. Effect of pyridoxine supplementation on plasma oxalate concentrations in patients receiving dialysis. *Eur J Clin Invest* 1989;19:201.

110. Stein G, Schöne S, Geinitz D, et al. No tissue level abnormality of vitamin A concentration despite elevated serum vitamin A of uremic patients. *Clin Nephrol* 1986;25:87.

111. Farrington K, Miller P, Varghese Z, et al. Vitamin A toxicity and hypercalcaemia in CRF. *Br Med J* 1981;282:1999.

112. Udall JA. Human sources and absorption of vitamin K in relation to anticoagulant stability. *JAMA* 1965;194:127.

113. Winklhofer-Roob BM, Rock E, Ribalta J, et al. Effects of vitamin E and carotenoid status on oxidative stress in health and disease. Evidence obtained from human intervention studies. *Mol Aspects Med* 2003;24:391.

114. Boaz M, Smetana S, Weinstein T, et al. Secondary prevention with an-tioxidants of cardiovascular disease in endstage renal disease (SPACE): randomised placebo-controlled trial. *Lancet* 2000;356:1213.

115. The HOPE and HOPE-TOO Trial Investigators. Effects of long-term vitamin E supplementation on cardiovascular events and cancer. *JAMA* 2005;293:1338.

116. Lowrie EG, Zhu X, Lew NL. Primary associates of mortality among dialysis patients: trends and reassessment of Kt/V and urea reduction ratio as outcome-based measures of dialysis dose. *Am J Kidney Dis* 1998;32:S16.

117. Kopple JD, Kalantar-Zadeh K, Mehrotra R. Risks of chronic metabolic acidosis in patients with chronic kidney disease. *Kidney Int* 2005;67:S21.

118. Mehrotra R, Bross R, Konishi T, et al. What is the optimal arterial pH for protein balance in automated peritoneal dialysis (APD) patients? *Perit Dial Int* 2005;00:25.

119. Roth HP, Mehlman MA, eds. Symposium on role of dietary fiber in health. *Am J Clin Nutr* 1978;31:S1.

120. Frisancho AR. New standards of weight and body composition by frame size and height for assessment of nutritional status of adults and the elderly. *Am J Clin Nutr* 1984;40:808.

121. Stratton RJ, Bircher G, Fouque D, et al. Multinutrient oral supplements and tube feeding in maintenance dialysis: a systematic review and meta-analysis. *Am J Kidney Dis* 2005;46:387–405.

122. Foulks CJ. An evidence-based evaluation of intradialytic parenteral nutrition. *Am J Kidney Dis* 1999;33:186.

123. Pupim LB, Flakoll JP, Brouillette JR, et al. Interdialytic parenteral nutrition improves protein and energy homeostasis in chronic hemodialysis patients. *J Clin Invest* 2002;110:483.

124. Pupim LB, Flakoll PJ, Levenhagen DK, et al. Exercise augments the acute anabolic effects of intradialytic parenteral nutrition in chronic hemodialysis patients. *Am J Physiol Endocrinol Metab* 2004;286:E589.

125. Cano NJM, Fouque D, Roth H, et al. Intradialytic parenteral nutrition does not improve survival in malnourished hemodialysis patients: a 2-year multicenter, prospective, randomized study. *J Am Soc Nephrol* 2007;18:2583–2591.

126. Kopple JD, Foulks CJ, Piraino B, et al. Proposed health care financing administration guidelines for reimbursement of enteral and parenteral nutrition. *Am J Kidney Dis* 1995;26:995.

127. Wolfson M, Jones MR, Kopple JD. Amino acid losses during hemodialysis with infusion of amino acids and glucose. *Kidney Int* 1982;21:500.

128. Feinstein EI, Collins JF, Blumenkrantz MJ, et al. Nutritional hemodialysis. *Prog Artif Organs* 1984;1984(1):421.

129. Jones M, Gehr T, Burkart J, et al. Replacement of amino acid and protein losses with 1.1% amino acid peritoneal dialysis solution. *Perit Dial Int* 1993;13:280.

130. Kopple JD, Bernard D, Messana J, et al. Treatment of malnourished CAPD patients with an amino acid based dialysate. *Kidney Int* 1995;47:1148.

第二十九章　透析患者的凝血功能障碍

Giuseppe Remuzzi, Miriam Galbusera, Paola Boccardo

Morgagni 在 1974 年首次提出肾衰竭与出血性疾病相关[1]。在约 1/3 的尿毒症患者中可以观察到各种不同形式的出血问题,包括瘀斑、鼻衄、牙龈出血和静脉穿刺点出血等。

更为常见的出血问题为低位的胃肠道出血。在 5%~15% 的血透患者中偶尔还会发生硬膜下血肿,而心包积血和肝脏包膜下血肿则比较少见。现代血液透析技术及红细胞生成素的应用纠正了患者的贫血状况,也因此而显著减少了严重出血的发生,但是在一些尿毒症患者中仍然存在出血倾向,特别是在接受外科手术或一些侵入性操作(如活检术)时。

另一方面,尿毒症患者的凝血和纤溶功能异常也可表现为高凝状态,而非出血倾向,所以血液透析患者也常有血管通路的血栓性并发症。

一、尿毒症出血的原因

1970 年以来,尿毒症出血的原因一直是争论的焦点,发病机制是多因素的(表 29.1),主要原因为初期凝血功能异常(图 29.1),也就是血小板和血管壁间相互作用、血小板和血小板间相互作用的异常。皮肤出血时间是临床凝血异常的最佳指标[2]。检查血小板数量、血管完整性、vWF 因子活性和血细胞比容等可对原发性凝血功能进行整体评估。

表 29.1　尿毒症出血的原因

血小板异常	血小板-血管壁交互作用异常
致密颗粒含量低于正常	血小板黏附异常
细胞内 ADP 和血清素减少	血管 PGI_2 形成增强
血小板 α-颗粒和 β-血栓球蛋白释放受损	Von Wilebrand 因子异常
增强的细胞内 cAMP	贫血
血小板 Ca^{2+} 动力异常	血液流变学改变
血小板花生四烯酸代谢异常	红细胞生成素缺乏
血小板体外对各种刺激的聚集反应异常	NO 合成异常
环氧化酶活性缺陷	治疗药物
GpⅡb-Ⅲa 结合活性异常	β-内酰胺类抗生素
尿毒症毒素,特别是甲状旁腺素异常	第三代头孢菌素类
	非甾体类抗炎药物

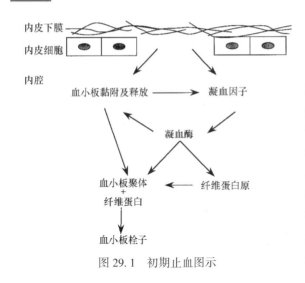

图 29.1 初期止血图示

血小板异常

大部分尿毒症患者都有中度血小板减少症,提示存在血小板产生和消耗的失衡[3],但严重血小板减少导致出血的情况并不多见。已有许多关于血小板生物化学改变的报道。常见的有尿毒症血小板的致密颗粒含量减少[4,5]、储存池受损、血小板 ADP 和血清素减少等。受血栓素刺激血小板 ATP 释放反应减弱,提示血小板颗粒分泌功能受损[4],已有相关研究证实血小板 α-颗粒和 β-血栓球蛋白在尿毒症患者中释放功能受损[6]。尿毒症血小板内的 c-AMP 增多[7]、腺苷酸环化酶的调节功能异常[8]均可能是导致血小板黏附和聚集功能失常的原因。

尿毒症患者血小板钙含量增加[9],在受到各种刺激后表现为钙动力异常[10]。因为体外研究发现甲状旁腺素(PTH)可以抑制血小板聚集[11,12],所以尿毒症患者血小板内 c-AMP 水平上升及钙动力异常提示 PTH 在血小板功能异常中的作用机制。但出血时间和血清 PTH 及 PTH 片段浓度间无相关性[13],提示患者 PTH 升高可能在尿毒症患者血小板功能不全中不一定起主要作用。

血小板间相互作用的异常也有相关报道。大量体外研究发现,受 ADP、肾上腺素胶原蛋白和凝血酶等的刺激后,血小板聚集功能减退,但在尿毒症患者中血小板聚集功能减退的程度差异却很大。有几项研究发现,尿毒症患者血小板聚集功能正常或增强[14]。另外还发现,凝血酶不能纠正内源性及外源性刺激导致的血栓素 A_2 异常[15,16]。在部分尿毒症患者中,血小板活化因子(PAF)不能诱导不可逆的血小板聚集[17]。此异常和血浆因子无关,可能和血小板受 PAF 刺激后 TxA_2 合成能力下降有关。

有研究报道,尿毒症患者血小板收缩系统异常,包括细胞骨架和 α-actin 及原肌球蛋白间的联系下降。尿毒症患者休眠中的血小板细胞骨架蛋白低于正常,且受凝血酶刺激后肌动蛋白协同作用显著减低[18]。

有数据显示,尿毒症患者的出血倾向与 NO 合成过多相关[19],NO 是一种能抑制血小板功能的内源性血管活性分子[20]。有观察发现,肾脏大部切除术后的尿毒症大鼠模型的出血时间延长,同时血浆 NO、硝酸盐、亚硝酸盐血浆水平均增高[21]。证据显示,尿毒症动物模型的主动脉中诱导型 NO 合成酶(iNOS)和内皮源性 NO 合成酶(eNOS)均增高,血管中 NO 水平也明显增高,提示系统合成 NO 的能力增强[21]。在慢性肾衰竭患者中,血小板内 NO 合成增强和防卫性血小板聚集相关[22]。这个研究还发现合成 NO 的底物——血浆 L-精氨酸水平在尿毒症患者中明显高于健康对照者。尿毒症患者血浆可以诱导培养的脐静脉内皮细胞及人类微血管内皮细胞 NO 合成,提示尿毒症血浆中底物增多使 NO 合成通路上调[23]。已发现的尿毒症血浆中的刺激因子包括一些细胞因子,如 TNF-α 和 IL-1β,它们都是 iNOS 的诱导剂。不论未透析还是已经开始维持性血液透析,在慢性肾衰竭患者中血液循环中这些物质含量都明显升高[24]。

两种黏连蛋白:纤维蛋白原和 vWF。两种黏连受体:糖蛋白(Gp)Ⅰb 和 GpⅡb-Ⅲa 复合物在血管损伤原位的血小板栓子形成起中关键作用(图 29.2)。在高切变率时,黏连蛋白和受体的结合依赖于 vWF 和血小板 GpIb 的结合。在慢性肾功能不全的患者中,发现血小板 GpⅠb 含量明显下降[25,26],而 GpIb 的分解代谢片段——可溶性多糖-蛋白复合物水平增高。此受体可从血小板内部储存池重新分布到血小板表面,而导致表面表达正常,其实整体含量是下降的[25,27]。尿毒症患者的活化受体 GpⅡb-Ⅲa 复合物的功能也受损,表现为 vWF 和纤维蛋白原与活化的血小板结合减少[27]。血小板膜表面的 GpⅡb-Ⅲa 受体表达正常,但活性受损。去除尿毒症血浆中的一些物质可以显著改善 GPⅡa-Ⅲb 的功能。因此,对尿毒症患者,通过透析去除这些毒性物质可以逆转活化依赖的 GpⅡb-Ⅲa 结合功能的异常[27]。尿毒症患者 GPⅡa-Ⅲb 活化异常可导致血小板聚集功能受损[28]。

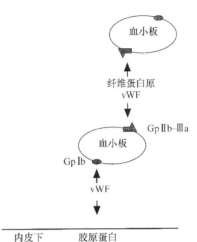

图 29.2　血小板和 vWF 因子、纤维蛋白原交互作用。Gp:糖蛋白

关于几种可透析去除的"毒素",包括尿素、肌酐、酚类、酚酸、胍基琥珀酸(GSA),参与了尿毒症血小板功能失调的形成说服力并不强[29-31]。例如,对健康志愿者注射尿素,可以导致头痛,但却没有影响出凝血时间,只有非常高的浓度才可能损害血小板聚集,而且仅为非常有限的程度。GSA 在尿毒症血浆中有累积,当将其加入富含血小板的血浆中时,可以抑制第二阶段的血小板聚集到 ADP[30]。有证据显示,GSA 参与了 NO 的合成。早在 20 世纪 70 年代就发现,GSA 是唯一持续抑制血小板功能的尿毒症毒素,当时被称为导致尿毒症患者出血的"X"因子[32],GSA 可以刺激 NO 释放可能就是其生物学原因之一。胍酸的尿毒症血浆浓度也可以损伤白陶土活化的血小板因子 3 的释放,以及原发性血小板聚集到 ADP[29]。所有这些观察提示:降低这些物质的血浆浓度可以部分改善肾功能不全患者的凝血功能障碍。然而,并未发现这些代谢物浓度和血小板黏附功能及出血时间的相关性[31]。

血小板-血管壁交互作用异常

即便不伴有血小板减少症的尿毒症患者,其血小板黏附于外源表面的功能也显著受损[31,33],但这并不能完全解释出血时间延长[3,31]。其他关于血小板黏附功能的研究还发现,尿毒症血小板内皮下沉积减少[28]。血管前列环素(PGI$_2$)是一种潜在的血管扩张因子,可以抑制血小板功能,在尿毒症患者和大鼠动物模型中都发现其水平增高[35]。尿毒症患者血浆中刺激 PGI$_2$ 释放的因子高于正常[36],可能是因为 PTH 可增加尿液 PGI$_2$ 代谢物 6-酮 PGF$_1$的分泌[37]

肾功能不全时,血浆 vWF 水平正常或升高,但 vWF 质量异常并未获得统一的研究结果[14]。尿毒症患者 vWF-血小板交互作用功能受损可能在凝血功能障碍中起作用,一种富含Ⅷ因子和 vWF 的血浆源性冷凝蛋白、合成的抗利尿激素——去氨加压素都可以刺激 vWF 释放，并缩短这些患者的出血时间。

贫血与尿毒症出血倾向

血小板黏附聚集功能在循环系统中和红细胞密切相关。红细胞可通过释放 ADP、抑制 PGI_2、增加血小板-血管壁接触、使血小板接近血管壁等作用而增强血小板功能[38]。

贫血是尿毒症患者出血倾向的独立因素，已经针对其开展过较多的研究。有研究发现，出血时间和细胞总量呈显著负相关[39]。在一项包含 15 例非尿毒症贫血患者的研究中发现，除出血时间缩短外，血细胞比容和出血时间呈显著负相关。这些结果之后又在其他一些研究中相继得到证实[40,41]，都发现贫血是尿毒症出血时间延长的主要决定因素。尿毒症出血时间可以通过重组人类红细胞生成素（rhEPO）治疗而缩短，并且可改善其凝血功能失常的症状[42,43]。一项随机研究发现[44]，患者接受 EPO 治疗，当 HCT 上升到 27% 和 32% 时，出血时间恢复正常。作为尿毒症原发潜在的贫血原因，EPO 部分纠正贫血已经足以改善尿毒症患者的凝血功能障碍。尿毒症血清中也存在一些有益物质，如多氨、PTH 和数种细胞因子可以抑制红细胞溶解[45]。

尿毒症出血的药物因素

尿毒症患者也可以由于各种治疗药物而导致出血风险。β-内酰胺类抗生素在尿毒症患者体内蓄积而导致的出血应引起重视[46]。β-内酰胺类可通过干扰 ADP 受体而扰乱血小板膜的功能[47]。出血时间延长、血小板聚集功能异常与药物的剂量及使用时限相关，停用后通常可以逆转。第三代头孢菌素类也可抑制血小板功能，从而导致严重的凝血功能紊乱。

另一种和尿毒症出血相关的药物是乙酰水杨酸类（ASA），常用于防止血管通路阻塞及透析膜上的血小板活性[49]。ASA 中等剂量（160 mg/d）就可以通过抑制血小板 TxA_2 达到血管通路抗凝的作用，而并不影响血管 PGI_2 的合成[48]。然而，和正常人相比，中等量 ASA 可显著延长尿毒症患者的出血时间[50]。而这种差异并非和尿毒症患者血小板环氧化酶增强相关。而且，应用 ASA 后，可以使尿毒症患者出现短暂的出血时间延长及血清 TxB_2 产生，但两者并不相关。事实上，ASA 有两种独立的尿毒症血小板抑制功能：干扰出血时间的短期效应和不可逆阻断血小板环氧化酶的持续效应[50]。ASA 引起的出血时间延长可导致尿毒症患者常见的胃肠道出血并发症[51]。所以，应用 ASA 来预防尿毒症患者因使用 rhEPO 提高血细胞比容而可能导致的血栓性并发症，是没有依据的。

非甾体抗炎药物，如吲哚美辛、布洛芬、萘普生、保泰松和磺吡酮也可以抑制血小板环氧化酶而影响血小板功能。然而，和 ASA 不同，这些药物停药后血药浓度下降就可以逆转血小板环氧化酶抑制效应。

二、尿毒症患者出血倾向的结局

尿毒症最常见的出血并发症为瘘管穿刺及临时静脉插管区域的瘀点、血疱和瘀斑。更为严重的出血问题讨论如下。

胃肠道出血

在发明血液透析前,尿毒症患者胃肠道并发症常见(参见第二十四章)。除了血透的总体并发症以外,在美国,消化道出血至少致住院增加 300 000 例次/年,而且上消化道出血为急性肾损伤死亡的第二大主要原因。肝素化也和出血相关,因为正常凝集过程被破坏后,黏膜的损伤更易导致出血。最常见的消化道出血原因为消化性溃疡(胃或十二指肠)、出血性食道炎、胃炎,十二指肠炎和消化道微血管扩张[53,54]。血管发育不良导致的胃肠道出血可发生于胃、十二指肠、空肠和结肠。这些异常影响胃肠道黏膜及黏膜下层微循环,在血液透析患者中常见[55]。最后,HIV 肾病的透析患者可发生一些特殊的损伤,如卡波西肉瘤等也会导致消化道出血[56]。

出血性心包炎

尿毒症有发生心包炎的可能[57],由于合并凝血功能障碍可以表现为出血性心包炎,从而有可能发生心脏压塞,心包炎在早期血透患者中常见,现在已经比较罕见。临床特征包括:心影正常、颈静脉扩张、低血压、气短和心包摩擦音。报道显示,透析患者出血性心包炎的死亡率达 3%~5%。

颅内出血

硬膜下血肿发生于 5%~15% 的透析患者[58](见第三十一章)。出血常见于前叶或旁叶,而且 15% 的病例为双侧性,会出现头痛、呕吐、抽搐、高血压、虚弱、意识不清和昏迷等症状。脑外伤、高血压和系统性抗凝治疗为危险因素[58]。

预后往往和诊断时期相关,在需要急诊外科手术者中,死亡率可高达 90%。

血性胸腔积液和后腹膜出血

尿毒症患者胸腔积液很常见。尿毒症患者透析时的抗凝治疗是导致纤维素性胸膜炎出血的主要危险因素[59]。

维持性血液透析患者的自发血性腹膜炎并不常见[60]。外伤、抗凝治疗及多囊肾都可能导致腹腔出血。临床表现为突发腹痛、背痛、侧腹及臀部疼痛合并血压下降。无显性出血时可发现血细胞比容下降。CT 检查可用于诊断后腹膜出血。

肝包膜下血肿和眼内出血

自发性肝包膜下血肿为尿毒症患者并发症之一[61]。典型病例有右上腹疼痛、发热、胆红素和碱性磷酸酶升高及血细胞比容下降。

眼内出血也见于尿毒症患者,血液透析患者可发生自发性眼前房积血[62]。这种出血可以没有显性失血,而且往往不需要止血治疗。在移植和血液透析患者施行白内障手术后,有发生眼内出血的报道。

三、治疗策略

尿毒症出血的治疗包括两方面:预防高危患者施行有创手术时出血及活动性出血的治疗。治疗策略需要根据出血的紧急状况、尿毒症的严重程度和之前采取的治疗方法选择。

透析

透析可改善血小板功能,降低出血危险,但并不能完全去除出血风险[31](见第五章)。另外,因为透析过程使用肝素抗凝,而且血液和人工透析膜接触,所以每次血液透析都会抑制血小板功能,导致出血倾向。选择腹膜透析或其他非常规肝素抗凝法可以降低出血风险。

替代肝素抗凝的方法包括:局部使用肝素联合鱼精蛋白抗凝、低剂量肝素、无肝素透析、柠檬酸局部抗凝及使用小分子肝素(LMWH)。

最早的方法为局部肝素化[63]。肝素持续注入透析器,同时鱼精蛋白持续通过回路输入患者体内。然而,可能由于肝素-鱼精蛋白复合物分离,透析结束后几小时可以发生反弹性抗凝[64]。现在由于技术过于复杂,这种技术已经不再使用,而且由于以上并发症,现在常用小剂量肝素或者无肝素透析作为替代。使用小剂量肝素的目的是使透析通路抗凝和防止患者出血达到平衡。

高危出血患者还可以选择亚砜中空纤维素透析膜,此膜不需要肝素抗凝,可以保证血流量达到 200 ml/min 以上[65](见第二章)。采取双通路血透、动脉和静脉分别穿刺、血制品从独立的静脉通路输入等策略可以起到防止出血的作用。

柠檬酸抗凝也有不同的方法。最早报道,透析前由血路输入柠檬酸三钠、透析后输入钙剂,同时选用不含钙的透析液的方法,有临床对照试验发现,对出血倾向明显的血透患者,这一方法有效且安全[66]。但此法比较复杂,还有其他一些简单的方法。柠檬酸抗凝的不良反应包括柠檬酸中毒、高血铝、高血氨、高血钠和明显的代谢性碱中毒[67]。

LMWH 不含抑制凝血酶活性的结合位点,但能与抗凝血酶结合抑制 Xa 因子活性。然而目前缺乏关于 LMWH 的长期对照研究[68]。LWMH 是否比普通肝素优越,目前尚不清楚。

不同的无肝素方法已经用于出血高危患者血透的抗凝。这些策略包括每 15～60 min,用生理盐水 100～200 ml 冲洗滤器[69,70]。有些方法在透析前用肝素盐水预充滤器,此法对血流量达 250 ml/min 以上者,即便不用生理盐水反复冲洗滤器也非常有效。无肝素透析和小剂量肝素法都是透析技术较弱时的选择,而且这种方法和凝血系统活化相关[69,70]。

硫酸皮肤素抗凝在动物模型中出血倾向小于肝素,所以也是血透抗凝剂的选择之一,其抗血小板的效应较小[71],同时仅中度延长 APTT,所以出血不良反应较小。一项包含 10 例血液透析患者的短期对照临床研究发现,通过个体化滴注硫酸皮肤素抑制血液透析过程中的血液凝固,能达到和肝素相同的效果[72],但还需要长期对照研究证实。

其他一些替代肝素的抗凝方法还有:磺吡酮、腺苷、PGE₁ 等体外循环局部输注[73],但并未发现这些方法优于肝素。阿司匹林和双嘧达莫类似物能减少纤维蛋白和细胞在滤膜上的沉积,但也因此增加消化道出血的风险[49]。

有研究发现 PGI₂ 可代替肝素抗凝[74],但在用于治疗头痛、潮红、心动过速、胸痛、腹痛时需要较严密的血流动力学监测,限制了其应用[75]。所以,PGI$_2$的应用一般限于高危出血患者。

纠正贫血

尿毒症患者往往存在较严重的贫血,贫血的严重程度往往和出血时间延长的程度相关[40-42]。输血可以纠正慢性肾功能不全患者出血时间的延长,而且和血小板功能及vWF相关性能的改善无关[40,41]。

重组红细胞生成素(rhEPO)的临床应用[76](见第三十章)纠正了尿毒症患者的贫血,并降低了尿毒症患者的输血倾向[42,77]。血细胞比容的上升和出血时间缩短显著相关[43,44]。尽管有研究发现血小板内皮细胞黏附功能可因此改善,但血小板数量、血小板聚集、血浆血小板活性、血小板TxA$_2$形成、血小板腺苷酸含量、凝血时间检测、抗凝血酶Ⅲ等未见持续改变[43,78]。

rhEPO可以快速纠正肾性贫血,但所需剂量差异很大(见第三十章)。目前推荐从50~100 IU/kg体重开始,每周3次。静脉用药剂量为50 IU/kg,1周3次时,血红蛋白上升的速率约每4周1 g/dl。如果剂量为100 IU/kg,每周3次时,血红蛋白上升速率为1.5~2 g/dl。当需要快速提高血红蛋白水平时,可以从较大剂量开始。然而,要避免4周内Hb上升大于3 g/dl,因为可能因此加重高血压的程度。在纠正贫血的过程中,必须每月调整rhEPO的浓度,直到达到治疗目标;任何rhEPO剂量的调整都需要4周评估。

一项随机研究显示,尿毒症患者应用rhEPO治疗,当血细胞比容(Hct)达到27%~32%时,可以有效纠正出血时间(图29.3)[44]。rhEPO治疗Hct达36%~39%时,可以有效改善生活质量、心脏功能、体力劳动能力、充血功能和性功能[79]。然而,完全纠正贫血(Hct 38%~42%)的好处和风险及最佳目标浓度目前尚未建立。长期维持正常Hct的安全性一直受到质疑,有临床试验发现,随机分入正常Hct组的患者的死亡率和发生非致命性心肌梗死的几率较高[80]。

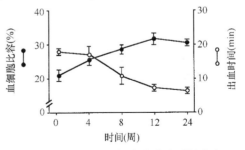

图29.3　重组人红细胞生成素对尿毒症患者血细胞比容及出血时间的影响

冷沉淀物和去氨加压素

冷沉淀物是富含vWF、纤维蛋白原和纤连蛋白的血浆提取物,用于治疗血友病A、血管性血友病、低纤维蛋白原血症和纤维蛋白原功能缺陷等疾病。尿毒症患者出血时间超过15 min者,可根据出血时间缩短的监测调整应用冷沉淀物。然而,这种治疗会带来传播血液疾病的危险,所以已经被其他方法替代。

去氨加压素[1-去氨基-8-D-精氨酸血管加压素(DDAVP)]——一种抗利尿激素的合成衍生物导致自体vWF从储存池释放。在两项随机、双盲、交叉实验中发现,DDAVP剂量为0.3 μg/kg体重静脉给药时有效[82],溶于50 ml生理盐水30 min静脉输入或皮下注射(图29.4)[83]。DDAVP也可以通过鼻腔给药[84],而且相当安全,药物耐受较好。鼻腔内给药

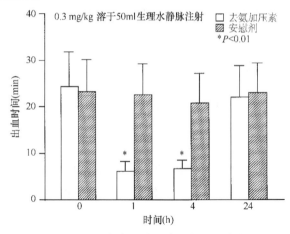

图 29.4 去氨加压素及安慰剂对尿毒症
患者出血时间的效应

剂量是静脉剂量的 10~20 倍(3 μg/kg 体重),可以缩短延长的出血时间[84],减少临床出血。如多次重复给药,去氨加压素有效性下降[85],可能和内皮细胞 vWF 进行性耗竭相关。

尽管无严重不良反应,DDAVP 仍会导致轻中度血小板减少、面部潮红、短暂头痛、恶心、腹部绞痛、轻度心动过速、水潴留及低钠血症。DDAVP 应用后偶尔会发生血栓事件,特别在有潜在进展性心血管疾病患者中。尽管如此,DDAVP 在治疗出血时仍有效,在外科手术或侵入性手术过程中可用于预防出血[86]。

结合雌激素

有观察显示结合雌激素可以有效减少尿毒症患者胃肠道出血的发生,同时可以改善妊娠期血友病患者的出血事件,从而提示可以就结合雌激素对尿毒症患者出血倾向的防治进行一些深入研究[87,88]。每次口服 25 mg 结合雌激素可以使出血正常 3~10 天,而不会导致明显的不良反应[89]。有对照研究显示,5 天连续静脉给药,总量达 3 mg/kg,可以使尿毒症患者出血时间长期缩短。雌激素安全且耐受良好。治疗活性是多靶点的,包括 vWF 的聚合结构、血小板对不同刺激因素的反应性聚集(ADP、花生四烯酸、钙离子载体 A23187)及血小板 TxB_2 的产生。

至少需要 0.6 mg/kg 的雌激素才能缩短出血时间[89],而且需要间隔 24 h 输入,共 4~5 次,才能使出血时间至少缩短 50%。有实验发现,用 NO 前体 L-精氨酸可以完全阻断雌激素对慢性肾功能不全实验模型出血时间的效应[90],提示雌激素缩短尿毒症出血时间的效应可能是通过改变 NO 合成通路而介导的。每周 2 次皮肤贴片,为小剂量经皮肤给药的雌激素(雌二醇 50~100 μg/24 h),可以减少胃肠道出血的复发,同时可以改善出血时间,并且无不良反应[91]。所以,雌激素可能替代血浆冷沉淀物及去氨加压素,用于治疗尿毒症出血,特别是需要达到长期效果时。

四、凝血异常和纤维蛋白溶解

除出血倾向外,凝血过程活化也见于尿毒症患者,特别在血液透析治疗的患者中更为突出。尿毒症患者的凝血系列蛋白异常,如血浆纤维蛋白原、Ⅷ:C 因子等的增多,抗凝血因子蛋白 C 活性减低,以及产生蛋白 S[14]。凝血酶不断形成,凝血酶-抗凝血酶Ⅱ[25,92]、D-二聚体和蛋白肽 A[92] 水平上升。关于纤维蛋白溶解系统已经有一些对照研究的结果。第一,发现尿毒症患者的纤维蛋白溶解活性下降,可以和凝血功能活化的程度相关,也可以完全无关,这就是尿毒症患者高凝状态的原因之一。而最近报道发现,尿毒症患者纤溶酶活性下降,同时伴有纤溶酶-抗纤溶酶复合物、纤维蛋白原及其降解产物水平增高[25,92],而在一次血液透析治疗后,伴有纤溶酶原激活物的抑制剂活性下降[25]。这可能提示尽管整体纤溶酶活性受到抑制,但仍然存在继发于纤维蛋白沉积的纤溶反应。

透析部分纠正了尿毒症患者的凝血和纤溶活性异常。

病例报道显示,氨甲环酸(TXA)——一种纤维蛋白溶解系统的抑制剂,可以通过抑制凝血酶原和纤维蛋白结合,以及抑制凝血酶原转化为凝血酶,从而起到稳定止血栓子的作用,所以可用于控制尿毒症透析患者由于肠道血管发育不良导致的慢性出血和自发性硬膜下血肿及脑血肿。有初步研究发现,在透析患者上消化道出血的治疗中,氨甲环酸作为一种辅助治疗是有效的,可以静脉使用 20 mg 作为起始剂量,以后 10 mg/(kg·48h)口服作为维持治疗 4 周[93]。因为肾功能不全时 TXA 会有蓄积作用,而且也没有证据显示 TXA 的治疗比其他止血治疗更为有效,所以静脉 TXA 只是在急性出血、其他治疗效果不满意时考虑使用的一种方法。

五、血栓形成的并发症

血管通路的堵塞是尿毒症接受血液透析治疗患者的一种常见并发症。经皮置管、动静脉内瘘、自体血管、假动静脉瘘、人工血管动静脉瘘等用于规律血透患者,都特别容易形成血栓,是导致血液透析患者住院率提高的主要原因[95]。由于血栓栓塞导致的心血管事件是尿毒症保守治疗、透析治疗及肾移植患者的主要死亡原因。终末期肾脏病行血液透析治疗患者的高凝状态已被广泛认识。危险因素包括:血小板聚集功能增强、血液凝固异常、纤溶系统活性受损、血浆脂蛋白水平增高及存在狼疮性抗凝物质[14]。

由于血小板聚集功能在血栓形成中起主要作用,抗血小板药物为有效治疗手段。阿司匹林、双嘧达莫、噻氯吡啶和磺吡酮已经在一些研究中证明能有效抗凝。纤溶药物,如链激酶、尿激酶及重组组织凝血酶原激活物等也获得了一些对照的结果。

蛋白酶 ADAMTS13 可以和血小板黏附过程相互作用,通过裂解 vWF 阻断血栓形成,而在尿毒症患者中这种蛋白酶的活性减弱[96]。大多数血小板减少性紫癜患者,由于先天因素和免疫介导缺陷,ADAMTS13 活性可以完全丧失,从而导致小动脉和毛细血管血栓形成[97]。溶血性尿毒症综合征患者中的非典型性亚组,也可以发生 ADAMTS13 活性完全丧失[97]。对存在先天性缺陷的患者,输注血浆可以补充活性的不足,从而起到治疗作用。在免疫介导型患者中,通过血浆置换清除自身抗体,或通过免疫抑制剂抑制其产物的活性是重要的治疗方式。

六、总结

尿毒症患者的出血问题目前尚未被充分阐明,主要归因于原发性凝血功能障碍,特别是血小板功能不全和血小板-血管交互作用受损。

目前的治疗包括充分的透析计划、对重度贫血的患者输注红细胞或者应用重组红细胞生成素等。急性出血的病例还可以选择去氨加压素,起码可以达到缩短出血时间的目的。消化道出血及颅内出血的患者,或者需要施行重大外科手术的患者,输注结合雌激素可以通过长效改善出血倾向而对这些严重出血患者发挥理想的治疗效果(表 29.2)。

表 29.2 尿毒症患者出血并发症处理指南

1. 对所有合并出血并发症及将行重大外科手术的尿毒症患者,透析的充分性需达标

2. 推荐对严重出血患者(如严重胃肠道出血、出血性心包炎、硬膜下血肿)或近期行心血管手术患者需调整透析计划,以避免使用肝素。急性出血病例,可以静脉使用去氨加压素 0.3 μg/kg(溶于 50 ml 生理盐水静脉注射 30 min 以上),或者皮下注射。鼻内使用剂量为 3 μg/kg 有效,而且耐受性好

3. 去氨加压素药效仅维持数小时限制了其在严重出血中的应用,而且重复使用后会导致失效。理想的慢性出血治疗药物应为长效制剂

4. 由于冷沉淀物对出血时间的效应尚未获得统一,所有不推荐使用

5. 结合雌激素静脉给药,每天使用(如 0.6 mg/kg 连用 5 天),累积剂量达 3 mg/kg,是最有效获得长效止血效应的方法

6. 严重贫血者可通过输血改善血细胞比容,输注红细胞必须使比容上升达 30% 以上才有效

7. 作为替代治疗,尿毒症患者出血、血细胞比容<30% 均可通过使用红细胞生成素获得有效纠正

(王 玲 译)

参 考 文 献

1. Morgagni GB. *Opera Omnia*. Ex Typographia Remondiniana. Venezia, 1764.

2. Mattix H, Singh AK. Is the bleeding time predictive of bleeding prior to a percutaneous renal biopsy. *Curr Opin Nephrol Hypertens* 1999;8:715–718.

3. Eknoyan G, Wacksman SJ, Glueck HI, et al. Platelet function in renal failure. *N Engl J Med* 1969;280:677–681.

4. Di Minno G, Martinez J, McKean M, et al. Platelet dysfunction in uremia: multifaceted defect partially corrected by dialysis. *Am J Med* 1985;79:552–559.

5. Eknoyan G, Brown CH. Biochemical abnormalities of platelets in renal failure: evidence for decreased platelet serotonin, adenosine diphosphate and Mg-dependent adenosine triphosphatase. *Am J Nephrol* 1981;1:17–23.

6. Kyrie PA, Stockenhuber F, Brenner BM, et al. Evidence for an increased generation of prostacyclin in the microvasculature and an impairment of the platelet alpha-granule release in chronic renal failure. *Thromb Haemost* 1988;60:205–208.

7. Vlachoyannis J, Schoeppe W. Adenylate cyclase activity and cAMP content of human platelets in uremia. *Eur J Clin Invest* 1982;12:379–381.

8. Jacobsson B, Ransnas L, Nyberg G, et al. Abnormality of adenylate cyclase regulation in human platelet membranes in renal insufficiency. *Eur J Clin Invest* 1985;15:75–81.

9. Gura V, Creter D, Levi J. Elevated thrombocyte calcium content in uremia and its correction by 1- α(OH) vitamin D treatment. *Nephron* 1982;30:237–239.

10. Ware JA, Clark BA, Smith M, et al. Abnormalities of cytoplasmic Ca2+ in platelets from patients with uremia. *Blood* 1989;73:172–176.

11. Remuzzi G, Benigni A, Dodesini P, et al. Parathyroid hormone inhib ts human platelet function. *Lancet* 1981;2:1321–1323.

12. Benigni A, Livio M, Dodesini P, et al. Inhibition of human platelet aggregation by parathyroid hormone: is cyclic AMP implicated? *Am J Nephrol* 1985;5:243–247.

13. Viganó G, Gotti E, Comberti E, et al. Hyperparathyroidism does not influence the abnormal primary haemostasis in patients with chronic renal failure. *Nephrol Dial Transplant* 1989;4:971–974.

14. Joist JH, Remuzzi G, Mannucci PM. Abnormal bleeding and thrombosis in renal disease. In: Colman RW, et al. eds. *Hemostasis and thrombosis: basic principles and clinical practice*. Philadelphia: JB Lippincott Co, 1994;921–935.

15. Smith MC, Dunn MJ. Impaired platelet thromboxane production in renal failure. *Nephron* 1981;29:133–137.

16. Remuzzi G, Benigni A, Dodesini P, et al. Reduced platelet thromboxane formation in uremia: evidence for a functional cyclooxygenase defect. *J Clin Invest* 1983;71:762–768.

17. Macconi D, Viganó G, Bisogno G, et al. Defective platelet aggregation in response to platelet-activating factor in uremia associated with low platelet thromboxane A2 generation. *Am J Kidney Dis* 1992;19:318–325.

18. Escolar G, Diaz-Ricart M, Cases A, et al. Abnormal cytoskeletal assembly in platelets from uremic patients. *Am J Pathol* 1993;143: 823–831.

19. Remuzzi G, Perico N, Zoja C, et al. Role of endothelium-derived nitric oxide in the bleeding tendency of uremia. *J Clin Invest* 1990;86:1768–1771.

20. Radomski MW, Palmer RMJ, Moncada S. The role of nitric oxide and cGMP in platelet adhesion to vascular endothelium. *Biochem Biophys Res Commun* 1987;148:1482–1489.

21. Aiello S, Noris M, Todeschini M, et al. Renal and systemic nitric oxide synthesis in rats with renal mass reduction. *Kidney Int* 1997;52:171–181.

22. Noris M, Benigni A, Boccardo P, et al. Enhanced nitric oxide synthesis in uremia: implications for platelet dysfunction and dialysis hypotension. *Kidney Int* 1993;44:445–450.

23. Noris M, Remuzzi G. Uremic bleeding: closing the circle after 30 years of controversies? *Blood* 1999;94:2569–2574.

24. Horl WH. Hemodialysis membrane: interleukins, biocompatibility and middle molecules. *J Am Soc Nephrol* 2002;13:S62–S71.

25. Mezzano B, Tagle R, Panes O, et al. Hemostatic disorder of uremia: the platelet defect, main determinant of the prolonged bleeding time, is correlated with indices of activation of coagulation and fibrinolysis. *Thromb Haemost* 1996;76:312–321.

26. Sloand EM, Sloand JA, Prodouz K, et al. Reduction of platelet glycoprotein Ib in uraemia. *Br J Haematol* 1991;77:375–381.

27. Benigni A, Boccardo P, Galbusera M, et al. Reversible activation defect of the platelet glycoprotein IIb-IIIa complex in patients with uremia. *Am J Kidney Dis* 1993;22:668–676.

28. Escolar G, Cases A, Bastida E, et al. Uremic platelets have a functional defect affecting the interaction of von Willebrand factor with glycoprotein IIb–IIIa. *Blood* 1990;76:1336–1340.

29. Rabiner SF, Molinas F. The role of phenol and phenolic acid on the thrombocytopathy and defective platelet aggregation of patients with renal failure. *Am J Med* 1970;49:346–351.

30. Horowitz HI, Stein IM, Cohen BD, et al. Further studies on the platelet inhibiting effect of guanidinosuccinic acid and its role in uremic bleeding. *Am J Med* 1970;49:336–340.

31. Remuzzi G, Livio M, Marchiaro G, et al. Bleeding in renal failure:

altered platelet function in chronic uraemia only partially corrected by haemodialysis. *Nephron* 1978;22:347–353.

32. Stein IM, Cohen BD, Horowitz HI. Guanidino succinic acid: the "X" factor in uremic bleeding? (Abstract) *Clin Res* 1968;16:397.

33. Rabiner SF. Bleeding in uremia. *Med Clin North Am* 1972;56:221–223.

34. Remuzzi G, Cavenaghi AE, Mecca G, et al. Prostacyclin-like activity and bleeding in renal failure. *Lancet* 1977;2:1195–1197.

35. Leithner CH, Winter M, Sibauer K, et al. Enhanced prostacyclin availability of blood vessels in uraemic humans and rats. In: Robinson RHB, et al., eds. *Dialysis transplantation nephrology, Proceedings of the 15th Congress of European Dialysis and Transplant Association.* Tunbridge Wells: Pitman Medical, 1978:418–422.

36. Defreyn G, Vergara Dauden M, Machin SJ, et al. A plasma factor in uraemia which stimulates prostacyclin release from cultured endothelial cells. *Thromb Res* 1980;19:695–699.

37. Saglikes Y, Massry SG, Iseki K, et al. Effect of PTH on blood pressure and response to vasoconstrictor agonists. *Am J Physiol* 1985;248:F674–F681.

38. Turitto WT, Weiss HJ. Red blood cells: their dual role in thrombus formation. *Science* 1980;207:541–543.

39. Livio M, Gotti E, Marchesi D, et al. Uraemic bleeding: role of anemia and beneficial effect of red cell transfusions. *Lancet* 1982;2:1013–1015.

40. Fernandez F, Goudable C, Sie P, et al. Low hematocrit and prolonged bleeding time in uraemic patients: effect of red cell transfusions. *Br J Haematol* 1985;59:139–148.

41. Aznar-Salatti J, Hernandez R, Anton P, et al. Serum obtained from uraemic patients modifies the reactivity towards platelets of extracellular matrices produced by endothelial cells (Abstract). *VIth Int Sym Biol Vasc Cells* 1990;1:57.

42. Gordge MP, Leaker BR, Patel A, et al. Recombinant human erythropoietin corrects uraemic bleeding without causing intravascular haemostatic activation. *Thromb Res* 1990;57:171–182.

43. Moia M, Mannucci PM, Vizzotto L, et al. Improvement in the haemostatic defect of uraemia after treatment with recombinant human erythropoietin. *Lancet* 1987;2:1227–1229.

44. Viganò G, Benigni A, Mendogni D, et al. Recombinant human erythropoietin to correct uremic bleeding. *Am J Kidney Dis* 1991;1:44–49.

45. Macdougall IC. Role of uremic toxins in exacerbating anemia in renal failure. *Kidney Int* 2001;59:S67–S72.

46. Andrassy K, Ritz E. Uremia as a cause of bleeding. *Am J Nephrol* 1985;5:313–319.

47. Shattil S, Bennett J, McDonough M, et al. Carbenicillin and penicillin G inhibit platelet function *in vitro* by impairing the interaction of agonists with the platelets surface. *J Clin Invest* 1980;65:329–337.

48. Harter HR, Burch JW, Majerus PW, et al. Prevention of thrombosis in patients on hemodialysis by low dose of aspirin. *N Engl J Med* 1979;301:577–579.

49. Lindsay RM, Ferguson D, Prentice CR, et al. Reduction of thrombus formation on dialyzer membranes by aspirin and RA233. *Lancet* 1972;2:1287–1290.

50. Gaspari F, Viganó G, Orisio S, et al. Aspirin prolongs bleeding time in uremia by a mechanism distinct from platelet cyclo-oxygenase inhibition. *J Clin Invest* 1987;79:1788–1797.

51. Boyle JM, Johnston B. Acute upper gastrointestinal hemorrhage in patients with chronic renal disease. *Am J Med* 1983;75:409–412.

52. Harker LA, Fuster V. Pharmacology of platelet inhibitors. *J Am Coll Cardiol* 1986;8:21B–32B.

53. Margolis DM, Saylor JL, Geisse G, et al. Upper gastrointestinal disease in chronic renal failure: a prospective evaluation. *Arch Intern Med* 1978;138:1214–1217.

54. Dave PB, Romeu J, Antonelli A, et al. Gastrointestinal telangiectasias: a source of bleeding in patients receiving hemodialysis. *Arch Intern Med* 1984;144:1781–1783.

55. Zuckerman GR, Cornette GL, Clouse RE, et al. Upper gastrointestinal bleeding in patients with chronic renal failure. *Ann Intern Med* 1978;138:1214–1217.

56. Dorothy CC. Gastrointestinal bleeding in dialysis patients. *Nephron* 1993;63:132–139.

57. Kumar S, Lesch M. Pericarditis in renal disease. *Prog Cardiovasc Dis* 1980;22:357–369.

58. Bechar M, Lakke JP, van der Hem GK, et al. Subdural hematoma during long term hemodialysis. *Arch Neurol* 1972;26:513–516.

59. Galen MA, Steinberg SM, Lowrie FG. Hemorrhagic pleural effusion in patients undergoing chronic dialysis. *Ann Intern Med* 1975;82:359–361.

60. Milutinovich J, Follette WC, Scribner BH. Spontaneous retroperitoneal bleeding in patients on chronic hemodialysis. *Ann Intern Med* 1977;86:189–192.

61. Borra S, Kleinfeld M. Subscapular liver hematoma in a patient on chronic hemodialysis. *Ann Intern Med* 1980;93:574–575.

62. Slusher MM, Hamilton RW. Letter: spontaneous hyphema during hemodialysis. *N Engl J Med* 1975;293:561.

63. Gordon LA, Somon ER, Rukes JM, et al. Studies in regional heparinization. *N Engl J Med* 1956;255:1063–1066.

64. Blaufox MD, Hampers CL, Merril JP. Rebound anticoagulation occurring after regional heparinization for hemodialysis. *Trans Am Soc Artif Intern Organs* 1966;12:207–209.

65. Tolkoff-Rubin NE, Nardini J, Fang LST, et al. Successful hemodialysis of patients at high risk of hemorrhage using the ExVal dialyzer. *Dial Transplant* 1986;15:125–126.

66. Flanigan MJ, Von Brecht J, Freeman RM, et al. Reducing the hemorrhagic complications of hemodialysis: a controlled comparison of low-dose heparin and citrate anticoagulation. *Am J Kidney Dis* 1987;9:147–153.

67. Kelleher SP, Schulman G. Severe metabolic alkalosis complicating regional citrate hemodialysis. *Am J Kidney Dis* 1987;9:235–236.

68. Saltissi D, Morgan C, Westhuyzen J, et al. Comparison of low-molecular-weight heparin (enoxaparin sodium) and standard unfractionated heparin for haemodialysis anticoagulation. *Nephrol Dial Transplant* 1999;14:2698–2703.

69. Ivanovich P, Xu CG, Kwaan HC, et al. Studies of coagulation and platelet functions in heparin-free hemodialysis. *Nephron* 1983;33:116–120.

70. Casati S, Moia M, Graziani G, et al. Hemodialysis without anticoagulants: efficiency and hemostatic aspects. *Clin Nephrol* 1984;21:102–105.

71. Fernandez F, van Ryn J, Ofosu F, et al. The hemorrhagic and antithrombotic effects of dermatan sulphate. *Br J Haematol* 1986;64:309–317.

72. Boccardo P, Melacini D, Rota S, et al. Individualized anticoagulation with dermatan sulphate for haemodialysis in chronic renal failure. *Nephrol Dial Transplant* 1997;12:2349–2354.

73. Dawson A, Lawinski C, Weston M, et al. Sulfinpyrazone as a method of keeping dialysis membranes clean. In: Frost TH, ed. *Technical aspects of renal disease*, Bath, England: Pitman Press, 1978.

74. Zusman RM, Rubin RH, Cato AE, et al. Hemodialysis using prostacyclin instead of heparin as the sole antithrombotic agent. *N Engl J Med* 1981;304:934–939.

75. Swartz RD, Flamenbaum W, Dubrow A, et al. Epoprostenol (PGI, prostacyclin) during high-risk hemodialysis: preventing further bleeding complications. *J Clin Pharmacol* 1988;28:818–825.

76. Lin FK, Suggs S, Lin CH. Cloning and expression of the human erythropoietin gene. *Proc Nat Acad Sci USA* 1985;82:7580–7584.

77. Eschbach JW, Egrie JC, Downing MR, et al. Correction of the anemia and end-stage renal disease with recombinant human erythropoietin: results of a phase I and II clinical trial. *N Engl J Med* 1987;316:73–78.

78. Van Geet C, Hauglustaine D, Verresen L, et al. Haemostatic effects of recombinant human erythropoietin in chronic haemodialysis patients. *Thromb Haemost* 1989;61:117–121.

79. NKF-DOQI. Clinical practice guidelines: treatment of anemia of chronic renal failure. *Am J Kidney Dis* 1997;30:S192–S237.

80. Besarab A, Bolton WK, Browne JK, et al. The effects of normal as compared with low hematocrit values in patients with cardiac disease who are receiving hemodialysis and epoetin. *N Engl J Med* 1998;339:584–590.

81. Janson PA, Jubelirer SJ, Weinstein MJ, et al. Treatment of the bleeding tendency in uremia with cryoprecipitate. *N Engl J Med* 1980;303:1318–1322.

82. Mannucci PM, Remuzzi G, Pusinieri F, et al. Deamino-8-d—arginine vasopressin shortens the bleeding time in uremia. *N Engl J Med* 1983;308:8–12.

83. Viganó G, Mannucci PM, Lattuada A, et al. Subcutaneous injection of desmopressin (DDAVP) shortens the bleeding time in uremia. *Am J Hematol* 1989;31:32–35.

84. Shapiro MD, Kelleher SP. Intranasal deamino-8-d—argine vasopressin

shortens the bleeding time in uremia. *Am J Nephrol* 1984;4:260–261.

85. Canavese C, Salomone M, Pacitti A, et al. Reduced response of uraemic bleeding time to repeated doses of desmopressin. *Lancet* 1985;1:867–868.

86. Mannucci PM. Desmopressin (DDAVP) in the treatment of the bleeding disorders: the first 20 years. *Blood* 1997;90:2516–2521.

87. Livio M, Mannucci PM, Vigano GL, et al. Conjugated estrogens for the management of bleeding associated with renal failure. *N Engl J Med* 1986;315:731–735.

88. Liu YK, Kosfeld RE, Marcum SG. Treatment of uraemic bleeding with conjugated oestrogen. *Lancet* 1984;2:887–890.

89. Viganó G, Gaspari F, Locatelli M, et al. Dose-effect and pharmacokinetics of estrogens given to correct bleeding time in uremia. *Kidney Int* 1988;34:853–858.

90. Zoja C, Noris M, Corna D, et al. L-Arginine, the precursor of nitric oxide, abolishes the effect of estrogens on bleeding time in experimental uremia. *Lab Invest* 1991;65:479–483.

91. Sloand JA, Schiff MJ. Beneficial effect of low-dose transdermal estrogen on bleeding time and clinical bleeding in uremia. *Am J Kidney Dis* 1995;26:22–26.

92. Sagripanti A, Cupisti A, Baicchi U, et al. Plasma parameters of the prothrombotic state in uremia. *Nephron* 1993;63:273–278.

93. Sabovic M, Lavre J, Vujkovac B. Tranexamic acid is beneficial as adjunctive therapy in treating major upper gastrointestinal bleeding in dialysis patients. *Nephrol Dial Transplant* 2003;18:1388–1391.

94. Hedges SJ, Dehoney SB, Hooper JS, et al. Authors' response to "Tranexamic acid and uremic bleeding: evidence-based treatment recommendations". *Nat Clin Pract Nephrol* 2007;3:E3.

95. Lazarus JM, Hakim RM. Medical aspects of hemodialysis. In: Brenner BM, et al., ed. *The kidney*, Philadelphia: WB Saunders, 1991:2223–2298.

96. Mannucci PM, Canciani MT, Forza I, et al. Changes in health and disease of the metalloprotease that cleaves von Willebrand factor. *Blood* 2001;98.2730–2735.

97. Galbusera M, Noris M, Remuzzi G. Thrombotic thrombocytopenc purpura—then and now. *Semin Thromb Haemost* 2006;32:81–89.

第三十章　终末期肾脏病患者贫血的治疗

Anatole Besarab，Jerry Yee

由于溶质潴留的有害作用和肾脏产生的激素特别是红细胞生成素（EPO）的缺乏，慢性肾脏病（CKD）与许多并发症相关。CKD 最特征性的血液系统异常是贫血，主要由于肾内分泌功能衰竭导致。贫血在许多接受充分透析治疗的患者中一直都是个重要问题。

本章将就 CKD 贫血的发病机制及治疗进行讨论。在整个章节中，EPO 是指内源性循环激素。红细胞生成素或重组人红细胞生成素（rHuEPO）是指由多个系统产生并用于治疗的一种重组产品。ESA 是指红细胞生成刺激剂，可能是改良的红细胞生成素或其他能刺激受体或引起 EPO 产生的制剂。

一、慢性肾脏疾病的贫血：问题的严重性

在美国，据估计高达 2100 万人患有不同程度的 CKD。如果以男性 Hb 低于 12 g/dl，女性低于 11 g/dl 进行定义，Astor 等[1]估计高达 300 万非透析依赖的 CKD 患者存在贫血。与非西班牙裔白人相比，墨西哥裔美国人和非裔美国人 CKD 贫血的发病率增加。目前有超过 35 万患者接受透析，这个数字预期在 2010 年增长至超过 60 万。

二、红细胞生成素和红细胞生成的生理学

历史展望

在约 200 年前就已提出骨髓因低氧而促进红细胞生成。刺激骨髓红细胞生成的"血细胞生成素"的概念起源于 1906 年[2]，它快速被整合入涉及血细胞生成素的低氧诱导的反馈机制，1957 年 Erslev 形容"红细胞刺激因子"为 EPO[3]。这一因子在双侧肾切除动物[4]和无尿的人类[5]中缺乏。Goldwasser 等首次纯化[6]和测序[7]了 EPO 的氨基酸，继而有利于 EPO 基因的克隆[8,9]。将人类基因转染到中国仓鼠卵巢细胞[9]和基因激活方案[10]使得 rHuEPO 能够大批量生产用于临床。

1968 年，在正常人中明确了肾脏内 EPO 分泌部位的氧转运依赖的红细胞生成的反馈控制。尿和血浆 EPO 浓度在放血诱导的血细胞比容（Hct）下降时呈指数级增加，但在过度输血时下降[11]。大量的生理和临床研究在特异性放免方法（RIA）发展后变得可能[12]，特别是目前的免疫检测确定了所有 EPO 片段的免疫原性，不论其生物活性如何[13,14]。

正常情况下血浆 EPO 水平显著反映了根据组织氧气需求产生的肾脏合成，90% 以上的 EPO 由肾脏产生[15]。肾外（如肝细胞）EPO 产生也主要由肝脏氧气需求和氧气供应的比例调节[16]。肾外 EPO 产生在肝脏损伤后立即下降，当肝脏再生时升至超正常水平。在急性

肾衰竭时,EPO 一直产生不足,在排泄功能恢复后 EPO 浓度缓慢恢复[17,18]。

正常红细胞生成

原位杂交将 EPO 信使核糖核酸(mRNA)定位于 I 型间质细胞[19,20],这种细胞主要位于肾皮质的深层和外髓,靠近近端小管细胞的基底部[21]。随着贫血和组织缺氧的进展,EPO 产生细胞数目增多,朝向皮质浅层。严重贫血或缺氧时的代偿需要肾脏 EPO 产生增加约 100 倍,EPO 产生细胞以"开关"方式募集,随氧分压下降呈指数级增长。总之,EPO 从头合成、快速分泌,在细胞间无明显积聚[22]。EPO mRNA 半衰期短,可根据组织氧气张力变化,促进 EPO 合成的快速调节。维持"正常"人类血浆水平至 8~24 mU/ml(约 100 ng/L)需要每日合成 2~3 U/kg 体重。

EPO 在骨髓中起主要作用。在适当刺激下,原始造血干细胞有自身修复的能力,可分化为定向祖细胞。修复随机发生[23],主要由世系非特异性细胞因子如 IL-3、干细胞因子、胰岛素生长因子和粒细胞-巨噬细胞集落刺激因子(GM-CSF)启动(图 30.1)。多能干细胞转换为成熟红细胞(RBC)出现两个形态学不同的阶段,详见图 30.2[24]。第一个较长的阶段以小单个核细胞表面出现 CD34 开始[25]。此后,定向红系祖细胞,原始、成熟、突发形成单位红细胞(BFU-E)和克隆形成单位红细胞(CFU-E)出现。在第二个前体阶段,形态上可识别的幼红细胞出现,进而成熟为原红细胞和子代红细胞。

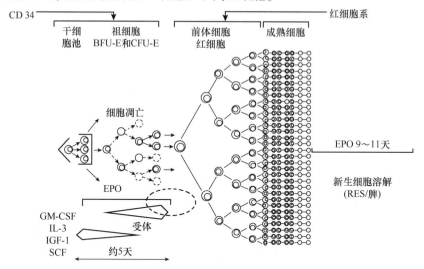

图 30.1　正常红细胞生成。红细胞生成可分为两个阶段。从干细胞发展到有核红细胞历时约 17 天。红细胞生成素(EPO)和其他生长因子作用的部位已显示。在第一阶段需要 EPO(从多能干细胞到祖细胞,在 BFU-E 和 CFU-E 中),但在第二个前体细胞阶段不需要。EPO 作用于 BFU-E 和 CFU-E 8~10 天。这些"小圆圈"代表前体细胞的潜在凋亡。第二阶段血红蛋白的快速合成时持续存在 EPO 不依赖的时相。在网织红细胞存在于骨髓后,当 EPO 水平急剧下降时,它通过脾脏时易遭受新生细胞溶解。BFU-E,突发形成单位红细胞;CFU-E,克隆形成单位红细胞;RES,网状内皮系统;GM-CSF,粒细胞-巨噬细胞集落刺激因子;IL-3,白细胞介素 3;IGF-1,胰岛素生长因子 1;SCF,干细胞因子(获允摘自:Schuster SJ, Caro J. Erythropoietin: physiologic basis for clinical application; *Vos Sang*, 1993; 65: 169-170 和 Erslev AJ, et al. Erythropoietin in the pathogenesis and treatment of the anemia of chronic renal failure. Editorial review. *Kidney Int*, 1997; 51: 623-630.）

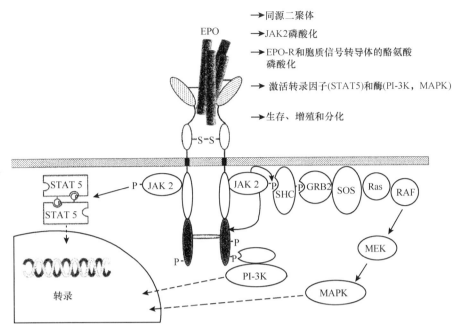

图 30.2　红细胞生成素(EPO)受体。JAK2,Janus 激酶 2;STAT5,转录因子;MAPK,有丝分裂原活化蛋白激酶;SHC,Src 同源区 2 结构域;GRB2,生长因子受体结合蛋白 2;SOS,sevenless of son 蛋白;RAS,肾素-血管紧张素系统;RAF,快速进展的纤维肉瘤;MEK,有丝分裂原活化蛋白/细胞外信号调节激酶(MAP/ERK)激酶

多能祖细胞和定向祖细胞被 IL-1、IL-6 和粒细胞集落刺激因子(G-CSF)刺激进入 G_1 阶段。在 IL-3 和 GM-CSF 刺激下,祖细胞分化为原始 BFU-E。当自身修复能力丢失和获得 EPO 受体时,外周对细胞产生的需求仅在多能干细胞转换为单能后可被满足。EPO 对于 BFU-E 和 CFU-E 的复制和分化过程是重要的,可表现出对 EPO 的依赖和敏感性增加。胰岛素或胰岛素样生长因子 1(IGF-1)对 CFU-E 的生长也是必需的。我们强调 EPO 的恒定对于定向红系祖细胞的营养、复制和分化是重要的。这一概念对理解 rHuEPO 的临床剂量和选择最佳的用药途径是基本的。

EPO 受体由 CFU-E 表达于原红细胞阶段,在红细胞分化的最终阶段消失,因此网织红细胞和红细胞不表达 EPO 受体。在成熟的特定水平,CFU-E 转化为合成血红蛋白(Hb)的红细胞。第二阶段比第一阶段短。在这个阶段,细胞进一步的增生和成熟不受 EPO 的影响,在足够的铁、叶酸、维生素 B_{12}、吡哆醇、维生素 C 和微量元素供应时以恒定速度进行。每个离开 CFU-E 阶段的细胞最终产生 32 个子代细胞,这些细胞离开骨髓后形成网织红细胞。

一些其他因素如雄激素、甲状腺激素、生长调节素和儿茶酚胺会加速 CFU-E 的生长,但不是必需的。其他细胞因子包括 IL-1α、IL-1β、IL-2、TNF-α 和 TGF-β 对于红细胞生成有负性作用。这些细胞因子是慢性疾病贫血时重要的调节剂,总是出现在急性感染或炎症时。它们的抑制作用在 CKD 患者中可产生对内源性 EPO 的抵抗。

EPO 信号转导涉及 EPO 受体(p66),这是一种 55 kD 的跨膜蛋白,图 30.2 显示了受体激活后事件的顺序。新产生的红细胞生成素不像红细胞生成素,可包含简单的受体激活多肽。某些肽仅 14 个氨基酸长度。一旦激活,EPO 受体通过组成性表达 Janus 激酶 2(JAK2)

而形成二聚体和酪氨酸激酶活性,通过信号转导和转录激活(STAT)、肾素-血管紧张素系统(RAS)和磷酸肌醇 3 激酶诱导细胞内蛋白和下游信号的磷酸化。其中,STAT 通路是最重要的。STAT5 是一种潜在的胞浆转录因子,在被JAK2二聚体磷酸化后可移位到细胞核,与特异的 DNA 序列结合后继而发生基因转录。另外,2 种酪氨酸激酶 SHP-1 和 SHP-2 在 EPO 诱导的信号和此后的细胞增殖中分别发挥负性和正性作用。EPO 也通过一种临时受体电位通道调节红细胞中钙的内流。

尽管确切的信号或通路还所知甚少,最终信号不可能是涉及球蛋白或其他成熟红细胞蛋白合成基因的转录因子,而更可能是这些信号维持祖细胞的生存。当缺乏 EPO 时,这些细胞在前体细胞阶段经历凋亡。图 30.2 中当不存在 EPO 时,无核细胞经历程序性细胞死亡。当 EPO 存在时,这些细胞增生并最终形成前体细胞。

直至最近,EPO 被认为一旦从骨髓中释放,即对细胞无作用。然而,有另一种 EPO 依赖的机制可影响循环细胞的生存。当从高处下降时,红细胞为了快速适应环境的变化,可出现EPO 水平的快速下降,引起 RBC 溶血和新生红细胞破坏。

表 30.1　红细胞生成素(EPO)受体的组织表达

同源二聚体:高亲和力
骨髓 BFU-E、CFU-E
内皮细胞——脾和网状内皮系统
异源二聚体:低亲和力
肝
内皮细胞
脾脏的巨噬细胞
血管肌细胞
中枢神经系统
心肌细胞
肿瘤细胞
子宫
睾丸细胞

注:BFU-E,突发形成单位红细胞;CFU-E,克隆形成单位红细胞。

已知 EPO 是一种多功能的影响体内平衡的营养因子。表 30.1 罗列了有 EPO 受体的组织。目前相信有两种受体存在。高亲和力的同源二聚体受体由低浓度的 EPO(5~100 mU/ml)激活,低亲和力的异源二聚体受体由更高浓度的 EPO 激活。尽管 EPO 的主要作用部位是骨髓,一些研究令人信服地说明红细胞生成素作用于表达 EPO 受体的不同组织。EPO 受体定位于视网膜、中枢神经系统、血管内皮和平滑肌细胞、肾小管细胞,甚至心肌细胞。EPO 也能显著减少促炎症细胞因子和趋化因子的产生和释放,明显减少炎症细胞进入受损的大脑和心脏。EPO 可减轻培养的大鼠心肌细胞暴露于长时间低氧后的凋亡,并使诱导的心肌梗死范围缩小,因此保护了心肌功能。EPO 对于正常的内皮细胞分化也是必需的,在某些组织,它以自分泌形式起作用。红细胞生成素也能改善急性脑卒中男性患者的临床预后。同样,将来红细胞生成素会有多种骨髓外的应用。

人类 EPO 基因定位于 7 号染色体的长臂,有 5 个外显子和 4 个内显子。它由低氧诱导因子 HIF-1 和 HIF-2 紧密调节,这些低氧诱导因子作用于基因启动子上游的低氧敏感部分。HIF-1 和 HIF-2 与氧敏感增强子结合,诱导 EPO mRNA 的基因转录。HIF-1β 亚单位在有核细胞呈组成性表达,HIF-1 调节由 HIF-1α 亚单位的多少介导。HIF-1α 必须组成性地结合产生的核 HIF-1β 来诱导转录。HIF-1α 的多少主要由含氧量正常时的泛素-蛋白酶体系统的降解决定。在含氧量正常时特异的脯氨酸羟化酶引起 HIF-1α 羟基化,导致被 pVHL,von

Hippel-Lindau(VHL)肿瘤抑制基因产物识别,被泛素连接酶复合物泛蛋白化。多种泛蛋白化可引起蛋白酶体降解。低氧抑制脯氨酰羟基化,可防止 pVHL 与 HIF-1α 结合和降解,继而 HIF-1α 积聚和核转位。在细胞核中,HIF-1α 与 HIF-1β 形成二聚体,与目标细胞基因包括 EPO 基因的启动子的低氧反应元件结合。没有 pVHL 的细胞在氧气存在时不能降解 HIF-1α,与低氧时相似。近来,过氧化物(O_2^-)被发现可在低氧或接触钴后阻滞 HIF-1α 蛋白的积聚,因此诱导了红细胞生成。

EPO 基因编码了由 193 个氨基酸组成的一种激素原。当前 27 个 N 端氨基酸和 C 端精氨酸裂解后,EPO 以 165 个氨基酸肽的形式被分泌,伴有 2 个二硫化物桥和 4 个碳水化合物接触部位。4 个包含唾液酸的复合碳水化合物链与蛋白连接,占 34 000 道尔顿(34 kD)分子质量的 40%。二硫化物交联形成 2 个生物活性必需的环。细胞分泌和体内生物活性需要糖基化,因为一部分唾液酸允许 EPO 足够长时间循环以到达骨髓。当接触半乳糖残基后,快速受体介导的胞吞作用出现,去唾液酸的 EPO 半衰期减少到分钟。完全唾液酸化的激素半衰期为 4~12 h。碳水化合物唾液酸对于 EPO 通过受体结合作用于骨髓前体细胞不是必需的。释放入循环的唾液酸糖蛋白对于热和 pH 高度抵抗。尽管第一代 rHuEPO 产物的碳水化合物结构有些差别,其生物学活性是相似的。

EPO 氨基酸序列被额外的两种唾液酸残基修饰,产生一种药理学半衰期更长的分子(达依泊汀)。将聚乙二醇分子 PEG 附着在蛋白质上也被用来增加血浆中生物学活性,产生了一种半衰期超过 100 h 的制剂(持续性红细胞生成素受体激活剂 CERA)。天然 EPO、重组红细胞生成素和 ESA 的清除部位和机制仍不清楚现象,尽管降解可能发生在 EPO 受体介导的细胞摄取后,这些细胞主要是骨髓中的红细胞前体。

血红细胞生成素水平

正常人稳态情况下,EPO 水平是非常恒定的。昼夜变化存在,但幅度相对较小,在基线上下 20% 左右(10~17 mU/ml)。严重阻塞性睡眠呼吸暂停患者往往夜间长时间缺氧,EPO 基线水平(约 46 mU/ml)较高且变异(40%)较大。

正常人稳态情况下 EPO 水平为 6~25 mU/ml。正常情况下,血浆水平主要反映肾脏根据组织氧的需求而产生的 EPO 合成。EPO 产生增加源于低氧刺激后额外的 EPO 合成细胞的指数级招募。这种招募使循环 EPO 水平和 Hct 呈负相关(图 30.3)。

红细胞生成控制系统的整合

在低氧血症(PO_2 下降)、携氧能力下降(贫血)、血红蛋白病(表现为对氧的亲和力增加)或缺血时,肾脏对组织缺氧的最初反应是

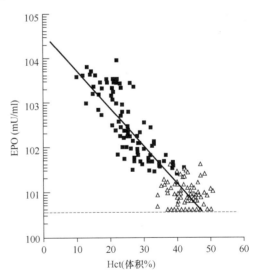

图 30.3　血浆红细胞生成素(EPO)水平和血细胞比容呈对数负相关。三角——多种类型的非肾性贫血,包括与溶血、铁缺乏和慢性炎症疾病相关的贫血;方块——没有贫血的正常人(获允摘自:Erslev AJ. Erythropoietin. *N Engl J Med*,1991;324:1339-1344.)

相似的。EPO-红细胞生成系统的主要特征是错误的信号,组织氧减少明确了"红系不足"的存在,可导致 EPO 的产生。正常的负性生物反馈系统诱导了 EPO 产生的增多,表现为血浆 EPO 浓度升高。当无肾脏疾病时,随着 Hct 下降至轻度贫血水平的 27%~33%,血浆 EPO 水平从正常的低于 25 mU/ml 上升至约 100 mU/ml。在严重贫血时,EPO 浓度可增加超过 100 倍。当 Hct 低于 20% 时,EPO 水平可超过 1000 mU/ml。

循环 EPO 水平的变化几乎完全取决于激素合成和释放,其产生的速率主要取决于氧需求或产生量与氧供给的比率。结果,减少肾脏氧供的因素如肾血流量减少、动脉氧含量减少或 Hb 氧亲和力增加可使 EPO 产生增多,反之亦然,形成了一个反馈控制环。

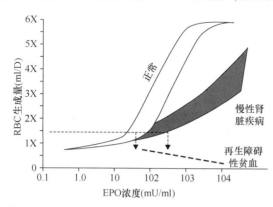

图 30.4 正常人和肾衰竭患者红细胞(RBC)产量和红细胞生成素(EPO)水平的相关性。红细胞产量以正常的倍数来显示。在非肾性贫血,随着 EPO 增加 100 倍或更多,骨髓的反应可使红细胞产量增加 6 倍。在肾衰竭时,剂量反应曲线向下和向右移。基础产量(虚线)在正常人和终末期肾脏病患者中分别出现于 EPO 水平为 15 mU/ml 和 80 mU/ml。下面的虚线代表再生障碍性贫血

血氧转运依赖 Hb 含量。Hb 和 Hct 相关,比例约 1∶3。肾脏好比一个"压积仪"可监测氧张力和细胞外容量。通过 EPO 可调节 RBC 质量;通过水钠排泄可调节血浆容量。因此,肾脏调节了"压积"的分子和分母。保持正常的 Hct 为 40%~50% 不是一个随机事件,而是机体使组织氧供最大化的一种措施。

一些应该知道的知识:

(1) 相对于从 BFU-E 产生成熟网织红细胞需要的时间(20 天),红细胞的寿命较长(80~140 天)。因此,系统很容易"循环"。

(2) EPO 水平可增加 10~100 倍,但 RBC 的最大产生量仅可增加 4~6 倍(图 30.4)。

(3) 正常人 EPO 水平在放血后 24 h 内达到高峰,尽管红细胞仍然不足,在接下来的 24 h 内 EPO 水平快速下降。EPO 水平快速恢复至正常可能因为肾内和全身的血流动力学改变,或部分因为通过受体介导的结合和摄取而清除循环 EPO 的前体细胞的增多。这种自身的下调(以防止 Hb 过多)在应用外源性 ESA 时是缺乏的。

三、临床和实验室特征

循环血

对肾脏疾病患者贫血的研究已经有 170 多年了。CKD 患者的非复杂性贫血是正细胞和正色素性的。

骨髓

终末期肾脏病(ESRD)贫血患者的骨髓通常是细胞组成的,外观和所有组分的成熟顺序"正常",包括有核红细胞。然而,骨髓的"正常"会起误导作用,因为在贫血时

预期红系活性代偿性增加。当由于急性失血或长时间缺氧后 Hct 下降,CKD 骨髓中红细胞生成量可增加至超过正常水平,但与无尿毒症的相似受累患者程度不同 。以血浆铁转换率检测骨髓红细胞生成非常有效,与 ^{59}Fe 渗入红细胞相仿。既往研究提示尿毒症患者红细胞寿命轻度下降。新近在透析充分患者中的研究显示如果避免血透相关的失血,红细胞寿命可接近正常。

氧转运

红细胞作为氧携带者的能力没有下降。一般,氧亲和力下降是由于细胞内磷的变化引起外周组织氧传送增加。肾衰竭时轻度全身代谢性酸中毒通过向右改变氧离曲线(Bohr 效应)进一步加剧了氧亲和力的下降。血透后全身 pH 增加时,Hb-氧亲和力仅轻度增加。

铁缺乏和低磷血症对于透析间期和透析后症状的产生可能是重要的。不论贫血的程度如何,铁缺乏对于运动能力有负性作用。过量应用磷结合剂、肠道磷吸收不足和饮食不足,与透析清除磷协同可导致低磷血症,这伴随细胞内有机磷水平下降,导致 Hb-氧亲和力增加伴暂时的组织氧减少。

四、肾脏疾病贫血的病理生理

临床表现

肾脏疾病贫血(肾性贫血)的严重程度一般与肾功能减退平行。如图 30.5 所示,在 CKD 的早期阶段,肾脏可如预期产生 EPO,EPO 产生不足不是肾性贫血的最初原因,这个阶段贫血的主要机制是一些认识还不清楚的毒素抑制红细胞的合成或红细胞生存时间缩短。在疾病的进展阶段,EPO 产生减少,比贫血程度的预期水平低,此时真正存在 EPO 缺乏。因此,尽管终末期肾脏持续产生 EPO,排泄功能有效停止,但在适当贫血的低氧刺激后,仍不能使 EPO 产生增多。在严重贫血时维持"适当"的血浆水平需要残肾组织具备增加 10 ~ 20 倍的 EPO 产生能力。在无肾脏者中,EPO 水平显著下降,但仍可被 RIA 检测到。在使用红细胞生成素之前,无肾脏患者 EPO 的绝对缺乏使得其依赖输血。

肾脏疾病通过破坏内分泌和外分泌功能干扰红细胞的产生和寿命,从而影响红细胞质量。其他因素如铁、营养物质缺乏和推测

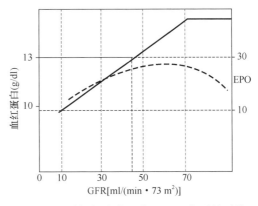

图 30.5 不同肾小球滤过率(GFR)水平的平均血红蛋白水平以实线表示;慢性肾脏病(CKD)的真实红细胞生成素(EPO)水平以虚线表示,正常反应以点箭头显示。在 CKD,贫血的程度不能产生足够的 EPO 通常发生在疾病的进展阶段,相应于肾功能的60% ~ 75%。因此 EPO 缺乏是相对的。当患者进入图的左下象限(血细胞比容小于 35%,CrCl 小于 50 ml/min)时需要治疗贫血。CrCl 小于 30 ml/min 的贫血患者是由于肾功能进行性下降引起的"真正的"EPO 缺乏

尿毒症的抑制作用,如果得不到纠正,也会影响进展性肾衰竭或 ESRD 患者贫血的严重程度

和 rHuEPO 治疗的预后。

红细胞生成素产生不足

Bearab 等和其他学者发现存在急性失血或溶血的 ESRD 患者血浆 RIA-EPO 水平增加 2~5 倍,但很少达到无肾脏疾病患者的水平(20~100 倍)。在适当贫血的低氧刺激下,患病肾脏似乎不能长期增加 EPO 的产生。在稳定的透析患者中,Hct 与 EPO 水平直接相关,而不像正常人那样呈负相关。不同的 ESRD 患者血浆 EPO 水平相差 5~10 倍。在同一个患者中,不同时间 EPO 水平倾向于相似。

红细胞生存时间缩短

CKD 患者红细胞寿命通常比正常人短,一般从正常的 120 天减少为 70~80 天。然而,对于红细胞生存期的轻度减少,正常骨髓可通过充分循环 EPO 而轻易代偿。当被注射入健康受者后,尿毒症的红细胞可正常生存,正常红细胞在尿毒症受者体内寿命缩短。肾衰竭时,代谢和机械因素均可使红细胞生存缩短。阳离子泵活性下降会影响红细胞的形态和硬度,反过来又会影响细胞寿命。引发代谢损害的毒性物质还未被完全了解,但这些物质可能被透析清除,因为加强透析可纠正这种缺陷。我们注意到红细胞寿命可在充分透析患者中达到正常,但需特别注意减少研究的血样本。红细胞寿命的检测包括网状内皮系统对衰老细胞的正常清除和循环红细胞的体外丢失。后者是由于血管通路穿刺、透析器中残留血、偶尔的血液渗漏、实验室检测时抽血和透析器凝血引起的血液丢失。每次透析时透析膜上可残留 0.5~11 ml 的红细胞,这取决于应用的透析膜的类型和透析后透析器冲洗的严格程度。常规血透相关的全血丢失约每周 60 ml,在这些患者中可显著引发铁缺乏。每年血透铁的丢失共 1~3 g。

血液丢失

血液丢失可导致进展性肾衰竭透析前患者的贫血。由于慢性失血,25%~45% 的该类患者可出现铁缺乏。人类认识 CKD 相关出血已有几十年,归因于一些常见表现包括毛细血管扩张和胃肠道血管发育不良。功能性的血小板异常表现为出血时间延长、血小板聚集和黏附异常及血小板因子 3 释放减少,已被很好地了解。其他缺陷包括 von Willebrand 多聚体异常、获得性血小板储存池二磷酸腺苷和羟色胺缺陷。尿毒症血浆也可诱导培养的内皮细胞 NO 合成伴继发的血小板功能抑制。这种抑制剂被证实是一种胍衍生物。

虽然有以上各种因素,贫血本身也是引起出血倾向的一个重要因素,因为延长的出血时间可被红细胞输注和治疗性应用 rHuEPO 后的 Hct 升高而纠正。

医源性溶血

在透析患者中,己糖单磷酸旁路的活性下降使血红蛋白和红细胞膜对氧化药物或化学物质的敏感性增加。约 25% 的尿毒症患者红细胞戊糖-磷酸旁路活性缺陷,这会减少烟酰胺腺嘌呤二核苷酸磷酸(NADPH)的产生,并引起还原型谷胱甘肽的减少。还原型谷胱甘肽可防止不稳定的氧化血红蛋白复合物的形成,这种复合物可参与形成 Heinz 小体。因此,应该避免在 CKD 患者中使用强烈的氧化复合物如伯氨喹、奎尼丁、砜和呋喃妥因。溶血伴 Heinz 小体形成与透析液应用的城市自来水中氯胺清除不充分有关。另外,从供应水中严格清除铜、锌、铝和硝酸盐及复用透析器设备中清除甲醛也能避免急性溶血。过度应用不吸收的铝胶会产生低磷血症,伴细胞内钙升高、血影红细胞聚合,通过细胞膜僵硬使溶血的可能性增加。

红细胞生成的抑制

当没有明显的血液丢失时,红细胞生存减少 30%~40% 不能完全解释 CKD 贫血的程度。EPO 水平相当时,CKD 患者红细胞产量仅是正常人的一半。从 20 世纪 60 年代末起,许多体外研究提示尿毒症血清对于红系前体细胞增生或血红素合成具有抑制作用。加强透析可增加铁的利用和提高 Hct,而不改变循环 EPO 水平。以前的研究尝试证明极性脂、砷、维生素 A、精胺、亚精胺和甲状旁腺素是特异的尿毒症抑制剂,但新近研究认为它们在 CKD 贫血中的致病作用较轻。在人类中,对于 rHuEPO 的急性铁动力学反应在血透、正常人或 CKD 通过移植恢复正常的患者中并无不同。甲状旁腺切除术后贫血的改善是由于骨髓纤维化的恢复,而不是清除红细胞生成抑制剂。

尽管临床经验显示外源性 EPO 克服了这些假定抑制剂的作用,对于尿毒症抑制剂的研究仍在继续,因为控制这些因素可减少所需红细胞生成素的用量。新近研究聚焦白蛋白结合的呋喃甲酸、激活的单核细胞、多形核白细胞产物和细胞因子对于红细胞生成的作用。尿毒症大鼠中喹啉酸水平与肌酐浓度呈正相关,与内源性 EPO 水平呈负相关,尿素诱导的 EPO 甲氨酰化可降低激素的生物活性。另外,在长期应用喹啉酸的大鼠中,钴刺激的红细胞生成以剂量依赖的方式减少,而且这种复合物对于低氧和钴诱导的 EPO 释放和基因表达具有剂量依赖的抑制作用,机制上可能由于通过 HIF-1 介导的 EPO 基因激活被阻断。

尿毒症患者的 T 细胞不能释放最佳红细胞生成所需的一般细胞生长因子。另外,炎症相关的细胞因子可抑制红细胞生成。CFU 克隆形成被尿毒症血清中可溶因子抑制,这些因子促进 γ 干扰素和 TNF-α 的产生。IL-6,一种促炎症性细胞因子,在血透患者中的水平比正常人高 8~10 倍。这种细胞因子在使用生物相容性较差的膜的患者中更高,可抑制 EPO 诱导的骨髓增生。Ifudu 等显示了在校正其他变量后,Hct 和尿素下降比率(URR)呈直接相关。对 Medicare 数据的分析也显示在较低红细胞生成素剂量时高 URR 和高 Hct 的直接相关性。高通量膜与低通量膜相比作用还不清楚。应用无毒素和致热原透析液的在线治疗作用结果还有争议。每日或夜间血透时每周溶质清除率更高,EPO 需要量明显减少。

导致贫血的营养因素

CKD 或维持性透析患者容易厌食、出现并发疾病和饮食限制。透析也会产生透析液中营养物质的丢失,必须观察患者有无营养不良和维生素缺乏综合征。叶酸缺乏在透析患者中不常见,因为常规补充可弥补透析时的丢失,多数中心为患者补充 1 mg/d 的叶酸,这在一般情况下是一种安全的方法,维生素 B_{12} 缺乏在血透患者中不常见。由于硫胺素、吡哆醇和维生素 B_{12} 的水溶性,这些维生素的缺乏代表了透析清除的潜在危害,但在透析患者中没有报道。目前,对于进展性 CKD 患者推荐补充吡哆醇 5 mg/d,对于血透患者推荐补充 10 mg/d。

临界或明显的铁缺乏是最常见的"营养缺乏"。在保守治疗的患者(pre-ESRD)和持续性非卧床腹膜透析(CAPD)患者中程度较轻,这也是rHuEPO高效价比使用的一个主要障碍。肾衰竭患者中铁缺乏的致病机制主要有三方面:①透析器、血透管路和敷料红细胞潴留引起的血液丢失,以及经常为诊断试验而抽血;②尿毒症时出血倾向;③在使用含铝的磷结合剂的时代,这种结合剂可引起铁的吸收不良。

尽管在严重肾损害患者中铁吸收无异常且转换正常,但通常铁的利用率是下降的,特别是在炎症性肾脏疾病患者中。在一些患者中,转铁蛋白下降可引起铁结合能力下降,伴铁的代谢循环损害。Eschbach等在尿毒症患者中观察到食物中的铁被胃肠道吸收的比例与铁蛋白呈负相关,铁蛋白是铁储存的指标。他们总结:①尿毒症不干扰生理性的铁吸收;②口服铁的量不足以满足活性红细胞生成的需要,特别在红细胞生成素使用后;③需要肠外的铁来提供最佳红细胞生成所需的铁。由于反复的失血,未输血的血透患者容易缺铁。当目标Hct为30%~36%时,透析红细胞的丢失相当于6~7 mg的铁丢失,超过正常水平的强制的每天铁丢失量,即1~2 mg/d。加上周期性实验室评估的额外丢失,每年铁的丢失会超过总体铁的储存,约1200 mg。多数血透患者常通过肠外途径接受约每年2 g的铁补充以预防铁缺乏。

最后,血清左旋卡尼汀水平下降与红细胞生成素的低反应性相关,替代治疗可改善对红细胞生成素治疗的反应。红细胞生存和Na^+,K^+-ATP酶活性下降的改善被认为是潜在的机制。

五、肾性贫血的治疗

由于CKD和ESRD人群年龄的增加,透析患者贫血治疗的临床重要性日益增大。相应的,患者更多的出现缺血性心脏疾病和外周血管疾病,且程度更重,伴微血管和大血管病变的糖尿病患者在这一人群中的比例不断增长。既往归因于"尿毒症"的许多症状如乏力、怕冷和精神呆滞在贫血纠正后改善。随着红细胞生成素治疗的开展,非特异性治疗包括红细胞输注和合成类固醇已成为历史。然而,由于红细胞生成素治疗需要数周到数月来纠正明显的贫血,有症状的缺血性心脏疾病或脑血管疾病患者应该接受输血,有症状的急性失血患者亦应如此。如果预期行大手术,当充分应用红细胞生成素后,自体血捐献用于术中是可行的,这一策略避免了异体输血的需要。在镰状细胞病患者中,除了应用高剂量的红细胞生成素外,还经常依赖输血,随着时间延长容易出现铁过负荷。

透析患者贫血和铁的监测

CKD贫血患者的最初评估应包括全血细胞计数(CBC)和红细胞指数、网织红细胞计数,以及全部铁指数的测定如血清铁、总铁结合力(TIBC)和铁蛋白水平。近来,网织红细胞血红蛋白含量(CHr)和低色素细胞比例受到关注,它们在血透患者铁缺乏的预测中更可靠。

然而在多数病例中,值得信赖的检测一直是转铁蛋白饱和度(TSAT),其反映了血液的铁携带能力,血清铁蛋白反映了组织铁的储存。在ESRD患者中关于血清铁蛋白、TSAT和骨髓铁染色的研究显示铁蛋白水平在100~125 μg/L可提示铁缺乏。甚至在较高的水平,仍可能存在"功能性铁缺乏"。血透患者中TSAT和铁蛋白水平应分别超过20%和200 ng/ml以优化红细胞的生成。必须周期性监测铁指数以发现功能性铁缺乏。除非补充铁剂,铁指数仅稍高于正常值的贫血患者在红细胞生成素治疗时会缺乏铁。

透析患者周期性监测 CBC、红细胞和铁指数时,在稳态值时可检测到变异。VanWyck 等在文献中的图可方便评估为达到目标血红蛋白 11 至 12~12.5 g/dl 时需要的诱导治疗的铁剂量。我们根据每新合成 1 ml 的血细胞比容需要 1 mg 铁的假设计算剂量,这由起始和目标 Hct 及估算的患者血容量(70~80 ml/kg 体重)决定。与 CAPD 患者不同,血透患者每周有持续明显的 40~50 mg 的血液丢失,在贫血纠正期和长期维持阶段通常均需肠外铁补充。

在 2000 年前,右旋糖酐铁是仅有的一种肠外铁制剂,在美国广泛应用。医生被告知静脉使用右旋糖酐铁相关的风险,然而患者中一种或多种剂量的严重威胁生命的反应发生率很低,小于 1%。这种反应与注射次数的比率甚至低于 0.1%。将注射速度减慢到 10 mg/min 减少了这种反应。目前还有其他制剂包括葡萄糖酸亚铁钠复合物和蔗糖铁。这两种铁均在对右旋糖酐铁过敏的患者中使用且没有不良事件。2005 年,小分子形式的右旋糖酐铁的应用量在所有铁剂中跌至 20% 以下,剩余的主要为葡萄糖酸亚铁和蔗糖铁。Ferumoxytol 本质上是一种右旋糖酐铁的新型制剂,可以大剂量快速注射,在美国尚未上市。一种制剂应用的最终选择可能简单地取决于价格或便利程度。

随着以上提及的 CKD 贫血治疗的进展,多次输血引起的铁负荷的并发症已经消失。在罕见情况下,应用红细胞生成素治疗的患者可应用放血方法来减少铁的沉积。

红细胞生成素治疗

rHuEPO 的临床试验始于 1985 年,rHuEPO 替代治疗快速成为 CKD 贫血的最基础治疗。最初的临床试验令人信服地证实超过 90% 的患者 Hct 可增加 10% 或更多,且维持在 30% 水平以上。透析治疗的患者 Hct 呈剂量依赖方式增加(图 30.6)。每周 3 次的维持稳态 Hct 超过 31% 的红细胞生成素维持剂量在研究患者中差异很大:15% 需要超过 150 U/kg,20% 应用小于 40 U/kg。比较不同国家红细胞生成素剂量的差异显示,与英国或意大利相比,美国的平均剂量更大。这可能由于注射路径不同,但美国

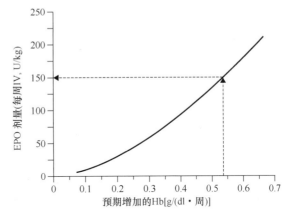

图 30.6　静脉(IV)使用红细胞生成素 α[重组人类红细胞生成素(rHuEPO)]每周 3 次的剂量反应曲线。反应曲线的线性部分延伸至剂量 150 U/kg

的应用剂量明显较大,可能是由于其炎症水平较高和美国透析人群中血透插管的应用率较高。

在过去二十几年中 ESRD 贫血的管理取得了显著进步。红细胞生成素剂量和平均 Hb 均持续升高,在临床试验中达到目标范围 30%~38%。在 2005 年的第四季度,平均 Hb 达到 12 g/dl,平均红细胞生成素剂量超过 7300 U/剂量[ESRD 临床治疗检测(CPM)项目报告 2005]。最近认识到在到达肾衰竭阶段需要透析前优化贫血管理的必要。在 CKD 还未接受肾替代治疗(RRT)的患者中,皮下途径是有效的且允许自己注射。

最后,在人类临床试验或长期随访中未观察到红细胞生成素对于肾功能的不良反应。在仔细实施的临床试验中,通过血浆肌酐倒数的斜率,直接检测肾小球滤过率(GFR)、继发的全身血流动力学或血容量改变而评估的肾脏疾病进展没有显著变化。所有的研究者强调血压控制的重要性以避免肾功能减退。

输血

CKD 贫血应用促红素治疗基本使得重复输血没有必要,减少了发生血色病的危险性。主要高危患者为镰状细胞病、地中海贫血和对"合理的"的促红素剂量无反应的患者。目前医疗保障和医疗救助服务中心(CMS)允许的最大剂量是 400 000 U/月。

在有症状的或反复发作的贫血患者中,不应限制输血,特别是那些有基础缺血性心脏疾病者,需要数周红细胞生成素才能提高 Hct。在胃肠道出血、手术后血液丢失或溶血时,输血仍是一种重要的治疗方法。总之,由于输血的感染风险和对潜在移植受者的致敏性,输血应谨慎应用。

合成类固醇

合成雄激素可加强对红细胞生成素的反应,这可在健康照顾系统资源有限时应用。尿毒症时这种类固醇主要通过增加 EPO 产生,少部分通过刺激定向骨髓干细胞而使 Hct 升高,氟甲睾酮和羟甲烯龙的口服剂量分别为 10~20 mg/d 和 1~4 mg/(kg·d)。肠外制剂如癸酸诺龙或丙酸睾酮/庚酸睾酮被认为更有效,剂量为每周 1~4 mg/kg。

新近研究探索了雄激素和红细胞生成素联合使用。一项研究发现红细胞生成素和癸酸诺龙有协同作用,不良反应少。另一项研究发现无协同作用,且有许多不良反应。第三项研究发现在小于 50 岁的男性中使用雄激素与红细胞生成素一样有效,且更便宜。我们已知雄激素治疗的许多不良反应,特别在女性中,因此不推荐其单独使用或与红细胞生成素合用。

红细胞生成素治疗的结果

避免输血

存在红细胞生成素治疗以前,约 25% 的血透患者依赖输血,每月接受高达 0.7 单位的血制品。这些患者有铁过负荷和器官功能不全的风险。然而,多数输血引起的铁过负荷患者存在含铁血黄素沉着症,这是一种轻度器官功能不全的状态但无血色病。甚至肝脏含有超过 1000 μg 铁/100 mg 干组织(正常:小于 200 μg/100 g 干组织),显示了轻度纤维化或损害。铁过负荷的患者以大剂量红细胞生成素治疗不能通过周期性放血而加速铁的清除,在放血治疗时 MRI 和 CT 被应用来监测肝脏的铁。相反,我们已经从铁过负荷是主要问题的时代转换到铁缺乏是使用维持性红细胞生成素治疗的 ESRD 患者主要问题的时代。

研究显示避免输血可使群体反应性抗体(PRA)和抗 HLA 特异性抗体滴度显著下降。如果不能避免输血,应使用照射的视网膜母细胞瘤蛋白(pRB)细胞。

生活质量和认知功能

我们现在知道许多尿毒症症状源于贫血。乏力、怕冷、性无能和精神呆滞在贫血纠正后好转。在 ESRD 患者中,应用红细胞生成素治疗纠正贫血改善了生活质量(QoL)指数,包括血透和 CAPD 患者中的总体健康和抑郁的评估。在一项大型双盲 Ⅱ 期研究中观察到主观症状的明显改善。临床的改善包括乏力、感知强度和疾病影响力全球评分。一项包括了超过1000 例临床中接受红细胞生成素患者的Ⅳ期试验证实在 Hct 达到 30% 时已出现 QoL 改善作用。相反,当 Hb 达到 10.2~11.7 g/dl 时,加拿大红细胞生成素研究小组的研究未能显示QoL 的改善,提示了一个改善的平台期。在 Moreno 等的研究中,Hct 在 29%~35% 时,Karnofsky 功能评分和疾病影响力与 Hct 呈正相关。究竟在提高 Hct 后能否进一步改善 QoL指标还不清楚。尽管这是一个谜,在正常 Hct 试验和加拿大试验中,当 Hb 达到正常且小于13 g/dl 均会出现精力的改善。

认知

当 Hct 增加到 32%~36% 时,贫血的纠正改善了认知。应用红细胞生成素增加 Hct 至42% 进一步改善了脑和认知功能,可能由于当 Hct 达 40%~45% 时可使脑的氧转运最大化。神经元细胞具有 EPO 受体,完全纠正贫血所需的 rHuEPO 剂量常较大,可能允许这些激素进入中枢神经系统。

运动耐量和康复

在贫血纠正后有氧工作能力改善,表现为携氧能力的增加和自主肌肉功能的改善。后者是来源于可能的治疗诱导的肌肉氧化磷酸化的改善。rHuEPO 治疗时运动能力的改善也来源于红细胞 2,3-DPG 水平增加,促进了组织氧的传送。肌肉功能改善包括自主收缩、力量的产生和收缩力的时间。机体和纤维直径的组织学改善也很明显。然而,最大氧摄取量的增加仍较正常低,1 年后评估时运动或心肺功能的改善没有进一步增加。EPO 产生的携氧能力的增加伴运动肌肉的最高血流量显著下降,这限制了氧转运的获取。甚至在 Hb 恢复后,肌肉毛细血管到线粒体的氧传导仍然低于正常。

仅纠正贫血不可能使运动能力最大化和促进康复。贫血管理仅是有效康复的一部分,应该与运动能力训练、充分透析和社会经济及健康政策的适当改变联合实施。其他因素如失健、神经病变和心血管疾病可能导致 QoL 低,需要强调程序的运动训练。

对凝血的作用

CKD 与血小板功能异常引起的出血倾向相关,表现为出血时间延长、血小板聚集和黏附异常、血小板因子 3 释放减少。应用 EPO 纠正贫血后,许多凝血异常改善,这来源于三方面的作用:①对于有 EPO 受体的巨核细胞产生直接作用,伴血小板数量的减少;②随着 Hct增加,血小板向血管表面呈辐射状迁移;③降低血小板黏附。血小板黏附和出血时间是 Hct依赖的,与临床出血最密切相关。血小板黏附和出血时间也取决于血小板数量,一般足以实施血透。随着 Hct 增加至 30% 以上,出血时间延长可恢复正常,但血小板功能的改善不会没有结果。高达 11% 的患者在使用 EPO 后曾出现透析器或透析管路凝血,一般在最终靶目标Hct 值为 30%~38% 时,肝素用量需增加 50%。

一个有争议的问题是过量的血栓形成,特别是血管通路,是否代表了 EPO 治疗的主要临床和经济学不良反应。血栓形成的风险似乎在人工搭桥患者和既往表现为通路功能不良的患者中更高。自身内瘘似乎没有风险,除非 Hb 恢复正常。

代谢改变

正氮平衡在红细胞生成素治疗的初期出现,但这不足以改善儿童的生长或改变氨基酸代谢异常。贫血纠正后可出现总胆固醇下降伴载脂蛋白 B 和血清三酰甘油下降,这在临床上很重要,因为 ESRD 患者动脉粥样硬化并发症风险很高。随着贫血的纠正,糖尿病视网膜病变得到改善。提高或维持红细胞质量使 Hct 范围在 33%~36% 可能是一种有效的辅助治疗以纠正视网膜水平的低氧。另外,外源性 rHuEPO 可保护视网膜,防止低氧缺血。

透析有效性

在贫血纠正后,起初的研究提示血清钾、磷和肌酐升高,因为红细胞质量增大后水流量减小。这种改变幅度很小,尿素动力学模型的主要作用可轻易通过透析处方的调整和应用高通量及高效透析而纠正。尽管肝素用量增加 15%~50%,透析器复用的有效性仍下降。在腹膜透析时,应用 rHuEPO 后钠、钾和尿素的清除及蛋白丢失或葡萄糖吸收没有改变。

红细胞生成素的血流动力学和心血管作用

贫血未纠正会产生一种高动力状态,导致 CKD 左心室肥厚(LVH)的发生。贫血纠正仅去除这一部分,但剩余未受影响的部分包括高血压、甲状旁腺功能亢进或其他结构异常。因此贫血和高血压是左心室功能不良和充血性心衰的主要促进因子。应用红细胞生成素纠正贫血常伴随新生高血压或高血压恶化。

高血压

动脉高血压的新生或恶化发生于 20%~40% 的 rHuEPO 治疗患者,最显著的血压增加为白天的收缩压和夜间的舒张压。外周阻力的增加幅度在 15%~100%。同时发生的心输出量减少为 10%~35%。这种变化可能来源于诸如以前存在的高血压、药物顺应性、神经体液特征的不同和血浆容量控制程度等因素。出现高血压或高血压恶化的患者不能适应通过降低心输出量而产生的外周阻力增加。rHuEPO 治疗后的高血压可能是由多种因素引起的,包括:①之前存在高血压;②开始治疗时严重贫血;③Hct 快速增加;④静脉红细胞生成素剂量高;⑤自体肾的存在。

红细胞生成素诱导的高血压通常在红细胞生成素治疗开始数周到数月内发生,此时 Hct 升高。高血压似乎是长期红细胞生成素治疗后时间依赖的结果,然而血压增加不对应于 Hct 的增加,EPO 诱导的高血压能从红细胞质量的升高中分离开来。在动物中,EPO 治疗使得对 NO 的降压反应减弱,象征对 NO 的血管舒张反应受损。其他研究显示内源性 NO 活性在红细胞生成素治疗的大鼠中增强,可能作为一种限制升压作用的反向调节机制。

一些患者在应用红细胞生成素后会表现出严重的高血压,但在输红细胞后却不会,尽管两者达到相同的 Hct。近来证实 EPO 能同时影响血管内皮细胞和血管平滑肌细胞,提示红细胞生成素的部分高血压作用来源于直接的血管作用,而不依赖于 Hct 的变化。通过静脉注射(大于1000 mU/ml)达到高浓度的红细胞生成素可诱导内皮素-1(ET-1)释放。贫血纠正后缺氧引发的血管舒张的消失和血黏度的变化也被推测为血压升高的机制。许多研究强调了充分控制体液的重要作用,在红细胞生成素治疗时增加液体来维持血压的控制。维持正常的血容量需要血浆容量的减少与红细胞质量的增加相同,以避免心脏前负荷的改变。

不论 EPO 诱导的高血压的病理生理中血管活性物质的确切作用是什么,它对于肾衰竭患者来说是特异的。沿着这条线,当红细胞生成素短期或长期治疗炎症疾病相关的慢性疾病的贫血、肿瘤,或其他正常的贫血孕妇时,没有观察到促红素引起高血压反应。实验模型显示红细胞生成素在肾衰竭的残余肾模型中产生高血压,但在假控制动物中没有。在人类中,进展性 CKD 允许红细胞生成素诱导高血压的产生。

红细胞生成素治疗时出现高血压或高血压恶化的患者中,EPO 诱导的外周血管阻力升高会表现为心输出量的降低。因为这种高血压倾向,以及无法预测哪些患者会出现明显高血压,在红细胞生成素治疗之前应控制舒张压。相反,低血压患者可受益于红细胞质量升高引起的舒张压升高。

左心室肥厚

高血压和 LVH 引起的心血管疾病是死亡的主要危险因子。贫血导致 LVH 的发展,可产生高动力状态,表现为心输出量增加和外周血管阻力下降。贫血时可对这种代偿机制产生左心室重量和射血分数增加的反应。心输出量的增加与贫血程度密切相关,当 Hct 达到 30% 以上时可被纠正。

当血透患者持续使用红细胞生成素治疗部分纠正贫血时,可出现 LVH 和容量的不完全缓解。在 15 项研究中,平均治疗 45 周后,Hct 从平均的 20% 增加到 29%~35%,左心室重量平均下降 18%。心脏形态和功能的改变需要长达 1 年的治疗以达到最佳结果。纠正贫血时的高容量可对左心室射血分数和功能产生不良反应。为了改善心功能,必须始终注意通过干体重(没有低血压且无水肿的体重)的适当改变和血压的控制来防止血容量的扩张。

应用红细胞生成素纠正贫血可改善运动时诱导的 ST 段压低。Foley 证实 Hb 低于 8.8 mg/dl 与 ESRD 患者死亡率升高相关。尽管伴心脏病的 pre-ESRD 患者较高的 Hct 水平(超过 44%)与生存率改善显著相关,一旦这些患者进展至 ESRD,应用红细胞生成素治疗心脏病患者至较高的 Hct(超过 39%)与预后不良相关。

对于生存率和住院的作用

观察性资料显示贫血程度与发病率及死亡率的相关性。成人 Hb 达 10 g/dl 以下时,Hb 每下降 1 g/dl 可增加 18% 的死亡率。Yang 等发现当 Hct 为 21%~31% 时,Hct 每下降 1%,死亡率增加 14%。Lowrie 等证实当 Hct 低于 30% 时,死亡率逐步增加。一项历时 15 年的单中心纵向研究中,Avram 等发现血透和腹透患者中透析开始时的 Hb 是长期生存的预测因素。

除了成人透析患者中的生存率相关性,其他研究显示 rHuEPO 治疗的患者达到较高的 Hct 水平时住院率较低。另外,一项分析结果显示 ESRD 患者在使用红细胞生成素后长期治疗总费用下降。

免疫/粒细胞功能

纠正贫血可产生以下作用:①增加自然杀伤细胞的数量,提高辅助/抑制 T 细胞比率;

②通过外周单个核细胞增加免疫球蛋白的产生,特异性地提高乙肝免疫后保护性抗体的滴度;③纠正噬菌细胞功能缺陷。使 Hb 恢复正常降低了对抗原注射无反应的发生率,减轻了红细胞补体 1 受体表达的进行性增加。

六、重组人红细胞生成素治疗的不良事件

不良反应

不良反应如肌痛和癫痫可能发生,特别是高血压未控制的患者中,但这些是可以控制的,密切监测患者可避免癫痫的发生。在最初的试验中,脑病或癫痫的发生不常见,主要是由于血压控制不佳。这个特殊问题现在较少见到,因为已深刻认识到在 rHuEPO 纠正贫血的过程中控制血压的必要性。在多数患者中,中枢神经系统的问题不是由于贫血纠正。

报道在少部分患者中有感冒样反应。注射数小时内起病,通常在 12 h 内消失。减慢注射速度能减轻症状。不足 1% 的患者由于这一不良反应停止治疗。

纯红细胞再障

纯红细胞再障(PRCA)与中和性抗红细胞生成素抗体的存在有关,最初在 13 例应用重组 EPO 治疗的法国患者中报道。该并发症最初对红细胞生成素有反应,出现在红细胞生成素成功应用 3~67 个月(中位数 7 个月)时。在 9 例评估的患者中,6 例在停用 rHuEPO、采用免疫抑制治疗(免疫球蛋白、血浆置换和糖皮质激素)和/或肾移植后恢复了一些红细胞生成功能。注意到其与其他红细胞生成素的交叉反应性(红细胞生成素 β 和达依泊汀)。有趣的是,在 1998 年前仅报道了 4 例 rHuEPO 相关的 PRCA。在 1998 年 1 月至 2004 年 4 月 Eprex 报道了 175 例,Neocormon 报道了 11 例,Epogen 报道了 5 例。评估的暴露调节后的发生率分别为 Eprex(红细胞生成素 α、无人类白蛋白)18 例/100 000 患者·年、Eprex(有人类白蛋白)6 例/100 000 患者·年、Neorecormon(红细胞生成素 β)1 例/100 000 患者·年、Epogen(红细胞生成素 α)0.2 例/100 000 患者·年。随后发生率降低了 83%,发生率的下降比保障适当的储存、处理和用药程序的变化要快。

尽管在欧洲有超过 150 例有此并发症的患者,但在美国很少见。两个最可能的原因是注射途径(欧洲多数为 SC,而美国为 IV)或红细胞生成素免疫原性的不同。Cournoyer 等调查了抗体阳性 PRCA 的发生率和特异性 EPO 产物。全球抗 EPO 抗体阳性的 PRCA 发生率很低。Epogen、Procrit 和 Aranesp 的可能性评估没有区别且与制剂和注射途径无关。不含人血白蛋白的 Eprex 产品 SC 给药(相对于 IV)发生 PRCA 的风险最高。在加拿大,最主要的给药途径是 SC,对 1531 例血透、腹透和透析前使用红细胞生成素的患者进行筛查,仅发现 1 例患者抗 EPO 抗体的放射免疫沉淀试验弱阳性,该患者既往曾有 PRCA,应用环孢素治疗、接受红细胞生成素 α 注射后临床结果良好。因此,在应用含人血白蛋白的红细胞生成素 α 的美国,开展关于抗 EPO 抗体的大型筛查项目没有必要。

流行病学数据怀疑制造商不同可引起欧洲产品(Eprex 或红细胞生成素 α)的抗原性改变。制剂中白蛋白改为其他稳定剂可能诱导改变分子上表位的分子形成。一些国家在改变制剂后病例数明显增加,但在应用红细胞生成素 α、β 或 ω 制剂的其他国家却无该现象。多数病例与

给药的 SC 途径相关。1 例患者 SC 注射部位出现风疹块,IV 注射红细胞生成素后在同样的部位出现皮肤反应,提示过敏细胞的持续存在。纯红细胞再障应用泼尼松治疗后逐渐改善。

一种新型的双抗原酶联免疫吸附(ELISA)方法已被用来检测抗 EPO 抗体,这种方法较敏感(检测限度 0.5 ng/ml)和特异。抗 EPO 抗体在 PRCA 患者血清中可检测到。与以往的报道不同,在系统性红斑狼疮(SLE)、类风湿性关节炎(RA)、干燥综合征(SS)或透析患者的血清中不能检测到抗 EPO 抗体。

抗 EPO 抗体介导的 PRCA 治疗各异。尽管当时的抗体偶尔可与新型红细胞生成素产生交叉反应,应用达依泊汀治疗是成功的。在多数患者中,需要停用红细胞生成素,继以泼尼松、环孢素或美罗华免疫抑制治疗以去除 CD20 细胞。

七、贫血的治疗

在目前的医疗环境下,由于适当的 Hb/Hct 靶目标、剂量、给药途径、效价比,以及避免 PRCA 和红细胞生成素抵抗时采取的策略,EPO 治疗应该开始于 CKD 的哪个阶段还存在争议,对于如何管理血透患者的贫血,肾脏科医生面临着巨大的挑战。如 Arora 研究所示,早期转诊至肾脏科医生增加了正确治疗贫血的可能性。另外,即使 ESA 的剂量和药代动力学性质决定了红细胞生成的反应,同样的绝对 ESA 剂量在患者间引起的 Hb 升高幅度不同使得管理变得复杂。

在过去几十年中,许多重组和合成 ESA 问世,其中一些会迅速用于临床。

血红蛋白/血细胞比容靶目标水平

在美国和欧洲,红细胞生成素治疗一般均在 Hb 下降至 11 g/dl 时开始。这一数值应用于美国超过 350 000 例的目前行透析的患者和上百万不需要透析的 CKD 人群。目前,美国 ESRD 患者红细胞生成素治疗推荐的靶目标是 11~12 g/dl,Hb 避免超过 13 g/dl。在欧洲还未设定其上限。

前瞻性研究未显示 Hb 正常后带来益处,甚至可能有危险。"正常血细胞比容试验"在 1233 例有充血性心衰或缺血性心脏疾病证据的患者中,比较了贫血治疗至平均 Hct 水平为 30% 和 42% 的差别。由于中期意向性分析显示血管通路血栓形成的风险增加,以及在治疗到 42% 组中(正常 Hct 组)非致死性心肌梗死或死亡发生率增高的趋势,这个研究被终止了。然而,在研究结束时两组间没有显著的统计学差异。同样,"加拿大正常血红蛋白试验"显示在伴 LVH 的血透患者中将 Hb 恢复正常不能逆转已有的肥厚,但可使入选时不存在的 LV 扩张的进展速度减慢。重要的是,在不同 Hb 组之间死亡率或通路血栓形成率没有差别,可能由于与美国相比,加拿大自身动静脉内瘘的使用频率更高。由于这两项试验的开展,许多小型研究未能显示将 Hb 升至 13 g/dl 以上的益处。

当 Hb 达到 13 g/dl 时,两项最近的有关 CKD 非透析患者的大型研究显示无益处,且可能有害 [纠正血红蛋白和改善肾功能不全的预后(CHOIR)试验,以及应用红细胞生成素 β 早期治疗贫血以降低心血管风险(CREATE)试验]。在肿瘤患者和其他临床情况相似的阴性结果使得 FDA 签发了一项黑框警告,应避免将透析前患者的 Hb 升至超过 12 g/dl。

透析前的 Hb 或 Hct 不是红细胞质量的准确测定,因为透析期间体重的增加被去除后,其在透析后会升高。近来的研究显示透析后 Hb 平均比透析前高约 1 g。Hct 超过 38% 或 Hb 水平超过 13 g/dl 的血透患者有血液浓缩的风险,尤其是透析期间体重增加较多时。那些严重的外周血管疾病患者可能危险性最高。由于任何时候腹膜透析患者的血浆容量相对恒定,在任一时间都可以采血,但样本应在同一姿势时采集。

剂量、给药途径、药代动力学和药效学

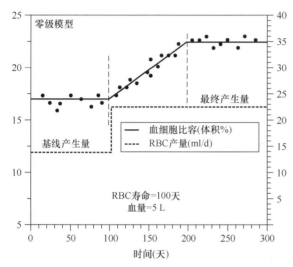

图 30.7 红细胞生成素的理想反应。从基线血细胞比容 24% 开始,血细胞比容进行性增加,在经历了等同于平均红细胞生存期 100 天的时间后,稳定在理想的靶目标值 34%。初始治疗需要的剂量是将血细胞比容维持在靶目标所需的剂量。值得注意的是,周与周之间血细胞比容 3% 的变异是常见的,需要 4~6 周来确立一种趋势。基线参数是血容量约 5 L 和平均红细胞(RBC)生存期 100 天

所有红细胞生成素治疗的透析患者 Hct 以剂量依赖的方式增加。有两个阶段:纠正阶段和维持阶段。患者应用的适当剂量是超过红细胞寿命且达到目标 Hb/Hct,相同的 EPO 剂量可满足起始和维持阶段的需要。图 30.7 描绘了当纠正和维持期以同样的 rHuEPO 剂量达到时的理想反应。在纠正期,Hb 在 100 天内从 8 g/dl 上升到 11.3 g/dl。在维持期,由于 RBC 新生速度与清除速度相同,Hct 保持稳定。需注意每周 Hct 是否存在显著变异,1 或 2 周间隔的 Hb 变化 0.7~1.0 g/dl 不应该调整剂量。然而,4~6 周的 Hb 变化趋势最重要。特定剂量的红细胞生成素在患者间的反应是不同的。静脉剂量如需达到平均 Hct 10.6~12.6 g/dl,用量的差别至少为 20 倍,从每周 3 次 12.5 U/kg 到 500 U/kg。

以下是一些红细胞生成素给药的原则:①红细胞生成素的反应是剂量依赖的,伴个体间差异;②反应取决于给药的途径——IV 或 SC,以及给药的频率——每天、每周 2 次、每周 3 次;③铁储备不充分,骨髓纤维化和炎症会削弱反应。一种药代动力学模型可分析对红细胞寿命的作用和对特定剂量红细胞生成素的敏感性。如前所述,患者中的纠正剂量是超过红细胞寿命且达到目标 Hct 的剂量,因为它可同时满足起始和维持需要。该剂量在最初并不知道,必须由经验决定。在对最佳剂量的研究中,剂量不应该大幅度变化以避免 Hb 的波动——"溜溜球效应"或"乒乓效应"。

腹透患者对 rHuEPO 的反应与血透患者相同,频率下降为每周 1 次以方便患者。多数中心应用 SC 途径,可允许患者自己注射。对于相同的每周剂量,CAPD 患者的反应比血透患者好,因为血液丢失较少。值得注意的是,一些中心给予透析前患者每周 1 次皮下注射可获得很好的效果。

无论哪一种途径或 ESA,临床上在治疗的初期都不知道特定患者的敏感性。在敏感性高的患者中,快速反应会导致 Hct 超过目标 Hct,可能升高血压和增加血容量。相反,敏感性低的患者可能经历很长时间及多次调整剂量来驱动起始反应。这在临床常令人沮丧,且不经济。目前很难在一个患者中预测起始和维持有效的红细胞生成所需的 rHuEPO 剂量。

在稳定期给药的途径也会影响需要的剂量。

骨髓对 rHuEPO 反应剂量的巨大差异会导致不同剂量策略的应用。一种极端的剂量策略是以非常小的剂量 20 U/kg 皮下开始,随后逐渐增加以达到理想的反应。一种折中的方法是应用平均剂量 60~100 U/kg,每周 3 次静脉注射。我们的经验是从未发现红细胞生成素的反应依赖患者的体重,以中间剂量开始治疗,约 6000 U 静脉注射,每周 3 次,这一剂量维持 6 周以确定反应。

我们对最初反应的分析基于以下前提。如果稳定期 RBC 的产生与骨髓敏感性和平均时间的 EPO 水平成比例,则对特定剂量的反应性可能有几种变异:①最初的 RBC 质量;②个体红细胞的生存天数;③红细胞生成素剂量。如果其他变量恒定,红细胞生存期越短,对特定剂量红细胞生成素的反应越低。图 30.8 显示,3 例患者起始 Hb 均为 8 g/dl,对 EPO 的敏感性相同,应用同样剂量的红细胞生成素治疗,红细胞生存期从 40 天到正常的 120 天不等。溶血或外部血液丢失使得 RBC 寿命为 40 天的患者从未达到至少 10 g/dl 的目标 Het。这类患者需要增加剂量和加强铁的管理。红细胞平均生存 80 天的患者 Hb 达到 11 g/dl。然而,红细胞生存正常的患者 Hb 可能超过 12 g/dl。值得注意的是,每个患者的平均 RBC 生存时间会出现上升后的平台期。骨髓敏感性变异对红细胞生成素药效反应的作用如图 30.9。3 例假设红细胞生存时间相同的患者接受相同的剂量,但 RBC 产生的增加速度不同。在同样 100 天的时间内,1 例患者超过,1 例患者达到,另 1 例患者从未达到目标 Hb 范围。

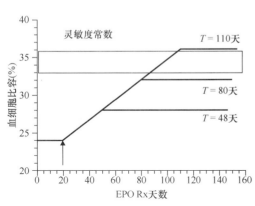

图 30.8 红细胞生存对于红细胞生成素药效反应的作用。治疗前血红蛋白起始值为 8 g/dl,比较了红细胞生存 40、80 和 120 天的作用。骨髓敏感性和红细胞生成素剂量在三组中相同。对于所有患者,红细胞产量从基线值开始每天增加 5 ml。基础产量和清除/破坏率随生存时间而不同。注意 9~12.3 g/dl 的稳态 Hb 水平可以达到。EPO,红细胞生成素

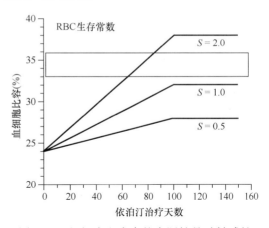

图 30.9 红细胞生成素的内源性骨髓敏感性对于红细胞生成素药效反应的作用。在红细胞生存恒定为 100 天时,敏感性的 4 倍差异可使血红蛋白的最终范围是 9~12.3 g/dl。RBC,红细胞

药效学模型可通过检测 6 周间 Hb 的变化来计算个体敏感性。也可估计更长时间(8~14 周)的红细胞寿命,并对患者剂量做适当的调整以达到理想的 Hb。开始治疗时患者的 Het/Hb 必须经常监测,4~6 周内必须观察 Het/Hb 增加的速度,除非 Hb 的增加每 2 周超过 1.0 g,剂量改变不应该过于频繁,短于 4~6 周 1 次。

对于第一代红细胞生成素,皮下注射是最有效的给药途径。应用皮下途径需要的剂量与应用静脉途径相比下降约30%,效价比更高。30多年前,应用天然EPO制剂的研究显示EPO持续小剂量比一次大剂量对红细胞产生的作用更强,似乎反应不是取决于EPO的峰浓度,而是取决于EPO水平维持超过关键浓度的持续时间。我们目前有关红细胞生成的知识解释了这一观察:如果水平下降至维持分化所需的关键阈值,EPO影响下细胞的分化会经历凋亡。

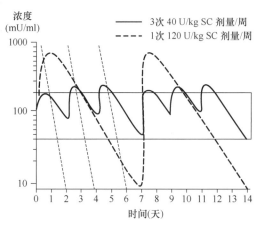

图 30.10　红细胞生成素 β 的浓度时间特性:给药途径[120 U/(kg·周)],分 3 次给药。阴影区域代表理想的红细胞生成素(EPO)范围。静脉剂量(虚线)不能维持透析间期的水平导致凋亡和新生细胞溶解。皮下剂量(实线)可提供 EPO 范围内的适当水平,避免了这两种损害。每周 1 次剂量可使用药间期 EPO 水平维持在理想范围内(获允摘自:Besarab A, et al. Clinical pharmacology and economics of recombinant human erythropoietin in end-stage renal disease:the case for subcutaneous administration. *J Am Soc Nephrol*,1992;2:1405-1415.)

目前的证据显示有效的红细胞生成需要 EPO 维持在超过关键水平,在此水平之下红细胞会经历凋亡。当皮下使用时,在透析间期可维持 EPO 水平、减少凋亡并允许更多的持续红细胞生成。当皮下使用时,可实行每周给药且有效性没有明显下降。相反,每周 3 次静脉给药在每个循环间期 EPO 水平会下降至关键水平以下,特别是 3 天的透析间期内(图 30.10)。在这段 EPO 相对缺乏期,一些定向的 EPO 依赖细胞在骨髓中凋亡或死亡。增加静脉谷浓度的唯一方法是频繁给药(不切实际)或增加剂量(经济上不合算)。

在透析前患者和一些腹透患者中,红细胞生成素给药的推荐途径是皮下注射,这些患者中静脉途径不方便且昂贵。由于生物利用度很低且产生很低的红细胞生成素水平,不推荐腹腔内给药。然而在小儿中可有效应用腹腔内红细胞生成素,通过在干腹中注入含红细胞生成素的 50 ml 液体。

由于不可能预测个体的反应,有必要监测每位患者并优化剂量。当铁储备充分时,目标是每周 Hct 增加 0.2~0.3 g/dl。因此在诱导期,应每周监测 Hct/Hb,更频繁的监测没有必要。在最初 6 周,当存在足够的时间点来观察上升率,每 4 周或 6 周间期可改变 25% 的剂量以增加或减少反应。周期性评估随时间曲线的 Hb 斜率很重要,并做出调整将 Hb 维持在目标范围。红细胞生成的数据提示红细胞部分的数量和对红细胞生成素治疗的反应速度变化较大。幼红细胞在定量上最重要,但反应最慢。因此药物剂量在诱导期或达到目标 Hct 后不应该剧烈减少,因为这将产生 Hb 循环。应逐步分阶段调整剂量,因为需数月才能看到完全作用。在剂量改变的完全作用确定之前,需经历一个完整的 RBC 寿命。

一旦患者达到目标 Hct/Hb,Hct/Hb 监测的频率可下降。我们认为每 2 周到 1 个月监测 1 次比较好,因为 Hb/Hct 的变化可能与 Hb 或 RBC 数量的变化无关,而是由于透析间期体重增长的变化。以我们的经验,在 1 年的检测中,患者 Hb 水平的平均标准差为 1.0 g/dl。我们提倡当 Hb 超过 12.5 g/dl 时,可改变原先每周红细胞生成素剂量的 10%~20%,Hb 超过 13 g/dl 时,改变原先红细胞生成素剂量的 23%~30%。只有在那些难以控制的高血压患者或透析间期体重增长很多的患者(超过估计的干体重的5%)中应控制剂量。

应在血透前采集样本。由于血透后血浆容量下降,透析后的样本会显示Hct明显增加达2 g/dl。这一数值的增加与体重的改变比例(超滤)相关。在透析后24 h,Hct和Hb水平持续在较高水平提示再平衡很慢。这个观察的重要性在于Hb超过13 g/dl的患者出现血液浓缩作用的危险性较高,特别是那些透析间期体重增长较多的患者。由于任何时候的血浆容量都相对恒定,腹透患者可在任意时段采集标本,且采血时须保持相同姿势。

新型红细胞生成素

由于每周3次的透析计划,血透患者目前的标准治疗是使用第一代红细胞生成素,每周2~3次。接受腹透和透析前期的患者中,一般每周用药1次。然而对所有患者推荐的剂量频率均为每周3次。

频繁用药对于医护人员和患者都产生了一定的负担。在过去8年,发明了或正在研发许多新型的红细胞生成素。所有这些药物的生物半衰期更长,可达到持续的血液水平,因此可防止凋亡。对于EPO碳水化合物异构体的研究显示,EPO的唾液酸碳水化合物成分与其半衰期及体内生物活性呈正相关。达依泊汀α(Aranesp,Amgen公司,千橡市,美国加州),一种新型的红细胞生成刺激蛋白(NESP,也称作Aranesp,达依泊汀),是利用针对部位突变形成的长效促红细胞生成药物。它有2个额外的碳水化合物链(图30.11)。当静脉给药时,显示其终端清除半衰期是红细胞生成素的3倍(25比8.5 h),当皮下给药时,半衰期约为红细胞生成素的2倍(49 h)。当每周3次给药时,生物活性是红细胞生成素的3~6倍,当每周1次给药时,生物活性是红细胞生成素的13~14倍。早期临床试验中,CKD非透析患者达到每3~4周皮下使用的频率。值得注意的是,当重复使用时,达依泊汀不随时间而积聚,在血透患者中使用方便,可每周静脉使用1次,CAPD患者中可每月使用1~2次。一种更长的聚乙二醇化红细胞生成素β制剂——持续性红细胞生成受体激动剂(CERA)正在进行临床试验,半衰期超过100 h,在所有CKD/ESRD患者中可真正实现每月1次用药。Hematide,一种聚乙二醇化短肽化合物,也在研发中,目标是每月1次给药。

rHuEPO(3 N-聚糖)　　　　　　　　　　　　　　Darbepoetin a(5 N-聚糖)

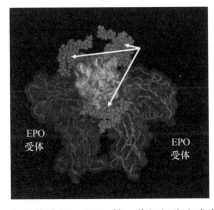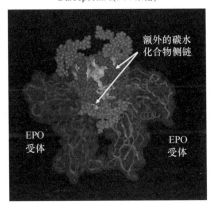

图30.11　与达依泊汀α相比,第一代红细胞生成素(α、β和ω)的结构达依泊汀α分子有一个改良的多肽骨干,方便增加更多的碳水化合物侧链和唾液酸残基,最终的数目可增加至最多14~22[获允摘自:Macdougall IC. Novel erythropoiesis-stimulating protein. *Semin Nephrol*,2000;20:375-381. 和Egrie JC,et al. Development and characterization of novel erythropoiesis stimulating protein(NESP). *Nephrol Dial Transplant*,2001;16(Suppl 3):3-13.]

红细胞生成素的低反应性

对红细胞生成素的抵抗定义为开始 ESA 时需要大剂量或对既往有效的剂量产生抵抗，伴剂量的升级以维持目标 Hct。当缺乏任何"已知"诱导抵抗的状态，大约 10% 的患者需要超过 450 U/（kg·周）的剂量。需要超过 450 U/（kg·周）剂量的患者被认为对 EPO 相对抵抗。然而，生物学的异质性——内源性、敏感性，以及红细胞生存的变异，可解释许多需要应用超过 450 U/（kg·周）的剂量以达到使 Hct 维持在 30% 以上的患者。在多数"抵抗"的患者中，需对导致红细胞生成素抵抗的情况进行评估。至少有 9 种单独的情况可产生红细胞生成素抵抗：

铁的绝对和相对缺乏是最常见的情况。在那些需要增加 ESA 剂量或维持大剂量静脉铁的患者中应怀疑血液丢失。除非每天给予超过 600 mg 的元素铁，口服铁相对效果不好。因此，我们倾向于间歇性肠外应用铁。

协同因子缺乏发生于最初对红细胞生成素敏感的患者。选择性病例需要评估叶酸和维生素 B_{12}。维生素 B_{12} 或叶酸缺乏引起的大红细胞症是一个不充分的鉴别特征。

感染和炎症是第二大常见情况，当恢复时可重新获得敏感性。CKD 与营养不良、炎症、动脉粥样硬化（MIA）综合征相关。MIA 综合征可引起红细胞生成素的抵抗。炎症介质可来源于基础疾病或血透，其主要因子是 TNF-α 和 IL-1。移植失败回到血透的患者常产生红细胞生成素抵抗直至清除移植物。CAPD 患者的腹膜炎通常产生暂时的损害，但偶尔可以看到长时间的抵抗。慢性感染可能难以诊断，如那些与动静脉血管通路移植物失败相关的感染。有一种方法可能影响 MIA 过程。Macdougall 建议应用己酮可可碱来减少 T 细胞表达 TNF-α 和 IFG-γ，恢复对 EPO 的敏感性。

甲状旁腺功能亢进是引发红细胞生成素抵抗的较少见原因。这种抵抗与骨髓纤维化的程度和需要维持目标 Hct 的红细胞生成素量相关。血清甲状旁腺激素水平与红细胞生成素剂量不相关。

铝过量是红细胞生成素抵抗的少见原因，由于非含铝磷结合剂逐渐增加取代了含铝的复合物。

血红蛋白病产生相对的红细胞生成素抵抗。在镰状细胞病的总体经验是令人失望的。地中海贫血需要长期大剂量应用红细胞生成素治疗。

肿瘤：多发性骨髓瘤透析患者需要大剂量红细胞生成素。需要肾脏替代治疗的多发性骨髓瘤患者需要更大剂量的红细胞生成素，因为进展性 CKD 患者在任何阶段常比无 CKD 患者需要的 EPO 剂量更大。

溶血缩短红细胞的寿命产生红细胞生成素抵抗。透析器残留甲醛或心脏瓣膜的剪切可诱导溶血，后者，除了应用大剂量红细胞生成素，可能需要输血。

红细胞生成素抗体的出现

营养不良与透析患者中低 Hct 相关，当炎症恶化时也会加重。另外，急性负相物质与 ESA 抵抗相关（见"纯红细胞再障"部分）。

多种考虑

血管紧张素转换酶抑制剂

尽管一些报道提示血管紧张素转换酶(ACE)抑制剂会降低对红细胞生成素的反应[344,345],但其他报道并未显示此结果[346]。考虑到 ACE 抑制剂对于血透患者心脏重塑和抗高血压治疗的重要性,我们相信 ACE 抑制剂对血压控制、肾脏保护或心衰的治疗不应该为了减少 ESA 剂量而受限制。

并发疾病或手术

在并发疾病或手术时红细胞生成的反应下降。我们的方针是在并发疾病过程中持续 ESA 治疗。这与目前的 JCAHO 推荐一致,实行医疗干预并持续原先的治疗。然而在肾移植后,我们一般不持续应用 ESA 治疗。因为 EPO 产生可能延迟,特别在移植物功能延迟恢复的患者中,外源性 ESA 治疗可减少手术后输血的需要。然而,维持 Hct 水平需要的红细胞生成素量一般是移植前的 2 倍[347]。

铁剂治疗

对红细胞生成素的反应不佳常常是由于成熟红细胞铁的转运不够。红细胞生成素诱导的 RBC 形成引起的铁利用增加可快速消耗铁储备。因此,血透患者口服铁制剂常失败[348]。由于红细胞生成必须被刺激至高于正常的程度以代偿血液丢失和/或红细胞生存缩短,故常发生功能性铁缺乏。尽管口服非血红素铁剂对于保持铁储备常常是不够的,血红素铁的多肽(HIP)可克服传统口服铁的一些缺陷[349]。在起始治疗患者中,铁应用的确切量取决于患者是铁充分(多数开始透析患者不常见)还是相对铁缺乏,将铁蛋白800 ng/ml 以上作为铁充分状态的截点值。铁充分的患者应仅接受纠正红细胞质量所需的铁量,通常每周静脉剂量 75~125 mg 直至达到满意的量。我们基于每 1 ml 血细胞比容需要 1 mg 的铁来计算所需量。血细胞比容的增加从起始和目标 Hct 估算及患者的血容量估算(70~80 ml/kg 体重)。在铁不充分的患者中,我们在纠正期时加上血液的丢失,估算是额外的 600~700 mg 铁。当铁需要总量超过1000 mg时,最好每周 3 次和每次 100~125 mg 补充铁。通过检测血清铁蛋白和 TSAT 来规律监测铁的状态是必需的,可增加应用红细胞生成素治疗贫血的效价比,应该每月实行。

一旦达到维持期,我们推荐血透患者中每周 1 次应用 25~50 mg 静脉铁的维持方案,根据后续获得的铁指数来调整剂量。因为血液丢失较少,CAPD 患者需要的铁较少。在多数病例中,在 4~6 h 内缓慢应用 500~1000 mg 可达到满意效果,充分的反应可维持 6 个月到 1 年。传统的间歇性剂量方案中,仅仅当 TSAT 或铁蛋白分别下降至20% 或 200 ng/ml 以下时给予静脉铁剂,继而在 8~10 个透析治疗期间使用 1000 mg 的冲击剂量。

许多研究显示铁充分和接受周期性肠外铁的患者可保持较好的血清铁蛋白水平,较不接受肠外铁或仅口服铁的患者需要更少的 rHuEPO[350]。7 个有关铁充分患者(TSAT 大于 24%,铁蛋白 200~600 ng/ml)的研究中,每周按比例分配使用铁剂平均使 Hct 增加 14%,伴随红细胞生成素剂量减少 38%[351]。我们比较了每 1~2 周使用 25~100 mg 的维持方案（TSAT 保持在30%~50%）和传统的间歇性剂量方案（TSAT 保持在超过 20% 以上或铁蛋白超过 200 ng/ml 以上）以达到 Hb 10~11 g/dl 的靶目标值。维持方案组重组激素的需要量较间歇性方案组减少 50% 以上[352]。一种更积极的铁剂方案（平均每月 400 mg）甚至可进一步减少红细胞生成素用量，但可能使铁蛋白升至更高水平，即在 6 个月时平均铁蛋白为 730 ng/ml，是对照组的 2 倍。

　　仅少量研究评估了铁剂应用的频率。在每次治疗时应用 6.25~21.3 mg 的葡萄糖亚铁钠复合物与每 1~4 周使用 62.5 mg 相比，在增加 Hb 水平和防止铁蛋白水平升高方面同样有效[353]。在每次血透期间应用铁也在一种新的传送系统中被测试。一项为期 6 个月的针对稳定血透患者的初期研究中，我们发现使用含可溶焦磷酸铁（一种可轻易弥散入血液的螯合铁）的溶液进行血透是安全和有效的[354]。

铁过负荷

　　患者偶尔明显表现为铁过负荷，但对大剂量红细胞生成素反应差。针对这种情况，有几个建议。每周 1~3 次透析后静脉使用抗坏血酸 500 mg 可动员储存的组织铁[355]，因为抗坏血酸可代谢为草酸，很难被透析清除，我们推荐每周 3 次，不超过 300 mg。尽管在这个研究中血清铁蛋白保持不变，随着 Hct 会从 27% 增加到 32%，TSAT 会从 27% 增加到 54%。同样，使用抗坏血酸时，铁状态正常且对红细胞生成素没有抵抗的对照组显示 TSAT 或 Hct 无变化。另一种方法为在铁而非铝过负荷的患者中应用去铁胺。在 Hb 增加至 11 g/dl 时，红细胞生成素剂量神奇地从 400 U/kg 下降到 25 U/kg[356]。

（张敏芳　译）

参 考 文 献

1. Astor BC, Muntner P, Levin A, et al. Association of kidney function with anemia: the Third National Health and Nutrition Examination Survey (1988–1994). *Arch Intern Med* 2002;162:1401–1408.
2. Carnot P, Deflandre C. Sur l'activite hematopoietique de serum au cours de la regeneration du sang. *C R Seances Acad Sci (Paris)* 1906;143:384.
3. Erslev AJ. Blood and mountains. In: Wintrobe MM, ed. *Blood, pure and eloquent*. New York: McGraw-Hill, 1980:257–318.
4. Jacobson LO, Goldwasser E, Fried W, et al. Role of the kidney in erythropoiesis. *Nature* 1957;179:633.
5. Caro J, Brown S, Miller OP, et al. Erythropoietin levels in uremic nephric and anephric patients. *J Lab Clin Med* 1979;93:449.
6. Miyake T, Kung CKH, Goldwasser E. Purification of human erythropoietin. *J Biol Chem* 1977;252:5558–5564.
7. Lai P-H, Everett R, Wang FF, et al. Structural characterization of human erythropoietin. *J Biol Chem* 1986;261:3116–3121.
8. Jacobs K, Shoemaker C, Rudersdorf R, et al. Isolation and characterization of genomic and cDNA clones of human erythropoietin. *Nature* 1985;313:806–810.
9. Lin FK, Suggs S, Lin CH, et al. Cloning and expression of the human erythropoietin gene. *Proc Natl Acad Sci USA* 1985;82:7580–7584.
10. Ptashne M, Gann A. Transcriptional activation by recruitment. *Nature* 1997;386:569.
11. Adamson JW. The erythropoietin/hematocrit relationship in normal and polycythemic man: implications for marrow regulation. *Blood* 1968;32:597.
12. Garcia JF, Sherwood JB, Goldwasser E. Radioimmunoassay of erythropoietin. *Blood Cells* 1979;5:405.
13. Sherwood JB, Carmichael LD, Goldwasser E. The heterogeneity of circulating human serum erythropoietin. *Endocrinology* 1988;73:1472–1477.
14. Cotes PM, Tam RC, Reed P, et al. An immunologic cross-reactant of erythropoietin in serum which may invalidate EPO radioimmunoassay. *Br J Haematol* 1989;73:265–268.
15. Jelkmann W. Erythropoietin: structure, control of production, and function. *Physiol Rev* 1992;72:449.
16. Koury ST, Bonurant MC, Koury MJ, et al. Localization of cells producing erythropoietin in murine liver by in situ hybridization. *Blood* 1991;77:2497–2503.
17. Nielson OJ, Thaysen JH. Erythropoietic deficiency in acute tubular necrosis. *J Intern Med* 1990;227:373–380.
18. Thaysen JH, Nielson OJ, Brandi L, et al. Erythropoietin deficiency in acute crescenteric glomerulonephritis and in total bilateral renal cortical necrosis. *J Intern Med* 1991;229:363–369.
19. Bachmann S, LeHir M, Eckard K-U. Co-localization of erythropoietin mRNA and ecto-5-nucleotidase immunoreactivity in peritubular cells of rat renal cortex indicates that fibroblasts produce erythropoietin. *J Histochem Cytochem* 1993;41:335–345.
20. Maxwell PH, Osmond MK, Pugh CW, et al. Identification of the renal erythropoietin-producing cells using transgenic mice. *Kidney Int* 1993;44:1149–1162.
21. Krantz SB. Erythropoietin. *Blood* 1991;77:419–433.
22. Schuster S, Wilson JH, Erslev AJ, et al. Physiologic regulation and tissue localization of renal erythropoietin messenger RNA. *Blood*

1988;70:316.

23. Ogawa M. Differentiation and proliferation of hematopoietic stem cells. *Blood* 1993;81:2844–2853.

24. Schuster SJ, Caro J. Erythropoietin: physiologic basis for clinical applications. *Vox Sang* 1993;65:169–170.

25. Krause DS, Fackler MJ, Civin CI, et al. CD34: structure, biology, and clinical utility. *Blood* 1996;87:1–13.

26. Spivak JL, Ferris DK, Fisher J, et al. Cell cycle-specific behavior of erythropoietin. *Exp Hematol* 1996;24:141–150.

27. Gregory CG, Eaves AC. Three stages of erythropoietic progenitor cell differentiation distinguished by a number of physical and biological properties. *Blood* 1978;51:527–537.

28. Kannourakis S, Johnson GR. Fractionation of subsets of BFU-E from normal human bone marrow: responsiveness to erythropoietin, human placental-conditioned medium, or granulocyte-macrophage colony-stimulating factor. *Blood* 1988;71:758–765.

29. Gregory CJ. Erythropoietin sensitivity as a differentiation marker in the hemapoietic system: studies of three erythropoietic colony responses in cell culture. *J Cell Physiol* 1976;9:289–301.

30. Sawada K, Krantz SB, Dessypris EN, et al. Human colony-forming units-erythroid do not require accessory cells but do require direct interaction with insulin-like growth factors 1 and/or insulin for erythroid development. *J Clin Invest* 1989;83:1701–1709.

31. Klingmüller U, Lorenz U, Cantley LC, et al. Specific recruitment of SH-PTP1 to the erythropoietin receptor causes inactivation of JAK2 and termination of proliferative signals. *Cell* 1995;80:729–738.

32. Leyland-Jones B. Evidence for erythropoietin as a molecular targeting agent. *Semin Oncol* 2002;29(Suppl 11):145–154.

33. Lacombe C, Mayeux P. The molecular biology of erythropoietin. *Nephrol Dial Transplant* 1999;14(Suppl 2):22–28.

34. Faquin WC, Schneider TJ, Goldberg MA. Effect of inflammatory cytokines on hypoxia-induced erythropoietin production. *Blood* 1992;79:1987–1994.

35. Means RT, Krantz SB. Inhibition of human erythroid colony-forming units by tumor necrosis factor requires beta interferon. *J Clin Invest* 1992;91:416–419.

36. D'Andrea AD, Lodish HF, Wong GG. Expression cloning of the murine erythropoietin receptor. *Cell* 1989;57:277–285.

37. Wrighton NC, Farrell FX, Chang R, et al. Small peptides as potent mimetics of the protein hormone erythropoietin. *Science* 1996;273:458.

38. Jelkmann W, Hellwig-Burgel T. Biology of erythropoietin. *Adv Exp Med Biol* 2001;502:169–187.

39. Chu X, Chueng JY, Barber DL, et al. Erythropoietin modulates calcium influx through TRCP2. *J Biol Chem* 2002;277(37):34375–34382.

40. Rice L, et al. Neocytolysis on descent from altitude: a newly recognized mechanism for the control of red cell mass. *Ann Intern Med* 2002;134:710–712.

41. Calvillo L, Latini R, Kajstura J, et al. Recombinant human erythropoietin protects the myocardium from ischemia-reperfusion injury and promotes beneficial remodeling. *Proc Natl Acad Sci USA* 2003;100:4802–4806.

42. Bahlmann FH, DeGroot K, Duckert T, et al. Endothelial progenitor cell proliferation and differentiation is regulated by erythropoietin. *Kidney Int* 2003;64(5):1648–1652.

43. Erbayraktar S, Grasso G, Sfacteria A, et al. Asialoerythropoietin is a nonerythropoietic cytokine with broad neuroprotective activity *in vivo*. *Proc Natl Acad Sci USA* 2003;100(11):6741–6746.

44. Beck I, Ramirez S, Weinmann R, et al. Enhancer element at the 3' flanking region controls transcriptional response to hypoxia in the human erythropoietin gene. *J Biol Chem* 1991;266:15563–15566.

45. Semenza GL, Nejfelt MK, Chi SM, et al. Hypoxia-inducible nuclear factors bind to an enhancer element located 3' to the human erythropoietin gene. *Proc Natl Acad Sci USA* 1991;88:5680–5684.

46. Beck I, Weinmann R, Caro J. Characterization of the hypoxia-responsive enhancer in the human erythropoietin gene shows presence of a hypoxia-inducible 120KD nuclear DNA-binding protein in erythropoietin-producing and non-producing cells. *Blood* 1993;82:704.

47. Nicola NA, Metcalf D. Subunit promiscuity among hematopoietic growth factor receptors. *Cell* 1991;67:1–4.

48. Wenger RH. Cellular adaptation to hypoxia: O2-sensing protein hydroxylases, hypoxia-inducible transcription factors, and O2-regulated gene expression. *FASEB J* 2002;16:1151–1162.

49. Wiesner MS, Eckard KU. Erythropoietin tumours and the von-Hippel-Lindau gene: towards identification and mechanism of and dysfunction of oxygen sensing. *Nephrol Dial Transplant* 2002;17:356–359.

50. Wang FF, Kung CKF, Goldwasser E. Some chemical properties of human erythropoietin. *Endocrinology* 1985;116:2286.

51. Dube S, Fisher JW, Powell JS. Glycosylation at specific sites of erythropoietin is essential for biosynthesis, secretion, and biological function. *J Biol Chem* 1988;263:17516.

52. Besarab A, et al. Clinical pharmacology and economics of recombinant human erythropoietin in end-stage renal disease: the case for subcutaneous administration. *J Am Soc Nephrol* 1992;2:1405.

53. Smith-Dordal M, Wang FF, Goldwasser E. The role of carbohydrate in erythropoietin action. *Endocrinology* 1985;116:2293.

54. Egrie JC, Dwyer E, Browne JK, et al. Darbepoetin alfa has a longer circulating half-life and greater in vivo potency than recombinant human erythropoietin. *Exp Hematol* 2003;31:290–299.

55. Macdougall IC. Novel erythropoiesis stimulating protein. *Semin Nephrol* 2000;20:375–381.

56. Jelkman W. The enigma of the metabolic fate of circulating erythro-poietin (Epo) in view of the pharmacokinetics of the recombinant drugs rhEpo and NESP. *Eur J Haematol* 2002;69:265–274.

57. Cahan C, Decker MJ, Arnold JL, et al. Diurnal variations in serum erythropoietin levels in healthy subjects and sleep apnea patients. *J Appl Physiol* 1992;72:2112–2117.

58. Müller-Wiefel D, Schärer K. Serum erythropoietin levels in children with chronic renal failure. *Kidney Int* 1983;24(Suppl 15):S70.

59. Eckard K, et al. Distribution of erythropoietin producing cell in rat kidneys during hypoxic hypoxia. *Kidney Int* 1993;43:815.

60. Koury ST, et al. Quantitation of erythropoietin producing cells in kidneys of mice by in situ hybridization: correlation with hematocrit, renal erythropoietin mRNA, and serum erythropoietin concentration. *Blood* 1989;74:645.

61. Erslev AJ. Erythropoietin. *N Engl J Med* 1991;324:1339–1344.

62. Eckard KU, Boutellier U, Kurtz A, et al. Rate of erythropoietin formation in humans in response to acute hypobaric hypoxia. *J Appl Physiol* 1989;66:1785–1788.

63. Erslev AJ, Caro J, Besarab A. Why the kidney? *Nephron* 1985;41:213–216.

64. Tan CC, Eckard K-U, Firth JD, et al. Feedback modulation or renal and hepatic erythropoietin mRNA in response to graded anemia and hypoxia. *Am J Physiol* 1992;263:F474–F481.

65. Donnelly S. Why is erythropoietin made in the kidney? The kidney functions as a critmeter. *Am J Kid Dis* 2001;38:415–425.

66. Ross R, McCrea JB, Besarab A. Erythropoietin response to blood loss in hemodialysis patients is blunted but preserved. *ASAIO J* 1994;40:M880.

67. Jelkman W. The enigma of the metabolic fate of circulating erythro-poietin (EPO) in view of the pharmacokinetics of the recombinant drugs rhEpo and NESP. *Eur J Haemotol* 2002;69:265–274.

68. Loge JP, Lange RD, Moore CV. Characterization of the anemia associated with chronic renal insufficiency. *Am J Med* 1958;24:4–18.

69. Pastermack A, Wahlberg P. Bone marrow in acute renal failure. *Acta Med Scand* 1967;181:505–511.

70. Finch CA, Deubelbeiss K, Cook JD, et al. Ferrokinetics in man. *Medicine* 1970;49:17–53.

71. Sutherland DA, McCall S, Jones F, et al. The anemia of uremia: hemolytic state measured by the radiochromium method (Abstract). *Am J Med* 1955;19:153.

72. Erslev A, Besarab A. The rate and control of baseline red cell production in hematologically stable uremic patients. *J Lab Clin Med* 1995;126:283–286.

73. Mitchell TR, Pegrum GD. The oxygen affinity of haemoglobin in chronic renal failure. *Br J Haematol* 1971;21:463–472.

74. Finch CA, Miller LR, Inamdar AR, et al. Iron deficiency in the rat: physiological and biochemical studies of muscle dysfunction. *J Clin Invest* 1976;58:447–453.

75. Lichtman MA, Miller OR, Freeman RB. Erythrocyte adenosine triphosphate depletion during hypophosphatemia in a uremic subject. *N Eng J Med* 1969;280:240–244.

76. Radtke HW, Claussner A, Erbes PM, et al. Serum erythropoietin concentration in chronic renal failure: relationship to degree of

anemia and excretory renal function. *Blood* 1979;54:877–884.

77. Rege AB, Brookins J, Fisher JW. A radioimmunoassay for erythropoietin: serum levels in normal human subjects and in patients with hemopoietic disorders. *J Lab Clin Med* 1982;100:829–843.

78. Caro J, Schuster S, Besarab A, et al. Renal biogenesis of erythropoietin. In: Rich IN, ed. *Molecular and cellular aspects of erythropoietin and erythropoiesis.* NATO ASI Series, Vol H8. Heidelberg: Springer-Verlag, 1987:329–336.

79. Walle AJ, Wong GY, Clemons GK, et al. Erythropoietin-hematocrit feedback circuit in the anemia of end-stage renal disease. *Kidney Int* 1987;31:1205–1209.

80. Spivak JL. The mechanism of action of erythropoietin. *Int J Cell Cloning* 1986;4:139–166.

81. Chaplin H, Mollison PL. Red cell life-span in nephritis and in hepatic nephrosis. *Clin Sci* 1953;12:351.

82. Eschbach JW, Funk D, Adamson JW, et al. Erythropoiesis in patients with renal failure undergoing chronic dialysis. *N Engl J Med* 1967;276:653.

83. Ragen PA, Hagedorn AB, Owen CA. Radioisotope study of anemia in chronic renal disease. *Arch Intern Med* 1960;105:518–523.

84. Cole CH. Decreased ouabain-sensitive adenine triphosphatase activity in the erythrocyte membrane of patients with chronic renal disease. *Clin Sci* 1973;45:775–784.

85. Berry ER, Rambach WA, Alt HL, et al. Effect of peritoneal dialysis on erythrokinetics and ferrokinetics of azotemic anemia. *ASAIO Trans* 1965;10:415–419.

86. Longnecker RE, Goffinet JA, Hendler ED. Blood loss during maintenance hemodialysis. *ASAIO Trans* 1974;20:135–140.

87. Lindsay RM, Burton JA, Edward N, et al. Dialyzer blood loss. *Clin Nephrol* 1973;1:29–34.

88. Erslev AJ, Wilson J, Caro J. Erythropoietin titers in anemic nonuremic patients. *J Lab Clin Med* 1987;109:429–433.

89. Rabiner SF. Uremic bleeding. *Prog Hemost Thromb* 1972;1:233–250.

90. Clouse RE, Costigan DJ, Mills BA, et al. Angiodysplasia as a cause of upper gastrointestinal bleeding in uremia. *Arch Int Med* 1985;145:458–461.

91. Benigni A, Boccardo P, Galbusera M, et al. Reversible activation defect of the platelet glycoprotein IIb–IIIa complex in patients with uremia. *Am J Kidney Dis* 1993;22:668–676.

92. Gralnick HR, McKeown LP, Williams SB, et al. Plasma and platelet von Willebrand factor defects in uremia. *Am J Med* 1988;85:806–810.

93. Savage B, Shattil SJ, Ruggeri ZM. Modulation of platelet function through adhesion receptors. A dual role glycoprotein IIb–IIIa (integrin aIIbb3) mediated by fibrinogen and glycoprotein Ib-von Willebrand factor. *J Biol Chem* 1992;267:11300–11306.

94. Di Minno G, Martinez J, McKean M-L, et al. Platelet dysfunction in uremia. Multifaceted defect partially corrected by dialysis. *Am J Med* 1985;79:552–559.

95. Noris M, et al. Enhanced nitric oxide synthesis in uremia: implications for platelet dysfunction and dialysis hypotension. *Kidney Int* 1993;44:445.

96. Norris M, Remuzzi G. Uremic bleeding: closing the circle after 30 years of controversies. *Blood* 1999;94:2569.

97. Livio M, Marchesi D, Remuzzi G, et al. Uraemic bleeding: role of anaemia and beneficial effect of red cell transfusions. *Lancet* l982;2:1013–1015.

98. Fernandez F, Goudable C, Sie P, et al. Low hematocrit and prolonged bleeding time in uraemic patients: effect of red cell transfusion. *Br J Haematol* 1985;59:139–148.

99. Moia M, Vizzotta L, Cattaneo M, et al. Improvement in the haemostatic defect of uraemia after treatment with recombinant human erythropoietin. *Lancet* 1987;2:1227–1229.

100. Cases A, Escolar G, Reverter JC, et al. Recombinant human erythropoietin treatment improves platelet function in uremic patients. *Kidney Int* 1992;42:668–672.

101. Yawata Y, Howe R, Jacob HS. Abnormal red cell metabolism causing hemolysis in uremia: a defect potentiated by tap water hemodialysis. *Ann Intern Med* 1973;79:362–367.

102. Rosenwund A, Binswanger U, Straub PW. Oxidative injury to erythrocytes, cell rigidity, and splenic hemolysis in hemodialyzed uremic patients. *Ann Intern Med* 1975;82:460–465.

103. Eaton JW, Kolpin CF, Swofford HS, et al. Chlorinated urban water: a cause of dialysis-induced hemolytic anemia. *Science* 1973;181:463–464.

104. Tipple MA, Schusterman N, Bland LA, et al. Illness in hemodialysis patients after exposure to chloramine contaminated dialysate. *ASAIO Trans* 1991;37:588–591.

105. Manzler AD, Schreiner AW. Copper-induced acute hemolytic anemia: a new complication of home dialysis. *Ann Intern Med* 1970;73:409–412.

106. Petrie JJB, Row PG. Dialysis anaemia caused by sub acute zinc toxicity. *Lancet* 1977;1:1178–1180.

107. Short AIK, Winney RJ, Robson JS. Reversible microcytic hypochromic anemia in dialysis patients due to aluminum intoxication. *Proc Eur Dial Transplant Assoc* 1980;17:233–236.

108. Carlson DJ, Shapiro FL. Methemoglobinemia from well water nitrates: a complication of home dialysis. *Ann Intern Med* 1970;73:757–759.

109. Orringer EP, Mattern WD. Formaldehyde-induced hemolysis during chronic hemodialysis. *N Engl J Med* 1976;294:1416–1420.

110. Iacob HS, Amsden T. Acute hemolytic anemia with rigid red cells in hypophosphatemia. *N Engl J Med* 1971;285:1146–1150.

111. Fisher JW. Mechanism of the anemia of chronic renal failure. Editorial review. *Nephron* 1980;25:106–111.

112. Ohne Y, Rege AB, Fisher JW, et al. Inhibitors of erythroid colony-forming cells (CFU-E and BFU-E) in sera of azotemic patients with anemia of renal disease. *J Lab Clin Med* 1978;92:916–923.

113. Wallner SF, Vantrin R, Kornick JE, et al. The effect of serum from patients with chronic renal failure on erythroid colony growth *in vitro. J Lab Clin Med* 1978;92:370–375.

114. Radtke HW, Rege AB, LaMarche MB, et al. Identification of spermine as an inhibitor of erythropoiesis in patients with chronic renal failure. *J Clin Invest* 1980;67:1623–1629.

115. Zappacosta AR, Caro J, Erslev A. The normalization of hematocrit in end-stage renal disease patients on continuous ambulatory peritoneal dialysis: the role of erythropoietin. *Am J Med* 1982;72:53–57.

116. Segal GM, Stuere T, Adamson JW. Spermine and spermidine are non-specific inhibitors of *in vitro* hematopoiesis. *Kidney Int* 1987;31:72–76.

117. Wallner SF, Vantrin RM. The anemia of chronic renal failure: studies of the affect of organic solvent extraction of the serum. *J Lab Clin Med* 1978;92:363–369.

118. Eschbach JW, Adamson JW, Dennis MB. Physiologic studies in normal and uremic sheep. *Kidney Int* 1980;18:725–731.

119. Eschbach JW, Mladenovic J, Garcia JF. The anemia of chronic renal failure in sheep: the response to erythropoietin-rich plasma *in vivo. J Clin Invest* 1984;74:434–441.

120. Eschbach JW, Haley NR, Eagrie JC, et al. A comparison of the responses to recombinant erythropoietin in normal and uremic subjects. *Kidney Int* 1992;42:407–416.

121. Delwechi F, Garrity MJ, Powell JS, et al. High levels of the circulating form of parathyroid hormone do not inhibit *in vivo* erythropoiesis. *J Lab Clin Med* 1983;102:613–620.

122. Rao DS, Shih M-S, Mohini R. Effect of serum parathyroid hormone and bone marrow fibrosis on the response to erythropoietin in uremia. *N Engl J Med* 1993;328:171–175.

123. Niwa T, Yazawa T, Kodama T, et al. Efficient removal of albumin-bound furancarboxylic acid, an inhibitor of erythropoiesis, by continuous ambulatory peritoneal dialysis. *Nephron* 1990;56:241–245.

124. Himmelfarber J, Lazarus M, Hakim R. Reactive oxygen species production by monocytes and polymorphonuclear leukocytes during dialysis. *Am J Kidney Dis* 1991;3:271–276.

125. Mun KC, Golper TA. Impaired biological activity of erythropoietin by cyanate carbamylation. *Blood Purif* 2000;18:13.

126. Pawlak D, Koda M, Pawlak S, et al. Contribution of quinolinic acid in the development of anemia in renal insufficiency. *Am J Physiol Renal Physiol* 2003;284(4):F693–F700.

127. Morra L, Ponassi A, Gurreri G, et al. Inadequate ability of T-lymphocytes from chronic uremic subjects to stimulate the in vivo growth of committed erythroid progenitors (BFU-E). *Acta Haematol* 1988;79:187.

128. Allen DA, Breen C, Yaqoob MM, et al. Inhibition of CFU-E colony formation in uremic patients with inflammatory disease: role of IFN-gamma and TNF-alpha. *J Investig Med* 1999;47(5):204–211.

129. Bologa RM, Levine DM, Parker TS, et al. Interleukin-6 predicts hypoalbuminemia, hypocholesterolemia, and mortality in hemodialysis

patients. *Am J Kidney Dis* 1998;32(1):107–114.

130. Ifudu O, Feldman J, Friedman EA. The intensity of hemodialysis and the response to erythropoietin in patients with end-stage renal disease. *N Engl J Med* 1996;334(7):420–425.

131. Coladonato JA, Frankenfield DL, Reddan DN, et al. Trends in anemia management among US hemodialysis patients. *J Am Soc Nephrol* 2002;13(5):1288–1295.

132. Locatelli F, Andrulli S, Pecchini F, et al. Effect of high-flux dialysis on the anaemia of haemodialysis patients. *Nephrol Dial Transplant* 2000;15(9):1399–1409.

133. Locatelli F, Del Vecchio L. Dialysis adequacy and response to erythropoietic agents: what is the evidence base? *Nephrol Dial Transplant* 2003;18(Suppl 8):29–35.

134. Whitehead VM, Comty CH, Posen GA, et al. Homeostasis of folic acid in patients undergoing maintenance hemodialysis. *N Engl J Med* 1968;279:970–974.

135. Wolfson M. Use of water-soluble vitamins in patients with chronic renal failure. *Semin Dial* 1988;1:28–32.

136. Elliot HL, Dryburgh F, Fell GS, et al. Aluminum toxicity during regular haemodialysis. *Br J Med* 1978;1:1101–1103.

137. Eschbach JW, Cook JD, Finch CA. Iron absorption in chronic renal disease. *Clin Sci* 1970;38:191–201.

138. Milman N. Iron absorption measured by whole body counting and the relation to marrow iron stores in chronic uremia. *Clin Nephrol* 1972;17:77–81.

139. Eschbach JW, Cook JD, Scribner BH et al. Iron balance in hemodialysis patients. *Ann Int Med* 1977;87:710–713.

140. Labonia WD. L-carnitine effects on anemia in hemodialyzed patients treated with erythropoietin. *Am J Kidney Dis* 1995;26(5):757–764.

141. Hurot JM, Cucherat M, Haugh M, et al. Effects of L-carnitine supplementation in maintenance hemodialysis patients: a systematic review. *J Am Soc Nephrol* 2002;13(3):708–714.

142. Goodnough LT, et al. Increased preoperative collection of autologous blood with recombinant human erythropoietin therapy. *N Engl J Med* 1989;321:1163.

143. Fishbane S, Galgano C, Langley RC, Jr, et al. Reticulocyte hemoglobin content in the evaluation of iron status of hemodialysis patients. *Kidney Int* 1997;52(1):217–222.

144. Horl WH, Cavill I, Macdougall IC, et al. How to diagnose and correct iron deficiency during r-huEPO therapy—a consensus report (review). *Nephrol Dial Transplant* 1996;11:246–250.

145. Mirahmadi KS, Wellington LP, Winer RL, et al. Serum ferritin level. Determinant of iron requirement in hemodialysis patients. *JAMA* 1977;238:601–603.

146. Fishbane S, Frei GL, Maesaka J. Reduction in recombinant human erythropoietin doses by the use of chronic intravenous iron supplementation. *Am J Kidney Dis* 1995;26:41–46.

147. Macdougall IC, Tucker B, Thompson I, et al. A randomized controlled study of iron supplementation in patients treated with erythropoietin. *Kidney Int* 1996;50:1694–1699.

148. Silverberg DS, Blum M, Peer G, et al. Intravenous ferric saccharate as an iron supplement in dialysis patients. *Nephron* 1996;72:413–417.

149. Silverberg DS, Iaina A, Peer G, et al. Intravenous iron supplementation for the treatment of the anemia of moderate to severe chronic renal failure patients not receiving dialysis. *Am J Kidney Dis* 1996;27:234–238.

150. Moreb J, Popovtzer MM, Friedlaender MM, et al. Evaluation of iron status in patients on chronic hemodialysis: relative usefulness of bone marrow hemosiderin, serum ferritin, transferrin saturation, mean corpuscular volume and red cell protoporphyrin. *Nephron* 1983;35:196–200.

151. Besarab A, Amin N, Ahsan M, et al. Optimization of epoetin therapy with intravenous iron therapy in hemodialysis patients. *J Am Soc Nephrol* 2000;11:530.

152. Van Wyck DB, Stivelman JC, Ruiz J, et al. Iron status in patients receiving erythropoietin for dialysis-associated anemia. *Kidney Int* 1989;35:165–170.

153. Hamstra RD, Block MH, Schocket A. Intravenous iron dextran in clinical medicine. *JAMA* 1980;243:1726–1731.

154. Fishbane S, Ungureanu V, Maesaka JK, et al. Safety of intravenous iron dextran in hemodialysis patients. *Am J Kidney Dis* 1996;28:529–534.

155. Taylor JE, Peat N, Porter C, et al. Regular, low dose intravenous iron therapy improves response to erythropoietin in haemodialysis patients. *Nephrol Dial Transplant* 1996;11:1079–1083.

156. Nissenson AR, Lindsay RM, Swan S, et al. Sodium ferric gluconate complex in surcrose is safe and effective in hemodialysis patients: North American Clinical Trial. *Am J Kidney Dis* 1999;33:471.

157. Fishbane S, Wagner J. Sodium ferric gluconate complex in the treatment of iron deficiency for patients on dialysis. *Am J Kidney Dis* 2001;37:879.

158. Bailie GR, Johnson CA, Mason NA. Parenteral iron use in the management of anemia in end-stage renal disease patients. *Am J Kidney Dis* 2000;35:1.

159. Lazarus JM, Hakim RM, Newell J. Recombinant human erythropoietin and phlebotomy in the treatment of iron overload in chronic hemodialysis patients. *Am J Kidney Dis* 1990;16:101.

160. Eschbach JW, Egrie JC, Downing MR, et al. Correction of the anemia of end-stage renal disease with recombinant human erythropoietin. Results of combined phase I & II clinical trials. *N Engl J Med* 1987;316:73–78.

161. Winearls CG, Oliver DO, Pippard MJ, et al. Effect of human erythropoietin derived from recombinant DNA on the anemia of patients maintained by chronic haemodialysis. *Lancet* 1986;2:1175–1177.

162. Eschbach JW, Abdulhadi MH, Browne JK, et al. Recombinant human erythropoietin in anemic patients with end-stage renal disease: results of a phase III multicenter clinical trial. *Ann Intern Med* 1989;111:992–1000.

163. Erslev AJ, Adamson JW, Eschbach JW, et al., eds. *Erythropoietin: molecular, cellular, and clinical biology* Baltimore: Johns Hopkins University Press, 1991.

164. Eschbach JW, Kelly MR, Haley NR, et al. Treatment of the anemia of progressive renal failure with recombinant human erythropoietin. *N Engl J Med* 1989;321:158–163.

165. Greenwood RN, Ronco C, Gastaldon F, et al. Erythropoeitin dose variation in different facilities in different countries and its relationship to drug resistance. *Kidney Int Suppl* 2003;87:S78–S86.

166. USRDS. United States Renal Data System 1996 annual report. *Am J Kidney Dis* 1996;28(Suppl 3):S56.

167. ESRD. ESRD 2002 report. *Am J Kidney Dis* 2003;

168. Obrator GT, Roberts T, St. peter WL, et al. Trends in anemia management at initiation of dialysis in the United states. *Kidney int* 2001;60:1875–1884.

169. Austrian Multicenter Study Group of r-HuEPO in Predialysis Patients. Effectiveness and safety of recombinant human erythropoietin in predialysis patients. *Nephron* 1991;61:399.

170. U. S. Recombinant Human Erythropoietin Predialysis Group. Double-blind, placebo-controlled study of the therapeutic use of recombinant human erythropoietin for anemia associated with chronic renal failure in predialysis patients. *Am J Kidney Dis* 1991;14:50.

171. Keinman KS, et al. The use of recombinant human erythropoietin: I. the correction of anemia in predialysis patients and its effects on renal function: a double blind, placebo-controlled trial. *Am J Kidney Dis* 1989;14:486.

172. Abraham PA, et al. Renal function during therapy for anemia in predialysis chronic renal failure patients. *Am J Nephrol* 1990;10:128.

173. Frenken LAM, Wetzels JFM, Sluitter HE, et al. Evidence for renal vasodilatation in pre-dialysis patients during correction of anemia by erythropoietin. *Kidney Int* 1992;41:384.

174. Thuraisingham RC, Macdougall IC, Cavill I, et al. Improvement in anaemia following renal transplantation but not after erythropoietin therapy in a patient with sickle-cell disease. *Nephrol Dial Transplant* 1993;8:371–372.

175. Neng Lai K, Chiu Wong K, Li PKT, et al. Use of recombinant erythropoietin in thalassemic patients on dialysis. *Am J Kidney Dis* 1992;19:239–245.

176. Parfrey PS, Foley RN, Harnett JD, et al. Outcome and risk factors for left ventricular disorders in chronic uraemia. *Nephrol Dial Transplant* 1996;11:1277–1285.

177. Ballel SH, Domato DT, Polack DC, et al. Androgens potentiate the effects of erythropoietin in the treatment of anemia of end-stage renal disease. *Am J Kidney Dis* 1991;17:29–33.

178. Berns JS, Rudnick MR, Cohen RM. A controlled trial of recombinant human erythropoietin and nandrolone decanoate in the treatment

of anemia in patients on chronic hemodialysis. *Clin Nephrol* 1992;37:264–267.

179. Teruel JL, Marcen R, Navarro-Antolin J, et al. Androgen versus erythropoietin for the treatment of anemia in hemodialyzed patients: a prospective study. *J Am Soc Nephrol* 1996;7:140–144.

180. Eschbach JW. The anemia of chronic renal failure: pathophysiology and the effects of recombinant erythropoietin (review). *Kidney Int* 1989;35:134–148.

181. Pitts TO, Barbour GL. Hemosiderosis secondary to chronic parenteral iron therapy in maintenance hemodialysis patients. *Nephron* 1978;22:316–321.

182. Goldman M, Vangerweghen J-L. Multiple blood transfusions and iron overload in patients receiving haemodialysis. *Nephrol Dial Transplant* 1987;2:316–321.

183. Fleming LW, Hopwood D, Shepherd AM, et al. Hepatic iron in dialyzed patients given intravenous iron dextran. *J Clin Pathol* 1990;43:119–124.

184. Garibotto G, Gurreri G, Robaudo C, et al. Erythropoietin treatment and aminoacid metabolism in hemodialysis patients. *Nephron* 1993;65(4):533–536.

185. McCarthy JT, Johnson WJ, Nixon DE, et al. Transfusional iron overload in patients undergoing dialysis: treatment with erythropoietin and phlebotomy. *J Lab Clin Med* 1989;114:193–199.

186. El-Reshaid K, Johny KV, Hakim A, et al. Erythropoietin treatment in haemodialysis patients with iron overload. *Acta Haematol* 1994;91(3):130–135.

187. Chan PCK, Liu P, Cronin C, et al. The use of nuclear magnetic resonance imaging in monitoring total body iron in hemodialysis patients with hemosiderosis treated with erythropoietin and phlebotomy. *Am J Kidney Dis* 1992;19:484–489.

188. Cecchin E, De Marchi S, Querin F, et al. Efficacy of hepatic computed tomography to detect iron overload in chronic hemodialysis. *Kidney Int* 1990;37:943–950.

189. Grimm PC, Sinai-Trieman L, Sekiya NM, et al. Effects of recombinant human erythropoietin on HLA sensitization and cell mediated immunity. *Kidney Int* 1990;38:12–18.

190. Barany P, Fehrman I, Godoy C. Long term effects on lymphocytotoxic antibodies and immune reactivity in hemodialysis patients treated with recombinant human erythropoietin. *Clin Nephrol* 1992;37:90–96.

191. Evans RW. Recombinant human erythropoietin and the quality of life of end-stage renal disease patients: a comparative analysis. *Am J Kidney Dis* 1991;18(Suppl 1):S62–S70.

192. Auer J, Simon G, Stevens J, et al. Quality of life improvements in CAPD patients treated with subcutaneously administered erythropoietin for anemia. *Perit Dial Int* 1992;12:40–42.

193. Bennett WM. A multicenter clinical trial of epoetin beta for anemia of end-stage renal failure. *J Am Soc Nephrol* 1991;1:990–998.

194. Beusterien LM, Nissenson AR, Port FK, et al. The effects of recombinant human erythropoietin on functional health and well-being in chronic dialysis patients. *J Am Soc Nephrol* 1996;7:763–773.

195. Canadian Erythropoietin Study Group. Association between recombinant human erythropoietin and quality of life and exercise capacity of patients receiving haemodialysis. *Br Med J* 1990;300:573–578.

196. Moreno F, Vanderrabano F, Aracil FJ, et al. Influence of hematocrit on the quality of life of hemodialysis patients. *Nephrol Dial Transplant* 1994;9:1034–1037.

197. Temple RM, Langan SJ, Deary IJ. Recombinant human erythropoietin improves cognitive function in chronic haemodialysis patients. *Nephrol Dial Transplant* 1992;7:240–245.

198. Nissenson AR. Epoetin and cognitive function. *Am J Kidney Dis* 1992;20(Suppl 1):21–24.

199. Marsh JT, Brown WS, Wolcott D, et al. RhUEPO treatment improves brain and cognitive function of anemic dialysis patients. *Kidney Int* 1991;39:155–163.

200. Pickett JL, Theberge DC, Brown WS, et al. Normalizing hematocrit in dialysis patients improves brain function. *Am J Kidney Dis* 1999;33:1122–1130.

201. Kusunoki M, Kimura K, Nakamura M, et al. Effects of hematocrit variations on cerebral blood flow and oxygen transport on ischemic cerebrovascular disease. *J Cereb Blood Flow Metab* 1981;1:413–417.

202. Digicaylioglu M, Bichet S, Marti HH, et al. Localization of specific erythropoietin binding sites in defined areas of the mouse brain. *Proc Natl Acad Sci USA* 1995;92:3717–3720.

203. Banks WA, Jumbe NL, Farrell CL, et al. Passage of erythropoietic agents across the blood-brain barrier: a comparison of human and murine erythropoietin and the analog darbepoetin alfa. *Eur J Pharmacol* 2004;505(1–3):93–101.

204. Metra M, Cannela G, La Canna G, et al. Improvement in exercise capacity after correction of anemia in patients with end-stage renal failure. *Am J Cardiol* 1991;68:1060–1066.

205. McMahon LP, Johns JA, McKenzie A, et al. Hemodynamic changes and physical performance at comparative levels of haemoglobin after long-term treatment with recombinant erythropoietin. *Nephrol Dial Transplant* 1992;7:1199–1206.

206. Davenport A. The effect of treatment with recombinant human erythropoietin on skeletal muscle function in patients with end-stage renal failure treated with regular hemodialysis. *Am J Kidney Dis* 1993;22:685–690.

207. Park JS, Kim SB, Park S-K, et al. Effect of recombinant human erythropoietin on muscle energy metabolism in patients with end-stage renal disease: a P-nuclear magnetic resonance spectroscopic study. *Am J Kidney Dis* 1993;21:612–619.

208. Horina JH, Schwaberger G, Brusse H, et al. Increased red cell 2,3-diphosphoglycerate levels in haemodialysis patients treated with erythropoietin. *Nephrol Dial Transplant* 1993;8:1219–1222.

209. Mayer G, Thum J, Graf H. Anaemia and reduced exercise capacity in patients on chronic haemodialysis. *Clin Sci* 1989;76:265–268.

210. Macdougall IC, Lewis NP, Saunders MJ, et al. Long-term cardiopulmonary effects of amelioration of renal anaemia by erythropoietin. *Lancet* 1990;1:489–493.

211. Marrades RM, Roca J, Campistol JM, et al. Effects of erythropoietin on muscle O2 transport during exercise in patients with chronic renal failure. *J Clin Invest* 1996;97:2092–2100.

212. Painter P. The importance of exercise training in rehabilitation of patients with end-stage renal disease. *Am J Kidney Dis* 1994;24:S31–S32.

213. Blagg CR. The socioeconomic impact of rehabilitation. *Am J Kidney Dis* 1994;24(Suppl 1):S17–S21.

214. Hassanein AA, McNicol GP, Douglass AS. Relationship between platelet function tests in normal and uraemic subjects. *J Clin Invest* 1970;23:402–406.

215. Steiner RW, Coggins C, Carvalho ACA. Bleeding time in uremia: a useful test to assess clinical bleeding. *Am J Hematol* 1979;7:107–117.

216. Remuzzi G, Penigni A, Dodesini P, et al. Reduced platelet thromboxane formation in uremia: evidence for a functional cyclooxygenase defect. *J Clin Invest* 1983;71:762–768.

217. Castillo R, Lozano T, Escolar G, et al. Defective platelet adhesion on vessel subendothelium in uremic patients. *Blood* 1986;68:337–342.

218. Sundal E, Kaeser U. Correction of anaemia of chronic renal failure with recombinant human erythropoietin: safety and efficacy of one year's treatment in a European multicentre study of 150 haemodialysis-dependent patients. *Nephrol Dial Transplant* 1989;4:979.

219. Muirhead N. Erythropoietin is a cause of access thrombosis. *Semin Dial* 1993;6:184–188.

220. Eschbach JW. Erythropoietin is not a cause of access thrombosis. *Semin Dial* 1993;6:180–184.

221. Churchill DN, Muirhead N, Goldstein M, et al. Probability of thrombosis of vascular access among hemodialysis patients treated with recombinant human erythropoietin. *J Am Soc Nephrol* 1994;4:1809–1813.

222. Dy GR, Bloom EJ, Ijelu GK, et al. Effect of recombinant human erythropoietin on vascular access. *ASAIO Trans* 1991;37:M274–M275.

223. Tang I, Vrahos D, Valaitis D, et al. Vascular access thrombosis during recombinant human erythropoietin therapy. *ASAIO Trans* 1992;38:M528–M531.

224. Pollock CA, Wyndham R, Collett PV, et al. Effects of erythropoietin therapy on the lipid profile in end-stage renal failure. *Kidney Int* 1994;45:897–902.

225. Friedman EA, Brown CD, Berman DH. Erythropoietin in diabetic macular edema and renal insufficiency. *Am J Kidney Dis* 1995;26:202–208.

226. Rex TS, Allocca M, Domenici L, et al. Systemic but not intraocular Epo gene transfer protects the retina from light-and genetic-induced degeneration. *Mol Ther* 2004;10:855–861.

227. Acchiardo SR, Quinn BP, Moore LW, et al. Evaluation of hemodialysis patients treated with erythropoietin. *Am J Kidney Dis* 1991;17:290–294.

228. Zehnder C, Glück Z, Descoerdres DE, et al. Human recombinant erythropoietin in anaemic patients on maintenance haemodialysis. Secondary effects of an increase in haemoglobin. *Nephrol Dial Transplant* 1988;3:657–660.

229. Spinowitz BS, Arsianian J, Charytan C, et al. Impact of epoetin beta on dialyzer clearances and heparin requirements. *Am J Kidney Dis* 1991;18:668–673.

230. Baur T, Lundberg M. Secondary effects of erythropoietin treatment on metabolism and dialysis efficiency in stable hemodialysis patients. *Clin Nephrol* 1990;34:230–235.

231. Veys N, Vanholder R, De Guyper K, et al. Influence of erythropoietin on dialyzer re-use, heparin needs, and urea kinetics in maintenance hemodialysis patients. *Am J Kidney Dis* 1994;23:52–59.

232. Zehnder E, Pollock M, Ziegenhagen D, et al. Urea kinetics in patients on regular dialysis treatment before and after treatment with recombinant human erythropoietin. *Contrib Nephrol* 1988;66:149–155.

233. Paganni E, Abulhadi M, Garcia J, et al. Recombinant human erythropoietin correction of anemia: dialysis efficiency, waste retention, and chronic dose variables. *ASAIO Trans* 1989;35:513–515.

234. Ksiazek A, Baranowska-Daca E. Hematocrit influence on peritoneal dialysis effectiveness during recombinant human erythropoietin treatment in patients with chronic renal failure. *Perit Dial Int* 1993;13(Suppl 2):S550–S552.

235. Maschio G. Erythropoietin and systemic hypertension. *Nephrol Dial Transplant* 1995;10(Suppl 2):4–79.

236. van de Borne P, Tielemans C, Vanherweghem J-L, et al. Effect of recombinant human erythropoietin therapy on ambulatory BP and heart rate in chronic hemodialysis patients. *Nephrol Dial Transplant* 1992;7:45–49.

237. Cannella G, La Canna G, Sandrini M, et al. Renormalization of high cardiac output and of left ventricular size following long-term recombinant human erythropoietin treatment of anemic dialyzed uremic patients. *Clin Nephrol* 1990;34:272–278.

238. Raine AEG, Roger SD. Effect of erythropoietin on blood pressure. *Am J Kidney Dis* 1991;18(Suppl 1):76–83.

239. Stephen HM, Brunner R, Müller R, et al. Peripheral hemodynamics, blood viscosity, and the renin-angiotensin system in hemodialysis patients under therapy with recombinant human erythropoietin. *Contrib Nephrol* 1989;76:292–298.

240. Santleben W, Baldamus CA, Bommer J, et al. Blood pressure changes during treatment with recombinant human erythropoietin. *Contrib Nephrol* 1988;66:114–122.

241. Kaupke CJ, Kim S, Vaziri ND. Effect of erythrocyte mass on arterial blood pressure in dialysis patients receiving maintenance erythropoietin therapy. *J Am Soc Nephrol* 1994;4:1874–1878.

242. Vaziri ND, Zhou XJ, Smith J, et al. In vitro and in vivo pressor effects of erythropoietin. *Am J Physiol* 1995;38:F838–F845.

243. del Castillo D, Raij L, Shultz PJ, et al. The pressor effect of recombinant human erythropoietin is not due to decreased activity of the endogenous nitric oxide system. *Nephrol Dial Transplant* 1995;10:505–508.

244. Edmunds M, Walls J. Blood pressure and erythropoietin. *Lancet* 1988;1:351–352.

245. Carlini R, Dusso AS, Chamberlain I, et al. Recombinant human erythropoietin (rHuEPO) increases endothelin-1 release by endothelial cells. *Kidney Int* 1993;43:1010–1014.

246. Frencken LAM, Wetzels JFM, Sluitter HE, et al. Evidence for renal vasodilatation in pre-dialysis patients during correction of anemia by erythropoietin. *Kidney Int* 1992;41:384–387.

247. Raine AEG. Hypertension, blood viscosity and cardiovascular morbidity in renal failure: implications for erythropoietin therapy. *Lancet* 1988;1:97–99.

248. Abraham PA, Opsah JA, Keshaviah PR, et al. Body fluid spaces and blood pressure in hemodialysis patients during amelioration of anemia with erythropoietin. *Am J Kidney Dis* 1990;16:438–446.

249. Cascinu S, Catalano G, Cellerino R. Recombinant human erythropoietin in chemotherapy-associated anemia (review). *Cancer Treatment Rev* 1996;21:553–564.

250. Schreiber S, Howaldt S, Schnoor M, et al. Recombinant erythropoietin for the treatment of anemia in inflammatory bowel disease. *N Engl J Med* 1996;334:619–623.

251. Harris SA, Payne G, Putman JM Jr. Erythropoietin treatment of erythropoietin-deficient anemia without renal disease during pregnancy. *Obstet Gynecol* 1996;87:812–814.

252. Poux JM, Lartigue M, Chaisemartin RA, et al. Uraemia is necessary for erythropoietin-induced hypertension in rats. *Clin Exp Pharmacol Physiol* 1995;22:769–771.

253. Miyashita K, Tojo A, Kimura K, et al. Blood pressure response to erythropoietin injection in hemodialysis and predialysis patients. *Hypertens Res* 2004;27:79–84.

254. Fellner SK, et al. Cardiovascular consequences of the correction of the anemia of renal failure with erythropoietin. *Kidney Int* 1993;44:1309.

255. Goldberg N, Lundin AP, Delano B, et al. Changes in left ventricular size, wall thickness, and function in anemic patients treated with recombinant human erythropoietin. *Am Heart J* 1992;124:424–427.

256. Pascal J, Teruel LJ, Moya Jl, et al. Regression of left ventricular hypertrophy after partial correction of anemia with erythropoietin in patients on hemodialysis: a prospective study. *Clin Nephrol* 1991;35:280–287.

257. Neff MS, Kim KE, Persoff M, et al. Hemodynamics of uremic anemia. *Circulation* 1971;43:876–883.

258. Silverberg JS, Racine N, Barre PE, et al. Regression of left ventricular hypertrophy in dialysis patients following correction of anemia with recombinant human erythropoietin. *Can J Nephrol* 1990;6:26–30.

259. Cannella G, La Canna G, Sandrini M, et al. Reversal of left ventricular hypertrophy following recombinant human erythropoietin of anemic dialyzed uremic patients. *Nephrol Dial Transplant* 1991;6:31–37.

260. Rademacher J, Koch KM. Treatment of renal anemia by erythropoietin substitution. *Clin Nephrol* 1995;44(Suppl 1):S56–S60.

261. Sikole A, Polenakovic M, Spirovska V, et al. Analysis of heart morphology and function following erythropoietin treatment of anemic dialysis patients. *Artif Organs* 1993;17(12):977–984.

262. Schwartz AB, Prior JE, Mintz GS, et al. Cardiovascular hemodynamic effects of correction of anemia of chronic renal failure with recombinant erythropoietin. *Transplant Proc* 1991;23:1827–1830.

263. Wizemann V, Kaufman N, Kramer W. Effect of erythropoietin on ischemic tolerance in anemic hemodialysis patients with confirmed coronary artery disease. *Nephron* 1992;62:161–165.

264. Horwich TB, Fonarow GC, Hamilton MA, et al. Anemia is associated with worse symptoms, greater impairment in functional capacity and a significant increase in mortality in patients with advanced heart failure. *J Am Coll Cardiol* 2002;39(11):1780–1786.

265. Besarab A, Bolton WK, Browne JK, et al. The effects of normal versus anemic hematocrit on hemodialysis patients with cardiac disease. *N Engl J Med* 1998;339:584–590.

266. Harnett JD, Kent GM, Foley RN, et al. Cardiac function and hematocrit level. *Am J Kidney Dis* 1995;25:S3–S7.

267. Yang CS, Chen SW, Chiang CH, et al. Effects of increasing dialysis dose on serum albumin and mortality in hemodialysis patients. *Am J Kidney Dis* 1996;17:380–386.

268. Lowrie EC, Huang NL, Lew NL, et al. The relative contributions of measured variables to death risk among hemodialysis patients. In: Friedman EA, ed. *Death on hemodialysis: preventable or inevitable?* Dordrecht: Kluwer Academic Publishers, 1995:121–141.

269. Avram MM, Blaustein D, Fein PA, et al. Hemoglobin predicts long-term survival in dialysis patients: a 15-year single-center longitudinal study and a correlation trend between prealbumin and hemoglobin. *Kidney Int* 2003;64(Suppl 87):S6–11.

270. Churchill DN, Muirhead N, Goldstein M, et al. Effect of recombinant human erythropoietin on hospitalization of hemodialysis patients. *Clin Nephrol* 1995;43:184–188.

271. Xia H, Ebben J, Ma JZ, et al. Hematocrit levels and hospitalization risks in hemodialysis patients. *J Am Soc Nephrol* 1999;10:1309.

272. Collins AJ, Ma JZ, Ebben J. Impact of hematocrit on morbidity and mortality. *Semin Nephrol* 2000;20:345.

273. Powe NR, Griffiths RI, Watson AJ, et al. Effect of recombinant erythropoietin on hospital admissions, readmissions, length of stay, and costs of dialysis patients. *J Am Soc Nephrol* 1994;4: 1455–1465.

274. Collart FE, Dratwa M, Wittek M, et al. Effect of recombinant human erythropoietin on T-cell lymphocyte subsets in hemodialysis patients. *ASAIO Trans* 1990;36:M219.

275. Schaefer RM, Paczek L, Berthold G, et al. Improved immunoglobulin production in dialysis patients treated with recombinant erythropoietin. *Int J Artif Organs* 1992;3:71.

276. Sennasael JJ, Van der Niepen P, Verbeelen DL. Treatment with recombinant human erythropoietin increases antibody titers after hepatitis B vaccination in dialysis patients. *Kidney Int* 1990; 40:121.

277. Veys N, Vanholder R, Ringoir S. Correction of deficient phagocytosis during erythropoietin treatment in maintenance dialysis patients. *Am J Kidney Dis* 1992;19:358.

278. Roman RM, Lobo PITaylor RP, et al. Prospective study of the immune effects of normalizing the hemoglobin concentration in hemodialysis patients who receive recombinant human erythropoietin. *J Am Soc Nephrol* 2004;15:1339–1346.

279. Sabota JT. Recombinant human erythropoietin in patients with anemia due to end-stage renal disease. *Contrib Nephrol* 1989;76: 166–178.

280. Casadevall N, Nataf J, Viron B, et al. Pure red-cell aplasia and antierythropoietin antibodies in patients treated with recombinant erythropoietin. *N Engl J Med* 2002;346(7):469–475.

281. Locatelli F, Del Vecchio LJ. Pure red cell aplasia secondary to treatment with erythropoietin. *Nephrol* 2003;6:61–66.

282. Bennett CL, Luminari S, Nissenson AR, et al. Pure red-cell aplasia and epoetin therapy. *N Engl J Med* 2004;35:1403–1408.

283. Gershon SK, Luksenburg H, Cote TR, et al. Pure red cell aplasia and recombinant erythropoietin. *N Engl J Med* 2002;346:1584.

284. Bunn HF. Drug-induced autoimmune red-cell aplasia. *N Engl J Med* 2002;346:522.

285. Cournoyer D, Toffelmire EB, Wells GA, et al. Canadian PRCA Focus Group. Anti-erythropoietin antibody-mediated pure red cell aplasia after treatment with recombinant erythropoietin products: recommendations for minimization of risk. *J Am Soc Nephrol* 2004;15:2728–2734.

286. Wu G, Wadgymar A, Wong G, et al. A cross-sectional immuno-surveillance study of anti-EPO antibody levels in CRF patients receiving epoetin alfa in 5 Ontario Renal Centers. *Am J Kidney Dis* 2004;44:264–269.

287. Macdougall IC. Pure red cell aplasia with anti-erythropoietin antibodies occurs more commonly with one formulation of epoetin alfa than another. *Curr Med Res Opin* 2004;20:83–86; (Erratum in: *Curr Med Res Opin* 2004;20:576.)

288. Hermeling S, Schellekens H, Crommelin DJ, et al. Micelle-associated protein in epoetin formulations: a risk factor for immunogenicity? *Pharm Res* 2003;20(12):1903–1907.

289. Weber G, Gross J, Kromminga A, et al. Allergic skin and systemic reactions in a patient with pure red cell aplasia and anti-erythropoietin antibodies challenged with different epoetins. *J Am Soc Nephrol* 2002;13:2381–2383.

290. Hoesel W, Gross J, Moller R, et al. Development and evaluation of a new ELISA for the detection and quantification of antiery-thropoietin antibodies in human sera. *J Immunol Methods* 2004;294: 101–110.

291. Asari A, Gokal R. Pure red cell aplasia secondary to epoetin alpha responding to Darbepoetin alpha in a patient on peritoneal dialysis. *J Am Soc Nephrol* 2004;15:2204–2207.

292. Panchapakesan U, Austin SK, Shafransky A, et al. Recovery of pure red-cell aplasia secondary to antierythropoietin antibodies after cessation of recombinant human erythropoietin. *Intern Med J* 2003;33:468–471.

293. Verhelst D, Rosseert J, Casadevall N, et al. Treatment of erythropoietin-induced pure red cell aplasia: a retrospective study. *Lancet* 2004;363(9423):1768–1771.

294. Chng WJ, Tan LK, Liu TC. Cyclosporine treatment for patients with CRF who developed pure red blood cell aplasia following EPO therapy. *Am J Kidney Dis* 2003;41(3):692–695.

295. Mandreoli M, Finelli C, Lopez A, et al. Successful resumption of epoetin alfa after rituximab treatment in a patient with pure red cell aplasia. *Am J Kidney Dis* 2004;44:757–761.

296. Arora P, Obrador GT, Ruthazer R, et al. Prevalence, predictors, and consequences of late nephrology referral at a tertiary care center. *J Am Soc Nephrol* 1999;10:1281–1286.

297. Foley RN, Parfrey PS, Morgan J, et al. Effect of hemoglobin levels in hemodialysis patients with asymptomatic cardiomyopathy. *Kidney Int* 2000;58:1325–1335.

298. Singh AK, Szczech L, Tang KL, et al. CHOIR Investigators. Correction of anemia with epoetin alfa in chronic kidney disease. *N Engl J Med* 2006;355:2085–2098.

299. Drüeke TB, Locatelli F, Clyne N, et al. CREATE Investigators. Normalization of hemoglobin level in patients with chronic kidney disease and anemia. *N Engl J Med* 2006;355:2071–2084.

300. Movilli E, Pertica N, Camerini C, et al. Predialysis versus postdialysis hematocrit evaluation during erythropoietin therapy. *Am J Kidney Dis* 2002;39:850–853.

301. Besarab A. Physiologic and pharmacodynamic considerations for route of EPO administration. *Semin Nephrol* 2000;20:364–374.

302. Uehlenger DE, Gotch FA, Steiner CB. A pharmacodynamic model of erythropoietin therapy for uremic anemia. *Clin Pharmacol Ther* 1992;51:76.

303. Hughes RT, Cotes MP, Pippard MJ, et al. Subcutaneous administration of recombinant human erythropoietin to subjects on continuous ambulatory peritoneal dialysis: an erythropoietic assessment. *Br J Haematol* 1990;75:268–273.

304. Besarab A, Golper TA. Response of continuous peritoneal dialysis patients to subcutaneous rHuEPO differs from that of hemodialysis patients. *ASAIO Trans* 1991;37:M395–M396.

305. Lui SF, Law CB, Ting SM, et al. Once-weekly versus twice-weekly subcutaneous administration of recombinant human erythropoietin in patients on continuous ambulatory peritoneal dialysis. *Clin Nephrol* 1991;36:246–251.

306. Brown CD, Friedman EA. Stable renal function and benign course in azotemic diabetics treated with erythropoietin for one year. *Contrib Nephrol* 1991;88:182–189.

307. Austrian Multicenter Study Group of r-HuEPO in Predialysis Patients. Effectiveness and safety of recombinant human erythropoietin in predialysis patients. *Nephron* 1992;61:399–403.

308. Walter J, et al. The beneficial effect of low initial dose and gradual increase of erythropoietin treatment in hemodialysis patients. *Artif Organs* 1995;19:76–80.

309. Muirhead N, et al. Evidence-based recommendations for the clinical use of recombinant human erythropoietin. *Am J Kidney Dis* 1995;26(Suppl 1):S1–S24.

310. Besarab A, Reyes CM, Hornberger JC. Meta-analysis of subcutaneous versus intravenous epoetin administration in maintenance treatment of anemia in hemodialysis patients. *Am J Kidney Disease* 2002;40:439–446.

311. Albitar S, et al. Subcutaneous versus intravenous administration of erythropoietin improves its efficacy for the treatment of anaemia in haemodialysis patients. *Nephrol Dial Transplant* 1995;10:40.

312. Kaufman JS, et al. Subcutaneous compared to intravenous epoetin in patients receiving hemodialysis: Department of Veterans Affairs Cooperative Study Group on erythropoietin in hemodialysis patients. *N Engl J Med* 1998;339:578.

313. Koury MJ, Bondurant MC. Erythropoietin retards DNA breakdown and prevents programmed death in erythroid progenitor cells. *Science* 1990;248:378–381.

314. Reddingius RE, Schroder CH, Koster AM, et al. Pharmacokinetics of recombinant human erythropoietin in children treated with continuous ambulatory peritoneal dialysis. *Eur J Pediatr* 1994;153:850–854.

315. Beguin Y, et al. Quantitative assessment of erythropoiesis in haemodialysis patients demonstrates gradual expansion of erythroblasts during constant treatment with recombinant human erythropoietin. *Br J Haematol* 1995;89:17–23.

316. Movilli E, et al. Predialysis versus postdialysis hematocrit evaluation during erythropoietin therapy. *Am J Kidney Dis* 2002;39:850–853.

317. Egrie JC, Browne JK. Development and characterization of novel erythropoiesis stimulating protein (NESP). *Br J Cancer* 2001; 84(Suppl 1):10.

318. Macdougall IC, Gray SJ, et al. Pharmacokinetics of novel erythropoiesis stimulating protein compared with epoetin alfa in dialysis patients. *J Am Soc Nephrol* 1999;10(11):2392–2395.

319. Vanrenterghem, Y, Jadoul, M, et al. Novel erythropoiesis stimulating protein (NESP) administered once every 3 weeks by the intravenous or subcutaneous route maintains hemoglobin (Hb) in dialysis patients (abstract). *J Am Soc Nephrol* 2001;12:A1878.

320. Fishbane S, Tare N, Pill J, et al. Preclinical pharmacodynamics and pharmacokinetics of CERA (Continuous Erythropoietin Receptor Activator), an innovative erythropoietic agent for anemia management of patients with kidney disease. *J Am Sic Nephrol* 2003;14:27A.

321. Adamson JW, Egrie JC, Haley NR, et al. Why do some hemodialysis patients (HPD) need large doses of recombinant erythropoietin (rHuEPO)? (abstract). *Kidney Int* 1990;37:235.

322. Danielson B. R-HuEPO hyporesponsiveness—who and why? *Nephrol Dial Transplant* 1995;10(Suppl 2):69–73.

323. Macdougall IC. Poor response to erythropoietin: practical guidelines on investigation and management. *Nephrol Dial Transplant* 1995;10:607–614.

324. Pronai W, RieglerKeil M, Silberbauer K, et al. Folic acid supplementation improves erythropoietin response. *Nephron* 1995;71:395–400.

325. Zachee P, Chew SL, Daelemans R, et al. Erythropoietin resistance due to vitamin B12 deficiency: case report and retrospective analysis of B12 levels after erythropoietin treatment. *Am J Nephrol* 1992;12:188–191.

326. Jongen-Lavrencic M, Peeters HR, Vreugdenhil G, et al. Interaction of inflammatory cytokines and erythropoietin in iron metabolism and erythropoiesis in anaemia of chronic disease (review). *Clin Rheumatol* 1995;4:519–525.

327. Muirhead N, Hodsman AB. Occult infection and resistance of anemia to rHuEPO therapy in renal failure. *Nephrol Dial Transplant* 1990;5:232–234.

328. Herbelin A, Urena P, Nguyen AT, et al. Elevated circulating levels of interleukin-6 in patients with chronic renal failure. *Kidney Int* 1991;39:954–960.

329. Drüecke TB. RHuEPO hyporesponsiveness who and why? *Nephrol Dial Transplant* 1995;10:62–68.

330. Goicoechea M, Martin J, De Sequera P, et al. Role of cytokines in the response to erythropoietin in hemodialysis patients. *Kidney Int* 1998;54:1337.

331. Almond MK, Tailor D, Marsh FP, et al. Increased erythropoietin requirements in patients with failed renal transplants returning to a dialysis program. *Nephrol Dial Transplant* 1994;9:270–273.

332. Nassar GM, Fishbane S, Ayus JC. Occult infection of old nonfunctioning arteriovenous grafts: a novel cause of erythropoietin resistance and chronic inflammation in hemodialysis patients. *Kidney Int* 2002;61(Suppl 80):49.

333. Macdougall IC. Could anti-inflammatory cytokine therapy improve poor treatment outcomes in dialysis patients? *Nephrol Dial Transplant* 2004;19(Suppl 5):V73–V78.

334. Yaqoob M, Ahmad R, McClelland P, et al. Resistance to recombinant human erythropoietin due to aluminium overload and its reversal by low dose desferrioxamine therapy. *Postgrad Med J* 1993;69(808): 124–128.

335. Tomson CR, Edmunds ME, Chambers K, et al. Effect of recombinant human erythropoietin on erythropoiesis in homozygous sickle cell anaemia and renal failure. *Nephrol Dial Transplant* 1992;7:817–821.

336. Cheng IKP, Lu H, Wei DCC, et al. Influence of thalassemia on the response to recombinant human erythropoietin in dialysis patients. *Am J Nephrol* 1993;13:142–148.

337. Rachmilewitz EA, Aker M, Perry D, et al. Sustained increase in haemoglobin and RBC following long-term administration of recombinant human erythropoietin to patients with homozygous beta-thalassaemia. *Br J Haematol* 1995;90:341–345.

338. Shetty A, Oreopoulos DG. Continuous ambulatory peritoneal dialysis in end-stage renal disease due to multiple myeloma. *Perit Dial Int* 1995;15:236–240.

339. Abels RI. Use of recombinant human erythropoietin in the treatment of anemia in patients who have cancer. *Semin Oncol* 1992;19:29–35.

340. Ng YY, Chow MP, Lyou JY, et al. Resistance to erythropoietin: immunohemolytic anemia induced by residual formaldehyde in dialyzers. *Am J Kidney Dis* 1993;21:213–216.

341. Evers J. Cardiac hemolysis and anemia refractory to erythropoietin: on anemia in dialysis patients (letter). *Nephron* 1995;71:108.

342. Madour F, Bridges K, Brugnara NL, et al. A population study of the interplay between iron, nutrition, and inflammation in erythropoiesis in hemodialysis patients (abstract). *J Am Soc Nephrol* 1996;7:1456.

343. Gunnell J, Yeun JY, Depner TA, et al. Acute-phase response predicts erythropoietin resistance in hemodialysis and peritoneal dialysis patients. *Am J Kidney Dis* 1999;33:63.

344. Dhondt AW, Vanholder RC, Ringoir SMG. Angiotensin converting enzyme inhibitors and higher erythropoietin requirement in chronic haemodialysis patients. *Nephrol Dial Transplant* 1995;10: 2107–2109.

345. Erturk S, Nergizoglu G, Ates K, et al. The impact of withdrawing ACE inhibitors on erythropoietin responsiveness and left ventricular hypertrophy in haemodialysis patients. *Nephrol Dial Transplant* 1999;14:1912.

346. Conlon PJ, Albers F, Butterly D, et al. ACE inhibitors do not affect erythropoietin efficiency in hemodialysis patients (Letter). *Nephrol Dial Transplant* 1994;9:1359–1360.

347. Loo AV, Vanholder R, Bernaert P, et al. Recombinant human erythropoietin corrects anaemia after renal transplantation: a randomized prospective study. *Nephrol Dial Transplant* 1996;11:1815–1821.

348. Wingard RL, Parker RA, Ismail N, et al. Efficacy of oral iron therapy in patients receiving recombinant human erythropoietin. *Am J Kidney Dis* 1995;25:433–439.

349. Nissenson AR, Berns JS, Sakiewicz P, et al. Clinical evaluation of heme iron polypeptide: sustaining a response to rHuEPO in hemodialysis patients. *Am J Kidney Dis* 2003;42:325–330.

350. Sepandj F, Jindal K, West M, et al. Economic appraisal of maintenance parenteral iron administration in treatment of the anaemia in chronic haemodialysis patients. *Nephrol Dial Transplant* 1996;11:319–322.

351. Yee J, Besarab A. Iron sucrose: an old therapy becomes new. *Am J Kidney Dis* 2002;40:111–1121.

352. Besarab A, Kaiser JW, Frinak S. A study of parenteral iron regimens in hemodialysis patients. *Am J Kidney Dis* 1999;34:21.

353. Bolanos L, castro P, Falcon TG, et al. Continuous intravenous sodium ferric gluconate improves efficacy in the maintenance phase of rHuEPO administration in hemodialysis patients. *Am J Nephrol* 1992;22:67–72.

354. Gupta A, Amin NB, Besarab A, et al. Dialysate iron therapy: Infusion of soluble ferric pyrophosphate via the dialysate during hemodialysis. *Kidney Int* 1999;55:1891.

355. Gastaldello K, Vereerstraeten A, Nzame-Nze T, et al. Resistance to erythropoietin in iron-overloaded haemodialysis patients can be overcome by ascorbic acid administration. *Nephrol Dial Transplant* 1995;10(Suppl 6):44–47.

356. Goch J, Birgegard G, Danielson BG et al. Treatment of erythropoietin-resistant anaemia with desferrioxamine in patients on haemofiltration. *Eur J Haematol* 1995;55:73–77.

第三十一章 透析及慢性肾功能不全
患者神经系统并发症

Imran I. Ali, Noor A. Pirzada

慢性肾功能不全的神经系统病变包括中枢及周围神经系统病变[1-4],其中多个神经系统综合征已经被明确定义,它们的临床表现多变且非特异[2,3],其诊断通常较简单,但需要排除其他潜在的严重及可逆的原因。更重要的是需要牢记,一些导致肾衰竭的疾病也可能引起神经系统病变。例如,多动脉炎可以表现为肾功能不全及多发性单神经炎或中枢神经系统症状。

临床医生需将尿毒症相关的神经系统症状及表现与神经系统原发病的相关症状进行区别。这不仅需要十分熟悉慢性肾功能不全时神经系统并发症的特征,而且要了解同时累及神经系统和肾脏的疾病的临床表现(表31.1)。全面的神经系统评估对准确诊断及后续的治疗十分必要。慢性肾衰竭相关的神经系统并发症见表31.2。

表 31.1 累及肾脏和神经系统的系统性疾病

疾病	临床表现
结节性多动脉炎	多发性单神经炎,中枢神经系统血管炎
系统性红斑狼疮	精神症状,脑梗死,脊髓炎,神经病变
Wegener's 肉芽肿	肉芽肿性炎症,周围神经系统病变
血栓性血小板减少性紫癜	脑水肿,癫痫,多变的局灶性病变
风湿性关节炎	中枢神经系统血管炎,脊髓型颈椎病,神经病变
高血压脑病	头痛,癫痫,感觉改变,昏迷
常染色体显性多囊肾病	颅内动脉瘤

表 31.2 肾衰竭和透析相关的神经系统病变

中枢神经系统病变
　尿毒症脑病
　　透析失衡综合征
　　透析痴呆
　　脑血管疾病
周围神经系统疾病
　尿毒症神经病变
　自主神经和颅内神经病变
　单神经病
　　腕管综合征
　　单侧缺血性神经病变
　　压迫性神经病变

本章分两部分,第一部分就慢性肾脏病患者及透析患者的中枢神经系统病变进行讨论;第二部分则描述了慢性肾脏病患者及透析患者的周围神经系统病变。

一、中枢神经系统异常

尿毒症脑病

慢性肾脏病可能导致认知功能障碍包括意识模糊,特别当肾小球滤过率(GFR)小于10 ml/min时[4]。尿毒症脑病的临床表现是非特异性的,包括意识模糊、精神运动性激动、睡眠-觉醒交替、定向障碍、记忆力下降、注意力不集中、妄想、幻觉、肌阵挛及癫痫[4-8]。临床表现初期较为隐匿,表现为木僵及智力减退,这是大多数代谢性脑病的特征性表现。

慢性肾功能不全进展后若不行透析治疗可能导致反应逐渐迟钝,随后出现昏迷。通常开始透析治疗后临床症状能逐步缓解。

虽然尿素氮及肌酐的上升程度与神经系统症状的进展相关,但神经系统病变与血尿素氮水平没有绝对相关性[6,8]。神经系统检查通常是非单侧的,可表现为高皮质功能受损、反射亢进及扑翼样震颤。

肌张力的突然下降导致扑翼样震颤,患者过伸肘关节及腕关节且手指分开时可评估。患者出现掌指关节和腕关节扑翼样震颤这一现象也可见于肝性脑病及其他代谢性脑病,虽然这是非特异性的表现,但用于评估肾功能下降的患者是有用的[2]。

尿毒症脑病患者特征性的表现为多病灶性的肌阵挛。肌阵挛是不对称的肌群突发抽搐,通常与癫痫无关。另外,也可出现局部神经系统病变表现,如趾反射、抓握反射及吸吮反射阳性。

应仔细寻找导致局部神经系统病变的其他原因,需进行神经系统影像学检查,如计算机断层扫描及核磁共振检查可发现皮质萎缩[9][10]。有些表现为较为罕见的基底节、大脑皮质及卵圆窝的水肿(图 31.1)[10]。有趣的是,这些改变与高血压脑病的影像学表现相似。这些改变的原因和意义仍不清楚,但被认为与短暂的缺血有关。也不能排除尿毒症毒素与其他代谢紊乱可能导致这些改变,因为通常在透析后这些改变会有所改善[10]。在突发局部神经系统改变的患者中,弥散加权成像的核磁共振在症状发生的几分钟内可表现为相应的异常表现。弥散加权成像的核磁共振是评估缺血性脑病有用且强有力的工具[11]。

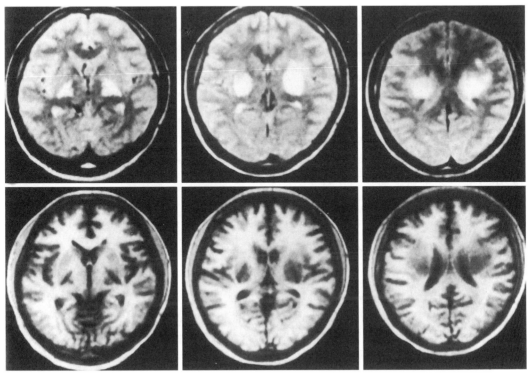

图 31.1　A.T_2加权自旋回波核磁共振(MRI)显示基底节、内囊及室周白质信号强度增强;B.T_1加权反转恢复核磁共振显示相同区域的低密度灶(获允摘自:Okada J,et al. Reversible MRI and CT findings in uremic encephalopathy. *Neuroradiology*,1991;33;524-526.)

脑脊液（CSF）检查通常是正常的，虽然有超过一半的尿毒症患者可表现为脑脊液蛋白的轻度升高，以及约 10% 的患者脑脊液淋巴细胞增多[2][12]，但更重要的是在确认脑脊液改变是由尿毒症引起前要排除脑炎、脑膜炎及其他引起脑脊液异常的原因。

尿毒症脑病的发病机制是尿毒症并发症中最复杂的问题之一。导致脑病发生的物质仍不明确。尿素或肌酐水平与脑病严重程度无关[5-7]。最有可能的是，尿毒症脑病是由多种因素造成的，包括不同的有机酸和除尿素及肌酐之外的物质，包括肌醇、嘌呤、有机磷、草酸盐、维生素 C、氨基酸、甲状旁腺激素（PTH）、β$_2$-微球蛋白、甲基胍、胍琥珀酸、马尿酸、聚胺类、苯酚及吲哚的蓄积[6,7,13-15]。在动物模型中，这些大量的不同分子质量的复合物产生了与尿毒症相似的毒性。

尿素和肌酐是小分子质量物质（小于 300 Da），而肌球蛋白是大分子质量物质（大于 12 000 Da）。同样的，分子质量在 300~1200 Da 的物质被称为中分子质量物质。由于血透对中分子质量物质的清除效率不及尿素和肌酐，被认为是导致尿毒症脑病的可能物质。这些中分子质量物质包括甲状旁腺激素、多肽、葡萄糖醛酸共轭物和 β$_2$-微球蛋白。一些较小分子质量物质如甲基胍、马尿酸、聚胺类、苯酚及吲哚等在透析中的清除动力学与经典的中分子质量物质相似[14]。

如前所述，由于继发性甲状旁腺功能亢进及甲状旁腺激素对神经元功能的影响[16]，甲状旁腺激素参与了尿毒症脑病[15-17]的发病。即使没有肾功能不全，甲状旁腺激素升高仍会导致意识模糊和精神状态改变。在尿毒症动物模型中发现细胞内钙显著升高[7,15]，提示甲状旁腺激素与神经元功能障碍可能有关。在这些动物模型中，阻断 PTH 功能能逆转尿毒症脑病的相关症状。细胞内钙升高导致能量代谢障碍，线粒体功能受损使 ATP 水平降低。磷脂代谢异常导致细胞膜的不稳定性及神经元的进一步损害[3,14,15]。

不同有机酸及先前提到的中分子质量物质的蓄积[6,7,13,14]，一方面会增加血脑屏障的通透性，另一方面使细胞转运功能受损，进一步导致神经元功能受损。Biasioli 等描述了尿毒症患者血清及脑脊液中氨基酸谱的改变，发现甘氨酸、多巴胺及血清素的升高和 γ 氨基丁酸（GABA）降低。多巴胺、血清素和甘氨酸的蓄积可导致易激惹、知觉模糊，震颤及不稳定。低 γ 氨基丁酸水平可导致癫痫及肌阵挛，也可能加重其他尿毒症症状[8,15]。然而，没有任何一种异常能完全符合所有推断的神经毒素的标准。尿毒症脑病多由神经元功能多水平的紊乱导致。正电子扫描成像技术（PET）显示慢性肾衰竭患者脑代谢的降低与其认知功能减退相关，这可能与之前讨论的分子有关[18]。

癫痫

癫痫可发生于 10%~20% 的尿毒症脑病患者，通常表现为强直性阵挛，尽管也可表现为单纯性或复杂部分癫痫发作[2,6]。目前认为癫痫的发生率较先前报道的低。排除可逆药物毒性因素引起的癫痫十分重要，因为很多常用药物均可诱发肾衰竭患者癫痫，比如喹诺酮类、青霉素、头孢菌素、阿昔洛韦及红细胞生成素能降低癫痫阈值，从而导致临床癫痫发作[19,20]。这被诊断为排除性的，停用这些药物就能控制癫痫的发作。

癫痫患者的脑电图（EEG）通常显示 θ 波（4 至 7 赫兹）及 δ 波（1 至 3 赫兹）慢波活跃，并且额部双向性阵发性慢波及偶发痫样放电的尖波和棘波（图 31.2）[6-8,21]。十分重要的是，这样的异常也可发生于无癫痫病史的尿毒症患者。在没有癫痫的患者中上述表现提示有皮质易激惹现象，不需要治疗。尿毒症晚期尿毒症脑病患者的特征性脑电图呈三相波

（图 31.3）。然而,在其他代谢性脑病如肝性脑病、严重低钠血症及某些药物中毒引起的脑病(如锂) 中也可见到相同的脑电图改变[21]。

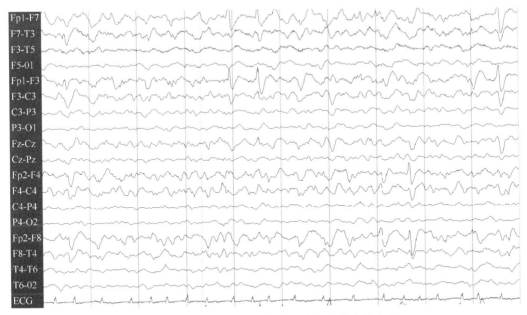

图 31.2　尿毒症脑病患者额叶双向痫样放电脑电图

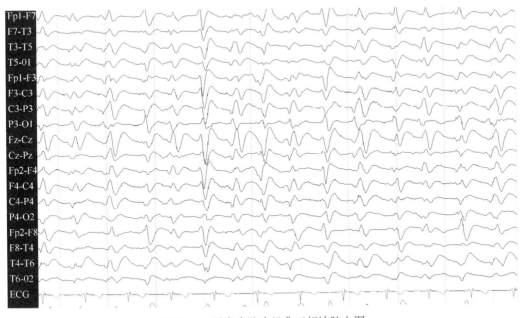

图 31.3　尿毒症脑病经典三相波脑电图

尿毒症引起的癫痫的治疗与其他代谢性脑病相同。仅在有高复发风险的患者中需长期使用抗癫痫药物(AED),如多次癫痫发作、持续癫痫发作、局灶神经病变及在没有代谢紊乱的情况下发生癫痫。若需长期使用抗癫痫药物,应考虑肾功能不全和透析对药物代谢物的影响(表 31.3)[22-24]。苯妥英钠、卡马西平及丙戊酸钠是治疗癫痫的一线用药。苯妥英钠有在紧急情况下静脉注射的优势。由于苯妥英钠是抗癫痫的最常用药物之一,必须了解其在尿毒症时的药代动力学[2,25,26]。虽然药物分布容积增大降低了总体药物水平,但能使药物的游离部分浓度从10%增加至25%[25,26]。这可能导致药物中毒,虽然总体药物水平可能较低;因此应测定游离苯妥英钠水平来指导用药剂量,该浓度在大多数中心都能测定。苯妥英钠的半衰期也从13 h缩短至近8 h,因此推荐每日给药3次。

表31.3 肾衰竭的抗癫痫药物治疗

	每日药物剂量 (mg/d)[a]	CRF时的血药浓度	血浆半衰期	CRF时的 剂量调整	透析清除情况
苯妥英钠	300~600	总浓度降低;非结合 或游离浓度增加	缩短	按游离苯妥英钠浓 度调整	可忽略
卡马西平	600~1800	不变	不变	不需调整	不详
苯巴比妥	120~250	不变	延长或不变	适当减量	显著
卡巴喷丁	1800~3600	增加	延长	按GFR[b]减量	显著
拉莫三嗪	200~800	增加?	延长	不详	中等
丙戊酸钠	500~3000	降低	不变	不需调整	在治疗浓度可忽略
苯二氮䓬类	—	降低	不变	不需调整	可忽略
左乙拉西坦	1000~4000	增加	延长	需调整	中等
奥卡西平	600~1800	增加	延长	需调整	不详
唑尼沙胺	100~600	增加	延长	需调整,用药谨慎	不详
托吡酯	200~400	增加	延长	需调整,用药谨慎	显著
普瑞巴林	150~600	增加	延长	需调整	显著

注:CRF,慢性肾衰竭;GFR,肾小球滤过率。

a. 无肝脏或肾脏疾病患者的药物剂量;b. 卡巴喷丁在肾衰竭患者中的药物剂量如下:

肌酐清除率(%)	卡巴喷丁剂量(%)
>60	100
30~60	50
15~30	25
<15	每天25
血透	每次透后50

Neurontin(package insert),Parke-Davis,1996。

丙戊酸钠静脉用药为左乙拉西坦,但其治疗持续性癫痫的临床资料仍较少。由细胞色素P450代谢的药物,如苯妥英钠、卡马西平、奥卡西平及苯巴比妥都是酶诱导剂,都会干扰很多其他药物的代谢包括环孢霉素;因此,在使用多种药物的患者中使用这些抗癫痫药物需谨慎。近几年美国FDA批准了很多抗癫痫药物,可作为这些患者的替代用药(见表31.3)。可根据药物作用快慢(苯妥英钠、丙戊酸钠、左乙拉西坦)、不良反应(肾毒性较小的托吡酯及唑尼沙胺),以及是否主要经肾代谢(加巴喷丁、左乙拉西坦、奥卡西平)来选择抗癫痫药物。临床医生通常为反复急性癫痫发作及癫痫持续患者选用静脉注射苯妥英钠。然而,对非癫痫持续状态患者如局灶或全身小发作可使用卡马西平类药物。新型抗癫痫药物如拉莫三嗪及左乙拉西坦通常在单药最大剂量无效时及在有效性及安全性允许的情况下加用。然而这些药物经肾脏排泄,故需显著调整用药剂量。神经科会诊对抗癫痫药物选择十分有帮助。

常用抗癫痫药物剂量调整见表31.3,详细药物剂量使用见第十一章

慢性肾衰竭患者的脑血管疾病

长期血透患者发生脑血管疾病的风险比普通人群高5倍[27-30],这可能与血透患者高血压[27]、糖尿病、高同型半胱氨酸血症、血脂异常及动脉粥样硬化发生率高有关[28]。有大量数据提示高同型半胱氨酸血症是缺血性脑血管疾病及慢性肾功能不全患者的重要危险因素[28]。寻找高同型半胱氨酸血症的原因十分重要,可能与叶酸、维生素 B_{12} 及维生素 B_6 缺乏或亚甲基四氢叶酸还原酶(MTHFR)突变有关。在大部分亚甲基四氢叶酸还原酶突变的患者或没有任何原因可解释的高同型半胱氨酸血症患者中推荐使用叶酸5 mg来补充其缺乏。

缺血性脑血管疾病的诊治同无慢性肾脏病的患者一样。推荐使用抗血小板药物如阿司匹林和氯吡格雷抑制动脉粥样化血栓形成,当患者有栓子梗死时则需使用华法林抗凝。应根据梗死大小、复发风险及全身或颅内出血风险来决定个体化的抗凝治疗。

脑出血是较脑梗死更为常见的导致脑卒中的原因,大多与高血压相关[30]。脑出血的实际发生率为12.3 次/1000 患者·年,脑梗死发生率3.9 次/1000 患者·年[27]。脑卒中30天死亡率高达74.4%,而在普通人群中仅为12.3%。如此高的死亡率可能部分与该研究中不成比例的高脑出血发生率,以及该特定研究患者的系统性疾病有关。然而,近期一项研究显示慢性肾衰竭接受血透的患者中脑梗死的发生率(68%)高于脑出血的发生率[30]。

常染色体显性遗传性多囊肾(ADPKD)患者颅内动脉瘤的发生率高[29]。这些动脉瘤一般较小,位于前循环,通常多发。根据不同筛查方法,颅内动脉动脉瘤的发生率为5%～12%。脑血管造影是诊断和定位动脉瘤的金标准(图31.4);然而,磁共振血管显像(MRA)是一个有用的筛查方法。由于不需要对比剂,可在肾衰竭患者中安全使用。MRA现在是常染色体显性遗传性多囊肾(ADPCKD)患者颅内动脉瘤的筛查方法之一。

推荐对有动脉瘤家族史、先前有动脉瘤病史、蛛网膜下腔出血史[29]、临床怀疑有动脉瘤或行无关手术发生围手术期低血压及高血压风险显著增加的患者进行筛查。另外,患者有动脉瘤的临床症状包括头痛、复视或局灶的神经病变提示应进行评估。

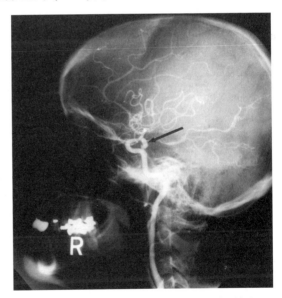

图31.4 脑血管造影显示示后交通动脉瘤(箭头)

临床症状可能与巨大动脉瘤压迫或动脉瘤破裂有关。蛛网膜下腔出血患者通常表现为突发的剧烈头痛,通常被称作"生命中最剧烈的头痛",也可表现为颈背僵硬及第三对颅神经麻痹,但不是所有患者都有上述表现。疑似蛛网膜下腔出血的患者需迅速评估,并尽快转移至监护室。

不管伴或不伴常染色体显性遗传性多囊肾(ADPCKD),动脉瘤破裂的总体死亡率为30%~50%。在发生血管痉挛前——通常为破裂后3~4天,尽早进行神经外科手术干预可能挽救生命。

对无症状动脉瘤的处理仍有争议,因为有关破裂危险性的资料很少[32]。大多数神经外科医生对≥10 mm的无症状动脉瘤进行手术干预,因为有证据显示这些动脉瘤很可能破裂。<10 mm的未破裂的颅内动脉瘤每年破裂率为0.05%,而>10 mm则每年有1%破裂。巨大动脉瘤(>25 mm)出血风险最高(第一年为6%)[33]。5~10 mm的动脉瘤需使用非侵袭性检查规律随访(每半年至1年)。动脉瘤的位置也对治疗有影响,当动脉瘤位于基底部或大脑后循环通常较易破裂,而与其大小无关。其他影响治疗的因素包括既往有蛛网膜下腔出血病史,年龄,家族史,并发症,动脉瘤的特征如大小、位置和形态,以及神经外科医生的经验。颅内动脉栓塞是颅内动脉瘤的另一种治疗方法,适用于有较多并发症或拒绝直接手术的患者。虽然目前仍无随机的比较研究,但成功率较直接手术低。

作者认为,无症状的颅内动脉瘤是否手术治疗应由神经外科医生、肾脏科医生及患者共同讨论以做出个体化的决定。

意识模糊与慢性肾衰竭患者的处理

当慢性肾功能不全患者出现意识模糊,首先必须排除其他因素导致的类似尿毒症脑病表现。需详细询问病史,并进行仔细神经检查的体检。对这些患者应进行系统的评估。这些病情复杂的患者,全身性感染可能导致明显的意识模糊,所以应在全面的神经系统评估外寻找是否存在感染。一些神经系统疾病的诊断及鉴别诊断详见表31.4。尿毒症意识模糊患者需排除无抽搐的癫痫持续状态。这是有生命危险的疾病,可通过脑电图轻易诊断,并且对抗癫痫治疗有效。如果未发觉及治疗,癫痫持续状态可能导致神经系统不可逆的损伤。

表31.4　肾衰竭患者意识模糊的处理

临床表现	诊断	诊断方法
脑外伤,头痛跌倒	硬膜下血肿	CT或MRI
局灶神经病变(偏瘫、同侧偏盲、失语症等)	颅内梗死或出血	CT或MRI
发热,头痛,颈强,癫痫	脑膜炎(细菌,真菌或分枝杆菌)	脑脊液检查
剧烈头痛,颈强,眼底镜下透明膜下血肿	蛛网膜下隙出血	CT,脑血管造影,神经外科评估
感觉改变,非侧面检查	肝性脑病,低钠血症,缺氧,高碳酸血症	肝功能生化检查,动脉血气
间歇性意识模糊,行为异常,自动症	无抽搐的癫痫持续状态	脑电图
伴或不伴其他症状的癫痫	药物中毒(青霉素类、头孢类、培南类、阿昔洛韦、红细胞生成素)	用药史,药物戒断

透析失衡综合征

透析失衡综合征在现时透析中较为少见,表现为不同神经系统症状及体征,包括头痛、疲乏、恶心呕吐、高血压、震颤、癫痫、焦虑、谵妄及昏迷[1-3,5,34-37]。这些症状通常发生于透析后的24 h内并持续几个小时[1],且多发生于严重尿毒症并进行积极透析后。脑电图通常无特征性改变及阵发性脑电波变慢[3,21]。

一些患者出现透析失衡综合征可能是由透析过程中颅内压（ICP）增高造成的[14,37]，可能与尿素氮水平的倒置有关[34]。尿素氮水平倒置是由于血浆尿素氮清除比脑部更快，导致渗透压梯度的倒置。细胞内溶质（如尿素氮）蓄积促使水分向细胞内转运，导致脑水肿及颅内压增高。在血透时，血浆中尿素氮清除比脑部更有效是有争论的，但是这似乎可以解释透析失衡综合征的临床症状。

然而，尿素不是产生渗透压的唯一物质，其他物质如有机渗透物质也能导致渗透压梯度[1,34]。有机渗透物质被认为是脑细胞内形成的有机酸，也可导致脑部渗透压增高。研究显示脑部 50%~60% 增高的渗透压是由尿素引起；余下的可能与有机渗透物质有关。

发生脑水肿还可能与胞内反常酸中毒有关[7,15]，而后者与有机酸蓄积有关。在透析过程中患者和动物模型脑脊液的 pH 下降。脑细胞内 H^+ 浓度增加引起渗透浓度增加，导致脑部水的增加。这可能导致脑水肿及透析失衡综合征的症状。但其他研究[8]有不同结果，这些研究未能发现中枢神经系统酸中毒。同样，血流动力学改变及电解质的移动是否与该综合征发生相关也不清楚。

透析痴呆或透析脑病

对慢性肾衰竭血透患者进行神经心理学测试发现这些患者的短时记忆、注意力、集中力及连续信息处理的能力下降[4,38]。这些认知功能损害治疗后可能改善也可能无改善，与常规 CT 或磁共振检查显示的弥漫性脑萎缩有关。病理显示神经细胞减少及其他非特异性的改变。这些变化的病理生理学仍不清楚，但被认为与慢性铝中毒、脑血管自身调节及血脑屏障的损伤有关[9]，有趣的是，腹透患者的认知测试结果优于血透患者[38]。

与先前描述的良性过程不同，一些透析龄大于 2 年的血透患者会出现进行性不可逆的痴呆并往往是致命的[39-45]。这种痴呆目前是十分罕见的，因为减少了含铝的磷结合剂的使用，并且改进了透析用水中铝的筛查[15]（详见第二十五章）。然而，仍有少数病例是由于透析用水的污染发生痴呆，比如家庭透析时采用含铝较高的井水做透析用水。临床表现包括失语症、失用症、肌阵挛、癫痫、进行性智力下降、意识模糊、幻听或幻视及构音困难[1-4]。这些症状刚开始时是间断性的，透析后症状立即加重[41]。

随着疾病进展，认知损害持续存在且癫痫发生增加。这种癫痫对抗癫痫药物治疗反应较差，但起初对苯二氮䓬类敏感。脑电图最初可能显示额部双向性阵发性慢波及偶发痫样放电的尖波间歇会出现正常波形。随着疾病进展，脑电图会显示出更严重的异常[7,21,46]。脑电图改变先于临床症状数月出现。神经系统影像学表现通常不典型，但有助于排除肿瘤、硬膜下血肿或慢性感染。

大量流行病学研究发现透析痴呆的发生与铝中毒有关[39-46]。这些患者通常血铝水平较高且其在脑中的水平可能也较高，尤其是在灰质中[1,45]。去除透析液中铝及减少含大量铝的磷结合剂摄入能显著减少该病的发生[2-4]。然而，也有些透析痴呆患者并没有铝暴露或中毒史[43]。慢性肾衰竭的患儿未进行透析或没有接触过铝也可能出现该病。这些病例显示，可能是尿毒症通过影响脑部而导致症状的发生[7]。

铝通常由胃肠道吸收经由肾脏排泄。铝吸收的增加可能是 PTH 作用于胃肠道的结果，[16]；加上排出减少，透析患者血浆铝水平高于正常的 6~8 倍（正常 0~20 mg/L）。当超过 200 mg/L，推荐使用螯合剂如去铁胺[2]。为了预防该并发症，应通过去离子使透析液铝浓度保持低于 20 mg/L[4,7]。去离子的过程也去除了其他物质,例如镉、汞、铅、锰、铜、镍、铊、硼及锡。其他导致透析痴呆的物质包括微量元素不得而知[7](详见第三十一章)。

二、尿毒症的周围神经系统病变

慢性肾衰竭周围神经系统的病变在 19 世纪时已被描述。Kussmaul(1864 年)、Charcot(1870 年)和 Osler(1892 年)从不同方面对其进行了阐述。然而,在 20 世纪的前半阶段关于慢性肾衰竭患者周围神经系统病变的报道在医学文献上消失,取而代之的是中枢神经系统表现如昏迷和癫痫。30 多年以前,随着血透的出现,患者生存期延长,周围神经系统病变的报道越来越多,目前其是尿毒症综合征重要的组成部分之一(图 31.5)。

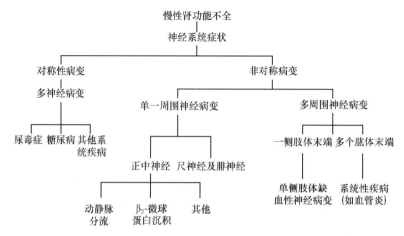

图 31.5　慢性肾衰竭患者合并神经病变的诊断步骤

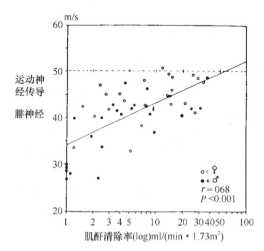

图 31.6　56 例患者随着肾功能减退,神经传导速度下降。箭头指 50% 的患者显示异常值时的肌酐清除率。男性的传导速度有比女性慢的倾向(获允摘自:From Nielsen VK. The peripheral nerve function in chronic renal failure. *Acta Med Scand*, 1973;194:455-462.)

尿毒症多神经病变

尿毒症多神经病变是周围神经系统病变最常见的类型,典型的见于肌酐清除率小于 10 ml/min 时(图 31.6)。通过电生理及仔细的临床检查,在终末期肾脏病需要血透治疗的患者中有 50%~60% 有周围神经系统病变[47]。男性较女性更为常见。

通常神经系统病变起病较为隐匿。肌肉痉挛通常提示累及周围神经系统,但许多有类似主诉的患者并没有其他神经系统表现。在这样的病例中,肌肉痉挛可能是尿毒症非特异性表现。下肢不宁综合征也被认为是慢性肾衰竭患者周围神经系统病变的早期表现,据报道见于高达 40% 的不同程度的肾衰竭患者[48]。下肢不宁综合征表现为夜间小腿深部呈"虫爬样"、针刺样,或瘙痒或烧灼样感受,在入睡后开始症状加重。腿部活动后症状减轻,但仅仅几秒后又开始反复。这种症状可持续几分钟至数小时,使入睡困难并导致失眠。其他的末端感觉迟钝表现为麻刺感,手指及脚趾的肿胀感及脚、踝关节紧缩感。这些明显的感觉障碍可伴随逐渐加重的远端无力和萎缩。

最初的体征是下肢振动觉的减退伴随深部腱反射的消失——最初为跟腱反射,接着为膝反射。严重的病例显示远端接触及位置感觉减退,可能伴有远端肌肉的无力和萎缩。

尿毒症多神经病变为末端对称性运动及感觉混合多神经病变,通常下肢累及多于上肢。影响神经系统病变的主要因素为性别、慢性肾衰竭的程度及持续时间,与年龄、种族、某些尿毒症代谢产物水平及肾衰竭原发病无关。虽然绝大多数尿毒症多神经病变经过多月缓慢发展,但曾有报道严重的突发运动神经病变有时与脓毒血症有关[49]。

脑脊液蛋白水平通常正常,但有时在重症尿毒症多神经病变患者中也会升高至100~200 mg/dl(正常值为15~45 mg/dl)。

最显著的电生理学异常表现为神经轴突的肌肉及感觉性动作电位振幅的减小,以及运动及感觉神经的传导速率降低及反射延迟(H反射及F波),在下肢末端较为常见。肌酐清除率下降与传导速率降低有较高的相关性[50]。然而,传导速率降低与神经系统临床表现的相关性不是很明确。尚未发现与临床症状相关的特异预测因素。定量感觉测试,尤其是震动阈是一个较为敏感的能预测慢性肾衰竭周围神经病变及其严重程度的指标[51]。对低温刺激的热感觉是一个早而少见的体征。对冷产生异常的热的感觉可能预测其他神经系统表现[52]。

尿毒症多神经病变病理上表现为原发性轴突病变伴继发性脱髓鞘病变。所有大小的神经纤维,包括有髓鞘的及无髓鞘的都会受影响,虽然最粗的及远端的神经纤维最易受损害。病理学改变并不是尿毒症多神经病变所特异的,与其他原因导致的轴突退化如酒精性神经病变不能区分。

透析可改善尿毒症神经病变,因此大多数人认为是可被透析的代谢产物的蓄积导致神经病变。早期关于长时间透析能改善神经病变的报道提示这些代谢产物及毒素的分子质量在1350~5000 Da(被称为中分子质量物质)。这些物质穿过透析膜的速率较肌酐及尿素氮慢,所以延长透析时间可更有效地清除这些中分子毒素,这可能是长时间透析能更有效地改善尿毒症神经病变的原因[53]。除了中分子质量物质,其他可能的尿毒症神经毒素如肌醇或甲状旁腺激素也可能导致神经损伤。

在大多数长期透析的患者中,神经病变较稳定,但不会持续改善。在一项包括14例患者的研究中,Nielsen[54]报道了临床症状改善与神经传导稳定有关。Cadilhac等[55]在一项更大样本量的研究(213例患者)中得到了相同的结论,即部分神经传导稳定的患者临床症状得到改善。有时神经病变在透析开始的最初几周中发生或加重,通常认为需要延长透析时间。近年来,长期血透患者很少出现神经病变,这与早期治疗、更积极的透析,尤其与透析膜的技术改进有关。早期研究报道腹膜透析患者尿毒症多神经病变发生较血透患者少,但仍缺乏充分证据[56]。

成功肾移植对尿毒症多神经病变明显有益。只要肾移植成功,尿毒症神经病变会逐渐改善,即使有严重神经病变的患者其临床症状也可完全或接近完全恢复。恢复通常分为两个阶段,在最初的几天至几周中情况改善迅速,并在之后的几个月内逐渐改善[57,58]。甚至严重病例在2~3个月内能步行,虽然可能有些未能恢复的临床症状如踝反射消失持续存在。系列电生理研究显示移植后神经传导速率迅速改善(图 31.7)[59]。透析对下肢不宁综合征症状改善不明显。氯硝西泮、卡马西平及左旋多巴可改善临床症状。

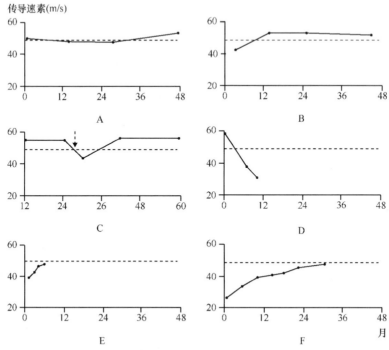

图 31.7　不同尿毒症患者正中神经传导速率的变化[虚线表示$\bar{x} \pm 2s$]。其他神经测试有相似的结果。A. 状态稳定、规律家庭透析的 54 岁男性患者;B. 逐渐好转的规律家庭透析的 55 岁男性患者;C. 反复疾病(败血症)、尿毒症神经病变逐渐恶化的 48 岁女性患者;D. 采用 Kolff 管每周 2 次血透的快速进展的神经病变的 21 岁男性患者;E. 成功肾移植神经病变迅速恢复的 43 岁女性患者;F. 成功肾移植并逐步恢复的严重四肢瘫痪的 21 岁男性(获允摘自:Bolton CF. Peripheral neuropathies associated with chronic renal failure. *Can J Neurol Sci*,1980;7:89-96.)

自主神经及颅内神经病变

尿毒症神经病变不仅仅局限于运动及感觉神经病变。自主神经功能障碍也是常见的并发症[60,61](见第十九章)。慢性肾衰竭患者会出现 valsalva 动作异常、使用阿托品后心率异常及压力感受器敏感度下降。直立性低血压、性功能障碍、腹泻及过度排汗等症状都反映了自主神经功能障碍。压力感受器敏感度下降可能是导致血透引起低血压的重要因素(见第十九章)[62]。然而在慢性肾衰竭病程中出现明显自主神经功能障碍较罕见。

第 8 对颅神经功能障碍包括听觉及前庭功能异常的发生率增加[63]。其发病机制尚不明确,最可能为多因素导致,可能与尿毒症毒素及耳毒性药物(氨基糖苷类)使用有关。有报道慢性肾衰竭患者出现食道功能障碍,推断可能与尿毒症迷走神经病变有关[64]。

糖尿病也可引起周围神经、颅内神经及自主神经病变。因为 40%~45% 的终末期肾脏病患者合并糖尿病,所以区分糖尿病神经病变与尿毒症神经病变十分重要。两者临床表现相似,但仍有些差异。糖尿病神经病变更多见明显自主神经功能障碍、颅内神经累及及压迫性神经病变。糖尿病神经病变可为非对称性的,伴有特异性的临床表现如疼痛性下肢近端无力。电生理学检查及神经活检对区别两者没有帮助,因均导致轴突病变。重要的是,血透或移植不能改善糖尿病神经病变的症状。

单神经病

腕管综合征

腕管综合征是慢性肾衰竭患者最常见的单神经病,与不合并肾功能不全患者相似。然而,在某些情况下,慢性肾衰竭患者尤其会发生正中神经损伤。在慢性肾衰竭患者中,腕管综合征与桡动脉及头静脉在前臂形成的动静脉瘘相关。正中神经分布区域麻木、刺痛感,且在夜间加剧的症状与非尿毒症患者相似,但尿毒症患者在透析中上述症状会加剧。症状加剧可能由压迫及腕管内静脉挤压水肿导致正中神经缺血造成。难治性病例可能最终需关闭动静脉内瘘。

一些长期血透患者可由于 β_2-微球蛋白沉积引起淀粉样变性,可能导致腕管综合征。

单侧缺血性神经病变

较少见的,上肢近端动静脉瘘可导致正中神经、尺神经及桡神经严重缺血(见第四章)[66,67]。病理学上,前臂血液分流及血流减少可导致急性多发单神经病变,以及轴突消失,远端最多见。临床表现为肢体的突发疼痛、远端无力及感觉消失。神经传导研究显示在患侧肢体多发远端神经病变,肌电图学显示远端肌肉病变较近端重。单侧缺血性神经病变是临床上的急症,需及时行外科手术关闭瘘管或血管分流。在瘘管关闭后仍可能存在严重或永久的神经病变后遗症。

压迫性神经病变

压迫性神经病变是在终末期肾脏病患者中偶见的肘部尺神经及瘘管端腓神经病变,尤其当患者营养不良或长期卧床时。尿毒症毒素使神经局部受压迫时更易受损。成功肾移植后能使这些神经功能恢复。

肌病

慢性肾衰竭患者可出现肌病,这可能由多因素引起,但尤其与钙磷代谢紊乱累及骨骼和继发性甲旁亢有关。该病临床表现与继发性甲旁亢及骨软化相似,表现为近端肌肉无力、骨痛、肌酸激酶水平正常及 2 型肌纤维萎缩[68]。因此慢性肾衰竭是除药物因素如秋水仙碱、长春新碱及胺碘酮之外的导致神经肌病的原因。慢性肾衰竭的肌病可能对大剂量维生素 D 有反应。慢性肾衰竭罕见广泛性皮下及肌内小动脉钙化使皮肤坏死、疼痛性肌病及肌红蛋白尿。随着透析技术的改善这种并发症发生率已明显下降[69]。慢性肌病还需与慢性肾衰竭导致的非特异性恶病质鉴别。急性肌病可由钾代谢异常或氨基糖苷类抗生素使用后神经肌肉接头传导缺陷导致的肌无力所引起。

(方　炜　译)

参 考 文 献

1. De Deyn PP, et al. Clinical and pathophysiological aspects of neurological complications in renal failure. *Acta Neurol Belg* 1992;92:191–206.
2. Raskin NH. Neurological aspects of renal failure. In: Aminoff MJ, ed. *Neurology and general medicine.* Churchill Livingstone, 1989:231–246.
3. Lockwood AH. Neurological complications of renal disease. In: Riggs JE, ed. *Neurologic clinics: neurological manifestations of systemic disease,* Vol. 7. 1989:617–627.
4. Fraser CL, et al. Nervous system complications in uremia. *Ann Intern Med* 1988;109:143–153.
5. Burn DJ, et al. Neurology and the kidney. *J Neurol Neurosurg Psychiatry* 1998;65:810–821.
6. Moe SM, et al. Uremic encephalopathy. *Clin Nephrol* 1994;42: 251–256.
7. Mahoney CA, et al. Uremic encephalopathies: clinical, biochemical and experimental features. *Am J Kidney Dis* 1982;2:324–336.
8. Biasioli S, et al. Uremic encephalopathy: an updating. *Clin Nephrol* 1986;25(2):57–63.
9. Savazzi GM. Pathogenesis of cerebral atrophy in uremia. *Nephron* 1988;49:94–103.
10. Okada J, et al. Reversible MRI and CT findings in uremic encephalopathy. *Neuroradiology* 1991;33:524–526.
11. Grunwald I, et al. Non-traumatic neurological emergencies: imaging of cerebral ischemia. *Eur Radiol* 2002;12:1632–1637.
12. Freeman RB, et al. The blood cerebrospinal fluid barrier in uremia. *Ann Intern Med* 1962;56:233–240.
13. Costigan MG, et al. Hypothesis: is accumulation of a furan dicarboxylic acid (3-carboxy-4-methyl-5-propyl-2-furanpropanoic acid) related to neurologic abnormalities in patients with renal failure? *Nephron* 1996;73:169–173.
14. Vanholder R, et al. Uremic toxicity: the middle molecule hypothesis revisited. *Semin Nephrol* 1994;14:205–218.
15. Smogorzewski MJ. Central nervous dysfunction in uremia. *Am J Kidney Dis* 2001;38:S122–S128.
16. Parfitt AM. The hyperparathyroidism of chronic renal failure: a disorder of growth. *Kidney Int* 1997;52:3–9.
17. Cooper JD, et al. Neurodiagnostic abnormalities in patients with acute renal failure: evidence for neurotoxicity of parathyroid hormone. *J Clin Invest* 1978;61:1448–1455.
18. Kanai H, et al. Depressed cerebral oxygen metabolism in patients with chronic renal failure: a positron emission tomography study. *Am J Kidney Dis* 2001;38:S129–S133.
19. Norrby SR. Neurotoxicity of carbapenem antibacterials. *Drug Saf* 1996;15(2):87–90.
20. Massetani R, et al. Status epilepticus in chronically dialysed patients treated with erythropoietin. *Riv Neurol* 1991;61(6):215–218.
21. Vas GA, et al. Diffuse encephalopathies. In: Daly DD, et al., eds. *Current practice of clinical electroencephalography,* 2nd ed. New York: Raven Press, 1990:374–377.
22. Brewster D, et al. Valproate plasma protein binding in the uremic condition. *Clin Pharmacol Ther* 1980;27:76–82.
23. Boggs JG. Seizures in medically complex patients. *Epilepsia* 1997;38(S4):S55–S59.
24. Matzke GR, et al. Drug administration in patients with renal failure: minimising renal and extrarenal toxicity. *Drug Saf* 1997;16(3):205–231.
25. Letteri JM, et al. Diphenylhydantoin metabolism in uremia. *N Engl J Med* 1971;285:648–652.
26. Burgess ED, et al. Serum phenytoin concentrations in uremia. *Ann Intern Med* 1981;94:59–60.
27. Iseki K, et al. Predictors of stroke in patients receiving chronic hemodialysis. *Kidney Int* 1996;50:1672–1675.
28. Bostom A, et al. Hyperhomocysteinemia in ESRD: prevalence, etiology, and potential relationship to arteriosclerotic outcomes. *Kidney Int* 1997;52:10–20.
29. Schrier RW. Optimal care of autosomal dominant polycystic kidney patients. *Nephrology* 2006;11:124–130.
30. Toyoda K, Fujii K, Fujimi S, et al. Stroke in patients on maintenance hemodialysis: a 22 year single-center study. *Am J Kidney Dis* 2005;45:1058–1066.
31. Selman WR, et al. Intracranial aneurysms. In: Bradley WG, et al., eds. *Neurology in clinical practice,* 3rd ed. Boston: Butterworth Heinemann, 2000:1185–1199.
32. AHA Scientific Statement. Recommendations for management of patients with unruptured intracranial aneurysms. *Stroke* 2000;31:2742–2750.
33. ISUIA Investigators. Unruptured intracranial aneurysms: risks of rupture and risks of surgical intervention. *N Engl J Med* 1998;339: 1725–1733.
34. Silver SM, et al. Brain swelling after dialysis: old urea or new osmoles. *Am J Kidney Dis* 1996;28:1–13.
35. Schilling L, et al. Brain edema: pathogenesis and therapy. *Kidney Int* 1997;59:S69–S75.
36. Yoshida S, et al. Dialysis dysequilibrium syndrome in neurosurgical patients. *Neurosurgery* 1987;20:716–721.
37. Wolcott DL, et al. Relationship of dialysis modality and other factors to cognitive function in chronic dialysis patients. *Am J Kidney Dis* 1988;12:275–284.
38. Arieff AI, et al. Dementia, renal failure, and brain aluminum. *Ann Intern Med* 1979;90:741–747.
39. Alfrey A. Dialysis encephalopathy. *Kidney Int* 1986;29(S18):S53–S57.
40. Mayer G, et al. The metabolism of aluminum and aluminum related encephalopathy. *Semin Nephrol* 1986;6(4):1–4.
41. Platts MM, et al. Dialysis encephalopathy: precipitating factors and improvement in prognosis. *Clin Nephrol* 1981;15:223–228.
42. Russo LS, et al. Aluminum intoxication in undialyzed adults with chronic renal failure. *J Neurol Neurosurg Psychiatry* 1992;55:697–700.
43. Bates D, et al. Aluminum encephalopathy. *Contrib Nephrol* 1985;45: 29–41.
44. Reusche E, et al. Correlation of drug related aluminum intake and dialysis treatment with deposition of argyrophilic aluminum-containing inclusions in CNS and in organ systems of patients with dialysis associated encephalopathy. *Clin Neuropathol* 1996;15:342–347.
45. La Greca G, et al. Dialytic encephalopathy. *Contrib Nephrol* 1985;45: 9–28.
46. Noriega-Sanchez A, et al. Clinical and electroencephalographic changes in progressive uremic encephalopathy. *Neurology* 1978;28:667–669.
47. Asbury AK. Uremic polyneuropathy. In: Dyck PJ, et al., eds. *Peripheral neuropathy,* 2nd ed. Philadelphia: WB Saunders, 1994:1811–1825.
48. Winkelman JW, Chertow GM, Lazarus JM. Restless legs syndrome in end stage renal disease. *Am J Kidney Dis* 1996;28:372–378.
49. McGonigle RJS, et al. Progressive predominantly motor uremic neuropathy. *Acta Neurol Scand* 1985;71:379–384.
50. Nielsen VK. The peripheral nerve function in chronic renal failure. VI. The relationship between sensory and motor nerve conduction and kidney function, azotemia, age, sex, and clinical neuropathy. *Acta Med Scand* 1973;194:455–462.
51. Tegner R, et al. Vibratory perception threshold compared with nerve conduction velocity in the evaluation of uremic neuropathy. *Acta Neurol Scand* 1985;71:285–289.
52. Yosipovitch G, et al. Paradoxical heat sensation in uremic polyneuropathy. *Muscle Nerve* 1995;18:768–771.
53. Babb AL, et al. The middle molecule hypothesis in perspective. *Am J Kidney Dis* 1981;1:46–50.
54. Nielsen VK. The peripheral nerve function in chronic renal failure. VII. Longitudinal course during terminal renal failure and regular hemodialysis. *Acta Med Scand* 1974;195:155–162.
55. Cadilhac J, et al. Motor nerve conduction velocities as an index of maintenance dialysis in patients with end-stage renal failure. In: Canal N, et al., eds. *Peripheral neuropathies.* New York: Elsevier/Noan-Holland, 1978:372–380.
56. Tegner R, et al. Uremic polyneuropathy: different effects of hemodialysis and continuous ambulatory peritoneal dialysis. *Acta Med Scand* 1985;218:409–416.
57. Bolton CF, Baltzam MA. Effects of renal transplantation on uremic neuropathy. *N Engl J Med* 1971;284:1170–1174.
58. Nielsen VK. The peripheral nerve function in chronic renal failure. VIII. Recovery after renal transplantation. *Acta Med Scand*

1974;195:163–170.

59. Funck-Brentano JL, et al. Polyneuritis during the course of chronic renal failure: follow up after renal transplantation (10 personal observations). *Nephron* 1968;5:31–42.

60. Zuchelli P, et al. Dysfunction of the autonomic nervous system in patients with end-stage renal failure. *Contrib Nephrol* 1985;45:69–81.

61. Solders G, et al. Autonomic dysfunction in non-diabetic terminal uremia. *Acta Neurol Scand* 1985;71:321–327.

62. Kersh E, et al. Autonomic insufficiency as a cause of hemodialysis-induced hypotension. *N Engl J Med* 1974;290:650–653.

63. Kusakari J, et al. The inner ear dysfunction in hemodialysis patients. *Tohuku J Exp Med* 1981;135:359–369.

64. Siampolous KC, et al. Esophageal dysfunction in chronic hemodialysis

patients. *Nephron* 1990;55:389–393.

65. Harding AE, et al. Carpal tunnel syndrome related to antebrachial Cimino-Brescia fistula. *J Neurol Neurosurg Psychiatry* 1977;40:511–513.

66. Wilbourn AJ, et al. Ischemic monomelic neuropathy. *Neurology* 1983;33:447–451.

67. Bolton CF, et al. Ischemic neuropathy in uremic patients caused by bovine arteriovenous shunt. *J Neurol Neurosurg Psychiatry* 1979;42:810–814.

68. Floyd M, et al. Myopathy in chronic renal failure. *Q J Med* 1974;43:509–524.

69. Goodhue WW, et al. Ischemic myopathy in uremic hyperparathyroidism. *JAMA* 1972;221:911–912.

第三十二章　老年透析患者

Lesley A. Stevens, Daniel F. Weiner, Wendy Weinstock Brown

美国的透析人群不断增加,其中尤以老年患者所占比例更大。老年肾脏病患者的管理尤其具有挑战性,不仅是因为合并症的数量增加,而且这些合并症状况叠加于与正常增龄相关的解剖及生理改变[1,2]。许多老年患者无法耐受容量负荷和电解质水平的快速波动,对药物、压力、合并疾病,以及饮食、运动、环境的改变反应不足或表现不典型[2-9]。重要的是,高龄并不是肾脏替代治疗的禁忌,尤其是并非所有人生理性老龄化的速率都是相同的[6,10-14]。

本章将就老年患者肾衰竭的发生率、患病率及人口统计数据进行讨论,并概述其发病率和死亡率,回顾其发生的病因,且涉及老年肾衰竭患者的特殊问题,包括开始透析的时机、透析方式、透析通路的选择及并发症情况(如认知障碍和抑郁)。

一、老年终末期肾脏病的人口统计学特征

老年终末期肾脏病的发病率和患病率

当1973年终末期肾脏病(ESRD)医疗保险项目启动时,接受透析治疗的是最健康、积极、年轻的肾衰竭患者。美国ESRD患者的系统性医疗保障体系的出现拓宽了肾脏替代治疗的可行性,并废弃了由委员会评判"谁将生谁将死"的陈旧制度。目前肾脏替代治疗对包括老年患者在内的各部分人群都是可以应用的[15]。

在北美、欧洲和澳大利亚,65岁以上的患者在ESRD人群中增长速度最快[10,16-18]。这在八九十岁的老年患者中尤其明显(图32.1)。在1995~2004年,美国80岁以上新开始透析患者的增长超过60%,在2003~2004年,这一年龄段中约28 000人开始透析。然而,这些年龄最大的老年患者只是老年血液透析(HD)人群的一小部分;2003~2004年共新增101 000例65岁及以上的ESRD透析患者,占美国透析人群的50%。

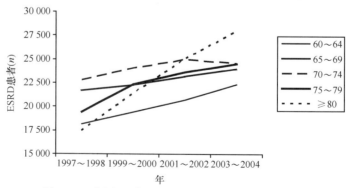

图32.1　美国60岁及以上老年人的ESRD发病情况

尽管老年患者死亡率较高、生存预期较低,但是在美国的老年血透人群中,其现存患者人数和新增患者人数仍日益增长。在 2004 年,ESRD 患者中 65 岁及以上的患者共 166 695 人,占所有 ESRD 患者(包括有功能移植肾的患者)的 35%,占透析患者的 44%。八九十岁的透析患者数量大于 37 000(占透析人群的 11%)。尽管美国各年龄段透析人数都有明显增长(现存透析人数从 1995 年的 212 000 人增加到 2004 年的 335 000 人),然而 80

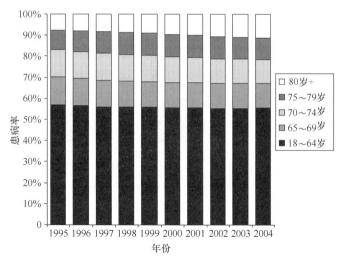

图 32.2　美国 1995~2004 年老年血液透析、腹膜透析患者的患病率(以成年透析人群的比例表示)

岁及以上老年人群增幅最大,达 130%(图 32.2)。

在美国老年 ESRD 人群中,种族间差异仍然存在。以非裔美国人为例,其 65 岁以下新增 ESRD 患者占 35.3%,65 岁及以上患者仅占 20.4%,而八九十岁的老年患者仅占 15.8%。类似的情况也存在于西班牙裔族群中:其 65 岁以下透析患者新增比例超过 15%,70~75 岁人群中则下降至 11%,而 80 岁及以上人群不到 7%[19]。出现这种情况的原因尚不清楚。

老年终末期肾脏病的病因

与整体人群相似,老年 ESRD 的最普遍病因是糖尿病和高血压。在 50~69 岁的人群中,糖尿病为首要病因的人数占 55%,高血压占 21%,相反,在 70 岁及以上的初始透析患者中,高血压为首要病因的人数占 38%,而在 80 岁及以上初始患者中占 47%(图 32.3)。这一构成比例与现存透析人群相似。值得注意的是,对于小于 70 岁及大于 70 岁的初始 ESRD 患者来说,糖尿病正逐渐成为首要病因[19]。遗憾的是,尽管有肾活检的一般指征(包括肾病范围的蛋白尿和不明原因的肾衰竭),由于老年患者对肾活检有顾虑,可能遗漏患者发生肾衰竭的可治病因,从而贻误治疗[17,21-23]。这可解释为何高血压作为肾衰竭首要病因的情况非常多,因为在缺少其他明显病因的情况下,高血压便往往被诊断为肾衰竭的病因。严格来说,老年患者同年轻患者一样,当存在非典型 ESRD 表现时应评估肾衰竭的可治病因。

老年终末期肾脏病的死亡率

老年 ESRD 患者在透析治疗中的表现出乎意料的好。在 2003 年,美国 80~84 岁患者的中位生存期是 16 个月,但是,85 岁及以上患者的中位生存期降至小于 1 年,相较而言,65~79 岁开始透析患者的中位生存期为 24 个月。

其他国家也有相似的比例,在细致的医护照料下许多老年透析患者对 ESRD 适应良好并有可观的生活质量[25-27]。意大利 65 岁及以上(平均 71.3 岁)开始透析的患者 1 年生存

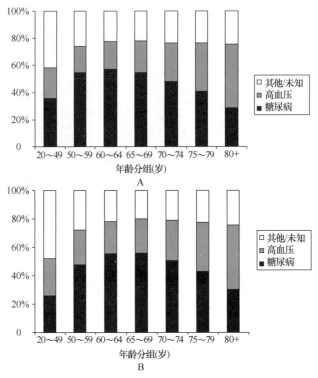

图 32.3 2004 年初始透析和维持透析患者终末期肾脏病的首要病因

率是 82.7%,2 年生存率为 62.3%[28]。西班牙 65~85 岁的透析患者死亡率与年龄匹配的普通人群相同[29]。一项关于 83 例 80 岁以上德国 HD 患者的报道显示,其 1 年生存率是 70.5%,2 年生存率是 50.3%,5 年生存率是 18.5%。1990 年后开始透析治疗的患者其 5 年生存率是 29%[30]。Rohrich 等研究发现大于 80 岁开始透析的患者的平均生存期逐步延长,1990 年前是 22.7 个月,1990 年后达 28.3 个月。他们认为这归因于透析技术、饮食和贫血治疗的改进[31]。然而 10 年前英国的一项医生参与的调查研究显示 68% 的医生不会为透析实施行诊,28% 的肾脏科医生不会建议一个先前健康的八旬老人进行透析治疗,这提示可能存在一个选择性偏倚,只有最健康的老年患者才能开始透析治疗[32]。目前尚不知这些临床实践是否发生了变化。

透析方式

美国老年患者初始透析几乎都接受 HD。相较而言,2004 年 65 岁以下新增 ESRD 患者采用 HD、腹膜透析(PD)和肾移植作为肾脏替代治疗的比例分别为 88.3%、7.9% 和 3.5%,而 65 岁及以上患者的比例分别为 94.7%、4.2% 和 0.4%。这一趋势在年龄最大的 ESRD 患者中最明显,仅 2.9% 的患者以 PD 作为肾脏替代治疗的初始方式[19]。

二、开始透析的指征

维持性透析

老年患者决定开始透析是一个多层面的问题,需要谨慎权衡这一拯救生命的治疗手段的利弊。不幸的是,许多患者转诊至肾脏科医生时已没有足够的时间慎重决定透析的开始或影响患者决定理想起始透析的因素。非肾脏科医生可能不会意识到老年患者也是透析治疗的候选者及其肾脏功能不全的严重性,这是导致延误诊治的潜在原因。Mignon 等研究发现,在校正了并发症后,老年患者在透析初始的 3 个月内死亡率增加与延误转诊相关[33]。尤其对于 80 岁以上的患者,较早开始透析可降低过高的早期死亡率[33]。

决定老年患者何时开始透析的决策是具有挑战性的,这是由于评估肾功能及尿毒症症状与老年人普遍发生的其他慢性或急性症状重叠的问题。尽管在 40 岁后,肾小球滤过率(GFR)每 10 年下降 10%,然而蛋白质摄入下降和肌肉组织丢失可使血清肌酐水平维持平稳[34]。学者们提出了估算公式(例如 Modification of Diet in Renal Disease study,MDRD 公式)来适应肌酐产生随年龄的变化。在最近的一项大型合并数据的统计分析中,MDRD 公式显示偏倚较小且在所有年龄组 GFR 估算值小于 60 ml/(min·1.73m²)时精确性可以接受,其中包括 695 例超过 65 岁的患者[31]。然而 GFR 估算公式在极其衰弱或危重患者存在肌肉丢失加剧时无效,因此会导致过高估计真实的 GFR 水平。胱抑素 C 非肌肉中产生,它作为肾脏滤过功能的标志物更优于肌酐,尤其在老年患者中。然而在老年和其他人群中尚无胱抑素 C 清除率的具体分析[38]。

另外,尿毒症症状在老年人的其他慢性疾病中常见。Porush 等评估了 118 例老年患者在开始维持性透析前存在的症状和体征[16]。最常见的症状是厌食症和体重下降(61%)、全身乏力(58%)、脑病(49%)及恶心呕吐(41%),其中许多症状在其他疾病中也会出现。老年患者尝试透析治疗的一些潜在指征列于表 32.1 中。在一些特殊情况下,肾脏科医生可能不会对老年患者开始透析,尤其对痴呆患者,不开始透析可能是恰当的,他们无法配合安全地完成充分透析。

表 32.1 老年患者尝试透析治疗的指征

尿毒症
潜在可逆的急性肾衰竭
不明原因的痴呆或认知障碍
不明原因的充血性心力衰竭进行性恶化
性格改变
易怒或新出现的行为抑制
成人生长迟缓
幸福感改变

急性透析

年龄作为急性肾损伤(acute kidney injury,AKI)进展、死亡和预后的独立危险因素是有争议的,一些观察性研究得出了相互矛盾的结果[10,39-45]。最近的一项医保数据统计显示 1992~2001 年间,AKI 的总发病率为 23.8 例/1000 出院人次,此比例每年增加约 11%。高龄、男性和非裔美国人与 AKI 强相关(P<0.0001)[46]。苏格兰地区的一项人群分析显示,6 个月内 AKI 和慢性肾衰竭急性加重的发病率分别为 1811 例和 336 例/100 万人次。AKI 和慢性肾衰竭急性

加重的中位数年龄分别为 76 岁和 81 岁[47]。增高的 AKI 发病率可能与老年患者心血管手术比例增加、多器官疾病发病率较高及慢性肾脏病(CKD)患病率增高相关[39,40,48]。

相较年龄来说,AKI 的预后似乎与并发症情况、急性起病的病因、少尿和是否需要透析,以及肾毒性事件的数量的相关性更强[39,40,45,48-51]。在先前提到的一项医保数据分析中,AKI 作为第一及第二诊断的患者的住院死亡率分别为 15% 和 33%,而无 AKI 诊断的为 5%;AKI 作为第一及第二诊断时入院 90 天内的死亡率分别为 35% 和 49%,而无 AKI 诊断的为 13%,不管有无 AKI,入院90 天内的死亡率随时间推移逐渐下降[46]。至少有一项研究显示需要透析治疗的老年患者较年轻患者死亡率显著增高。Klouche 等研究了加护病房 68 例 65 岁以上的 AKI 患者,发现非少尿性AKI、正常血清乳酸水平、低分解代谢率及不大于 2 个器官衰竭的患者生存率最高,提示这类老年AKI 患者应给予积极治疗[53]。然而目前尚没有年轻 AKI 患者的对比研究。

医生们往往不建议存在 AKI 和多种身心障碍的老年患者开始透析治疗,因为担心他们陷入长期维持透析或者出于一些伦理上的考虑[54]。然而尽管老年 AKI 存活患者可能需要更长时间达到完全恢复或功能恢复得不彻底,但一般来说如果他们能够恢复一定功能,透析治疗仍值得尝试。

三、选择肾脏替代治疗方式

血液透析和腹膜透析

与年轻人群一样,影响老年患者 ESRD 治疗方式选择的因素包括患者或医生的偏好、是否有受过培训的人员、距离透析中心的远近、现存的疾病或合并症状况,以及特定治疗方式的特殊禁忌证。老年患者行 PD 的潜在优势在于更好地保全肾功能、避免较大的容量或电解质改变、可改善心血管稳定性、饮食不受限、无需血管通路、用于乘坐交通的时间较少,以及可享受更舒适的旅行和假期时光[56]。由于心血管疾病或血管通路较差而不能耐受 HD的患者可能更适合 PD[57,58],HD 对以下患者来说可能是一个更好的选择:腹股沟或腹部疝、憩室炎、腹部手术或粘连导致腹膜表面积受损、腹主动脉瘤、病态肥胖症或身心障碍无法行PD[9]。许多患者觉得 PD 更适合独立的生活方式并积极参与治疗,然而其他患者认为自我护理的责任负担过重而无法承受。年龄可能影响治疗方式的选择[59]。

关于老年患者某种透析方式比另一种有生存优势的研究结果不一致。在一项针对英国伦敦 4 家医院肾脏病中心的 174 例 70 岁以上患者的研究中,PD 和 HD 的年死亡率和住院率相近(分别为 26.1 比 26.4 例死亡/100 人·年;1.9 比 2.0 次住院/人·年)[60]。然而美国的其他研究提示 PD 患者有更高的死亡率。新泽西州的一项关于 2503 例 65 岁以上初始HD 和 PD 患者的研究显示老年 PD 患者的第一年死亡率增加,尤其是合并糖尿病者[61]。对同一研究人群的第二项报道在控制了许多变量后结果发现初始 PD 治疗的患者死亡率在治疗开始的前 90 天内,以及 180 天后较高,这一现象在合并糖尿病的患者中更突出。在控制了中心差异后这一区别仍存在。在治疗 90~180 天期间两种方式的死亡率相近[61]。更近的一项研究入选了美国 19 个州 81 所透析诊室的 1041 例初始 HD 和 PD 患者,结果显示在开始透析第 1 年后 PD 患者死亡风险增高[62],研究结果并未随年龄变化而改变。其他研究结果提示老年 PD 患者过高的死亡率在老年女性糖尿病患者中更明显[63,64]。糖尿病 PD 患

者营养状况差,可能是导致死亡率增高的原因[65]。在选择适合的治疗方式时应考虑老年
PD 患者过高的死亡率,同时还应参考并发症、生活质量、距离透析中心的路程和其他一些
因素。

老年患者的腹膜透析

美国 20~44、54~64、65~74 和 75 岁以上的透析患者行 PD 治疗的比例分别为 6.3%、
5.5%、5.2% 和 3.9%,而 HD 为 47.2%、60.5%、77.5% 和 92%。其他国家 PD 的比例要高一
些,可能部分是基于地理和经济上的考虑,例如新西兰有 43% 的患者行 PD。在多数国家,
随着患者年龄增长,PD 的应用率逐步下降,尤其是 75 岁以上的年龄段,而新西兰和冰岛例
外,其 75 岁以上 PD 患者的比例分别为 60% 和 47%。全球家庭 HD 的应用率也随年龄增长
而大幅度降低,透析中心 HD 是 65 岁以上患者的主要透析方式(图 32.4)。

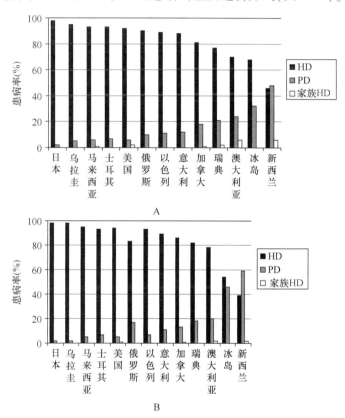

图 32.4　不同国家老年[65~74 岁(A)和 75 岁以上(B)]患者的透析方式

PD 作为一种家庭化的透析方式,它能帮助老年 ESRD 患者保持独立性[56]。另外,对于
容量增长过多、血流动力学不稳定或血管通路选择有限的患者来说,从医疗上考虑 PD 可能
是 ESRD 治疗中最理想的方式。遗憾的是许多老年患者操作 PD 的能力有限,原因包括体
力和动手灵巧性下降、视力问题、运动受限及焦虑,另一项不经常考虑到的限制是放置透析
液甚至透析机的空间问题,这对老年患者来说可能更重要,因为他们对住房的选择常常有
限。最后,家庭成员或医务辅助人员的帮助也许是必不可少的。持续循环腹膜透析

（CCPD）或间歇性腹膜透析（IPD）等自动化 PD 可能是透析时需要帮助的老年患者的较好选择，尤其在给予帮助的配偶或儿女从事日间工作的情况下[56,67-69]。

最近的一项回顾性研究评估了 80 岁及以上存在多种非透析相关并发症的居住于养老机构和不居住于机构中的持续性非卧床腹膜透析（CAPD）和 CCPD 患者，大部分患者需要家庭护士的帮助来完成透析。该类人群的腹膜炎发生率较低（3.5 例/100 人·月），48% 未发生过腹膜炎。1 年技术生存率为 91.5%，2.5 年为 81.4%，1 年生存率为 72%，几乎半数患者在 2.5 年后存活，约 40% 在 30 个月后存活。值得注意的是在随访末期所有患者都需要帮助才能完成透析，大多数在日常活动方面需要帮助[70]。近期研究发现在具有家庭护理的多伦多和加拿大，仅 20% 的老年患者存在 PD 的禁忌证，59% 符合条件的患者接受 PD 治疗[71]。

老年患者的家庭血液透析

家庭 HD 作为除 PD 和透析中心 HD 外的另一种选择，目前应用越来越广泛，尽管其获益程度可随实行的方式而变化[72-74]，但研究显示其发病率和死亡率得到了改善。家庭 HD 要求患者功能状态水平较高和独立性较强，以及具有适当的活动空间、支持和资源[72]。由于老年患者有多种并发症且普遍较衰弱，因此许多老年人可能不适合家庭 HD。

在美国，2004 年有 0.2% 的 65~74 岁和 0.3% 的 75 岁以上的透析患者选择家庭 HD 作为初始方式，这与美国其他年龄段中家庭 HD 应用率非常低形成鲜明对比[19]。在全球范围内，家庭 HD 应用比例随患者人群的年龄增长而降低[19,75]。Agraharkar 等提出有医护人员协助的家庭 HD 可成为非常衰弱或终末期疾病患者合适的短期选择，尤其当需要救护车转送时。2002 年的一项经济学分析显示医护人员协助的家庭 HD 比需要救护车转送的入院 HD 或门诊 HD 更经济实惠，医护人员协助的家庭 1 周的 HD 费用为 1200 美元，而需救护车转送的中心 1 周 HD 的费用为 2640 美元（美国）。

肾移植可作为老年患者肾脏替代治疗的选择

根据 2004 年美国肾脏数据系统（USRDS）的资料显示，9.4% 的移植受者年龄在 65~74 岁，而仅 0.6% 在 75 岁以上（仅 14 位移植者）。2006 年，65 岁以上的患者接受尸体肾移植的比例为 13%，而 1994 年为 4.9%。

近期研究认识到谨慎选择老年患者行肾移植的益处。尽管老年移植受体较年轻患者有更高的死亡率，但他们亦较移植等待名单上年龄匹配的患者死亡风险低 41%。Wolfe 等研究发现老年患者在移植 148 天后死亡风险较等待移植人群低，而对于 40~59 岁的患者来说则是移植后 95 天。一项研究比较了 1 具尸体捐赠者的 2 个肾脏分别供给老年及年轻受者，结果发现两类人群在 1 年移植物生存率、1 年患者生存率、迟发移植物功能障碍发生率和急性排异发生率等方面无显著差异。由于老年人生存预期较低，因此 50% 的 65 岁以上患者死亡时移植肾仍有功能，大部分移植肾的功能延续到患者的生命终结。

鉴于老年 ESRD 患者人群的异质性，医务工作者做出推荐哪些人群移植的决策是具有挑战性的，这个决定应以个人情况为基础，与年龄无关。与年轻患者的肾移植评估一样，老年患者应考虑可能影响手术、恢复或术后生存等的状况。严重外周血管疾病和心脏疾病是影响老年患者移植的最常见障碍。另外，对于老年患者，吸烟和肥胖可能是更重要的相对禁忌证。

由于 ESRD 人群的增长,移植肾供不应求[76]。全球的实际做法是扩大标准的器官捐献供体(expanded criteria donors,ECD)名单以满足需求,本章对此不作详细描述[76]。Port 等研究了美国 1995~2000 年肾移植受体,结果显示患者在接受 ECD 肾移植 1.5 年后其受益较仅依赖透析治疗者好,Ojo 等提出 65 岁以上患者接受 ECD 肾移植后可预期延长 3.8 年生存期[86,87]。在欧洲,老年 ECD 肾移植受者的死亡风险较年龄匹配的等待移植者低 25%[78]。推荐老年患者接受 ECD 肾移植,尤其是合并糖尿病者,研究显示减少等待时间能使其获益更多,由于老年患者的预期寿命较低,因此可使 ECD 肾的获益最大化[76,78]。

四、透析技术考虑

血液透析血管通路

继 2001 年第一版美国肾脏基金会(national kidney foundation,NKF)血管通路临床实践指南发布之后,2005 年美国举办了以"大力改善需进行肾脏透析或移植的美国患者的健康状况"为主题的第一次瘘管倡议,在接下来几年,美国透析瘘管施行率逐步增加,然而动静脉移植物(AVG)的应用率陡然下降,而替代性导管的应用率并未下降。1998~2003 年间瘘管施行率从 26% 增加至 35%,但导管施行率也从 19% 增加至 27%。

在近期一项有关 1999~2003 年医疗保障补助中心的 ESRD 临床实践评估数据报道中,有医保的透析患者初始 HD 的方式为:71%用导管、13%用瘘管、16%用移植物。3 个月后,那些以导管为初始治疗方式的患者中有 59%仍使用导管、15%转成瘘管、25%转成移植物。这篇报道中重要的是,在校正分析中,50 岁以下的患者较 75 岁以上者转换成动静脉瘘(AVF)的可能性高 2 倍(OR:2.14;95%CI:1.40~3.28),而 65~74 岁的患者较 75 岁以上患者转换成 AVG 而非继续使用中心静脉导管的可能性高 39%(OR:1.39;95%CI:1.01~1.92)。

在这一部分中我们将回顾老年 HD 患者永久性血管通路相关的利弊及特殊问题,并讨论 1999~2003 年临床实践评估计划数据中观察到的现象的原因。

瘘管

几乎没有研究特别回顾老年患者的 HD 血管通路问题。由于糖尿病、慢性高血压、动脉粥样硬化和动脉硬化等患病率高,老年患者血管通路创建的满意度必然较年轻患者差。美国老年透析患者中瘘管的普及程度无疑较导管低(图 32.5)。

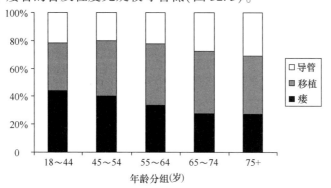

图 32.5 不同年龄段美国患者的血管通路类型

目前,为确保开始透析时瘘管功能良好,KDOQI 指南提出造瘘手术应在患者预期开始 HD 前 6 个月或更早进行,从而为满足血管通路初始评估及可能的后续补救措施提供充裕的时间[96]。一般来说,功能正常的瘘管需满足以下条件:血流量足够透析所需(一般大于 600 ml/min);直径大于 0.6 cm,位置便于穿刺且边界清晰便于反复穿刺;深度约 0.6 cm(理想状况下为皮下 0.5~1.0 cm)。判定一个瘘管功能是否正常需 2 个月,充分的瘘管成熟时间可能长达 4 个月,尤其是在基线时静脉纤细的患者中的上臂血管通路。可以预见的是,老年患者的首次瘘管失败率较高,可能需再次尝试造瘘,这使首次造瘘到瘘管成功投入使用的时间延长。可以预见即便是一个专职的血管通路医疗团队,完成这一过程仍可能需要 1 年甚至更长时间。这是否意味着老年患者应更早进行造瘘? 对于个体患者而言,这是合乎逻辑的:造瘘越早,允许为获得功能良好的血管通路进行更多的尝试。但是,患者在开始透析前死于其他原因的机会可能较大,对老年人而言更是如此[97]。在一项以估算的肾小球滤过率(estimated glomerular filtration rate,eGFR)持续低于 25 ml/(min·1.73m²)的美国退伍军人(绝大部分为男性)为对象的研究中,25%的患者在随后 1 年中开始 HD,但其中老年患者接受永久血管通路的比例非常低。该研究中,绝大多数老年 CKD 患者通过非透析治疗得以存活,同时,不少人在开始透析前已死亡。该研究结果进一步显示,对于 75 岁及以上的老年患者而言,当 GFR 为 25 ml/(min·1.73m²)时即行造瘘,为确保瘘管功能正常以开始透析,需行 8~12 次血管手术;而在以 GFR 15 ml/(min·1.73m²)为界,以及 6 个月为时限,需要的手术次数低至 2~3 次[97]。

至今,一项大型的关于老年人群造瘘的研究回顾性地评估了 196 例 65 岁及以上和 248 例 65 岁以下患者的血管通路成功率[98]。65 岁及以上患者 1 年的初始瘘管通畅率为 64.8%,累积瘘管通畅率是 75.1%,这与年轻患者的情况相似。我们可以注意到老年透析患者上臂瘘管(头臂或转位的贵要静脉)的可能性较大,而年轻患者往往是桡动脉-头静脉瘘管。研究者未提及与移植物或导管相比老年患者接受瘘管的比例情况。

老年人群能够维持瘘管的成功使用。尽管 Leapman 等提出 70 岁及以上的老年患者 1 年瘘管通畅率仅为 40%[99],但不少其他报道得到了更好的结果。Wing 等报道 65 岁以上患者 1 年瘘管通畅率为 80%[100],而 Berardinelli 等发现上臂瘘管的 3 年通畅率为 78%,前臂瘘管为 57%[101]。Konner 等发现 65 岁及以上患者 AVF 的 1 年存活率非常理想:非糖尿病患者女性 73%,男性 77%;糖尿病患者女性 78%,男性 81%,无论他们使用的是前臂 AVF 还是肘部静脉穿刺或非静脉穿刺瘘管[102]。

移植血管

假体移植血管发生狭窄和感染的几率较 AVF 高(见第四章)[94,103,104]。移植血管失功最普遍的原因为血栓形成引起的狭窄未被纠正[105],这在老年患者中情况可能没有差别。如在年轻患者中,重要的是寻找血栓形成的潜在原因并尝试纠正[94,96,104,106]。尽管 KDOQI 指南倾向于对 AVG 实行主动监测,但小型研究并未发现其对于移植血管存活的长期益处。

隧道导管

留置双腔中心静脉克夫导管或双头单腔隧道克夫导管是一些患者行中期或长期透析的首选血管通路[107,108],尤其适合缺少合适的血管来创建瘘管或移植血管、生存预期较短,以及有窃血综合征倾向伴严重的心功能衰竭而无法耐受 AVF 或移植血管的患者,这些情况在老年患者中较年轻患者更普遍。

老年透析患者血管通路的策略

尚缺临床试验来指导老年患者透析通路的治疗性决策。初始透析患者中 AVF 功能正常的生存率优于使用导管或移植血管者,而使用移植血管者的生存率远较使用导管者高(图 32.6)[109]。O'Hare 等提出另一关键因素是许多老年患者或未进展至肾衰竭,或在需要透析前已死亡[97]。基于临床经验、观察性数据和 KDOQI 指南,研究者提出表 32.2 中列出了为肾衰竭前的患者做出治疗决策的方法,并将预期生存时间和预期开始透析前的时间纳入考虑。这一策略允许在血管通路首次失败的情况下至少有一次修补,并允许外科医生在手臂上继续往上探寻。最后,尽管前臂通路可能无法成功用于透析,往往是由于流入血管狭窄,早期造瘘可使上臂外流出道静脉更快成熟,尤其当与上臂内径较大的动脉吻合时。

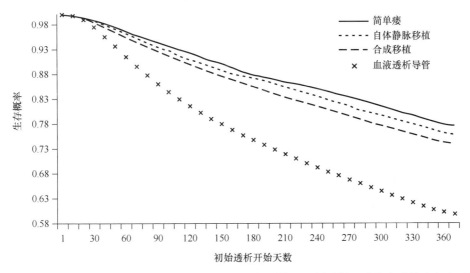

图 32.6　1995、1996、1997 年 67 岁及以上患者初始透析时使用不同透析通路的患者的生存率(校正了年龄、种族、性别、年份、尿素氮、肌酐、白蛋白、糖尿病和通路制造至今的时间)

表 32.2　慢性肾脏病(CKD)4~5 期患者的血管通路决策

所有患者:

1. CKD 4 期[eGFR<30 ml/(min·1.73m²)]时就诊于肾脏科

2. CKD 4 期时讨论透析方式的选择

需要肾脏替代治疗前就诊的患者:

1. 双臂动、静脉超声以帮助计划血液透析通路

　a. 若不可行可考虑增强血管造影检查

　b. 使用极低剂量的造影剂和检查前用药

2. 避免在基于静脉超声选定的目标上肢进行静脉穿刺术

3. 生存预期评估(此时无工具帮助)

　a. 生存预期差(<2 年);预期透析初始前 3~4 个月植入 AV 移植血管,倾向于在非优势上肢植入前臂循环移植血管

　b. 生存预期(≥2年)佳;预期透析初始前至少1年制作AV瘘,若可行则在前臂开始制作瘘管

应用导管作为通路的老年初始或维持透析患者:

1. 双臂动、静脉超声或静脉造影以帮助计划血液透析通路

2. 避免在基于静脉超声选定的目标上肢进行静脉穿刺术

3. 生存预期评估(此时无工具帮助)

　a. 生存预期(<1~2年)差;植入AV移植血管,倾向于在非优势上肢植入前臂循环移植血管

　b. 生存预期(≥1~2年)佳;制作AV瘘,若可行则在前臂开始制作瘘管

对于使用导管初始透析的老年患者可以采用相似的策略,尤其是 HEMO 研究的析因分析提出血管通路从导管转换为瘘管或移植血管的死亡风险较持续应用导管者显著降低,而从瘘管或移植血管转换成导管的死亡率较在整个研究过程中持续应用瘘管或移植血管者增高2倍[110]。针对使用导管作为血管通路的老年初始或维持透析患者的策略亦在表32.2中概括。在美国,这些时间窗是基于初始透析使用功能正常的移植血管的患者,其中位存活期大于1年[111],提示对于生存预期较短的患者,选择首次成功率较高的移植血管较长期通路存活率较高的瘘管更合算。

腹膜透析的通路和实践

导管存活率

在 CAPD 应用早期(1982 年),Ponce 等研究发现60岁以上患者腹膜透析导管2年存活率较年轻患者降低(67% 比 78%),而导管周围透析液渗漏发生率增高(42.3% 比 26.9%)[112]。他们推测这一差别是由于"腹壁松弛"。因为大于90%的透析液渗漏在导管植入的第一周内发生(植入的导管即刻开始使用),如果导管在1~2周内不使用则渗漏问题消失。通常导管在使用前2~3周时植入,必要时可行临时 HD 治疗,直到植入导管处的组织已完全愈合[27]。如果需要提前使用导管,则患者取仰卧位并进行小剂量多次的液体交换,当建立完整性时便可逐渐增加容量[10]。

与先前的研究结果不同,近期研究显示老年患者的导管存活率与年轻患者相似或较高[113,114]。Kim 等在一项多年回顾性研究中比较了腹透导管和动静脉通路的存活率,结果发现腹透管的长期存活优于动静脉通路开放,尤其在糖尿病和老年患者中[115]。Gentile 等发现老年患者导管相关并发症较年轻患者少[113]。

腹膜炎

一些大型研究显示年轻和老年 PD 患者腹膜炎发生率无差异[10,58,113,114,116-118]。Nissenson 等在一项大型双中心研究中报道,在 CAPD 后1年,60%的60岁以下患者无腹膜炎,而60岁以上者为65%。3年后该数值分别为38%和46%,7年后则为30%和38%。Williams 等发现65岁及以上患者的 CAPD 腹膜炎发生率为13.5例/100人·月,所有年龄段患者则为7.8例/100人·月[117],而其他研究报道了更低的老年患者腹膜炎发生率(3.5例/

100 人·月)[70]。Nolph 等发现长期卧床患者的腹膜炎发生率增高,而出口和隧道感染率或导管置换率并未增加[126]。CAPD 患者腹膜炎的深入讨论见第三十八章。

出口和隧道感染

年轻和老年 CAPD 患者的出口[10,116]、隧道感染[58,116],或腹透液引流疼痛[10,119]的发生率几乎无差异。

透析充分性

较差的透析充分性可能与引流较差相关,这常常是由老年人便秘引起的,可用通便药治疗或重新放置导管。目前尚无报道发现不同年龄患者腹膜特性的差异。

自动化腹膜透析

使用自动化或辅助 PD 技术使得在家或护理院的伴失用症、认知障碍,甚至残疾患者的透析治疗成为可能。

五、老年透析患者的特殊状况

对治疗的依从性

评估老年人对透析处方的依从性和生活方式的研究数据非常少。一项研究显示老年患者略过某治疗步骤的可能性较年轻患者小[120]。Avram 等发现 HD 和 PD 患者的年龄增长与较低的透析间期体重增长、较低的血清肌酐[120]、尿素产生率呈正相关[121]。而 McKevitt 等发现 60 岁及以上透析患者对钾摄入限制的依从性好,对血清磷摄入限制的依从性尚可,对水分摄入限制的依从性尚可或较差[122]。许多因素可影响老年患者的治疗依从性,包括认知障碍、视力障碍、抑郁和社会支持。因此针对老年透析患者的个体化治疗和社会帮助(包括评估生理和精神社会因素)对成功的透析治疗是非常必要的[122-124]。

感染

与增龄相关的免疫功能异常

尿毒症免疫状态的改变在许多老年患者中是复杂的,因其免疫系统的变化与增龄所导致的变化相似,包括对感染和恶性肿瘤的易感性增高[129]、淋巴细胞功能和细胞介导的体液免疫障碍[128,129]。是否存在年龄的特异性交互作用,以致尿毒症和衰老协同作用使感染风险增高目前尚未知。一项以色列研究发现感染是 80 岁及以上初始透析患者死亡的最普遍原因。USRDS 数据显示在 1997~2002 年,美国 75 岁及以上初始透析患者以心血管疾病为死因的发生率较感染高 3 倍[19,130]。

老年患者感染的表现

除免疫系统反应能力的改变外,老年患者发生感染的表现往往是隐匿的(见第三十八章）。老年患者可能不表现为发热或白细胞增多,甚至像急腹症等严重情况,症状可能也不明显[131]。同样,老年透析患者也可出现潜伏感染的隐匿表现,包括厌食、明显抑郁、模糊的不适感觉、痴呆明显进展或完成日常活动的能力下降。偶尔,发生感染的唯一征象为透前血尿素氮(BUN)水平增高,而无任何明显的临床状况改变[132]。值得注意的是,尿路感染在老年患者中非常普遍,但作为透析患者的潜在感染来源可能被忽视[133,134]。感染的成功治疗往往使患者的身体功能恢复到先前水平。

营养

营养与预后

在老年透析患者中强调充足营养是特别重要的。人血白蛋白和前白蛋白皆可预测感染引起的住院率和死亡率[131,135,136]。营养指标下降是否可作为感染的标志物或提示其易于感染尚未知,尽管 Kalantar-Zadeh 等提出了维持性透析患者的"营养不良-感染综合征",患者的蛋白-能量营养不良可使其易于患病和感染,导致生活质量下降和患病率、死亡率增高[137]。

老年透析患者增强营养的方法

表 32.3　老年透析患者营养状况受损的原因及应对策略

原因	应对策略
透析相关	
透析时营养元素的丢失	多种维生素的透析处方
分解代谢	高蛋白饮食和补给
常见并发症	
吸收功能障碍	药物治疗
胃轻瘫	胃动力药
牙病	牙齿护理
便秘	肠道药物(山梨糖、乳果糖、番泻叶)
食物安全性	
收入低	送餐上门等
获取食物	包括朋友和家庭照料
食物的准备	普通用餐
	家庭服务
其他	
厌食	评估并治疗抑郁
味觉障碍	充分透析
	甲地孕酮和其他胃纳促进药物
	减少饮食限制,补锌

一些老年透析患者营养状况受损的原因和增强营养的方法列于表32.3中[138],其中许多方法不言自明。残疾或独居的患者可从送餐上门等服务中受益,它每天将1份或2份准备好的餐食送至患者家中并可提供处方化的饮食。家庭协助服务可帮助准备餐食、购物和/或提供陪伴,这些都非常有帮助。胃纳差的患者可受益于开放饮食,代价是允许较高的钾和/或磷的水平。甲氧氯普胺可帮助糖尿病胃轻瘫患者,故应餐前30 min 口服5~10 mg。透析患者可出现缺锌,可能与味觉障碍相关,补锌可增强患者对食物的味觉[139]。甲地孕酮可刺激某些患者的食欲[140-143]。良好的口腔卫生也是非常重要的。如果老年患者牙龈疼痛、牙齿状况差或义齿不合适等情况得到改善,他们将能正常地吃东西。抑郁和便秘都可抑制食欲,也应得到治疗。最后,彻底回顾患者服用药物的列表

可显示大量处方药物,合并或减少不必要及必要性较小的药物可帮助改善食欲。

瘙痒症

瘙痒是 CKD 患者最普遍且恼人的皮肤症状之一。CKD 相关瘙痒症在与 CKD 常见的非肾性并发症(例如肝脏和甲状腺疾病)引起的瘙痒鉴别时可能较为困难。在透析预后与实践模式研究(dialysis outcomes and practice patterns study,DOPPS)(1996~2004)中,瘙痒与死亡风险增高 17% 相关,而在校正睡眠质量指标后这一相关性明显降低,可能提示是由瘙痒的全身不良反应睡眠障碍导致的。DOPPS 研究显示高龄是 CKD 相关瘙痒的强度中等但有统计学意义的危险因素,而高磷血症是一个强且独立的危险因素。

一线治疗包括局部外用药,例如软化剂,尤其是高含水量、含辣椒素的霜剂及含聚乙二醇单十二醚的沐浴油。其他局部治疗包括降低洗澡频率、使用温水而非热水、用喷雾器或加湿器增加周围空气的湿度。许多全身用药已成功用于 CKD 相关瘙痒,包括抗组胺药(苯海拉明或羟嗪)、加巴喷丁和阿片受体(κ 受体)激动剂等,但这些药物的镇静作用可能使老年患者意识模糊。

慢性疼痛和治疗

老年透析患者的慢性疼痛及其治疗是一个重要问题。如预期的那样,疼痛是透析患者经历的一个普遍症状,与老年人常见的骨关节炎等潜在疾病状况和在 CKD 患者中更常见的状况(包括甲状旁腺功能亢进时的骨痛、高频率的医疗操作、神经病变和透析过程本身引起的痉挛等)相关[46]。

透析人群可能在慢性疼痛方面未得到充分研究和治疗,其原因可能包括并发症较严重,以及对透析患者应用特定药物的顾虑。遗憾的是这可导致生活质量和生存预期下降。DOPPS 的一项回顾性研究发现约 75% 诉有中等至严重程度疼痛的患者未给予止痛治疗[147]。两项其他的近期研究特别关注了 HD 患者的疼痛症状。一项加拿大研究发现超过 50% 的 HD 患者存在慢性疼痛[148],约 20% 的患者有多因素引起的疼痛。最值得注意的是 75% 的患者诉疼痛治疗无效,将近 30% 的患者未得到任何止痛治疗。第二项研究评估了 WHO 发布的用于治疗疼痛的阶梯止痛治疗在透析中的有效性,结果发现应用逐步增强止痛治疗,96% 的患者可得到充分止痛,但老年患者的疼痛治疗明显更困难[149]。两项研究都应用了多种类型的止痛药物治疗。

基于有限的文献,我们概括了以下几点:①ESRD 患者疼痛常见并可影响生活质量;②疼痛可以是多种因素引起的;③ESRD 患者的疼痛伴随最小的不良反应;④可以且应该评估 ESRD 患者的疼痛,连续性评估措施可帮助治疗;⑤尽管目前尚无 ESRD 患者疼痛治疗的绝对禁忌证,但在使用时有许多需注意的地方,尤其是应根据肾功能调整药物剂量及耐受性滴定剂量。

出血风险和抗凝治疗

尽管数据有限,但我们知道透析患者发生大出血事件是相当常见的,尤其在老年患者中更是如此(见第五章)。Chester 等发现 22% 的 70 岁以上老年 HD 患者有消化道出血迹象,而年轻对照组的比例为 7%[26]。Porush 等发现消化道出血占老年透析患者住院原因的 18%[16]。造成出血风险增高的潜在原因是多样的，但最值得注意的是：①尿毒症血小板功能障碍；②用于疼痛治疗的非甾体抗炎药和阿司匹林；③HD 过程中使用的肝素；④全身吸收封管溶液中的肝素；⑤用于治疗并发症的抗凝治疗，包括华法林、阿司匹林和氯吡格雷。

尽管透析人群中应用抗凝治疗非常频繁，但目前对其安全性、有效性和使用的恰当性等仍知之甚少。尽管多种抗血小板药物也被应用于临床，尤其是阿司匹林和氯吡格雷，但华法林仍是用于全身抗凝最普遍的药物。在普通人群中，华法林被应用于深静脉血栓、肺栓塞和其他严重血栓栓塞性疾病，而最常见的是用于房颤时预防脑卒中。尽管现今临床实践建议华法林用于老年房颤患者血栓栓塞性疾病的预防，但近期研究数据强调存在出血的风险。在 65~80 岁人群中，主要出血风险为 4.7 例/100 人·年，而 80 岁及以上者为 13.1 例/100 人·年，这一风险在初始抗凝治疗时最高[150]。透析患者既存在高出血风险也有高血栓形成风险，以致合并房颤时的治疗决策异常具有挑战性。在缺少试验数据资料的情况下，一项系统性回顾和决策分析提供了目前最好的线索。在主要关注维持血管通路通畅性（华法林抗凝治疗目前被证实是不成功的）的试验中，华法林相关的主要出血事件发生率波动于 10~54 例/人·年[151]。这一发生率是未接受华法林或仅使用皮下肝素治疗的 HD 患者的 2 倍，并远较非透析老年患者人群高。一项成本效用分析使用了此资料及其他发表的数据来估算透析的房颤患者对预防血栓栓塞而使用阿司匹林、华法林或两者皆不用时的效用。使用阿司匹林和华法林者相较未行抗凝治疗者皆延长了生存率（分别为 0.06 和 0.15 质量校正的生存年）。阿司匹林有质量校正生存率的成本效用比为 82 100 美元，而华法林有额外的益处，对于阿司匹林的质量校正生存率的额外花费是 88 400 美元[152]。这一研究未特别关注老年患者。

痴呆、抑郁和神经病变

认知障碍和痴呆

认知障碍指不同程度的心理机能的改变，可从细微的变化发展至严重痴呆和执行能力丧失（见第三十四章）。成年人中引起痴呆最常见的两个病因是阿尔茨海默病和血管性痴呆。美国痴呆的终身发病率为 2%~5%，65~69 岁人群发病率约 5%，而 85 岁及以上人群发病率高达 50%[154]，其中大于半数与阿尔茨海默病相关，而大部分非阿尔茨海默病患者与血管疾病相关。尽管轻微认知障碍较明显痴呆更隐匿，但这些未达痴呆定义的轻微认知障碍亦是一个重大的公共健康问题，它在 65 岁及以上人群的患病率为 20% 或更高[155]。

一些研究关注了 HD 患者的认知状况。一项调查发现 60% 的患者表现出明显的认知障碍。另外透析患者的脑萎缩和脑血管病变较年龄匹配的对照人群更显著[156]。另一研究发现未开始肾脏替代治疗的严重 CKD 患者在 MRI 上出现脑白质病变的可能性更高，这些结果亦与高血压和年龄增长相关[152]。更近期的一些研究更深入地探寻了此问题。第一项研究评估了明尼苏达州的 338 位 55 岁及以上的维持性 HD 患者，诊断出 73% 的患者存在中度或重度认知障碍[158]，14% 有轻度认知障碍，仅 13% 无认知障碍。对其中一个亚组的进一步评估发现检测时间与认知表现具有相关性，即透析进行过程中的认知表现较透析前或透析间期差[159]。第三项对波士顿的维持性 HD 患者的研究发现，尽管在微型精神状态测试中得分相对较高,但认知障碍在本质上主要是位于脑皮质下,这与脑小血管病变的模式相吻合[160]。

依照一些研究发现透析患者发生隐匿缺血性脑病(定义为脑影像中出现梗死灶,而没有急性脑卒中的临床综合征)的风险较高。这些隐匿梗死灶在普通老年人群中普遍存在,并可预示痴呆、脑卒中和认知及体力下降[161-163]。透析患者的风险特别高,HD 患者的患病率较无肾病者高 5 倍[164]。在校正分析中,有亚临床梗死的透析患者急性血管事件的发生率较无亚临床梗死者高 4 倍[165]。近期韩国的一项关于 PD 人群的研究也得到了相似结果,其隐匿缺血性脑病的患病率达 68.4%,这一高患病率是非常令人震惊的,因为这一人群年龄相对较小(平均年龄 48 岁)且无糖尿病,而年龄、性别匹配的非透析高血压对照人群的患病率为 17.5%[166]。

总之,透析患者的认知障碍不仅影响其生活质量,也影响其做出社会、经济、健康相关关键决定的能力,以及影响身心健康,包括获得肾移植的机会。由于透析患者药物和饮食方案的多样性,医生们必须辨识出那些在治疗计划和选择上将遇到困难的患者。透析过程本身是否引起认知障碍(可能由于脑缺血或血管内容量丢失和溶液移位引起脑水肿导致),或认知障碍的高患病率是否反映并发症的高负荷(包括糖尿病和心血管疾病等)目前尚未知[167]。

抑郁

尽管对透析患者抑郁症患病率做出精确评估是具有挑战性的,但这确实是一个重要问题。透析人群中严重抑郁症患病率为 5%~10%,而 30% 的透析患者表现出抑郁症状[168]。抑郁对透析患者预后的影响目前尚不可知。在针对移植等待名单上患者的一项研究发现抑郁与透析依从性较差相关[169],另一项关于 HD 患者的研究显示抑郁症状的数量与生活质量下降直接相关[170]。尽管相关治疗尚未得到彻底研究与开发,但韩国的一项小型研究提示在患有抑郁症的维持性 HD 患者中,抗抑郁药物联合用药及支持性心理治疗可有效治疗抑郁并改善营养状态[171]。遗憾的是特别关注老年透析患者的研究数据非常少,在该人群中,尚缺乏有效的关于抑郁症治疗和预后的试验。

心血管疾病

本章不对老年透析患者的心血管疾病进行全面讨论(见第十七、十八章),我们都注意到老年患者有更多的自主调节功能障碍,因此在 HD 过程中耐受超滤能力下降[172,173]。透析低血压及合理选择透析液的相关问题见第十九章。老年患者代表了在这方面特别脆弱的透析人群,并可受益于避免低钙透析、降低透析液温度、应用甲氧明福林和考虑 PD 等技术以减少透析低血压。

与 HD 患者一样,必须监测 PD 患者的容量状态和液体摄入,并要向患者宣教调整 PD 处方的重要性以应对腹泻、呕吐、发热或出汗等原因引起的液体流失。如果低血压继发于心血管功能较差,则可考虑应用透析机行小剂量多循环的液体交换及日间保持空腹。仔细关注体重增长或下降及充足的盐分摄入也是非常重要的。

六、老年腹膜透析患者的特殊状况

老年 PD 患者腹股沟疝、液体渗漏和下肢血管缺血的发病率较年轻患者高[10,174]。

疝气

腹壁肌肉张力下降可加重腹股沟或腹壁疝。老年患者脊柱后凸可使横膈面积扩大从而导致裂孔疝的发生[10]。腹腔内携带 2 L 或更多液体的压力可加重疝气。与年轻患者一样，老年患者的疝气需要修复。若外科手术修复不可行，则可考虑在患者卧床时以透析机行小剂量液体交换的方式继续 PD 治疗。

背痛

老年 PD 患者的背痛和骨骼肌肉疾病可能与腹壁肌肉张力下降、既存的背痛或腰椎间盘突出症、肥胖或腹腔内透析液重量相关[175]。患者可受益于增强背部和腹部肌肉，而不增加腹内压的锻炼或者人体力学训练，例如蹲下捡起东西而非弯腰，若背痛持续，则可在夜间以透析机行小剂量液体交换，而在日间保持空腹腔[176]。若以上方法无法解除背痛困扰，患者可能需要转换为 HD。

便秘

便秘在老年患者中更常见且是老年 PD 患者非常重要的问题，因为它可机械性地影响透析液排出。推荐的治疗包括应用山梨糖或其他非刺激性通便药、充分的液体摄入及避免应用影响肠道功能的药物。

七、护理院环境中的透析

随着透析人群年龄增长且机体日趋衰弱，越来越多的患者可能需要临时或永久的护理[172]。在 1999 年，大于 4.8% 的透析患者住在护理院中，在 1997 年，0.3% 的护理院患者接受透析治疗（90% HD 和 10% PD）[178,179]。护理院的 ESRD 患者有许多慢性并发症，其糖尿病、冠心病、心血管疾病、周围血管疾病和截肢的发生率较非在院 ESRD 人群高，他们同时也存在运动和认知障碍的高发生率。根据 2004 USRDS 资料，44% 护理院中的 ESRD 患者无法走动，而普通 ESRD 人群比例为 5%；20%~36% 的患者有痴呆；60% 的患者存在中至重度的决定能力障碍[179]。

护理院可通过减少住院时间、提供康复项目、社会刺激和综合护理等帮助患者。然而在护理院中照料 ESRD 患者是非常困难的，包括转送问题、需要特定专业知识和专家会诊以合理治疗多种慢性病。由于护理工作存在额外挑战，因此许多护理院拒绝接受 ESRD 患者[178]。在 20 世纪 90 年代早期，Schleifer 发现 197 所费城注册的护理院中几乎一半接受 ESRD 患者，其中 19% 行 PD 治疗，其余行 HD，18% 护理院拒绝 ESRD 患者，34% 从未接受过询问[180]，目前的资料未知。不接受 ESRD 患者的原因包括缺少护理培训、转送问题、医师资源缺乏、管理部门拒绝及财政问题。

护理院患者可选择以下治疗方式:透析中心 HD、在员工协助下在护理院行家庭 HD 或 PD。透析中心 HD 训练有素的技术人员可提供专业治疗,在这方面有优势。而不在护理院时可影响康复、社会互动能力和进餐,且转送至透析中心可能引起不适、不便和较高的花费[179]。1996 年,5% 的护理院患者需要救护车转送至透析中心,更多患者需要有轮椅通道的车辆[73]。

员工协助下的家庭 HD 没有透析中心 HD 普遍,因为需要护理院的投资、护理人员培训及与肾病诊疗单位的合作。Reddy 等研究了 271 位员工协助家庭 HD 患者,评估其从进入护理院之后的生存率,结果显示 1 个月生存率为 82%,3 个月为 64%,6 个月为 38%,12 个月为 26%,中位生存期为 4.1 个月,而普通 HD 人群的中位生存期为 3.4 年[79]。

PD 是愿意开展透析治疗的护理院的较好选择。Carey 等开展了一项教育项目以培训 10 家基于社区的大型护理院的专职人员以提供需暂时或永久居住 PD 患者的护理[181],经过 5 年时间后,1 个月、6 个月和 1 年的患者生存率分别为 90%、50% 和 40%,短期康复患者的生存率显著高于长期患者。Anderson 等研究发现护理院患者生存率下降,但该研究中死亡病例集中发生于单个中心,提示培训质量、护理人员经验等因素对患者预后有重要影响[182],这一研究中 1 个月、6 个月和 1 年的技术生存率分别为 94%、86% 和 79%。腹膜炎发生率较非机构居住患者轻微增高(10.4 例/100 人·月比 7.4 例/100 人·月),但总体来说与美国国家 CAPD 登记数据相近。

八、老年透析患者的伦理问题

随着透析人群数量扩增、年龄增长且日趋衰老,另外 ESRD 医保项目的社会支出日益增加,许多伦理上的两难问题渐渐浮出水面。

终末期肾脏病治疗的机会

老年透析患者是否有平等的接受治疗的机会或由于年龄问题受到拒绝? 直到最近为止,大部分讨论关注了初始透析时的年龄偏见。大部分评论家喜欢引用英国 Berlyne 关于透析年龄歧视的信件[186],相关报道也发现其他欧洲国家存在 ESRD 患者根据年龄引发的治疗上的不平等性[29,187]。约 20 年前法国肾脏病医生的一项研究发现若一名 75 岁及以上患者无自理能力且没有家庭支持,那么 90% 拒绝患者[23]。然而生命终末期生物医学治疗的合理性涌现出越来越多问题,包括透析及其他医学干预。若这些医学干预能延长生命,则是有效的,但它们往往无法提高患者的自理能力和生活质量。伦理学家提出的,以及整个社会、所有患者和健康护理专家们都应考虑的问题包括晚年生活的本质、年老时保持健康的可能性、医学决策及家庭责任[188],同时亦应考虑珍贵的经济资源的分配、减少健康护理费用的持续压力及国家债务[183,189-191]。社会预算对这些决策有深刻的影响。不足 5% 的美国 CKD 患者选择不进行透析治疗,这一比例在英国和加拿大约为 15%。

开始透析治疗应根据个人的具体情况而定,并应考虑治疗目标、生理和实际年龄、公平地获得资源和费用的分配[194]。治疗方式的合理性应在患者医疗状况发生重要变化时重新评估。这些伦理问题的解决是不容易的,这需要对个人的高度尊重、对患者及家庭的巨大同情,以及一个健康看护提供者的周到考虑。

生活质量和康复

老年 ESRD 患者似乎被分为两个群体。第一个老年患者群体对透析适应良好并对目前的生活方式满意,其中一些患者似乎非常享受访问透析中心 1 周 3 次的社会交流增加。一些学者发现老年透析患者的生活满意度异常高[95],另有研究者注意到老年患者往往对于年轻患者无法接受的某种生活方式感到满意[26]。德国一项关于 80 岁以上透析患者的研究发现 80% 的患者会向同年龄段的其他患者推荐透析治疗[30]。第二个患者群体有更多的并发症且功能状态较差,其抑郁的几率较高,其中某些患者的功能状态在透析治疗后得到了显著改善[196]。另一些患者的体力和/或心理状态迅速恶化,他们退出透析的几率较高。

老年透析患者生活质量评估结果差异很大。这并不难理解,因为老年透析人群异质性较高且评估本身也是主观性的。多项研究报道的不同结果可能反映了医生与患者-家庭的治疗预期、病患选择、康复需求、支持服务及态度的差异。最近一项关于加拿大老年透析患者的研究发现尽管老年透析患者的精神健康和生活满意度往往与年轻透析患者及其平辈相似或更好,但老年透析患者抑郁和身体功能障碍的发生率更高[197]。Loos 等研究报道老年 ESRD 患者的生活质量较有慢性疾病的非 ESRD 老年患者低,但重度 CKD 老年患者在透析前的医疗看护可改善生活质量[198]。最近一项研究显示相当数量的透析患者存在严重疼痛[148]。

较高的生活质量和较好的身心健康状态可能与不适症状减少和自理能力增强相关[56]。事实上,老年透析患者的功能状态较年龄匹配的健康人群降低达 50%[199]。Altintepe 等研究发现随着患者活动力下降,其抑郁发生率增高及生活质量下降[200],因此康复项目可帮助维持或改善生活质量并提高功能水平。这在近期一项多伦多老年住院 HD 患者康复项目最初 3 年的报告中被证实。在 164 位接受护理的患者中,69% 最终出院回家,82% 达到至少 1 项康复目标[201]。

我们应特别关注老年透析患者看护者的生活质量和幸福感。Belasco 等研究了巴西的老年和非老年透析患者及其看护人员,结果发现所有看护人员在大部分方面(包括工作能力、体能和精神健康)得分较低,老年患者看护人员的精神健康得分较年轻患者的看护人员显著降低。老年 HD 患者的看护人员有较低的社会地位、疼痛和活力评分,并有更长的 1 周护理工作时间;老年 PD 患者看护人员的总体得分较 HD 患者低,且其精神健康总评分和卡氏评分较低。学者推荐相关专家应在透析治疗开始时便开展看护人员的培训和心理咨询[202]。

终止透析

自从透析治疗可用于慢性尿毒症时起,透析终止便是透析患者死亡的原因之一。1986 年 Nei 和 Kjellstrand 在这一问题上发表了第一份报道,自此,Robert Wood Johnson 基金资助的 ESRD 工作组发布了更多的正式推荐书,而肾病医师协会/美国肾脏病学会也发表了指南共识。

终止透析治疗的患者应得到看护,获得"安详的死亡,即无疼痛、简单、平静、有爱人陪伴,并在他自己选择的地方死亡"[203]。透析患者获得一个良好的终末期护理有一些困难,表 32.4 描述了这些困难和建议的对策。肾脏病医生和透析中心应结合其他学科的终末期护理措施,并与当地的姑息治疗和临终关怀服务机构协作。有证据提示这些服务设施并未充分用于透析患者,部分原因是临终关怀服务机构往往拒绝继续透析治疗的患者。

表 32.4　慢性肾脏病患者获得良好的终末期护理及透析患者收容措施的障碍和对策

障碍	对策
医生态度不佳,不与患者和家属讨论终末期事宜	就交流技巧和告知噩耗技巧对医生进行培训
患者未将愿望告知医生和家属	高级护理计划(告知噩耗的技巧)
患者和家属对终末期护理和收容存在恐惧和误解	围绕这些事宜进行宣教和讨论
患者和家庭对预后理解不清晰	坦率地讨论预后(告知噩耗的技巧)
系统性治疗差,尤其是疼痛	在肾脏病学实践和透析中心强调症状的治疗;在相互合作基础上进一步培训;研究最好的治疗措施
患者和家属在中止和终止透析方面缺乏相关知识	患者和家属应在最初交流中止和终止透析意见时有透彻理解,并明确他们在选择任一方式时将预见的结果
肾脏专科团队:对收容措施缺乏了解	在国家和当地收容事宜上进行宣教
当地收容所:对 ESRD 相关事宜缺乏了解	了解当地收容服务,建立当地收容服务机构之间的关系;对当地收容所进行宣教
医保服务中心(CMS)国家政策:在 ESRD 和临终关怀手册上相关诊断部分的覆盖意义的混淆	与CMS沟通澄清这一混淆;考虑通过国会改变相关规则
CMS 区域覆盖:在 ESRD 国家覆盖规则方面缺乏统一性	与 CMS 沟通,在当地覆盖决策上达到统一性

近期一项研究比较了来自法国、德国、意大利、日本、西班牙、英国和美国的 208 名参加了 DOPPS 研究[204]透析中心的放弃抢救(do not resuscitate,DNR)指令与退出的患者。美国患者的 DNR 率(7.5%)和退出 HD 率(3.5 例/100 人·年)最高。随年龄增加,其 DNR 几率小幅度增高(OR 为 1.16/10 年,$P=0.03$)。

尽管保留或终止透析的决定非常困难,并造成了复杂的法律和伦理问题[205],但考虑既定的道德原则可使做决定的过程稍稍容易些。

自行决定和自治权(表 32.5)

第一个需考虑的问题是患者是否有做出终止生命支持措施决定的能力。是否有痴呆或精神错乱的迹象或患者的判断是否受到抑郁、疼痛、药物或代谢紊乱的干扰?患者是否能理解某一决定的意义及其后果?如果患者完全有此能力,那么他/她有权利在充分告知的情况下做出决定[205,206],而且一些报道显示他们确实希望参与其中[207,208]。美国医师学会职业道德手册建议[209],如果患者无决定能力,那么做决定的优先顺序应为预支医疗指示,代理人的决断和患者的最大利益。

表 32.5　保持和(或)撤回透析的伦理原则

患者自主决定
获益或负担
疗法无效
医生与家人之间的冲突

自 1991 年以来,患者自行决定法令已为成年人提供自己做出医疗决定的资格,以及为将来希望得到的健康护理治疗做出决定的权利。现今我们广泛推荐鼓励 HD 患者写下医疗报告指示。伦敦和多伦多透析中心的一项研究显示,仅 50% 的 HD 患者已考虑过在心肺复苏(CPR)(46.6%)、机械通气(63.3%)和终止透析(56.6%)方面的心愿[290]。因此医生和其他透析职员应熟悉预先医疗指示、代理人的权力和生前遗嘱的概念和法律影响,需要时愿

意且能够对此进行讨论。患者的家属或其他重要成员可能被要求在做出决定时提供帮助，并必须了解这一决定是基于患者的最大利益、基于患者有能力时做出的优先预先医疗指示，还是基于患者在此种情况下可能的愿望[205,211]。

理解患者-家庭关系的动态变化亦是必需的。做出决定可能是由于多种原因，包括患者的最大利益、经济利益、由于家庭成员与此患者缺少交流而产生的愧疚感或在角色和过程上的误解。如果看护人或医生对继续或终止透析的决策不满意，他/她可能希望介绍患者给另一位医生。

获益与负担

患者是否能获益于透析？在这一情况下，年龄并非是一个合适的独立标准[205]。每位患者必须接受个体化测试以评估医疗和心理上对透析的适合程度，以及在技术上透析的可行性。

如果透析治疗对患者无益，那么肾脏病医生在伦理或法律上并无义务提供透析治疗。Hirsch 等建议透析治疗并不适于预后差的患者，包括存在多器官系统衰竭；非尿毒症性痴呆；发生转移、难治性恶性肿瘤；或无法逆转的、使人日趋衰弱的神经系统疾病[212]。当透析治疗合适时，患者和/或家庭成员或是因为透析过程或由于其对生活质量的影响，可能认为透析对患者来说是一个负担，且大于潜在的收益[205,212]。理解患者和/或家庭将透析看作负担的原因是重要的，因为可调整治疗方式或者甚至对那些惧怕透析但实际上并不了解透析的患者进行试验性的初始透析。同样，可调整患者的环境和支持系统以使透析过程更易耐受或令人满意。

透析是否可以是无效的治疗？

透析可能被认为是无效的治疗——延后死亡时间而非维持生命。例如，某患者正面临终末期癌症即将带来的死亡或由于不可逆脑损伤处于昏迷状态，撤除透析等生命支持措施并不会"引起"死亡，而是允许死亡自然发生。Kilner[205]把这一现象称为"被动促进"。

医生和家庭的矛盾

当医生和患者家庭就最好的治疗措施无法达成一致时，一些选择可供参考，包括伦理委员会或法院的判决或将患者转送至另一位医生或另一家医院。一般来说，这些讨论倾向于停留在医护人员、患者和家庭之内，而非提交上法院。伦理委员会可提供讨论的平台，而非做出医疗相关决策[209]。

充分和清晰的交流是解决终末期护理纷争的最重要因素[213]，不仅是医生和家庭之间，而且包括所有参与患者护理的卫生专业人员之间。Roberts 等研究了终止透析对患者亲属的影响，结果发现：当医生未告知实情；过于乐观；透析治疗时间过长，和/或不愿讨论终止透析、透析选择及结果的亲属们最失望。

心肺复苏

1997 年 8 月至 2004 年 12 月，加拿大蒙特利尔一家 HD 中心的一项研究显示其 CPR 实施率为 0.012%[214]。Holley 等[215]调查了所有年龄段透析患者对 CPR、通气支持、终止透析和参与医学决策等方面的态度,透析患者的反应与那些不卧床的老年患者相似。年龄并非决定拒绝实施呼吸支持或透析的因素,尽管老年透析患者更可能会考虑此事。大部分透析患者希望参与做出医疗决策,且从未考虑终止透析[216]。

(倪兆慧　译)

参 考 文 献

1. Radecki SE, Nissenson AR. Dialysis for chronic renal failure: comorbidity and treatment differences by disease etiology. *Am J Nephrol* 1989;9(2):115–123.

2. Williams AJ, et al. Continuous ambulatory peritoneal dialysis and haemodialysis in the elderly. *Q J Med* 1990;74(274):215–223.

3. Brown WW, et al. Aging and the kidney. *Arch Intern Med* 1986;49(9):1790–1796.

4. Hutteri H, Locking-Cusolito H. Retirement to renal failure: the management of the elderly dialysis patient. *J CANNT* 1992;2(1):14–16.

5. Brown WW. Introduction. Proceedings from the International Conference: geriatric nephrology and urology: interdisciplinary perspectives. *Am J Kidney Dis* 1990;16:273–274.

6. Oreopoulos D. Opinion: how can the care of elderly dialysis patients be improved? *Semin Dial* 1992;5:24–25.

7. Bower J. Opinion: how can the care of elderly patients be improved? *Semin Dial* 1992;5:26–28.

8. Boag J. The impact of aging on dialysis: human and technical considerations. *Dial Transplant* 1992;21(3):124–127.

9. Ross C, et al. Dialysis modality selection in the elderly patient with end-stage renal disease: advantages and disadvantages of peritoneal dialysis. *Adv Perit Dial* 1990;6(Suppl 1):2–5.

10. Macias-Nunez J, et al. Treatment of end-stage renal disease in the elderly. In: Cameron J, et al., eds. *The Oxford textbook of clinical nephrology.* London: Oxford, 1992:1621–1635.

11. Brown WW. Dialysis and transplantation in the elderly. In: Morley J, ed. *Geriatric care.* St. Louis: G.W. Manning & Associates, 1992.

12. DeLuca L, et al. Opinion: how can the care of elderly dialysis patients be improved? *Semin Dial* 1992;5:28–29.

13. Mooradian AD. Biological and functional definition of the older patient: the role of biomarkers of aging. *Oncology (Hunting)* 1992;6(Suppl 2):39–44.

14. Oreopoulos D. The aging kidney. *Adv Perit Dial* 1990;6(Suppl):2–5.

15. Blagg CR. The early history of dialysis for chronic renal failure in the United States: a view from Seattle. *Am J Kidney Dis* 2007;49(3):482–496.

16. Porush J, et al. Chronic renal failure. In: J Porush, et al., Editors. *Renal disease in the aged.* Boston: Little, Brown and Company, 1991:285–313.

17. Barbanel C. Renal diseases and dialysis in elderly patients. *Contrib Nephrol* 1989;71:95–99.

18. Disney A. Demography and survival of patients receiving treatment for chronic renal failure in Australia and New Zealand: report on dialysis and renal transplantation treatment from the Australia and New Zealand Dialysis and Transplant Registry. *Am J Kidney Dis* 1995;25(1):165–175.

19. USRDS. *Annual data report: atlas of end-stage renal disease in the United States.* Bethesda: National Institute of Diabetes, Digestive and Kidney Diseases, 2006.

20. USRDS. *USRDS renal data extraction and reference, 2006 Atlas.* Available from: http://www.usrds.org/odr/xrender_home.as, 2006.

21. Glickman J, et al. Aetiology and diagnosis of chronic renal insufficiency in teh aged: the role of renal biopsy. In: M-N JF, et al., eds. *Renal function and disease in the elderly.* London: Butterworths, 1987:485–508.

22. Levison S. Renal disease in the elderly: the role of the renal biopsy. *Am J Kidney Dis* 1990;16(4):300–306.

23. Mignon F, et al. Worldwide demographics and future trends of the management of renal failure in the elderly. *Kidney Int Suppl* 1993;41:S18–S26.

24. Kurella M, et al. Octogenarians and nonagenarians starting dialysis in the United States. *Ann Intern Med* 2007;146(3):177–183.

25. Capelli, J. Haemodialysis and the elderly patient. In: Michelis M, et al., eds. *Geriatric nephrology.* Field, Rich and Associates: New York: 1986:129–134.

26. Chester AC, et al. Hemodialysis in the eighth and ninth decades of life. *Arch Intern Med* 1979;139(9):1001–1005.

27. Ponticelli C, et al. Dialysis treatment of end-stage renal disease in the elderly. In: Macias-Nunez J, et al., eds. *Renal function and disease in the elderly.* London: Butterworths, 1987:509–528.

28. Giuseppe P, et al. Elderly patients on dialysis: epidemiology of an epidemic. *Nephrol Dial Transplant* 1996;11(Suppl 9):26–30.

29. Rotellar E, et al. Must patients over 65 be haemodialyzed? *Nephron* 1985;41:152–156.

30. Schaefer K, Rohrich B. The dilemma of renal replacement therapy in patients over 80 years of age. Dialysis should not be withheld. *Nephrol Dial Transplant* 1999;14(1):35–36.

31. Rohrich B, et al. The elderly dialysis patient: management of the hospital stay. *Nephrol Dial Transplant* 1998;13(Suppl 7):69–72.

32. Parry RG, et al. Referral of elderly patients with severe renal failure: questionnaire survey of physicians. *Bmj* 1996;313(7055):466.

33. Mignon F, et al. The management of uraemia in the elderly: treatment choices. *Nephrol Dial Transplant* 1995;10(Suppl 6):55–59.

34. Rowe J, Andres R, Tobin J. Age-adjusted normal standards for creatinine clearance in man. *Ann Intern Med* 1976;84:567–569.

35. Levey AS, et al. Using standardized serum creatinine values in the modification of diet in renal disease study equation for estimating glomerular filtration rate. *Ann Intern Med* 2006;145(4):247–254.

36. Levey AS, et al. A more accurate method to estimate glomerular filtration rate from serum creatinine: a new prediction equation. *Ann Intern Med* 1999;130:461–470.

37. Stevens LA, et al. Evaluation of the MDRD Study equation in a large diverse population. *J Am Soc Nephrol* 2007;18(10):2749–2757.

38. Madero M, Sarnak MJ, Stevens LA. Serum cystain C as a marker of glomerular filtration rate. *Curr Opin Nephrol Hypertens* 2006;15:610–616.

39. Pascual J, et al. Incidence and prognosis of acute renal failure in older patients. *J Am Geriatr Soc* 1990;38(1):25–30.

40. Pascual J, et al. Acute renal failure in the elderly. *Geriatr Nephrol Urol* 1992;2:51–61.

41. Lameire N, et al. A review of the pathophysiology, causes and prognosis of acute renal failure in the elderly. *Geriatr Nephrol Urol* 1991;1:77–91.

42. Turney JH, et al. The evolution of acute renal failure, 1956–1988. *Q J Med* 1990;74(273):83–104.

43. Corwin H, et al. Factors influencing survival in acute renal failure. *Semin Dial* 1989;2:220–225.

44. Gentric A, Cledes J. Immediate and long-term prognosis in acute renal failure in the elderly. *Nephrol Dial Transplant* 1991;6(2):86–90.

45. Groeneveld AB, et al. Acute renal failure in the medical intensive care unit: predisposing, complicating factors and outcome. *Nephron* 1991;59(4):602–610.

46. Xue J, et al. Incidence and mortality of acute renal failure in Medicare beneficiaries, 1992 to 2001. *J Am Soc Nephrol* 2006;17(4):1135–1142.

47. Ali T, et al. Incidence and outcomes in acute kidney injury: a comprehensive population-based study. *J Am Soc Nephrol* 2007;18(4):1292–1298.

48. Corwin HL, et al. Factors influencing survival in acute renal failure. *Semin Dial* 1989;2:220–225.

49. Macias-Nunez JF, et al. Acute renal failure in old people. In: Macias-Nunez JF, et al., eds. *Renal functions and disease in the elderly.* London:

Butterworths, 1987:461–484.

50. Sonnenblick M, et al. Acute renal failure in the elderly treated by one-time peritoneal dialysis. *J Am Geriatr Soc* 1988;36(11):1039–1044.

51. Spiegel DM, et al. Determinants of survival and recovery in acute renal failure patients dialyzed in intensive-care units. *Am J Nephrol* 1991;11(1):44–47.

52. Pascual J, et al. Prognosis of acute renal failure among elderly patients. *J Am Geriatr Soc* 1991;39(1):102–103.

53. Klouche K, et al. Prognosis of acute renal failure in the elderly. *Nephrol Dial Transplant* 1995;10(12):2240–2243.

54. Dahlberg J, Schaper A. Acute renal failure in octogenarians. *Wis Med J* 1989;88(12):19–23.

55. Macias-Nunez JF, Lopez-Novoa JM, Martinez-Maldonado M. Acute renal failure in the aged. *Semin Nephrol* 1996;16(4):330–338.

56. Ho-dac-Pannekeet MM. PD in the elderly—a challenge for the pre-dialysis team. *Nephrol Dial Transplant* 2006;21(Suppl 2):ii60–ii62.

57. Capuano A, et al. Cardiovascular impairment, dialysis strategy and tolerance in elderly and young patients on maintenance haemodialysis. *Nephrol Dial Transplant* 1990;5(12):1023–1030.

58. Maiorca R, et al. Modality selection for the elderly: medical factors. *Adv Perit Dial* 1990;6(Suppl):18–25.

59. Nissenson AR. Chronic peritoneal dialysis in the elderly. *Geriatr Nephrol Urol* 1991;1:3–12.

60. Harris S, et al. Clinical outcomes and quality of life in elderly patients on peritoneal dialysis versus hemodialysis. *Perit Dial Int* 2002;22(4):463–470.

61. Winkelmayer WC, et al. Comparing mortality of elderly patients on hemodialysis versus peritoneal dialysis: a propensity score approach. *J Am Soc Nephrol* 2002;13(9):2353–2362.

62. Jaar BG, et al. Comparing the risk for death with peritoneal dialysis and hemodialysis in a national cohort of patients with chronic kidney disease. *Ann Intern Med* 2005;143(3):174–183.

63. Vonesh EF, Moran J. Mortality in end-stage renal disease: a reassessment of differences between patients treated with hemodialysis and peritoneal dialysis. *J Am Soc Nephrol* 1999;10(2):354–365.

64. Maitra S, et al. Increased mortality of elderly female peritoneal dialysis patients with diabetes—a descriptive analysis. *Adv Perit Dial* 2001;17:117–121.

65. Chung SH, Lindholm B, Lee HB. Influence of initial nutritional status on continuous ambulatory peritoneal dialysis patient survival. *Perit Dial Int* 2000;20(1):19–26.

66. Michel C, et al. CAPD with private home nurses: an alternative treatment for elderly and disabled patients. *Adv Perit Dial* 1990;6(Suppl):331–335.

67. Diaz-Buxo J, et al. Experience with continuous cyclic peritoneal dialysis in the geriatric patient. *Adv Perit Dial* 1990;6(Suppl):61–64.

68. Diaz-Buxo J. The place for cycler-assisted peritoneal dialysis in geriatric patients: comparison with hemodialysis. *Geriatr Nephrol Urol* 1993;3:7–13.

69. Mattern WD, Morris CR, Heffley DL. A three-year experience with CCPD in a university-based dialysis and transplantation program. *Clin Nephrol* 1988;30(Suppl 1):S49–S52.

70. Dimkovic NB, et al. Chronic peritoneal dialysis in octogenarians. *Nephrol Dial Transplant* 2001;16(10):2034–2040.

71. Oliver MJ, et al. Home care assistance and the utilization of peritoneal dialysis. *Kidney Int* 2007;71(7):673–678.

72. Kumar VA, Ledezma ML, Rasgon SA. Daily home hemodialysis at a health maintenance organization: three-year experience. *Hemodial Int* 2007;11(2):225–230.

73. Agraharkar M, Barclay C, Agraharkar A. Staff-assisted home hemodialysis in debilitated or terminally ill patients. *Int Urol Nephrol* 2002;33:139–144.

74. Woods JD, et al. Comparison of mortality with home hemodialysis and center hemodialysis: a national study. *Kidney Int* 1996;49(5):1464–1470.

75. MacGregor MS, Agar JW, Blagg CR. Home haemodialysis-international trends and variation. *Nephrol Dial Transplant* 2006;21(7):1934–1945.

76. Morrissey PE, Yango A. Renal transplantation: older recipients and donors. *Clin Geriatr Med* 2006;22(3):687–707.

77. Wolfe R, et al. Comparison of mortality in all patients on dialysis, patients on dialysis awaiting transplantation, and recipients of a first cadaveric transplant. *N Engl J Med* 1999;341:1725–1730.

78. Rao PS, et al., Renal transplantation in elderly patients older than 70 years of age: results from the scientific registry of transplant recipients. *Transplantation* 2007;83(8):1069–1074.

79. Debska-Sslizien A, et al. A single-center experience of renal transplantation in elderly patients: a paired-kidney analysis. *Transplantation* 2007;83(9):1188–1192.

80. Oniscu G, Brown H, Forsythe J. How old is old for transplantation? *Am J Transplant* 2004;4:2067–2074.

81. Doyle SE, et al. Predicting clinical outcome in the elderly renal transplant recipient. *Kidney Int* 2000;57(5):2144–2150.

82. Saudan P, et al. Renal transplantation in the elderly: a long-term, single-centre experience. *Nephrol Dial Transplant* 2001;16(4):824–828.

83. Cameron JS. Renal transplantation in the elderly. *Int Urol Nephrol* 2000;32(2):193–201.

84. Basu A, et al. Renal transplantation in patients above 60 years of age in the modern era: a single center experience with a review of the literature. *Int Urol Nephrol* 2000;32(2):171–176.

85. Taube DH, et al. Successful treatment of middle aged and elderly patients with end stage renal disease. *Br Med J (Clin Res Ed)* 1983;286(6383):2018–2020.

86. Port F, et al. Donor characteristics associated with reduced graft survival: an approach to expanding the pool of kidney donors. *Transplantation* 2002;74(9):1281–1286.

87. Ojo AO. Expanded criteria donors: process and outcomes. *Semin Dial* 2005;18(6):463–468.

88. Delmonico FL, Burdick JF. Maximizing the success of transplantation with kidneys from older donors. *N Engl J Med* 2006;354(4):411–413.

89. NKF-K/DOQI. Clinical practice guidelines for vascular access: update 2000. *Am J Kidney Dis* 2001;37(1 Suppl 1):S137–S181.

90. CMS. *CMS launches breakthrough initiative for major improvement in care for kidney patients: Safe vascular access through collaborative Fistula First initiative*, (cited August 10, 2007). Available from: http://www.cms.hhs.gov/apps/media/press/release.asp?Counter=1386, 2005

91. Lacson E, et al. Balancing fistula first with catheters last. *Am J Kidney Dis* 2007;50(3):379–395.

92. CMS. CMS 2004 annual data report. *Am J Kidney Dis* 2005;46:1–100.

93. Wasse H, et al. Predictors of delayed transition from central venous catheter use to permanent vascular access among ESRD patients. *Am J Kidney Dis* 2007;49(2):276–283.

94. Schwab S. Opinion: what can be done to preserve vascular access for dialysis? *Semin Dial* 1991;4:152–153.

95. Eggers, et al. *A fistula is the least expensive form of vascular access in terms of total medicare expenditures.* (cited 2007 August 15); Available from: http://www.usrds.org/2005/pres/01U_asn_05_fistula_is_least_expensive_vas_access.pdf, 2005.

96. National Kidney Foundation. *New diagnosis codes for chronic kidney disease to be based on National Kidney Foundation's KDOQI guidelines.* National Kidney Foundation, http://www.kidney.org/news/newsroom/newsitem.cfm?id=267, 2005.

97. O'Hare AM, et al. When to refer patients with chronic kidney disease for vascular access surgery: should age be a consideration? *Kidney Int* 2007;71(6):555–561.

98. Lok CE, et al. Arteriovenous fistula outcomes in the era of the elderly dialysis population. *Kidney Int* 2005;67(6):2462–2469.

99. Leapman SB, et al. The arteriovenous fistula for hemodialysis access: gold standard or archaic relic? *Am Surg* 1996;62(8):652–656; discussion 656–7.

100. Wing A, et al. Combined report on regular dialysis and transplantation in Europe, IX 1978. *Proc Eur Dial Transplant Assoc Eur Ren Assoc* 1979;13:2–52.

101. Berardinelli L, Vegeto A. Lessons from 494 permanent accesses in 348 haemodialysis patients older than 65 years of age: 29 years of experience. *Nephrol Dial Transplant* 1998;13(Suppl 7):73–77.

102. Konner K, et al. Tailoring the initial vascular access for dialysis patients. *Kidney Int* 2002;62(1):329–338.

103. Fan Y, Schwab SJ. Vascular access: concepts for the 1990s. *J Am Soc Nephrol* 1992;3(1):1–11.

104. Windus D, et al. Opinion: what can be done to preserve vascular

access for dialysis? *Semin Dial* 1991;4:153–154.

105. Windus DW, Jendrisak MD, Delmez JA. Prosthetic fistula survival and complications in hemodialysis patients: effects of diabetes and age. *Am J Kidney Dis* 1992;19(5):448–452.

106. Valji K, et al. Pharmacomechanical thrombolysis and angioplasty in the management of clotted hemodialysis grafts: early and late clinical results. *Radiology* 1991;178(1):243–247.

107. Prabhu N, et al. Long-term performance and complications of the Tesio twin catheter system for hemodialysis access. *Am J Kidney Dis* 1997;30(2):213–218.

108. Shusterman NH, Kloss K, Mullen JL. Successful use of double-lumen, silicone rubber catheters for permanent hemodialysis access. *Kidney Int* 1989;35(3):887–890.

109. Xue JL, et al. The association of initial hemodialysis access type with mortality outcomes in elderly Medicare ESRD patients. *Am J Kidney Dis* 2003;42(5):1013–1019.

110. Allon M, et al. Effect of change in vascular access on patient mortality in hemodialysis patients. *Am J Kidney Dis* 2006;47(3):469–477.

111. Pisoni R, et al. Effect of high dose ramipril with or without indomethacin on glomerular selectivity. *Kidney Int* 2002;62(3):1010–1019.

112. Ponce S, et al. Comparison of the survival and complications of three permanent peritoneal dialysis catheters. *Perit Dial Bull* 1982;2:82–86.

113. Gentile D, Committee GA. Peritoneal dialysis in geriatric patients: a survey of clinical practices. *Adv Perit Dial* 1990;6(Suppl):29–32.

114. Nissenson AR, et al. Peritoneal dialysis in the geriatric patient. *Am J Kidney Dis* 1990;16(4):335–338.

115. Kim YS, et al. Comparison of peritoneal catheter survival with fistula survival in hemodialysis. *Perit Dial Int* 1995;15(2):147–151.

116. Nolph K, et al. Experiences with the elderly in the National CAPD Registry. *Adv Perit Dial* 1990;6(Suppl):33–37.

117. Gokal R. CAPD in the elderly—European and U.K. experience. *Adv Perit Dial* 1990;6(Suppl):38–40.

118. Segoloni G, et al. CAPD in the elderly: Italian multicenter study experience. *Adv Perit Dial* 1990;6(Suppl):41–46.

119. Holley JL, Bernardini J, Piraino B. Risk factors for tunnel infections in continuous peritoneal dialysis. *Am J Kidney Dis* 1991;18(3):344–348.

120. Kimmel L, et al. Behavioral compliance with dialysis prescription in hemodialysis patients. *J Am Soc Nephrol* 1995;5(10):1826–1834.

121. Avram MR, et al. Hemodialysis and the elderly patient: potential advantages as to quality of life, urea generation, serum creatinine, and less interdialytic weight gain. *Am J Kidney Dis* 1990;16(4):342–345.

122. McKevitt M, et al. The elderly on dialysis: some considerations in compliance. *Am J Kidney Dis* 1990;16(4):346–350.

123. Kaiser FE. Principles of geriatric care. *Am J Kidney Dis* 1990;16(4):354–359.

124. King K. Strategies for enhancing compliance in the dialysis elderly. *Am J Kidney Dis* 1990;16(4):351–353.

125. Lim WH, et al. Uremia impairs blood dendritic cell function in hemodialysis patients. *Kidney Int* 2007;71(11):1122–1131.

126. Chonchol M. Neutrophil dysfunction and infection risk in end-stage renal disease. *Semin Dial* 2006;19(4):291–296.

127. Francheschi C, et al. Successful immunosenescence abnd the remodeling of immune responses with ageing. *Nephrol Dial Transplant* 1996;11(Suppl 9):18–25.

128. Delafuente JC. Immunosenescence. Clinical and pharmacologic considerations. *Med Clin North Am* 1985;69(3):475–486.

129. Gillis S, et al. Immunological studies of aging. Decreased production of and response to T cell growth factor by lymphocytes from aged humans. *J Clin Invest* 1981;67(4):937–942.

130. Morduchowicz G, et al. Renal replacement therapy in the ninth decade of life. *Geriatr Nephrol Urol* 1992;2:147–149.

131. Kenny RA, et al. Acute phase protein response to infection in elderly patients. *Age Ageing* 1984;13(2):89–94.

132. Tinetti ME, Schmidt A, Baum J. Use of the erythrocyte sedimentation rate in chronically ill, elderly patients with a decline in health status. *Am J Med* 1986;80(5):844–848.

133. Baldassare J, et al. Special problems of urinary tract infection in the elderly. *Med Clin North Am* 1991;75:375–390.

134. Marketos SG, Papanayiotou C, Dontas AS. Bacteriuria and non-obstructive renovascular disease in old age. *J Gerontol* 1969;24(1):33–36.

135. Kemm JR, Allcock J. The distribution of supposed indicators of nutritional status in elderly patients. *Age Ageing* 1984;13(1):21–28.

136. Chertow GM, et al. Prealbumin, mortality, and cause-specific hospitalization in hemodialysis patients. *Kidney Int* 2005;68(6):2794–2800.

137. Kalantar-Zadeh K, Kopple JD. Relative contributions of nutrition and inflammation to clinical outcome in dialysis patients. *Am J Kidney Dis* 2001;38(6):1343–1350.

138. Wolfson M. Nutrition in elderly dialysis patients. *Semin Dial* 2002;15(2):113–115.

139. Jern NA, et al. The effects of zinc supplementation on serum zinc concentration and protein catabolic rate in hemodialysis patients. *J Ren Nutr* 2000;10(3):148–153.

140. Karcic E, Philpot C, Morley JE. Treating malnutrition with megestrol acetate: literature review and review of our experience. *J Nutr Health Aging* 2002;6(3):191–200.

141. Selgas R. Anorexia in end-stage renal disease: pathophysiology and treatment. *Expert Opin Pharmacother* 2001;2:1825–1838.

142. Kopple JD. Therapeutic approaches to malnutrition in chronic dialysis patients: the different modalities of nutritional support. *Am J Kidney Dis* 1999;33(1):180–185.

143. Lien YH, Ruffenach SJ. Low dose megestrol increases serum albumin in malnourished dialysis patients. *Int J Artif Organs* 1996;19(3):147–150.

144. Patel TS, Freedman BI, Yosipovitch G. An update on pruritus associated with CKD. *Am J Kidney Dis* 2007;50(1):11–20.

145. Pisoni RL, et al. Pruritus in haemodialysis patients: International results from the Dialysis Outcomes and Practice Patterns Study (DOPPS). *Nephrol Dial Transplant* 2006;21(12):3495–3505.

146. Meyer KB, et al. Monitoring dialysis patients' health status. *Am J Kidney Dis* 1994;24(2):267–279.

147. Bailie GR, et al. Analgesic prescription patterns among hemodialysis patients in the DOPPS: potential for underprescription. *Kidney Int* 2004;65(6):2419–2425.

148. Davidson S. Pain in hemodialysis patients: prevalence, cause, severity and management. *Am J Kidney Dis* 2003;42(6):1239–1247.

149. Barakzoy AS, Moss AH. Efficacy of the world health organization analgesic ladder to treat pain in end-stage renal disease. *J Am Soc Nephrol* 2006;17(11):3198–3203.

150. Hylek EM, et al. Major hemorrhage and tolerability of warfarin in the first year of therapy among elderly patients with atrial fibrillation. *Circulation* 2007;115(21):2689–2696.

151. Elliott M, Zimmerman D, Holden R. Warfarin anticoagulation in hemodialysis patients: a systematic review of bleeding rates. *Am J Kidney Dis* 2007;50(3):433–440.

152. Quinn RR, Naimark DO, Mari Jde J, et al. Bayoumi A. Should hemodialysis patients with atrial fibrillation undergo systemic anticoagulation? A cost-utility analysis. *Am J Kidney Dis* 2007;50(3):421–432.

153. Perkins P, et al. Incidence and prevalence of dementia in a multiethnic cohort of municipal retirees. *Neurology* 1997;49(1):44–50.

154. Kukull WA, et al. Dementia and Alzheimer disease incidence: a prospective cohort study. *Arch Neurol* 2002;59(11):1737–1746.

155. Lopez OL, et al. Prevalence and classification of mild cognitive impairment in the Cardiovascular Health Study Cognition Study: part 1. *Arch Neurol* 2003;60(10):1385–1389.

156. Fazekas G, et al. Brain MRI findings and cognitive impairment in patients undergoing chronic hemodialysis treatment. *J Neurol Sci* 1995;134(1-2):83–88.

157. Suzuki M, et al. Cerebral magnetic resonance T2 high intensities in end-stage renal disease. *Stroke* 1997;28(12):2528–2531.

158. Murray AM, et al. Cognitive impairment in hemodialysis patients is common. *Neurology* 2006;67(2):216–223.

159. Murray AM, et al. Acute variation in cognitive function in hemodialysis patients: a cohort study with repeated measures. *Am J Kidney Dis* 2007;50(2):270–278.

160. Pereira AA, et al. Subcortical cognitive impairment in dialysis patients. *Hemodial Int* 2007;11(3):309–314.

161. Vermeer SE, et al. Silent brain infarcts and the risk of dementia and cognitive decline. *N Engl J Med* 2003;348(13):1215–1222.

162. Bernick C, et al. Silent MRI infarcts and the risk of future stroke: the cardiovascular health study. *Neurology* 2001;57(7):1222–1229.

163. Vermeer SE, et al. Silent brain infarcts and white matter lesions increase stroke risk in the general population: the Rotterdam Scan Study. *Stroke* 2003;34(5):1126–1129.

164. Nakatani T, et al. Silent cerebral infarction in hemodialysis patients. *Am J Nephrol* 2003;23(2):86–90.

165. Naganuma T, et al. Silent cerebral infarction predicts vascular events in hemodialysis patients. *Kidney Int* 2005;67(6):2434–2439.

166. Kim CD, et al. High prevalence of leukoaraiosis in cerebral magnetic resonance images of patients on peritoneal dialysis. *Am J Kidney Dis* 2007;50(1):98–107.

167. Elsayed E, Weiner DE. In the literature: cognitive impairment in hemodialysis patients. *Am J Kidney Dis* 2007;49(2):183–185.

168. Kimmel L. Psychosocial factors in chronic kidney disease patients. *Semin Dial* 2005;18(2):71–72.

169. Akman B, et al. Adherence, depression and quality of life in patients on a renal transplantation waiting list. *Transpl Int* 2007;20(8):682–687.

170. Zimmermann R, Camey SA, Mari Jde J. A cohort study to assess the impact of depression on patients with kidney disease. *Int J Psychiatry Med* 2006;36(4):457–468.

171. Koo JR, et al. Treatment of depression and effect of antidepression treatment on nutritional status in chronic hemodialysis patients. *Am J Med Sci* 2005;329(1):1–5.

172. Cleroux J, et al. Effects of ageing on the cardiopulmonary receptor reflex in normotensive humans. *J Hypertens Suppl* 1988;6(4):S141–S144.

173. Zucchelli P, et al. Hemodynamic alterations in aged patients during hemodialysis, other dialysis procedures and transplantation. In: Martinez-Maldonado M, ed. *Hypertension and renal disease in the elderly*. Boston: Blackwell Scientific Publishers, 1992.

174. Nissenson A, et al. Peritoneal dialysis in the elderly. In: Oreopoulos D, ed. *Geriatric nephrology*. Dordrecht, the Netherlands: Martinus Nijhof Publishers, 1986:147–156.

175. Homodraka-Mailis A. Pathogenesis and treatment of back pain in peritoneal dialysis patients. *Perit Dial Bull* 1983;3(Suppl 3):S41–S43.

176. Twardowski ZJ, et al. Intraabdominal pressures during natural activities in patients treated with continuous ambulatory peritoneal dialysis. *Nephron* 1986;44(2):129–135.

177. Wang T, et al. Peritoneal dialysis in the nursing home. *Int Urol Nephrol* 2002;34:405–408.

178. Tong E, Nissenson A. Dialysis in nursing homes. *Semin Dial* 2002;15(2):103–106.

179. Reddy NC, et al. Staff-assisted nursing home haemodialysis: patient characteristics and outcomes. *Nephrol Dial Transplant* 2007;22(5):1399–1406.

180. Schleifer C. Peritoneal dialysis in nursing homes. *Adv Perit Dial* 1990;6(Suppl):86–91.

181. Carey H, et al. Continuous peritoneal dialysis and the extended care facility. *Am J Kidney Dis* 2001;27(3):580–587.

182. Anderson JE, Kraus J, Sturgeon D. Incidence, prevalence, and outcomes of end-stage renal disease patients placed in nursing homes. *Am J Kidney Dis* 1993;21(6):619–627.

183. Fox R, et al. Social and ethical problems in the treatment of end-stage renal disease patients. In: Narins E, ed. *Controversies in nephrology and hypertension*. New York: Churchill Livingstone, 1984:45–70.

184. Wetle T. Age as a risk factor for inadequate treatment. *JAMA* 1987;258(4):516.

185. Rothenberg LS. Withholding and withdrawing dialysis from elderly ESRD patients: part 1—a historical view of the clinical experience. *Geriatr Nephrol Urol* 1992;2(2):109–117.

186. Berlyne GM. Over 50 and uremic equals death. The failure of the British National Health Service to provide adequate dialysis facilities. *Nephron* 1982;31(3):189–190.

187. Kjellstrand CM, Logan GM. Racial, sexual and age inequalities in chronic dialysis. *Nephron* 1987;45(4):257–263.

188. Kaufman SR, Shim JK, Russ AJ. Revisiting the biomedicalization of aging: clinical trends and ethical challenges. *Gerontologist* 2004;44(6):731–738.

189. Klahr S. Rationing of health care and the end-stage renal disease program. *Am J Kidney Dis* 1990;16(4):392–395.

190. Cassel CK. Issues of age and chronic care: another argument for health care reform. *J Am Geriatr Soc* 1992;40(4):404–409.

191. Pawlson LG, Glover JJ, Murphy DJ. An overview of allocation and rationing: implications for geriatrics. *J Am Geriatr Soc* 1992;40(6):628–634.

192. Cummings NB. Ethical issues in geriatric nephrology: overview. *Am J Kidney Dis* 1990;16(4):367–371.

193. Lamm RD. High technology health care. *Am J Kidney Dis* 1990;16(4):378–383.

194. Brodeur D. Ethical principles in geriatric nephrology. *Am J Kidney Dis* 1990;16(4):372–374.

195. Westlie L, et al. Mortality, morbidity, and life satisfaction in the very old dialysis patient. *Trans Am Soc Artif Intern Organs* 1984;30:21–30.

196. Horina JH, et al. Elderly patients and chronic haemodialysis. *Lancet* 1992;339(8786):183.

197. Kutner NG, Jassal SV. Quality of life and rehabilitation of elderly dialysis patients. *Semin Dial* 2002;15(2):107–112.

198. Loos C, et al. Effect of end-stage renal disease on the quality of life of older patients. *J Am Geriatr Soc* 2003;51(2):229–233.

199. Sterky E, Stegmayr BG. Elderly patients on haemodialysis have 50% less functional capacity than gender- and age-matched healthy subjects. *Scand J Urol Nephrol* 2005;39(5):423–430.

200. Altintepe L, et al. Physical disability, psychological status, and health-related quality of life in older hemodialysis patients and age-matched controls. *Hemodial Int* 2006;10(3):260–266.

201. Li M, et al. Quality improvement through the introduction of interdisciplinary geriatric hemodialysis rehabilitation care. *Am J Kidney Dis* 2007;50(1):90–97.

202. Belasco A, et al. Quality of life of family caregivers of elderly patients on hemodialysis and peritoneal dialysis. *Am J Kidney Dis* 2006;48(6):955–963.

203. Germain MJ, Cohen LM, Davison SN. Withholding and withdrawal from dialysis: what we know about how our patients die. *Semin Dial* 2007;20(3):195–199.

204. Fissell RB, et al. Factors associated with "do not resuscitate" orders and rates of withdrawal from hemodialysis in the international DOPPS. *Kidney Int* 2005;68(3):1282–1288.

205. Kilner JF. Ethical issues in the initiation and termination of treatment. *Am J Kidney Dis* 1990;15(3):218–227.

206. Rodin GM, et al. Stopping life-sustaining medical treatment: psychiatric considerations in the termination of renal dialysis. *Can J Psychiatry* 1981;26(8):540–544.

207. Lo B, McLeod GA, Saika G. Patient attitudes to discussing life-sustaining treatment. *Arch Intern Med* 1986;146(8):1613–1615.

208. Frankl D, Oye RK, Bellamy E. Attitudes of hospitalized patients toward life support: a survey of 200 medical inpatients. *Am J Med* 1989;86(6):645–648.

209. American College of Physicians. American College of Physicians ethics manual. 3rd ed. *Ann Intern Med* 1992;117(11):947–960.

210. Tigert J, et al. Development of a pamphlet: introducing advance directives to hemodialysis patients and their families. *J CANNT* 2005;15(1):20–24.

211. Tobe SW, Senn JS. The End-Stage Renal Disease Group. Foregoing renal dialysis: a case study and review of ethical issues. *Am J Kidney Dis* 1996;28(1):147–153.

212. Hirsch D, et al. Experience with not offering dialysis to patients with poor prognosis. *Am J Kidney Dis* 1994;23:463–466.

213. Roberts JC, Snyder R, Kjellstrand CM. Withdrawing life support—the survivors. *Acta Med Scand* 1988;224(2):141–148.

214. Lafrance J, et al. Predictors and outcome of cardiopulmonary resuscitation (CPR) calls in a large haemodialysis unit over a seven-year period. *Nephrol Dial Transplant* 2006;21(4):1006–1012.

215. Holley JL, Finucane TE, Moss AH. Dialysis patients' attitudes about cardiopulmonary resuscitation and stopping dialysis. *Am J Nephrol* 1989;9(3):245–251.

216. Silverberg DS, et al. The correction of anemia in severe resistant heart failure with erythropoietin and intravenous iron prevents the progression of both the heart and the renal failure and markedly reduces hospitalization. *Clin Nephrol* 2002;58(Suppl 1):S37–S45.

第三十三章 糖尿病和糖尿病肾病肾衰竭的透析治疗

Anthony J. Joseph，Eli A. Frideman

一、流行病学

1980 年以前，由糖尿病肾病所致终末期肾脏病（ESRD）的患者，一般不进行维持性血液透析（MHD）。MHD 资金和设备的缺乏，以及糖尿病透析患者中，与心血管、脑血管和外周动脉病变有关的过高的死亡率和患病率，促就了这种选择性的医疗实践。1966 年，在 Brooklyn，糖尿病 MHD 患者存活不超过 6 个月[1]。Chazan 等在 1969 年报道了 32 例糖尿病 MHD 患者中仅 8 人存活超过 3 个月[2]。大多数早期的数据，来自美国关于糖尿病（主要是 1 型糖尿病）患者的预后研究，其显示 2 年生存率为 25%~40%[3-5]。另外，1981 年欧洲的透析移植学会（EDTA）登记报告显示，仅 34% 的糖尿病患者透析生存 3 年[6]。

过去 20 年，新开始和 ESRD 治疗中的患者由糖尿病肾病所致的比例进行性增加，而这一现象在美国（图 33.1）、日本和大多数工业化的欧洲国家盛行。这种上升趋势直接受糖尿病发病率的增加、糖尿病发生肾衰竭后接受透析的增加和透析糖尿病患者生存率的逐步增加驱使。在 2007 年的 USRDS 的报告中，2005 年的统计结果显示，糖尿病肾病是美国 ESRD 的首位原因，占由美国 CMS 医疗保险支付的新开始透析患者的 43.8%[7]。高血压性肾脏病和慢性肾小球肾炎，在新发 ESRD 的诊断中的发生率均低于糖尿病，验证了 Mauer 等的断言"糖尿病是西方世界导致 ESRD 的最重要原因[8]"。

2005 年 11 月 CDC 根据 USRDS 和国家健康调查编制的每周患病和死亡率报告提示，由糖尿病所致的 ESRD 在 1990 至 2002 年期间有所下降，肾脏科医生对此可以稍感欣慰[9]。这一报告提示，尽管糖尿病新发 ESRD 患者总数在上升，但黑人、西班牙裔中，男性和 65~74 岁人群中新的糖尿病 ESRD 发病率没有上升；在年龄小于 65 岁的患者、女性和白人中有所下降。年龄校正后的糖尿病 ESRD 发病率从每 100 000 人中 305 的峰值下降至 2002 年的 232（图 33.2）。解释这种变化，需要一些推测。首先，由于美国新诊断的糖尿病患者在 20 世纪 90 年代中期显著上升，这些糖尿病患者发生 ESRD 的比例有所下降。其次，糖尿病 ESRD 的下降与肾脏保护分不开，包括生活方式改变、强化血糖控制、积极降低血脂，尤其是使用包括血管紧张素转化酶抑制剂（ACEI）和（或）血管紧张素受体拮抗剂（ARB）在内的充分的降压治疗[10]。

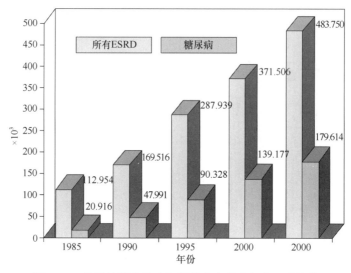

图 33.1 美国糖尿病终末期肾脏病患者流行率上升趋势

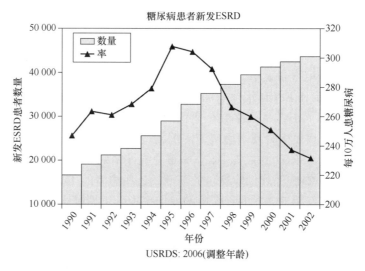

图 33.2 每 10 万糖尿病患者新发 ESRD 的人数和发生率

1995 年起发生率明显急剧下降,2005 年 11 月发布的这一观察结果显示,疾病控制和预防中心的每周死亡率和发病率报告显示,由糖尿病导致的 ESRD 发生率持续下降。USRDS,美国肾脏数据系统

二、糖尿病对患者和国家资源的影响

尽管有前面所述的进展,糖尿病仍然对患者和肾脏替代治疗有重要的负面影响。当糖尿病患者开始透析时,各种合并症,如冠心病、外周血管病变、视网膜病变、神经病变、自主神经功能不全已经存在,常有灾难性后果。例如,在 2003 年 USRDS 的队列中,糖尿病患者中失明的比例是同期非糖尿病患者的 2.8 倍[7]。同样截肢率在糖尿病 ESRD 患者中是 5%,非糖尿病的 ESRD 患者为 1.3%[7]。这 5% 的截肢率相当于近期发表的一般社区无肾衰竭糖尿病患者群约 0.5% 截肢率的近 10 倍[11]。

毫无疑问,看护糖尿病 ESRD 患者给政府、保险公司和家庭成员都带来很重的经济负担。例如,2002 年,糖尿病患者直接的医疗和间接花费约为 1320 亿美元[12]。2005 年,为治疗糖尿病 ESRD,由 CMS 支付的总年度医疗开支超过 87 亿美元。

一项近期调查指出,肾脏科医生实际上是 65% 的透析患者的初级看护医生(primary care physician)[13]。在作者的经验中,纽约地区的大多数透析患者,不管有没有进入美国健康、维持或处理看护组织均依靠肾脏科医生作为他们的初级看护(primary care)。肾脏科医生,联合心内科、眼科、内分泌科、血管外科、足科医生和营养师,实际上承担了这些患者的复杂的医疗看护。在本章中,将讨论糖尿病 ESRD 患者可供选择的不同的治疗方法,评估透析过程,描述糖尿病在尿毒症治疗过程中的整体治疗。

三、糖尿病肾病

糖尿病肾病主要是由 2 型糖尿病所致。事实上 USRDS 报告的 ESRD 患者中,90% 以上都是 2 型糖尿病。与非西班牙裔的白人比较,在他们中因糖尿病所致肾衰竭 1 型糖尿病占 10%,而 95% 以上的土著美国人、非裔美国人、墨西哥美国人的糖尿病 ESRD 是 2 型糖尿病所致[14,15]。这种种族上的差异,其解释可能是由于医疗条件不甚理想,以及 2 型糖尿病的诊断延误、遗传易感性和环境因素。2 型糖尿病发展为糖尿病肾病,通常发生在诊断出糖尿病 5~10 年内。如果控制不理想,糖尿病肾病沿着一条可预见而不可避免的轨迹发展,始于微量蛋白尿,经过蛋白尿、氮质血症,最终发展为 ESRD。糖尿病者肾病的起病年龄越大,发展至 ESRD 的速度越快[16]。糖尿病患者发展至肾衰竭的其他危险因素包括血压控制不佳(血压高于 130/80 mmHg)、发病时蛋白尿的量、血糖控制不佳[糖化血红蛋白(HbA1c)高于 7.5%]和高脂血症。1 型糖尿病患者中,肾脏病的进展通常如 Mogensen 提出的分期[17],ESRD 发生在诊断出糖尿病的 15~30 年,通常在发生肾脏病综合征的 2~3 年内。

四、肾脏替代治疗的准备

哪种治疗模式最好

有关糖尿病 ESRD 患者的不同肾脏替代治疗(RRT)模式的资料可能导致误解。首先,一小部分、具体数量不详的患者,由于糖尿病所致的其他严重并发症导致严重的能力丧失,可能导致患者拒绝 RRT 而选择死亡。其次,MHD 通常是由医生指定的,而不是患者的选择[18]。最后,移植的机会通常会留给较年轻和健康的患者。这些可以理解的偏倚导致目前进行透析治疗的 ESRD 患者均年龄较大、病情更重。

在 2007 年的年报中[7],USRDS 注意到,2005 年治疗的 137 289 例(76.43%)患者为 HD 治疗,仅有 8804 例(4.9%)的糖尿病 ESRD 患者为 PD 治疗(图 33.3)。在美国约 32 857 例(18.2%)的糖尿病 ESRD 患者有一个有功能的移植肾。尽管认为家庭透析优于中心透析,但仅 662 例(0.37%)的糖尿病患者使用这种透析模式。

哪种透析模式,PD 还是 MHD,对糖尿病 ESRD 患者生存率最佳仍存在争议。Vonesh 等仔细总结了 9 项不同研究,并进行了额外的比较分析,结果提出,与 MHD 相比,美国、加拿

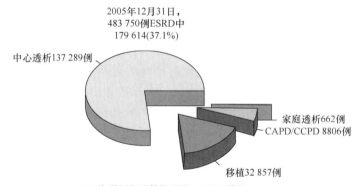

图 33.3　糖尿病患者终末期肾脏病的治疗方式。CAPD,持续性非卧床腹膜透析;CCRD,持续循环腹膜透析;USRDS,美国肾脏数据系统

大和丹麦,PD 在非糖尿病和年轻的糖尿病患者中预后相当或较好[19]。在美国,年龄 45 岁以上的糖尿病患者,MHD 的生存率较好,而在加拿大和丹麦未见这种差异。似乎糖尿病、年龄及合并症改变了治疗模式对患者预后的作用。

肾移植被广泛认为是非糖尿病和糖尿病 ESRD 患者 RRT 的最佳选择。肾移植无论在患者预后还是康复上都优于透析治疗。据报道失明和神经病变在移植后发生率下降,但冠状动脉和外周血管病变无改变。不管哪种 RRT 治疗方式,冠心病(CAD)是导致糖尿病患者死亡的主要原因。尽管,不论是 1 型还是 2 型糖尿病,成功的胰肾联合移植可提供理想的血糖控制和更好的生活质量。但由于大量的外科并发症,对这一方法的热衷常被遏制。

表 33.1　影响尿毒症糖尿症患者治疗选择的因素

患者相关因素	治疗方式相关因素
年龄	康复程度
教育水平	肾外性糖尿病并发症的稳定性
居住地	—
提供家族和社会支持	患者生存数据
预期患者依从性	—
存在共患病症(例如,心血管疾病、失明)	—

RRT 的方式必须根据患者的年龄、偏好、教育程度、地理位置、家庭和社会支持、并发症的情况,尤其是心血管疾病的情况,个体化考虑(表 33.1)。其他因素,如患者的依从性、本地区有关特定治疗的数据、康复程度、糖尿病肾外并发症的预计稳定性,也是影响治疗模式选择的因素。

向肾脏替代治疗的过渡

从肾衰竭的保守治疗到 RRT 的过渡,对于已经面临一系列多系统终身并发症的糖尿病患者,常常是一个极度困难的阶段。一名有紧急的尿毒症并发症,但暴躁,抑郁或不依从的糖尿病患者拒绝透析是许多肾脏科医生常见的情况。糖尿病肾病管理的基本目标是延缓进展并平稳地过渡至最适合患者的肾脏替代治疗模式。一个包括护士教育者、肾脏营养师和社会工作者的团队的支持是至关重要的。

患者教育和多学科团队的方法

患者教育应该在透析前就开始,必须强调血压控制和饮食蛋白质控制对延缓疾病进展的重要性。为防止蛋白-热量营养不良,仅建议中度的蛋白质限制(80~100 g/d)。尽管血糖控制在晚期肾脏病患者中未显示有减慢 ESRD 发生的作用,但仍应教育患者常规进行血糖的自我监测。部分患者随着肾功能的减退,也应限制过多的钠、钾和液体的摄入。

一个多学科团队共同阻断严重的糖尿病微血管和大血管并发症常可显著改善 RRT 开始后的康复过程。一旦发现增生性视网膜病变,每年应至少进行 3~4 次眼科检查。全视网膜激光凝固,可保护严重增生性视网膜病变患者的视力。足部护理方案包括每日仔细检查足部、长期卧床者使用跟靴,如果需要,ESRD 开始前后定期至足科医生和血管外科医生处随访,可降低截肢的高发率。

当肌酐清除率降至 30 ml/min 以下,如果有贫血,使用红细胞生成刺激剂(ESA)可改善。这时,糖尿病肾病患者应了解可供选择的治疗模式,并根据其偏好和前面提到的因素进行选择。尤其有帮助的是,与患者积极分子组织联系,比如,著名的美国肾脏病患者协会(the American association kidney patients, AAKP)。通过一些期刊和易懂的网站(www. aakp. org),患者可获得更方便使用的信息资源。

如果患者选择 MHD,计划建立血管通路最重要(见第四章)。医务人员应保护前臂和上臂的浅表静脉,避免静脉穿刺和长期留置静脉内导管。动静脉通路的建立应至少在预计透析开始前的 3~6 个月。在城市地区,由于多种原因,一些患者会尽可能地拖延通路的建立,转诊给血管外科医生时,其肌酐清除率达到 30~35 ml/min。向肾脏科医生转诊较晚,造成无法早期建立动静脉内瘘(AVF),使得患病率、死亡率和对卫生资源的占用增加[21,22]。

由于移植血管和中心静脉(CV)导管与高血栓形成率和感染的发生率有关,糖尿病 ESRD 患者首选的血管通路是自体 AVF。不仅如此,糖尿病患者中 AVF 的 3 年存活率为 80%,动静脉移植血管(AVG)的存活率为 47%[23]。另外,Dhingra 等发现,糖尿病 ESRD AVG 和 CV 导管患者较 AVF 患者相对死亡率高[24]。不幸的是,糖尿病患者,尤其是 2 型糖尿病老年患者血管通路的建立,常对血管外科医生具有特别的挑战。例如,在手腕水平的桡动脉的动脉粥样硬化和钙化性狭窄,可造成血流量受限,不足以产生流量介导的扩张从而提供足够的瘘管血流量,而这是静脉扩张和满意血流量的先决条件。桡头静脉瘘管在糖尿病患者中不成功的比例,在部分报道人群中高达 70%。另一个选择是前臂袢形瘘,为“U”形,在前臂由贵要或头静脉与肱动脉或近段桡动脉或尺动脉远段在肘前窝吻合[25],或者,更常用的方法是上臂转置的贵要静脉瘘[26]。虽然完满的 AVF 仍然是糖尿病尿毒症患者的一个理想化目标,细致的术前计划、熟练的外科技术和完善的放射科或肾脏科的介入治疗流程,应该可以改善这一人群中令人失望的 AVF 手术预后,从而减低 AVG 和静脉导管的使用率。通过术前血管绘图,找出合适的血管是建立透析血管通路的重要步骤,对糖尿病患者尤其如此[27,28]。血管绘图并不能完全避免早期内瘘失败的可能。

如果患者选择腹透作为长期 RRT 的方式,腹透导管应在治疗开始前 2~4 周置入。应安排就近的培训机构来支持后续的糖尿病 ESRD 患者的腹透治疗。

当糖尿病患者选择活体亲属肾移植时,肾脏科医生应避免中间的透析过渡,应在出现尿毒症症状的早期阶段进行肾移植,即优先肾移植。若等待尸体肾移植,糖尿病患者通常在肌酐清除率降至 15~20 ml/min 时列入等待名单。

糖尿病患者透析的开始

糖尿病 ESRD 患者与非糖尿病患者相比,可能在肌酐清除率较高时即出现尿毒症症状和体征。非糖尿病患者,通常在肌酐清除率 5～10 ml/min 时开始透析,而糖尿病 ESRD 患者,透析治疗常在肌酐清除率 10～20 ml/min 时就不得不开始,这时血肌酐可能仅 3～5 mg/dl。

糖尿病患者在 CKD 4～5 期时,肾功能的进一步恶化可能很快。多数肾脏科医生,在出现严重尿毒症症状和容量过负荷前开始透析。尽管还没有专门比较糖尿病患者早开始和晚开始透析的随机对照临床试验报道,但在过去 15～20 年,较早开始透析被认为是糖尿病患者生存率改善和死亡率下降的原因之一。糖尿病视网膜病变,在透析开始前的 1～2 年快速进展[29]。早期开始 MHD 可能通过血压、水钠潴留的控制和纠正出血倾向(加剧视网膜水肿、出血,并最终导致视网膜脱落的因素),并延缓视网膜病变的进展。较早开始 MHD,也可避免在那些已有严重糖尿病自主神经和外周神经病变的情况下,叠加尿毒症神经病变。

其他可改善糖尿病透析患者生存率的因素包括更好的血压控制、减少容量过负荷、更好的营养状态,以及血管通路手术方面的进展。通过 MHD,控制容量依赖的高血压,降低了与高血压相关的心血管的并发症,如心肌梗死(以下简称"心梗")、充血性心力衰竭和脑卒中。

糖尿病患者的血透

尽管早期有关于糖尿病患者不利的报道[1-6],MHD 仍然是治疗糖尿病 ESRD 患者最常用的方法。令人鼓舞的是,糖尿病 ESRD 患者的生存率已得到持续改善。糖尿病和非糖尿病患者 5 年生存率相同(图 33.4)[7]。糖尿病血透患者的死亡,主要来自冠状动脉和脑血管疾病。除了传统的心血管疾病的危险因素、高的钙和磷水平,在电子束心脏 CT 中高冠状动脉钙化指数[30]、低白蛋白血症[31]和与尿毒症及其治疗相关的促炎症和促氧

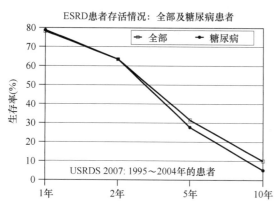

图 33.4　糖尿病与所有终末期肾脏病(ESRD)患者 10 年(1995～2004 年)ESRD 生存情况比较。USRDS,美国肾脏数据系统

化环境[32],被认为是解释糖尿病和所有 ESRD 患者过高的心血管疾病死亡风险的其他原因。许多糖尿病患者开始 ESRD 治疗确实存在明显的无症状 CAD。在日本的一个中心,17 例开始 MHD 的连续、非选择的糖尿病患者,尽管并未发作心绞痛,其中 11 例在冠脉造影中有明显的狭窄[33]。

关于 MHD 糖尿病患者患病率的报道差别很大。在 MHD、腹透和肾移植中,有关神经病变、视网膜病变和外周血管病变进展的报道不一。总体而言,在移植和 CAPD 治疗的糖尿病 ESRD 患者中,失明和外周神经病变较 MHD 治疗者少。冠状动脉病和外周血管病变在三种主要的 RRT 模式中都是突出的问题。

五、血透相关的并发症

血透过程中出现的并发症

低血压

糖尿病患者 MHD 期间发作性低血压的发生频率较非糖尿病患者高 20%,恶心、呕吐的发生率是非糖尿病患者的 3 倍[34]。低血压常伴恶心、呕吐、肌肉抽筋、腹痛、胸痛、虚弱、焦虑、眩晕,从而导致生活质量的下降。有时,低血压可发生于临床上容量明显过负荷和水肿的情况下(见第十九章)。发作性低血压可诱发心绞痛、心梗和心律失常,或者可能是无症状性心梗的结果。透析诱导的低血压也是 ESRD 患者独立的死亡危险因素[35]。

在糖尿病患者中,反复发生的低血压的主要促发因素包括:与缺血性心脏病(急性或慢性)相关的心肌收缩力的下降[36],以及与糖尿病心肌病相关的舒张功能不全和与之伴随的左心室顺应性和充盈下降。自主神经病变(糖尿病性和/或尿毒症性),在其中也发挥作用,因可抑制心率的反射性增加和外周血管阻力增加,在组织间液向血管内转移之前可防止低血压的发生。

在糖尿病患者中,继发于肾脏病范围的蛋白尿或营养不良的低白蛋白血症,可导致低胶体渗透压,从而降低血浆再充盈率,也造成低血压的发生[37]。

贫血也是 MHD 患者低血压的促发因素。贫血可降低血液的黏度和外周血管阻力,以及损害 MHD 超滤过程中去除过多水分维持血容量的能力[37]。贫血可能诱发透析相关的心绞痛,因此,在发生透析时胸痛的糖尿病患者中,应检查近期有无血红蛋白的下降。Gotch 等提出的体温上升理论可能是透析相关低血压的另一原因[38]。血透过程中,身体核心温度轻度上升与透析早期低血容量所致皮肤血管收缩导致的散热减少在接近透析结束时,共同促使皮肤血管的反射性扩张、血压骤降。其他导致透析相关低血压的因素,见图 33.5。

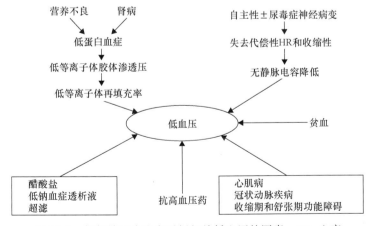

图 33.5　加促糖尿病患者透析相关低血压的因素。HR,心率

透析相关低血压常可通过表 33.2 中列出的方法改善。对于有 MHD 相关心绞痛的患者,应给予鼻导管吸氧和舌下含服硝酸甘油,并降低超滤率。对于不能通过经皮冠脉介入或冠状动脉搭桥手术解决的病变,在透析前 30~60 min 使用 2% 硝酸甘油敷贴在胸壁上可预防心绞痛的发作。在部分患者中,MHD 时反复发生的低血压,可能严重到不得不改用其他治疗模式。

表 33.2　糖尿病患者透析相关低血压的处理方法

碳酸氢盐透析液
高钠(140~144 mEq/L)透析液
高钠(140~150 mEq/L)透析液钠模型
低超滤速率
顺序超滤(如果严重水肿)
红细胞生成素维持血细胞比容在 30% 以上
血液透析前或透析中即限制饮食
进行患者教育以免过度体内增重
准确测量干体重
腿部锻炼以改善静脉回流
降低透析液温度
药物治疗:α-激动剂(如甲氧安福林)

高血压

在一项调查中,高血压在糖尿病患者中较非糖尿病 MHD 患者更为普遍:50% 的糖尿病血透患者需要使用抗高血压药物,而在非糖尿病患者中,这一比例为 27.7%[39]。尽管高血压在多数糖尿病患者中是容量依赖的,当达到干体重时,高血压会改善或消失,有部分患者在 MHD 开始后仍需使用抗高血压药物(见第十六章)。除此之外,一些患者可能在透析过程中,或者治疗结束时出现反常的进行性 BP 升高。这一现象有时可能是由于超滤导致的血管内容量下降,急性激活了肾素-血管紧张素系统(RAS),这对 ACEI 治疗有效;或者与临床上没有察觉的容量过多有关,这种情况下,随着干体重的逐步下降,高血压可有改善[40]。

在透析开始时或透析过程中,ACEI 类药物作为降压治疗的一部分对多数患者有效。长效 ACEI 有显著的心脏和血管内皮作用,可能有助于降低心血管的患病率和死亡率[41],也有助于维持聚四氟乙烯移植血管的开放[42]。另外,有几项研究显示 ARB 可降低靶器官的损害,改善内皮功能不全、动脉僵硬程度,以及 2 型糖尿病患者肾功能不全的进展,并降低糖尿病 ESRD 患者的左心室肥厚。替米沙坦单药和合并雷米普利全球终点研究(ONTARGET)目前正在进行中,这一研究可能为改善内皮功能是否最终转化为能减少高危患者的心血管事件,提供最终的证据,并评估替米沙坦(ARB)、雷米普利(ACEI)或合用(RAS 双重阻断)疗效上可能的差异[43]。目前,ACEI 和 ARB 通常是糖尿病透析患者高血压的一线治疗药物,中枢血管扩张剂(如可乐定)、钙通道和 β-受体阻滞剂也是有效的,有时,对于顽固性高血压可能需要加用米诺地尔(与 β-受体阻滞剂合用来控制反射性心动过速)来控制血压。

透析间期体重增加过多

糖尿病 MHD 患者透析间期体重增加(IWG)较多的倾向已广为人知[34,44]。糖尿病患者在透析间期的体重增长较非糖尿病患者高 30%~50%。在过去的研究中,IWG 增加与血糖控制、年龄、ESRD 时间、是否仍有尿量、干体重和糖尿病的患病时间没有相关性[34]。但是,目前已有研究提示 IWG 量和高血糖的程度密切相关[44]。

高的细胞内钠浓度被认为与糖尿病患者口渴增加有关[45]。许多患者(包括糖尿病和非糖尿病患者),对钠、水和热量限制的不依从性是导致透析间期体重增加过多(大于 5~15 lb)的重要原因。在糖尿病 ESRD 行 MHD 治疗的患者中,IWG 的增加与生存率下降独立相关[46]。容量负荷过度导致高血压恶化、心血管应激,这与糖尿病患者心血管患病率和死亡率有关。这一问题可通过饮食咨询和超滤来改善。

与血管通路相关的问题

桡动脉窃血综合征

当使用桡动脉与头静脉建立侧-侧 AVF,手指的血供可能受损(见第四章)。桡动脉血不再供给手指,而且瘘管提供的低压"流出"系统,使尺动脉和骨间动脉提供手指血供的掌弓短路,而这一系统可能此前已经由于正中动脉钙化而受损[47]。手指的疼痛和麻木可进展为缺血和坏死,极少数情况下可能需要一个或多个手指,甚至肘下的截肢。无法愈合的手指溃疡也可能是窃血综合征的表现之一——手指的血供被分流。在临床不确定时,非创伤性的血管检查证明指端压力低于 50 mmHg,可支持诊断[48]。

窃血综合征可通过外科干预来减轻或恢复血流量,并恢复 AV 血管通路远端的血供。严重的血管窃血需要结扎或除去瘘管。有一些研究提示,严重的动脉狭窄可能与 MHD 患者的窃血综合征有关。

静脉高压

AV 通路的建立,在糖尿病和其他 ESRD 患者中都可引起手部长期肿胀,尤其是拇指,这与经典的 Cimino 瘘管(侧-侧吻合)相关。端-侧的桡动脉-头静脉吻合内瘘可以预防手部静脉高压。静脉高压可能与通路的静脉狭窄或者更近端的锁骨下静脉狭窄有关,也可能与此前临时血管通路置管有关。经皮血管成形术已经成为治疗 AVF 静脉狭窄的治疗选择[49]。AVG 狭窄可以通过节段切除或球囊扩张治疗[49,50]。血管成形术之后,可放置支架来控制与扩张相关的急性破裂,并处理残余或再发的狭窄(弹性回缩)[50]。

血栓形成和感染

75% 的使用 AVG 血管通路的糖尿病 MHD 患者,在 3 年内需要修建或重置,而内瘘仅20% 需要手术干预[51]。令人惊讶的是,与非糖尿病患者相比,糖尿病患者有相似的 1 年血管通路开放率[23]。一项来自波士顿的大样本研究[23]中,1979 年 6 月至 1983 年 10 月,在256 例患者中建立了 324 个 AV 血管通路。在这一研究中,有 34 例糖尿病患者的 22 个Brescia-Cimino 内瘘和 27 个放置聚四氟乙烯移植血管。与非糖尿病患者中相似的血管通路比较,1 年的通路开放率在糖尿病和非糖尿病患者中并无差异。

对所有 MHD 患者,包括糖尿病患者、肾脏科医生和其他医务人员应积极地寻找和治疗早期的通路狭窄,以预防血栓形成和 AV 血管通路的失败[52]。透析医务人员应当常规检查血管通路并寻找提示静脉狭窄的体征。脉搏和杂音的性质、震颤的有无和位置、手臂的水肿、出血时间延长、穿刺困难都可能提示静脉狭窄[52]。另外,一些非创伤性的检查是有帮助的,如多普勒超声、通路内流量、静态和动态的静脉压力、通路流速[52]。当 AVF 或 AVG 发生栓塞时,可通过药物机械溶栓[49,53]、栓子吸除[54],以及使用器械进行栓子切除[55]和外科栓子切除实行再通。这些手段的发展,使介入性肾病学成为一个新兴的亚专业。

介入医学领域技术的显著进步已被见证。尽管经皮的血管内干预可减少不必要的外科干预,尚没有长期的数据证实如何合理使用这些干预手段、使用何种类型支架,以及这些手段的性价比和在糖尿病患者中延长血管通路寿命的作用。

AVG 的感染较内瘘多,可与移植血管血栓形成合并发生,并可表现为外表没有显著感染征象。常见的初始事件是移植血管旁血肿的感染,因此 AV 血管通路穿刺前严格的皮肤准备是非常重要的。

缺血性单肢神经病变

在糖尿病患者的上肢,建立肱动脉-头静脉血管通路后,可发生多发远端单神经病变[56]。可在通路建立后数小时内发生前臂和肌肉急性疼痛、无力,这与近端通路建立后血供的突然转移有关。早期关闭瘘管或去除移植血管可能逆转这种综合征。

多系统并发症

代谢并发症

MHD 开始后胰岛素的需求量会发生变化。典型情况下,糖尿病 ESRD 患者胰岛素需求量随肾排泄减少和内源性及外源性胰岛素降解受损而下降。随之,为避免低血糖,口服降糖药物和胰岛素剂量必须减少。随着尿毒症症状被透析所控制,部分糖尿病患者可因食欲改善而导致胰岛素的需求增加。HbA1c 水平可准确反映糖尿病 ESRD 患者的血糖水平,应当维持在低于 7%~8%[57]。

心血管疾病是糖尿病 ESRD 患者死亡的首要原因。因为在多数患者中发现血脂质异常是主要的危险因素,肾脏科和心血管医生努力使血浆三酰甘油、低密度脂蛋白胆固醇(LDL-C)及高密度脂蛋白胆固醇(HDL-C)水平达到正常范围。推荐患者继续在糖尿病肾病的早期就开始改变生活方式。

轻度的高三酰甘油血症,见于 30%~50% 的 ESRD 患者,在糖尿病患者中较非糖尿病患者更多见。饮食中单糖和饱和脂肪酸的控制,对应较好的血糖控制,通常足以控制高三酰甘油血症。贝特类对降低三酰甘油水平有效,但因为可能导致肌肉的损害,应谨慎使用。

几项大型、前瞻性、随机、以他汀类为主要治疗药物的一级或二级预防试验,已经证实,糖尿病且无明显肾脏疾病的患者,血脂质异常治疗对其有显著的心血管益处。因此,将这些研究的结果推广至糖尿病和非糖尿病的透析患者中是诱人的想法,但是没有循证依据。在 ESRD 患者中使用他汀类药物治疗血脂质异常的确切作用仍有争议。六项研究显示他汀能使 ESRD 透析患者的 LDL-C 水平降低 34%~43%[58]。LDL-C 的降低是否能转化为显著的临床益处不得而知。两项包括大量糖尿病患者的观察性研究显示,在透析患者中应用他汀类可伴心血管死亡率下降(36%~23%)[59,60]。由于选择性偏倚和没有记录入选前患者的他汀类的使用情况,这些研究无法确定他汀类药物和死亡率降低之间的关系。

在 2005 年,Wanner 等开展了第一项前瞻性、随机、安慰剂对照的他汀类药物在 2 型糖尿病 MHD 患者中的研究[61],共计入选 1255 例透析龄不满 2 年的 2 型糖尿病 MHD 患者,随机分入阿托伐他汀(每天 20 mg)或安慰剂对照组。4 周治疗后中位 LDL-C 水平下降 42%,而安慰剂组下降 1.3%。经过中位数为 4 年的随访,尽管有这样的 LDL-C 下降,对任何主要终点,包括复合心血管死亡、致死性脑卒中、非致死性心梗和脑卒中没有明显影响,在阿托伐他汀组发生率为 37%,安慰剂组为 38%[61]。

研究者认为阿托伐他汀没有显示出益处,可能是由于在透析患者中有另外的 CV 疾病发病机制参与。他们还认为,血脂异常治疗起始太晚,因此无法转化为 CV 预后的改善。由于在透析患者中他汀类药物的安全性已确立,明智的做法是,在有更多的数据之前,使用现有的心血管预防指南。

视网膜病变

糖尿病的视网膜病变是美国 20~74 岁人群失明的最普遍原因[57]。约 97% 的新诊断的糖尿病尿毒症患者有显著的视网膜病变[62],4% 失明[7]。视力丧失最普遍的原因是增殖性视网膜病变及伴随的玻璃体积血和视网膜脱离,但也可能由黄斑水肿、青光眼、白内障、角膜病变引起。

增殖性视网膜病变与糖尿病的病程、性别(女性多于男性)及血压控制程度有关。在 MHD 治疗的早期,糖尿病患者的视力丧失常持续进展。视觉保护的改善,与更好的血压控制和向视网膜专科医生转诊有关。血透过程中的肝素化不再被认为与糖尿病患者的视力丧失有关。

局部和全视网膜的激光凝固术可减少增殖性视网膜病变患者严重视力丧失发生[63],玻璃体切除可以恢复玻璃体积血但视网膜贴合稳固的患者的视力,电子视网膜成像可用于评估。

外周血管病变

有时,在同一个患者身上,可能需要多次进行使功能丧失的截肢,通常是在下肢。血糖控制差、外周血管病变和周围神经病变是这些糖尿病患者截肢的主要危险因素[64]。继发性甲状旁腺功能亢进和血磷控制差造成的血管壁钙化和磷的沉积,对 ESRD 患者外周血管病变和 CAD 的作用被更充分地认识。严格控制钙-磷乘积在 55 或以下,可通过适当的饮食控制、平衡使用含钙和不含钙的磷结合剂来实现。

预防措施是十分重要的。应力劝糖尿病患者做到:

(1) 每天清洗、干燥、检查双足的趾甲、足底和趾间褶皱。

(2) 穿着舒适、不挤脚的鞋子,并穿短或长袜。

(3) 如果卧床不起,使用跟靴。

(4) 定期请足科医生,对趾甲和老茧进行处理,如果需要,使用定制的、成型的鞋子。

目前的标准做法是建议糖尿病 ESRD 患者不要自行剪趾甲。每隔 1~2 个月,糖尿病患者应在透析查房时脱去鞋袜接受护士、助理医生,或者医生的检查。保护性足底感觉丢失的简易检查,是最具可行性的评估足部溃疡风险的检查,可采用 Semmes-Weinstein 5.07 单丝感觉检查[65]。当肢体缺血或溃疡的最初症状或体征出现时,早期向足科医生转诊,穿矫正鞋,或者向血管外科医生转诊,可能使经皮的介入干预、血管旁路手术或肢体保存性截肢成为可能。没有证据显示 CAPD 或肾移植后糖尿病 ESRD 患者的截肢率较血透患者低。

周围神经病变

与糖尿病相关也可能与尿毒症相关的感觉运动和/或自主神经病变,可能使糖尿病血透患者致残。糖尿病和尿毒症神经病变的组织病理学相似。在糖尿病 ESRD 患者移植后,外周神经病变进展较少[66]:6 年间,43 例最初有轻中度神经病变的胰岛素依赖的 MHD 患者中 53% 有神经病变的恶化,而 15 例神经病变临床严重性相似的肾移植患者,未出现神经病变的恶化。

在 CAPD 糖尿病患者中,报道的神经病变发生率和严重程度都较低。因此,MHD 患者如有严重的神经病变,可能考虑改变治疗模式,如果可能,可转为 CAPD,因其可增加中分子蛋白的清除(被认为与尿毒症神经病变有关),从而有助于症状控制。维持良好的血糖控制,使糖化血红蛋白低于 7%,以及保证充分 HD,可能减轻症状。阿米替林、加巴喷丁和普瑞巴林的睡前使用,可能在神经病变的治疗中也有作用。

骨病

以低骨转化率而没有过度的非矿化性类骨质为特点的无动力性骨病,是糖尿病最常见的一种肾性骨营养不良[66]。成骨细胞增生的减少和矿化缺陷导致糖尿病大鼠骨形成率低[67]。骨形成的降低,为铝在成骨前的沉积提供更多的时间;糖尿病患者 MHD 1 年内,可在骨表面观察到铝的沉积(常与应用含铝的磷结合剂有关)。与铝性骨病相关的骨痛和骨折的症状最早可在 MHD 开始后的 2 年出现[68]。铝性骨病也可能在甲状旁腺切除后显露出来或者加速发展(见第二十五章)。

虽然含铝的磷结合剂已被禁止使用,但患者可能因制备透析液的水而接触到铝。根据一个全国性透析供应单位的报告,目前铝浓度不正常的频率约为 2.5%[69]。在所有有骨痛和/或骨折的糖尿病患者中,在静脉注射单剂去铁胺前后应测量血浆铝的水平。在血透患者中,维生素 D、钙和去铁胺治疗对铝相关骨病有效。

营养不良

营养不良在 HD 糖尿病患者中常见,尤其是在合并其他疾病时(见第二十八章)。糖尿病 MHD 患者营养不良的原因如下:

(1)血糖控制差导致肌肉糖原异生和分解代谢。

(2)胃轻瘫导致的恶心、呕吐和血糖控制差。

(3)自主神经病变导致的糖尿病性腹泻。

(4)由于血管通路问题,或者反复发生因低血压而不得不提早结束透析治疗导致的透析不充分。

在糖尿病血透患者饮食中,推荐 25~30 kcal/(kg·d),50% 的热量来自复合碳水化合物,蛋白质摄入 1.3~1.5 g/(kg·d)。早期和强化的营养支持,包括肠内和外周肠外营养,在糖尿病 MHD 患者并发疾病(如败血症)的情况下是必需的。透析液至少应含 200 mg/dl 糖,因为无糖的透析液可导致糖的快速丢失、低血糖和伴有酸中毒和高钾血症的急性饥饿。餐前服用 5~10 mg 甲氧氯普胺常可改善胃排空。严重的糖尿病性腹泻可能需要广谱抗生素的治疗,以减少细菌在无动力肠段的过度生长。洛哌丁胺 1~2 mg/d 对减少肠排空的次数有效。

精神社会问题

对于糖尿病患者,在通常混乱且最初需要调整适应 RRT 的阶段,抑郁症和拒绝治疗常见,这也可能与合并的视力丧失和肢体功能的丢失有关(见第三十四章)。推迟透析的开始时间可能最终导致紧急开始透析。对饮食和液体控制的不依从,以及缺少或缩短 MHD 治疗时间可能与糖尿病患者开始透析后常见的精神社会适应不良有关。心理咨询、参与患者支持组织,以及有选择地对患者进行抗抑郁治疗,可帮助患者应对来自 ESRD 治疗的压力。

六、糖尿病患者的持续性非卧床腹膜透析

腹透作为糖尿病 ESRD 患者 RRT 的一种治疗模式,最初在 1978 年提出[70]。一些中心倾向于对糖尿病 ESRD 患者使用腹透,这是因为考虑可能存在血管通路的困难、腹腔内使用胰岛素的便捷,以及自主神经病变或 CAD 时血流动力学的不稳定。居家治疗的便捷,或受到国家资源的限制,也使得在某些情况下腹透优先于 MHD 治疗。

许多糖尿病患者在经历了多次血管通路失败或 MHD 治疗严重的血流动力学不稳定或伴发疾病后,从 MHD 转为腹透;当然这些患者通常仍存在高的患病率和死亡率。总体而言,糖尿病 CAPD 患者的实际生存率和技术成功率较相似年龄非糖尿病患者低[71]。一项加拿大的报道显示糖尿病 CAPD 患者的 1 年生存率为 86%,4 年生存率为 38%[72],1 年技术生存率(不包括死亡)为 87%,4 年为 65%。

在糖尿病 CAPD 患者中,生存率较非糖尿病患者低[73]。影响糖尿病 CAPD 患者生存率的不利因素包括年龄大于 45 岁、既往或现患的心血管疾病、收缩压高于 160 mmHg[74]。

在 CPAD 中,至少应在置入双克夫且通常为卷曲的 Teckhoff 腹透管 15 天后,开始规律性地使用高张葡萄糖的透析液交换。为降低创口感染和腹膜炎的发生率,Moncreif 等人在 1993 年提出 Moncrief-Popovich 双克夫导管,它可通过一根弓形弯管,埋入腹前壁皮下组织内 6 周,然后引出体外使用[75]。导管埋藏被认为避免了 MHD 临时血管插管,降低了手术室压力(更多择期非紧急操作),是一种非紧急的、可安排时间的实用方法[76]。埋入的腹透管被描述为"腹透患者的 AV 内瘘管",而且,可使患者更早地认同腹透治疗,同时若需要可在开始透析时才进行导管的维护[76]。自 2000 年起,Ottawa 医院家庭透析中心的肾脏科医生,开始使用一种 Moncrief 所描述的腹透管埋藏技术[77]。据他们报道,该技术可减少外科、机械性、感染性并发症,改善腹透的整体使用率,相应减少对各种资源的占用。一种新型的长皮下隧道导管,出口在胸壁,可降低感染率。该导管每天 4 次,每次 2 L 的交换量,通常每

6 h进行 1 次。根据超滤的需要,使用 1.5%、2.5%、4.25% 含糖透析液:1.5% 的透析液可提供约 3 ml/min 的超滤,而 4.25% 的透析液可提供约 10 ml/min 的超滤。

持续循环腹膜透析(CCPD),使用一个自动化机械交换机,可在家中及夜间使用,或者在医院 1 周 3 天间歇性使用,这是另一类透析方案,且被证明对某些患者可能较合适。另外,这一方法可降低腹膜炎的风险,因为连接和断开的操作次数减少了。夜间循环透析,加 1 或 2 次白天交换已经变得很流行;该方法更方便,而且可在那些 CAPD 透析不充分的患者中使用更多的透析液总量。

尽管腹透对糖尿病 ESRD 患者有一些优点,但传统腹透液中最重要的渗透性物质——葡萄糖,可在这些患者中产生某些严重的不良反应。持续的葡萄糖吸收可导致胰岛素需求量上升、肥胖和高脂血症。不仅如此,在糖尿病腹透患者中,含糖的透析液可增加葡萄糖分解产物(GDP)和晚期糖基化终末产物(AGE)的产生[78]。GDP 和 AGE 可改变腹膜微血管,是传统腹透液生物不相容性的根源。不含糖的腹透液、一种葡萄糖多聚物如艾考糊精,以及氨基酸腹透液被认为对糖尿病腹透患者会有益处。小型研究显示,在糖尿病患者中,不含葡萄糖的透析处方有助于血糖控制并可降低 HbA1c 水平[79]。报道强调了含 7.5% 艾考糊精的透析液对某些采用葡萄糖脱氢酶法的葡萄糖检测方法有潜在的干扰[80]。患者应使用以葡萄糖氧化酶为基础的方法测量血糖。有报道显示,在糖尿病 ESRD 腹透患者中,含氨基酸和葡萄糖的腹透液有时可预防营养不良[81]。

腹腔内使用胰岛素

腹腔内使用胰岛素最早是在 1979 年被介绍[82],腹腔内胰岛素正规用量常较皮下稍大(平均 60~130 单位/天),胰岛素可方便加入每袋腹透液,或者更好的是每次交换前通过连接管注入(可避免聚氯乙烯对胰岛素的吸附)。胰岛素需求量在发生腹膜炎时增加。

在腹腔内没有液体时使用胰岛素吸收较好,主要经门脉系统吸收入血,与皮下注射胰岛素相比更加符合生理。如果腹腔使用胰岛素血糖控制不佳,或者胰岛素需求量大于 100 U/交换,需加用皮下长效胰岛素。强化的皮下胰岛素治疗或者腹腔内给予胰岛素都可达到良好的血糖控制[83]。

表 33.3　腹膜透析的优势

维持家族生活并可保持独立
饮食限制较少
免于每日的胰岛素注射
无需血管通路
免于重复插管
更好的血压控制
减少心血管压力
不必全身应用肝素
更好地保护肾功能延续
神经系统疾病进展
稳态化学

持续性非卧床腹膜透析的优势

腹透的优势见表 33.3。对于某些尿毒症糖尿病患者,或者严重血透相关低血压,或冠心病相关心绞痛的患者,血管通路已不可行,腹透是唯一的治疗手段。较慢的超滤速率和尿素清除,使得 CAPD 血清渗透压的改变较小,从而减少低血压的发生,尽管如此,应注意当反复使用高张(4.25%)透析液时,低血压仍可发生。

据报道腹膜对有毒的中分子物质的清除增加,被认为与部分报道中一些糖尿病 CAPD 患者外周神经病变改善有关。

另一个 CAPD 的优点被认为是保护残肾功能,以及维持与之相应的尿量,从而有时可仅进行 3 次交换。没有体外循环和 MHD 膜促发的细胞因子介导的反应(伴肾小球的进行性损害)被认为与残肾功能的保护有关[84]。其他可能的原因包括稳定且相对较高的尿素氮水平可加强渗透性利尿,较稳定的血流动力学并避免肾小球缺血。当然,患者最终会逐步丢失所有的自身肾功能,这时就需要更多的透析。关于腹透可保护残肾功能仍只是一种推测。

持续性非卧床腹膜透析的劣势

在 CAPD 开始的第一年,49% 的患者转为其他 RRT 模式[85]。相比较而言,仅 37% 的 MHD 患者在第一年改变治疗模式(表 33.4)。CAPD 患者更可能转为血透(15.6%),而 MHD 患者仅 4.4% 转为 CAPD[72]。CAPD 的技术失败率高主要源自腹膜炎。

反复的腹膜炎,通常是表皮葡萄球菌或金黄色葡萄球菌感染,常伴出口处感染,这是 CAPD 的主要劣势。真菌性腹膜炎,在糖尿病腹透患者中较非糖尿病患者更多见,并通常导致腹透管的拔除。双袋联系统已显著降低了腹膜炎的发生率。例如,在一项比较标准和双袋系统在预防腹膜炎作用的研究中,在生活水准低、营养不良和糖尿病发生率高的高危人群中,腹膜炎在传统组为每 7.2 个患者每月 1 次,在双联组为每 25.1 个患者每月 1 次($P<0.001$)[86]。传统组技术生存率在第一年(75% 与 84%)、第二年(68% 与 80%)和第三年(50% 与 80%)均较低($P<0.001$)

表 33.4　腹膜透析的缺点
腹膜炎风险
劣质溶质排泄(与血液透析相比)
逐渐增加透析时间
时间和精力投入大
透析液中预留蛋白损失
由含葡萄糖的透析液引起的高血糖和三酰甘油血症
腹膜血管晚期血管疾病的低清除率
腹壁和腹股沟疝
呼吸壁和腹股沟疝
呼吸困难或液体滴注过程中的缓慢心律失常

CAPD 患者通常较 MHD 患者的血肌酐和尿素氮水平高,有人担心 CAPD 作为长期尿毒症治疗的透析充分性问题[87]。透析液留腹时间和每次交换的容量,根据各个患者的腹膜转运特性腹膜平衡试验进行调整。尿素动力模型也被用于腹透[88]。基于在 CAPD 患者中的临床研究的结果,NKF-KDOQI 指南对低或低平均转运的患者,推荐 Kt/V 达到或超过 2.0/周,总肌酐清除率不低于 50 L/(周·1.73 m²),对高或高平均转运者不低于 60 L/(周·1.73 m²)[89]。CAPD 的透析剂量可能随着残肾功能的丧失和血管病变的进展或反复发生的腹膜炎所致的腹膜清除率下降而不得不增加。

营养不良可发生于长期 CAPD 患者[74,90]。在一项国际 CAPD 患者的研究中[91],8% 的患者有严重的营养不良,33% 为中度营养不良,59% 没有营养不良的征象。在另一项研究中,43 例胰岛素依赖的糖尿病患者(26 例 MHD,17 例为 CAPD)平均随访 11.6 个月,26% 的患者体重低于理想体重的 85%,41% 的患者血清白蛋白水平低于 3.5 mg/dl[92]。糖尿病 CAPD 患者的营养不良可能由于:①透析液的高糖负荷使食欲下降,或由于腹腔压力上升导致早饱,或;②大量蛋白质经腹透液的丢失(8~10 g/d)可能使血清白蛋白和总蛋白下降[93]。经腹膜蛋白质的丢失,在腹膜炎时上升,由于糖尿病微血管病变导致的全身通透性上升累及腹膜血管,或者由于糖尿病胃轻瘫导致的恶心呕吐,可能使这一现象随时间而加重[94]。

为维持足够的营养,CAPD 患者应每天摄入至少 1.5 g/kg 的蛋白质和 130~150 g 的碳水化合物。透析液中加入氨基酸可能对营养不良的 CAPD 患者有益处[81]。由于每天平均(182±61)g 葡萄糖经腹腔的吸收,CAPD 患者的血糖控制可能困难[95]。但皮下结合经腹腔的胰岛素使用常可以使血糖达到足够的控制[83]。

七、糖尿病肾病患者的肾移植

应询问所有糖尿病患者活体亲属肾移植的可能性,因为肾移植后的康复最好(见第三十九章)。另外,肾移植是最便宜的 RRT 方式(在最初的 3 年后)。糖尿病患者的肾移植没有绝对的阈值年龄,但一般而言,超过 65 岁的患者不被考虑。其他禁忌证见表 33.5。

表 33.5　糖尿病患者肾移植禁忌证

年龄>65 岁(相对)
肢端坏疽(与透析相比)
严重(未校正或不可校正)冠状动脉疾病
从周围神经病变或外周血管疾病固定

有心绞痛、既往心梗,或心衰的患者应术前先通过经皮冠脉介入或旁路手术处理显著的闭塞性病变。因为糖尿病患者常有临床无症状性的 CAD,即使是没有心脏疾病症状的糖尿病患者,某些术前评估仍是必要的。所有 30 岁以上和糖尿病病史超过 15 年的患者,不论年龄如何,应转诊进行心脏评估。据报道多巴酚丁胺刺激的心动超声有较高敏感性(95%),是一种可选的筛选试验[96]。常规冠脉造影在部分选择性的、没有心脏症状的特殊患者中可能必要[97]。

CAPD 和血透中,糖尿病并发症的发生率和进展速度,因为常挑选年纪轻、合并症较少的糖尿病患者(在透析治疗中存活时间足够长从而有机会进行移植)进行移植而很难比较。失明和截肢的患病率在长期透析中较移植低,分别为 12.5% 与 23%、13% 与 30%[98]。10 年后,31% 的糖尿病移植患者有下肢截肢[99]。纠正尿毒症并不能预防或延缓糖尿病周围神经病变的进展[100]。在一些研究中报道,在透析和移植患者中晚期糖尿病并发症没有差别[67]。

八、结论

糖尿病 ESRD 患者占如今 MHD 或腹透人群的最大比例,并与患病率和长期死亡率的增加有关。有必要采用积极的、优选的方式来处理由于大血管和微血管病变导致的多系统并发症。MHD 相关的并发症和血管通路的缺乏可能迫使 MHD 转为腹透,但就康复程度和长期生存率而言,对于尿毒症糖尿病患者,成功的肾移植是最好的。

(俞赞喆　译)

参 考 文 献

1. Avram MM. Use of special hemodialysis methods in diabetic uremia. *Conference on dialysis as a practical workshop.* New York: National Union Catalogue, 1966:15–16.
2. Chazan BI, et al. Dialysis in diabetics: a review of 44 patients. *JAMA* 1969;209:2026–2030.
3. Comty CM, et al. Management and prognosis of diabetic patients treated by chronic hemodialysis. *J Am Soc Nephrol* 1971;5:15.
4. Comty CM, et al. A reassessment of the prognosis of diabetic patients treated by chronic hemodialysis. *Trans Am Soc Artif Intern Organs* 1976;22:404.
5. Ghavamian M, et al. The sad truth about hemodialysis in diabetic nephropathy. *JAMA* 1972;222:1386–1389.
6. Jacobs C, et al. Combined report on regular dialysis and transplantation in Europe, XI, 1980. *17th Congress of the European Dialysis and Transplantation Association.* Paris, July 5-8, 1981.
7. United States Renal Data System. *USRDS 2007 annual data report.* Bethesda, MD: National Institute of Health, National Institute of Diabetes and Digestive and Kidney Diseases, 2007.
8. Mauer SM, et al. A comparison of kidney disease in type I and type II diabetes. *Adv Exp Med Biol* 1985;189:299–303.
9. Centers for Disease Control and Prevention. Incidence of end-stage renal disease among persons with diabetes–United States, 1990–2002. *MMWR Morb Mortal Wkly Rep* 2005;54:1097–1100.
10. Friedman EA, et al. End-stage renal disease in diabetic persons: is the pandemic subsiding? *Kidney Int* 2006;(Suppl 104):S51–S54.
11. Bethel MA, et al. Longitudinal incidence and prevalence of adverse outcomes of diabetes mellitus in elderly patients. *Arch Intern Med* 2007;167:921–927.
12. Hogan P, et al. Economic costs of diabetes in the U.S. in 2002. *Diabetes Care* 2003;26:917–932.
13. Shah N, et al. The nephrologists as a primary care provider for the hemodialysis patient. *Int Urol Nephrol* 2005;37:113–117.
14. Pugh JA, et al. NIDDM is the major cause of diabetic end-stage renal. More evidence from a tri-ethnic community. *Diabetes* 1995;44:1375–1380.
15. Feldman HI, et al. End-stage renal disease in U.S. minority groups. *Am J Kidney Dis* 1992;19:411–413.
16. Delano BG, et al. Dismal rehabilitation in predominantly type II diabetics on dialysis in Inner-City Brooklyn. *Clin Nephrol* 2000;54:94–104.
17. Mogensen CE, et al. The stages of diabetic renal disease with emphasis on the stage of incipient diabetic nephropathy. *Diabetes* 1983;32:64–78.
18. Friedman EA. Physician bias in uremia therapy. *Kidney Int* 1985;17(Suppl.):S38–S40.
19. Vonesh EF, et al. Mortality studies comparing peritoneal dialysis and hemodialysis: what do they tell us? *Kidney Int Suppl* 2006;103:S3–S11.
20. Legrain M, et al. Selecting the best uremia therapy. In: Friedman EA, et al., eds. *Diabetic renal retinal syndrome.* New York: Grune & Stratton, 1986:453–468.
21. Astor BC, et al. Timing of nephrologist referral and arteriovenous access use: the CHOICE Study. *Am J Kidney Dis* 2001;38:494–501.
22. Peña JM, et al. Late nephrology referral influences on morbidity and mortality of hemodialysis patients. A provincial study. *Nefrologia* 2006;26:84–97.
23. Palder SB, et al. Vascular access for hemodialysis: patency rates and results of revision. *Ann Surg* 1985;202:235–239.
24. Dhingra RK, et al. Type of vascular access and mortality in U.S. hemodialysis patients. *Kidney Int* 2001;60:1443–1451.
25. Gefen JY, et al. The transposed forearm loop arteriovenous fistula: a valuable option for primary hemodialysis access in diabetic patients. *Ann Vasc Surg* 2002;16:89–94.
26. Dixon BS, et al. Hemodialysis vascular access survival: upper arm native arteriovenous. *Am J Kidney Dis* 2002;39:92–101.
27. Allon M, et al. Effect of preoperative sonographic mapping on vascular access outcomes in hemodialysis patients. *Kidney Int* 2001;60:2013–2020.
28. Sedlaceck M, et al. Hemodialysis access placement with preoperative noninvasive vascular mapping: comparison between patients with and without diabetes. *Am J Kidney Dis* 2001;38:560–564.
29. Kjellstrand CM, et al. Mortality and morbidity in diabetic patients accepted for renal transplantation. *Proc Eur Dial Transplant Assoc Eur Ren Assoc* 1972;9:345–358.
30. Goodman WG, et al. Coronary artery calcification in young adults with end-stage renal disease who are undergoing dialysis. *N Engl J Med* 2000;342:1478–1483.
31. Stack AG, et al. A cross-sectional study of the prevalence and clinical correlates of congestive heart failure among incident U.S. dialysis patients. *Am J Kidney Dis* 2001;38:992–1000.
32. Kim SB, et al. Persistent elevation of C-reactive protein and ischemic heart disease in patients with continuous ambulatory peritoneal dialysis. *Am J Kidney Dis* 2002;39:342–346.
33. Joki N, et al. Coronary artery disease as a definitive risk factor of short-term outcome after starting hemodialysis in diabetic renal failure patients. *Clin Nephrol* 2001;55:109–114.
34. Shideman JR, et al. Hemodialysis in diabetics. *Arch Intern Med* 1976;136:1126–1130.
35. Shoji T, et al. Hemodialysis-associated hypotension as an independent risk factor for two-year mortality in hemodialysis patients. *Kidney Int* 2004;66:1212–1220.
36. Nakamoto M, et al. The mechanism of intradialytic hypotension in diabetic patients. *Nippon Jinzo Gakkai Shi* 1994;36:374–381.
37. Daugirdas JT. Dialysis hypotension: a hemodynamic analysis. *Kidney Int* 1991;39:223–246.
38. Gotch FA, et al. An analysis of thermal regulation in hemodialysis with one and three compartment models. *Trans Am Soc Artif Intern Organs* 1989;35:622–624.
39. Ritz E, et al. Hypertension and cardiovascular risk factors in hemodialyzed diabetic patients. *Hypertension* 1985;7(Suppl 2):118–124.
40. Dorhout Mees EJ. Rise in blood pressure during hemodialysis ultrafiltration: a "paradoxical" phenomenon? *Int J Artif Organs* 1996;19:569–570.
41. Yusuf S, et al. Effects of an angiotensin converting inhibitor, ramipril, on cardiovascular events in high risk patients. *N Engl J Med* 2000;342:145–153.
42. Saigure A, et al. Angiotensin converting enzyme inhibitors maintain polytetrafluroethylene graft patency. *Nephrol Dial Transplant* 2007;22:1390–1398.
43. Ruilope LM, et al. Cardiovascular risk reduction by reversing endothelial dysfunction: ARBs, ACE inhibitors, or both? Expectations from the ONTARGET Trial Programme. *Vasc Health Risk Manag* 2007;3:1–9.
44. Ifudu O, et al. Diabetics manifest excess weight gain on maintenance hemodialysis. *Am Soc Artif Intern Organs* 1991;38:85.
45. Jones R, et al. Weight gain between dialysis in diabetics: possible significance of raised intracellular sodium content. *Br Med J* 1980;1:153.
46. Kimmel PL, et al. Interdialytic weight gain and survival in hemodialysis patients: effects of duration and diabetes mellitus. *Kidney Int* 2000;57:1141–1151.
47. Tzamaloukas AH, et al. Hand gangrene in diabetic patients on chronic dialysis. *Trans Am Soc Artif Intern Organs* 1991;37:638–643.
48. Redfern AB, et al. Neurologic and ischemic complications of upper extremity vascular access vascular access for dialysis. *J Hand Surg [Br]* 1995;20:199–204.
49. Turmel-Rodrigues L, et al. Treatment of stenosis and thrombosis in haemodialysis fistulas and grafts by interventional radiology. *Nephrol Dial Transplant* 2000;15:2029–2036.
50. Turmel-Rodrigues L. Stenosis and thrombosis in haemodialysis fistulae and grafts: the radiologist's point of view. *Nephrol Dial Transplant* 2004;19:306–308.

51. Ortega-Gayton M, et al. Angioaccess for maintenance hemodialysis in end-stage diabetic nephropathy. *Proc Clin Dial Transplant Forum* 1979;9:99.

52. NKF-K/DOQI. Clinical practice guidelines for vascular access: update 2000. Guideline 10: Monitoring, surveillance and diagnostic testing. *Am J kidney Dis* 2001;37(Suppl 1):S150.

53. Valji K, et al. Pulse-spray pharmacomechanical thrombolysis of thrombosed hemodialysis access grafts: long-term experience and comparison of original and current techniques. *AJR Am J Roentgenol* 1995;164:1495–1500.

54. Beathard GA, et al. Mechanical thrombolysis for the treatment of thrombosed hemodialysis access grafts. *Radiology* 1996;200:711–716.

55. Veseley TM. Mechanical thrombectomy devices to treat thrombosed hemodialysis grafts. *Tech Vasc Interv Radiol* 2003;6:35–41.

56. Hye RJ, et al. Ischemic monomelic neuropathy: an under-recognized complication of hemodialysis access. *Ann Vasc Surg* 1994;8:578–582.

57. Joy MS, et al. Lon term glycemic control measurements in diabetic patients receiving hemodialysis. *Am J Kidney Dis* 2002;39:297–307.

58. Usman B, et al. Statins and cardiovascular risk reduction patients with chronic kidney and end-stage renal failure. *Am Heart J* 2007;153:471–477.

59. Seliger SL, et al. HMG-CoA Reductase inhibitors are associated with reduced mortality in ESRD patients. *Kidney Int* 2002;61:297–304.

60. Mason NA, et al. HMG-coenzyme A reductase inhibitor use is associated with mortality reduction in hemodialysis patients. *Am J Kidney Dis* 2005;45:119–126.

61. Wanner C, et al. Atorvastatin in patients with type 2 diabetes mellitus undergoing hemodialysis. *N Engl J Med* 2005;353:238–248.

62. Blagg CR. Visual and vascular problems in dialyzed diabetic patients. *Kidney Int* 1974;6(Suppl 1):S27–S30.

63. Klein R, et al. *Vision disorders in diabetes*. Diabetes in America (NIH pub. no. 85-1468), Vol. 13. Washington, DC: Government Printing Office, 1985:1–36.

64. Levin ME. Saving the diabetic foot. *Intern Med* 1997;20:90–103.

65. Lehto S, et al. Risk factors predicting lower extremity amputation in patients with NIDDM. *Diabetes Care* 1996;19:607–613.

66. Khauli RB, et al. Comparison of renal transplantation and dialysis in rehabilitation of diabetic end-stage renal disease patients. *Urology* 1986;27:521–525.

67. Vincenti F, et al. Parathyroid and bone response of the diabetic to uremia. *Kidney Int* 1984;25:677–682.

68. Andress DL, et al. Early deposition of aluminum in bone in diabetic patients on hemodialysis. *N Engl J Med* 1982;306:625–630.

69. Jaffe JA, et al. Frequency of elevated serum aluminum levels in adult dialysis patients. *Am J Kidney Dis* 2005;46:316–319.

70. Amair P, et al. Continuous ambulatory peritoneal dialysis in diabetics with end-stage renal disease. *N Engl J Med* 1982;306:625–630.

71. Passadakis P, et al. Long-term survival with peritoneal dialysis in ESRD due to diabetes. *Clin Nephrol* 2001;56:257–270.

72. Yuan ZY, et al. Is CAPD or hemodialysis better for diabetic patients? CAPD is more advantageous. *Semin Dial* 1992;5:181–188.

73. Chandran PK, et al. Patient and technique survival for blind and sighted diabetics on continuous ambulatory peritoneal dialysis: a 10-year analysis. *Int J Artif Organs* 1991;14:262–268.

74. Kemperman FAW, et al. Continuous ambulatory peritoneal dialysis in patients with diabetic nephropathy. *Neth J Med* 1991;38:236–245.

75. Moncrief JW, et al. The Moncrief-Popovich catheter. A new peritoneal access technique for patients on peritoneal dialysis. *ASAJO J* 1993;39: 62–65.

76. Crabtree JH. Selected best demonstrated practices in peritoneal dialysis

77. McCormick BB, et al. Use of embedded peritoneal dialysis catheter: experience and results from a North American Center. *Kidney Int* 2006;70:S38–S43.

78. Ryckelynck JP, et al. Optimal use of peritoneal dialysis fluids in type 2 diabetes mellitus patients. *Nephrol Ther* 2006;2(Suppl 1): S82–S85.

79. Holmes C, et al. Glucose sparing in peritoneal dialysis: implications and metrics. *Kidney Int* 2006;S104–S109.

80. Pavlicekz V. et al. Inaccurate self-monitoring of blood glucose readings in patients on chronic ambulatory peritoneal dialysis with icodextrin. *Exp Clin Endocrinol Diabetes* 2006;114:124–126.

81. Park MS, et al. New insight of amino acid-based dialysis solutions. *Kidney Int* 2006;S110–S114.

82. Flynn CT, et al. Intraperitoneal insulin with CAPD-an artificial pancreas. *Trans Am Soc Artif Intern Organs* 1979;25:114–117.

83. Scarpioni L, et al. Insulin therapy in uremic patients on continuous ambulatory peritoneal dialysis; comparison of intraperitoneal and subcutaneous administration. *Perit Dial Int* 1994;14:127–131.

84. Nolph KD. Is residual renal function preserved better with CAPD than with hemodialysis? *Nephrol Lett* 1990;7:1–4.

85. Held PJ, et al. The United States renal data systems annual data report. *Am J Kidney Dis* 1990;16(Suppl 2):34–43.

86. Garcia-Garcia G, et al. Risk of peritonitis among disadvantaged CAPD patients in Mexico. *Contrib Nephrol* 2007;154:145–152.

87. Diaz-Buxo JA. Is continuous ambulatory peritoneal dialysis adequate long-term therapy for end-stage renal disease? A critical assessment. *J Am Soc Nephrol* 1992;3:1039–1048.

88. Gotch F. The application of urea kinetic modeling to CAPD. In: LaGreca G, et al., eds. *Peritoneal dialysis*. Milan: Wichtig Editore, 1991:47–51.

89. Golper TA. A summary of the 2000 update of the NFK-K/DOQI clinical practice guidelines on peritoneal dialysis adequacy. *Perit Dial Int* 2001;21:438–440.

90. Young GA, et al. Nutritional assessment of chronic ambulatory peritoneal dialysis patients: an international study. *Am J Kidney Dis* 1991;17:462–471.

91. Rotellar C, et al. Ten years' experience with continuous ambulatory peritoneal dialysis. *Am J Kidney Dis* 1991;17:158–164.

92. Miller DG, et al. Diagnosis of protein malnutrition in diabetic patients on hemodialysis and peritoneal dialysis. *Nephron* 1983;33:127–132.

93. Blumenkrantz MJ, et al. Protein losses during peritoneal dialysis. *Kidney Int* 1981;19:593–602.

94. Krediet RT, et al. Permeability to protein in diabetic and non-diabetic continuous ambulatory dialysis patients. *Nephron* 1986;42:133–140.

95. Grodstein GP, et al. Glucose absorption during continuous ambulatory peritoneal dialysis. *Kidney Int* 1981;19:564–567.

96. Reis G, et al. Usefulness of dobutamine stress echocardiography in detecting coronary artery disease in end-stage renal disease. *Am J Cardiol* 1995;76:707–710.

97. Ramanathan V, et al. Screening asymptomatic diabetic patients for coronary artery disease prior to renal transplantation. *Transplantation* 2005;79:1453–1458.

98. Bentley F, et al. The status of diabetic renal allograft recipients who survive for ten or more years after transplantation. *Transplant Proc* 1986;17:1573–1576.

99. Bentley F, et al. *Status of diabetic allograft recipients who survive for 10 or more years after transplantation*. 10th International Congress Transplant Society. 1984:219.

100. Najarian JS, et al. Long-term survival following kidney transplantation in 100 type 1 diabetic patients. *Transplantation* 1989;47:106–113.

access. *Kidney Int* 2006;70:S27–S37.

第三十四章　透析患者的生活质量和康复

Daniel Jay Salzberg

一、生活质量的定义

美国传统定义生活为躯体、心理和精神经历共同组成[1]。本章主要讨论如何定义生活质量(QOL),以及评估 CKD 5 期行透析治疗[以往称为终末期肾脏病(ESRD)]患者 QOL 的各种方法。WHO 定义 QOL 为"个人在其生活的价值体系及文化背景中对自身生活状态的认识,与个人的生活目标、期望、标准和忧虑相关"[2]。评估 QOL 应该综合影响个人生存和满意度的多种因素,这不仅仅是指生理方面,还应该包括构成日常生活的情绪、理性、社会、文化和民族等方面。

有时将功能状态、幸福感、生活满足感及健康状态等术语等同于 QOL。虽然健康状态与 QOL 意义不同,但是二者又相互关联,健康影响 QOL,QOL 也影响健康。QOL 评分较高者,其生存率较高,可以解释上述观点[3-5]。

根据以上论述,健康是 QOL 的一个方面。健康相关的生活质量(HRQOL)指的是"一个人的身体、心理和社交健康,受到其自身经历、信仰、期待及认识的影响"[6]。在此背景下,健康的定义不仅仅是无疾病和体弱,还包括身体、心理和社会幸福感[2]。HRQOL 包括对功能状态的客观评价和对个人健康的主观认识[6]。

治疗慢性疾病如 CKD,需采取多种策略。ESRD 患者面临的复杂压力刺激,如果仅仅依据单一的 Kt/V 或蛋白代谢率(PCR)评估他们的总体健康,那就太简单了。同样,方法学研究只评估一个主要终点,如血压控制,这可能会忽视其他影响健康的重要方面。基于健康的总体概念,产生了 HRQOL 工具。与其他慢性疾病相比,对 ESRD 患者使用 HRQOL 工具甚至更加重要,因为其并发症发生率高且严重。

强调 QOL 研究的一个重要概念是,一个新的治疗手段或药物可能会降低死亡率,但未必改善患者的 QOL,因此总体来说,可能并不利于患者。为了进一步说明,列举两例疾病状况几乎相同的患者。尽管他们接受的护理和客观存在的疾病状态都是相似的,但由于其社会保障系统、心理及应对机制不同,其可能对 QOL 的认识大不相同。HRQOL 测试可评估这些影响 QOL 的因素。

一些评估 HRQOL 的实际应用包括评估治疗干预措施,以及这些干预措施对 QOL 的影响、不同肾脏替代治疗方式的作用及对 QOL 的影响,评估相同疾病患者群 QOL 的改变,以及与 QOL 相关的干预措施对成本和/或致病率的影响。

二、生活质量的评估

理想的 HRQOL 测试工具包括疾病和治疗对身体、情绪、社会和精神影响的所有方面。理想的工具应该全面、有效,重复测试的可靠性、灵敏度高,操作简便快速。HRQOL 工具应该能够对不同疾病的患者做出比较,能够敏感地发现某个组内细微的差异。最后,为使 HRQOL 具有价值,个人的生活经历必须转换为量化的数值。

不幸的事,还没有一个理想的 HRQOL 测试工具,目前已开发了多种不同的工具(表 34.1),大多数工具使用心理测试法,依据的是项目测量理论[8]。这个理论假定真正的 QOL 不能直接测试,但能通过一系列问题间接评估。这些问题被定义为"项目"[9]。每个项目根据预定的级别给予一个数值。例如,在"the RAND 36-Item Health Survey 1.0"问卷调查中[10],从 1(优)到 5(差)的级别评估调查对象的健康状况。

表 34.1 健康相关的生活工具用于评估血透患者

一般工具	Rosenberg 自尊量表
总体评估工具	心理控制源量表
疾病影响程度量表(SIP)	社会健康
医学预后研究 36 项短表健康调查(MOS SF-36)	疾病干扰
时间权衡法(TTO)	就业状态评估
维度特定工具	终末期肾脏病(ESRD)靶向型工具
躯体健康	Parfrey 等的 ESRD 特定健康问卷调查
Karnofsky 行为状态(KPS)量表或	肾脏疾病问卷(KDQ)
Karnofsky 指数(KI)	肾脏疾病生活质量量表(KDQOL)
症状和合并症检查表	肾脏疾病生活质量量表-短表(KDQOL-SF)
性功能量表	CHOICE 健康经历问卷调查(CHEQ)
精神健康	透析生活质量问卷(DIAQOL)
总体情感指数,生活满意度指数,幸福感指数	透析终止死亡质量(DDQOD)
情感平衡评分	透析死亡质量阿普加(DQODA)
Beck 抑郁量表	

当用这种方法评估时,这些项目往往被称为 Likert 型项目。这种评估假定存在一个持续性变量,各数值代表受试者的不同态度和观点。每个 Likert 型项目提供一个评估变量的独立的近似值[11]。这个顺序量表的优点是能够将受试者的主观反应分级,否则难以量化。在使用 Likert 型项目时,没有假定所有可能的反应之间的差异具有相同意义。换言之,反应 2 和 4 之间的差异,与反应 3 与 5 之间的差异可能具有不同的意义。

然后将每个 Likert 型项目的得分加起来,得到的总分数代表总体 HRQOL 得分。这些工具能够量化 QOL,产生一个有意义的数值,便于进行组内和组间的比较。

根据工具是否应用于总体评估或某个特定部分的评估,HRQOL 工具可细分为不同种类。总体 HRQOL 由 3 个主要部分构成:躯体部分、社会部分及心理或精神部分(图 34.1)[12]。某些 HRQOL 工具只评估 HRQOL 的一个部分,例如 Karnofsky(the Karnofsky perform-ance status,KPS)量表,主要评估躯体健康方面。其他工具,如 the sickness impact profile(SIP),不仅评估躯体方面,而且评估总体的 HRQOL。

HRQOL 工具的类型可进一步分为疾病靶向型和一般性疾病非特异型(见表 34.1)。疾病靶向型工具的主要优点是它们能够聚焦于所研究疾病的某些特殊方面和治疗措施。然而,它们不适用于其他疾患者群。另外,一般工具可以比较不同人群和疾病状态的 HRQOL,但对某个特殊疾病的微小变化,可能不够特异或敏感。

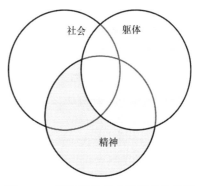

图 34.1　健康相关的生活质量的维度

一般工具

一般工具可应用于各类人群。采用一般工具评估 HRQOL 的主要优点是能够比较不同健康和疾病状态的各组患者。然而,在 ESRD 人群中许多 HRQOL 工具尚未证实其有效性,包括 Spitzer 生存质量指标(Spitzer QL-index)、诺丁汉健康调查表(Nottingham health profiles)、Campbell 幸福感指数量表[Campbell index of well-being(IWB)]、Cantril 自我标定梯形量表(Cantril's self-anchoring scale)及生活满意度量表(life satisfaction scale)[12,13]。因此,还需进一步检验其他表明有效的 HRQOL 工具。

HRQOL 的一般评估可进一步分为 HRQOL 的总体评估和聚焦某个特定维度的评估,即躯体健康、心理健康或社会健康。

一般性总体评估工具可对 HRQOL 的三个维度进行综合评估。采用总体评估工具的优点包括,使用一种工具即可代替很多维度特异性的工具,并能够将总体工具与任一特定疾病工具或特定维度工具结合。

一般性总体评估工具的一个经典例子是 SIP,由 Bergner 等开发[14,15]。设计 SIP 是为了评估疾病对 QOL 的影响。SIP 包含 136 个以行为为基础的项目,通过面谈或个人作答进行问卷调查。这 136 项分为 12 个与健康相关的类别,包括行走、活动度、身体护理和运动(这 3 类构成 SIP 的躯体维度)、社会交往、警觉、情绪行为、沟通(这 4 类构成社会心理维度)、睡眠和休息、进食、工作、家庭活动、消遣娱乐。综合所有项目的分数得出一个总的 QOL 分数,分值从 0 到 100 分,分数越低提示 QOL 越好。已经证明在 ESRD 人群中,SIP 是一种可靠、有效的方法[7,12]。

Medical Outcomes Study Form 36-Item Health Survey(MOS SF-36,也简称为 SF-36)[16]是另一个广泛使用的一般性 HRQOL 评估工具。它是一个更加具有时间有效性的调查问卷,可以比较不同组间 HRQOL。与 SIP 一样,SF-36 也是以面谈访问或个人作答的形式。与包含 136 项的 SIP 不同,SF-36 仅含 36 项,可评估 HRQOL 的 8 个健康概念。这 8 个健康概念是躯体功能(10 项)、因身体问题导致的行为限制(4 项)、情绪或个人问题导致的行为限制(3 项)、社会功能(2 项)、躯体疼痛(2 项)、精力/疲劳(4 项)、情绪良好(5 项)及一般健康认知(5 项)。另外,有一个单独的项目,可以提示现在比 1 年前感觉到的改变。例如,用于评估社会功能的问题"在过去 4 周里,你的躯体健康或情绪问题干扰你与家人、朋友、邻居或组织等正常社会活动的程度有多少?"级别从 1(没有)到 5(极其);"在过去 4 周里,你的身体健康或情绪问题干扰你社会活动的时间有多少(例如拜访朋友、亲戚等)?"级别从 1 (所有时间)到 5(完全没有)[10]。从 SF-36 还可以计算生理总组成(the physical component summary,PCS)和精神总组成(the mental component summary,MCS)两个额外的分数。有不同方法评估每个健康概念的总分,但总体概念分数越高代表健康状态越好。已经证实在 ESRD 人群中 SF-36 健康调查是可靠而有效的[7,12]。

不同于 SIP 和 SF-36,Time Trade-Off(TTO)技术以个体偏好为基础评估 HRQOL,而不是以心理项目为基础。TTO 技术使用现代效用理论,其假定,如果存在两种风险和优势已明确的选项,每个人会选择对自己最有益的[17]。在这个模型中,受试者在目前慢性疾病的状态下,可能首先取一个固定的时间值,定义为时间(t)。接着,提出假设性的问题:"为了健康地度过余生,你愿意放弃多少年的生命?"效用理论推测每个人都会选择非常健康的生活。从预定的 t 值减去受试者的回答,这个技术建立了受试者愿意健康生活的时间,定义为变量 x。然后问受试者,"如果你健康生活的时间缩短了,你还会选择健康吗?"在此技术中,t 是一个固定值,改变 x 得到一个无差异点。这个无差异点(hi)定义为在健康状态下寿命缩短与在慢性疾病下寿命延长之间无选择倾向。用数学表示为 hi=x/t,有一个必然产生的值,范围在 0.0 和 1.0 之间。例如,当给予一个受试者患 ESRD 的 10 年寿命时,他愿意用不到 2 年的生命交换获得完全健康,那么 hi 分数为 0.8。在此例中,t 等于 10 年,x 等于 8 年。hi 值越高,估算的 HRQOL 越好[7]。虽然 TTO 方法似乎在 ESRD 中是可靠的[18],但其有效性受到质疑[19-22]。

与一般性总体工具相比,一般性维度特异的工具在评估总体 HRQOL 时不具有综合性。然而,维度特异性工具的优势是,对所评估的特定部分的变化敏感性更高(见图 34.1)。

躯体健康维度包括行为状态的概念,后者定义为个人的功能能力。这些工具最初用于癌症患者,表明与生存率呈显著的正相关[23,24]。评估行为状态的原型是 KPS 量表,也称为 Karnofsky Index(KI)。KPS 量表已在 ESRD 研究中广泛使用[7]。不同于 SIP 和 SF-36,KPS 是由临床医师评估,不能由受试者自己作答。KPS 量表共 11 个描述项,将行为状态按序号排列,从正常(100 分)到死亡(0 分)划分(表 34.2)。与癌症患者相同,在 ESRD 人群中,KPS 是一个死亡预测因子[12]。

表 34. 2　Karnofsky 行为状态量表

描述	等级(%)	描述	等级(%)
正常,无不适	100	残障;要求特殊照护和帮助	40
能进行正常活动;疾病症状或体征轻微	90	严重残障;虽然不会死亡但需要住院	30
努力进行正常活动	80	非常虚弱;需要住院;需要积极支持治疗	20
能自己照顾自己;能进行正常活动或工作	70	濒死的	10
需要偶然的帮助但大多数能自己完成	60	死亡	0
需要相当多的帮助及频繁的医疗护理	50		

症状和性功能量表是另外两种用于评估躯体健康的技术。这些 HRQOL 工具用一系列的躯体症状进行数字等级评分。这些调查包括并发症指数[25]、性功能障碍量表[26]、性功能指数[27],这些是由 Parfrey 等创建的测试表[28]。不幸的是,大多数这些方法尚未在 ESRD 人群中证实其可靠性及有效性[7]。

评估心理健康维度的 HRQOL 工具主要评估抑郁、焦虑和心理良好。在 ESRD 患者中,最常使用的方法包括 Campbell 总体指数、幸福感指数（Campbell's indices of general affect、well-being）及生活满意度量表；情感平衡量表（affect balance scale，ABS）；贝克抑郁问卷（Beck depression inventory，BDI）；自尊调查问卷（self-esteem inventory）；及控制量表（Locus of control scales）[7]。

Campbell's 指数结合生活满意度指数（ILS）和总体情感（IGA）指数共同决定 IWB[29,30]。ILS 反映生活满意度的概念，它由一个总体项目构成，"总体来说，最近你对你的生活有多满意？"从完全不满意到完全满意共 7 个等级评估[29]。IGA 由 8 对相反的项目构成。这些项目得分为 1~7。例如，一对形容词"沮丧"到"希望，"沮丧为 1，希望为 7。询问受试者每一项，将他们对现在生活的感觉划分等级。这个技术被称为语义差异量表，由 Osgood 提出。构成 IGA 的项目是"乏味 vs 有趣""痛苦 vs 愉快""无用 vs 价值""孤独 vs 友好""空虚 vs 充实""沮丧 vs 希望""失望 vs 奖励""没有给我很多机会 vs 给我带来最好的"[29]。IGA 得分为 8 项的平均分，范围从 1 到 7，再从 ILS 和 IGA 计算 IWB。数学表示 IWB=（ILS×1.1）+IGA，数值范围在 2.1 到 1.7 之间，得分越高表明幸福感越强烈。Campbell's 指数在 ESRD 人群中是可靠且有效的[7]，评估形式为访谈或个人作答。

同 Campbell's 指数，ABS 也是由两个量表构成，积极感觉量表（positive feeling scale，PFS）和消极感觉量表（negative feeling scale，NFS），每个量表包含 5 项（表 34.3）[31]。问题以 yes 或 no 的形式出现，yes=1，no=0。使用如下公式计算综合分数：ABS=（PFS+5）-NFS。分数从 0 到 10，10 代表情感最好。评估形式为访谈或个人作答。ABS 在 ESRD 人群中是可靠、有效的[7]。

表 34.3　情感平衡量表

在过去几周中曾感到……
积极感觉：是/否
完成一些事情而开心？
有些事情你一意孤行？
因为人赞扬你所做的而骄傲？
对某些事情特别兴奋或感兴趣？
最棒的？
消极感觉：是/否
感到不安，总是坐不住？
厌倦吗？
抑郁或非常不快乐？
非常孤独或远离其他人？
因为某人批评你而心烦？

不同于 ABS 和 Campbell's 指数，BDI 用于评估抑郁及其程度[32,33]，由 21 项构成，处理抑郁特定的行为表现，范围从 0 到 3，总分从 0 到 63，分数越高，抑郁越严重。与精神疾病诊断和统计手册（DSM-Ⅲ）中抑郁的诊断标准相比，发现 BDI 在 ESRD 人群中是有效的[31]。值得注意的是，为了与 DSM-Ⅳ 中更新的抑郁诊断标准相匹配，新版的 BDI，即 BDI-Ⅱ 进行了修订。BDI 和 BDI-Ⅱ 不到 10 min 可完成，评估形式为访谈或个人作答。

其他与精神健康相关的 HRQOL 工具试图量化个人自尊。在这种情况下，自尊被定义为个人价值的总体评估[34]。评估自尊最常用的工具是罗森伯格自尊量表（Rosenberg self esteem inventory，SEI）量表。SEI 量表使用 10 个 Likert 型项目，如"总体来说，我对自己满意""有时我认为我根本不好"，回答的等级从完全同意到完全不同意。分数越高提示自尊越强[32]。关于 ESRD 人群，Rosenberg SEI 量表尚未证实其有效性和可靠性[7]。这些工具常常被作为评估 HRQOL 的精神维度的评估。

用于 ESRD 患者的另一类型的精神健康 HRQOL 工具是心理控制源量表。这些工具用于评估个人对自己的行为是否决定健康的相信程度，即预后是自己行为的结果（内在）还是外力作用的结果（外在）。心理控制源量表包括 Wallston 等创建的健康控制点（health locus of control，HLC）量表[35]和 Craig 等创建的内外行为控制源（internal external locus of control of behaviour,LCB)量表[38]。LCB 由 17 项构成,从 0(强烈同意)到 5(强烈不同意)Likert 型等级评分。Craig 量表的一个例子是"人类是环境的牺牲者",分数越高意味着外在控制源更强。IELC 和 LCB 尚未在 ESRD 患者中证实其可靠性和有效性[7]。和评估自尊的工具一样,这些工具往往用于测试 HRQOL 心理维度的内容。

HRQOL 的社会健康维度内容最少,评估该维度的工具主要集中在疾病干扰和工作状态。评估疾病干扰的 HRQOL 工具试图量化慢性疾病或治疗对患者生活干扰的程度。Devins 等创建了疾病生活干扰评估量表(illness intrusiveness rating scale,IIFS),评估 ESRD 对 HRQOL 的干扰情况。IIRS 是以个人作答的形式,在 11 到 13 个生活领域评估观察到的干扰,包括工作、娱乐、家庭和婚姻、性别和饮食。每一项以 Likert 型回答进行等级评估,从不非常(1)到非常(7)。IIRS 在 ESRD 人群中是有效可靠的[40-42]。

试图用各种方法对职业康复进行量化,从工作状态的客观评估(是和否)、工作能力的主观评估,到详细的个人报告,如疾病的社会心理调整等级(PAIS)[43]。虽然这个变量的测定较为容易,但是就 HRQOL 的社会维度而言,其可能不是一种有效的评估方法[44]。

HRQOL 工具的另一个主要类别是疾病靶向的工具,应用于某个特定的人群。这些工具包括 Prafrey ESRD 健康调查问卷(Parfrey's health questionnaire specific for ESRD)[28]、Laupacis 肾病问卷(laupacis's kidney disease questionnaire,KDQ)[45]、Hay 肾脏疾病生命质量工具(Hays' kidney disease QOL instrument)[46]和 Wu's 选择 ESRD 治疗结果健康经历问卷调查[choice for health qutcomes in caring for end-stage renal disease(CHOICE)health experience questionnaire][47]。

1989 年 Parfrey 等[28]创建了第一个 ESRD-靶向 HRQOL 工具——"ESRD 特定健康问卷调查",目的是评估 ESRD 治疗对 QOL 的作用。他们为 ESRD 人群构建了两个特定的量表——研究躯体症状(症状量表)和情绪症状(情感量表)。症状量表由 12 项构成(疲劳、头痛、睡眠紊乱、关节痛、抽筋、瘙痒、呼吸困难、绞痛、恶心/呕吐、腹痛、肌肉无力等),从 1(非常严重)到 5(无)。情感量表也是由 12 项构成(决心 *、信念 *、困惑、异常、生气、恐惧、无助、孤独、厌烦、悲伤、绝望等)[* 信念和决心是从 1(无)到 5(非常强烈)],也从 1 到 5 评估。然后将这两个指数与 HRQOL 2 个主观的评估(Campbell's 普通情感、幸福感、生活满意度指数及 Spitzer 主观 QOL 指数)及 2 个客观的 HRQOL 评估(KPS 等级和 Spitzer 精确 OL-指数)结合。总的来说,这个问卷调查再现性好(除了 Spitzer 主观 QOL 指数),对变化敏感,具有有效性,可以比较 ESRD 和其他疾病状态。15～20 min 即可完成,但需要一个经过培训的访谈人员来执行。

1992 年,Laupacis 创建了 KDQ,一个疾病特异性的 HRQOL 工具,该工具主要针对行血透治疗的患者[45]。KDQ 包含以下 5 个方面的 26 个项目:躯体症状(6 项)、疲劳(6 项)、抑郁(5 项)、关系(6 项)和沮丧(3 项)[45]。不同于其他 HRQOL 问卷调查,KDQ 躯体症状维度具有患者特异性。判断每个患者最重要的 6 个躯体症状并进行评估。各项从 1(一直)到 7(无)划分。KDQ 具有有效性和可靠性[45],比 SIP 或 TTO 应变性更高[45,48],KDQ 的两个主要不足是仅用于行 HD 的 ESRD 患者和缺乏总体健康评估。

类似于 KDQ,Hay's KDQOL 也用于行 HD 的 ESRD 患者。不同于 KDQ,KDQOL 以 SF-36 为核心,另外补充了 19 余项量表[46]。与一般性评估工具 SF-36 相结合,可以比较不同疾病状态下的 HRQOL。KDQOL 的主要优势是具有综合性,并包含单项总体健康评估。

KDQOL 的主要不足是篇幅较长,共 134 项,约需 30 min 完成。Rao 等[49] 随后从 KDQOL 症状/问题和肾脏病影响量表发展了 11 余项量表,与 SF-36 健康调查和残障的天数呈正相关。

因为 KDQOL 的篇幅较长,所以又创建了 KDQOL 的短表(KDQOL-SF),包括核心 SF-36 量表,原始 KDQOL 的 43 个肾脏疾病靶向项目,以及一个单独的总体健康评分项目,仅含 80 项。KDQOL 和其短表的评估形式均是个人作答,但 KDQOL-SF 只需约一半时间即可完成。KDQOL-SF 可用来测试 HFQOL 的 3 个内容:PCS、MCS 和肾脏疾病组成(kidney disease component summary,KDCS)。长表和短表均具有可靠性和有效性[46,50]。除 KDQOL-SF 外,还有只含 36 项的 KDQOL-36。

类似 KDQOL,CHOICE 健康经历问卷调查(HEQ)也将 SF-36 作为其核心[47],共包含 83 项,21 个维度,可用于 PD 或 HD 的患者,具有可靠性和有效性[47]。

我们推荐 80 项的 KDQOL-SF 用于常规临床实践,原因如下:可以比较不同疾病(通过与 SF-36 健康调查相结合)、具有肾脏疾病相关的项目、评估时间相对较短、具有单一的总体健康评分项目。可在以下站点下载 KDQOL-SF 1.3 版工具和评分程序:http://gim. med. ucla. edu/kdqol/downloads/download. html。

尽管不是直接评估 QOL,但有大量研究关注透析患者的死亡质量。ESRD 提供了一个独特的机会量化过程,因为透析是唯一频繁被中断的生命支持治疗。1990 年到 1995 年间约 17.8% 的透析患者在死亡前退出透析[51]。为了更好地理解 QOL 的这一方面,Cohen 等创建了一个原型工具用于评估死亡质量——透析中断死亡质量(dialysis discontinuation quality of dying,DDQOD)工具。DDQOD 由 3 个维度构成:持续时间(死亡)、疼痛和痛苦、心理社会。每个维度从 1 到 5 评分。总分从 3 到 15,分为 3 类死亡:超过 12 为非常好的死亡,8 到 12 为较好,小于等于 8 为差。这个工具的主要问题是它无法用于评估 ESRD 死亡且不早于透析终止的死亡。

Apgar 死亡透析质量(dialysis quality of dying apgar,QODA)是另一个用于量化死亡质量的工具。它是以儿科 Apgar 评分为模型,由 5 个维度(疼痛、无痛症状、进一步照护计划、安静和时间)构成。每个维度得分从 0 到 2,分数范围在 0 到 10。目前该工具正在 6 个新西兰透析诊所测试,但仍需要检测其可靠性和有效性[54]。尚未证实 QODA 分数与 3 类死亡(如 DDQOD)存在正相关[53]。

三、终末期肾衰竭的生活质量

随着越来越多的患者发展为需要肾脏替代治疗的严重 CKD,对 HRQOL 的理解变得更加恰当,单独评估死亡率和预后已无法全面了解患者的动态变化。然而,许多数据一致显示 CKD 和 ESRD 患者 HRQOL 较差。由 Evans 等[25] 进行的标志性研究,即国家肾脏透析和移植研究对 859 例透析或移植患者的 HRQOL 进行了仔细评估,以寻找影响患者预后的主要变量。Evans 使用 Campbell's 指数(IGA、ILS、IWB),报道了 79% 移植患者功能近于正常,而家庭 HD、中心 HD 及 PD 患者中分别仅有 59%、44.7% 和 47.5% 功能接近正常。

总体来说,接受肾脏替代治疗患者的功能评分显著低于普通人群。然而,研究表明 ESRD 患者能够适应非常不利的生活环境。

其他研究也表明,与透析相比,移植可改善 QOL。对已发表的 62 篇文章进行 Meta 分析显示,与其他肾脏替代治疗相比,肾移植能使患者幸福感更强、痛苦更少[55]。Bremer 等[56]使用 Campbell's 一般情感、幸福感和生活满意度指数发现了类似的结果。在这个研究中,共有 903 例入选患者,其中 489 例返回了有效的问卷调查(54% 回答率)。功能良好的移植患者的 QOL 最好,与国家肾脏透析和移植研究一致。然而,不同于 Evan 的研究,移植失败需要重新开始透析的患者,其 HRQOL 下降最大。使用 SF-36 健康调查问卷,De Oreo[3] 表明PCS 是一个重要的死亡预测因子,等同于测定的 Kt/V。在意大利"透析–生活质量"(DIA-QOL)项目中,透析中心的 304 例患者中共有 246 例完成了 SF-36 问卷调查[57]。影响HRQOL 的因素包括有无糖尿病和年龄,但与 Kt/V、血红蛋白(Hb)浓度、体重指数或甲状旁腺激素水平无关。然而,人血白蛋白水平和由 SF-36 健康调查评估的躯体功能之间存在很强的相关性。

在西班牙合作性肾脏病患者的 QOL 研究中,使用 KI 和 SIP 评估 1000 多例患者的HRQOL,大多数患者行血透治疗[58]。所有受试者的 HRQOL 均降低,影响最严重的维度是工作、活动和睡眠。透析模式、透析膜、获得的 Kt/V 或 PCR 对 QOL 没有明显影响。Hb 浓度越高、受教育和社会经济水平越好,预示 HRQOL 越好。糖尿病、外周血管疾病(PVD)、多种并发症和女性患者分数较低。不幸的是,不同中心间 QOL 存在差异,因此增加了结果的复杂性和解读性[59]。

患者和医护人员对 HRQOL 的认识可能存在差异。Molzahn 等在一项横断面的描述性比较研究中评估了 215 例 ESRD 患者的 HRQOL:自我定位奋斗量表(self-anchoring striving scale)、幸福感指数(IWB)量表和时间权衡法(TTO)[60]。值得注意的是,与患者自己评估的HRQOL 相比,护士往往对患者 HRQOL 的认识评分较低,医生评分较高。

四、生活质量的影响

应强调评估 HRQOL 的重要性,因为它不仅反映患者的满意度,而且与致病率、住院率和生存率独立相关[61]。SF-36 健康调查的 PCS 分数与 PCR 和 Kt/V 一样,是死亡的一个重要预测因子[3]。特别是 PCS 分数每增加 5 分,生存率增高 10%。在一项国际前瞻性观察研究中,透析预后和实践模型研究(DOPPS)使用 KDQOL-SF(1.3 版)评估 9526 例透析患者的HRQOL[62]。较低的 PCS 和 MCS 分数与死亡风险(RR 分别是 1.29 和 1.13,$P<0.001$)和住院率(RR 分别是 1.15 和 1.05,$P<0.001$)显著增加有关[61]。

Parkerson 等的一项纵向观察研究中[63],对 103 例透析患者给予 5 份问卷调查,包括KDQOL-SF。评估患者的 HRQOL 基线值,然后分别于 6 个月和 1 年后再次评估。校正高血压和人口统计学因素后,高 KDQOL-SF 的躯体功能维度与 1 年患者生存率相关(OR:1.050,$P=0.008$)。

使用 SF-36 健康调查对 226 例新近开始透析的 ESRD 患者进行一项多中心前瞻性研究,结果表明,与一般人群相比,患者的 HRQOL 明显降低[64]。其躯体和精神分数比一般人群低两个标准差以上,同并发症、低人血白蛋白一样是预后不良(营养不良、住院延长和死亡)的预测因子。

五、早期转诊

因为肾脏病对患者的功能状态、社会功能和总体幸福感产生重要影响，所以在肾衰竭早期评估 HRQOL 显得很重要。大量研究表明早期转诊至肾脏科的重要性[65,66]（表 34.4）。NIH 推荐 CKD 患者转诊至综合性的透前医疗团队，以降低致病率，易于向肾脏替代治疗的过渡[67]。早期转诊的好处有：①提高患者参与和顺应性；②更多地参与透析方式的选择和启动；③更好的患者教育；④通路成熟的时间充足和避免不必要的中心置管；⑤更广泛的就业机会；⑥改善进展至 ESRD；⑦延缓相关并发症的发展如贫血和营养不良；⑧QOL 提高，沮丧、不满意和抑郁减少；⑨降低死亡率（表 34.5）[65,68-73]。透析前照护稳定的患者紧急开始透析和住院天数都较标准护理患者少[74]。尽管 KDOQI 指南建议早期开始透析，但证据并不令人信服（见第八章）[75]。为了进一步评估 KDOQI 指南，荷兰一项多中心、前瞻性、透析充分性的合作研究（NECOSAD）[76]，对 237 例新近开始透析的 ESRD 患者使用 KDQOL-SF 评估 QOL。根据 KDOQI 指南，90 例患者（38%）被归为开始透析"太晚"。这个研究表明与开始透析不晚的患者相比，开始 HD"太晚"的患者 HRQOL 较低。然而，这个影响在 12 个月后便消失了。而且，所有 HD 治疗的患者在 3 个月和 6 个月重新评估时，其 HRQOL 均明显提高。

表 34.4　与透析患者生活质量（QOL）相关的预后因素

QOL 提高	QOL 降低
早期转诊至肾脏科	年轻
血细胞比容高	糖尿病
黑人	间歇性跛行
社会经济水平	女性
教育水平	抑郁
充分透析	多种并发症
锻炼	营养不良
社会支持	睡眠障碍

表 34.5　早期转诊肾脏科的潜在优势

患者参与更好	就业机会提高
顺应性改善	延缓进展至 ESRD
更积极参与照护	延缓贫血发生
通路成熟时间充足	延缓营养不良发生
避免不必要的置管	改善生活质量
患者宣教更好	降低死亡率

注：ESRD，终末期肾脏病。

White 等的一项回顾性研究，使用 SF-36 比较了 71 例参加透前门诊的患者与 46 例未参加的患者，校正年龄、性别、残肾功能和其他并发症后，参加透前门诊是躯体功能、情绪行为限制、社会功能和总体健康方面 HRQOL 分数升高的独立预测因子。这些患者一般表现为顺应性改善、抑郁和人际关系困难减少。这些发现在老年患者中更为明显，老年人群可能需要更多的医学宣教和躯体功能的支持。开始持续性非卧床 PD 治疗的患者比 HD 患者 HRQOL 分数更高，可能与他们经常接受更多的个体化的透前培训有关[77]。

早期开始透析伴成本增加与更早的个人限制，所以必须个体化评估早期开始透析的优势。多学科合作的透前照护有助于优化这个决定，改善总体 HRQOL。

六、睡眠障碍

睡眠障碍是透析患者最常见的问题之一，主要睡眠障碍的发生率，包括睡眠时间、质量或时间的紊乱,估计在透析患者中超过 60%,而普通人群为 15%~25%[78]。一项研究显示维持性 HD 的糖尿病患者中,睡眠障碍的发生率为 68%[79]。许多患者感到强烈的痛苦或躯体和情绪问题导致 HRQOL 降低、总体健康和活力下降、疼痛和社会孤立感增加,死亡率也可能增加[79]。

透析患者最常见的睡眠障碍包括失眠、呼吸暂停和相关的呼吸障碍、下肢不宁综合征。肾脏结果的预测与评估(kidney qutcomes prediction and evaluation, KOPE)研究报道 57% 的患者夜间清醒,55% 过早醒,41% 入睡困难,31% 日间睡眠过多[80]。在糖尿病 HD 患者中,与睡眠障碍相关的危险因素包括年龄增加、抑郁和营养不良[79]。疼痛感增加和抑郁症状明显往往与入睡困难和白天睡眠过多有关。功能状态降低的患者容易在夜间清醒或过早醒。女性更易过早醒或睡眠不安,且为男性的 2 倍。如果存在骨痛、瘙痒症、透析不充分、吸烟、透析龄长,患者更易出现睡眠障碍[78,81-83]。有趣的是,营养状态和采用 Kt/V 评估透析剂量,并不与睡眠障碍相关;增加 Hb 浓度对睡眠障碍的作用仍有争议[80,82,84-86]。

成功改善睡眠习惯的措施包括限制吸烟和饮酒、放松和生物反馈技术、避免白天和透析期间小睡,以及改变睡眠环境。苯二氮可转化为失活的代谢物,例如氯硝西泮、劳拉西泮、去甲羟安定、替马西泮或催眠药,唑吡坦在必要时可用于镇静,对肾衰竭患者需调整到合适剂量[87],首剂应减少 25%。

睡眠相关的呼吸障碍和病理呼吸类型可影响多达 70% 的透析患者,往往表现为睡眠过多[88]。除了正常认知功能受损,睡眠相关呼吸障碍患者心血管发病率和死亡率风险更大[89]。Sanner 等[90]报道透析患者呼吸暂停和呼吸浅慢发生明显增多,大多数患者每小时超过 13 次,正常值为每小时少于 10 次。这些异常引起中位氧饱和度 92.5%。呼吸障碍的严重程度与 SF-36 健康调查显示的躯体功能、社会功能、角色限制、总体健康和活力减弱有关,也与疼痛、睡眠、社会孤立感及情绪反应有关。睡眠呼吸暂停的病因仍不清楚,但可能与酸碱平衡紊乱有关,后者促进周期性换气过度/换气不足循环[91,92]。由于睡眠呼吸暂停发生率高,临床医生应该保持高度警惕,对嗜睡的透析患者使用多功能睡眠记录仪。

透析患者睡眠障碍的另一个常见原因是周期性的肢体运动或下肢不宁综合征。研究报道 20%~30% 的 ESRD 患者出现严重的下肢症状和转移性感觉异常或抽筋,以至于干扰睡眠[81,93]。患者典型症状是感觉不适先于长时间的肌肉收缩[94]。这些与每分钟 2~3 次突然的猛击运动有关,并能导致患者突然清醒。尽管水电解质失衡可能导致这种病理生理现象,但许多患者运动神经元活动性过高[95]。已有报道用硫酸奎宁可改善痉挛综合征,干扰运动终板的兴奋性及随后的肌肉收缩,然而,因为其高敏感性和不良反应,美国 FDA 已取消该药用于痉挛治疗。可使用的其他药物,包括左旋多巴(100~200 mg/d)、加巴喷丁(300 mg 1 周 3 次)或中等剂量立痛定,效果报道不一[96-98]。

七、照顾者的社会支持和生活质量

患者与其社会支持间的相互作用是多方面的。对透析患者而言,社会支持分数与抑郁、社会心理评估和顺应性相关[99,100]。社会支持度增加与较低的抑郁评分、较低的疾病负担认识、更高的婚姻和生活满意度评分相关,并与年龄和疾病严重程度无关。较高的社会经济、教育和就业水平往往与更高的 QOL 相关,非裔美国人可能除外[58,101]。ESRD 患者对社会支持和家庭生活的认识是生存率的预测因子[63,99,102,103]。

失业也影响 HRQOL。失业的 ESRD 患者 SF-36 评分明显低于就业患者(躯体功能、角色作用、身体疼痛、总体健康、活力和情绪量表方面)[104]。CKD 确诊之前的多种并发症、体力劳动职业及较差的身体功能是 ESRD 患者失业的独立预测因子。就业或做家务的患者往往更加抱怨他们的治疗方案[105]。

在患者幸福感方面,一个重要而易被忽视的内容是照顾者的 QOL。健康而平衡的关系能帮助许多透析患者维持服药、饮食和治疗的顺应性;降低抑郁的严重程度和减少抑郁的发生;给予患者更多的关心。来自家庭成员的社会支持可以改善患者透析间期限制液体摄入的顺应性[106]。研究报道,与慢性疾病患者生活的家庭成员更易出现生理和精神问题[107,108]。HD 患者的照顾者的负担和 QOL 影响很大。在巴西 Belasco 等的一项研究中,大多数照顾者是女性(84%)、已婚(66%)、经济水平较低。SF-36 健康调查显示照顾者的健康和活力是最频繁的影响变量,与照顾者的负担、患者的疾病和照顾者感到的劳苦呈负相关。其他研究也支持这个发现。在瑞典的一项研究中,Lindqvist 等报道乐观、缓和的应对策略和无对抗的情绪行为可以改善照顾者的 HRQOL。女性配偶经常使用这些技巧[110]。美国的一项研究表明照顾者的种族和透析模式不会明显影响透析患者的 QOL[111]。功能高度良好的患者和家庭负担最少,应对策略最好。为了克服与患者的健康和寿命、频繁的透析治疗、移植不确定性有关的压力,家庭和照顾者主要依赖于他们的社会支持和宗教信仰度过每一天[112]。应该探讨所有 CKD 患者的家庭和人际关系,有助于优化他们的整体幸福感。

八、贫　血

从 CKD 早期持续至 ESRD,贫血对 HRQOL 的影响已经有了详细的描述(见第三十章)。CKD 患者与贫血相关的症状包括疲劳、性功能、认知障碍、不耐冷、心绞痛、呼吸困难及 HRQOL 降低。人重组红细胞生成素(rHuEPO)用于临床治疗增加 Hb 浓度,对这些参数产生巨大的影响,特别是 HRQOL 评估。无论是 HD 还是 PD 患者,纠正贫血可持续改善功能状态、活动能力、认知功能、性功能和身体不适[48,113-117]。在西班牙合作研究中,Hb 浓度明显与疾病影响量表(SIP)的躯体和总体分数相关[58]。其他大型临床研究证实即使 Hct 只增加到 30.1%,在 SIP、Karnofsky 指数(KI)和 SF-36 健康调查中患者的疲劳、活动能力和总体分数仍有改善[118,119]。在这些临床试验中,未接受 rHuEPO 的 HD 患者 SF-36 分数明显低于接受 rHuEPO 的患者。随着 rHuEPO 治疗的开始,其分数上的差异逐渐消失。在一个类似试验中,Moreno 等[120]观察到当透析患者一开始使用 rHuEPO,SIP 的三个维度分数都显著提高。KI 和 SIP 评估发现 HRQOL 与 29%~35% 的 Hct 存在正相关。Evans[113] 通过 KI 评估表明 rHuEPO 治疗 10 个月的透析患者 HRQOL 超过了未治疗的肾移植患者。

透析前存在贫血的患者开始 rHuEPO 治疗也可明显改善 HRQOL[121,122]。在一项随机、前瞻性临床试验中,Revicki 等[70]对 Hct 达到 35%、接受 rHuEPO 治疗的 ESRD 前的患者,以及平均 Hct 为 26.8% 的未治疗的患者进行了比较,采用 SIP(3 个量表)、SF-36(4 个量表)和 Campbell's ILS 评估 HRQOL。治疗组患者的躯体功能、能量、身体痛苦、性功能障碍、抑郁和满意度都得到改善;结果与 Hct 的升高密切相关[70]。现在研究也表明早期纠正贫血可能预防 CKD 的一些并发症。纠正贫血可能会逆转左心室肥厚、改善心肌收缩力、增加左心室射血分数。当 Hct 降至 35% 以下时,应早期治疗贫血,可能预防心血管恶化,降低总体致病率和死亡率,对维持 HRQOL 是必需的[123-126]。

不幸的是,优化 HRQOL 的 Hg/Hct 靶目标仍存在争议。NKF-KDOQI 指南推荐贫血治疗的目标 Hb 浓度为 11~12 g/dl[127]。尚不清楚进一步增加 Hg 是否会改善 HRQOL。在加拿大红细胞生成素研究中,Hb 浓度为 11.7 g/dl 时 HRQOL 增加达到平台期[21,48]。Moreno 等使用 KI 和 SIP 表明 HRQOL 与 29%~35% 的 Hct 存在正相关;Hct 浓度越高,获益越明显。Eschbach 等[129]表明 Hct 逐渐增加到 42%,HRQOL 也不断提高。在另一项 Moreno 等[130]报道的研究中,透析患者的 Hct 比基线 Hct 增加了 5%。基线 Hct 范围为 28%~35%。采用 KI 和 SIP 评估 HRQOL 显示,Hct 增加与 HRQOL 提高显著相关。尽管该研究未涉及其他问题,但应该注意这些接受评估的患者均无明显的并发症。

相反,合并缺血性心脏病或充血性心衰的 HD 患者,Hct 正常化可能是有害的。在北美多中心研究中,Besarab 等[131]前瞻性随机分析了 1233 例合并心脏病的患者,其目标 Hct 水平在 42% 或 30%。由于正常化 Hct 组的致病率和死亡率风险增加,一个独立数据监督委员会提前终止了该研究。29 个月后,正常 Hct 组 183 例患者死亡,19 例非致命心肌梗死(MI),低 Hct 组 150 例患者死亡和 14 例 MI。值得注意的是,两组患者的死亡率随着 Hct 的增加而降低,SF-36 测试 HRQOL 的结果表明 Hct 每增加 1%,HRQOL 增加 0.6 分。其他研究已表明 Hct 越高的患者,致病率越低[130]。纠正血红蛋白和肾功能不全的预后(CHOIR)研究是一个针对未透析 CKD 患者的随机临床试验,分为高 Hb 组(目标 Hg 13.0~13.5 g/dl)或低 Hb 组[132]。采用 KDQ、SF-36 健康调查和线性相似物自我评价(LASA)评估 HRQOL。由于担心高 Hb 组的优势小于 5%,CHOIR 研究早期终止了。1432 例患者的数据表明贫血治疗后,两组的 HRQOL 分数均提高。LASA 和 KDQ 比较两组患者基线 HRQOL 的改善情况,两组间无显著差异。然而,SF-36 显示低 Hb 组因情绪或个人问题引起的角色限制得到明显改善[132]。与 CHOIR 研究有关的问题包括高 Hb 组的目标 Hb 未达到(中位 Hb 12.8 g/dl)、使用 QOL 工具的时间框架不清楚,以及使用高剂量的 rHuEPO,而后者可能有血管效应。

目前,2006 年 KDOQI 指南推荐所有 CKD 患者 Hb 水平维持在 11 g/dl 或以上,并且常规情况下 Hb 不应保持在 13 g/dl 以上[133]。然而,因为 Hb 越接近 13 g/dl,可能 HRQOL 改善越明显,所以必须强调至少达到目前推荐的 Hb 水平。

九、抑郁

抑郁是 HD 患者最普遍的心理问题,可影响 20%~70% 的患者[12,134,135]。根据诊断抑郁的工具及其不同的诊断标准评估抑郁的发生率差别很大。对于透析患者,抑郁明显与 HRQOL 相关[136],在女性患者中更加普遍,而与其对透析人员或肾脏科医生的满意度无关,与 PD 和移植患者相比,抑郁在 HD 患者中最普遍[137,138]。透析患者抑郁的病因是多因素的:躯体状态欠佳;复杂的治疗方案;时间、财力、性功能和控制力丢失。正如其他慢性疾病,抑郁程度随时间迁移可以预测 ESRD 患者死亡。Kovac 等[137]研究了医生诊断的抑郁和患者报道的抑郁是否为预测患者死亡率和住院率的危险因素。在超过 5000 例 HD 患者的队列研究中,抑郁的发生率是 20%。医疗记录和 KDQOL-SF 评估显示,抑郁患者较非抑郁患者死亡率和住院率的相对危险度高 23%。因此,医生应该使用敏感的工具如 BDI 或 BDI-Ⅱ

定期评估患者的抑郁症状,如果发现,应给予相应治疗[33]。

十、人口统计学变量

年龄

随着透析和移植人群的年龄增长,研究年龄对 HRQOL 的影响非常重要。早期研究表明老龄对 HRQOL 存在负面影响[25,64,140]。这些研究比较了小于 65 岁 CKD 患者和大于 65 岁 CKD 患者的 HRQOL,发现老龄组 HRQOL 更差。在西班牙 QOL 研究中,SIP 躯体维度恶化与年龄增加明显相关[12,58,128]。然而,Rebollo 等[141]使用 SIP 和 SF-36 研究了 485 例 HD 或移植患者,老龄患者评分明显高于年轻患者。老龄肾移植患者甚至比普通人群评分更高。这个数据表明 ESRD 很少对老年人产生影响,且移植是一个取代透析的合理方式。正如 SF-36健康调查评估,老年透析患者比年轻患者躯体功能更好、疼痛感更低、拥有更加乐观的健康观念。有趣的是,这些老年患者住院的可能性很小,而且住院时间更短。较高的经济水平、教育水平、KI 分数和较少的并发症与更高的 HRQOL 相关[142]。老年透析患者往往更满意他们的生活,而且比年轻患者更容易接受他们的身体限制。这可能部分因为老年人预期的 HRQOL 更差,因此对肾脏替代治疗能够延长寿命感到更加高兴[4,143,144]。在国际透析预后与实践模式研究(DOPPS)显示,老龄与 MCS 评分、社会功能量表或总体健康下降并不明显相关,但与较低的 PCS 评分相关[62]。

在 PD 的老年患者中,虽然食欲和情绪较年轻患者差,但两者总体 HRQOL 无明显差异[145]。而且,临床预后和通过 SF-36 及 KDQOL 评估 HRQOL,在 PD 或 HD 治疗的老年患者间无明显差异[146]。因此,单独根据 HRQOL,不应该仅仅依靠年龄从一种治疗方式排除患者。

性别

研究表明女性比男性 HRQOL 更低,与肾脏替代治疗方式无关,甚至在透析前的 CKD 患者中也是如此[58,142,147,148]。研究表明女性 HRQOL 下降可能与社会因素和抑郁的相关性更强,特别是女性在社会功能中的改变,而不是因为躯体因素[12]。然而,在瑞典一项研究中发现,与 ESRD 的男性患者相比,女性患者表现出不能够有效应对 ESRD 的躯体方面的问题[149]。另外,在瑞典健康相关的生活质量(SWED-QUAL)问卷调查(源自 SF-36 健康调查)中,PD 治疗的女性患者评分低于 HD 治疗的女性患者[149]。DOPPS 也表明,女性在躯体功能、身体疼痛和活力方面评分显著低于男性[62]。

种族

尽管透析患者中少数民族比例过高,而其在移植患者中比例过低,但 ESRD 患者中少数民族患者校正的死亡率和 HRQOL 比其他人群更好[150]。在两个市区透析单位,Welch 等使用 Wisconsin QOL 指数评估了 79 例黑人透析患者的 HRQOL。这些患者的 HRQOL 相当高,与非-非裔美国人相似。在黑人患者中,心理和精神健康评分高于躯体功能。HRQOL 较差与接受的教育更多和年龄较轻有关。在佐治亚州的一项前瞻性观察研究中,老年黑人透析患者的 HRQOL 优于老年白人患者[101]。在这个研究中,老年白人患者更多地抱怨恶心、乏力和透析后怠惰。尽管糖尿病发生率较低,他们更多地认为透析干扰了其健康和饮食,对自己的健康和生活感到不满[101]。检验 HRQOL 差异的最大数据库来自 DOPPS,其队列分为:白人($n=3143$)、非裔美国人($n=2102$)、亚洲人($n=183$)、本土美国人($n=50$)、西班牙人($n=587$)及其他($n=86$)。与西班牙人组相比,非裔美国人组在 KDQOL-SF 三个组分校正的 HRQOL 分数显著较高[152],他们的平均差异是 PCS+1.3、MCS +1.1 和 KDCS+1.8。然而,非裔美国人组在“患者满意度”一项评分显著降低(平均差异为−3.2)[152]。

使用 KDQOL-SF 调查发现,与白人患者相比,英国的亚裔患者在透析时及成功移植后 HRQOL 均明显较低[153]。特别值得注意的是,亚裔患者将肾脏疾病视作社会负担。DOPPS 显示亚洲组 PCS 分数较白人明显升高(平均差异为+2.4),但 MCS 和 KDCS 未观察到明显差异[152]。

与白人组相比,DOPPS 研究中的西班牙人组 PCS 分数显著增高(平均差异为+1.6),但 MCS 和 KDCS 分数较低(平均差异,分别是−1.4 和−1.7)[154]。

美国少数民族等待移植的时间更长、家庭透析的更少、自体血管造瘘较少、不充分的透析处方更多。校正这些不公正因素可能会对 HRQOL 产生积极影响。

十一、健康相关的生活质量

并发症

随着肾功能下降,许多患者出现乏力、昏睡、肌肉抽搐、食欲下降和失控感。这种躯体状态恶化伴有 HRQOL 降低。在肾脏疾病饮食调整(MDRD)研究中,躯体症状的严重性与 HRQOL 下降相关,后者与肾功能下降相平行[147]。一些患者在透析开始后 HRQOL 提高,但这种改善是多变的,取决于同时存在的医疗问题。患者在透析开始前和透析后,其并发症的数量明显与较低的躯体功能和更差的 SIP 分数相关[12,58]。特别是,间歇性跛行(PVD 的一种表现)、未控制的高血压和躯体症状是 HRQOL 差的重要决定因素[57,154]。毫不意外,糖尿病也与更差的 HRQOL 明显相关[140]。糖尿病患者 HRQOL 各项得分均较低,与年龄无关,这可能与糖尿病多系统损伤有关,特别是神经病变[155]。重要的是,加强教育可改善这些患者的 HRQOL。McMurray 等[156]随机将 83 例 DM 透析患者分为标准教育组或强化教育组。对照组足部疾病和截肢的风险在 1 年后增加了,但强化教育组无变化。与对照组相比,治疗组患者 HRQOL 指数明显提高,强调了加强教育和支持的重要优势。

十二、透析相关的因素

透析方式

透析方式对 HRQOL 的影响仍存在争议。一些研究表明 HD 患者比 PD 患者满意度更好[25,55,56]。在一项前瞻性观察研究中,使用 SF-36 健康调查的 PCS 和 MCS 比较了 177 例透析超过 15 个月的患者的 HRQOL[157]。PD 患者 PCS 分数明显低于 HD 患者,尽管 MCS 分数和抑郁发生率相似。然而,校正了人血白蛋白水平后,这种差异就消失了。其他学者发现虽然 PD 患者独立性更好,但他们比 HD 患者更加焦虑、不安全感更多[12,158]。NECOSAD 研究使用 KDQOL-SF 报道的 PD 患者的躯体维度得分明显高于 HD 患者 HRQOL[159]。Bakewell 等使用 KDQOL-SF 在 PD 患者中发现了相似的结果[160]。

其他研究则得出相反的结果。一个包含 61 项研究的 Meta 分析比较了不同肾脏替代治疗之间 HRQOL 的差异,结果提示 PD 患者比 HD 患者幸福感更强、沮丧更少[55]。

透析充分性

其他研究评估了 Kt/V 及透析新方法对 HRQOL 的影响。使用 KDQOL-SF、SF-36 和 EuroQol EQ-5D,Manns 等发现平均 Kt/V 大于或等于 1.3 的 HD 患者,HRQOL 更好[161]。在 HEMO 研究中,使用 IWB 和 KDQOL(长表)调查问卷评估 HRQOL。与标准剂量(eKt/V 为 1.05)相比,透析剂量高(eKt/V 为 1.45)与更高的 PCS 分数相关,,疼痛也明显减少[162]。Chen 等使用 SF-36 健康调查,报道总尿素清除率充分的 PD 患者比透析不充分患者的 HRQOL 更好[163]。另一项支持增加清除率可改善 HRQOL 的研究表明,PD 患者每周增加 1 次 HD,其 HRQOL 增加[164]。

透析缓冲液对个人 HRQOL 的影响尚无长期研究。其他提高透析剂量的方法已有研究报道。HEMO 研究中,与低通量膜相比,使用高通量膜与改善 HRQOL 无相关性[162]。然而,已有研究报道每日透析和夜间家庭 HD 可改善 HRQOL,因这些治疗减少了透析相关的症状和住院,改善了幸福感[165-167]。因为这些治疗需要大量成本和较高技术要求,所以尚需进一步进行成本-利益分析。

十三、营养和躯体活动

ESRD 患者保持良好营养状态的重要性已经众所周知(见第二十八章)。虽然许多研究没有直接检查营养指标,但都报道了低人血白蛋白与低 HRQOL 有关。一般来说,SF-36 分数与人血白蛋白和贫血之间存在明显的负相关,与肥胖也呈负相关[168,169]。低人血白蛋白与 SF-36 评估的躯体功能、社会功能下降和肾脏病的负担独立相关。低 PCR 与 KPS 评估的躯体功能分数下降和残疾相关[170]。

许多作者描述了体育锻炼对改善 HRQOL 有益。在开始透析时,肌肉开始减少,在整个透析治疗的过程中,锻炼均对改善 HRQOL 有益[171,172]。运动量可独立预测步行速度、站起和躯体功能[173]。增加锻炼的干预措施包括中心内骑车运动、家庭生活方式及康复[174,175],并应该推广到所有患者。

十四、结论

认识到 HRQOL 是 CKD 患者致病率和死亡率的一个重要预测因子,这是照护 CKD 患者的一个重要进步。评估 HRQOL 有助于评估干预措施的作用,促进患者参与自己的照护,提高患者的满意度[176]。改善贫血、营养不良、活动性低、透析前护理和社会支持系统提高 HRQOL,与提高生存率相关。针对这些因素采取适当的措施,积极控制血压,保护残肾功能,保证透析充分性,可进一步降低患者预后差的风险。将来,远程医疗和其他技术进步可能会提供更多改善 HRQOL 的其他机制[177]。目前,医护人员应注重 HRQOL 问题,使用有效的工具如 KDQOL-SF 定期评估患者的 HRQOL。

(方　炜　译)

参 考 文 献

1. The American Heritage dictionary of the English language, 3rd ed. Boston: Houghton Mifflin, 1992.
2. Constitution of the World Health Organization. World Health Organization. Handbook of basic documents, 5th ed. Geneva: Palais des Nations, 1952:3–20, www.who.int/msa/qol/ql1.htm.
3. DeOreo PB. Hemodialysis patient-assessed functional health status predicts continued survival, hospitalization, and dialysis-attendance compliance. Am J Kidney Dis 1997;30:204–212, (UI 9261030).
4. Ifudu O, et al. Predictive value of functional status for mortality in patients on maintenance hemodialysis. Am J Nephrol 1998;18:109–116, (UI 9569952).
5. McClellan WM, et al. Functional status and quality of life: predictors of early mortality among patients entering treatment for end-stage renal disease. J Clin Epidemiol 1991;44:83–89, (UI 1986062).
6. Testa MA, et al. Assessment of quality-of-life outcomes. N Engl J Med 1996;334:835–840, (UI 8596551).
7. Edgell ET, et al. A review of health-related quality-of-life measures used in end-stage renal disease. Clin Ther 1996;18:887–938, (UI 8930432).
8. Lord FM. Applications of item response theory to practical testing problems. Hillsdale: Lawrence Erlbaum Associates, 1980.
9. Kimmel PL. Just whose quality of life is it anyway? Controversies and consistencies in measurement of quality of life. Kidney Int 2000;57:S113–S120.
10. Ware JE, et al. The RAND MOS 36-Item Short Form Health Survey (SF-36) 1.0, developed at RAND for the Medical Outcomes Study, Santa Monica, RAND, 1986, 1992, www.rand.org/health/surveys/sf36item/.
11. Clason D, et al. Analyzing data measured by individual Likert-type items. J Agric Tradit Bot Appl 1994;35(4):31–35.
12. Valderrabano F, et al. Quality of life in end-stage renal disease patients. Am J Kidney Dis 2001;38:443–464, (UI 11532675).
13. Cagney KA, et al. Formal literature review of quality-of-life instruments used in end-stage renal disease. Am J Kidney Dis 2000;36:327–336, (UI 10922311).
14. Bergner M, et al. The sickness impact profile: conceptual formulation and methodology for the development of a health status measure. Int J Health Serv 1976;6:393–415, (UI 955750).
15. Bergner M, et al. The sickness impact profile: development and final revision of a health status measure. Med Care 1981;19:787–805, (UI 7278416).
16. Ware JE Jr, et al. The MOS 36-item short-form health survey (SF-36). I. Conceptual framework and item selection. Med Care 1992;30:473–483, (UI 1593914).
17. Torrance GW. Utility approach to measuring health-related quality of life. J Chronic Dis 1987;40:593–603, (UI 3298297).
18. Churchill DN, et al. Measurement of quality of life in end-stage renal disease: the time trade-off approach. Clin Invest Med 1987;10:14–20, (UI 3545580).
19. Maor Y, et al. A comparison of three measures: the time trade-off technique, global health-related quality of life and the SF-36 in dialysis patients. J Clin Epidemiol 2001;54:565–570, (UI 11377116).
20. Churchill DN, et al. A comparison of evaluative indices of quality of life and cognitive function in hemodialysis patients. Control Clin Trials 1991;12(Suppl 4):159S–167S, (UI 1663852).
21. Keown PA. The Canadian Erythropoietin Study Group. Quality of life in end-stage renal disease patients during recombinant human erythropoietin therapy. Contrib Nephrol 1991;88:81–86, discussion 87–89, (UI 2040199).
22. Laupacis A, et al. The Canadian Erythropoietin Study Group. The use of generic and specific quality-of-life measures in hemodialysis patients treated with erythropoietin. Control Clin Trials 1991;12(Suppl 4):168S–179S, (UI 1663853).
23. Maltoni M, et al. Prediction of survival of patients terminally ill with cancer: results of an Italian prospective multicentric study. Cancer 1995;75:2613–2622, (UI 7537625).
24. Llobera J, et al. Terminal cancer: duration and prediction of survival time. Eur J Cancer 2000;36:2036–2043, (UI 11044639).
25. Evans RW, et al. The quality of life of patients with end-stage renal disease. N Engl J Med 1985;312:553–559, (UI 3918267).
26. Revicki DA. Relationship between health utility and psychometric health status measures. Med Care 1992;30(Suppl 5):MS274–MS282, (UI 1583939).
27. Berkman AH, et al. Sexuality and the life-style of home dialysis patients. Arch Phys Med Rehabil 1982;63:272–275, (UI 7082154).
28. Parfrey PS, et al. Development of a health questionnaire specific for end-stage renal disease. Nephron 1989;52:20–28, (UI 2651947).
29. Campbell A, et al. The quality of American life. New York: Russell Sage Foundation, 1976:32–60.
30. Campbell A. Subjective measures of well-being. Am Psychol 1976;31:117–124, (UI 1267244).
31. Bradburn N. The structure of psychological well-being. Two dimensions of psychological well-being: positive and negative affect. Chicago: Aldine Publishing, 1969.
32. Beck AT, et al. An inventory for measuring depression. Arch Gen Psychiatry 1961;4:561–571.
33. Craven JL, et al. The Beck Depression Inventory as a screening device for major depression in renal dialysis patients. Int J Psychiatry Med 1988;18:365–374, (UI 3235282).
34. Silber E, et al. Self-esteem: clinical assessment and measurement validation. Psychol Rep 1965;16:1017–1071.
35. Wallston BS, et al. Development and validation of the health locus of control (HLC) scale. J Consult Clin Psychol 1976;44:580–585, (UI 939841).
36. Rotter JB. Generalized expectancies for internal versus external control of reinforcement. Psychol Monogr 1966;80:1–28, (UI 5340840).
37. Rotter JB. The development and applications of social learning theory. New York: Praeger, 1982.
38. Craig AR, et al. A scale to measure locus of control of behaviour. Br J Med Psychol 1984;57(Pt 2):173–180, (UI 6743598).
39. Devins GM, et al. The emotional impact of end-stage renal disease: importance of patients' perception of intrusiveness and control. Int J Psychiatry Med 1983-1984;13:327–343, (UI 6671863).
40. Devins GM, et al. Psychosocial impact of illness intrusiveness moderated by self-concept and age in end-stage renal disease. Health Psychol 1997;16:529–538, (UI 9386998).
41. Devins GM, et al. Structure of lifestyle disruptions in chronic disease: a confirmatory factor analysis of the Illness Intrusiveness Ratings Scale. Med Care 2001;39:1097–1104, (UI 11567172).
42. Devins GM, et al. Illness intrusiveness and quality of life in end-stage renal disease: comparison and stability across treatment modalities. Health Psychol 1990;9:117–142, (UI 2331973).
43. Kaplan De-Nour A. Psychosocial adjustment To Illness Scale (PAIS): a study of chronic hemodialysis patients. J Psychosom Res 1982;26:11–22, (UI 7038108).
44. Kaplan De-Nour A. Renal replacement therapies. In: Spilker B, ed. Quality of life assessments in clinical trials. New York: Raven Press, 1990:381–389.
45. Laupacis A, et al. A disease-specific questionnaire for assessing quality of life in patients on hemodialysis. Nephron 1992;60:302–306, (UI 1565182).
46. Hays RD, et al. Development of the kidney disease quality of life (KDQOL) instrument. Qual Life Res 1994;3:329–338, (UI 7841967).

47. Wu AW, et al. Developing a health-related quality-of-life measure for end-stage renal disease: the CHOICE Health Experience Questionnaire. *Am J Kidney Dis* 2001;37:11–21, (UI 11136162).

48. Canadian Erythropoietin Study Group. Association between recombinant human erythropoietin and quality of life and exercise capacity of patients receiving haemodialysis. Canadian Erythropoietin Study Group. *Br Med J* 1990;300:573–578, (UI 2108751).

49. Rao S, et al. Development of subscales from the symptoms/problems and effects of kidney disease scales of the kidney disease quality of life instrument. *Clin Ther* 2000;22:1099–1111, (UI 11048907).

50. Korevaar JC, et al. Validation of the KDQOL-SF: a dialysis-targeted health measure. *Qual Life Res* 2002;11:437–447, (UI 12113391).

51. Neff MS. To be or not to be: the decision to withdraw or be withdrawn from dialysis. *Am J Kidney Dis* 1999;33:601–606, (UI 10070928).

52. Cohen LM, et al. Dying well after discontinuing the life-support treatment of dialysis. *Arch Intern Med* 2000;160:2513–2518, (UI 10979064).

53. Cohen LM, et al. A very good death: measuring quality of dying in end-stage renal disease. *J Palliat Med* 2001;4:167–172, (UI 11441625).

54. Cohen LM, Germain MJ. Measuring quality of dying in end-stage renal disease. *Semin Dial* 2004;17(5):376–379, (UI 15461747).

55. Cameron JI, et al. Differences in quality of life across renal replacement therapies: a meta-analytic comparison. *Am J Kidney Dis* 2000;35:629–637, (UI 10739783).

56. Bremer BA, et al. Quality of life in end-stage renal disease: a reexamination. *Am J Kidney Dis* 1989;13:200–209, (UI 2493190).

57. Mingardi G, et al. DIA-QOL Group. Health-related quality of life in dialysis patients: a report from an Italian study using the SF-36 Health Survey. *Nephrol Dial Transplant* 1999;14:1503–1510, (UI 10383015).

58. Moreno F, et al. Quality of life in dialysis patients: a Spanish Multicentre Study. *Nephrol Dial Transplant* 1996;11(Suppl 2):S125–S129, (UI 8804012).

59. Mozes B, et al. Differences in quality of life among patients receiving dialysis replacement therapy at seven medical centers. *J Clin Epidemiol* 1997;50:1035–1043, (UI 9363038).

60. Molzahn AE, et al. Quality of life of individuals with end-stage renal disease: perceptions of patients, nurses, and physicians. *ANNA J* 1997;24:325–333, discussion 334–335, (UI 9238904).

61. Mingardi G. DIA-QOL Group. Quality of life and end-stage renal disease therapeutic programs. Dialysis quality of life. *Int J Artif Organs* 1998;21:741–747, (UI 9894753).

62. Lopes AA, Bragg-Gresham JL, Goodkin DA, et al. Factors associated with health-related quality of life among hemodialysis patients in the DOPPS. *Qual Life Res* 2007;16(4):545–557, E pub 2007 Feb 8. Erratum in: *Qual Life Res* 2007;16(6):1095, (UI 17286199).

63. Parkerson GR Jr, et al. Health-related quality of life predictors of survival and hospital utilization. *Health Care Financ Rev* 2000;21(3):171–184, (UI 11481754).

64. Merkus MP, et al. Quality of life in patients on dialysis: self-assessment 3 months after the start of treatment. *Am J Kidney Dis* 1997;29:584–592, (UI 9100049).

65. White CA, et al. Pre-dialysis clinic attendance improves quality of life among hemodialysis patients. *BMC Nephrol* 2002;3:3, (UI 11934351).

66. Binik YM, et al. Live and learn: patient education delays the need to initiate renal replacement therapy in end-stage renal disease. *J Nerv Ment Dis* 1993;181:371–376.

67. NIH Consensus Statement. Morbidity and mortality of dialysis. *Ann Intern Med* 1994;121:62–70.

68. Klang B, et al. Predialysis education helps patients choose dialysis modality and increases disease-specific knowledge. *J Adv Nurs* 1999;29:869–876.

69. Ahlem J, et al. Well-informed patients with end-stage renal disease prefer peritoneal dialysis to hemodialysis. *Perit Dial Int* 1993;12(Suppl 2):S196–S198.

70. Revicki DA, et al. Health-related quality of life associated with recombinant human erythropoietin therapy for pre-dialysis chronic renal disease patients. *Am J Kidney Dis* 1995;25:548–554, (UI 7702049).

71. Sesso R, et al. Time of diagnosis of chronic renal failure and assessment of quality of life in hemodialysis patients. *Nephrol Dial Transplant* 1997;12:2111–2115.

72. Arora P, et al. Prevalence, predictors and consequences of late nephrology referral at a tertiary care center. *J Am Soc Nephrol* 1999;10:1281–1286.

73. Obrador GT, et al. Early referral to the nephrologist and timely initiation on renal replacement therapy: a paradigm shift in the management of patients with chronic renal failure. *Am J Kidney Dis* 1998;31:398–417.

74. Holland DC, et al. Sub-optimal dialysis initiation in a retrospective cohort of predialysis patients. *Scand J Urol Nephrol* 2000;34:341–347.

75. Eknoyan G, et al. *Clinical practice guidelines: final guideline summaries from the work groups of the National Kidney Foundation–Dialysis Outcomes Quality Initiative*. New York: National Kidney Foundation, 1997.

76. Korevaar JC, et al. National Kidney Foundation-Dialysis Outcomes Quality Initiative. Evaluation of DOQI guidelines: early start of dialysis treatment is not associated with better health-related quality of life. *Am J Kidney Dis* 2002;39:108–115, (UI 11774109).

77. Korevaar JC, et al. The NECOSAD Study Group. Quality of life in pre-dialysis end-stage renal disease patients at the initiation of dialysis therapy. *Perit Dial Int* 2000;20:69–75, (UI 10716587).

78. American Psychiatric Association. *Diagnostic and statistical manual of mental disorders*, 4th ed. Washington, DC: American Psychiatric Association, 2000.

79. Han SY, et al. Insomnia in diabetic hemodialysis patients: prevalence and risk factors by a multicenter study. *Nephron* 2002;92:127–132, (UI 12187095).

80. Williams SW, et al. Correlates of sleep behavior among hemodialysis patients: the kidney outcomes prediction and evaluation (KOPE) study. *Am J Nephrol* 2002;22:18–28, (UI 11919399).

81. Walker S, et al. Sleep complaints are common in a dialysis unit. *Am J Kidney Dis* 1995;26:751–756.

82. Holley JL, et al. A comparison of reported sleep disturbances in patients on chronic hemodialysis and continuous peritoneal dialysis. *Am J Kidney Dis* 1992;19:156–161.

83. Soldatos C, et al. Cigarette smoking associated with sleep difficulty. *Science* 1980;207:551–553.

84. Evans RW, et al. The quality of life of hemodialysis recipients treated with recombinant human erythropoietin. *JAMA* 1990;263:825–830.

85. Levin NW. Quality of life and hematocrit level. *Am J Kidney Dis* 1992;20(Suppl 1):16–20.

86. Benz RL, et al. The SLEEPO Study. A preliminary study of the effects of correction of anemia with recombinant human erythropoietin therapy on sleep, sleep disorders, and daytime sleepiness in hemodialysis patients. *Am J Kidney Dis* 1999;34:1089–1095.

87. Salva P, et al. Clinical pharmacokinetics and pharmacodynamics of zolpidem: therapeutic implications. *Clin Pharmacokinet* 1995;29:142–153, (UI 8521677).

88. Kimmel PL, et al. Sleep apnea syndrome in chronic renal dialysis. *Am J Med* 1989;86:308–314, (UI 2919612).

89. Partinen M, et al. Long-term outcome for obstructive sleep apnea syndrome patients. *Chest* 1988;94:1200–1204.

90. Sanner BM, et al. Sleep-related breathing disorders impair quality of life in haemodialysis recipients. *Nephrol Dial Transplant* 2002;17:1260–1265, (UI 12105250).

91. Fletcher EC. Obstructive sleep apnea and the kidney. *J Am Soc Nephrol* 1993;4:1111–1121.

92. Hallett MD, et al. Sleep apnea in end-stage renal disease patients on hemodialysis and continuous ambulatory peritoneal dialysis. *ASAIO J* 1995;41:M435–M441.

93. Winkelman JW, et al. Restless legs syndrome in end-stage renal disease. *Am J Kidney Dis* 1996;28:372–378.

94. Trenkwalder C, et al. Electrophysiologic pattern of involuntary limb movements in the restless leg syndrome. *Muscle Nerve* 1996;19:155.

95. McGee SR. Muscle cramps. *Arch Intern Med* 1990;150:511.

96. Trenkwalder C, et al. L-dopa therapy of uremic and idiopathic restless legs syndrome: a double blind, cross over trial. *Sleep* 1995;18:681–688.

97. Serrao M, et al. Gabapentin treatment for muscle cramps: an open-label trial. *Clin Neuropharmacol* 2000;23:45.

98. Thorp ML, et al. A crossover study of gabapentin in the treatment of

restless legs syndrome among hemodialysis patients. *Am J Kidney Dis* 2001;38:104–108.

99. Kimmel PL. Psychosocial factors in adult end-stage renal disease patients treated with hemodialysis: correlates and outcomes. *Am J Kidney Dis* 2000;35(4 Suppl 1):S132–S140, (UI 10766011).

100. Böyer CB, et al. Social support and demographic factors influencing compliance of hemodialysis patients. *J Appl Soc Psychol* 1990;20:1902–1918.

101. Kutner NG, et al. A comparison of the quality of life reported by elderly whites and elderly blacks on dialysis. *Geriatr Nephrol Urol* 1998;8:77–83, (UI 9893215).

102. Christensen AJ, et al. Predictors of survival among hemodialysis patients: effect of perceived family support. *Health Psychol* 1994;13:521–525.

103. McClellan WM, et al. Social support and subsequent mortality among patients with end-stage renal disease. *J Am Soc Nephrol* 1993;4:1028–1034.

104. Blake C, et al. Physical function, employment and quality of life in end-stage renal disease. *J Nephrol* 2000;13:142–149.

105. Lamping DL, et al. Hemodialysis compliance: assessment, prediction and intervention: part II. *Semin Dial* 1990;3:105–111.

106. Brown J, et al. Factors influencing compliance with dietary restrictions in dialysis patients. *J Psychosom Res* 1988;32:191–196.

107. Cantor MH. Strain among caregivers: a study of the experiences in the United States. *Gerontologist* 1983;23:597–618.

108. Schultz R, et al. Psychiatric and physical morbidity effects of dementia caregiving: prevalence, correlates, and causes. *Gerontologist* 1995;35:771–775.

109. Belasco AG, et al. Burden and quality of life of caregivers for hemodialysis patients. *Am J Kidney Dis* 2002;39:805–812, (UI 11920347).

110. Lindqvist R, et al. Coping strategies and health-related quality of life among spouses of continuous ambulatory peritoneal dialysis, haemodialysis, and transplant patients. *J Adv Nurs* 2000;31:1398–1408, (UI 10849152).

111. Wicks MN, et al. Subjective burden and quality of life in family caregivers of patients with end-stage renal disease. *ANNA J* 1997;24:531–538, (UI 9392735).

112. Pelletier-Hibbert M, et al. Sources of uncertainty and coping strategies used by family members of individuals living with end-stage renal disease. *Nephrol Nurs J* 2001;28:4117–4417.

113. Evans RW. Recombinant human erythropoietin and the quality of life of end-stage renal disease patients: a comparative analysis. *Am J Kidney Dis* 1991;18(4 Suppl 1):62–70, (UI 1928082).

114. Delano BG. Improvements in quality of life following treatment with rHuEPO in anemic hemodialysis patients. *Am J Kidney Dis* 1989;14:14–18.

115. Auer J, et al. Quality of life improvements in CAPD patients treated with subcutaneously administered erythropoietin for anemia. *Perit Dial Int* 1992;12:40–42.

116. Guthrie M, et al. Effects of erythropoietin on strength and functional status of patients on hemodialysis. *Clin Nephrol* 1993;39:97–102, (UI 8448925).

117. Mayer G, et al. Working capacity is increased following recombinant human erythropoietin treatment. *Kidney Int* 1988;34:525–528, (UI 3199672).

118. Bennet WM. A multicenter clinical trial of epoetin beta for anemia of end-stage renal failure. *J Am Soc Nephrol* 1991;1:1990–1998.

119. Beusterein LM, et al. The effects of recombinant human erythropoietin on functional health and well being in chronic dialysis patients. *J Am Soc Nephrol* 1996;7:763–773.

120. Moreno E, et al. Influence of hematocrit on the quality of life of hemodialysis patients. *Nephrol Dial Transplant* 1994;9:1034–1037.

121. Lim VS. Recombinant human erythropoietin in predialysis patients. *Am J Kidney Dis* 1991;18(Suppl):34–37.

122. U.S. Recombinant Human Erythropoietin Predialysis Group. Double-blind, placebo controlled study of the therapeutic use of recombinant human erythropoietin for anemia associated with chronic renal failure in predialysis patients. *Am J Kidney Dis* 1991;14:50–59.

123. Drueke TB, et al. Does early anemia correction prevent complications of chronic renal failure? *Clin Nephrol* 1999;51:1–11, (UI 9988140).

124. Bedani PL, et al. Erythropoietin and cardiocirculatory condition in aged patients with chronic renal failure. *Nephron* 2001;89:350–353.

125. McMahon LP, et al. Effects of haemoglobin normalization on quality of life and cardiovascular parameters in end-stage renal failure. *Nephrol Dial Transplant* 2000;15:1425–1430, (UI 10978402).

126. Valderrabano F. Quality of life benefits of early anaemia treatment. *Nephrol Dial Transplant* 2000;15(Suppl 2):23–28, (UI 11032354).

127. National Kidney Foundation-Dialysis Outcomes Quality Initiative. NKF-DOQI clinical practice guidelines for the treatment of anemia of chronic renal failure. *Am J Kidney Dis* 1997;30(4 Suppl 3):S192–S240, (UI 9339151).

128. Moreno F, et al. Controlled study on the improvement of quality of life in elderly hemodialysis patients after correcting end-stage related anemia with erythropoietin. *Am J Kidney Dis* 1996;27:548–556.

129. Eschbach JW, et al. Normalizing the hematocrit in hemodialysis patients improves quality of life and is safe (Abstract). *J Am Soc Nephrol* 1993;4:445.

130. Moreno F, et al. Spanish Cooperative Renal Patients Quality of Life Study Group of the Spanish Society of Nephrology. Increasing the hematocrit has a beneficial effect on quality of life and is safe in selected hemodialysis patients. *J Am Soc Nephrol* 2000;11:335–342, (UI 10665941).

131. Besarab A, et al. The effects of normal as compared with low hematocrit values in patients with cardiac disease who are receiving hemodialysis and epoetin. *N Engl J Med* 1998;339:584–590, (UI 9718377).

132. Singh AK, Szczech L, Tang KL, et al. CHOIR Investigators. Correction of anemia with epoetin alfa in chronic kidney disease. *N Engl J Med* 2006;355(20):2085–2098, (UI 17108343).

133. National Kidney Foundation. KDOQI Clinical practice guidelines and clinical practice recommendations for anemia in chronic kidney disease. *Am J Kidney Dis* 2006;47(5 Suppl 3):S11–145. (Erratum in: *Am J Kidney Dis* 2006;48(3):518, (UI 16678659).

134. Finkelstein FO, et al. Depression in chronic dialysis patients: assessment and treatment. *Nephrol Dial Transplant* 2000;15:1911–1913.

135. Kimmel PL, et al. Multiple measurements of depression predict mortality in a longitudinal study of urban hemodialysis patients. *Kidney Int* 2000;57:2093–2098.

136. Tsay SL, et al. Self-care-efficacy, depression, and the quality of life among patients receiving hemodialysis in Taiwan. *Int J Nurs Stud* 2002;39:245–251.

137. Kovac JA, et al. Patient satisfaction with care and behavioral compliance in end-stage renal disease patients treated with hemodialysis. *Am J Kidney Dis* 2002;39:1236–1244, (UI 12046037).

138. Zimmermann PR, et al. Depression, anxiety and adjustment in renal replacement therapy: a quality of life assessment. *Clin Nephrol* 2001;56:387–390.

139. Kimmel PL. Psychosocial factors in dialysis patients. *Kidney Int* 2001;59:1599–1613.

140. Baiardi F, et al. Effects of clinical and individual variables on quality of life in chronic renal failure patients. *J Nephrol* 2002;15:61–67.

141. Rebollo P, et al. Is the loss of health-related quality of life during renal replacement therapy lower in elderly patients than in younger patients? *Nephrol Dial Transplant* 2001;16:1675–1680, (UI 11477173).

142. Rebollo P, et al. Health-related quality of life in end-stage renal disease (ESRD) patients over 65 years. *Geriatr Nephrol Urol* 1998;8:85–94.

143. Lamping DL, et al. Clinical outcomes, quality of life, and costs in the North Thames Dialysis Study of elderly people on dialysis: a prospective cohort study. *Lancet* 2000;356:1543–1550, (UI 1075766).

144. Kutner NG, et al. Quality of life and rehabilitation of elderly dialysis patients. *Semin Dial* 2002;15:107–112.

145. Trbojevic JB, et al. Quality of life of elderly patients undergoing continuous ambulatory peritoneal dialysis. *Perit Dial Int* 2001;21(Suppl 3):S300–S303.

146. Harris SA, et al. Clinical outcomes and quality of life in elderly patients on peritoneal dialysis versus hemodialysis. *Perit Dial Int* 2002;22:463–470.

147. Rocco MV, et al. The Modification of Diet in Renal Disease Study. Cross-sectional study of quality of life and symptoms in chronic renal disease patients. *Am J Kidney Dis* 1997;32:557–566, (UI 9186075).

148. Simmons RG, et al. Quality of life issues for end-stage renal disease patients. *Am J Kidney Dis* 1990;15:201–208.

149. Lindqvist R, et al. Coping strategies and quality of life among patients

on hemodialysis and continuous ambulatory peritoneal dialysis. *Scand J Caring Sci* 1998;12:223–230, (UI 10067648)

150. Redden DN, et al. Racial inequities in America's ESRD program. *Semin Dial* 2000;13:399–403.

151. Welch JL, et al. Quality of life in black hemodialysis patients. *Adv Ren Replace Ther* 1999;6:351–357, (UI 10543716).

152. Lopes AA, Bragg-Gresham JL, Satayathum S, et al. Worldwide Dialysis Outcomes and Practice Patterns Study Committee. Health-related quality of life and associated outcomes among hemodialysis patients of different ethnicities in the United States: the Dialysis Outcomes and Practice Patterns Study (DOPPS). *Am J Kidney Dis* 2003;41(3):605–615, (UI 12612984).

153. Bakewell AB, et al. Does ethnicity influence perceived quality of life of patients on dialysis and following renal transplant? *Nephrol Dial Transplant* 2001;16:1395–1401, (UI 11427631).

154. Merkus MP, et al. Physical symptoms and quality of life in patients on chronic dialysis: results of the Netherlands Cooperative Study on Adequacy of Dialysis (NECOSAD). *Nephrol Dial Transplant* 1999;14:1163–1170.

155. Apostolou T, et al. Neuropathy and quality of life in diabetic continuous ambulatory peritoneal dialysis patients. *Perit Dial Int* 1999;19:S242–S247.

156. McMurray SD, et al. Diabetes education and care management significantly improve patient outcomes in the dialysis unit. *Am J Kidney Dis* 2002;40:566–575.

157. Mittal SK, et al. Self-assessed quality of life in peritoneal dialysis patients. *Am J Nephrol* 2001;21:215–220, (UI 11423691).

158. Maiorca R, et al. Psychological and social problems of dialysis. *Nephrol Dial Transplant* 1997;13:S89–S95.

159. Merkus MP, et al. NECOSAD Study. Quality of life over time in dialysis: The Netherlands Cooperative Study on the Adequacy of Dialysis. *Kidney Int* 1999;56:720–728, (UI 10432414).

160. Bakewell AB, et al. Quality of life in peritoneal dialysis patients: decline over time and association with clinical outcomes. *Kidney Int* 2002;61:239–248, (UI 11786106).

161. Manns BJ, et al. Dialysis adequacy and health related quality of life in hemodialysis patients. *Am Soc Artif Intern Organs* 2002;48:565–569.

162. Unruh M, Benz R, Greene T. HEMO Study Group. Effects of hemodialysis dose and membrane flux on health-related quality of life in the HEMO Study. *Kidney Int* 2004;66(1):355–366, (UI 15200444).

163. Chen YC, et al. Relationship between dialysis adequacy and quality of life in long-term peritoneal dialysis patients. *Perit Dial Int* 2000;20:534–540, (UI 11117244).

164. Hashimoto Y, et al. Combined peritoneal dialysis and hemodialysis therapy improves quality of life in end-stage renal disease patients. *Adv Perit Dial* 2000;16:108–112.

165. Mohr PE, et al. The case for daily dialysis: its impact on costs and quality of life. *Am J Kidney Dis* 2001;37:777–789, (UI 11273878).

166. McPhatter LL, et al. Nightly home hemodialysis: improvement in nutrition and quality of life. *Adv Ren Replace Ther* 1999;6:358–365.

167. Kooistra MP, et al. Daily home hemodialysis in The Netherlands: effects on metabolic control, hemodynamics and quality of life. *Nephrol Dial Transplant* 1998;13:2853–2860.

168. Kalantar-Zadeh L, et al. Association among SF36 quality of life measures and nutrition, hospitalization, and mortality in hemodialysis. *J Am Soc Nephrol* 2001;12:2979–2806.

169. Shield CH. The impact of nutrition and fitness on quality of life. *Nephrol News Issues* 2002;16:52–55.

170. Ohri-Vachaspati P, et al. Quality of life implications of inadequate protein nutrition among hemodialysis patients. *J Ren Nutr* 1999;9:9–13.

171. Iborra MC, et al. Quality of life and exercise in renal disease. *EDTNA ERCA J* 2000;26:38–40.

172. Brodin E, et al. Physical activity, muscle performance and quality of life in patients treated with chronic peritoneal dialysis. *Scand J Urol Nephrol* 2001;35:71–78.

173. Kutner NG, et al. Patient-reported quality of life early in dialysis treatment: effects associated with usual exercise activity. *Nephrol Nurs J* 2000;27:357–367.

174. Painter P, et al. Physical functioning and health related quality of life changes with exercise training in hemodialysis patients. *Am J Kidney Dis* 2000;35:482–492.

175. Curtin RB, et al. Renal rehabilitation and improved patient outcomes in Texas dialysis facilities. *Am J Kidney Dis* 2002;40:331–338.

176. Callahan MB. Using quality of life measurement to enhance interdisciplinary collaboration. *Adv Ren Replace Ther* 2001;8:148–151.

177. Stroemann KA, et al. Improving quality of life for dialysis patients through telecare. *J Telemed Telecare* 2000;6:S80–S83.

第三十五章 中毒和药物过量的体外治疗

Wajeh Y. Qunibi

一、流行病学

几个世纪以来,向卫生管理机构报告中毒。中毒的发生率显然被低估了,其仍持续显著上升,这主要源于非处方药和违禁药物的滥用。2005 年,美国毒物控制中心联合会(American association of poison control centers,AAPCC)下属的毒物暴露监测系统(TESS)的数据报道,在美国,有 2 424 180 例人类毒物暴露病例和 1261 例死亡[1]。止痛剂是最常见的导致死亡的原因,对乙酰氨基酚(APAP)是一种最常见的导致致命性中毒的止痛药。77%的毒物暴露是通过口服。90%的中毒发生在患者的住所,一般很轻或无毒性。约 5%的毒物暴露导致住院。总体而言,中毒死亡率约 0.4%,但在自杀性药物过量的住院患者中死亡率明显较高(1%~2%),常属严重中毒。单一物质的中毒占 91.3%,84%的中毒是非故意的。但是,在致命性的病例中,约 90%的青少年和 77%的成年人中毒是故意的。由于多数中毒所致的死亡发生在患者到达卫生机构之前,可能总的实际中毒死亡率要高于 AAPCC 的报告。1795 例中毒病例使用了体外治疗;在这些病例中,96.4%使用血液透析(HD)。

本章无意于详尽复习中毒的治疗,而将集中于描述常见中毒的体外治疗。中毒患者的诊断和治疗可分为 6 个部分,包括稳定患者、实验室评估、消化道去除沾染,如果有特异解毒药物,可给予解毒药物、加强排毒和相关处置[2]。

二、一般治疗措施

为得到正确的中毒诊断,详细的病史、体格检查、常规和毒物特异的实验室检查都应获取。不仅如此,尤应注意患者临床情况的变化。病史显然是十分重要的,包括中毒时间、中毒的途径、持续时间、接触毒物的目的,也包括接触药物、化学品或组成成分的具体名称和数量,以及发病的时间、性质、症状的严重程度、既往病史、精神病史。不幸的是,有时受害者处于意识模糊、昏迷状态,无法或不愿意承认自我服毒,无法从受害者得到这些信息。在这种情况下,有关病史可能从家属或朋友、医疗辅助人员、警察,或其他医生那里获得。有时,检查患者携带的物品和住所可能发现自杀字条或者药物或化学品的容器。最初的体格检查应当关注生命体征、心肺和神经系统。另外,眼睛的检查,包括有无眼震、瞳孔的大小和反应、腹部肠道的活动情况,以及皮肤检查都可能有诊断价值的发现。

中毒患者应立即给予适当的治疗(表35.1)。强有力的支持治疗是最重要的,对所有中毒患者应确保足够的通气、血流动力学稳定、维持水电解质和酸碱平衡。有证据显示,支持治疗可将死亡率和患病率降至很低的水平[3-5]。对于支持治疗重要性的认识,使中毒的治疗方法发生了重要变化。首先,不再使用兴奋剂(当镇静剂是中毒药物时)。其次,减少使用解毒剂的程度,除了几种有特异解毒剂的中毒之外(表35.2)。再次,减少"强制利尿",即大量补液合并利尿剂的使用。这一方法曾经广受欢迎,因为这被认为可以加速大多数毒物的消除,但是,目前认为其仅对于能在肾脏迅速以原形排泄的毒物有帮助(如安非他命、长效巴比妥类和溴化物)。最后,曾经是中毒主要治疗方法的洗胃,被怀疑是一种不恰当的治疗,有时可能增加而不是减少毒物的吸收,因此必须选择性地使用[6-8]。当然,其他加强毒物清除的措施仍在使用。对有足够尿量和肾功能正常的患者碱化尿液,可使用5%的右旋糖水(D5W),每升溶液中加入100~150 mEq的碳酸氢钠,使尿pH达到7.5~8.5。这一程度的尿液碱化可能对那些暴露于已知以原形经肾脏排泄、蛋白结合率低、以弱酸性形式存在、细胞外分布的药物的患者有帮助,例如,水杨酸和苯巴比妥中毒。碱化细胞外液可能有助于减少三环类抗抑郁药中毒的心律失常[9]。另一个可增加口服毒物消除的手段是活性炭,该种吸附剂可经口或经鼻胃管给药[10],即使在尚未明确毒物的种类前也可使用,因为其对多种毒物都有吸附能力。通过阻断毒素的肠肝循环,即使毒物已经不在胃中,活性炭仍然有效,或如对茶碱中毒病例,毒物从胃肠道外摄入,活性炭仍然有效。

表35.1　中毒患者的治疗方法

稳定	测量血清药物水平	碱化尿
进入重症监护室、	胸部X线	螯合
安全气道	ECG	体外技术
供氧和/或通风	**净化**	腹膜透析
预防吸入	净化胃肠道	血液透析
治疗心律失常	胃排空灌洗	血液灌流
血液动力学支持	吸附剂,如活性炭	血液滤过
控制癫痫发作	导泻或全肠灌洗	血浆置换
收集异常温度值	洗净眼睛和皮肤	交换输血
实验室评估	**解毒剂的管理**	高压氧治疗一氧化碳中毒
全血细胞计数	中和抗体	**处理**
血清电解质、钙、磷	毒素的化学结合	患者教育
肾功能包括尿分析	生理或代谢拮抗	预防儿童暴露
肝功能测试	**增强毒素消除作用**	通知监管机构
凝血试验	多剂量活性炭	精神评估
动脉血检	强制利尿	社会工作者咨询
计算阴离子和渗透压差		

表 35.2 常见的紧急解毒剂

中毒类型	解毒剂	成人剂量	机制/评论
对乙酰氨基酚	N-乙酰半胱氨酸	初次口服剂量 140 mg/kg,随后每 4 h 70 mg/kg,17 个剂量,或每 4 h iv 150 mg/kg,然后每 16 h 100mg/kg	16 h 内效果最显著,24 h 后可能有用
阿托品,抗胆碱能	毒扁豆碱	初始剂量:0.5~2 mg(iv),儿童:0.02 mg/kg	抑制中枢和周围神经系统作用的胆碱酯酶抑制剂;可能导致抽搐、心动过缓、心脏停搏
苯二氮䓬类	氟马西尼	0.2 mg(2 ml)(iv)超过 15 s 如需要重复 0.2 mg(iv);初始剂量不超过 1 mg	推荐仅用于逆转纯苯二氮䓬类镇静
β-阻滞剂	胰高血糖素	1 mg/ml 安瓿;最初 1~10 ml(iv)	刺激环腺苷单磷酸合成;增加心肌收缩力
钙通道阻滞剂	10% 氯化钙	初始剂量 1 g(10 ml)(iv)超过 5 min;关键患者重复剂量;可能需要 10 g 以上的剂量来恢复血压	每个注射器包含 1 g 或 10 ml 10% 氯化钙;每毫升含 100 mg 氯化钙或 1.4 mEq 钙;用于低血压、缓慢性心律失常
一氧化碳	氧气	1~3 atm	严重患者用高压氧
氰化物	硝酸戊酯;亚硝酸钠	皮尔斯病每 2 min;成人:10 ml 3% 溶液超 3 min(iv);儿童:0.33 ml(10 ml 3% 溶液)/kg 超 10 min	高铁血红蛋白-氰化物复合物导致低血压;假定正常剂量血红蛋白
	硫代硫酸钠	成人:25% 溶液 50 ml(iv)超 10 min;儿童:1.65 ml/kg	形成无害的硫氰酸钠
洋地黄	digibind FAB 抗体(抗原结合片段)	重要患者的 iv 剂量摄入未知;800 mg(20 瓶);如果血清地高辛量和患者体重(kg)已知,则需应用的瓶数 =[浓度(ng/ml)×5.6×kg]/600	iv 剂量的 digibind 应等于地高辛的总身体负荷;1 瓶地高辛含有 40 mg FAB 片段,可抵消 0.6 mg 地高辛;地高辛摄入毫克数除以所需瓶数的 0.6 预示危及生命的心律失常、高钾血症、血清地高辛水平> 10 ng/ml(成人)或 4 ng/ml(儿童)
氢氟酸	钙	局部暴露:应用葡萄糖酸钙凝胶或碳酸钙糊;10% 葡萄糖酸钙 10 ml 或 40 ml 葡萄糖 5% 水溶液动脉内输注超 4 h,可能指示显著的氢氟酸摄入量;10% 葡萄糖酸钙(iv)	动脉内注入 10 ml 10% 葡萄糖酸钙(1 注射器)提供 4.65 mEq(84 mg)的元素钙以结合氟离子,预防细胞损伤和组织坏死

注:iv,静脉输液;1atm=101.32 kPa。

三、解毒的体外治疗

在过去的 30 年里,使用体外方法增加毒物的去除将肾脏科医生推向中毒处理的"前线",主要是由于:第一,药物和毒物可直接影响肾功能或间接通过影响肾脏血流动力学而引起急性肾损伤;第二,毒物可能导致一系列如酸碱和电解质紊乱的严重临床后果,肾脏科医生可能被要求进行处理;第三,由于认识到毒物可被肾脏或者应用体外技术清除,肾脏科医生被请求常规会诊,以从中毒患者清除毒素。

使用体外技术治疗急性中毒的合理性和有效性,取决于其增加相关毒素清除的能力。因此,从循环中积极去除毒素可显著降低暴露于毒素的时间,并减低与中毒和过量相关的患病和死亡率。一系列方法被提出和研究,包括单用和合用。理想的清除毒素的体外治疗常为基于临床判断和个案报道,而不是以证据为依据的对照研究[11]。有关这一方面的大量研究涌现出来,包括理论上的考虑、体内和体外实验研究、从大样本到个案的临床观察报道。当然,挑选具体方法时,必须考虑影响这些方法清除毒素的多种因素(表 35.3 和表 35.4)。下面是用于清除多种毒素的各种方法的简单描述。

表 35.3　通过体外技术去除毒素的影响因素

毒素相关因素	体外治疗相关因素
水溶液	高效透析膜
分布在细胞外液中	高通量膜
分布量低	大分子表面积透析器
分子质量(毒素>500 Da 较易被去除)	高血液和透析液流速
低蛋白结合	体外治疗时间
脂溶性	
再结合(从细胞内隔室到细胞外隔室的扩散性)	

表 35.4　影响尿碱化、血液透析(HD)、血流灌注(HP)及持续肾脏替代治疗(CRRT)选择的因素

尿碱化	血液透析	血液灌流	持续肾脏替代治疗
毒素特性	**毒素特性**	**毒素特性**	**毒素特性**
肾脏排泄不变	低分子质量	高分子质量	组织释放缓慢
蛋白结合度低	水溶性	脂溶性	高分布容积
以弱酸形式存在	蛋白结合度低	蛋白结合度高	
细胞外分布		低分布容积	
患者特征	**患者特征**	**患者特征**	**患者特征**
正常肾功能	出现肾衰竭	血流动力学不稳定	危重病
足够的尿量	酸碱、电解质		血流动力学不稳定
	容积问题		
	低血小板计数		
例子	**例子**	**例子**	**例子**
三环类抗抑郁药	锂	茶碱	锂
苯巴比妥	水杨酸	苯巴比妥	水杨酸
水杨酸	丙戊酸钠	格鲁米特	丙戊酸钠
	茶碱		二甲双胍
	甲醇		对乙酰氨基酚
	乙二醇		乙二醇

表 35.5 可通过血液透析除去的代表性药物

醇类	镇静药-抗惊厥药
乙醇	仲丁巴比妥
乙二醇	戊巴比妥
异丙醇	苯巴比妥
甲醇	乙胺嗪
止痛剂	水合氯醛
对乙酰氨基酚	乙氯维诺
秋水仙碱	格鲁米特
水杨酸	氨甲丙二酯
抗生素和化学治疗剂	扑米酮
阿莫西林	（丙戊酸）
克拉维酸	**心血管药物**
青霉素	阿替洛尔
替卡西林	卡托普利
头孢克肟	依那普利
头孢呋辛	美托洛尔
头孢氨苄	甲基多巴
阿米卡星	纳多洛尔
庆大霉素	普鲁卡因胺
卡那霉素	普萘洛尔
新霉素	索他洛尔
链霉素	妥卡尼
托普霉素	**溶剂**
甲硝唑	丙酮
呋喃妥因	樟
磺胺异恶唑	硫醇
磺胺	甲苯
四环素	三氯乙烯
亚胺培南	**混杂**
环丙沙星	锂
阿昔洛韦	茶碱
异烟肼	百草枯
乙胺丁醇	苯胺
去羟肌苷	硼酸
齐多夫定	铬酸
膦甲酸钠	氯酸盐
更昔洛韦	敌草快
环磷酰胺	硫氰酸
5-氟尿嘧啶	

注:( ),不能很好地去除。

血液透析

HD 是毒素清除技术中最常用的方法。HD 去除毒素的原理与治疗尿毒症的原理相似[12-16]。HD 主要基于扩散原理。因为小的溶质的自由移动较大分子溶质强,前者较后者更易于经半透膜扩散。因此,透析清除药物的有效性,在其他条件相同的情况下,与相关药物的分子质量大小呈负相关。

循环中的药物被透析清除的程度取决于许多因素(见表 35.3),包括血液和透析液流速、中毒物质的物理和生物学特性,如与蛋白结合的状态和亲和力、水溶或脂溶性、离子化程度、分子大小和形状、在体内的分布容量;透析膜的物理特性[如表面积、物质转运面积系数(KoA)、多孔性、电荷、吸附中毒物质的能力];超滤率、血液和透析液的浓度梯度。对于分子质量小、非离子化、水溶性、非蛋白结合的溶质,如果特定的溶质能很快通过红细胞膜并达到平衡,血浆的透析器清除甚至可超过血浆流量而几乎达到血流量。甲醇是这种模式最好的例子。因此,由这些物理特性的物质(表 35.4 和表 35.5)造成的中毒,应考虑 HD。相反,HD 对那些脂溶性、蛋白结合、分子质量大的毒物可能无效。显然,在中毒患者合并肾衰竭或发生酸碱、电解质、容量平衡紊乱时,HD 可有效纠正这些情况。表 35.5 列出了可被 HD 清除的各种药物。

透析应根据患者的个体化需求进行调整。因此,对血流动力学不稳定的中毒患者,给予生理盐水、使用碳酸氢盐透析液、低温(如 35℃)透析、使用血管收缩活性药物、如米多君)可能有帮助。透析液的成分也应个体化。透析液钾的含量 4 mEq/L 对于没有高钾或低钾血症的患者是合适的。同理,透析液碳酸氢盐浓度应根据患者的酸碱平衡情况进行调整。也就是说,透析液的碳酸氢根浓度在代谢性碱中毒的患者中较低,而在严重酸中毒的患者中较高。

血液灌流

这一方法涉及血液流过一个含有吸附剂的筒[14]。吸附筒有不同的种类,最常用的是含100~300 g 的活性炭或者交换树脂并外包一层薄 0.05 mm 且相对多孔的半透膜。活性炭由于其亲水的性质而发生吸附。使用非离子树脂[如聚苯乙烯共聚树脂(安伯来特 XAD-2)]的血液灌流(HP)是为增加脂溶性毒物的清除而发展起来的技术[17]。清除药物的总量通常少,没有明显的临床意义。使用树脂作为吸附剂的 HP 装置在美国已经不再使用,但在世界很多其他地方仍在使用[18]。

很多毒物的清除受活性炭对毒素的吸附力和毒素与蛋白的结合力影响。在 HP 筒中,半透膜的设计不是为了抵抗任何压力,而是为了阻止特定物质从吸附剂中向循环释放,防止或减少血小板的黏附和其他血液有形成分黏附至吸附剂上。因此,该膜非常薄,不明显限制溶质的扩散。碳吸附器的活化过程使总的吸附表面积大大增加。但是,尽管吸附面积很大,HP 滤器在 4~8 h后可能达到饱和,随时间而丧失有效性,因此需要更换。不仅如此,HP 与多种潜在的并发症有关,包括血小板数下降 20%~30%、白细胞减少、低钙血症、低血糖和低体温。但是,这些并发症的发生频率在使用白蛋白硝基纤维素包被碳后下降。表 35.6 列出了能被 HP 清除的各种药物。

表 35.6 可通过血液透析除去的代表性药物

巴比妥类药物	抗抑郁药
异戊巴比妥	(阿米替林)
仲丁巴比妥	(盐酸丙咪嗪)
环己巴比妥	(三环素)
戊巴比妥	**植物和动物毒素、除草剂、杀虫剂**
喹哪比妥	鹅膏毒肽
司可巴比妥	可氯丹
硫喷妥钠	二甲亚砜
乙烯比妥	乐果
非巴比妥类催眠药、镇静剂和镇定剂	敌草快
卡溴脲	甲基对硫磷
水合氯醛	硝基达明
氯丙嗪	(有机磷酸酯)
(地西泮)	鬼笔
苯海拉明	多氯联苯
乙氯维诺	百草枯
鲁米特	对硫磷
眠尔通	**心血管药物**
安眠酮	地高辛
甲琥	地尔硫草
甲乙哌酮	(丙吡胺)
普马	氟卡尼
异丙嗪	美托洛尔
(异丙醇酸)	N-乙酰基普鲁卡因胺

镇痛药、抗风湿药	普鲁卡因胺
对乙酰氨基酚	奎尼丁
乙酰水杨酸	**混杂**
秋水仙碱	氨茶碱
D-丙氧芬	西咪替丁
水杨酸甲酯	（氟乙酰胺）
保泰松	（苯环利定）
水杨酸	酚类
抗菌/抗癌药	（鬼臼树脂）
（阿霉素）	茶碱
氨苄青霉素	溶剂、气体
卡莫司汀	四氯化碳
氯霉素	环氧乙烷
氯唑	二甲苯
克林霉素	金属
氨苯砜	（铝）*
多柔比星	（铁）*
庆大霉素	
异烟肼	

注:( ),不能很好地去除;( )*,通过螯合去除。

HD 和 HP 是两种最常用的体外清除毒素的方法。一个时常被问到的问题是:其中哪种方法治疗中毒的效果更好。表 35.3 和表 35.4 列出了在选择 HD 和 HP 进行中毒治疗时应考虑的问题。HP 对于脂溶性或显著与蛋白结合的毒物较好[19]。因活性炭的吸附作用,对脂溶性物质的清除较 HD 更有效。例如,HD 对格鲁米特的清除差,但活性炭 HP 清除较好[17]。另一方面,HP 对于整体患者的肾衰竭和/或酸碱、电解质、容量问题无法治疗。近年来,这一技术的使用被限于茶碱中毒[14]。需要注意的是,HD 和 HP 都需要建立血管通路和使用抗凝剂。尽管 HD 不使用抗凝剂也是可行的,但那是在每 15~30 min 使用 100 ml 生理盐水从透析器入口处注入,且短时 HD 的情况下。

此前讨论的那些情况,使用吸附器的再生透析液的透析系统可能不适用。这些系统使用少量的透析液,所使用的吸附器不能有效吸附乙醇。因此,这些系统不能被用于乙烯乙二醇、甲醇,或异丙醇中毒。尽管这些吸附器能吸附水杨酸或锂,就我们所知,暂无已发表的研究记录这类系统对该类中毒的有效性。最后,据称以吸附剂为基础的系统对茶碱中毒有吸附,但是这一问题同样也没有文献报道。

持续低效透析

这一新技术可使用传统的 HD 机进行缓慢、低效的 HD[20]。传统的血透析器配合较正常慢的血液流量(200 ml/min),以及较正常慢的透析液流速(100 ml/min)使用。每次治疗可长达每天 10~12 h。相对长的治疗时间补偿了治疗效率的低下。由于血流量和透析液流量低下,在重症血流动力学不稳定的患者中耐受性较好[21]。可以设想,这种方法可能作为传统中毒体外治疗的另一种手段。

持续肾脏替代治疗

持续肾脏替代治疗(CRRT)包括数种单用对流转运或配合使用扩散转运的技术。这些技术包括:①持续性动脉-静脉血液透析(CAVHD)或持续性静脉-静脉血液透析(CVVHD);②持续性动脉-静脉血液滤过(CAVH)或持续性静脉-静脉血液滤过(CVVH);③持续性动脉-静脉血液透析滤过(CAVHDF)或持续性静脉-静脉血液透析滤过(CVVHDF)。血液滤过是经滤器的半透膜,从血液中超滤清除。通常,同时补充适当生理性的溶液替代血浆。这一疗法的效率取决于总置换容量。超滤是基于对流的原理,通过应用跨膜压梯度来实现的。对所有能通过半透膜孔的溶质,相对较大的溶质和较小的溶质穿过膜的速率一样[10]。另一方面,血液透析滤过是使用同一个透析器/滤器同时进行 HD 和血滤。这一方法较单纯 HD 或血滤,在可通过半透膜清除的小分子毒物效率更高[22,23]。

这些 CRRT 技术最初被认为对中毒的治疗效果优于 HD,尤其是锂中毒和丙戊酸及茶碱中毒[11]。但是,尚无科学证据支持这一想法。CRRT 被认为对与组织结合的物质,如百草枯有效,在这些情况下,中毒物缓慢地从其积蓄池中释放出来,有"反跳现象"发生[24,25]。但是,多数情况下,药物的清除量受传统的缓慢的 CRRT 速度限制。而且,这些毒素多数分子质量相对较小,HD 可轻易将其清除。但是,CRRT 可用在已知有反跳倾向的中毒,如锂中毒,在传统透析治疗之后使用,或者在血流动力学不稳定、无法进行传统 HD、血滤或血液透析滤过的患者中作为初始治疗[26]。

腹膜透析

腹膜透析允许毒素从肠系膜毛细血管经过腹膜向腹膜腔内的透析液扩散,但是,溶质的清除速度较慢,为 10~15 ml/min。因此,腹膜透析被认为不是中毒治疗的有效手段。因此,腹膜透析很少被用于中毒的治疗,除非没有条件或无法实施其他更有效的体外治疗时。

血浆置换或换血

血浆置换是一种用新鲜血浆、白蛋白或晶体液置换患者血浆的治疗方法。另一方面,换血是去除患者自身的血液,输注新鲜的血液代替。这些手段在中毒治疗中并不总是有效,因为受到可交换的血浆或血液的量的限制,尤其是对分布量大的毒物[27]。但是血浆置换可能对蛋白结合率高或分布量很低的毒物有效。

白蛋白透析

选择性地去除与白蛋白结合的物质,可通过高通量透析装置,使用富含人血白蛋白的透析液作为分子吸附剂来实现。富含白蛋白的透析液随后通过吸附剂再循环(分子吸附再循环系统)。这一新透析方法也可清除多余的水和水溶性的物质[28]。由于其对蛋白质结合毒素的清除能力,有个案报道,这一方法被成功地用于对乙酰氨基酚(APAP)和具有细胞毒性的蘑菇中毒伴或不伴肾功能不全的病例[29,30]。

清除率与药物的清除及临床有效性

不同体外技术的药物清除动力学,使用了多种数学方法以推测这些技术在药物清除上的有效性。在 HD 中,透析器对物质清除的定义为单位时间内该物质被完全清除的血液量。如果已知进入和流出透析器的药物浓度和透析器的血流量速率,可通过如下方法计算透析器对该物质的清除率:

$$C = QB(A-V)/A$$

其中,C 为透析器清除率;QB 为通过透析器的血流速度;A 为透析器血液入口处药物的浓度;V 为透析器血液出口处药物的浓度。

另外,透析器清除率可通过计算得到,收集一定时间内(如 1 min)通过透析器透析液流出端的透析弃液,同时在 30 s 时,在血液入口处采集动脉血(或者血浆)[31]。这样,一种物质的透析器清除率(以每分钟毫升血液或血浆为单位)等于收集的透析液中该物质的含量(以毫克为单位)/ 动脉血(或血浆)中该物质的浓度(以每毫升毫克为单位)。

使用这两种方法中的任何一种,可以看到,如果药物的性质适当,使用适当的透析器/滤器或 HP 装置,药物可从血液中有效清除。在这个例子中,多数毒物的清除接近血流量,分离比例接近 100%;也就是说,在透析器/滤器流出端药物浓度接近 0。

尽管这些数学计算提示药物可被有效清除,从而支持使用体外技术来治疗各种中毒[12-16],但这样的解释并不总是正确的。一个有效的体外操作并不一定意味着临床上明显量的毒物从患者体内清除。这是因为,总的药物清除量,在几个因素中,依赖于毒素的表观分布容积(Vd)。Vd 大的药物意味着这一物质隔绝在除了血管腔外的其他地方,如间质或细胞内液,或与细胞蛋白、细胞脂质,或细胞膜结合。在这些情况下,毒素血管外分布容积导致毒素缓慢地向血管腔内释放。地高辛或三环类抗抑郁药中毒常是这种情况。对这些药物,多数摄入的药物不在循环中,而是与细胞内成分结合;这样总的可从血中清除的药物的量是很少的。即使能在一定治疗时间内通过体外装置完全清除循环中的药物,在体内,仅毒素总量中的一小部分被清除。因此,通过体外技术清除这种毒物的努力可能无效,如果考虑治疗本身潜在的并发症和费用,甚至可能有害。不仅如此,使用这些技术来清除这类毒素可能导致忽视整体支持治疗,而支持治疗的价值远高于这些技术可能的小的获益[32-37]。

四、外源性中毒时使用体外技术的标准

从前面的讨论中可以看到,不是每个中毒的患者都适合体外治疗。不幸的是,对中毒的体外治疗的适应证没有很好地描述。因此,当考虑体外治疗来解毒时,需要判定这一方式与通过代谢或自身肾脏的自发消除相比,能否显著增加毒素的清除。因此,在临床实践中,当决定使用体外技术进行毒素的清除前,必须明确如下的临床和毒理学特征(表 35.7):

(1)患者情况的进行性恶化被认为与引致药物有关

1)中脑抑制导致低通气、低体温和低血压。

2)发生昏迷、脓毒血症和肺炎。

(2)血中的毒物水平提示摄入药物的剂量可导致严重患病或死亡。

(3)药物的清除受到合并情况的限制。

1）对分别经肾或肝排泄的药物,有肾或肝衰竭。

2）摄入或应用了"缓慢释放"的药物。

3）恶心或呕吐导致无法使用活性炭从胃肠道清除药物,尤其在茶碱中毒时。

（4）药物已证明能被目前可行的体外技术有效清除。也就是说,药物不与蛋白或脂质显著结合,其分子大小、形状和电荷允许其通过透析器/滤器膜清除或可被吸附剂吸附。

（5）药物的 Vd 相对小,即大部分药物存在于易被清除的体液中。

（6）无有效和特异的解毒剂可以逆转毒素的作用[相反的例子是,地高辛中毒时可使用特异性地高辛抗体 FAB 片段（digibind）]。

表 35.7　在考虑使用体外技术去除毒素之前必须存在的临床和毒理学特征

1. 与违规药物相关的患者病情逐渐恶化,如通气不足、体温过低和低血压

2. 昏迷、脓血症、肺炎进展

3. 血液水平提示摄入的药物量会导致严重的发病率或死亡率

4. 药物排泄的损害伴随:

　分别由肾脏或肝脏清除的药物导致的肾脏或肝脏衰竭;

　缓释药物的摄入或处理;

　胃肠道中清除药物时呈现的恶心或呕吐

5. 可通过当前可选用的体外技术有效去除药物

6. 药物分布容积（Vd）相对小.

7. 尚无专门且有效的抗体可减弱毒素作用

记住这些标准,显然,仅有少数毒素可被体外技术有效清除。不幸的是,很多在死亡率和患病率中占很高比例的毒物不能被体外技术有效去除,尽管体外技术可以达到高的清除率。该类药物和/或毒素举例如下:

（1）三环类抗抑郁药。三环类抗抑郁药是高 Vd 的典型,其具有高度的脂溶性,可被从循环中清除的比例是很小的[36,37]。

（2）巴比妥类。短效巴比妥类脂结合力高,很难被透析,另一方面,长效巴比妥类尤其是苯巴比妥,水溶性较好,因此可通过肾脏或 HD 有效清除。碱化尿液和增加尿量已用于增加其排泄。HP 尽管可有效清除循环中的长效巴比妥类,但尚未被证实有临床上的益处[38]。HD 在长效巴比妥类中毒合并肾功能差的患者是有指征的。

（3）APAP。APAP 过量是导致患者死亡的最常见原因。不幸的是,它不能被体外技术有效清除。早期和更长时间使用 N-乙酰半胱氨酸仍然是治疗的选择[39]。

（4）麻醉毒品和"街边"毒品是过量和死亡的常见原因。麻醉毒品和其他"街边"毒品不能被体外技术有效清除。鸦片类拮抗剂和支持治疗是主流治疗。

（5）非巴比妥类安眠药、镇静剂。很多该类药物所致患病和死亡率较低,即使是在看上去很严重的患者中。另外,由于该类药物 Vd 均较大,且为脂溶性,故不能被体外技术有效清除[36]。

（6）其他杂类毒物,包括百草枯、伞形毒菇毒素、甲氨蝶呤。与一些观念和个案报道相反,几乎没有证据显示体外技术对治疗这些毒素中毒的临床有效性。尽管如此,由于百草枯和 N-乙酰普鲁卡因胺（NAPA）与组织密切结合、释放缓慢,CRRT 被认为可能有效[9,36,40]。

虽然临床病例报道提示对致命的 NAPA 中毒患者，多种体外治疗可能有用，其有效性仍有争议[36]。

考虑到这些因素，在表 35.8 中列出的药物或情况我们认为可考虑体外治疗。

表 35.8　已被证明体外治疗具有临床有效性的有毒物质ª及其主要药理特征

有毒物质	相对分子质量	蛋白结合(%)	Vd	毒性水平ᵇ
乙二醇	62	–	0.6	?
甲醇	32	–	0.6	50 mg/dl
异丙醇	60	–	0.6	400 mg/dl
乙醇	46	–	0.6	450 mg/dl
水杨酸	138	60～90ᶜ	0.2	800～1500 mg/dl
锂	7	–	0.8	2.5 mEq/L
茶碱	180	40～60ᶜ	0.5	60 mg/ml

注：Vd，分布容积。

a. 请注意，评估为有效血液透析的不一定适用于基于吸附剂的透析液再生系统；这些系统对于治疗乙二醇、甲醇或异丙醇中毒可能无效，不推荐；以及对于茶碱中毒的治疗，尚无具体记录其有效的明确研究。

b. 普遍接受的潜在致死浓度。由于有毒物质的毒性取决于一系列临床特性及血清浓度，故只能将这些看作大致准则。

c. 水杨酸蛋白结合在低（治疗）值时最高，随着（毒性）水平的增加逐渐降低？目前尚未知。

五、乙烯乙二醇

TESS 的数据显示 2005 年共计 5469 例乙烯乙二醇中毒，其中死亡 16 例，危及生命的中毒 176 例[1]。多数中毒（84%）是非故意的。成人暴露的典型情况是食用乙烯乙二醇作为一种便宜的酒精替代物或企图自杀。乙烯乙二醇也被称为甜蜜杀手，其是一种有机溶剂，常见于抗冻剂、除冰剂、冷却剂、刹车和液压液体及家庭清洁剂，有甜味、有黏性、无色，分子式为 $C_2H_6O_2$，分子质量为 62 Da[41,42]。

药代动力学

乙烯乙二醇是一种醇类，可从胃肠道快速吸收，服用后 1～4 h 达到血清浓度高峰，具有高度水溶性，不与蛋白质结合，可快速分布到全身的水中，Vd 为 0.5～0.8 L/kg[43]。80% 被吸收的乙烯乙二醇，以一种 NAD 逐级依赖的方式，在肝脏代谢[44-46]。酒精脱氢酶为这条通路中的第一个酶，可将乙烯乙二醇氧化为羟基乙醛，与乙醇和甲吡唑竞争性抑制（图 35.1 和图 35.2）。羟基乙醛后快速转化为羟基乙酸。下一步是从羟基乙酸转化为水合乙醛酸。乙烯乙二醇代谢的限速步骤是从羟基乙酸转化为水合乙醛酸，从而导致羟基乙酸大量积聚和毒性。羟基乙酸可导致乳酸酸中毒及严重的代谢性酸中毒[44,45]。最后，水合乙醛酸进一步转化为草酸，在肾脏和其他组织中形成草酸盐结晶并出现在尿中。次要途径涉及硫胺素和吡哆醇作为辅因子，也可将水合乙醛酸转化为甘氨酸和苯甲酸。但是，这些途径无显著临床意义，没有数据支持这些辅因子在治疗乙烯乙二醇中毒中有作用[46]。

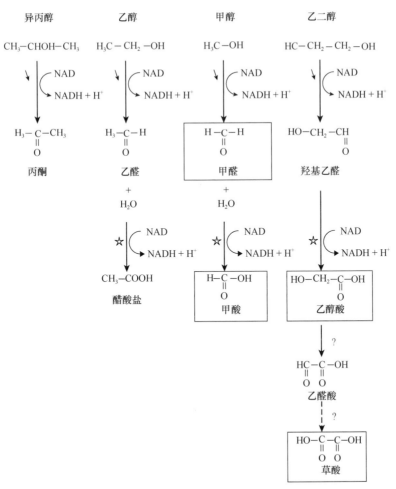

图 35.1　4 种最常导致中毒的醇类的代谢途径。醇脱氢酶(短箭头)是一种细胞溶质酶,催化 4 种醇的第一氧化步骤;醛脱氢酶(星号)是一种线粒体酶,催化乙醇、甲醇及乙二醇的第二氧化步骤。线框中为产生毒性的主要代谢产物。问号涉及特定酶的不确定的代谢步骤,且产生 NADH$^+$H$^+$。注意草酸仅代表乙二醇代谢物的一小部分,该图中未显示其他代谢产物

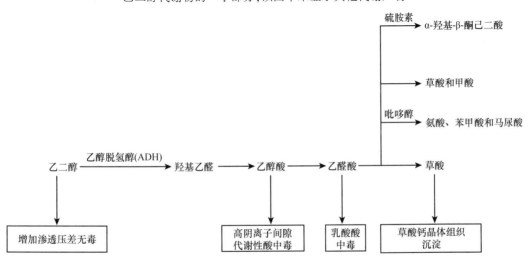

图 35.2　乙二醇代谢的氧化途径及其临床疗效。ADH,醇脱氢酶

乙烯乙二醇的清除半衰期平均约为 3 h。血清乙醇水平为 22～44 mmol/L/（100～200 mg/dl），可有效抑制酒精脱氢酶，几乎延长乙烯乙二醇的半衰期至 18 h[47]。甲吡唑的血清浓度高于 9.8 mmol/L（0.08 mg/dl），也可延长乙烯乙二醇的半衰期至 20 h[48,49]。

乙烯乙二醇的临床和病理作用

服用乙烯乙二醇导致代谢性酸中毒和严重的中枢神经系统（CNS）、心脏、肺和肾损害。乙烯乙二醇本身是相对无害的，可经肾脏清除。乙烯乙二醇毒性的机制本质上是由于其转化后的 4 种毒性代谢产物。这些代谢产物有细胞毒性作用，导致 CNS 抑制，以及心肺和肾脏衰竭。乙烯乙二醇中毒的临床过程可分为 3 个不同的期（表 35.9）[36,50]。分期和严重程度取决于服用乙烯乙二醇的剂量，以及可能同时服下的乙醇或其他化学物质和医疗干预的时机[41,42,50]。入院时，存在严重酸中毒、高钾血症、癫痫和昏迷，提示是严重的中毒[51]。

表 35.9　乙二醇中毒的治疗策略

治疗策略	主要表现	体征、症状及结果	治疗方法
阶段1:摄入1～2 h后	中枢神经系统(CNS)	· CNS 抑制、醉酒、共济失调、言语不清、抽搐、昏迷、脑水肿 · 阴离子间隙代谢性酸中毒 · 呼吸急促 · 低钙血症、钙氧化尿、血尿、蛋白尿、白细胞增多	· 支持疗法 · 氟哌唑或乙醇
阶段2:摄入12～24 h后	心肺功能	· 心动过速、低血压 · 心肌肥厚 · 呼吸急促、发绀、肺水肿 · 死亡在这个阶段最常见 · 高阴离子代谢性酸中毒 · 高渗差距 · 低钙血症、血尿、蛋白尿、白细胞增多 · 尿沉渣中的草酸钙晶体	· 支持疗法 · 氟哌唑或乙醇 · 血液透析
阶段3:摄入>24 h后	肾脏	· 腰腹痛 · 急性肾损伤、无尿 · 死亡	· 血液透析

第 1 期主要是神经性的，是由于 CNS 累及所致。症状在吞食后很短时间内发生，可持续 12 h。起初，患者表现为醉酒，有时有持续的恶心和呕吐，但是，没有乙醇的气味（如果没有同时饮酒的话）。这些症状可能与乙烯乙二醇直接作用于 CNS 有关。随之发生的是反射低下、昏迷、癫痫大发作或局部发作，常常伴眼肌麻痹、眼震颤、视盘水肿。这些症状多在吞食后 6～12 h 达高峰，这主要是羟基乙醛代谢物的毒性作用。脑水肿和弥漫瘀斑在死于这一期的患者中发现，可见局部草酸钙结晶沉积。羟基乙醛的一个较少被认识到的破坏性并发症是急性帕金森综合征。最近报道了一个这样的病例，该患者患病被认为与急性基底神经节的出血性坏死有关[52]。另外，乙烯乙二醇在妊娠期的中毒可类似子痫[53]。

第 2 期主要是心肺表现，常出现在吞食后的 12～24 h，包括心动过速和轻度高血压，但在大量中毒时,常进展至肺水肿和心血管虚脱。这些表现是由于草酸钙结晶在血管、心脏和肺实质的沉积造成。严重病例可发生多器官功能衰竭,患者死于中毒。需要注意的是,多数死亡发生在这一期。

第3期主要是肾脏,在吞食乙烯乙二醇后存活超过 24 h 的患者中发生。这些患者发生急性肾衰竭,伴少尿、腰痛,尿中有草酸钙结晶。导致心肺和肾脏症状的机制还不完全清楚,可能与乙烯乙二醇代谢物有关。及时清除乙烯乙二醇及其毒性更强的代谢产物,可能使 CNS、心肺和肾脏表现完全恢复。

诊断

对每个醉酒而没有酒精气味的患者,都应考虑乙烯乙二醇中毒的可能性。其中毒的主要诊断依据为出现严重代谢性酸中毒、阴离子间隙高和渗透压间隙大(大于 10 mOsm/kg),以及出现低钙血症性神经系统症状和尿中草酸钙结晶。代谢性酸中毒由羟基乙酸和乙烯乙二醇分解的其他酸性代谢产物引起。血浆阴离子间隙代表未测得的阴离子,由于酸性代谢产物的积聚而升高。另外,乙烯乙二醇与其他醇类一样,有渗透活性,从而导致高渗透压间隙。因此,出现渗透压间隙支持乙烯乙二醇中毒的诊断。

渗透压间隙是根据冰点降低测定的血清渗透压和通过血清钠、糖和尿素氮计算得到的渗透压的差值[54]。

正常的渗透压间隙在 10~12 mOsm/kg。每 100 mg/dl 的乙烯乙二醇可产生 16 mOsm/kg 的渗透压间隙。升高的渗透压间隙在以下三个方面对诊断有帮助。首先,提示血清中乙烯乙二醇和/或其他醇类的存在。其次,有助于估算这些醇类的血清浓度。最后,一系列测量可监测 HD 清除过程中乙烯乙二醇水平的变化。然而,正常的渗透压差不能排除乙烯乙二醇中毒的可能。这是由于仅母体化合物有渗透活性,但其半衰期仅约 3 h,如果吞食后检测过晚,尽管有中毒水平的代谢产物存在,可能无法发现渗透压间隙。但是,在这种情况下,酸性代谢产物的存在,仍将造成代谢性酸中毒和阴离子间隙的升高。

在尿中发现草酸钙结晶,高度提示乙烯乙二醇中毒,尤其是在有低钙血症的情况下。这可见于约 50% 的乙烯乙二醇中毒患者。尿草酸钙结晶常滞后 4~8 h 出现,因此,在这段时间后需复查尿检[55]。如果含有的是双水合草酸钙,这些结晶可表现为经典的"信封"形,或若含有的是单水合草酸钙,更常见的是针样或者棱柱形[56]。偶尔,乙烯乙二醇中毒患者的尿液,在 Wood 氏灯下有荧光,可有助于诊断。这是由于抗冻剂(最常见的乙烯乙二醇中毒的来源之一)含有荧光素钠(原本是为了标记汽车齿轮散热片渗漏的)[57,58]。最后,最有结论性的诊断方法是使用气相色谱分析法直接测定血或尿中乙烯乙二醇的浓度。不幸的是,大多数医院的实验室不采用这种方法,转到其他实验室可能延迟诊断。

治疗

支持治疗,如保护气道、呼吸和循环最重要。由于乙烯乙二醇从胃肠道的吸收很快,洗胃仅在吞食后的第 1 h 内、中毒症状出现之前有效,而且,应考虑使用碳酸氢钠纠正严重的代谢性酸中毒。积极治疗酸中毒并诱导尿液碱化可增加乙醇酸的肾脏排泄,并降低肾衰竭发生的可能[59]。如果出现癫痫,可使用苯二氮䓬类治疗,并可使用 10% 葡萄糖酸钙 10~20 ml 缓慢静注来纠正严重低钙血症。

乙烯乙二醇的氧化代谢可通过使用特异性的解毒剂,如乙醇和甲吡唑来抑制。其使用指征见表 35.10。甲吡唑是一种乙醇脱氢酶竞争性的抑制剂,被 FDA 批准用于治疗乙烯乙二醇中毒。甲基吡唑毒性酒精研究组(META)文件提示,如果早期使用甲吡唑,可防止肾损伤的发生[49]。Brent 等进行了目前仅有的一项关于甲吡唑在乙烯乙二醇中毒时应用的前瞻性研究[49]。该研究中,静脉使用负荷剂量 15 mg/kg,随后每 12 h 10 mg/kg,共 4 次。此后,每 12 h 给药 10 mg/kg 直到血浆乙烯乙二醇水平低于 3.2 mmol/L(20 mg/dl)。从吞食到治疗的平均时间是 11.4 h。19 例患者中有 17 例使用 HD,18 例存活,1 例死于心源性休克。9 例患者就诊时肾功能正常。由于甲吡唑可被透析,目前推荐在 HD 过程中,增加其使用频率至每 4 h 1 次。而且,甲吡唑在透析后应继续每 12 h 1 次,直到乙烯乙二醇浓度低于 3.2 mmol/L(20 mg/dl)[46]。该治疗不良反应少,包括心动过缓、癫痫、眩晕、头痛和恶心[60]。

表 35.10　乙二醇中毒时使用氟哌唑或乙醇的适应证

1. 乙二醇摄入史
2. 临床强烈怀疑为乙二醇中毒,且至少符合以下两个条件:
· 动脉血 pH<7.3
· 血清碳酸氢盐<20 mEq/L
· 阴离子间隙>16 mmol/L
· 渗透压差>15 mOsm/kg
3. 血清乙二醇浓度>3.2 mmol/L(20 mg/dl)
4. 在 Wood 灯下尿酸草酸钙晶体或尿液会发出荧光
5. 无法解释的代谢性酸中毒阴离子间隙>16 mmol/L 及阳离子间隙>15 mOsm/kg

乙醇也是一种有效的解毒剂,因为它是乙醇脱氢酶的底物,可阻断乙烯乙二醇转化为其毒性代谢产物。血清乙醇浓度 22~44 mmol/L(100~200 mg/dl)可饱和乙醇脱氢酶的受体位点,从而抑制乙烯乙二醇的代谢[47]。乙醇可由 3 种途径给药:①口服,或经鼻胃管给予负荷剂量 95% 的乙醇溶液 0.8~1.0 ml/kg,随后稀释成 20% 的溶液,以每小时 0.15 ml/kg 维持。②静脉内给予 10% 的溶液维持,负荷剂量 7.6~10 mg/kg,而后以 1~2 mg(kg·h)维持,剂量逐步增加直至达到期望的血清浓度。③乙醇可通过加入透析液给予,将 95% 的乙醇,加入透析液中,直至浓度达 100 mg/dl[63]。由于乙醇的药代动力学取决于多种因素,如年龄、性别、酒精的长期使用,胃排空延缓,血清乙醇水平需经常监测,剂量需调整,以达到和维持血清浓度在 22~44 mmol/L(100~150 mg/dl)。乙醇通常持续给药直到乙烯乙二醇在血中无法检测到为止,或直到患者症状消失,动脉血 pH 正常,血清乙烯乙二醇浓度低于 3.2 mmol/L(20 mg/dl)。

与甲吡唑相比,乙醇易得且便宜。但是乙醇治疗可导致醉酒和 CNS 抑制,尤其是在患者吞食了其他 CNS 抑制剂的情况下,而且,在儿童和营养不良的患者中已注意到有低血糖的发生。因此,对患者需密切监护,如果需要,给予相应治疗。在治疗乙烯乙二醇中毒时,无严重的不良反应似乎是甲吡唑优于乙醇的原因,而且,甲吡唑的半衰期较长,不必如乙醇一样持续性地使用。目前看来,甲吡唑的唯一缺点是每个患者治疗费用平均高达 6000 美元。

最后,值得注意的是甲吡唑和乙醇都只是抑制乙烯乙二醇的分解。乙烯乙二醇从体内的排除,仍然有赖于足够的肾功能或有效的体外技术。

乙烯乙二醇及其代谢产物可被 HD 有效清除,但 HP 对其无效[45,61]。因此,对乙烯乙二醇中毒患者,如在强有力的支持治疗下,仍出现生命体征变差、明显代谢性酸中毒(动脉血 pH 小于 7.3)、肾衰竭或电解质紊乱、常规治疗无效,应考虑 HD[36,46]。血清乙烯乙二醇浓度高于 11 mmol/L(50 mg/dl)曾被作为 HD 的指征,但是,现在这一做法不再必要,因为在这样的血浓度下,肾功能正常的患者,单用甲吡唑或乙醇就已足够[46,62]。HD 时,透析液的碳酸氢根浓度应为 40 mmol/L,以纠正严重的代谢性酸中毒。在透析前或透析中使用的甲吡唑和乙醇,有部分被 HD 清除,应适当补充。在使用静脉负荷剂量的乙醇的患者中,如果乙醇如前所述加在透析液中,透析过程中可暂停维持剂量[63]。

HD 应在血清乙烯乙二醇浓度测不到或者低于 3.2 mmol/L(20 mg/dl)、酸碱和电解质紊乱消失、全身中毒症状消失时停止。在严重中毒的患者中,需要特别强调的是常常需要延长的、密集的透析。在血磷正常的患者中,这样高强度的透析可导致低磷血症。富含磷的透析液(1.3 mmol/L),通过将磷酸钠盐添加到含有碳酸氢钠的透析碱性浓缩液制备,已被成功地运用于这种透析诱导的低磷血症[64,65]。Hirsch 等[66]提出一个简单的公式来估算使血清乙烯乙二醇浓度降至 5 mmol/L 需要的透析时间,以小时为单位。需要的透析时间(h)= [−Vln(5/A)]/0.06K,这里 V(L)是由 Watson 公式估算总体水,A 是开始时的乙烯乙二醇浓度,以 mmol/L 为单位,K 是生产商标注的特定透析器在一定血流速度下的尿素氮清除率(ml/min)的 80%[66]。

尽管腹膜透析缓慢低效,当无法采用 HD 时,其仍然是一种可选的手段[41]。CRRT 如血滤,已被用于乙烯乙二醇中毒的治疗,可作为当循环血流动力学不稳定时的另一种考虑[67]。

六、甲醇

甲醇,也称为木酒精,是一种澄清、无色的液体,常见于多种产品,包括工业溶剂、挡风玻璃雨刮器用液体、挡风玻璃除冰剂、抗冻剂、涂料、染料、亮光漆、虫漆、罐装燃料(固体酒精)及一种可选的燃料[68,69]。多数甲醇中毒是经口的,但也有经皮肤或吸入的。因为甲醇(分子质量=32 Da)的致醉量与乙醇相似,且便宜、广泛易得,屡屡造成暴发性中毒事件[68,70]。在美国,多数近期记录在案的甲醇暴露,是非故意地暴露于挡风玻璃雨刮器液体和其他汽车相关产品,其中 1/3 发生在小于 12 岁的儿童[71]。

甲醇快速且完全经胃肠道吸收,不与蛋白结合,表观 Vd 为 0.6~0.7 L/kg。仅约 5% 吞食的甲醇以原形从尿中排出,其余在肝脏氧化。甲醇最初在乙醇脱氢酶的作用下转化为甲醛。这一化合物半衰期很短,快速转化为甲酸(甲酸盐)。甲酸经叶酸依赖途径分解为二氧化碳和水。机体通过这条途径转化甲酸的能力有限,这决定了毒素的积累和对毒物的易感性。甲酸和乳酸是导致严重代谢性酸中毒的原因,并可能是导致大多数毒性的元凶[72],而失明似乎与甲醛有关[73]。因为甲醇代谢的第一步依赖于乙醇脱氢酶,其对乙醇或甲吡唑的亲和力是甲醇的 10 倍,这些化合物近来被用作甲醇中毒的解毒剂[74-77]。同样的机制解释了为什么同时服用甲醇和乙醇时,甲醇的半衰期延长至超过 30 h(与正常的 12~20 h 相比)[42]。甲醇的氧化与乙醇相似,与血清浓度无关,但速度仅为乙醇的 15%。因此,完全氧化和排出甲醇通常需要数日,这也解释了毒性症状发作滞后的原因[68]。

临床表现和实验室数据

甲醇中毒的临床过程可分为 3 个不同的阶段,并涉及 CNS、眼睛和胃肠道系统[42,68]。最初的且相当短暂的阶段以 CNS 抑制为特点,患者表现为醉酒。随之是 6~30 h 的潜伏期,患者可能除视力模糊外无其他症状(表 35.11)。这一无症状的间期之后是第三期,在这一期乙酸堆积,表现出更严重的毒性。甲酸对视网膜有直接的毒性,因此甲醇中毒的视力损坏发生迅速。这些损害包括中央盲点、视力模糊、视敏度下降、畏光,直至完全失明。检查显示视盘对光的反射下降、视野缺损。后期,患者出现固定扩大的瞳孔、视盘充血、视盘水肿和视神经萎缩[68]。CNS 表现包括头痛、眼震、谵妄、烦躁不安和意识模糊。这些在严重的甲醇中毒时,可能进一步发展为癫痫、昏迷和死亡。在 10%~20% 的患者中,可发生出血和非出血性的壳核坏死[78]。在存活者中,永久性的失明和帕金森样症状是常见的后遗症[68,69]。事实上,急性帕金森综合征在几个重症甲醇中毒的患者中有报道,被认为与急性基底节出血性坏死有关[52,68,69]。最后,甲醇中毒常造成显著的胃肠道症状,如恶心、呕吐、腹泻和腹痛(可能与发生胃炎和/或胰腺炎有关)。

表 35.11 临床及实验室甲醇中毒症状

症状	体检结果	实验室检查结果
第一阶段,<6 h	非特异性	· 可能具有高的甲醇水平
· 轻度且短暂		· 渗透压差[31 mOsm/(100mg·dl)]
· 醉酒、嗜睡		
第二阶段	非特异性	· 可能具有高的甲醇水平
· 无症状		· 渗透压差[31 mOsm/(100mg·dl)]
· 视野模糊		
第三阶段,6~30 h	· 伴或不伴 Kussmaul 呼吸	· 代谢性酸中毒
· 眩晕	· 视乳头水肿、圆盘充血	· 高阴离子间隙
· 腹痛		· 高甲酸水平
· 呕吐		· 高乳酸水平
· 躁动		· 增加的血清淀粉酶
· 呼吸困难		· 增加的平均红细胞体积
· 视力模糊、失明		
· 抽搐、角弓反张		
· 昏迷、死亡		

实验室表现包括血淀粉酶升高、阴离子间隙增大的代谢性酸中毒,以及血清甲酸和乳酸水平升高。乳酸水平的升高,如在乙烯乙二醇中毒时,最可能是 NADH/NAD 升高和组织灌注下降的结果。可能有高的渗透压间隙,每 100 mg/dl 甲醇有 31 mOsm/kg 渗透压间隙;因此,明显的渗透压间隙更可能在中毒的早期发生,即在甲醇被代谢之前。其他异常的实验室检查包括红细胞平均体积上升,这是由于甲醛对细胞离子转运的毒性作用所致。

有一些表现提示预后差[79],包括严重代谢性酸中毒引起的呼吸困难和 Kussmaul 呼吸。呼吸衰竭是甲醇中毒死亡的最常见原因。另外,失明、癫痫、昏迷、甲酸水平升高、心动过缓和低血压也提示预后差[68,69]。引起严重死亡率和患病率需要的甲醇吞食量变异很大。一些患者仅吞食了数毫升的甲醇，即发生严重的并发症，而有些则吞食几百毫升仍然存活。另外，血甲醇浓度与临床表现的严重程度或预后没有很好的相关性[42,72]。

治疗

正如乙烯乙二醇中毒一样，只要有理由怀疑甲醇中毒，必须迅速开始积极的治疗。支持治疗应以稳定气道、纠正通气和循环异常为目标。与此同时，应开始其他干预措施，其目标首先是纠正代谢性酸中毒；其次是预防其他严重并发症，限制甲醇毒性代谢产物的堆积；最后是清除甲醇和甲酸。代谢性酸中毒应通过静脉输注碳酸氢钠来治疗[42,68]。癫痫主要是通过肠外应用苯二氮䓬类来治疗[42,68]。胃肠道引流可以尝试，但常常无效，因为甲醇吸收很快[42,74-76]。每 4 h 给予叶酸 50 mg 静脉使用，连续 5 次，随后每日 1 次，可能有帮助，因为有证据显示它可增加甲酸向二氧化碳和水的代谢[75,81,82]。

迅速给予乙醇脱氢酶抑制剂，如乙醇或甲吡唑，通过降低甲醇的氧化代谢对预防代谢性酸中毒的发生很有效[80]。开始静脉使用乙醇或甲吡唑的指征包括：①血清甲醇水平高于 6 mmol/L（20 mg/dl）；②已知近期吞食超过 0.4 ml/kg 甲醇；③渗透压间隙超过 10 mOsm/kg H$_2$O；④病史或临床高度怀疑甲醇中毒，以及下列表现中的至少 2 项：动脉血 pH 低于 7.3,血碳酸氢根低于 20 mEq/L，或渗透压间隙超过 10 mOsm/kg H$_2$O[42,69,81]。乙醇或甲吡唑的剂量与乙烯乙二醇中毒的推荐剂量相似[46,81]。

HD 是最有效的清除甲醇和甲酸的方法，清除率分别为 125~215 ml/min 和 203 ml/min[68,69,81]。在有如下指征时可使用：①严重酸中毒，静脉碳酸氢盐治疗无效；②就诊时有视力、眼底镜，或精神状态改变；③尽管进行了积极的支持治疗，生命体征变差；④吞食了超过 30 ml 的纯甲醇，或者相当剂量；⑤血清甲醇浓度高于 16 mmol/L（50 mg/dl）[68,81,83,84]。HD 最好使用碳酸氢盐透析液，因为，由于中毒伴有严重代谢性酸中毒的存在，碱剂的需要可能是大量的[36]。甲醇在透析停止后再分布，因此可能发生反跳，甲醇水平再次上升。甲酸也有同样的情况，这使得延长 HD 成为一种必需的治疗手段[85]。而且，HD 之后，12~36 h 内，应密切监测酸碱平衡、渗透压间隙和电解质，在此期间甲吡唑或乙醇治疗应继续。低磷血症可能发生在那些需要延长的、强化透析的患者，尤其是那些开始时血磷正常的患者。如之前讨论的，在透析液中添加磷酸钠盐（透析液磷浓度 1.3 mmol/L）可成功地预防这些患者低磷血症的发生[86,87]。HD 必须持续，直到血甲醇水平降至 9.4 mmol/L（30 mg/dl）以下，渗透压间隙正常，代谢性酸中毒被纠正[42,68,81]。向透析液中添加乙醇的方法被用于甲醇中毒的患者，这是为了维持透析过程中乙醇稳定的浓度[86-88]。由于甲醇中毒有脑出血的可能性[78]，透析应几乎不用抗凝剂[89]。腹膜透析和缓慢 CRRT 较 HD 效率低，但可在不能使用传统 HD 时作为另一种治疗方法[68]。使用活性炭的 HP 无效。

七、异丙醇（异丙基酒精）

异丙醇（分子质量=60 Da）是一种无色液体，有苦味和特征性的气味，用于制造几种化合物，包括丙酮和甘油。异丙醇在外用酒精中含量高，也存在于除冰剂、溶剂、水泥和清除剂中。异丙醇在胃肠道中易吸收,但也可经吸入中毒,尤其是在幼儿中[42,90]。异丙醇有与甲醇类似的CNS毒性[90,91],但是代谢较甲醇慢,消除半衰期3~7 h,当与乙醇同时摄入时,其半衰期明显延长。部分通过肾,部分通过肺排出,约80%的异丙醇经酒精脱氢酶氧化为丙酮(图35.1)[92]。

临床表现和实验室数据

与乙烯乙二醇和甲醇相反,异丙醇的毒性作用主要由母体物质产生而不是其代谢产物。因此,在治疗上没有必要减缓其代谢[42,93]。因为异丙醇吸收很快,中毒的临床表现常在暴露后1~2 h即出现[93,94]。开始时,异丙醇中毒的症状和体征可能与乙醇中毒相似:眩晕、动作不协调、意识模糊,但在异丙醇中毒时这些症状更持久、更严重,并常进展为共济失调、昏迷,或由于呼吸停止而死亡。CNS抑制的严重程度通常被认为是同等量乙醇的2~2.5倍[90]。一些患者可能有"水果样"气味,这是因为呼吸中有丙酮的缘故。胃肠道症状包括恶心、呕吐、腹痛,并且由于出血性胃炎导致的呕血常见。在严重心动过速病例中,可发生低血压。肝细胞损伤,以及急性肾衰竭、肌红蛋白血症、低体温、溶血性贫血都有报道[90-92]。

代谢性酸中毒少见,因为母体化合物和代谢产物都不是有机酸。但是严重病例可有一定程度的高阴离子间隙的代谢性酸中毒,这是由低血压、组织低灌注和乳酸酸中毒所致。其他实验室检查显示渗透压间隙上升、阴离子间隙正常。高渗透压间隙是两个因素的共同结果:①每100 mg/dl异丙醇具有17 mOsm/kg渗透压;②每100 mg/dl丙酮具有18 mOsm/kg。血和尿中丙酮水平高,而没有代谢性酸中毒、高血糖和尿糖时,强烈提示这一诊断[90-92]。

治疗

异丙醇的致死剂量为150~240 ml[91]。低血压是死亡的最强烈预测因子[92]。有报道称,发生昏迷和低血压的患者死亡率约45%。仅昏迷而没有低血压,与高死亡率无关[92]。严重中毒伴高死亡率见于血清异丙醇高于67 mmol/L(400 mg/dl)的患者。

和前面讨论的其他乙醇治疗一样,支持治疗是必需的。不主张使用乙醇抑制乙醇脱氢酶,因为丙酮-异丙醇的主要代谢产物,较其母体化合物毒性低,而且,延缓异丙醇的代谢,可能导致毒性持续。当患者的异丙醇水平在67 mmol/L(400 mg/dl)或更高时,有指征使用HD。在有昏迷、低血压,或者肾衰竭时也有指征[90-92]。当然,难以唤醒或昏迷状态的患者,当被高度怀疑吞食异丙醇时,也可使用HD。关于HD清除异丙醇的动力学研究显示,HD是很有效的,因其分子质量低,不与蛋白结合,且 Vd 低[90,93-96]。之前关于腹膜透析和CRRT[25]的讨论也适用于异丙醇中毒治疗。最后,以吸附剂为基础的透析液再生系统对异丙醇中毒不是很有效。

八、水杨酸

含有水杨酸的药物是造成急性和慢性中毒的最常见原因,其中阿司匹林(分子质量=180 Da)是最常见的处方和可得到的制剂,也是中毒报道最多的[1]。2005年,美国毒物控制中心联合会毒物暴露检测系统(AAPCC TESS)的资料提示,在美国有超过6550例水杨酸中毒被报道并有20例死亡[1]。水杨酸见于多种非处方和处方药中,有多种剂型,包括液体、粉末、胶囊、肠衣片和塞剂。中毒可发生于服用单纯含有水杨酸的制剂后,如阿司匹林,也可以是与其他成分混合时[97,98]。

水杨酸在胃肠道几乎完全吸收。甲基水杨酸也可经皮肤吸收中毒,但目前使用已很少。在服用治疗剂量的药物后,30 min 内出现可测量的浓度。但是,吸收可显著延迟,这受到服用剂量、肠衣剂型、制备方式和胃中食物的影响。因此,症状的发生或者血清达峰时间可能延迟至吞食后 12 h 或更久。

水杨酸有多种毒性作用,与其涉及的多个代谢过程有关[99]。在这些过程中最重要的是氧化磷酸化的解偶联,与 2,4-二硝基酚介导的相似。这一解偶联,加上对呼吸中枢的直接刺激,导致了特征性的过度通气,至少部分导致观察到的代谢性酸中毒,尤其是在儿童中[100]。不仅如此,水杨酸抑制三羧酸循环(TCA)和氨基酸代谢导致氨基酸尿和负氮平衡,而且,可刺激肾上腺素释放,导致糖酵解和糖异生,同时刺激糖皮质激素释放。最后,治疗剂量时,水杨酸可降低尿酸的排泄,但在中毒剂量时可能增加尿酸的排泄[99]。

肠道吸收后,阿司匹林先经水化成为其活性代谢产物水杨酸,其半衰期为 15~20 min。而后甘氨酸转化为水杨尿酸,这是一种毒性较低、经肾脏排泄的化合物。在治疗剂量,水杨酸多数与蛋白质结合,仅 10% 母体化合物以原形(水杨酸)从尿中排出。但是,在水杨酸中毒时,有几个可增加毒性倾向的事件发生。首先,蛋白结合位点饱和,从而"游离"和总血清水杨酸比例上升。当血清浓度达 5.8 mmol/L(80 mg/dl)时,有高达 50% 的水杨酸是游离的[99,101]。其次,向水杨尿酸的生物转化受阻,这是由于肝代谢通路的饱和,以及甘氨酸的耗竭。这一现象导致药物以水杨酸形式存在的比例较高,其经肾脏的排泄率较水杨尿酸低。以上两者的共同作用使毒性更大、持续时间更久。最后,非结合水杨酸进入细胞内和脑脊液,使表观 Vd 从治疗剂量时体重的 20% 扩大到约 50%,从而导致更大的毒性[99,101]。

增加肾脏排泄水杨酸及其代谢产物能力的方法,包括保护肾功能(GFR)、增加尿量、碱化尿 pH。因为这一化合物 pKa 为酸性,尿 pH 高于 7.0 可显著增加肾脏排泄。在碱性尿液中,水杨酸及其代谢产物不能以离子形式被肾小管吸收。酸化可促使这些化合物进入细胞,碱化可抑制,这一观察强调了水杨酸诱导的酸中毒的毒性作用和早期碱化的必要性[102]。

临床表现

急性水杨酸盐中毒是儿童和成人中常见的意外和自杀性吞食的原因,常表现为呼吸急促、通气过度、恶心、呕吐、腹痛、体温过高,大汗和心动过速。不仅如此,还可能造成严重 CNS 症状,包括眩晕、共济失调、耳鸣、失聪、意识模糊、精神错乱、木僵、癫痫和昏迷[103,104]。另一方面,慢性中毒常表现为水杨酸化,表现为头痛、耳鸣、听觉下降、眩晕、乏力,进而发展为恶心、呕吐、意识模糊、过度通气。非心源性肺水肿也可能发生,尤其是在老年人中,这是由于肺毛细血管通透性增加所致[105-108]。严重癫痫、深度昏迷和心血管虚脱是终末事件。

诊断

尽管水杨酸中毒时常发生,仍有相对较多的患者没有被诊断。即使在急性中毒时,病史可能不易明确,医生时常依赖于高度的怀疑和实验室检查。从这个角度,有通气过度、大汗、耳鸣和酸碱平衡紊乱的患者都应怀疑水杨酸中毒。此外,常规生化和动脉血气常有帮助,应与血水杨酸水平一同检测。酸碱平衡紊乱在水杨酸中毒中十分常见。典型的酸碱平衡紊乱分 2 期:首先是呼吸性碱中毒期,之后是高阴离子间隙的代谢性酸中毒期。代谢性酸中毒在小于 4 岁的幼儿早期即出现,而成人主要表现为呼吸性碱中毒。但是混合性呼吸性碱中毒和代谢性酸中毒在成人中常合并存在。这一酸碱平衡紊乱的病理生理机制尚未完全解释。水杨酸直接刺激呼吸中枢导致过度通气。代谢性酸中毒主要是由于乳酸的产生。水杨酸导致氧化磷酸化的解偶联,从而减低细胞 ATP 的产生并增加丙酮酸和乳酸的产生,而且,抑制 TCA 循环酶会导致乳酸产生进一步增加。最后,肝脏代谢乳酸的能力在水杨酸中毒时也可能下降[109]。其他参与代谢性酸中毒的有机酸包括酮酸,由于脂肪和蛋白质代谢的增加而产生。需要强调的是,在代谢性酸中毒中,水杨酸在阴离子间隙的增加中仅贡献很小的一部分[103,104,110,111]。除了代谢性酸中毒,在水杨酸中毒的患者中还可观察到其他数个异常,包括低尿酸血症、低钾血症、凝血酶原时间延长、氯化铁试验阳性、Phenistix 试验阳性[112,113]。Phenistix 试纸条含有铁和镁盐,在水杨酸浓度高于 5 mmol/L(70 mg/dl) 时呈紫色。结果阳性,基本上证实怀疑水杨酸中毒的患者水杨酸的存在[112,114]。

治疗

水杨酸中毒的严重程度由以下 1 个或多个因素决定。首先,服用的剂量。急性吞食少于 150 mg/kg 通常不会有严重的后果,而吞食超过 150 mg/kg,毒性常可出现。吞食剂量在 150~300 mg/kg,临床毒性表现通常轻微;300 ~ 500 mg/kg,常表现为中度;吞食量超过 500 mg/kg,则表现为重度[115]。10~30 g 的阿司匹林或水杨酸钠可导致死亡,尽管有患者吞食的剂量大大超过此值也恢复了。其次,严重的临床症状和体征,如严重的 CNS 表现、肺水肿,或急性肾衰竭也提示严重中毒。最后,已有人提出血清水杨酸盐水平超过 750 mg/L 也提示严重中毒,500 ~ 700 mg/L 为中度中毒。但是,水杨酸中毒症状常在血清水平低至 2. 2 mmol/L(30 mg/dl) 时即发生。目前认为血清水杨酸水平与中毒的严重程度没有很好的相关性[116],这在慢性服用水杨酸盐的患者,尤其在有急性肾损伤、酸中毒和其他混淆因素,以及不知道吞食的确切时间的情况下尤为明显。而且,因为可能存在吸收延迟,不应该依赖于单次的血水杨酸盐水平。因此,广泛应用于评估中毒严重程度的不同时间点的水杨酸水平诺模图,在吞食缓释或肠溶制剂时便无效了[117-119]。

目前缺乏治疗水杨酸中毒的特异性解毒剂,主要依靠的是支持性治疗,尤其是确保足够的气道。部分严重呼吸过速的患者可能需要插管。其他重要措施包括排空胃、使用活性炭,尤其是吞食不超过 1 h 的患者。此外,静脉内给予含糖和电解质的液体对纠正容量、电解质和酸碱平衡紊乱至关重要。

以上措施对于中度水杨酸中毒、血清水平低于 3. 6 mmol/L(50 mg/dl) 的患者可能足够。但对于血清水杨酸水平更高、临床症状更严重,尤其是有代谢性酸中毒的患者,提示需要清除水杨酸的措施。其方法包括反复使用活性炭[97,120]和碱化尿液。活性炭对减少胃肠道水杨酸的吸收有作用,尽管近期的研究对其有效性提出质疑[121-124],成人最好在吞食后的 1 h 内使用,其初始剂量为 50 g。另一方面,碱化尿液对增加水杨酸盐的排泄也有作用。这是基于非结合的水杨酸盐可经肾小球滤过、肾小管分泌和吸收。在酸性介质中,水杨酸盐的非离子化程度最大,可经肾小管细胞膜重吸收。但在高尿量和碱性尿(pH 大于 7. 5) 情况下排泄明显加速[102]。强制碱性利尿比强制利尿对增加水杨酸在尿中排泄更有效。事实上，一篇来自近期美国临床毒物学会学报和欧洲毒物控制中心及临床毒理学家协会的文章推荐碱化尿液应被作为中度水杨酸中毒、未达到 HD 指征的患者的一线治疗[125]。强制利尿可纠正这些患者中常见的脱水，但也可能使情况恶化，因为可能加剧水杨酸中毒时，容量过多的患者发生肺水肿的倾向。因此，目前推荐使用等张的碳酸氢钠，输注速率以能纠正代谢性酸中毒和碱化尿液为准[119,123]。为达到这些目的，等张的碳酸氢钠的需要量可能很大。建议的处方包括在第 1 h 内，8.4% 碳酸氢钠 225 ml 静脉使用，而后间断性地使用，以维持尿 pH 7.5~8.5。另一个选择是持续给予含 150 mmol 碳酸氢钠的 5% 右旋糖溶液。应当避免祥性利尿剂，因为它们可能降低水杨酸盐的排泄[123]。

水杨酸盐可容易被多种体外技术清除，因为其分子质量相对较小、表观 Vd 较小、蛋白结合率较低[97,120,126]，并且腹膜透析效率较低，但可作为儿童患者 HD 治疗困难下的选择[97]。多数类型的持续肾脏替代治疗（CRRT）也可用于水杨酸中毒，尤其是在血流动力学不稳定的情况下[127]。尽管 HP 有较高的水杨酸盐清除率，HD 仍是首选的方法[97,128,129]。HD 的临床指征包括严重的临床表现，如癫痫或昏迷、脑水肿、肾衰竭、严重代谢性酸中毒，以及在适当治疗下，临床情况仍然恶化。另外，有非心源性肺水肿危险的患者，如老年患者、有吸烟史及无法利尿的患者应考虑 HD[97,105-108,120,126]。

九、锂

2005 年，AAPCC TESS 数据显示，在美国有 5559 例锂中毒报道和 5 例死亡[1]。锂（分子质量 = 7 Da）是已知的最轻的碱性金属，被成功运用于现代医学，用于治疗躁狂和双相情感障碍[131-133]。但是，锂的治疗域很窄，是潜在的有毒物质。最常见的中毒发生于接受慢性锂治疗的患者。急性中毒可以叠加于慢性中毒上，但也可能发生于误食或自杀性吞食[131-133]。

锂有多种制剂，包括碳酸盐片剂、胶囊和缓释剂型，或者枸橼酸盐的液体剂型，可在胃肠道服用后的 8 h 内快速吸收。常规剂型，在吞食后的 1~3 h 出现血清峰浓度，而缓释剂型，在 4~12 h 后出现。锂既不与蛋白结合也不代谢。锂迅速分布于细胞外液，分布体积 0.4 L/kg。其他可缓慢进入细胞内液，这使其 Vd 上升至 0.6~0.9 L/kg。锂经 Na/Li 交换子主动转运至细胞外。但是，某些细胞由于细胞内的负电位，细胞内锂浓度可能是血浆的 2 倍[134]。由于锂在细胞膜内外的平衡速率很慢，且其作用发生于细胞内，在血清锂浓度相似的情况下，并不奇怪慢性中毒较急性中毒更易发生毒性反应[135,136]。锂对特定组织有特殊亲和力，如脑白质、甲状腺、肝、肌肉、骨骼和远端肾小管细胞[131-133]；最高浓度是在脑和肾。在细胞内，锂可抑制腺苷环化酶和肌糖-1-磷酸，两者都是重要的细胞内信使[131-133]。不清楚这是否为锂发挥其治疗或毒性作用的机制。

锂几乎全部从肾脏排泄，处理方法与钠类似，因此，它经肾小球自由滤过，约 80% 在近段肾小管被重吸收[135]，而且，在限制饮食盐摄入和容量不足时，肾小管重吸收显著增加。这一现象解释了在接受稳定剂量的锂剂治疗的患者中，当出现容量不足，如呕吐、腹泻或利尿治疗时，时常出现毒性作用[137]。不仅如此，同时服用可降低 GFR 的药物，如血管紧张素转化酶抑制剂和非甾体类抗炎药，可降低锂的清除率，并使血清水平上升[138,139]。不同的是,增加钠排泄的因素,对锂排泄的增加作用很小[131-133]。

临床表现

锂中毒可见于 3 种不同的情况:在过去没有使用过的患者中过量使用;在慢性治疗的患者中过量使用;慢性治疗的患者尤其是在清除不足的情况下,使用较高剂量。最后一种常表现为更严重的中毒。因为锂的治疗指数很低,治疗性血清锂浓度在 0.4~1.3 mEq/L。毒性表现在血清浓度 1.5 mEq/L 时发生,老年人甚至更低。尽管锂毒性可导致多器官功能紊乱,其临床表现主要是 CNS 和肾功能损伤。CNS 可能以紧张、易激动为最初表现,而后为粗颤、构音困难、意识模糊、谵妄、共济失调、体温过高、木僵、癫痫和昏迷。另一方面,肾脏毒性在慢性治疗中更常见,包括尿浓缩功能不全,表现为多尿和肾性尿崩症。锂是最常见的导致药物性肾性多尿的药物。不仅如此,肾脏酸化缺陷、慢性间质性肾炎和肾病综合征也可见到[131-134]。在有锂肾毒性患者的肾活检中,常可见到局灶节段性肾小球硬化[140]。当血清锂浓度过高,可出现血清阴离子间隙降低或消失[141,142]。

其他锂的毒性表现包括白细胞增多、甲状腺增大和甲状腺功能低下[130-134,143,144]。胃肠道症状在急性中毒时常见,包括恶心、呕吐、腹泻、厌食和胀气[136,143-146]。最后,心血管表现通常轻微,包括高血压,心动过缓或过快,心电图(ECG)示 ST 段压低、T 波平坦。更严重的表现包括 QT 延长、QRS 增宽,以及由于窦房结功能不良导致室内传导阻滞、室性心律失常和心肌梗死[147,148]。锂的毒性被认为主要与锂在细胞内的浓度有关。因此,类似的血清浓度,慢性中毒者(细胞内浓度较高)的临床表现较急性中毒者更严重[143,145]。

治疗

目前尚无已知的锂的解毒药物,因此,支持性监护,如确保气道,以及其他血流动力学干预措施,应当立刻实施而不要有任何延迟。即使锂中毒表现似乎相对轻微,但由于癫痫和其他 CNS 并发症可能出乎意料地发生,因此仍是一个严重的问题。血清浓度 2.5 mEq/L 或更高,通常与严重的患病和死亡率相关,必须积极治疗[131-133,136]。尽管一些报道强调,即使浓度较高,在保守治疗下,恢复也是可能的[145]。一个重要的治疗目标是维持 GFR 和尿量,这需要使用适当量的 0.9% 的盐水来维持尿量,但强制利尿并不推荐。可发生容量不足,由于肾浓缩能力不足,利尿治疗,以及呕吐或腹泻常见。因此,积极补充已经存在的容量丢失是恢复肾脏锂排泄的最重要的方法[131-136]。

对有轻度临床表现、血清锂浓度小于 2.5 mEq/L 的患者,积极的支持治疗可能就足够了,但是,对于误食或自杀性吞食的病例则需行洗胃。活性炭是无效的,因为它不能与锂离子结合[149]。使用 GOLYTELY 对全肠道进行灌洗,每小时 2 L,至吞食后 5 h,可降低锂的吸收达 67%,降低峰浓度达 50%[150]。这一方法可能增加缓释锂制剂的清除[150]。此外,动物试验数据显示口服聚磺苯乙烯树脂可有效与锂结合并降低其血清浓度。但是,这一方法的疗效受到树脂所需剂量和伴随发生的低钾血症的限制[151,152]。因此,聚磺苯乙烯树脂目前不推荐在急性锂中毒中使用。

HD 在锂中毒治疗中高度有效,这是由于它的原子量低、与蛋白结合低,因此容易扩散通过透析膜。锂的清除比例在血浆中为 0.7,全血为 0.5,这一差异是由于在红细胞内锂的清除比例较低[153]。考虑到这些特点和相对低的 Vd，透析可快速降低身体的总锂负荷。从这个角度来说，HD 可将锂的半衰期从 12～27 h 降至 3.6～5.7 h，并可将清除率从（经患者自身肾脏的）10～40 ml/min 升至 70～170 ml/min[131,137,154]。尽管有效，但 HD 的治疗指征还没有明确的定论。这是由于细胞外液中锂的清除对细胞内锂浓度没有显著影响，而且，其血清水平与中毒的临床表现相关性很差。尽管如此，HD 有如下指征：①严重中毒的患者，表现为意识状态下降、癫痫、昏迷、呼吸衰竭或严重心脏毒性；②慢性锂治疗的患者，血清锂浓度超过 3.5 mEq/L；③血清锂水平经保守治疗没有下降；④肾衰竭患者。血清浓度低于 2.5 mEq/L 的患者很少需要，除非是终末期肾脏病（ESRD）患者，入院后血清水平持续升高，或超过 30 h 不能使浓度低于 1 mEq/L[131-133,153-157]。

由于锂跨细胞膜的平衡相对慢，对 HD 治疗的反应是复杂的。这是由于随着透析和细胞外锂水平快速下降，患者可能并无改善。事实上，锂从细胞内缓慢流出，常导致血清锂水平在透析后的反跳。因此，HD 必须重复或持续到透析后 6～8 h，血清锂水平低于 1 mEq/L[136,143,153-157]。服用缓释制剂的患者中，反跳也可能因胃肠道持续吸收而发生。在很多医疗机构血清锂浓度无法即刻测定。在这样的情况下，较好的办法是给予患者常规血透治疗 4～6 h，而后持续性低效透析（SLED）数小时。使用碳酸氢盐透析液较乙酸盐透析液好，因为乙酸会降低锂的清除。乙酸透析与碳酸氢盐透析液不同，其被认为会激活细胞膜上的钠氢逆向转运体，使锂（替代钠）进入细胞内[158]。低磷血症是长时间和反复透析需要考虑的问题。富含磷的 HD 可成功运用于锂中毒患者以预防透析介导的低磷血症[159]。

除了 HD，CRRT（CAVHDF 和 CVVHDF）也成功运用于锂中毒，锂的清除率达 60～85 L/d[160]。因为其持续的特点，在较长时间中，能产生持续的细胞内和细胞外浓度梯度；逐渐及更完全地从细胞内排除锂，这样可避免明显的反跳[25,169]。另外，这些治疗对血流动力学不稳定且无法耐受间隙性 HD 的患者尤其有帮助[161]。可惜的是，尚没有对照研究比较 CRRT 和传统 HD 的安全性、有效性及费用。

十、茶碱

化学上，茶碱 1,3-二甲基黄嘌呤（分子质量为 180 Da）是甲黄嘌呤家族的一员。茶碱在过去几十年，被广泛应用于哮喘，由于新药的出现和对其毒性作用的顾虑，近年来已减少使用，但茶碱仍被用于哮喘、慢性阻塞性肺病和急性高原病[162]。茶碱中毒常是哮喘和其他慢性阻塞性肺疾病慢性茶碱治疗的意外情况。中毒可能是治疗意外，也可能是故意过量[162-164]。

口服时，茶碱的吸收快速有效，峰浓度约出现在服药后 2 h，但由于缓释制剂的存在，血清峰浓度可能延至吞食后 12～17 h[165]。一旦吸收，茶碱主要分布于细胞外液，表观 Vd 约 0.45 L/kg 体重。婴儿和老年人的分布容积较大。在循环中，茶碱与白蛋白松散结合：相对低的治疗浓度时，结合比例最高（约 60%），中毒浓度较低时，在有肝病的成年人和婴儿中也较低[166,167]。血清茶碱的治疗浓度是 10～20 μg/ml。

成人中仅 10%～15% 的茶碱以原形从尿中排出，其余在肝脏经 P450 通路代谢。内源性肝脏茶碱的清除相对较慢，非吸烟的成人患者其清除速度为 0.7 ml/(min·kg)，半衰期约 8 h。茶碱的代谢清除，可受到基因因素、环境因素和其他显著改变肝脏同工酶活性的药物的影响。在婴儿中,肝脏代谢较慢,半衰期更长,经肾脏排泄较多(约 50% 经此途径)。发热、严重慢性肝病、充血性心衰、抗生素(包括大环内酯类和奎诺酮类),可延长茶碱的半衰期,而吸烟、甲状腺功能亢进,以及既往使用苯巴比妥、苯妥因、利福平、卡马西平和口服避孕药可降低半衰期。茶碱呈 Michaelis-Menten(饱和)动力学,因此,其剂量的增加平行于血清茶碱的浓度。严重的茶碱中毒,药物清除率很慢,遵循 0 级(剂量依赖)动力学。在该情况下,代谢通路饱和,内源性清除下降,半衰期增加[162-164,167]。通常处于这种动力学状态时,加上药物与药物和药物与疾病交互作用,常导致忽略了茶碱中毒[168,169]。

有 4 种主要的机制被用来解释茶碱的作用模式。首先,茶碱被认为可抑制环化核苷磷酸二酯酶[162]。其次,近期证据显示茶碱的治疗和中毒效应可能与其作为竞争性腺苷受体位点的拮抗剂有关[170,171]。再次,茶碱导致儿茶酚胺的释放,并有心脏的正性肌力和变时性节律作用[166]。最后,可直接通过改变细胞内钙转运发生作用。

临床表现

由于茶碱的治疗指数很窄、不良事件发生率高,一些茶碱的治疗作用在血清浓度低至 27.5 mmol/L(5 mg/L)即可观察到,但对治疗的反应是在血清浓度 55 mmol/L(10 mg/L)时达到的。另一方面,某些患者的毒性表现在浓度低至 82.5 mmol/L(15 mg/L)时即出现,但大多数患者毒性表现在 138 mmol/L(25 mg/L)以上时出现[172]。临床上,毒性症状和体征常反映茶碱对 5 个器官系统的作用。首先,胃肠道症状普遍,可包括恶心、呕吐、腹泻、呕血和腹痛。其次,神经系统症状在血清茶碱浓度相对较低时出现,包括呼吸急促、焦虑、不安、激动、肌肉震颤进而意识模糊,最终发生癫痫,但是,最严重的表现是反复的癫痫伴高热。再次,心血管作用,这可能是危及生命的,包括室上速、多灶性房性心动过速、室性早搏、室性心动过速和血管扩张伴低血压[173]。然后,全身肌肉痛,偶然有肌阵挛和肌酸磷酸激酶上升。最后,常可见到茶碱中毒对代谢的作用,如低钾血症和高糖血症,继发于儿茶酚胺诱导的 β_2-肾上腺素能刺激[174]。低钾血症是最重要的代谢异常,这可能是由于 Na^+,K^+-ATP 酶被激活后,钾向细胞内的转移增加,而且,高钙血症、低镁血症和低磷血症也有报道。在严重和晚期的病例中,可以见到乳酸酸中毒(多数继发于低血压)和横纹肌溶解(肌肉过激、高热和低钾血症的结果)[169,172-175]。

癫痫的发生预示预后不良,因为这预示着高死亡率或永久神经损害[176,177]。一旦出现,癫痫可能很难控制。癫痫可发生在茶碱血清浓度低于 20 μg/ml 时[178]。在慢性使用茶碱的患者中,茶碱浓度为 220 mmol/L(40 mg/L)时,癫痫的发生率为 50%,在急性中毒患者中相同的发生比例,茶碱浓度需达到 660 mmol/L(120 mg/L)[158,173]。这一现象可能与长期使用茶碱的患者常存在其他伴随疾病或接受合并用药,从而使癫痫的阈值降低有关[164,172-175]。以往有神经系统异常病史可增加癫痫发生的可能[179,180]。

茶碱中毒的治疗

支持治疗在茶碱中毒治疗中显然是重要的。应密切监测患者,最好是在监护室中,可对心律失常、呼吸窘迫和癫痫给予特殊的关注。如果发生呼吸衰竭或癫痫,应紧急给予气管插管,而且,应立即对严重的心律失常给予处理,避免延误。鉴于该心律失常是由于茶碱介导的心脏腺苷受体拮抗作用所致,腺苷是心动过速推荐的一线治疗药物,但是,对于控制心律失常,β-受体阻滞剂也应考虑。尽管,非心脏选择性的制剂,如普萘洛尔,因为其可抵抗茶碱介导的血管扩张和低钾血症,可能有一定效果[181],有支气管哮喘的患者,常需要使用心脏选择性的β-受体阻滞剂[182],而且,应预测到癫痫的可能并做出合理处理。有人主张对茶碱中毒的患者预防性地使用抗惊厥药物[183]。一旦发生癫痫,应积极治疗[163,164]。治疗药物的选择可以是苯二氮䓬类或苯巴比妥。如果患者对抗惊厥治疗没有反应,全身麻醉和神经肌肉麻痹可能是必需的[184]。苯妥英是相对禁忌的,因为在动物试验中提示其可能增加茶碱介导的癫痫的风险[185]。应该注意的是,癫痫可能在茶碱达到峰浓度后数小时发生,而且,癫痫可发生于缓释制剂的药物,对慢性过量的患者,中毒的严重程度与相同血清浓度急性过量的患者不同[168,172-177]。除了常规的支持治疗,茶碱中毒的治疗还包括密切监测血钾浓度、血磷浓度,如有缺乏,积极补充。

可以看到,茶碱中毒是可以致命的,因此,如果可能,应尽快将其从胃肠道和血液中清除出去。反复使用口服活性炭被证明可显著缩短茶碱的半衰期,即使是对静脉使用茶碱的患者也有效。活性炭与尚未被吸收的茶碱的消化片段,或者与从循环中扩散进入肠道的茶碱结合,后一种现象被称为肠道毛细血管外吸[186,187]。活性炭,成人每1~2 h重复15~20 g,以悬浊液的形式给予,儿童每小时2.5~10 g。另外,也可持续通过鼻胃管给予。活性炭应持续给药直至血清茶碱浓度降至110 mmol/L(20 mg/L)以下、临床症状改善为止[186-188]。应对所有茶碱中毒患者常规使用该措施,除非患者毒性症状和体征很轻。不幸的是,由于治疗伴随的恶心和呕吐症状,多次给予治疗剂量的活性炭可能对这些患者十分困难。在这样的情况下,强力的止吐药,包括甲氧氯普胺或昂丹司琼(枢复宁)可能是必需的。奋乃静因可降低癫痫的阈值,禁忌使用[189]。使用泻药,配合活性炭可加速活性炭-茶碱复合物的排空[190],但是,强制利尿是不推荐的。

茶碱可经HP或HD更快清除。用树脂柱(如Amberlite XAD-4)或活性炭柱的HP是清除茶碱最有效的体外技术,其透出比例接近0.75[192-194]。事实上,由于茶碱的跨膜移动很容易,药物不仅可从血浆也可从红细胞中有效清除。3 h的HP可清除多达65%的茶碱;清除量可根据血液而非血浆通过HP柱的速度来计算[190,195]。但是,HP柱去除茶碱的能力不是无限制的,清除茶碱的效率因柱饱和,随时间而下降。因此,吸附柱必须每2 h更换[192-194,196]。

HD对清除茶碱也有效,但较HP稍差[197,198]。大量药物在相对较短的时间内可被清除,尤其是在使用高效血透器、高膜面积转运系数(KoA)和高血流量及高透析液流量的情况下。这些血透析器可使茶碱的透出比例上升至0.5~0.6[164]。为达到与HP类似的效果,延长HD时间可能是需要的。如前所述,低磷血症在茶碱中毒的患者偶有发生。如果延长透析时间,应考虑使用富含磷的透析液。最后,HD降低茶碱中毒所致的患病和病死率与HP相似,且与操作本身相关的并发症较少[199]。同时使用血透和活性炭血液灌流(HD/HP)"串联"可增加茶碱的清除。如果有这种联合治疗,可以延迟活性炭吸附器的饱和,因此是严重茶碱中毒患者优选的治疗手段[196,197]。

HP和/或HD的使用指征仍有争议,但是,以下的推荐可能对多数患者是合理的。第一,所有急性茶碱中毒且血清水平达80~100 mg/L的患者应立刻开始HP或HD。第二,患者有难治性的恶心或呕吐,且血清水平60~80 mg/L也需要HP或HD。第三,已经出现癫痫或临床不稳定的患者,应立刻开始 HP 或 HD,不要延迟[163,198]。第四,慢性茶碱中毒的患者中小于 6 个月的婴儿和大于 65 岁的患者,如果血清茶碱水平在 30~40 mg/L,HP 或 HD 应予以使用。对于临床稳定的患者,可先给予活性炭,直到血清茶碱浓度报告出来。但是,需要连续测定茶碱水平,每 2~4 h 1 次,直到达峰。如果浓度高于 100 mg/L,即使没有重要的毒性症状,HP 或 HD 也应尽可能立刻开始,尤其是合并肾衰竭、肝功能衰竭、心衰患者或老年患者[164,197]。

其他体外技术在茶碱中毒中也有尝试,但效果不一,包括以吸附剂为基础的透析液再生系统,如 REDY 机器[200,201],以及 CVVHF[202,203] 和血浆置换[204]。一些研究显示,碳 HP 和血浆置换对茶碱的清除率没有显著差异[189,204]。不同的是,腹膜透析对茶碱中毒无效[205]。

十一、乙醇

乙醇(分子质量为 46 Da)是美国急诊科(ED)最常见的一种毒物[206]。慢性乙醇中毒相关的健康问题常见。对这些问题的详细描述,以及乙醇的药代动力学和戒断综合征的处理,不在本章范围内。乙醇分子质量低,高度溶于水和脂类,其 Vd 与水相似。经胃和小肠吸收,20~60 min 可达到峰浓度。一旦吸收,乙醇最初代谢为乙醛,而后是丙酮。在服用相同量的乙醇后,女性血乙醇浓度较男性高,这是由于她们体型较小,脂肪比例较高,且胃的乙醇脱氢酶水平较低。

当小量服用乙醇时,其可作为一种激动剂,因为它激活了中枢神经系统的活性。但是,随着血浆乙醇水平的升高,镇静、运动不协调、共济失调和精神运动行为异常都可发生[207]。在血浓度很高时,乙醇可导致昏迷和死亡。在美国,急性乙醇中毒每年会导致很多死亡,多数是年轻的学生(因其有狂欢饮酒的习惯)[208]。多数死亡是由于呼吸抑制、吸入所致的窒息,或严重醉酒的患者发生外伤。急性中毒也可导致严重低血压和心律失常。对没有乙醇依赖的人群,半数致死水平为 98 mmol(450 mg/dl),尽管,有的患者血清浓度高达 326 mmol(1500 mg/dl)仍然存活[209,210]。对多数患者,适当的支持治疗即足够,包括补液,补充电解质、硫胺素、叶酸和其他维生素,并预防低血糖和低氧。排空胃不能有效降低血乙醇浓度,因为乙醇吸收迅速。如果有提示合并摄取其他毒物,可给予活性炭[206]。多数醉酒的患者经过支持治疗可自己恢复过来[206,211]。但是,对严重中毒病例,血清乙醇浓度达到致死剂量,患者会存在呼吸抑制和循环衰竭的风险,体外技术,如 HD、血滤、血液透析滤过可以使用[211-213]。因为乙醇分子质量小、不与蛋白结合,这些技术可容易将之清除。HD 可使血浆乙醇清除率从 15 mg/(dl·h)增加到约 100 mg/(dl·h)[211]。

十二、对乙酰氨基酚过量

对乙酰氨基酚(APAP)是美国毒物中心最常报道的毒物。在 2005 年,AAPCC 报道了超过 140 000 例次涉及对乙酰氨基酚(乙酰对氨基酚或 APAP)的暴露。在这些暴露中,77 025 例患者在医疗机构接受治疗,其中有 416 例过量死亡的病例,止痛药被认为是导致中毒的元凶。而其中,APAP 导致的中毒相关死亡最多,在记录中有 48 例是单药中毒,另有 139 例是 APAP 与其他 1 种或数种药物,或涉及对 ADAP 复合制剂的[1]。APAP 中毒也是最常见的导致肝衰竭的原因。吞食单剂量超过 10 ~15 g,可导致继发于大面积肝坏死的严重或致死性的肝损伤[214]。不仅如此,每日吞食少于 10 g 且连续数日,某些患者也有肝损伤的风险[215]。也有人认为 APAP 的肝毒性,在某些特定情况下,即使在治疗剂量也可能发生,如饥饿或饮酒[216,217]。

APAP 主要在小肠快速且几乎完全被吸收,其 V_d 为 0.95 L/kg,半衰期 1.5 ~ 2 h。仅 2% 的 APAP 在尿中以原形排泄。该药物在肝脏代谢为 2 个主要代谢产物,其 2/3 代谢为葡糖苷酸,1/3 为硫酸结合物(图 35.3)[218]。这些无毒的非活性结合物大部分从尿和胆汁中排泄。但是,APAP 摄入量的 5% 经细胞色素 P450(CYP2E1)酶系统氧化转化为毒性代谢产物 N-乙酰-P-苯醌亚胺(NAPQI)。这一代谢产物优先与细胞内的谷胱甘肽结合从而解毒。不幸的是,过量的患者中,这一代谢途径的使用较正常更多,这样就会耗竭谷胱甘肽储备,从而限制 APAP 的无毒化代谢过程。事实上,当胞质和线粒体谷胱甘肽耗竭时,NAPQI 的肝损伤就会发生[219]。因为葡糖苷酸和硫酸盐代谢产物在肾小管主动分泌,这就不奇怪为什么肾衰竭患者的这些代谢产物会堆积,产生 APAP 的毒性表现。

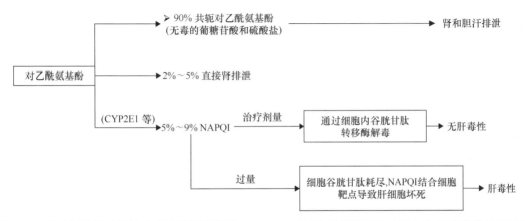

图 35.3　治疗剂量及过量的对乙酰氨基酚代谢。NAPQI,N-乙酸-对苯醌亚胺;CYP2E1,细胞色素 P450 2E1

临床表现

早期识别 APAP 中毒对防止患病和死亡十分重要。急性 APAP 中毒临床可分为 4 期[220]。在最初 24 h,患者可能完全没有症状或仅有非特异性症状,如恶心、呕吐、厌食、出汗和乏力。肝功能最初可能是正常的,但过量后 16 h 起开始上升。随后的 24 ~ 72 h 为 APAP 中毒的第二期,这时患者出现肝毒性的临床和实验室异常。患者可能有右上腹痛,伴转氨酶、胆汁酸、凝血酶原时间延长,肾功能可能开始减退。在第三期,过量后的 72 ~ 96 h,患者常进展为暴发性的肝衰竭和肾衰竭。超过 50% 的患者有急性肾损伤发生,这主要是由于 APAP 介导的急性肾小管坏死。患者偶然可能发生严重的代谢性酸中毒和昏迷。死亡通常发生在这一期,除非进行紧急肝移植。预后不良的标志包括 pH 低于 7.3;有急性肾损伤的依据,血清肌酐高于 3.3 mg/dl;肝衰竭,24 h 的 INR 高于 2,48 h 高于 4,或 72 h 高于 6;血乳酸水平高于 3.5 mmol/L。后者常被作为肝移植的指征[221]。患者如度过最初的困难可进入第四期(通常是 4~14 天后),肝脏和肾脏功能异常缓解,发生完全恢复。

诊断

如果患者有病史,常可做出正确的诊断,但是其他导致暴发性肝衰竭的原因,如肝毒性蘑菇、四氯化碳、氟烷、病毒性肝炎、Reye 综合征、妊娠急性脂肪肝和缺血性肝炎也需要考虑。APAP 肝毒性的特征性表现是显著上升的转氨酶,常超过 3000 IU/L,有报道最高达 48 000 IU/L[222,223]。不幸的是,吞食 APAP 的病史可能不容易得到,尤其是在患者故意过量服用时。由于未被认识的 APAP 中毒潜在的灾难性后果,推荐对所有故意过量的患者都进行 APAP 中毒筛查[224,225]。没有吞食病史的患者,潜在肝毒性 APAP 水平的发生率约 0.3%。应注意的是,APAP 水平的假阳性,在胆汁酸水平高时有报道[226]。除了血清 APAP 水平和胆汁酸,其他实验室数据应包括基线血清转氨酶、凝血酶原时间、动脉血气和肾功能及血乳酸水平。APAP 过量的患者中,肝毒性定义为任何天冬氨酸转移酶(AST)水平的升高,严重肝毒性是指 AST 大于 1000 IU/L。肝衰竭定义为肝毒性合并肝性脑病。

治疗

处理 APAP 中毒的第一步是设法确定吞食的准确时间。除了常规的强化支持治疗,每例吞食在 6 h 内的患者应给予活性炭。N-乙酰半胱氨酸(NAC)被作为 APAP 过量的解毒剂。这是由于小部分 APAP 代谢为 NAPQI(一种在细胞水平的肝毒性代谢物)。NAC 可通过多种机制抑制对乙酰氨基酚中毒患者的肝毒性。首先,NAC 作为谷胱甘肽的供体,使得 APAP 非毒性代谢得以继续;其次,NAC 可与 NAPQI 结合从而变成非毒性的代谢物;最后,NAC 被发现可减弱 NAPQI 的肝细胞毒性[227]。

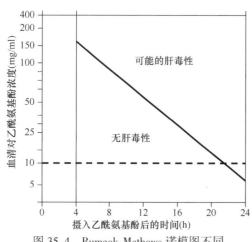

图 35.4　Rumack-Mathews 诺模图不同
APAP 浓度时肝毒性判断

第二步是根据 Rumack-Mathews 诺模图,判断单次急性 APAP 吞食的肝毒性风险[228,229]。这些患者服药后 4 至 24 h 的血清 APAP 浓度,可在诺模图上标出以判断出现肝毒性的可能,包括无风险、可能风险,或很可能有风险。经过 4 h,200 μg/ml 和 12 h 50 μg/ml 画一直线,如果血浆 APAP 水平在这一直线之上,患者有 60% 的风险发生暴发性肝肝衰竭[228](图 35.4)。

NAC 可用于已知或怀疑对乙酰氨基酚中毒的患者,可经口,也可经静脉给药(表 35.12)[230,231]。标准的 NAC 治疗方案是,负荷剂量 140 mg/kg,随后是每 4 h 1 次,70 mg/kg,共 17 次维持剂量。然而,在加拿大、欧洲和澳大利亚也有使用较短的疗程,并证实疗效相当[232,233]。在美国,NAC 治疗常为口服给药,但由于它是无菌的,对无法口服的患者,可静脉使用,剂量同等[234,235]。静脉制剂近期被美国 FDA 批准,可在美国使用。对同时使用活性炭者,口服 NAC 的剂量无需调整[227]。口服给予 NAC 不良反应很少,多数为恶心、呕吐,同时给予止吐药可增加耐受性。另一方面,静脉使用的不良反应,包括瘙痒、潮红、皮疹和过敏样反应。这些不良反应可通过给予抗组织胺、暂停静脉注射、重新开始后缓慢注射缓解[227]。反复的超治疗剂量服用者预后较急性过量的患者差[235,236]。约 30% 因 APAP 过量住院的患者存在反复服用超治疗剂量的情况[237]。一篇近期的系统综述一致推荐,有反复超治疗剂量服用的患者,如果在 24 h 吞食至少 10 g 或 200 mg/kg(二者取较小值),或在持续 48 h 或更长时间中,每 24 h 超过 6 g 或 150 mg/kg(二者取较小值),需要转诊至急诊科[238]。

幸运的是,NAC 治疗在中毒后任何时间点都是有效的。因此,所有有 APAP 过量病史的患者,如果其 APAP 水平是升高的都应给予 NAC 治疗,即使他们在吞食 24 h 以后就诊[239,240]。同样,如果有肝脏毒性,即使不能测到 APAP 浓度也应使用。不仅如此,如果有肝毒性的证据,其使用不应仅限于 18 次。在这些情况下,治疗应当持续直至肝损伤缓解、转氨酶下降至接近正常[222]。

最后,透析对于 APAP 中毒不如 NAC 治疗有效。但是 HD 在有严重代谢性酸中毒、APAP 严重过量、APAP 水平超过 1000 μg/L 和昏迷的患者中可使用[222]。其他类型的体外技术还没有在 APAP 中毒中进行过研究,除了肝脏透析,这一方法仅在 4 例患者中进行过尝试[241]。

(俞赞喆 译)

参 考 文 献

1. Lai MW, et al. 2005 Annual report of American Association of poison control centers' national poisoning and exposure database. *Clin Toxicol* 2006;44:803–932.
2. Shannon MW. A general approach to poisoning. In: Shannon MW, Borron SW, Burns JM, eds. *Haddad and Winchester. clinical management of poisoning and drug overdose*, 4th ed. Philadelphia: WB Saunders, 2007:13–30.
3. Clemmesen C, et al. Therapeutic trends in the treatment of barbiturate poisoning: the Scandinavian method. *Clin Pharmacol Ther* 1961;2:220–229.
4. Lorch JA, et al. Hemoperfusion to treat intoxications. *Ann Intern Med* 1979;91:301–304.
5. Kirk M, et al. Pearls, pitfalls, and updates in toxicology. *Emerg Med Clin North Am* 1997;15:427–449.
6. Shrestha M, et al. A comparison of three gastric lavage methods using the radionuclide gastric emptying study. *J Emerg Med* 1996;14:413–418.
7. Pond SM, et al. Gastric emptying in acute overdose: a prospective randomised controlled trial. *Med J Aust* 1995;163:345–349.
8. Smilkstein MJ. Techniques used to prevent gastrointestinal absorption of toxic compounds. In: Goldfrank LR, et al., eds. *Goldfrank's toxicologic emergencies*, 6th ed. Stamford: Appleton & Lange, 1998:35–51.
9. Murphy NG, Benowitz NL, Goldschlager N. Cardiovascular toxicology. In: Haddad LM, et al., eds. *Clinical management of poisoning and drug overdose*, 3rd ed. Philadelphia: WB Saunders, 2007:133–166.
10. McFarland AK III, et al., Selection of activated charcoal products for the treatment of poisonings. *Ann Pharmacother* 1993;27:358–361.
11. Feinfeld DA, Rosenberg JW, Winchester JF. Three controversial issues in extracorporeal toxin removal. *Semin Dial* 2006;19:358–362.
12. Schreiner GE, et al. Dialysis of poisons and drugs—annual review. *Trans Am Soc Artif Intern Organs* 1972;18:563–599.
13. Winchester JF, et al. Dialysis and hemoperfusion of poisons and drugs—update. *Trans Am Soc Artif Intern Organs* 1977;23:762–842.

14. Winchester JF. Dialysis and hemoperfusion in poisoning. *Adv Ren Replace Ther* 2002;9:26–30.
15. Maher JF. Principles of dialysis and dialysis of drugs. *Am J Med* 1977;62:475–481.
16. Winchester JF. Active methods for detoxification. In: Haddad LM, et al., eds. *Clinical management of poisoning and drug overdose*, 3rd ed. Philadelphia: WB Saunders, 1998:175–188.
17. Rosenbaum JL. Hemoperfusion for acute drug intoxication. *Kidney Int* 1980;18(Suppl 10):S106–S108.
18. Shalkham AS, Kirrane BM, Hoffman RS, et al. The availability and use of charcoal hemoperfusion in the treatment of poisoned patients. *Am J Kidney Dis* 2006;48:239–242.
19. Kawasaki CI, Nishi R, Uekihara S, et al. How tightly can a drug be bound to a protein and still be removable by charcoal hemoperfusion in overdose cases? *Clin Toxicol* 2005;43:95–99.
20. Marshall MR, et al. Sustained low-efficiency dialysis for critically ill patients requiring renal replacement therapy. *Kidney Int* 2001;60:777–785.
21. Marshall MR, et al. Urea kinetics during sustained low-efficiency dialysis in critically ill patients requiring renal replacement therapy. *Am J Kidney Dis* 2002;39:556–570.
22. Ledebo I. Principles and practice of hemofiltration and hemodiafiltration. *Artif Organs* 1998;22:20–25.
23. Wizemann V, et al. Efficacy of haemodiafiltration. *Nephrol Dial Transplant* 2001;16(Suppl):27–30.
24. Bohler J, et al. Continuous arteriovenous haemoperfusion (CAVHP) for the treatment of paraquat poisoning. *Nephrol Dial Transplant* 1992;7:875–878.
25. Riegel W. Use of continuous renal replacement therapy for detoxification. *Int J Artif Organs* 1996;19:111–112.
26. Ronco C, et al. Continuous renal replacement therapy: evolution in technology and current nomenclature. *Kidney Int* 1998;53:S125–S128.
27. Jones JS, et al. Current status of plasmapheresis in toxicology. *Ann Emerg Med* 1986;15:474–482.
28. Mitzner SR, et al. Albumin dialysis using the molecular adsorbent recirculating system. *Curr Opin Nephrol Hypertens* 2001;10:777–783.

29. McIntyre CW, et al. Use of albumin dialysis in the treatment of hepatic and renal dysfunction due to paracetamol intoxication. *Nephrol Dial Transplant* 2002;17:316–317.

30. Shi Y, et al. MARS: optimistic therapy method in fulminant hepatic failure secondary to cytotoxic mushroom poisoning—a case report. *Liver* 2002;22(Suppl):78–80.

31. Sam R, et al. Removal of foscarnet by hemodialysis using dialysate-side values. *Int J Artif Organs* 2000;23:165–167.

32. Gibson TP, et al. Effect of changes in intercompartment rate constants on drug removal during hemoperfusion. *J Pharm Sci* 1978;67:1178–1179.

33. Haapanen EJ. Hemoperfusion in acute intoxication: clinical experience with 48 cases. *Acta Med Scand Suppl* 1982;668:76–81.

34. Blye E, et al. Extracorporeal therapy in the treatment of intoxication. *Am J Kidney Dis* 1984;3:321–338.

35. Peterson RG, et al. Cleansing the blood: hemodialysis, peritoneal dialysis, exchange transfusion, charcoal hemoperfusion, forced diuresis. *Pediatr Clin North Am* 1986;33:675–689.

36. Garella S. Extracorporeal techniques in the treatment of exogenous in toxications. *Kidney Int* 1988;33:735–740.

37. Pentel PR, et al. Tricyclic and newer antidepressants. In: Haddad LM, et al., eds. *Clinical management of poisoning and drug overdose*, 3rd ed. Philadelphia: WB Saunders, 1998:636–655.

38. Keusch G. Sekundare dekontamination: wann sind hamodialyse oder hamoperfusion indiziert? *Ther Umsch Med Bibliogr* 1992;49:113–117.

39. McBride PV, et al. Acetaminophen intoxication. *Semin Dial* 1992;5:292–298.

40. Okonek S. Hemoperfusion in toxicology: basic considerations of its effectiveness. *Clin Toxicol* 1981;18:1185–1198.

41. Seyffart G. Ethylene glycol. In: Seyffart G, ed. *Poison index—the treatment of acute intoxication*. Lengerich, Germany: Pabst Science Publishers, 1997:318–328.

42. Winchester JF. Methanol, isopropyl alcohol, higher alcohols, ethylene glycol, cellosolves, acetone, and oxalate. In: Haddad LM, et al., eds. *Clinical management of poisoning and drug overdose*, 3rd ed. Philadelphia: WB Saunders, 1998:491–504.

43. Eder AF, et al. Ethylene glycol poisoning: toxicokinetic and analytical factors affecting laboratory diagnosis. *Clin Chem* 1998;44:168–177.

44. Gabow PA, et al. Organic acids in ethylene glycol intoxication. *Ann Intern Med* 1986;105:16.

45. Jacobsen D, et al. Glycolate causes the acidoses in ethylene glycol poisoning and is effectively removed by hemodialysis. *Acta Med Scand* 1984;216:409–416.

46. Barceloux DG, et al. American Academy of Clinical Toxicology practice guidelines in the treatment of the ethylene glycol poisoning. *Clin Toxicol* 1999;37:537–560.

47. Peterson CD, et al. Ethylene glycol poisoning: pharmacokinetics during therapy with ethanol and hemodialysis. *N Engl J Med* 1981;304:21–23.

48. McMartin KE, et al. Studies on the metabolic interactions between 4-methylpyrazole and methanol using the monkey as an animal model. *Arch Biochem Biophys* 1980;199:606–614.

49. Brent J, et al. Fomepizole for the treatment of ethylene glycol poisoning. *N Engl J Med* 1999;340:832–838.

50. Kahn HS, et al. A recovery from ethylene glycol (antifreeze) intoxication: a case of survival and two fatalities from ethylene glycol including autopsy findings. *Ann Intern Med* 1950;32:284–294.

51. Hylander B, et al. Prognostic factors and treatment of severe ethylene glycol intoxication. *Intensive Care Med* 1996;22:546–552.

52. Reddy NJ, Lewis LD, Gardner TB, et al. Two cases of rapid onset Parkinson's syndrome following toxic ingestion of ethylene glycol and methanol. *Clin Pharmacol Ther* 2007;81:114–121.

53. Kralova I, Stepanek Z, Dusek J. Ethylene glycol intoxication misdiagnosed as eclampsia. *Acta Anaesthesiol Scand* 2006;50:385–387.

54. Gennari FJ. Serum osmolality: uses and limitations. *N Engl J Med* 1984;310:102–105.

55. Jacobsen D, et al. Urinary calcium monohydrate crystals in ethylene glycol poisoning. *Scand J Clin Lab Invest* 1982;42:231–234.

56. Terlinsky AS, et al. Identification of atypical calcium oxalate crystalluria following ethylene glycol ingestion. *Am J Clin Pathol* 1981;76:223–226.

57. Winter ML, et al. Urine fluorescence using a Wood's lamp to detect the antifreeze additive sodium fluorescein: a qualitative adjunctive test in suspected ethylene glycol ingestions. *Ann Emerg Med* 1990;19:663–667.

58. Wallace K, et al. Accuracy and reliability of urine fluorescence by Wood's lamp examination for antifreeze ingestion. *J Toxicol Clin Toxicol* 1997;37:711–719.

59. Underwood F, et al. Ethylene glycol intoxication: prevention of renal failure by aggressive management. *JAMA* 1973;226:1453–1454.

60. Jacobsen D, et al. Effects of 4-methylpyrazole, methanol/ethylene glycol antidote, in healthy humans. *J Emerg Med* 1990;8:455–461.

61. Cheng JT, et al. Clearance of ethylene glycol by kidneys and hemodialysis. *Clin Toxicol* 1987;27:95–108.

62. Watson W. Ethylene glycol toxicity: closing in a rational evidence-based treatment. *Ann Emerg Med* 2000;36:139–141.

63. Noghnogh AA, et al. Preparation of ethanol-enriched, bicarbonate-based hemodialysis. *Artif Organs* 1999;23:208–216.

64. Chow MT, et al. Use of a phosphorus-enriched dialysate to hemodialyze patients with ethylene glycol intoxication. *Int J Artif Organs* 1997;20:101–104.

65. Chow MT, et al. Hemodialysis-induced hypophosphatemia in a normophosphatemic patient dialyzed for ethylene glycol poisoning: treatment with phosphorus-enriched hemodialysis. *Artif Organs* 1998;22:905–913.

66. Hirsch DJ, et al. A simple method to estimate the required dialysis time for cases of alcohol poisoning. *Kidney Int* 2001;60:2021–2024.

67. Christiansson LK, et al. Treatment of severe ethylene glycol intoxication with continuous arterio-venous hemofiltration dialysis. *Clin Toxicol* 1995;33:267–270.

68. Seyffart G. Methyl alcohol. In: Seyffart G, ed. *Poison index—the treatment of acute intoxication*. Lengerich, Germany: Pabst Science Publishers, 1997:457–464.

69. Agency. for toxic substances and disease registry (ATSDR). Methanol toxicity. *Am Fam Physician* 1993;47:163–171.

70. Lachenmeier. DW, Rehm J, Gmel G. Surrogate alcohol: what do we know and where do we go? *Alcohol Clin Exp Res* 2007;31(10):1613–1624.

71. Davis LE, et al. Methanol poisoning exposures in the United States: 1993–98. *Clin Toxicol* 2002;40:499–505.

72. McMartin KE, et al. Methanol poisoning in human subjects: role for formic acid accumulation in the metabolic acidosis. *Am J Med* 1980;68:414–418.

73. Martin-Amat G, et al. Methanol poisoning: ocular toxicity produced by formate. *Toxicol Appl Pharmacol* 1978;45:201–208.

74. Burns MJ, et al. Treatment of methanol poisoning with intravenous 4-methylpyrazole. *Ann Emerg Med* 1997;30:829–832.

75. Jacobsen D, et al. Antidotes for methanol and ethylene glycol poisoning. *Clin Toxicol* 1997;35:127–143.

76. Brent J, et al. Fomepizole for the treatment of methanol poisoning. *N Engl J Med* 2001;344:424–429.

77. Pappas SC, et al. Treatment of methanol poisoning with ethanol and hemodialysis. *Can Med Assoc J* 1982;126:1391.

78. Phang PT, et al. Brain hemorrhage associated with methanol poisoning. *Crit Care Med* 1988;16:137–140.

79. Liu JL, et al. Prognostic factors in patients with methanol poisoning. *Clin Toxicol* 1998;36:175–181.

80. Palmisano J, et al. Absence of anion gap metabolic acidosis in severe methanol poisoning: a case report and review of the literature. *Am J Kidney Dis* 1987;9:441–444.

81. Barceloux DG, et al. American academy of clinical toxicology practice guidelines on the treatment of methanol poisoning. *Clin Toxicol* 2002;40:415–446.

82. Noker PE, et al. Methanol toxicity: treatment with folic acid and 5-formyl-tetrahydrofolic acid. *Alcohol Clin Exp Res* 1980;4:378–383.

83. Gonda A, et al. Hemodialysis for methanol intoxication. *Am J Med* 1978;64:749–758.

84. Alvarez R, et al. Effectiveness of hemodialysis with high flux polysulfone membrane in the treatment of life-threatening methanol intoxication. *Nephron* 2002;90:216–218.

85. Burgess E. Prolonged hemodialysis in methanol intoxication. *Pharmacotherapy* 1992;12:238–239.

86. Dorval M, et al. The use of an ethanol and phosphate enriched dialysate to maintain stable serum ethanol levels during hemodialysis for methanol intoxication. *Nephrol Dial Transplant* 1999;14:1274–1277.

87. Chow MT, et al. Treatment of acute methanol intoxication with hemodialysis using an ethanol-enriched, bicarbonate-based dialysate. *Am J Kidney Dis* 1997;30:568–570.

88. Wadgymar A, et al. Treatment of acute methanol intoxication with hemodialysis. *Am J Kidney Dis* 1998;5:897.

89. Carauna RJ, et al. Heparin-free dialysis: comparative data and results in high-risk patients. *Kidney Int* 1987;6:1351–1355.

90. Seyffart G. Isopropyl alcohol. In Seyffart G, ed. *Poison index—the treatment of acute intoxication.* Lengerich, Germany: Pabst Science Publishers, 1997:385–389.

91. Lehman AJ, et al. The acute and chronic toxicity of isopropyl alcohol. *J Lab Clin Med* 1944;29:561–567.

92. Lacouture PG, et al. Acute isopropyl alcohol intoxication: diagnosis and management. *Am J Med* 1983;75:680–686.

93. Abramson S, et al. Treatment of the alcohol intoxications: ethylene glycol, methanol and isopropanol. *Curr Opin Nephrol Hypertens* 2000;9:695–701.

94. Zaman F, Pervez A, Abreo K. Isopropyl alcohol intoxication: a diagnostic challenge. *Am J Kidney Dis* 2002;40:E12-1–E12-4.

95. Rosansky SJ. Isopropyl alcohol poisoning treated with hemodialysis: kinetics of isopropyl alcohol and acetone removal. *J Toxicol Clin Toxicol* 1982;19:265–271.

96. Pappas AA, et al. Isopropanol ingestion: a report of six episodes with isopropanol and acetone serum concentration time data. *J Toxicol Clin Toxicol* 1991;29:11–21.

97. Seyffart G. Salicylates. In: Seyffart G, ed. *Poison index—the treatment of acute intoxication.* Lengerich, Germany: Pabst Science Publishers, 1997:606–612.

98. McGuigan MA. A two-year review of salicylate deaths in Ontario. *Arch Intern Med* 1987;147:510–512.

99. Roberts LJ, et al. Analgesic-antipyretics and anti-inflammatory agents and drugs employed in the treatment of gout. In: Hardman JG, et al., eds. *Goodman and Gilman's the pharmacological basis of therapeutics,* 10th ed. New York: McGraw-Hill, 2001:687–731.

100. Harrington JT, et al. Metabolic acidosis. In: Cohen JJ, et al., eds. *Acid/base.* Boston: Little, Brown and Company, 1982:121–225.

101. Wosilait WD. Theoretical analysis of the binding of salicylate by human serum albumin: the relationship between free and bound drug and therapeutic levels. *Eur J Clin Pharmacol* 1976;9:285–290.

102. Rubin GM, et al. Concentration-dependence of salicylate distribution. *J Pharm Pharmacol* 1983;35:115–117.

103. Hill JB. Salicylate intoxication. *N Engl J Med* 1973;288:1110–1113.

104. Proudfoot AT. Toxicity of salicylates. *Am J Med* 1983;75:88–103.

105. Bowers RE, et al. Salicylate pulmonary edema: the mechanism in sheep and review of the literature. *Am Rev Respir Dis* 1977;115:261–268.

106. Hormaechea E, et al. Hypovolemia, pulmonary edema, and protein changes in severe salicylate poisoning. *Am J Med* 1979;66:1046–1050.

107. Heffner JE, et al. Salicylate-induced pulmonary edema. *Ann Intern Med* 1981;95:405–409.

108. Walters JS, et al. Salicylate-induced pulmonary edema. *Radiology* 1983;146:289–293.

109. Bartels PD, Lund-Jacobsen H. Blood lactate and ketone body concentration in salicylate intoxication. *Hum Toxicol* 1986;5:363–366.

110. Winters RW, et al. Disturbances of acid-base equilibrium in salicylate intoxication. *Pediatrics* 1959;23:260–285.

111. Gabow PA, et al. Acid-base disturbances in the salicylate-intoxicated adult. *Arch Intern Med* 1978;138:1481–1484.

112. Clarkson AR. Phenistix in screening. *Aust Fam Physician* 1978;7:1324–1328.

113. Brenner BE, et al. Management of salicylate intoxication. *Drugs* 1982;24:335–340.

114. Johnston PK, et al. A simplified urine and serum screening test for salicylate intoxication. *J Pediatr* 1963;63:949–953.

115. Temple AR. Acute and chronic effects of aspirin toxicity and their treatment. *Arch Intern Med* 1981;141:346–349.

116. Chapman J, et al. Adult salicylate poisoning: deaths and outcome in patients with high plasma salicylate concentration. *Q J Med* 1989;268:699–707.

117. Done AK. Aspirin overdosage: incidence, diagnosis, and management. *Pediatrics* 1978;62(Pt 2 Suppl):890–897.

118. Kwong TC, et al. Self-poisoning with enteric-coated aspirin. *Am J Clin Pathol* 1983;80:888–890.

119. Notarianni L. A reassessment of the treatment of salicylate poisoning. *Drug Saf* 1992;7:292–303.

120. Krenzelok EP, et al. Salicylate toxicity. In: Haddad LM, et al., eds. *Clinical management of poisoning and drug overdose,* 3rd ed. Philadelphia: WB Saunders, 1998:675–687.

121. Filippone GA, et al. Reversible adsorption (desorption) of aspirin from activated charcoal. *Arch Intern Med* 1987;147:1390–1392.

122. Mayer AL, et al. Multiple-dose charcoal and whole-bowel irrigation do not increase clearance of absorbed salicylate. *Arch Intern Med* 1992;152:393–396.

123. Prescott LF, et al. Diuresis or alkalinisation for salicylate poisoning? *Br Med J* 1982;285:1383–1386.

124. Gordon IJ, et al. Algorithm for modified alkaline diuresis in salicylate poisoning. *Br Med J* 1984;289:1039–1040.

125. Proudfoot AT, Krenzelok EP, Vale JA. Position paper on urine alkalinization. *J Toxicol Clin Toxicol* 2004;42:1–24.

126. Richlie DG, et al. Contemporary management of salicylate poisoning: when should hemodialysis and hemoperfusion be used? *Semin Dial* 1996;9:257–264.

127. Wrathall G, Sinclair RMoore A, et al. Three case reports of the use of haemodiafiltration in the treatment of salicylate overdose. *Hum Exp Toxicol* 2001;20:491–495.

128. Winchester JF, et al. Extracorporeal treatment of salicylate or acetaminophen poisoning—is there a role? *Arch Intern Med* 1981;141:370–374.

129. Jacobsen D, et al. Hemodialysis or hemoperfusion in severe salicylate poisoning. *Hum Toxicol* 1988;7:161–163.

130. Baldessarini RJ, et al. Drugs and the treatment of psychiatric disorders: psychosis and mania. In: Hardman JG, et al., eds. *Goodman and Gilman's the pharmacological basis of therapeutics,* 10th ed. New York: McGraw-Hill, 2001:485–520.

131. Seyffart G. Lithium. In: Seyffart G, ed. *Poison index—the treatment of acute intoxication.* Lengerich, Germany: Pabst Science Publishers, 1997:402–410.

132. Winchester JF. Lithium. In: Haddad LM, et al., eds. *Clinical management of poisoning and drug overdose,* 3rd ed. Philadelphia: WB Saunders, 1998:467–474.

133. Goddard J, et al. Hammersmith staff rounds. Lithium intoxication. *Br Med J* 1991;302:1267–1269.

134. Holstein-Rathlou NH. Lithium transport across biological membranes. *Kidney Int* 1990;37(Suppl 28):S4–S9.

135. Godinich MJ, et al. Renal tubular effects of lithium. *Kidney Int* 1990;37(Suppl 28):S52–S57.[]:

136. Hansen HE, et al. Lithium intoxication. *Q J Med* 1978;17:123–144.

137. Bennet WM. Drug interactions and consequences of sodium restriction. *Am J Clin Nutr* 1997;65:678–815.

138. Finley PR, et al. Clinical relevance of drug interactions with lithium. *Clin Pharmacokinet* 1995;29:172–191.

139. Finley PR, et al. Lithium and angiotensin-converting enzyme inhibitors: evaluation of a potential interaction. *J Clin Psychopharmacol* 1996;16:68–71.

140. Markowitz GS, Radhakrishnan J, Kambham N, et al. Lithium nephrotoxicity. A progressive combined glomerular and tubulointerstitial nephropathy. *Am Soc Nephrol* 2000;11:1439–1448.

141. Jurado RL, et al. Low anion gap. *South Med J* 1998;91:624–629.

142. Kelleher SP, et al. Reduced or absent serum anion gap as a marker of severe lithium intoxication. *Arch Intern Med* 1986;146:1839–1840.

143. Timmer RT, et al. Lithium intoxication. *J Am Soc Nephrol* 1999;10:666–674.

144. Oakley PW, Dawson AH, Whyte IM, et al. Lithium: thyroid effectsand altered renal handling. *J Toxicol Clin Toxicol* 2000;38:333–337.

145. Gadallah MF, et al. Lithium intoxication: clinical course and therapeutic considerations. *Miner Electrolyte Metab* 1988;14:146–149.

146. Sheehan GL. Lithium neurotoxicity. *Clin Exp Neurol* 1991;28:112–127.

147. Brady HR, Horgan JH. Lithium and the heart: unanswered questions. *Chest* 1988;93:166–168.

148. Perrier A, Martin PY, Favre H, et al. Very severe self-poisoning lithium carbonate intoxication causing a myocardial infarction. *Chest* 1991;100:863–865.

149. Favin F, et al. In vitro study of lithium carbonate adsorption by activated charcoal. *J Toxicol Clin Toxicol* 1988;26:443–450.

150. Smith SW, Ling LJ, Halstenson CE. Whole-bowel irrigation as a treatment for acute lithium overdose. *Ann Emerg Med* 1991;20:536–539.

151. Gehrke JC, et al. In vivo binding of lithium using the cation exchange resin sodium polystyrene sulfonate. *Am J Emerg Med* 1996;14:37–38.

152. Scharman EJ. Methods used to decrease lithium absorption or enhance elimination. *Clin Toxicol* 1997;35:601–608.

153. Clendeninn NJ, et al. Potential pitfalls in the evaluation of the usefulness of hemodialysis for the removal of lithium. *J Toxicol Clin Toxicol* 1982;19:341–352.

154. Jaeger A, et al. When should dialysis be performed in lithium poisoning? A kinetic study in 14 cases of lithium poisoning. *Clin Toxicol* 1993;31:429–447.

155. Okusa MD, et al. Clinical manifestations and management of lithium intoxication. *Am J Med* 1994;97:383–389.

156. Hauger RL, et al. Lithium toxicity: when is hemodialysis necessary? *Acta Psychiatr Scand* 1990;81:515–517.

157. Bailey B, et al. Comparison of patients hemodialyzed for lithium poisoning and those for whom dialysis was recommended by PCC but not done: what lesson can we learn? *Clin Nephrol* 2000;54:388–392.

158. Szerlip HM, et al. Comparison between acetate and bicarbonate dialysis for the treatment of lithium intoxication. *Am J Nephrol* 1992;12:116–120.

159. Zabaneh RJ, et al. Use of a phosphorus-enriched dialysis solution to hemodialyze a patient with lithium intoxication. *Artif Organs* 1995;19:94–112.

160. Leblanc M, et al. Lithium poisoning treated by high-performance continuous arteriovenous and veno-venous hemodiafiltration. *Am J Kidney Dis* 1996;27:365–372.

161. Beckman U, et al. Efficacy of continuous veno-venous hemodialysis in the treatment of severe lithium toxicity. *Clin Toxicol* 2001;39:393–397.

162. Undem BJ, et al. Drugs used in the treatment of asthma. In: Goodman Gilman A, et al., eds. *Goodman and Gilman's the pharmacological basis of therapeutics*, 10th ed. New York: Pergamon Press, 1990:733–754.

163. Seyffart G. Theophylline. In: Seyffart G, ed. *Poison index—the treatment of acute intoxication*. Lengerich, Germany: Pabst Science Publishers, 1997:638–646.

164. Shannon MW. Theophylline. In: Haddad LM, et al., eds. *Clinical management of poisoning and drug overdose*, 4th ed. Philadelphia: WB Saunders, 2007:1035–1049.

165. Clayton D, et al. Delayed toxicity with slow-release theophylline. *Med J Aust* 1986;144:386–387.

166. Bukowskyj M, et al. Theophylline reassessed. *Ann Intern Med* 1984;101:63–73.

167. Hendeles L, et al. Theophylline. In: Evans WE, et al., eds. *Applied pharmacokinetics: principles of therapeutics drug monitoring*, 2nd ed. Philadelphia: Lippincott, 1986:1105–1188.

168. Shannon MW. Predictors of major toxicity after theophylline overdose. *Ann Intern Med* 1993;119:1161–1167.

169. Sessler CN. Theophylline toxicity: clinical features of 116 consecutive cases. *Am J Med* 1990;88:567–576.

170. Feoktistov I, et al. Adenosine A2B receptors: a novel therapeutic target in asthma? *Trends Pharmacol Sci* 1998;19:148–153.

171. Fredholm BB, et al. Xanthine derivatives as adenosine receptor antagonists. *Eur J Pharmacol* 1982;81:673–676.

172. Jacobs MH, et al. Clinical experience with theophylline—relationships between dosage, serum concentration, and toxicity. *JAMA* 1976;2351:983–1986.

173. Olson KR, et al. Theophylline overdose: acute single ingestion versus chronic repeated overmedication. *Am J Emerg Med* 1985;3:386–394.

174. Kearney TE, et al. Theophylline toxicity and the beta-adrenergic system. *Ann Intern Med* 1985;102:766–769.

175. Cooling DS. Theophlline toxicity. *J Emerg Med* 1993;11:415–425.

176. Zwillich CW, et al. Theophylline-induced seizures in adults: correlation with serum concentration. *Ann Intern Med* 1975;82:784–787.

177. Aitken ML, et al. Life-threatening theophylline toxicity is not predictable by serum levels. *Chest* 1987;91:10–14.

178. American Academy of *Pediatrics* Committee on Drugs. Precautions concerning the use of theophylline. *Pediatrics* 1992;89:781–782.

179. Covelli HD, et al. Predisposing factors to apparent theophylline-induced seizures. *Ann Allergy* 1985;54:411–415.

180. Singer EP, et al. Seizures due to theophylline overdose. *Chest* 1985;87:755–757.

181. Biberstein MP, et al. Use of beta-blockade and hemoperfusion for acute theophylline poisoning. *West J Med* 1984;141:485–490.

182. Seneff M, et al. Acute theophylline toxicity and the use of esmolol to reverse cardiovascular instability. *Ann Emerg Med* 1990;19:671–673.

183. Huber W, Ilgmann K, Page M, et al. Effect of theophlline on contrast-material nephropathy in patients with chronic renal insufficiency: controlled, randomized, double-blinded study. *Radiology* 2002;223:772–779.

184. Gaudreault P, et al. Theophylline poisoning—pharmacological considerations and clinical management. *Med Toxicol* 1986;1:161–191.

185. Blake KV, et al. Relative efficacy of phenytoin and phenobarbital for the prevention of theophylline-induced seizures in mice. *Ann Emerg Med* 1988;17:1024–1028.

186. Amitai Y, et al. Repetitive oral activated charcoal and control of emesis in severe theophylline toxicity. *Ann Intern Med* 1986;105:386–387.

187. Park GD, et al. Effects of size and frequency of oral doses of charcoal on theophylline clearance. *Clin Pharmacol Ther* 1983;34:663–666.

188. Goldberg MJ, et al. Treatment of theophylline toxicity. *J Allergy Clin Immunol* 1986;78:811–817.

189. Byrd RP, et al. Clinical theophylline toxicity: acute and chronic. *J Ky Med Assoc* 1993;91:198–202.

190. Goldberg MJ, et al. The effect of sorbitol and activated charcoal on serum theophyline concentrations after slow-release theophylline. *Clin Pharmacol Ther* 1987;41:108–111.

191. Lawyer C, et al. Treatment of theophylline neurotoxicity with resin hemoperfusion. *Ann Intern Med* 1978;88:515–516.

192. Ehlers SM, et al. Massive theophylline overdose: rapid elimination by charcoal hemoperfusion. *JAMA* 1978;240:474–475.

193. Russo ME. Management of theophylline intoxication with charcoal-column hemoperfusion. *N Engl J Med* 1979;300:24–26.

194. Park GD, et al. Use of hemoperfusion for treatment of theophylline intoxication. *Am J Med* 1983;74:961–966.

195. Van Kesteren RG, et al. Massive theophylline intoxication: effects of charcoal haemoperfusion on plasma and erythrocyte theophylline concentrations. *Hum Toxicol* 1985;4:127–134.

196. Hootkins R, et al. Sequential and simultaneous "in series" hemodialysis and hemoperfusion in the management of theophylline intoxication. *J Am Soc Nephrol* 1990;1:923–926.

197. Benowitz NL, et al. The use of hemodialysis and hemoperfusion in the treatment of theophylline intoxication. *Semin Dial* 1993;6:243–252.

198. Lee CS, et al. Hemodialysis of theophylline in uremic patients. *J Clin Pharmacol* 1979;19:219–226.

199. Shannon MW. Comparative efficacy of hemodialysis and hemoperfusion in severe theophylline intoxication. *Acad Emerg Med* 1997;4:674–678.

200. *Guide to custom dialysis*, Revision E. Lakewood: The RedyB Company (a division of Cobe Renal Care), 1992:43–48.

201. Brezis M, et al. An unsuspected cause for metabolic acidosis in chronic renal failure: sorbent system hemodialysis. *Am J Kidney Dis* 1985;6:425–427.

202. Henderson JH, et al. Continuous veno-venous haemofiltration for the treatment of theophylline toxicity. *Thorax* 2001;56:242–243.

203. Urquhart R, et al. Increased theophylline clearance during hemofiltration. *Ann Pharmacother* 1995;29:787–788.

204. Lawssen P, et al. Use of plasmapheresis in acute theophylline toxicity. *Crit Care Med* 1991;19:288–290.

205. Miceli JN, et al. Peritoneal dialysis of theophylline. *Clin Toxicol* 1979;14:539–544.

206. Kleinschmidt KC, et al. Ethanol. In: Haddad LM, et al., eds. *Clinical management of poisoning and drug overdose*, 3rd ed. Philadelphia: WB Saunders, 2007:589–604.

207. Cami J, Farre M. Drug addiction. *N Engl J Med* 2003;349:975–986.

208. Hingson R, et al. Magnitude of alcohol-related mortality and morbidity among U.S. college students ages 18–24. *J Stud Alcohol* 2002;63:136–144.

209. Adinoff B, et al. Acute ethanol poisoning and the ethanol withdrawal syndrome. *Med Toxicol* 1988;3:172–196.

210. O'Neill S, et al. Survival after high blood alcohol levels. *Arch Intern Med* 1984;144:641–642.

211. Seyffart G. Ethyl alcohol. In: Seyffart G, ed. *Poison index—the treatment of acute intoxication*. Lengerich, Germany: Pabst Science Publishers, 1997:311–317.

212. Elliot RW, et al. Acute ethanol poisoning treated by haemodialysis. *Postgrad Med J* 1974;50:515–517.

213. Atassi WA, et al. Hemodialysis as a treatment of severe ethanol poisoning. *Int J Artif Organs* 1999;22:18–20.

214. McJunkin B, Barwick KW, Little WC, et al. Fatal massive hepatic necrosis following acetaminophen overdose. *JAMA* 1976;236(16):1874–1875.

215. NDAC. *NDAC meeting Sept. 19–20, 2002 transcript. FDA 2007*. Available at: http://www.fda.gov/ohrms/dockets/ac/02/transcripts/3882T1.htm. Accessed June 26, 2007.

216. Whitcomb DC, Block GD. Association of acetaminophen hepatotoxicity with fasting and ethanol use. *JAMA* 1994;272(23):1845–1850.

217. Slattery JT, Nelson SD, Thummel KE. The complex interaction between ethanol and acetaminophen. *Clin Pharmacol Ther* 1996;60(3):241–246.

218. Josephy PD. The molecular toxicology of acetaminophen. *Drug Metab Rev* 2005;37:581–594.

219. Kaplowitz N. Acetaminophen hepatotoxicity. What do we know, what don't we know, and what do we do next. *Hepatology* 2004;40:23–26.

220. Rowden AK, Norvell J, Eldridge DL, et al. Updates on acetaminophen toxicity. *Med Clin North Am* 2005;89:1145–1159.

221. Bernal W, Donaldson N, Wyncoll D, et al. Blood lactate as an early predictor of outcome in paracetamol-induced acute liver failure: a cohort study. *Lancet* 2002;359:558–563.

222. Salhanick SD, Shannon MW. Acetaminophen. In: Shannon M, Borron SW, Burns MJ, eds. *Haddad and Winchester's clinical management of poisoning and drug overdose*, 4th ed. Philadelphia: WB Saunders, 2007:825–834.

223. Larson AM. Acetaminophen heptotoxicity. *Clin Liver Dis* 2007;11:525–548.

224. Ashbourne JF, Olson KR, Khayam-Bashi H. Value of rapid screening for acetaminophen in all patients with intentional drug overdose. *Ann Emerg Med* 1989;18:1035–1038.

225. Sporer KA, Khayam-Bashi H. Acetaminophen and salicylate serum levels in patients with suicidal ingestion or altered mental status. *Am J Emerg Med* 1996;14:443–446.

226. Bertholf RL, Johannsen LM, Bazooband A, et al. False-positive acetaminophen results in a hyperbilirubinemic patient. *Clin Chem* 2003;49:695–698.

227. Wolf SJ, Heard K, Sloan EP, et al. Clinical policy: critical issues in the management of patients presenting to the emergency department with acetaminophen overdose. *Ann Emerg Med* 2007;50:292–313.

228. Smilkstein MJ, Bronstein AC, Linden C, et al. Acetaminophen overdose: a 48-hour intravenous N-acetylcysteine treatment protocol. *Ann Emerg Med* 1991;20:1058–1063.

229. Rumack BH. Acetaminophen hepatotoxicity: the first 35 years. *J Toxicol Clin Toxicol* 2002;40:3–20.

230. Perry HE, Shannon MW. Efficacy of oral versus intravenous N-acetylcysteine in acetaminophen overdose: results of an open-label clinical trial. *J Pediatr* 1998;132:149–152.

231. Buckley NA, Buckley N, Whyte IM, et al. Oral or intravenous N-acetylcysteine: which is the treatment of choice for acetaminophen (paracetamol) poisoning? *J Toxicol Clin Toxicol* 1999;37:759–767.

232. Woo OF, Mueller PD, Olson KR, et al. Shorter duration of oral N-acetylcysteine therapy for acute acetaminophen overdose. *Ann Emerg Med* 2000;35:363–368.

233. Yip L, Dart RC. A 20-hour treatment for acute acetaminophen overdose. *N Engl J Med* 2003;348:2471–2472.

234. Amirzadeh A, McCotter C. The intravenous use of oral acetylcysteine (mucomyst) for the treatment of acetaminophen overdose. *Arch Intern Med* 2002;162:96–97.

235. Kanter MZ. Comparison of oral and i.v. acetylcysteine in the treatment of acetaminophen poisoning. *Am J Health Syst Pharm* 2006;63:1821–1827.

236. Daly FFS, O'Malley GF, Heard K, et al. Prospective evaluation of repeated supratherapeutic acetaminophen (paracetamol) ingestion. *Ann Emerg Med* 2004;44:393–398.

237. Schiodt FV, Rochling FA, Casey DL, et al. Paracetamol toxicity in an urban county hospital. *N Engl J Med* 1997;337:1112–1117.

238. Dart RC, Erdman AR, Olson KR, et al. Acetaminophen poisoning: an evidence-based consensus guideline for out-of-hospital management. *Clin Toxicol* 2006;44:1–18.

239. Keays R, Harrison PM, Wendon JA, et al. Intravenous acetylcysteine in paracetamol induced fulminant hepatic failure: a prospective controlled trial. *Br Med J* 1991;303:1026–1029.

240. Harrison PM, Keays R, Bray GP, et al. Improved outcome of paracetamol-induced fulminant hepatic failure by late administration of acetylcysteine. *Lancet* 1990;335:1572–1573.

241. Akdogan M, El-Sahwi K, Ahmad U, et al. Experience with liver diálisis in acetaminophen induced fulminant hepatic failure: a preliminary report. *Turk J Gastroenterol* 2003;14:164–167.

第三十六章　儿童的长期透析

Bradley A. Warady, Kathy Jabs, Stuart L. Goldstein.

本章回顾了当前儿童血液透析(HD)和腹膜透析(PD)的临床应用,其中的许多信息反映了作者们所在的儿童透析中心目前的临床常规,也包含了本书上一版中儿童肾脏替代治疗(RRT)的精华。我们尽可能地关注医疗中儿童患者不同于成年患者的领域,也会尽量照顾到那些不能经常诊治儿童患者的肾脏科医生。虽然不一定有条件将患儿转诊到儿童透析中心,但如转诊条件允许,我们不鼓励那些很少诊治儿童的医生接受这类特殊的患者。

本章主要阐述儿童中维持性 HD 和 PD,也包括儿童紧急 HD 的选择标准。儿童紧急透析则详见第三十七章。

一、流行病学

儿童终末期肾脏病的发病率和患病率

终末期肾脏病(ESRD)不是常见的儿科病。据报道,在美国,每年每 100 万年龄相似的儿童中约有 14 例发生 ESRD[1]。校正性别和种族的差异后,儿童和成年人年龄越大,ESRD 发病率越高。2005 年,15 至 19 岁的儿童的发病率(26/100 万)大约是 0 至 4 岁儿童的 3 倍(9/100 万)[1]。这些资料与其他儿童慢性病如先天性心脏病(8000/100 万)和白血病(40/100 万)形成了鲜明的对比[2,3]。美国肾脏数据系统(USRDS)的数据表明儿童 ESRD 的发病率明显比成年患者的发病率低(表 36.1)[1]。与成人比较,虽然过去 10 年中儿童发病率相当平稳,但是1977~1987 年,低龄儿童患者 ESRD 的发病率有了较明显的升高,可能由于这段时期年幼患者RRT,特别是持续性腹膜透析(CPD)技术得到改进。这些改进使那些曾经被认为年龄太小而不能存活的 ESRD 患儿得到成功的治疗[5]。

表 36.1　1980~1995 年和 2005 年美国终末期肾脏病(ESRD)开始治疗时各年龄组的 ESRD 发生率

年龄分组(岁)	1980 年	PMP	
		1995 年	2005 年
0~4	2.7	8.0	9.4
5~9	5.4	7.3	6.8
10~14	9.2	13.5	14.3
15~19	19.8	28.7	26.1
20~44	62.7	118.9	122.2
45~64	173.3	544.6	605.8

年龄分组(岁)	1980 年	PMP	
		1995 年	2005 年
64~74	254.3	1008.0	1420.8

注:PMP,每百万人群;校正性别和种族。

摘自:USRDS2007 年年度报告:美国慢性肾脏病和终末期肾脏病的图谱.Bethesda:美国国立卫生研究院,美国国家糖尿病、消化病及肾脏病研究院,2007 年。

　　儿童仅占总的透析人群的一小部分。2005 年 12 月 31 日,USRDS 统计美国共有 337 873例透析患者,其中,只有 2255 例(0.7%)年龄小于 20 岁。1994 年至 2005 年,儿童透析患者数量从 1815 例增至 2184 例,而同期成人透析患者的数量从 192 992 例增至 337 873 例(表 36.2)[1]。儿童透析患者数量少是因为儿童 ESRD 的发病率相对较低及儿童肾移植的广泛应用。近 20 年来,肾移植作为儿童不可逆性肾衰竭的最佳治疗方法已经被普遍接受。近期 USRDS 数据显示,在美国有 77% 的儿童 ESRD 患者依靠有效的肾移植维持生命,而成人只有 28%[1]。

表 36.2　1994 年和 2005 年 12 月 31 日根据患者年龄和治疗方案分组的存活的美国 ESRD 患者人数

年龄分组(岁)	1994 年			2005 年		
	HD	PD	TX	HD	PD	TX
0~4	49	150	196	55	213	287
5~9	63	134	590	80	128	808
10~14	200	210	1 016	227	228	1 398
15~19	658	351	1 651	930	323	2 611
0~19	970	845	3 453	1 292	892	5 104
20~75+	164 841	28 151	68 701	312 870	25 003	138 589

注:HD,血液透析;PD,腹膜透析;TX,肾脏移植;CAPD,持续非卧床腹膜透析;CCPD,持续循环腹膜透析。

HD=中心、中心内自我及血液透析;PD=CAPD、CCPD 及其他 PD 方案;TX=有效移植。

摘自:USRDS2007 年年度报告:美国慢性肾脏病和终末期肾脏病的图谱.Bethesda:美国国立卫生研究院,美国国家糖尿病、消化病及肾脏病研究院,2007 年。

儿童终末期肾脏病的病因

　　大约一半的 ESRD 儿科患者存在先天性或遗传性疾病,另一半为获得性肾损伤[6,7]。相比之下,80% 以上的成人 ESRD 患者存在获得性肾脏病[1]。表 36.3 列出了从 1992 年到 2007 年北美儿童肾脏试验与协作研究(NAPRTCS)透析患者数据库,报道了 6274 例儿童透析患者的原发肾脏疾病的诊断[7]。最常见的原发性肾脏病诊断是无发育/发育不良/发育异常的肾脏(14.2%)、局灶节段性肾小球硬化(14.5%)及梗阻性肾病(12.9%)。因此在所有病例中,没有一个单一的诊断超过 15%,有 17 种不同疾病分别占总数的 1%~4%。这又与成人 ESRD 患者形成了对比,79% 以上的成人 ESRD 患者的原发病是 3 种肾脏疾病:糖尿病肾病、高血压肾病和慢性肾小球肾炎(GN)[1]。

表 36.3　儿童透析患者原发肾脏疾病的诊断（$n=6274$）

诊断	n	百分比（%）
局灶节段肾小球硬化	912	14.5
无发育/发育不良/发育异常	892	14.2
泌尿道梗阻	812	12.9
反流性肾病	222	3.5
SLE 肾炎	204	3.3
溶血尿毒症综合征	194	3.1
慢性肾小球肾炎	199	3.2
多囊肾	182	2.9
先天性肾病综合征	159	2.5
杏梅腹	127	2.0
髓质囊肿病	128	2.0
原发性新月体肾小球肾炎	123	2.0
家族性肾炎	114	1.8
Ⅰ型膜增生性肾小球肾炎	110	1.8
肾盂肾炎/间质性肾炎	94	1.5
胱氨酸蓄积症	88	1.4
肾梗死	85	1.4
IgA 肾病	75	1.2
紫癜性肾炎	66	1.1
Ⅱ型膜增生性肾小球肾炎	64	1.0
Wilm's 肿瘤	48	0.8
韦格纳肉芽肿	44	0.7
其他全身免疫病	37	0.6
Drash 综合征	36	0.6
草酸蓄积病	29	0.5
膜性肾病	25	0.4
Sickle 细胞肾病	20	0.3
糖尿病肾病	7	0.1
其他	716	11.4
原因不详	462	7.4

注：SLE，系统性红斑狼疮；IgA，免疫球蛋白 A。

摘自：北美儿童肾脏试验与协作研究（NAPRTCS）2007 年度报告，2007。

二、儿童透析的原理：腹膜透析

儿童腹膜功能：生理学概念

人们很久以前就认识到儿童和成人在腹膜功能上的差异，随着正常生长和发育过程，儿童腹膜转运动力学呈连续变化[8]。此观点可以追溯到 100 年前应用比较测定法检测腹膜表面积。1884 年,在俄罗斯地理协会西伯利亚分会宣读的一篇论文中,Putiloff 比较了婴儿和成人腹膜表面积的对比数据[9]。Putiloff 直接使用油纸标测腹膜面积的方法发现体重2.9 kg 的婴儿腹膜表面积为 0.15 m²,相比之下,一个未精确称重的成人腹膜表面积为 2.08 m²。如果 Putiloff 观察的成人体重假设为 70 kg,那么校正体重后婴儿的腹膜表面积约为成人的 2 倍(522 cm²/kg 比 285 cm²/kg)。Wegner 在更早期的研究中提示成人腹膜表面积约等于体表面积(BSA)[10]。

1966 年 Esperanca 等研究了其解剖学的临床意义[11],他在尸检时直接测量了 6 例新生儿和 6 例成人的腹膜表面积。婴儿的平均腹膜表面积与体重的比值约是成人的 2 倍,证实了 80 年前 Putiloff 的测量。Esperanca 等人假设腹膜表面积与腹膜功能直接相关,推测"婴儿腹膜透析具有 2 倍效率"。他们使用幼年犬和成年犬进行了腹膜尿素清除率的研究,结果也支持其假设[11]。幼年犬校正体重后的腹膜尿素清除率是成年犬的 2 到 3 倍。然而,这些清除率的研究是有严重缺陷的。给予幼年犬和成年犬透析液的灌注速度完全不同 [128 ml/(kg·h) 比 42 ml/(kg·h)]。在此范围中,尿素清除水平与透析液流速直接成比例关系,这充分解释了观察到的两个研究组之间尿素清除率的不同。

Esperanca 等的报告是一个透析方法差异导致研究缺陷的早期范例。如果腹膜转运的研究依照 Gruskin 等在 1987 年定义的原理[12],那么这些缺陷是可以避免的:

(1) 在所有研究中,腹膜透析液交换的过程必须使用相同的流入、留腹及流出时间。

(2) 在所有研究项目中必须使用相同的透析液成分。

(3) 交换量必须与每单位身体尺寸的比例一致。Gruskin 使用体重、身高或表面积作为校正因子,但其他研究显示 BSA 是儿童患者最可靠的校正因子[13]。

(4) 研究的结果必须经过上述校正因子校正。

依据这些原理进行的腹膜动力学研究更清晰地显示了不同年龄儿童和成人腹膜的特性,也确定了在交换的过程中腹膜小孔总面积比腹膜总面积更重要(见下文)[14,15]。

腹膜溶质和液体转运原理

腹膜转运溶质包括两个同步且相关的转运机制:弥散和对流[16]。弥散是指膜两侧溶质浓度不同,溶质从浓度高的一侧转移到浓度低的一侧,使电化学梯度降低,符合基本的热力学原理。对流是指溶质伴随液体流动通过半透膜,是超滤带来的结果。对流转运取决于超滤率。腹膜功能的研究根据有效膜表面积、液体转运(超滤)及腹膜淋巴管吸收三方面来显示膜转运特性[17,18]。最近,三孔模型的理论有助于更好地解释溶质和水透过腹膜的过程。此模型假设存在三种类型的孔:①跨细胞超小水通道,占总的孔面积的 1%~2%,介导了40% 的水流;②小孔,占总的孔面积的 90%,由浓度梯度(弥散力)和渗透压梯度(对流力)调节;③大孔,占总的孔面积的 5%~7%,允许大分子如白蛋白等的转运。三孔模型已经应用于婴儿和儿童 PD 的研究[14,15]。

有效膜表面积和溶质渗透性:扩散转运

在血液和透析液之间不存在渗透压梯度时,溶质的扩散转运速度直接与物质转运面积系数(MTAC)和膜两侧溶质的浓度梯度的乘积有关。MTAC 是一个与透析方法(如交换量或透析液葡萄糖浓度)无关的独立参数,代表了有功能的腹膜表面积和膜的扩散渗透性。当没有超滤或透析液无溶质积聚时,MTAC 也反映了溶质的清除速率。在当前的溶质移动和水跨腹膜流动的三孔模型中,MTAC 相当于溶质自由扩散系数、有效扩散的面积及扩散距离 A_0/D_x 的乘积[19]。

在早期研究中,Morgenstern 等发现 8 例年龄在 1.5~18 岁的儿童其尿素、肌酐、尿酸和血糖的 MTAC 值与成年人参考值相似[20]。而 Geary 等检测了 28 例儿童的 MTAC 值,显示溶质转运能力随着年龄而变化,直到童年晚期,数值才与成年人接近[21]。Warady 等测定了 83 例年龄在 1 至 18 岁的儿童各种溶质的 MTAC 值[22]。这个研究统一了透析方式,包括维持 BSA 校正后的交换容量为 1100 ml/m²。肌酐、糖和钾的平均 MTAC 值(根据 BSA 校正)随着年龄的增大显著下降,支持了儿童经 BSA 校正后的腹膜渗透能力和/或有效膜表面积比成年人更大的观点。Bouts 等基于三孔模型的 MTAC 研究进一步发现,儿童的 BSA 校正后的 MTAC 值与成年人相同[23]。

正如先前提到的扩散转运有赖于 MTAC 及跨膜浓度梯度,后者在交换过程中逐渐消散。认识到跨膜浓度梯度消散和透析液交换容量(如扩散几何学)部分相关这一事实,采用一个不变测试交换容量,用 BSA 校正代表方法学上重大进步,这是测定儿童腹膜功能的腹膜平衡试验(PET)所必需的(见下文)[24]。

BSA 校正的交换容量测定使所有年龄和体型儿童的透析液容量和腹膜表面积之间有相等的关系,在此条件下任何可检测到的溶质平衡速率的差异都是弥散转运真实差异的结果[24]。BSA 作为最合适的"校正因子"的应用已经被 Kohaut、Warady、de Boer 和 Schaefer 等的研究证实[14,22,25,26],这些研究和 Rippe 等建立的腹膜转运三孔模型是一致的。Schaefer 等证明有功能的腹膜交换面积和 BSA 呈一种线性函数,而且不依赖于患者年龄[14,27,28]。

超滤

超滤指的是液体从血液向透析液的运动,这是一个还没有被完全理解的复杂过程,反映了很多因素之间的相互作用包括腹膜的液体渗透性、影响渗透压的溶质在腹膜两侧的渗透性,以及腹膜组织对液体和淋巴重吸收。超滤会导致对流性的物质转移。考虑到 PD 过程中总体溶质转运的关系,对流导致的物质转移对小分子溶质的转运几乎不起作用,而对多数大分子溶质的转运其作用显著[16]。例如,使用 4.25% 的葡萄糖溶液进行 4 h 的持续性非卧床腹膜透析(CAPD)过程中,Pyle 评估了对流对尿素、菊粉和总蛋白质转运的作用分别占 12%、45% 和 86%[29]。

早期研究和很多临床经验提示在婴儿和年幼的儿童中很难获得充分的超滤。最初研究发现在低龄儿童中,透析液葡萄糖浓度和渗透压下降很快[30,31]。随后 Kohaut 等的工作显示当测定交换量按 BSA 而不是体重校正后,年龄相关的超滤能力的差异消失了[25]。前面提到,正确校正交换容量是决定超滤的渗透梯度消散速率的决定性因素。最近数据显示,根据身材大小标准化后年幼儿的液体重吸收率也可能比年长儿童和成年人略高,对净超滤也有影响[14]。但是这可能是年龄较小的儿童淋巴吸收率较高的表现,更可能是由于越小的患者腹内压越高、液体在静水压和胶体渗透压梯度下引起液体逆向移动的结果[32]。

腹膜淋巴吸收

有关淋巴吸收在净超滤的作用的资料很少,一定程度上阻碍了关于儿童超滤的研究。Mactier 等在 6 例 2~13 岁的儿童中研究了淋巴吸收[33]。腹膜淋巴重吸收平均会减少 27% 的超滤。当淋巴吸收率按体重校正后,儿童患者的数值比成年人参考值高。若按 BSA 校正,这些差异不复存在。最近的研究认为液体吸收后主要直接进入腹膜腔周围的组织。淋巴吸收只占液体吸收的 20%。关于儿童淋巴吸收的研究缺乏使这成为今后研究的潜在领域[32-34]。

三、儿童透析的原理:血液透析

儿童 HD 中调节体外灌注、溶质清除、超滤及物质平衡的基本原理和成年患者相似(见第七章和第八章)。但是针对儿科透析器特点的一些具体问题需要进一步阐述。

透析器特点

中空纤维透析器已经代替了几乎儿科中心以前使用的所有的平板透析器。生产过程的改进减小了透析器的容积,对那些只需较小的体外容量的婴幼儿和年幼儿童的治疗更有利。中空透析器更容易预测物质清除,而且易于清洁和再处理。在临床使用之前,必须考虑透析器的几个特性:清除能力、超滤及生物相容性。

清除

在临床上,一个透析器的清除能力是由它的 KoA(见第七章)及血液和透析液的流速(Q_B、Q_D)决定的。两个不同的透析器,其血液流速和清除率之间的关系见图 36.1。图中所示,透析器 2 的 KoA(尿素)高于透析器 1。从曲线的形状可以得出几个重要的结论。第一,血流速度较低时,小分子溶质的清除率与血液流速相当,透析器 1 和 2,以及几乎所有透析器中都一样。第二,对于某一个透析器来说,在某个血流速度值可以得到最大的清除率,也就是说,高于该值即使增加血流也不能提高清除率。大透析器和小透析器的不同主要在于获得最大尿素清除率的血液流速。因为大透析器可以获得较高的清除率,因而适用于年龄稍大的儿童,而对于年幼的儿童,在低血流速度下的清除率的差异可以忽略,相对来说,其他的问题如透析器容量更值得注意。

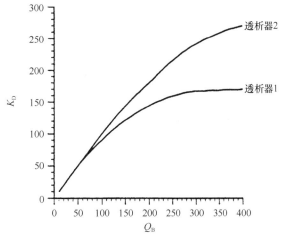

图 36.1　两种不同透析器其血流(Q_B)和透析器清除率(Q_D)之间的关系。透析器 2 溶质的 KoA 是透析器 1 的 2 倍

一个透析器对不同的溶质,其清除率也是不同的,通常与分子质量成反比。尽管在年幼

婴幼儿的透析处方中通常并不考虑透析器的清除效能,但相对较低的血流率要使大分子质量溶质到达其最大清除率,意味着婴幼儿和低龄儿童通常应获得高效的透析[35]。由于婴幼儿和年幼儿童的容量分布显著低于成年人,他们获得的溶质的总清除率与成年人相当,但是总的物质转移还是显著高于成年人。接受 HD 的婴幼儿按一定量给予万古霉素的间歇期比成人显著缩短体现了这种临床关系[36]。

超滤

透析器的超滤系数应该足以满足在计划的透析时间内达到理想的超滤量的要求。过去常常顾虑用于儿科患者的透析器的超滤系数,因为过度的超滤可导致低血压和休克。理论上,这可能是当前标准的高效透析的一个特殊的问题。然而,控制超滤容量的透析机的普及使用已经大大减少了这些顾虑。

生物相容性

HD 膜的生物相容性已经在第一章中进行了回顾。虽然在长期治疗的成年患者中使用特殊膜还存在争议,但证据显示这些膜可以影响白细胞的长期功能、蛋白质的分解代谢,以及 β_2-微球蛋白的物质转运[37,38]。然而,没有任何关于儿童长期使用特殊膜的研究,目前也没有任何类型的膜在儿童患者中有明确的优势。

四、儿童急性肾衰竭的透析

适应证和禁忌证

急性肾衰竭儿童患者的保守治疗需要密切关注液体和电解质平衡。小失误会导致严重后果。虽然饮食控制、磷结合剂、利尿剂、碳酸氢钠、钙盐、降压药及钠-钾交换树脂在推迟一些患儿开始透析的时间中起着重要的作用,但是及早开始透析可以在防止容量负荷过多和代谢紊乱的同时,允许给予充足的营养、血制品和药物,从而可能改善生存[39-42]。

表 36.4 列出了广泛认可的急性肾衰竭儿童进行肾脏替代治疗(RRT)的临床适应证,但该列表可能没有充分考虑每个患儿疾病进行性恶化的速率。当患儿的临床情况处于适应证边缘时不应再拖延,及时开始 RRT 将有助于控制水分和溶质失平衡状态,并且允许患者补充所需的营养。

过去,PD 是针对急性肾衰竭儿童使用的最广泛的 RRT 方式,因为它在各种临床条件下(农村和资源匮乏地区)都可以利用,具有方便、简易、相对安全,并且适合所有年龄和体型的儿科患者的优点[43-45]。在多数患严重疾病的儿童患者中 PD 普及性高于 HD,传统上是基于 2 个重要因素:腹腔通路的建立简便及血流动力学不稳定的儿童可以较好地耐受 PD[46]。先进的血管通路技术和设备,以及 HD 方式的改进(碳酸氢盐的透析液和超滤容量控制模式)使许多中心透析方式的选择更趋于集中。此外,对于大多数重症儿科患者,儿童持续肾脏替代治疗(CRRT)正在取代其他透析方式[47,48]。对于某种适应证,现在已经很少出现 RRT 方式比其他方式更适合的情况,选择哪种 RRT 方式通常由中心经验决定[47]。

急性肾衰竭时,任何一种透析方式都有一些绝对禁忌证。脐疝、膈疝、腹裂、膀胱外翻及腹膜衰竭的患者禁止 PD 治疗。只要腹部没有开放性伤口,近期腹部手术不是 PD 的绝对禁忌证;然而,大多数中心倾向于使用 HD 或 CRRT 治疗这些患者。某些患者广泛腹腔粘连应避免 PD。尿毒症儿童广泛腹腔粘连进行外科松解手术通常导致持续的腹腔内出血。除非没

表 36.4 急性肾衰竭儿童透析的适应证*

高钾血症(血清钾水平>7.0 mEq/L)
无法纠正的酸中毒
容量负荷过多,通常伴有高血压、充血性心衰或肺水肿
严重的氮质血症(BUN>150 mg/dl)
尿毒症症状(脑病、心包炎、反复呕吐、出血)
低钠血症、高钠血症、低钙血症、高磷血症(严重,有临床症状)
为了更好地补充营养、输血、给药等需要清除水分

* 为常规指南,单个病例需要个体化。

有可替代的 RRT 方式,脑积水行脑室腹腔分流术的患儿不建议 PD 治疗。无法建立良好的血管通路,以及一些高凝状态的患儿禁止 HD 和 CRRT 治疗。

使用 CRRT 和 PD 治疗急性肾衰竭患儿的讨论见第三十七章。儿童紧急 HD 的选择将在下面的章节进行回顾。

紧急血液透析的血管通路和透析器

临时 HD 的导管通常是经皮放置的[49]。虽然身材小的患者可能需要 2 根 5 F 的单腔导管,但在大多数儿科中心,双腔透析导管已经取代了单腔导管。目前有各种设计、不同直径和长度的导管,便于各种体型的婴幼儿和儿童临时或长期 HD 使用。表 36.5 列出了不同患者体重适用的部分 HD 导管。紧急透析的 HD 设备与长期透析的相同,将在本章"儿童血液透析设备"部分进行详细讨论。

表 36.5 根据患者体重选择带克夫的血液透析导管的指导

患者体重(kg)	导管类型
<20	8F 双腔
20~25	7F twin Tesio
	10F 双腔
25~40	10F Ash 撕裂型
	10F twin Tesio
>40	10F twin Tesio
	11.5 或 12.5F 双腔

紧急血液透析处方

快速而剧烈的渗透压改变可导致脑水肿、失衡综合征、癫痫,尤其是在最初几次 HD 治疗过程中[50]。静脉(IV)输注 0.25~0.50 g/kg 的甘露醇可以维持尿素清除后细胞外液相对较高的渗透压,因此可能是一种用以减轻或避免患儿这些症状的治疗方法,但这并不是公认的临床处理方法,而且,重复输注导致甘露醇蓄积是有害的。防止开始 HD 期间渗透压剧烈变化的更好的方法是限制每次治疗的尿素清除总量。在开始几次透析治疗时,限制血尿素(BUN)仅下降 30~40 mg/dl。尿素的下降比例可以通过以下物质转移公式计算。

$$C_t/C_0 = e^{-Kt/V}$$

C_t 表示透析 t 分钟后 BUN 的浓度,C_0 是最初浓度,K 是尿素清除率(ml/min),t 是透析持续时间(min),V 是尿素分布体积(ml)。

尿素分布体积相当于体内总的水分(TBW),约占患者体重的 60%。

举例,如果一个体重 10 kg 的儿童开始 HD,BUN 浓度为 100 mg/dl,可以运用下面的计算

方法。在血流速度为 25 ml/min 时,透析器的尿素清除率为 25 ml/min。如果 BUN 的预期下降值为 30 mg/dl,那么透析结束后 $C_t = 70$ mg/dl。假设一个普通人 TBW 约为 6000 ml。那么:

$$C_t/C_0 = 70/100 = 0.7 \text{ 和 } 0.7 = e^{-25 \text{ ml/min} \times t \text{ min}/6000 \text{ ml}}$$

$$\text{Ln}(0.7) = -0.36 - 0.36 = -25 \text{ ml/min} \times t \text{ min}/6000 \text{ ml 或}$$

$$t = 0.36 \times 6000/25 \text{ 或 } t = 86 \text{ min}$$

如果血流速度更快,透析时间可以进一步缩短,从而可以获得更高的清除率。相反,当需要降低血液流速时,为了达到相同的效果,应成比例延长透析时间。

五、儿童终末期肾脏病的透析

选择血液透析或腹膜透析作为儿童长期肾脏替代治疗

HD、PD 和肾移植都是 ESRD 患儿成功的长期治疗方法。因为肾移植可以减轻长期和反复治疗的负担,同时恢复患儿正常的代谢平衡,使得患儿的生长和发育接近正常,肾移植作为 ESRD 患儿的治疗选择已经被广泛认可[51,52]。不幸的是,由于人类器官移植后还不能达到完全耐受,几乎所有的移植物都因慢性排斥而失去功能。因此,肾移植应该被认为是肾衰竭的治疗而不是治愈方法。虽然倾向于肾移植,且高达 25% 的患儿在没有先进行透析的情况下进行移植,但是大规模登记数据显示,在肾移植前或期间,很大比例的 ESRD 患儿都需要一段长时间的透析治疗期,这使长期透析成为所有 ESRD 患儿治疗的重要组成部分[53]。

在美国,所有透析患者中超过 80% 目前正接受 HD 治疗。然而,约 50% 的患儿接受长期腹膜透析(CPD)[1,4]。使用 CPD 治疗患儿在儿科中心(65%)比成人中心(45%)更常见,可能因为成人中心治疗的是年龄较大的儿童和青春期患者[54]。1995 年至 2000 年期间,在 140 个 NAPRTCS 透析中心开始透析的患儿中,有 64% 接受 CPD 治疗[55]。

几乎暂无研究直接比较儿科患者长期 HD 和 PD 的效果。HD 的优势包括对患儿及其家属的技术设备要求小,并且减少了治疗时间。PD 的优点包括减少了对治疗中心的依赖性,增加了治疗时间表的弹性并改善了上学的出勤率,略微降低了饮食限制及减少了重复静脉穿刺的必要性。一个非常早期的单中心的关于两种长期透析方式在儿童中的比较研究显示,PD 似乎与较低的输血率、促进康复及较好的代谢控制有关[56]。然而在过去 20 年,随着促红细胞生成素(ESA)治疗的进展,以及小型体外循环和容量控制性 HD 机器的使用,已经使以前 HD 相关的不良反应降到最小。

除了患者的年龄,在选择透析方式时应考虑的因素还包括生活方式、父母的倾向、评估患儿及其家属是否能依从透析方案,以及中心提供 HD 或支持家庭透析方案的能力。与透析成功相关的因素可能包括针对患儿个人选择适当透析方式(如拥有较多社会支持的儿童更可能进行 PD 治疗,更可能全日上学)。NAPRTCS 的儿童数据显示,CPD 患儿参加全日制学校的比率高于 HD 患儿(如 6~18 岁儿童,77% 比 51%)[7]。最近报道家庭 HD 治疗成功,使那些由于医疗原因不能进行 CPD 的儿童患者可以进行家庭治疗[57-59]。

目前,即使在个别病例中存在明显的倾向,但实际上还不能找到令人信服的证据证明哪一种透析方式对大多数 ESRD 患儿更好。透析治疗的选择可能受中心的倾向或其技术能力的影响。在这些情况下,保持患者和家人的选择而不受中心明显或细微的影响是重要的。

六、儿童的长期腹膜透析

虽然 PD 已成功地用于急性肾衰竭的治疗,但是在过去 PD 治疗 ESRD 患儿的情况却比较少。早期的 CPD 需要在每次治疗时重新置入透析导管,在年幼患儿中长期使用很困难。首先 Palmer 等提出[60,61]由 Tenckhoff 等完善的[62]永久性的腹膜导管,使长期 PD 成为儿科患者 RRT 的可行方法。而 Boen 等[63]提出由 Tenckhoff 等[64]设计可以在家里使用的自动化透析液输注系统,使长期的间歇性腹膜透析(IPD)成为长期 HD 的实用的替代方法。由于西雅图的儿科 ESRD 治疗团队的开拓性努力[65,66],在一些杰出的儿童透析中心建立了儿童长期 IPD 项目[67,70]。然而,当时儿科肾脏病学家对长期 IPD 的热情有限,可能是因为儿童长期 IPD 虽然克服了许多长期 HD 的问题(如严格的饮食控制、限制液体摄入、治疗期间不可移动和复杂的机器),但并不能提供 HD 的一个巨大的优势——充分性。

1976 年,Popovich 等关于 CAPD 的描述预示着 PD 作为 ESRD 儿童的一种 RRT 方式的历史新纪元[71]。CAPD 特别适用于儿童。对于儿童,CAPD 优于 HD 的优势包括近乎稳定状态的生化控制、减少饮食控制和液体限制、避免了重复的穿刺。CAPD 也使所有年龄的儿童能在家里接受透析,为他们提供更多拥有正常童年的机会。CAPD 可以对小婴儿进行常规治疗,解决了以前认为患者太小而不能做长期透析的问题,因此拓宽了整个患者人群的选择性。

1978 年在多伦多 CAPD 第一次应用于儿童[72,73],之后北美和西欧越来越多的儿科 CAPD 中心报道了后续的经验[74-76]。1981 年,Price 等人首次将持续循环腹膜透析(CCPD)应用于儿童[77]。自动化腹膜透析(APD)或循环器透析随后在北美和全世界的儿科 PD 中心广泛流行和发展[78]。在那些易于获得 APD 的中心,选择这种 PD 方式通常多于 CAPD。北美和意大利的儿童 PD 登记资料显示平均有 70% 的规律 PD 患儿实行 APD,久而久之,APD 的使用也有了大量增加[79,80]。虽然个人喜好和生活方式是影响儿童 CPD 方法选择的最常见因素,但是每个个体腹膜转运特征的不同可能决定了患者适合某种特殊的治疗[22,81]。

儿童永久性腹膜透析导管

一根可靠的腹膜透析导管是 CPD 成功的基础,值得所有使用长期 PD 治疗患儿的中心关注,并付出努力以获得"完美"的过程。现在有多种类型、结构的 PD 导管可供使用。一般来说,多数长期 PD 导管由柔软的材料如硅橡胶或聚氨酯等制造。导管有两个分隔的区域:腹腔内和腹腔外部分。腹腔内部分包含孔或槽,使腹膜液通过。经典的腹腔内部的形状是直或卷曲的,后者的结构通常可以减少透析液流入时患者的痛苦,并降低网膜包裹导管的可能性。儿科患者最常使用的是直形和卷曲形 Tenckhoff 导管。每个导管的腹腔外部分有 1 个或 2 个涤纶袖套,防止液体渗漏和细菌进入,也可以固定导管的位置。这部分导管的形状是多样的,可能是直形的,或有一个固定弯曲(如鹅颈),有利于导管出口处向下[82]。

一般来说,接受膀胱造瘘术、输尿管造瘘术或结肠造瘘术的婴幼儿需要将导管出口位置放在离这些出口尽可能远的地方以尽可能避免污染和感染。在少数儿童和成人中,将出口位置放在胸壁成功地减少了这种高危状况下的感染数量[83-88]。需要重新放置导管的最主要的原因是导管失功,通常是由于网膜包裹导管引起的[55,89]。因此,意大利儿科 PD 登记资料显示在植入导管的病例中,有 82.4% 同时进行了网膜切除术[90],但放置导管的同时进行网膜切除术的方法并未普及[91-93]。

1995 年,来自儿童腹膜透析研究组(PPDSC)的 18 个中心的报告显示大多数人喜欢卷曲的 Tenckhoff 导管(88%),只有少数中心使用腹腔内段直的导管[91]。最常见的腹腔外部分的结构是单个袖套导管、直的皮下隧道(69%)。很少有中心使用腹腔外带有固定弯曲的双重袖套导管。大多数中心由外科医生放置腹透导管,其中有 53% 行网膜切除术,69% 手术后腹透管出口向下,而 25% 选择向上的出口。尚未发现不同导管结构和感染发生率存在相关,这个小的经验显示了 PD 导管的选择和放置方法有显著的差异。

1992 年至 2007 年的 NAPRTCS 数据也显示了选择不同特征导管的差异[7]。在植入的 3999 根导管中,有 61.6% 是卷曲的 Tenckhoff 导管,13 种不同结构特征的导管中,每种至少占导管植入数量的 2.5%。

两种最常见的 PD 置管方法是开放式和腹腔镜下置管。无论使用哪种置入方法,建议经腹直肌正中旁的位置置入,因为这样可以降低导管泄漏[94-97]。Daschner 等报道了 22 例患儿腹腔镜下行 25 例次双重袖套 Tenckhoff 导管置入术[98]。只有 2 例患者发生术后渗漏,该技术易于清除粘连,还可以在置管同时进行腹股沟疝的修复。导管置入后预防性抗生素治疗可降低早期腹膜炎的风险[94,95,99,100]。

最后,在最近及以前的 NAPRTCS 报告中,每年的腹膜炎发生率随着年龄增长而下降,与双涤纶袖套、鹅颈隧道的 Tenckhoff 导管及向下的出口相关[6,7,89,101]。此外,采用双袖套导管、鹅颈隧道及向下出口比单袖套导管、直形隧道、横向出口或向上出口的第一次腹膜炎的发生时间要更晚。这些结果与在成年 PD 患者的发现一致[94,95,102]。

儿童长期腹膜透析团队

本章前面已提到,CPD 可应用于所有腹膜腔完整且能容纳足够透析液的儿童。换句话说,CPD 仅有的绝对禁忌证包括脐疝、腹裂、膀胱外翻、膈疝、腹膜腔闭塞及腹膜无功能。经研究显示患者年龄、基础肾脏病及肾脏移植状态对预后没有影响。理想的治疗应该提供儿童和家属所需的涉及各个学科的综合服务。儿童成功进行 CPD 是一个团队努力的结果,该团队包括 PD 专科护士、儿科肾脏病医师、儿科泌尿科医师、儿科外科医师、肾脏营养学家、肾脏病社会工作者、儿童心理学家、儿童精神病医师、儿童生长发育专家、儿童生活治疗专家、语言心理学家及专职教士,这些都是儿科医疗的专科医师,需要整个 PD 团队投入大量的时间和资源。针对儿童患者所投入的努力通常高于普通成年 PD 患者几倍。

腹膜平衡试验(PET)在儿童腹膜透析处方中的作用

由 Twardowski 等发展起来的 PET,是一种描述跨腹膜溶质转运特征的简单方法,已直接应用于临床[81]。根据 2 L 透析液交换后溶质在透析液和血浆中(D/P 比值)的平衡动力学建立了参考曲线,据此将成年患者分为高转运、高平均转运、低平均转运和低转运腹膜溶质转运率,这也是选择透析方案的基础(见下文)。

然而,Twardowski 等的成人 PET 参考曲线不能应用于儿童 PD 人群,主要是因为在

Twardowski 研究计划中,不论身材大小,所有患者都统一进行 2 L 的交换量。显然,此方法未考虑调整交换量来适应体型的差异(如儿童患者、身材瘦小的成年人、身材大的成年人),因此该方法在儿童中的应用具有局限性。

换个角度,在儿童中应用标准化 PET 应该意识到之前提到的、与年龄无关的 BSA 和腹膜表面积之间的关系,进行腹膜转运动力学研究时推荐使用经 BSA 校正的交换量(见第十四章)[22,25,26,104]。在迄今为止的一项最大的儿童研究中,儿科腹膜透析联盟(PPDSC)标准使用 1100 ml/m² BSA 实验性交换量评估了 95 例儿童以获得动力学参考数据(如 D/P 和 D/Do 的比值),用以将单个儿童患者的腹膜溶质转运能力进行分类[22]。欧洲使用 1000 ml/m² BSA 实验性交换量的儿童研究显示了相似的参考数据[105]。虽然标准化 PET 为 4 h,但是在 PD 儿科患者中进行的初步实验表明 2 h PET 的结果可靠,需要的人力更少[106]。

因为患者的腹膜转运能力是决定透析处方时一个重要的考虑因素,所以在开始透析后不久就应该进行 PET 评估[107-109]。然而,有证据表明在 PD 开始后的第 1 周比几周后进行的 PET 有更高的转运结果[110-112]。因此,根据 PD 培训的推荐,进行第一次 PET 的最合适时间是开始 CPD 之后的 4~8 周[109-111]。当为了确定 PD 处方需要了解患者当前的腹膜转运特性时,应该重复检测 PET,尤其是发生临床不良事件(如反复腹膜炎)及出现转运特征改变的临床证据时(如不明原因液体超负荷引起的持续恶化的高血压)。此外,了解患者的腹膜转运功能对临床工作有重要作用,因为儿童和成人腹膜转运状态与其预后存在密切关联[113-116]。

长期腹膜透析处方

儿童 CPD 处方已经经验性地将适合成人的 CAPD 指南演变为适用于儿科患者。2.5% 葡萄糖透析液每次交换 900~1100 ml/m² BSA(35~45 ml/kg),每天交换 4~5 次,这样的 CAPD 方案通常净超滤量可以达到 1100 ml/(m²·d)。与其他的推荐相似,最近公布的关于儿童(大多数接受 APD)腹膜透析充分性的 KDOQI 临床实践指南推荐,2 岁以上的患者以单次交换量 1000~1200 ml/m² 为目标,小于 2 岁的婴儿起始交换量更少(600~800 ml/m²)[109,117,118]。大多数 APD 儿童的治疗方案是每晚交换 6~12 次,持续 8~10 h,白天留腹量大约是夜间交换量的 50%。

以最具成本效益的方式达到当前的透析充分性目标,强调在设计透析处方时应了解患者 BSA、腹膜溶质转运功能及残肾功能[22,108,109,111,119]。在大多数(除了高转运的)患者中,增加溶质清除率的最有效的方法首先是增加交换量,然后通过延长留腹时间增加透析的时间。逐步增加的交换量有助于决定腹腔的最大耐受量,因为腹内压极度升高会影响超滤能力,而且使患者难以耐受[120-125]。而高转运的病例中,增加交换次数、减少每次的留腹时间可以改善溶质清除。

如前所述,通过 PET 将患者的数据与参考值比较而确定患者腹膜转运功能[22,105]。根据这些信息调整留腹时间来优化透析方案,但仅仅基于动力学数据而不考虑社会约束因素(如上学、工作的父母)给予透析处方通常是不切实际的。PET 评估结果在 PD 方案(如高转运者:循环 PD;高至低平均转运者:CAPD 或循环 PD 加额外白天交换)的选择方面非常有用。在儿科患者中被证实有效并能准确评估溶质清除的计算机模型程序可以极为简单地完成这一选择过程[14,126,127]。必须强调的是在儿科患者和成人中,预期值只是一个估计值,并不能代替溶质清除的准确检测(见下文)。

残肾功能是通过尿素和肌酐清除率的平均值计算得出,PD 对其的保护作用优于 HD,

残肾功能对于单独依靠透析无法达到目标清除率的患者极为重要[109,128-131]。在透析早期，残肾功能对达到靶目标的作用显著，当残肾功能进行性丢失导致未达到溶质清除靶目标时，通常会相应增加透析处方。保护残肾功能需要的工作包括预防肾毒性损害如暴露于造影剂，以及血管紧张素转化酶抑制剂(ACEI)或血管紧张素受体拮抗剂[109,132-134]。

腹膜透析充分性

儿童透析充分性的目标强调将患者的临床状态作为一个重要的质量目标[109]。透析不充分的临床表现包括充血性心力衰竭、高磷酸盐血症/钙-磷乘积升高、明显的尿毒症表现(包括心包炎/胸膜炎)，以及营养不良或消耗的临床和/或生化表现。所有这些结果可能由以下一个或多个因素引起：

(1) 残肾功能丢失。

(2) 没有针对腹膜转运特征给予充分的透析处方。

(3) 腹腔内广泛粘连导致的腹膜表面积减少。

(4) 腹膜溶质转运/超滤功能的丧失。

(5) 不遵守腹膜方案。

(6) PD 导管功能减退。

虽然强调临床状态，但在成年 HD 人群中进行的国家合作透析研究开始就已使用溶质清除率代替 PD 充分性。墨西哥腹膜透析充分性(ADEMEX)研究及 Lo 等在成年 CAPD 患者中进行的不同溶质清除目标的随机试验，显示的数据支持成年人总 Kt/V (腹膜和肾脏)的目标值至少为 1.7/周[109,135,136]。腹膜肌酐清除率预测成年 CAPD 患者的预后没有额外的价值，所以充分性目标应该仅仅以尿素动力学为基础。但由于 APD 时尿素和肌酐之间有更大的变异关系，又提出了 45 L/(周·1.73 m^2) 的肌酐清除率目标[137]。因为儿科还没有关于溶质清除与预后关系的资料，不能明确规定儿童 PD 充分性的标准，所以推荐儿科患者应该使用符合或优于 KDOQI 成年人标准。总的(腹膜和肾脏)小分子溶质清除 Kt/V 至少应为 1.8/周[109]。Holtta 等[138]、McCauley 等[139]、Champoux 等[140] 及 Chadha 等[141] 报道的资料都提示了预后和溶质清除率的关系。Chadha 等的经验也证实残肾功能对预后的影响，这与原先假设的 PD 溶质清除与人体自然的溶质清除一致相悖[141]。

如果不使用对儿童生活质量有负面影响的透析方案，CPD 儿童可以达到溶质清除的目标吗？Holtta 等[138] 和 Chadha[143] 等的临床经验提供了有力证据，如果透析交换量最大化，交换频率个体化并根据腹膜转运特征调整，是可使大多数 PD 儿童获得当前 KDOQI 清除率靶目标的，但是 van der Voort 等[142] 却不认同。事实上，来自临床情况检测项目(clinical performance measures project)的数据已经显示，儿科 CCPD 患者和夜间间歇性腹膜透析(NIPD)患者的中位 Kt/V 值分别为 2.43 和 2.45[144]。

如前所述，Kt/V 作为小分子溶质清除率的指标已经被广泛接受，计算结果必须用尿素分布容积或 TBW 进行校正。因此，精确估算一个患者的 TBW(或 V)对确定充分性检测结果必不可少。一些研究人员建议将生物电阻抗作为测定 V 的一种方法，该方法未在多数儿科透析中心常规进行[145]。以前发表的来源于健康个人研究的人体测量等式和公式，也不能为儿科透析人群提供可靠的信息[146-149]。幸运的是，Morgenstern 等最近使用重水(H$_2$O^{18}

或 D_2O)在儿童中进行研究,提出了新的公式,可以比较准确和精确地计算 TBW[150]。不同性别的公式如下:

$$男孩:TBW = 0.010×(身高×体重)^{0.68}-0.37×体重$$
$$女孩:TBW = 0.14×(身高×体重)^{0.64}-0.35×体重$$

由于高度×体重可预测 BSA,所以预测公式可以简化为以下等式:

$$男孩:TBW = 20.88×BSA-4.29$$
$$女孩:TBW = 16.92×BSA-1.81$$

在所有儿童中,应该使用 Gehan 和 George 公式来计算 BSA[151]。

在达到及维持透析充分性的过程中需要反复测定总溶质清除率。24 h 尿液和透析液的收集每年应进行 2 次,或者当患者临床表现有明显改变以至于可能影响透析时(如严重或反复腹膜炎)进行。对于白天和晚上都不能控制小便的婴幼儿来说,我们不应该为了明确这些患者的残肾功能而留置导尿管,使用透析清除来反映总的清除率即可。

超滤能力也是充分 PD 的一部分,此时患者的腹膜转运功能是非常重要的。针对成人的研究显示 PET 结果为高转运的患者发生技术失败和死亡的风险明显增加[115]。葡萄糖的快速吸收是高转运状态的特征,这可能使患者更易于发生慢性容量超负荷及心血管病[152]。考虑到儿科透析人群中高血压和心血管病的高发病率,应该优先考虑改善透析液特性以增加腹膜生物相容性并以葡萄糖代替物作为渗透剂[153-155]。

腹膜透析患儿的营养管理

虽然 CPD 患儿的饮食几乎不受限制,但是他们通常达不到正常的营养状态[156,157]。与健康儿童相比,CPD 儿童的能量摄入更少,身高、体重、肱三头肌皮褶厚度及上臂中段周长也较小[156]。低白蛋白血症和高脂血症也比较常见[157,158]。厌食症和味觉障碍通常伴随胃食管反流和其他进食性疾病[159]。作为 KDOQI 的一部分,2000 年儿科指南推出了关于营养状态评估和最佳营养需求的推荐[160],这些指导方针目前正在更新中[160]。之前的工作小组认为,测量长期透析儿童的蛋白质和能量营养状态最有效的方法包括饮食回顾/日记、评估干体重、身高或身长、体重/身高指数、上臂周长和上臂肌周长、皮褶厚度、头围(3 岁以下儿童)、高度标准差分数(SDS)及血白蛋白[160]。该指南发布后,体重指数成为另一个监测的重要参数,经身高、年龄校正后显示透析人群年龄依赖性地出现生长迟缓的临床表现和检测值。应该在开始透析时检测生长和营养参数,并在透析后定期测量。

根据身高、年龄和性别,儿童应该完全接受推荐的饮食参考摄入量(DRI)来摄取能量[161]。据估计,总的能量摄入中还应考虑额外吸收透析液葡萄糖产生的 8~10 kcal/(kg·d)的能量,但是儿科 APD 人群在这方面几乎没有相关数据[162]。

KDOQI 工作小组的成员不能依靠数据来推荐每个 CPD 儿童的最佳蛋白质摄入量,因此推荐起始食物蛋白质摄入量相当于 DRI 加上预期经腹膜丢失的蛋白质量[160]。应定期评估处方的摄入量以确保其充足性[163]。儿童透析液蛋白的丢失相对成年人较多[164-166],并且儿童开始 CPD 时通常存在蛋白质消耗的证据[157,167]。因此,目前推荐的每天蛋白质摄入量,婴幼儿为 2.0~2.5 g/kg,1~10 岁的儿童为 1.4~1.5 g/kg,11~18 岁的青少年为 1.0~1.2 g/kg。过多的蛋白质摄入可导致代谢性酸中毒、组织分解代谢及高磷血症[168,169]。偶尔通过腹腔内补充氨基酸增加每天的蛋白质摄入并不能显著改善营养参数[170,171]。

必须密切监测每日磷酸盐的摄入量,因为高磷对骨骼和心血管健康具有潜在的不良反应。年龄相关的血清磷水平应依据年龄相关的每日饮食磷摄入来确定靶目标,摄入量推荐如下:出生小于6个月100 mg,6~12个月275 mg,1~3岁460 mg,4~8岁500 mg,年龄更大的儿童为900~1250 mg[172]。

尽管尚无关于未补充维生素的透析儿童水溶性维生素水平的资料,但是对所有CPD儿童通常都建议补充水溶性维生素[160,173-175]。完全按饮食参考摄入量(DRI)提供已足以补充所有的维生素。有报道认为饮食摄入维生素B_6和B_2是不足的。应避免补充脂溶性维生素A。肾脏清除维生素A代谢产物的能力缺乏使得肾衰竭儿童有维生素A过多的风险,而且有报道CPD儿童维生素A的循环水平升高[176]。偶尔也有报道补充卡尼丁、锌和铜[177-181]。因为酸血症对生长和营养状态有负性作用,所以碳酸氢盐水平低于22 mmol/L时应补充碱以纠正[160]。

接受CPD的婴幼儿需要积极的营养支持。随意饮食经常导致摄入量低于推荐水平从而需要通过鼻饲或胃造口管/钮强迫进食[167,182-190]。不管自行摄入量多少,应持续进行规律的口腔刺激以排除移植后喂养的问题[191]。婴幼儿也经常需要积极补充钠、钾和磷。透析液中钠丢失及多尿症婴幼儿尿液中钠的丢失可导致低血压和血管事件,如缺血性视神经萎缩[192]。标准化婴幼儿配方未包含足够的钠来补充这些丢失的量。维持低磷、低钾饮食方案的生长活跃期的婴幼儿也会发生低磷酸盐血症和低钾血症[193]。

CPD患儿营养管理的复杂性在于适当饮食对儿童的生长和发育至关重要。应强调儿科肾脏营养学家在患儿临床治疗中的重要作用[160,194]。

七、儿童长期腹膜透析的并发症

腹膜炎

长期接受PD治疗的患儿最常见的并发症是腹膜炎[101,195-200]。目前的数据清楚地表明儿童腹膜炎次数显著高于成年人,大部分儿童在PD治疗的第一年就发生了腹膜炎。治疗鼻腔携带的金黄色葡萄球菌、使用双克夫且出口向下的导管,以及近来发展的新的分离系统和灌注前冲洗(flush-before-fill)技术,都和减少腹膜炎发生率相关[7,94,95,195,201-206]。针对患儿延长透析培训时间也有重要作用[207]。

NAPRTCS数据库的最新患者数据显示随访的5764例患者每年发生3892次腹膜炎,每年腹膜炎发生率为0.9或每17.8例患者每月感染1次[7]。腹膜炎发生率在年龄最小的患者(0~1岁)中最高,每年发生率为0.86或每13.9例患者每月感染1次,而12岁以上的儿童每年腹膜炎发生率为0.61或每19.8例患者每月发生1次。同一份报告显示PD开始后的第一个月内发生了516次腹膜炎,革兰氏阳性菌的感染略高于44%,革兰氏阴性菌的感染略高于19%,真菌性腹膜炎占3.1%。在最近的国际儿童腹膜炎登记(IPPR)报告中,491例非真菌性腹膜炎患者中,革兰氏阳性菌感染率为44%,革兰氏阴性菌感染率为25%,培养阴性的占31%[208]。假单胞菌的感染在那些导管出口处常规使用莫匹罗星的中心最常见[209]。培养阴性的腹膜炎发生率地区差异很大,墨西哥的发生率高于60%。

当怀疑有腹膜炎时,应经验性使用抗生素进行腹腔内给药治疗,经验性给药应覆盖革兰氏阳性菌和革兰氏阴性菌,通常联合使用第一代头孢菌素或糖肽类抗生素(如万古霉素)和第三代头孢菌素或氨基糖甙类抗生素[204]。因为抗生素耐药谱存在显著的地区差异,应该确立以当地抗生素耐药谱为基础的经验性治疗方案[209,210]。为了减少糖肽类或氨基糖甙类抗生素相关毒性的风险,一旦得知抗生素敏感就应实行持续性抗生素治疗。

最后,硬化性包裹性腹膜炎(SEP)是罕见但非常严重的临床并发症,表现为持续性、间歇性或反复肠梗阻伴有腹膜显著增厚的特点[211-213]。虽然该病主要发生于成年人,但是儿童,尤其是那些 CPD 治疗 5 年以上者也可以发生 SEP。腹部 CT 显示超滤衰竭相关的腹膜钙化高度提示 SEP,可能是停止 PD 治疗的指征。

八、儿童长期血液透析

儿科血液透析中心的特点

理想的儿科 HD 中心需要一套适合婴幼儿、儿童、青少年及年轻成人特别需求的程序和制度。虽然用于儿童 HD 的设备类似于成人的透析设备,但在长期进行的透析循环和肾脏移植中,除了具有儿科经验的内科医生和护士外,其他人员对于帮助 HD 儿童接受与其发育相适应的医疗也是必不可少的[103]。儿童的生活专家可提供关键的专业知识、进行和年龄相适应的评估,并在治疗过程中帮助儿童及其家属,他们也可以作为联系人来帮助培训学校的人员了解 ESRD 儿童特殊的医疗和社会心理学的需要。接受过儿科培训的 ESRD 社会工作人员主要评估 ESRD 儿童的社会心理学发展,以及帮助 ESRD 家庭应对复杂的社会经济的挑战和困难。ESRD 导致营养的摄入和限制要求有所改变,营养师作为这方面的专家对于 ESRD 儿童能够拥有可口的菜谱是至关重要的;他们也应参与学校的午餐工作,并且密切监测大量的营养状态指标,如体重、生长、BMI、头围、标准化蛋白分解代谢率(nPCR)、上臂中段周长、肱三头肌皮褶厚度及生物阻抗分析[160]。

血管通路

充分的 HD 依赖于有功能的血管通路。目前的血液透析通路可分为两种类型:动静脉瘘管(AVF)或动静脉植入物(AVG)的永久通路,以及带皮下(SC)克夫导管的半永久通路。

AVF 是由患者本身的动脉和静脉连接而成。AVF 最常见的部位是手腕(桡动脉-头静脉瘘或 Brescia-Cimino 内瘘)和肘前窝(肱动脉-头静脉瘘)。AVF 需要 4~12 周使静脉段扩张或成熟,从而使针头能成功穿刺[109,214]。AVF 最常见的并发症包括因同一部位反复穿刺而形成的动脉瘤、动脉入口狭窄导致狭窄后静脉扩张及静脉旁路的产生。

目前,KDOQI 儿童血管通路工作小组推荐,体重 20 kg 以上的预期 HD 治疗超过 1 年的儿童应建立永久性血管通路[109]。年龄较小的体重在 20 kg 以下的患者其血管相对较细,AVF 可能无法建立和成熟。虽然一些中心已经报道了在小儿中成功建立 AVF 的病例,但是其成熟时间高达 6 个月,这在许多情况下是不可行的[214,215]。如果自身血管不能建立 AVF,那么人工材料可以用于建立 AVG。目前,最常用的材料是聚四氟乙烯(PTFE)/铁氟龙。AVG 优于 AVF 的方面包括增加了建立血液透析通路的部位(前臂远端、前上臂和大腿)和结构(环形或直形)。AVG 的主要缺点是内膜增生和静脉出口狭窄,导致通路内血流下降和栓塞。对于低血流量的 AVG，非创伤性 AVG 血流监测（NIVM）联合快速球囊血管成形术可使栓塞率显著下降[216,217]。最近的儿科研究显示 1 年、3 年和 5 年的儿科 AVF 和 AVG 的存活率分别为 90%、60% 和 40%[218]。这些数据也显示，虽然 5 年 AVG 和 AVF 存活率没有显著差异，但是 AVG 栓塞率和外科手术干涉的机会较高。

在美国，带克夫的导管是长期 HD 儿童的最常见通路[7]，遗憾的是，与 AVF 或 AVG 相比，这种通路的导管并发症发生率较高，寿命较短[219]。1998 年以前，双腔导管是儿童 HD 导管的唯一选择[220,221]。新的导管结构包括带有远端可撕开的动静脉腔的双腔导管，导管顶端可以随着静脉血流自由漂动（Ash Split 导管），有插入同一静脉但出口位置不同的，或同时插入不同静脉的双分离式单腔导管系统（Tesio 导管系统）。儿童数据显示与相同尺寸的双腔导管相比，Tesio 导管具有较长的寿命，始终可以提供较高的清除率[222]。目前各种不同设计结构、直径和长度的导管，可用于各种体型的婴幼儿和儿童的长期 HD（见表 36.5）。

儿童血液透析的设备

血液透析循环通路

HD 循环通路由患者的血管通路、将患者血管通路和血液透析器连接起来的血液管路装置及透析器组成。血液管路装置有各种尺寸，应选择既可以保持最佳的血流量，又包括血液管路和中空纤维透析器在内的体外循环总容量最小的管路。为了预防反复循环血路中过度的血液丢失及血流动力学不稳定，体外循环通路的容量不能超过患者总血容量的 10%。容量为 40 ml 的新管路可用于 15 kg 以下的儿童。不同的厂商可提供与儿科患者体型相匹配的不同血容量的多种透析器。对于某些婴幼儿患者，甚至连最小的血液管路和透析器容量都会超过其血容量的 10%，这时循环通路应该使用胶体[5% 白蛋白或使用白蛋白稀释的血细胞比容为 35% 的浓缩红细胞（PRBC）]而不是晶体预充。

血液透析机

安全进行儿科 HD 的透析机应该拥有精确的血泵流速和超滤容量控制。对于婴幼儿来说，血流通常要求低至 20 ml/min。儿童 HD 的清除率通常由血流速率控制，为了使心血管受损的风险降到最低，血流速率往往不应超过 400 ml/（min · 1.73 m^2）BSA。透析液流速至少为血液流速的 1.5 倍，以防因透析液饱和而限制溶质清除。直接控制容量的超滤控制器对于预防 HD 婴幼儿和年龄较小的儿童快速和过快的超滤是至关重要的。新生儿进行 HD 治疗时（如尿素循环缺陷的患者快速降低血氨），需要使用能检测到 10 g 以下变化的床秤，因为许多 HD 机器没有 100 g 以下的超滤量的分辨率。

儿童透析器

理想的儿童透析器应该拥有非常小的血容量、安全的超滤系数、较低的血液循环阻力、高度的生物相容性，并且在清除率和血流速度之间有一种可预测的关系。目前的透析器多为中空纤维状，使其血容量最小并能提供可靠和可预测的溶质清除率和超滤系数。当血液接触到无机物表面时，促炎症的细胞因子、白细胞和其他介质可被激活。虽然目前还没有有关儿童的研究数据,但是成人研究显示反复暴露于一些透析膜,可导致长期的免疫系统激活、蛋白分解代谢和宿主蛋白质的改变,这些可能引起长期的临床不良结果[37,223]。与纤维素或铜铵薄膜制成的老一代透析膜相比,由聚丙烯和聚甲基丙烯酸甲酯(PMMA)制成的新一代透析膜可减少促炎因子的激活[224]。虽然还没有聚丙烯或 PMMA 膜影响预后的相关数据,但是生物相容性膜发生快速的补体介导的膜过敏反应非常少见。儿科相关资料显示儿童使用生物相容性膜的透析仍然存在 HD 相关的促炎症反应,表现为 TNF-α 和 IL-1β 的生成增加[225]。

长期血液透析方案

开始透析

开始 HD 的方法与本章之前描述的急诊 HD 相同。

血液透析充分性

充分的 HD 通常是指毒素物质清除的最低水平(通常使用 BUN 清除作代表),低于此最低水平临床上不良后果的发生率将不可接受(见第六章)。HD 充分性更完整的定义应该考虑到 HD 治疗的尿素清除和患者血液透析期间尿素生成的代谢状态。在过去 20 年中,很多研究着重于使复杂的数学模型更精准,从而能更精确地量化透析期间清除的总的尿素[226-229]。

当制定个体化透析治疗处方时,应考虑患者的身材和代谢状态以选用合理的参数,同时考虑毒素总体的生成和清除。尿素动力学模型(UKM)的概念建立在分析尿素蓄积和清除速率的基础上。尿素以与患者的蛋白分解代谢率(PCR)成比例的恒定速率生成。开始透析时,尿素分布于和 TBW 相等的单个体腔,因此尿素的分布可以描述为单室数学模型。尿素清除的速率使用 Kt/V[K,透析器在特定血流速率下的尿素清除率(ml/min);t,HD 持续时间(min)],以及患者 HD 治疗前后的体重(kg)来表达。透析间期尿素的堆积反映了 2 次透析治疗期间蛋白分解代谢的总量[230]。在稳定的情况下,此 PCR(g/d)反映了患者蛋白质摄取的总量,因而是一个营养状态的指标[231,232]。

国家合作透析研究(national cooperative dialysis study)显示了尿素动力模型的有效性,证实接受较低剂量 HD 和/或存在营养不良的成年患者出现“患者衰竭”(即患者死亡或住院治疗)的可能性更高[228]。成人的单次透析治疗应满足单室 Kt/V(spKt/V)大于 1.2[109]。虽然推测儿童患者接受透析的剂量至少和成人相等,但儿童患者中相应的 Kt/V 目标值还不清楚。一些儿科预后的初步数据显示 Kt/V 在控制 HD 剂量的应用及 nPCR 在评估营养不良的 HD 患者中的作用[233-235]。

最近的儿科数据证明简化的代数公式可以粗略计算 Kt/V 和 nPCR[236,237]。一些公式进一步完善尿素清除率的测量方法,阐明了透析期间尿素的双室分布,以及因而产生的 HD 结束后 1 h 内细胞内外尿素重新达到平衡后的 BUN 反弹[238-241]。有关 HD 预后的研究需要控制 HD 剂量,所以应用更简单,更容易获得的 HD 充分性测量方法可增加儿科 HD 预后的研究。儿科单中心和多中心的初步研究正在评估透析剂量对预后的影响[233,242]。然而,来自医疗保险和医疗补助中心(CMS)临床实践评估计划的儿科研究显示相同的治疗,当 spKt/V 和相应 Kt/V 值相等时,HD 方案几乎没有差异[243]。因此,KDOQI 认为 spKt/V 评估适用于患者的诊疗,而与相应的 Kt/V 值应该可以用于预后研究[109]。

血液透析频率

更符合生理学的每日 HD 方法已经在一些成人中心获得成功[244,245]。在那些中心,患者血压的控制、贫血的处理、磷的控制及生活质量方面都得到了改善。最近,儿科中心也发现了相似的结果。Fischbach 等和 Geary 等分别报道了每日在中心透析和每日家庭夜间透析的阳性结果[57-59,246,247]。Fischbach 等提到每周 6 次、每次 5 h 的透析方案,患者生长发育得到改善且不需要使用生长激素(GH)的治疗[58]。最近的儿科经验中,Goldstein 等描述了接受家庭 HD 每周 6 次,超过 16 周的 4 例患者。患者表现为 24 h BP 监测的 BP 下降,以及磷的控制和 nPCR 的改善[248]。这些结果提示虽然还需要大量的研究,但增加透析频率是儿科患者值得考虑的一种方法(见第十章)。

九、预防超滤相关的症状

钠曲线

大多数钠曲线方案是在透析治疗开始时使用高渗的透析液钠浓度,随后逐步降低钠浓度(见第十九章)。透析治疗早期钠浓度的增加导致血清渗透压升高,从而抵消了因尿素的清除引起的血渗透压降低。治疗过程中透析液钠的下降可以形成指数、线性或阶梯样图形。钠曲线可以降低青少年和成年 HD 患者的透析并发症[249]。

血细胞比容的无创监测

由于在透析时红细胞体积维持不变,所以血细胞比容的变化与血管内容量成反比例关系。血细胞非侵入性(NIVM)的持续光学检测应用此原理来监测 HD 治疗期间波动的血细胞比容和血管内容量的实时关系。NIVM 光学法持续监测血管内容量的改变,有助于减少透析治疗期间的症状[250,251]。儿科 HD 患者中 NIVM 的研究显示,特别是对于体重 35 kg 以下的患者,进行 NIVM 时降低了超滤相关事件(定义为低血压、头痛或腹部痉挛,需要护士干预,如快速输注盐水、头低脚高体位、减慢/停止超滤)的发生率[252,253]。使用 NIVM 分析不同血容量变化中发生事件的时机,得到 NIVM 引导的超滤模型计算法,由此优化了透析期间液体的清除,减少了降压药的使用,改善了透析期间和透析间期患者的症状,降低了因液体过多和高血压导致的额外 HD 治疗或住院治疗的需要[217,254]。

血液透析儿童的营养管理

长期 HD 儿童的营养目标是优化其生长和发育,同时避免液体和电解质紊乱及尿毒症恶化。儿童处方的摄入量应基于残肾功能和营养需求分析。营养不良在慢性肾脏病儿童的生长不良中起着一定的作用,可能是由于因尿毒症性厌食症、味觉障碍和医源性营养限制造成的饮食摄入不充分导致的[255,256]。之前 KDOQI 儿童营养指南中提到儿童经常需要高于自然摄入量的饮食补充。每个儿童食物蛋白和热量的摄入应充分,从而达到和形成瘦体重,以及身材增加相关的正氮平衡。仅增加饮食热量摄入却没有充足的蛋白摄入可能导致肥胖而并不增加儿童的瘦体重。相反,增加食物蛋白摄入却没有充足的热量摄入,将增加的蛋白量用于能量需求而不是增加瘦体重,因此增加了尿素生成率。

慢性肾脏病(CKD)儿童的饮食要求与国家饮食和营养膳食研究委员会推荐给正常儿童的直接肾素抑制剂(DRI)不同。例如,HD 儿童的营养需求受 HD 分解代谢效应,包括透析液中氨基酸丢失的影响,蛋白质的摄入必须足以增加肌肉量,并且在尿素生成最少的同时使生长达到最大化。一项研究正在使用可以计算维持 HD 患者 nPCR 的尿素动力学模型(UKM)来评估饮食蛋白摄入和尿素清除的平衡[231]。儿科数据证明 nPCR 的代数近似公式是准确的,在青少年中,低的 nPCR[小于 1 g/(kg·d)]是预示 3 个月后体重下降的一个敏感和特异的指标[237,257]。

常规饮食的蛋白质和能量需求可能根据身材进行准确估计,因为这种方法不依赖于体液平衡或身体脂肪的总量。在一则报道中,每 1 cm 身高摄入 0.3 g 蛋白质及 10 kcal/cm 的能量可以达到正氮平衡[231]。透析中胃肠外营养(IDPN)在 HD 儿童严重蛋白-能量营养不良的治疗中可能有一定的作用[234,235,258,259]。IDPN 包括 70% 的葡萄糖溶液和 15% 的氨基酸溶液。IDPN 的处方中为患者提供每次治疗每千克体重 1.2~1.4 g 的蛋白质。此外,患者可能会接受静脉输注脂肪。

HD 儿童异常的脂质谱与遗传性内源性高三酰甘油血症或 Ⅳ 型高脂血症相似[260,261]。表现为三酰甘油和极低密度脂蛋白(VLDL)水平升高,以及高密度脂蛋白(HDL)水平下降。CKD 儿童脂质异常的意义还不清楚,但是这种异常可能会增加其动脉粥样硬化的风险。虽然脂质异常的基本原理还没有完全明确,但是可能起作用的因素包括高脂肪饮食、脂蛋白脂酶减少和肝脏三酰甘油脂酶活性降低。此外,HD 儿童卡尼丁水平比健康对照组更低[258,262-264]。卡尼丁是一种能将脂肪酸从细胞质转运至线粒体进行氧化的低分子质量分子,可能从透析液中丢失。

脂质异常的治疗首先是饮食限制。降脂药如洛伐他汀在 HD 儿童中的作用不明确。然而,补充左旋卡尼丁被认为是一种潜在的治疗。虽然一项短期的静脉补充左旋卡尼丁(透析时 5 mg/kg)研究显示三酰甘油水平显著下降,以及 HDL 胆固醇浓度的升高,但是最近的研究并没有证实这些结果[262,264]。

HD 期间水溶性维生素被清除,因此需要补充这些维生素,尤其是维生素 B_6、维生素 C 和叶酸。限制饮水对于预防透析间期容量超负荷是必要的。儿童的液体摄入量通常等于2~3 天透析间期累计隐性失水、残余尿排出量、允许的液体潴留量和超滤量的总和。多数儿童限制钠摄入是为了维持理想的液体控制,避免高血压。与年龄较大的儿童相反的是,有少量尿液的婴幼儿或因发育不良肾综合征丢失大量尿钠的患儿进行低钠饮食时有发生低钠血症的风险。透析间期水的积聚,加上食物中非常低的钠含量会导致稀释性低钠血症。

十、新生儿和婴幼儿血液透析

虽然所有的儿科 HD 都要求特殊的护理和医学专业知识,但是新生儿和婴幼儿 HD 是一个特别复杂的过程,很少将 HD 作为婴幼儿维持 RRT 的方式。2007 年 NAPRTCS 报告显示,自 1992 年以来只有 57 例 1 岁以下的儿童将 HD 作为他们最初的透析方案[7]。因此,几乎没有证据基础来指导婴幼儿进行维持性 HD。

如前所述,应使用新生儿的血液管路以使体外循环血容量最少。新生儿管路的直径是标准管路的1/4,所以血泵的流速必须是其4倍,每分钟才能运输相同的血容量(例如,当使用新生儿管道时,透析机上 Q_B 为 160 ml/min,实际通过透析器的血流速度为 40 ml/min)。对于体重在 8 kg 以下的婴幼儿,即使使用更小的新生儿管道,其体外循环的容量通常也高于患者血容量的10%。因此,体重小于 8 kg 的婴幼儿在进行 HD 治疗时,血液管路需要使用5%的白蛋白预充。接受长期持续性 HD 的婴幼儿应考虑使用白蛋白或盐水稀释的血细胞比容为35%的 PRBC 预充血液管路,预防循环管路中反复丢失红细胞导致的贫血。

30~50 ml/min 的血泵流速就可以获得充分的尿素清除率,该血流通常需要使用 7F 或 8F 的双腔 HD 导管,婴幼儿需要个体化地选择导管选择和放置的解剖位置[109,265]。

当前控制容量的 HD 机提供超滤量的精确度是 50~100 ml,大多数儿科患者都可以接受此精确度,但是新生儿不可以耐受。将精确到 10 g 的数字秤放在婴儿保温器下面,有助于在新生儿 HD 治疗时指导超滤量。

十一、儿童透析患者的其他临床问题

贫血的处理

儿童 CKD 贫血的相关因素与成年人相似,包括红细胞生成素不足、红细胞存活下降、红细胞生成抑制及血液丢失的增加[266-269]。在尿毒症患者中,平均红细胞寿命从正常的 120 天下降为 80 天(见第三十章)。部分是因为肠内丢失和 HD 过程相关的丢失(如抗凝、HD 管路中丢失、反复抽血化验等)。据报道,12 例长期 HD 儿童的肠内血液丢失量为(11.1±2.3) ml/(m²·d)。每次透析治疗,肠外血液丢失量为(8.3±5.1) ml/m²[270],该组儿童的红细胞寿命是正常的80%。

促红细胞生成药物

在促红细胞生成药物(ESA)问世之前,几乎所有的 HD 儿童都依赖于输血;而现在所有经 ESA 治疗的儿童很少或不需要输血[271]。相似的,在没有 ESA 时,PD 儿童也需要每1.5~5 个月输 1 次红细胞,维持血细胞比容在22%~25%[271]。随着 ESA 的出现,患者的血红蛋白(Hgb)可以维持在正常水平左右,基本不需要输血。目前,95%以上的透析达 6 个月及以上的儿童都在使用 ESA[7]。ESA 纠正贫血可能与高血压发生或恶化有关,因此必须密切监测 BP 和积极治疗高血压。值得注意的是,USRDS 报告显示 2001 年至 2005 年期间开始透析的儿童(年龄小于 20 岁)只有 39%在透析最初接受 ESA,他们的平均 Hgb 只有 9.7 g/dl,提示 CKD 患者在透析之前应更加注意贫血的处理[1]。

ESA,尤其是 epoetin-α(EPO-α)的使用可通过静脉注射,皮下注射(SC)和腹膜内通路。皮下注射比静脉注射 ESA 的半衰期更长,可以维持相对较低的血药水平,更符合生理学,成本效益较高,红细胞生成的效果也较好。然而,由于 SC 给药可导致疼痛,所以有 88%的 HD 儿童在规律的 HD 期间接受静脉注射 ESA[55]。虽然 darbepoetin-α 每周静脉注射 1 次和短效 ESA 每周注射 3 次的效果相同,且药代动力学与成人透析患者相似,但是美国多数 HD 儿童因医保政策的原因而接受 EPO-α[272,273]。

虽然 ESA 的需求多种多样,但多数接受短效 ESA 如 EPO-α 的儿童对皮下注射 80~

120 UI/(kg·周)有反应。然而,婴幼儿的使用剂量明显升高,高达每周 3 次,每次 150 UI/kg。在一项 EPO 的欧洲多中心试验中,2 至 21 岁 HD 患者每周的 EPO 中位数维持剂量从 15 岁以上的 136 UI/kg 至 5 岁以下的 321 UI/kg 不等[274]。婴幼儿较高的 ESA 需求量可能与血液丢失和生长发育导致的血容量膨胀相对矛盾有关,也可能与 EPO 给药后的反应性下降有关。

多数 CPD 患者通过皮下注射途径接受 ESA;然而,少量(NAPRTCS 登记中少于 3%)患者接受腹膜内注射 ESA[7]。在留腹期间,EPO-α 加入少量透析液(如 50 ml)腹腔内给药可以很好地从腹膜腔中吸收[275,276]。在一项研究中,儿童从皮下给药转变为腹膜内注射 ESA,在不增加 ESA 剂量的情况下维持血细胞比容水平的稳定。在一项评估腹膜内给药的药代动力学研究中,反复腹膜炎与腹膜吸收下降有关[277]。加入低容量透析液也存在被透析清除的可能。

ESA 反应差的最重要原因是储存铁不足(见下文),其他原因包括隐性的血液丢失、甲状旁腺机能亢进及感染或炎症。严重甲旁亢患者对 ESA 反应差[278],可能是由于循环甲状旁腺激素(PTH)对红细胞生成的抑制,或纤维性骨炎导致生成红细胞的骨髓腔减少。CPD 儿童最常见的感染类型是腹膜炎。腹膜炎对红细胞生成的影响可能在感染之后还持续存在。在一个中心,50%的腹膜炎感染后 4 周,血细胞比容比基线至少低 20%。虽然 8 周时,血细胞比容已恢复到基线,但是一些患者还需要增加 ESA 剂量[279]。红细胞生成素水平下降、循环细胞因子对骨髓活性的抑制作用,以及从网状内皮系统释放铁的能力下降是导致腹膜炎或其他炎症过程引起红细胞生成减弱的原因[280,281]。

正在接受透析(HD 或 PD)和 ESA 治疗的儿童的最佳 Hgb 水平还没有明确。成年透析患者在选择靶目标时考虑的问题包括生活质量,高水平 Hgb 可能与改善一些生活质量参数有关,同时也要关注高水平 Hgb 可能引起心血管不良事件[282-284]。为了达到高水平的 Hgb,加大 ESA 的剂量除了 Hgb 水平的作用外,似乎还有其他不良反应。在儿童中,还没有某个 Hgb 水平有利或有害的明确证据。大多数已证明的效果都是在严重贫血、Hgb 水平高于 10 g/dl 时获得。最近 KDOQI 关于贫血治疗的更新版指出,还没有研究支持儿科 Hgb 目标水平高于 CKD 成年患者的目标水平(11~12 g/dl);因此,儿科工作者将不得不考虑获得更高水平 Hgb 的儿童是否有可能进一步提高生活质量、学习活动或运动耐量[285]。

为了证实透析开始 30 天后贫血(定义为血细胞比容低于 33%)是否和之后的发病率和死亡率有关,少数评估 CKD 儿童贫血治疗影响的研究中的一项回顾了 1992 年至 2001 年注册于 NAPRTCS 的 1942 例儿童透析患者的预后[286]。总的来说,67.8%的患者在开始透析时存在贫血,但 1992 年由 79.7%降至 2000 年的 50.6%。贫血的 HD 或 PD 患者第一年的住院时间比血细胞比容大于等于 33%的患者长。重要的是,校正年龄、治疗方法、ESRD 原发疾病、铁和 ESA 的使用后,血细胞比容低于 33%的患者比血细胞比容为 33%~36%的患者死亡风险高 52%;血细胞比容为 27%~30%的患者风险增加 81%,血细胞比容低于 27%的风险增加 80%。血细胞比容为 30%~33%或 36%甚至更多的患者,其死亡风险没有差异[286]。

在第二项研究中,Amaral 等回顾了来自 CMS ESRD 临床实践评估计划的资料,评估青少年 HD 患者平均 Hgb 水平和住院治疗及死亡率的关系[287]。在评估的 677 例患者中,11~12 g/dl 的 Hgb 水平(低于 10 g/dL)与死亡风险下降 69%有关。尚未发现不同 Hgb 范围住院治疗的风险存在统计学显著差异[287]。

最后,之前的 USRDS 报告中的数据分析比较了 1996 年至 2000 年的儿童(0~19 岁)和成年透析患者的贫血处理[288]。计算 Hgb 年平均值发现,每年有 54.1%的 HD 儿童 Hgb 年平均值低于 11 g/dl, 而成年人只有 39.3% 贫血。PD 治疗的儿童中, 69.5% 的患儿 Hgb 处于低平均水平, 而成年人为 55.1%[288]。在此阶段, 儿童比成年人静脉输注的铁也更少。最近, 治疗结果有了改善, 2005 年 75% 以上儿科透析患者的 Hgb 至少在 11 g/dl[1]。

铁的补充

在 ESA 治疗期间补充铁的目的是为了维持充足的铁储备以保证红细胞生成, 并且不伴含铁血黄素沉着。过去, HD 儿童大量输血导致铁超负荷。现在由于儿童不再常规输血, CKD 和透析相关的血液和铁的丢失没有了补充, 因此儿童有净铁的丢失, 促使了补充铁的必要性。在一则报告中, 透析 12 个月以后, 77% 的儿科 HD 患者和 84% 的 CPD 患者在服用口服铁[55]。然而, 现在这一数据可能已经降低了, 因为口服铁通常由于胃肠道不耐受而使依从性变差, 尤其是在 HD 患者中, 它不足以维持红细胞生成所需的储存铁。相反, 现在认为大多数 HD 患者和 CPD 患者需要规律或维持性静脉补铁[289-291]。在某种程度上, 这可能与相对而非绝对铁缺乏的肾衰竭患者胃肠道铁的吸收受限有关。肠道铁的吸收也与体内铁的储存成反比例关系[292]。

目前推荐(主要以成年患者的数据为基础)铁的治疗目的是维持转铁蛋白饱和度(TSAT)不低于 20%, PD 患者的血清铁蛋白在 100 ng/ml 以上, 成年 HD 患者在 200 ng/ml 以上, 儿科 HD 患者在 100 ng/ml 以上[284]。成人和儿童 HD 患者血清铁蛋白推荐量的差异仅仅是由于缺乏相关的儿科数据。当铁蛋白水平高于 500 ng/ml 时要谨慎[284], 补充铁治疗之前必需评估这些患者的 Hgb 水平、ESA 反应及临床上对铁的吸收利用的影响(如炎症性阻碍、功能性铁的缺乏)[284,293]。如前所述, 由于对口服铁的反应差, 对于 HD 患者推荐静脉途径, 而口服铁可能对一些 PD 患者已经足够了[284]。2005 年, 77% 的儿科 HD 患者和 18% 的 PD 患者接受静脉补铁[1]。静脉补铁治疗包括使储存铁达到饱和(短期连续的铁剂)及规律静脉补铁维持储存铁。维持性静脉补铁试验证明儿童和成年 HD 患者减少了 ESA 的需求[290,294-296]。

目前使用的静脉铁有 3 种:右旋糖酐铁、葡萄糖酸钠铁和糖酸铁(蔗糖铁)[297]。在其他铁剂出现前, 右旋糖酐铁在美国广泛使用。虽然右旋糖酐铁相对安全, 但偶尔存在药物相关的过敏样反应包括呼吸困难、哮喘、腹部疼挛及低血压。有关过敏样反应在儿童中发病的资料极少, 回顾成年 HD 患者的经验表明有 4.7% 的患者会发生右旋糖酐铁的不良反应[298]。静脉补充蔗糖铁和葡萄糖酸铁的严重不良反应较少, 儿科透析患者加倍剂量给药也较安全[299,300]。因此, 它们已经或正在代替大多数成年和儿童透析治疗中的右旋糖酐铁[297]。一项前瞻性多中心试验显示以 1.5~3 mg/kg 间歇性使用葡萄糖酸铁治疗铁不足或维持性给药预防铁缺乏对儿童是安全有效的[289,290]。几个小型试验证实了静脉补充蔗糖铁的安全性和有效性[301]。

生长迟缓

在使用重组人生长激素(rhGH)之前, CKD 儿童普遍存在严重的生长迟缓。婴幼儿期和青春期患有 CKD 的儿童, 生长迟缓对成年后身高的影响最大, 这两个时期生长最迅速。最近的研究表明童年罹患 CKD 者, 其成年后的生活质量可能受到生长迟缓所带来的显著的不良影响[302,303]。肾功能受损的儿童生长不良的可能因素包括蛋白和能量营养失调、代谢性酸中毒、肾性骨营养不良、内分泌异常及尿毒症毒素的堆积。虽然透析可以改善部分因素,但是许多因素还是持续存在[304]。

CKD 患者存在的多种内分泌异常可能导致生长不良。这些内分泌改变包括维生素 D 的代谢异常、GH 轴的改变、甲状腺功能减退和外周胰岛素抵抗。GH 分泌和胰岛素样生长因子 1(IGF-1)的活性改变非常重要[304]。IGF-1 可以刺激长骨生长板中软骨细胞扩增及胶原形成。尿毒症儿童中由于 IGF-1 结合蛋白增加导致 IGF-1 的生物活性受到限制。rhGH 治疗可以通过增加 IGF-1 至生理水平以上,从而增加其生物活性来促进生长[304-308]。

其他文献已充分回顾了 rhGH 治疗 ESRD 儿童的效果,这种治疗被证明是安全有效的[305,309]。虽然 rhGH 改善了 PD 和 HD 儿童的生长,但是在最初治疗 1 年之后,治疗反应会减弱[306,310-313]。也有证据证明患者在还没有进展为 ESRD 时其治疗效果是最好的,某种程度上与 IGF-结合蛋白浓度和 GH 受体密度改变的严重程度不同有关[314,315]。最重要的是,当积极且成功治疗了 HD 或 PD 儿童生长迟缓的其他因素(如酸中毒、高磷血症、继发性甲旁亢、钠的丢失及营养不良)后,而生长不良仍持续存在,就应该开始 rhGH 治疗。KDOQI 营养指南推荐身高低于-2.0 的标准差(SDS)或身高的生长速率低于-2.0 标准差的儿童可以开始 rhGH 治疗[160]。同样,一个共识委员会最近推荐身高 SDS 低于-1.88 标准差或身高的生长速率低于-2.0 标准差的 CKD 儿童可考虑 rhGH 治疗(图 36.2)[304]。然而,少数接受 rhGH 治疗的 CKD 患者仍存在生长迟缓,其原因不是很清楚。2007 年的 NAPRTCS 年度报告中,治疗刚开始 CPD 患者平均身高标准差为-1.69,只有 10% 的患者在开始透析后 1 个月时接受 rhGH 治疗,1 年时有 14%,2 年时有 16%[7]。同样值得关注的是来自 USRDS 的数据,这些数据显示根据年龄、性别或种族/种族划分,有 37.2% 的儿科 HD 患者低于标准平均身高 2 个标准差以上,但是只有 14.6% 接受 rhGH(图 36.3)[1]。显然,需要鼓励人们多关注该问题。

钙和磷的平衡

长期透析的患儿可能出现的代谢异常在所有 CKD 患儿中都是常见的,包括体内磷潴留、25-(OH)D$_3$ 的 1-α-羟基化不足,导致肠道钙吸收不充分(见第二十五章)。其实,透析治疗的儿童可能透析之前就存在进展性的骨病。维生素 D 类似物、钙补充剂、口服膳食磷结合剂及低磷饮食等积极的内科处理都是有效治疗和预防 CKD 儿童肾性骨病的必要部分。

维生素 D、维生素 D 类似物和拟钙剂的治疗

由于 1,25-(OH)$_2$D$_3$ 和血清离子钙浓度的下降,CKD 儿童全段甲状旁腺激素(iPTH)水平上升,因而发生的肾性骨营养不良可能会阻碍生长并导致长期骨骼异常。所以,补充维生素 D 或其类似物是接受 HD 或 CPD 治疗的 CKD 儿童治疗方案的必要组成部分[316]。rhGH 治疗期间,防止无动力性骨病或肾性骨营养不良恶化引起的生长抑制的最佳 iPTH 水平有过争议;然而,来自 KDOQI 工作组对儿童骨代谢和骨病的最新观点推荐透析患者的 iPTH 测定值为 200~300 pg/ml[172]。以口服骨化三醇为主的治疗是控制 CPD 儿童肾性骨病的有效方法[317]。除了促进肠道钙的吸收,骨化三醇还可以直接抑制甲状旁腺增生和 PTH 的合成[318,319]。目前可以使用维生素 D 类似物——骨化三醇和帕立骨化醇的静脉制剂治疗肾衰竭相关继发性甲旁亢[320,321]。一项在儿科 HD 患者中进行的安慰剂-对照试验中,静脉使用帕立骨化醇降低了 iPTH 水平,但没有显著增加血清钙、磷或钙-磷乘积[322]。

帕立骨化醇在许多患者中具有抑制甲状旁腺且对肠道钙吸收影响较小的优势[323]。一项单中心交叉试验比较了骨化三醇和帕立骨化醇在儿科 HD 患者中的作用,两者的平均钙-磷乘积没有差异;然而,在骨化三醇治疗期间,高钙血症及钙-磷乘积高于 $70 \text{ mg}^2/\text{dl}^2$ 的发生率更高[324]。度骨化醇(hectorol)有口服和肠外制剂,也可以用来治疗继发性甲旁亢,但是目前在儿童中使用的资料有限[172]。拟钙剂(如盐酸西那卡塞),通过增加甲状旁腺钙敏感受体(caSR)

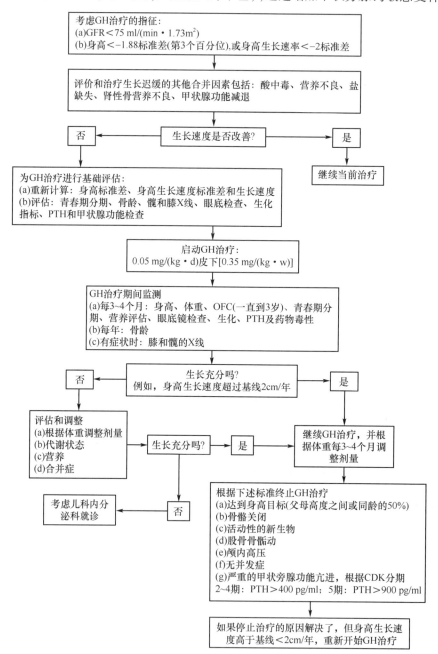

图 36.2 慢性肾功能不全(CRI)儿童生长衰竭的评估和治疗流程

GH,生长激素;GFR,肾小球滤过率;PTH,甲状旁腺激素;OFC,枕额周长;CKD,慢性肾脏病(获允摘自:Mahan JD,Warady BA. Consensus Committee. Assessment and treatment of short stature in pediatric patients with chronic kidney disease:a consensus statement. *Pediatr Nephrol*,2006;21:917-930.)(Springer Science and Business Media)

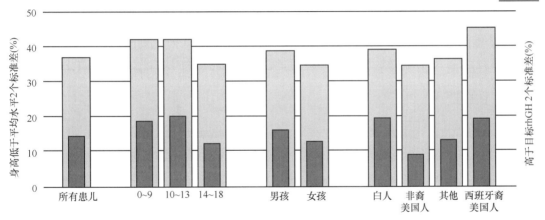

图 36.3　根据年龄、性别和人种/种族划分,低于标准身高 2 个标准差(SD)的儿童的百分比(灰色条纹),以及使用重组人生长激素(rhGH)治疗的儿童的百分比(黑色条纹)(美国肾脏数据系统.USRDS 2007 年度报告:美国慢性肾脏病和终末期肾脏病的图谱.Bethesda:美国国立卫生研究院,美国国家糖尿病、消化病和肾脏病研究院,2007.)

的活性抑制 PTH 而不增加钙,在成人中的疗效已经得到证实[325]。虽然目前还没有儿童西那卡塞的剂量数据,但是儿童药代动力学研究已经完成,而且临床试验也将立即启动。需要注意的是,该治疗也可能有不良反应,因为骨骼生长板中也存在 CaSR[172]。

磷酸盐结合剂

高磷酸盐血症可导致骨骼外其他组织的转移性钙化。通过限制饮食中磷的摄入、使用肠道磷酸盐结合剂及补充维生素 D 类似物来防治。因为由于接触铝可出现软骨病、贫血和神经系统并发症,含钙磷结合剂已经代替了儿科患者中以铝为基础的结合剂[326]。然而,当需要大剂量含钙磷结合剂来维持血磷水平在正常范围内时,可出现高钙血症,特别是存在无动力性骨病的情况下。碳酸钙的需求量与儿童磷的摄入有关[327]。当碳酸钙作为磷结合剂时,摄入的钙有 20%~30%被吸收从而导致高钙血症。可以通过使用不同类型的钙制剂(如乙酸钙),降低透析液钙含量,增加或使用聚合型磷结合剂如司维拉姆代替含钙磷结合剂来预防高钙血症[328-331]。

除了对骨骼的不良反应,血钙升高或钙-磷乘积的升高在血管钙化过程中的作用也已证实,而且可能是所有慢性肾脏病代谢性骨病(CKD-MBD)儿童心血管发病率和死亡率的相关因素[332-334]。KDOQI 儿童骨骼指南推荐目标磷的水平,1~12 岁儿童为 4~6 mg/dl,青少年为 3.5~5.5 mg/dl[172]。为了降低软组织(包括血管)钙化的风险,KDOQI 建议调整磷结合剂和维生素 D 类似物从而维持钙-磷乘积,1~12 岁儿童低于 65 mg²/dl²,青少年低于 55 mg²/dl²[172]。需要注意的是,2007 年 USRDS 报告中,记录了低钙-磷乘积和异常身高之间的关系:钙磷乘积低于 30.8 的儿童,有 76.9%身高低于年龄平均水平 2 个标准差以上[1]。

不含钙的磷结合剂如司维拉姆可降低成年 HD 患者血管钙化的风险[335]。在一个随机交叉试验中,比较了司维拉姆和乙酸钙在儿童中的作用,两种药物对磷的控制相同,总体钙水平没有差异[336]。然而,在乙酸钙的治疗期间,高钙血症的发病率较高。司维拉姆治疗期间代谢性酸中毒更常见。有趣的是,总胆固醇和低密度脂蛋白(LDL)胆固醇水平在司维拉姆治疗期间都有显著下降,这和在成年人中观察到的一样[335,336]。

除了使用不含钙的磷结合剂,减少维生素 D 类似物剂量或低钙透析液也可以控制血清钙水平。通常 HD 透析液钙浓度为 3.0~3.5 mEq/L,使 HD 治疗期间达到钙的正平衡。使用生理浓度的低钙(2~2.5 mEq/L)透析液会在透析治疗期间产生钙的负平衡[337]。与此相似的是 PD 也可以使用低钙(伴有或不伴有低镁)的透析液[338]。

血压的处理

高血压是 CKD 儿童的一个显著问题,因为它可导致急性和长期的心血管事件。因此,KDOQI 中关于高血压的指南推荐儿科患者的血压应较同性别、年龄和身高人群低 90%[339,340]。不管使用什么透析模式(如 HD 或 PD),ESRD 儿童出现高血压是由于不同程度血管内容量的增加、肾素-血管紧张素系统活性的提高、交感神经兴奋增加及血清钙水平增加引起外周血管阻力上升[341-343]。从血压对超滤的反应部分推测出交感神经系统、肾素系统和容量负荷过多对高血压的相对作用。当容量负荷过多导致高血压时,血压可通过超滤改善[341]。需要注意的是,使用降压药控制血压的患者在 HD 期间血压可能会由于透析清除药物而升高。主要由交感神经兴奋过度引起的或肾素介导的高血压患者,在透析治疗期间血压不会下降,而且可能会随着超滤急剧升高[341-343]。原发病是肾小球疾病、慢性或复发性肾盂肾炎,或反流性肾病的 CKD 儿童最可能出现肾素介导的高血压。

降低增加的血管内容量(水潴留)需要同时减少盐和水的摄入,前者是令人极为关注的领域,水分则可以在透析期间被有效清除。控制 HD 患者高血压的第一步应该是重新评估患者的干体重。纠正水潴留可以改善大多数患者的高血压[341]。然而,HD 期间超滤大量液体可增加透析并发症的发生,包括痉挛、恶心、呕吐和疲倦。使用"钠曲线"技术和无创血细胞比容监测技术可减少这些症状(见"钠曲线"和"血细胞比容的无创监测"部分)。治疗疑有肾素介导的高血压的患儿,首选方法是使用 ACEI 和血管紧张素Ⅱ(A-Ⅱ)受体拮抗剂,同时密切监测高钾血症的发生。一些病例需进行肾切除术才能控制血压。除了肾素介导性高血压患者使用 ACEI/A-Ⅱ拮抗剂,对于 HD 儿童还没有其他理想或推荐的降压药物[339,340]。使用血管扩张药会增加透析期间血管内容量降低的症状的发病率,如低血压和痉挛,从而使超滤量减少。

虽然认识到很多因素可能导致血压升高,有多种生物学作用的降压药可供使用,但是长期透析患儿的血压还是很难控制,近期报道在增加 HD 频率的患者中有逆转这种趋势的证据[59,248,344,345]。回顾性分析 NAPRTCS 透析数据库中 1992 年至 2004 年期间接受透析治疗的儿童信息,目的是明确血压高于或等于第 95 百分位的发生率[344]。基线时 56.9% 的患者血压未控制(95% 或更多);只有 7.3% 的患者单纯收缩压增高,16.9% 单纯舒张压增高,33.2% 的患者收缩压和舒张压均未得到控制。基线时存在高血压的 HD 患者(65.1%)比 PD 患者(52.9%)更常见。高血压儿童年龄比较小,非裔美国人及患获得性肾脏疾病者更易发生高血压[344]。未控制的高血压患者从基线时的 56.9%,随访 1 年后降低到 51%,随访 2 年进一步降至 48%[344]。同样,在 10 个透析单位治疗的 71 例患儿的分析提示 59% 的患儿有高血压(BP 高于或等于第 95 百分位数),15.5% 处于高血压前期(BP 在第 90 和第 95 百分位数之间),只有 25.3% 的患儿有正常血压[345]。显然,如果要降低心血管疾病发病率,必须更多地关注这个问题[1]。

教育的需要

上学是儿童成长的重要因素,可以为他们提供与同辈互相交流及拓展技能的机会。所以学校对儿童生活质量的影响是显著的(见下文)。因此,儿科透析治疗的目标是确保患儿能常规上学。通常 CPD 治疗的患儿上学率较高(如 6 至 12 岁患儿的全日制上学率,PD 患者为 79% 比 HD 患者为 48%)[89]。接受中心 HD 的患儿由于 HD 的时间关系,可能需要补课和辅导。年幼儿童可能从早期干预项目的安排中获益。

神经生理和认知缺陷

早期 CKD 儿童神经生理发育的研究显示,婴幼儿和年龄小的儿童存在发育迟缓的重大风险[346]。Polinsky 等评估了 85 例 ESRD 儿科患者,其中有 72% 在出生第一年就诊断为 ESRD[347]。他们发现 62% 的患儿头围低于平均水平 2 个标准差以上,而且大多数患儿表现为多种发育迟缓。而 Rotundo 等和 McGraw 等也有类似的发现,Warady 等和 Lederman 等证明防止营养失调和减少含铝磷结合剂将导致更多良性的神经认知结果[348-351]。虽然及早开始 RRT 可降低处于危险的 CKD 患儿神经认知发育迟缓的患病率,但也只是最近才有了标准化方法来评估 CKD 患儿神经认知功能[346]。

7%~16% 的长期 HD 治疗的患儿有透析时癫痫,之前有癫痫史的患儿可能更常见[352]。由于一些抗惊厥药经 HD 清除,所以为了预防在透析治疗时癫痫发作,额外补充透析时的剂量是必要的。NAPRTCS 登记资料显示 12% 的 HD 和 7% 的 PD 人群曾接受抗惊厥治疗[7]。

健康相关的生活质量

由于大多数 ESRD 儿童可以存活到成人期,因此提供最佳的透析治疗还需要关注儿童患者的心理状态和健康相关的生活质量(HRQOL)[353]。早期在 10 岁以前发病的 ESRD 儿童患者中进行的 HRQOL 研究显示,虽然儿科 ESRD 患者和其他慢性病儿童一样有发育和生理问题,但他们还有 ESRD 特异性的问题[354-358]。情感障碍包括疾病相关的生理改变在大多数慢性病儿童中很常见,以及必须大量服药和接受医学治疗及长时间远离学校和同龄人,引起了患儿感知差异和孤僻。ESRD 儿童还有其他更多的问题,包括保持饮食和液体控制、长期依赖于医学仪器来维持生命、移植相关,以及类固醇和钙调磷酸酶药物使用后显著的生理变化,并担忧他们的一生将伴随周期性透析和移植。为了收集更多的相关信息,儿科相关研究已经开始使用特殊的设备来评估儿童 ESRD 患者的 HRQOL。大多数研究均显示儿科 ESRD 患者及其父母的 HRQOL 比健康同龄人差,透析患者的 HRQOL 比肾移植患者差[359,360]。

如前所述,上学是童年成长的重要部分。ESRD,尤其是中心 HD 患者,严重地约束和限制了患儿上学,从而对其正常的社会心理发育产生明显的不良影响。ESRD 患儿 HD 的医疗需求包括限制饮食、依赖 HD 机器,使他们可能和健康同龄人隔离。所有这些对患儿普通日常生活的干扰,使得童年起病的 ESRD 成年患者的自尊心和独立生活率更低,且人际关系差和就业困难[361,362]。甚至连接受肾移植的青少年和较年轻的成年 ESRD 患者,和相似的糖尿病患者人群相比,就业率更低并且更多地担忧身体情况[363]。因此,任何儿科 HD 方案的目的均是为了确保儿童常规上学和正常社交。

患者死亡率

1992 年至 2006 年儿童的 NAPRTCS 透析登记资料分析显示,12、24 和 36 个月患儿的总生存率分别为95%、90%和86%,开始透析时年龄小于12个月的患儿生存率最低;12、24和36个月的生存率分别为83%、74%和66%[364]。最主要的死亡原因是感染(22.1%),其次是心肺事件(21.5%)。USRDS资料提示,ESRD儿童的生存率随着治疗方式的不同而有差异,20世纪90年代后期起ESRD患儿的5年生存率几乎没有改变。在1997年的患者人群中,HD患者5年生存率为71%,PD患者为73%,而同一时期接受尸体肾移植或活体肾移植的患者生存率分别为93%和92%。但是1至19岁透析患者校正后的年死亡率(每1000患者·年)却有进行性下降,从1987年的68.7降至2005年的56.8[1]。2005年,儿童的年度死亡率(未校正的),1到4岁年龄组的死亡率最高(85.4每1000患者·年),5到9岁儿童为28.8,10到14岁为37,15到19岁为29.2。年龄小于15岁的各年龄段儿童的预期剩余寿命:透析患儿为18.9年,有功能的移植患儿为51.8年,普通儿童为71年[1]。这些数据强调了长期透析治疗的儿童患者尽量争取移植的必要性。

(顾乐怡 译)

参 考 文 献

1. U.S. Renal Data System. *USRDS 2007 annual report: atlas of chronic kidney disease and end-stage renal disease in the United States.* Bethesda: National Institutes of Health, National Institute of Diabetes and Digestive and Kidney Diseases, 2007.

2. Hoffman J. Congenital heart disease. *Pediatr Clin North Am* 1990;37:25–44.

3. Poplack D. Acute lymphoblastic leukemia. In: Pizzo P, Poplack D, eds. *Principles and practice of pediatric oncology.* New York: JB Lippincott Co, 1989:323.

4. U.S. Renal Data System. *USRDS 2006 annual data report: atlas of end-stage renal disease in the United States.* Bethesda: National Institutes of Health, National Institute of Diabetes and Digestive and Kidney Diseases, 2006.

5. Alexander S, Honda M. Continuous peritoneal diaysis for children: a decade of worldwide growth and development. *Kidney Int* 1993;43:S65–S74.

6. Warady B, Hebert D, Sullivan E, et al. Renal transplantation, chronic dialysis, and chronic renal insufficiency in children and adolescents. The 1995 Annual Report of the North American Pediatric Renal Transplant Cooperative Study. *Pediatr Nephrol* 1997;11:49–64.

7. North American Pediatric Renal Trials and Collaborative Studies (NAPRTCS). *2007 Annual report* 2007.

8. Wiggelinkhuizen J. Peritoneal dialysis in children. *S Afr Med J* 1971;45:1047–1054.

9. Putiloff, PV. *Materials for the study of the laws of growth of the human body in relation to the surface areas of different systems: the trial on Russian subjects of planigraphic anatomy as a means for exact anthropometry; one of the problems of anthropology.* Report of Dr. P.V. Putiloff at the meeting of the Siberian Branch of the Russian Geographic Society, 1884.

10. Wegner G. Chirurgische Bemerkungen umlautuber die peritoneal Humlautohle, mit besonder Berucksichtigung der Ovariotomie. *Arch Klin Chir* 1887;20:51.

11. Esperanca M, et al. Peritoneal dialysis efficiency in relation to body weight. *J Pediatr Surg* 1966;1:162–169.

12. Gruskin A, et al. Developmental aspects of peritoneal dialysis kinetics. In: Fine R, ed. *Chronic ambulatory peritoneal dialysis (CAPD) and chronic cycling peritoneal dialysis.* Boston: Martinus Nijhoff, 1987:33–46.

13. Kohaut E. Effects of dialysate volume on ultrafiltration in young patients treated with CAPD. *Int J Pediatr Nephrol* 1986;7:13–16.

14. Schaefer F, Haraldsson B, Haas S, et al. Estimation of peritoneal mass transport by three-pore model in children. *Kidney Int* 1998;54:1372–1379.

15. Fischbach M, et al. Dynamic changes of the total pore area available for peritoneal exchange in children. *J Am Soc Nephrol* 2001;12:1524–1529.

16. Rippe B, Stelin G. Simulations of peritoneal transport during CAPD. *Kidney Int* 1989;35:1234–1244.

17. Nolph K. Peritoneal anatomy and transport physiology. In: Drukker W, et al., eds. *Replacement of renal function by dialysis.* Boston: Martinus Nijhoff, 1983:440–456.

18. Mactier R, et al. Role of peritoneal cavity lymphatic absorption in peritoneal dialysis. *Kidney Int* 1987;32:65–72.

19. Haraldsson B. Assessing the peritoneal dialysis capacities of individual patients. *Kidney Int* 1995;47:1187–1198.

20. Morgenstern B, Pyle W, Gurskin A, et al. Transport characteristics of the pediatric peritoneal membrane. *Kidney Int* 1984;25:259–264.

21. Geary D, Harvey E, Balfe J. Mass transfer area coefficients in children. *Perit Dial Int* 1994;14:30–33.

22. Warady B, Alexander S, Hossli S, et al. Peritoneal membrane transport function in children receiving long-term dialysis. *J Am Soc Nephrol* 1996;7:2385–2391.

23. Bouts A, et al. Standard peritoneal permeability analysis in children. *J Am Soc Nephrol* 2000;11:943–950.

24. Morgenstern B. Equilibration testing: close but not quite right. *Pediatr Nephrol* 1993;7:290–291.

25. Kohaut E, Waldo F, Benfield M. The effect of changes in dialysate volume on glucose and urea equilibration. *Perit Dial Int* 1994;14:236–239.

26. de Boer A, van Schaijk T, Willems H, et al. The necessity of adjusting dialysate volume to body surface area in pediatric peritoneal equilibration tests. *Perit Dial Int* 1997;17:199–202.

27. Rippe B, Stelin G, Haraldsson B. Computer simulations of peritoneal fluid transport in CAPD. *Kidney Int* 1991;40:315–325.

28. Rippe B. A three-pore model of peritoneal transport. *Perit Dial Int* 1991;13:S35–S38.

29. Pyle, WK. *Mass transfer in peritoneal dialysis.* PhD dissertation. 1987. Austin, University of Texas.

30. Kohaut E, Alexander S. Ultrafiltration in the young patient on CAPD. In: Moncrief J, Popovich R, eds. *CAPD update.* New York: Masson, 1981:221–226.

31. Balfe J, Hanning R, Vigneux A. A comparison of peritoneal water and solute movement in younger and older children on CAPD. In: Fine R, Schaefer F, Mehls O, eds. *CAPD in children.* New York: Springer-Verlag New York, 1985:14–19.

32. Schaefer F, Fischbach M, Heckert K. Hydrostatic intraperitoneal pressure in children on peritoneal dialysis. *Perit Dial Int* 1996;16:S79.

33. Mactier R, Khanna R, Moore H, et al. Kinetics of peritoneal dialysis in children: role of lymphatics. *Kidney Int* 1988;34:82–88.

34. Schröder C, Reddingius R, van Dreumel J, et al. Transcapillary ultrafiltration and lymphatic absorption during childhood continuous ambulatory peritoneal dialysis (CAPD). *Nephrol Dial Transplant* 1991;6:571–573.

35. Kaiser B, Potter D, Bryant R, et al. Acid-base changes and acetate metabolism during routine and high-efficiency hemodialysis in children. *Kidney Int* 1981;19:70–79.

36. Schoumacher R, Chevalier R, Gomez R, et al. Enhanced clearance

of vancomycin by hemodialysis in a child. *Pediatr Nephrol* 1989; 3:83–85.

37. Hakim R, Fearon D, Lazarus J. Biocompatibility of dialysis membranes: effects of chronic complement activation. *Kidney Int* 1984; 26:194–200.

38. Zaoui P, Stone W, Hakim R. Effects of dialysis membranes on β-2-microglobulin production and cellular expression. *Kidney Int* 1990;38:962–968.

39. Goldstein S, Currier H, Graf C, et al. Outcome in children receiving continuous veno-venous hemofiltration. *Pediatrics* 2001; 107:1309–1312.

40. Gillespie R, Seidel K, Symons J. Effect of fluid overload and dose of replacement fluid on survival in hemofiltration. *Pediatr Nephrol* 2004;19:1394–1399.

41. Foland J, Fortenberry J, Warshaw B, et al. Fluid overload before continuous hemofiltration and survival in critically ill children: a retrospective analysis. *Crit Care Med* 2004;32:1771–1776.

42. Goldstein S, Somers M, Baum M, et al. Pediatric patients with multi-organ system dysfunction syndrome receiving continuous renal replacement therapy. *Kidney Int* 2005;67:653–658.

43. Strazdins V, Watson A, Harvey B. European Pediatric Peritoneal Dialysis Working Group. Renal replacement therapy for acute renal failure in children: European guidelines. *Pediatr Nephrol* 2004;19: 199–207.

44. Anochie I, Eke F. Acute renal failure in Nigerian children: Port Harcourt experience. *Pediatr Nephrol* 2005;20:1610–1614.

45. Bunchman T, McBryde K, Mottes T, et al. Pediatric acute renal failure: outcome by modality and disease. *Pediatr Nephrol* 2001;16: 1067–1071.

46. Flynn J, Kershaw D, Smoyer W, et al. Peritoneal dialysis for management of pediatric acute renal failure. *Perit Dial Int* 2001;21:390–394.

47. Warady B, Bunchman T. Dialysis therapy for children with acute renal failure: survey results. *Pediatr Nephrol* 2000;15:11–13.

48. Goldstein S. Overview of pediatric renal replacement therapy in acute renal failure. *Artif Organs* 2003;27:781–785.

49. Bunchman T, Donckerwolcke R. Continuous arterial-venous diahemofiltration and continuous veno-venous diahemofiltration in infants and children. *Pediatr Nephrol* 1994;8:96–102.

50. Mahoney C, Arieff A. Uremic encephalopathies: clinical, biochemical, and experimental features. *Am J Kidney Dis* 1982;2:324–336.

51. Bereket G, Fine R. Pediatric renal transplantation. *Pediatr Clin North Am* 1995;42:1603–1628.

52. Fine R. Renal transplantation for children—the only realistic choice. *Kidney Int* 1985;17:S15–S17.

53. Goldstein S. Advances in renal replacement therapy as a bridge to renal transplantation. *Pediatr Transplant* 2007;11:463–470.

54. Furth S, Hwang W, Yang C, et al. Relation between pediatric experience and treatment recommendations for children and adolescents with kidney failure. *JAMA* 2001;285:1027–1033.

55. Neu A, Ho P, McDonald R, et al. Chronic dialysis in children and adolescents. The 2001 NAPRTCS annual report. *Pediatr Nephrol* 2002;17:656–663.

56. Baum M, Powell D, Calvin S, et al. Continuous ambulatory peritoneal dialysis in children: comparison with hemodialysis. *N Engl J Med* 1982;307:1537–1542.

57. Geary D, Piva E, Tyrrell J, et al. Home nocturnal hemodialysis in children. *J Pediatr* 2005;147:383–387.

58. Fischbach M, Terzic J, Menouer S, et al. Intensified and daily hemodialysis in children might improve statural growth. *Pediatr Nephrol* 2006;21:1746–1652.

59. Warady B, Fischbach M, Geary D, et al. Frequent hemodialysis in children. *Adv Chronic Kidney Dis* 2007;14:297–303.

60. Palmer R, Quinton W, Gray J. Prolonged peritoneal dialysis for chronic renal failure. *Lancet* 1964;1:700–702.

61. Palmer R, Newell J, Gray J, et al. Treatment of chronic renal failure by prolonged peritoneal dialysis. *N Engl J Med* 1966;274:248–254.

62. Tenckhoff H, Schechter H. A bacteriologically safe peritoneal access device. *Trans Am Soc Artif Intern Organs* 1966;14:181–186.

63. Boen S, Mion C, Curtis F, et al. Periodic peritoneal dialysis using the repeated puncture technique and an automated cycling machine. *Trans Am Soc Artif Intern Organs* 1964;10:409–414.

64. Tenckhoff H, Meston B, Shilipetar G. A simplified automatic peritoneal dialysis system. *Trans Am Soc Artif Intern Organs* 1972; 18:436–440.

65. Counts S, Hickman R, Garbaccio A, et al. Chronic home peritoneal dialysis in children. *Trans Am Soc Artif Intern Organs* 1973;19:157–163.

66. Hickman R. Nine years experience with chronic peritoneal dialysis in childhood. *Dial Transplant* 1978;7:803.

67. Brouhard B, Berger M, Cunningham R, et al. Home peritoneal dialysis in children. *Trans Am Soc Artif Intern Organs* 1979;25:90–94.

68. Baluarte HJ, Grossman MS, Polinsky MD, et al. Experience with intermittent home peritoneal dialysis (IHPD) in children. *Pediatr Res* 1980;14:994.

69. Lorentz WB, Hamilton RW, Disher B, et al. Home peritoneal dialysis during infancy. *Clin Nephrol* 1981;15(4):194–197.

70. Potter D, McDaid T, Ramirez J, et al. Peritoneal dialysis in children. In: Atkins R, Thomson N, Farrell P, eds. *Peritoneal dialysis*. New York: Churchill Livingstone, 1981:356–361.

71. Popovich R, Moncrief J, Dechered J, et al. The definition of a novel wearable/portable equilibrium dialysis technique. *Trans Am Soc Artif Intern Organs* 1976;5:64.

72. Balfe J, Irwin M. Continuous ambulatory peritoneal dialysis in children. In: Legrain M, ed. *Continuous ambulatory peritoneal dialysis*. Amsterdam: Excerpta Medica, 1980:131–136.

73. Oreopoulos D, Katirtzoglou A, Arbus G, et al. Dialysis and transplantation in young children. *Br Med J* 1979;16:1628–1629.

74. Kohaut E. Continuous ambulatory peritoneal dialysis: a preliminary pediatric experience. *Am J Dis Child* 1981;135:270–271.

75. Eastham E, Kirplani H, Francis D, et al. Pediatric continuous ambulatory peritoneal dialysis. *Arch Dis Child* 1982;57:677–680.

76. Guillot M, et al. Advances in peritoneal dialysis. In: Gahl G, et al., ed. Amsterdam: Excerpta Medica, 1981:203–207.

77. Price C, Suki W. Newer modifications of peritoneal dialysis: options in the treatment of patients with renal failure. *Am J Nephrol* 1980; 1:97–104.

78. Von Lilien T, et al. Five years' experience with continuous ambulatory or continuous cycling peritoneal dialysis in children. *J Pediatr* 1987;111:513–518.

79. Fine R, Ho M. The role of APD in the management of pediatric patients: a report of the North American Pediatric Renal Transplant Cooperative Study. *Semin Dial* 2002;15:427–429.

80. Verrina E, Edefonti A, Gianoglio B, et al. A multicenter experience on patient and technique survival in children on chronic dialysis. *Pediatr Nephrol* 2004;19:82–90.

81. Twardowski Z, Nolph K, Khanna R, et al. Peritoneal equilibration test. *Perit Dial Bull* 1986;7:138–147.

82. Warady B, Andrews W. Peritoneal dialysis access. In: Geary D, Schaefer F, eds. *Comprehensive clinical nephrology*. Philadelphia: Elsevier Science, 2008.

83. Sieniawska M, Roszkowska-Blaim M, Warchol S. Preliminary results with the swan neck presternal catheter for CAPD in children. *Adv Perit Dial* 1993;9:321–324.

84. Twardowski Z, et al. Four-year experience with swan neck presternal peritoneal dialysis catheter. *Am J Kidney Dis* 1996;27:99–105.

85. Chadha V, Jones L, Ramirez Z, et al. Chest wall peritoneal dialysis catheter placement in infants with a colostomy. *Adv Perit Dial* 2000;16:318–320.

86. Warchol S, Roszkowska-Blaim M, Sieniawska M. Swan neck presternal peritoneal dialysis catheter: five-year experience in children. *Perit Dial Int* 1998;18:187.

87. Warchol S, Ziolkowska H, Roszkowska-Blaim M. Exit-site infection in children on peritoneal dialysis: comparison of two types of peritoneal catheters. *Perit Dial Int* 2003;23:169–173.

88. Yerram P, Gill A, Prowant B, et al. A 9-year survival analysis of the presternal Missouri swan-neck catheter. *Adv Perit Dial* 2007; 23:90–93.

89. Lerner G, Warady B, Sullivan E, et al. Chronic dialysis in children and adolescents. The 1996 annual report of the North American Pediatric Renal Transplant Cooperative Study. *Pediatr Nephrol* 1999;13:404–417.

90. Rinaldi S, Sera F, Verrina E, et al. Chronic peritoneal dialysis catheters in children: a fifteen-year experience of the Italian Registry of Pediatric Chronic Peritoneal Dialysis. *Perit Dial Int* 2004;24:481–

486.

91. Neu A, Kohaut E, Warady B. Current approach to peritoneal access in North American children: a report of the Pediatric Peritoneal Dialysis Study Consortium. *Adv Perit Dial* 1995;11:289–292.

92. Reissman P, Lyass S, Shiloni E, et al. Placement of a peritoneal dialysis catheter with routine omentectomy: does it prevent obstruction of the catheter? *Eur J Surg* 1998;164:703–707.

93. Pumford N, Cassey J, Uttley W. Omentectomy with peritoneal catheter placement in acute renal failure. *Nephron* 1994;68:327–328.

94. Strippoli G, Tong A, Johnson D, et al. Catheter type, placement and insertion techniques for preventing peritonitis in peritoneal dialysis patients [review]. *Cochrane Database Syst Rev* 2007:2.

95. Strippoli G, Tong A, Johnson D, et al. Catheter type, placement and insertion techniques for preventing peritonitis in peritoneal dialysis patients. *Cochrane Database Syst Rev* 2005:2.

96. Gokal R, Alexander S, Ash S, et al. Peritoneal catheters and exit-site practices toward optimum peritoneal access: 1998 update. (Official report from the International Society for Peritoneal Dialysis). *Perit Dial Int* 1998;18:11–33.

97. Kimberly K, Washburn K, Currier H, et al. Surgical technique for peritoneal dialysis catheter placement in the pediatric patient: a North American survey. *Adv Perit Dial* 2004;20:218–221.

98. Daschner M, Gfrorer S, Zachariou Z, et al. Laparoscopic tenckhoff cathter implantation in children. *Perit Dial Int* 2002;22:22–26.

99. Flanigan M, Gokal R. Peritoneal catheters and exit-site practices toward optimum peritoneal access: a review of current developments. *Perit Dial Int* 2005;25:132–139.

100. Katyal A, Mahale A, Khanna R. Antibiotic prophylaxis before peritoneal dialysis catheter insertion. *Adv Perit Dial* 2002;18:112–115.

101. Warady B, Sullivan E, Alexander S. Lessons from the peritoneal dialysis patient database: a report of the North American Pediatric Renal Transplant Cooperative Study. *Kidney Int* 1996;49:S68–S71.

102. Golper T, et al. Risk factors for peritonitis in long-term peritoneal dialysis: the Network 9 peritonitis and catheter survival studies. *Am J Kidney Dis* 1996;28:428–436.

103. Warady B, Alexander S, Watkins S, et al. Optimal care of the pediatric end-stage renal disease patient on dialysis. *Am J Kidney Dis* 1999;33:567–583.

104. Sliman G, Klee K, Gall-Holden B, et al. Peritoneal equilibration test curves and adequacy of dialysis in children on automated peritoneal dialysis. *Am J Kidney Dis* 1994;24:813–818.

105. Schaefer F, Langenbeck D, Heckert K, et al. Evaluation of peritoneal solute transfer by the peritoneal equilibration test in children. *Adv Perit Dial* 1992;8:410–415.

106. Warady B, Jennings J. The short PET in pediatrics. *Perit Dial Int* 2007;27:441–445.

107. Warady B. The peritoneal equilibration test (PET) in pediatrics. *Contemp Dial nephrol* 1994:21–41.

108. Blake J, Burkart J, Churchill D. Recommended clinical practices for maximizing peritoneal dialysis clearances. *Perit Dial Int* 1996;16:448–456.

109. National Kidney Foundation. K/DOQI clinical practice guidelines and clinical practice recommendations for 2006 updates. Hemodialysis adequacy, peritoneal dialysis adequacy and vascular access. *Am J Kidney Dis* 2006; 48:S1–S322.

110. Rocco M, et al. Changes in peritoneal transport during the first month of peritoneal dialysis. *Perit Dial Int* 1995;15:12–17.

111. Rocco M. Body surface area limitations in achieving adequate therapy in peritoneal dialysis patients. *Perit Dial Int* 1996;16:617–622.

112. Johnson D, Mudge D, Blizzard S, et al. A comparison of peritoneal equilibration tests performed 1 and 4 weeks after PD commencement. *Perit Dial Int* 2004;24:460–465.

113. Schaefer F, Klaus G, Mehls O. Peritoneal transport properties and dialysis dose affect growth and nutritional status in children on chronic peritoneal dilaysis. Mid-European Pediatric Peritoneal Dialysis Study Group. *J Am Soc Nephrol* 1999;10:1786–1792.

114. Fried L. Higher membrane permeability predicts poorer patient survival. *Perit Dial Int* 1997;17:387–388.

115. Churchill D, Thorpe K, Nolph K, et al. Increased peritoneal membrane transport is associated with decreased patient and technique survival for continuous peritoneal dialysis patients. *J Am Soc Nephrol* 1998;9: 1285–1292.

116. Kagan A, et al. Role of peritoneal loss of albumin in the hypoalbuminemia of continuous ambulatory peritoenal dialysis patients: relationship to peritoneal transport of solutes. *Nephrology* 1995;71:314–320.

117. Ronnholm K, Holmberg C. Peritoneal dialysis in infants. *Pediatr Nephrol* 2006;21:751–756.

118. White C, Gowrishankar M, Feber J, et al. Canadian Association of Pediatric Nephrologists (CAPN) and Peritoneal Dialysis Working Group. Clinical practice guidelines for pediatric peritoneal dialysis. *Pediatr Nephrol* 2006; 21:1059–1066.

119. Burkart J, Schreiber M, Korbet S, et al. Solute clearance approach to adequacy of peritoneal dialysis. *Perit Dial Int* 1996;16:457–470.

120. Fischbach M, et al. Impact of fill volume changes on peritoneal dialysis tolerance and effectiveness in children. *Adv Perit Dial* 1996;16:321–323.

121. Fischbach M, et al. Optimal volume prescription for children on peritoneal dialysis. *Perit Dial Int* 2000;20:603–606.

122. Rusthoven E, van der Vlugt M, van Lingen-van Bueren L, et al. Evaluation of intraperitoneal pressure and the effect of different osmotic agents on intraperitoneal pressure in children. *Perit Dial Int* 2005;25:352–356.

123. Fischbach M, Terzic J, Becmeur F, et al. Relationship between intraperitoneal hydrostatic pressure and dialysate volume in children on PD. *Adv Perit Dial* 1996;12:330–334.

124. Fischbach M, Terzic J, Laugel V, et al. Measurement of hydrostatic intraperitoneal pressure: a useful tool for the improvement of dialysis dose prescription. *Pediatr Nephrol* 2003;18:976–980.

125. Fischbach M, Terzic J, Provot E, et al. Intraperitoneal pressure in children: fill-volume related and impacted by body mass index. *Perit Dial Int* 2003;23:391–394.

126. Warady B, Watkins S, Fivush B, et al. Validation of PD Adequest 2.0 for pediatric dialysis patients. *Pediatr Nephrol* 2001;16:205–211.

127. Verrina E, Amici G, Perfumo F, et al. The use of the PD Adequest mathematical model in pediatric patients on chronic peritoneal dialysis. *Perit Dial Int* 1998;18:322–328.

128. Fischbach M, Terzic J, Menouer S, et al. Effects of automated peritoneal dialysis on residual daily urinary volume in children. *Adv Perit Dial* 2001;17:269–273.

129. Feber J, Scharer K, Schaefer F, et al. Residual renal function in children on haemodialysis and peritoneal dialysis. *Pediatr Nephrol* 1994;8:579–583.

130. Canada-USA (CANUSA) Peritoneal Dialysis Study Group. Adequacy of dialysis and nutrition in continuous peritoneal dialysis: association with clinical outcomes. *J Am Soc Nephrol* 1996;7:198–207.

131. Lutes R, Perlmutter J, Holley J, et al. Loss of residual renal function in patients on peritoneal dialysis. *Adv Perit Dial* 1993;9:165–168.

132. Li P, Chow K, Wong T, et al. Effects of an angiotensin-converting enzyme inhibitor on residual renal function in patients receiving peritoneal dialysis. A randomized, controlled study. *Ann Intern Med* 2003;139:105–112.

133. Suzuki H, Kanno Y, Sugahara S, et al. Effects of an angiotensin II receptor blocker, calsartan, on residual renal function in patients on CAPD. *Am J Kidney Dis* 2004;43:1056–1064.

134. Phakdeekitcharoen B, Leelasa-nguan P. Effects of an ACE inhibitor or angiotensin receptor blocker on potassium in CAPD patients. *Am J Kidney Dis* 2004;44:738–746.

135. Paniagua R, Amato D, Vonesh E, et al. Effects of increased peritoneal clearances on mortality rates in peritoneal diaysis: ADEMEX, a prospective, randomized, controlled trial. *J Am Soc Nephrol* 2002;13: 1307–1320.

136. Lo W, Lui S, Chan T, et al. Minimal and optimal peritoneal Kt/V targets: results of an anuric peritoneal dialysis patient's survival analysis. *Kidney Int* 2005;67:2032–2038.

137. Lo W, Bargman J, Burkart J, et al. Guideline on targets for solute and fluid removal in adult patients on chronic peritoneal dialysis. *Perit Dial Int* 2006;26:520–522.

138. Holtta T, Ronnholm K, Jalanko H, et al. Clinical outcome of pediatric patients on peritoneal dialysis under adequacy control. *Pediatr Nephrol* 2000;14:889–897.

139. McCauley L, et al. Enhanced growth in children on peritoneal dialysis (PD): dialysis dose, nutrition, and metabolic control. *Perit Dial Int* 2000;20:S89.

140. Champoux S, et al. Enhanced response to growth hormone in children on peritoneal dialysis. *Perit Dial Int* 2001;21:S86.

141. Chadha V, Blowey D, Warady B. Is growth a valid outcome measure of dialysis clearance in children undergoing peritoneal dialysis? *Perit Dial Int* 2001;21:S179–S184.

142. van der Voort J, et al. Can the DOQI guidelines be met by peritoneal dialysis alone in pediatric patients? *Pediatr Nephrol* 2000; 14:717–719.

143. Chadha V, et al. What are the clinical correlates of adequate peritoneal dialysis? *Pediatr Nephrol* 2001;21:480–489.

144. Centers for Medicare & Medicaid Services. *Annual report, end stage renal disease clinical performance measures project.* Baltimore, Maryland: Department of Health and Human Services, Centers for Medicare & Medicaid Services, Office of Clinical Standards & Quality, 2005.

145. Wuhl E, Fusch C, Schärer K, et al. Assessment of total body water in paediatric patients on dialysis. *Nephrol Dial Transplant* 1996;11:75–80.

146. Morgenstern B, Nair K, Lerner G, et al. Impact of total body water errors on Kt/V estimates in children on peritoneal dialysis. *Adv Perit Dial* 2001;17:260–263.

147. Mendley S, Majkowski N, Schoeller D. Validation of estimates of total body water in pediatric dialysis patients by deuterium dilution. *Kidney Int* 2005;67:2056–2062.

148. Mellits D, Cheek D. The assessment of body water and fatness from infancy to adulthood. *Monogr Soc Res Child Dev* 1970;35:12–26.

149. Morgenstern B, Mahoney D, Warady B. Estimating total body water in children on the basis of height and weight: a reevaluation of the formulas of Mellits and Cheek. *J Am Soc Nephrol* 2002;13:1884–1888.

150. Morgenstern B, Wuhl E, Sreekumaran Nair K, et al. Anthropometric prediction of total body water in children who are on pediatric peritoneal dialysis. *J Am Soc Nephrol* 2006;17:285–293.

151. Gehan E, George S. Estimation of human body surface area from height and weight. *Cancer Chemother Rep* 1970;54:225.

152. Heimburger O, Stenvinkel P, Berglund L, et al. Increased plasma lipoprotein (a) in continuous ambulatory peritoneal dialysis is related to peritoneal transport of proteins and glucose. *Nephron* 1996;72: 135–144.

153. Fusshoeller A, Plail M Grabensee B, et al. Biocompatibility pattern of a bicarbonate/lactate-buffered peritoneal dialysis fluid in APD: a prospective, randomized study. *Nephrol Dial Transplant* 2004;19:2101–2106.

154. Schmitt C, von Heyl D, Rieger S, et al. Reduced systemic advanced glycation endproducts in children receiving peritoneal dialysis with low glucose degradation product content. *Nephrol Dial Transplant* 2007;22:2038–2044.

155. McIntyre C. Update on peritoneal dialysis solutions. *Kidney Int* 2007;71:486–490.

156. Canepa A, et al. Nutritional status in children receiving chronic peritoneal dialysis. *Perit Dial Int* 1996;16:S526–S531.

157. Salusky I, Fine R, Nelson P, et al. Nutritional status of children undergoing continuous peritoneal dialysis. *Am J Clin Nutr* 1983;38:599–611.

158. Scolnik D, Balfe J. Initial hypoalbuminemia and hyperlipidemia persist during chronic peritoneal dialysis in children. *Perit Dial Int* 1993;13:136–139.

159. Ruley E, et al. Feeding disorders and gastroesophageal reflux in infants with chronic renal failure. *Pediatr Nephrol* 1989;3:424–429.

160. National Kidney Foundation. K/DOQI clinical practice guidelines for nutrition in chronic renal failure. *Am J Kidney Dis* 2000;35(Suppl 2):S1–S140.

161. National Research Council. *Recommended dietary allowances.* Washington, DC: National Academy Press, 1989:1–284.

162. Balfe J, Vigneux A, Willumsen J, et al. The use of CAPD in the treatment of children with end-stage renal disease. *Perit Dial Bull* 1981;1:35–38.

163. Edefonti A, Paglialonga F, Picca M, et al. A prospective multicentre study of the nutritional status in children on chronic peritoneal dialysis. *Nephrol Dial Transplant* 2006;21:1946–1951.

164. Drachman R, et al. Protein losses during peritoneal dialysis in children. In: Fine R, et al., eds. *CAPD in children.* New York: Springer-Verlag New York, 1985:78–83.

165. Kopanati S, Baum M. Peritoneal protein losses in children with steriod-resistant nephrotic syndrome on continuous-cycler peritoneal dialysis. *Pediatr Nephrol* 2006;21:1013–1019.

166. Quan A, Baum M. Protein losses in children on continuous cycler peritoneal dialysis. *Pediatr Nephrol* 1996;10:728–731.

167. Wassner S, Abitbol C, Alexander S, et al. Nutritional requirements for infants with renal failure. *Am J Kidney Dis* 1986;7:300–305.

168. Cano F, Azocar M, Delucchi M, et al. Nitrogen balance studies and Kt/V urea in children undergoing chronic peritoneal dialysis. *Adv Perit Dial* 2004;20:245–250.

169. Meireles C, Price S, Pereira A, et al. Nutrition and chronic renal failure in rats: what is an optimal dietary protein? *J Am Soc Nephrol* 1999;10:2367–2373.

170. Balfe J. Intraperitoneal amino acids in children receiving chronic peritoneal dialysis. *Perit Dial Int* 1996;16:S515–S516.

171. Taylor G, Patel V, Spencer S, et al. Long-term use of 1.1% amino acid dialysis solution in hypoalbuminemic continuous ambulatory peritoneal dialysis patients. *Clin Nephrol* 2002;58:445–450.

172. National Kidney Foundation. K/DOQI clinical practice guidelines for bone metabolism and disease in children with chronic kidney disease. *Am J Kidney Dis* 2005;46(Suppl 1):S1–S121.

173. Warady B, Kriley M, Alon U, et al. Vitamin status of infants receiving long-term peritoneal dialysis. *Pediatr Nephrol* 1994;8:354–356.

174. Kriley M, Warady B. Vitamin status of pediatric patients recieving long-term peritoneal dialysis. *Am J Clin Nutr* 1991;53:1476–1479.

175. Pereira A, Hamani N, Nogueira P, et al. Oral vitamin intake in children receiving long-term dialysis. *J Ren Nutr* 2000;10:24–29.

176. Parrott K, et al. Plasma vitamin A levels in children on CAPD. *Perit Dial Bull* 1987;7:90–92.

177. Warady B, Borum P, Stall C, et al. Carnitine status of pediatric patients on continuous ambulatory peritoneal dialysis. *Am J Nephrol* 1990;10:109–114.

178. Murakami R, Momota T, Yoshiya K, et al. Serum carnitine and nutritional status in children treated with continuous ambulatory peritoneal dialysis. *J Pediatr Gastroenterol* 1990;11:371–374.

179. Belay B, Esteban-Cruciani N, Walsh C, et al. The use of levo-carnitine in children with renal disease: a review and a call for future studies. *Pediatr Nephrol* 2006;21:308–317.

180. Tamura T, Vaughn W, Waldo F, et al. Zinc and copper balance in children on continuous ambulatory peritoneal dialysis. *Pediatr Nephrol* 1989;3:309–313.

181. Zlotkin S, Rundle M, Hanning R, et al. Zinc absorption from the glucose and amino acid dialysates in children on continuous ambulatory peritoneal dialysis (CAPD). *J Am Coll Nutr* 1987;6:345–350.

182. Warady B, Weis L, Johnson L. Nasogastric tube feeding in infants on peritoneal dialysis. *Perit Dial Int* 1996;16:S521–S525.

183. Geary D, et al. Tube feeding in infants on peritoneal dialysis. *Perit Dial Int* 1996;16:S517–S520.

184. Coleman J, et al. The optimal route for nutritional support of children with chronic renal failure. *Perit Dial Int* 1996;16:S517–S520.

185. Levin L, Balfe J, Geary D, et al. Gastrostomy tube feeding in children on CAPD. *Perit Dial Bull* 1987;7:223–226.

186. Balfe J, Secker D, Coulter P, et al. Tube feeding in children on chronic peritoneal dialysis. *Adv Perit Dial* 1990;6:257–261.

187. O'Regan S, Garel L. Percutaneous gastrojejunostomy for caloric supplementation in children on peritoneal dialysis. *Adv Perit Dial* 1990;6:273–275.

188. Warady B, Kriley M, Belden B, et al. Nutritional and behavioral aspects of nasogastric tube feedings in infants receiving chronic peritoneal dialysis. *Adv Perit Dial* 1990;6:265–268.

189. Wood E, Bunchman T, Khurana R, et al. Complications of nasogastric and gastrostomy tube feeding in infants receiving chronic peritoneal dialysis. *Adv Perit Dial* 1990;6:162–164.

190. Brewer E. Growth of small children managed with chronic peritoneal dialysis and nasogastric tube feedings: 203 months experience in 14 patients. *Adv Perit Dial* 1990;6:269–272.

191. Kamen R. Impaired development of oral-motor functions required for normal oral feeding as a consequence of tube feeding during infancy. *Adv Perit Dial* 1990;6:276–278.

192. Lapeyraque A, Haddad E, Andre J, et al. Sudden blindness caused by anterior ischemic optic neuropathy in 5 children on continuous

peritoneal dialysis. *Am J Kidney Dis* 2003;42:E3–E9.

193. Roodhooft A, Van Hoeck K, Van Acker K. Hypophosphatemia in infants on continuous ambulatory peritoneal dialysis. *Clin Nephrol* 1990;34:131–135.

194. Harvey E, Secker D, Braj B, et al. The team approach to the management of children on chronic peritoneal dialysis. *Adv Renal Replace Ther* 1996;3:3–13.

195. Verrina E, et al. Prevention of peritonitis in children on peritoneal dialysis. *Perit Dial Int* 2000;20:625–630.

196. Hisano S, et al. Immune status of children on continuous ambulatory peritoneal dialysis. *Pediatr Nephrol* 1992;6:179–181.

197. Warady B, Campoy S, Gross S, et al. Peritonitis with continuous ambulatory peritoneal dialysis and continuous cycling peritoneal dialysis. *J Pediatr* 1984;105:726–730.

198. Watson A, Vigneux A, Bannatyne R, et al. Peritonitis during continuous ambulatory peritoneal dialysis in children. *CMAJ* 1986;134:1019–1022.

199. Levy M, Balfe J. Optimal aproach to the prevention and treaetment of peritonitis in children undergoing continuous ambulatory and continuous cycling peritoneal dialysis. *Semin Dial* 1994;7:442–449.

200. Warady B, Schaefer F. Peritonitis. In: Warady B, Schaefer F, Fine R, et al., eds. *Pediatric dialysis*. Dordrecht: Kluwer Academic Publishers, 2004:393–413.

201. Watkins S, et al. Impact of flush-before-fill methodology on peritonitis rates in patients receiving automated peritoneal dialysis. *J Am Soc Nephrol* 1998;9:716A.

202. Kingwatanakul P, Warady B. Staphylococcus aureus nasal carriage in children receiving long-term peritoneal dialysis. *Adv Perit Dial* 1997;13:280–283.

203. Oh J, et al. Nasal carriage of Staphylococcus aureus in families of children on peritoneal dialysis. *Adv Perit Dial* 2000;16:324–327.

204. Warady B, Schaefer F, Holloway M, et al. Consensus guidelines for the treatment of peritonitis in pediatric patients receiving peritoneal dialysis. *Perit Dial Int* 2000;20:610–624.

205. Oh J, et al. Nasal mupirocin prophylaxis reduces the incidence of PD-related S. aureus infections in children: results of a double-blind, placebo-controlled multicenter trial. *Perit Dial Int* 2002; 22(Suppl 1):S74.

206. Auron A, Simon S, Andrews W, et al. Prevention of peritonitis in children receiving peritoneal dialysis. *Pediatr Nephrol* 2007;22:578–585.

207. Holloway M, et al. Pediatric peritoneal dialysis training: characteristics and impact on peritonitis rates. *Perit Dial Int* 2001;21:401–404.

208. Warady B, Feneberg R, Verrina E, et al. Peritonitis in children who receive long-term peritoneal dialysis: a prospective evaluation of therapeutic guidelines. *J Am Soc Nephrol* 2007;18:2172–2179.

209. Schaefer F, Feneberg R, Aksu N, et al. Worldwide variation of dialysis-associated peritonitis in children. *Kidney Int* 2007;72:1374–1379.

210. Piraino B, Bailie G, Bernardini J, et al. Peritoneal dialysis-related infections recommendations: 2005 update. *Perit Dial Int* 2005;25: 107–131.

211. Warady B. Sclerosing encapsulating peritonitis: what approach should be taken with children? *Perit Dial Int* 2000;20:390–391.

212. Araki Y, Hataya H, Tanaka Y, et al. Long-term peritoneal dialysis is a risk factor of sclerosing encapsulating peritonitis for children. *Perit Dial Int* 2000;20:445–451.

213. Hoshii S, Honda M, Itami N, et al. Sclerosing encapsulating peritonitis in pediatric peritoneal dialysis patients. *Pediatr Nephrol* 2000;14:275–279.

214. Bourquelot P, Cussenot O, Cordy P, et al. Microsurgical creation and follow-up of arteriovenous fistulae for chronic haemodialysis in children. *Pediatr Nephrol* 1990;4:156–159.

215. Bourquelot P, Raynaud F, Pirozzi N. Microsurgery in children for creation of arteriovenous fistulas in renal and non-renal diseases. *Ther Apher Dial* 2003;7:498–503.

216. Goldstein S, Allsteadt A, Smith C, et al. Proactive monitoring of pediatric hemodialysis vascular access: effects of ultrasound dilution on thrombosis rates. *Kidney Int* 2002;62:272–275.

217. Goldstein S, Smith C, Currier H. Noninvasive interventions to decrease hospitalization and associated costs for pediatric patients receiving hemodialysis. *J Am Soc Nephrol* 2003;14:2127–2131.

218. Sheth R, Brandt M, Brewer E, et al. Permanent hemodialysis vascular access survival in children and adolescents with end-stage renal disease. *Kidney Int* 2002;62:1864–1869.

219. Ramage I, Bailie A, Tyerman K, et al. Vascular access survival in children and young adults receiving long-term hemodialysis. *Am J Kidney Dis* 2005;45:708–714.

220. Goldstein S, Macierowski C, Jabs K. Hemodialysis catheter survival and complications in children and adolescents. *Pediatr Nephrol* 1997;11:74–77.

221. Sharma A, Zilleruelo G, Abitbol C, et al. Survival and complications of cuffed catheters in children on chronic hemodialysis. *Pediatr Nephrol* 1999;13:245–248.

222. Sheth R, Kale A, Brewer E, et al. Successful use of Tesio catheters in pediatric patients receiving chronic hemodialysis. *Am J Kidney Dis* 2001;38:553–559.

223. Memoli B. Cytokine production in haemodialysis. *Blood Purif* 1999; 17:149–158.

224. Memoli B, Marzano L, Bisesti V, et al. Hemodialysis-related lymphomononuclear release of interleukin-12 in patients with end-stage renal disease. *J Am Soc Nephrol* 1999;10:2171–2176.

225. Goldstein S, Currier H, Watters L, et al. Acute and chronic inflammation in pediatric patients receiving hemodialysis. *J Pediatr* 2003;143:653–657.

226. Goldstein S. Adequacy of dialysis in children: does small solute clearance really matter? *Pediatr Nephrol* 2004;19:1–5.

227. Smye S, Evans J, Will E, et al. Paediatric haemodialysis: estimation of treatment efficiency in the presence of urea rebound. *Clin Phys Physiol Meas* 1992;13:51–62.

228. Gotch F, Sargent J. A mechanistic analysis of the National Cooperative Dialysis Study (NCDS). *Kidney Int* 1985;28:526–534.

229. Evans J, Smye S, Brocklebank J. Mathematical modeling of haemodialysis in children. *Pediatr Nephrol* 1992;6:349–353.

230. Borah M, Schoenfeld P, Gotch F, et al. Nitrogen balance during intermittent dialysis therapy of uremia. *Kidney Int* 1978;14:491–500.

231. Grupe W, Harmon W, Spinozzi N. Protein and energy requirements in children receiving chronic hemodialysis. *Kidney Int* 1983;15: S6–S10.

232. Kaysen G, Chertow G, Adhikarla R, et al. Inflammation and dietary protein intake exert competing effects on serum albumin and creatinine in hemodialysis patients. *Kidney Int* 2001;60:333–340.

233. Tom A, McCauley L, Bell L, et al. Growth during maintenance hemodialysis: impact of enhanced nutrition and clearance. *J Pediatr* 1999;134:464–471.

234. Goldstein S, Baronette S, Gambrell T, et al. nPCR assessment and IDPN treatment of malnutrition in pediatric hemodialysis patients. *Pediatr Nephrol* 2002;17:531–534.

235. Orellana P, Juarez-Congelosi M, Goldstein S. Intradialytic parenteral nutrition treatment and biochemical marker assessment for malnutrition in adolescent maintenance hemodialysis patients. *J Ren Nutr* 2005;15:312–317.

236. Goldstein S, Sorof J, Brewer E. Natural logarithmic estimages of Kt/V in the pediatric hemodialysis population. *Am J Kidney Dis* 1999;33:518–522.

237. Goldstein S. Hemodialysis in the pediatric patient: state of the art. *Adv Renal Replace Ther* 2001;8:173–179.

238. Goldstein S, Brewer E. Logarithmic extrapolation of a 15-minute postdialysis BUN to predict equilibrated BUN and calculate double-pool Kt/V in the pediatric hemodialysis population. *Am J Kidney Dis* 2000;36:98–104.

239. Goldstein S, Sorof J, Brewer E. Evaluation and prediction of urea rebound and equilibrated Kt/V in the pediatric hemodialysis population. *Am J Kidney Dis* 1999;34:49–54.

240. Sharma A, Espinosa P, Bell L, et al. Multicompartment urea kinetics in well-dialyzed children. *Kidney Int* 2000;58:2138–2146.

241. Marsenic O, Pavlicic D, Peco-Antic A, et al. Prediction of equilibrated urea in children on chronic hemodialysis. *ASAIO J* 2000;46:283–287.

242. Brem A, Lambert C, Hill C, et al. Clinical morbidity in pediatric dialysis patients: data from the Network 1 Clinical Indicator Project. *Pediatr Nephrol* 2001;16:854–857.

243. Goldstein S, Brem A, Warady B, et al. Comparison of single-pool and equilibrated Kt/V values for pediatric hemodialysis prescription management: analysis from the Centers for Medicare & Medicaid Services Clinical Performance Measures Project. *Pediatr Nephrol*

2006;21:1161–1166.

244. Locatelli F, Buoncristiani U, Canaud B, et al. Dialysis dose and frequency. *Nephrol Dial Transplant* 2005;20:285–296.

245. Perriatos A. Daily nocturnal home hemodialysis. *Kidney Int* 2004;65:1975–1986.

246. Fischbach M, Terzic J, Laugel V, et al. Daily online hemodiafiltration: a pilot trial in children. *Nephrol Dial Transplant* 2004;19:2360–2367.

247. Geary D, Piva E, Gajaria M, et al. Development of a nocturnal home hemodialysis (NHHD) program for children. *Semin Dial* 2004;17:115–117.

248. Goldstein S, Silverstein D, Leung J, et al. Frequent hemodialysis with NxStage™ system in pediatric paatients receiving maintenance hemodialysis. *Pediatr Nephrol* 2007;23:129–135.

249. Sadowski R, Allred E, Jabs K. Sodium modeling ameliorates intradialytic and interdialytic symptoms in young hemodialysis patients. *J Am Soc Nephrol* 1993;4:1192–1198.

250. Steuer R, Leypoldt J, Cheung A, et al. Hematocrit as an indicator of blood volume and a predictor of intradialytic morbid events. *ASAIO J* 1994;40:M691–M696.

251. Steuer R, Leypoldt J, Cheung A, et al. Reducing symptoms during hemodialysis by continuously monitoring the hematocrit. *Am J Kidney Dis* 1996;27:525–532.

252. Jain S, Smith L, Brewer E, et al. Non-invasive intravascular monitoring in the pediatric hemodialysis population. *Pediatr Nephrol* 2001;16:15–18.

253. Michael B, Brewer E, Goldstein S. Blood volume monitoring to achieve target weight in pediatric hemodialysis patients. *Pediatr Nephrol* 2004;19:432–437.

254. Patel H, Goldstein S, Mahan J, et al. A standard, noninvasive monitoring of hematocrit algorithm improves blood pressure control in pediatric hemodialysis patients. *Clin J Am Soc Nephrol* 2007;2:252–257.

255. Simmons J, Wilson C, Potter D, et al. Relation of calorie deficiency to growth failure in children on hemodialysis and the growth response to calorie supplementation. *N Engl J Med* 1971;285:653–656.

256. Conley S, Rose G, Robson A, et al. Effects of dietary intake and hemodialysis on protein turnover in uremic children. *Kidney Int* 1980;17:837–846.

257. Juarez-Congelosi M, Orellana P, Goldstein S. Normalized protein catabolic rate versus serum albumin as a nutrition status marker in pediatric patients receiving hemodialysis. *J Ren Nutr* 2007;17:269–274.

258. Zachwieja J, Duran M, Joles J, et al. Amino acid and carnitine supplementation in haemodialysed children. *Pediatr Nephrol* 1994;8:739–743.

259. Krause I, Shamir R, Davidovits M, et al. Intradialytic parenteral nutrition in malnourished children treated with hemodialysis. *J Ren Nutr* 2002;12:55–59.

260. Asayama K, Ito H, Nakahara C, et al. Lipid profiles and lipase activities in children and adolescents with chronic renal failure treated conservatively or with hemodialysis or transplantation. *Pediatr Res* 1984;18:783–788.

261. Van Gool S, Van Damme-Lombaerts R, Cobbaert C, et al. Lipid and lipoprotein abnormalities in children on hemodialysis and after renal transplantation. *Transplant Proc* 1991;23:1375–1377.

262. Gusmano R, Oleggini R, Perfumo F. Plasma carnitine concentrations and dyslipidemia in children on maintenance hemodialysis. *J Pediatr* 1981;99:429–432.

263. Gloggler A, Bulla M, Puchstein C, et al. Plasma and muscle carnitine in healthy and hemodialyzed children. *Child Nephrol Urol* 1988;9:277–282.

264. Gloggler A, Bulla M, Furst P. Effect of low dose supplementation of L-carnitine on lipid metabolism in hemodialyzed children. *Kidney Int* 1989;27:S256–S258.

265. Sadowski R, et al. Acute hemodialysis of infants weighing less than five kilograms. *Kidney Int* 1994;45:903–906.

266. Eschbach J. The anemia of chronic renal failure: pathophysiology and the effects of recombinant erythropoietin. *Kidney Int* 1989;35:134–148.

267. McGonigle R, Boineau F, Beckman B, et al. Erythropoietin and inhibitors of in vitro erythropoiesis in the development of anemia in children with renal disease. *J Lab Clin Med* 1985;105:449–458.

268. Meytes D, Bogin E, Ma A, et al. Effect of parathyroid hormone on erythropoiesis. *J Clin Invest* 1981;67:1263–1269.

269. Eschbach J, Korn D, Finch C. 14C cyanate as a tag for red cell survival in normal and uremic man. *J Lab Clin Med* 1977;89:823–828.

270. Muller-Wiefel D, Sinn H, Gilli G, et al. Hemolysis and blood loss in children with chronic renal failure. *Clin Nephrol* 1977;8:481–486.

271. Alexander S. Pediatric uses of recombinant human erythropoietin: the outlook in 1991. *Am J Kidney Dis* 1991;18:42–53.

272. Lerner G, Kale A, Warady B, et al. Pharmacokinetics of darbepoetin alfa in pediatric patients with chronic kidney disease. *Pediatr Nephrol* 2002;17:933–937.

273. De Palo T, Giordano M, Palumbo F, et al. Clinical experience with darbepoetin alfa (NESP) in children undergoing hemodialysis. *Pediatr Nephrol* 2004;19:337–340.

274. Scigalla P. Effect of recombinant human erythropoietin treatment on renal anemia and growth of children with end-stage renal disease. In: Gurland H, Moran J, Samtleben W, Scigalla P, Wieczorek L, eds. *Erythropoietin in renal and non-renal anemias. Contributions to nephrology*. Basel: Karger, 1991:201–211.

275. Kausz A, Watkins S, Hansen C, et al. Intraperitoneal erythropoietin in children on peritoneal dialysis: a study of pharmacokinetics and efficacy. *Am J Kidney Dis* 1999;34:651–656.

276. Reddingus R, Schroder C, Monnens L. Intraperitoneal administration of recombinant human erythropoietin in children on continuous ambulatory peritoneal dialysis. *Eur J Pediatr* 1992;151:540–542.

277. Huang T, Lin C. Intraperitoneal recombinant human erythropoietin therapy: influence of the duration of continuous ambulatory peritoneal dialysis treatment and peritonitis. *Am J Nephrol* 1995;15:312–317.

278. Rao D, Shih M, Mohini R. Effect of serum parathyroid hormone and bone marrow fibrosis on the response to erythropoietin in uremia. *N Engl J Med* 1993;328:171–175.

279. Hymes L, Hawthorne S, Chavers B. Impaired response to recombinant human erythropoietin therapy in children with peritonitis. *Dial Transplant* 1994;23:462–463.

280. Bargman J, Nordfors L, Silverman E. The effect of in vivo erythropoietin on cytokine mRNA in CAPD patients. *Adv Perit Dial* 1994;10:129–134.

281. Stevens J, Winearls C. Serum from continuous ambulatory peritoneal dialysis patients with acute bacterial peritonitis inhibits *in vitro* erythroid colony formation. *Am J Kidney Dis* 1994;24:569–574.

282. Singh A, Szczech L, Tang K, et al. Correction of anemia with epoetin alfa in chronic kidney disease. *N Engl J Med* 2006;355:2085–2098.

283. Drueke T, Locatelli F, Clyne N, et al. Normalization of hemoglobin level in patients with chronic kidney disease and anemia. *N Engl J Med* 2006;355:2071–2084.

284. National Kidney Foundation. K/DOQI clinical practice guidelines and clinical practice recommendations for anemia in chronic kidney disease. *Am J Kidney Dis* 2006; 47:S1–S146.

285. National Kidney Foundation. K/DOQI clinical practice guidelines and clinical practice recommendations for anemia in chronic kidney disease: 2007 update of hemoglobin target. *Am J Kidney Dis* 2007; 50:471–530.

286. Warady B, Ho M. Morbidity and mortality in children with anemia at initiation of dialysis. *Pediatr Nephrol* 2003;18:1055–1062.

287. Amaral S, Hwang W, Fivush B, et al. Association of mortality and hospitalization with achievement of adult hemoglobin targets in adolescents maintained on hemodialysis. *J Am Soc Nephrol* 2006;17:2878–2885.

288. Chavers B, Roberts T, Herzog C, et al. Prevalence of anemia in erythropoietin-treated pediatric as compared to adult chronic dialysis patients. *Kidney Int* 2004;65:266–273.

289. Warady B, Zobrist R, Wu J, et al. The Ferrlecit Pediatric Study Group. Sodium ferric gluconate complex therapy in anemic children on hemodialysis. *Pediatr Nephrol* 2005; 20:1320–1327.

290. Warady B, Zobrist R, Finan E. Ferrlecit Pediatric Study Group. Sodium ferric gluconate complex maintenance therapy in children on hemodialysis. *Pediatr Nephrol* 2006; 21:553–560.

291. Warady B, Seligman P, Dahl N. Single-dose pharmacokinetics of sodium ferric gluconate complex in iron-deficient pediatric hemodialysis patients. *Clin J Am Soc Nephrol* 2007;2:1140–1146.

292. Milman N. Iron absorption measured by whole body counting and the relation to marrow iron stores in chronic uremia. *Clin Nephrol* 1982;17:77–81.

293. Coyne D, Kapoian T, Suki W, et al. Ferric gluconate is highly efficacious in anemic hemodilaysis patients with high serum ferritin and low transferrin saturation: results of the dialysis patients' response to IV iron with elevated ferritin (DRIVE) study. *J Am Soc Nephrol* 2007;18:975–984.

294. Morgan H, Gautam M, Geary D. Maintenance intravenous iron therapy in pediatric hemodialysis patients. *Pediatr Nephrol* 2001;16:779–783.

295. Warady B, Kausz A, Lerner G, et al. Iron therapy in the pediatric hemodialysis population. *Pediatr Nephrol* 2004;19:655–661.

296. Fudin R, Jaichenko J, Shostak A, et al. Correction of uremic iron deficiency anemia in hemodialyzed patients: a prospective study. *Nephron* 1998;79:299–305.

297. St.Peter W, Obrador G, Roberts T, et al. Trends in intravenous iron use amoung dialysis patients in the United States (1994–2002). *Am J Kidney Dis* 2005;46:650–660.

298. Fishbane S, Ungureanu V, Maesaka J, et al. The safety of intravenous iron dextran in hemodialysis patients. *Am J Kidney Dis* 1996;28:529–534.

299. Hörl W. Iron therapy for renal anemia: how much needed, how much harmful? *Pediatr Nephrol* 2007;22:480–489.

300. Charytan C, Levin N, Al-Saloum M, et al. Efficacy and safety of iron sucrose for iron deficiency in patients with dialysis-associated anemia: North American clinical trial. *Am J Kidney Dis* 2001;37:300–307.

301. Leijn E, Monnens L, Cornelissen E. Intravenous iron supplementation in children on hemodialysis. *J Nephrol* 2004;17:423–426.

302. Broyer M, Le Bihan C, Charbit M, et al. Long-term social outcome of children after kidney transplantation. *Transplantation* 2004;77:1033–1037.

303. Rosenkranz J, Reichwald-Klugger E, Oh J, et al. Psychosocial rehabilitation and satisfaction with life in adults with childhood-onset of end-stage renal disease. *Pediatr Nephrol* 2005;20:1288–1294.

304. Mahan J, Warady B. Consensus Committee. Assessment and treatment of short stature in pediatric patients with chronic kidney disease: a consensus statement. *Pediatr Nephrol* 2006;21:917–930.

305. Fine R, Kohaut E, Brown D, et al. Growth after recombinant human growth hormone treatment in children with chronic renal failure: report of a multicenter randomized double-blind placebo-controlled study. Genentech Cooperative Study Group. *J Pediatr* 1994;124:374–382.

306. Fine R. Growth hormone treatment of children with chronic renal insufficiency, end-stage renal disease and following renal transplantation-update 1997. *Pediatr Endocrinol* 1997;10:361–370.

307. Warady B. New hormones in the therapeutic arsenal of chronic renal failure: growth hormone and erythropoietin. *Pediatr Clin North Am* 1995;42:1551–1577.

308. Warady B. Growth retardation in children with chronic renal insufficiency. *J Am Soc Nephrol* 1998;9:S85–S89.

309. Fine R, Ho M, Tejani A, et al. Adverse events with rhGH treatment of patients with chronic renal insufficiency and end-stage renal disease. *J Pediatr* 2003;142:539–545.

310. Tonshoff B, et al. Growth-stimulating effects of recombinant human growth hormone in children with end-stage renal disease. *J Pediatr* 1990;116:561–566.

311. Schaefer F, Wuhl E, Haffner D, et al. Stimulation of growth by recombinant human growth hormone in children undergoing peritoneal or hemodialysis treatment. German Study Group for Growth Hormone Treatment in Chronic Renal Failure. *Adv Perit Dial* 1994;10:321–326.

312. Haffner D, Schaefer F, Nissel R, et al. Effect of growth hormone treatment on the adult height of children with chronic renal failure. *N Engl J Med* 2000;343:923–930.

313. Vimalachandra D, Craig J, Cowell C, et al. Growth hormone treatment in children with chronic renal failure: a meta-analysis of randomized controlled trials. *J Pediatr* 2001;139:560–567.

314. Tonshoff B, Mehls O. Growth retardation in children with chronic renal insufficiency: current aspects of pathophysiology and treatment. *J Nephrol* 1995;8:133–142.

315. Wuhl E, Haffner D, Nissel R, et al. Short dialyzed children repond less to growth hormone than patients prior to dialysis. German Study Group for Growth Hormone Treatment in Chronic Renal Failure. *Pediatr Nephrol* 1996;10:294–298.

316. Klaus G, Watson A, Edefonti A, et al. Prevention and treatment of renal osteodystrophy in children on chronic renal failure: European guidelines. *Pediatr Nephrol* 2006;21:151–159.

317. Salusky I, Coburn J, Brill J, et al. Bone disease in pediatric patients undergoing dialysis with CAPD or CCPD. *Kidney Int* 1988;33.975–982.

318. Delmez J, Tindira C, Grooms P, et al. Parathyroid hormone suppression by intravenous 1,25-dihydroxyvitamin D. A role for increased sensitivity to calcium. *J Clin Invest* 1989;83:1349–1355.

319. Szabo A, Merke J, Beier E, et al. 1,25(OH)2 vitamin D3 inhibits parathyroid cell proliferation in experimental uremia. *Kidney Int* 1989;35:1049–1056.

320. Sprague S, Lerma E, McCormmick D, et al. Suppression of parathyroid hormone secretion in hemodialysis patients: comparison of paricalcitol with calcitriol. *Am J Kidney Dis* 2001;38:S51–S56.

321. Andress D. Intravenous versus oral vitamin D therapy in dialysis patients: what is the question? *Am J Kidney Dis* 2001;38:S41–S44.

322. Greenbaum L, Benador N, Goldstein S, et al. Intravenous paricalcitol for treatment of secondary hyperparathyroidism in children on hemodialysis. *Am J Kidney Dis* 2007;49:814–823.

323. Sprague S, Llach F, Amdahl M, et al. Paricalcitol versus calcitriol in the treatment of secondary hyperparathyroidism. *Kidney Int* 2003;63:1483–1490.

324. Seeherunvong W, Nwobi O, Abitbol C, et al. Paricalcitol versus calcitriol treatment for hyperparathyroidism in pediatric hemodialysis patients. *Pediatr Nephrol* 2006;21:1434–1439.

325. Strippoli G, Tong A, Palmer S, et al. Calcimimetics for secondary hyperparathyroidism in chronic kidney disease patients. *Cochrane Database Syst Rev* 2006;18:CD006254.

326. Sedman A, Wilkening G, Warady B, et al. Encephalopathy in childhood secondary to aluminum toxicity. *J Pediatr* 1984;105:836–838.

327. Salusky I, Coburn J, Foley J, et al. Effects of oral calcium carbonate on control of serum phosphorus and changes in plasma aluminum levels after discontinuation of aluminum-containing gels in children receiving dialysis. *J Pediatr* 1986;108:767–770.

328. Mactier R, Van Stone J, Cox A, et al. Calcium carbonate is an effective phosphate binder when dialysate calcium concentration is adjusted to control hypercalcemia. *Clin Nephrol* 1987;28:222–226.

329. Mai M, Emmett M, Sheikh M, et al. Calcium acetate, an effective phosphorus binder in patients with renal failure. *Kidney Int* 1989;36:690–695.

330. Amin N. The impact of improved phosphorus control: use of sevelamer hydrochloride in patients with chronic renal failure. *Nephrol Dial Transplant* 2002;17:340–345.

331. Salusky I, Goodman W, Sahney S, et al. Sevelamer controls parathyroid hormone-induced bone disease as efficiently as calcium carbonate without increasing serum calcium levels during therapy with active vitamin D sterols. *J Am Soc Nephrol* 2005;16:2501–2508.

332. Goodman W, Goldin J, Kuizon B, et al. Coronary-artery calcification in young adults with end-stage renal disease who are undergoing dialysis. *N Engl J Med* 2000;342:1478–1483.

333. Parekh R, Carroll C, Wolfe R, et al. Cardiovascular mortality in children and young adults with end-stage kidney disease. *J Pediatr* 2002;141:191–197.

334. Chavers B, Li S, Collins A, et al. Cardiovascular disease in pediatric chronic dialysis patients. *Kidney Int* 2002;62:648–653.

335. Chertow G, Burke S, Raggi P, Treat to Goal Working Group. Sevelamer attenuates the progression of coronary and aortic calcification in hemodialysis patients. *Kidney Int* 2002;62:245–252.

336. Pieper A, Haffner D, Hoppe B, et al. A randomized crossover trial comparing sevelamer with calcium acetate in children with CKD. *Am J Kidney Dis* 2006;47:625–635.

337. Slatopolsky E, Weerts C, Lopez-Hilker S, et al. Calcium carbonate as a phosphate binder in patients with chronic renal failure undergoing dialysis. *N Engl J Med* 1986;315:157–161.

338. Osorio A, Seidel F, Warady B. Hypercalcemia and pancreatitis in a child with adynamic bone disease. *Pediatr Nephrol* 1997;11:223–225.

339. National Kidney Foundation K/DOQI clinical practice guidelines on

hypertension and antihypertensive agents in chronic kidney disease. *Am J Kidney Dis* 2004;22:S1–S290.

340. National High Blood Pressure Education Program Working Group on High Blood Pressure in Children and Adolescents. The fourth report on the diagnosis, evaluation, and treatment of high blood pressure in children and adolescents. *Pediatrics* 2004;114:555–576.

341. Zucchelli P, Zuccala A. Control of blood pressure in patients on haemodialysis. In: Cameron S, Davison A, Grunfeld J, et al., eds. *Oxford textbook of clinical nephrology.* Oxford: Oxford University Press, 1992:1458–1467.

342. Zucchelli P, Santoro A, Zuccala A. Genesis and control of hypertension in hemodialysis patients. *Semin Nephrol* 1988;8:163–168.

343. Converse RJ, Jacobsen T, Toto R, et al. Sympathetic overactivity in patients with chronic renal failure. *N Engl J Med* 1992;327:1912–1918.

344. Mitsnefes M, Stablein D. Hypertension in pediatric patients on long-term dialysis: a report of the North American Pediatric Renal Transplant Cooperative Study (NAPRTCS). *Am J Kidney Dis* 2005;45:309–315.

345. Van DeVoorde R, Barletta G, Chand D, et al. Blood pressure control in pediatric hemodialysis: the Midwest Pediatric Nephrology Consortium Study. *Pediatr Nephrol* 2007;22:547–553.

346. Gerson A, Butler R, Moxey-Mims M, et al. Neurocognitive outcomes in children with chronic kidney disease: current findings and contemporary endeavors. *Ment Retard Dev Disabil Res* 2006;12:208–215.

347. Polinsky M, Kaiser B, Stover J, et al. Neurologic development of children with severe chronic renal failure from infancy. *Pediatr Nephrol* 1987;1:157–165.

348. Warady B. Neurodevelopment of infants with end-stage renal disease: is it improving? *Pediatr Transplant* 2002;6:5–7.

349. Ledermann S, Scanes M, Fernando O, et al. Long-term outcome of peritoneal dialysis in infants. *J Pediatr* 2000;136:24–29.

350. Madden S, Ledermann S, Guerrero-Blanco M, et al. Cognitive and psychosocial outcome of infants dialysed in infancy. *Child Care Health Dev* 2003;29:55–61.

351. Warady B, Belden B, Kohaut E. Neurodevelopmental outcome of children initiating dialysis in early infancy. *Pediatr Nephrol* 1997;13:759–765.

352. Glenn C, Astley S, Watkins S. Dialysis-associated seizures in children and adolescents. *Pediatr Nephrol* 1992;6:182–186.

353. McDonald S, Craig J. Long-term survival of children with end-stage renal disease. *N Engl J Med* 2004;350:2654–2662.

354. Brownbridge G, Fielding D. Psychosocial adjustment and adherence to dialysis treatment regimes. *Pediatr Nephrol* 1994;8:744–749.

355. Fukunishi I, Honda M. School adjustment of children with end-stage renal disease. *Pediatr Nephrol* 1995;9:553–557.

356. Fukunishi I, Kudo H. Psychiatric problems of pediatric end-stage renal failure. *Gen Hosp Psychiatry* 1995;17:32–36.

357. Brownbridge G, Fielding D. Psychosocial adjustment to end-stage renal failure: comparing haemodialysis, continuous ambulatory peritoneal dialysis and transplantation. *Pediatr Nephrol* 1991;5:612–662.

358. Rosenkranz J, Bonzel K, Bulla M, et al. Psychosocial adaptation of children and adolescents with chronic renal failure. *Pediatr Nephrol* 1992;6:459–463.

359. Goldstein S, Graham N, Burwinkle T, et al. Health-related quality of life in pediatric patients with ESRD. *Pediatr Nephrol* 2006;21:846–850.

360. McKenna A, Keating L, Vigneux A, et al. Quality of life in children with chronic kidney disease—patient and caregiver assessments. *Nephrol Dial Transplant* 2006;21:1899–1905.

361. Reynolds J, Morton M, Garralda M, et al. Psychosocial adjustment of adult survivors of a paediatric dialysis and transplant programme. *Arch Dis Child* 1993;68:104–110.

362. Morton M, Reynolds J, Garralda M, et al. Psychiatric adjustment in end-stage renal disease: a follow up study of former paediatric patients. *J Psychosom Res* 1994;38:293–303.

363. Henning P, Tomlinson L, Rigden S, et al. Long term outcome of treatment of end stage renal failure. *Arch Dis Child* 1988;63:35–40.

364. North American Pediatric Renal Trials and Collaborative Studies (NAPRTCS). *2006 Annual report.* 2007.

第三十七章　儿童的紧急透析

Susan R. Mednley

儿科患者的肾脏替代治疗方法包括适用于成年人的所有方法——腹膜透析(PD)、间歇性血液透析(HD)及持续肾脏替代治疗(CRRT)[1-3]。过去,PD较容易被接受是因为腹膜通路比血管通路更容易建立,而且技术也较简单,不需要特殊的仪器或受良好培训的专业人士。然而,血管通路技术的进步、儿科导管的出现、HD和CRRT机器及相关材料(透析器和血液管路)的改善增加了CRRT在儿科急性肾衰竭(ARF)治疗中的应用[2,3]。由于缺乏比较儿科ARF治疗模式的前瞻性随机研究,肾脏替代治疗的选择还是很大程度上受医生的经验和每个医院的专业技术的影响。

一、儿童急性肾衰竭

儿童ARF的病因和成年人不同,可以参考一些儿科ARF的综述[4-9]。儿童ARF中原发性肾脏病和泌尿生殖系统异常的比例较成年人更高,但是第三级诊疗中心最近的数据显示,全身性疾病和多器官功能不全逐渐增多[6]。表37.1总结和比较了工业化和非工业化国家儿童ARF的致病因素。

表37.1　儿童急性肾衰竭的病因

急性肾衰竭的病因	发展中国家转诊的中心[n(%)]	发达国家的第三级中心[n(%)]
溶血尿毒症综合征	25(31)	5(3)
肾小球肾炎	18(23)	—
先天性肾脏疾病	—	64(44)
尿路梗阻	7(9)	—
手术后脓毒血症	14(18)	49(34)
缺血和肾前因素	14(18)	—
器官和骨髓移植	—	19(13)
混杂因素	2(3)	9(6)
合计	80	146

获允摘自:Flynn JT. Causes, management approaches, and outcome of acute renal failure in children. *Curr Opin Pediatr*, 1998;10;184-189。

成年人应用RIFLE标准[risk,injury,failure,loss,end-stage renal disease(ESRD)]定义急性肾损伤(AKI)的目的是为了早期识别肾脏风险和肾损伤并及时干预[10]。儿童AKI有类似的分类方法——pRIFLE[11];与RIFLE标准不同,其使用Schwartz等[12]公式估算的肌酐清除率来代替血肌酐绝对值的改变,从而适应儿童患者体型的极大差异。希望pRIFLE可以帮助诊断和研究儿童的 AKI[13]。

如果儿童 ARF 存在血管内容量不足,保守治疗包括谨慎恢复液体容量,一旦容量恢复但仍有少尿,应该通过使用利尿剂和限制液体来维持体液平衡。其他方法包括饮食调整(钾和磷的限制)以尽可能延续代谢紊乱的发展,使用药物(聚苯乙烯钠、碳酸氢钠和磷结合剂)纠正电解质紊乱。然而,限制液体的同时通常也限制了疾病恢复所必需的营养供给,这时保守措施往往不足以提供最佳的治疗,尤其是对于持续时间较长的和严重的 ARF。此时,某一种肾脏替代治疗是合理的。

二、肾脏替代治疗的适应证

儿科 ARF 开始肾脏替代治疗的适应证和成人相似。这些适应证包括:①少尿但为了良好的营养和治疗,需要清除过多的液体和/或电解质;②虽然使用利尿剂治疗并且限制液体摄入,仍存在血容量过多并发的充血性心力衰竭、肺水肿或重度高血压;③难治性高钾血症或心电图改变证实高钾累及心脏;④碳酸氢钠难以纠正的代谢性酸中毒,或受到钠超负荷的限制而无法使用碳酸氢钠;⑤存在尿毒症症状例如心包炎、神经病变或脑病;⑥肿瘤溶解综合征或重度高尿酸血症。儿童肾脏替代治疗还可以用于一些特殊的非肾衰竭的适应证,例如先天性代谢障碍伴高氨血症或持续性酸中毒及中毒。

液体超负荷是脓毒血症相关的 ARF 患儿和骨髓移植(BMT)后急性呼吸窘迫综合征(ARDS)患儿死亡的独立危险因素。单中心和多中心回顾性研究发现,AKI 存活的患者在 CRRT 开始时的容量超负荷更少[14-17]。这使得在一些儿科中心,无论肾小球滤过率(GFR)多少,只要 BMT 之后患儿出现 10% 液体容量超负荷或在机械通气最初就开始 CRRT 治疗[18-20]。

三、腹膜透析

PD 在 ARF 患儿的治疗上有一些优势。PD 技术步骤简单,而且不需要专业人士,儿科重症监护病房的护士受培训后可以进行操作,并且感染率很低。现有的自动化循环设备提供频繁的透析液交换而不需要反复打开通路,从而进一步降低了感染的风险。逐渐清除液体和溶质,使得血流动力学不稳定的患儿也可以很好地耐受,并且降低了低血压或透析失衡的风险[21-23]。从临床实践的角度来讲,放置 PD 导管比建立血管通路的技术更简单,后者在低龄的婴幼儿中特别有难度[24]。

在年龄非常小的患者中,PD 可提供非常有效的溶质和液体清除。腹膜表面积与体表面积有关,而不是与身体质量有关;这种比例关系在那些可以获得较大腹膜清除率的婴幼儿和年纪轻的儿童中最有利[25,26]。PD 还避免了抗凝及血液暴露于体外循环。由于 PD 是慢性肾衰竭儿童首选的模式,所以在急诊状态下开始 PD 治疗有助于过渡到长期透析。最后,这种透析比其他 CRRT 便宜,而且需要较少的启动资金投入(见下文)[1]。

然而,PD 并非对所有患者都适用的,那些存在腹壁缺损(如膀胱外翻、脐疝和腹裂)和横膈膜病变(如横膈膜疝气和外科性缺损)的患者是禁忌的。腹部外科手术之后不能立即进行腹透。因为发生腹膜炎后有上行感染风险,因此脑室腹腔分流是腹透相对禁忌证;多数儿科肾脏专科医生在这种情况下会选择另一种方法。PD 在大范围的有腹部外科手术史的患者中可能会失败，因为粘连可以导致透析液排水障碍，表现为低流出率或超滤减少。

在临床上如果需要快速清除溶质（如高钾血症）、毒素（摄入），或代谢产物（如氨），PD 通常不能提供令人满意的效果。PD 治疗逐渐清除毒素这一特点，对尿毒症患者有利，却也限制了急诊所需的快速的要求。此外，在急性容量负荷过多伴肺水肿或充血性心力衰竭的情况下，PD 可能不足以提供快速或充分的超滤来预防临床恶化或死亡[27]。

腹膜透析导管

大多数和成人导管构造相同的新生儿和儿童尺寸的导管均可以使用，包括急诊"临时"导管和适合手术置入的长期导管。儿童急性导管可以和成人一样在床边经皮放置之后腹腔灌满腹透液[24,28]。如此，即使在临床情况不稳定、难以手术的患儿中也可以迅速开始透析治疗。在透析导管放置之前，应插入 Foley 导尿管排空膀胱，降低膀胱穿孔的风险。

临时导管有一些缺点：经皮放置可导致腹腔脏器损伤、存在肠穿孔和膀胱穿孔的并发症[29]。老式的导管比较硬，即使成功放置后也可以引起肠道受损，因此在放置导管时通常需要儿童制动。较新的柔韧性较好的导管可能比较好[28]。由于临时导管是无克夫的，透析液从出口处渗漏进而发生感染的风险非常大。导管并发症的风险在使用 6 天后明显增加，而且在开始 PD 时通常还不能预测肾脏是否恢复[30]，因此，许多肾脏专科医生更倾向于手术放置立即使用的导管。

Tenckhoff 导管虽然按长期导管设计，但通常也可以在急诊时使用[31]。此导管可以在监护病房或手术室放置，腹腔镜放置可能更有利[32]。若放置导管后马上使用，出口处渗漏的风险增加，减少此并发症的方法将在下文详述。

北美儿科肾脏移植合作研究（NAPRTCS）的数据并没有提示某一种类型的长期导管优于其他导管。然而，数据显示出口处向下（尾部）更好，因为这和长期透析腹膜炎的风险降低相关[33,34]。对于婴幼儿，出口处置于尿布区以上较好，可降低排泄物污染的风险。同样的，伴造瘘术的患儿，透析导管最好置于其对侧，使造瘘口和导管出口间的距离最大，尽可能降低出口污染和感染的风险。网膜阻塞导致流出障碍在年幼儿童中很常见，因此许多人主张在手术时就进行网膜切除术以避免流出梗阻[35-38]。然而，其他作者认为这并非必需，此观点还存在争议[39]。手术中应注意各种疝，疝修补可以减少 PD 潜在的并发症。

腹膜透析溶液

急诊儿科 PD 通常使用商品化的以乳酸盐为基础的透析液。根据含钙磷结合剂和维生素 D 补充剂的需要选择钙浓度（1.25mmol 和 1.75 mmol），但是这在急诊场合可能并不是很重要。含乳酸盐的葡萄糖透析液的缺点是低 pH 及长时间留腹导致葡萄糖吸收。低 pH 可以导致在液体流入时引起疼痛及抑制吞噬细胞活性导致感染风险增加[40]。最近几年，生物相容性较好的 PD 液如中性 pH 低葡萄糖降解产物透析液[41]和以碳酸氢盐为基础的透析液[42]已经在儿童中进行临床试验。其短期安全性已被证实；但还没有这些替代透析液在急诊 PD 中使用的资料。医院药房自行"配制"的碳酸氢盐透析液已经用于急诊透析，但是此过程需要很多步骤，带来了制备误差的风险。

由于儿童腹膜表面积很大程度上与体表面积相关，所以 PD 期间葡萄糖的吸收过多[26]。长时间留腹期间葡萄糖的吸收降低了血浆和透析液之间的渗透梯度，导致超滤减少、血糖增高，以及高胰岛素血症和高脂血症[43,44]。缩短留腹时间可以限制葡萄糖吸收。其他替代的渗透剂如氨基酸可能有用，至少吸收增多后对营养是有益的。联合氨基酸-葡萄糖透析液已经用于儿童急诊 PD[45]。虽然艾考糊精已经在长期 PD 患者中有所研究，但是还没有用于儿童急诊 PD 的数据[46]。

透析处方考虑

为了减少新导管周围渗漏，急诊 PD 往往从小容量开始。15~30 ml/kg 通常是小剂量起始范围，排水较差、清除缓慢及超滤不充分可能限制低容量治疗的效果。如果可以耐受，在几天内逐渐增加灌腹的容量直到 40~50 ml/kg 的目标值。短时间（60~90 min）留腹可以用来克服低灌注量的局限性，而且限制了葡萄糖的吸收，可以促进超滤[47]。甚至更短的留腹时间也是可行的；然而，因为大部分时间用于灌注和排水，实际透析的时间相应减少，故透析效率较低[48]。

尽管腹膜可有效吸收葡萄糖，因而需使用高浓度葡萄糖透析液来保证婴幼儿和年幼患儿长时间留腹的超滤，但是使用 1.5% 葡萄糖缩短交换时间通常会提供适当的甚至过度的超滤。因此，为了清除充分而进行频繁透析交换可导致年幼患儿意外的液体丢失；必须认真重新评估容量状态，通过肠内或肠外补充液体，预防血容量降低，否则可能损害肾脏恢复。

PD 可以手工操作或通过自动化循环装置进行。手工 PD 交换使用"Y"形连接管，其中一支与流入道和透析液袋相连，另一支与流出道及其袋子相连。连续循环装置可以为急诊 PD 设定短时留腹治疗程序；此方法每天只需打开一次导管回路，降低污染的风险。目前可以进行极低容量交换（从 60 ml 开始）和低容量管路系统（为了减少无效腔或再循环容量）的循环装置使得婴幼儿和年幼儿童的治疗更方便。当低容量循环装置不能用于急诊婴幼儿 PD 时，将一个有刻度的测量装置插入透析液袋和流入管道系统之间，可以更精确地测量灌注量。商品化的产品（Gesco Dialy-Nate Set）是一个封闭系统，可以进行重复的非常小的交换量，而且很少打开透析回路，从而减少了潜在感染。

腹膜透析并发症

急诊 PD 最常见的并发症是导管功能不良和感染。导管功能不良包括透析液漏、流入和流出的问题。渗漏可以是外部的，即发生于出口周围或插入导管的切口部位，也可以是内部渗漏导致疝气。外部渗漏的危险因素包括使用僵硬的临时导管、频繁的导管操作、营养不良及置管后马上行大容量 PD。降低渗漏风险的方法包括使用小容量的灌注量、尽可能减少导管操作，以及两次荷包缝合来封闭导管周围的腹膜及腹直肌后鞘[49]。临时暂停 PD 及使用小剂量灌注是针对导管渗漏的首选方法，但是有时需要外科修复。儿童急诊 PD 的 3 项回顾性研究发现，与 Tenckhoff 导管相比，临时导管并发症发生率更高[1,30,50]。

透析液流动受阻或流速过慢是常见的导管并发症。流入障碍通常是由于机械性梗阻：导管扭转、导管被夹住或存在血块或纤维堵塞。透析液中加入肝素，最终浓度为 500~

1000 UI/L可减少纤维和血块。引流受阻更常见,而且通常是治疗成功的更大阻碍。网膜包裹或阻塞导管可限制透析液引流,可能需要再次手术行网膜切除;因此,许多外科医生在放置导管时就进行了网膜切除术。腹内粘连可限制透析液在腹腔的自由流动,发生引流量减少。导管漂移的发生可引起透析液流入时疼痛及引流量减少;这可以通过在透视下使用探针校正或者外科重新手术。便秘和肠道膨胀常常影响透析液流出,需使用人便软化剂、灌肠或泻药(不含镁和磷)来处理[51]。

感染并发症可涉及出口、隧道和/或腹膜腔。在急诊情况下,创口感染基本上是外科伤口感染,可使用肠外抗生素治疗。透析液渗漏和腹膜腔感染的风险较高。腹膜炎是急诊 PD 的严重并发症,这给已经很虚弱的消耗性患者增加了巨大的炎症负担。重症监护中心的患者通常已接受了抗生素治疗,因此耐药微生物和真菌感染的风险更大。因为典型特征,如发热、腹痛和腹腔积液浑浊可能很难辨别,此时建议增加血细胞计数及培养的频率。在培养结果出来前通常先经验性给予广谱抗生素治疗。根据感染的严重程度,可行静脉或腹腔内治疗;联合治疗可用于体弱患者。发生腹膜炎的危险因素包括临时导管使用超过 3 天、出口处渗漏、年龄小于 2 岁及透析技术差[29]。

疝是长期 PD 的典型并发症,由直立姿势和腹内压上升引起。然而,横膈膜缺损(胸膜腹膜瘘)甚至可以在透析一开始就导致胸腔积液,降低了通气量及充分的透析排水。患者鞘状突可导致阴囊或生殖器水肿。虽然这些疝可以通过外科修复,但是在急诊情况下,更多的是改变透析方式。

急诊 PD 可导致代谢性并发症,通常由葡萄糖吸收导致。发生高糖血症时需要胰岛素治疗。高三酰甘油血症也是由葡萄糖吸收导致,而且与静脉输注营养液的效果很难鉴别。经透析液丢失白蛋白可导致低白蛋白血症;如果存在腹膜炎,白蛋白丢失会显著增加,使治疗更复杂[29]。吸收透析液乳酸盐引起乳酸酸中毒是一个很少见的问题,大多数患者在 PD 开始之后,酸中毒都有改善。低钠血症很常见的,尤其在年龄非常小的患者中,使用低张溶液会加重病情;超滤过度及水摄入不足的患者可出现高钠血症。

四、血液透析

急诊 HD 可在各种体型的婴幼儿和儿童中安全有效地进行[52-55],其需要专业的培训人员、特殊设备及功能良好的血管通路。通常在需要迅速清除液体、溶质或毒素(如高血氨昏迷或其他先天性代谢、摄食障碍或高钾血症)的情况下选择急诊 HD[56-59]。因为儿童人体总的液体容量(V)相对更小,标准或高流量的透析器及标准血流量(Q_B)提供的绝对清除量不变,所以年幼患儿进行 HD 治疗是特别有效的[60]。HD 机器的改进及应用大小合适的设备(血液管路、透析器和血管通路)促进了 HD 在婴幼儿和年幼儿童中的使用。然而血管通路始终是婴幼儿和年幼儿童治疗的难题,进行 HD 的能力可能因血管通路而异。

技术注意事项

虽然儿童 HD 的原则与成人一样,但儿童在一些技术方面有其独特性。

成员

儿科急诊 HD 需要有儿科经验的专业透析护士。保持护士与患者 1 : 1 的比例,可提供对年幼患者的持续关注。敏锐的观察能力和了解各年龄段不同的生命体征标准对于儿科 HD 患者的评估和适当干预是必要的。患儿通常不能口头表达他们的不适。必须很快识别一些失代偿的警报信号如烦躁或低灌注;低血压的发病可能是突发的,没有预兆[61]。

血透机器

HD 机器设计中技术的改进,包括整合超滤量控制器和按照新生儿、婴幼儿和儿童血液管路进行校正的血泵有益于儿童治疗。血泵必须能够以 20~300 ml/min 的血流速度精确地运行,从而适用于新生儿到年龄较大的青少年的需要。一个精确的测定容积的超滤控制器也是必要的,因为即使几百毫升超滤量的误差也可导致症状性容量过负荷或血管内容量减少及低血压。

体外循环——血液管路

婴幼儿和年幼儿童体外循环容量可能占总体血容量的很大一部分,因此在治疗开始时可能发生严重的低血压。通常成年患者体外循环容量超过 150 ml;可以选用新生儿、婴幼儿和儿科的血液管路以限制体外循环的容量。血泵必须根据所选择的血液管路进行校正,从而得到精确的血流量。新生儿管路可能与容量控制的透析机不兼容。然而对于新生儿和小婴儿,即使使用低容量血液管路和透析器,总的体外循环容量也不能超过患者血容量的 10%。当体外循环容量超过患者血容量 10% 或当患者处于严重贫血时,可以在血液管路中预充血液来维持血流动力学稳定[53]。通常将浓缩的红细胞和生理盐水以 1 : 1 的比例稀释,使血细胞比容降至约 35%,从而降低血黏度和凝血的风险。血液预充本身也有特殊的风险。最受关注的是潜在的抗原暴露,这将使得没有恢复肾功能的患者今后肾移植变得更复杂。因为每一次治疗都需要单独的血液预处理,HD 治疗的数量增加了抗原致敏的风险。此外,血液预充也存在感染可能,年幼儿童可能因此感染了巨细胞病毒。体外循环中预充的血液即使以很低的血流速度(20~50 ml/min)进入体内,也意味着快速的输血速度,可引起输血反应或由于输入柠檬酸盐而导致的低钙血症。最后,输注浓缩红细胞会因为钾负荷过大导致突发的高钾血症伴心律失常,此时 HD 可能不足以快速纠正。在输入之前洗涤浓缩红细胞可以降低这种风险。体外循环血液预充后进行的 HD 治疗,结束时体外循环的血液不应再返回入患者体内。

透析器

有各种透析器可供儿童选用;暂无儿科资料显示某种类型的透析膜占优势。一些成人中的研究显示生物相容性好的透析膜在患者生存和 ARF 的恢复[62-64]方面有优势,这些透析器已普遍使用。比较困难的是找到容量、表面积和超滤系数(K_{UF})足够小的透析器。选择表面积低于 0.4 m² 的透析器通常是很困难的,是否可获得也经常有变化。小的预充容量可避免使用血液预充血液管路,在婴幼儿透析中是有益的。面积相对较大的透析器在需要快速清除溶质时是有利的,但是大多数情况下,清除率由整个治疗过程所能达到的血流决定,而不是透析器的表面积或透析器的 KoA。临床上,所有标准和高通量的透析器都具有比儿童充分超滤所需的更高的超滤系数。过去这是一件很值得重视的事,因为设置透析机跨膜压(TMP)时极小的误差就可导致很大的超滤错误和低血压。此外,由于儿科血管通路直径通常较小,其静脉压较高,因而导致较大的 TMP。现在通过广泛使用容量控制的超滤控制器,这个问题已经解决。然而,在使用高通量透析器进行等容量 HD(或者在适当的超滤)期间,可以出现透析液的反渗透;这可以通过增加超滤速率以逆转负的 TMP 或者在治疗时输注盐水来避免。

血管通路

在年幼患者中获得功能良好的血管通路还是一个难题。急诊 HD 时往往通过经皮放置双腔导管建立血管通路。应根据透析治疗的持续时间长短的评估来决定使用临时或长期(经隧道的)透析导管。治疗时间长短往往只是估计的;患者通常使用临时导管开始紧急透析治疗,有隧道的导管作为备选。7F 至 14F 等各种长度的双腔导管都可以使用;不同制造商及可获得的最小的导管经常有变化。新生儿可以使用 5F 和更小的单腔导管。表 37.2 根据患者体型提供了导管选择指南。理想的导管必须血流阻力低,其应该是一种长度短但内径大的硬导管[65]。肿瘤患者经常植入的 Broviac 导管,由于弹性、长度和管腔小而不适用。急诊透析导管可以放置于股静脉、锁骨下静脉或颈内静脉;如何选择需根据患者体型和可使用的中心静脉位置决定。股静脉导管的插入技术较简单,而且与气胸和纵隔气胸或血胸和纵隔血胸的风险无关。然而,留置时间变长时会增加感染的风险,而且患者将被限制在床上。置于锁骨下静脉或颈内静脉的导管的顶端应位于上腔静脉和右心房的连接处,从而使提供充足的血流和尽可能减少再循环。这些导管可能会留置几个星期,而对于这种持久的透析,有隧道的永久导管将是一个更好的选择。

即便直径最小的双腔导管也会因为婴幼儿的血管大小而不能放置,从而使患者不得不在两个位点留置单腔导管。因为大多数机器不能进行单针、单血路的治疗,而且缺乏实践经验,这种治疗很少使用。在新生儿中,HD 可以通过直径小的单腔导管置放于脐动脉和脐静脉进行。

表 37.2　儿童患者血管通路建议

患者大小	导管尺寸	通路位置
新生儿	脐动脉导管 3.5~5.0F	脐血管
	或脐静脉导管 5.0~8.5F	
	或 5.0F 单腔导管	
	或 7.0F 双腔导管	股静脉
5~15 kg	7.0F 双腔导管	股静脉/锁骨下静脉/颈内静脉
16~30 kg	9.0F 双腔导管	颈内静脉/股静脉/锁骨下静脉
>30 kg	9.0F 双腔导管	颈内静脉/股静脉/锁骨下静脉

　　获允摘自:Bunchman TE,et al. Continuous arterial-venous diahemofiltration and continuous veno-venous diahemofiltration in infants and children. *Pediatr Nephrol*,1994;8:96-102。

透析处方

尚无帮助临床医生明确 ARF 儿童急诊 HD 治疗充分性的前瞻性试验。因为导致儿童 ARF 的疾病谱与成年人不同,所以从文献中推断是有难度的。通常依靠对溶质动力学及可调节的变量(血流量、透析液流量)的理解来判断 HD 治疗的持续时间、频率和效果。通常单一的代谢紊乱(如中毒、高血氨症)可以确定治疗的持续时间和功效。然而,当严重的尿毒症儿童使用标准透析器进行透析时,所达到的尿素清除率足以导致真正的失衡或痉挛(儿童比成年人更常见)[66,67]。最初几次治疗的血流速率应减少到目标尿素清除率为 2~3 ml/(kg·min),治疗时间通常缩短到 1.5~2 h 以避免血尿素氮(BUN)急剧下降[66]。尿毒症患儿第一次治疗的单室 Kt/V 不应该超过 0.6。短时间每日透析治疗通常是开始 HD 治疗最合适的方式,患者没有不适或不稳定。接下来的治疗延长到 3~4 h,如果需要可以更久,并且可以达到更高的尿素清除率[4~5 ml/(kg·min)的血流速度]。儿童较细小的血管和导管导致其比成人静脉阻力更大,血流量可能低至 25~100 ml/min。

儿童急诊 HD 治疗只能使用碳酸氢钠透析液,否则,其较少的肌肉量将不足以代谢过多的乙酸盐负荷。与成年人一样,透析液流速为 300~900 ml/min。对于使用低血流量和低 KoA 透析器的治疗,透析液流速不是限制清除率的因素,下限的流速已足够。

超滤需根据患者的临床表现来设定。快速超滤可能适用于严重的容量超负荷,否则,应限制每次总液体清除量为患者体重的 5% 以下[53]。监护病房的危重病患者通常需要较大容量的药物、营养支持和血制品,导致持续的液体超负荷,使得 HD 治疗期间血流动力学不稳定,需要通过动脉管路密切监测血压。如果婴幼儿或年幼儿童进行不使用透析液的单超,可能会发生体温降低,因为和患者总体血容量比较,透析管路相当于一个较大的散热器。

当儿童进行 HD 时,因为血流速率通常较慢,增加了凝血风险,一般需要抗凝。全身性肝素化是最常用的,剂量按身体尺寸比例决定,然后根据活化凝血时间(ACT)调整。一开始给予 10~30 UI/kg 的负荷量,然后给予 10~20 UI/(kg·h) 的维持量。当有机器和专业人员时应在床边跟踪 ACT、滴定肝素剂量以保持 ACT 在 150~200 s[68]。

对于有出血并发症的高危儿童,保持循环回路畅通的其他方法,包括:①仅盐水冲洗,不使用抗凝剂;②局部肝素化伴鱼精蛋白中和;③低剂量肝素;④局部枸橼酸酸抗凝。在儿科 HD 患者中使用这些抗凝方法的经验很少,多数肾脏专科医生倾向于用盐水冲洗以避免使用抗凝剂[68]。肝素诱导的血小板减少已经在接受透析的儿童中报道过,而更多的儿科的经验来自于心脏修复后体外生命保障系统的患者[69];此时,阿加曲班、达那肝素和水蛭素已成功地用于抗凝[70-72]。关于 HD 抗凝的进一步详细说明见第五章。

非肾衰竭指征的透析方案——高氨血症和其他先天性代谢障碍

当儿童因非肾衰竭原因如中毒、高氨血症或其他先天性代谢障碍而透析时,方案的选择是略有不同的。此时从血液中快速清除毒素是最重要的[56];血流速度可能需要高达 10~15 ml/(kg·min),因此,拥有一个功能良好的血管通路是必要的[57,59]。患儿没有尿毒症,透析失衡在这种情况下并不重要。因为之前患者通常有昏睡、纳差和呕吐史,这些危重的儿童血管内容量往往不足。此外,由于患儿的肾功能是正常的,仍有持续的尿液生成。必需仔细监测血管内容量状态和电解质平衡。如果有必要应静脉补液,而且可能还需要升压药支持来耐受透析过程。透析液钾和碳酸氢盐必须经过校正以避免造成低钾血症和代谢性碱中毒,而且患者应该避免使用高钙透析液。预计透析后磷水平会下降,需要补充磷[58,59]。需要监测代谢物水平以评估 HD 治疗的持续时间、效率和频率,但是通常需要延长和重复 HD 治疗[73]。随着 HD 的进行,应该预计到 HD 后代谢产物反弹及持续生成。单独使用 CRRT 或与 HD 联合使用都可以成功控制高氨血症和其他先天性代谢障碍[74-77]。

血液透析治疗中毒

中毒的最初治疗包括洗胃,如果允许可给予解毒剂及支持治疗[78]。某些药物和毒素通过体外治疗可以有效清除。HD 有利于清除不与蛋白质高度结合的、分布容积小的小分子质量物质(如锂、水杨酸盐)。此外,HD 可以纠正中毒导致的代谢紊乱。对于分布容积大的毒素,预计急诊 HD 后毒素反弹,有报道持续血液滤过或持续 HD 可能有效[79]。对于与蛋白质高度结合的毒素,一旦蛋白质饱和,血液滤过可以有效清除游离药物[80]。活性炭血液灌注对于清除某些与蛋白质结合的药物(如苯妥英钠、苯巴比妥、舒弗美、卡马西平)也是有效的。关于儿科使用血液灌注的报道很少,但提示儿童可以安全地进行[81-83]。HD 时,需关注体外循环容量不能超过儿童血容量的 10% 以确保血流动力学稳定。关于血液灌注及其指征详见第十二章。病例报道提示高效 HD 可能是不同于活性炭血液灌流的另一种有效清除某些药物(如万古霉素、卡马西平)的方法[84,85]。使用高效 HD 的时候可以避免活性炭血液灌流导致的潜在的血小板少、凝血障碍、低钙血症和低体温等并发症。

血液透析的选择性并发症

血流动力学不稳定是发生于透析的最常见并发症之一。儿科患者的危险因素包括:①多器官功能不全综合征(MODS)导致的低血压;②过度超滤;③没有使用血液预充血液管路,体外循环容量超过患者血容量的 10%;④透析清除了血管加压素。在正常情况下,儿童的血压比成人低,而且距离发展为低血压只有很窄的范围。透析期间低血压可能突然发生;因此,在治疗期间必须密切监测容量的清除。

如前所述,过快的清除尿素更可能发生于年幼及伴有高 BUN 或持续性氮质血症的患儿。突然的渗透压改变可能引起症状性失衡综合征伴恶心、呕吐、头痛甚至痉挛和昏迷。推荐长期尿毒症儿童最初几次治疗时使用限制清除的策略(如前所述)。

透析器反应不多见,但是一旦发生就有潜在的致命性,因此必须及时鉴别和治疗。轻度症状包括瘙痒、荨麻疹、哮喘、面部潮红、咳嗽和呕吐,而重度反应包括呼吸困难和低血压。可能由多种刺激剂包括环氧乙烷、缓激肽(使用 AN69 膜)、污染的透析液和肝素[86-88]引起。一旦怀疑,应马上终止透析,血液不应输回患者体内(见第一章)。

其他潜在并发症包括出血、感染、空气栓塞和血栓形成。那些使用直径相对较大的导管置入细小的锁骨下静脉或颈内静脉,有发展为上腔静脉综合征的风险。

五、持续肾脏替代治疗

CRRT 较其他肾脏替代治疗方法有一些优势,包括更加平缓和可预测性,以及可更加有效地纠正血容量过多和尿毒症。然而,HD 时需要功能良好的血管通路及抗凝剂(见第十二章)。随着更加精细的 CRRT 机器的发展,提供精确的超滤控制、热量控制及适合于婴幼儿至青少年的不同血流速度成为可能。该机器提供各种治疗模式:缓慢持续超滤(SCUF)、持续静脉-静脉血液滤过(CVVH)、持续静脉-静脉血液透析(CVVHD),或持续静脉血液透析滤过(CVVHDF),一些机器还有传统 HD 功能[89]。其他改进还包括儿科的血液管路、血滤器和血透器的发展。如今 CRRT 可以安全有效地用于婴幼儿和儿童,其在儿科 ARF 治疗的应用也在增加[3,7,14]。

CRRT 在儿科中的应用并不局限于 ARF 的治疗,还包括利尿剂抵抗的血容量过多、肿瘤溶解综合征、服毒、高氨血症及先天性代谢障碍(通常和 HD 联合使用)的治疗[14,16,17,56,75,77,79,90-94]。此外,它也用于体外膜氧合的辅助治疗[95-97]。

缓慢持续超滤

临床上如果只需要单纯清除液体如先天性心脏病修复术后,那么 SCUF 是有优势的[98]。明显的容量超负荷(通常认为超过体重的 10%)是 AKI 和骨髓移植(BMT)术后死亡的危险因素。尽管在那些报道中没有特别描述 SCUF,还是鼓励尽早启动 CRRT[14,16,17]。必须仔细监测超滤量、预防液体和溶质过多的丢失。此外,如果没有使用加温的透析液或置换液,可能发生低体温症。此时可使用内置血液加热器,但是其可能显著增加体外循环容量。

持续性动脉-静脉血液滤过

持续性动脉-静脉血液滤过(CAVH)已经成功用于儿童 ARF 及先天性心脏病外科修补后少尿儿童的液体超负荷和氮质血症的治疗[27,98-102]。血流动力学不稳定的儿童可以很好地耐受 CAVH,而且还具有技术简单、预冲容量少和液体清除缓慢的优势,但是,它同时需要动脉和静脉血管通路。在新生儿中,可以通过脐带血管或股血管插管完成;年龄较大的儿童,动脉通路可以通过桡动脉获得。据报道,合理的血流速度平均动脉压应高于 40 mmHg[103]。然而,由于体外循环是通过患者的桡动脉血压推动的,血压波动可导致血流速度和超滤速度的改变,从而增加凝血的风险。因此,必需使用抗凝剂保持循环回路畅通。据报道,在循环血液管路中添加一个血泵,可提供更加平稳的血流(泵辅助性 CAVH)对低血压患者有益[104,105]。如果有必要,增加透析治疗(持续性动静脉 HD 或血液透析滤过)以获得更好的代谢控制。

持续性静脉血液滤过/血液透析/血液透析滤过

随着适用于婴幼儿和年幼儿童的 CRRT 机器越来越精密,儿科 ARF 可以选择 CVVH、CVVHD 和 CVVHDF 等作为起始治疗;静脉 CRRT 是儿童最常见的持续治疗模式[3,14]。静脉 CRRT 可以避免放置动脉导管及相关的出血、血栓形成,以及可能影响今后四肢发育的四肢局部缺血的风险。循环血液管路结合一个血泵增加了体外循环容量和操作的复杂性,增加了血流量的稳定性[106]。增加液体或血液加热器可以更好地控制热量,添加综合平衡器和精细校正泵增强了监测超滤的信心[103,107]。更新的安装有软件程序的机器可以帮助解决床边问题,特别有利于监护病房工作人员提供的治疗。

血管通路和体外循环

功能良好的静脉血管通路是 HD 的关键。本章"血液透析"部分,回顾了儿童血管通路的相关问题。最近 CRRT 导管大小的分析显示直径最小的导管(5F、7F 和 9F,虽然没有 8F)血管通路的生存明显较差,而置于颈内静脉的导管生存较好[108]。较大的导管(10~12F)间进行比较,其血管通路的生存并没有差异[109]。

无论何时,应尽可能选择适当的血液管路和血滤器或透析器,确保体外循环容量小于患者血容量的 10%,否则就需要进行血液预充。目前的一些系统可以灵活地选择血液管路和血液滤器。然而,即使如此,体外循环容量还是有可能超过患者血容量的 10%,血液预充可能是必需的[103]。血液预充的风险在"血液透析"部分已有详细介绍,包括潜在的抗原暴露、潜在感染、输血反应及高钾血症。血液灌注联合 AN-69 膜可导致另一种潜在的并发症、缓激肽释放综合征(见第一章)。Brophy 等[110]描述了 2 例使用 AN-69 膜的血液滤器进行 CRRT 的患儿发生这种潜在的致命性的综合征。低血压、心动过速、血管扩张及过敏反应症状通常在开始 CRRT 的几分钟内出现,终止 CRRT 后缓解。熟悉这种潜在并发症很重要,它可能是可预防的。酸中毒情况下,血液接触 AN-69 膜的血液滤器诱导缓激肽的生成。在该理论基础上推荐 2 种预防策略,一种是在预充血液管路前使用氨丁三醇(THAM)和碳酸氢盐缓冲液处理浓缩的红细胞以纠正 pH 至接近生理水平(7.3~7.6),另一种是用普通的生理盐水预冲管路同时为患者直接输血[110]。HD 期间,使用血液预充时出现的快速输入红细胞有突发低钙血症(来自枸橼酸盐)或低钾血症(来自年老的红细胞)的风险。洗涤红细胞可以减少过多的钾,但是并不能解决快速抗原暴露的顾虑。只要有可能,应尽可能使用盐水预冲同时输血的方法。

抗凝

抗凝的策略主要分为肝素和枸橼酸盐,个别中心有明显的偏好[109]。虽然使用肝素发生出血较多,但两者在循环血液通路的寿命没有差异。在一项大型队列研究中,7%~12% 的治疗由于担心出血并没有使用抗凝剂。这种操作和缩短血管通路寿命有关[109,111]。

肝素抗凝更常用于婴幼儿和体重低于 10 kg 的儿童[111]。肝素剂量根据体重调整,然后按照 ACT 或部分活化凝血活酶时间(aPTT)滴定。一开始给予 10~30 UI/kg 的负荷剂量,然后改为 10~20 UI/(kg·hr)的维持剂量。在滤器后抽血监测 ACT 水平,调整肝素剂量保持 ACT 在 150~220 s 或 aPTT 是对照的 1.5~2 倍[103]。使用肝素相关的潜在并发症包括出血风险、肝素诱导的血小板减少及过敏反应。

局部枸橼酸盐抗凝提供了仅在体外循环而非全身抗凝的优势,因此降低了出血的风险。钙是凝血级联反应必需的辅助因子,枸橼酸盐通过与钙螯合发挥它的作用。血液管路的动脉端输入枸橼酸盐的速度应保持滤器后血游离钙水平在 0.34~0.45 mmol/L,在滤器后或通过单独的血管通路输注钙,其速度应维持全身游离钙水平在 1.1~1.3 mmol/L[112,113]。当使用枸橼酸盐抗凝剂时,放置一个三腔透析导管有利于在第三个端口进行钙的输注。最好使用无钙透析液,因为透析液中的钙会在血液过滤器膜的表面与枸橼酸盐螯合,导致需要更多的枸橼酸盐来获得充分的抗凝作用。它的监测比肝素简单得多,包括滤器后游离钙和全身游离钙。然而,使用枸橼酸盐可导致一些代谢性并发症,因此需要密切监测血电解质。一般来说,这些代谢紊乱是可以预测的,因此可以及时给予适当的干预。代谢性碱中毒是主要的代谢紊乱,因为枸橼酸盐可以代谢为碳酸氢盐。儿童特别容易发生代谢性碱中毒,因为枸橼酸盐输注速度与血流速度成比例,按体重来说,年幼儿童的血流速度高于成年人。治疗需要调整透析液碳酸氢盐的浓度。在一项儿科队列研究中,每个接受 CRRT 治疗超过 7 天的患者都有过代谢性碱中毒[113]。其他代谢性并发症包括枸橼酸盐螯合镁导致的低镁血症及枸橼酸盐溶液中钠导致的高钠血症。目前可以使用的有两种枸橼酸盐制剂:枸橼酸三钠(枸橼酸钠盐)和抗凝用枸橼酸右旋糖酐-A(ACD-A;枸橼酸钠盐、无水枸橼酸和右旋糖酐),它们的不同之处在于钠和右旋糖含量不同。ACD-A 包含 2.45% 的右旋葡萄糖,尤其是在婴幼儿中可导致高糖血症。另一种潜在的风险是输液速度超过清除和代谢速度时,枸橼酸盐堆积导致"枸橼酸盐阻塞",表现为血清总钙上升、游离钙下降。因此,存在肝病及频繁输血时,必须谨慎使用枸橼酸盐。总之,局部枸橼酸盐对于儿童是成功的抗凝方法,血液通路寿命时间也较长[109],而且与使用肝素相比,减少了护理时间[113]。

保持 CRRT 循环血路畅通的其他方法与 HD 相似,包括:①使用盐水冲洗,不使用抗凝剂;②局部肝素化,使用鱼精蛋白在滤器之后中和;③低分子质量肝素;④前列腺环素;⑤使用其他抗凝剂如水蛭素和阿加曲班。由于局部肝素化使用鱼精蛋白中和难以很好地控制抗凝程度,而且存在低血压和鱼精蛋白过敏的潜在风险,所以这个方法是有问题的[103]。还没有数据指导低分子质量肝素或水蛭素在儿童 CRRT 中如何使用。但是,已经有报道在 2 名接受体外生命支持治疗(ECMO)的新生儿中成功使用阿加曲班抗凝[114]。

透析液

现在已有商品化的特别为 CRRT 设计的透析溶液,可以选择乳酸盐或碳酸氢盐缓冲液。PD 液不再是标准的或理想 CRRT 透析液;药房自行配制的透析溶液虽然还在使用但不推荐,因为工业制造的碳酸氢盐透析液很容易得到,而且更便宜,也不存在配制错误的风险[115]。与乳酸盐相比,还没有数据显示碳酸氢盐溶液可以改善 ARF 儿童的生存。然而,有关成人和儿童的研究显示以碳酸氢盐为基本成分的溶液可以改善血流动力学的稳定性和降低乳酸盐水平[116,117]。

商品化的溶液是 FDA 认可的透析液,许多中心也使用这种产品作为置换液[115]。当发生代谢性碱中毒时,标准的静脉注射液如乳酸盐林格斯液和生理盐水伴或不伴其他补充的电解质,有时单独输液或与透析液交替使用。然而,由于这种溶液有非生理的 pH 和电解质,如果年幼的患者单独使用这种溶液,可以发生代谢紊乱。定制的溶液也可以使用,而且具有依据个人需要调节电解质配方的优势,但是缺乏规定的质量控制标准,药剂师准备起来比较耗时,而且很容易存在配制错误的风险[115]。置换液可以在滤器前或滤器后使用。滤器前使用置换液稀释了血液,理论上可以防止儿童透析,因为要求血流速度缓慢而导致滤器凝血的风险,但是尚缺乏支持本观点的数据。

处方的选择

目前只有描述性数据[14,111]显示了儿科患者 CRRT 的标准血流速度(Q_B)、透析液流速(Q_D)

和超滤速度。尚缺乏 AKI 儿童 CRRT 充分性的资料。因此,处方指南来自成人文献和经验。虽然成年患者接受 CRRT 的血流速度显著低于 HD 患者,但是年幼患儿 CRRT 时为了保持体外循环通畅,其血流速度与 HD 患儿相当。虽然报道的范围很大,但常见的范围是 3~10 ml/(kg·min)。大多数机器提供的最低 Q_B(20~30 ml/min)也会导致最小的患者有非常快的血流流速[103,107,111]。另一方面,透析液流速通常为 10~20 ml/(min·m^2),与成年人 2 L/(1.73 m^2·h)的流速相当。关于 CRRT 清除液体的安全速度的数据还不足,尚无前瞻性的儿科数据显示哪种方法(CVVH 比 CVVHD 比 CVVHDF)优于其他方法。小分子溶质的清除在持续性血液滤过和持续性 HD 中的效果一样好;血液滤过清除较大分子溶质比 HD 好。然而,由于年幼患儿的身材大小和相对较大的 Q_B,所有方法对其清除作用都非常有效。

CRRT 也用于非肾衰竭指征。肿瘤溶解综合征的治疗更偏好选择这种清除方式,因为它可以有效清除磷酸盐,而且不会反弹,当细胞进行性溶解时它还可以持续清除[93,118,119],尚可以有效清除尿酸。CRRT 联合急诊 HD 已用于先天性代谢障碍导致的高氨血症的治疗,以预防 HD 治疗结束时的反弹[74,75]。

选择性并发症

虽然 CRRT 的血流动力学比间歇性 HD 有更好的耐受性,但是如果体外循环容量相对于患者的循环血容量较大,或过多的液体被清除时,还是会发生低血压。过去,当使用合适的机器进行儿科 CRRT 时,难以预料和过多的液体清除总是令人担忧;用于测定透析液流量和超滤量的输液泵通常不够精确,特别在大容量时[103,107,120]。更新式的、更加精致的 CRRT 机器包含完整的、精确的量表或泵,可以降低液体平衡的误差。

虽然血液预充可以降低血流动力学的不稳定性,但是血液预充并使用 AN-69 膜的血液滤器可导致潜在的致命性,在"血管通路和体外循环"部分讨论了可预防的缓激肽释放综合征[110]。血液预充的其他风险之前也有讨论。

持续性治疗通常不会发生透析失衡,因为溶质清除较缓慢,从而避免了快速渗透改变及失衡综合征的风险[121]。

儿童和新生儿数据显示,CRRT 时除了溶质和电解质的清除,氨基酸的丢失也是很明显的,并导致负氮平衡[122]。因此,为了保持正氮平衡,可能需要提供高蛋白摄入的营养补充[高达 3~4 g/(kg·d)]。需要进一步研究儿科 CRRT 潜在的分解代谢并发症。

低体温更常见于使用老式的机器进行儿科 CRRT 时。较新的机器集成了液体加热器或血液加热器。CRRT 的其他风险涉及需要抗凝来维持循环通畅,包括:①肝素使用后出血;②局部使用枸橼酸盐后代谢性碱中毒(获得更完整的关于枸橼酸盐相关潜在并发症的讨论,请参见"抗凝"部分);③如果没有进行抗凝治疗,在循环回路形成血凝块而丢失血液。最后,还有留置和维持血管通路的相关风险,在儿科 HD 的并发症部分中有讨论。

持续肾脏替代治疗和体外生命支持治疗

使用 ECMO 治疗心脏和呼吸衰竭越来越广泛。血容量过多和 ARF 是 ECMO 期间公认的并发症[123]。如果单独使用利尿剂治疗不足以清除液体,CRRT 则成为重要的辅助治疗。血液滤器可以整合入 ECMO 循环通路中而不需要其他血管通路或抗凝剂[96,97]。在 ECMO

循环回路中放置血液滤器时必须认真考虑,从而减少血液再循环及氧合器回流[124]。如果有指征,透析液可以加入系统,进行持续性 HD 和/或血液透析滤过。

持续肾脏替代治疗和心肺分流术

血液滤过有益于心肺分流术儿童的液体清除[125]。Journois 等报道了血液滤过在此方面的最早的经验。在 10 例患儿心肺分流术复温期间,为了减少炎症反应,使用高容量零平衡血液滤过(5 L/m²)[126]。作者把预后改善(更少的血液丢失、发热和机械通气支持)归因于复温期间促炎症介质的清除。

六、总　结

在过去 20 年,显著的技术进步使得肾脏专科医生可以使用各种肾脏替代治疗方法治疗患病婴幼儿和儿童。尽管有进步,但是 ARF 的死亡率还是较高,部分可能是由于基础疾病病情严重导致的[7,127]。虽然尚无三种治疗模式在儿科 ARF 治疗中的前瞻性数据,但是儿童 CRRT 登记数据已经收集了更多完整的 CRRT 儿科经验资料,处方指南也可能由此形成。然而目前,还是由临床来决定儿童肾脏替代治疗模式的选择。

(顾乐怡　译)

参 考 文 献

1. Flynn JT. Choice of dialysis modality for management of pediatric acute renal failure. *Pediatr Nephrol* 2002;17:61–69.
2. Warady BA, et al. Dialysis therapy for children with acute renal failure: survey results. *Pediatr Nephrol* 2000;15:11–13.
3. Goldstein SL. Overview of pediatric renal replacement therapy in acute renal failure. *Artif Organs* 2003;27(9):781–785.
4. Radhakrishnan J, Kiryluk K. Acute renal failure outcomes in children and adults. *Kidney Int* 2006;69:17–19.
5. Barletta GM, Bunchman TE. Acute renal failure in children and infants. *Curr Opin Crit Care* 2004;10(6):499–504.
6. Hui-Stickle S, Brewer ED, Goldstein SL. Pediatric ARF epidemiology at a tertiary care center from 1999 to 2001. *Am J Kidney Dis* 2005;45(1):96–101.
7. Bunchman TE, et al. Pediatric acute renal failure: outcome by modality and disease. *Pediatr Nephrol* 2001;16(12):1067–1071.
8. Mendley SR, et al. Acute renal failure in the pediatric patient. *Adv Ren Replace Ther* 1997;4(Suppl 1):S93–S101.
9. Flynn JT. Causes, management approaches, and outcome of acute renal failure in children. *Curr Opin Pediatr* 1998;10:184–189.
10. Bellomo R, et al. Acute Dialysis Quality Initiative workgroup. Acute renal failure—definition, outcome measures, animal models, fluid therapy and information technology needs: the Second International Consensus Conference of the Acute Dialysis Quality Initiative (ADQI) Group. *Crit Care* 2004;8(4):R204–R212.
11. Akcan-Arikan A, et al. Modified RIFLE criteria in critically ill children with acute kidney injury. *Kidney Int* 2007;71(10):1028–1035.
12. Schwartz GJ, et al. A simple estimate of glomerular filtration rate in children derived from body length and plasma creatinine. *Pediatrics* 1976;58:259–263.
13. Zappitelli M, et al. Urine neutrophil gelatinase-associated lipocalin is an early marker of acute kidney injury in critically ill children: a prospective cohort study. *Crit Care* 2007;11(4):R84.
14. Goldstein SL, et al. Pediatric patients with multi-organ dysfunction syndrome receiving continuous renal replacement therapy. *Kidney Int* 2005;67(2):653–658.
15. Goldstein SL, et al. Outcome in children receiving continuous veno-venous hemofiltration. *Pediatrics* 2001;107(6):1309–1312.
16. Foland JA, et al. Fluid overload before continuous hemofiltration and survival in critically ill children: a retrospective analysis. *Crit Care Med* 2004;32(8):1771–1776.
17. Gillespie RS, et al. Effect of fluid overload and dose of replacement fluid on survival in hemofiltration. *Pediatr Nephrol* 2004;19(12):1394–1399.
18. Michael M, et al. Fluid overload and acute renal failure in pediatric stem cell transplant patients. *Pediatr Nephrol* 2004;19(1):91–95.
19. DiCarlo JV, et al. Continuous veno-venous hemofiltration may improve survival from acute respiratory distress syndrome after bone marrow transplantation or chemotherapy. *J Pediatr Hematol Oncol* 2003;25(10):801–805.
20. Flores FX, et al. Continuous renal replacement therapy (CRRT) after stem cell transplantation. A report from the prospective pediatric CRRT Registry Group. *Pediatr Nephrol* 2008;23(4):625–630.
21. Flynn JT, et al. Peritoneal dialysis for management of pediatric acute renal failure. *Perit Dial Int* 2001;21:390–394.
22. Passadakis PS, Oreopoulos DG. Peritoneal dialysis in patients with acute renal failure. *Adv Perit Dial* 2007;23:7–16.
23. Lin MC, et al. Peritoneal dialysis in children with acute renal failure after open heart surgery. *Acta Paediatr Taiwan* 2003;44(2):89–92.
24. Bunchman TE. Acute peritoneal dialysis access in infant renal failure. *Perit Dial Int* 1996;16(Suppl 1):S509–S511.
25. Esperanca MJ, et al. Peritoneal dialysis efficiency in relation to body weight. *J Pediatr Surg* 1966;1:162–169.
26. Mendley SR, Majkowski NL. Peritoneal equilibration test results are different in infants, children, and adults. *J Am Soc Nephrol* 1995;6(4):1309–1312.
27. Fleming F, et al. Renal replacement therapy after repair of congenital heart disease in children. A comparison of hemofiltration and peritoneal dialysis. *J Thorac Cardiovasc Surg* 1995;109(2):322–331.
28. Auron A, et al. Use of the multipurpose drainage catheter for the provision of acute peritoneal dialysis in infants and children. *Am J*

Kidney Dis 2007;49(5):650–655.

29. Day RE, et al. Peritoneal dialysis in children: review of 8 years' experience. *Arch Dis Child* 1977;52:56–61.

30. Chadha V, et al. Tenckhoff catheters prove superior to cook catheters in pediatric acute peritoneal dialysis. *Am J Kidney Dis* 2000;35(6):1111–1116.

31. Lewis MA, et al. Practical peritoneal dialysis—the Tenckhoff catheter in acute renal failure. *Pediatr Nephrol* 1992;6.470–475.

32. Daschner M, Gfrörer S, Zachariou Z, Laparoscopic Tenckhoff catheter implantation in children. *Perit Dial Int* 2002;22(1):22–26.

33. Furth SL, et al. Peritoneal dialysis catheter infections and peritonitis in children: a report of the North American Pediatric Renal Transplant Cooperative Study. *Pediatr Nephrol* 2000;15:179–182.

34. Warady BA, et al. Lessons from the peritoneal dialysis patient database: a report of the North American Pediatric Renal Transplant Cooperative Study. *Kidney Int* 1996;49(Suppl 53):S68–S71.

35. Washburn KK, et al. Surgical technique for peritoneal dialysis catheter placement in the pediatric patient: a North American survey. *Adv Perit Dial* 2004;20:218–221.

36. Clark KR, et al. Surgical aspects of chronic peritoneal dialysis in the neonate and infant under 1 year of age. *J Pediatr Surg* 1992;27:780–783.

37. Orkin BA, et al. Continuous ambulatory peritoneal dialysis catheters in children. *Arch Surg* 1983;118:1398–1402.

38. Conlin MJ, et al. Minimizing surgical problems of peritoneal dialysis in children. *J Urol* 1995;154:917–919.

39. Lewis M, et al. Routine omentectomy is not required in children undergoing chronic peritoneal dialysis. *Adv Perit Dial* 1995;11:293–295.

40. Liberek T, et al. Peritoneal dialysis fluid inhibition of phagocytic functions: effects of osmolality and glucose concentration. *J Am Soc Nephrol* 1993;3:1508–1515.

41. Nau B, et al. BIOKID: randomized controlled trial comparing bicarbonate and lactate buffer in biocompatible peritoneal dialysis solutions in children. *BMC Nephrol* 2004;5(1):14.

42. Haas S, et al. Improved acidosis correction and recovery of mesothelial cell mass with neutral-pH bicarbonate dialysis solution among children undergoing automated peritoneal dialysis. *J Am Soc Nephrol* 2003;14(10):2632–2638.

43. Mak RH, et al. Glucose and insulin metabolism in uremia. *Nephron* 1992;61:377–382.

44. Ramos JM, et al. Sequential changes in serum lipids and their subfractions in patients receiving CAPD. *Nephron* 1983;35:20–23.

45. Vande Walle J, et al. Combined amino-acid and glucose peritoneal dialysis solution for children with acute renal failure. *Adv Perit Dial* 2004;20:226–230.

46. Rusthoven E, et al. Peritoneal transport characteristics with glucose polymer-based dialysis fluid in children. *J Am Soc Nephrol* 2004;15(11):2940–2947.

47. Wood EG, et al. Ultrafiltration using low volume peritoneal dialysis in critically ill infants and children. *Adv Perit Dial* 1991;7:266–268.

48. Fischbach M. Peritoneal dialysis prescription for neonates. *Perit Dial Int* 1996;16(Suppl 1):S512–S514.

49. Alexander SR, et al. Surgical aspects of continuous ambulatory peritoneal dialysis in infants, children, and adolescents. *J Urol* 1982;127:501–504.

50. Wong SN, et al. Comparison of temporary and permanent catheters for acute peritoneal dialysis. *Arch Dis Child* 1988;63:827–831.

51. Stonehill WH, et al. Radiographically documented fecal impaction causing peritoneal dialysis catheter malfunction. *J Urol* 1995;153:445–446.

52. Maxvold NJ, et al. Management of acute renal failure in the pediatric patient: hemofiltration versus hemodialysis. *Am J Kidney Dis* 1997;5(Suppl 4):S84–S88.

53. Donckerwolcke RA, et al. Hemodialysis in infants and small children. *Pediatr Nephrol* 1994;8:103–106.

54. Sadowski RH, et al. Acute hemodialysis of infants weighing less than five kilograms. *Kidney Int* 1994;45:903–906.

55. Bock GH, et al. Hemodialysis in the premature infant. *Am J Dis Child* 1981;135:178–180.

56. McBryde KD, et al. Renal replacement therapy in the treatment of confirmed or suspected inborn errors of metabolism. *J Pediatr* 2006;148(6):770–778.

57. Rutledge SL, et al. Neonatal hemodialysis: effective therapy for the encephalopathy of inborn errors of metabolism. *J Pediatr* 1990;116:125–128.

58. Wiegand C, et al. The management of life-threatening hyperammonemia: a comparison of several therapeutic modalities. *J Pediatr* 1980;96:142–144.

59. Donn SM, et al. Comparison of exchange transfusion, peritoneal dialysis, and hemodialysis for the treatment of hyperammonemia in an anuric newborn infant. *J Pediatr* 1979;95:67–70.

60. Sargent JA, et al. Mathematic modeling of dialysis therapy. *Kidney Int* 1980;18(Suppl 10):S2–S10.

61. Knight F, et al. Hemodialysis of the infant or small child with chronic renal failure. *ANNA J* 1993;20:315–323.

62. Hakim RM, et al. Effect of the dialysis membrane in the treatment of patients with acute renal failure. *N Engl J Med* 1994;331:1338–1342.

63. Himmelfarb J, et al. A multicenter comparison of dialysis membranes in the treatment of acute renal failure requiring dialysis. *J Am Soc Nephrol* 1998;9:257–266.

64. Schiffl H, et al. Biocompatible membranes in acute renal failure: prospective case-controlled study. *Lancet* 1994;344:570–572.

65. Jenkins RD, et al. Clinical implications of catheter variability on neonatal continuous arteriovenous hemofiltration. *ASAIO Trans* 1988;34:108–111.

66. Arieff AI. Dialysis disequilibrium syndrome: current concepts on pathogenesis and prevention. *Kidney Int* 1994;45:629–635.

67. Grushkin CM, et al. Hemodialysis in small children. *JAMA* 1972;221:869–873.

68. Geary DF, et al. Low-dose and heparin-free hemodialysis in children. *Pediatr Nephrol* 1991;5:220–224.

69. Potter KE, et al. Argatroban for anticoagulation in pediatric patients with heparin-induced thrombocytopenia requiring extracorporeal life support. *J Pediatr Hematol Oncol* 2007;29(4):265–268.

70. Neuhaus TJ, et al. Heparin-induced thrombocytopenia type II on hemodialysis: switch to danaparoid. *Pediatr Nephrol* 2000;14:713–716.

71. Saxon BR, et al. Pediatric heparin-induced thrombocytopenia: management with Danaparoid (organan). *Ann Thorac Surg* 1999;68(3):1076–1078.

72. Severin T, et al. Anticoagulation with recombinant hirudin and danaparoid sodium in pediatric patients. *Semin Thromb Hemost* 2002;28(5):447–454.

73. Rajpoot DK, Gargus JJ. Acute hemodialysis for hyperammonemia in small neonates. *Pediatr Nephrol* 2004;19(4):390–395.

74. Lai YC, et al. High-volume continuous veno-venous hemofiltration as an effective therapy for acute management of inborn errors of metabolism in young children. *Blood Purif* 2007;25(4):303–308.

75. Falk MC, et al. Continuous veno-venous haemofiltration in the acute treatment of inborn errors of metabolism. *Pediatr Nephrol* 1994;8:330–333.

76. Schaefer F, et al. Dialysis in neonates with inborn errors of metabolism. *Nephrol Dial Transplant* 1999;14:910–918.

77. Picca S, et al. Extracorporeal dialysis in neonatal hyperammonemia: modalities and prognostic indicators. *Pediatr Nephrol* 2001;16:862–867.

78. Tenenbein M. Recent advancements in pediatric toxicology. *Pediatr Clin North Am* 1999;46:1179–1188.

79. Meyer RJ, et al. Hemodialysis followed by continuous hemofiltration for treatment of lithium intoxication in children. *Am J Kidney Dis* 2001;37:1044–1047.

80. Dharnidharka VR, et al. Extracorporeal removal of toxic valproic acid levels in children. *Pediatr Nephrol* 2002;17:312–315.

81. Papadopoulou ZL, et al. The use of hemoperfusion in children—past, present, and future. *Pediatr Clin North Am* 1982;29:1039–1052.

82. O'Regan S, et al. Charcoal hemoperfusion for drug and poison intoxication in pediatric patients. *Dial Transplant* 1985;14:609–611.

83. Chavers BM, et al. Techniques for use of charcoal hemoperfusion in infants: experience in two patients. *Kidney Int* 1980;18:386–389.

84. Bunchman TE, et al. Treatment of vancomycin overdose using high efficiency dialysis membranes. *Pediatr Nephrol* 1999;13:773–774.

85. Schuerer DJ, et al. High-efficiency dialysis for carbamazepine overdose. *Clin Toxicol* 2000;38:321–323.

86. Pearson F, et al. Ethylene oxide sensitivity in hemodialysis patients. *Artif Organs* 1987;11:100–103.

87. Bommer J, et al. Anaphylactoid reactions in dialysis patients: role of ethylene-oxide. *Lancet* 1985;2:1382–1385.

88. Verresen L, et al. Bradykinin is a mediator of anaphylactoid reactions during hemodialysis with AN69 membranes. *Kidney Int* 1994;45:1497–1503.

89. Abdeen O, et al. Dialysis modalities in the intensive care unit. *Crit Care Clin* 2002;18:223–247.

90. Shah M, et al. Rapid removal of vancomycin by continuous veno-venous hemofiltration. *Pediatr Nephrol* 2000;14:912–915.

91. Wong KY, et al. Ammonia clearance by peritoneal dialysis and continuous arteriovenous hemodiafiltration. *Pediatr Nephrol* 1998;12:589–591.

92. Castillo F, et al. Treatment of hydrops fetalis with hemofiltration. *Pediatr Nephrol* 2000;15:14–16.

93. Sakarcan A, et al. Hyperphosphatemia in tumor lysis syndrome: the role of hemodialysis and continuous veno-venous hemofiltration. *Pediatr Nephrol* 1994;8:351–353.

94. Saccente SL, et al. Prevention of tumor lysis syndrome using continuous veno-venous hemofiltration. *Pediatr Nephrol* 1995;9: 569–573.

95. Bunchman TE. Extracorporeal therapies in pediatric organ dysfunction: extracorporeal membrane oxygenation and continuous renal replacement therapy. *Pediatr Crit Care Med* 2007;8(4): 405–406.

96. Sell LL, et al. Experience with renal failure during extracorporeal membrane oxygenation: treatment with continuous hemofiltration. *J Pediatr Surg* 1987;22:600–602.

97. Heiss KF, et al. Renal insufficiency and volume overload in neonatal ECMO managed by continuous ultrafiltration. *Trans Am Soc Artif Intern Organs* 1987;33:557–560.

98. Zobel G, et al. Continuous extracorporeal fluid removal in children with low cardiac output after cardiac operations. *J Thorac Cardiovasc Surg* 1991;101:593–597.

99. Ronco C, et al. Acute renal failure in infancy: treatment by continuous renal replacement therapy. *Intensive Care Med* 1995;21:490–499.

100. Paret G, et al. Continuous arteriovenous hemofiltration after cardiac operations in infants and children. *J Thorac Cardiovasc Surg* 1992;104:1225–1230.

101. Zobel G, et al. Continuous renal replacement therapy in critically ill neonates. *Kidney Int* 1998;53(Suppl 66):S169–S173.

102. Latta K, et al. Continuous arteriovenous haemofiltration in critically ill children. *Pediatr Nephrol* 1994;8:334–337.

103. Bunchman TE, et al. Continuous arterial-venous diahemofiltration and continuous veno-venous diahemofiltration in infants and children. *Pediatr Nephrol* 1994;8:96–102.

104. Ellis EN, et al. Use of pump-assisted hemofiltration in children with acute renal failure. *Pediatr Nephrol* 1997;11:196–200.

105. Chanard J, et al. Ultrafiltration-pump assisted arteriovenous hemofiltration. (CAVH). *Kidney Int* 1988;33(Suppl 24):S157–S158.

106. Yorgin PD, et al. Continuous veno-venous hemofiltration. *Pediatr Nephrol* 1990;4:640–642.

107. Bunchman TE, et al. Continuous veno-venous hemodiafiltration in infants and children. *Am J Kidney Dis* 1995;25:17–21.

108. Hackbarth R, et al. The effect of vascular access location and size on circuit survival in pediatric continuous renal replacement

therapy: A report from the PPCRRT registry. *Int J Artif Organs* 2007;30(12):1116–1121.

109. Brophy PD, et al. Multi-centre evaluation of anticoagulation in patients receiving continuous renal replacement therapy (CRRT). *Nephrol Dial Transplant* 2005;20(7):1416–1421.

110. Brophy PD, et al. AN-69 membrane reactions are pH-dependent and preventable. *Am J Kidney Dis* 2001;38:173–178.

111. Symons JM, et al. Demographic characteristics of pediatric continuous renal replacement therapy: a report of the prospective pediatric continuous renal replacement therapy registry. *Clin Am Soc Nephrol* 2007;2(4):732–738.

112. Mehta RL, et al. Regional citrate anticoagulation for continuous arteriovenous hemodialysis in critically ill patients. *Kidney Int* 1990;38:976–981.

113. Bunchman TE, et al. Pediatric hemofiltration: normocarb dialysate solution with citrate anticoagulation. *Pediatr Nephrol* 2002;17: 150–154.

114. Kawada T, et al. Clinical application of argatroban as an alternative anticoagulant for extracorporeal circulation. *Hematol Oncol Clin North Am* 2000;14:445–457.

115. Barletta JF, et al. Medication errors and patient complications with continuous renal replacement therapy. *Pediatr Nephrol* 2006;21(6):842–845.

116. Maxvold NJ, et al. Prospective, crossover comparison of bicarbonate versus lactate-based dialysate for pediatric CVVHD [Abstract 27]. *Blood Purif* 1999;17:213–231.

117. Barenbrock M, et al. Effects of bicarbonate- and lactate-buffered replacement fluids on cardiovascular outcome in CVVH patients. *Kidney Int* 2000;58:1751–1757.

118. Jaing TH, et al. Tumor lysis syndrome in an infant with Langerhans cell histiocytosis successfully treated using continuous arteriovenous hemofiltration. *J Pediatr Hematol Oncol* 2001;23(2):142–144.

119. Agha-Razii M, et al. Continuous veno-venous hemodiafiltration for the treatment of spontaneous tumor lysis syndrome complicated by acute renal failure and severe hyperuricemia. *Clin Nephrol* 2000;54(1):59–63.

120. Jenkins R, et al. Accuracy of intravenous infusion pumps in continuous renal replacement therapies. *ASAIO J* 1992;38:808–810.

121. Bunchman TE, et al. Prevention of dialysis disequilibrium by use of CVVH. *Int J Artif Organs* 2007;30(5):441–444.

122. Maxvold NJ, et al. Amino acid loss and nitrogen balance in critically ill children with acute renal failure: a prospective comparison between classic hemofiltration and hemofiltration with dialysis. *Crit Care Med* 2000;28:1161–1165.

123. Roy BJ, et al. Veno-venous extracorporeal membrane oxygenation affects renal function. *Pediatrics* 1995;95:573–578.

124. Yorgin PD, et al. Where should the hemofiltration circuit be placed in relation to the extracorporeal membrane oxygenation circuit? *ASAIO J* 1992;38:801–803.

125. Journois D. Hemofiltration during cardiopulmonary bypass. *Kidney Int* 1998;53(Suppl 66):S174–S177.

126. Journois D, et al. High-volume, zero-balanced hemofiltration to reduce delayed inflammatory response to cardiopulmonary bypass in children. *Anesthesiology* 1996;85:965–976.

127. Gong W, et al. Eighteen years experience in pediatric acute dialysis: analysis of predictors of outcome. *Pediatr Nephrol* 2001;16:212–215.

第三十八章　腹膜透析患者的感染

George R. Thompson III, Jan E. Patterson

对于接受腹膜透析的患者来说,腹膜炎是一种经常发生的,并有可能演化为严重后果的并发症。腹膜炎、出口或隧道感染仍然是患者转向血透的最常见原因。国际腹膜透析协会(ISPD)已经制定并在最近更新了治疗和预防腹膜炎的指南[1]。

1923 年 Georg Ganter 首先在临床上尝试进行腹膜透析治疗。然而,腹膜炎高发限制了其临床应用,直到 1968 年 Henry Tenckhoff 改进了导管,腹膜透析才得以发展。他的设计是用一根硅胶管穿透腹膜,导管上带有的涤纶袖套(克夫)可以封闭腹膜开口。与先前的设计相比,该设计使腹膜通路更为长久并更容易插入[2]。Tenckhoff 导管的应用使腹膜炎的发生率大幅度降低,并促进了腹膜透析的广泛应用。在过去 40 年中技术进一步提高,使腹膜炎、出口感染和隧道感染发生减少,患者的耐受性和依从性大大提高。

一、腹腔感染

尽管技术进步,腹膜透析相关腹膜炎仍相当常见,平均每位腹透患者每年都会发生 1 次。文献记载腹膜炎仍然是拔管和转血透的最常见原因。

二、流行病学、发病机制和易感因素

流行病学

每次的腹透相关感染,致病原都会关系到临床预后及是否需要拔除腹透管。由透析相关的腹膜炎导致的导管丢失、住院和死亡更常见于革兰氏阴性菌感染[3]。当选择经验性治疗时,需要对可能的致病菌有一个基本的了解。表 38.1 列出了能够引起腹透相关腹膜炎的主要致病菌。

发病机制

致病菌对腹膜的入侵通过以下五种机制发生:①管内原因导致的感染多由于导管的接触性污染,即操作导管过程中违背了无菌技术。在向腹透液中注射抗生素或胰岛素等添加剂时如果不够小心或是在连接管道的过程中违背了无菌操作,透析液就可能被污染。②管周感染来源于导管创口处细菌的侵入,例如出口感染或者隧道感染。自从 Tenckhoff 导管被应用之后,已经不再有不合并出口或隧道感染的单纯管周感染的报道了。③肠道内菌群发生透壁移行时引起的透壁感染。胃肠道溃疡、出血和炎症性肠病是导致这种感染的重要危险因素。④血源性感染不常见,但是也有继发于草绿色链球菌血症和分枝杆菌感染的报道[4]。⑤阴道导致的腹膜感染很少见,尽管如此对于接受腹膜透析的女性来说不推荐应用宫内节育设备。

易感因素

腹透相关腹膜炎的危险因素包括年龄小于 20 岁、糖尿病、非裔美国人、受教育水平、免疫抑制剂的应用或感染了人类免疫缺陷病毒(HIV)。在高温和潮湿的月份中,感染事件发生频率增高提示无法保持出口清洁和干燥也会增加感染危险[5]。

腹透患者腹膜炎的发生率为平均每 15 个月发生 1 次;然而,一些患者 2 到 3 年都没有发生感染。这项研究表明,在决定个体是否会发生腹膜炎时,个体宿主因素扮演了重要的角色。几项研究已经证实,在大于 7% 的患者

表 38.1 引起腹透相关腹膜炎的主要病原体

病原体	百分比(%)
革兰氏阳性需氧菌	
凝固酶阴性葡萄球菌	33.0
表皮葡萄球菌	22.2
其他凝固酶阴性的葡萄球菌(人葡萄球菌、头葡萄球菌、沃什葡萄球菌、溶血性沃什葡萄球	10.8
金黄色葡萄球菌	14.6
链球菌	14.7
其他	4.5
革兰氏阴性需氧菌	
假单胞菌	6.2
大肠杆菌	5.4
克雷伯杆菌	3.9
其他	12.5
厌氧菌	2.6
其他	
酵母菌	2.6

中,腹透流出液中有微生物的存在。在无症状的患者中,细菌的出现并不能预测腹透炎的发生。这些发现强调了宿主在预防感染中的重要性[6]。

腹膜防御机制

正常情况下,腹膜中的液体量少于 50 ml,白细胞数少于 50 个/μl。巨噬细胞占 90%,淋巴细胞占 5%~10%,多形核细胞(PMN)不足 5%。腹膜间质中存在少量的成纤维细胞,在感染发生时,它们也会有助于炎症反应[7]。

炎症反应开始时,识别入侵的病原体是第一步(图 38.1)。调理素(免疫球蛋白 G、C_3 和纤连蛋白)的浓度在腹膜和血清中是相似的[8]。这些因子覆盖在入侵细菌的表面,使吞噬细胞能够识别这些细菌。IgG 的 Fc 段发生构象的改变与吞噬细胞的 Fc 受体相结合,通过受体介导的吞噬作用实现细菌的消化[9]。

由于纤连蛋白和补体的级联作用,吞噬作用被放大了。补体的经典途径和替代途径均被激活。当 C_1 复合体的 C_1q 亚基依附于与细菌结合的 IgG 或 IgM 的 Fc 段时,经典途径就被激活了。当终产物 C_3b 沉积于细菌表面,自身活化裂解过程就开始了。从另一方面来说,替代途径能够不依赖抗体发挥功能。构成的产物 C_3 结合于靶细胞进行蛋白的裂解。备解素调节这个过程的稳定,在此过程中,终末产物 C_3b 进一步沉积[10,11]。

C_3b 的存在对吞噬细胞的激活是一个有力的刺激。这些活化的吞噬细胞释放大量的促炎症细胞因子,例如 TNF-α、IL-1、IL-6 和 IL-8。化学趋化物白三烯 B_4(LTB_4)、单核细胞趋化蛋白-1(MCP-1)、前列腺素 E_2(PGE_2)和血栓素 B_2(TBX_2)的产生量增多。腹膜中出现的炎

症环境增加了血管的通透性,允许调理素和白细胞的进一步进入。腹膜成纤维细胞受 IL-1 刺激产生细胞因子和化学趋化物,这会进一步导致多形核中性白细胞的增多[12]。

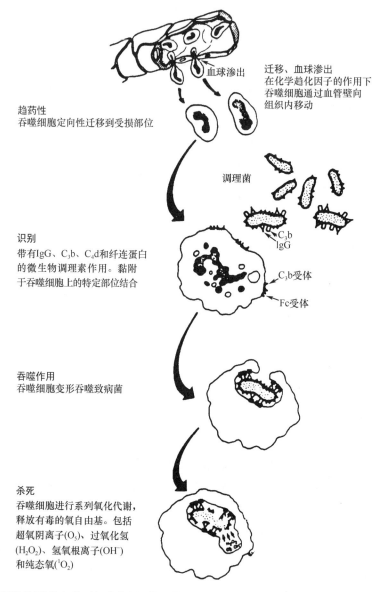

趋药性
吞噬细胞定向性迁移到受损部位

迁移、血球渗出
在化学趋化因子的作用下吞噬细胞通过血管壁向组织内移动

血球渗出

调理菌

识别
带有IgG、C_3b、C_4d和纤连蛋白的微生物调理素作用。黏附于吞噬细胞上的特定部位结合

C_3b
IgG

C_3b受体

Fc受体

吞噬作用
吞噬细胞变形吞噬致病菌

杀死
吞噬细胞进行系列氧化代谢,释放有毒的氧自由基。包括超氧阴离子(O_2^-)、过氧化氢(H_2O_2)、氢氧根离子(OH^-)和纯态氧($^1O_2$)

图 38.1 白细胞的吞噬和杀死细菌作用(获允摘自:Lewis S, Holmes C. Host defense mechanisms in the peritoneal cavity of continuous ambulatory peritoneal dialysis patients. *Perit Dial Int*,1991;11(1):14-21.)

腹膜透析液的作用

尿毒症的免疫抑制作用已在其他部分详述[13](见第二十一章)。腹膜透析对机体会造成很多的影响。腹膜中腹透液的存可稀释白细胞和巨噬细胞的浓度,这就显著降低了细菌和调理素相互作用的机会,由此引起炎症反应的大幅下调——这种现象与在肝硬化中观察到的现象是相似的,且增加了自发性细菌性腹膜炎的危险性[14]。透析液减弱吞噬作用除了

稀释以外,每次交换后活化的巨噬细胞和细胞因子的绝对数量也减少了。这种减少使得少量的接种细菌(如在接触污染中经常发生)就可以产生疾病。相比较下,由剖腹手术造成的相似的接种就很少引起临床腹膜炎[15]。

常用的以乳酸为基础的酸性透析液也会损害免疫应答。体外证据表明在这种酸性环境中,多形核中性白细胞和巨噬细胞活性会降低且细胞因子产生的数量也会减少。这项观察的临床意义还不清楚。腹膜透析时,起先较低的 pH(5.2)在开始的 30 min 内迅速上升到更接近生理状态的水平[16]。然而,炎症细胞的细胞内 pH 仍保持不变,有报道尽管外环境正常化,但仍有不可逆的损害和炎症级联反应的异常应答[17]。

腹透液的高渗透压有额外的免疫抑制作用。较高的葡萄糖含量导致细胞毒作用和白细胞趋化因子的受损。透析液中其他因素的渗透作用使 LTB_4、IL-6 和 IL-8 的产量降低[18,19]。

这些来自体外和体内的发现清楚地说明了,当暴露于腹膜透析液的成分时,正常的腹膜防御机制会受损。新型透析液在 pH、渗透压和乳酸浓度上的变化将减弱免疫抑制作用,这些新型透析液是否将会降低腹膜炎的发生率还不能确定[12]。

临床表现

潜伏期

相关信息提示症状性腹膜炎的发生一般开始于接触污染的 24~48 h。确切的潜伏期是病原菌特异性的。然而对于毒力较强的微生物如链球菌和葡萄球菌,潜伏期很短,分枝杆菌和真菌进入腹膜后可能在几周甚至几个月内都不会产生明显的临床表现。

临床特点

通常腹膜炎的诊断通常依靠临床。发热、腹痛和腹透液浑浊三联症高度提示腹膜炎症的发生。疼痛的程度依赖于细菌种类[1,20]。最常见的主诉包括高于 37.5℃ 的发热(53% 的患者出现)、腹痛(79%)、恶心(31%)、腹泻(7%)。典型的体格检查是弥漫性压痛(70%)和反跳痛(50%)[21]。在不典型的病例中,透析液开始是非常清澈的,但是在接下来的 12~24 h 内会变得越来越浑浊[22]。全身性表现可能明显。极少情况下,感染患者可能出现腹腔内败血症。应该教育患者一旦出现与腹膜炎一致的症状时,应去寻求医疗护理。

对于腹透患者,不是所有腹痛的原因都可以归结于感染性的并发症。在这些人群中,腹部疝是常见的,通过询问病史和体格检查可以得出诊断[23]。

鉴别诊断

正如先前提及,浑浊的透析液仍是腹膜炎最常见的症状之一。然而,腹透液浑浊并非一定是感染的信号,它可能继发于淋巴管阻塞或胰腺炎所造成的三酰甘油的升高。化学性腹膜炎、嗜酸性粒细胞性腹膜炎和腹腔内疾病状态是腹透液浑浊的其他常见原因(表 38.2)[34]。

表 38.2　流出液混浊的鉴别诊断

培养阳性的感染性腹膜炎	血性腹腔积液
未培养出细菌的感染性腹膜炎	恶性肿瘤(少见)
化学性腹膜炎	乳糜性流出液(少见)
嗜酸性粒细胞性腹膜炎	干腹时取样

化学性腹膜炎

透析液的成分或透析液添加剂可能引起化学性腹膜炎。腹腔内注射两性霉素 B 是目前认识到的最常引起化学性腹膜炎的原因。腹腔内注射产生的疼痛可以提醒临床医生由两性霉素 B 引起的腹膜炎症。在接下来的两性霉素 B 治疗中,尽管培养阴性、患者的状况也不断改善,但腹腔中白细胞计数仍可升高[25]。

其他因素还包括腹腔注射万古霉素及葡萄糖降解产物(GDP)[26]。在对以乳酸为缓冲剂的腹透液进行标准热消毒的过程中,葡萄糖降解形成 GDP,如乙醛、甲醛或乙二醛,这些物质会导致腹膜的损伤和化学性腹膜炎的发生[27,28]。一些中心为了加强超滤使用的艾考糊精也与腹膜炎有关[29]。

嗜酸性粒细胞性腹膜炎

嗜酸性粒细胞性腹膜炎指嗜酸性粒细胞比例高于 10% 或嗜酸性粒细胞绝对计数大于 100 个细胞/mm[30,31]。腹腔中嗜酸性粒细胞常见,61% 以上的患者在开始 CAPD 的 6 个月内均会发生。嗜酸性粒细胞增多被认为是一种变态反应,是由导管进入腹腔或腹膜中存在空气引起的,常伴随外周的嗜酸性粒细胞增多,发生于 60% 的病例中[30,32]。这种良性的或自发性的嗜酸性粒细胞增多现象常出现在开始腹膜透析后的平均 13 天,在接下来的 7 到 10 天内会消失[33]。

腹腔中存在嗜酸性粒细胞可能预示着更凶险的诊断。对 465 例腹膜炎患者进行的回顾性观察研究中,42 例存在嗜酸性粒细胞(9%),其中 22 例被确诊为感染的原因。其原因与先前本章所列因素是相似的(见"流行病学"部分)[31]。应鉴别自发性嗜酸性腹膜炎与感染性嗜酸性腹膜炎。

腹腔内病变导致的腹膜炎

继发于腹腔内病变的腹膜炎和腹腔脓毒血症之间的鉴别是很关键的。虽然二者有一些相同的症状和实验室指标,但其预期预后和治疗却大不相同。肠穿孔可能会导致食物和粪便进入透析液,这是第一条诊断线索[34]。腹部平片中可见到气腹的出现,但需谨慎对待。早期研究已经证实 21%~34% 的腹透患者均会出现气腹,可能是由于近期进行腹腔置管或是由于错误技术使气体进入了腹腔。在这些气腹患者中,仅 5.9%~14.3% 被证实存在黏膜穿孔[35]。

当腹膜炎是由潜在的腹腔内病变引起,培养结果通常包括多种肠源性微生物。腹部平片可能是有帮助的,但仍需高度警惕影像学不能显示的疾病如肠憩室病、肠道缺血或胃肠道溃疡。当肠穿孔时就需要考虑手术或剖腹探查了[34]。

初期治疗

应该排空腹腔,进行流出液细胞计数、细胞分类、革兰氏染色和培养。流出液中白细胞计数多于 100 个/μl 提示感染的存在。应该根据当地的细菌谱,针对最有可能的病原微生物,开始经验性抗生素治疗。一些中心也会选择灌注肝素(500 单位/L)来避免导管被纤维素阻塞。对流出液中白细胞计数的分析要求事先了解患者的留腹时间。留腹时间过短会显著稀释流出液中白细胞的计数,此时多形核中性粒细胞的比例决定诊断。正如先前提到的,正常的腹腔含有少于 5% 的多形核中性粒细胞,因此,即使总的白细胞数低于 100 个/μl,但多形核中性粒细胞多于 50% 仍高度提示感染。当患者不能引流出液体时,可以灌入 1 L 的透析液并留腹至少 1~2 h,然后对流出液进行常规的检测[1]。

对致病微生物进行正确快速的鉴定能够指导治疗方案的选择和疗程,直接影响是否拔除导管并有助于鉴定可能的来源。对 50 ml 腹透流出液以每分钟 3000 转的速度离心 15 min,在离心后的沉淀物中加入 3~4 ml 无菌盐水制成悬液,分别接种在固体培养基和标准血培养基中,可以提高诊断率。固体培养基应该分别在需氧、微需氧和厌氧环境中进行孵育[1];与临床微生物实验室加强联系可以帮助我们获得正确的培养结果。这些方法把培养阴性率降低到 5% 以下。3 天之内可得到 75% 的阳性培养结果[36]。

革兰氏阳性菌感染

凝固酶阴性的葡萄球菌

发生继发于凝固酶阴性的葡萄球菌(包括表皮葡萄球菌)的腹膜炎表明无菌操作失败。这些微生物提示接触污染,应该迅速彻底检查患者的操作技术。表皮葡萄球菌是典型低毒力的,只会引起患者轻度的疼痛。然而,表皮葡萄球菌是腹膜感染的常见原因,并容易形成生物膜,因此这种细菌仍是有争议的。此外,在一些中心,耐甲氧西林的比例超过了 75%。应该进行药敏试验,使用能穿透细胞壁的抗生素如苯唑西林和万古霉素,治疗应至少持续 2 周。在这段时间内,为了明确治疗效应,应反复进行腹透流出液细胞计数和细菌培养。复发的表皮葡萄球菌性腹膜炎提示导管的腹内段部分的细菌种植,应该进行拔管或换新管。拔管指征已列在表 38.3 中。只要确定腹透流出液是洁净和无菌的,那么拔管就可以一次完成,但是要求合适的围术期抗生素治疗[1]。

表 38.3　拔管指征

难治性腹膜炎	下列情况也可考虑拔管:
复发性腹膜炎	分枝杆菌性腹膜炎
难治性出口或隧道感染	多种肠源性微生物
真菌性腹膜炎	

金黄色葡萄球菌

相反,金黄色葡萄球菌感染症状严重并通常合并出口的感染。腹膜炎和出口感染的同时出现要求拔除腹透管。这些病例在治疗感染的同时，需要停止 10 到 14 天的腹透[1]。正如先前对表皮葡萄球菌的描述，金黄色葡萄球菌属的甲氧西林的耐药性持续增加。因为耐甲氧西林金葡菌(MRSA)感染高发，所以建议在金葡菌腹膜炎药敏结果未知之前应进行经验性万古霉素治疗。

最近几年社区获得性 MRSA 明显增加，它不同于健康护理相关的 MRSA。该 MRSA 通常对甲氧苄啶/磺胺二甲恶唑和克林霉素比较敏感[37]。而社区获得性 MRSA 是有相当毒力的。在药敏培养结果出来之前，社区获得性 MRSA 也可以经验性使用万古霉素治疗。

单纯的腹膜感染推荐腹腔内应用万古霉素(15~30 mg/kg 体重)。给药频率应根据患者情况，大部分患者每 3 到 5 天给药 1 次。当合并创口感染或蜂窝织炎时要静脉应用万古霉素进行全身性治疗(单剂量 15mg/kg 体重)。给药间歇主要由机体总容量和残余肾功能决定。通过腹腔内给药可以达到有效的血清水平，同时推荐监测药物浓度。当血清谷浓度降到低于 15 μg/ml 时，应该重复给药[1]。

近几年对发生耐万古霉素金黄色葡萄球菌(VRSA)的担忧已经引起越来越多的重视。透析患者血清中持续低水平的万古霉素使人联想到为了获得耐药性金葡菌菌株而进行的实验。有趣的是，第一例感染 VRSA 的是一位进行血透的患者[38]。这些病例，建议向感染专家咨询并推荐使用达托霉素或利奈唑酮进行治疗。为避免把这种能引起感染流行的病原体传播给其他患者，应该严格遵守疾病控制中心的指南及接触预防措施。

葡萄球菌属和肠球菌属

尽管葡萄球菌和肠球菌比金黄色葡萄球菌的毒力要低，但是感染同样严重。葡萄球菌感染可能是由于接触引起的，建议检查患者的操作。葡萄球菌对青霉素是敏感的，最好的治疗方法是在每次交换时腹腔内应用氨苄西林(125 mg/L)[40]。

肠球菌感染可能是由于接触污染，但常来源于胃肠道。因此，当分离出这种微生物时，必须考虑到非感染性腹腔内病变。最近几年，万古霉素耐药肠球菌(VRE)的报道增加，使得经验性治疗变得困难[41]。必须进行针对氨苄西林、万古霉素、庆大霉素和链霉素的药敏试验，在作用于细胞壁的氨苄西林或万古霉素的基础上是否增加氨基糖苷类的决定必须个体化。

当氨必西林和 VRE 相遇，我们推荐应用利奈唑酮、甲氧苄啶/磺胺二甲噁唑或达托霉素进行治疗，同时向感染疾病的专家进行咨询。利奈唑酮可能有骨髓抑制作用，但是在治疗的 10 到 14 天内，这种改变不是十分明显。还需要指出的是，甲氧苄啶/磺胺二甲噁唑对粪肠球菌缺少足够的活性。幸运的是，粪肠球菌与屎肠球菌相比，万古霉素耐药性要少一些。达托霉素会引起肌病，推荐每周都要进行血清肌酸激酶的检测。当 VRE 出现时，对于拔管的必要性还没有达成共识。

革兰氏阴性菌感染

由于预防性抗生素的应用，金黄色葡萄球菌感染已经降低，伴随而来的是相对高发的假单胞菌性腹膜炎[42]。由于容易形成生物膜，根治绿脓杆菌感染是比较困难的。当合并出口或隧道感染时，如果不拔管治愈率更低。一项研究数据显示感染假单胞菌后，拔管后的治愈率为 73%，而不拔管的治愈率只有 32%[43]。绿脓杆菌性腹膜炎发展的危险因素与其他的病原体是相似的,免疫抑制患者有危险度增加的趋向[44]。

对于大部分的绿脓杆菌感染推荐联合应用两种抗生素。如果局部耐药谱较低或是药敏已知,可使用氟喹诺酮类。为了增加抗生素的吸收,在钙盐应用 2 h 之前或是 4~6 h 之后再使用环丙沙星和左氧氟沙星。莫西沙星、替沙星或吉米沙星不需要这种给药时间上的分隔。其他有抗铜绿假单胞菌活性的药物包括头孢他啶、头孢吡肟、氨曲南、哌拉西林/三唑巴坦、青霉素/克拉维酸、庆大霉素、妥布霉素和碳青霉烯(参考抗生素给药章节)。一旦腹透管被拔除,建议准备再置管前进行 2 周的抗生素治疗[1]。

非假单胞菌的革兰氏阴性菌

其他革兰氏阴性菌引起的腹膜炎并不常见。这些致病菌可能来源于胃肠道或尿道,必须进行额外的影像学检查(参考"腹腔内病变导致的腹膜炎"部分)。已有报道憩室炎和感染性腹泻是潜在的感染源[45,46]。

与革兰氏阳性菌导致的腹膜炎相比,革兰氏阴性菌导致的腹膜炎所引起的拔除导管、住院、转血透和死亡的概率更高[47,48]。

频繁使用抗生素导致出现超广谱 β 内酰胺酶的肠杆菌 ESBL[49,50]。ESBL 菌能够水解广谱头孢菌素类(例如,头孢噻肟、头孢曲松钠、头孢他啶)和单环内酰胺类氨曲南。治疗这种菌群可以应用碳青霉烯,例如美罗培南或亚胺培南。产 ESBL 的微生物通常对其他抗生素的耐受起决定作用。在这些细菌中,经常会观察到同时有碳青霉烯、氨基糖苷类和氟喹诺酮类耐药。对这些具有挑战性的病例,推荐向感染疾病专家进行咨询。

对于腹透患者,尝试避免抗生素的累积导致发病已经得到更多的重视。应用抗生素浸泡的 Tenckhoff 导管、腹膜免疫加强程序、生物相容性腹透液的研究正在进行[49]。

多种微生物感染

传统意义上,分离出两种以上的致病菌就提示腹部的潜在病变(在先前章节中已讨论过)。先前的报道已经表明坏疽性胆囊炎、缺血性肠病、胰腺炎、憩室炎或腹腔内脓肿可以引起相关的疾病。因此,当多重感染出现时,应该进行腹部平片[34,46]。尽管腹腔内疾病状态必须被考虑,但是一项跨度 10 年的回顾性综述描述了 16% 的腹膜炎患者为多重感染,只有 7% 的患者鉴定为腹腔内来源。大部分多重感染为革兰氏阴性菌和/或真菌,但是在 21% 的病例中,只鉴定到了革兰氏阳性菌。在多重菌感染性腹膜炎组中,拔管的几率(65%)是最高的,70% 的患者最终转血透[51]。

多重感染应使用广谱抗生素和抑制厌氧菌抗生素。静脉应用氨苄西林或头孢他啶并同时应用甲硝唑或甲氧苄啶/磺胺二甲噁唑是首选。

由多种革兰氏阳性菌导致的多菌性腹膜炎预后较好。在这些感染中,接触污染是最常见的原因。应给予先前提到的针对革兰氏阳性菌的治疗,而且患者的技术需重新评估。

真菌感染

在所有腹透相关腹膜炎中,真菌感染占 1%~15%。虽然有真菌和酵母菌,CAPD 人群中大部分的真菌性腹膜炎还是由念珠菌引起的[52]。

在最近几年中,由苯三唑类(咪康唑或伊曲康唑)耐药非白色的假丝酵母菌引起的血行感染比例增加[53]。然而,并没有观察到 CAPD 相关性腹膜炎的流行病学特征有这种趋势。非白色假丝酵母菌耐受抗真菌药物。光滑假丝酵母菌和克柔假丝酵母菌均对苯三唑耐药,近平滑假丝酵母菌和高里假丝酵母菌可能对棘白霉素(卡泊芬净、米卡芬净和阿尼芬净)耐受[54]。

更少见的真菌,例如曲霉属真菌、机会性类酵母真菌(毛孢子菌属、拟青霉属和红酵母属)、透明的真菌(镰刀菌素和足放线病菌属)接合菌(根霉属菌、毛真菌)和暗色孢科真菌(双极霉属,其他)的报道率增加了[55]。

已发表的研究发现,几乎所有真菌性腹膜炎近期都有细菌性腹膜炎的病史或抗生素应用史。这种相关性是单纯由于腹膜透析操作技术有问题,还是由于皮肤及肠道菌群失调引起,目前尚不得而知[56]。

真菌性腹膜炎的症状可能持续时间更长,但在临床上仍无法与细菌性腹膜炎相区分。据报道,真菌性腹膜炎的死亡率波动在 5%~53%,同时大于 40% 的患者需要终止腹透。对于患有真菌性腹膜炎的所有病例,一旦鉴定出真菌成分或是培养阳性,都需要拔管[1]。由于真菌能够产生生物膜或入侵导管壁,拔管的建议已经得到普及。一项回顾性研究证明,在入院的 24 h 内拔管,死亡率降到了 0[57]。拔管之后,应根据培养结果选择治疗方案,治疗时间延长至最短为 10~14 天。在治疗结束 4 到 6 周之后才可以重新置入腹透管。对于真菌性腹膜炎发生率高的透析中心,预防性口服制霉菌素可能是有益的[56]。

分枝杆菌感染

结核杆菌或非结核性分枝杆菌引发腹膜炎少见。全身和腹部症状与细菌性病原体引起的腹膜炎是相似的,腹痛和腹透液浑浊是最常见的临床表现。然而,结核杆菌性腹膜炎通常伴发咳嗽,影像学检查有胸腔积液(61%)和肺浸润(39%)的表现。对胸腔积液进行进一步的分析揭示淋巴细胞的增多,并有结核杆菌的存在[58]。在一项对非终末期肾脏病患者进行的研究中,大约 70% 的结核性腹腔积液患者用 PPD 做的结核菌素皮肤试验是阳性的[59],尝试着把这些数据外推到终末期肾脏病患者群体时要非常谨慎。已知终末期肾脏病患者对结核菌素皮肤试验反应低,阴性结果不能排除疾病的存在[60]。全血 INF-γ 分析(一种在体外进行的以 T 细胞为基础的分析),例如定量 FERON-TB Gold 技术,已经表现出代替结核菌素皮肤试验的可能,然而这种实验还没有在终末期肾脏病患者群体中得到评估。当然,在探查非结核菌素性分枝杆菌方面,INF-γ 分析和 PPD 也是受限的。

在分枝杆菌感染时,透析液细胞计数通常不具有诊断意义。大部分病例即使在分枝杆菌感染时也是以嗜中性粒细胞为主。尽管涂片阴性的概率很高,但是流出液还是要进行涂片检测。对 100~150 ml 的透析液样本进行离心可以提高检查的敏感性。尽管直接从透析液中分离分枝杆菌是可能的,但还是需要专门的培养基和长期的孵育(大于 6 周)。当临床高度怀疑时,通过对腹膜/网膜进行活检或对透析液行 PCR 分析可以得到更快速的诊断。建议向感染病专家和临床微生物实验室进行咨询。

在药敏试验进行之前,结核性腹膜炎应该用 4 种药物进行治疗。当今推荐应用利福平、异烟肼、吡嗪酰胺和左旋氧氟沙星。乙胺丁醇在终末期肾衰竭患者中高发视神经炎,链霉素即使在减量的情况下也可以引起耳毒性,所以选用指南推荐替代治疗的一种。维生素 B_6（50～100 mg/d）应该被使用以减轻异烟肼导致的周围神经炎。对于结核杆菌性腹膜炎是否有拔管的必要目前尚未达成共识[1]。

快速生长的分枝杆菌,例如脓肿分枝杆菌、偶发分枝杆菌或龟分枝杆菌表明水污染和导管必须拔除。不断变化的病原体和不可预测的药敏结果使得必须应用药敏试验来指导治疗。典型的过程应该持续 6 个月或更长。

病毒感染

作为培养阴性腹膜炎的病因之一,病毒感染现在未被了解。尽管病毒性腹膜炎可能比想象中更常见,但是合适的病毒检测技术或抗体仍是稀少的。先前的报道已经鉴定了由单纯疱疹病毒、巨细胞病毒和 2 型埃可病毒[61-63]引起的腹透相关性腹膜炎。后两种病毒是已知的来源于胃肠道的病原体,它们与细菌的致感染机制相似[61]。先前已经证实,出现在腹透流出液中的"非白细胞介素抗病毒因子"是造成诊断病毒性腹膜炎困难的原因[64]。

培养阴性腹膜炎

培养阴性腹膜炎占所有腹膜炎的 14%。近期应用抗生素、透析液添加剂(参考"化学性腹膜炎"部分),或是生长条件比较苛刻的微生物都会造成培养阴性。与其他腹膜炎相比,在性别、种族、糖尿病等方面未发现差别[65]。

在起始评估中,通常开始经验性抗生素治疗。如果 72 h 之后,培养仍是阴性的,应该进行再培养并行细胞计数和分类。在第二次培养中,35% 的培养阴性的腹膜炎将会培养出病原菌[65]。如果培养仍是阴性的,而症状出现改善,抗生素应该继续应用直到完成 14 天的疗程。但是,如果症状没有改善,应进行针对少见微生物如酵母菌、真菌、分枝杆菌、军团杆菌、弯曲杆菌和支原体的培养[1]。

儿童的感染

已有儿科患者腹透相关腹膜炎的治疗指南,本章中将不再讨论[66]。

特殊宿主的腹膜炎(人类免疫缺陷病毒)

几项研究表明,免疫缺陷人群的细菌和真菌感染发生率是增加的,这是可以预料的。与 HIV 阴性患者相比,HIV 感染患者的假单胞菌和真菌性腹膜炎发生频率较高[67,68]。不常见的微生物,例如巴斯德式菌、毛孢子菌、棒状杆菌 JK 和鸟分枝杆菌复合物也已经在 HIV 感染患者中有所报道[69-72]。然而,尚无研究显示当控制危险因素和高危行为后,HIV 患者在感染葡萄球菌和假单胞菌性腹膜炎上与非 HIV 患者有差别[68]。

抗生素的选择和剂量

依据中心特异性的药敏情况,经验性应用抗生素应该覆盖革兰氏阳性菌和革兰氏阴性菌。在了解个体的致病菌之前就应该开始治疗。除了抗假单胞菌药物外,推荐应用一代头孢,出现甲氧西林耐药葡萄球菌的病例,应该选择万古霉素[1,52]。由于社区获得性 MRSA 的流行和由此引起的焦虑,头孢菌素不再被用作抗葡萄球菌的药物。抗假单胞菌活性的药物有氨基糖苷类、头孢他啶、头孢吡肟、碳青霉烯、美罗培南和亚胺培南。如果有头孢菌素或青霉素过敏史,应用氨曲南是安全的。不幸的是,随着许多中心内氟喹诺酮类耐药的增加,喹诺酮不再作为一线治疗药物。

不论患者肾功能如何,氨基糖苷类应用时必须十分谨慎。当腹腔内途径给药时,血清水平足以引起中毒。为了避免潜在的耳毒性或加剧肾损伤,推荐治疗时监测药物浓度。由于化学不相容,氨基糖苷类和青霉素不能混合在同一个透析袋中。

一些中心提倡将碳青霉烯和氨基糖苷类作为细菌性腹膜炎的一线用药。这种治疗处方的频繁应用可能产生出能够水解碳青霉烯(如碳青霉烯酶)的微生物[73]。因为这些种类的微生物总是含有对其他抗生素的耐药机制,作者建议碳青霉烯应该被用作多重耐药菌的储备药。除此之外,高血清水平的亚胺培南能够引起癫痫,所有对终末期肾衰竭患者用药时要小心[74]。对于无残余肾功能的患者,美罗培南可能会更好一些。

腹腔途径应用抗生素比静脉给药更好一些。腹腔给药有利于提高局部浓度,有直接给药的优势,避免了重复的静脉穿刺。抗生素的给药方式可以为每天 1 次(间歇治疗)或在每次交换时都进行(持续治疗),但最近对随机对照研究进行的一项系统性回顾并未发现具有明显优势的给药方式,因此,间歇性给药和持续性给药都不能提供治疗上的优势[75]。在间歇性给药时,含有抗生素的溶液必须留腹至少 6 h,以便药物能充分吸收进入到全身循环中,有助于规避几种与腹透有关的先天性的免疫缺陷。与 1~2 h 的留腹时间相比,延长的留腹时间(4~6 h)与功能性的巨噬细胞增多有关,流出液中 IgG 浓度也会升高[76,77]。

延长留腹时间的益处必须与腹膜炎时腹膜转运的不利改变相权衡。感染患者可能会变成高转运,因此必须缩短留腹时间以避免容量超负荷、蛋白丢失增多或超滤丧失(参考第十四章)。除此之外,有败血症或明显腹痛的患者可通过快速腹透液交换以降低腹腔内病原菌毒力,从而减轻炎症反应[20]。

表 38.4 和表 38.5 提供了 ISPD 指南有关持续用药和间歇用药的推荐[1]。

表 38.4　国际腹膜透析协会有关腹腔内抗生素给药剂量的推荐

药物	间断给药(每次交换,1 天 1 次)	持续给药(mg/L,所有交换)
氨基糖苷类		
阿米卡星	2 mg/kg	负荷量 25,维持量 12
庆大霉素	0.6 mg/kg	负荷量 8,维持量 4
奈替米星	0.6 mg/kg	负荷量 8,维持量 4
妥布霉素	0.6 mg/kg	负荷量 8,维持量 4
头孢菌素类		
先锋霉素	15 mg/kg	负荷量 500,维持量 125
头孢唑林	15 mg/kg	负荷量 500,维持量 125
头孢拉定	15 mg/kg	负荷量 500,维持量 125
头孢他啶	1000~1500 mg	负荷量 500,维持量 125
头孢唑肟	1000 mg	负荷量 250,维持量 125

药物	间断给药(每次交换,1天1次)	持续给药(mg/L,所有交换)
头孢吡肟	1 g	负荷量500,维持量125
青霉素类		
阿洛西林	未知	负荷量500,维持量250
氨苄西林	未知	维持量125
苯甲异噁唑青霉素/萘夫西林	未知	维持量125
阿莫西林	未知	负荷量200~500,维持量50
青霉素 G	未知	负荷量50 000,维持量25 000
喹诺酮类		
环丙沙星	未知	负荷量50,维持量25
胺菌素类(氨曲南)	未知	负荷量1000,维持量250
糖肽(万古霉素)	15~30 mg/kg,每5~7 天	负荷量1000,维持量25
多稀(两性霉素 B)	未知	1.5
复合药		
氨苄西林/舒巴坦	每12 h 2 g	负荷量1000,维持量100
亚胺培南/西司他丁	每12 h 1g	负荷量500,维持量200
奎奴普汀/达福普汀	25 mg/L,隔袋 1 次	

表 38.5　自动化腹膜透析患者间断应用抗生素的剂量

药物	腹腔内给药剂量
万古霉素	负荷剂量 30 mg/kg,长留腹 1 袋中;重复剂量 15 mg/kg,每3~5 天,长留腹 1 袋中
头孢唑林	每天 20 mg/kg 腹腔给药,长时日间留腹 1 袋中
妥布霉素	负荷剂量 1.5 mg/kg,长时留腹,然后 0.5 mg/kg 每天,长时留腹
氟康唑	200 mg 加入 1 袋透析液;每隔 24~48 h
头孢吡肟	每天 1 g,加入 1 袋透析液

对有残余肾功能的患者(定义为尿量大于 100 ml/d),可经肾脏清除药物,按经验药物剂量应增加 25%。

联合静脉给药,每次 500 mg,每日 2 次

并发症和预后

几个流行病学和实验室参数对于预测腹膜炎的预后是有帮助的。在一项研究中发现白人治疗失败率更高。腹透液引流时间延长、流出液中白细胞计数高于 100 个 /μl 和腹透时间延长都与不良预后有关。先前腹膜炎的次数、人血白蛋白、年龄、性别、糖尿病、先前肾移植或类固醇激素的应用与治疗成功率无相关性[78]。另一方面,一些研究认为女性、高龄、高水平的 CRP、不良的营养状态和肾小球滤过率低与不良的预后相关。这些危险因素也是心血管和腹膜炎死亡中的常见因素。这些因素可导致心血管事件的高发,最终成为腹膜炎患

者的主要死因[79,80]。

例行腹膜炎（routine peritonitis）

由革兰氏阳性球菌或革兰氏阴性杆菌引起的腹膜炎，80% 的病例通常在 96 h 内被治愈[81]。据报道，由真菌、肠球菌和金葡菌引起的腹膜炎死亡率分别为 27.5%、19.3%、15.2%[79]。非假单胞菌革兰氏阴性菌引起的腹膜感染率是相似的，但是与革兰氏阳性菌引起的腹膜炎相比，导管失功和死亡率是更高的[82]。

顽固性腹膜炎（难治性腹膜炎）

治疗 5 天之后，症状持续存在或透析液中白细胞一直很高就可以诊断为顽固性（难治性）腹膜炎。拔管可以保护腹膜以备将来继续进行腹膜透析。应该进行重复的透析液培养和腹部平片以排除持续感染的潜在来源。

金黄色葡萄球菌、表皮葡萄球菌、铜绿假单胞菌、结核分枝杆菌、快速生长的分枝杆菌、真菌都会引起难治性腹膜炎。宿主因素如年龄、糖尿病和腹透龄长使患者更易发生持续性感染[78,83]。延迟拔管使患者的发病率和死亡率大幅度增加；因此治疗的首要目标仍是实施最佳治疗和保护腹膜，而不是尝试着挽救导管[1]。

复发性的腹膜炎

在上一次腹膜炎治疗完成的 4 周内再次发生感染时，就可以诊断复发性腹膜炎。致病菌的未彻底清除是频发的原因，因此在导管被保留的病例中，经常能检出能产生生物膜的微生物（例如金黄色葡萄球菌、表皮葡萄球菌、铜绿假单胞菌）[84]。抗生素减量时，沿导管隧道形成脓肿或发生来源于腹腔其他地方的脓肿，可能会引起复发性腹膜炎。与原发性腹膜炎相比，复发感染对抗生素的反应性降低，拔管率更高了（78%）[85]。

一些研究表明，腹腔注射溶栓药物能够降低复发率[86,87]。一项近期的研究把只接受抗生素治疗的患者与同时接受抗生素和腹腔内注射尿激酶（60 000IU）的患者进行了比较。研究发现在治疗反应、复发率、拔管和死亡率方面两者没有显著差异。由此，作者认为尿激酶在治疗复发性腹腔感染方面没有作用[88]。

败血症和死亡

抗生素应用和拔管的延迟、营养不良、糖尿病和高龄都与不良的预后有关。死亡主要是由于心血管事件和其他并发症如尿毒症、肺炎或胃肠道出血/穿孔[89]。

脓肿形成

随着腹透相关腹膜炎的发展，可能形成脓肿。这种现象不是很常见，仅仅出现在 0.7% 的腹膜炎中[90]。临床症状包括发热、恶心、呕吐、腹痛和压痛、白细胞增多和腹透液浑浊。大部分病例联合应用 CT、超声和/或铟扫描能做出诊断。通过外科手术或在介入放射学的帮助下进行排脓通常是需要的，同时根据培养结果进行合适的抗生素治疗。

第三十八章　腹膜透析患者的感染　·813·

粘连和腹膜纤维化综合征

腹膜纤维化综合征包括一系列的改变,从粘连到包裹性腹膜硬化(EPS)(参考第十四章和第十五章)。EPS是一种很少见(发生率0.5%~7%)但很严重的病发病,死亡率高(60%~90%)[91,92]。大部分症状,例如腹痛和腹胀、呕吐或体重下降是由于部分或完全肠梗阻造成的,反复发作的肠梗阻和营养不良会导致更严重的疾病,最终需要紧急手术干预[93]。早期症状包括超滤的丧失和发展为"高转运状态",这是由腹膜通透性的增加造成的[94]。

EPS发展的危险因素包括腹透的持续时间、腹膜炎发生频率、应用的透析液类型[95]。没有证据表明确定符合腹膜纤维化的早期改变和及时干预可以改变预后。然而,EPS相关的高死亡率已经提高了人们对早期诊断的兴趣,希望早期诊断有益于提高生存率。对于高危患者(腹透龄大于5年),推荐进行能够探测纤维化、厚度或钙化的CT扫描和规律性的腹膜平衡试验[93]。在一些中心,一旦EPS被怀疑就提倡立即中断腹膜透析和开始三氧苯胺治疗[96,97]。

三氧苯胺的应用可能中断腹膜炎感染过程中引发的炎症反应,包括IL-1和INF-γ在内的细胞因子,以及TGF-β1的持续表达促进了纤维细胞的活性和接下来腹膜纤维化的发展[98]。三氧苯胺能够干扰TGF-β1,因此能够逆转早期疾病的进展[96]。

粘连的形成与EPS有相似的病理生理机制,然而,组织型纤溶酶原激活剂(tPA)和纤溶酶原激活剂抑制因子-1(PAI-1)的失衡可以破坏纤维化过程[99]。虽然提议应用高频的交换,以及肝素和抗生素,但尚未达成共识。

代谢后遗症和超滤/腹膜溶质清除的丧失

对腹膜炎造成的腹膜转运机制的急剧变化已有所了解(参考"抗生素的选择和剂量"部分)。对溶质通透性的增加和血清蛋白丢失的加快可能导致超滤的丧失和营养不良[100]。尽管这些改变可能会随着时间而逆转,但是频繁的腹膜炎可能会造成不可逆的腹膜损害和超滤衰竭,从而迫使开始血透[101]。

预防

考虑到腹透相关腹膜炎的潜在发病率,预防措施是很重要的。出口护理和合理的操作所有腹透设备能极大地降低腹膜炎的发生率[102]。

严格的遵守无菌技术,合适的手部卫生是任何预防措施的基础。当患者所用的水细菌计数很高时,ISPD指南鼓励应用乙醇为基础的洗手液。应提高患者对可能污染源的意识,当违背无菌操作时,推荐预防应用抗生素2天[1]。Verger等人证实,培训室的护士开始规律进行家庭随访后,腹透相关腹膜炎的发生率明显下降了。即使先前有家庭私人护士帮助的患者,在专业医护人员进行家庭随访后,腹膜炎的发生率也大幅度下降了[103]。

降低腹膜炎的第一个改良措施是可拆卸或可携带的腹透袋的进展。紧接着出现了"Y"形装置[104]。在双联系统开始之前,标准的"穿刺"系统要求患者常规排空腹腔,分离已经用过的腹透液。一袋新的透析液在被灌入腹腔之前通过"穿刺"连接。这种操作需要大量的设备,增加了接触污染及向腹膜输送的危险。"Y"形系统使得穿刺后在灌输到腹膜之前,少量的透析液能够被引流到收集袋中。这种技术上的改进明显降低了腹膜炎的发生率[105]。

不同的腹透方式对腹膜炎发生率的差异还不清楚。接受 CAPD 的患者与接受 CCPD 的患者相比,每年的腹透交换次数更多。每位患者在 1 年中违背无菌操作的可能性更大,似乎 CAPD 患者比 CCPD 患者发生腹膜炎的概率更高。

然而,大部分已发表的文章证实 CCPD 患者腹膜炎的发生率要稍高一些[106-110]。应用的方法在透析中心和时间上有很大的差异,这种差异限制了这些研究的直接比较。

侵入性的操作可能偶尔会引起腹膜炎,因此对于大部分的操作推荐预防性应用抗生素。在进行牙科操作前 2 h 推荐一次性口服阿莫西林 2 g[1]。在进行结肠镜检查或息肉切除术后,为了避免肠源性腹膜炎,推荐使用 1 g 氨苄西林和一次性胃肠外途径的氨基糖苷类抗生素。除此之外,在进行侵入性操作之前,腹腔应该排空所有液体[111]。

肠腔菌群穿透肠壁迁移到腹腔引起的腹膜炎已经被描述了,推荐有炎症性肠病的患者避免进行腹透[112]。其他容易引起细菌迁移的因素包括胃肠运动功能失调和便秘,对于承受糖尿病胃轻瘫或药物所致便秘的透析患者,这两种疾病状态更常见。这些因素增加了胃肠道出血或积粪性溃疡的危险性,因此为肠道菌群的移植提供了额外的机制[1]。

三、出口和隧道感染

腹透管被放置在一个瘘道内,它把无菌的腹腔内环境和外界有菌环境连接起来,因此,在其中任何一处发生感染都不足为奇。事实上,1/5 的腹膜炎与导管出口和隧道感染有关[113]。导管被放置后,外端部分很快被皮肤菌群所占领,许多的微生物能够产生生物膜以免受抗生素的作用,从而得到进一步的生长。

流行病学和易感因素

引起出口和隧道感染的致病因素与引起腹膜炎的因素相似。金黄色葡萄球菌、表皮葡萄球菌和铜绿假单胞菌是最常见的细菌。对导管周围皮肤进行干擦试或是出现血性浆液将会不可避免的产生皮肤菌群,因此用这种方法确定致病菌是困难的。然而,从脓性渗出液中分离单一病原体能够揭示最有可能的致病菌[115]。

在腹透早期和糖尿病女性患者中,出口感染和隧道感染更常见。与腹透相关腹膜炎不同,种族和年龄与出口和隧道感染增加的危险性无关[116]。

防御机制

人皮肤的免疫保护作用超出了本章的范围,有关内容在近期的综述中有详述[117]。

临床表现

有脓液,无论伴或不伴周围红斑均提示临床感染的存在。应谨慎对待单独出现的红斑。

对导管的创伤或过敏反应可能会引起皮肤的改变,但是不会出现感染[1]。

一项回顾性研究表明在不进行治疗的情况下,症状的缓解会发生于 48% 有渗液的出口、62% 有红斑和渗液的出口、79% 单独有红斑的出口[118]。因此用抗生素进行治疗的决定应该个体化,并综合考虑其他因素。已经发展了一项评分系统来帮助诊断,但是其还未在成人群体中得到验证(表 38.6)。

表 38.6　出口评分系统

	0 分	1 分	2 分
肿胀	无	仅在出口;小于 0.5 cm	大于 0.5 cm 和/或隧道
硬痂	无	小于 0.5 cm	大于 0.5 cm
红斑	无	小于 0.5 cm	大于 0.5 cm
疼痛	无	轻度	严重
渗液	无	血性的	脓性

出口处感染为 4 分或者更多。脓性流出液即使单独存在也足以说明有感染。评分少于 4 分可能不代表感染。

隧道感染很少单独发生,几乎总是伴随着创口感染。在体格检查中,经常会发现沿皮下隧道的红斑、水肿和疼痛。这些发现是感染进展的典型表现,因此,高度怀疑隧道感染时应立即应用超声检查技术及早进行诊断[119]。

管理和预后

感染的严重程度将会决定治疗过程和是否拔管。不是很严重的感染可以在培养结果出来之后再进行抗生素治疗或单独进行局部的抗生素治疗。严重的感染要求经验性抗生素治疗,必要的话再根据培养和药敏结果调整用药。对任何分泌物进行的革兰氏染色都有助于选择起始治疗方案,治疗方案必须包括具有抗金黄色葡萄球菌活性的药物。如最近有铜绿假单胞菌感染病史经验性用药中应有抗铜绿假单胞菌成分[1]。口服抗生素治疗与腹腔用药被证实有同样的效果[120]。推荐剂量见表 38.7。

表 38.7　出口和隧道感染时口服抗生素的使用

阿莫西林	250~500 mg 每天 2 次
头孢氨苄	500 mg 每天 2 次
环丙沙星	250~500 mg 每天 2 次
克拉霉素	250~500 mg 每天 2 次
双氯西林	250~500 mg 每天 2 次
氟康唑	200 mg 每天 1 次
氟氯西林	500 mg 每天 2 次
氟胞嘧啶	2 g 的负荷量,然后口服每天 1 g
异烟肼	300 mg 每天 1 次
利奈唑胺	600 mg 每天 2 次

甲硝唑	体重低于 50 kg 时 400 mg 每天 2 次;大于 50 kg 时 400~500 mg 每天 3 次;
氧氟沙星	第 1 天 400 mg,以后每天 200 mg
吡嗪酰胺	35 mg/kg 每天(每天 2 次或每天 1 次)
利福平	体重低于 50 kg,450 mg 每天 1 次;50 kg 以上,600 mg 每天 1 次
甲氧苄啶/磺胺甲噁唑	80/400 mg 每天 1 次

为了达到有效的治疗可能需要拔管[113]。一项研究报道,腹膜炎合并出口或隧道感染时,导管丢失率为 80%,而仅有出口感染的病例,拔管率只有 40%[116]。当酵母菌或其他的真菌性微生物被分离时,导管应该总是被拔除。

抗菌治疗应该至少持续 2 周,并根据患者的临床反应调整。如果延长治疗疗程仍无法控制,应在抗生素的应用下拔管并重新置管[1]。

并发症

如果管周感染未被控制可导致腹膜炎或脓肿形成。由此引起的并发症与先前讨论的并发症是相似的(参考"并发症和预后"部分)。

预防

手术前抗生素的应用

在放置导管时,应常规静脉应用抗生素以降低感染率。一代头孢菌素,例如头孢唑林,是腹透管放置前最常用的药物。然而,一项前瞻性的随机研究证实,在预防手术后腹膜炎方面,静脉给予单剂量的万古霉素(1 g)优于单剂量的头孢唑林(1 g)。第三组患者没有给予预防性用药,结果其手术后腹膜炎发生率明显高[121]。

当今耐甲氧西林金黄色葡萄球菌的流行为选择万古霉素代替头孢菌素提供了进一步的理由。对于每一个中心,抗生素的选择应该个体化。当进行经验性治疗时,应仔细考虑当地的耐药模式和万古霉素应用导致耐药危险增加等因素。

导管类型

前瞻性随机试验中并未发现特殊设计的导管与双袖套直管相比能够有效降低感染率[122-124]。因而除非有明确的研究证实其他导管有明显的优势,目前推荐应用 Tenckhoff 导管,因为其花费较低[125]。双袖套 Tenckhoff 导管应用广泛,其较单袖套 Tenckhoff 管更有优势。国家 CAPD 注册报道双袖套导管引起创口感染的概率要低,但是这种益处还未在其他的研究中被证实[122,126]。

手术置入

置入腹透管的典型位置在中线上、旁正中、侧腹部或胸骨柄区域。尽管一项研究证实导管放置在胸骨柄区能降低腹膜炎的发生率和改善生存率,但这种差异无统计学意义[127]。

一项对导管出口进行的系统性回顾未能证实哪种位置更优[105]。置管过程中避免创伤和血肿的形成也是非常重要的,因为创伤和血肿易引发感染。缝合能明显增加感染的风险,在导管置入后是禁止的[1]。

出口护理

置管之后,敷料应该应用无菌技术进行更换并保持干燥直至2周伤口完全愈合[1]。具有局部抗菌作用的聚维酮碘或氯己定,推荐在伤口完全愈合之后常规应用。局部抗菌药莫匹罗星可能会减少金葡菌性腹膜炎,可供选择[42]。手术后导管的制动在预防创伤和血肿形成方面也是必要的,创伤和血肿容易引发感染。

在腹透人群中,鼻腔携带金黄色葡萄球菌已经备受关注,因为它能增加创口感染、隧道感染、腹膜炎和导管失功的风险。腹透患者进行鼻腔携带菌筛查的频率还不清楚。明确的益处已经被莫匹罗星研究组所证实。在这项研究中,鼻腔携带金黄色葡萄球菌的患者被随机分为莫匹罗星治疗组和安慰剂组,以鼻腔涂抹药膏的形式给药,每天2次,每4周中连续5天给药。18个月之后,莫匹罗星治疗组鼻腔携带菌的状况出现有统计学意义的减少(10%比48%),出口感染发生率也较低(14%比44%)。由非金黄色葡萄球菌、隧道感染或腹膜炎引起的出口感染率无明显差异[128]。其他研究已经证实鼻腔持续携带金黄色葡萄球菌是葡萄球菌感染的重要决定因素[129]。出口处应用庆大霉素软膏也被提倡。庆大霉素与莫匹罗星在减少金黄色葡萄球菌感染方面同样有效,它能有效减少铜绿假单胞菌、非铜绿假单胞菌革兰氏阴性菌腹膜炎和出口感染[130]。这些发现使国际腹膜透析学会(ISPD)提出了预防出口感染的推荐(表38.8)。

表 38.8　预防创口感染的抗生素方案的选择

出口应用莫匹罗星	鼻腔应用莫匹罗星,每天2次,5~7天
所有患者每天清洁出口后都应用	被鉴定为鼻腔携带者,每月都要应用
仅在携带者中每天清洁出口后都应用	仅需在鼻腔培养阳性时才需应用
出口金黄色葡萄球菌培养阳性需应用	每天清洁出口后应用庆大霉素软膏

理论上,持续和维持性使用莫匹罗星可能会促进莫匹罗星耐药菌的发展,这似乎是不常见的,仅发生于2.7%的患者[131]。当耐药菌确实出现后,应用与莫匹罗星有重叠耐药性的药物,感染未被治疗,因此对临床的影响有待于进一步确定。

四、结论

腹膜炎和出口感染仍是腹透的主要并发症。抗生素耐药的增加促进了对预防措施的进一步研究。

提高对感染、并发症和治疗方案的认识对腹透患者的有效护理是必要的。

(林爱武　译)

参 考 文 献

1. Piraino B, Bailie GR, Bernardini J, et al. Peritoneal dialysis-related infections recommendations: 2005 update. *Perit Dial Int* 2005;25(2):107–131.

2. http://www.ispd.org/guidelines/Genesis.pdf 2007.

3. Fried L, Abidi S, Bernardini J, et al. Hospitalization in peritoneal dialysis patients. *Am J Kidney Dis* 1999;33(5):927–933.

4. Singh MM, Bhargava AN, Jain KP. Tuberculous peritonitis. An evaluation of pathogenetic mechanisms, diagnostic procedures and therapeutic measures. *N Engl J Med* 1969;281(20):1091–1094.

5. Szeto CC, Chow KM, Wong TY, et al. Influence of climate on the incidence of peritoneal dialysis-related peritonitis. *Perit Dial Int* 2003;23(6):580–586.

6. Sombolos K, Vas S, Rifkin O, et al. Propionibacteria isolates and asymptomatic infections of the peritoneal effluent in CAPD patients. *Nephrol Dial Transplant* 1986;1(3):175–178.

7. Goldstein CS, Bomalaski JS, Zurier RB, et al. Analysis of peritoneal macrophages in continuous ambulatory peritoneal dialysis patients. *Kidney Int* 1984;26(5):733–740.

8. Simberkoff MS, Moldover NH, Weiss G. Bactericidal and opsonic activity of cirrhotic ascites and nonascitic peritoneal fluid. *J Lab Clin Med* 1978;91(5):831–839.

9. Lewis S, Holmes C. Host defense mechanisms in the peritoneal cavity of continuous ambulatory peritoneal dialysis patients. Part 1. *Perit Dial Int* 1991;11(1):14–21.

10. Walport MJ. Complement. First of two parts. *N Engl J Med* 2001;344(14):1058–1066.

11. Walport MJ. Complement. Second of two parts. *N Engl J Med* 2001;344(15):1140–1144.

12. Mortier S, Lameire NH, De Vriese AS. The effects of peritoneal dialysis solutions on peritoneal host defense. *Perit Dial Int* 2004;24(2):123–138.

13. Cohen G, Haag-Weber M, Horl WH. Immune dysfunction in uremia. *Kidney Int Suppl* 1997;62:S79–S82.

14. Runyon BA. Low-protein-concentration ascitic fluid is predisposed to spontaneous bacterial peritonitis. *Gastroenterology* 1986;91(6):1343–1346.

15. Brulez HF, Verbrugh HA. First-line defense mechanisms in the peritoneal cavity during peritoneal dialysis. *Perit Dial Int* 1995;15(Suppl 7):S24–S33, discussion S-4.

16. Duwe AK, Vas SI, Weatherhead JW. Effects of the composition of peritoneal dialysis fluid on chemiluminescence, phagocytosis, and bactericidal activity *in vitro. Infect Immun* 1981;33(1):130–135.

17. Dobos GJ, Bohler J, Zhou XJ, et al. Persistent inhibition of neutrophil function by glucose based dialysis solutions. *Asaio J* 1994;40(3):M435–M439.

18. Liberek T, Topley N, Jorres A, et al. Peritoneal dialysis fluid inhibition of phagocyte function: effects of osmolality and glucose concentration. *J Am Soc Nephrol* 1993;3(8):1508–1515.

19. Brulez HF, ter Wee PM, Snijders SV, et al. Mononuclear leucocyte function tests in the assessment of the biocompatibility of peritoneal dialysis fluids. *J Clin Pathol* 1999;52(12):901–909.

20. Voinescu CG, Khanna R. Peritonitis in peritoneal dialysis. *Int J Artif Organs* 2002;25(4):249–260.

21. Tranaeus A, Heimburger O, Lindholm B. Peritonitis in continuous ambulatory peritoneal dialysis (CAPD): diagnostic findings, therapeutic outcome and complications. *Perit Dial Int* 1989;9(3):179–190.

22. Korzets Z, Korzets A, Golan E, et al. CAPD peritonitis—initial presentation as an acute abdomen with a clear peritoneal effluent. *Clin Nephrol* 1992;37(3):155–157.

23. Del Peso G, Bajo MA, Costero O, et al. Risk factors for abdominal wall complications in peritoneal dialysis patients. *Perit Dial Int* 2003;23(3):249–254.

24. Teitelbaum I. Cloudy peritoneal dialysate: it's not always infection. *Contrib Nephrol* 2006;150:187–194.

25. Struijk DG, Krediet RT, Boeschoten EW, et al. Antifungal treatment of Candida peritonitis in continuous ambulatory peritoneal dialysis patients. *Am J Kidney Dis* 1987;9(1):66–70.

26. Wang AY, Li PK, Lai KN. Comparison of intraperitoneal administration of two preparations of vancomycin in causing chemical peritonitis. *Perit Dial Int* 1996;16(2):172–174.

27. Wieslander AP, Nordin MK, Martinson E, et al. Heat sterilized PD-fluids impair growth and inflammatory responses of cultured cell lines and human leukocytes. *Clin Nephrol* 1993;39(6):343–348.

28. Tuncer M, Sarikaya M, Sezer T, et al. Chemical peritonitis associated with high dialysate acetaldehyde concentrations. *Nephrol Dial Transplant* 2000;15(12):2037–2040.

29. Goffin E, Cosyns JP, Pirson F, et al. Icodextrin-associated peritonitis: what conclusions thus far? *Nephrol Dial Transplant* 2003;18(12):2482–2485.

30. Chan MK, Chow L, Lam SS, et al. Peritoneal eosinophilia in patients on continuous ambulatory peritoneal dialysis: a prospective study. *Am J Kidney Dis* 1988;11(2):180–183.

31. Fontan MP, Rodriguez-Carmona A, Galed I, et al. Incidence and significance of peritoneal eosinophilia during peritoneal dialysis-related peritonitis. *Perit Dial Int* 2003;23(5):460–464.

32. Chandran PK, Humayun HM, Daugirdas JT, et al. Blood eosinophilia in patients undergoing maintenance peritoneal dialysis. *Arch Intern Med* 1985;145(1):114–116.

33. Jo YI, Song JO, Park JH, et al. Idiopathic eosinophilic peritonitis in continuous ambulatory peritoneal dialysis: experience with percutaneous catheter placement. *Nephrology (Carlton, Victoria)* 2007;12(5):437–440.

34. Tzamaloukas AH, Obermiller LE, Gibel LJ, et al. Peritonitis associated with intra-abdominal pathology in continuous ambulatory peritoneal dialysis patients. *Perit Dial Int* 1993;13(Suppl 2):S335–S337.

35. Chang JJ, Yeun JY, Hasbargen JA. Pneumoperitoneum in peritoneal dialysis patients. *Am J Kidney Dis* 1995;25(2):297–301.

36. Sewell DL, Golper TA, Hulman PB, et al. Comparison of large volume culture to other methods for isolation of microorganisms from dialysate. *Perit Dial Int* 1990;10(1):49–52.

37. Klevens RM, Morrison MA, Nadle J, et al. Invasive methicillin-resistant *Staphylococcus aureus* infections in the United States. *JAMA* 2007;298(15):1763–1771.

38. CDC. Staphylococcus aureus resistant to vancomycin—United States. *MMWR Morb Mortal Wkly Rep* 2002;51:565–567.

39. Hageman JC, Carey RC, Tenover FC, Mcdonald LC. *Investigation and control of vancomycin-intermediate and -resistant Staphylococcus aureus: a guide for Health Departments and Infection Control Personnel.* Atlanta, 2006.

40. Munoz de Bustillo E, Aguilera A, Jimenez C, et al. Streptococcal versus Staphylococcus epidermidis peritonitis in CAPD. A comparative study. *Perit Dial Int* 1997;17(4):392–395.

41. National Nosocomial Infections Surveillance (NNIS) System Report, data summary from January 1992 through June 2004, issued October 2004. *Am J Infect Control* 2004;32(8):470–485.

42. Piraino B, Bernardini J, Florio T, et al. *Staphylococcus aureus* prophylaxis and trends in gram-negative infections in peritoneal dialysis patients. *Perit Dial Int* 2003;23(5):456–459.

43. Millikin SP, Matzke GR, Keane WF. Antimicrobial treatment of peritonitis associated with continuous ambulatory peritoneal dialysis. *Perit Dial Int* 1991;11(3):252–260.

44. Bunke M, Brier ME, Golper TA. Pseudomonas peritonitis in peritoneal dialysis patients: the Network #9 Peritonitis Study. *Am J Kidney Dis* 1995;25(5):769–774.

45. Wood CJ, Fleming V, Turnidge J, et al. Campylobacter peritonitis in continuous ambulatory peritoneal dialysis: report of eight cases and a review of the literature. *Am J Kidney Dis* 1992;19(3):257–263.

46. Holley JL, Bernardini J, Piraino B. Polymicrobial peritonitis in patients

on continuous peritoneal dialysis. *Am J Kidney Dis* 1992;19(2): 162–166.

47. Prasad N, Gupta A, Sharma RK, et al. Outcome of gram-positive and gram-negative peritonitis in patients on continuous ambulatory peritoneal dialysis: a single-center experience. *Perit Dial Int* 2003;23(Suppl 2):S144–S147.

48. Troidle L, Gorban-Brennan N, Kliger A, et al. Differing outcomes of gram-positive and gram-negative peritonitis. *Am J Kidney Dis* 1998;32(4):623–628.

49. Wong SS, Ho PL, Yuen KY. Evolution of antibiotic resistance mechanisms and their relevance to dialysis-related infections. *Perit Dial Int* 2007;27(Suppl 2):S272–S280.

50. Kim DK, Yoo TH, Ryu DR, et al. Changes in causative organisms and their antimicrobial susceptibilities in CAPD peritonitis: a single center's experience over one decade. *Perit Dial Int* 2004;24(5):424–432.

51. Kim GC, Korbet SM. Polymicrobial peritonitis in continuous ambulatory peritoneal dialysis patients. *Am J Kidney Dis* 2000;36(5): 1000–1008.

52. Zelenitsky S, Barns L, Findlay I, et al. Analysis of microbiological trends in peritoneal dialysis-related peritonitis from 1991 to 1998. *Am J Kidney Dis* 2000;36(5):1009–1013.

53. Kao AS, Brandt ME, Pruitt WR, et al. The epidemiology of candidemia in two United States cities: results of a population-based active surveillance. *Clin Infect Dis* 1999;29(5):1164–1170.

54. Almoujahed MO, Riederer K, Baran J Jr. Fungal peritonitis at a tertiary care community teaching hospital: epidemiology, treatments, and outcome over a 3 year timespan. *Mycoses* 2004;47(5-6):200–202.

55. Pfaller MA, Pappas PG, Wingard JR. Invasive fungal pathogens: current epidemiological trends. *Clin Infect Dis* 2006;43(S1):S3–S14.

56. Prasad N, Gupta A. Fungal peritonitis in peritoneal dialysis patients. *Perit Dial Int* 2005;25(3):207–222.

57. Wang AY, Yu AW, Li PK, et al. Factors predicting outcome of fungal peritonitis in peritoneal dialysis: analysis of a 9-year experience of fungal peritonitis in a single center. *Am J Kidney Dis* 2000;36(6):1183–1192.

58. Lui SL, Tang S, Li FK, et al. Tuberculosis infection in Chinese patients undergoing continuous ambulatory peritoneal dialysis. *Am J Kidney Dis* 2001;38(5):1055–1060.

59. Marshall JB. Tuberculosis of the gastrointestinal tract and peritoneum. *Am J Gastroenterol* 1993;88(7):989–999.

60. Passalent L, Khan K, Richardson R, et al. Detecting latent tuberculosis infection in hemodialysis patients: a head-to-head comparison of the T-SPOT.TB test, tuberculin skin test, and an expert physician panel. *Clin J Am Soc Nephrol* 2007;2(1):68–73.

61. Yakulis R, Babinchak TJ. Herpes simplex peritonitis: case report. *Clin Infect Dis* 1999;28(6):1212–1215.

62. Lewis SL. Recurrent peritonitis: evidence for possible viral etiology. *Am J Kidney Dis* 1991;17(3):343–345.

63. Struijk DG, van Ketel RJ, Krediet RT, et al. Viral peritonitis in a continuous ambulatory peritoneal dialysis patient. *Nephron* 1986;44(4):384.

64. Pomeranz A, Korzets Z, Smetana O, et al. Presence of an anti-viral factor in peritoneal dialysis effluent. *Kidney Int* 1989;36(2): 280–285.

65. Bunke M, Brier ME, Golper TA. Culture-negative CAPD peritonitis: the Network 9 Study. *Adv Perit Dial* 1994;10:174–178.

66. Warady BA, Schaefer F, Holloway M, et al. Consensus guidelines for the treatment of peritonitis in pediatric patients receiving peritoneal dialysis. *Perit Dial Int* 2000;20(6):610–624.

67. Tebben JA, Rigsby MO, Selwyn PA, et al. Outcome of HIV infected patients on continuous ambulatory peritoneal dialysis. *Kidney Int* 1993;44(1):191–198.

68. Dressler R, Peters AT, Lynn RI. Pseudomonal and candidal peritonitis as a complication of continuous ambulatory peritoneal dialysis in human immunodeficiency virus-infected patients. *Am J Med* 1989;86(6 Pt 2):787–790.

69. Elsey RM, Carson RW, DuBose TD Jr. Pasteurella multocida peritonitis in an HIV-positive patient on continuous cycling peritoneal dialysis. *Am J Nephrol* 1991;11(1):61–63.

70. Parsonnet J. Trichosporon beigelii peritonitis. *South Med J* 1989;82(8): 1062–1063.

71. Perazella M, Eisen T, Brown E. Peritonitis associated with disseminated Mycobacterium avium complex in an acquired immunodeficiency syndrome patient on chronic ambulatory peritoneal dialysis. *Am J Kidney Dis* 1993;21(3):319–321.

72. Varela MP, Lew SQ, Smith AM, et al. Outcome of an opportunistic infection after polymicrobial peritonitis in an HIV-infected patient treated with peritoneal dialysis. *Am J Nephrol* 1999;19(6):682–685.

73. Kobayashi K, Nakamoto H, Okada S, et al. Efficacy and safety of meropenem plus tobramycin followed by meropenem plus vancomycin for treating peritonitis in patients on continuous ambulatory peritoneal dialysis. *Adv Perit Dial* 2006;22:65–68.

74. Moellering RC, Eliopoulos GM, Sentochnik DE Jr. The carbapenems: new broad spectrum beta-lactam antibiotics. *J Antimicrob Chemother* 1989;24(Suppl A):1–7.

75. Wiggins KJ, Johnson DW, Craig JC, et al. Treatment of peritoneal dialysis-associated peritonitis: a systematic review of randomized controlled trials. *Am J Kidney Dis* 2007;50(6):967–988.

76. Vlaanderen K, Bos HJ, de Fijter CW, et al. Short dwell times reduce the local defence mechanism of chronic peritoneal dialysis patients. *Nephron* 1991;57(1):29–35.

77. Stablein DM, Nolph KD, Lindblad AS. Timing and characteristics of multiple peritonitis episodes: a report of the National CAPD Registry. *Am J Kidney Dis* 1989;14(1):44–49.

78. Krishnan M, Thodis E, Ikonomopoulos D, et al. Predictors of outcome following bacterial peritonitis in peritoneal dialysis. *Perit Dial Int* 2002;22(5):573–581.

79. Perez Fontan M, Rodriguez-Carmona A, Garcia-Naveiro R, et al. Peritonitis-related mortality in patients undergoing chronic peritoneal dialysis. *Perit Dial Int* 2005;25(3):274–284.

80. Wang AY, Wang M, Woo J, et al. Inflammation, residual kidney function, and cardiac hypertrophy are interrelated and combine adversely to enhance mortality and cardiovascular death risk of peritoneal dialysis patients. *J Am Soc Nephrol* 2004;15(8):2186–2194.

81. Fox L, Tzamaloukas AH, Murata GH. Metabolic differences between persistent and routine peritonitis in CAPD. *Adv Perit Dial* 1992;8:346–350.

82. Bunke CM, Brier ME, Golper TA. Outcomes of single organism peritonitis in peritoneal dialysis: gram negatives versus gram positives in the Network 9 Peritonitis Study. *Kidney Int* 1997;52(2):524–529.

83. Murata GH, Fox L, Tzamaloukas AH. Predicting the course of peritonitis in patients receiving continuous ambulatory peritoneal dialysis. *Arch Intern Med* 1993;153(20):2317–2321.

84. Nakamoto H, Hashikita Y, Itabashi A, et al. Changes in the organisms of resistant peritonitis in patients on continuous ambulatory peritoneal dialysis. *Adv Perit Dial* 2004;20:52–57.

85. al-Wali W, Baillod R, Brumfitt W, et al. Differing prognostic significance of reinfection and relapse in CAPD peritonitis. *Nephrol Dial Transplant* 1992;7(2):133–136.

86. Murphy G, Tzamaloukas AH, Eisenberg B, et al. Intraperitoneal thrombolytic agents in relapsing or persistent peritonitis of patients on continuous ambulatory peritoneal dialysis. *Int J Artif Organs* 1991;14(2):87–91.

87. Williams AJ, Boletis I, Johnson BF, et al. Tenckhoff catheter replacement or intraperitoneal urokinase: a randomised trial in the management of recurrent continuous ambulatory peritoneal dialysis (CAPD) peritonitis. *Perit Dial Int* 1989;9(1):65–67.

88. Tong MK, Leung KT, Siu YP, et al. Use of intraperitoneal urokinase for resistant bacterial peritonitis in continuous ambulatory peritoneal dialysis. *J Nephrol* 2005;18(2):204–208.

89. Tzamaloukas AH, Murata GH, Fox L. Peritoneal catheter loss and death in continuous ambulatory peritoneal dialysis peritonitis: correlation with clinical and biochemical parameters. *Perit Dial Int* 1993;13(Suppl 2):S338–S340.

90. Boroujerdi-Rad H, Juergensen P, Mansourian V, et al. Abdominal abscesses complicating peritonitis in continuous ambulatory peritoneal dialysis patients. *Am J Kidney Dis* 1994;23(5):717–721.

91. Kawaguchi Y, Kawanishi H, Mujais S, et al. Encapsulating peritoneal sclerosis: definition, etiology, diagnosis, and treatment. International Society for Peritoneal Dialysis Ad Hoc Committee on Ultrafiltration Management in Peritoneal Dialysis. *Perit Dial Int* 2000; 20(Suppl 4):S43–S55.

92. Rigby RJ, Hawley CM. Sclerosing peritonitis: the experience in Australia. *Nephrol Dial Transplant* 1998;13(1):154–159.

93. Summers AM, Clancy MJ, Syed F, et al. Single-center experience of encapsulating peritoneal sclerosis in patients on peritoneal dialysis for end-stage renal failure. *Kidney Int* 2005;68(5):2381–2388.

94. Pollock CA. Diagnosis and management of encapsulating peritoneal sclerosis. *Perit Dial Int* 2001;21(Suppl 3):S61–S66.

95. Nomoto Y, Kawaguchi Y, Kubo H, et al. Sclerosing encapsulating peritonitis in patients undergoing continuous ambulatory peritoneal dialysis: a report of the Japanese Sclerosing Encapsulating Peritonitis Study Group. *Am J Kidney Dis* 1996;28(3):420–427.

96. Eltoum MA, Wright S, Atchley J, et al. Four consecutive cases of peritoneal dialysis-related encapsulating peritoneal sclerosis treated successfully with tamoxifen. *Perit Dial Int* 2006;26(2):203–206.

97. Allaria PM, Giangrande A, Gandini E, et al. Continuous ambulatory peritoneal dialysis and sclerosing encapsulating peritonitis: tamoxifen as a new therapeutic agent? *J Nephrol* 1999;12(6):395–397.

98. Mlambo NC, Hylander B, Brauner A. Increased levels of transforming growth factor beta 1 and basic fibroblast growth factor in patients on CAPD: a study during non-infected steady state and peritonitis. *Inflammation* 1999;23(2):131–139.

99. Selgas R, Cuesta MV, Rinon C, et al. Tissue plasminogen activator (t-PA) and plasminogen activator inhibitor-I (PAI-I) levels in plasma and peritoneal effluent in patients on CAPD. *Adv Perit Dial* 1992;8:160–165.

100. Goel S, Kathuria P, Moore HL, et al. The effect of peritonitis on the peritoneal membrane transport properties in patients on CAPD. *Adv Perit Dial* 1996;12:181–184.

101. Smit W, Parikova A, Struijk DG, et al. The difference in causes of early and late ultrafiltration failure in peritoneal dialysis. *Perit Dial Int* 2005;25(Suppl 3):S41–S45.

102. Hall G, Bogan A, Dreis S, et al. New directions in peritoneal dialysis patient training. *Nephrol Nurs J* 2004;31(2):149–154, 59–63.

103. Verger C, Duman M, Durand PY, et al. Influence of autonomy and type of home assistance on the prevention of peritonitis in assisted automated peritoneal dialysis patients. An analysis of data from the French Language Peritoneal Dialysis Registry. *Nephrol Dial Transplant* 2007;22(4):1218–1223.

104. Buoncristiani U. The Y set with disinfectant is here to stay. *Perit Dial Int* 1989;9(3):149–150.

105. Strippoli GF, Tong A, Johnson D, et al. Catheter-related interventions to prevent peritonitis in peritoneal dialysis: a systematic review of randomized, controlled trials. *J Am Soc Nephrol* 2004;15(10):2735–2746.

106. Kavanagh D, Prescott GJ, Mactier RA. Peritoneal dialysis-associated peritonitis in Scotland (1999–2002). *Nephrol Dial Transplant* 2004;19(10):2584–2591.

107. Korbet SM, Vonesh EF, Firanek CA. Peritonitis in an urban peritoneal dialysis program: an analysis of infecting pathogens. *Am J Kidney Dis* 1995;26(1):47–53.

108. Locatelli AJ, Marcos GM, Gomez MG, et al. Comparing peritonitis in continuous ambulatory peritoneal dialysis patients versus automated peritoneal dialysis patients. *Adv Perit Dial* 1999;15:193–196.

109. Huang JW, Hung KY, Yen CJ, et al. Comparison of infectious complications in peritoneal dialysis patients using either a twin-bag system or automated peritoneal dialysis. *Nephrol Dial Transplant* 2001;16(3):604–607.

110. Oo TN, Roberts TL, Collins AJ. A comparison of peritonitis rates from the United States Renal Data System database: CAPD versus continuous cycling peritoneal dialysis patients. *Am J Kidney Dis* 2005;45(2):372–380.

111. Troidle L, Kliger AS, Goldie SJ, et al. Continuous peritoneal dialysis-associated peritonitis of nosocomial origin. *Perit Dial Int* 1996;16(5):505–510.

112. Singharetnam W, Holley JL. Acute treatment of constipation

113. Thodis E, Passadakis P, Ossareh S, et al. Peritoneal catheter exit-site infections: predisposing factors, prevention and treatment. *Int J Artif Organs* 2003;26(8):698–714.

114. Scalamogna A, Castelnovo C, De Vecchi A, et al. Exit-site and tunnel infections in continuous ambulatory peritoneal dialysis patients. *Am J Kidney Dis* 1991;18(6):674–677.

115. Piraino B. Management of catheter-related infections. *Am J Kidney Dis* 1996;27(5):754–758.

116. Holley JL, Bernardini J, Piraino B. Risk factors for tunnel infections in continuous peritoneal dialysis. *Am J Kidney Dis* 1991;18(3):344–348.

117. Meyer T, Stockfleth E, Christophers E. Immune response profiles in human skin. *Br J Dermatol* 2007;157(Suppl 2):1–7.

118. Gonthier D, Bernardini J, Holley JL, et al. Erythema: does it indicate infection in a peritoneal catheter exit site? *Adv Perit Dial* 1992;8:230–233.

119. Plum J, Sudkamp S, Grabensee B. Results of ultrasound-assisted diagnosis of tunnel infections in continuous ambulatory peritoneal dialysis. *Am J Kidney Dis* 1994;23(1):99–104.

120. Flanigan MJ, Hochstetler LA, Langholdt D, et al. Continuous ambulatory peritoneal dialysis catheter infections: diagnosis and management. *Perit Dial Int* 1994;14(3):248–254.

121. Gadallah MF, Ramdeen G, Mignone J, et al. Role of preoperative antibiotic prophylaxis in preventing postoperative peritonitis in newly placed peritoneal dialysis catheters. *Am J Kidney Dis* 2000;36(5):1014–1019.

122. Lindblad AS, Hamilton RW, Nolph KD, et al. A retrospective analysis of catheter configuration and cuff type: a National CAPD Registry report. *Perit Dial Int* 1988;8:129–133.

123. Lye WC, Kour NW, van der Straaten JC, et al. A prospective randomized comparison of the Swan neck, coiled, and straight Tenckhoff catheters in patients on CAPD. *Perit Dial Int* 1996;16(Suppl 1):S333–S335.

124. Park MS, Yim AS, Chung SH, et al. Effect of prolonged subcutaneous implantation of peritoneal catheter on peritonitis rate during CAPD: a prospective randomized study. *Blood Purif* 1998;16(3):171–178.

125. Piraino B. Which catheter is the best buy? *Perit Dial Int* 1995;15(8):303–304.

126. Eklund B, Honkanen E, Kyllonen L, et al. Peritoneal dialysis access: prospective randomized comparison of single-cuff and double-cuff straight Tenckhoff catheters. *Nephrol Dial Transplant* 1997;12(12):2664–2666.

127. Twardowski ZJ, Prowant BF, Nichols WK, et al. Six-year experience with Swan neck presternal peritoneal dialysis catheter. *Perit Dial Int* 1998;18(6):598–602.

128. Mupirocin Study Group. Nasal mupirocin prevents Staphylococcus aureus exit-site infection during peritoneal dialysis. *J Am Soc Nephrol* 1996;7(11):2403–2408.

129. Nouwen JL, Fieren MW, Snijders S, et al. Persistent (not intermittent) nasal carriage of Staphylococcus aureus is the determinant of CPD-related infections. *Kidney Int* 2005;67(3):1084–1092.

130. Bernardini J, Bender F, Florio T, et al. Randomized, double-blind trial of antibiotic exit site cream for prevention of exit site infection in peritoneal dialysis patients. *J Am Soc Nephrol* 2005;16(2):539–545.

131. Lobbedez T, Gardam M, Dedier H, et al. Routine use of mupirocin at the peritoneal catheter exit site and mupirocin resistance: still low after 7 years. *Nephrol Dial Transplant* 2004;19(12):3140–3143.

132. Schaefer F, Klaus G, Muller-Wiefel DE, et al. Intermittent versus continuous intraperitoneal glycopeptide/ceftazidime treatment in children with peritoneal dialysis-associated peritonitis. The Mid-European Pediatric Peritoneal Dialysis Study Group (MEPPS). *J Am Soc Nephrol* 1999;10(1):136–145.

may lead to transmural migration of bacteria resulting in gram-negative, polymicrobial, or fungal peritonitis. *Perit Dial Int* 1996;16(4):423–425.

第三十九章 透析患者的肾脏移植准备

Matthew R. Weir, Charles B. Cangro, David K. Klassen

一、选择合适的移植类型

根据受体和供体间的关系,肾移植可以分为几种不同的类型,包括尸体肾移植、活体亲属间肾移植、活体非亲属间肾移植。而依据受体和供体之间血缘关系的亲密程度,活体亲属间肾移植可以进一步区分。常见的供受体间的关系为同胞或二代间,同胞间人类白细胞抗原(human leukocyte antigen,HLA)匹配程度可以从完全匹配至完全不匹配,而父母与子女间可能出现单体或三处 HLA 匹配。虽然数量没什么变化,尸体肾移植仍为过去 10 年中最常见的肾移植类型,而活体肾移植数量在稳步增加。相比 10 年前的 3600 例,2005 年活体肾移植术超过了 6500 例,而与此相比,同年尸体肾移植超过了 9900 例。对于透析患者来说,移植类型的选择对患者生存率、异体器官存活率及等待移植的时间长短有重要影响。目前,肾移植对于终末期肾脏病(ESRD)患者来说是一种可供选择的治疗方式。相比持续透析治疗,一次成功的肾移植降低了患者的死亡风险,提高了生活质量。多项针对移植与尚未接受移植术在等候名单中的患者的研究结果证明肾脏移植有较高的患者生存率。并且,这种生存率的优势在包括老年人的所有年龄患者组中存在,在非裔美国人及糖尿病患者中也存在。初次移植失败后重复肾移植亦可能带来生存率的获益。

肾移植的成功使得等候尸体肾移植的患者数量持续上升。目前有超过 77 000 例患者正等候尸体肾移植[1]。然而,尸体供肾数量并未和等待移植患者数量同步增长。在过去 10 年中,尸体供肾量仅有少量增加。2001 年尸体供肾为 6080 例,而 2006 年供肾量仅上升至 8024 例,部分原因在于对捐赠者要求的提高[1]。由于等待移植的患者数量持续增长,而尸体供肾量相对固定,因而患者等待尸体肾移植的时间相对延长。目前,每年有约 7% 等待肾移植的患者死亡[1]。研究表明,合适的患者接受优先肾移植(即透析前接受移植)或者等候移植时间不超过 1 年的患者肾移植术后生存率明显升高[7~9]。亦有证据支持儿童患者中等候肾移植时间越短,生存率越高。1990 年进入肾移植等候名单中的患者平均等候时间略超过 1 年,而 2002 年进入等候名单的患者平均等候时间超过了 3 年[1]。

由于尸体肾移植与活体肾移植预后之间的差异,能够自主选择这两种肾移植的透析患者将进一步影响两者器官存活率和患者生存率之间的差异。在过去 10 年中,尸体肾移植后异体器官的 1 年存活率逐渐升高至现在的 92%。这与活体肾移植术后 95% 的异体器官 1 年存活率相差不大[1]。进一步比较异体器官的长期存活率,尸体肾移植与活体肾移植之间的差异才真正体现。随着时间的推移,尸体肾移植的异体器官存活率逐渐下降。移植后 5 年,尸体肾移植的器官存活率在 69%,而活体肾移植的器官存活率保持在 80%[1]。来自无

表 39.1　异体肾脏 5 年存活率与人类白细胞抗原(HLA)不匹配程度间的相关性

不匹配程度	尸体肾存活率(%)	活体肾存活率(%)
0	72	87
1	69	79
3	65	76
6	59	71

血缘关系捐赠者(如配偶)的活体肾移植和有血缘关系捐赠者的活体肾移植之间预后无显著差异,1 年后器官存活率均为 95%[1]。HLA的匹配程度对尸体肾移植和活体肾移植的器官存活率都有显著的影响,尤其是长期存活率(表 39.1)。HLA 全匹配的尸体肾脏 5 年存活率为 75%,而 6 个抗原不匹配的尸体肾脏 5 年存活率为 66%[1]。相比之下,2 个单体匹配或全匹配的活体肾移植 5 年器官存活率为 88%[1]。除了在器官存活率上的优势,活体肾移植在患者生存率上亦有较大优势。20 世纪 90 年代,接受尸体肾移植的患者 10 年生存率为 65%,而活体肾移植患者 10 年生存率可达 78%[1]。

由于对肾移植的需求及等候时间的不断增加,尸体肾脏可能由不达标准的捐赠者提供。这些"不达标准"的肾脏捐赠者可能年龄超过 60 岁、有高血压病史、死于脑卒中或肾功能稍下降。研究表明,相对正在等候肾移植的患者,接受这些"不达标准"的肾脏移植患者生存率亦有提高。然而,不达标准比达到标准的肾脏移植术后器官存活时间缩短。移植政策与器官分配管理的联邦合约机构,即器官共享联合网(unite network for organ sharing, UNOS)已经列出了第二批等候名单,以便将这些"不达标准"的肾脏分配给愿意接受的患者。活体肾移植预后良好的研究报道见于等候名单上大批患者需求增加。新的外科手术技术如腹腔镜下,捐赠者取肾术数量在准备移植的患者中有增长。较之传统的开腹取肾术,腹腔镜下取肾术并发症少且捐赠者能更快恢复日常活动。研究表明,这种手术方式的开展使得器官捐赠率有所增长[10]。而传统开腹取肾术与腹腔镜下取肾术比较,在受者预后上已证明无异一样[11]。

即便与全匹配尸体肾移植比较,任何级别的活体肾移植患者生存率和器官存活率均更高,而这也许是活体肾移植对透析患者益处的最好解释。不仅如此,接受活体肾移植的患者可以择期手术,因而能避免过长的等候移植时间。对于有移植意愿且有捐赠者愿意提供活体器官的透析患者,应鼓励他们利用好这样的机会。

目前,胰-肾联合移植在患有 1 型糖尿病的终末期肾脏病患者中已广泛应用。既往接受过尸体或活体肾移植的透析患者亦是接受胰腺移植的潜在患者群。胰-肾联合移植的主要优点在于提高患者生活质量、免除胰岛素治疗、避免其他继发性的并发症及纠正空腹血糖又减少低血糖的发生[12-14]。一些针对胰腺移植的糖尿病患者继发性并发症的研究数据很难解释,原因在于大多数患者罹患糖尿病已将近 20 年。成功的胰腺移植可以使血清胰岛素反应正常及糖化血红蛋白浓度正常。与血糖及调节有关的低血糖反应在胰腺移植后得到了改善。低血糖症状的识别得以恢复且低血糖发作的危险得以避免。研究表明,糖尿病神经病变更为稳定,在一些病例中糖尿病自主神经和周围神经病变得到改善[15]。迄今为止,没有证据支持胰腺移植可以中止严重的糖尿病视网膜病变进展。胰腺移植可以避免移植肾再发糖尿病肾病,且患者本身的糖尿病肾病亦可以得到改善[16]。不仅如此,有数据表明糖尿病肾病患者中,胰-肾联合移植者较单一肾脏移植者生存率更高。虽然胰-肾联合移植的糖尿病肾病患者预后可能得到显著的提高,但这种移植方式较单一肾脏移植的并发症发生率更高。外科手术并发症发生率明显升高,如伤口愈合问题、腹腔内感染、反复发作的尿路感染及原发性异体胰腺移植技术失败。不仅如此,成功的胰-肾联合移植需要更积极的抗排异和免疫抑制方案,这将导致治疗期间感染发生的风险增加[17,18]。因此,是否行胰-肾联合移植,患者最好与肾脏科医生一起咨询有胰腺移植经验的移植中心后再做决定。

二、终末期肾脏病患者的医学评估

器官移植可延长 ESRD 患者的生命[5],部分原因可能是移植大多在更为健康的患者中开展,也与其他因素如粥样硬化性心血管疾病的进展有关[5]。然而接受移植的患者围手术期死亡风险较透析患者高。仅在移植术后 3~4 个月,维持性透析患者和接受肾移植患者的死亡风险相近。正因为如此,在移植术前应该对患者进行彻底的医学评估,确保患者在医学和营养各方面指标均平稳,能接受这样的择期外科手术,能耐受术后用药和各种治疗措施(表 39.2)。

表 39.2　移植禁忌证
活动性感染
近期或目前患恶性肿瘤
严重的未能治愈的非肾脏疾病
主动药物滥用
严重精神疾病

移植术后首要死亡原因为心血管疾病[19,20]。因此,对处于发病初期或持续存在心血管疾病的患者制定治疗方案十分重要。不仅如此,是否存在肺部疾病、肿瘤、已经存在的病毒感染及是否存在再发肾脏疾病的风险均是术前患者风险分级的重要评估因素,在移植术前可能需要对患者进行针对性的治疗,这些因素亦可能影响捐赠器官的选择乃至免疫抑制剂方案的选择。

心血管疾病

心血管疾病是导致肾移植后患者死亡或移植器官失功的首要原因[19,20]。移植后 30 天内发生的移植肾带功能的患者死亡,几近一半是死于心血管疾病,其中首要的死因是心肌梗死[20]。移植前的风险评级对避免术后死亡及降低长期并发症的发生率和死亡率十分重要[21,22]。是否存在心血管疾病及其严重程度对评估患者是否应接受择期肾移植可能十分关键。

虽然非移植患者中择期手术前心血管风险评估已有很多相关文献[23],但是针对移植患者的相关文献很少,即便该患者群体中心血管疾病的危害性更高[19,20]。如同正常人群,术前给予 β-受体阻滞剂对择期肾移植患者有益。例如,在非移植患者中,营养不良、血压控制不佳、糖尿病均可使患者在择期外科手术期间发生心血管事件的风险显著增加[24-26]。是否有 6 个月内发生的心肌梗死、心绞痛、近期发生的肺水肿、房性早搏(APC)或室性早搏(VPC)、年龄大于 70 岁、临床一般状况差等均被认为是非移植患者接受择期非心脏手术后发生缺血性疾病的有效预测指标[27]。

因此,具有上述任何一项风险因子的 ESRD 患者应接受无创的心脏负荷测试,评估阳性患者应接受冠脉造影术[28]。不仅如此,既往有心肌梗死、充血性心力衰竭或血管重建术的患者如有负荷测试阳性,可能应行冠脉造影术。由于糖尿病患者中缺血性心脏病发病率居高不下,有人建议糖尿病患者均应行冠脉造影术。然而,研究者对长期糖尿病患者规律行冠脉造影术后发现,仅约 50% 的患者患有影像学阳性的冠脉病变[29]。因此,无创心脏负荷测试应作为首选检查,如有活动性缺血性心脏病可疑阳性证据,再行造影术。而一些研究者指出,相比于非糖尿病的冠心病患者,糖尿病患者心血管事件风险更高,这与是否存在冠脉阻塞的证据无关[30]。

对于那些无症状但具有缺血性心脏病危险因素的患者,如糖尿病、男性、年龄大于 50 岁、有家族病史、吸烟、高血压、血脂异常等,无创心脏负荷测试应作为评估的一部分[31]。使用高预测值的检查可避免患者接受不必要的血管造影术,而高阴性预测值的检查可以确保高危患者不被漏诊。

目前大多数关于无创筛查性检查的有效性数据来自于对双嘧达莫、铊或甲氧基异丁基异腈心肌显像[32,33]及多巴酚丁胺负荷超声心动图等的研究[34,35]。单光子发射计算机断层(single photon emission computed tomographic,SPECT)显像对心脏灌注负荷评估有帮助。如果该检查阴性,97% 的患者在 42 个月以内不会发生心血管事件[36]。虽然大多数关于这些筛查性检查的数据来自于非 ESRD 患者,一些设计良好的研究已经在关注移植前患者的筛查。

相比心肌灌注显像,多巴酚丁胺负荷超声心动图的优势在于其价格。然而,在 ESRD 患者中,目前尚缺乏直接比较这两种筛查性检查的研究数据。在非 ESRD 患者中,一些研究者指出多巴酚丁胺负荷超声心动图比双嘧达莫或甲氧基异丁基异腈心肌显像对冠心病的诊断更具特异性,但这两项检查的敏感性相差不大[37]。

因此,在准备肾移植的患者中,无创伤心脏检查对评估患者缺血性心脏病风险有显著作用。然而,这些检查对预测影像学阳性的冠脉疾病或心血管事件尚不充分。很多学者仍支持将冠脉造影作为诊断金标准[38]。多巴酚丁胺负荷超声心动图可能是一项易被接受且经济实惠的检查,但这方面的研究较铊或甲氧基异丁基异腈心肌显像少。SPECT 显像被认为可能更加有效[36]。

冠脉病变严重的患者需要在移植前行血管重建术、血管成形术或支架置入术等。一项研究提示,移植前随机进入血管重建术组的患者较药物治疗组的患者移植后出现心血管事件的概率更低[39]。这些结果提示,特别是对于糖尿病患者,以及具有其他发生严重冠心病高危因素的患者,应在肾移植前而非术后行择期血管重建术。然而,这项研究样本量较小,且透析患者较非 ESRD 患者行冠脉搭桥术并发症发生率及死亡率均更高[40],因而不能广泛推广到整个 ESRD 患者人群。

充血性心力衰竭是肾移植评估中一项重要的临床指标。约 50% 的血透患者在其透析周期的某些时间点出现过容量负荷过重[41]。约 20% 的患者可能出现超声心动图下收缩功能下降[42]。很多患者左心室肥厚且舒张功能受限,即心肌不能有效放松,认识到这一点十分重要,因为这将干扰舒张期心室充盈,并最终导致射血功能衰竭。根据不同的心室功能,治疗原理完全不同。心肌收缩功能衰竭患者需要减轻前负荷和后负荷,而心肌舒张功能衰竭患者需要降压药物治疗,尤其是那些可以减慢心率和利于心室肌放松的药物[42]。除非射血分数(ejection fraction,EF)低于 20%,对于左心室肥厚或心室功能不全移植患者,没有公认的用药禁忌。Wali 等的一项研究发现,透析时间增加降低患者移植后心室功能改善可能性[43]。因此,超声心动图为患者评估的重要组成部分。乐观地来看,肾移植可以将大多数患者的心室功能改善,射血分数提高在 20%~40%[43-45]。

应明确引起心肌功能不全的可逆因素,并对其进行治疗。酗酒、贫血及高血压等相关问题应受到重视。可逆性心肌缺血亦可能影响心室功能。

脑血管疾病亦十分重要,应作为肾移植前评估的一部分。高龄及高血压、糖尿病等既可导致 ESRD 又会引起大血管疾病,增加了脑血管疾病发病的可能性。该疾病发病率很可能再增长。耳鸣或既往有过短暂性脑缺血发作(TIA)或脑卒中患者需要行颈动脉多普勒超声检查,如颈动脉有严重病变,应考虑行颈动脉内膜切除术。一般人群的研究提示,在一些患者中预防性外科手术十分有益,尤其对那些手术风险小于 3% 或超声显示颈动脉直径减少60% 以上,以及手术风险虽稍高但一侧颈动脉狭窄严重且对侧颈内动脉狭窄大于 75% 的患者[46]。不仅如此,虽然目前在移植患者中尚无相关研究数据支持,不论其周围血管疾病是否有症状,均应给予阿司匹林预防性治疗。如患有心房纤颤,应按照普通人群的指南给予抗凝药物治疗[47]。

原发病为多囊肾的 ESRD 患者且有颅内动脉瘤家族病史或既往有颅内出血病史,应行CT 或 MRI 以评估是否存在颅内动脉瘤[48]。超过 10 mm 的动脉瘤应预防性外科切除以防出血[49]。

ESRD 患者中周围血管疾病十分常见[50]。该疾病也许可帮助识别那些需要更仔细评估是否有潜在冠心病或脑血管疾病的患者。由于肾移植与髂血管相关,了解该血管状态亦十分重要。肾移植中断了髂血管血流,但远端血管床的生长可以弥补受损的血供。有些患者需要在肾移植前或术中行主髂动脉重建术。因此,在高危患者中应行远端血管无创检查,若循环血供不足应考虑行血管造影。

总之,动脉粥样硬化性心血管疾病,包括心脏、脑和周围血管,是肾移植术前评估中最重要的方面之一。对所有危险因素进行仔细评估、全面治疗并给予最佳的药物控制十分必要。不仅如此,应在术前对所有可能区域血流供应进行严格评估,如有异常应外科手术给予纠正。

癌症

恶性肿瘤是 1%~4% 透析患者的直接死因,亦是 9%~12% 肾移植患者的直接死因[51]。因此,肾移植术前详细的筛查,对找出患者已存在的肿瘤十分重要。而术前筛查是否有益于降低移植术后恶性肿瘤的发病率尚不明确。

有肿瘤病史的患者应推迟肾移植时间,因为大多数免疫抑制药物可能抑制体内免疫监视机制,而后者有益于减少恶性肿瘤的发生(表 39.3)。辛辛那提移植与肿瘤登记系统数据表明,肿瘤治疗 2 年内移植的患者复发率为 54%,而 2~5 年后移植的患者复发率为 33%[52]。移植前接受了 5 年以上治疗的肿瘤患者,移植后复发率仅为 13%。这些数据为决定肿瘤治疗时间和移植等待时间提供了一些参考。其他的研究亦提供了一些建议[53]。

移植前最常见的肿瘤类型为皮肤恶性肿瘤,尤其是鳞状细胞癌[52]。非黑色素瘤皮肤癌复发率高,即便定期切除病变组织,肾移植术后随着时间的推移其仍要复发,但该疾病很少导致死亡。

需要重点筛查的是那些在普通人群中较易发生的肿瘤,包括肺部、前列腺、乳腺、宫颈等

表 39.3　肾移植前各类肿瘤推荐的无瘤时间

恶性肿瘤	时间
基底细胞癌	无
原位子宫颈癌	无
原位膀胱癌	无
Clark 1 级黑色素瘤	无
Duke A 期结肠癌	无
原位乳腺导管癌	无
前列腺癌	2 年
子宫内膜癌	2 年
淋巴瘤	2 年
乳腺癌	2~5 年
侵入性子宫颈癌	2~5 年
大肠癌	2~5 年

部位的肿瘤[52]。不仅如此,肾癌在 ESRD 患者中发病率较普通人群更高,尤其在年轻患者,以及因毒物、感染或梗阻所致 ESRD 患者[54]。如尿沉渣检查有异常,应筛查是否存在尿道上皮细胞肿瘤。高危患者在移植前应行腹部 CT 检查。

对于女性患者,盆腔(包括宫颈)检查及子宫的手工检查应作为术前评估的一部分,且应在等待移植术前每年做 1 次。

由于肾移植受体男性患者年龄的增长,术前每年行血液前列腺特异性抗体(prostate-specific antigen,PSA)浓度检测及直肠指检十分重要,特别对年龄大于 50 岁的患者[55]。由于非裔美国人前列腺癌发病率更高,在该人群中进行前列腺癌筛查尤为重要[56]。如诊断明确,应在移植前给予治疗。辛辛那提移植与肿瘤登记系统数据显示,治疗 2 年内行移植术前列腺癌复发率为 40%[57]。需要注意的是,透析相关的死亡率通常较前列腺癌相关死亡率高。一些研究者根据 PSA 浓度制作了一张风险评估图[58],据此可以决定推迟移植的最佳时间。

肺部肿瘤是肾移植前评估中不应遗漏的重要疾病,是肿瘤导致死亡的首要病因[59]。有家族史及吸烟高危患者应行胸部透视检查,有条件者可行低剂量肺部 CT。吸烟患者最好能在肾移植前戒烟。

乳腺癌是 ESRD 女性患者中仅次于非黑色素瘤皮肤癌和子宫颈癌的常见原位癌[60]。有趣的是,肾移植后患者乳腺癌相对风险较普通人群更低。其原因可能与术前筛查水平提高及尚不明确的免疫抑制剂作用相关[61]。肾移植术后肿瘤复发风险因素包括早期淋巴结转移、双侧病变、炎性癌及早期骨转移[52]。大多数临床医生会推荐患者等待移植前至少治疗 2 年,对大多数患者来说治疗最好超过 5 年,因为乳腺癌复发风险可能高达 23%,且死亡率非常高[52]。

对于 50 至 69 岁等待肾移植的女性患者,应每年行乳腺人工体检并行钼靶检查,而对于那些有乳腺癌家族病史的患者,筛查应更早进行。

虽然与普通人群相比,结肠癌发病率在透析患者中并不高[62],但仍是一种常见肿瘤。因此,年龄超过 50 岁的患者均应行粪隐血检查及乙状结肠镜或结肠镜检查,这在普通人群中亦可推行[60]。既往有结肠癌病史并经治疗的患者应等待至少 5 年再行肾移植,因为随着时间的推移肿瘤复发风险降低,而肾移植后结肠癌复发的死亡率非常高[52]。

与普通人群相比,ESRD 患者淋巴组织增生性疾病更常见[54],如果移植术前接触过 EB 病毒,患者肾移植后淋巴组织增生发生率特别高[63]。是否应预防性使用阿昔洛韦抑制 EB 病毒感染,以及避免发生 EB 病毒相关性肾移植后淋巴组织增生病,目前仍无定论[64,65]。

总之,对高危患者人群,全面的病史和体格检查、标准的实验室筛查及合理应用影像技术应作为标准移植前评估的一部分。应个体化决定每位患者肾移植前肿瘤治疗时间。一般来说,对大多数已经治疗的肿瘤患者,最好应等待至少 5 年。

肺部疾病

ESRD 患者肾移植前呼吸系统并发症的治疗与非 ESRD 患者择期外科手术前治疗无差别。如有慢性阻塞性肺疾病或其他影响氧供的肺部疾病病史,首要的措施是戒烟并评估肺功能。应对所有患者仔细询问病史、详细体检并行肺部 X 线检查。如前文所提及,应特别重视吸烟患者,因为普通人群研究提示吸烟患者出现术后肺部并发症的风险是非吸烟患者5.5 倍。

内分泌疾病

对透析患者的内分泌系统疾病的评估应首先集中于糖尿病、肥胖及 ESRD 相关性骨病。

由于糖尿病是导致 ESRD 的首要病因,等候肾移植的透析患者中糖尿病患者占很高的比例。糖尿病患者,大部分为 2 型糖尿病,罹患动脉粥样硬化型心血管疾病及死亡的风险均非常高[67]。因此,应在肾移植前对所有糖尿病患者进行血管床的仔细评估。随着透析的进行,糖尿病相关性并发症如视网膜病变、神经病变、自主神经功能紊乱等仍存在甚至不断进展。虽然肾移植后糖尿病并发症可能进一步加重,较之保持透析的患者,选择肾移植的糖尿病生存率更高[5]。

对于那些需要肾移植的 1 型糖尿病患者,胰腺移植亦可能为合适的治疗措施[68]。随着手术技术和免疫抑制剂的提高,胰腺移植成为一种为 1 型糖尿病患者所接受的治疗,其 1 年后生存率超过 90%、无需胰岛素治疗的患者比例超过 80%[69-71]。肥胖与移植术后并发症的发生率及死亡率的升高相关[72]。虽然 ESRD 患者中营养不良可致死亡率升高且透析患者中高体重指数(BMI)与死亡率的降低呈负相关[73-75],肥胖为引起移植患者并发症及死亡的重要危险因素。肥胖患者出现移植器官功能迟缓的几率更高,更易发生外科并发症及伤口感染,且通常需要更长的住院治疗时间[73,76,77]。虽然有人反对[76],一些研究者甚至指出肥胖与移植器官失功的升高相关[74]。移植后糖尿病更易出现在肥胖患者中,一些移植中心甚至提出较非肥胖患者,肥胖患者移植出现急性器官排异及器官失功的风险更大[72,78]。大多数移植中心建议准备肾移植的患者 BMI 应小于 30,如果这一目标值不能很快达到,应为这些患者制定减肥方案。

肾移植前制定代谢性骨病的治疗计划十分重要,因为预防性的治疗可能避免病理性骨折的发生[79]。然而,近期的一项针对临床试验的荟萃分析指出维生素 D 及二磷酸盐治疗可以增加骨矿物质密度,但文中并无证据支持该治疗方案可降低骨折的发生[80]。ESRD 患者中,或由于继发性甲状旁腺功能亢进出现高转运性骨病,或由于骨质软化症可出现低转运性骨病,或者两者共存[81,82]。透析患者还可能出现透析相关性淀粉样变骨病。肾移植是引起低转运骨病的主要原因,以及透析相关性淀粉样变骨病的有效治疗方式。然而肾移植术成功后,持续的甲状旁腺功能亢进仍十分常见[83]。因此,应在移植术前检测甲状旁腺激素(PTH)浓度,移植术后如果 PTH 浓度持续高位,可能必须外科手术切除。然而,西那卡塞的使用可能使甲状旁腺切除术的需要大量减少[84]。

胃肠道疾病

ESRD 患者中主要胃肠道疾病包括是否存在结肠憩室或憩室炎或其他类型结肠疾病、消化性溃疡、胆囊疾病或慢性肝病,后者通常因肝炎病毒或胆囊疾病引起。

ESRD 患者中由于憩室或憩室炎引起的结肠疾病并不罕见,很多病例是因久坐不动的生活习惯及药物诱发的便秘所致[85]。虽然移植术后结肠穿孔是一种严重可致命的疾病[86],如何事先诊断和治疗该疾病目前尚不明确。严重憩室炎患者可能需要在肾移植前行部分结肠切除术。如何治疗该疾病,目前尚无认可的标准。由于非获得性多囊肾(non-acquired polycystic kidney disease,non-APKD)的存在,该类患者肾移植后 0.5%~2% 的结肠穿孔发生率达 5%,较普通 ESRD 患者中 0.5%~2% 的发生率高很多[87]。

消化性溃疡是肾移植术后一种严重的并发症[88,89]。围术期类固醇激素的使用及疱疹病毒、巨细胞病毒(cytomegalovirus,CMV)或念珠菌等感染明显增加发生胃炎和胃肠道出血的风险。内科医生应对既往有消化性溃疡病史的患者行上消化道内镜及粪隐血检查。内镜检查时应同时筛查幽门螺杆菌(HP)感染[90]。质子泵抑制剂的使用可使肾移植后严重的消化道出血并发症的风险显著下降[91]。较之没有病史的患者,有消化性溃疡病史的患者移植术后发生溃疡的风险高 3 倍[89]。然而积极的筛查及质子泵抑制剂的使用大大降低了术后溃疡的风险。

所有患者应在肾移植术前筛查有无胆囊结石。由于移植术后并发症包括胆管炎的风险显著升高,胆结石患者应在肾移植前择期行胆囊切除术。

肝脏疾病是移植患者出现晚期并发症和死亡的重要原因[92]。事实上,肝衰竭引发的死亡在各个报道中占肾移植受者总死亡率的 8%~28%[93]。移植前慢性肝病通常与病毒性肝炎相关,首要为乙型肝炎(hepatitis B virus,HBV)和丙型肝炎(hepatitis C virus,HCV)。肾移植术前应定期检测血清转氨酶,如转氨酶持续异常应行肝活检。肾移植患者应定期筛查乙肝表面抗原和丙肝抗体。乙肝表面抗原阳性的患者较阴性患者移植术后出现肝脏疾病恶化的风险更高[94,95],应进一步检测血液循环中乙肝病毒抗原或病毒快速复制的血清学指标(HBV DNA)。这些患者中,虽然长期小剂量的拉米夫定治疗可能有助于控制病毒的复制,但病毒耐药可能限制这些药物的长期治疗效果[96,97]。目前尚无数据提示肾移植长期生存率上的获益是否被肝脏疾病进展带来的风险相抵消[5],因此这些患者是否应行肾移植目前尚存在争议。肝活检可能对判断预后有益,因为肝硬化患者出现肝功能衰竭的风险可能是致命的,这些患者可能应继续透析。由于血清转氨酶升高对判断组织学类型敏感度低,肝活检的主要作用是筛查有无肝硬化或活动性肝炎。所有乙肝表面抗原阴性的患者应接种重组乙肝疫苗。

丙肝相关性肝病是血透患者的一个重要问题,因其发病率高且丙肝阳性患者较阴性死亡及器官失功的风险均更高[98,100]。10%~20% 的血透患者丙肝阳性(见第二十二章)。高达 50% 的移植后肝病因丙肝所致[98,99]。所有准备移植的患者均应行放射免疫分析法筛查丙肝抗体,其确诊方法为放射免疫印迹法(radioimmunoblot assay,RIBA)。若为阳性,应检测血清丙肝病毒核糖核酸(RNA)以明确是否有活动性感染。由于血清转氨酶不能提示疾病的严重度,强烈建议这些患者行肝活检。大多数肝活检示肝硬化的患者应继续透析,因为其肾移植术后出现进展性肝功能衰竭的风险非常高[101]。肾移植前一个疗程的 α 干扰素治疗对 HCV-RNA 阳性的患者有益[102-105]。遗憾的是利巴韦林在肾脏疾病患者中禁用。移植前治疗的目标为降低肝病进展的风险,以及避免出现移植术后丙肝相关性肾病[105]。有趣的是,丙肝与肾移植后肾小球肾炎及糖尿病的发生相关[99,106]。若无肝硬化,丙肝抗体阳性本身不应为肾移植禁忌证。

过去数年中,常规为丙肝阳性患者移植丙肝阳性捐赠者的肾脏[107]。大多数既往报道未发现短期内移植患者出现进展性肝病的风险增高[108],然而该操作的安全性仍需长期研究以证实。重要的是,如果丙肝阳性的器官用于丙肝感染的患者,患者等候移植的时间可以明显减少[108]。

感染

肾移植前评估透析患者的一个重要部分是消除感染,因感染可能持续到移植术后,而治疗将更加困难并可能危及生命。仔细询问病史及详细体格检查对发现各种部位的感染十分重要,如血透或腹透通路的感染。应行腹腔积液培养。对既往病毒暴露行血清学检查十分重要,可能对制定移植术前预防性治疗方案有帮助,亦对器官来自感染捐赠者的肾移植有指导作用。患者应在移植术前对已知的感染行免疫接种,如乙肝病毒及任何可能童年期错过的疫苗接种。常规推荐筛查血清 CMV、EBV 及所有类型肝炎病毒。然而,不可能排除可能由不常见病原体引起的感染,如梅毒、线虫、弓形虫或疱疹等。不仅如此,一些可能有致病性且正被发现的新型病毒目前尚难以筛查,如多瘤病毒(BK 型)。人类免疫缺陷病毒(HIV)筛查及结核菌素试验亦应常规进行。

在有效抗病毒药物出现和发展之前,巨细胞病毒感染曾经是移植患者中致病致死的事件。自身没有抗体且接受了抗体阴性捐赠者的肾移植患者中,巨细胞病毒病的发病率通常低于 5%[109,110]。然而,自身抗体阴性而接受巨细胞病毒阳性肾脏的患者中,原发性巨细胞病毒病发病率高达 50%~75%,且没有特异有效的预防方案[109,110]。自身抗体阳性的患者不论接受阳性或阴性的肾脏,其巨细胞病毒病发病率在 25%~40%[109,110]。因此该疾病在移植术后患者中多发,需仔细评估免疫抑制剂用量,因这将直接影响巨细胞病毒病的发病率和严重程度。

一项针对临床试验的荟萃分析指出,在实体器官移植患者中使用特异性抗病毒药物(阿昔洛韦或更昔洛韦)对预防巨细胞病毒感染有效[111]。然而,值得注意的是这种治疗方案有不良反应且费用昂贵。因此,肾移植前科学合理的筛查可以识别哪些患者最能从预防性治疗中获益。有担心在这种治疗策略下接受预防性治疗的患者中可能出现更昔洛韦或缬更昔洛韦耐药的巨细胞病毒株[112]。

ESRD 患者出现结核菌感染的风险很高。虽然 1/3 的 ESRD 患者可能出现乏力感,结核菌感染通常无临床症状。建议行纯蛋白衍生物(purified protein derivative,PPD)试验以便预防性使用异烟肼,同时行肺部 X 线检查明确有无活动性感染。目前并无证据表明预防性使用异烟肼能降低移植术后结核再活动的发病率[113]。尽管这样,很多中心仍对 PPD 皮试阳性的患者移植术前和/或术后预防性使用异烟肼。

腹膜透析患者应仔细筛查有无隐匿性隧道或腹腔积液感染。尤其是表皮葡萄球菌可能引起隐匿性腹膜炎,其可能在肾移植后使用免疫抑制剂时暴发。临床研究结果提示,移植后第一个月内腹透患者较血透患者更常发生感染。感染部位往往发生在腹腔、手术切口或腹腔积液中。有任何活动性感染，以及有活动性腹膜炎病史或近期有腹膜炎的腹透患者应推迟移植的时间，以确保得到合适的治疗。感染清除应予以文档记录。

所有透析患者移植前应行详细的牙科检查。由于免疫抑制剂的使用，尤其环孢素可致牙龈增生，移植术后牙周感染或牙周炎可能恶化[114]。虽然目前没有对照的临床试验数据证明术前治疗牙周疾病可以降低其移植术后复发的可能性，应在用药前对活动性牙周疾病制订治疗方案，因为免疫抑制剂可能刺激牙龈增生而掩盖潜在的感染。

移植术后肺部感染十分重要。一些研究表明，肾移植后患者每年发生肺炎链球菌感染的几率为 1%[115]。推荐所有长期透析患者接种肺炎链球菌疫苗[116]。这对那些既往行脾切除的患者尤其重要。目前亦推荐所有慢性长期透析患者每年接种流感疫苗[116]。然而，目前尚无好的研究数据证明，使用免疫抑制剂的移植后患者中发生的流感较透析患者中更严重。如患者错过儿童期疫苗接种，其中大多数疫苗应在肾移植前应重新接种。

HIV 阳性的患者如移植愿望强烈亦可进行移植前评估，特别是在一些制定了评估免疫抑制剂对高风险患者预后影响的方案的移植中心。一些新型的免疫抑制治疗使移植具有可行性[117,118]。

泌尿生殖系统疾病

因为很多重要因素，ESRD 患者需行详细的泌尿系统检查。膀胱疾病、结石、前列腺疾病或尿道狭窄等泌尿系统异常可能引起原发性肾功能不全。由于同一套泌尿道将用作肾移植后的排水系统，需要发现并治疗其潜在的异常。正因为如此，应详细询问病史并仔细体格检查。推荐既往有泌尿系统病史的患者行膀胱尿路造影检查（voiding cystourethrogram，VCUG）。高达 25% 的 ESRD 患者移植术前 VCUG 检查异常[119]，大多数为小的异常不需要手术治疗。年轻患者中先天性异常的可能性高，而年老患者中可能出现良性增生或恶性肿瘤所致前列腺肥大。不仅如此，透析患者中膀胱肿瘤的发病率为普通人群的 1.4～4.8 倍[54]。因此，任何的尿检异常均需行 VCUG 或膀胱镜检查。尿细胞学检查亦可能有帮助。

神经源性膀胱亦为肾移植前需筛查的重要问题。虽然病例很多，但其中大多数是由糖尿病相关性神经病变所致。患者可能需要间歇性导尿或尿道重建治疗。不仅如此，膀胱容量小的患者可能需要膀胱扩容或伸展治疗。

需对既往有尿路感染或结石病史的患者仔细检查以确保没有结构异常，因后者可导致患者在移植术后感染再发。单侧或双侧肾切除可以降低感染再发的风险，对有膀胱憩室、大结石或多囊肾囊肿感染病史的患者有益。

其他需行肾切除术的病因包括超声提示肾脏细胞癌、多囊肾所致肾脏体积增大且影响移植器官的安置及不能控制的高血压。

复发性肾脏疾病

肾移植前评估 ESRD 患者的原发病十分重要。除了多囊肾、Alport 综合征及药物引起的中毒性肾病等少数例外，几乎所有肾衰竭都可能在移植肾中复发。虽然复发的风险较小，但在一些病例中其复发风险很高并可能导致器官失功。肾脏疾病复发的风险及严重程度差异很大。肾脏疾病复发的患者移植器官失功的风险是未复发患者的 1.9 倍[120]。因为很多发展为 ESRD 的患者原发病不明,所以大多数情况下医生很难评估其复发的风险。不仅如此,复发率可能取决于随访时间的长短,而有时很难将疾病复发与慢性移植肾肾病相区别。收集登记资料,及时了解有关风险[121]。

局灶节段性肾小球硬化(focal segmental glomerulosclerosis,FSGS)、IgA(immunoglobulin A)肾病、膜增性肾小球肾炎(membranoproliferative glomerulonephitis,MPGN)为最常见的几种复发肾小球肾炎。其他类型的肾小球肾炎如膜性肾病、Wegener 氏肉芽肿及溶血性尿毒综合征(hemolytic uremic syndrome,HUS)亦可能复发[120](表 39.4)。

表 39.4 肾移植后肾小球肾炎的复发

疾病种类	组织学复发(%)	复发器官失功(%)
局灶节段性肾小球硬化	20~40	40~50
IgA 肾病	20~40	6~33
膜增生性肾小球肾炎		
1 型	20~30	30~40
2 型	80~90	10~20
膜性肾病	10~20	0~50
抗 GBM 肾炎	10~25	罕见
过敏性紫癜	15~35	罕见
溶血性尿毒症综合征	10~25	10~40
狼疮性肾炎	罕见	罕见

注:IgA,免疫球蛋白 A;GBM,肾小球基底膜。

FSGS 可在 20%~40% 的患者中复发,而复发的患者中 40%~50% 出现器官失功[122,123]。FSGS 患者急剧进展为原发性 ESRD 的复发风险最大。非裔美国人及发病时年纪轻的患者更易复发[124]。然而既往有移植肾复发病史为预测复发的最强烈因子。遗憾的是,尚无预测复发或合适预防性治疗的有效血清学指标。尽管如此,FSGS 并不是肾移植的禁忌证,因为 FSGS 为一种异质性疾病,不能据此预测某患者不是理想的移植候选者。

IgA 肾病亦经常复发(20%~40%)[125]。虽然复发的患者中 6%~33% 出现器官失功[126],IgA 肾病的发病距出现 ESRD 的时间短与复发可能性相关[126]。亲属活体肾移植患者更易复发。然而,移植器官的来源并不影响因 IgA 肾病而移植的 ESRD 患者器官生存率。IgA 肾病复发所致器官失功并不是再次移植的禁忌证,因为重复肾移植后器官长期生存良好。

紫癜性肾炎患者复发率为 15%~35%,但很少引起器官失功[127]。复发常见于近期疾病活动的患者。但有时紫癜性肾炎亦在近几年没有活动的患者中复发。大多数数据提示原发病时间越短复发可能性越大[127]。虽然组织学复发十分常见,但仅 11% 的器官失功是由疾病复发所致[127]。

MPGN 患者复发率为 20%～30%[128]。40% 的患者可能出现器官失功[128]。2 型 MPGN 患者复发风险为 80%，而 10%～20% 的复发患者出现器官失功，器官失功较 1 型患者更罕见[128]。很难区别特发性 MPGN 与继发于 HCV 感染的 MPGN。区别 MPGN 和慢性排异十分重要，故应行详细的组织学评估，包括免疫荧光和电镜检查。

少见的肾小球肾炎包括膜性肾病，其发病率为 10%～20%[129]。随访期超过 10 年的患者器官失功率高达 50%[129]。目前尚无简单明了的指标能预测复发的可能性。

10%～25% 的患者可能出现 HUS 复发。而复发可能为原发性（没有明显原因）或继发性（与钙调抑制剂如环孢素或他克莫司的使用相关）[130]。甚至有报道表明使用抗淋巴细胞球蛋白药物和 OKT3 单克隆抗体与 HUS 复发有关[131,132]。HUS 发病时年龄越大，移植后 HUS 复发的时间越早，且 HUS 发病距发展为 ESRD 时间越短。因为活体肾移植显著增加复发率，故 HUS 患者肾移植中应禁用活体肾[129]。肾移植后 HUS 复发患者器官失功的风险高达 50%[129]，据报道该风险为未复发患者的 5 倍。由于大多数移植中心倾向于不使用钙调抑制剂，制定必需的免疫抑制治疗方案十分重要，尤其对那些尸体肾移植需求的患者。一些中心建议预防性使用抗血小板药物可能降低复发的风险，但目前尚无数据支持这一作用。

抗肾小球基底膜（anti-GBM）病可在 10%～25% 的患者中复发，虽然约 50% 的患者中可能出现组织学复发。肾移植前抗 GBM 抗体浓度应降低至检测不到，以减少复发的可能性。

原发病为 Wegener 肉芽肿的 ESRD 患者复发率为 15%～50%[133]。小样本非干预研究数据提示环磷酰胺可成功治愈疾病复发[133]。大多数中心建议患者在 Wegener 肉芽肿进入静止期后再行肾移植术，虽然目前尚无数据推荐该类患者等候肾移植的最佳时间。

原发病为系统性红斑狼疮（systemic lupus erythematosus，SLE）的 ESRD 患者复发风险较低，可能低于 10%[134]。但近期一项综述显示 SLE 复发并不罕见[135]。通常建议患者在移植前无临床疾病表现。血清指标如补体和抗 DNA 抗体浓度在移植前最好处于正常范围或至少为稳定水平。复发所致的器官失功不常见，既往 SLE 病史似乎对患者或器官生存无影响[134]。

其他较罕见的 ESRD 病因如草酸盐沉积症、胱氨酸病、Fabry 病及镰状细胞肾病亦可复发。草酸盐沉积症复发率很高，患者最好在肾移植同时行肝移植术以降低高草酸盐破坏移植器官的可能性。

1/3 的患者移植后可出现肾脏淀粉样变复发[136]。如果患者已出现多脏器淀粉样变，通常不建议行肾移植，因其生存率较低。但如果肾脏为主要受损器官，移植术则不应被排除。大多数情况下，移植预后取决于影响生存的系统疾病的严重程度，而非移植器官复发所致器官失功。

由于糖尿病是 ESRD 的最常见病因，认识到 1 型和 2 型糖尿病均可在移植肾中复发十分重要。对 1 型患者来说，这解释了胰腺肾脏联合移植的机制。2 型糖尿病患者应重点注意血压、血脂及血糖控制。更重要的是，治疗上应联合使用肾素-血管紧张素系统抑制剂。尽管尚无研究显示这种方案对器官预后的作用，明确的是其对非肾移植的 2 型糖尿病和肾脏病患者治疗有效。

凝血功能障碍

应重视有反复透析中人工移植血管凝血或深静脉血栓形成患者的凝血功能评估。很少有研究探讨等待肾移植的患者凝血功能障碍的发病率。SLE 患者可能出现抗磷脂抗体，后者可表现为一种狼疮抗凝因子而增加血栓的风险[137]。其他凝血功能异常亦可能出现。遗憾的是这可能增加围术期器官血栓的风险。因此必需积极筛查凝血功能异常的高危患者并积极预防性治疗避免凝血的发生。

心理疾病

应在初步评估时对所有计划肾移植的患者行全面的心理评估。该项检查的重要性在于确保患者对肾移植没有心理障碍且对术后复杂的药物治疗方案不存在依从性或药物依赖方面的潜在问题。患者的家庭和社会支持应作为初步评估的一部分。移植患者需要前往实验室、医院和药房定期就诊。患者为何需要反复预约门诊及其他部门？患者交通费用是多少？患者是否开车，若否，谁将接送他或她往返门诊及实验室验血？发现能长时间帮助患者的最亲近联系人十分重要。不能低估承诺的大小，尤其当患者为高龄并有多种并发症的情况下。患者可能需要等候尸体肾移植多年，因此即时更新患者可得到的社会支持，可能要像回顾其心脏情况一样频繁。起初依靠配偶帮助的移植术后治疗的高龄 2 型糖尿病患者，如果其配偶健康出现重大问题不能再提供帮助，患者可能需要来自肾移植后团队的更多帮助。不应因为患者的社会支持发生重大改变而将其从肾移植等候名单中删除，但应尽早发现并处理突发事件。

初次评估时应详细记录患者职业史、经济情况及保险覆盖面。移植社会工作者是医疗团队中可以帮助患者做出最有益选择的最佳人员[138]。目前每年免疫抑制药物和随访费用超过 245 000 美金[美国肾脏数据系统（USRD）2007，药物不良反应报告（ADR）表 K8]。患者应该继续工作保持收入还是寻求残疾救助？移植社会工作者是评估等候移植患者的生物心理社会学以发现患者移植后重新就业时可能面对的障碍的独特人群[139]。每位患者答案各不相同，应在移植社会工作者的帮助下做出最好的选择。

语言及文化障碍亦应评估。如果患者不能说英语，谁将陪同患者前来就诊？移植术后医疗团队电话告知用药变化时，谁可接受电话咨询？最佳的照料需要每次就诊均由一名合格的翻译陪同患者前来。

药物不良反应引起的认知障碍应由痴呆工作组进行辨别，如评估甲状腺功能、检测硫胺素、维生素 B_{12}、叶酸浓度等，尤其应发现并治疗酒精及药物滥用。漏报患者长时间酒精及药物滥用十分常见，因为患者认为这将取消其移植的资格。由于依从性差，持续酒精及药物滥用可能导致器官失功[140,141]，但如果发生改变并记录下来的患者可以成功肾移植。那些复发的高危患者愿意接受持续滥用的突击检查以证明其能长期克制。

精神疾病在 ESRD 患者中十分常见。抑郁症是 ESRD 患者中最常见的精神疾病[142]。移植的压力及对移植可行性的担忧，可导致很多患者出现强烈的抑郁而影响其坚持药物治疗。因此，移植前应发现易感个体以便在移植过程中对其提供全面的支持。

既往,智力障碍被列为器官移植的禁忌证[145]。原因在于这些患者不能跟上术后药物治疗方案而最终出现排异和器官失功。近期对智力障碍患者器官移植可行性及成功率方面的综述提示,患者 1 年和 3 年生存率分别为 100% 和 90%[146]。移植术后治疗方案的良好依从性归功于家庭成员和帮助者的支持。

治疗良好的精神分裂症通常不是移植禁忌证。移植前应为控制不佳的患者提供机会进行合适的治疗。双相情感障碍的患者亦能成功肾移植并做得很好。如果移植前双相障碍的患者长期服用锂剂,透析治疗中精神科医生可能希望尝试其他药物控制疾病。长期服用锂剂可导致 20% 的患者出现肾性尿崩症。肾移植前目标为确定以非锂剂为基础的治疗方案能否控制患者的双相情感障碍。只能依靠锂剂控制的双相情感障碍患者如果没有其他可选择的合理治疗药物,移植术后可以继续该方案。虽然血清浓度高时锂剂有肾脏毒性,但如控制在治疗浓度之内其毒性作用可显著降低。肾移植患者需经常验血检查免疫抑制剂浓度,这方便了血清锂浓度的监测。移植前依赖锂剂控制症状的双相情感障碍肾移植患者术后可继续该方案,需经常询问夜尿情况并检查是否存在浓缩障碍。监测血清锂浓度可以使其对肾脏毒性的不良反应最小化,为患者带来最佳的生活质量并控制双相情感障碍。服用锂剂并出现浓缩障碍的肾移植患者可能需使用阿米洛利治疗。

总之,肾移植前详细检查心理疾病十分重要,因为依从性差是导致器官失功的第三大原因[147]。不仅如此,家庭条件差、经济或社会问题可能干扰治疗甚至导致移植后预后不佳。

三、尸体肾移植等候患者的管理

应该如何随访 UNOS 尸体肾等候名单中透析患者的健康情况?遗憾的是,关于如何最好地掌握尸体肾等候名单中患者的身心健康情况的循证指南从未公开发表。关于正确掌握等候尸体肾移植患者的知识尚不成熟[148]。高死亡率的认识及长时间处于移植等候名单是影响移植后长期预后的独立因素的提示使得研究者对该领域产生极大的兴趣[7,149]。

美国移植协会临床实践指南委员会发表了一项调查结果,该调查询问了美国各家移植中心如何对待等候尸体肾移植的患者[150]。67% 的移植中心(287 家中的 192 家)回应了该调查。虽然对如何掌握等候肾移植的透析患者情况目前尚无循证指南,一些重要的方面值得讨论。在患者等候移植行血透治疗的岁月中,很多事情可能发生改变,包括人口的心理支持、一般医疗条件及心血管状态。应对患者这些方面的状态进行定期回顾更新以确保对移植持续的准备。

对于特定人群来说,移植术被认为是一项急诊手术。当有肾源时,时间非常重要。必须很容易联系患者,并做好准备随时能将患者送至移植中心。应不断提醒维持性血透患者至移植中心更新电话号码和住址。必须告诉患者,他或她在这方面的勤奋将对自身有益。度长假时、暂住于其他地方或改变住址时应告知移植中心,这能确保当有肾源时及时联系上患者。联系的延误或缺乏有效转运患者的交通方式可能延长器官冷藏缺血时间,这将增加器官功能延缓的风险,进而对器官生存产生影响[151,152]。

维持性血透患者可出现很多重要的心理改变。遗憾的是移植等候名单中的患者的心理问题的重要性，被认为仅次于其一般健康状况尤其是心血管健康状况。尽管如此，等候肾移植的患者在透析治疗过程中，其就业情况、婚姻状况、居住条件、保险覆盖面及心理支持情况都可能发生改变。尽管这些问题不可能直接导致患者无法行移植术，但对患者来说十分重要。例如当患者失业、毕业、搬到邻近一个州、因配偶死亡或离异而无法得到帮助时，他们可能会十分窘困，因为他们需要面临移植术后长时间巨额的医疗支出、反复的住院及专业费用。肾移植患者目前每年持续性药物治疗支出达 15 000 美元。很少有患者能自费承担这些费用。因此，必需提醒每位患者在等候移植的过程中即咨询如何纠正心理问题，以改变受益、保险和处方覆盖面，继而改善移植后生活。等候肾移植的透析患者和移植中心之间应就这些问题经常沟通。当考虑重大的人生改变如换工作、提早退休、寻求残疾补助或搬迁至另一个州时，患者可以咨询移植中心或透析中心的社会工作者和财务顾问。最好是每个患者都能在保险或受益发生不可逆转的损失之前，获得全面的信息以做出最好的决定。

移植前患者可能需要透析很多年，故对于很多移植中心来说，保证每位患者均可接受手术是非常困难的。因为缺乏来自该人群研究的循证数据，目前推荐是遵循适龄患者对结肠、前列腺、乳腺和子宫恶性肿瘤的健康维持和筛查指南[148,153]。

透析患者为高分解代谢，易发生营养不良，可反复出现危及生命的感染，最重要的是存在慢性肾脏疾病所致动脉粥样硬化的危险[154-157]。

大多数移植中心对首次进入名单的肾功能不全患者的严格医疗指南都是标准的。然而当患者列入名单后，重新评估患者所需的透析频率，以及保证手术安全所需的一体化心血管储备，各个中心相差很大[158-160]。

基于适合的心血管清除能力的重要性，以及透析中经常出现的心血管功能的无症状恶化，很多被调查的移植中心表示他们对等候名单中的患者随访密切。大多数中心（79%）指出他们每年对患者进行筛查，其中 40% 的患者行核素灌注扫描，33% 行运动后铊扫描，31% 行多巴酚丁胺负荷超声心动图，而仅 15% 需要冠脉造影术[150]。遗憾的是，这些诊断性研究在 ESRD 患者中可信度较低。无症状的 ESRD 患者中行无创性检查对 CAD 的诊断价值有限[161]。多巴酚丁胺负荷超声心动图被认为是应用于该人群中长期随访和反复研究的最佳无创检查方法。遗憾的是，针对随访中评估所需的频率和将这种方法与金标准造影术比较的研究证据目前尚缺乏。与造影术相比，诊断超过 70% 狭窄的病变，多巴酚丁胺负荷超声心动图敏感度为 75%，特异度仅为 71%[10]。在该人群中，双嘧达莫和铊显像的敏感度仅为 37% 而特异度仅为 73%，这不能确切预测 ESRD 患者心脏预后情况[162]。应加强努力，以方便交流并教育患者、首诊内科医生、当地专科医生（特别是心血管专科医生）、透析社会工作者及透析中心工作人员重视移植中心患者的人口、心理、健康问题等信息的更新。最重要的是，患者本人及其肾脏科医生、移植术前协调员应协同工作并经常自由交流，时刻为移植做最多的准备。患者、肾脏科医生、移植中心之间的定期联系，或通过移植中心团队成员到透析中心访视，可以教育患者、保持主动性、减除失望感并为重新评估活体肾移植机会提供时间。

（姜　娜　张伟明　译）

参 考 文 献

1. US Department of Human Services. *OPTN/SRTR annual report*. www.ustransplant.org/annual_reports, 2006.
2. Schnuelle P, Lorenz D, Trede M, et al. Impact of renal cadaveric transplantation on survival in end-stage renal failure: evidence for reduced mortality risk compared with hemodialysis during long-term follow-up. *J Am Soc Nephrol* 1998;9:2135–2141.
3. Port FK, Wolfe RA, Mauger EA, et al. Comparison of survival probabilities for dialysis patients versus cadaveric renal transplant recipients. *JAMA* 1993;270:1339–1343.
4. Ojo AO, Port FK, Wolfe RA, et al. Comparative mortality risks of chronic dialysis and cadaveric transplantation in black end-stage renal disease patients. *Am J Kidney Dis* 1994;24:59–64.
5. Wolfe RA, Ashby VB, Milford EL, et al. Comparison of mortality in all patients on dialysis, patients on dialysis awaiting transplantation, and recipients of a first cadaveric transplant. *N Engl J Med* 1999;341:1725–1730.
6. Meier-Kriesche HU, Ojo AO, Port FK, et al. Survival improvement among patients with end-stage renal disease: trends over time for transplant recipients and wait-listed patients. *J Am Soc Nephrol* 2001;12:1293–1296.
7. Meier-Kriesche HU, Port FK, Ojo AO, et al. Effect of waiting time on renal transplant outcome. *Kidney Int* 2000;58:1311–1317.
8. Matas AJ, Payne WD, Sutherland DE, et al. 2,500 living donor kidney transplants: a single-center experience. *Ann Surg* 2001;234:149–164.
9. Vats AN, Donaldson L, Fine RN, et al. North American Pediatric Renal Transplant Cooperative Study. Pretransplant dialysis status and outcome of renal transplantation in North American children: a NAPRTCS Study. *Transplantation* 2000;69:1414–1419.
10. Schweitzer EJ, Wilson J, Jacobs S, et al. Increased rates of donation with laparoscopic donor nephrectomy. *Ann Surg* 2000;232:392–400.
11. Nogueira JM, Cangro CB, Fink JC, et al. A comparison of recipient renal outcomes with laparoscopic versus open live donor nephrectomy. *Transplantation* 1999;67:722–728.
12. Osei K, Henry ML, O'Dorisio TM, et al. Physiological and pharmacological stimulation of pancreatic islet hormone secretion in type I diabetic pancreas allograft recipients. *Diabetes* 1990;39:1235–1242.
13. Robertson RP, Diem P, Sutherland DE. Time-related, cross-sectional and prospective follow-up of pancreatic endocrine function after pancreas allograft transplantation in type 1 (insulin-dependent) diabetic patients. *Diabetologia* 1991;34(Suppl 1):S57–S60.
14. Katz H, Homan M, Velosa J, et al. Effects of pancreas transplantation on postprandial glucose metabolism. *N Engl J Med* 1991;325:1278–1283.
15. Navarro X, Sutherland DE, Kennedy WR. Long-term effects of pancreatic transplantation on diabetic neuropathy. *Ann Neurol* 1997;42:727–736.
16. Fioretto P, Steffes MW, Sutherland DE, et al. Reversal of lesions of diabetic nephropathy after pancreas transplantation. *N Engl J Med* 1998;339:69–75.
17. Cheung AH, Sutherland DE, Gillingham KJ, et al. Simultaneous pancreas-kidney transplant versus kidney transplant alone in diabetic patients. *Kidney Int* 1992;41:924–929.
18. Sollinger HW, Odorico JS, Knechtle SJ, et al. Experience with 500 simultaneous pancreas-kidney transplants. *Ann Surg* 1998;228:284–296.
19. Kasiske BL, Guijarro C, Massy ZA, et al. Cardiovascular disease after renal transplantation. *J Am Soc Nephrol* 1996;7:158–165.
20. Ojo AO, Hanson JA, Wolfe RA, et al. Long-term survival in renal transplant recipients with graft function. *Kidney Int* 2000;57:307–313.
21. Hedayati SS, Szczech LA. The evaluation of underlying cardiovascular disease among patients with end-stage renal disease. *Adv Chronic Kidney Dis* 2004;11:246–253.
22. Fishbane S. Cardiovascular risk evaluation before kidney transplantation. *J Am Soc Nephrol* 2005;16:843–845.
23. Goldman L. Multifactorial index of cardiac risk in noncardiac surgery: ten-year status report. *J Cardiothorac Anesth* 1987;1:237–244.
24. Hensle TW, Askanazi J. Metabolism and nutrition in the perioperative period. *J Urol* 1988;139:229–239.
25. Goldman L, Caldera DL. Risks of general anesthesia and elective operation in the hypertensive patient. *Anesthesiology* 1979;50:285–292.
26. Charlson ME, MacKenzie CR, Gold JP, et al. Preoperative characteristics predicting intraoperative hypotension and hypertension among hypertensives and diabetics undergoing noncardiac surgery. *Ann Surg* 1990;212:66–81.
27. American College of Physicians. Guidelines for assessing and managing the perioperative risk from coronary artery disease associated with major noncardiac surgery. *Ann Intern Med* 1997;127:309–312.
28. Lewis MS, Wilson RA, Walker K, et al. Factors in cardiac risk stratification of candidates for renal transplant. *J Cardiovasc Risk* 1999;6:251–255.
29. Manske CL, Wilson RF, Wang Y, et al. Atherosclerotic vascular complications in diabetic transplant candidates. *Am J Kidney Dis* 1997;29:601–607.
30. Gowdak LH, de Paula FJ, Cesar LA, et al. Diabetes and coronary artery disease impose similar cardiovascular morbidity and mortality on renal transplant candidates. *Nephrol Dial Transplant* 2007;22:1456–1461.
31. Kasiske BL, Cangro CB, Hariharan S, et al. The evaluation of renal transplantation candidates: clinical practice guidelines. *Am J Transplant* 2001;1(Suppl 2):3–95.
32. Dahan M, Viron BM, Faraggi M, et al. Diagnostic accuracy and prognostic value of combined dipyridamole-exercise thallium imaging in hemodialysis patients. *Kidney Int* 1998;54:255–262.
33. Brown JH, Vites NP, Testa HJ, et al. Value of thallium myocardial imaging in the prediction of future cardiovascular events in patients with end-stage renal failure. *Nephrol Dial Transplant* 1993;8:433–437.
34. Herzog CA, Marwick TH, Pheley AM, et al. Dobutamine stress echocardiography for the detection of significant coronary artery disease in renal transplant candidates. *Am J Kidney Dis* 1999;33:1080–1090.
35. Bates JR, Sawada SG, Segar DS, et al. Evaluation using dobutamine stress echocardiography in patients with insulin-dependent diabetes mellitus before kidney and/or pancreas transplantation. *Am J Cardiol* 1996;77:175–179.
36. Patel AD, Abo-Auda WS, Davis JM, et al. Prognostic value of myocardial perfusion imaging in predicting outcome after renal transplantation. *Am J Cardiol* 2003;92:146–151.
37. Smart SC, Bhatia A, Hellman R, et al. Dobutamine-atropine stress echocardiography and dipyridamole sestamibi scintigraphy for the detection of coronary artery disease: limitations and concordance. *J Am Coll Cardiol* 2000;36:1265–1273.
38. De Lima JJ, Sabbaga E, Vieira ML, et al. Coronary angiography is the best predictor of events in renal transplant candidates compared with noninvasive testing. *Hypertension* 2003;42:263–268.
39. Manske CL, Wang Y, Rector T, et al. Coronary revascularisation in insulin-dependent diabetic patients with chronic renal failure. *Lancet* 1992;340:998–1002.
40. Liu JY, Birkmeyer NJ, Sanders JH, et al. Northern New England Cardiovascular Disease Study Group. Risks of morbidity and mortality in dialysis patients undergoing coronary artery bypass surgery. *Circulation* 2000;102:2973–2977.
41. Longenecker JC, Coresh J, Klag MJ, et al. Validation of comorbid conditions on the end-stage renal disease medical evidence report: the CHOICE study. Choices for Healthy Outcomes in Caring for ESRD. *J Am Soc Nephrol* 2000;11:520–529.
42. Parfrey PS, Foley RN, Harnett JD, et al. Outcome and risk factors for left ventricular disorders in chronic uraemia. *Nephrol Dial Transplant* 1996;11:1277–1285.
43. Wali RK, Wang GS, Gottlieb SS, et al. Effect of kidney transplantation on left ventricular systolic dysfunction and congestive heart failure in patients with end-stage renal disease. *J Am Coll Cardiol* 2005;45:1051–1060.
44. Burt RK, Gupta-Burt S, Suki WN, et al. Reversal of left ventricular dysfunction after renal transplantation. *Ann Intern Med* 1989;111:635–640.
45. Foley RN, Parfrey PS, Kent GM, et al. Serial change in echocardiographic parameters and cardiac failure in end-stage renal disease. *J Am Soc Nephrol* 2000;11:912–916.
46. Biller J, Feinberg WM, Castaldo JE, et al. Guidelines for carotid

endarterectomy: a statement for healthcare professionals from a Special Writing Group of the Stroke Council, American Heart Association. *Circulation* 1998;97:501–509.

47. Matcher DB, McCrory DC, Barnett HJM, et al. American College of Physicians. Guidelines for medical treatment for stroke prevention. *Ann Intern Med* 1994;121:54–55.

48. Chapman AB, Rubinstein D, Hughes R, et al. Intracranial aneurysms in autosomal dominant polycystic kidney disease. *N Engl J Med* 1992;327:916–920.

49. Wiebers DO. International Study of Unruptured Intracranial Aneurysms Investigators. Unruptured intracranial aneurysms—risk of rupture and risks of surgical intervention. *N Engl J Med* 1998;339:1724–1733.

50. Sung RS, Althoen M, Howell TA, et al. Peripheral vascular occlusive disease in renal transplant recipients: risk factors and impact on kidney allograft survival. *Transplantation* 2000;70:1049–1054.

51. National Institute of Diabetes, Digestive and Kidney Diseases. USRDS 1999 Annual Data Report. Causes of death. US Renal Data System. 1999.

52. Penn I. Evaluation of transplant candidates with pre-existing malignancies. *Ann Transplant* 1997;2:14–17.

53. Girndt M, Kohler H. Waiting time for patients with history of malignant disease before listing for organ transplantation. *Transplantation* 2005;80:S167–S170.

54. Maisonneuve P, Agodoa L, Gellert R, et al. Cancer in patients on dialysis for end-stage renal disease: an international collaborative study. *Lancet* 1999;354:93–99.

55. Konety BR, Tewari A, Howard RJ, et al. Urologic Society for Transplantation and Vascular Surgery. Prostate cancer in the post-transplant population. *Urology* 1998;52:428–432.

56. de Guiseppe C, et al. *Screening for prostate cancer.* 1996:119–134.

57. Penn I. The effect of immunosuppression on pre-existing cancers. *Transplantation* 1993;55:742–747.

58. Secin FP, Carver B, Kattan MW, et al. Current recommendations for delaying renal transplantation after localized prostate cancer treatment: are they still appropriate? *Transplantation* 2004;78:710–712.

59. de Guiseppe C, et al. Screening for lung cancer. *Guide to clinical preventive services.* Baltimore; 1996:135–139.

60. Brunner FP, Landais P, Selwood NH. European Dialysis and Transplantation Association-European Renal Association. Malignancies after renal transplantation: the EDTA-ERA registry experience. *Nephrol Dial Transplant* 1995;10(Suppl 1):74–80.

61. Stewart T, Tsai SC, Grayson H, et al. Incidence of de-novo breast cancer in women chronically immunosuppressed after organ transplantation. *Lancet* 1995;346:796–798.

62. Saidi RF, Dudrick PS, Goldman MH. Colorectal cancer after renal transplantation. *Transplant Proc* 2003;35:1410–1412.

63. Ellis D, Jaffe R, Green M, et al. Epstein-Barr virus-related disorders in children undergoing renal transplantation with tacrolimus-based immunosuppression. *Transplantation* 1999;68:997–1003.

64. Birkeland SA, Andersen HK, Hamilton-Dutoit SJ. Preventing acute rejection, Epstein-Barr virus infection, and post-transplant lymphoproliferative disorders after kidney transplantation: use of aciclovir and mycophenolate mofetil in a steroid-free immunosuppressive protocol. *Transplantation* 1999;67:1209–1214.

65. Darenkov IA, Marcarelli MA, Basadonna GP, et al. Reduced incidence of Epstein-Barr virus-associated posttransplant lymphoproliferative disorder using preemptive antiviral therapy. *Transplantation* 1997;64:848–852.

66. Bluman LG, Mosca L, Newman N, et al. Preoperative smoking habits and postoperative pulmonary complications. *Chest* 1998;113:883–889.

67. Friedman EA. Management choices in diabetic end-stage renal disease. *Nephrol Dial Transplant* 1995;10(Suppl 7):61–69.

68. Gaston RS, Basadonna G, Cosio FG, et al. Transplantation in the diabetic patient with advanced chronic kidney disease: a task force report. *Am J Kidney Dis* 2004;44:529–542.

69. Gruessner AC, Sutherland DE. Analysis of United States (US) and non-US pancreas transplants as reported to the International Pancreas Transplant Registry (IPTR) and to the United Network for Organ Sharing (UNOS). *Clin Transpl* 1998;1:53–73.

70. Becker BN, Brazy PC, Becker YT, et al. Simultaneous pancreas-kidney transplantation reduces excess mortality in type 1 diabetic patients with end-stage renal disease. *Kidney Int* 2000;57:2129–2135.

71. Ojo AO, Meier-Kriesche HU, Hanson JA, et al. The impact of simultaneous pancreas-kidney transplantation on long-term patient survival. *Transplantation* 2001;71:82–90.

72. Meier-Kriesche HU, Vaghela M, Thambuganipalle R, et al. The effect of body mass index on long-term renal allograft survival. *Transplantation* 1999;68:1294–1297.

73. Leavey SF, Strawderman RL, Jones CA, et al. Simple nutritional indicators as independent predictors of mortality in hemodialysis patients. *Am J Kidney Dis* 1998;31:997–1006.

74. Meier-Kriesche HU, Arndorfer JA, Kaplan B. The impact of body mass index on renal transplant outcomes: a significant independent risk factor for graft failure and patient death. *Transplantation* 2002;73:70–74.

75. Winkelmayer WC, Lorenz M, Kramar R, et al. C-reactive protein and body mass index independently predict mortality in kidney transplant recipients. *Am J Transplant* 2004;4:1148–1154.

76. Massarweh NN, Clayton JL, Mangum CA, et al. High body mass index and short- and long-term renal allograft survival in adults. *Transplantation* 2005;80:1430–1434.

77. Pirsch JD, Armbrust MJ, Knechtle SJ, et al. Obesity as a risk factor following renal transplantation. *Transplantation* 1995;59:631–633.

78. Modlin CS, Flechner SM, Goormastic M, et al. Should obese patients lose weight before receiving a kidney transplant? *Transplantation* 1997;64:599–604.

79. Ahn HJ, Kim HJ, Kim YS, et al. Risk factors for changes in bone mineral density and the effect of antiosteoporosis management after renal transplantation. *Transplant Proc* 2006;38:2074–2076.

80. Palmer SC, Strippoli GF, McGregor DO. Interventions for preventing bone disease in kidney transplant recipients: a systematic review of randomized controlled trials. *Am J Kidney Dis* 2005;45:638–649.

81. Sakhaee K, et al. Update on renal osteodystrophy; pathogenesis and clinical management. *Am J Ethics Med* 1997;52:1412–1421.

82. Massari PU. Disorders of bone and mineral metabolism after renal transplantation. *Kidney Int* 1997;52:1412–1421.

83. Tajima A, Ishikawa A, Ohta N, et al. Parathyroid function after kidney allografting. *Transplant Proc* 1996;28:1629–1630.

84. Lindberg JS, Culleton B, Wong G, et al. Cinacalcet HCl, an oral calcimimetic agent for the treatment of secondary hyperparathyroidism in hemodialysis and peritoneal dialysis: a randomized, double-blind, multicenter study. *J Am Soc Nephrol* 2005;16:800–807.

85. Pirenne J, Lledo-Garcia E, Benedetti E, et al. Colon perforation after renal transplantation: a single-institution review. *Clin Transplant* 1997;11:88–93.

86. Stelzner M, Vlahakos DV, Milford EL, et al. Colonic perforations after renal transplantation. *J Am Coll Surg* 1997;184:63–69.

87. Lederman ED, Conti DJ, Lempert N, et al. Complicated diverticulitis following renal transplantation. *Dis Colon Rectum* 1998;41:613–618.

88. Reese J, Burton F, Lingle D, et al. Peptic ulcer disease following renal transplantation in the cyclosporine era. *Am J Surg* 1991;162:558–562.

89. Troppmann C, Papalois BE, Chiou A, et al. Incidence, complications, treatment, and outcome of ulcers of the upper gastrointestinal tract after renal transplantation during the cyclosporine era. *J Am Coll Surg* 1995;180:433–443.

90. Teenan RP, Burgoyne M, Brown IL, et al. Helicobacter pylori in renal transplant recipients. *Transplantation* 1993;56:100–103.

91. Skala I, Mareckova O, Vitko S, et al. Prophylaxis of acute gastroduodenal bleeding after renal transplantation. *Transpl Int* 1997;10:375–378.

92. Weir MR, Kirkman RL, Strom TB, et al. Liver disease in recipients of long-functioning renal allografts. *Kidney Int* 1985;28:839–844.

93. Pereira BJ, Levey AS. Hepatitis C virus infection in dialysis and renal transplantation. *Kidney Int* 1997;51:981–999.

94. Fairley CK, Mijch A, Gust ID, et al. The increased risk of fatal liver disease in renal transplant patients who are hepatitis Be antigen and/or HBV DNA positive. *Transplantation* 1991;52:497–500.

95. Fabrizi F, Martin P, Dixit V, et al. HBsAg seropositive status and survival after renal transplantation: meta-analysis of observational studies. *Am J Transplant* 2005;5:2913–2921.

96. Jung YO, Lee YS, Yang WS, et al. Treatment of chronic hepatitis

B with lamivudine in renal transplant recipients. *Transplantation* 1998;66:733–737.

97. Fontaine H, Thiers V, Chretien Y, et al. HBV genotypic resistance to lamivudine in kidney recipients and hemodialyzed patients. *Transplantation* 2000;69:2090–2094.

98. Pereira BJG, et al. The impact of pretransplantation hepatitis C infection on the outcome of renal transplantation. *Transplantation* 1995;60:799–805.

99. Cosio FG, Sedmak DD, Henry ML, et al. The high prevalence of severe early post-transplant renal allograft pathology in hepatitis C positive recipients. *Transplantation* 1996;62:1054–1059.

100. Fabrizi F, Martin P, Dixit V, et al. Hepatitis C virus antibody status and survival after renal transplantation: meta-analysis of observational studies. *Am J Transplant* 2005;5:1452–1461.

101. Mathurin P, Mouquet C, Poynard T, et al. Impact of hepatitis B and C virus on kidney transplantation outcome. *Hepatology* 1999;29:257–263.

102. Izopet J, Rostaing L, Moussion F, et al. High rate of hepatitis C virus clearance in hemodialysis patients after interferon-alpha therapy. *J Infect Dis* 1997;176:1614–1617.

103. Casanovas-Taltavull T, Baliellas C, Benasco C, et al. Efficacy of interferon for chronic hepatitis C virus-related hepatitis in kidney transplant candidates on hemodialysis: results after transplantation. *Am J Gastroenterol* 2001;96:1170–1177.

104. Kamar N, Ribes D, Izopet J, et al. Treatment of hepatitis C virus infection (HCV) after renal transplantation: implications for HCV-positive dialysis patients awaiting a kidney transplant. *Transplantation* 2006;82:853–856.

105. Terrault NA, Adey DB. The kidney transplant recipient with hepatitis C infection: pre- and posttransplantation treatment. *Clin J Am Soc Nephrol* 2007;2:563–575.

106. Bloom RD, Rao V, Weng F, et al. Association of hepatitis C with posttransplant diabetes in renal transplant patients on tacrolimus. *J Am Soc Nephrol* 2002;13:1374–1380.

107. Kiberd BA. Should hepatitis C-infected kidneys be transplanted in the United States? *Transplantation* 1994;57:1068–1072.

108. Mandal AK, Kraus ES, Samaniego M, et al. Shorter waiting times for hepatitis C virus seropositive recipients of cadaveric renal allografts from hepatitis C virus seropositive donors. *Clin Transplant* 2000;14:391–396.

109. Jassal SV, Roscoe JM, Zaltzman JS, et al. Clinical practice guidelines: prevention of cytomegalovirus disease after renal transplantation. *J Am Soc Nephrol* 1998;9:1697–1708.

110. Sagedal S, Nordal KP, Hartmann A, et al. A prospective study of the natural course of cytomegalovirus infection and disease in renal allograft recipients. *Transplantation* 2000;70:1166–1174.

111. Couchoud C. Cytomegalovirus prophylaxis with antiviral agents for solid organ transplantation. *Cochrane Database Syst Rev* 2000:CD001320.

112. Limaye AP, Corey L, Koelle DM, et al. Emergence of ganciclovir-resistant cytomegalovirus disease among recipients of solid-organ transplants. *Lancet* 2000;356:645–649.

113. Apaydin S, Altiparmak MR, Serdengecti K, et al. Mycobacterium tuberculosis infections after renal transplantation. *Scand J Infect Dis* 2000;32:501–505.

114. Margiotta V, Pizzo I, Pizzo G, et al. Cyclosporin- and nifedipine-induced gingival overgrowth in renal transplant patients: correlations with periodontal and pharmacological parameters, and HLA-antigens. *J Oral Pathol Med* 1996;25:128–134.

115. Linnemann CC Jr, First MR. Risk of pneumococcal infections in renal transplant patients. *JAMA* 1979;241:2619–2621.

116. Rangel MC, Coronado VG, Euler GL, et al. Vaccine recommendations for patients on chronic dialysis. The Advisory Committee on Immunization Practices and the American Academy of Pediatrics. *Semin Dial* 2000;13:101–107.

117. Roland ME, Stock PG. Solid organ transplantation is a reality for patients with HIV infection. *Curr HIV/AIDS Rep* 2006;3:132–138.

118. Ciuffreda D, Pantaleo G, Pascual M. Effects of immunosuppressive drugs on HIV infection: implications for solid-organ transplantation. *Transpl Int* 2007;20:649–658.

119. Kabler RL, Cerny JC. Pre-transplant urologic investigation and treatment of end stage renal disease. *J Urol* 1983;129:475–478.

120. Hariharan S, Adams MB, Brennan DC, et al. Recurrent and de novo glomerular disease after renal transplantation: a report from Renal Allograft Disease Registry (RADR). *Transplantation* 1999;68:635–641.

121. Hariharan S, Savin VJ. Recurrent and *de novo* disease after renal transplantation: a report from the Renal Allograft Disease Registry. *Pediatr Transplant* 2004;8:349–350.

122. Artero M, Biava C, Amend W, et al. Recurrent focal glomerulosclerosis: natural history and response to therapy. *Am J Med* 1992;92:375–383.

123. Toth CM, Pascual M, Williams WW Jr, et al. Recurrent collapsing glomerulopathy. *Transplantation* 1998;65:1009–1010.

124. Stephanian E, Matas AJ, Mauer SM, et al. Recurrence of disease in patients retransplanted for focal segmental glomerulosclerosis. *Transplantation* 1992;53:755–757.

125. Briggs JD, Jones E. European Renal Association-European Dialysis and Transplant Association. Recurrence of glomerulonephritis following renal transplantation. Scientific Advisory Board of the ERA-EDTA Registry. *Nephrol Dial Transplant* 1999;14:564–565.

126. Freese P, Svalander C, Norden G, et al. Clinical risk factors for recurrence of IgA nephropathy. *Clin Transplant* 1999;13:313–317.

127. Meulders Q, Pirson Y, Cosyns JP, et al. Course of Henoch-Schonlein nephritis after renal transplantation. Report on ten patients and review of the literature. *Transplantation* 1994;58:1179–1186.

128. Andresdottir MB, Assmann KJ, Hoitsma AJ, et al. Renal transplantation in patients with dense deposit disease: morphological characteristics of recurrent disease and clinical outcome. *Nephrol Dial Transplant* 1999;14:1723–1731.

129. Couchoud C, Pouteil-Noble C, Colon S, et al. Recurrence of membranous nephropathy after renal transplantation. Incidence and risk factors in 1614 patients. *Transplantation* 1995;59:1275–1279.

130. Ducloux D, Rebibou JM, Semhoun-Ducloux S, et al. Recurrence of hemolytic-uremic syndrome in renal transplant recipients: a meta-analysis. *Transplantation* 1998;65:1405–1407.

131. Franz M, Regele H, Schmaldienst S, et al. Post-transplant hemolytic uremic syndrome in adult retransplanted kidney graft recipients: advantage of FK506 therapy? *Transplantation* 1998;66:1258–1262.

132. Hebert D, Sibley RK, Mauer SM. Recurrence of hemolytic uremic syndrome in renal transplant recipients. *Kidney Int Suppl* 1986;19:S51–S58.

133. Doutrelepont JM, Abramowicz D, Florquin S, et al. Early recurrence of hemolytic uremic syndrome in a renal transplant recipient during prophylactic OKT3 therapy. *Transplantation* 1992;53:1378–1379.

134. Nachman PH, Segelmark M, Westman K, et al. Recurrent ANCA-associated small vessel vasculitis after transplantation: A pooled analysis. *Kidney Int* 1999;56:1544–1550.

135. Goral S, Ynares C, Shappell SB, et al. Recurrent lupus nephritis in renal transplant recipients revisited: it is not rare. *Transplantation* 2003;75:651–656.

136. Ward MM. Outcomes of renal transplantation among patients with end-stage renal disease caused by lupus nephritis. *Kidney Int* 2000;57:2136–2143.

137. Heering P, Hetzel R, Grabensee B, et al. Renal transplantation in secondary systemic amyloidosis. *Clin Transplant* 1998;12:159–164.

138. Fisher MS. Psychosocial evaluation interview protocol for pretransplant kidney recipients. *Health Soc Work* 2006;31:137–144.

139. Monroe J, Raiz L. Barriers to employment following renal transplantation: implications for the social work professional. *Soc Work Health Care* 2005;40:61–81.

140. Stone JH, Amend WJ, Criswell LA. Antiphospholipid antibody syndrome in renal transplantation: occurrence of clinical events in 96 consecutive patients with systemic lupus erythematosus. *Am J Kidney Dis* 1999;34:1040–1047.

141. RundelL JR, Hall RC. Psychiatric characteristics of consecutively evaluated outpatient renal transplant candidates and comparisons with consultation-liaison inpatients. *Psychosomatics* 1997;38:269–276.

142. Kimmel PL, Thamer M, Richard CM, et al. Psychiatric illness in patients with end-stage renal disease. *Am J Med* 1998;105:214–221.

143. Watnick S, Kirwin P, Mahnensmith R, et al. The prevalence and treatment of depression among patients starting dialysis. *Am J Kidney Dis* 2003;41:105–110.

144. Christensen AJ, Ehlers SL, Raichle KA, et al. Predicting change in depression following renal transplantation: effect of patient coping preferences. *Health Psychol* 2000;19:348–353.

145. Collins TL, et al. Cognitive functioning as a contraindication to organ transplant surgery dilemmas encountered in medical decision making. *Kidney Int* 1996;3:413–422.

146. Martens MA, Jones L, Reiss S. Organ transplantation, organ donation and mental retardation. *Pediatr Transplant* 2006;10:658–664.

147. Kimmel PL, Peterson RA, Weihs KL, et al. Psychologic functioning, quality of life, and behavioral compliance in patients beginning hemodialysis. *J Am Soc Nephrol* 1996;7:2152–2159.

148. Matas AJ, Kasiske B, Miller L. Proposed guidelines for re-evaluation of patients on the waiting list for renal cadaver transplantation. *Transplantation* 2002;73:811–812.

149. Ojo AO, Hanson JA, Meier-Kriesche H, et al. Survival in recipients of marginal cadaveric donor kidneys compared with other recipients and wait-listed transplant candidates. *J Am Soc Nephrol* 2001;12:589–597.

150. Danovitch GM, Hariharan S, Pirsch JD, et al. Management of the waiting list for cadaveric kidney transplants: report of a survey and recommendations by the Clinical Practice Guidelines Committee of the American Society of Transplantation. *J Am Soc Nephrol* 2002;13:528–535.

151. Tullius SG, Reutzel-Selke A, Nieminen-Kelha M, et al. Contribution of donor age and ischemic injury in chronic renal allograft dysfunction. *Transplant Proc* 1999;31:1298–1299.

152. Cecka M, et al. Clinical impact of delayed graft function for kidney transplantation. *Transplant Rev* 2001;15:67.

153. Sox HC Jr. Preventive health services in adults. *N Engl J Med* 1994;330:1589–1595.

154. Rostand SG. Coronary heart disease in chronic renal insufficiency: some management considerations. *J Am Soc Nephrol* 2000;11:1948–1956.

155. Danovitch GM. The epidemic of cardiovascular disease in chronic renal disease: a challenge to the transplant physician. *Graft* 1999;2(Suppl):S108–S112.

156. Levey AS, Beto JA, Coronado BE, et al. National Kidney Foundation. Controlling the epidemic of cardiovascular disease in chronic renal disease: what do we know? What do we need to learn? Where do we go from here? National Kidney Foundation Task Force on Cardiovascular Disease. *Am J Kidney Dis* 1998;32:853–906.

157. Braun WE, Marwick TH. Coronary artery disease in renal transplant recipients. *Cleve Clin J Med* 1994;61:370–385.

158. Middleton RJ, Parfrey PS, Foley RN. Left ventricular hypertrophy in the renal patient. *J Am Soc Nephrol* 2001;12:1079–1084.

159. Gallon LG, Leventhal JR, Kaufman DB. Pretransplant evaluation of renal transplant candidates. *Semin Nephrol* 2002;22:515–525.

160. Scandling JD. Kidney transplant candidate evaluation. *Semin Dial* 2005;18:487–494.

161. Schmidt A, Stefenelli T, Schuster E, et al. Informational contribution of noninvasive screening tests for coronary artery disease in patients on chronic renal replacement therapy. *Am J Kidney Dis* 2001;37:56–63.

162. Marwick TH, Steinmuller DR, Underwood DA, et al. Ineffectiveness of dipyridamole SPECT thallium imaging as a screening technique for coronary artery disease in patients with end-stage renal failure. *Transplantation* 1990;49:100–103.

第四十章 透析患者预后及提高透析患者的看护质量

Jeffrey C. Fink

终末期肾脏病（ESRD）为患者带来了潜在的严重后果，但其明确诊断可使医疗团队和个别患者在 ESRD 后保持创造性和充实的生活。诊断为 ESRD 后，患者和医生需要针对肾脏替代治疗是否可行做出关键决策，如果可行，应选择哪一种方式？什么时候必须开始准备？应在 ESRD 之前尽早开始对患者进行教育并为此做准备。鉴于该病的预后和早期干预的重要性，医生在处理时明确各种肾脏替代治疗方式的含义十分重要。即便有能及时行肾脏替代治疗的机构，医生仍必须坚持投入大量的精力以确保治疗的最优化，目标为提高 ESRD 患者肾脏替代治疗后的整体健康。任何临床医生尤其是肾脏科医生的一条重要准则为必须在参阅了预后方面的所有科学文献证据之后对诊疗方案做选择。因此，当肾脏科医生诊疗一位肾脏病患者时，为制定肾脏替代治疗方案或为保持替代治疗后的高水平医疗，应查阅 ESRD 患者预后方面的所有相关信息，以便提供以询证为基础的诊疗方法。

终末期肾脏病的流行病学和人口学趋势

全世界的肾脏科医生和医疗提供者都将面对进入 21 世纪后 ESRD 患者数量的持续增长。美国肾脏数据登记系统（USRD）显示 ESRD 患者数量有变化，有 Medicare 受益的患者自 1988 年起显著增加而无 Medicare 的患者近期的增加更显著。USRD 数据提示过去数 10 年 ESRD 的发病率和患病率都呈逐步增长的态势。USRD 数据提示，ESRD 患者数量包括透析患者及有肾脏功能的移植患者，自 1990 年的 179 000 例增长至 2004 年的 470 000 例，而这个数量到本世纪末预期将达到 650 000 例[1,2]。图 40.1 显示的是过去 10 年中，不同肾脏替代模式的 ESRD 患者数量增长。虽然过去数年 ESRD 患者数量持续增长，其增长率有一定程度的削减（图 40.2）。ESRD 的发病率呈持续升高，1990 年新发 ESRD 患者数约为 48 000 而 2004 年上升至 104 000[1]。

几乎可以肯定的是，ESRD 发病率的增加源自于慢性肾脏疾病（CKD）患者人数的增长。很难确切计算美国 CKD 患者的人数，部分原因在于目前对该疾病的早期症状没有很好的定义，且仅有少量全国性的研究调查对 ESRD 的高危人群进行了鉴别。第三次国家卫生和营养调查（national health and nutritional examination survey，NHANES）应用有无尿蛋白排出，以及血肌酐浓度为基础的估算肾小球滤过率（eGFR）定义 CKD。应用该定义，估计 20 岁以上的美国人中 CKD 患者达到 17%，且 CKD 患病率已较 NHANES 早期调查有明显增长[3]。

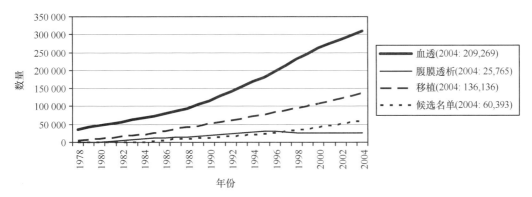

图 40.1　美国每年截至 12 月 31 日接受不同肾脏替代治疗方式的终末期肾脏病患者人数。腹膜透析包括持续性非卧床腹膜透析(CAPD)和持续循环腹膜透析(CCPD)(摘自:美国 USRDS 2006 年年度数据报告:美国终末期肾脏病图集.Bethesa:美国 NIH,NIDDK,2006 年.)

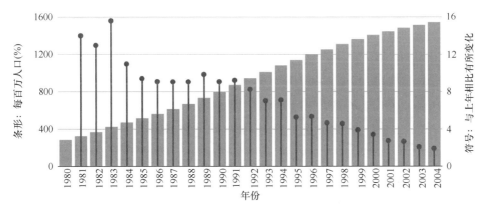

图 40.2　经年龄、性别、种族校正后的终末期肾脏病治疗率及年度变化百分比(摘自:美国 USRDS 2006 年年度数据报告:美国终末期肾脏病图集.Bethesa:NIH,NIDDK,2006 年.)

相比白种人,美国非白种人群中 CKD 更为普遍。非裔美国人较其他美国人高肌酐血症更为常见。NHANES 3 中非裔美国人较白种人平均血肌酐浓度更高[4]。应用尿蛋白排出或 GFR 下降的综合定义,非裔美国人 CKD 比例较白种人更高[3]。非裔美国人 CKD 患病率较白种人更高的发现与罹患高血压或糖尿病的黑种人较白种人更易出现肾脏疾病的发现一致[5]。而较之白种人,非裔美国人中 CKD 患者更易进展至 ESRD[6]。

不断增长的 ESRD 人群人口学特征不断在发生改变。与 10 年前比较,新发 ESRD 患者年龄更大、糖尿病比例更高、小种族比例更高[1]。虽然导致 ESRD 的疾病病理机制很少明确,糖尿病是提交给 USRDS 的肾衰竭的最常见病因,亦为导致每年 ESRD 患者数量增长的原因(图 40.3)。2004 年 44%的新发 ESRD 患者肾衰竭的病因为糖尿病[1]。高血压为 ESRD 的第二大常见病因,虽然区分高血压何时是肾脏病的病因,何时是并发症并不明确[7]。非裔美国人及其他种族中糖尿病和高血压患者较白种人更易出现 ESRD 的倾向性解释了肾衰竭发病率的不均一性。图 40.4 显示,虽然新发 ESRD 患者中白种人占据最大比例,校正后发病率在非裔美国人、本土美国人和亚洲人群中均较白种人更高。非裔美国人为 ESRD 的高危人群似乎与其在病程中较白种人更晚出现严重高血压及更易出现糖尿病无关[8]。

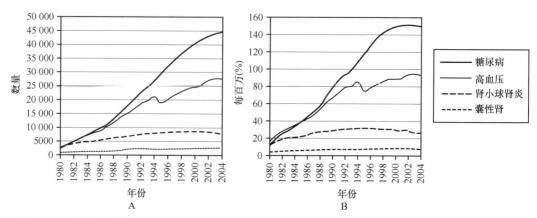

图 40.3　不同原发病导致的终末期肾脏病新发患者数(A)和经年龄、性别、种族校正后发病率(B)
(摘自:美国肾脏数据系统.USRDS 2006 年年度数据报告:美国终末期肾脏病图集.Bethesa:国家卫
生研究所,国家糖尿病、消化系统及肾脏疾病研究所,2006 年.)

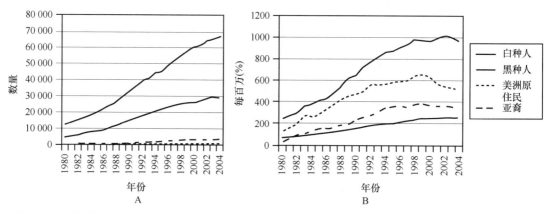

图 40.4　不同种族的终末期肾脏病新发患者数(A)和经年龄、性别、种族校正后发病率(B)(摘自:美国
肾脏数据系统.USRDS 2006 年年度数据报告:美国终末期肾脏病图集.Bethesa:国家卫生研究所,国家
糖尿病、消化系统及肾脏疾病研究所,2006 年.)

　　USRDS 监管的这些年,ESRD 患者年龄明显增长。新发 ESRD 患者的年龄中位数从
1978 年的 54 岁左右上升至 2002 年的将近 65 岁。年龄超过 65 岁的 ESRD 患者比例从 1990
年的 30% 上升至 2004 年的 34%。值得注意的是,2004 年新发透析患者中白种人的平均年
龄为 65 岁,而非裔美国人平均年龄为 58.7 岁。新发 ESRD 患者中非裔美国人和白种人的
年龄差距可能加剧这两个种族的透析患者各种指标间的差距[1]。

　　美国不是 ESRD 患者人数增加的唯一国家。据报道,ESRD 患病率在很多其他国家均
持续增长,有相关数据的国家包括日本、加拿大、德国、墨西哥等。一些国家以糖尿病为原发
病的肾衰竭患者比例较美国更高。过去几年中墨西哥的糖尿病肾病患者比例显著增加,是
导致肾衰竭的病因。ESRD 患者的年龄趋势在一些其他国家和地区中也存在,最明显的是
中国台湾和日本[1]。

　　开始肾脏替代治疗的 ESRD 人群不仅趋于老龄化,而且疾病更加繁杂。很多 ESRD 患
者有 2 个或以上并发症。ESRD 患者中肿瘤的比例正在上升,且肥胖患者变得更为常见。

过去 10 年中,没有医保的新发 ESRD 患者越来越多[1]。很多证据表明,ESRD 患者在必须开始肾脏替代治疗之前并没有接受充分的治疗[9]。该患者群体中左心室肥厚发生率很高,这意味着高血压控制不佳及贫血治疗不达标[10]。不仅如此,开始透析患者接受到的关于该病饮食需求方面的教育不足[11]。这些患者的初始治疗亦明显不够充分,一些重要的措施未实施如糖尿病患者中眼科检查和糖化血红蛋白测定、CKD 患者疫苗接种[12]。更进一步,首次透析时肾脏科医生经常使用插管而非动静脉内瘘做血透,该比例极高[13]。多项研究发现,首次透析时没有及时转诊给肾脏科医生对 ESRD 患者有不良影响[14]。虽然有这些不足,USRDS 亦报道了一些好的发展,如新发 ESRD 患者的平均血红蛋白和 GFR 明显上升,这提示 ESRD 之前的治疗有提高[1]。

ESRD 患者群体中并发症增加、年龄增长且准备不足,患者死亡率之高难以接受。普遍认为 ESRD 的诊断预示着预后比一些肿瘤更差。图 40.5 显示的是一位 49 岁的男性 ESRD 患者与年龄相近的美国健康男性,以及 3 种不同肿瘤患者的预期寿命比较。ESRD 患者的预期寿命仅高于年龄相近的男性肺癌患者,预期他将先于结肠癌或前列腺癌的患者死亡[15]。图 40.6 显示的是更多的 20 岁或以上 ESRD 患者的死亡率,特别是透析治疗后。虽然 ESRD 患者死亡率依旧居高不下,但在过去数年中已有改善。USRDS 随访的透析 2 年或以下患者的死亡率自 1985 年下降了 25%,但透析 5 年或以上的患者死亡率自 1999 年起变化不一,更多患者出现小幅度改善(约为 2%)。虽然有好的趋势,但所有年龄段的透析患者的平均预期寿命仅为 5.6 年,而美国普通人群为 25 年。ESRD 患者中功能完好的肾移植患者平均预期寿命为 15.7 年[1]。

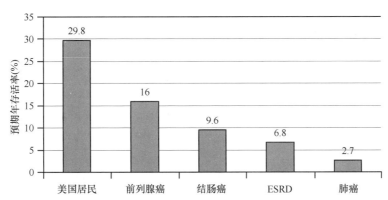

图 40.5 来自美国 49 岁男性普通人群、终末期肾脏病或各种恶性肿瘤患者不同预期寿命的比较(修改摘自:美国肾脏数据系统. USRDS 1994 年年度数据报告:美国终末期肾脏病图集. Bethesa:国家卫生研究所,国家糖尿病、消化系统及肾脏疾病研究所,1994 年.)

不同种族 ESRD 患者中死亡率不同,非裔美国人较白种人略佳。USRDS 数据的一项统计发现血透患者中白种人死亡风险较黑人高 29%[16]。在加拿大的研究中发现了类似的结果,透析患者中白种人死亡风险较亚裔和非裔美国同伴高[17]。不同种族间死亡率的不同似乎并非由社会经济状况或居住环境差异引起[18]。接受腹透治疗的 ESRD 患者中存在同样的种族差异,在这种透析模式下亚裔美国人的生存率较白种人高[19]。

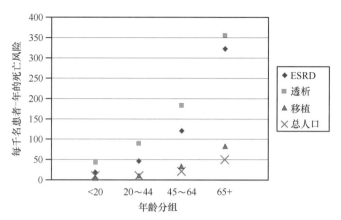

图 40.6　2004 年不同年龄段终末期肾脏病（ESRD）患者全因死亡率。包括 2004 年
ESRD（肾脏替代治疗的老患者）和非 ESRD 的 Medicare 患者（当年至少有 1 个月
Medicare 资格的患者）。死亡率经性别和种族校正（摘自：美国肾脏数据系统．USRDS
2006 年年度数据报告：美国终末期肾脏病图集．Bethesa：国家卫生研究所，国家糖尿病、
消化系统及肾脏疾病研究所，2006 年．）

ESRD 患者群体中，最常见的死亡原因为心血管疾病[20]。各年龄段的透析患者心血管
疾病所致死亡风险远较相同年龄的一般人群高。ESRD 患者心血管疾病的高风险与糖尿病
或高龄患者肾脏病增多一致。值得注意的是，透析患者中白种人的心血管事件死亡风险较
非裔美国人高[16]。透析患者中发生心肌梗死有致命性后果，预后严重不良[21]。其他类型
的心血管疾病如与心肌梗死和心力衰竭发生率相当的猝死在 ESRD 患者中似乎更常见[1]。
其他类型的粥样硬化性血管疾病如脑血管和周围血管疾病在肾衰竭患者中亦十分常见[1]。

终末期肾脏病医疗保险及该患者群体的医护费用

美国 ESRD 患者数量的增长及人口学特征改变的一个重要原因是都可得到肾脏替代治
疗，这为肾衰竭患者提供了多种选择且不受原有的健康或经济状况影响。美国政府为其广
泛可及的肾脏替代治疗进行支付并建立 ESRD Medicare 专项。自 1973 年 7 月 1 日起，超过
90% 的 ESRD 患者的肾脏替代治疗，包括透析和肾移植由 Medicare 覆盖。Medicare 对 ESRD
支付导致透析患者和为之服务的透析中心数量增长惊人。患者每次透析持续 6~8 h，通常
透析单位设在医院里，但家庭血透亦常见。ESRD 项目花费逐步增长。1999 年 ESRD 项目
Medicare 总支出为 120 亿美元，2004 年该项支出上升至 185 亿美元。综合未来 10 年 ESRD
患者数量的增长，Medicare 及非 Medicare 支出 10 年后预计将达到 280 亿美元[2]。ESRD
Medicare 项目是按人数作为透析支付方法的示例。2004 年，平均每个透析患者每年
Medicare 支付 67 000 美元，但是非按人数摊派的雇主健康计划（employer group health plan，
EGHP）每年为每位 ESRD 患者支付 180 000 美元[1]。

肾脏替代治疗方式的选择

当一个患者被诊断为 ESRD，他或她有多种肾脏替代治疗方式可选择（见第七章和第三
十二章）。血透是最常见的一种肾脏替代治疗方式，2004 年约 66% 的 ESRD 患者选择血透

治疗。肾脏移植占 ESRD 患者肾脏替代治疗的 29%，剩余患者行腹透治疗。USRDS 系统数据提示，过去数年中血透和移植的肾脏替代治疗频率增高，而腹透有所减少。高龄和小种族的 ESRD 患者中血透更为常见，因此，这种透析患者的增长优势也部分促使了 ESRD 患者的人口学特征发生改变。虽然血透是 ESRD 患者明确诊断后起初几年最常见的肾脏替代治疗方式，而在 ESRD 诊断 7 年后的患者中肾移植与血透持平，在更长的患者中肾移植超过了血透。虽然所有肾脏替代治疗方式的支出均在上升，图 40.7 显示每年为保持有功能的移植肾的医疗支出愈加稳定，且比透析花费少很多。但每年肾移植或移植失功的花费比透析高很多[1]。比较各种透析方式，甚至考虑同时采取不同透析方式的患者及可能发生的透析方式的转换等情况，腹透比血透在费用支出上占很大优势[22]。

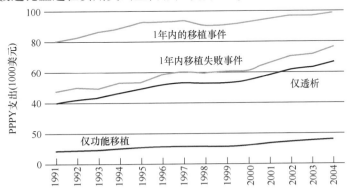

图 40.7　终末期肾脏疾病每患者·年的总医疗保障支出，排除以医疗保险作为第二支付的患者。
PPPY，每患者·年

在为即将进入 ESRD 期的患者制定肾脏替代治疗方案时，重要的是回顾病例并考虑各种治疗模式准备阶段和时间表的不同。血透和腹透的本质不同与两种透析模式需要的治疗计划表有关。腹透是一项家庭治疗模式并为患者提供了一定程度日常生活的自由性和灵活性。这种自由要求患者有相对较高的能力或者有一个专用护理人员以保证专业和无菌操作。不仅如此，腹透患者需要预测操作过程中可能的导管或腹膜感染，这十分常见。虽然一小部分患者做家庭透析，血透仍是一项主要以中心为基础的治疗方式。决定行血透需要患者放弃很多自由并遵从 1 周 20 h 的既定透析时间表。很多患者，特别是既往没有医疗保险的患者在以中心为基础的血透中，很可能从与医护团队更多的互动中受益。两种治疗均需要 ESRD 前良好的培训和准备，然而在患者出现严重的氮质血症或并发症并就诊于当地急诊科时，血透经常作为急诊治疗开始。

很多研究致力于比较血透与腹透患者的预后，但这些研究的结果并未明确指出哪种治疗更有优势。表 40.1 总结了该方面所有的大型研究结果。1995 年，Bloembergen 等人对一组 USRDS 患者进行了研究，比较血透患者和腹透患者的死亡率。研究者指出血透较腹透患者生存更佳[23]。这之后 Fenton 等人对加拿大一组新开始透析的患者进行了比较，他们发现腹透患者死亡风险更低，但这种生存优势随着时间而改变[24]。Vonesh 和 Moran 再次启用 USRDS 数据库并分析了多组患者，包括新发患者和老患者及 Bloembergen 等人的研究[23]。他们的结论是两种治疗方式之间死亡率差别很小甚至没有明显的不同[25]。Collins 等人分析了一组更新的 USRDS 新发患者，他们发现在肾脏替代治疗开始的前几个月，腹透比血透生存率更高，但这种死亡率的降低没有在更长期的随访中延续[26]。另一项研究将明尼苏达州区域肾脏疾病项目与加拿大-美国的腹透患者前瞻研究数据进行了合并。作者发现对校正两组透析剂量后,两种透析模式死亡率间无显著差异[27]。针对两种透析模式的优势更多的近期研究结论亦有分歧[28,29]。很难对血透与腹透的生存优势下确切结论,因此该文作者认为两种模式都应提供给肾脏疾病患者,并与每位患者讨论各种治疗的风险和获益。

表 40.1　腹膜透析(PD)和血液透析(HD)比较研究的汇总

研究	患者	n	年份	死亡率结论
Bloembergen 等	USRDS:老透析患者	170 700 例患者·年	1987~1989	PD 死亡率大于 HD 死亡率
Fenton 等	加拿大登记系统:新透析患者	11 970 例患者	1990~1994	开始治疗早期 PD 死亡率低于 HD 死亡率;差异为时间依赖
Vonesh 等	USRDS:新老透析患者队列重叠	1 256 745 例患者·年	1987~1989	所有患者队列中 PD 死亡率≌HD 死亡率
Collins 等	USRDS:新透析患者	117 158 例患者	1988~1990 1989~1991 1990~1992 1991~1993 1994~1996	治疗开始后早期 PD 死亡率低于 HD 死亡率,在很多亚组中如此
Keshaviah 等	RKDP:新血透患者 CANUSA:新腹透患者	1 648 例患者	1987~1995 1990~1992	在校正透析充分性后 PD 死亡率≌HD 死亡率
Jaar 等	CHOICE:新 ESRD 患者	1 041 例患者	1995~2000	肾脏替代治疗 1 年内 PD 死亡率≌HD 死亡率,之后 PD 死亡率超过 HD 死亡率
Termorshuizen 等	NECOSAD:透析至少 3 个月的新 ESRD 患者生存率	1 222 例患者	1997~2002	肾脏替代治疗 2 年内 PD 死亡率≌HD 死亡率,之后 PD 死亡率低于 HD 死亡率

　　注:USRD,美国肾脏数据系统;加拿大登记系统,加拿大器官替代登记;RKDP,地区肾脏疾病项目;CANUSA,加拿大-美国持续性非卧床腹膜透析前瞻性试验数据库;CHOICE,ESRD 诊疗中健康预后选择的研究;NECOSAD,荷兰透析充分性合作研究。

　　对于任何即将进入 ESRD 期的患者,综合分析患者的治疗选择时考虑肾移植很重要,因为对很多患者来说肾移植是更优越的肾脏替代治疗方式。结合 ESRD 患者人群的增长,对肾移植的需求将持续增加。每年肾移植等候名单上患者数量均在增加,但可提供移植的尸体肾脏数量相对稳定且不能满足需求。2004 年尸体肾脏等候名单上有超过 60 000 例患者没有合适的活体肾脏捐赠者,而该年中仅有 10 000 例尸体肾脏[1]。包括亲属和非亲属的活体肾脏数量有少量增加,2004 年该类肾移植共计超过 6000 例[1]。多项研究提示,在健康状况足以等候肾移植的患者中,肾移植相比透析对患者生存率更有益[30]。这种生死率上的优势不仅在首次肾移植的患者中存在,在第二次肾移植及那些接受边缘肾即功能不理想的肾脏的患者中亦存在[31]。不幸的是,尽管有这些证据,进行移植评估及进入等候名单的转诊仍然不够。

透析的临床实施评估

　　ESRD 患者群体中一项主要临床评估指标为透析剂量,量化指标为尿素下降比值(urea

reduction ratio,URR)和单位参数 Kt/V。观察性研究发现通过指标 URR 或 Kt/V 反映的透析充分性与死亡率密切相关[33]。虽然透析充分性与死亡率之间相关性并非线性相关,Kt/V 每增加 0.1 或 URR 每增加 5%,死亡率相应分别下降 7% 和 11%[34]。透析充分性亦与并发症发生率及 ESRD 患者诊疗支出密切相关。针对透析治疗早期的美国全国合作透析研究提示,长时间高频率的透析相比于低剂量透析或剂量相似但持续时间较短透析,其以住院率、研究退出率为定义的治疗失败率及死亡率均出现下降[35]。血透患者中更近期的一项研究中,Kt/V 值越低患者住院天数越多,住院医保费用越高[36]。

证据表明透析充分性与 ESRD 预后密切相关,国家肾脏基金会成立了透析预后质量计划(DOQI)致力于为透析患者的治疗制定有效的指南[37]。继而这些操作指南延伸覆盖至肾脏疾病包括透析在内的其他领域,即 KDOQI。为确保向 ESRD 医保项目受益者提供有质量的诊疗,医疗保险和补助服务中心(CMS)成立了健康医疗治疗提高项目(HCQIP),后者继而演变成 ESRD 临床操作评估(CPM)项目。目前 CPM 项目每年随机抽取透析患者对多项临床操作检查进行评估,然后统计结果为每个指标确定目标值。对每周 3 次在中心透析并维持 6 个月以上的血透患者,由 DOQI 制定、CPM 跟踪的透析充分性目标定为尿素动力学模型或 Daugidas Ⅱ 公式计算的 Kt/V 值不低于 1.2[38]。在这一目标值下,CPM 项目发现总体透析充分性数年来逐步提高[39]。最近的 KDOQI 指南纳入残余肾功能修订了充分性目标,且随着每周透析频率充分性目标不同[40]。

目前研究者对在 KDOQI 标准上增加透析充分性是否有价值有很大的兴趣。近期完成的一项对血透患者的前瞻性多中心临床试验(HEMO)对标准剂量和高剂量血透,以及低通量和高通量血透膜进行了评估[41]。该研究结果提示在标准治疗目标上增加透析剂量并不能带来并发症或死亡率上的获益。虽然 HEMO 研究结果指出在标准处方上增加一定剂量的透析没有意义,目前研究热点转向制定实用的透析频率以提高健康预后。血透频率网络(FHN)研究正在推行,计划日后提供预后情况。

KDOQI 和 CPM 项目对贫血的治疗也制定了操作指南和质量评估指标[43]。很多人认为血红蛋白是影响透析患者预后的重要指标[44],研究者愈加关注血红蛋白变异性对预后的预示[45]。最近一项对汇总数据的统计致力于探讨血红蛋白浓度与死亡率间的联系,这些数据虽有不足但比观察性研究更有意义,结果提示高血红蛋白浓度可使透析患者受益[46]。CPM 项目将在透析中心治疗的血透患者血红蛋白浓度目标值定在 11~12 g/dl[39]。随着促红细胞生成素(ESA)的广泛使用,CPM 项目发现越来越多的透析患者的血红蛋白浓度达到 11 g/dl 甚至更高。2004 年虽然血红蛋白浓度跌落至 11~12 g/dl 的认可范围之外的患者人数更少,而更多的患者超过了这一范围[39]。越来越多的证据表明在肾脏疾病中,过高的红细胞浓度或"纠正"血红蛋白可能有不良后果。一项对透析患者的研究报道了这一现象,该研究中患者均接受红细胞生成素 α 治疗并随机分配至血细胞比容(一种血红蛋白替代指标)不低于 42% 组或 30% 组。研究在完成前终止,因为高血细胞比容组患者心血管事件发生率趋于更高[47]。类似的结果在一项对透析前 CKD 患者的研究中发现,该研究中患者亦使用红细胞生成素 α 并随机分至血红蛋白目标值为 13.5 g/dl 或 11.3 g/dl 的两组中[48]。这项研究亦因为高血红蛋白组心血管事件发生率更高而中止。在这些及其他临床试验的影响下,FDA 目前正对所有 ESA 的安全性和有效性进行回顾分析并制定合适的治疗肾性贫血目标值。

CPM 项目结合贫血治疗标准也制定了铁的治疗目标。对所有贫血的透析患者或那些接受 ESA 治疗的患者,必须至少 3 个月评估 1 次铁的相关指标,至少记录 1 次铁蛋白浓度不低于 100 ng/ml 且转铁蛋白饱和度不低于 20%。最近的 CPM 项目报道指出增加铁的评估频率,并按需使用静脉铁剂以保持铁储备在推荐范围之内[39]。

人血白蛋白也是一项临床实施评估指标,该指标可反映 ESRD 患者的营养状态,且白蛋白浓度与 ESRD 患者死亡风险呈负相关。人血白蛋白浓度低于 3.5 g/L 的患者比浓度高的患者死亡风险更高,而白蛋白浓度高于或等于 4.0 g/L 的患者死亡率最低[33]。CPM 项目对在中心治疗的成年透析患者的白蛋白浓度制定了治疗目标,使用溴甲酚绿或溴甲酚紫方法测定的白蛋白浓度分别为不低于 4.0 g/L 或不低于 3.7 g/L。长期随访提示越来越多的患者能达到这一目标,但自 1990 年起这一现象没有明显改变。CPM 项目已经将这部分列为未来需要改善的领域[39]。

透析患者诊疗的另一重要方面为建立并维持合格的血管通路,优先安置自身动静脉瘘 (AVF)(见第四章)。在 KDOQI 指南基础上,CPM 项目将在 50% 的血透新患者中安置自身动静脉瘘作为标准,期望 40% 的血透老患者将自身 AVF 作为首选血管通路[39]。不仅如此,CPM 项目将使用留置导管透析的持续血透患者目标值设定为低于 10%。在近期大多数结果中,CPM 项目显示血透新患者中拥有 AVF 的比例呈增长态势,但离预先设定的目标值仍有距离且地方差异性很大。与此同时,透析初期和 90 天以后插管的使用有所增加,伴随着人工合成动静脉搭桥(AVG)的数量减少。

除血透临床实施评估外,CPM 项目追踪亦在腹膜透析中建立了质量目标。对进行持续性非卧床腹膜透析(CAPD)的患者,每周腹透剂量充分性目标定为 $Kt/V_{尿素}$ 不低于 2.0 且总肌酐清除率不低于 60 L/(w·1.73 m²)。这些指南是依据对腹透患者的观察性研究制定,这些研究发现透析充分性与生存率相关。这其中最著名的为加拿大-美国腹透(Canada-USA peritoneal dialysis,CANUSA)研究,其前瞻性随访了 680 例在美国或加拿大开始 CAPD 的患者。研究发现 Kt/V 每递减 0.1/周,死亡风险增加 5%。与之相似,肌酐清除率每降低 5 L/(w·1.73m²),该队列中死亡率相对风险增加 7%[49]。CPM 项目报道,CAPD 患者中达到充分性标准的比例正缓慢增长,但在一小部分仅在白天换液的腹透患者中,达到充分性目标的人数有所下降[39]。

腹透目标值的重要性受到紧随 CANUSA 初次报道之后的研究结果的质疑。后期随访研究认为腹透患者死亡率风险的决定因素为残余肾功能改变而非 CAPD 清除率的不同[50]。在墨西哥腹透充分性(adequacy of peritoneal dialysis in Mexico,AMEDEX)临床试验中,CAPD 患者被随机分配至两组充分性方案中,包括标准处方和加强处方。两组患者生存率无明显差异[51]。因此在 ESRD 行腹透治疗的患者中,应考虑到保护残余肾功能以维持小分子溶质清除率的重要性。

慢性肾脏疾病治疗与终末期肾脏病预后

改善 ESRD 患者预后的最大机会可能存在于肾脏替代治疗开始之前。治疗 CKD 并发症对提高 ESRD 患者的总体健康十分重要,因为并发症与肾功能的下降有关[9]。大量证据表明,很多继发性肾脏疾病在进入 ESRD 期前很长时间就已存在,但仅在患者需要肾脏替代治疗之后造成损害。例如,糖尿病控制不良引起的并发症是导致 ESRD 患者发病或死亡的常见原因[52]。不仅如此,慢性肾脏疾病中高血压和贫血很常见,可导致左心室肥厚,而后者是患者进入 ESRD 期之后发生心源性并发症和死亡的主要决定因素[53]。

越来越多的证据表明,在需要肾脏替代治疗之前给予治疗干预对患者进入 ESRD 期之后的生存有益。在糖尿病患者进入透析中心之前控制血糖对患者进入 ESRD 期后的生存率有长久影响[52]。相比未在 ESRD 期前使用红细胞生成素 α 的患者,透析治疗之前即接受该药物的患者生存率上更有优势[54,55]。确实,在 ESRD 期前使用 ESA 的患者可能接受更好的包括贫血管理的透析前治疗,这些结果可能反映的是总的治疗效果而非实际使用 ESA 的效果。事实上相比直至首次透析时才就诊于肾脏科医生的患者,曾早期就诊于肾脏科医生的新透析患者生存率更佳[14]。然而,可能很难将 CKD 透析前治疗中的最重要部分单独列出,ESRD 前健全的医疗管理可以改善患者肾脏替代治疗之后的预后。

　　值得指出的一点在于,虽然早期治疗可能为 ESRD 患者的预后带来益处,但并非尽早开始透析就可以改善生存率。KDOQI 指南对开始透析的建议为在有尿毒症体征或症状的患者中 GFR 为 15 ml/(min·1.73m²) 即考虑透析。指南亦支持患者在 GFR 低于 10 ml/(min·1.73m²)时开始透析[40]。虽然对于很多肾功能日益恶化的患者来说这个建议比较严谨,该开始透析的计划表是否能改善生存率目前并不明确。所谓"时间起点偏差"也许可以解释早期开始透析对生存率的提高[56,57]。图 40.8 对一项晚期 CKD 患者中的回顾研究结果要点进行了总结。由估算的肌酐清除率(Ccr,20 ml/min GFR 替代指标)和开始透析的时间来追踪患者生存时间。根据透析开始时间患者被分为两组,"早"透析(Ccr 大于或等于 8.3 ml/min)或"晚"透析(Ccr 小于 8.3 ml/min)。如观察时间从 Ccr 为 20 ml/min 开始,两组生存率无显著差异。当生存率从透析开始时监测,早透析的患者生存率趋于更佳。然而仅由于将晚透析患者透析前的生存时间转换为早透析患者透析后的生存时间,这就会导致时间起点偏差的产生[57]。

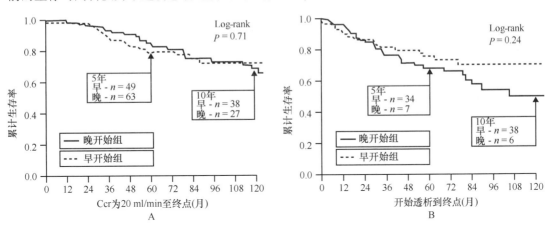

图 40.8　A. 184 例非糖尿病患者 10 年生存率,从估算肌酐清除率(Ccr)为 20 ml/min 时计时,根据开始透析时 Ccr 低于或高于中位数 8 ml/min 分为晚开始组或早开始组。B. 相同患者的 10 年生存率,分组方法相同,从开始透析时计时(获允摘自:Traynor JP,Simpson K,Geddes CC. Early initiation of dialysis fails to prolong survival in patients with end-stage renal disease, *J Am Soc Neph-rol*, 2002;13:2125-2132.)

　　综上所述,ESRD 患者中并发症和死亡发生率居高。因为美国人口普遍老龄化且诸如高血压、糖尿病等疾病不断发展,而这些均为肾衰竭的主要原因,故预计该疾病患者人数在未来 10 年中将继续增长。即将进入 ESRD 期的患者有多种肾脏替代治疗方式可选择,肾脏科医生和其他参与患者诊疗的健康医疗提供者应理解并及时讨论这些治疗方式。血透与腹透两者间不存在明确的更具优势的治疗模式,而出于每位患者的独特需要和偏好,两种治疗模式均应满足需求。应给每位患者提供肾移植的机会,并给予评估以获得移植资格,如患者无活体捐赠器官应将其列入等候名单。大量有力证据支持肾移植是很多 ESRD 患者最好的肾脏替代治疗模式。对绝大多数透析患者来说,通过追踪预先设定的临床操作指标随访治疗疗效十分重要。虽然透析期间患者生活质量可以得到提高,医疗提供者可以影响到 ESRD 患者健康和生存率的最重要的时间段为患者进入 ESRD 期之前。当患者肾功能虽有下降但仍较好时,给予积极的治疗和早期的干预对患者进入 ESRD 期以后的生存有益。对即将进入 ESRD 期的患者来说,应将治疗重点放在肾衰竭的准备上。但是在 CKD 患者面对 ESRD 带来的生活改变的困难之前,应竭尽全力帮助患者营造健康和有价值的生活。

(姜　娜　张伟明　译)

参 考 文 献

1. United States Renal Data System. *USRDS 2006 annual data report: atlas of end-stage renal disease in the United States*. Bethesda: National Institutes of Health, National Institutes of Diabetes and Digestive and Kidney Diseases, 2006.
2. Xue JL, Ma JZ, Louis TA, et al. Forecast of the number of patients with end-stage renal disease in the United States to the year 2010. *J Am Soc Nephrol* 2001;12:2753–2758.
3. Sayday S, Eberhard M, Rios-Burrows N, et al. Center for Disease Control and Prevention, Department of Health and Human Services. Prevalence of chronic kidney disease and associated risk factors—United States, 1999–2004. *MMWR Morb Mortal Wkly Rep* 2007;56:161–165.
4. Jones CA, McQuillan GM, Kusek JW, et al. Serum creatinine levels in the United States population: third National Health and Nutrition Examination Survey. *Am J Kidney Dis* 1998;32:992–999.
5. Tierney WM, Harris LE, Copley JB, et al. Effect of hypertension and type II diabetes on renal function in an urban population. *Am J Hypertens* 1990;3:69–75.
6. Hsu CY, Lin F, Vittinghoff E, et al. Racial differences in the progression from chronic renal insufficiency to end-stage renal disease in the United States. *J Am Soc Nephrol* 2003;14:2902–2907.
7. Klag MJ, Whelton PK, Randall BL, et al. Blood pressure and end-stage renal disease in men. *N Engl J Med* 1996;334:13–18.
8. Whittle JC, Whelton PK, Seidler AJ, et al. Does racial variation in risk factors explain black-white differences in the incidence of hypertensive end-stage renal disease? *Arch Intern Med* 1991;151:1359–1364.
9. Obrador GT, Arora P, Kausz AT, et al. Pre-end stage renal disease care in the United States: a state of disrepair. *J Am Soc Nephrol* 2000;9:S44–S54.
10. Levin A, Singer J, Thompson CR, et al. Prevalent left ventricular hypertrophy in the predialysis population: identifying opportunities for intervention. *Am J Kidney Dis* 1996;27:347–354.
11. Stack AG. Determinants of modality selection among incident US dialysis patients: results from a national study. *J Am Soc Nephrol* 2002;13:1279–1287.
12. Kausz AT, Guo H, Pereira BJ, et al. General medical care among patients with chronic kidney disease: opportunities for improving outcomes. *J Am Soc Nephrol* 2005;16:3092–3101.
13. Kinney R. Centers for Medicare and Medicaid Services. 2005 annual report: ESRD clinical performance measures project. *Am J Kidney Dis* 2006;48:S1–S106.
14. Kinchen KS, Sadler J, Fink N, et al. The timing of specialist evaluation in chronic kidney disease and mortality. *Ann Int Med* 2002;137:479–486.
15. United States Renal Data System. *USRDS 1994 annual data report*. Bethesda: National Institutes of Health, National Institute of Diabetes and Digestive and Kidney Diseases, 1994.
16. Bloembergen WE, Port FK, Mauger EA, et al. Causes of death in dialysis patients: racial and gender differences. *J Am Soc Nephrol* 1994;5:1231–1242.
17. Pei YP, Greenwood CM, Chery AL, et al. Racial differences in survival of patients on dialysis. *Kidney Int* 2000;58:1293–1299.
18. Rodriguez RA, Sen S, Mehta K, et al. Geography matters: relationships among urban residential segregation, dialysis facilities and patient outcomes. *Ann Intern Med* 2007;146:493–501.
19. Korbet SM, Shih D, Cline KN, et al. Racial differences in survival in an urban peritoneal dialysis program. *Am J Kidney Dis* 1999;34:713–720.
20. Levey AS, Beto JA, Coronado BE, et al. Controlling the epidemic of cardiovascular disease in chronic renal disease: what do we know? What do we need to learn? Where do we go from here? *Am J Kidney Dis* 1998;32:853–908.
21. Collins AJ, Li S, Ma JZ, et al. Cardiovascular disease in end-stage renal disease. *Am J Kidney Dis* 2001;38:S26–S29.
22. Shih YC, Guo A, Just PM, et al. Impact of initial dialysis modality and modality switches on Medicare expenditures of end-stage renal disease patients. *Kidney Int* 2005;68:319–329.
23. Bloembergen WE, Port FK, Mauger EA, et al. A comparison of mortality between patients treated with hemodialysis and peritoneal dialysis. *J Am Soc Nephrol* 1995;6:177–183.
24. Fenton SS, Schaubel DE, Desmeules M, et al. Hemodialysis versus peritoneal dialysis: a comparison of adjusted mortality rates. *Am J Kidney Dis* 1997;30:334–342.
25. Vonesh EF, Moran J. Mortality in end-stage renal disease: a reassessment of differences between patients treated with hemodialysis and peritoneal dialysis. *J Am Soc Nephrol* 1999;10:354–362.
26. Collins AJ, Hao W, Xia A, et al. Mortality risks of peritoneal dialysis and hemodialysis. *Am J Kidney Dis* 1999;34:1065–1074.
27. Keshaviah P, Collins AJ, Ma JZ, et al. Survival comparison between hemodialysis and peritoneal dialysis based on matched doses of delivered therapy. *J Am Soc Nephrol* 2002;13:S48–S52.
28. Termorshuizen F, Korevaar JC, Dekker FW, et al. Hemodialysis and peritoneal dialysis: comparison of adjusted mortality rates according to the duration of dialysis: analysis of the The Netherlands Cooperative Study on the Adequacy of Dialysis 2. *J Am Soc Nephrol* 2003;14:2851–2860.
29. Jaar BG, Coresh J, Plantinga LC, et al. Comparing the risk for death with peritoneal dialysis and hemodialysis in a national cohort of patients with chronic kidney disease. *Ann Intern Med* 2005;143:174–183.
30. Wolfe RA, Ashby VB, Milford EL, et al. Comparison of mortality in all patients on dialysis, patients on dialysis awaiting transplantation, and recipients of a first cadaveric transplant. *N Engl J Med* 1999;341:1725–1730.
31. Ojo AO, Hanson JA, Meier-Kriesche H, et al. Survival in recipients of marginal cadaveric donor kidneys compared with other recipients and wait-listed transplant candidates. *J Am Soc Nephrol* 2001;12:589–597.
32. Epstein AM, Ayanian JZ, Keogh JH, et al. Racial disparities in access to renal transplantation-clinically appropriate or due to underuse or overuse? *N Engl J Med* 2000;343:1537–1544.
33. Collins AJ, Ma JZ, Umen A, et al. Urea index and other predictors of hemodialysis patient survival. *Am J Kidney Dis* 1994;23:272–282.
34. Held PJ, Port FK, Wolfe RA, et al. The dose of hemodialysis and patient mortality. *Kidney Int* 1996;50:550–556.
35. Gotch FA, Sargent JA. A mechanistic analysis of the National Cooperative Dialysis Study (NCDS). *Kidney Int* 1985;28:526–531.
36. Sehgal AR, Dor A, Tsai AC. Morbidity and cost implications of inadequate dialysis. *Am J Kidney Dis* 2001;37:1223–1231.
37. National Kidney Foundation. NKF-DOQI clinical practice guidelines

for hemodialysis adequacy. *Am J Kidney Dis* 1997;30(Suppl):S15–S66.

38. Daugirdas JT. Second generation logarithmic estimates of single-pool variable volume Kt/V: an analysis of error. *J Am Soc Nephrol* 1993;4:1205–1213.

39. Centers for Medicare and Medicaid Services. 2005 annual report, end stage renal disease clinical performance measures project. *Am J Kidney Dis* 2006;48:S1–S106.

40. National Kidney Foundation. K/DOQI clinical practice guidelines for hemodialysis adequacy: update 2006. *Am J Kidney Dis* 2006;48:S2–S90.

41. Eknoyan G, Beck GJ, Cheung AK, et al. Effect of dialysis dose and membrane flux in maintenance hemodialysis. *N Eng J Med* 2002;347:2010–2019.

42. Suri RS, Garg AX, Chertow GM, et al. Frequent Hemodialysis Network (FHN) randomized trials: study design. *Kidney Int* 2007;72:349–359.

43. National Kidney Foundation. K/DOQI clinical practice guidelines for anemia of chronic kidney disease, 2006. *Am J Kidney Dis* 2006;47:S16–S85.

44. Collins AJ, Li S, St Peter W, et al. Death, hospitalization, and economic associations among incident hemodialysis patients with hematocrit values of 36% to 39%. *J Am Soc Nephrol* 2001;12:2465–2473.

45. Fishbane S, Berns JS. Hemoglobin cycling in hemodialysis patients treated with recombinant human erythropoietin. *Kidney Int* 2005;68:1337–1343.

46. Volkova N, Arab L. Evidence-based systematic literature review of hemoglobin/hematocrit and all-cause mortality in dialysis patients. *Am J Kidney Dis* 2006;47:24–36.

47. Besarab A, Bolton WK, Brown JK, et al. The effects of normal as compared with low hematocrit values in patients with cardiac disease who are receiving hemodialysis and epoetin. *N Engl J Med* 1998;339:584–590.

48. Singh AK, Szczech L, Tang KL, et al. Correction of anemia with epoetin alfa in chronic kidney disease. *N Engl J Med* 2006;355:2085–2098.

49. Canada-USA Peritoneal Dialysis Study Group. Adequacy of dialysis and nutrition in continuous peritoneal dialysis: association with clinical outcomes. *J Am Soc Nephro* 1996;7:198–207.

50. Termorshuizen F, Korevaar JC, Dekker FW, et al. The relative importance of residual renal function compared with peritoneal clearance for patient survival and quality of life: an analysis of the Netherlands Cooperative Study on the Adequacy (NECOSAD)-2. *Am J Kidney Dis* 2003;41:1293–1302.

51. Paniagua R, Amato D, Vonesh E, et al. Effects of increased peritoneal clearances on mortality rates in peritoneal dialysis: ADEMEX, a prospective, randomized, controlled trial. *J Am Soc Nephrol* 2002;13:1307–1320.

52. Wu MS, Yu CC, Yang CW, et al. Poor pre-dialysis glycaemic control is a predictor of mortality in type II diabetic patients on maintenance hemodialysis. *Nephrol Dial Transplant* 1997;12:2105–2110.

53. Foley RN, Parfrey PS, Harnett JD, et al. The prognostic importance of left ventricular geometry in uremic cardiomyopathy. *J Am Soc Nephrol* 1995;5:2031.

54. Fink JC, Blahut SA, Reddy M, et al. Use of erythropoietin before the initiation of dialysis and its impact on mortality. *Am J Kidney Dis* 2001;37:348–355.

55. Xue JL, St Peter WL, Ebben JP, et al. Anemia treatment in the pre-ESRD period and associated mortality in elderly patients. *Am J Kidney Dis* 2002;40:1153–1161.

56. Korevaar JC, Jansen MA, Dekker FW, et al. When to initiate dialysis: effect of proposed US guidelines on survival. *Lancet* 2001;358:1046–1050.

57. Traynor JP, Simpson K, Geddes CC, et al. Early initiation of dialysis fails to prolong survival in patients with end-stage renal disease. *J Am Soc Nephrol* 2002;13:2125–2132.